C. J. Knittel

TONKARI –
DAS HERZ DES GREIFEN

High-Fantasy

Bibliografische Informationen der Deutschen Nationalbibliothek
Die Deutsche Nationalbibliothek verzeichnet diese Publikation in der Deutschen Nationalbibliografie; detailierte bibliografische Daten sind im Internet über http://dnb.d-nb.de abrufbar.

C. J. Knittel
c/o Carsten Schukraft
Horster Str. 113
41238 Mönchengladbach

www.cjknittel.de
cjknittel@gmx.de
https://www.facebook.com/C.J.Knittel/

Covergestaltung: Vanessa Streng, BuchGestalt
Coverbild: Shutterstock
Lektorat & Korrektorat: Ulrike Weinhart
ISBN: 9781693626210

Inhalt

Fremdworte und Eigennamen werden in Appendix 17 erläutert.

Eine Liste der wichtigsten Figuren befindet sich in Appendix 18.

Übersetzungen aus der Sprache der Tonkari finden Sie in Appendix 3.

Eine größere und farbige Karte finden Sie auf meiner Website.

Scari – Der Norden und die nördlichen Mittellande

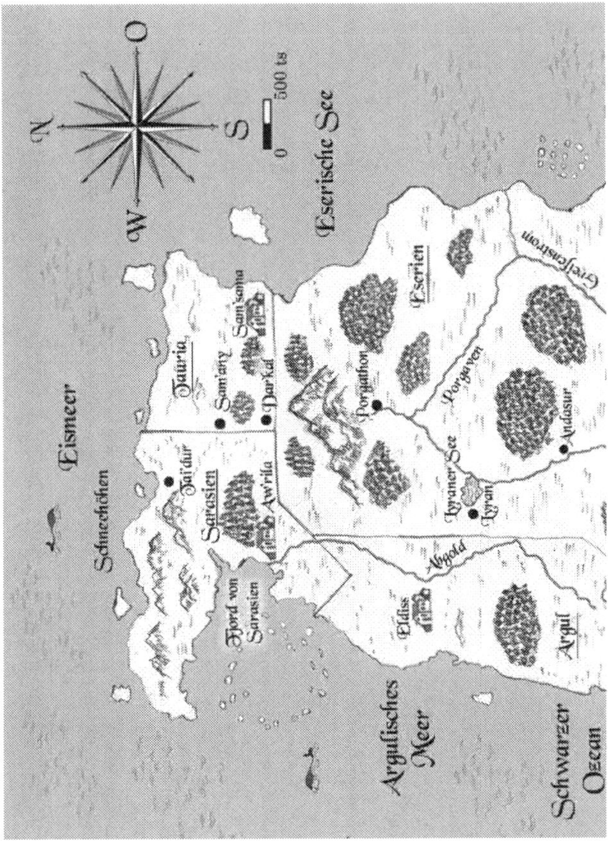

Der Süden und die südlichen Mittellande

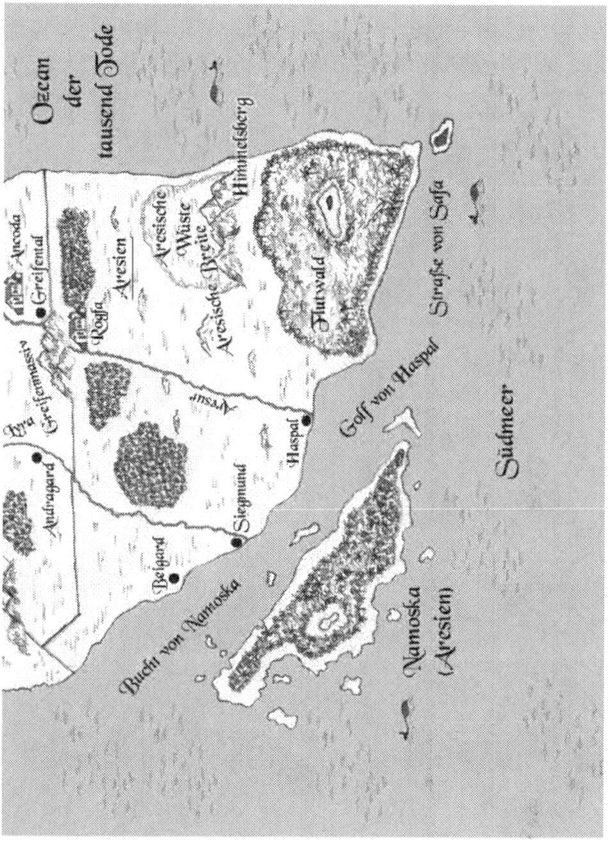

Ich wünsch' dir Kraft,
auch wenn dir Gesundheit viel mehr Freude macht.

Doch ich wünsch' dir Kraft für den Kampf namens Leben,
ich weiß, du wirst immer nach dem höchsten Ziel streben.

Ich wünsch' dir Kraft, dein Geschick selbst zu lenken,
doch vergiss nicht, dabei auch an andre zu denken.

Ich wünsch' dir Kraft für jeden Moment deines Lebens,
und auch für den fernen Moment des Entschwebens.

Ich wünsch' dir Kraft, dich neu zu bewähren,
wenn Sorgen und Kummer deine Schultern beschweren.

Ich wünsch' dir Kraft für jeden Morgen und Abend,
wenn du dich bemühst, dich tapfer zu schlagen.

Eserisches Gedicht
(Verfasser unbekannt, um 3100 Z M)

Kapitel 1
Der Heermeister

I

Der König wusste um die Macht der Bürger. Sie könnten ihn vom Thron stoßen, wenn er sie mit zu geringem Wohlwollen führte. Doch die Belange seiner Untertanen über seine eigenen zu stellen, behagte ihm wenig.

Die Wordan-Chroniken, 1. Buch

Den Menschen war es seit jeher leichtgefallen, Gründe für einen Krieg zu finden. Doch ob diese es wert waren, dass Unzählige dafür starben, fragten sich die Wenigsten. Meson tat es.

Er eilte durch die Korridore des Palasts und freute sich auf das bevorstehende Wiedersehen mit seiner Geliebten. Doch als er um die nächste Ecke bog, drangen unvermittelt bekannte Stimmen an sein Ohr. Offenbar war ein Streit zwischen der Prinzessin und ihrem Vater im Gange. Nicht zum ersten Mal wurde Meson Zeuge einer solchen Auseinandersetzung, doch worum es genau ging, erfuhr er nie.

Er blieb stehen und lauschte, den Blick starr auf

die Fackel über der Tür zu Hellrikes Kammer gerichtet. Gemächlich näherte er sich der Tür, schlendernd, als käme er zu früh zu seiner Verabredung. Dabei vernahm er zusammenhanglose Wortfetzen aus dem Innern der Kammer. Die Prinzessin würde ihren Vater niemals unterstützen. Doch wobei?

Plötzlich öffnete sich die Tür und der König trat auf den Gang heraus. Wütend schlug er sie hinter sich zu.

»Heermeister! Es erfreut mich, Euch wohlbehalten zu sehen. Wie war die Schlacht? Ich hoffe, Ihr habt viele Gargar getötet?« Schwer atmend rang er sich ein Lächeln ab.

Meson verneigte sich. Der König war fett und einen Kopf kleiner als er. Sein von Pockennarben übersätes Gesicht glänzte so rot wie das eines brüllenden Säuglings.

»Die Schlacht war erfolgreich, Eure Majestät. Ihr könnt stolz auf Euer Heer sein.«

Der König nickte zufrieden und wischte sich mit dem Ärmel seines Gewandes den Schweiß vom Schädel, den ein Kranz aus dünnen Locken säumte. Er trug eine purpurfarbene Pluderhose aus Seide und ein weißes Hemd mit passender Weste.

Meson stieg Schweißgeruch in die Nase. Ein untrügliches Zeichen dafür, dass der König sein Blut in Wallung gebracht hatte. »Wenn Ihr die Frage gestattet, Eure Majestät, worum ging es in

Eurem Streit mit der Prinzessin?«

Der König hielt inne und seine Augenbrauen senkten sich. »Ich sage nicht zum ersten Mal, Heermeister, dass Euch die Belange des Hofes nicht zu kümmern haben. Und schon gar nicht, solange ich Eurer Vermählung mit meiner Tochter nicht meinen Segen gegeben habe.«

Meson senkte sein Haupt. »Ich bitte um Verzeihung, Eure Majestät. Mich treibt lediglich der Wunsch an, zu helfen.«

»Ich lasse nach Euch schicken, wenn ich Eure Hilfe für nötig erachte. Und nun geht hinein und besorgt es ihr, damit sie zur Vernunft kommt.«

Auf kurzen Beinen watschelte er davon wie eine aufgeschreckte Grauente. Auf seinem roten Samtumhang prunkte das Wappen des Hauses Narani: der Schädel eines Riesenhirschs.

Meson schlug den eisernen Ring an die Tür zu Hellrikes Kammer. Der Schlag hallte wie ein Gewittergrollen durch den Korridor. Als er eintrat, lehnte Hellrike am offenen Fenster und wandte ihm den Rücken zu. Ihr rotbraunes Haar reichte bis über die Hüften. Meson warf einen kurzen Blick auf das Porträt ihrer Mutter, das über ihrem Bett hing. Die verstorbene Königin schien ihn anzusehen. Ihr Blick wirkte verlebt.

Von draußen drang der Lärm der Stadt herein. Es war Abend und der Freudentaumel über die Rückkehr des Heeres war noch nicht verklungen. Meson glaubte, das Wehklagen einer Frau zu hören. Nicht jeder seiner Männer war aus der Schlacht heimgekehrt. Das Weinen von Müttern und Gemahlinnen begleitete die Tage in die Nächte hinein in diesen unsäglichen Zeiten.

Die Prinzessin wandte sich Meson zu.

Er atmete scharf ein. Sie sah wundervoll aus in ihrem hellblauen Kleid, das mit gelben Stickereien verziert war. Ihr Blick berührte ihn von oben bis unten, während sie auf ihn zukam. Mit einem Seufzen schloss er sie fest in die Arme.

»Geht es dir gut? Bist du unverletzt?«

»Mir fehlt nichts.«

»Das Blut?«

Meson sah an sich herab. Seine schwarze Leinenjacke war mit verkrustetem Blut besudelt, das auch auf ihr Kleid abgefärbt hatte.

»Nicht meines. Zum Glück.«

»Ich bin jedes Mal krank vor Sorge, wenn du in der Schlacht bist«. Ihre Augen waren rot und die Wangen feucht.

Wut stieg in Meson auf. Auf den König. »Warum hast du geweint?«

Hellrike wischte mit dem Handballen die Tränen fort und bemühte sich, zu lächeln. »Nur vor Freude, Liebster, weil du wieder da bist.«

»Ich hörte euren Streit. Willst du mir nicht sagen, was dich bekümmert?«

Sie wandte sich ab und ging zum Fenster zurück. »Belange des Hofes.« Ihre Stimme senkte sich. Aus dem traurigen Mädchen in seinen Armen war binnen Augenblicken eine selbstsichere Prinzessin geworden.

»Wenn dein Vater dich zum Weinen bringt, sollten wir darüber sprechen. In meiner Familie gäbe es so etwas nicht. Vielleicht kann ich dazu beitragen, euren Streit beizulegen.«

Rasch wandte sie sich um und sah ihn an, als wolle sie einer unwahren Behauptung widersprechen. »Die Belange einer adeligen Familie sind sehr viel misslicher als die einer bürgerlichen. Aber ich weiß deine Fürsorge zu schätzen.«

»Früher oder später wird dein Vater uns seinen Segen geben. Also warum noch diese Geheimniskrämerei? Ich erfahre es ohnehin.«

Ihre Gesichtszüge wurden sanft. Sie lächelte und legte ihre Arme um Mesons Hals. Mit den Händen fuhr sie durch sein langes dunkelbraunes Haar und wickelte dessen Wellen um ihren Zeigefinger.

»Das Heer bricht in zwei Tagen wieder in die Schlacht auf. Wer weiß, ob ich dich wiedersehe. Lass uns die wenige Zeit, die uns bleibt, nicht damit verbringen, über die Sorgen von morgen zu streiten«, sagte sie sanft.

Er legte seine Arme um ihre Taille und küsste sie.

Auf dem Heimweg kam ihm das Gespräch wieder in den Sinn. Er fühlte sich zurückgewiesen. Trotz seines Einflusses und seines Namens bei Hofe gab es etwas, von dem er nichts wissen sollte. Etwas Unsägliches, das seiner Verlobten Tränen in die Augen trieb. Sie schlossen ihn aus, als sei er noch ein gewöhnlicher Bürger oder ein Bediensteter.

Bereits vor Monaten war ihm aufgefallen, dass Hellrike und ihr Vater stritten. Häufiger als üblich. Wer die Prinzessin kannte, wusste, dass sie selten mit seiner Politik einverstanden war, dies jedoch nie öffentlich preisgab. Einer persönlichen Auseinandersetzung mit ihm ging sie aber nicht aus dem Weg. Ständig versuchte sie, ihren Einfluss und ihre töchterliche Überredungskunst in die Waagschale zu werfen, um zu verhindern, dass der König eine weitere Abgabe forderte oder ein neues Gesetz zum Nachteil der Bürger beschloss. Zu häufig mangelte es Willorc Narani an Augenmaß und er stellte seine Bedürfnisse über die seines Volkes.

Dieses Mal jedoch war es schlimmer. Sogar die Prinzessin, die gute Seele des Hofes, schien keinen Ausweg zu wissen. Mehr noch. Ihr Vater machte sie unglücklich. Und alles geschah hinter verschlossenen Türen. Meson stand dem machtlos gegenüber. Er fühlte sich verwundbarer und hilfloser als in den schrecklichsten Schlachten.

Anfangs hatte er keinen Grund gesehen, sich

einzumischen. Die Angelegenheiten der Familie waren nicht seine. Doch dann gewann seine Loyalität die Oberhand. Weder den König und schon gar nicht die Prinzessin wollte er mit ihren Sorgen sich selbst überlassen. Doch erneut war ihm unmissverständlich klargemacht worden, dass seine Hilfe nicht erwünscht war.

Als Heermeister entschied Meson täglich über das Leben Tausender, denn ihm oblag die Führung eines der größten Heere auf Scari. Auf seinen Schultern ruhte die Verantwortung für die Sicherheit Aresiens. Doch bei einem Streit innerhalb des Hauses Narani bemühte man ihn nicht. Und das, obwohl er die Thronerbin zu ehelichen gedachte. Zwar vertraute er dem Urteil seines Königs, doch wuchsen seine Enttäuschung und sein Missmut stetig.

Nach dem Tod seiner Gemahlin und seiner Tochter vor weniger als einem Jahr hätte Meson nicht erwartet, sich so rasch wieder zu verlieben. Aber Hellrike wollte ihn. Und sie half ihm, das Geschehene zu bewältigen und nicht zu oft daran zu denken. Sie war zu seiner Stütze geworden, damit die Vergangenheit nicht über ihn hereinbrechen konnte. Nichts wünschte er sich mehr, als auch ihr eine zu sein. Doch dazu müsste sie ihre Sorgen mit ihm teilen.

Meson freute sich darauf, wieder in seinem Haus zu schlafen anstatt in einem Zelt. Nachdem er die Tür hinter sich geschlossen hatte, ging er zwei Stufen hinauf in seine Schlafkammer. Er kniete sich vor das Bett und verstaute die Arm- und Beinschienen seiner Rüstung sowie den schweren Harnisch darunter. Das Gleiche galt für seine Waffen. Es war ein Ritual. Nach jeder Schlacht lagerte er seine Ausrüstung sorgfältig ein, als bräuchte er sie nie wieder. Obwohl er nur zu gut wusste, dass er sie schon bald wieder hervorholen würde.

Meson verabscheute den Krieg. Und er verabscheute, das zu tun, wozu er als Krieger gezwungen war – zu töten. Aber niemals ließe er zu, dass die Menschen, die er liebte, weiter in Gefahr schwebten. Und er war sicher, dass der König die Entscheidung, gegen die Tonkari zu ziehen, nicht leichtfertig getroffen hatte. Meson hätte allen Grund, die Igelmenschen zu hassen, doch das tat er nicht. Er wusste, dass sie die Seuche nicht absichtlich über die Menschen gebracht hatten. Die Berater des Königs waren zu dem Entschluss gekommen, dass die Tonkari durch ihre unreine Lebensweise die Tiere des Waldes krank machten. Und diese wiederum machten die Menschen krank, wenn sie auf deren Tellern endeten.

Meson war nicht aus freien Stücken Soldat geworden. Seine Eltern hatten ihn als Knaben dem damaligen Heermeister anvertraut und er war dessen Knappe geworden, ohne selbst eine Wahl gehabt zu haben. Ihm sollte es besser gehen als seiner Familie, die seit Jahrhunderten aus Handwerkern bestand. Mesons Vater war Glasmacher und damit gehörte die Familie zwar nicht zu den Armen des Volkes, doch seine Eltern schufteten von früh bis spät und verdienten wenig Geld. Das Leben am Hofe sollte es ihrem Sohn ermöglichen, seinen Verstand einzusetzen anstatt seiner Hände. Hätten seine Eltern aber geahnt, dass sie ihn mit ihrer Entscheidung aufs Schlachtfeld schickten, hätten sie ihn sicher auch Glasmacher werden lassen. Denn nach unzähligen Jahren des Friedens hatte der König den Tonkari plötzlich den Krieg erklärt. Nur wenige Monate nach Mesons Berufung zum Heermeister mit gerade einmal fünfundzwanzig Lenzen. Und jedes Mal, wenn er mit dem Heer in eine Schlacht aufbrach, bereuten sie ihre Entscheidung bitter.

Gedanken an seinen Vater und dessen Handwerk riefen in Meson unweigerlich Erinnerungen an ein entsetzliches Erlebnis seiner Kindheit wach. Die Glasöfen hatten das Dach der väterlichen Werkstatt entzündet und das Feuer hatte auf das angrenzende Wohnhaus übergegriffen. In der Stube, in der Meson als Kind spielte, brannten die Wände lichterloh und der Rauch ätzte sich in seine Lungen. Dank des schnellen Eingreifens seiner

Eltern konnte Mesons Leben gerettet werden. Familie und Nachbarn hatten anschließend geholfen, das Haus wieder aufzubauen. Sein Vater konnte bald arbeiten und sie mussten keine Nacht unter freiem Himmel schlafen. Doch seit diesem Tage plagte Meson eine schier unüberwindliche Angst vor großen Feuern. Der bloße Gedanke an einen Brand kurbelte seinen Herzschlag an und trieb ihm den Schweiß auf die Stirn, als stünde er mitten in den Flammen. Aber er hatte gelernt, seine Angst zu unterdrücken und sogar darüber zu lachen, wenn seine Freunde Späße mit ihm trieben.

Neben dem Bett stand die Kommode mit einem Spiegel, vor dem sich Nela für ihn zurechtgemacht hatte. Bis jetzt hatte er es nicht fertiggebracht, sich von ihren wenigen Habseligkeiten zu trennen. Noch immer lag ihre Bürste da, darin lange, seidige blonde Haare. Meson hatte ihr das Haar gebürstet, als sie sich nicht mehr von ihrer Schlafstatt erheben konnte, und hatte ihre Hand gehalten, als das Fieber ihr den letzten Atem genommen hatte.

Neben der Bürste stand ein kleines hölzernes Pferd. Er hatte es für Sira geschnitzt, kurz bevor sie gestorben war. Meson hatte die Seuche als ersten heimgesucht, doch hatte er sie überwinden können. Seine Familie nicht. Seine Tochter und seine Frau waren zur selben Zeit krank geworden und das Mädchen war nur drei Tage vor ihrer Mutter gestorben.

Er fuhr mit seinem Zeigefinger die Rundungen

des glatten Pferdekörpers nach. Jedes Mal, wenn er das Pferdchen in die Hand nahm und seine Erinnerungen Besitz von ihm ergriffen, dauerte es nicht lange, bis ihm Tränen über das Gesicht liefen. Der Schmerz hatte bis zum heutigen Tag nichts von seiner Kraft verloren. In weniger als einem Monat jährte sich Siras Tod zum ersten Mal. Nicht einmal die Stacheln eines Tonkari hätten ihn mehr peinigen können, nicht alle blanken Stähle Scaris. Er hatte statt ihrer sterben wollen, doch der Tod hatte nicht mit sich handeln lassen.

Meson schob die Gedanken beiseite, stellte das Pferdchen unsanft zurück und ging hinunter in die Wohnstube. An den Wänden hingen Bilder, die er mit Mineralfarben gemalt hatte. Sie zeigten blühende Landschaften und lachende Menschen. Die Welt, wie sie sein sollte, wie Meson sie sich vorstellte. Darin könnte er mit Hellrike in Frieden leben, eine neue Familie gründen und die Vergangenheit ruhen lassen. Nichts wünschte er sich mehr. Aber zwischen ihm und diesem Traum standen eine Seuche und ein primitives Volk, das es auszumerzen galt. Zumindest war das der Wille des Königs. Er wäre einen anderen Weg gegangen. Doch solche Entscheidungen lagen nicht in seiner Hand. Und er vertraute darauf, dass sein König im Sinne des Volkes handelte.

In der Mitte des Raumes stand ein hölzerner Tisch mit drei Stühlen, an der Wand ein erloschener Ofen. Mit dem Schürhaken zog er die Asche durch das Gitter. Die Kammer wirkte so leer und kalt wie ein Verlies. Siras Bett fehlte inzwischen und auch ihre Spielzeuge, die früher überall auf den Planken des Bodens verteilt herumgelegen waren. Erst nach Monaten hatte sich Meson von all den Dingen trennen können. Das fahle Dämmerlicht, das durch die Fenster fiel, verstärkte den unbehaglichen Eindruck. Als sei es nicht mehr sein Zuhause.

Durch die Hintertür betrat er den Gemüsegarten. Das bisschen, was während seiner Abwesenheit nicht verdorrt oder verfault war, würde er verschenken, an Bettler oder an Bauern, die kein Glück mit ihrer Ernte gehabt hatten. Es war Herbst und das obere Viertel der Feldknollen ragte aus dem Boden. Nach der nächsten Schlacht würde er ernten.

Aus einem windschiefen Verschlag an der Hauswand holte Meson Holzscheite. Wenn der Ofen und die Öllampen erst einmal brannten, kehrte die Wohnlichkeit zurück und er konnte den Abend ausklingen lassen.

Sein Blick streifte über die Nachbarschaft. In den Häusern der Menschen brannte Licht. Der böige Herbstwind trieb den Mistgeruch von den Gehöften im Tal hinauf.

Das Wiehern und Schnauben der Streitblüter aus den nahen Stallungen drang an seine Ohren. Sein Blick schweifte über die Stadtmauer, hinter der sich Felder und Hügel erstreckten. Erst jenseits des Horizonts begann der endlose Wald, das Reich der Tonkari. Die hereinbrechende Nacht wirkte friedlich, als berge sie keine Gefahren.

Wie ein kalter Schatten, der an ihm vorbeihuschte, kehrten die Gedanken an jenes Unaussprechliche zurück, das die Prinzessin grämte. Und von ihm fernhielt. Hoffentlich war ihr Vater nicht dabei, etwas Törichtes zu tun. Doch was konnte es Schlimmeres geben, als jenes, das Meson selbst ertrug? Seine eigene Familie zu Grabe zu tragen und die Ausrottung eines friedliebenden Volkes zu bewerkstelligen.

II

In Kriegszeiten war es wichtig, die Bürger, besonders aber die Soldaten, bei bester Laune zu halten. Deshalb hatte der König erlassen, nach jeder Schlacht ein großes Fest zu feiern. Es hatte schon in den Morgenstunden begonnen und sollte sich bis tief in die Nacht ziehen. Auf dem Marktplatz von Rogfa boten Schausteller, Tänzer und Barden ihre Künste dar. Neben der Musik von Knochenflöten, Leiern und Talinetten lag der herzhafte Duft von brennendem Eichenholz und würzigem Fleisch in der Luft, durchzogen vom süßlichen Wohlgeruch von Bier und Wein.

Stände, Röstspieße und Schänken reihten sich aneinander, vom Marktplatz die gesamte Hauptstraße hinauf, über den Hofplatz vor der Feste bis in diese hinein. Obwohl Krieg und Seuche dem Volk eine schwere Last aufbürdeten, wirkte die Freude der Feiernden nicht gezwungen. Es war den Menschen eigen, zu verdrängen, was sie belastete. Jede Gelegenheit, die Schrecken des Alltags zu vergessen und mit einem Rausch zu betäuben, war willkommen.

Der Höhepunkt des Festes war die Feier im Thronsaal. Der sonst geräumige, erhaben wirkende Saal erschien viel kleiner, denn er war überladen mit Tischen und Menschen. Musikanten erfreuten die Gäste mit Tanzmusik und ein wirres Durcheinander von Stimmen erfüllte die Luft. Abgesehen von den Bediensteten, die die Festgesellschaft bewirteten, war der gesamte Hofstab geladen. Vor dem Thron stand eine ovale Tafel für den König und seinen engsten Kreis. Seine Tochter, sein Berater, der Hochkleriker von Rogfa und der Heermeister leisteten ihm dort Gesellschaft. Zwei flache Stufen führten von dort herab und trennten die Edelleute von den Untertanen. An den vier weiteren Tafeln, die so lang waren, dass sie bis zum Eingang reichten, saßen die Bediensteten. Alle waren anwesend, von der Freiette bis zum Hauptmann. Und in der Mitte des Saals standen sich Männer und Frauen in zwei Reihen gegenüber und tanzten.

Hellrike saß zur Rechten ihres Vaters, zwischen ihm und ihrem Verlobten. Sie wirkte zwar aufmerksam, doch beteiligte sie sich nicht am Tischgespräch. Meson war in Gedanken versunken und nahm die Unterhaltung nur beiläufig wahr. Vor ihm stand ein Teller mit Hasenknochen und den Schalen von Dornenbeeren. Mit den Fingern spielte er am Zierrat der seidenen Tischwäsche. Stickereien, die Rosen und Blattgrün zeigten. Sein Blick glitt über die roten Wandteppiche an Gemäuern und Säulen, auf denen sich das königliche Familienwappen im Fackelschein präsentierte, und über die anderen Tische. Dort sah er seine Kameraden und Untergebenen, die ihm in Feierlaune den Kelch entgegenreckten. Und Frauen, die verlegen kicherten und sich abwendeten, wenn sich ihre Blicke trafen. Mesons Gedanken aber schlichen sich zurück zu jener Zeit, die ihn so übersinnlich anzog wie ein offenes Fenster einen Räuber, und die auf ihn dieselbe verhängnisvolle Wirkung hatte. Es war die Zeit, in der seine Familie noch gelebt hatte. Und er verspürte eine unterschwellige Erleichterung, als Hellrike ihn mit einer Frage aus seinen Gedanken riss.

»Wo ist der Schatzmeister?«, fragte sie in die Runde.

»Damos liegt krank in seinem Bett. Er verbrachte unvorsichtigerweise zu viel Zeit in der Stadt. Die Heiler sagen, es sei die Seuche«, antwortete ihr Vater.

Sie sagte nichts.

Stattdessen richtete Siegnus Kaful, der Konsultant des Königs, das Wort an Meson. »Die Prinzessin erwähnte, dass Ihr eine andere Strategie bezüglich der Gargar-Plage verfolgen würdet als seine Majestät«, sagte er und legte sein Besteck zur Seite. »Ich frage mich, wie diese aussähe. Immerhin sind sie überaus gewalttätig. Erst vor wenigen Tagen überfielen sie grundlos einen Bauern und seine Familie. Niemand hat das Gemetzel überlebt. Selbst der Säugling wurde abgestochen.«

Meson hob das Haupt und sah selbstbewusst in die Runde. Dann musterte er den kahlköpfigen Mann mit der augenfälligen Hakennase. Er trug ein schwarzes Leinenhemd mit rotem Kragen und Manschetten.

»Obwohl alles so aussah, wie Ihr es beschreibt, wissen wir nicht genau, was geschehen ist. Niemand von uns ist selbst dort gewesen. Ich würde davon absehen, die Igel auszurotten. Auch wenn es viele unter uns nicht wahrhaben wollen«, sein Blick fiel auf den Hochkleriker ihm gegenüber, »so sind sie doch kultiviert und waren den Menschen einst ebenbürtig. Wir sollten sie Sauberkeit lehren und sie in die Zivilisation zurückbringen. Dann könnten wir uns eines Tages wieder mit ihnen verbünden. Vielleicht sogar Handel treiben.«

Der Hochkleriker hämmerte mit der Faust auf den Tisch, sodass die Teller schepperten. Dann schlug er das Zeichen der Zweigöttlichkeit. »Blasphemie! Die Gargar sind nichts weiter als Tiere, die sich erdreisten, uns nachzuahmen. Sie sind widernatürlich, und sie zu töten, ist den Göttern gefällig. Je mehr wir von ihnen zur Strecke bringen, desto besser. Die Götter werden es Euch und Euren Männern danken.«

»Das bezweifle ich doch sehr, Eure Eminenz.«

»Wie könnt Ihr es wagen, an den Göttern zu zweifeln?«

»Ich zweifle nicht an den Göttern, sondern an Eurer Auslegung ihres Willens. Und das wage ich sehr wohl!«

Meson betrachtete den Hochkleriker in der purpurfarbenen Robe mit ernster Miene. Das lange weiße Haar des alten Mannes wurde von einer Haube bedeckt, auf deren Stirnseite das zweigöttliche Symbol prunkte, ein Vollmond, der eine strahlende Sonne zur Hälfte verdeckte. Sein langer weißer Bart zitterte vor Erregung über die offenen Worte.

Der König hob beschwichtigend die Hände und kicherte.

»Aber, aber! Unser junger Heermeister soll mit seiner Meinung nicht hinter dem Berg halten. Immerhin gedenkt er meine liebreizende, bezaubernde und bedenklich kluge Tochter zu ehelichen. Doch teilen müssen wir seine Meinung selbstverständlich nicht. Und schon gar nicht, wenn er einen solch abscheulichen Angriff zu rechtfertigen versucht. Und ich höre auch aus den anderen Reichen von derartigen Anschlägen.«

»Mir ist nichts über irgendwelche Angriffe bekannt«, sagte Meson.

»Vielleicht, weil Ihr doch nicht so viel über die Gargar wisst, wie Ihr zu wissen glaubt.«

Einen Augenblick lang war es still.

»Und wie schreitet Eure Suche nach dem Dorf der Igel voran?«, wollte schließlich Siegnus Kaful wissen.

»Der Wald ist riesig und das Dorf besteht vermutlich nur aus einigen Dutzend Hütten. Bisher wurde jeder unserer Vorstöße abgewehrt. Zwischen den Bäumen sind unsere Pferde zu behäbig. Die Graufedern der Igel aber sind flink und machen den Vorteil unserer Überzahl zunichte. Diese Vögel sind gefährliche Waffen. Und allgemeinhin sind die Krieger der Tonkari ernstzunehmende Gegner. Ich sah Igelmänner, die es gleichzeitig mit fünf meiner schwer bewaffneten Soldaten aufnahmen. Es käme uns teuer zu stehen, wenn wir sie unterschätzten, nur weil sie in einem Dorf im Wald leben.«

»Dennoch werden wir sie ausmerzen. Und ich erwarte von Euch, dass Ihr das Dorf bis zum Wintereinbruch findet«, warf der König mit auf Meson gerichtetem Zeigefinger ein. »Damit wir nach dem Winter den Vernichtungsschlag ausführen können.«

Meson nickte gehorsam und schluckte seine Widerworte herunter.

»Mir scheint, Heermeister, Ihr entwickelt allmählich eine Schwäche für diese Wilden. Sogar ihren Eigennamen verwendet Ihr. Und das nach alledem, was sie Euch angetan haben«, sagte der Konsultant mit einem süffisanten Grinsen.

Meson wusste genau, was Kaful damit sagen wollte. Doch er wollte, dass es alle am Tisch hörten und erkannten, wie respektlos und eingebildet der Konsultant war.

»Ich verstehe nicht, was Ihr meint.«

»Die Gargar nahmen Euch Weib und Tochter. Ihr solltet sie hassen und nicht bewundern.«

Meson blieb gelassen. Nicht einmal seine Stimme erhob er.

»Meine Familie starb an einer plötzlich ausgebrochenen Seuche, von der Ihr behauptet, sie ginge auf die mangelnde Reinlichkeit der Igel zurück. Doch dann erklärt mir, warum es in den vergangenen Jahrhunderten keine Seuchen gab.«

»Nun bezweifelt der Heermeister auch noch das Wort des königlichen Beraters«, warf der Hochkleriker kopfschüttelnd ein.

»Ich wüsste es gerne genau. Immerhin sind wir dabei, einen ganzen Stamm auszurotten!«

»Es gebührt Euch nicht, die Ratschläge der Berater infrage zu stellen!«

»Bei allem Respekt, Eminenz, aber was mir gebührt, entscheidet nicht Ihr!«

Kaful verzog die Mundwinkel und zuckte mit den Schultern.

»Vielleicht haben die Gargar ihre Gewohnheiten geändert. Sind schmutziger geworden. Oder wir hatten bisher nur Glück.«

Die Prinzessin sprang unerwartet auf und warf ihre Serviette auf den Tisch. »Von Glück kann wahrlich niemand sprechen. Jedenfalls nicht in diesem Königreich! Ich statte Schatzmeister Demos nun einen Krankenbesuch ab. Behaltet Platz.«

Sie warf ihrem Vater einen wütenden Blick zu und entfernte sich mit langen Schritten. Die Herren sahen einander erschrocken an und erhoben sich respektvoll von ihren Stühlen.

Warum war Hellrike plötzlich so aufgebracht, überlegte Meson. Siegnus Kaful war für seine scharfe Zunge und seine verletzenden Worte bekannt, vermochte damit aber niemanden mehr zu überraschen.

Meson wollte der Prinzessin nachgehen, doch als er sich erhob, griff der König nach seinem Arm und hielt ihn zurück. »Gönnt ihr einen Moment Ruhe, Heermeister. Und uns noch etwas von Eurer erlauchten Gesellschaft.«

Zögerlich setzte sich Meson wieder und sah Hellrike nach. Sie verschwand hinter einer schweren Eichentür. Sicherlich weinte sie. Warum auch immer.

»Mein Leben lang habe ich jeden Tag aufs Neue gelernt, dass es in allem Schlechten etwas Gutes zu finden gibt.« König Willorc warf pathetisch die Hände in die Luft, als wolle er die Sonne anbeten. »Und zweifellos auch im Tod Eurer Familie.«

Meson erstarrte innerlich. Das konnte er unmöglich gesagt haben! Hatte er sich verhört? Er biss die Zähne aufeinander, das Gesicht verzog er jedoch nicht.

»Ich kann mir beim besten Willen nicht vorstellen, Eure Majestät, was am Tode einer jungen Frau und ihres Kindes Gutes zu finden sein soll.«

»Das will ich Euch sagen. Hätten Euch die Götter nicht so übel mitgespielt, würden wir dieses Gespräch nicht führen. Aber viel wichtiger ist, dass Ihr nun den Ehrgeiz habt, die Gargar zu vernichten.«

Der König wusste offenbar nichts über Mesons Beweggründe. Er kämpfte aus Loyalität zu ihm und seinem Volk, und nicht, weil er die Tonkari hasste. Glücklicherweise war er genauso gut darin, Dinge zu ignorieren wie sein Gebieter.

»Ich möchte etwas kundtun!« Der König hob seinen Kelch und sah in die Runde. »Ich gebe der Liebe zwischen meiner Tochter und ihrem Verlobten, unserem Heermeister, meinen Segen. Möge ihre Hochzeit ein Fest werden, wie es Aresien noch nie gesehen hat!«

Der Hochkleriker und der Konsultant erhoben ihre Kelche. »Hört, hört!«

Der König reckte den Zeigefinger in die Luft. »Unter einer Bedingung!«

Meson beobachtete das Schauspiel unbeteiligt, als habe er damit so wenig zu schaffen wie die Gäste an den anderen Tischen.

»Die Hochzeit findet dann statt, wenn alle Gargar tot sind. Damit wir sie in vollen Zügen genießen können!«

Meson war von dieser Aussage nicht überrascht. Dass dem König die Ausrottung der Tonkari wichtiger war als das Eheglück seiner Tochter, wusste er längst. Doch warum es so war, wusste er nicht. Weder sprach der König häufig über die Seuche, noch brachte er seine Trauer über die Dahingegangenen aus freien Stücken zum Ausdruck. Sie schienen ihm egal zu sein, als sei für ihn anderes von Belang. Und dass der König an jenem Festtag eher den Sieg als die Hochzeit feiern würde, sah er klar vor Augen. Dementsprechend hielt sich seine Freude über die langersehnte Zustimmung des Königs in Grenzen. Ganz abgesehen davon, dass der Zeitpunkt seiner Vermählung mit Hellrike weit in der Zukunft liegen könnte, da nicht abzusehen war, wie lange die Tonkari durchhielten. Über die genaue Anzahl ihrer Krieger war nichts bekannt. Und für die Soldaten waren sie beängstigende Bestien, die den Tod nicht fürchteten. Der Krieg mochte Jahre andauern.

Während der Konsultant und der Hochkleriker sich in ein Gespräch vertieften, beugte sich der König vertraulich zu Meson herüber. »Ich kann verstehen, dass es Euch grämt, meine Tochter erst nach dem Krieg heiraten zu dürfen. Bitte glaubt mir, Heermeister, diese Entscheidung ist mir überaus schwergefallen. Die Prinzessin liebt Euch sehr und nichts liegt mir mehr am Herzen als das Wohl meiner einzigen Tochter. Und ich kann den Tag nicht erwarten, Euch in unserer Familie willkommen zu heißen. Eurer Geduld werden Glück, Ehre und Reichtum folgen. Eines nicht mehr allzu fernen Tages werde ich über ganz Scari herrschen. Und Ihr werdet ein Heer befehligen, so groß, dass selbst die Eseren vor Ehrfurcht erstarrten! Und wenn meine Zeit verronnen ist, wird es Eure Gemahlin sein, die über Scari herrscht.«

Meson verzog befremdet das Gesicht. Wovon sprach er? Der Sieg über die Tonkari würde ihm nicht die Herrschaft über Scari bescheren. Vier Königreiche standen zwischen ihm und diesem Hirngespinst. König Hiros von Eserien verfügte über ein Heer, welches weitaus größer war als das Aresiens. Welche irrsinnigen Pläne schmiedete der König in seinem wirren Geiste? War er gar geisteskrank? Meson konnte sich keinen Weg ausmalen, über den der König sein Ziel erreichen könnte. Es war unmöglich. Aresien war zu schwach, auch dann noch, wenn es sich mit Argul, Tauria und Sarasien gegen Eserien verbünden würde. Was ebenso unmöglich war, weil die Herrscher dieser Reiche Bündnisse eingegangen waren, die es zu bedienen galt. Eher würde die Familie Wordan Scari unterwerfen. Doch sie gab sich damit zufrieden, das größte und mächtigste Reich zu beherrschen, das es gab. Der König musste den Sinn für die Wirklichkeit verloren haben.

III

Am Morgen seiner Abreise klopfte Meson zögerlich an Hellrikes Tür. Das Heer stand vor den Toren der Burg, um in die nächste Schlacht auszurücken. Der König erwartete seinen Heermeister bereits.

Meson trat ein, als die Prinzessin ihn hereinbat. Sie stand abermals am Fenster und schaute hinaus. Die Stimmen der Soldaten und Bürger auf dem Hofplatz drangen an Mesons Ohren. Die Menschen hatten sich versammelt, um von ihren Söhnen, Gemahlen und Vätern Abschied zu nehmen und ihnen Glück zu wünschen. Viele würden sich heute zum letzten Mal sehen.

»Du bist gekommen, um dich zu verabschieden.«

»Ja. Dein Vater erwartet mich.«

»Dann geh und lass ihn nicht warten.«

Immer noch kehrte sie ihm den Rücken zu. Wie gern hätte er sie in den Arm genommen. Ihre Zurückweisung enttäuschte ihn, doch konnte er sie verstehen. Auch sie wusste nicht, ob sie ihn wiedersehen würde. Und auch Meson schmerzte diese Ungewissheit. Er wartete einen Augenblick, dann wandte er sich zum Gehen. Doch als er den Türgriff in der Hand hatte, drehte sie sich herum und starrte ihn an. Ihre Augen waren rot und das Gesicht feuchtglänzend. In den Händen hielt sie ein blaues Seidentuch, das dunkel war vor Tränen.

Als Meson auf sie zuging, warf sie sich in seine Arme, legte ihren Kopf auf seine Brust und weinte. Er hielt sie fest und küsste ihr Haar. Es roch nach süßem Badeöl.

»Versprich mir, dass du zurückkehrst! Und nicht in Weiß gewandet.«

Er zögerte, denn er wusste, dass er es nicht versprechen konnte. Nur eine Wahrsagerin hätte das gekonnt. Aber er wollte, dass Hellrike Ruhe fand, wollte ihre Angst zumindest ein wenig lindern.

Meson sah ihr in die Augen. »Ich verspreche es«, sagte er und es gelang ihm, sie für einen Augenblick zu beruhigen.

Sie küssten sich innig, doch dann löste er sich von ihr. Kurz bevor er die Tür zuzog, konnte er durch den Spalt erkennen, dass sie sich an die Wand gelehnt auf den Boden sinken ließ. Ihr Weinen begleitete ihn durch die Flure, solange, bis der Tumult der Menschenmenge draußen es übertönte.

Als Meson zum Haupttor hinausschritt, stand der König zwischen ihm und seinem Pferd. Die Soldaten der Blauen Garnison säumten den Eingang. Sie rührten sich nicht. Nur die Banner an ihren Hellebarden wehten im kalten Herbstwind. Mesons ließ seinen Blick zwischen den Männern hindurch über die Bewohner der Stadt schweifen. Ihm fiel auf, dass sich viel weniger Bürger als sonst versammelt hatten. Viele waren es leid geworden, sich immer wieder von ihren Lieben verabschieden und sie in den Tod schicken zu müssen. Auch wenn es dem Schutz des Volkes diente. Andere lagen krank oder sterbend im Bett. Obwohl es als sicher galt, dass die Krankheit nicht ansteckend war, trugen manche eine langnasige Seuchenmaske. Und andauernd gellte das Verlangen nach einem Sieg aus der Menge.

Der König lächelte erwartungsfroh. Als Meson vor ihm stehen blieb, hielt er ihm seine Hand hin. Der Heermeister nahm sie, verneigte sich folgsam und küsste König Willorcs Siegelring, den ein winziges, aus Gold gegossenes Abbild des Familienwappens zierte.

»Wessen Wort verkündet Euer Schwert, Heermeister?«

»Euer Wort, mein König. Und das des Volkes.« Meson sprach laut und mit kräftiger Stimme.

Die Menschen verstummten für einen Augenblick. Nur das Flattern der Banner war zu hören.

»Wie kehrt Ihr aus der Schlacht zurück?«

»Siegreich, mein König. Oder weißgewandet.«

Meson hatte nicht viel übrig für dieses neue gauklerische Ritual, mit dem der König seine Nähe zum Heer zeigen wollte, um die Menschen wissen zu lassen, dass er für sie kämpfte. Dabei waren es die Soldaten, die kämpften und ihr Leben ließen. Wer Meson kannte, wusste, dass ihn Anderes umtrieb.

Der König klopfte ihm auf die Schulter und ging an ihm vorbei. Dabei kam er nahe an sein Ohr. »Je mehr Blut Ihr mir vergießt, desto mehr

Wein werde ich Euch trinken lassen. Doch wagt es nicht, zu versagen.« Er machte eine Pause. »Wir fordern, was uns zusteht«, rief er dann und die Menge wiederholte.

»Wir fordern, was uns zusteht.« Meson ließ sich nicht bedrohen, auch nicht von seinem König, sprach aber ausdruckslos den Leitspruch. Er verwehrte ihm einen letzten Blick, stieg auf Assandal, seinen schwarzen Hengst, und sah noch einmal an der Burgmauer hinauf. Hellrike stand am Fenster. Sie wandte sich ab, als sich ihre Blicke trafen.

Der Heermeister trieb sein Pferd an und ritt entlang der Reihe seiner Soldaten. Sie zog sich endlos die abschüssige Hauptstraße hinunter, bis vor die Tore der Stadt. Tausende Recken zu Pferde und zu Fuß und Dutzende Vierspänner mit Vorräten. Der Marsch zum Rand des Waldes würde bis zum morgigen Abend dauern. Und wenn die Ersten ihre Zelte aufgestellt hatten, trafen die letzten erst ein. Wie viele Tage sie auf dem Schlachtfeld verbringen mussten, würde sich noch herausstellen.

Wie betäubt ritt Meson durch die Stadt. Die Abschieds- und Jubelrufe, das Weinen der Frauen und Kinder – all das nahm er kaum wahr. Von seinen Eltern und seinen Brüdern hatte er sich bereits verabschiedet. Sie gehörten zu jenen, die es sich nicht antaten, an der Straße zu stehen, um einen letzten Blick zu erhaschen. Außerdem glaubten sie fest daran, dass er zurückkehrte. In den

Augen seiner Familie war Meson ein Held des Volkes.

An der Spitze des Zuges wartete Adrin Atani auf ihn, Mesons engster Freund. Er trug einen leichten Lederharnisch und an seinem Sattel hing ein Kurzbogen ohne Sehne. Sein dunkelblondes Haar fiel offen auf seine Schultern und er sah ihm lächelnd entgegen. Adrin war der Hauptmann der Bogenschützen. Sie hatten schon als Kinder zusammen im Heu gerauft und als Knappen nebeneinander geschuftet.

»Wünscht uns der König Glück?«, fragte Adrin.

»Nicht mehr als sich selbst.«

»Dann können wir wohl aufbrechen.«

Meson hob die Hand. Als er sie senkte, setzte sich der Zug in Bewegung. Unzählige beschlagene Hufe hämmerten auf die steinigen Straßen. Die Mauern der Häuser warfen die Geräusche als tausendfaches Echo zurück. Dann ließen die ersten Reiter die Stadtmauer hinter sich. Auf dem weiten, offenen Land verflogen das Tosen der Hufe und die Stimmen der Bürger gleichermaßen. Als gäbe es außerhalb der Stadt keinen Lärm. Die Wildnis hatte sie zurück und abermals waren sie auf die Gnade der Götter angewiesen.

Die Sonne stand erst knapp über dem Horizont, als der letzte Soldat das Stadttor hinter sich gelassen hatte. Nachdem das Heer eine Weile dem Lauf des Aresur gefolgt war, führte sie der Weg nach Nordosten, vorbei an Äckern und Feldern. In den Morgenstunden waren die Bauern dabei, ihre Ernte einzufahren und winkten den Soldaten zu. Endlich entfaltete auch die Herbstsonne ihre Wärme, denn der Wind hatte schon einen kühlen Vorgeschmack auf den Winter gegeben.

Erst nach Stunden änderte sich das Bild. Seichte Hügel lagen vor ihnen, bewachsen mit sattem Grün. Eine endlose Graslandschaft. Die Straße war zu einem Weg, dann zu einem Pfad geworden. Geformt durch Hufeisen und Stiefel. Und irgendwann tauchten am Horizont die Gipfel des Greifenmassivs auf, an dessen Fuße der Wald der Tonkari lag. Bis dorthin war es ein langer Marsch, aber zumindest war das Ziel zu erahnen.

Sicherlich sahen es manche Kameraden anders, doch Meson freute sich nicht auf das bevorstehende Blutvergießen. Er hatte alles getan, den König davon zu überzeugen, eine friedliche Lösung zu finden. Vergeblich. Zu seiner Enttäuschung darüber, so wenig ausrichten zu können, gesellte sich Misstrauen gegen seinen Herrn. Irgendetwas bei Hofe war unausgesprochen geblieben, gärte vor sich hin. Ein Geheimnis, von dem er nichts wissen sollte. Es verunsicherte Meson. Es fühlte sich an, wie eine aufsteigende Übelkeit. Er zweifelte an seinen Beweggründen. Zwar war er von Anfang an gegen einen Krieg gewesen, doch inzwischen wusste er nicht einmal, wofür er eigentlich kämpfte. Die Tatsache, dass ihm der König nicht genug vertraute, um ihn in seine Pläne einzuweihen, ließ ihn mit einem unguten Gefühl und ohne Zuversicht in die Schlacht ziehen. Es war mehr als offensichtlich gewesen, dass man ihm etwas verschwieg. Auch Hellrike war ihm gegenüber nicht offen gewesen, war seinen Nachfragen ausgewichen. Natürlich sprach der König nicht über alles mit seinem Heeresmeister. Vieles scherte ihn nicht. Aber diese eine Angelegenheit verursachte Streit zwischen der Prinzessin und ihrem Vater, machte Hellrike unglücklich und ließ Misstrauen zwischen ihm und dem König aufkeimen. Trotz des offenkundigen Problems schwieg die Prinzessin. Sie ließ Meson außen vor und nahm seine Hilfe nicht an. Dass sie sich ihm trotz ihres augenfälligen Leids nicht anvertraute, verletzte ihn. Mehr noch als die Tatsache, dass es ein Geheimnis gab, von dem man ihn ausschloss. Davon gab es zweifellos viele.

Kapitel 2
Das Menschenkind

I

Die Prinzessin hatte von ihrer Mutter gelernt, dass es ihre Pflicht war, eine gerechte Herrscherin zu sein und dafür zu sorgen, dass es ihrem Volk an nichts mangelte. Doch durch ihren frühen Tod war die Prinzessin seit ihrer Kindheit der Erziehung ihres Vaters ausgesetzt gewesen. Ihm genügte es, wenn das Volk nur glaubte, der König herrsche in seinem Namen. Vielmehr sah er sich von den Göttern mit der Möglichkeit gesegnet, ein besseres Leben zu führen als alle anderen. Seit jeher stand Hellrike auf der anderen Seite. Die Erinnerungen an ihre Mutter und deren Liebe waren nie erloschen, als spräche sie aus dem Grabe zu ihr.

Die Wordan-Chroniken, 1. Buch

Am Vormittag versammelten sich der Heermeister und seine Hauptmänner im Befehlszelt. Sie saßen auf Schemeln um einen niedrigen Tisch herum. Jeder hatte einen Bierkrug neben sich stehen. Vor ihnen lag ein großflächiges Pergament, auf dem das Schlachtfeld und der Waldrand schablonenhaft abgebildet waren. Die Teilheere bestanden aus hölzernen Symbolen.

Meson wollte zu einer früheren Angriffstaktik zurückkehren, da er berittene Verstärkung erhalten hatte. Katapulte und Ballisten bildeten die hintere Linie. Bäume und Unterholz boten nicht genügend Schutz, weshalb die Igelkrieger gezwungen wären, das Feld zu stürmen, und so in die Reichweite der Schwerter und Lanzen kämen. Ihre Taktik würde es sein, die Belagerungswaffen zu zerstören und die Menschen in den Wald zu locken, wo sie ihre Vorteile ausspielen konnten. Diesmal jedoch sollte es der verstärkten Reiterei gelingen, ihnen den Rückweg abzuschneiden. In früheren Schlachten waren die Reiter abgestiegen, da ihre Pferde im Gestrüpp zwischen den Bäumen zu schwerfällig waren.

Meson wusste, dass die Tonkari bereit waren, bis an ihre Grenzen zu gehen. Ihr Volk lebte seit Jahrhunderten in der rauen Wildnis. Sie kämpften mutig, selbstlos und ohne Angst vor dem Tod, als seien sie sich ihrer Unsterblichkeit sicher. Für sie ging es um nichts weniger als das Überleben ihres Stammes. Auch wenn ihnen niemand erklärt hatte, dass man sie für eine Seuche zur Verantwortung zog.

Mesons Erläuterungen wurden durch ein ohrenbetäubendes Rülpsen unterbrochen. Es kam aus dem bierdurstigen Maul eines breitschultrigen Hünen namens Jadikus. Sein Schädel war kahler als der einer Schildkröte und er schien geistesabwesend zu sein. Dennoch wusste Meson, dass er sich auf ihn und seine Bärenkräfte verlassen konnte. Obwohl er der Hauptmann der Schwertträger war, trug er keines. Zu Ehren seines kürzlich verstorbenen Vaters kämpfte er mit einem imposanten Schmiedehammer. Meson kannte auch ihn seit Kindertagen.

Neben ihm stand Kalla, der Hauptmann der Lanzenträger und der Älteste ihrer Bruderschaft. Auch er hatte zu der Gemeinschaft aus Kindern gehört, die zu Knappen und dann zu Soldaten geworden waren. Er bemühte sich um eine straffe und elegante Haltung. Sein glänzend schwarzes Haar war zu einem Zopf geflochten. Und wenn er sprach, bediente er sich einer gesitteten und gehobenen Wortwahl. Kalla war ein Mann, der viele Frauen gehabt hatte und es sich zutraute, jede zu bekommen, nach der es ihn verlangte. Sogar die Prinzessin. Meson wusste, dass er ihn sowohl um seine Stellung bei Hofe als auch um seine Verlobte beneidete, obwohl sie nie darüber gesprochen hatten. Er sah es in Kallas Augen und hörte es in seiner Stimme. Trotzdem war Meson sicher, dass dies nie zwischen ihnen stehen würde.

Einen Mann vermisste die Bruderschaft, ihren Freund Sidor. Bis vor einem Monat war er der Hauptmann der Reiterei gewesen, doch ein schrecklicher Götterwille ereilte ihn. Anstatt ehrenvoll auf dem Schlachtfeld zu sterben, raffte ihn das Wildnisfieber dahin. An seiner statt hatte der König einen Hauptmann aus Haspal einberufen, einen Mann namens Killdan Ajendo, der immer gänzlich schwarz gewandet war. Wie eine Krähe. Niemand konnte ihn recht einschätzen und keiner wusste, warum der König ausgerechnet ihn angefordert hatte. Möglicherweise, mutmaßte Meson, um des Königs Augen und Ohren auf dem Schlachtfeld zu sein. Oft hatte er an Mesons Taktiken etwas auszusetzen und am geselligen Beisammensein am Ende eines langen Kampftages nahm er nie teil. Er bevorzugte die Abgeschiedenheit seines Zeltes, als hielte er sich für etwas Besseres. Vielleicht gehörte er zu jenen, die auf eine Laufbahn beim Heer hofften, ohne je in einer Schlacht kämpfen zu müssen. In seiner Heimat hatte es nie Krieg gegeben.

»Wir könnten den Waldrand in Brand setzen, um sie rauszutreiben«, schlug Killdan Ajendo vor.

»Feuer einzusetzen haben wir von Anfang an ausgeschlossen«, antwortete Adrin, der Hauptmann der Bogenschützen. »Daraus könnte ein Waldbrand erwachsen, der Rogfas Bewohnern die Jagdgründe raubt.«

»Dann schickt einen Spion in den Wald, um das Dorf der Gargar ausfindig zu machen.«

»Das haben wir zweimal versucht. Die Spione kehrten nie zurück.«

»Dann versucht es wieder. Bis sie Erfolg haben.«

»Ich opfere meine Männer nicht für ein sinnloses Unterfangen«, widersprach diesmal Meson. »Im Wald entgeht den Igeln nichts. Und auch wenn wir wüssten, wo sich das Dorf befindet, würden sie unseren Angriff abermals abwehren. Auch das haben wir versucht und es hat Hunderte Männer das Leben gekostet. Zwischen den Bäumen sind sie im Vorteil.«

»Nicht, wenn wir mit allem, was wir haben, den Wald stürmen!« entgegnete Ajendo. »Ein ausgeruhtes und in seiner Gänze bestehendes Heer wäre stark genug, sie zu überrennen.«

Meson dachte kurz über seinen Vorschlag nach.

»Vielleicht brächte das den Sieg. Aber um welchen Preis, Hauptmann? Gäbe es danach noch einen Grund zu feiern?«

»Ein Sieg ist ein Sieg, egal wie viele Soldaten sterben.«

»Wir kämpfen auf offenem Feld, bis sie keine Krieger mehr haben und kapitulieren müssen. Dann suchen wir das Dorf in aller Ruhe und nehmen es ein.«

Ajendo zischte spöttisch und kehrte Meson mit verschränkten Armen den Rücken zu. »Bis dahin sind wir alt und grau.«

Die Hauptmänner sahen Meson erwartungsvoll an. Sie waren gespannt zu hören, wie er mit dieser Respektlosigkeit umging. Sicher auf seine gewohnt ruhige und beherrschte Art.

»Es dauert länger, aber es kostet weniger Blut. Wenn ich verwundet oder tot bin, könnt Ihr es auf

Eure Weise versuchen.« Meson machte eine Pause und sah Ajendo scharf an. »Habt Ihr den Befehl verstanden oder wollt Ihr darum bitten, abgelöst zu werden?«

Ajendo kehrte an den Tisch zurück. Mit den Fingern strich er das schulterlange schwarze Haar hinter die Ohren und nickte.

Eine Hand schob den Vorhang des Zeltes zur Seite und ein Mann in einer purpurfarbenen Robe trat ein. Um die Lippen trug er einen grau melierten Bart und auf dem Kopf eine Haube. Augen und Stirn lagen in Falten. Die Soldaten erhoben sich respektvoll.

»Tretet ein, Hochwürden. Haben viele der Männer den Segen der Götter empfangen?«, fragte Meson.

»Beinahe alle, würde ich meinen. Ich hoffe, ich konnte ihnen die Furcht vor der Schlacht nehmen.« Der Kleriker trug das Buch Jahow bei sich. Er hielt es vor sich in den Händen und gesellte sich zu den Männern an den Tisch.

»Gewiss konntet Ihr das. Und nun möchte ich Euch bitten, die Hauptmänner zu segnen, so sie es wünschen.«

»Und Ihr kämpft wieder ohne göttlichen Beistand, Heermeister?«, stichelte der Kleriker.

»Ich bin mir des Beistands der Götter gewiss. Aber ich verzichte auf den Segen des Klerus, dem nur daran gelegen ist, die Tonkari tot zu sehen.«

Der Kleriker grinste, wedelte mit dem Zeigefinger und wandte sich den Hauptmännern zu. »Beten und verkünden, mehr ist für uns nicht von Belang. Aber ich erspare mir, diese Diskussion zum hundertsten Male mit Euch zu führen, Heermeister. Ich bin sicher, Eure Soldaten haben verstanden, dass die Götter ihren Fehler einsehen und das Heer als Werkzeug nutzen, um die Gargar vom Angesichte Scaris verschwinden zu lassen.«

Meson kreiste mit der Hand, als wolle er ihn antreiben.

»Eilt Euch, Hochwürden, das Göttermahl erwartet uns. Jadikus' Magen knurrt wie ein wütender Hund. Ich höre ihn bis hierher.«

Die Brüder lachten ausgelassen. Selbst Ajendo und der Kleriker ließ sich zu einem Grinsen hinreißen.

»Möge es nicht euer Letztes sein, Heermeister.«

II

Unter dem grollenden Donner der Schlachtpauken marschierte das Heer auf. Einhundert Schritt vor dem Waldrand bezogen die Soldaten ihre angewiesene Stellung. Meson saß inmitten seiner Streitmacht auf seinem Pferd, flankiert von seinen Hauptmännern. Erst nachdem jeder seinen Platz gefunden hatte, verstummten die Pauken. Meson rückte seinen mit Eisenplatten verstärkten Lederharnisch zurecht, kontrollierte den Sitz der Arm- und Beinschienen und seiner Eisenhaube. An seinem linken Arm hing ein Rundschild mit dem Wappen des Hauses Narani. Er hielt die Zügel locker.

Über dem Schlachtfeld lag eine gespannte Stille. Selbst der Wind war verstummt. Jemand räusperte sich, ein Pferd wieherte, Waffen und Rüstungen klapperten, aber niemand sagte ein Wort. Der Boden zwischen den Pferdehufen und den Stiefeln der Soldaten war braun vom Blut vergangener Schlachten, das Gras war verdorrt und niedergetrampelt.

Und dann kamen sie.

Das Unterholz am Waldrand erzitterte, ehe sie durchbrachen. Der Anblick des Feindes erschreckte Meson jedes Mal. Die Krieger der Tonkari saßen auf ihren furchteinflößenden Raubvögeln, die nur darauf warteten, Menschen die Glieder auszureißen. Abgesehen von einem hölzernen Brustpanzer sowie Arm- und Beinschienen trugen die Krieger keine Kleidung. Markant waren ihre Gesichter, deren hellgrüne Kriegsbemalung leuchtete wie Feuerkäfer in der Dunkelheit. Am linken Arm trugen sie einfache Holzschilde, die aussahen wie die Deckel von Bierfässern, und rechts ihre traditionelle Waffe: eine Glefe mit breiter Klinge. Selbst die Krieger, die nicht auf einer Graufeder saßen, wirkten durch ihr ausladendes Stachelkleid riesenhaft.

Der Heermeister schaute nach rechts zu Adrin und gab ihm den Befehl. Der Hauptmann holte tief Luft.

»Katapulte, Ballisten laden! Bogenschützen, einnocken!«

Im gleichen Atemzug luden die Soldaten die Waffen und richteten sie auf die Schar der Feinde. Adrin zögerte einen unmerklichen Moment. Dann gab er das Kommando. »Abschuss! Pfeile los!«

In einem hohen Bogen sausten die Geschosse in Richtung des Waldrandes. Doch bevor sie die Igelkrieger erreichten, richtete ein Tonkari in vorderster Reihe seine Glefe auf die Menschen und stieß einen markerschütternden Schrei aus. Daraufhin stürmten sie mit tierhaftem Gebrüll los. Doch nicht allen gelang es, unter den Geschossen hindurchzulaufen.

»Kämpft!«, brüllte Meson aus voller Kehle. »Für Rogfa!«

Die Reiterei verteilte sich auf dem Schlachtfeld, um die Tonkari einzukesseln. Die Schwertträger liefen zwischen den Bogenschützen und Lanzenträgern hindurch, während eine zweite Welle aus Pfeilen sie überholte.

Von der Flanke aus sah Meson, wie die Heere aufeinanderprallten. Einige Graufedern rannten in die Lanzen und fielen. Schwerter durchbohrten ihre Reiter. Glefen spießten Schwertträger auf. Direkt vor Mesons Augen riss eine Graufeder einem Bogenschützen das Haupt mitsamt der Sturmhaube ab. Aus dem Augenwinkel sah er Adrin. Er kniete inmitten des Gemetzels und verschoss einen Pfeil nach dem anderen. Zuerst auf die Reitvögel, dann auf die gestürzten Krieger. Immer wieder rettete er sich mit einer Rolle zur Seite, um nicht niedergetrampelt oder von den Klauen der Vögel zerrissen zu werden.

»Feuer und Eisen!«, schrie Jadikus neben Meson.

Er wirbelte seinen Schmiedehammer durch die Luft. Nicht einmal die mächtigen Raubvögel hielten sich nach einem seiner Hiebe auf den Beinen. Mit dem zweiten Schlag zertrümmerte er den Schädel oder Brustkorb des Reiters, mit dem dritten brachte er das Tier zur Strecke. Dabei blieb er sich stets seiner Kehrseite gewahr, denn auf der Stelle stehend war er ein leichtes Ziel.

Einhundert Schritt vor Meson, auf der gegenüberliegenden Seite des Schlachtfeldes, saß Killdan Ajendo auf seinem Schimmel. Er führte einen Teil der Reiterei an. Als Meson seine Einheit vorantrieb, ritten auch Ajendos Männer los. Sie trafen sich vor dem Waldrand und stürmten auf das Schlachtfeld, fielen den Igeln in den Rücken. Meson zog sein Schwert und rammte es dem erstbesten Krieger in die Seite, sodass er aufschrie, jedoch nicht von seinem Vogel stürzte. Stattdessen fing er sich und ritt neben Meson her. Mit der Glefe schlug er nach ihm, traf aber nur dessen Schild. Der Raubvogel schnappte nach Assandal und verbiss sich in die Eisenplatten der Pferderüstung. Meson riss an den Zügeln, sodass sein Hengst nach links abdrehte. Dabei holte er mit dem Schwert aus und hieb dem Vogel mit aller Kraft auf den Hals. Samt Reiter ging er zu Boden.

Am Rande des Schlachtfelds wendete Meson, um augenblicklich erneut anzugreifen. Dabei entdeckte er Kalla, der seine Lanze fallengelassen hatte, um mit dem Schwert weiterzukämpfen. Ein Krieger ritt mit vollem Antritt auf den Hauptmann zu, die Glefe bereit, um ihn zu enthaupten. Meson trat seinem Hengst in die Seite und stürmte los. Er brüllte, um Kalla zu warnen. Dieser wandte sich rechtzeitig um und ließ sich in den Dreck fallen. Im Vorbeireiten rammte Meson dem Vogel das Schwert in den Wanst. Als er erneut wendete, lag das Tier zwar reglos am Boden, doch der Krieger hatte sich besonnen und schlug auf Kalla ein. Dieser wehrte die hämmernden, wutgetriebenen Hiebe mit dem Schild ab, war der Kraft des Tonkari aber nicht gewachsen.

»Adrin!«, brüllte Meson über den Schlachtenlärm hinweg und zeigte mit dem Schwert auf Kallas Angreifer.

Der Hauptmann legte an und schoss, ohne zu zögern. Der Pfeil zischte knapp an Kallas Ohr vorbei und durchbohrte den Hals des Igels. Kalla sprang auf und nickte seinen Gefährten zu, bevor er sein nächstes Opfer ins Visier nahm.

Ein Blick über das Schlachtfeld genügte Meson, um festzustellen, dass die Belagerungswaffen inzwischen von den Tonkari eingekesselt worden waren. Erneut griff er an, verteilte Hiebe und Stiche. Plötzlich ließ ihn ein gewaltiger Schlag von der Seite fast das Gleichgewicht verlieren. Wäre sein linkes Bein nicht zwischen seinem Hengst und einer Graufeder eingeklemmt gewesen, wäre er vom Pferd gestürzt. Der Igelkrieger auf dem Vogel sah ihm in die Augen. Meson war, als würde aus seinem tierartigen Gesicht ein Grinsen sprechen. Dieser Krieger war ihm bereits mehrmals aufgefallen, denn er unterschied sich von den anderen. Im Fell trug er winzige Zöpfe mit hölzernen Verzierungen und farbigen Bändern. Aber vor allem wirkte er unbeugsam und entschlossen, sogar aggressiver als die anderen. Seine Glefe hatte der Krieger in der Scheide am Sattel steckengelassen. Statt Meson damit zu bekämpfen, verwickelte er ihn in eine Rangelei und fasste dabei nach Assandals Zügeln. Als Meson ausholte, ergriff der Tonkari seinen Schlagarm, entriss ihm das Schwert mit einem einzigen Ruck und warf es weg! Dasselbe geschah mit seinem Schild. Meson war entsetzt über die schiere Kraft des Igels. Er hatte dieser nichts entgegenzusetzen. Doch warum versuchte der Tonkari nicht, ihn zu töten?

Während der kurzen Rangelei hatten sie sich weit vom Schlachtfeld entfernt. Dann legte der Tonkari ein Bein über Assandals Rücken. Schlagartig erkannte Meson, was er vorhatte. Er wollte ihn gefangen nehmen! Dabei machten die Tonkari gewöhnlich keine Gefangenen. Meson blieb nichts anderes übrig, als sich vom Pferd fallen zu lassen.

Er schützte sich, indem er die Arme um den Kopf legte und warf sich dann nach links. Doch der Tonkari war schneller. Er hielt Mesons Fuß fest und rutschte auf den Rücken des Pferdes. Meson hing kopfüber herab und schlug unsanft auf dem Boden auf, konnte sich aber nicht befreien. Der Igel hatte Mühe, den Streitblüter zum Stehen zu bringen. Er reagierte nicht auf seine Befehle.

Plötzlich war Meson frei und rollte zehn Schritt weit über den grasbewachsenen Boden, ehe er liegen blieb. Sein Leib schmerzte an zahllosen Stellen und seine Lunge brannte bei dem Versuch, einzuatmen. Doch ihm blieb keine Zeit, die Wunden zu zählen, denn schon schwang sich der Krieger auf seine Graufeder und wendete. Als Meson sich umsah, erblickte er zwei weitere, die rasch näher kamen. Ihm blieb nur die Flucht in den Wald und die schmale Hoffnung, seine Verfolger dort abhängen zu können.

Kaum hatte er den Waldrand passiert, wurde es dunkel und still. Die ausladenden Kronen der Eichen und Buchen hielten die Sonne fern und der weiche Waldboden dämpfte jedes Geräusch. Meson kam hinter dem mächtigen Stamm einer Linde wieder zu Atem. Als er vorsichtig in die Richtung spähte, aus der er gekommen war, sah er eine Graufeder mit Reiter herankommen. Als diese neben dem Baum stand griff Meson an. Er entriss dem Reiter die Glefe und rammte sie dem Vogel in den Leib. Der Igel stürzte zu Boden. Meson erstach ihn, bevor er begriff, was passiert war. Doch ehe er sich versah, kamen die beiden anderen herbei. Einer von vorn, einer von hinten. Sie sprangen von ihren Reittieren und hielten Meson drohend ihre Waffen ins Gesicht. Zwar war er den Umgang mit Langwaffen gewohnt, doch gegen zwei Tonkari-Krieger konnte er nicht bestehen, schon gar nicht, wenn sie so kräftig waren wie derjenige, der Meson vom Pferd geholt hatte.

Aber aufgeben wollte er nicht. Was immer die Igel von ihm verlangten, sie würden es nicht bekommen! Das Versprechen, das er Hellrike gegeben hatte, unverletzt zurückzukommen, konnte er nicht halten, denn zum Geheimnisverräter wollte er nicht werden. Nur einen Trost fand er. Bald wäre er wieder mit seiner Familie vereint.

Meson atmete tief durch und biss die Zähne zusammen. Er wirbelte die Glefe herum und täuschte einen Angriff auf den hinteren der beiden Krieger an. Dann warf sich in die andere Richtung und attackierte stattdessen den Vorderen. Der Versuch, beide auf Abstand zu halten, indem er ihnen schmerzende Schnitte versetzte, misslang. Die Krieger bewegten sich kaum und schienen nur mit ihm zu spielen. Es gelang einem der beiden, Meson mit dem Stab seiner Glefe das Bein wegzuziehen, sodass er unsanft auf dem Rücken landete.

Als er sich besann, standen die Tonkari über ihm und blickten auf ihn herunter.

»Willkommen im Wald, Mensch«, sagte der

Krieger, der ihn vom Pferd gedrängt hatte.

Meson erschrak, als er die Stimme des Igels hörte. Es hieß, sie hätten längst verlernt, die menschliche Sprache zu sprechen! Doch diesen Gedanken konnte er nicht zu Ende führen. Der Stab der Glefe traf Meson hart an der Schläfe und er glitt in eine tiefe Bewusstlosigkeit hinab.

III

Adrin und Jadikus ritten am Waldrand entlang, begleitet von zwei weiteren Soldaten. Seit Stunden waren sie auf der Suche nach Meson und der Tag neigte sich bereits dem Ende zu. Adrin machte sich große Sorgen.

Jadikus nahm einen Schluck aus dem Wasserschlauch an seinem Sattel. Er trank so hastig, dass das kühle Nass nicht nur seine Kehle, sondern auch sein Kinn und seine Brust herunterlief. Er hatte stets mehr Durst als alle anderen Männer. Wie ein Pferd, das die Aresische Wüste durchquert, hatten Adrin und Meson einmal gewitzelt. Auch wenn er für gewöhnlich Bier bevorzugte und Wasser nur dann trank, wenn er einen klaren Kopf behalten musste.

Nach dem Rückzug der Tonkari hatten die Hauptmänner ihre Wunden versorgt und sogleich Suchtrupps gebildet.

»Wo steckt er bloß?«, fragte Adrin mehr sich selbst, als seinen Kameraden. »Er ist wie vom Erdboden verschwunden.«

»Ich bin sicher, es geht ihm gut«, beruhigte ihn Jadikus, dessen Spucke beim Reden in der Sonne funkelte. »Wahrscheinlich ist er längst im Lager, wenn wir zurückkehren.«

»Dann hätten sie uns einen Boten geschickt. Nein, irgendetwas ist geschehen. Möglicherweise hat er sich verirrt.«

»Verirrt? Meson? Der kennt die Wildnis genauso gut wie du oder ich. Hier draußen ein paar Nächte zu überleben und den Weg zurückzufinden, fiele ihm nicht schwer. Es sei denn, er wird gefressen.«

»Danke, das stimmt mich sehr viel zuversichtlicher.« Adrin richtete seinen Blick auf den Wald zu seiner Linken. Nicht nur, dass Meson in der Düsternis leicht zu übersehen gewesen wäre, auch Feinde konnten sich dort unbemerkt aufhalten.

»Hoffentlich ist er nicht verwundet.«

»Solange er nicht tot ist, wird er einen Weg zurück finden«, entgegnete Jadikus.

Eine Weile schwiegen sie. Dann schnellte Adrins Zeigefinger nach vorn und wies auf den östlichen Waldrand. Laut forderte er die Aufmerksamkeit der Männer.

Jadikus runzelte die Stirn und bemühte seine Augen. Er beugte sich im Sattel nach vorn, als helfe ihm eine Kopflänge dabei, weiter zu sehen. Hundert Schritt vor ihnen stand ein schwarzes Pferd in voller Rüstung und graste. Es war vor dem dunklen Hintergrund des Waldes schwer auszumachen.

»Das könnte Assandal sein!«, bemerkte Jadikus.

Die Männer trieben ihre Rösser an und erreichten das verlassene Tier nach einem Augenblick. Adrin stieg ab und eilte herüber. Sofort erkannte er das Pferd. Beim Tätscheln des Halses bemerkte er blutende Wunden, die sich bis unter die Rüstung zogen.

»Er ist es. Und er hat Kampfspuren«, sagte Adrin und zog sein Schwert. »Meson muss hier irgendwo sein.«

Die anderen Männer stiegen ab und taten es ihm gleich. Nachdem sie mit scharfen Blicken das Grasland um sich herum nach Spuren von Meson abgesucht hatten, wandten sie sich dem Wald zu. Die Laubriesen erstreckten sich in eine beachtliche Höhe. Durch die niedrige Nachmittagssonne wirkte der Wald noch dunkler. Das am Rand wachsende Gestrüpp war mannshoch und versperrte ihnen den Weg in das Reich der Tonkari. Mit ihren Schwertern bogen Sie das Gehölz zur Seite und verschafften sich Zutritt.

»Vielleicht ist er verletzt und hat im Unterholz Schutz vor der Schlacht gesucht.« Adrin rief Mesons Namen lauthals in den Wald hinein.

Aus den Bäumen stieg ein Vogelschwarm auf. Im fernen Dickicht ergriff ein aufgeschrecktes Reh die Flucht. Hoffnungsvoll sah Adrin sich um. Nichts regte sich, doch mit jedem Wimpernschlag verging die Zeit wie Schnee in der Wintersonne.

Er fuhr zusammen, als ein grelles Kreischen ertönte und sich in den Wipfeln über ihnen ein schwarzer Schatten bewegte. Er steckte rasch das Schwert weg und nahm seinen Bogen vom Rücken.

»Was ist das?«, fragte Jadikus.

»Eine Waldschrecke. Seht ihr nicht in die Augen! Ihr Blick ist tödlich«, antwortete Adrin.

Das Tier landete wenige Schritt vor ihnen auf einem umgestürzten Baumstamm. Auf dem mannsgroßen Leib eines Adlers saß der Kopf eines alten Weibes, dem lange Zähne aus dem Maul wuchsen. Adrin sah zu Boden. Er hatte von diesen seltenen Kreaturen gehört, auch wenn er zum ersten Mal einer gegenüberstand. Die beiden Männer folgten seinem Rat und hatten ebenfalls ihr Haupt gesenkt, doch Jadikus starrte mit weit aufgerissenen Augen geradeaus. Die Waldschrecke hatte ihn mit ihrem Blick hypnotisiert. Mit der flachen Hand unterbrach Adrin die Verbindung zwischen ihnen. Sofort schüttelte sich Jadikus und kam wieder zu sich.

»Merk dir, wo sie steht, und schließ die Augen!«, forderte Adrin Jadikus auf. »Dann nimm deinen Hammer und verpass ihr eins!«

Der Hüne ließ sich nicht lange bitten. Mit zugekniffenen Augen stürmte er auf die Waldschrecke zu.

»Komm her, mein hübsches Kind, ich mache dich mit unserem Präparator bekannt!«

Jadikus holte mit dem Hammer aus. Sein Hieb ging ins Leere, denn das Tier spreizte die Flügel und machte einen leichtfüßigen Satz zu Seite. Dabei warf es einen der beiden Soldaten zu Boden und rammte seine Krallen in dessen Harnisch. Mit seinen Reißzähnen versuchte es, seinen Hals zu erreichen, doch der junge Mann hielt das Ungeheuer auf Abstand. Er schrie und fuchtelte mit den Armen. Doch schon nach wenigen Augenblicken verließen ihn die Kräfte und sein Schrei verstummte. Der Blick der Waldschrecke hatte ihn gefesselt. Gerade als sie ansetzte, seine Kehle in Stücke zu reißen, drang ein Pfeil in ihre Seite. Ein Schwall Blut ergoss sich in das Gesicht des Soldaten und die Bestie ergriff kreischend die Flucht.

»Mein Blick ist ebenso tödlich!« rief Adrin ihr nach.

Die Männer halfen ihrem Kameraden auf. »Was für ein Ungeheuer«, sagte er, noch immer zitternd wie ein Bettler im Winter.

»Ich hoffe nur, Meson ist ihr nicht begegnet. Ein Mann alleine fällt ihr schnell zum Opfer«, entgegnete Adrin. »Und nun lasst uns weitersuchen, es wird bald dunkel. Wir dürfen uns nicht aufhalten lassen, wenn wir den Heermeister finden wollen. Wir verteilen uns und suchen den Waldboden ab. Aber entfernt euch nur so weit, dass die anderen euch noch sehen können. Und richtet euren Blick nicht zu hoch.«

Die Männer hielten zwanzig Schritt Abstand

zueinander und pirschten durch den Wald. Adrin wusste, dass sich Assandal am Waldrand entlang bewegt haben konnte. Meson konnte an einer ganz anderen Stelle liegen. Doch er wollte jedem Verdacht nachgehen. Es blieb nicht mehr viel Zeit, ihn zu finden. Erst als sie ihre Pferde nicht mehr sahen, sammelten sie sich.

Jadikus sah betrübt aus. »Er ist nicht hier.«

»Wir suchen an einer anderen Stelle weiter, solange wir noch genug Licht haben. Ich reite nicht ohne ihn zurück!«

Die Sonne berührte bald den Horizont. Hoffentlich hatten die anderen Suchtrupps mehr Glück gehabt. Adrin ahnte, dass sie kaum Aussicht hatten, Meson vor Sonnenuntergang noch zu finden. Er sprach es nicht aus, doch am liebsten hätte er die Nacht hier draußen verbracht. Auch wenn es ihn das Leben gekostet hätte. Nun blieb ihm nur zu hoffen, dass Meson bereits auf dem Weg zum Feldlager war.

Nach Sonnenuntergang hatten sich die Hauptmänner im Befehlszelt versammelt, um zu beraten, wie es weitergehen sollte. Sie saßen am Tisch und spülten ihren Kummer mit Bier herunter. Das Kriegsrecht sah vor, dass einer von ihnen das Heer anführen sollte, bis der König einen neuen Heermeister ernannt hatte.

»Üblicherweise übernimmt der Hauptmann der Reiterei die Heeresführung, wenn der Heermeister fällt«, sagte Adrin an Ajendo gerichtet. »Doch da Ihr erst seit Kurzem bei uns seid, kennt Ihr das Heer und die Männer nicht so gut wie einer von uns.«

»Ihr meint wohl, nicht so gut wie Ihr«, entgegnete Ajendo und nippte an seinem Bier.

»Auch das, aber mir geht es nicht darum, das Heer anzuführen. Ich schlage Kalla als zeitweiligen Heermeister vor.«

Jadikus nickte zustimmend. Kalla sah schweigend auf den Tisch. Adrin kannte ihn gut und wusste, dass es ihm nicht behagte, in die Fußstapfen eines vermutlich gefallenen Freundes zu treten. Auch wenn anzunehmen war, dass der König den vorläufigen Heermeister zum Nachfolger des bisherigen ernannte. Auf diese Weise wollte niemand aufsteigen. Aber Meson hatte keinen ausgebildeten Knappen, der ihn ersetzen konnte.

»Und warum ihn?«, fragte Ajendo, ohne seinen Widerwillen zu verbergen.

»Kalla ist besonnen und erfahren. Und er genießt das Ansehen aller Soldaten des Heeres. Er ist die richtige Wahl.«

»Ein Heermeister soll ein Heer befehligen und nicht mit seinen Soldaten saufen können. Ich wäre genauso in der Lage zu führen!«

Adrin klammerte sich an den Griff seines Kruges. Das Haar fiel ihm ins Gesicht und seine Stimme erhob sich.

»In wie vielen Schlachten habt Ihr gekämpft, Hauptmann? Selbst unsere jüngsten Soldaten haben mehr Kampferfahrung als Ihr. Wenn wir Euch die Führung überließen, wäre das Heer dem sicheren Tod geweiht!«

»Was wisst Ihr schon von meiner Erfahrung? Untersteht Euch, mich geringer zu schätzen als einen der euren.«

»Nun, ich weiß, dass Haspal fernab aller Grenzen liegt und nie der Schauplatz eines Krieges war. Hat man Euch früher schon zu fernen Schlachtfeldern beordert? Das hätte man uns gesagt, meint Ihr nicht?«

Die Luft im Raum brannte und selbst der trinkfreudige Jadikus ließ den Krug sinken und hielt den Atem an. Adrin und Ajendo tauschten erbitterte Blicke aus.

Dann ergriff Jadikus das Wort. »Wir sollten uns nicht streiten und bei klarem Verstand bleiben. Wenn der Bote bei Sonnenaufgang nach Rogfa reitet und rasch zurückkehrt, haben wir einen neuen Heermeister, noch bevor die Schlacht weitergeht. Und vielleicht gibt uns der König noch einen weiteren Tag Zeit, um nach Meson zu suchen.«

Wieder schwiegen die Männer.

»Es wird keinen Boten geben. Ich werde nach Rogfa reiten«, sagte Adrin.

Die drei Hauptmänner sahen ihn überrascht an.

»Wieso das?«

»Meson ist wie ein Bruder für mich. Ich will es der Prinzessin selbst sagen.«

Ajendo zog die Schultern hoch und hielt die Hände fragend über den Tisch. »Und wer soll die Bogenschützen anführen, falls Ihr nicht rechtzeitig zurück seid?«

»Ich benenne einen Stellvertreter. Wenn ich nicht aufgehalten werde, bin ich nur ein paar Stunden fort und zum nächsten Angriff zurück.«

Ajendo sah die Hauptmänner abfällig an, widersprach aber nicht. Die Bande zwischen ihnen waren unverkennbar. Sie zeigten ihm deutlich, dass er sich ihre Anerkennung erst verdienen musste.

IV

Im Thronsaal kniete ein Bittsteller vor dem König und seiner Tochter. Hellrike saß auf einem vergoldeten Polsterstuhl und lehnte mit der Schulter an der Rückenlehne des Throns. Auch dieser war vergoldet und mit rankenden Ornamenten verziert, in die Edelsteine eingebettet waren. Über dem König zierte ihn ein Rubin mit der Größe eines Gänseeies. Er betonte seine schlichte Krone, die lediglich aus einem dünnen Goldreif bestand.

Der Bittsteller war ein ausgezehrter Bauer mit grauem Haar, der außerhalb der Stadt wohnte. Er trug Sandalen und abgetragene Arbeitskleider. Durch einen Brand hatte er einen Teil seiner Ernte verloren und bat darum, seine Steuerschuld erlassen zu bekommen oder wenigstens auf die kommenden Monate aufteilen zu dürfen. Seine Familie sollte nicht hungern.

Normalerweise kam der König solchen Bitten nur ungern nach. Die Prinzessin jedoch gab acht, dass ihr Vater seine Geldgier nicht über das Wohl seiner Bürger stellte. Sie flüsterte ihm etwas ins Ohr. Der König verzog die Mundwinkel und sah zur Decke. Dann stimmte er dem Vorschlag seiner Tochter widerwillig zu. Der alte Bauer durfte seine Steuerschuld auf die drei folgenden Monate verteilen.

Sein unter Tränen erbrachter Dank wurde von Adrins Ankunft unterbrochen. Er ging mit hastigen Schritten auf den König und seine Tochter zu, hielt den Helm unter dem Arm und verneigte sich tief.

»Was führt Euch her, Hauptmann? Solltet Ihr nicht auf dem Schlachtfeld sein?« Die Stimme des Königs klang belegt. Zweifellos ahnte er, dass etwas nicht stimmte.

Als Hellrike den Ausdruck in Adrins Gesicht sah, durchfuhr sie ein kalter Schauer und ihr Herz gefror. Er blickte drein, als läge ihm eine Last auf den Schultern, die er kaum zu tragen imstande war. Wo war Meson? Warum schickte er ihn? Hauptmann Atani schien den Tränen nahe zu sein. Eine schreckliche Vorahnung griff mit kalten Fingern nach Hellrikes Herz.

Adrin erzählte mit gesenktem Haupt, was geschehen war. Seine Stimme klang schwach, als misstraue er seinen eigenen Worten. Hellrike legte die Hand auf den Mund und atmete scharf ein. Genau wie der Hauptmann klammerte sie sich an die Hoffnung, dass Meson noch lebte. Nur das hielt sie davon ab, ohnmächtig vom Stuhl zu sinken. Sie musste sich zusammenreißen, um nicht die Fassung zu verlieren.

»Verdammt! Wie konnte das geschehen? Wieso habt Ihr nicht auf ihn achtgegeben?«, fluchte der König und schlug mit der Faust auf die Armlehne.

Hellrikes Wut auf ihren Vater loderte auf wie ein Feuer, in das Zunder rieselte. Ihr Gesicht lief rot an. Ihre Hände waren feucht und unter ihrem Kleid spürte sie kalten Schweiß. Dann verlor sie die Beherrschung. Sie stand auf, schlug mit den Fäusten auf ihren Vater ein und brach in Tränen aus.

»Du hast ihn auf dem Gewissen, elender Verräter! Es ist deine Schuld! Du und dein verdammter Krieg!«

Die Wachen am Thron wollten zögerlich eingreifen, doch der König wies sie mit einer Geste zurück.

»Beruhige dich, Kind! Wir wissen nicht einmal, ob er tot ist. Vielleicht wurde er vom Heer getrennt und benötigt ein paar Stunden, um zurückzukehren. Es mag sein, dass er wohlauf ist, und wir es erfahren, kurz nachdem der Hauptmann uns verlassen hat.«

Zitternd sammelte sich die Prinzessin. Ihr Blick wurde eisig. Wortlos sah sie ihren Vater an, dann gab sie ihm eine schallende Ohrfeige. »Die Götter sind meine Zeugen! Wenn ich meinen Verlobten in deinem sinnlosen Krieg verliere, dann werden die Igel dein geringstes Problem sein!«

Wutentbrannt rannte sie aus der Halle und schlug die Tür derart hinter sich zu, dass Donner durch den Saal grollte. Sie kam nur wenige Schritt weit. Im Schein einer Fackel sank sie zusammen, ihr Gesicht in den Händen verborgen. Sie weinte so bitterlich, als habe sie bereits Gewissheit über den Tod ihres Verlobten erlangt. Die Hoffnung, dass er noch leben könnte, erschien ihr in diesem Augenblick ungreifbar fern.

Hellrike lag auf ihrem Bett, dem offenen Fenster zugewandt. Der Herbstwind trocknete ihre Tränen. In der Hand hielt sie ein tränengetränktes Seidentuch. Wie sollte es weitergehen? Wie könnte sie ohne Meson glücklich werden? Alles, was sie sich für die Zukunft vorgestellt hatte, würde mit ihm sterben, sollte sie die schreckliche Gewissheit seines Todes ereilen. Sie täte alles, um mit ihm fortzugehen, das Königreich hinter sich zu lassen. Nach der Macht ihres Vaters und dessen Thron dürstete es ihr nicht. Seit dem Freitod ihrer Mutter und seitdem sie alt genug war, die Politik ihres Vaters zu durchschauen, wusste Hellrike, dass sie die Macht nicht wollte. Sie wollte fort, irgendwo ein bescheidenes und unbeschwertes Leben führen. Mit Meson eine Familie gründen und die Vergangenheit vergessen. Doch dieser Traum stand auf Messers Schneide.

Warum sich ihre Mutter das Leben genommen hatte, wusste die Prinzessin nicht. Der König ebenfalls nicht, so behauptete er zumindest. Für ihn sei der Freitod seiner Gattin unerwartet gekommen. Doch Hellrike hatte vor langer Zeit aufgehört, ihm das zu glauben. In ihrem Innern wusste sie, dass ihr Vater etwas damit zu tun hatte. Durch irgendetwas hatte er sie in den Tod getrieben. Womöglich hatte sie ähnlich schaurige Dinge erfahren und für sich behalten müssen wie Hellrike nun. Sie erinnerte sich daran, dass ihre Eltern oft hinter verschlossener Tür gestritten hatten.

Der Thron hatte ihr in Kindertagen die Mutter genommen und in gewisser Weise auch den Vater. Niemals würde sie Königin werden wollen. Nie! Auch dann nicht, wenn sie weiser herrschte als er. Die Macht war ein Familienfluch, der auch sie fest in seinen Fängen hielt. Sollte sie eines Tages Kinder haben, wollte sie nicht, dass auch sie davon betroffen wären. Aber wie sollte sie welche bekommen, wenn ihr Verlobter gefallen war? Vielleicht wäre es besser für Aresien, wenn dieser Fluch mit ihr starb. Hin und wieder erlebte sie in ihren Träumen den

Tod ihrer Mutter aufs Neue. Sie sah sie vom Burgturm stürzen. Und in manchen verheißungsvollen Träumen sah sie sich selbst zerschmettert am Fuße des Turms liegen. Es war die Angst vor der ungewissen Zukunft.

Doch weder Selbstaufgabe noch Selbstmitleid halfen ihr weiter. Die Prinzessin setzte sich auf die Kante des Bettes und rieb sich das Gesicht. Solange Mesons lebloser Leib nicht vor ihr lag, weigerte sie sich, ihn aufzugeben. Er musste einfach leben! Warum sollte er tot sein, wenn er nicht gefunden wurde? Vielleicht hatte ihr Vater recht und er war von seinem Heer getrennt worden. Selbst wenn dem so wäre, änderte es nichts an ihrer Wut. Käme Meson heute mit dem Leben davon, so könnte er morgen sterben. Für den Krieg ihres Vaters.

Und auch sie träfe Schuld! Weil sie wusste, wofür er hatte sterben müssen. Womöglich wäre es besser gewesen, sie hätte ihm die Wahrheit gesagt, auch wenn sie sich noch so sehr vor den Auswirkungen gefürchtet hätte. Doch war diese Furcht es wert, ein solches Maß an Schuld auf sich zu nehmen? War es noch gebührlich? Es drängte sie, ihren Vater aufzuhalten, sein sinnloses Machtstreben zu beenden. Doch das würde bedeuten, dass sie selbst den Thron besteigen musste. Und dazu war sie nicht bereit.

Aus einer Schüssel vom Nachttisch nahm Hellrike eine Handvoll geschälter Dornenbeeren. Sie schmeckten süß und fruchtig und belebten ihre

Stimmung. Deshalb aß sie diese Beeren gern.

Sie stand auf und ging zur Tür, wollte die Suche nach ihrem Verlobten unterstützen. Die Macht und den Einfluss einer Prinzessin in die Waagschale werfen, um ihn zu finden.

Sie hielt den Türgriff schon in der Hand, als es klopfte. Erschrocken öffnete sie die Tür. Adrin stand vor ihr. In den Händen hielt er ein Faltblatt mit dem Königssiegel. Sein Gesicht war unverändert betrübt.

»Ich hoffe, ich störe Euch nicht, Hoheit. Ich wollte sehen ob …«

Sie fiel ihm ins Wort und bat ihn einzutreten. Der Hauptmann sah sich verlegen um. Noch nie hatte er die Gelegenheit gehabt, das Gemach einer Prinzessin zu betreten.

»Hat mein Vater seine Anschuldigung Euch und den Hauptmännern gegenüber wiederholt?«

Adrin nickte. »Das hat er, Hoheit. Wir hätten besser auf den Heermeister achtgeben sollen. Vielleicht hat er recht.«

Hellrike zischte abfällig und schüttelte den Kopf. »Euch trifft keine Schuld. Das dürft Ihr nicht denken, Adrin. Es geschah mitten in der Schlacht. Wenn jemanden die Schuld trifft, dann den König selbst. Es ist sein Krieg, und nur seiner.«

»Es ist unser aller Krieg. Die Igel müssen sterben, damit die Seuche ein Ende hat. Es ist traurig, aber ich sehe keinen anderen Weg. Und der König ebenfalls nicht.«

Die Prinzessin hielt inne und sah ihn an. »Würdet Ihr folgen, wenn Euch jemand einen anderen Weg zeigte?«

»Ich ginge jeden Weg, der für unser Volk ein besserer ist, Hoheit. So viele kehren nicht zurück. Bei uns wie bei ihnen.«

Sie ging nicht weiter darauf ein und beendete das Thema mit einem kurzen Blick zum Boden. »Hat mein Vater einen Nachfolger benannt?«

Der Hauptmann wies auf das versiegelte Pergament. »Ja, und er befiehlt, weiter nach Meson zu suchen. Wir sollen dafür Männer von der Schlacht abziehen.«

Die Prinzessin trat an ihn heran und nahm seine Hände. Wieder zitterte ihre Stimme und eine Träne lief über ihre Wange. Flehen sprach aus ihren Zügen. »Ihr müsst ihn finden, bitte! Sagt mir, wie ich Eure Suche unterstützen kann, Hauptmann. Ich tue alles, was nötig ist, um ihn zurückzubekommen.«

»Ihr könnt nichts tun, Hoheit. Aber ich gebe Euch mein Wort, dass ich nicht ruhen werde, bis ich ihn gefunden habe. Er bedeutet mir ebenso viel wie Euch. Sorgt nur dafür, dass der König die Suche nicht abbrechen lässt. Denn es könnte Tage dauern, bis wir ihn finden.«

Hellrike löste ihre Hände von seinen und wischte sich die Tränen aus den Augen. Sie ging zwei Schritte und wandte sich dann wieder dem Hauptmann zu. »Ich danke Euch, dass Ihr meinem

Verlobten ein so treuer Freund seid, Adrin.«

»Ich würde mein Leben für ihn geben, Hoheit. Genauso wie er seines für mich.«

Sie nickte und sah gedankenversunken auf den Boden.

»Wenn ich etwas tun kann, damit Ihr Euch besser fühlt, dann lasst es mich wissen«, sagte er.

»Das Einzige, das Ihr für mich tun könnt, ist, ihn zu finden.«

Adrin verneigte sich und verschwand. Die Prinzessin wusste, dass er mit aller Kraft nach Meson suchen würde. Ihr blieb nichts anderes, als die Pein der Ungewissheit zu ertragen und dafür zu sorgen, dass der Hauptmann bei der Suche freie Hand hatte.

V

Um schneller und ohne Rast reiten zu können, hatte Adrin die Pferderüstung im Feldlager zurückgelassen. Es war spät am Nachmittag, als er das Heer erreichte. Er hetzte über einen letzten sanften Hügel und sah vor sich die zahllosen Zelte. Rauchsäulen, die wie schlanke Bäume in den Himmel ragten, standen über einem Dutzend Feuerstellen. Die Sonne stand schon niedrig.

Adrin ritt zwischen den Soldaten hindurch zum Zelt der Befehlshaber. Als er von seinem Pferd stieg und den Brief aus der Satteltasche nahm, traten die Hauptmänner heraus. Sie berichteten, gerade erst von einer weiteren erfolglosen Suche zurückgekehrt zu sein. Dennoch waren sie zuversichtlich, Meson bald zu finden. Nur Ajendo wirkte gleichgültig. Adrin brach das rote Wachssiegel und öffnete den Brief. Er führte die Hauptmänner nicht zurück an den Tisch, sondern verkündete die Befehle augenblicklich. Doch er konnte nicht glauben, was die Tinte preisgab. Hatte der König nicht verstanden, worum es ging? Hatte Adrin sich missverständlich ausgedrückt?

»Der König ernennt Hauptmann Ajendo zum neuen Heermeister.«

Der Schwarzgewandete grinste unverhohlen und voller Genugtuung.

»Ihm obliegt auch die weitere Suche nach Meson Tormin. Der Aufwand folgt seinem Ermessen«, las Adrin mit immer leiser werdender Stimme vor.

Die Hauptmänner schwiegen. Ajendo riss ihm das Pergament aus den Fingern und las es selbst noch einmal. Adrin stand da, als habe er eine Todesnachricht bekommen. Schwindel und Fassungslosigkeit überkamen ihn.

»Dann wird es jetzt Zeit für den Schwur«, sagte Ajendo freudig und mit breitem Grinsen.

Kalla machte den Anfang. Es war Brauch, den Handrücken des neuen Heermeisters zu küssen, vor ihm zu knien und ihm Treue zu schwören. Ajendo hielt seine Hand hin. Kalla nahm sie.

»Ich gelobe Treue und Gehorsam. Bis in den

Tod.«

Jadikus tat es ihm gleich.

Doch Adrin zögerte. Er hatte bereits einem Heermeister die Treue geschworen. Und solange er nicht von dessen Tod überzeugt war, wollte er diesen Schwur nicht brechen. Dennoch musste er dem Befehl des Königs folgen. Schweigend und absichtlich schleppend trat er vor Ajendo, kniete nieder und küsste seine Hand. Dann sprach er widerwillig und tonlos den Schwur.

»Ihr werdet Eure Treue zu mir noch finden, Atani, und wenn ich Euch mit der Nase darauf stoßen muss. Und damit Ihr versteht, was ich meine, gebe ich Euch den ersten Befehl.« Er machte eine Pause und legte die Hände prahlerisch an seinen Gürtel. »Ihr werdet die Suchtrupps auf zwei verringern und die freigewordenen Männer der Wache zuteilen. Sollte er noch leben, könnte Meson Tormin den Gargar Wissen über unsere Verteidigung zukommen lassen. Deshalb verstärken wir sie.«

Anfangs gelang es Adrin noch, sich zu beherrschen, doch die Wut stand ihm ins Gesicht geschrieben. Dann plötzlich stürmte er auf Ajendo zu und versuchte, ihn an der Kehle zu packen. Dabei spie er unsägliche Flüche über ihm aus. Jadikus packte ihn an den Schultern und hielt ihn zurück.

»Hütet Eure Zunge, Hauptmann, sonst lasse ich Euch arrestieren oder auspeitschen. Dafür brauche ich nicht einmal die Erlaubnis des Königs!«

Kalla trat vor ihn und versuchte, Adrin zu unterstützen.

»Die Befehle des Königs sind eindeutig. Wir sollen weiter nach Meson suchen! Was können zwei Suchtrupps denn ausrichten?«

»Ja, die Befehle sind eindeutig. Das Ermessen liegt bei mir! Also tut, was ich sage, anstatt es infrage zu stellen!«

Adrin erweckte den Eindruck, als habe er sich gefangen. Er atmete durch und strich die Falten aus seiner Jacke, woraufhin Jadikus ihn wieder losließ. Doch dann schnellte er nach vorn und versetzte dem neuen Heermeister einen Schlag ins Gesicht, sodass dieser zu Boden ging. Jadikus rang ihn sofort nieder und legte sein ganzes Gewicht auf ihn. Er flehte ihn an, sich zu beruhigen, doch Adrin war blind vor Wut.

»Verräter! Horad soll Euch holen, Ajendo!«

Der Heermeister fasste sich an den Kiefer und spuckte Blut. Dann sprang er auf und zeigte auf Adrin.

»Es reicht! In den Bock mit ihm! Und später gibt es zehn Hiebe mit der Rute!«

Widerwillig sperrte Jadikus Adrin in einen kleinen, mit Eisenbeschlägen verstärkten Holzverschlag, der dazu diente ungehorsame oder trunkene Soldaten zu züchtigen. Der Schuppen war so winzig wie ein Weinfass. Und beinahe so dunkel.

Nachdem man ihm eine Stunde Zeit gelassen

hatte, sich zu beruhigen, kamen zwei Männer, öffneten die Tür des Verschlages und zerrten Adrin vor das Befehlszelt. Einer trat ihm in die Kniekehlen, damit er vor Ajendo niederkniete.

»Ich tue das nicht gern, Hauptmann, aber ich kann nicht zulassen, dass Ihr meine Autorität unterwandert. Möchtet Ihr etwas sagen?«

Adrin sah schweigend an ihm vorbei. Ajendo nickte den Männern zu. Sie zogen ihm Jacke und Hemd aus und legten ihn flach auf den Boden. Einer der beiden holte eine kurze gertenartige Rute aus dem Zelt und wartete auf den Befehl. Dann schlug er hart zu. Adrin biss die Zähne zusammen und gab keinen Laut von sich. Er dachte an Meson und die Prinzessin. Und ihm wurde klar, dass er ihnen auf diese Weise nicht helfen konnte.

Adrin lag bäuchlings auf seinem Feldbett, als Kalla hereinkam. Der Hauptmann hockte sich neben ihn. Zumindest hatten ihn die Peitschenhiebe vor der heutigen Schlacht bewahrt. Ajendo hatte Kallas Befehl widerrufen, die Waffen heute ruhen zu lassen. Es war ein kurzer Waffengang in der Dämmerung geworden.

»Wie geht es dir?«

»Ich werde es überleben. Wie war die Schlacht?«

»Nicht gut. Wir haben schwere Verluste erlitten.

Unser Heermeister ist törichter, als ich angenommen hatte, wenn er nicht weiß, dass die Igel im Dunkeln besser sehen als wir. Außerdem haben wir deinen Bogen vermisst. Sicher wäre mancher noch am Leben, wenn du dabei gewesen wärst.«

»Ajendo jedenfalls nicht.«

»Es bringt nichts, dich zu widersetzen, Adrin. Er ist, warum auch immer, vom König berufen. Willst du den Rest des Krieges unter Arrest verbringen oder wegen Verrats am Galgen baumeln?«

Adrin drehte sich auf die Seite und ließ ein schmerzerfülltes Stöhnen hören. »Gewiss nicht. Aber ich will wissen, warum er zum Heermeister berufen wurde. Ich hatte dem König gesagt, dass du uns führst. Und er weiß, dass du ein erfahrener Soldat bist. Irgendetwas steckt dahinter. Dass Ajendo Meson nicht finden will, leuchtet mir ein, aber was hat der König davon? Die Prinzessin muss erfahren, dass Ajendo die Suche nach Meson nur noch mit wenigen Männern angeht. Sie kann uns helfen.«

»Du meinst, einer von uns sollte nach Rogfa reiten? Hinter Ajendos Rücken? Mir ist aufgefallen, dass uns einige Soldaten beäugen, seitdem er Heermeister ist. Sie sollen wohl achtgeben, dass wir nicht die gleichen Torheiten begehen wie du.«

»Dann sprich mit einem meiner Männer. Er soll heute Nacht in die Stadt reiten und der Prinzessin eine Botschaft zukommen lassen. Gib ihm mein Pferd. Aber es ist wichtig, dass niemand davon erfährt und er unbemerkt zurückkehrt.«

Kalla nickte zustimmend und Adrin nannte ihm den Namen eines jungen Bogenschützen, dem er vertraute.

»Ich weise den Mann an und sehe später wieder nach dir. Jadikus wird gleich hier sein. Er hat ein schlechtes Gewissen, weil er dich in den Bock gesperrt hat.«

»Das muss er nicht. Hätte er sich geweigert, läge er jetzt ebenfalls in seinem Zelt. Er war schlauer als ich. Zum ersten und zum letzten Mal.«

VI

Meson saß im Dunkeln auf dem Boden. Seine Handgelenke waren zusammengebunden und an eine Strebe der Hütte gefesselt, in der man ihn gefangen hielt. Er hatte nur seine Unterkleidung an und fror erbärmlich. Scheinbar hatte er die Nacht, nach dem Schlag auf den Kopf, in tiefer Bewusstlosigkeit in dieser unbequemen Haltung verbracht. Der Boden der Hütte war aus Holz und mit strohgefütterten Decken und Fellen ausgelegt. Die Fenster waren verhangen. Nur unter der Tür schien ein Streifen trüben Lichts hindurch. Schemenhaft konn-te er einen Tisch und einen Stuhl erkennen. Es duftete nach geröstetem Fleisch, obwohl Meson nicht sagen konnte, ob der Geruch von draußen kam oder im Raum stand.

Nach dem Aufwachen hatte sein erster Gedanke der Flucht gegolten. Er zerrte an seinen Fesseln, doch das Band um seine Handgelenke saß so fest, dass es ihm in die Haut schnitt. Außerdem spürte er seine Finger nicht mehr.

Seit er wach war, hatte sich ihm niemand gezeigt. Allerdings hörte er draußen fortwährend Stimmen, auch in der unmittelbaren Nähe der Hütte, besonders von Frauen und Kindern. Doch leider verstand er die Igelsprache nicht, hatte sich nie damit auseinandergesetzt.

Wenn die Tonkari so gerissen waren, wie er vermutete, würden sie versuchen, ihm geheimes Wissen zu entlocken, mit dem sie auf dem Schlachtfeld siegreich waren. Vielleicht, indem sie ihm Qualen bereiteten. Doch davor hatte er keine Angst. Er würde standhaft bleiben. Andererseits wäre es möglich, dass sie von ihm wissen wollten, warum die Menschen ihnen den Krieg erklärt hatten. Wenn er es ihnen sagte, würden sie ihn töten. Für gewöhnlich machten die Tonkari keine Gefangenen. Genauso wenig wie die Menschen. Aber er trug selbst die Schuld an seiner Lage. Wie hatte er sich nur gefangen nehmen lassen können? Er war ein erfahrener Soldat, ein Heermeister, er hätte verbissener kämpfen müssen. Jetzt lag sein Leben in den Händen der Götter und nicht mehr in den seinen. Wenn er sich noch nicht mit der Seuche angesteckt hatte, konnte es jederzeit geschehen. Und er wusste nicht, ob jemals jemand diese Krankheit zweimal besiegt hatte. Genauso war vorstellbar, dass er sich kein zweites Mal anstecken konnte.

Der Gedanke zu sterben, machte ihm keine Angst. Dennoch wollte er nicht leichtfertig aufgeben und sich kampflos der Gnade der Götter unterwerfen. Er zerrte erneut an dem Band, das seine Handgelenke umschloss. Es schien aus Leder zu sein. Er riss mit aller Kraft daran, ohne Erfolg. Auch die Strebe der Hütte gab nicht nach. Sie musste einen Schritt tief im Boden stecken. Die massive Bauweise sowie die beinahe vollkommene Dunkelheit in der Hütte beeindruckten ihn. Die Tonkari schienen meisterliche Handwerker zu sein. Und aus ihrem Gefängnis auszubrechen würde kein Kinderspiel werden. Im Moment war er ihnen ausgeliefert, auf Gedeih und Verderb.

Nicht einmal seine Freunde konnten ihn retten. Das Heer suchte zweifellos nach ihm, doch so tief im Wald konnten sie ihn nicht finden. Früher oder später erklärten sie ihn für tot. Hellrike musste verrückt werden vor Sorge. Hätte er ihr nur nicht dieses unsagbar närrische Versprechen gegeben. Das Letzte, was er ihr beim Abschied gesagt hatte, war eine Lüge gewesen. Wie sollte es ihm jetzt noch gelingen, nach Hause zu kommen? Ein Igelkrieger in der Gewalt der Menschen lebte nur so lange, wie er einen Wert darstellte und er sah keinen Grund dafür, dass es im umgekehrten Falle anders sein sollte?

Mit viel Mühe und zähem Rucken gelang es

Meson, seine gefesselten Hände an der Stange hoch bis zu seinem Mund zu führen. Er speichelte den Knoten des Lederriemens ein und zerrte mit den Zähnen solange daran herum, bis er sich weitete und Meson seine Hände frei bekam. Als er sich in der Hütte aufrichtete, floss das Blut in seine Glieder zurück. Nach einer kurzen Zeit setzte er einen Fuß vor den anderen und stellte zufrieden fest, dass seine Beine sein Gewicht trugen. Ohne ein Geräusch zu verursachen schlich er zur Tür und öffnete sie einen Spalt weit. Das Sonnenlicht blendete ihn, dennoch konnte er unweit der Tür eine Tonkari-Wache erkennen. In einiger Entfernung sah er weitere Igel an einem Feuer stehen.

Meson schloss die Tür leise, ging zur Rückseite der Hütte und schob vorsichtig den Vorhang am Fensterrahmen beiseite. Er war überrascht, zu sehen, dass die Tonkari Glas verarbeiteten. Von hier aus waren die Eingänge zweier weiterer Hütten zu sehen, aber keiner ihrer Bewohner. Eine günstige Voraussetzung für einen Fluchtversuch.

Langsam zog Meson den Vorhang zur Seite, öffnete das Fenster und kletterte hinaus. Allmählich erst gewöhnten sich seine Augen an das Sonnenlicht. Als er zwischen den Hütten stand versuchte er sich zu orientieren. Er hatte einen Platz gesehen, der vermutlich die Mitte des Dorfes war. Wenn er sich von diesem fortschlich, kam er irgendwann an eine Begrenzung.

Meson duckte sich und huschte zwischen den

Hütten hindurch. Als ein Tonkari aus einer heraus kam, gelang es ihm nur gerade noch, sich hinter einer Ecke zu verstecken. So belebt wie das Dorf war, kam es ihm wie ein Wunder vor, dass ihn noch niemand entdeckt hatte.

Endlich erreichte Meson die Begrenzung des Dorfes. Eine Palisade aus Baumstämmen. Sie war viel zu hoch und die Stämme zu glatt, um daran hochklettern zu können. Er musste einen Durchgang finden und entschied sich, rechts entlang zu gehen. Bei jedem Schritt, mit dem er der Freiheit näherkam, dachte er an Hellrike. Fünfzig Schritte vor ihm lag ein Tor. Es war offen. Es fehlte nicht mehr viel, dann konnte er sein Versprechen einlösen und sie wiedersehen.

Und dann ertönte hinter ihm ein Ruf. Er sah über die Schulter und entdeckte einen Igel, der auf ihn zeigte. Meson rannte los. Keine zehn Schritte vor ihm trat ein bewaffneter Krieger zwischen den Hütten hervor. Als er sich umwandte, sah er einen zweiten hinter sich. Meson rannte los und versuchte, seine Verfolger abzuschütteln. Dabei stieß er andere Tonkari und einen Korb mit Feldknollen um. Doch als er um eine Ecke bog, traf ihn ein Schlag an den Kopf. Ein weiterer Krieger hatte ihm den Weg abgeschnitten. Benommen ging er zu Boden. Seine zwei Verfolger holten auf, packten ihn und schleiften ihn weg. Er versuchte, sich ihrem Griff zu widersetzen, doch seine Kraft reichte nicht aus, um freizukommen. Schließlich erreichten sie die Hütte, drückten ihn erneut vor der Wandstrebe auf den Boden und fesselten ihn, diesmal noch strammer. Dann verschwanden sie, ohne ihn noch eines Blickes oder Wortes zu würdigen.

Weitere lange und schwarze Stunden hockte Meson in der Hütte. Dann hörte er Stimmen, unmittelbar vor der Tür, eine weibliche und eine männliche, vermutlich die des Wächters. Sonnenlicht flutete den Raum und stach in seinen Augen wie winzige Eisenspäne. Reflexartig kniff er die Lider zusammen. Als die Tür geschlossen war und er die Augen öffnete, sah er einen weißen Fleck, der langsam der Dunkelheit wich. Jemand war hereingekommen. Er konnte die Person nicht sehen, die hinter ihm hantierte. Sie stellte etwas auf den Tisch und kam dann zu ihm.

»Ich habe deine Kleider gereinigt.«

Die Stimme war weiblich und klang hell, fast mädchenhaft. In ihr erkannte Meson denselben Akzent, den er bei dem Tonkari gehört hatte, der ihn überwältigt hatte. Die Frau entzündete eine Kerze. Selbst dieses winzige Licht blendete ihn. Blinzelnd sah er auf. Er konnte nicht glauben, was er sah. Vor ihm stand eine junge Menschenfrau. Sie trug ein Kleid aus dem dunklen Fell eines Hornrinds. Ihr langes offenes Haar war dunkelblond und zerzaust. Schuhe trug sie keine, dafür waren ihre Füße schwarz wie Kohlen. Sie sah auf ihn herab. Vom Tisch nahm sie einen Teller mit einem hölzernen Löffel und kniete sich vor ihn.

»Iss.«

Es war ein Eintopf, dessen Zutaten Meson nicht eindeutig bestimmen konnte. Fleisch, Gemüse, Gewürze. Er schmeckte herb, aber unerwartet vertraut.

»Wie heißt du?«, fragte Meson mit vollem Mund, denn sie löffelte so rasch, dass ihm kaum Zeit blieb, zu sprechen.

»Warum willst du das wissen?«, entgegnete sie forsch.

»Ich möchte verstehen, was eine junge Menschenfrau bei den Tonkari tut.«

Sie hielt inne und sah ihm in die Augen. Vielleicht war sie überrascht, dass er sie nicht abfällig als Gargar bezeichnete. Ihre Augen waren blau und funkelten im Schein der Kerzenlampe wie winzige Seen.

»Mein Name ist Mirata-Wea. Meine Eltern wurden getötet als ich zwei Jahre alt war. Und die Tonkarimataru nahmen mich bei sich auf.«

»Wer?«

»Tonkarimataru ist der Name unseres Stammes. Igelmenschen des Waldes, in deiner Sprache.«

»Und wie lange bist du schon hier?«

»Siebzehn Winter.«

Meson sah sie überrascht an. »Hast du nie den Wunsch gehabt, zu den Menschen zurückzukehren?«

Sie hielt den Löffel kurz vor seinem Mund in der Luft. »Ihr habt meine Eltern getötet und jetzt tötet ihr meinen Stamm. Warum sollte ich zu euch zurück wollen? Ich hoffe, ihr Menschen sterbt alle, dann können wir endlich wieder in Frieden leben!«

Meson verstand ihre Sichtweise. In ihren Augen mussten die Menschen wie Ungeheuer wirken. Sie kannte nichts anderes von ihnen, ihrer eigenen Art. Ihre guten Seiten waren ihr fremd.

»Warum bist du nicht krank?«

Sie stutzte. »Warum sollte ich krank sein? Bist du krank?«

»Wir bekämpfen die Tonkari, weil sie uns krank machen. Über die Tiere des Waldes. Kennt ihr Seife?«

Dem Mädchen entglitten die Züge. Wütend schlug sie ihm den Rest des Eintopfes ins Gesicht. In der Tonkari-Sprache fluchend rauschte sie aus der Hütte.

Offenbar hatte er sie beleidigt und nun keine Gelegenheit mehr, Abbitte zu leisten. Dass die Tonkari nicht die ungeschlachten, unkultivierten Bestien waren, als die sie gern dargestellt wurden, wusste er längst. Möglicherweise wäre der Krieg niemals entflammt, hätte man versucht, mit ihnen zu reden. Sogar die Sprache der Menschen beherrschten sie. Sie waren begabte Handwerker und aßen offenbar kein rohes Fleisch, wie manche behaupteten. Womöglich hatte das Mädchen einen Tag voller Feldarbeit hinter sich und sah deshalb verwahrlost aus.

Die Tür öffnete sich und ein Igelkrieger trat ein.

In seiner Hand hielt er einen Stab, an dessen Ende ein Seil baumelte. Es war eine Schlinge, die er Meson um den Hals legte. Dann öffnete er dessen Fesseln. Mit strammer Hand zwang er ihn aufzustehen. Meson schwankte nach dem langen unbequemen Sitzen, aber ihm wurde keine Zeit gegeben, sich zu erholen. Der Krieger zerrte ihn hinter sich her aus der Hütte. Das Licht blendete ihn, sodass er von seiner Umgebung kaum etwas wahrnahm. Er führte ihn durch ein Tor in der Palisade hinaus auf einen Waldweg. Wie ein Kalb an der Leine, und dauernd schlug der Stab hart gegen seinen Nacken. Wo brachte er ihn hin? War die Beleidigung der Frau so unsäglich groß gewesen, dass man ihm augenblicklich den Garaus machte?

Nach kurzer Zeit erreichten sie einen breiten Bach, in dem mehrere Tonkari standen. Ihr Fell war voll von weißem Schaum, der das Schilf umspülte. Dann sah er das Mädchen. Sie wartete mit grimmiger Miene am gegenüberliegenden Ufer. Der Igel stoppte abrupt, sodass Meson mitten im Bachlauf stehen blieb. Erst jetzt erkannte er, was sie in der Hand hielt. Ein Stück Seife.

Sie warf sie vor ihm ins Wasser. »Säubere dich.«

Als Meson danach griff, drückte der Igel ihn mit dem Stab unter Wasser und hielt ihn dort. Er wehrte sich nicht, denn er wusste, dass er es verdient hatte. Allerdings verriet die Kraft, mit der der Igel ihn unter Wasser drückte, dass er es genoss. Es waren nur eine kurze Zeit, doch sie kam

Meson wie ein Weltalter vor. Schließlich ließ der Druck des Stabes nach und er konnte sich aufrichten. Er atmete schwer und sein Blick traf den des Mädchens. Sie musterte ihn mit versteinerter Miene. Ausdruckslos und doch wütend.

Meson stand bis über die Knie im Bach und wusch die Reste des Eintopfs aus seiner Unterkleidung. Immer wieder drückte ihn der Igelkrieger unter Wasser. Bis das Mädchen ihn anwies, damit aufzuhören. Sie verschwand, ehe Meson das Wasser aus den Augen gelaufen war. Reuevoll sah er ihr nach. Wie hatte er nur so töricht sein können?

VII

Ein dumpfer Schlag riss die Prinzessin aus dem Schlaf. Sie fuhr zusammen und war augenblicklich aufmerksam wie eine aufgeschreckte Katze. Hellrike horchte in die Dunkelheit hinein, doch nichts rührte sich. Sie entzündete die Kerze auf ihrem Nachttisch, stand zögerlich auf und öffnete die Tür. Im Gang brannte nur noch eine letzte Fackel, aber niemand war zu sehen. Der Schlag musste vom Fenster gekommen sein. Vielleicht war ein Vogel in der Dunkelheit gegen die trübe Scheibe geflogen. Sie öffnete es und erschrak. Ein Pfeil steckte im Holz des Rahmens. Um ihn war ein Pergament gewickelt und mit dünnen Fäden verschnürt. Die Prinzessin blickte an der Burgmauer hinunter und zwischen die Häuser der Stadt. Niemand war zu sehen. Aus dem nahegelegenen Forst hörte sie das Heulen eines Wolfsrudels, auf das Hunde in den Straßen mit ungestümem Bellen antworteten. Jemand verfluchte die Tiere, weil sie ihn um seine Nachtruhe brachten.

Die Prinzessin wickelte das Pergament ab. Es war die Ecke eines größeren Blattes, darauf mit Kohle geschriebene Worte. Sie hatte Mühe, die Lettern zu entziffern, und ihr wurde anders, als sie deren Botschaft begriff. Ihr Magen drehte sich und sie musste sich auf das Bett setzen, um nicht zusammenzusacken.

Ihrem Vater war Meson einerlei!

Pfeil und Zettel warf sie auf das Bett. Dann verließ sie ihr Gemach und eilte zur Tür ihres Vaters. Ohne anzuklopfen stürmte sie hinein.

Der König saß mit nacktem Oberleib aufrecht im Bett, der Rest seines Körpers war unter einer weißen Federdecke verborgen. Sein beseeltes Lächeln gefror in dem Moment, als er seiner Tochter gewahr wurde.

Hellrike bemerkte, dass sich etwas unter seiner Decke regte. »Hinaus! Ich habe mit meinem Vater zu reden!«, fauchte sie.

Ein junges Mädchen kam unter der Decke hervorgekrochen. Es war Alira, die jüngere Tochter der Freiette des Königs. Eilig klaubte sie ihre Kleider vom Boden und hastete aus dem Raum. Angewidert betrachtete die Prinzessin ihren Vater.

»Sie ist vierzehn, Vater!«

Der König lachte schelmisch. »Und doch ein erwachsenes Weib. Sie hat bereits geblutet. Wie fändest du es, wenn ich sie ehelichte?«

Hellrike verdrängte ihre Beklommenheit, denn ihr Belang war von größerem Wert. »Du hast einen unerfahrenen Fremden zum Heermeister ernannt. Warum nicht einen unserer Hauptmänner?«

»Atani hat zu viel Achtung, um das Siegel zu brechen. Woher weißt du also davon, mein Kind?«

»Ich habe nicht nur mein Herz bei unserem Volk, sondern auch mein Ohr. Ajendo erachtet die Suche nach Meson als wenig bedeutsam. Hast du ihm befohlen, sie einzuschränken?«

»Gewiss nicht, wo denkst du hin! Aber ich lasse ihm freie Hand. Was dort draußen geschieht, obliegt seinem Ermessen. Er weiß, dass ich den Sieg über die Gargar unbedingt will.«

Die Prinzessin unterdrückte ihre Tränen, auch wenn ihre Stimme ein Zittern preisgab. »Und Meson kümmert dich nicht?«

»Wenn Meson Tormin gefunden wird oder selbst den Weg zurück findet, könnte es sein, dass er die Wahrheit kennt. Und diese darf niemals ans Licht kommen, wenn wir keinen Aufstand in den Straßen Rogfas wollen. Deshalb muss jemand dort sein, der ihn empfängt.«

»Hast du seinen Tod befohlen, Vater?«

»Niemals! Das würde ich dir doch nicht antun. Ich weiß um eure Liebe, und du weißt, ich könnte mir keinen besseren Gemahl für dich vorstellen.

Aber die Hauptmänner folgen Meson treu. Ich will jedoch jemanden dort haben, der sich nicht von ihm beeinflussen lässt. Nicht auszumalen, was geschehen würde, käme die Wahrheit ans Licht.«

Hellrike atmete durch und erlangte die Fassung zurück.

»Und wie viel weiß Ajendo?«

Der König zuckte mit den Schultern. »Genug für den Moment.«

»Dennoch hat er die Bemühungen, Meson zu finden gemindert. Du musst ihm befehlen, mehr Soldaten für die Suche bereitzustellen. Ich will ihn zurück, verstehst du!«

»Wenn Meson ein Opfer des Krieges geworden ist, betrübt mich das sehr, aber dann ist es der Wille der Götter! Vergiss bitte nicht, dass ich das alles für dich tue. Damit du einmal die Königin von ganz Scari werden kannst und nicht nur die von Aresien.«

»Für mich?« Hellrike stampfte auf den Boden. »Wage es nicht, so etwas zu sagen! Meinen Namen mit deinem Krieg zu beschmutzen! Du tust es für dich. Ich will nur meinen Verlobten zurück. Also gib den Befehl, die Suche nach ihm auszuweiten, sonst mache ich es.«

Der König stieg aus dem Bett und entblößte sich vor seiner Tochter. Er baute sich vor ihr auf und sein Anblick verschlug ihr die Sprache.

»Solange ich über dieses Königreich herrsche, gebe ich die Befehle! Und ich entscheide, welchen

Weg wir einschlagen.«

Hellrike wehte der stinkende Atem ihres Vaters ins Gesicht. Sie wendete sich angeekelt ab, verließ den Raum und schlug die Tür hinter sich zu. Sie brauchte einen Moment, um sich zu sammeln. Er mochte sie einschüchtern, aber verbieten ließe sie sich nichts. Sie war die Thronerbin und er war er auf sie angewiesen, wenn er wollte, dass sein Haus überdauerte.

Noch bevor die Sonne hinter dem Horizont aufgegangen war, war Hellrike losgeritten. Sie hatte ihr Pferd heimlich aus dem Stall geholt, ohne dem Stallmeister oder der Hofgarnison ihren Ausritt anzukündigen. Als flöge er wie ein Adler, trug der Schecke sie über die Wege und Wiesen, bis hin zum Feldlager. Als sie dort ankam, herrschte geschäftiges Treiben. Die Soldaten bereiteten sich auf die nächste Schlacht vor. Zwei im Wind peitschende Banner zeigten ihr den Weg zum Befehlszelt. Sie stieg vom Pferd und zwang einem verdutzten Soldaten die Zügel auf. Dann betrat sie das Zelt. Als die Offiziere ihrer gewahr wurden, sprangen sie auf und verneigten sich. Hellrikes Blick fiel auf Adrin und sie bemerkte, dass er sich freute, sie zu sehen.

»Eure Hoheit, welch königliche Überraschung. Womit haben wir euren unerwarteten, wenngleich erfreulichen Besuch verdient?«, fragte Ajendo.

»Spart Euch die Höflichkeiten. Mein Verlobter ist da draußen und Ihr weigert Euch, mit angemessenen Mitteln nach ihm zu suchen. Sagt mir, wieso!«

Ajendo sah in die Runde der Hauptmänner. Sein Blick sagte, dass er sich verraten fühlte. »Mir scheint, Eurer Hoheit wurde Falsches kundgetan. Wir suchen nach Eurem Verlobten. Dass wir ihn bislang nicht fanden, heißt nicht, dass wir ihn nicht noch finden werden.«

Hellrike machte einen bedrohlichen Schritt auf ihn zu.

»Ich weiß, dass Ihr nicht mit der Kraft nach ihm sucht, wie es sinnhaft wäre. Stellt mehr Männer für die Suche ab. Das ist ein Befehl.«

Ajendo verfiel in nachdenkliches Schweigen. Dann setzte er ein falsches Lächeln auf. »Bei aller Untertänigkeit, Eure Hoheit, aber die Befehle des Königs sind eindeutig. Bevor ich meinen Dienst in diesem Heer antrat, führten wir ein langes Gespräch, euer Vater und ich. Er warnte mich vor Eurer«, er machte eine bedeutungsvolle Pause, »Wankelmütigkeit. Und er gab mir klar zu verstehen, dass nichts, aber auch gar nichts, den Erfolg dieses Feldzuges in Gefahr bringen darf. Alle entbehrlichen Männer suchen nach Meson Tormin. Doch leider sind das nicht viele, denn unser Feind ist ein Volk von kriegslustigen Wilden.«

»Mein Vater ist nicht hier. Ihr nehmt meine Befehle entgegen, denn ich bin die zukünftige Königin!«

»Noch seid Ihr keine Königin. Und auf dem Schlachtfeld entscheide ich, was geschieht.«

Adrin ging um den Tisch herum und stellte sich zwischen die beiden. »Wie könnt Ihr es wagen, so mit der Prinzessin zu sprechen? Sie hat Euch einen klaren Befehl gegeben!«

»Hier draußen gibt nur einer die Befehle, und der bin ich. Zu ihrem eigenen Schutz sollte die Prinzessin das Feldlager sofort verlassen. Sonst schicke ich einen Boten und lasse sie abholen.«

»Was fällt Euch ein, Ajendo. Ihr …«

»Schweigt, Hauptmann, oder wollt Ihr wieder die Rute spüren? Vergesst nicht, wer ich bin! Der König hat mich berufen, einen Krieg für ihn zu gewinnen. Und ich werde ihn um nichts vor den Augen Scaris enttäuschen.«

Mit erhobener Hand bedeutete die Prinzessin Adrin, sich zurückzuhalten. Sie ließ Ajendo stehen und verschwand aus dem Zelt. Der Hauptmann begleitete sie.

»Wie kann er es wagen, Euren Befehlen so dreist zu widersprechen! Das würde der König niemals dulden.«

Hellrike blieb stehen und wandte sich ihm zum. Abermals zitterte ihre Stimme. »Doch, das würde er. Meson ist ihm gleichgültig. Ich bin ihm gleichgültig. Ihn interessiert nur dieser Krieg.«

»Aber irgendetwas müssen wir unternehmen. Mit jedem Tag, der verstreicht, wird es schwieriger, ihn noch lebend zu finden.«

»Ihr könnt nichts tun, als auf Euch achtzugeben und zu hoffen, dass Ihr ihn findet. Und ich versuche, meinen Vater zur Vernunft zu bringen, obgleich ich wenig Hoffnung habe. Ich fürchte, mehr können wir nicht tun.«

VIII

Wieder hatte Meson eine Nacht in unbequemer Haltung verbracht. Immer noch gefesselt an die Streben der Hütte, spürte er seine Handgelenke, Muskeln und Sehnen inzwischen schmerzlich. Die Tür stand einen Spalt offen, sodass Licht hereinfiel. Wie schon am vorigen Tag kniete die junge Menschenfrau, Mirata-Wea, vor ihm und fütterte ihn mit Brot und Suppe. Ihre blauen Augen fesselten ihn mehr als die Lederriemen.

In seinem Geiste sah er die traumartigen Bilder der vergangenen Nacht vor sich. Ein sonderbares Erlebnis war ihm zuteilgeworden. Es war längst dunkel gewesen, als das Mädchen in die Hütte gekommen war. Ohne zu zögern, hatte sie ihr Kleid abgelegt und sich auf dem Boden gebettet. Verschämt wandte Meson den Blick von ihr ab. Er erinnerte sich an die Schamesröte, die ihn des Nachts überkommen hatte. Es geziemte sich nicht für einen verlobten Mann, eine andere Frau in ihrer

Nacktheit zu bestaunen, und war sie noch so schön. Als sie die Bänder ihres Kleides über die Schultern streifte und es zu Boden glitt, konnte Meson Narben sehen, überall auf ihrer Haut. Sie zeugten vom harten Leben in der Wildnis. Darüber hinaus war ihr Leib vollkommen. Aber noch mehr als für diesen verstohlenen Blick schämte er sich, mit einer fremden Frau die Hütte teilen zu müssen, mit ihr unter einem Dach zu wohnen und sich von ihr versorgen zu lassen. Er wusste nicht, ob er sich wie ein Haustier oder wie ein Gatte fühlen sollte. Erführe Hellrike davon, würde es ihr das Herz brechen, als habe er bereits Ehebruch begangen. Meson fühlte sich schuldig und sein Gewissen forderte, sich sofort loszureißen. Doch eine Wahl ließen ihm die Tonkari nicht. Auch bezweifelte er, dass Mirata-Wea seine Scham überhaupt bemerkt hatte.

Was ihn nicht weniger überraschte, war die Unbeschwertheit, mit der sich die junge Frau vor seinen Augen entblößt hatte. Im Gegensatz zu ihm schien sie gänzlich frei von Scham zu sein. Nicht einmal eines Blickes hatte sie ihn gewürdigt. Ohne ein Wort zu sagen hatte sie die Kerze gelöscht und sich in die Decken gelegt. In der Dunkelheit der Nacht hatte Meson sie nicht sehen können. Trotzdem stellte er sie sich vor. Ihre Silhouette vor ihm auf dem Boden. Er schämte sich dafür, dass ihm ihre Erscheinung gefiel. Zum Glück war sie fort gewesen, als er erwacht war. Er hätte es nicht ertragen, sie bei Licht unbekleidet zu sehen.

Die Tür der Hütte öffnete sich und drei Tonkari traten ein. Sie unterschieden sich merklich voneinander. Den einen erkannte Meson sofort. Es war jener von bärenhafter Statur, der ihn im Wald überwältigt hatte. Der Tonkari in der Mitte wirkte alt. Der Haaransatz um das Gesicht war grau und er stützte sich auf einen Stab aus Wurzelholz. Auch er trug Zöpfe im Haar, die mit Hölzchen und farbigen Bändern verziert waren. Um den Hals trug er eine auffällige Kette, die aus Holz- und Knochenschnitzereien sowie Zähnen bestand. Sie musste zwei Schritt lang sein, denn sie umrundete sein Stachelkleid in seiner Gänze. Der dritte Tonkari war derjenige, der ihn zum Bach getrieben hatte. Im Gegensatz zu den beiden anderen sah er unscheinbar aus. Dennoch nahm Meson ihn ernst, denn er hielt ihm das Blatt seiner Glefe vor die Brust. Sein Gesicht spiegelte sich im blanken Stahl, der die Form eines Eschenblattes hatte.

Mirata-Wea trat zur Seite und ließ die Männer sprechen.

»Mein Name ist Waban-tu-Eytu«, begann der Alte mit scharfem Akzent. »Ich bin der Stammesführer.«

Obwohl in Meson Angst aufstieg, erfüllt ihn die Hoffnung, endlich Antworten zu bekommen. »Warum haltet ihr mich fest?«

Sofort hatte er eine weitere Glefenklinge unter dem Kinn. Die des Hünen. Und seine wütende

Stimme klang in Mesons Ohren.

»Du sprichst nur, wenn wir dich fragen, Mensch! Unterbrich ihn niemals!«

Meson schwieg. Er kannte die Sitten der Tonkari nicht und wollte keinesfalls erneut die Torheit begehen, sie herauszufordern. Schon gar nicht unbewaffnet und gefesselt. Der Stämmige sagte ein paar Worte in der Igelsprache zu dem Alten, der sich daraufhin an Meson wandte.

»Mein Sohn, Diko-ta-Watu, will dich töten, weil du die Lage unseres Dorfes verraten könntest. Aber ich sage Nein. Wir müssen wissen, warum ihr Krieg gegen uns führt.«

Meson dachte nach. Sie mochten ihn nicht freilassen, doch er konnte sich Qualen ersparen, indem er etwas preisgab, was ihnen nicht weiterhalf, sie aber zufriedenstellte.

»Die Menschen in unserer Stadt sind krank. Viele von ihnen sterben, vor allem Kinder und Alte. Unser König glaubt, es läge daran, dass ihr unrein lebt und die Wildtiere ansteckt.«

»Und warum ist sie nicht krank?« Diko-ta-Watu deutete auf das Mädchen. Sie stand mit der Schüssel in der Hand da und sah auf Meson herab.

»Ich weiß es nicht. Auch bei uns wird nicht jeder krank.«

»Unsere Lebensweise ist reinlich und sie hat sich seit Jahrhunderten nicht gewandelt«, sagte der alte Igel. »Genauso lange teilen sich unsere Völker dieses Land. Warum glaubt ihr, dass wir die

Schuld an einer Krankheit tragen, die es vorher nicht gegeben hat?«

Meson schüttelte den Kopf und gab kleinlaut zu, dass er darauf keine Antwort wusste. Genau diese Frage trieb auch ihn um.

»Du bleibst in unserem Dorf, bis du verstanden hast, dass von den Tonkarimataru keine Gefahr für eure Stadt ausgeht. Du kannst dich frei bewegen, aber Ufuro-Etu«, er wies auf den Igel neben sich, »wird dich begleiten und bewachen. Mirata-Wea wird sich um dich kümmern und dir unsere Lebensweise näherbringen.«

Bei seinen letzten Worten schnappte das Mädchen entsetzt nach Luft. »Ich soll den Mörder unserer Brüder wie einen Gast behandeln und für ihn sorgen? Vater, diese Aufgabe ist eine Schande für mich! Bitte lass Diko-ta-Watu ihn töten!«

»Du wirst tun, was ich sage und meinem Urteil vertrauen. Er ist wichtig für unseren Stamm. Vielleicht für unser ganzes Volk.«

Sie verschränkte die Arme vor der Brust und wandte sich von den Männern ab.

Der Alte wollte seinen Tod nicht! Meson atmete auf. Er machte einen Vorstoß. »Lasst mich meinen Leuten berichten, dass es mir gut geht. Sie sind in großer Sorge um mich!«

»Das ist leider nicht möglich«, sagte der Stammesführer, ohne weitere Erklärung.

Während er und sein Sohn die Hütte verließen, löste Mesons Bewacher dessen Fesseln. Er entblößte seine kräftigen Zähne und stieß ein Knurren aus, das dem Menschen einen Schauer über die Haut trieb. Dann verschwand auch er.

Meson bewegte seine Arme und rieb sich die Handgelenke. Er stand auf, ging ein paar Schritte und spürte, wie das Blut in seine Beine zurückfloss.

Sie hatten ihn nicht getötet. Im Gegenteil, sie ließen ihm mehr Freiheiten, als ein Tonkari in einer Menschenstadt jemals haben könnte. Entweder waren sie angesichts des anhaltenden Krieges verzweifelt, oder sie sahen Möglichkeiten, die er nicht sah. Von einer Seuche war hier nichts zu spüren. Es fühlte sich für ihn auch nicht so an, als sei er in der Wildnis. Hier herrschte zwar eine andere Lebensweise, aber dennoch waren die Tonkari zivilisiert. Sie waren weit davon entfernt, die schmutzigen Ungeheuer zu sein, für die sie gehalten wurden.

IX

Nur wenige Tonkari wussten etwas über die Welt außerhalb ihres Dorfes oder dessen Umland. Es war die Zeit der Menschen und die Tonkari führten ein verstecktes Dasein in deren Schatten.

Für Asawi-Tschatu war diese Reise eine Herausforderung. Mehr als das. Der Kampf seines Lebens; um sein Leben. In den letzten Monaten hatte er überleben können, indem er die Menschen mied und sein Wissen über die Natur nutzte.

Früher war er ein angesehener Jäger gewesen. Sein Stamm hatte ihm alles mitgegeben, was er brauchte: Pfeil und Bogen, einen Speer, einen Beutel voller hilfreicher Gegenstände, wie Zunder und Feuerstein, und ein Seil. Eine Graufeder hätte er sich gewünscht, denn das endlose Wandern nagte an ihm wie ein Geier an einem Kadaver. Es zwang ihn dazu, sich ständig an jene Ereignisse zu erinnern, die zu seiner Vertreibung geführt hatten. Hatte er sich richtig entschieden, als sein Vater, der Stammesführer, ihn vor die Wahl gestellt hatte, entweder den Stamm für immer zu verlassen oder freiwillig zu den Geistern zu gehen? Durch seine eigene Hand. Den Mut dazu hätte er gehabt, denn er hatte oft dem Tod ins Auge gesehen. Die Geister hätten ihn freudig empfangen und er hätte sich die Schinderei seiner Wegfindung erspart. Doch der leichtere Weg war nicht immer der bessere. Vielleicht ergaben sich auf seiner Reise noch Gelegenheiten, die heute hinter dem Horizont des Sichtbaren lagen.

Asawi-Tschatu wusste nicht, wohin ihn sein Weg führte. Er schwankte zwischen zwei Möglichkeiten, die beide ihren Reiz besaßen. Er könnte ein Leben als Nomade führen und der erste Tonkari sein, der alle Lande Scaris gesehen hatte. Oder er fände irgendwann einen Ort, an dem er sich niederlassen und ein neues Leben anfangen könnte. Allein. Seine Gefährtin und sein Stamm hatten sich von ihm abgewendet. Kein Tonkari würde ihn je in seiner Nähe haben wollen. Dennoch schmerzte es, wenn er an jene dachte, die er zurückgelassen hatte. Besonders Ti-Kiza vermisste er sehr.

Vermutlich liefe es auf beides hinaus, denn bis er eine geeignete Bleibe fände, mochten Jahre vergehen. Doch an Zeit mangelte es ihm nicht.

Als er aufgebrochen war, hatte er sich entschieden in Richtung des Sonnenaufgangs bis zum großen Wasser zu gehen. Auf diese Weise würde er nicht ziellos durch die Lande irren. Er hatte vor, eine Weile am Meer zu verbringen, da er in seiner Heimat, der Steppe, nie gelernt hatte, zu fischen.

Asawi-Tschatu blieb stehen und sah zurück. Der Himmel hinter ihm färbte sich rot. Der Abend brach an und es wurde Zeit, das Nachtlager aufzuschlagen. Der seichte Wind kühlte merklich ab. Seine Fußgelenke schmerzten und verlangten nach einer Rast von mehreren Tagen. Der Boden war immer noch warm von der Sonne. Um ihn herum erstreckte sich eine endlose Einöde. Er war so weit in den Osten des Kontinents gewandert, dass die Wälder im Norden und Westen nur noch Erinnerungen waren. Die riesige Wüste, die südlich von ihm lag, blieb hinter den flachen Hügeln verborgen. Dass er überhaupt von alldem wusste, verdankte er den Wenigen seines Stammes, die in den letzten Jahrhunderten so weit gereist waren. Es gab Überlieferungen und Geschichten alter Tonkarilito, die behaupteten in ihren jungen Jahren am Meer oder in den Bergen gewesen zu sein.

Da es weit und breit keine Bäume gab, konnte Asawi-Tschatu nur ein kleines Feuer aus getrocknetem Gras und den dünnen Ästen von Sträuchern entzünden. Es reichte aus, um die Reste eines Hasen zuzubereiten, den er am Morgen erlegt hatte. Eine Prozedur, die er allabendlich wiederholte. Hasen gab es überall und sie waren leicht zu fangen, auch wenn er ihres Fleisches längst überdrüssig war. Er trank den letzten Rest des abgestandenen Wassers, das noch vom Regenschauer vor drei Tagen stammte. Es war warm und so schnell getrunken, als sei es noch auf seiner Zunge verdunstet. Morgen musste er als erstes nach Wasser suchen. Die Steppenbewohner wussten, wo sie welches fanden. Überall dort, wo Pflanzen wuchsen, gab es auch Wasser. In ihren Wurzeln, im Fleisch von Kakteen oder in der Erde. Manchmal tranken sie Tierblut oder aßen Insekten. Doch durch nichts war die Nähe eines Gewässers oder eines Brunnens zu ersetzen.

Hin und wieder fragte er sich, ob sein Weg nach Osten eine kluge Wahl gewesen war. Hier draußen gab es zwar wenige Raubtiere, die ihm gefährlich werden konnten und genauso selten begegnete man Menschen oder anderen Tonkari. Aber dafür war es überaus beschwerlich, Wasser zu finden. Es reichte gerade zum Überleben. Wäre er nur weiter Richtung Norden gegangen! Nahe der Wälder waren die Wiesen feucht und es regnete ab und an.

Am Rande der Wüste war das nicht so. Doch es war zu spät, diese Entscheidung rückgängig zu machen, nur bereuen konnte er sie noch. Jetzt musste Asawi-Tschatu durchhalten, bis er das Meer erreichte. Dort gab es Wasser im Überfluss. Angeblich war es salzig und ungenießbar, aber das störte ihn nicht. Er rief sich die Methode seines Vaters ins Gedächtnis, mit der man das Salz ausdampfen konnte.

Es war tief in der Nacht, als die letzte Glut verglimmte und Asawi-Tschatu eine dünne Lederdecke ausbreitete, die mit Graufederdaunen gefüttert war. Hunger und Durst ließen ihn zunächst nicht einschlafen. In der Ferne glaubte er, das Fauchen einer Raubkatze zu hören, doch in dieser entlegenen Gegend war das unwahrscheinlich. Nach einer Weile übermannte ihn die Erschöpfung und er schlief fest, bis ihn die Morgensonne weckte.

Drei Tage später erreichte er das Meer. Der Anblick übertraf all seine Vorstellungen. Noch nie hatte er so viel Wasser gesehen. Ein breiter Streifen aus pulverigem weißen Sand senkte sich bis zum Ufer, und nach rechts und links, so weit er sehen konnte. Weiß schäumende Wellen schossen auf den Sand hinauf, als versuchten sie, ihn, den Eindringling zu vertreiben, und wichen dann zurück. Und die Luft schmeckte salzig.

Asawi-Tschatu hinterließ tiefe Fußspuren im Sand. Er war sicher, dass nie ein Igel vor ihm hier gewesen war. Zumindest seit unzähligen Jahren nicht. Als das Wasser seine Füße umspülte, erschrak er. Es war eiskalt, oder kam das seinem aufgeheizten Leib nur so vor? Es brannte in den Wunden seiner aufgeplatzten Haut. Er ging bis zu den Knien hinein und schlug mit den Händen auf die Wasseroberfläche. Die plötzliche Abkühlung raubte ihm den Atem, und zwang ihn sogleich zu einem unwillkürlichen Lachen. Er fühlte sich erfrischt und erleichtert und auf eine merkwürdige Weise angekommen.

Sofort füllte er seinen Wasserschlauch und nahm einen tiefen Schluck. Das Wasser war tatsächlich salzig! Er spuckte es aus, zog das Gesicht zu einer Grimasse und vergoss den Rest. Es machte ihn nur noch durstiger. Sobald er sich eine Abkühlung und eine Rast gegönnt hatte, würde er die Apparatur aufbauen müssen, die das Wasser trinkbar machte.

In den darauffolgenden Tagen versuchte Asawi-Tschatu, sich das Fischen beizubringen. Stundenlang stand er bis zum Nabel im Wasser. Mal mit dem Speer in der Hand, mal mit Pfeil und Bogen. Doch kein einziger Fisch ließ sich durchbohren. Er musste zugeben, dass es schwieriger war, als er es sich vorgestellt hatte. Einmal versuchte er es sogar unter Wasser. Seine Augen brannten, aber einen Fisch konnte er nicht aufspießen.

Schließlich kostete er von den übrigen Früchten des Meeres, die wesentlich leichter zu erbeuten waren. Krebse, Muscheln, dem Seekraut ähnliche Wasserspflanzen. Dann arbeitete er tagelang an einem mit Steinen beschwerten Netz aus Pflanzenfasern. Und mit diesem gelang es ihm endlich, Fische zu fangen. Im Glanze seines Erfolges schmeckten sie umso besser.

Einen Monat verbrachte Asawi-Tschatu am Meer. Immer wieder ergriff ihn das Heimweh nach dem Dorf in der Steppe, jenseits tausender Hügel in seinem Rücken. Er wusste, dass er seine Familie, seinen Stamm, alles was er bisher gekannt hatte, nie wiedersehen würde. Zu schlimm war gewesen, was er ihnen angetan hatte. Er bereute seine Tat und wusste zur gleichen Zeit, dass seine Strafe gerecht war. Doch es gab Momente, in denen er seinen Weg als Fügung der Geister und sich als Pilger sah. Sie hatten ihm die Welt zu Füßen gelegt. Er konnte gehen, wohin er wollte. Tun, was er wollte.

Er folgte der Küste südwärts, tagelang, bis er in der Ferne ein Fischerdorf erblickte. So weit draußen lebten Menschen, zwischen dem Meer und der Wüste. Es waren nur ein paar Dutzend Hütten. Stege führten in die Brandung hinaus, an denen Boote festgebunden waren.

Asawi-Tschatu stieg auf die abgewandte Seite

einer Düne, um sich unentdeckt nähern zu können. Er legte sich flach in den Sand und sah hinunter. Die Menschen waren in weite Gewänder gekleidet, die der wilde Küstenwind flattern ließ. Auch sie verwendeten Netze, allerdings deutlich größere. Und sie besaßen sechs Boote, aus denen sie prall gefüllte Netze zogen.

Im Schutze der Nacht schlich er in das Dorf. Es roch nach Feuer und geröstetem Fisch. Ab und an hörte er eine Stimme, ein träges Gähnen, ein Husten. Das vorherrschende Geräusch der Nacht war jedoch das sanfte Rauschen des Meeres. Ein Klang, der auf- und abschwoll, aber niemals ganz verstummte.

Außerhalb der Hütten war niemand. Er schlich weiter, zwischen den Häusern. Als jemand herauskam, um seine Notdurft in einen Eimer zu verrichten, verharrte er in einer finsteren Nische, die das Mondlicht nicht erfasste. Kein Mensch hätte ihn dort sehen können. Nachdem der Mann wieder verschwunden war, traute sich Asawi-Tschatu aus seiner Deckung. Am Rande der kleinen Siedlung fiel ihm eine fensterlose Hütte auf. Vorsichtig drückte er die Tür einen Spalt weit auf und lugte hinein. Darin war es selbst für seine Augen dunkel. Noch bevor er etwas erkennen konnte, schlug ihm der Geruch von frischem Fisch entgegen. Die Hütte war voller Vorräte. Nicht nur Fisch, auch geräuchertes Fleisch und eingelegtes Gemüse. Ohne richtig zu sehen, was er da nahm, füllte er so viel er konnte in seinen Beutel.

Kurz kam ihm der Gedanke, ein Boot zu stehlen, um schneller voranzukommen. Doch er wusste zu wenig über das Meer und seine Gefahren. Die Wellen hätten ihn hinaustragen oder das Boot umwerfen können.

Bevor er das Dorf verließ, wagte er noch, einen Blick durch ein Fenster in das Innere einer der Hütten zu werfen. Dort saßen ein Mann, ein Weib und drei Kinder an einem Tisch und aßen. Zwischen ihnen stand ein Topf, aus dem Gräten und Schwanzflossen ragten. Hinter ihnen prasselte ein Feuer im Kamin. Plötzlich entdeckte ihn eines der Kinder. Es schrie auf und zeigte mit dem Finger auf ihn.

Asawi-Tschatu rannte los und ließ die Menschen rasch hinter sich. Das Kind musste das halbe Dorf aufgeschreckt haben, denn dutzende Männerstimmen klangen hinter ihm durch die Dunkelheit. Sie suchten nach ihm, doch er schaffte es rechtzeitig, einen ordentlichen Abstand zwischen sich und die Menschen zu bringen. In sicherer Entfernung schlug er sein Lager auf. Ein Feuer machte er nicht und aß nur etwas von dem getrockneten Fleisch.

Später lag er auf dem kühlen Sand und sah in die Sterne, suchte die vertrauten Sternbilder und fand sie. Es dauerte lange, bis sich die Müdigkeit einstellte. Und wieder krochen die ungebetenen Erinnerungen an seinen Stamm in ihm hoch. Doch zum ersten Mal beschlich ihn der Gedanke, dass man ihm Unrecht getan hatte. Denn er hatte seine Schuld nur zum Wohle des Stammes auf sich genommen.

Ein lautes Geräusch ließ ihn hochfahren. Die Sonne war bereits aufgegangen und stach in seinen Augen. Zu seiner Rechten hörte er etwas. Als er hinsah, durchfuhr ihn der Schreck. Da lag ein Tier im Sand, keine fünfzig Schritt neben ihm. Eine riesige Echse mit blaugrüner Haut, einem länglichen Hals und eindrucksvollen Klauen. Ein solches Wesen hatte er weder jemals gesehen, noch davon gehört. Es musste sechs Schritt lang sein, von der Schwanzspitze bis zur Spitze des Mauls. Vielleicht länger. Nach wenigen Augenblicken verschwand es im Meer, ohne Notiz von ihm genommen zu haben.

Asawi-Tschatu packte seine Sachen, um weiterzuziehen. Als er die Stelle erreichte, an der das Ungetüm im Wasser verschwunden war, war er besonders vorsichtig und richtete den Speer auf die Oberfläche. Womöglich lauerte es ihm auf.

Seit zwei Monaten folgte er inzwischen dem Strand südwärts. Und seit mehreren Tagen näherte er sich einem Gebirge, dessen grauer Kamm immer höher wuchs, je näher er kam. Er schien bis in den Himmel zu reichen. Dort oben musste es kalt sein, denn die Gipfel waren schneebedeckt. Asawi-Tschatu spürte deutlich, dass in der Region, in der er sich befand, ein anderes Klima herrschte. Vor einigen Tagen hatte es kurz geregnet. Der Strand lief auf einen Wald zu und um ihn herum wuchsen Sträucher, Gräser und vereinzelte Bäume, die ersten seit Monaten.

Zu guter Letzt ließ er die Wüste ganz hinter sich. Der Strand war schmaler, steiler und steiniger und es war zu einer Mühsal geworden, dort entlangzuwandern. Die Neugier trieb ihn in den Wald. Er war merkwürdig anders, nicht zu vergleichen mit den Wäldern seiner Heimat. Die Pflanzen waren größer und von einem anderen Grün und von den Bäumen hingen strohartige Seile herab. Dampf stieg in der Hitze auf und bildete dichte Nebenschwaden, die sich nicht auflösten und um ihn herumtanzten. Die Luft trug seltsame Laute. Schreie von Tieren und Vogelrufe, die ihm gänzlich fremd waren, ließen ihn zusammenfahren. Und in jedem Busch raschelte es. Das Gestrüpp war an manchen Stellen so dicht, dass er sich den Weg mit seinem Messer bahnen musste. Ein Buschmesser wäre in diesem Dickicht hilfreich gewesen.

Bald hatte Asawi-Tschatu unter den dichten Baumkronen die Sonne aus den Augen verloren. Ein unüberwindbares Gestrüpp, ein umgestürzter Baumriese, dessen Stamm zu breit war, um darüber zu steigen, ein reißender Fluss, den er nicht hatte überqueren können - all das hatte dazu beigetragen, dass er sich verlaufen hatte. In der offenen Steppe war ihm die Orientierung viel leichter gefallen als hier, ohne Blick zum Himmel. Was, wenn er bis zum Einbruch der Nacht keinen Unterschlupf gefunden hatte? Doch auch am Tage konnten ihm Raubtiere auflauern, von denen er nicht einmal wusste, dass es sie gab. In seiner Heimat, der Steppe, gab es nur wenige Räuber. Schwertzähne oder Höhlenlöwen verirrten sich selten weit hinaus. Die Tonkari selbst waren dort die größten Jäger.

Auf dem Boden unter einem Baum fand Asawi-Tschatu Früchte. Sie waren mehr als faustgroß und von vertrockneten Blättern umschlossen. Er entfernte die Blätter und legte eine rot-gelbe Frucht frei. Mit dem Messer stach er in eine hinein, brach sie auseinander und roch an ihrem Innern. Er kostete zaghaft von dem Saft, der ihm über die Finger rann. Er schmeckte süß und war das Risiko wert, sich eine Vergiftung einzuhandeln. Asawi-Tschatu aß das Fleisch der ganzen Frucht, ein paar weitere packte er in seinen Beutel. Gerade als er weitergehen wollte, vernahm er über sich ein Knistern im Geäst. Erschrocken sah er sich nach dem Ursprung des Geräusches um und blickte in zwei gelbe Augen, die sich ihm rasch näherten. Das Tier sah aus wie eine Bissnatter, nur war es gänzlich schwarz und einhundert Mal so groß wie die, die er kannte. Die Schlange ließ sich von einem

Ast heruntergleiten, der zehn Schritt über ihm hing, und lief trotzdem nicht Gefahr, den Halt zu verlieren. Ohne ihn für nur einen Moment aus den Augen zu lassen, ließ sie sich plötzlich herabfallen und ehe er sich versah, hatte sie Asawi-Tschatu mit ihrem massigen Leib umschlungen. Es gelang ihm gerade noch, die Arme aus ihrer Umklammerung zu ziehen. Die Schlange fesselte ihn derart, dass er weder einen Ast erreichen noch einen Stein hätte aufheben können, mit dem er zuschlagen konnte. Mit bloßen Fäusten hämmerte er auf ihren ledrigen Wanst ein und versuchte seine Krallen in die schuppige Haut zu schlagen. Doch es half nichts. Selbst sein Stachelkleid beeindruckte die Schlange nicht. Mit jedem seiner Atemzüge zog sich das riesige Tier fester um Asawi-Tschatus Leib. Es fiel ihm schwer, zu atmen. Je länger die Umklammerung dauerte, desto flacher wurde sein Atem und bleierner seine Augenlider. Verschwommen sah er vor sich den Kopf der Schlange. Sie näherte sich langsam und riss ihr Maul auf. Ihre riesigen Kiefer hatten keine Mühe, Asawi-Tschatu in Gänze in sich aufzunehmen. Mit letzter Kraft gelang es ihm, seine Arme zu heben. Er tastete entlang ihres Kiefers und fand ihre Augen. Mit allen Kräften, die er noch aufzubringen imstande war, stieß er seine Daumenkrallen hinein. Die Schlange zischte laut und ließ ruckartig von ihm ab. Asawi-Tschatu sackte zusammen und lag auf dem Boden. Zwar wusste er, dass er noch nicht außer Gefahr war, doch konnte er seine Augen nicht offenhalten.

Als er zu sich kam, steckte er bereits bis zur Hälfte im Schlund der Schlange. Es stank fürchterlich und er bekam kaum Luft. Alles um ihn herum bestand aus starken Muskeln, die ihn zu zerquetschen drohten. Seine Arme waren an seinen Körper gepresst und er konnte sein Messer am Gürtel ertasten. Mit Mühe gelang es ihm, es aus der Scheide zu ziehen. Er rammte es auf Hüfthöhe in das Fleisch. Die Schlange zuckte und versuchte reflexartig, ihn auszuwürgen, doch da sie ihn instinktiv mit der Richtung seiner Stacheln verschluckt hatte, stellten sich diese nun auf und verhinderten, dass er sich aus ihrem Maul ziehen konnte. Mit kurzen schnellen Bewegungen schnitt Asawi-Tschatu durch das Fleisch. Bald sah er das Tageslicht. Der Waldboden war blutüberströmt. Das Tier bäumte sich auf und wand sich, doch irgendwann erstarben seine Bewegungen. Asawi-Tschatu erweiterte den Schnitt, bis er sich aus dem Bauch der Schlange befreien konnte. Erschöpft und von Kopf bis Fuß mit Blut besudelt, lag er da und atmete schwer. Er sah auf und betrachtete das tote Ungeheuer. Ein heiseres Lachen entfuhr ihm.

»Das haben schon Größere versucht.«

Asawi-Tschatu gönnte sich eine Rast und säuberte sich notdürftig in einem nahegelegenen Bach. Dann schnitt er Fleischbrocken aus seiner Beute und verstaute sie für die Weiterreise. Obwohl er schon hundert Bäume weitergangen war, beschäftigte der Kampf immer noch seine Gedanken. Unglaublich, dass diese Schlange eine so große Beute wie einen Tonkari anging! Was gab es in diesem Urwald noch für Kreaturen? Er hatte schon an den Pflanzen feststellen können, dass hier offenbar alles größer war als in seiner Heimat. Umso mehr drängte es ihn, endlich einen sicheren Unterschlupf für die Nacht zu finden. Wie hatte er so töricht sein können, diesen Wald zu betreten, und so lebensmüde, sich darin zu verirren? Er hätte in der Nähe des Strandes bleiben sollen. Nun musste er auf den nächsten Morgen warten, um erkennen zu können, wo die Sonne aufging. In diese Richtung würde er gehen.

Die Pflanzen waren zu feucht, um ein Feuer zu entzünden, sodass er heute mit den Früchten vorliebnehmen musste. Er fand einen Baum mit ausladenden Ästen und einer geräumigen Gabel, in die er mithilfe seines Seils kletterte. Zwar rastete er nun keine sechs Schritt über dem Waldboden, doch waren seine Möglichkeiten erschöpft. Nur einer weiteren Riesenschlange wollte er hier oben nicht begegnen. Die Schalen der Früchte warf er weit in den Wald hinein, damit ihr Geruch nicht auf ihn aufmerksam machte.

Eine Stunde später war es so dunkel, dass selbst seine Augen wenig sahen. Das Mondlicht drang nicht durch die Baumkronen. Dafür war der Wald erfüllt von den bedrohlichsten und fremdartigsten Geräuschen, die je ein Tonkari gehört hatte. Zusammengekauert lag Asawi-Tschatu in der Astgabel, das Stachelkleid so weit wie möglich nach außen gerichtet. An Schlaf war nicht zu denken. Was war er für ein Jäger, der in der Wildnis Angst hatte? Sein Stamm würde über ihn lachen. Er sollte herunterspringen und sich mit jedem Tier messen, das dumm genug war, sich ihm in den Weg zu stellen. Er hatte bereits ein Ungetüm erlegt, viele weitere mochten noch folgen. Doch er hatte kaum den Mut, sich zu regen. Er lag auf seiner Seite, bis sie schmerzte. Seine Handflächen waren schweißnass und ihm war kalt. Die dumpfe Hitze des vergangenen Tages ließ sich nicht mal mehr erahnen. Glücklicherweise war es windstill. Sollte er diese Nacht überleben und morgen den Strand finden, würde er niemals mehr einen Fuß in diesen fremdartigen Urwald setzen. Und wie sehr er seine Heimat, die Steppe, vermisste! Ihre grünen Wiesen, die bis zum Horizont reichten und sanfte Hügel bedeckten. Wälder und Berge säumten seine Heimat. Warum nur hatte er sich, als er das Meer gefunden hatte, nach Süden gewandt?

Flüsternde Stimmen ließen Asawi-Tschatu hochschrecken. Als er sich besann, wurde es bereits hell. Er musste doch etwas Schlaf gefunden haben. Durch die Bäume schimmerte die noch fahle Morgensonne. Er sah von seinem Nachtlager aus in alle Richtungen. Niemand zu sehen. Nur ein paar bunte Vögel zwitscherten in den Ästen über ihm. Die Stimmen mussten einem Traum entsprungen sein. Erinnerungen an sein früheres Leben. Vielleicht waren es jene seiner Familie gewesen. Er erinnerte sich nicht.

Als er sich sicher fühlte, stieg er vom Baum und machte sich auf den Weg in Richtung der Sonne. Er sollte das Meer in wenigen Stunden erreichen können.

Ein steiler Erdhang trennte Asawi-Tschatu vom Strand, von dessen ehemaliger imposanter Breite nichts mehr übrig geblieben war. Das Meer hatte das Land bis auf einen schmalen Streifen aus schlammigem Sand aufgezehrt. Aus dem Hang ragten Baumwurzeln, an denen er herunterklettern konnte.

Nachdem er sich vergewissert hatte, dass seine Habseligkeiten fest verzurrt waren, ging er in die Hocke und griff nach einer der Wurzeln. Er ließ sich fallen und stemmte seine Beine gegen die Erde des Hangs, in die sich seine Krallen eingruben. Seine anfängliche Selbstsicherheit verflog schnell. Noch nie hatte er so etwas getan. Zu klettern hatte er bisher immer tunlichst vermieden.

Über seine Schulter hinweg sah er hinunter. Der Strand wirkte aus seiner Perspektive, als sei er ewig weit unter ihm, dabei waren es kaum mehr als vier Schritt. Als die Wurzel, an der er hing, zu Ende war, griff er nach einer anderen. Dabei bemerkte er im Augenwinkel eine Bewegung und erschrak. Über ihm, an der Stelle, von der er gerade eben losgeklettert war, stand nun eine Gruppe von Menschen. Und auch sie sahen anders aus als jene, die er kannte. Sie trugen Röcke aus Blättern und waren mit schlichten Holzspeeren bewaffnet. Ihre Haut war rötlich, ihre Gesichter weiß bemalt und sie zeigten kein Mienenspiel. Vielleicht Kriegsbemalung.

Asawi-Tschatu starrte erschrocken nach oben, griff dabei neben die Wurzel, die er zu packen versucht hatte und stürzte in die Tiefe. Mit dem Stachelkleid voran schlug er hart auf. Er konnte nicht einatmen, seine Sinne entwichen langsam, die Augen fielen ihm zu. Das Letzte, das er sah, bevor er ohnmächtig wurde, war, wie sich die fremdartigen Menschen gewandt den Hang hinunter hangelten und ihn umstellten.

Als Asawi-Tschatu zu sich kam, brauchte er einen Moment, um sich zu orientieren. Bis auf den schmerzenden Rücken fühlte er sich gut. Augenblicklich erinnerte er sich an den Sturz und an die Menschen, die er gesehen hatten.

Er vernahm entfernte Stimmen. Das leise Lachen von Kindern, Gespräche von Erwachsenen, alles in einer Sprache, die er nicht kannte. Langsam erhob er sich von der strohbedeckten Holzliege, auf der er gelegen hatte, saß eine Weile auf der Kante und stand dann vorsichtig auf. In der Mitte der Hütte wuchs ein Baum durch das Dach. Offenbar bauten diese Menschen ihre Hütten um die Bäume herum. An den aus Ästen und Fasern bestehenden Wänden hingen ein Dutzend weitere Schlafstätten. Doch er war allein in diesem merkwürdigen Raum.

Zwischen zweien dieser Liegen hing ein Vorhang vor einem Durchgang, den Asawi-Tschatu beiseitezog. Sofort wurde der Innenraum mit fahlem Waldlicht geflutet. Als er gewahr wurde, was außerhalb der Hütte lag, überkam ihn erneut Schwindel. Er griff nach dem Holzgeländer vor sich und krallte sich krampfhaft daran fest. Beinahe wäre er auf die Knie gesunken. Alles um ihn herum schwankte. Oder bildete er sich das ein? Diese Menschen bauten ihre Hütten nicht nur um die Bäume herum, sondern knapp unter deren Kronen. Die Stimmen, die er hörte, wehten zu ihm von einem Dorfplatz herauf, der zwanzig oder dreißig Schritt unter ihm lag. Und in allen Bäumen, die diese Lichtung säumten, waren Hütten gebaut worden, die über durchhängende Brücken und wacklige Stege miteinander verbunden waren.

Über einen dieser Stege kamen zwei Männer auf ihn zu. Sie richteten Speere auf ihn, die aussahen wie riesige Grashalme und innen hohl waren. Mit unverständlichen Lauten, jedoch eindeutigen Gesten bedeuteten sie dem Gefangenen, zurück in die Hütte zu gehen.

Für einen Moment überlegte Asawi-Tschatu, die beiden zu überwältigen. Sie waren deutlich kleiner als er und er hätte sie ohne Schwierigkeiten entwaffnen und töten können. Doch er wusste weder, wie weit diese Menschen ihn in den Urwald verschleppt hatten, noch wie lange er besinnungslos gewesen war. Auch wusste er nicht, was die Menschen mit ihm vorhatten, schließlich hatten sie ihn nicht getötet, als sie die Gelegenheit dazu gehabt hatten. Im Gegenteil. Sie hatten ihm ein Bett und ein Dach über den Kopf gegeben. Wenn auch ein Ungewöhnliches. Und was er sich für seine Reise erhofft hatte, schien sich hier zu erfüllen. Er sah Orte und erlebte Abenteuer wie kein Tonkari vor ihm. Warum alleine durch den Wald irren, wenn es hier etwas zu entdecken gab?

Er tat, wie ihm geheißen wurde, kehrte in seine Hütte zurück und setzte sich auf die Liege. Gerade als er sich wieder an das Dämmerlicht gewöhnt hatte, öffnete sich der Vorhang. Von schwachem Licht geschnittene Schatten näherten sich ihm. Eine altes Weib mit grauem, verfilztem Haar, dessen Gesicht über und über mit roter und grüner Farbe bemalt war. Sie wurde begleitet von den beiden Männern und hielt etwas in den Händen, dass sie Asawi-Tschatu reichte: eine Holzschüssel mit dampfender Suppe und einen Becher Wasser. Er nahm sie an und bedankte sich, obwohl er nicht wusste, ob sie ihn verstanden. Die Frau jedoch lächelte und verbeugte sich, ehe sie und ihre Begleiter verschwanden.

Kapitel 3
Das Dorf der Igelmenschen

I

Die Zeit des Heermeisters bei den Tonkarimataru war die erste zarte Faser des Bandes, das die Geschicke der Igelmenschen mit jenen des Hauses Wordan verbindet. Zwei Wege durch die Geschichte, die untrennbar miteinander verwoben sind. Doch davon ahnte man in jenen Tagen noch nichts. Erst heute, ein Jahrhundert später, erkennen wir den Willen der Götter und glauben zu wissen, was wir zu tun haben.

Die Wordan-Chroniken, 1. Buch

Hellrike schlug die Tür ihres Gemachs zu und lehnte sich mit dem Rücken dagegen, als wolle sie verhindern, dass jemand hineinkam. Ihr Gesicht war rot von all den vergossenen Tränen. Ein Bote aus dem Feldlager hatte ihr die Nachricht überbracht, dass die Suche nach Meson immer noch erfolglos geblieben war. Inzwischen war er seit vier Tagen verschwunden. Solchen Botschaften folgte stets ein Streit zwischen Hellrike und ihrem Vater. Dieser äußerte nach wie vor seine Hoffnung, dass Meson nur von seinen Truppen getrennt worden sei und ein paar Tage brauche, um zurückzufinden.

Auch Hellrike wollte das hoffen. Nur zu gerne hätte sie es geglaubt, sich dieser Vorstellung hingegeben. Doch dazu war sie zu klug. Wie weit sollte er sich während der Schlacht vom Feld entfernt haben? Selbst mit zwei gebrochenen Beinen hätte er längst zurück sein müssen. Auch wenn sie noch nicht bereit war, es sich einzugestehen, wusste sie, dass sie ihren Verlobten verloren hatte. Ihre Liebe hatte sich in einen unsäglichen Schmerz verwandelt. Meson war für die Schandtaten ihres Vaters gestorben. Er war ein Opfer der Gier des Königs geworden. Genau wie ihre Mutter. Und letztlich auch der König selbst, der zum Opfer seiner eigenen Wahnbilder geworden war.

Die Prinzessin hatte ihm gedroht. Wurde Meson nicht gefunden, würde sie ihr Erbe zunichtemachen sobald sie Königin war. Alles, wofür der Name Willorc Narani stand, würde sie zerstören. Doch ihr Vater ließ sich von solch halbgaren Verwünschungen nicht einschüchtern. Sollte er am Ende seiner Tage Zweifel an Hellrikes Loyalität zum Hause Narani hegen, würde er sich ihrer rasch entledigen und den Thron einem anderen Nachkommen vermachen. Er hatte des Öfteren angedeutet, eine neue Gemahlin erwählen zu wollen, eine möglichst junge, die ihm viele gesunde Kinder schenken konnte. Hellrike wusste, dass all das denkbar war, weil Menschen und deren Schicksale ihrem Vater nichts bedeuteten, nicht einmal die der eigenen Familie. Er dachte nur an seine geschichtsträchtige Herrschaft; an die Unsterblichkeit des Namens Willorc Narani. Und dafür ließ er Familie und Volk bluten.

Hellrike zog sich aus und ging zu Bett. Über Stunden wälzte sie sich von einer Seite auf die andere, fand aber keinen Schlaf. Ihre Augen wollten einfach nicht zufallen. Andauernd kreisten dieselben Gedanken und Bilder in ihrem Kopf. Eine Träne nach der anderen rann über ihr Gesicht und tränkte das Kissen, als sei es eigens dafür gestopft worden.

Es war tief in der Nacht, als Hellrike das Einzige tat, das ihr Trost spendete. Sie ging ans Fenster und öffnete es. Sofort schlug ihr ein kalter Nachtwind entgegen. Sie fröstelte und fühlte sich zugleich belebt, hellwach. Ihre Gedanken waren auf einmal so klar wie der Sternenhimmel in einer klirrend kalten Winternacht. Der Blick über die friedlich schlafende Stadt beruhigte sie ungemein. Alle Probleme wirkten auf einmal fern.

Ja, sie liebte dieses Volk. Doch eben deshalb sollte sie sich vor Augen führen, dass Gefahren drohten, die abzuwehren in ihrer Macht lag. Trotzdem konnte sie ihren Vater nicht verraten, sein Geheimnis niemandem offenbaren. Damit hätte sie nicht nur ihn, sondern auch sich selbst vernichtet. Ihre Mitschuld wog zu schwer. Aber sich damit abzufinden und die Dinge ihren Lauf nehmen zu lassen, erschien ihr genauso unmöglich. Sie fühlte sich wie eine Seiltänzerin, die vor der Wahl stand, links in die Flammen oder rechts in die Spieße zu fallen. Sie hatte Angst vor dem, was ihr bevorstand. Nicht nur ihr, sondern ihrem ganzen Volk.

Ein Geräusch holte Hellrike aus ihren Gedanken. Jemand war am Brunnen vor der Feste zugange. Eine Gestalt, in einen schwarzen Umhang gehüllt, hielt einen Eimer vor sich auf dem gemauerten Rand. Die Prinzessin wusste, um wen es sich handelte. Die Gestalt nickte ehrerbietend, als sie sie entdeckte, doch Hellrike ignorierte sie. Sie wandte sich verächtlich ab und schloss geräuschvoll das Fenster. Ob ihr Schweigen dem Willen der Götter entsprach? Ob es ihr eigener Wille war? Sie zweifelte inzwischen nicht nur an ihren bisherigen Entscheidungen, sondern auch an ihrem Verstand. Es fühlte sich an, als stecke ein Pfeil in ihrem Kopf und nicht nur in ihrem Herzen.

II

Den gestrigen Tag hatte Meson allein in Mirata-Weas Hütte verbracht. Das Mädchen war erst am späten Abend zurückgekehrt und hatte sich schweigend schlafen gelegt, ohne mit ihm zu sprechen oder ihn eines Blickes zu würdigen. Es war ihr anzusehen, dass ihr die zugeteilte Aufgabe, sich um ihn zu kümmern, aus vollem Herzen zuwider war. Meson verstand genau, was es bedeutete, einen Befehl ausführen zu müssen, mit dem man nicht einverstanden war.

Am nächsten Morgen war das Mädchen freundlicher. Sie holte das Frühstück und stellte Fragen nach der Art, wie die Menschen lebten. Ihr Ton war deutlich weniger scharf als in den Tagen zuvor. Vielleicht hatte sie sich dazu durchgerungen, eine gute Vertreterin ihres Volkes zu sein, wenn ihr Vater ihr diese Aufgabe schon aufzwang. Dabei war es nicht einmal ihr Volk, dachte Meson. Aber das schien sie längst vergessen zu haben.

Auch er war mit einem anderen Gefühl erwacht. Er war froh, am Leben zu sein. Und er wollte sich bemühen, das zu tun, was der Stammesführer von ihm verlangte. Er wollte mit offenen Herzen zur Tat schreiten und die Kultur der Tonkari kennenlernen. Je schneller er diese Aufgabe hinter sich gebracht hatte, umso eher konnte er zu Hellrike zurückkehren. Und vielleicht konnte er, wenn er dem König von all dem berichtete, was er hier erlebt hatte, dazu beitragen, diesen sinnlosen Krieg zu beenden.

Auf Wunsch ihres Vaters führte Mirata-Wea Meson durch das Dorf, damit er lernte, sich zurechtzufinden. Vor ihrer Hütte erstreckte sich der Dorfplatz, in dessen Mitte sich ein aus Lehmziegeln gemauerter Brunnen und drei große Feuerstellen befanden. Meson schauderte, als er die riesigen Flammen sah, die zu einer einzigen zu verschmelzen schienen. Unliebsame Erinnerungen an den Brand in seiner Kindheit trieben ihm den Schweiß aus den Poren. Hoffentlich führte ihr Weg nicht in ihre Nähe. Die Feuerstellen auf dem Marktplatz von Rogfa waren deutlich kleiner und daher wirkten die Flammen weniger entfesselt.

Um die Feuer herum hatten sich zahllose Tonkari versammelt. Suppe wurde ausgeschenkt. Der Platz war von Hütten umringt, ähnlich jener, in der Mirata-Wea wohnte. Im Hintergrund sah er die mächtige Palisade, die das Dorf umgab. Als sein Blick den dahinterliegenden mächtigen Baumstämmen nach oben folgte, stockte er plötzlich. Das Dorf hätte so einfach gefunden werden können! Es stand im Schutz riesiger Pagodenbäume, die alle anderen Bäume in der Umgebung um das Dreifache überragten.

Die Tonkari, an denen sie vorbeigingen, beäugten ihn misstrauisch. Zweifellos hieß nicht jeder die Entscheidung des Stammesführers gut, einen Feind in ihrer Mitte aufzunehmen, in der vagen Hoffnung, dass seine Erfahrungen dazu beitrugen, seinen Groll hinter sich zu lassen. Meson selbst empfand keinerlei Feindseligkeit gegenüber den Stammesbewohnern. Und um diese Haltung musste er sich nicht einmal bemühen. Seine Neugier überwog. Und jeder Tag, an dem er nicht das Schwert ergriff, rettete Leben.

Ein breiter Weg führte vom Dorfplatz weg. Ufuro-Etu, der Wächter, der ihm zugeteilt worden war, folgte ihnen in geringem Abstand. Verstreut zwischen den Wohnhütten der Igel lagen ihre Werkstätten. Schmiede, Tischler, Töpfer, Grauwerker waren hier am Werk. Sogar einen Spielzeugmacher gab es. Er fertigte aus Knochen und Hölzern filigrane Puppen, die weniger wie Spielzeuge und mehr wie Kunstwerke anmuteten. Meson dachte unweigerlich an das Pferdchen, das er für Sira geschnitzt hatte. Es war nicht annähernd so wohlgeformt wie die Schnitzereien hier, doch seine Tochter hatte es geliebt.

Auch Igelkinder sah Meson zum ersten Mal. Sie standen vor den Auslagen des Spielzeugmachers und ergriffen die Flucht, als sie ihn sahen. Meson schmunzelte. Sie waren putzig, mit ihrer kleinen, rundlichen Gestalt und erinnerten eher an aufrecht laufende Igel als an Igelmenschen. Die Stacheln der Kinder waren heller und kürzer als jene der Erwachsenen. Ob sie wohl ohne geboren wurden?

Das Dorf zog sich weiter in den Wald hinein. Die Luft war erfüllt von Stimmen, Lärm der Handwerker und fremdartigen Gerüchen. Mirata-Wea wies ihn auf Ausgänge in den Palisaden hin und erklärte, wohin die jeweiligen Wege führten. Zu Orten im Wald und im Gebirge, die zum Dorf gehörten, darunter Minen, in denen Eisenerz und Kohle abgebaut wurden. Meson konnte keinerlei Wachen an den Dorfzugängen entdecken, doch er wusste, dass sie da waren. Die Wächter mussten nahezu vollkommen mit dem Blattwerk der Bäume verschwimmen. Ihnen blieb nichts verborgen, das sich in der Nähe des Dorfes ereignete.

Ein Gebäude fiel Meson besonders auf. Es war größer als alle anderen, rund und aus Lehm gemauert. Das Dach lief spitz zu und war mit Schindeln gedeckt und auf der höchsten Stelle des Firsts thronte ein kahler und verdorrter Baumsetzling. Er wirkte wie die Hand eines Knochenmannes, der im Moment seines Todes nach den Sternen gegriffen hatte. Mirata-Wea ließ Meson wissen, dass dies der Tempel der Tonkarimataru war. Als er sich näherte, hielt sie ihn zurück. Er durfte die betenden Igel nicht stören, obgleich er seiner Neugier gern nachgegeben hätte. Durch die offenstehende Tür sah er einige von ihnen auf dem Boden knien. Ein leises Säuseln drang an seine Ohren und er bat Mirata-Wea, ihm zu erklären, was er dort sah.

»Sie bitten die Geister des Waldes um einen milden Winter und darum, dass wir den Krieg überleben.«

»Wer sind die Geister des Waldes?«

»Sie haben die Welt und alles Leben erschaffen. Und sie gaben den Tonkari eine unsterbliche Seele. Nach dem Tod wird jeder von uns wiedergeboren. Nicht immer als Tonkari, manchmal als Tier oder als Pflanze. Ich wünsche mir, einmal als riesiger Baum wiedergeboren zu werden! Dann könnte ich jeden Tag über das weite Land blicken. Das kann ich heute nur von den Bergen aus.«

Ihre kindliche Vorstellungskraft trieb Meson ein Lächeln ins Gesicht. Und er steckte sie damit an. Nie hätte er erwartet, dass die Igel eine Religion besäßen. Der Glaube an die Unsterblichkeit ihrer Seele machte sie zu tapferen Kriegern, die den Tod nicht fürchten mussten. Auch wenn sie nichts von Jahowe und Horad wussten, waren sie dennoch fromm. Frommer als er selbst zumeist, dachte er, und warf einen letzten Blick durch die Tür des Gotteshauses auf die betenden Tonkari. Meson begriff, dass sich ihm hier eine außergewöhnliche Gelegenheit bot, die Igelmenschen von einer anderen als ihrer kriegerischen Seite kennenzulernen. Seit eintausend Jahren war ihnen, nach seinem Wissen, kein Mensch mehr so nahe gewesen. Und ihre Kultur hatte sich seither grundlegend verändert. Aus einer Hochkultur war ein Naturvolk geworden, das nach schier endlosen Zeiten der Kriege neuen Frieden und ein neues Gleichgewicht gefunden hatte. Und die Menschen wussten viel zu wenig über die Kultur des Volkes, mit der sie das Land teilten.

»Wir wissen von euren Göttern«, fuhr Mirata-Wea fort. »Auf dich muss unser Glaube närrisch wirken.«

»Nein, ganz und gar nicht! Ich bewundere seine Schlichtheit. Er macht das Leben einfacher, während unser Glaube es oft schwieriger macht.«

Meson hatte dem König geraten, die Tonkari nicht zu bekämpfen, sondern ihnen ihre einstige

Zivilisation zurückzubringen. Heute bezweifelte er, dass dies überhaupt nötig war. Dafür festigte sich seine Überzeugung, dass ein rechtzeitiger Austausch zwischen den Völkern den Krieg verhindert hätte. Er wäre erloschen wie eine winzige Flamme im Regen, anstatt zu einem Waldbrand anzuwachsen. Meson wusste, dass der König und seine Berater nicht einmal versucht hatten, mit den Igeln zu verhandeln. Es war ein unnötiger und unüberlegter Krieg und ihm kam es beinahe so vor, als habe man die Tonkari willentlich hineingetrieben. Willorc Narani war gerissen und Meson kannte ihn gut. In jedem seiner Ansinnen sah er einen Vorteil für sich. Nur wo konnte der Gewinn für das Haus Narani liegen, wenn man die Tonkari ausmerzte?

Das Dorf zog sich über die Lichtung, die durch die Pagodenbäume geformt wurde. Als sie dem Weg folgten, vernahm Meson das lauter werdende Kreischen von Graufedern. Sie näherten sich einem großen Verschlag, in dem die Tiere gehalten wurden. Mirata-Wea führte ihn hinein. Während die Jungtiere mit ihren Müttern in einem abgetrennten Teil standen, waren die ausgewachsenen Vögel in einzelnen Ställen untergebracht. Sofort scheuten sie, als sie Mesons Geruch wahrnahmen. Mit ihren harten Schnäbeln hackten sie in das Holz der Umfriedungen und stemmten sich dagegen. Und mit ihren Klauen, die so groß waren wie die Pranken eines Höhlenlöwen, scharrten sie auf dem Boden.

Durch eine weitere Tür sah Meson hinaus auf eine Koppel, auf der ein Igelkrieger seinen Vogel für den Kampf abrichtete. Er verwendete die Rüstungen gefallener Menschensoldaten, um die Graufeder aufzuwiegeln und ihr den Geruch des Feindes einzuprägen.

Sie verließen die Ställe und folgten weiter dem Weg. Er führte sie einen seichten Hügel hinunter, an dessen Fuß Meson ein besonderer Anblick erwartete. Vor dem Hintergrund der mächtigen Palisade lag ein großes Feld. Während auf der einen Hälfte Bauern dabei waren, vom bestellten Boden zu ernten, war die andere von einer Wiese mit niedergetretenem Gras bedeckt. Darauf standen Dutzende Igelkrieger, formiert wie eine Truppe vor der Schlacht. Sie waren bewehrt mit Rüstungsteilen. Lediglich ihre Waffen waren nachgebildet, denn anstelle ihrer Glefen hielten sie dicke Holzstäbe in den Händen. Ein einzelner Krieger stand vorn und brüllte Kommandos. Wie ein Tempelchor erwiderten die Tonkari seine Rufe und übten gemeinsam Hiebe und Paraden, solche, wie Meson sie auf dem Schlachtfeld erlebt hatte. Am eigenen Leib. Die Haare auf seinen Armen stellten sich auf. Die Tonkari besaßen nicht nur eine Religion, sondern auch eine Kriegskunst.

Als Mirata-Wea ihn den Hügel hinunterführte, erkannte Meson den Kämpen, der die anderen befehligte. Es war Diko-ta-Watu, der Sohn des Stammesführers. Als er Mesons gewahr wurde, ließ er seine Krieger die Übung abbrechen und stillstehen. Schweigend und regungslos standen sie da, als seien sie Bäume. Langsam kam Diko-ta-Watu auf Meson zu. Dem Heermeister raste angesichts seiner Statur und seiner undurchdringlichen Miene plötzlich das Herz, doch er ließ es sich nicht anmerken. Seine Versuche ihn einzuschüchtern, konnten nicht schlimmer sein als die seines eigenen Königs. Allerdings war der König keine zwei Schritt hochgewachsen, hatte kein ausladendes Stachelkleid und auch keine langen scharfen Zähne und Krallen. Allein die Erscheinung eines Tonkari konnte einen Menschen Furcht einflößen.

»Du willst uns kämpfen sehen, damit du deinen Soldaten davon berichten kannst. So können sie uns schneller töten. Du bist ein Spion, aber mein Vater sieht es nicht.«

Mirata-Wea sagte in der Sprache der Igel etwas zu ihm, doch er beachtete sie nicht.

»Wie könnte ich ein Spion sein? Du selbst hast mich gefangen genommen?«

»Und du hast es geschehen lassen. Du hast dich nur mit halbem Herzen verteidigt. Hättest du Ehre und Mut, wärst du im Kampf gegen uns gestorben.«

Seine Worte kränkten Meson. Er wusste, dass Diko-ta-Watu ihn provozieren wollte. Und er ließ sich darauf ein.

»Was versteht ein grober Schlächter wie du schon von Ehre?«, hielt Meson dagegen. »Ich bin hier, weil dein Vater es will, aber als Gast behandelst du mich nicht!«

Der Igel stieß ihn kräftig vor die Brust, sodass Meson nach hinten taumelte und nur mit Mühe einen Sturz verhindern konnte. Der Krieger knurrte und zeigte seine Reißzähne. Mirata-Wea stellte sich zwischen die Männer und versuchte ihren Bruder zurückzuhalten. Aus den Reihen der Krieger löste sich ein weiterer Tonkari. Er war kleiner und weniger kräftig als Diko-ta-Watu, und auch er stellte sich zwischen die Streithähne.

»Die Karu sind nur stark, weil sie in der Überzahl sind!«, brüllte der Häuptlingssohn. »Ihr seid feige! Ihr habt keine Ehre!«

Meson wurde wütend. Er ließ sich nicht gern herumschubsen und beleidigen. »Und was ist ehrenhaft daran, einen unbewaffneten Mann anzupöbeln?«

Diko-ta-Watu bellte einen Befehl in Richtung seiner Krieger. Sofort kam einer von ihnen herbeigeeilt und legte Meson seinen Stab vor die Füße.

Meson zögerte einen Augenblick, dann knöpfte er sein Hemd auf und nahm den Stab in beide Hände. Diko-ta-Watu drehte sich um und entledigte sich seiner Rüstungsteile.

Mirata-Wea und der andere Tonkari versuchten, sie davon abzubringen, sich miteinander zu messen, doch ihre Worte prallten an beiden Streithähnen ab.

»Ich bringe ihm nur Manieren bei!«, knurrte Meson.

Der Stab in seinen Händen war ungewöhnlich dick und schwer, doch er war ein Meister im Umgang mit Stabwaffen. Er würde es seinem Gegner nicht leicht machen. Diko-ta-Watu grinste. Sie umkreisten einander lauernd und führten schnelle Vorwärtsstöße aus, um die Reaktion des anderen zu testen. Dann stürmte Meson nach vorn und schlug mehrfach zu. Der Tonkari-Krieger wehrte die Schläge gekonnt ab. Es krachte, als die Hölzer aufeinandertrafen und Meson spürte die Konterschläge schmerzhaft in seinen Händen und Schultern. Mit einem flinken Stoß brachte er seinen Gegner wieder auf Abstand. Genau so hatte er es im Kampf unzählige Male gemacht. Die Größe des Tonkari machte ihn behäbiger, und Meson setzte seine Wendigkeit ein, um ihn von sich fernzuhalten. Ließe er ihn herankommen, wäre er seiner Kraft hilflos ausgeliefert. Diko-ta-Watu setzte zu einigen Hieben an, denen Meson geschickt auswich. Als der Igel ihm für einen Augenblick die Seite zukehrte, schlug Meson mit aller Kraft zu, als führe er eine Keule. Der Hieb scherte den Krieger nicht, ließ ihn nicht einmal zusammenfahren. Doch Mesons Stab steckte aufgesplittert im Stachelkleid und ließ sich nicht mehr herausziehen. Stattdessen wandte sich der Krieger ihm zu, packte ihn am Kragen und schleuderte ihn im hohen Bogen fort.

Meson kam hart auf. Eine ungeheure Welle des Schmerzes fuhr in seinen Rücken, doch die Wut ließ ihn alles vergessen. Er stürmte auf seinen Gegner zu und sprang hoch, um ihn mit den Füßen voran von den Beinen zu reißen. Der Tonkari-Krieger reagierte blitzartig, wandte sich zur Seite und verpasste Meson mit dem Ansatz seines Stachelkleides einen solchen Schlag, dass er wieder im Gras lag.

Meson nahm sich nur einen Moment, um durchzuatmen. Neben sich sah er den aufgetriebenen Stab liegen. Er riss ihn an sich, sprang auf und stellte sich kampfbereit vor den Krieger. Doch ehe er wusste, wie ihm geschah, hatte Diko-ta-Watu ihm den Stab entrissen und ihn mit einem mächtigen Hieb auf die Brust zu Boden geschickt. Meson bleib liegen und keuchte. Er bekam keine Luft mehr, fühlte sich, als läge ein Baumstamm quer über seinen Rippen. Mirata-Wea und der andere Tonkari kamen herbeigelaufen um ihm zu helfen. Diko-ta-Watu sah abfällig auf Meson herab, sagte etwas in seiner Sprache und ging zu seinen Männern zurück.

Mesons Brust schmerzte unerträglich, jeder einzelne Atemzug. Es fühlte sich an, als steckten die Splitter des Stabes tief in seiner Lunge.

III

Bis in den Abend hinein hatte sich Mirata-Wea um Mesons Wunden gekümmert. Sein ganzer Leib schmerzte, von den Zehen bis in den Schädel. Aber wenigstens konnte er noch laufen. Die Schmerzen hatten Meson zuerst nicht einschlafen lassen, doch die Erschöpfung hatte ihn schließlich übermannt.

Am nächsten Morgen fühlte er sich wie gerädert. Etwas Bewegung würde ihm guttun. Das Mädchen ging heute seinen Pflichten nach und Meson hatte die Gelegenheit, das Dorf allein zu erkunden, natürlich unter den strengen Augen seines Bewachers. Er ging hinter den Hütten entlang und streifte mit den Fingern über die Palisade. Die Rinde war vertrocknet und blätterte ab. Die Stämme waren nicht nur eng nebeneinander in den Boden getrieben, sondern zusätzlich durch Seile miteinander verbunden.

Bald stand Meson vor einem der Tore, die durch die Palisade führten. Es stand offen, aber er zögerte hindurchzugehen.

Er drehte sich zu Ufuro-Etu um, der, wie schon den ganzen Morgen, fünf Schritt hinter ihm ging. »Wohin führt dieser Pfad?«, fragte er.

»Zur Ahnenlichtung.«

»Darf ich sie sehen?«

Der Tonkari nickte und schloss zu Meson auf, vielleicht, um jeden möglichen Gedanken an einen Fluchtversuch zu unterbinden. Meson wusste, dass es ohnehin sinnlos gewesen wäre, in den Wald zu rennen. Die Wächter des Dorfes waren überall.

Als sie den Pfad betraten, der sich zwischen den Bäumen hindurchschlängelte, wurde es augenblicklich düster und der Geruch von Harz und modrigem Laub stieg Meson in die Nase. Er sah nach oben und glaubte, in den dunklen Wipfeln Schatten erkennen zu können. Wenn das die Tonkari-Wächter waren, gelang es ihnen vortrefflich, sich vor Blicken zu verbergen. Außerdem sah er keinerlei Seile oder Leitern.

Der Pfad schlängelte sich hunderte Schritt durch den Wald, sodass Meson weder die Palisade hinter sich, noch die Ahnenlichtung vor sich sehen konnte.

»Dein Name ist Ufuro-Etu, nicht wahr?«, fragte er seinen Bewacher. »Weißt du, was dein Name in meiner Sprache bedeutet?«

»Ufuro bedeutet Pferd.«

»Pferd. Und was bedeutet Etu?«

»Etu ist männlich.«

Der Heermeister nickte.

»Und warum nannten dich deine Eltern so?«

»Das musst du meine Eltern fragen. Aber sie sind bei den Geistern.«

Für einen Moment schwieg Meson achtsam.

»Vielleicht wollten sie, dass du schnell rennst, anstatt hier mit mir zu wandeln.«

Der Tonkari erwiderte nichts auf seinen Scherz.

Der Weg endete auf einer weitläufigen Lichtung. Dort standen hunderte Setzlinge in verschiedenen Größen, ein neu gepflanzter Wald. Zwischen den Bäumen knieten Igel und beteten.

»Was bedeuten die Bäume?«

»Wir pflanzen sie über die Toten. Durch ihre Wurzeln und Blätter gelangen die Verstorbenen zu den Geistern des Waldes.«

Meson verstand. Sie benutzten Baumsetzlinge ähnlich wie Grabsteine. »Und woher wisst ihr, welcher Tonkari unter welchem Baum liegt?«

»Das ist für uns nicht von Bedeutung.«

»Was macht ihr, wenn die Lichtung nicht mehr genügend Platz bietet?«

Ufuro-Etu wandte sich ihm zu und zögerte.

»Wenn ein Baum so groß ist wie ein Tonkari, wird er in den Wald gebracht, um tiefere Wurzeln zu schlagen. Aber durch den Krieg sind wir gezwungen, viele Krieger sogleich im Wald zu betten. Das ist gegen unseren Brauch.«

Der Heermeister wich seinem Blick aus. Er fühlte sich schuldig und konnte sich des Schames nicht erwehren. Um seinen Respekt zu zeigen, ging er auf einen Setzling zu, doch als er davor niederknien wollte, traf ein Pfeil den Boden vor seinen Füßen. Erschrocken sah er hinauf in die Bäume, konnte aber niemanden entdecken.

»Ein Mensch darf hier nicht beten. Das erzürnt die Geister«, warnte Ufuro-Etu.

Vorsichtig trat Meson zurück. Er hatte nicht einmal gewusst, dass die Tonkari das Bogenschießen beherrschten. Und das geradezu meisterlich. Ihre Kriegskunst musste viel weitreichender sein, als den Menschen bewusst war. Und sie schien ihrer eigenen in mancherlei Hinsicht zu ähneln. Die Art und Weise, wie sie sich im Umgang mit Waffen ertüchtigten oder sich vor dem Waffengang formierten. Auch waren den Kriegern beider Seiten Ehre und Tapferkeit wichtig. Dass sie den Bogen nicht in der Schlacht einsetzten, musste einen rituellen Grund haben. Was den Menschen zum Vorteil gereichte und bisher viele Leben verschont hatte. Trotz ihrer Unterlegenheit im Kampf waren die Tonkarimataru aber scheinbar nicht bereit, mit ihren Traditionen zu brechen.

Ob sein eigenes Volk im Angesicht des Untergangs so viel Stolz und Mut aufbrächte?

Sie machten kehrt und folgten dem Waldpfad. Urplötzlich blieb Meson stehen, fuhr herum und blickte ins Dickicht. Ihm war, als habe er eine Stimme gehört. Er vermochte weder zu sagen, ob es eine männliche oder weibliche gewesen war, noch hatte er verstanden, was sie gesagt hatte. Es waren eher Laute gewesen als Worte, mehr das Echo einer Stimme, als diese selbst. Doch auf eine eigentümliche Weise kam sie ihm bekannt vor. Etwas längst Vergangenes, tief in seinen Erinnerungen begraben, regte sich. Und es verschwand ebenso rasch, wie es erschienen war.

»Hast du das gehört?«, fragte er seinen Bewacher. »Da war eine Stimme.«

Der Tonkari betrachtete ihn überrascht. »Ich habe nichts gehört. Jeder hört die Geister allein.«

Meson riss die Augen auf. »Man kann die Geister hören?«

»Wenn sie es wollen.«

»Warum sollten eure Geister zu mir sprechen?«

Ufuro-Etu zögerte, sah ihn erbost an und ging an ihm vorbei. »Vielleicht fordern sie einen Ablass, weil du so viele Tonkarimataru getötet hast.«

Meson blieb stehen und sah ihm beklommen nach. »Haben sie auch zu dir gesprochen?«

Der Krieger sah über seine Schulter zurück. »Nein. Sie sprechen nicht zu jedem. Manche warten ihr Leben lang vergebens. Aber ich glaube fest daran, dass mir diese Ehre irgendwann zuteilwird.«

Mit zwei Schalen in den Händen setzte sich Mirata-Wea vor ihn. Sie hatte das Abendessen vom Dorfplatz geholt und reichte es ihm. Sie aßen gleich, denn der Eintopf war nicht mehr heiß. Draußen war es dunkel, doch Meson war nicht müde. Die Erlebnisse des Tages hatten ihn aufgewühlt und nachdenklich gestimmt. Viel zu wenig wussten die Menschen über die Tonkari. Er hatte geahnt, dass hinter der stachelbewehrten Maske der Igelmenschen mehr stecken musste.

Doch dass ihre Kultur so hoch entwickelt war, überraschte auch ihn. Und jeder Tag im Dorf erweiterte seine Kenntnisse von ihrer Lebensweise um ein geringes Maß. Sie waren wie die Mosaike im Tempel von Rogfa, die Böden, Fenster und Wände zierten. Einzeln waren sie nur bunte Bruchstücke, erst als Ganzes ergaben sie ein Bild. Eines stand für Meson fest: Besäßen die Tonkari noch heute ein Königreich, so wie vor Jahrhunderten, wären sie den Menschen ein mächtiger Verbündeter. Oder ein ebenbürtiger Feind.

Obwohl Meson seine Verlobte vermisste, sich nach ihr sehnte und ihre Angst um ihn in der Luft schmeckte, war es eine andere, an die er, zu seiner eigenen Verwunderung, häufiger dachte. Nela, seine verstorbene Frau. Ein Schauer durchfuhr ihn, als er versuchte, sich an die Stimme zu erinnern, die er im Wald gehört hatte. Die Erinnerung war blass wie ein Hauch im Wind. Sie war zu einem vagen Gefühl geschrumpft. Trotzdem fragte er sich, ob Nela es gewesen sein konnte, die zu ihm gesprochen hatte. Doch was hätte ihre Seele in das Totenreich eines anderen Volkes führen sollen? Sie sollte bei Jahowe sein und auf ihn hinabsehen. Oder lagen die Tonkari mit ihrer Religion gar näher an der Wahrheit als die Menschen? Seit ihrem frühen Tod hatte er sich ihr nicht mehr so nahe gefühlt.

Nach dem Essen stellte Mirata-Wea die Schalen auf den Tisch. Wieder ließ sie ungeniert ihr Kleid zu Boden fallen und bettete sich auf den Fellen. Diesmal zögerte Meson, bevor er sich abwandte. Einen Augenblick länger als am gestrigen Abend genoss er ihren Anblick. Sich abzuwenden fiel ihm beinahe so schwer, wie es nicht zu tun. Und es verlangte ihn, mit ihr darüber zu sprechen. Tat sie es, weil sie wusste, dass es ihn verlockte, oder war sie naiv wie ein Kind?

»Wieso empfindest du keine Scham, wenn du dich vor mir entblößt?«

Ihr Gesicht ragte unter der Decke hervor und ihre Augen betrachteten ihn erstaunt.

»Tonkari tragen nur dann Kleider, wenn diese einen Zweck erfüllen. Nachts habe ich eine Decke, um mich zu wärmen. Warum sollte ich mich schämen, keine Kleider zu tragen?«

»Da wo ich herkomme, entkleidet man sich nur, wenn man allein ist, oder im Beisein seines Ehegatten. Niemand käme auf die Idee, seinen Leib vor einem Fremden zu enthüllen. Außer eine Gunstgeberin.«

»Was ist eine Gunstgeberin?«, fragte sie.

»Ein Weib, dessen Tagwerk es ist, einem fremden Manne in der Nacht beizuwohnen.«

»Haben eure Männer keine Gefährtinnen?«

Er versuchte, es ihr zu erläutern, doch was er sagte, musste ihr befremdlich erscheinen. »Nicht jeder Mann hat eine Gefährtin, obwohl sich fast alle eine wünschen. Aber die meisten haben eine, vermute ich.«

»Gibt es nicht genug Frauen?«, fragte sie. »Sind sie vielleicht an der Seuche gestorben, von der du sprachst?«

Sie schien so bestürzt über den Gedanken zu sein, dass er grinsen musste.

»Es sterben genauso viele Frauen wie Männer an der Seuche. Es hat damit nichts zu tun. Aber für manche ist es nicht leicht, eine Gefährtin zu finden. Viele Regeln müssen beachtet werden.«

Das Mädchen lachte und drehte sich auf dem Kissen herum. Sie löschte die Kerze an der Wand.

»Nichts sollte leichter sein. Aber ihr verhaltet euch merkwürdig. Was ihr macht, ergibt oft keinen Sinn und hat keinen Wert.«

Ihre Worte hallten in ihm wider. Sie ahnte nicht, wie recht sie hatte.

IV

Am nächsten Morgen schlenderten Meson und Mirata-Wea erneut durch das Dorf. Sie waren ins Gespräch vertieft und ließen sich nicht von den neugierigen oder abweisenden Blicken mancher Igel behelligen. Meson verstand deren Vorbehalte und Vorurteile nur zu gut. Genauso wie er selbst benötigten sie sowohl den Willen als auch die Zeit, sie zu überwinden.

Mirata-Weas Einstellung ihm gegenüber hatte sich jedoch rasch gewandelt. Ihre Feindseligkeit und Skepsis war einer wachen Neugier gewichen.

Meson war sicher, dass seine eigene offene und lernwillige Art es ihr leicht machte, zu vergessen, dass er dem Feind angehörte. Darüber hinaus machte sie oft Andeutungen, die er nicht verstand. Als wüsste sie etwas über ihn, das er selbst nicht wusste. Obwohl Mirata-Wea zweifellos im Kopf und im Herzen eine Tonkarimataru war, war sie auch eine Menschfrau und stellte oft neugierige Fragen über die Welt der Menschen. Meson war sicher, dass sie sich zerrissen fühlen musste. Auch wenn der Stamm sie aufgenommen und zu ihrer Schamanin herangezogen hatte, war sie keine Tonkari und würde nie eine sein.

»Hast du Erinnerungen an die Welt der Menschen?«, fragte Meson.

Sie überlegte und schüttelte dann den Kopf.

»Es sind nur verschwommene Bilder von großen gemauerten Häusern. Stimmen, Gerüche. Ich weiß nicht einmal, ob es wirklich Erinnerungen sind oder Fantasien aus Erzählungen.«

»Weißt du etwas über deine leiblichen Eltern?«

»Mein Vater sagt, sie waren Kaufleute, die von Wegelagerern ermordet wurden. Jäger unseres Stammes kamen zur Hilfe. Sie erschlugen die Räuber, doch für meine Eltern war es zu spät. Sie konnten nur mich retten.«

Wie musste es für sie gewesen sein, aus den Armen der Familie gerissen und in eine ihr völlig fremde Welt geworfen zu werden? Auf ein zweijähriges Kind mussten die Tonkari wie albtraumartige Ungeheuer wirken. Sie musste unvorstellbare Angst gehabt haben. Doch offenbar hatte sie bei den Igeln die Wärme und Geborgenheit gefunden, die ein Kind brauchte.

»Wie wurdest du ihre Schamanin?«

»Es ist Brauch, dass eine Frau das Dorf berät und beschützt. Wenn Waban-tu-Eytu und seine Gefährtin eine Tochter gehabt hätten, wäre sie dazu berufen worden. Hätte der Stamm mich nicht gefunden, hätten sie ein anderes Mädchen ausgewählt, ohne es vor die Wahl zu stellen. Es ist eine große Ehre, Schamanin zu sein, aber auch eine schwere und verantwortungsvolle Aufgabe. Ich lebe und ich sterbe als Schamanin. Verstehst du?«

Meson lauschte ihr aufmerksam und vergaß dabei alles um sich herum. »Wie hieß Waban-tu-Eytus Gemahlin, deine Mutter?«

»Dea-na-Wia. Es heißt Weise Eule in eurer Sprache. Sie starb im letzten Winter. Sie war krank und sehr schwach. Es war für uns alle ein schwerer Verlust, aber ich versuche alles, um eine gute Führerin zu sein. In zwei Tagen feiern wir das Herbstfest. Dann wirst du mehr von dem sehen, was ich tue.«

Meson sah überrascht auf. Dieses Fest weckte seine Neugier besonders, denn in seiner Welt wurde bald das Erntefest gefeiert. Auf einmal war ihm, als sei er dort. Als stiege ihm der Duft von gerösteten Kastanien in die Nase. In den Straßen Rogfas erklangen Musik und ausgelassenes Gelächter und Händler boten ihre Waren feil. Die Menschen bedankten sich bei den Göttern für eine reiche Ernte und baten um einen milden Winter. Das Erntefest war eigentlich der Höhepunkt im zweigöttlichen Kalender. Doch wenn der König auch künftig nach jeder Schlacht ein Fest feiern ließ, würde es an Bedeutung verlieren.

»Und was feiern die Tonkarimataru im Herbst?«

»Wir bitten die Geister des Waldes um Jagdglück und Gesundheit im Winter. Wir feiern den ganzen Tag und kommen zusammen, um gemeinsam zu beten. Nach Einbruch der Nacht opfern wir eine Graufeder und ziehen zur Höhle des Greifen, um ihm zu huldigen.«

»Dem Greifen?«, fragte Meson überrascht. Der Greif war ein Ungeheuer, das die wenigsten Menschen je zu Gesicht bekommen hatten. Und wenn, dann war ihnen das schlecht bekommen. Welche Bedeutung hatte er für dieses Volk?

»Der Greif ist der Wächter des Waldes. Er folgt dem Willen der Geister. Wir sichern uns seine Gunst, indem wir ihm ein Opfer bringen. Nach dem Winter feiern wir das Frühlingsfest und bedanken uns für den Schutz, den die Geister uns haben zuteilwerden lassen.«

»Hat der Greif nie einen Tonkarimataru angegriffen?«

Mirata-Wea hielt erschrocken inne. »Niemals! Das würde er nicht tun! Er beschützt uns!«

»Der Greif hat viele unserer Männer getötet, die versucht haben, seine Höhle zu finden. Er hat Bauern umgebracht und deren Rinder gerissen.«

»Der Greif schert sich nicht um eure Belange. Aber er verteidigt sich, wenn man ihn angreift. Und das Wissen um die Lage seiner Höhle bleibt uns vorbehalten.«

Meson fragte sich, wie es dem Greifen möglich war, zwischen Menschen und Tonkari zu unterscheiden. Wieso machte er keine Jagd auf sie? An ihrem Stachelkleid konnte es nicht liegen. Ein mächtiger Schnabel und grauenvolle Pranken versetzten die Kreatur in die Lage, alles zu zerreißen, was ihr über den Weg lief, egal ob Mensch oder Tonkari. Man hatte die Kadaver großer und wehrhafter Tiere gefunden, die eindeutige Spuren eines Kampfes mit dem Greifen aufwiesen. Andererseits hatte Meson noch nie davon gehört, dass ein Mensch grundlos angegriffen worden war. Allerdings waren Gruppen von Jägern und Bauern ausgezogen, um nach dem Greifen zu suchen, nachdem er sich an ihrem Vieh gütlich getan hatte. Wie jedes andere Tier verteidigte er sich dann.

Nachdem sie eine Weile geschwiegen hatten, kam Meson wieder auf das gestrige Gespräch. Er hatte darüber nachgedacht, was Mirata-Wea gesagt hatte und es schien für jeden im Dorf zu gelten, außer für sie selbst.

»Du hast gesagt, es ist leicht, einen Gefährten zu finden. Könntest du dir vorstellen, mit einem

Tonkari-Mann zu leben?«

Das Mädchen dachte nach. »Ja, wenn er ein guter Mann ist. Er muss ein großer Krieger oder Jäger sein, denn als Schamanin genieße ich ein hohes Ansehen im Dorf. Mein Vater würde dem nur zustimmen, wenn er meiner würdig ist.«

»Aber könntest du ihn lieben? Fändest du ihn anziehend und sehntest dich nach seiner Nähe und seinen Berührungen? Hat dich je ein Mann aus dem Dorf verführt?«

Sie zögerte und gab dann eine unbeholfene Antwort. Meson gewann den Eindruck, dass sie nicht verstanden hatte, was er meinte. Die Gefühle, von denen er sprach, waren ihr fremd. Nie hatte sie die Gelegenheit gehabt, sich zu verlieben oder einen Mann zu begehren. Genauso wenig konnte er sich ihre Sichtweise vorstellen. Sie kannte nichts anderes als die Igel, und ihr eigenes Volk war ihr fremd. Mehr als das. Es war zum Feind geworden. Die Art und Weise, mit der sie auf die Welt blickte, erschien Meson verzerrt und grotesk.

»Ich frage mich, ob ein Mensch und ein Tonkari gemeinsam ein Kind haben können«, warf er ein.

Mirata-Wea verzog die Mundwinkel. »Wenn sie sich wirklich lieben, bekommen sie ein Kind. Warum sollte das nicht möglich sein?«

Meson schmunzelte und sah verlegen auf den Boden. »Weil sie sehr verschieden sind. Man kann ein Pferd auch nicht mit einer Graufeder paaren, nur weil beides Reittiere sind. Aber ein solches

Halbblut, halb Mensch, halb Tonkari, wäre ein Gewinn für uns alle.«

»Hast du in eurer Stadt eine Gefährtin und ein Kind?«

Augenblicklich sah er die Bilder seiner Familie vor Augen. Siras Holzpferd, das er für sie geschnitzt hatte. Es lag noch auf der Kommode neben dem Bett.

»Ich hatte eine Tochter. Sie ist an der Seuche gestorben, genau wie ihre Mutter. Aber inzwischen habe ich eine neue Gefährtin gefunden.«

»Es ist schrecklich, seine Familie zu verlieren. Jeden Tag kommen ein paar unserer Männer nicht zurück und die Frauen und Kinder weinen um sie. Es ist stiller geworden im Dorf. Viele Stimmen fehlen.«

»Bei uns ist es genauso. An diesem Krieg ist nichts Gutes.«

»Aber trotzdem führt ihr ihn gegen uns! Ihr seid so mächtig und könntet ihn beenden. Warum tut ihr es nicht?«

Der Heermeister nahm den vorwurfsvollen Ton in ihrer Stimme wahr. Und seine Erwiderung wirkte unbeholfen. »Unsere Welt ist sehr schwierig und ich kenne nicht alle Antworten. Wir tun oft Dinge, die wir nicht wollen, aber dennoch müssen.«

»Wenn du verstehst, was mein Vater dir zeigen will, dann wirst du uns helfen wollen.« Sie machte eine Pause. »Du musst deine Gefährtin sehr vermissen.«

»Das tue ich. Aber ich weiß, ich werde sie wiedersehen. Wenn nicht hier, dann in Jahowes Reich.«

In Meson flammte ein schlechtes Gewissen auf. Er verbrachte viel Zeit mit einer anderen Frau und sprach mit ihr sogar über Liebe. Seine Neugier trieb ihn dazu, obwohl er wusste, dass es falsch war. Vor dem Hintergrund seiner Liebe zur Prinzessin sollte er über jeden Zweifel erhaben sein. Umso mehr überraschte es ihn, dass er es nicht war.

Am anderen Ende des Dorfes sahen sie hinab zu den Kriegern in der Senke. Jeden Tag verbrachten sie damit, ihre Kriegskunst zu verfeinern und ihren Leib zu stählen. Obwohl sie wussten, dass sie der Übermacht der Menschen auf Dauer nicht gewachsen sein würden, wollten sie so lange und so erbittert kämpfen, wie es ihnen möglich war. Das Leben ihrer Familien hing davon ab. Die Menschen verschonten niemanden, und wenn die Krieger erst überwunden waren, würden die Familien abgeschlachtet werden. Meson wusste das. Der Stamm der Tonkarimataru verschwände aus dem Wald wie das Echo ihrer Stimmen. Es würde still werden, am Fuße des Berges. Ein paar hundert Krieger waren das Einzige, das zwischen dem Blutdurst der Menschen und den Tonkarimataru stand.

Meson erinnerte sich an seinen Kampf gegen Diko-ta-Watu. An seine Unterlegenheit. Er war ein angesehener und fähiger Soldat, umso mehr kränkte ihn, dass er gegen den Igel verloren hatte. Und hätte Diko-ta-Watu gewollt, wäre Meson noch schneller am Ende gewesen. Unweigerlich stieg Ehrgeiz in ihm auf und der Wunsch, es besser zu machen. Sich den Respekt zurückzuholen, den er verdiente. Heute wusste er, worauf er achten musste, um den Kampf zumindest ausgeglichen zu gestalten.

Er ließ Mirata-Wea stehen und ging mit raschen Schritten den Hügel hinunter auf die Krieger zu. Sein Blick war auf ihren Anführer gerichtet. Mirata-Wea rannte ihm nach, sie ahnte, was er vorhatte. Sie zerrte an seinem Ärmel und versuchte, ihn von seinem Vorhaben abzubringen. Doch Meson blieb erst stehen, als er vor Diko-ta-Watu stand. Einen Moment lang sahen sie sich schweigend und mit grimmiger Miene an. Eines Wortes bedurfte es nicht. Ohne Diko-ta-Watu aus den Augen zu lassen, nahm Meson einem der Krieger den Stab ab und ging rückwärts, um sich in Position zu bringen. Ohne zu zögern, kam Diko-ta-Watu auf ihn zu. Mirata-Wea stellte sich ihm in den Weg und versuchte vergeblich, ihren Bruder davon abzuhalten, erneut gegen Meson zu kämpfen. Doch der schob sie beiseite, entledigte sich seiner Rüstung und stellte sich zum Kampf auf.

Meson legte sein Hemd ab. Anstatt den Stab schützend vor sich zu halten, richtete er ihn auf seinen Gegner. Damit gewann er Abstand und Wendigkeit. Sie verloren keine Zeit, tänzelten nicht umeinander, sondern Meson ging sofort zum Angriff über. Wut und Ehrgeiz kochten in ihm hoch. Er wollte unbedingt siegen! Auch, um sich selbst zu beweisen, dass er ein fähiger Soldat war. Wie konnte er ein Heer führen, wenn er sich von einem einzelnen Igel bezwingen ließ?

Er täuschte einen geraden Stoß zur Brust an. Diko-ta-Watu reagierte auf diese Finte und stieß seinen Stab abwärts. Darauf hatte Meson gewartet. Er rammte den Stab in Diko-ta-Watus Gesicht. Während der benommen zurücktaumelte, setzte Meson mit einem harten Hieb auf die Brust nach. Sein Gegner krümmte sich und Meson stieß einen gellenden Schrei aus. Mit einem weit ausgeholten Schlag riss er ihn von den Beinen.

Für einen Moment war es still. Alle betrachteten fassungslos den am Boden liegenden Igelkrieger. Die Dorfbewohner, die sich am Rande der Wiese versammelt hatten, warteten gebannt darauf, was als Nächstes passierte. Als Diko-ta-Watu der Blicke gewahr wurde, sprang er auf und stürmte brüllend auf Meson zu. Der reagierte blitzartig, wich aus und stemmte dabei seinen Stab schräg in die Erde. Der Igelkrieger konnte seinen Schwung nicht mehr bremsen, stolperte und fiel erneut zu Boden. Sofort rappelte er sich auf, seinen Holzstab in der Hand, und ging mit großen Schritten auf Meson zu. Wie wild hieb er auf ihn ein und schwang sein Stachelkleid, doch Meson gelang es, auszuweichen. Inzwischen war zu spüren, dass Diko-ta-Watu von Wut statt von kluger Besonnenheit gelenkt wurde. Er ließ hämmernde Schläge auf Meson niederprasseln, sodass der gezwungen war, in die Knie zu gehen. Doch als der Igelkrieger zu einem letzten Schlag besonders weit ausholte, rollte sich Meson zur Seite und der Stab prallte auf den Boden. Als sich der Igel umdrehte, verpasste Meson ihm erneut einen wuchtigen Schlag ins Gesicht und einen zweiten auf die Brust. Doch als er ein weiteres Mal versuchte, dem Igel das Bein wegzuschlagen, entriss er Meson den Stab und stieß ihn zu Boden. Er kniete über ihm, drückte Meson mit seinem Stab nieder und hinderte ihn so am Aufstehen.

»Genug!«, entschied Diko-ta-Watu mit grimmigem Gesicht.

Einzelne Zuschauer riefen etwas über die Wiese. Ihre Worte hallten von der Palisade wider.

»Faja-Hijar!«

Der Häuptlingssohn betrachtete die Bewohner. Auch einige seiner Krieger wiederholten das Wort. Lange musterte er Meson mit gedankenverlorenem Blick. Als suche er nach etwas in dessen Augen. Dann reichte er Meson die Hand und half ihm auf.

»Du kämpfst gut für einen Menschen«, sprach er und wandte sich von ihm ab, ging zu seinen Kriegern.

Meson ließ Mirata-Wea seine Wunden beäugen

und zog dann sein Hemd an. Blutergüsse, aufgeplatzte Haut – nicht schlimmer als nach dem letzten Kampf.

»Was bedeutet Faja-Hijar?«

Das Mädchen sah ihn eine Weile ausdruckslos an. Dann lächelte sie. »Für manche ist es ein sehr wichtiges Wort. Es dauert lange, es zu erklären, und du musst mehr über uns wissen, um es zu verstehen. Dafür ist es zu früh. Hab Geduld. Mit dir wie mit uns.«

V

Die Nächte waren spürbar kälter geworden. Ein strenger Winter stand vor der Tür und die Tonkari erwarteten jeden Tag den ersten Schnee. Abgesehen von den mächtigen Pagodenbäumen, die selbst in der kalten Jahreszeit nicht alle Blätter verloren, waren die Bäume kahl. Die Tiere hatten sich in ihre Höhlen und Bauten zurückgezogen und waren selten anzutreffen. Viele Vögel hatten die Reise in den Süden angetreten.

Auch für die Tonkari war es Zeit, die letzten Vorbereitungen für den Winter zu treffen. Die Schober und Lager waren bereits gefüllt, jetzt wurden die Hütten abgedichtet und Schneestiefel für die Jäger gefertigt. Der ausklingende Herbst war die Zeit, in der die Igel ihr Herbstfest feierten. Während des Feiertages saßen die Dorfbewohner in kleinen Gruppen auf dem Dorfplatz und unterhielten sich ausgiebig miteinander. Die ganze Zeit wurde gegessen und getrunken. So verbrachten die Dorfbewohner den Tag, von Sonnenaufgang bis Sonnenuntergang. Im Wechsel standen die Igel an den Feuerstellen und bereiteten die verschiedenen Mahlzeiten zu. Eintöpfe, Suppen, Spieße. Die Igelkinder rannten ausgelassen herum und spielten. Die Lichtung war erfüllt von einem gleichmäßigen Raunen, das auf Meson eine beruhigende Wirkung hatte. Er hielt sich an Mirata-Wea, da sie für ihn übersetzte. Unter den älteren Tonkari waren nur wenige, die die Menschensprache noch beherrschten. Im Dorf gab es eine Schule, in der die Igelkinder alles lernten, was sie zum Überleben im Wald brauchten. Darunter auch die Sprache der Menschen, die sorgfältig von ausgewählten Lehrmeistern an die nächste Generation weitergegeben wurde, damit sie nicht in Vergessenheit geriet.

Meson und Mirata-Wea saßen bei einer Gruppe alter Tonkari. Ufuro-Etu konnte er nicht entdecken, doch Meson wusste, dass er sich stets irgendwo in seiner Nähe aufhielt. Meson saß seit Stunden auf dem kalten Boden und fror, da ihn das dünne Fell unter ihm kaum warmhielt. Der Honigwein und das heiße Essen hatten ihre wärmende Wirkung längst eingebüßt. Einer der Greise, ein alter Krieger, deutete mit einem Becher auf Meson und sprach dann zu Mirata-Wea.

»Er fragt, ob du den Wurzelgeist gekostet hast«, übersetze sie.

Meson schüttelte den Kopf und der Alte reichte ihm seinen Becher. Das Gebräu darin dampfte in der Kälte. Meson hielt seine Nase darüber. Ein beißender Alkoholgeruch trieb ihm die Tränen in die Augen und ließ ihn das Gesicht verziehen. Die Igel lachten schallend. Mirata-Wea nahm ihm den Becher ab, trank einen Schluck und gab ihn zurück.

»Siehst du, wir wollen dich nicht vergiften. Aber es wärmt das Blut.«

Meson überwand sich. Wie schlimm konnte es sein, wenn sie es seelenruhig trinken konnte? Er kippte sich einen kräftigen Schluck in den Mund und bereute es sogleich. Seine Zunge fühlte sich an, als verbrenne sie wie ein Blatt im Feuer. Er spürte das Getränk die Kehle herunterrinnen und den Magen versengen, als habe er brennendes Lampenöl getrunken. Augenblicklich trat Schweiß aus seinen Poren. Sein Atem stockte und er bekam ein hochrotes Gesicht. Er rang nach Luft, als ertrinke er, und hustete dann kränklich. Die Igel grölten amüsiert und die nebensitzenden Gruppen fielen in das Gelächter ein, bis das ganze Dorf über ihn zu lachen schien. Immerhin war ihm nicht mehr kalt. Als er sich gefangen hatte, gab er dem Alten den Becher zurück und lachte mit.

»Diesen Dreck würde nicht mal Horad saufen!«

Neben der Geselligkeit gehörten Gebete zum Herbstfest der Igel. Dabei sah Meson Mirata-Wea zum ersten Mal bei ihrem Tagwerk. Während er sich zurückgezogen hatte, um die Zeremonie aus den hinteren Reihen zu beobachten, stand sie vor den Bewohnern und sprach rituelle Worte. Dann verteilte sie Schalen mit getrockneten Blüten, die entzündet wurden. Die Tonkari ließen sich von dem aufsteigenden Rauch einnebeln und murmelten dabei ihm unverständliche Worte. Das Mädchen setzte sich im Schneidersitz vor sie, sang und sprach abwechselnd und die Igel antworteten – eine feierliche Litanei. Der süßliche Rauch der verbrannten Blüten stieg Meson in die Nase. Er erkannte ihn sofort. Es waren Rauschblüten, die Tonkari fielen durch sie in Trance. Irgendwann beendete Mirata-Wea das Gebet und sammelte die Schalen ein. Die Igel wandten sich wieder der Geselligkeit zu.

Drei Stunden später war es dunkel und das Fest näherte sich seinem Höhepunkt. Diko-ta-Watu führte eine Graufeder auf den Dorfplatz und band sie an einen Pflock im Boden. Ihr waren die Augen verbunden worden und ihre Klauen steckten in Leinensäcken. Die Läufe waren gefesselt, sodass das Tier nur kurze Schritte zu gehen vermochte. Ein Krieger reichte Diko-ta-Watu eine Glefe und mit einer raschen und fließenden Bewegung trennte er dem Vogel den Kopf ab. Das Blut spritzte und floss in Strömen auf den Boden. Nach einem kurzen Aufbäumen hatte das Tier seinen Todeskampf hinter sich und die Igel banden den Körper an einen langen Holzstab. Vier von ihnen schulterten ihn, andere Tonkari verteilten unterdessen Fackeln und entzündeten sie. Der Wald war plötzlich hell erleuchtet. Die Bäume warfen das Rot des Fackelfeuers zurück und sahen aus, als stünden sie bis zu den Wipfeln selbst in Flammen. Auch Mirata-Wea trug eine Fackel. Wie selbstverständlich nahm sie Mesons Hand und führte ihn an den wartenden Tonkari vorbei nach vorn, zum Anfang des Zuges, wo der Stammesführer mit seinen Söhnen stand, gefolgt von den Männern mit dem Opfertier. Auf ein Zeichen von ihr setzte sich der gesamte Stamm in einem langen Festzug aus hunderten Feuern in Bewegung.

Mehrere Stunden wanderten die Tonkari auf dem gewundenen, schmalen Pfad durch den Wald, bis er anstieg und allmählich immer steiler wurde. Bald war er nicht mehr von Bäumen gesäumt, sondern nur von niedrigen Sträuchern und Büschen. Und als sie noch höher gestiegen waren, fanden sie sich zwischen Felsen wieder. Aus dem Waldweg war ein steiniger Gebirgspfad geworden, der sich den Berg emporzog.

Meson war noch nach Stunden schwindelig von dem Gebräu, das die Tonkari ihm zu trinken gegeben hatten. Er blieb stehen und blickte zurück. Der Wald unter ihnen reichte bis zum Horizont und glich einem schwarzen Meer mit Wogen aus Blättern, die im Wind auf und ab gingen. Die Baumriesen waren weit entfernt, dennoch konnte er ausmachen, wo sich das Dorf befand. Er versuchte weiter zu sehen, über den schier endlosen Wald hinaus, bis nach Rogfa. Doch von der Stadt war nichts zu sehen. Nicht einmal ein blasser Schimmer. Die Tonkari hatten ihn tief in ihr Reich gebracht.

Der Halbmond kam hinter dem Gipfel des Berges hervor und spendete ein fahles Licht. Vor einer Höhle kam der Zug zum Stehen. Die klaffende Öffnung im Berg maß zehn Schritt in Höhe und Breite und darin war es so tief schwarz, dass sie auch am Tage bedrohlich gewirkt hätte. Hier hauste also der Greif. Die Träger legten das Opfertier vor den Höhleneingang, genau auf die Grenze zwischen Dunkelheit und Zwielicht. Mirata-Wea rief rituelle Worte in die Höhle hinein, lauschte angestrengt und rief dann erneut. Der kalte Gebirgswind heulte zwischen den scharfen Felsen und Spalten, die Flammen der Fackeln tanzten knisternd, aber sonst geschah lange nichts. Dann regte sich etwas in der Höhle. Etwas Großes bewegte sich. Schwere Schritte waren zu hören und zu spüren. Meson fühlte den Boden zittern, doch er konnte nicht ausschließen, dass es seine Knie waren, die zitterten. Er hörte einen röhrenden Atem, ähnlich dem eines Bullen, ganz in der Nähe. Es war der Greif. Noch nie war er einem solchen Ungeheuer so nahe gewesen. Er verspürte den Reflex nach seinem Schwert zu greifen, doch natürlich trug er keines. Der Greif musste im Eingang der Höhle stehen, noch verborgen in der Dunkelheit, geschützt vor ihren Blicken. Mit einem raschen Ruck verschwand das Opfertier in der undurchdringlichen Schwärze der Höhle. Mirata-Wea rief dem Greifen nach und die Tonkari stimmten mit ein. Daraufhin machte der Zug kehrt.

Weit nach Mitternacht trafen sie wieder auf dem Dorfplatz ein. Die Fackeln waren heruntergebrannt und Mirata-Wea verteilte erneut Schalen mit Blütenblättern für das Nachtgebet. Obwohl Meson längst müde sein sollte, war er es nicht, er spürte lediglich seine Beine nach dem langen Marsch. Das Erlebte war zu aufregend, es würde dauern, ehe er zur Ruhe kam. Um dem Schlaf nachzuhelfen, bemühte er sich um Entspannung und suchte sich dieses Mal einen Platz weiter vorne, inmitten der Tonkari mit den brennenden Schalen. Der Alkohol drehte sich immer noch in seinem Kopf und der Rauch der Rauschblüten taten sein Übriges, um diesem langen ereignisreichen Tag ein würdiges Ende zu bereiten. Heute Nacht würde er tief und fest schlafen, wie ein wohlbehütetes Kind, dessen war er sicher. Der Tonkari rechts von ihm stellte die Schale zwischen sie. Der Rauch stieg Meson in die Nase und er schloss die Augen.

Die Wirkung ließ nicht lange auf sich warten. Er fühlte sich benommen und das benebelte Gefühl in seinem Kopf verstärke sich ins Unermessliche. Sein Herz raste, als liefe er den Berg hinauf. Oder hinunter, vor dem Greifen davon. Ein stechender Schmerz durchbohrte seinen Kopf wie ein Pfeil und als Schwindel und Übelkeit in ihm aufstiegen, öffnete er die Augen.

Was er sah, erschrak ihn. Es hätte dunkel sein sollen, doch es war taghell. Der Dorfplatz war in dichten, weißen Nebel gehüllt und er war allein. Meson stand auf und sah sich um. Er konnte keine drei Schritt weit sehen. Niemand antwortete auf seine Rufe. Dann plötzlich wurde es dunkel, doch nur für die Dauer eines Lidschlags. Ein riesiger Schatten raste über ihn hinweg und landete an der Stelle, an der Mirata-Wea eben noch gestanden hatte. Durch den weißen Nebel konnte er nur die Silhouette erkennen. Es war der Greif! Er faltete seine Flügel und kam auf ihn zu. Meson war starr vor Angst. Er versuchte, nach hinten auszuweichen, doch seine Beine gehorchten ihm nicht, waren wie gelähmt. Mit jedem seiner Schritte, den das Ungeheuer näherkam, wurde es kleiner. Seine Umrisse verschwammen, veränderten sich und bald waren sie zur Form eines Menschen geworden. Einer Frau mit lang wallendem Haar. Und als sie nahe genug gekommen war, sodass der Nebel sie nicht mehr verbarg, erkannte Meson, wer sie war. Es war Nela! Seine Frau. Sie war nicht tot! Sie stand leibhaftig vor ihm. In dem weinfarbenen Kleid, in dem er sie dem Feuer übergeben hatte. Noch immer konnte er sich nicht rühren, auch wenn er ihr in die Arme fallen wollte.

Doch dann wurde er ihrer Miene gewahr. Sie blickte mit glasigen Augen durch ihn hindurch und ihr Gesicht war vollkommen ausdruckslos. Dann holte sie tief Luft und schrie. Sie schrie so entsetzlich laut, dass Meson sich die Ohren zuhalten musste und es trotzdem schmerzte. Er konnte nicht anders, als sich abzuwenden. Dabei stolperte er. Um ihn herum lagen tote Tonkari. Hunderte. Tote, so weit er sehen konnte. Manchen fehlten Gliedmaßen. Anderen steckten Schwerter und Pfeile im Leib. Der Boden war blutgetränkt und schmatzte bei jedem Schritt. Und es waren nicht nur Krieger, sondern auch Frauen und Kinder. Sie alle sahen ihn aus offenen Augen vorwurfsvoll an. Manche gaben ihren letzten Atem, um seinen Namen zu sagen. Und über allem lag Nelas markerschütternder Schrei.

Doch plötzlich verstummte sie und sprach mit sanfter Stimme zu ihm. »Wach auf, Meson. Komm zu dir.«

Meson fuhr zusammen. Er brauchte einen Augenblick, um sich zu orientieren. Es war hell in der Hütte, obwohl keine Kerzen brannten. Er lag in Fellen und Stroh. Mirata-Wea und Waban-tu-Eytu saßen bei ihm. Ihre Blicke wirkten erwartungsvoll. Langsam richtete er sich auf und trank gierig von dem Wasser, das Mirata-Wea ihm reichte. Sein Schädel fühlte sich an, als habe er drei Tage lang gezecht.

»Was ist geschehen?«

»Du warst die ganze Nacht in Trance. Es ist Mittag. Die Blüten haben dich in den Bann der Geister gezogen.«

»Sie erweitern das Bewusstsein«, erläuterte der Stammesführer. »Sie geben uns die Fähigkeit, mit den Geistern zu sprechen und ihre Botschaften zu empfangen.« Er beugte sich nach vorn, rückte ganz dicht an Meson heran. »Sag mir, was du gesehen hast!«

Meson schickte seine Gedanken zurück in den Traum. »Ich sah den Greifen und zahllose tote Tonkari. Und mein verstorbenes Weib. Es kam mir vor, als sei sie lebendig.« Er sah den Stammesführer an. »Was bedeutet das?«

Waban-tu-Eytu warf Mirata-Wea einen bedeutungsvollen Blick zu.

»Das kann vieles bedeuten«, sagte das Mädchen. »Es ist sehr schwierig, die Geister zu verstehen. Ihre Sprache besteht aus Bildern und Rätseln. Manche brauchen die Erfahrung ihres ganzen Lebens, bevor sie sie zu deuten wissen.«

»Ich frage mich, ob sie es wirklich war. Meine Frau ist tot. Ist es möglich, dass sie zu den Geistern des Waldes gegangen ist?«

Mirata-Wea zuckte mit den Schultern. »Das weiß niemand außer den Geistern selbst. Aber du kannst versuchen, es herauszufinden, indem du betest. Es ist ein weiter Weg zur Wahrheit. Er ist voller Irrwege und stellt sein eigenes Ziel stets infrage.«

Es war, als reiße man ihm eine alte Wunde auf. So nahe hatte er sich ihr gefühlt und doch war es nicht wirklich gewesen. Die Erinnerungen an den Tod seiner Frau und seiner Tochter flammten auf und brannten wie Feuer in seinem Herzen. Fast war er froh, dass er Sira nicht auch noch gesehen hatte, denn die Bilder von Nela, die er in Trance gesehen hatte, ließen ihn seine Familie mehr vermissen, als er es ertragen konnte. Er wusste nicht, ob er es jemals schaffen würde, ihren Tod zu verschmerzen. Sie im Traum gesehen zu haben, spendete ihm keinen Trost, sondern warf Fragen auf, die er nicht beantworten konnte. Hatte Nela ihm wirklich etwas sagen wollen? Vielleicht hielt ihn auch nur seine Fantasie zum Narren.

VI

Ufuro-Etu führte Meson zum Haus von Fasi-Aketu, dem jüngeren der beiden Söhne des Stammesführers. Er lebte mit seiner Familie am anderen Ende des Dorfes, in der Nähe der Graufedernställe. In der vergangenen Nacht, während Meson in Trance gewesen war, hatte ein feinpulvriger Schneefall eingesetzt und bis zu dieser Stunde nicht aufgehört. Der Winter hielt Einzug in die Lande und hüllte den Wald der Tonkarimataru in eine weiße Decke, die bald sehr dicht sein würde. Er bedeckte die Erde wie Mehl einen Laib Brot.

Ufuro-Etu hatte Meson Winterkleidung besorgt. Einen langen Mantel, einen Muff und ein paar Stulpen, alles genäht aus den Fellen von Mardern und Füchsen. Die Kleidung wärmte, ohne schwer und hinderlich zu sein. Und weil der Schneider sie nach Mesons Maßen genäht hatte, passte sie wie eine zweite Haut. Abgesehen von derben Stiefeln trugen die Tonkari auch im Winter keine Kleidung, denn im Herbst verdichtete sich ihr Fell zu einem undurchdringlichen Pelz. Selbst zwischen ihren Stacheln ragten Haare heraus. Lediglich das Gesicht blieb frei. Kinder, deren Fell und Stachelkleid noch nicht dicht genug waren, wurden von ihren Eltern in Decken oder Pelze gehüllt. Noch hatte der Winter nicht zu seiner vollen Stärke gefunden, doch in diesen Breiten Scaris verging kein Jahr ohne dichtes Schneetreiben.

Sie blieben vor einer auffallend großen Hütte aus Lehmziegeln stehen. Es war eher ein Haus als eine Hütte. Mesons Bewacher klopfte an. Ein Igelweib mit weichen Gesichtszügen öffnete ihnen. Sie erschrak, als sie den Menschen sah und der Klang ihrer Stimme, als sie mit Ufuro-Etu sprach, verriet Meson, dass ihr Besuch sie nicht erfreute. Dann kam Fasi-Aketu und schimpfte mit ihr. Vermutlich erinnerte er seine Frau daran, dass der Mensch der Gast seines Vaters war. Wenn auch ein schwieriger.

»Kommt herein, kommt herein!«, rief er leutselig und fuchtelte dabei mit den Händen. Die

Stimme dieses Igels klang weicher als die seines Bruders und er hatte kaum einen Akzent.

Warme Luft schlug Meson entgegen. An der Wand gegenüber der Eingangstür prasselte ein Kaminfeuer, über dem ein blecherner Kessel an einem Haken baumelte. Es duftete nach Kräutern und Gewürzen. Linker Hand lagen Decken und Kissen, in denen zwei Kinder saßen. Sie spielten mit Holzfiguren, bis sie des Menschen gewahr wurden. Sie schwiegen sofort und starrten Meson mit großen Augen an. Ihr Vater forderte sie auf, den Gast zu begrüßen, aber sie stellten sich nur ängstlich hinter ihre Mutter. Nein, hier war er nicht willkommen, stellte Meson fest.

»Ich bitte um Verzeihung. Wir hätten nicht unangekündigt herkommen sollen. Ich wollte … wir gehen besser wieder …«

Fasi-Aketu unterband Mesons Versuche, sich wieder davonzustehlen, indem er die Tür hinter ihnen schloss.

»Das ist meine Gemahlin Aki-Cheta, unser Sohn Bato-Ketu und unsere Tochter Bila-Wida. Willkommen, seid unsere Gäste!«

Ufuro-Etu wurde sogleich ein heißes Getränk gereicht und er setzte sich an einen Tisch, während Fasi-Aketu Meson in einen Raum führte, der wie eine Werkstatt eingerichtet war. Der Häuptlingssohn war offenbar kein Krieger wie sein älterer Bruder. An den Wänden standen Tische, auf denen Werkzeuge lagen, Zangen, Hämmer und andere, deren Zweck Meson nicht gleich erkennen konnte. Die Fenster waren verhangen, sicher damit niemand hineinsehen konnte, dafür tauchten Kerzen den Raum in ein schummriges Licht. Ein menschlicher Handwerker hätte bei solchen Lichtverhältnissen nicht arbeiten können, doch die Tonkari hatten erstaunlich gute Augen.

»Ich wollte dir dafür danken, dass du dich für mich eingesetzt hast, als dein Bruder mir ans Leder wollte.«

Der Igel nickte. »Mein Bruder hasst die Menschen. Verständlich, denn sie versuchen, unseren Stamm auszulöschen. Er hat zu viele von Menschenhand getötete Tonkari gesehen. Aber er respektiert das Wort unseres Vaters und solange der an dich glaubt, bist du sicher bei uns.«

»Und du hasst die Menschen nicht?«, hakte Meson nach.

Fasi-Aketu sah ihn an. »Ich hasse, was sie tun. Ich hasse, dass sie so dumm sind. Aber ich sehe auch, dass einer alleine schlau sein kann und seine Angst überwindet.«

»Ich weiß nicht genau, was euer Vater von mir erwartet. Es ist wahr, dass ich diesen Krieg genauso verabscheue wie ihr und bis zuletzt auf eine friedliche Einigung gedrängt habe. Ich weiß nicht einmal genau, wofür wir überhaupt kämpfen. Aber aufhalten kann ich den Krieg nicht. Ich befolge die Befehle des Königs. Das ist der Lauf der Dinge in der Welt, aus der ich komme.«

Fasi-Aketu nickte nachdenklich. Dann führte er Meson zu einer Werkbank, um ihm eine seiner Erfindungen zu zeigen. An der Stirnseite eines Holzscheits hatte er einen Ast aus weichem Holz befestigt. Die beiden Enden des Astes waren nach hinten gebogen und wurden von einer Sehne gehalten. Die Erfindung erinnerte Meson an eine Balliste oder Armbrust, wie sie die Nordländer verwendeten.

»Meine Erfindung wird dafür sorgen, dass unser Stamm im Winter mehr Jagdglück hat. Aber ich bin noch nicht fertig. Ich will noch Verbesserungen vornehmen, bevor ich sie von meiner Schwester segnen lasse.«

»Und warum ist diese Waffe besser als ein Jagdbogen?«

Der Igel zögerte. Offenbar wollte er nicht alles verraten. »Das wirst du sehen. Ich werde sie dir vorführen, wenn sie fertig ist. Dann nehme ich dich mit auf die Jagd.«

Auf Mesons Lippen formte sich ein Lächeln. Fasi-Aketu war ganz anders als sein Bruder. Und er war anders als Meson es von den Tonkari erwartet hätte. »Darüber würde ich mich freuen«, sagte er.

Als sie kehrtmachten, um sich den anderen anzuschließen, fiel Mesons Blick auf etwas unter der Werkbank. Es war ein größeres Gebilde, das unter einem grauen Leinentuch verborgen war. Er wies mit dem Finger darauf. »Was ist das dort unten?«

Fasi-Aketu kicherte schelmisch. »Eine weitere Erfindung. Vielleicht meine Beste jemals. Aber die Zeit ist noch nicht reif, um sie vorzuführen. Geduld, mein Freund.«

Als sie zurück in die Wohnstube kamen, reichte Aki-Cheta Meson einen Becher Gelbkrauttee und gemeinsam setzten sie sich an den Tisch. Obwohl der Tee ähnlich schmeckte wie in seiner Heimat, erkannte er manche Zutaten nicht. Er war froh seinen Durst löschen zu können. Nur die unsicheren Blicke der Familie bedrückten ihn.

Auf dem Tisch lagen die Spielzeuge der Kinder. Eines von ihnen war eine kleine Graufeder, ähnlich dem Holzpferd, das er für Sira geschnitzt hatte, bevor sie gestorben war. Meson nahm die Figur und stellte sie hin. Dann schob er es vor sich her und versuchte, das Kreischen der Graufedern nachzumachen, was närrisch klang. Seine Bemühungen entlockten den Kindern ein verlegenes Kichern und ihrer Mutter ein Lächeln. Auch Ufuro-Etu musste lachen.

»Wie alt seid ihr?«, fragte Meson die Kinder, doch sie waren zu schüchtern, um zu antworten.

»Bato-Ketu ist sechs und Bila-Wida ist fünf«, sagte Aki-Cheta. »Obwohl sie sehr jung sind, verstehen sie viel von der Welt und wissen, was außerhalb unseres Waldes geschieht. Das macht es uns schwer, ihnen eine behütete Kindheit zu schenken.«

»Ihr kämpft gegen uns!«, warf das kleine Mädchen vorlaut ein, ohne sich hinter ihrer Mutter hervorzuwagen. »Warum tut ihr das?«

Meson wusste nicht, was er sagen sollte. Auch wenn er es gewusst hätte, brächte er keinen Ton heraus. Seine Kehle war wie zugeschnürt. Er räusperte sich und trank einen Schluck Tee, um sie anzufeuchten. Mit einem Mal fühlte er sich wie ein Mann, der seine Freunde verraten hatte. Wenn auch nicht aus freien Stücken.

VII

Killdan Ajendo hatte um eine Audienz beim König gebeten und Hauptmann Atani dazu beordert. Die Prinzessin war ob des Anliegens gespannt, welches der neue Heermeister vortragen wollte. Sicher war es ein Winkelzug, der auf ihren Vater zurückging. Seine gespielte Verwunderung würde sie sofort erkennen. Außerdem beunruhigte sie die Anwesenheit des Hauptmanns. Es musste um Meson gehen. Hätte man ihn tot aufgefunden, hätte sie das, dessen war sie sicher, schon erfahren. Vielleicht hatten sie eine Spur von ihm entdeckt und stritten über die richtige Vorgehensweise. Hauptmann Atani hielt sich bekanntlich mit seiner Meinung nicht zurück, selbst dann nicht, wenn seine Offenheit ihm Peitschenhiebe einbrachte.

Die Soldaten verneigten sich vor dem Thron und der König forderte Ajendo auf, zu sprechen.

»Hauptmann Atani hat sich in den letzten Nächten unerlaubt aus der Stadt geschlichen, um nach Meson Tormin zu suchen«, polterte er los und wies dabei mit der Hand auf seinen Untergebenen, als sei er ein gefasster Verbrecher, den man vergessen hatte, in Ketten zu legen. Während er sprach stolzierte er mit herausgereckter Brust wichtigtuerisch vor dem Thron auf und ab. »Durch den Mangel an Schlaf erscheint er zu den Ertüchtigungen unausgeruht und ist kaum in der Lage, seinen Bogen zu spannen. Ich verzichte nur ungern auf seine einzigartigen Fähigkeiten, doch ich fürchte, ich werde einen neuen Hauptmann berufen müssen, wenn Ihr ihn nicht zur Vernunft bringt, Eure Majestät. Er ist ein schlechtes Vorbild für alle Soldaten des Heeres. Und er widersetzt sich meinen Befehlen. Schließlich leite ich die Suche, nicht er.«

»Es steht jedem Bürger frei, die Stadt zu verlassen und wiederzukehren, wann immer es ihm beliebt. Darüber hinaus gelten Eure Befehle hier nicht, Heermeister«, warf die Prinzessin unverfroren ein. »Hauptmann Atani handelt auf mein Geheiß. Im Gegensatz zu Euch sucht er mit Hingabe nach Heermeister Tormin, während Ihr die Suche unter jedem erdenklichen Vorwand schmälert. Und eine schlaflose Nacht ändert nichts an seinen Fähigkeiten. Ihr übertreibt maßlos.«

Ajendo warf der Prinzessin einen überheblichen Blick zu. »Ich habe Euch bereits erklärt, Eure

Hoheit, dass ich den Befehlen Eures Vaters folge. Wenn Euer werter Verlobter ein Opfer des Krieges geworden ist, dann ist dies nur ein Grund mehr, ihn siegreich und schnell zu beenden. Wenn auch ein höchst bedauerlicher.«

Hellrike stand auf und beugte sich nach vorn, wie ein Wachhund, der Ajendo jeden Moment anfallen könnte. »Euch interessieren nur die Macht und die Reichtümer, die Euch mein Vater versprochen hat!«

»Ruhe!«, befahl der König. Seine Stimme grollte durch den Saal. Er trug ein Grinsen im Gesicht. Offenbar belustigten ihn die Streitereien zwischen Ajendo und seiner Tochter. Ihre Starrsinnigkeit musste ihm gefallen, denn sie glich seiner eigenen. Diese Eigenschaft machte sie zu einer Königin nach seinem Geschmack.

»Der Winter hält Einzug in unsere Lande. Es wird von Tag zu Tag kälter«, fuhr der König fort. »Ich werde nicht das Leben meiner Soldaten riskieren, um einen einzelnen Mann zu finden, ganz gleich, wer er sein mag. Wenn Meson Tormin am heutigen Tage noch lebt, muss er ein Verräter sein, denn ohne die Hilfe des Feindes hätte ihn die Wildnis längst umgebracht. Nur in den elenden Hütten der Gargar könnte er überlebt haben.« Er zögerte einen kurzen Moment und sah Hellrike an. »Es schmerzt mich sehr, mein Kind. Er hat uns allen viel bedeutet. Aber die Umstände zwingen mich dazu, Meson Tormin für tot zu erklären.

Jedwede Suche nach ihm soll augenblicklich eingestellt werden.«

Hellrike schossen Tränen in die Augen. Sie hatte diesen Moment schmerzlich herannahen sehen. Ihr Vater machte es endgültig. Adrin wollte sich gegen die Entscheidung des Königs auflehnen, doch der ließ sich nicht beirren. Er zeigte mit dem Finger auf den Hauptmann und fand klare Worte für ihn.

»Ihr werdet Eure Suche einstellen, Hauptmann Atani! Sollte mir zu Ohren kommen, dass Ihr weiter nach Meson Tormin sucht, lasse ich Euch in den Kerker sperren. Meine Tochter hat Euch benutzt wie einen Spürhund. Fühlt Euch nicht länger an ihre Weisungen gebunden. Ihr untersteht nur mir und Heermeister Ajendo. Und nun hinaus!«

Der König zeigte auf die Flügeltür des Thronsaals. Hellrike war froh, dass der Hauptmann nicht weiter gegen ihren Vater aufbegehrte und ihm damit einen Grund lieferte, ihn einzusperren. Atani hatte ihr beim Verlassen des Saales einen letzten Blick zugeworfen, sich verneigt und war wortlos gegangen. Der König und Ajendo schienen nur auf eine Gelegenheit zu warten, Mesons letzten Verbündeten mundtot zu machen.

Vielleicht war es auch für sie an der Zeit, zu akzeptieren, dass Meson tot oder zumindest auf sich gestellt war. Bei diesem Gedanken bekam die Prinzessin feuchte Hände und sie spürte ihren Herzschlag bis in den Hals. Doch sie verbarg ihre

Trauer. Sie hielt sich zurück, obwohl sie ihren Vater gerne beschimpft hätte. Stattdessen stand sie auf und verließ den Thronsaal, ohne ein weiteres Wort an ihn zu richten.

Hellrike lag auf ihrem Bett und weinte. Ein Klopfen an der Tür ließ sie hochschrecken. Sie rechnete mit einem Besuch ihres Vaters. Ein Versuch, mit salbungsvollen Worten die Wogen zwischen ihnen zu glätten, sähe ihm ähnlich. Auf ihr Geheiß betrat jedoch Adrin ihr Gemach. Sein Gesicht und seine hängenden Schultern verrieten seine Schwermut. Hellrike stand zügig auf und wischte sich die Tränen von den Wangen. Sie wollte nicht wie ein weinerliches Kind wirken und die Form bewahren, obwohl sie dazu kaum imstande war. Auch zweifelte sie nicht daran, dass es dem Hauptmann genauso erging.

»Der König lässt den Krieg wegen des Wintereinbruchs aussetzen. Er befürchtet, die durch Wildnis und Kälte gestählten Igel könnten daraus einen Vorteil ziehen.«

Hellrike sah auf den Boden. Die Finger spielten mit den Falten ihres Kleides.

»Glaubt Ihr, dass er tot ist?«

»Wenn Ihr es wünscht, suche ich weiter, Hoheit. Ich werde Ajendos Aufmerksamkeit schon irgendwie entgehen können. Außerdem ist mir gleich, was er oder Euer Vater mit mir anstellen. Dass Meson gefallen ist, glaube ich erst, wenn ich seinen leblosen Leib aus dem Wald trage.«

Die Prinzessin kam mit nachdrücklichem Kopfschütteln auf ihn zu. »Nein. Das erlaube ich nicht. Ihr habt genug getan. Auch Meson würde nicht wollen, dass Ihr seinetwegen alles aufgebt. Wenn Ihr im Kerker verweilt, hilft das niemandem. Und in königliche Ungnade zu fallen, schadet nur Euch und Eurer Familie. Ich werde Euch dann nicht mehr schützen können.«

»Aber irgendetwas müssen wir tun! Ihr dürft Meson nicht aufgeben!«

»Beten«, warf die Prinzessin ein. »Wir können nur zu den Göttern beten und hoffen, dass mein Vater recht hat und er wahrhaftig bei den Igeln ist. Und lebt. Ist er nicht dort, muss er tot sein. Sonst wäre er längst zurückgekehrt, oder nicht?«

Sie sah ihn an und suchte in seinen Augen nach etwas, das ihre Hoffnung bestärkte.

»Viele Möglichkeiten kommen in Betracht. Weder die eine noch die andere mag zutreffen. Die Igel nahmen zuvor nie Gefangene.« Adrin ging einen Schritt auf sie zu und sah sie erwartungsvoll an. »Das weiß auch Euer Vater. Warum gibt er sich dem Gedanken hin, Meson könne bei ihnen sein? Wenn er noch lebt, hat er sich verirrt oder versucht, den Winter in einem Unterschlupf zu überstehen. Meson ist stark und klug; er kann es schaffen.«

Wieder schüttelte sie den Kopf. »Man kann dem König vieles nachsagen, nicht aber, dass er töricht sei. Der Krieg gegen die Igel ist der erste Schritt zu etwas viel Schlimmeren. Etwas viel Gefährlicherem. Jeder, der Kenntnis davon erlangt, ist in großer Gefahr. Und ich kenne Euch, Hauptmann. Ihr seid, genau wie Meson, ein Ehrenmann.«

»Eure Worte schmeicheln mir, Prinzessin. Doch wie kann ich Euch helfen, wenn Ihr mir nicht reinen Wein einschenkt?«

»Ich werde es Euch wissen lassen, wenn ich Eure Hilfe benötige. Doch nun lasst Euer Gemüt zur Ruhe kommen. Und betet. Betet jeden Tag, für Meson und für uns alle!«

Der Hauptmann zögerte und Unmut sprach aus seiner Stimme.

»Das reicht mir aber nicht«.

»Es wird Euch reichen müssen.«

»Wollt Ihr ihn wirklich aufgeben?«

»Nein. Genau wie Ihr hoffe ich, dass er noch lebt. Aber wir sind den Weg so weit gegangen, wie wir konnten. Und die Hoffnung schwindet mit jedem Tag.«

Adrin verneigte sich und wandte sich zum Gehen.

»Selbst sein Tod und Euer Schwur gegenüber einem neuen Heermeister ändern nichts an Eurer Treue. Und Eure Loyalität zu mir überragt jene zu meinem Vater. Das weiß ich zu schätzen, Hauptmann. Seid Euch auch meiner Treue stets gewiss.«

»Wenn Ihr bereit seid, Euer Schweigen zu brechen, Hoheit, dann verlangt nach mir. Ich hege keinen Zweifel daran, dass wir gemeinsam einen Ausweg finden.«

Hellrike plagte das Gewissen. Wie lange wollte, wie lange konnte sie schweigen und mit ansehen, was in diesem Königreich geschah? Sie hatte die Macht und eine Verpflichtung ihrem Volk gegenüber, zumindest den Versuch zu wagen, ihren Vater aufzuhalten. Doch ihre Angst war zu groß. Sie war feige, wollte nicht auf dem Thron sitzen, und das Volk litt darunter. Sie war so hasenfüßig, dass ihr der Blick für das entglitt, was einer Prinzessin wichtig und wertvoll sein sollte. Und das Schlimmste war, dass sie es wusste und klar vor Augen sah. Doch sie fühlte sich angsterstarrt.

Zu den Opfern ihres Schweigens gehörte nun auch ihr Verlobter. Wenn sie sich den Gedanken erlaubte und in ihr Herz horchte, wusste sie, dass er tot war. Sie konnte es spüren. Die Kälte in ihrem Innern verriet es ihr. Und dass sie ihn so sehr geliebt hatte, machte ihren Schmerz unerträglich. Ihr Schweigen hatte ihn umgebracht.

Sie warf sich auf das Bett und weinte jämmerlich. Ihr Vater sollte tot sein, an Mesons statt. Oder sie selbst.

VIII

Es war spät am Abend, als Adrin und Jadikus in einer Taverne saßen. Adrin stocherte appetitlos in seinem Essen und nippte hin und wieder am Krug. Der Geruch von Bier lag in der Luft und aus der Küche drangen Dampfschwaden, die Bratenduft mit sich trugen. Die Stimmung unter den Gästen des Schankhauses war ausgelassen. An einem Tisch wurde gesungen, an einem anderen lauthals gelacht. Betrunkene Männer versanken in den Dekolletés ihrer Eheweiber oder Geliebten. Die Menschen konnten ihre friedliche Unwissenheit genießen und ahnten nichts von der Zwietracht, die das Königshaus beschäftigte. Und auch die Schrecken des Krieges kannten sie nur von den Erzählungen der Soldaten. So sollte es sein, denn diese erlitten das alles nur, um die Menschen zu schützen. Trotz aller Widrigkeiten, denen die einfachen Leute Tag für Tag ausgesetzt waren, wurde ihnen durch das Leid der Soldaten ein außerordentliches Geschenk zuteil. Und Adrin trug es mit auf seinen Schultern.

Zumindest Jadikus gelang es, seinen Appetit zu bewahren. Der Kahlköpfige biss herzhaft in eine Hasenkeule und schmatzte laut. Dann setzte er den Krug an und kippte schneller, als er schlucken konnte. Das Bier lief an seinen Mundwinkeln herunter und plätscherte auf den Tisch. Er rülpste laut. Seine Tischmanieren ließen reichlich Wünsche offen.

Allmählich spürte Adrin, wie ihm der Alkohol zu Kopf stieg. Jadikus schien vor seinen Augen gleichzeitig nach rechts und links zu wanken. Wollte Adrin am nächsten Morgen nicht verschlafen, musste er aufhören zu trinken. Er schob seinen Krug über den Tisch.

»Ich habe genug. Trink ihn aus, Bruder.«

Jadikus strahlte. »Hah! Mit Vergnügen! Nicht, dass der gute Tropfen weggeschüttet wird. Falls dein Appetit nicht zurückkehrt, nehme ich auch dein Mahl. Aber nur so lange es warm ist«, sagte er lachend.

Adrin zwang sich noch ein paar Bissen in den Mund und schob ihm dann den Teller zu. »Schlägt es dir nicht auf den Magen, dass der König unseren Bruder für tot erklärt hat?«

»Für tot erklärt oder nicht. Das ist nur eine Formalität, die nichts ändert. Entweder lebt Meson oder eben nicht. Ich weiß auch nicht, was wir noch tun können. Vielleicht müssen wir schlichtweg auf seinen Überlebenstrieb und seinen Götterwillen vertrauen.«

»Der tapferste Krieger aller Lande verschwindet und der König erlaubt selbst Freiwilligen die Suche nicht. Was denkt er sich?« Adrin schlug seine Faust auf den Tisch. Kraftlos und mehr um seine Worte mit der Geste zu unterstreichen.

»Wir könnten uns über das Verbot hinwegsetzen, wenn wir es wohldurchdacht einfädeln.

Wenn man uns ertappt sind wir Ajendos Gnade unterworfen, ganz gleich, ob wir Meson finden oder nicht«, sagte Jadikus.

»Die arme Prinzessin. Sie ist mit ihrer Trauer völlig allein. Und bald schon werden ihr wieder Männer nachstellen. Wenn ich mitbekomme, dass Ajendo, diese schmierige Ausgeburt des Sumpflandes, seine Finger an sie legt, werde ich sie ihm abhacken. Sie ist zu liebreizend und zu schön für einen solch widerlichen Fälschling.«

Jadikus hielt mit seinen Bewegungen inne. Ein fettes Grinsen formte sich auf seinem Gesicht. Zwischen seinen Lippen ragte zerkautes Fleisch hervor.

»Das klingt beinahe so, als seist du einer jener, die ihr nachstellen«, sagte er mit vollem Mund.

»Sie ist die schönste Frau zwischen Safa und Porgathon. Oder etwa nicht? Hast du nur Augen für Bier und Braten?«

»Gewiss nicht, aber sie ist eine Frau von hoher Geburt. Du müsstest schon Heermeister sein, um ihr aufzufallen. Und das hieße, dass Meson nicht zurückkehrt.«

»Was bedeuten dem Herzen Stand oder Rang? Aber du hast recht. Lieber bekäme ich meinen Bruder zurück als tausend Frauen wie sie, mögen sie noch so schön und liebreizend sein.«

IX

Es war dunkel, als Hellrike aus der Feste schlich. Sie wollte vor Sonnenaufgang zurück sein, damit niemand ihren nächtlichen Ausflug bemerkte. Es regnete und schneite zugleich und die eisige Straße war glatt. In einen unscheinbaren Umhang gehüllt, die Kapuze tief ins Gesicht gezogen, eilte sie durch die Gassen, in Richtung des Sonnenturms von Rogfa. Er stand an der westlichen Stadtmauer und war von überall zu sehen. Zweihundert Schritt ragte er in den Himmel. Kaum jemand war um diese Zeit unterwegs. Ein Bäcker, der seine Teigwaren vorbereitete, ein paar Händler, die ihre Stände aufbauten. Doch die meisten Menschen schliefen.

Bald stand Hellrike vor dem Turm und sah hinauf. Das graue Mauerwerk war zu ihren Füßen um einiges breiter als der breiteste Baum, breiter selbst als ein großes Haus. Oben jedoch war der Turm schmal. Sie schlug den Eisenring mehrmals an die hölzerne Tür. Es dauerte, bis ihr ein Greis mit eingefallenem Gesicht öffnete. Er trug ein weißes Gewand, auf dessen Brust eine Sonne abgebildet war. Seine Augen waren klein. Sie hatte ihn aus dem Schlaf gerissen. Und obwohl sie ihre Kapuze zurückschlug, brauchte er eine Weile, bis er sie in der Dunkelheit erkannte.

»Eure Hoheit! Was führt Euch zu uns, zu dieser nächtlichen Stunde?«

»Bitte verzeiht, dass ich Euch geweckt habe, aber es verlangt mich sehr danach, mit Meister Edon zu sprechen.«

»Edon ist oben. Seine Knie machen ihm in letzter Zeit zu schaffen. Er ist seit Tagen zu schwach für den Abstieg und hat sich in der oberen Kammer gebettet.«

»Bitte erlaubt mir, ihm eine Nachricht in den Korb zu legen.«

»Es tut mir leid, Eure Hoheit. Das Seil hat sich gestern erst von der Spindel gelöst. Der Korb kann im Moment nicht hinaufgezogen werden. Es wird sicher dauern, bis wir eine Nachricht annehmen können.«

»Dann lasst mich hinaufsteigen. Es ist wirklich sehr wichtig, versteht Ihr?«

»Ich brauche Euch nicht daran zu erinnern, dass der Aufstieg den Sonnenboten vorbehalten ist. Er ist sehr gefährlich. Ein falscher Schritt kann Euch das Leben kosten, Eure Majestät. Diese Treppe hat vielen Männern ein Ende bereitet. Männern, die erfahrener waren, als Ihr es seid. Männer, die Jahrzehnte ihren Dienst verrichtet haben.«

Hellrike stutzte. Sie hatte ihr ganzes Leben in Rogfa verbracht, doch von solchen Unglücken nie etwas gehört. »Bitte Meister, es geht um Leben und Tod.«

Der Alte zögerte. »Es geht um den Heermeister, nicht wahr? Gibt es etwas Neues vom ihm?«

Hellrike nickte. »Mein Vater hat ihn für tot erklärt. Ich muss etwas unternehmen, solange Hoffnung besteht.«

Der Greis trat zur Seite, ließ sie eintreten und schloss die Tür hinter ihr. »Ich kannte Meson schon als Knaben, wisst Ihr. Er hat in den Straßen mit seinen Freunden gespielt und mich das ein oder andere Mal angerempelt. Ein netter, rotwangiger Bursche. Aus dem ein ehrbarer Mann geworden ist.«

»Lasst Ihr mich nun hinauf?«

»Ich bin zu alt und gebrechlich, um den Aufstieg für Euch anzutreten. Also werde ich Euch gehen lassen. Aber Ihr dürft es niemandem sagen.«

Hellrike lächelte. »Selbstverständlich werde ich das nicht. Habt Dank.«

Der alte Mann bückte sich beschwerlich und hob das Ende einer Kordel auf. »Bindet sie Euch um den Leib, dann kann Edon an ihr das Seil hinaufziehen. Es ist zu schwer, als dass Ihr es gleich mit hinaufnehmt.«

Hellrike tat, was er gesagt hatte. Die Kordel lag zusammengerollt am Boden und neben ihr das aufgewickelte Seil. Die Prinzessin wandte sich zur Treppe, als der Alte sie ansprach.

»Hört mich an, Eure Hoheit. Ihr müsst einiges beherzigen, wenn Ihr nicht dem Turm zum Opfer fallen wollt. Ihn zu besteigen ist, wie einen Berg zu besteigen. Seine Treppe ist steil und schmal. Das Geländer ist wacklig und morsch. Gebt acht auf jeden einzelnen Eurer Schritte. Achtet auf nasse

Stufen, die glatt sein können. Wenn Ihr ausrutscht oder stolpert, dann stürzt Ihr in den Tod. Und beherzigt besonders die wichtigste Regel.« Er hob mahnend den Finger. »Blickt niemals in die Tiefe! Die Angst würde Euch übermannen und lähmen. Ihr säßet fest oder gerietet in Panik. Beides ließe Euch stürzen.«

Hellrike nickte und zwang sich zu einem Lächeln. Seine Warnungen hatten ihr Angst gemacht. Zwar kannte sie die Berichte über die Türme und ihre Gefahren, doch hatte sie sie bisher für Märchen gehalten. Sie hatte geglaubt, die Meister hielten so Neugierige fern und unterstrichen, wie wichtig und anspruchsvoll ihr elitärer Dienst war.

Sie wusste, dass es Wochen dauern würde, ehe sie mit einer Antwort auf ihre Nachricht rechnen konnte. Doch Hellrike war zu verzweifelt, um diese Möglichkeit außer Acht zu lassen. Und vielleicht hatte Meister Edon eine Idee, was sie noch tun könnte, um Meson zu finden. Er war ein weiser alter Mann, der schon viel erlebt hatte. »Danke, Meister. Ich werde Euren Rat befolgen. Und ich stehe in Eurer Schuld.«

Sie legte die Kordel auf das Geländer und ging los. Die ersten Stufen schienen der harmlose Anfang zu sein. Sie war bereits dreißig Schritt gegangen, als sie die Stimme des alten Mannes rufen hörte.

»Dies ist einer der ältesten Sonnentürme. Achtet ihn, aber fürchtet ihn nicht. Mögen die Götter mit

Euch sein, Eure Hoheit. Ich bete für Eure sichere Rückkehr. Und grüßt den alten Tunichtgut von mir.«

Hellrike nahm die nächsten Stufen. Die Wendeltreppe war spärlich beleuchtet. Alle fünfzig Schritt ließ eine Öffnung in der Mauer das fahle Mondlicht herein, dazwischen herrschte pechschwarze Nacht. Es gab Abschnitte, in denen sie nicht wusste, wohin sie trat. Der Blick zurück ließ sie schaudern. Die Treppe unter ihr verschwand irgendwo in tiefster Schwärze.

Ein kalter Luftzug berührte Hellrikes Wange. Sie blickte durch eine der Öffnungen und sah über die Dächer der Stadt. Diese Aussicht erschien ihr nicht fremd. Ihr Gemach lag in dieser Höhe und die Türme der Feste ragten noch höher.

Vor ihr erstreckte sich ein Bereich, in dem die Treppe so steil war, dass sie auf allen vieren hinaufklettern musste. Und die Stufen waren schmal, kaum breiter als die Sprossen einer Leiter. Nun verstand sie, warum es so gefährlich war, den Turm zu besteigen. Sie legte ihre Hände auf die steinernen Tritte, fühlte die Breite und Beschaffenheit und setzte einen Schritt vor den anderen. Vorsichtig tastete sie sich voran. Doch dann rutschte sie ab. Sie glitt mehrere Stufen nach unten und schlug hart mit dem Knie auf den Stein. Sie setzte sich schweratmend einen Moment lang auf die schmale Trittfläche und hielt sich das schmerzende Knie. Als sie zu frösteln begann, atmete Hellrike durch und legte die Hände wieder auf die Stufen. Es war niemand da, der ihr hätte die Hand halten oder gut zureden können. Sie ging weiter, denn zurückzugehen, kam nicht infrage. Sie überwand die schwierige Stelle und machte ein paar hundert Schritt gut. An der Mauer bemerkte sie ein Rinnsal. Der Regen hatte sich seinen Weg durch das Gemäuer gesucht und einen Streif aus Eis erzeugt, an dem sie behutsam vorbeiging. Doch vor ihr lag bereits das nächste Hindernis: ein weiterer steiler Abschnitt der Treppe. Er schien fast senkrecht zu verlaufen. Und die Stufen waren nur wenige Finger breit. Was hatten sich die Erbauer dabei gedacht? Wollten sie auf diese Weise Eindringlingen den Zugang verwehren? Nicht jeder war bereit, für eine Nachricht sein Leben aufs Spiel zu setzen. Für die Meister war der Aufstieg kein Problem, wenn sie denn bei guter Gesundheit waren. Sie lernten während ihrer Lehrjahre jede einzelne dieser Stufen kennen.

Hellrike legte die Hände auf den kalten Stein und tastete sich langsam voran. Sie hatte diese Hürde fast genommen, als sie auf den Saum ihres Kleides trat und erneut abrutschte. Doch diesmal verlor sie das Gleichgewicht und fiel nach hinten. In Panik schrie sie auf und griff reflexartig nach dem Treppengeländer, von dem sie sich bisher aus gutem Grund ferngehalten hatte. Zwischen den hölzernen Streben hätten drei Leute nebeneinander in die Tiefe stürzen können. Mit ihrer linken

Hand krallte sie sich in das Holz, mit der rechten fand sie wieder Halt an der Treppe. Nur ihre Zehenspitzen fanden Platz auf der schmalen Stufe. Hellrike atmete hastig und sie zitterte am ganzen Leib. Sie arbeitete sich langsam vorwärts und zog sich dabei am Handlauf weiter nach links. Bis sie sich genau an der Kante der Treppe befand. Sie erinnerte sich an die Worte des Meisters, seine Warnung davor, hinab zu sehen. Doch die Tiefe zog ihren Blick magisch an. Mit einem Auge sah sie über den Rand hinaus. Hinunter in die Schwärze. Wie ein endloses Loch erstreckte sich die Mauer des Tunnels und endete irgendwo in der Dunkelheit. Schnell wandte sie sich ab. Sie schloss die Augen, versuchte ihren Schwindel zu bezwingen und atmete beherrscht ein und aus. Zu wissen, dass die Angst nach ihr griff, war der erste Schritt, sie abzuwehren. Wollte sie ihr Ziel erreichen, durfte sie sich nicht vom Wege abbringen lassen. Entschlossen ging sie weiter und erreichte kurz darauf einen Bereich der Treppe, an dem sie aufrecht stehen konnte. Sie setzte sich hin, um sich vom Schrecken zu erholen. Nur für einen Augenblick, denn sie wusste, dass es noch weit war.

Hunderte Schritt lagen vor ihr, doch sie erwiesen sich zu ihrer Überraschung als weniger beschwerlich. Und endlich erreichte sie das Ende der Treppe. Sie löste die Kordel von ihrer Hüfte und knotete sie an das Geländer. Vor ihr befand sich eine hölzerne Tür und zu ihrer Rechten der Durchgang auf die Dachfläche des Turms. Weil Hellrike wissen wollte, ob der Himmel wolkenfrei war, klopfte sie nicht sofort an die Tür des Raumes, in dem Meister Edon wohnte, sondern ging hinaus. Bevor sie auf die Ebene hinaustrat, spürte sie schon, wie der Wind pfiff und es merklich kälter wurde. Die Dachfläche des Turms war rund und maß zehn Schritt im Durchmesser. Eine Mauer mit Zinnen umrundete sie und verhinderte, dass die mächtigen Böen jemanden mit sich rissen. Mittig stand die Apparatur, das Herz eines jeden Sonnenturmes. Sie bestand aus einem Spiegel und einem aufwendigen Metallgestell und maß vier Schritt in der Höhe. Mit ihr war es möglich, Botschaften in Windeseile zu verschicken. Über ganz Scari. Dazu bedurfte es nur des Sonnenlichts.

Hellrike sah nach oben. Die Götter schienen ihr Unterfangen nicht zu begünstigen. Horads Auge war von dichten Wolken verhangen. Und es sah nicht danach aus, dass es der Sonne am bevorstehenden Morgen anders erginge. Hoffentlich besserte sich das Wetter.

Sie trat an die Zinnen und sah zögerlich hinunter. Die Häuser wirkten winzig. Die Lichter der Stadt erschienen ihr weit weg und waren blass. Die Prinzessin stand so weit oben, dass sie über die Feste hinwegsehen konnte. Angst hatte sie trotz der Höhe nicht; der Anblick der Stadt aus der Sicht eines Adlers fesselte sie eher. Er sollte den Vögeln vorbehalten sein. Für einen Augenblick beneidete sie die Sonnenboten um ihren Dienst.

Sie umrundete die Dachfläche und sah in jede Richtung. Bis an den Horizont sah sie nur eine blasse, verhangene Schneelandschaft. Alles lag im festen Griff des Winters. Und sie wusste, dass Meson irgendwo dort draußen war. Der Gedanke an ihn, wie er dort vielleicht verletzt um sein Leben kämpfte, trieb ihr die Tränen in die Augen. Es war nicht viel, das sie noch für ihn tun konnte, aber das würde sie tun. Sie wünschte sich so sehr, ihn wohlbehalten wiederzusehen.

In östlicher Richtung ging das tiefe Schwarz der Nacht in ein Grau über. Der nächste Morgen kündigte sich an. Sie wollte gerade zur Turmkammer zurückkehren, als hinter ihr eine Stimme er-tönte.

»Seid gegrüßt. Welch seltene Freude, hier oben Besuch zu bekommen.«

Erschrocken wischte sie sich die Tränen von den Wangen und wandte sich um. Vor ihr stand ein alter Mann, der sich auf einen Stock stützte. Das weiße Haar hing ihm ins Gesicht.

»Verzeiht mein Eindringen, Meister Edon. Meister Filin lässt Euch grüßen.«

Der Greis verneigte sich. »Eure Hoheit, Ihr seid es. Ich muss gestehen, dass mich ein Besuch von Hauptmann Atani weniger überrascht hätte. Er muss genauso krank vor Sorge sein wie Ihr. Er hätte Euch den Aufstieg sicher gerne erspart. Ich hoffe, Ihr seid nicht verletzt.«

»Es geht mir gut, aber wir müssen uns beeilen.

Mein Vater darf nicht wissen, dass ich hier war.«

Der alte Mann ging auf sie zu und hielt ihr die offene Hand entgegen. »Zeigt sie mir.«

Hellrike griff in die Innentasche ihres Umhangs und nahm ein Pergament heraus. Ein kräftiger Windstoß ließ sie frösteln. Jetzt, da die Anstrengung des Aufstiegs überwunden war, fror sie.

Der Alte las die Botschaft, die er versenden sollte. Dann gab er ihr den Zettel zurück und schob die Hände in die Ärmel seines Gewands. »Es tut mir leid, Eure Hoheit. Ich fürchte, Ihr habt den Aufstieg umsonst auf Euch genommen.«

»Wieso? Wegen der Wolken? Vielleicht klart es auf, wenn die Sonne erst aufgegangen ist.«

»Nein, nicht wegen der Wolken. Wegen der Zeit. Eldiss ist sehr weit entfernt. Selbst wenn sich wochenlang keine Wolke zeigt, dauert es lange, die Botschaft durch Sonnenboten zwischen Rogfa und Eldiss weiterzugegeben. Es sind Dutzende Türme und das Sonnenlicht geschickt zu spiegeln ist schwierig. Unter den bestmöglichen Bedingungen dauert es mindestens zwei Wochen, ehe wir eine Antwort erhielten. Vermutlich aber deutlich länger. Und was sollte sie Euch sagen, das Ihr nicht längst in Betracht gezogen hättet? Selbst wenn die Familie Eurer Mutter einen Suchtrupp losschickte, wäre dieser Wochen bis hierher unterwegs.«

Hellrike ließ kraftlos die Arme hängen. Wieder liefen ihr Tränen über die Wangen. »Was soll ich denn noch tun, um ihn zu finden?«

Der Alte nahm ihre Hände und wärmte sie in seinen. »Wieso denkt Ihr, dass Ihr mehr tun müsst, mein Kind? Wenn Ihr etwas tun wollt, dann betet. Die Götter halten die Fäden unserer Geschicke in ihren Händen. Und ich vertraue auf sie, denn sie wissen am besten, was gut für uns Menschen ist.«

Hellrike sah nach oben in die Wolken. »Es scheint zu stimmen, was man sagt. Die Sonnenboten sollen sehr fromm sein.«

Der alte Meister grinste verlegen. »Das mag daran liegen, dass wir den Göttern näher sind, als irgendein anderer Mensch auf dieser Welt.«

»Und was sagen die Götter über die Zukunft unseres Volkes?«

»Das weiß ich nicht. Aber ich weiß, dass die Götter die Menschen nicht erschufen, um sie zu quälen. Alles, was geschieht, hat einen Grund. Oft können wir diesen nicht erahnen, weil wir die Zusammenhänge nicht sehen können. Aber es gibt ihn. Man sagt, die Götter erschufen Scari, um Gläubige zu prüfen und Ungläubige zu bekehren. Widersetzen können wir uns ihnen nicht, denn der freie Wille des Menschen ist eine Wunschvorstellung. Also habt Vertrauen.«

Hellrike nickte bedächtig. »Ihr klingt wie ein Kleriker.«

Der Alte lachte auf. »Ich war ein solcher, bevor ich mich den Boten anschloss. Die Ansichten des Klerus waren mir jedoch zu verbissen und engstirnig. Wenn Ihr den Turm verlasst, dann erlaubt den Göttern, Euch zu begleiten. Und zieht Eure Schuhe aus, dann habt Ihr besseren Halt auf den Stufen. Auch wenn es kalt ist. Und haltet Euch gut am Geländer fest. Es ist stärker, als es anmutet.«

Hellrike ging zur Treppe, doch bevor sie hinunterstieg, wandte sie sich um. »Seid Ihr wirklich sicher, dass die Götter Meson schützen werden?«

»Der Heermeister ist der Beschützer unseres Volkes. Alle verehren ihn und sein Herz ist rein, so rein wie das eines Kindes. Wie sollten die Götter anders können, als ihn zu lieben, wie wir alle es tun. Ich habe keinen Zweifel daran, dass Ihr Euren Verlobten bald wohlbehalten wiedersehen werdet.« Er verneigte sich und schloss mit dem Leitspruch der Sonnenboten. »Wir erinnern uns.«

Hellrike nickte und machte sich an den beschwerlichen Abstieg.

X

Als er mittags die Hauptstraße Rogfas hinunterritt, konnte Adrin über die Stadtmauer hinweg die verschneite Landschaft sehen. Und natürlich dachte er an Meson. Vielleicht litt er unter der Kälte oder einer schweren Verwundung und war dem Tode näher als dem Leben. Der Wald der Igel war weitläufig und erstreckte sich über viele Tausendschritt. In ihm hausten einige der gefährlichsten und gefräßigsten Kreaturen, die Scari beheimatete. Und sein Seelenbruder war allein. Alles würde er geben, um jetzt an seiner Seite zu stehen und für ihn zu kämpfen. Ihn heimzuholen. Dass er tot war, konnte er nicht glauben. Er lebte. Das musste er einfach! Und wenn er wirklich bei den Igeln und ein Verräter war, dann wollte Adrin auch einer sein. Wenn Meson den König verriet, dann tat er das aus der Überzeugung heraus, dass es besser für das Volk sei.

Adrin zog an den Zügeln und sein Ross blieb stehen. Die Sonne stand im Zenit. Er hatte lange geschlafen, um den Alkohol restlos zu verdauen, und dann den Vormittag auf der Suche nach Entschlossenheit in seinen Gedanken verbracht. Er hatte sie gefunden.

Bis zum Einbruch der Dunkelheit waren es noch ein paar Stunden. Seine Gedanken kreisten um eine Flause, die ihm nicht aus dem Kopf gehen wollte, seit der König Mesons möglichen Verrat erwähnt hatte. Wäre Meson ein Verräter, dann würde er noch leben. Die Gewissheit, dass er lebte, nähme eine schwere Last von seinem Herzen und von dem der Prinzessin. Er hatte es ihr nicht sagen wollen, doch der König lag richtig. Wenn Meson bis heute im Wald überlebt hatte und nicht imstande war, zurückzukehren, dann musste er von den Göttern geliebt sein, mehr als je ein Mensch zuvor. Viel wahrscheinlicher war es allerdings, dass er entweder tot oder den Igeln in die Hände gefallen war. Sie herrschten über diesen Wald und es war anzunehmen, dass ihnen nichts entging, was darin geschah. Doch die Igel nahmen keine Gefangenen, das war bekannt. Es müsste einen anderen Grund geben, Meson mitzunehmen. Das Geheimnis, welches die Prinzessin nicht mit ihm zu teilen bereit gewesen war, schürte seine Hoffnung, dass es einen solchen Grund wahrhaftig gab. Aber vielleicht hatten sie ihn nur mitgenommen, um ihn zu töten, seinen Kopf auf eine Glefe zu spießen oder seinen Leib zur Genugtuung für die Witwen und Halbwaisen in ihrem Dorf aufzupfählen. Das würde erklären, warum er nicht zu finden gewesen war.

Von solch abscheulichen Gedanken befreite sich Adrin durch ein Kopfschütteln. Es gab nur einen Weg, Gewissheit zu erlangen, und den musste er beschreiten, auch wenn er ihn das Leben kosten konnte. Er musste in den Wald der Igel vordringen und sich davon überzeugen, dass Meson nicht in ihrem Dorf war. Vorher weigerte er sich standhaft, ihn für tot zu halten. Dass der König es ihm verboten hatte, nach Meson zu suchen, trieb ihn nicht um. Er würde es nie erfahren. Es kümmerte ihn auch nicht, dass bisher jeder Vorstoß des Heeres in den Wald von den Igeln zurückgeschlagen worden war. Als Einzelner im Schutze der Nacht hätte er es viel leichter, ihr Dorf unentdeckt zu erreichen. Die Schatten verbargen ihn. Und sollten sie ihn doch zu fassen bekommen, gäbe er sich nicht als Soldat zu erkennen, sondern als einfacher Jäger. Und als Bittsteller, der einen Kameraden suchte. Er bezweifelte, dass die Igel bestialisch genug waren, einen einzelnen Mann grundlos zu töten. So etwas hatten sie nie getan. Vor dem Krieg hatten sie den Menschen nie Schaden zugefügt. Jäger, Fallensteller und Sammler hatten sich immer frei im Wald der Igel bewegen können. Doch nun mieden sie ihn, obwohl das möglicherweise gar nicht nötig war. Wenn er sich verständlich machen konnte, würden sie ihn sicher anhören und ihm glauben, dass er kein Soldat, sondern nur ein Bürger war, der nach seinem Freund suchte. Angst hatte er nur vor der Seuche. Schon den Wald zu betreten, könnte seinen Götterwillen besiegeln. So wie die Tiere konnte auch er sich anstecken. Doch dieses Risiko musste er auf sich nehmen.

Adrin ritt heimwärts. Sein Haus lag unweit dessen seines Freundes. Er hatte Nela und Sira gekannt. Und auch den Rest von Mesons Familie kannte er gut. Oft hatte er mit ihnen gefeiert und gespeist. Seit Meson verschwunden war, hatte er sich nicht getraut, sie aufzusuchen. Er fürchtete, sie könnten ihm die Schuld geben, ihm vorwerfen, er habe nicht gebührend auf seinen Heermeister achtgegeben. Er gab sich doch selbst wieder und wieder die Schuld.

Die Tür von Mesons Haus war verschlossen und im Inneren war kein Licht zu sehen. Weder Räuber noch Bettler hatten sich daran zu schaffen gemacht. Doch das konnte sich jeden Tag ändern.

Auch Adrin wohnte allein, in einem schlichten,

kleinen Haus mit einer Kammer. Im Gegensatz zu Meson hatte er keine Familie verloren, sondern noch nicht das richtige Weib gefunden, um eine zu gründen. Dabei hatte er viele Verehrerinnen und galt als einer der begehrtesten Junggesellen der Stadt. Doch nie hatte er sich für eine der Frauen begeistern können. Und in diesen Tagen umkreisten seine Gedanken nur eine einzige Frau.

Er befreite sich und sein Pferd vom Rüstzeug, brachte es hinter das Haus und zog dunkle Kleidung an. Dann nahm er eine Tasche und füllte sie mit haltbaren Lebensmitteln. Hartkäse, Dörrfleisch, Trockenfrüchte. Er stellte sich darauf ein, frühestens in drei Tagen zurückzukehren. Seine Feldflasche füllte er mit dem Wasser, das heute Morgen vom Teekochen übrig geblieben war und löschte mit dem Rest die Glut im Kamin. In die Tasche packte er noch andere Utensilien, die er vielleicht brauchen würde, darunter ein Seil und einen Kompass. Zu guter Letzt rasierte er sich das Gesicht blank und band das blonde Haar straff zusammen. Sollten ihn die Igel aufgreifen, würden sie ihn hoffentlich nicht wiedererkennen.

Nun hätte man ihn für einen jungen Jägersmann halten können. Ein dicker Mantel aus braunem Pelz rundete sein Erscheinungsbild ab. Er verließ das Haus und ritt die Straße hinunter. Die Wachen am Tor ließen ihn passieren. Fragte man ihn, würde er sagen, er wolle ausreiten, um mit seiner Trauer ins Reine zu kommen. So wie es die

Prinzessin manchmal tat, um den Zwängen des Hofes für eine Weile zu entfliehen, ehe die Soldaten der Hofgarnison sie ihrer Freude beraubten und sie zurückbrachten.

Er ritt gemächlich, denn er wollte den Waldrand nicht vor dem Einbruch der Nacht erreichen. Erst nach Stunden kam er dort an, gerade als die Sonne den Horizont berührte. Sein Pferd hüllte er in eine Decke und ließ es auf einem Hügel unweit des Waldrandes zurück. Dort hatte es die Möglichkeit, sich anpirschende Raubtiere rechtzeitig zu entdecken und die Flucht zu ergreifen. Er setzte darauf, dass es hier draußen von niemandem entdeckt werden würde. Weder von den Wächtern der Igel, noch von den Patrouillen des Heeres. Es würde auf ihn warten und wäre in Hörweite seines Pfeifens.

Als Adrin den Wald betrat, verblasste auch das letzte Licht der Dämmerung und es wurde augenblicklich finster. Auch der Schnee zwischen den Bäumen spiegelte nur wenig Licht wieder. Er warf einen Blick auf den Kompass und orientierte sich dann nordwärts, in Richtung des Greifenmassivs. Am Fuße der Berge vermuteten die Soldaten das Dorf der Igelmenschen. Ein langer Marsch durch die Finsternis lag zwischen ihm und seiner Hoffnung, Meson zu finden. Könnte er doch fliegen wie ein Adler, dann könnte er sich sicher fühlen. Schon nach wenigen Schritten in der zunehmenden Dunkelheit fragte er sich, ob er sich nicht zu viel zumutete. Von überall drangen befremdliche und bedrohliche Klänge an sein Ohr, sogar aus seiner unmittelbaren Nähe. Vertraut war nur das Geräusch seiner Stiefel im Schnee. Der Wald steckte voller Leben und manches, so erschien es ihm, erwachte erst zur Nacht. Nur der Gedanke an Meson trieb ihn an, weiter zu gehen.

Inzwischen war es stockfinster geworden. Wenn er zwischen den Bäumen nach oben sah, konnte Adrin vereinzelt Sterne sehen. Er wusste nicht, was drei Schritt vor ihm hinter einem Baum lauern mochte. Er richtete sich nach dem, was er hörte. In seiner Hosentasche hatte er Zündhölzer griffbereit, in der rechten Hand das Seil mit einem Kletterhaken. Schnell auf einen Baum zu kommen, konnte ihm das Leben retten. Dabei versuchte er sich am Boden so leise wie möglich zu bewegen. Es gab jedoch Raubtiere, die über ein feines Gehör und eine ausgeprägte Nachtsicht verfügten, allen voran Schwertzähne. Aber auch Sumpfkrokodile und Bissnattern, die noch nicht in ihre Winterstarre verfallen waren, konnten ihm gefährlich werden.

Irgendwann griff die Müdigkeit nach seiner Wahrnehmung. Adrin musste seit Stunden unterwegs sein. Seine Lider fielen für Augenblicke zu und er taumelte, als sei er trunken. Seine Sinne waren benebelt und seine Schritte träge, als zöge der Schnee mit aller Kraft an seinen Stiefeln.

Doch ein Geräusch ließ ihn aufschrecken. Im

Nu war er wieder bei sich. Im Unterholz hinter sich hatte er ein lautes Knacken vernommen, als wäre jemand auf einen dicken Ast getreten, der unter seinem Gewicht zerborsten war. Ohne zu zögern warf Adrin den Kletterhaken über einen Ast des Baumes neben ihm und zerrte heftig an dem Seil, damit der Haken griff. Flink wie ein Eichhörnchen lief er den Stamm hinauf. Hinter sich hörte er schwere Schritte, die schnell näherkamen. Noch als er in der Astgabel nach sicherem Halt suchte, vernahm er das Röhren eines Schwertzahns. Adrin widerstand dem Drang, sich umzusehen und kletterte geschwind höher. Doch dann wurde er sich des Kratzens der Pranken an der Borke gewahr. Der Räuber trieb ihn den Baum herauf. Seine einzige Rettung bestand darin, so weit zu klettern, dass die dünner werdenden Äste das Gewicht des Jägers nicht mehr trugen. Aber irgendwann ging es auch für ihn nicht weiter, ohne Gefahr zu laufen, dass Äste unter seinem Gewicht nachgaben. Der Blick nach unten ließ ihn erschaudern. Die ellenlangen Eckzähne des Ungeheuers waren keine zwei Schritt von seinen Füßen entfernt. Und mit einem Prankenhieb hätte das Tier den Ast unter Adrins Sohlen hinwegfegen können. Geistesgegenwärtig zog er einen Pfeil aus dem Köcher, für den Bogen hatte er weder Platz noch sicheren Stand. Also ging er in die Knie und rammte dem Räuber die Pfeilspitze so kraftvoll in die Pranke, wie es ihm aus dieser Lage möglich war. Das Tier schrie auf und sprang mit einem Satz rückwärts vom Baum. Es machte keinen Versuch mehr, hinter Adrin her zu klettern, aber es räumte auch nicht das Feld. Stattdessen ging es am Fuße des Baumes auf und ab, grollte und leckte seine Pfote. Adrin beobachtete den Räuber. In der Dunkelheit konnte er ihn trotz seiner riesenhaften Erscheinung nur schemenhaft erkennen. Doch sein röhrender Atem und seine schweren Schritte waren deutlich zu hören. Adrin wechselte seine Position und lehnte sich mit dem Rücken an einen dickeren Ast, sodass er beide Hände frei hatte. Er nahm eine kurze Fackel aus der Tasche und zündete sie an. Als sie kräftig genug brannte, ließ er sie fallen. Zwar schrak der Schwertzahn kurzzeitig vor dem Feuer zurück, doch verscheuchen ließ er sich nicht, angesichts der fetten Beute auf dem Baum. Das Licht der Flamme ermöglichte es Adrin aber, zu sehen, wohin er schießen musste. Er richtete sich vorsichtig auf, versuchte, auf dem schmalen Ast sicheren Stand zu finden und nockte einen Pfeil ein. Der Ast unter ihm bog sich bei jeder seiner Bewegungen und seine Sohle glitt immer wieder über die nasse Rinde. Er sah sich bereits in die Tiefe stürzen. Das dichte Astwerk um ihn herum verhinderte, dass er den Bogen weit spannen konnte. Als er einen Schuss abgab, schleuderte ihn der Ruck beinahe hinunter. Mit Mühe klammerte er sich fest. Ein Schauer durchfuhr ihn, als ihm bewusst wurde, wie knapp er einem Sturz entgangen war. Er selbst hatte sich halten können, aber sein Bogen war in die Tiefe gefallen. Doch er konnte sehen, dass der Pfeil das Tier getroffen hatte. Er steckte in dessen Flanke, doch die Wunde war zu klein, um die fürchterliche Bestie davonzujagen.

Bald legte sich der Schwertzahn unter dem Baum nieder und kam zur Ruhe. Adrin blieb nichts anderes übrig, als in der Baumkrone darauf zu warten, dass der Räuber aufgab und von dannen zog. Doch das konnte Stunden dauern. Und er wusste, dass ihn selbst bald die Müdigkeit übermannen würde und er riskierte, im Schlaf vom Baum herunter zu stürzen. Doch ihm kam eine Idee. Er zog das Seil hinauf, der Schwertzahn würdigte dies nur mit einem aufmerksamen Blick. Dann band sich Adrin das Seil um den Leib und schlang es um die Äste. Damit nahm er sich zwar die Möglichkeit zur raschen Flucht, sollte der Räuber erneut versuchen, den Baum zu erklimmen, aber er bezweifelte, dass er es noch einmal versuchen würde. Das Tier glich seine Trägheit mit Geduld aus. Adrin zog seinen Mantel enger. Es hatte aufgehört zu schneien und glücklicherweise fror er nicht.

Als er seine Augen erschrocken aufschlug, war es hell. Stimmen hatten ihn geweckt. Sofort blickte er den Stamm hinab. Von dem Schwertzahn war nichts zu sehen, dafür traten drei Igelmenschen an den Baum. Einer hob Adrins Bogen auf und sah zu ihm hinauf. Sie waren mit Glefen und Bögen bewaffnet und hatten durch ihre Rufe den Schwertzahn vertrieben. Rüstungen trugen sie keine; vermutlich waren es Jäger. Nun zeigte sich, ob sie ihm seine Verkleidung abnahmen und ob er sie richtig eingeschätzt hatte.

»Komm runter!«, rief einer zu ihm hoch und bedeutete ihm, vom Baum herunter zu steigen.

Adrin zögerte und wunderte sich, dass sie seine Sprache beherrschten. Ihm blieb nichts anderes übrig, als sich ihnen zu ergeben. Hoffentlich steckten sie ihn nicht mit der Seuche an! Das letzte Stück sprang er herab und die Igel umstellten ihn mit vorgehaltenen Klingen.

»Wer bist du? Warum bist du alleine im Wald?«

»Ich suche nach meinem Freund. Er ist Soldat und aus der Schlacht nicht zurückgekehrt. Er war auch nicht unter den Toten. Seine Familie ist in Sorge und will wissen, ob er euer Gefangener ist.«

Die drei tauschten bedeutungsvolle Blicke, als wüssten sie, von wem er sprach. Doch dieser Eindruck mochte auf Adrins bloße Hoffnung zurückgehen. Zuweilen erschien sie ihm wie das letzte Blatt an einem Baum, das dem Herbstwind trotzte. Die Igel wechselten ein paar Worte in ihrer Sprache.

»Du bist kein Soldat?«

»Nein. Ich bin Jäger.«

Der Wortführer musterte Adrin eindringlich. Aus seinem Blick sprach Misstrauen. Erneut redeten sie miteinander. Offenbar waren sie uneinig. Dann packte einer der Igel Adrin an der Schulter und presste ihn mit der Brust gegen den Baum. Der andere ging um sie herum und fesselte Adrins Hände.

»Was soll das? Wollt ihr mich hier zurücklassen? So bin ich ein gefundenes Fressen für den nächsten Schwertzahn!«

Mit strammen Schritten entfernte sich einer der drei, während sich die beiden anderen hinter Adrin auf einen umgestürzten Baum setzten. Er konnte sie nur aus dem Augenwinkel sehen. Sie unterhielten sich in aller Ruhe. Offenbar rechneten sie damit, dass ihr Kamerad für eine ganze eine Weile fortbliebe. Sicher holte er Anweisung von ihrem Anführer. So sehr sich Adrin auch bemühte, es gelang ihm nicht, sich von seinen Fesseln zu befreien. Er bekam sie nicht zu fassen. Hin und wieder hörte er, wie die Igel hinter ihm Pfeile in das Unterholz schossen. Einer von ihnen entfernte sich daraufhin und kehrte mit einem erlegten Hasen zurück.

Wie viel Zeit verstrichen war, als der dritte Igel zurückkehrte, vermochte Adrin nicht zu sagen. Drei Stunden, vielleicht vier. Oder es war ihm nur so lange vorgekommen, weil er seine Arme nicht mehr spürte und ihm das Atmen in dieser Position schwerfiel. Der Igel setzte sich zu den anderen und sie redeten gelassen. Dann standen sie auf, lösten seine Fesseln und gaben ihm seinen Bogen und all seine Habseligkeiten.

»Geh, und blicke nicht zurück«, befahl der eine und zeigte in die Richtung, aus der Adrin gekommen war.

»Was ist mit meinem Freund?«

Der Igel stieß ihn hart, sodass sich Adrin nur mit Mühe auf den Beinen halten konnte.

»Geh! Jetzt!«

Adrin entfernte sich, ohne sich noch einmal umzudrehen. Er hörte, dass die drei in eine andere Richtung gingen, ihre Stimmen wurden immer leiser. Als er sie nicht mehr hören konnte, blieb er stehen und blickte über seine Schulter. Nur noch schemenhaft sah er sie zwischen den Bäumen. So leicht wollte er es ihnen nicht machen. Er verbarg sich hinter einem Busch und wartete noch eine Weile. Dann folgte er ihnen in sicherer Entfernung.

Die Sonne war im Begriff unterzugehen. Zwischen den Bäumen war es dunkel. Endlich wähnte sich Adrin am Ziel seiner beschwerlichen Reise. Vor ihm erstreckte sich eine massive Palisade aus angespitzten Stämmen. Von der anderen Seite hörte er Stimmen. Die Baumkronen über ihm schimmerten rot; unter ihnen musste ein großes Feuer brennen. Der Geruch von geröstetem Fleisch stieg ihm in die Nase und ließ seinen Mund wässrig werden. Am liebsten hätte er sich sofort an seinen

Vorräten gelabt.

Wenige Schritte neben sich sah er einen schmalen Pfad, der aus dem Wald zu einem Tor in der Palisade führte. Als sich Adrin diesem Durchgang näherte, zischte ein Pfeil nur eine Handbreit an seinem Gesicht vorbei und blieb zitternd im Holz der Befestigung stecken. Erschrocken blieb er stehen. Doch ehe er sich nach dem Schützen umsehen konnte, durchfuhr ein Schmerz seinen Schädel und es wurde dunkel um ihn herum.

Als Adrin zu sich kam, brauchte er eine Weile, um zu begreifen, wo er war. Brust, Bauch und Kopf schmerzten, Arme und Beide waren gefesselt, er war geknebelt und seine Augen waren verbunden. Er lag bäuchlings auf dem Rücken einer Graufeder und spürte jeden Schritt des Vogels schmerzhaft in den Eingeweiden. Er hatte kein Zeitgefühl, keine Ahnung, wie lange er hier schon hing. Anhand der Geräusche, der Schritte im Schnee, erkannte er, dass drei weitere Graufedern in seiner Nähe marschierten. Lange Zeit gab er keinen Laut von sich und hoffte, dass die Igel seine Versuche, sich zu befreien, nicht entdeckten. Doch so sehr er sich mühte, auch diese Fesseln konnte er nicht lösen. Er gab auf und machte durch Bewegungen und kehlige Geräusche auf sich aufmerksam. Doch die Igel scherten sich nicht um ihn.

Erst lange Zeit später machten sie halt und hoben ihn von der Graufeder. Sie setzten ihn an einen Baum und befreiten ihn lediglich von seinem

Knebel. Einer der Igel hielt ihm eine Flasche mit Wasser an die Lippen und Adrin nutzte die Gelegenheit.

»Wohin bringt ihr mich?«

»Aus dem Wald.«

Sofort erkannte Adrin die Stimme. Es war der gleiche Jäger, der ihn Stunden zuvor fortgeschickt hatte.

»Verzeiht mir, dass ich in euer Reich eingedrungen bin. Es war nicht meine Absicht, die Lage eures Dorfes auszukundschaften. Ich will nur meinen Freund finden.«

Er bekam keine Antwort. Nach einer Weile zerrten sie ihn hoch und hievten ihn zurück auf die Graufeder. Da er wach war, ließen sie ihn dieses Mal im Sattel sitzen.

Weitere Stunden vergingen, bis Adrin meinte, durch die Fasern seiner Augenbinde Sonnenlicht erkennen zu können. Selbst in seinem dicken Mantel fror er inzwischen erbärmlich. Und er war hungrig. Ein ganzes Wildschwein hätte er verschlingen können!

Kurz darauf hielt die Gruppe an. Man half ihm abzusteigen und er konnte hören, wie sich einer der Reiter entfernte. Die übrigen führten ihn eine Anhöhe hinauf. Es war windig geworden. Offenbar hatten sie den Wald verlassen. Einer der Igel ritzte mit einem Messer an seinen Fesseln, ohne sie jedoch vollends zu lösen. Er spürte, wie ihm außerdem etwas in die Brusttasche gestopft wurde.

Seine Fesseln waren weit genug angeschnitten, dass er seine Hände mit ein wenig Mühe befreien konnte. Als er sich die Binde herunterriss, blendete ihn die Sonne. Er brauchte einen Augenblick, um sich an das Licht zu gewöhnen. Die Tonkari waren wie vom Erdboden verschwunden. Um sich herum sah er ihre Fußspuren und in einiger Entfernung scharrte sein Pferd auf der Suche nach etwas Fressbarem im Schnee. Auf dem Weg dorthin griff er in seine Brusttasche und zog heraus, was ihm der Igel zugesteckt hatte. Er war ein Stück Stoff, schwarz und blutbefleckt, und Adrin erkannte es sofort. Es war ein Fetzen von Mesons Uniform.

XI

Safa nannten sich diese Menschen. Und Slarka war der Name der alten Schamanin, wie Asawi-Tschatu inzwischen herausgefunden hatte. Sie hatte ihm ein junges Mädchen an die Hand gegeben, das ihm seitdem nicht mehr von der Seite wich. Ihr Name war Brimi und ihre Aufgabe war es, ihm ihre Sprache beizubringen. Das Mädchen war zwölf, vielleicht dreizehn Jahre alt. Sie trug nichts am Leib, außer einem Rock aus Pflanzenfasern und schweren Ohrringen, die ihre Ohrläppchen bis auf die Schultern dehnten. Trotz ihres kindlichen Alters war sie geduldig, hingebungsvoll und konzentriert. Sie ließ sich nicht durch die anderen Kinder oder den Wunsch zu spielen von ihren Pflichten ablenken. Ihr Gesicht war nicht bemalt, wie das manch anderer Dorfbewohner. Asawi-Tschatu hatte erfahren, dass nicht jeder eine Bemalung tragen durfte. Nur jene, die eine besondere Aufgabe erfüllten wie Jäger, Krieger oder Schamanen.

Inzwischen hatte er einige Worte ihrer Sprache gelernt. Doch er tat sich schwer damit zu verstehen, in welcher Reihenfolge er sie sagen musste. Denn diese schien ständig zu wechseln.

Eines Tages, kurz nach seiner Unterrichtsstunde, saß er gemeinsam mit Brimi und anderen um das Feuer auf dem Dorfplatz herum. Jeder nagte an einem Knochen oder einem Spieß mit Fleisch und Gemüse. Es schmeckte vorzüglich, auch wenn Asawi-Tschatu nicht immer wusste, was er gerade aß. Er genoss jeden Bissen und die Gesellschaft der nicht mehr ganz so fremden Menschen. Und so bemerkte er den Angreifer nicht, der sich ihm von der Seite näherte. Ein Mann mit weißer Gesichtsbemalung, ein Jäger. Er zerrte ruckartig an Asawi-Tschatus Schulter, sodass dieser rücklings ins Laub fiel. Dann entriss der Mann ihm den Spieß, deutete wütend auf sich und das angenagte Fleisch und ging. Neben seinen deutlichen Gesten glaubte Asawi-Tschatu, das Wort *mein* herausgehört zu haben. Er verstand. Der Jäger gönnte ihm das Fleisch nicht, denn er tat nichts, um es sich zu verdienen. Ein Umstand, den er lieber noch heute ändern würde. Zu lernen begeisterte ihn zwar, doch es strengte ihn auch an.

Außerdem war er ein geschickter Jäger. Die Safa könnten auch von ihm lernen.

Trotzdem konnte er diesen Angriff nicht auf sich beruhen lassen. Das Fleisch war für alle da und er war ein Gast des Stammes. Sein Blut brodelte. Wut untergrub seine Selbstbeherrschung, wie so oft in seinem Leben. Er stand auf und ging schnellen Schrittes hinter dem Jäger her. Als der sich zu ihm umdrehte, packte Asawi-Tschatu den Fleischspieß mit der einen Hand und schlug den Mann mit der anderen nieder. Dann wandte er sich genauso gleichgültig ab, wie der andere es getan hatte.

Doch der Jäger wollte sich nicht geschlagen geben. Asawi-Tschatu hörte seine Schritte hinter sich. Als er sich nach ihm umdrehte, erschrak er. Der Jäger kam mit einem Speer in den Händen auf ihn zugestürmt und begann zu brüllen. Asawi-Tschatu reagierte besonnen. Ohne auch nur einen Schritt zurückzuweichen, entriss er dem Mann den Speer und rammte ihn tief in den Boden. Der Igel war nicht nur um zwei Kopflängen größer als der Mensch, sondern auch deutlich stärker. Er hieb dem Mann die Faust in den Magen, packte ihn und stemmte ihn hoch, als sei er ein erlegtes Beutetier, und warf ihn in einen Stapel Körbe. Dann zog er den Speer aus dem Boden und schleuderte ihn mit ganzer Kraft quer über den Dorfplatz. Er blieb in einem schmalen Baum stecken, den er vollends durchbohrte.

Stille.

»Was ist aus eurer Gastfreundschaft geworden?«, rief Asawi-Tschatu und sah die Menschen an, die vor ihm zurückgewichen waren und ihn fassungslos anstarrten.

Asawi-Tschatu schlief nach wie vor in der Hütte unter dem Baumwipfel, gemeinsam mit neun jungen Safa. Zwar hatte jede Familie eine eigene Hütte, doch schliefen alle nach Geschlecht und Alter getrennt. Die jungen, kinderlosen oben, die älteren am Boden.

Es war tief in der Nacht, als er ein Geräusch wahrnahm. Es war nicht laut genug, um Asawi-Tschatu gänzlich aus dem Schlaf zu reißen. Er kratzte sich, legte sich bequem auf die andere Seite und schloss wieder die Augen. Doch plötzlich spürte er etwas. Zwischen seiner Liege und der Strohwand drängte sich etwas lautstark nach oben und packte sein Handgelenk. Ehe er reagieren konnte, hatte jemand seinen linken Arm unter die Pritsche gezogen. Seinen rechten Arm zog man auf der anderen Seite herunter. Seine Beine ragten eine Elle weit über die Liege hinaus. Als Asawi-Tschatu aufsah, erkannte er, dass je zwei Hände seine Fußknöchel umschlossen und ihn daran hinderten, sich zu bewegen. Es gelang ihm nicht, sich loszureißen. Er war bewegungslos, festgehalten von vier Safa.

Dann traten zwei Weitere an ihn heran. In der Dunkelheit konnte er nur ihre weißbemalten Gesichter erkennen, doch er ahnte, wer sie waren. Die beiden Männer schlugen mit dicken Rohrstöcken auf ihn ein. Nicht ins Gesicht oder auf seine Knochen und Gelenke, sondern nur auf seinen Bauch und seine Brust. Offenbar wollten sie ihm Schmerzen zufügen, ihn demütigen, ohne ihn dabei ernsthaft zu verletzen.

Nach den ersten schmerzhaften Hieben, die klatschend auf seinen Oberleib trafen, spannte Asawi-Tschatu jeden Muskel seines Leibes an. Er schloss die Augen und sammelte sich. Er stellte sich vor, auf der Jagd zu sein, in einem Gebüsch zu liegen und einem Riesenhirsch aufzulauern. Unsichtbar zu sein, als ein Teil der Wildnis. Er ignorierte die Schmerzen, die ihm zugefügt wurden, und harrte stoisch aus. Bis nach scheinbar endlosen Augenblicken die Schläge aufhörten und die Griffe um seine Gliedmaßen nachließen. Andere hätten sich vor Schmerzen gewunden und wie ein Kind geschrien und geweint. Doch nicht er. Er würde sich nicht demütigen, sich seine Ehre nicht nehmen lassen. Und wären da noch so viele Männer, die ihm gegenüberstanden. Sie sollten ihn im Kampf besiegen, oder seine Stärke anerkennen.

»Nun bin ich an der Reihe!«

Ruckartig zog er seine Beine an und befreite sie aus dem Griff der Männer am Ende der Liege. Den einen Schläger trat er noch liegend so kräftig, dass er rückwärts aus der Hütte stolperte und über das Geländer stürzte. Dann entriss er seine Hände der Umklammerung, sprang auf, packte den anderen und warf ihn hinterher. Die Männer, die ihn festgehalten hatten, bekamen es mit der Angst zu tun und versuchten zu fliehen. Doch Asawi-Tschatu streckte jeden von ihnen mit einem gezielten Hieb nieder. Die jungen Safa in ihren Liegen sahen erschrocken zu, doch keiner von ihnen wagte einzugreifen.

Asawi-Tschatu ging hinaus und sah über das Geländer hinunter. Die beiden Männer lagen reglos am Boden, umstellt von zahlreichen Dorfbewohnern, unter ihnen der Häuptling und die Schamanin. Als sie ihn bemerkten, ging er in die Hütte zurück und legte sich hin. Doch sein Gemüt brannte zu sehr, als dass er hätte schlafen können.

Zwar hatte er sich nur verteidigt, doch hatte Asawi-Tschatu dem Stamm großen Schaden zugefügt, indem er zwei angesehene Jäger getötet hatte. Um diesen Schaden auszugleichen, hatte der Häuptling ihn in den Stand eines Jägers berufen, ihm das Gesicht weiß bemalt und ihm befohlen, das Gewicht der getöteten Männer in Fleisch aufzuwiegen. Eine Herausforderung, die Asawi-Tschatu gern annahm. Endlich gab man ihm seine

Waffen und Ausrüstung zurück und ermöglichte ihm, seinen wahren Wert und sein Jagdgeschick unter Beweis zu stellen. Niemand wusste von der Schmach, als er starr vor Angst eine Nacht in der Gabel eines Baumes verbracht hatte, getränkt in Angstschweiß. Er schämte sich vor sich selbst und wollte sich beweisen, dass er auch hier ein fähiger Jäger war. Diese Jagd ermöglichte es ihm. Entweder kehrte er mit fetter Beute zurück, oder gar nicht.

Da er weite Strecken zurücklegen musste und Tage unterwegs sein würde, musste Asawi-Tschatu dafür sorgen, dass er das Dorf wiederfände. Am Morgen ging er dem Sonnenaufgang entgegen, bis er nach Stunden das Meer erreichte. Dann sammelte er schwere Hölzer und Steine, die er in der Gestalt eines Pfeils auf dem schmalen Sandstreifen anordnete. Dieser zeigte genau an die Stelle, an der er den Wald verlassen hatte. Nun konnte er sich frei im Urwald bewegen. Der Sonnenaufgang zeigte ihm den Weg zum Strand, der Pfeil den Weg zum Dorf.

Und dann begann er seine Jagd. Mit dem Speer in der Hand und jeden Schritt achtsam vor den anderen setzend, pirschte er durch das Dickicht. Sein Ziel war es, ein Tier zu erlegen, das größer war, als er selbst. Größer noch als die Riesenschlange. Mit weniger wollte er sich nicht zufriedengeben.

Die Vegetation wurde dichter, je tiefer er in den

Wald vordrang. Und die Insekten wurden aufdringlicher. Eine faustgroße Stechfliege schwirrte um ihn herum und ließ sich nur durch wildes Fuchteln vertreiben. Hinter einem Busch verschwand ein Waldskorpion, der größer war als jeder, den er jemals in seiner Heimat gesehen hatte. Groß genug, um einen kleineren Hasen zu erlegen! Ein Stich von einem solchen Tier wäre ohne Zweifel Asawi-Tschatus Ende.

Viele Stunden war er bereits unterwegs gewesen, als er eine weitläufige Lichtung erreichte. Auf ihr lag ein von Algen und Seeblumen dicht bedeckter Weiher. Frösche hüpften über die Blätter und quakten. Um sich zu vergewissern, dass keine gefräßigen Reptilien im Wasser lauerten, warf er an einer Stelle kleine Steine hinein. Doch auch nach einer Weile tat sich nichts. Mit dem Gewässer im Rücken konnte er ein halbwegs sicheres Nachtlager aufschlagen.

Aus dem Dorf hatte er einen Bund getrockneter Äste mitgenommen, die zum Anfeuern von zwei oder drei kleineren Feuern reichten. Wenigstens einmal am Tag konnte er sich so eine warme Mahlzeit zubereiten.

Während er dalag und geistesversunken in das Feuer starrte, erinnerte sich Asawi-Tschatu an das Unglück, das seinem älteren Bruder widerfahren war. Ti-ka-Etu hatte bei einer Jagd ein Bein verloren. Die vier Söhne des Stammesführers hatten gemeinsam versucht, einen halbwüchsigen Dornzahn zu Fall zu bringen. Doch das Tier hatte sich standhaft gewehrt und Ti-ka-Etu mit samt seiner Graufeder niedergestampft. Sein Bein hing nur noch lose an seinem Rumpf und um Haaresbreite hätte er den Weg zurück nicht überlebt. Nur seine Jugend und seine Stärke hatten ihm damals das Leben gerettet. Und die Sorge seiner Brüder. Die Wunde war nie verheilt und er war oft fiebrig und schwach. Doch auch wenn es ihm gut ging, war er nicht mehr derselbe. Vor diesem Unglück war er der angesehenste Jäger gewesen. Seine jüngeren Brüder und alle anderen Stammesmitglieder hatten zu ihm aufgesehen und sein Geschick bewundert. Dass er nicht mehr zur Jagd taugte, hatte ihm das Herz gebrochen. Er war weichherzig und dünnhäutig geworden, wirkte traurig und wehmütig. Asawi-Tschatu hatte gewusst, dass sein Bruder einen schlechten Stammesführer abgeben würde, wenn ihr Vater eines Tages starb. Er selbst wäre ein Besserer.

Es war mitten in der Nacht, die Asche glomm noch, als Asawi-Tschatu von einem lauten Plätschern geweckt wurde. Er lag mit dem Gesicht zum Wasser, keine fünf Schritt vom Rand des Weihers entfernt. Instinktiv erstarrte er und lauschte in die Dunkelheit. Am gegenüberliegenden Ufer bewegte sich etwas. Etwas Großes. Die Schwärze zwischen den Schilfrohren war so vollkommen, dass er nur schemenhafte, konturlose Bewegungen sah. Das Tier am anderen Ufer bewegte sich nahezu lautlos, nur das Wasser plätscherte ein wenig; wie ein Baumstamm, der an der Oberfläche trieb. Schritte waren nicht zu hören, was Asawi-Tschatu vermuten ließ, dass es sich um eine der riesenhaften Bissnattern handeln musste, mit denen er schon Bekanntschaft gemacht hatte. Offenbar lebten sie auch im Wasser, aber diese hatte sich durch seine Steinchen am Abend nicht aufscheuchen lassen. Und jetzt, in der Nacht, ging sie auf Beutezug.

Das Tier bewegte sich in seine Richtung, immer bis zur Hälfte im Wasser. Asawi-Tschatu rührte sich so wenig wie möglich, um nicht auf sich aufmerksam zu machen. Er nahm seinen Bogen, legte einen Pfeil an und richtete ihn auf den schwachen Schimmer. Doch dann bemerkte er, dass sich im Unterholz noch etwas anderes bewegte. Ein größeres Tier, dem das Reptil möglicherweise nachstellte. Er schoss seinen Pfeil auf Verdacht in das raschelnde Dickicht. Offenbar hatte er getroffen, denn das Tier stieß einen schmerzerfüllten Schrei aus. Die Schlange schnellte aus dem Wasser, als sei sie selbst das Opfer eines Pfeiles geworden. Die Schreie des Tieres wurden lauter und gequälter. Auf der anderen Uferseite wogte die Vegetation, Blätter raschelten, Äste knackten, so laut, als ob die Ungetüme den Versuch unternahmen, die Bäume rings um ihr Schlachtfeld niederzureißen. Letztendlich gelang es der Schlange, ihre Beute ins Wasser zu zerren, und mit einem Mal war es ruhig. Totenstill. Asawi-Tschatu beobachtete die Wasseroberfläche, doch es geschah nichts. Er wusste, dass er den Rest der Nacht beruhigt würde schlafen können, denn der Räuber hatte seinen Jagderfolg gehabt und alle anderen Kreaturen in der Nähe des Weihers durch den Kampfeslärm vertrieben. Zu mehr als einem seichten Dösen reichte es dennoch nicht.

Während er am nächsten Morgen sein Nachtlager zusammenlegte, warf Asawi-Tschatu misstrauische Blicke in Richtung des Weihers. Die Frösche quakten und am Ufer glänzte Tau auf weichen Kissen aus Morgenkraut. Die malerische Idylle an der Oberfläche erzählte nichts über die todbringende Gefahr, die auf dem Grund des Weihers lauerte. Es blieb ruhig auf der Lichtung.

Doch heute sollte Asawi-Tschatu endlich auf ein Beutetier stoßen, das seiner würdig war; das ihm den Kampf bescherte, den er herbeisehnte. Als er durch das Unterholz trat, hatte er plötzlich ein schmales Hinterteil vor sich, das zu breiten Schultern auseinanderlief. Der Rücken war unbehaart bis auf zwei Kämme, die das Rückgrat säumten. Und die Haut war von gräulicher Farbe. Das Tier wurde seiner gewahr und fuhr herum, jedoch ohne Angst zu haben oder gar fliehen zu wollen. Asawi-Tschatu sah in ein Gesicht mit einer flachen Schnauze und langen, gekrümmten Hauern, die aus dem Unterkiefer ragten. Ihm stand ein Eber gegenüber, wie er ihn nie zuvor gesehen hatte. Die Wildschweine in seiner Heimat waren klein, behaart und scheu. Doch dieses Exemplar umgab eine Aura, die es nicht wie ein Opfer wirken ließ. Der Blick des Ebers war aggressiv, er scharrte mit den Hufen, prüfte wohl, ob sein Gegenüber einen Angriff wert war. Nachdem Asawi-Tschatu sich aus seiner Schreckstarre befreit hatte, machte er drei langsame Schritte zurück. Er durfte nicht in Panik geraten, musste seinen eigenen Fluchtinstinkt unterdrücken, wie es für Jäger überlebenswichtig war.

Doch der mächtige Eber hatte sich offenbar entschlossen und stürmte unvermittelt auf Asawi-Tschatu zu. Er wich aus, indem er sich zur Seite warf, ließ seine Sachen fallen und hielt den Speer vor sich. Das Tier wendete und kam erneut auf ihn zu. Die Anspannung ließ Asawi-Tschatu alles um sich herum vergessen und machte ihn zu dem Jäger, zu dem er erzogen worden war. Er schleuderte dem Eber den Speer entgegen, der in dessen Nacken stecken blieb. Durch den Schmerz ging der Koloss in die Knie und Asawi-Tschatu nutzte diesen Augenblick, um auszuweichen und hinter ihn zu gelangen. Doch das Ungetüm gab nicht auf und raste erneut auf ihn zu. Anstatt zu flüchten, rannte Asawi-Tschatu dem Eber entgegen. Er musste seinen Speer zurückbekommen. Kurz bevor sie aufeinandertrafen, sprang er seitlich an einen Baum, stieß sich von dessen Stamm ab und stand für einen kurzen Moment auf dem Rücken des Tieres. Bevor er auf der anderen Seite heruntersprang, riss er ihm den Speer aus dem Nacken.

Der Eber wendete erneut. Asawi-Tschatu wusste, dass es gefährlich war, ihm ein freistehendes Ziel zu bieten. Deshalb bediente er sich einer List. Er stellte sich vor einen Baum und als der Eber heranstürmte, schleuderte er seinen Speer in den Wanst des Ungetüms. In seiner Wut und seinem Schmerz hielt das Tier weiter auf den Baum zu. Kurz bevor es ihn erreichte, sprang Asawi-Tschatu mit einem Satz zur Seite und der Eber rannte aus vollem Antritt gegen den Stamm. Dann riss er seinen Speer aus dem benommen daliegenden Tier und stach von oben tief zwischen dessen Rippen. Dieser Sieg über den mächtigen Eber bewies ihm, dass der Tod seines Bruders gerecht gewesen war, und dass sein Stamm ihn nicht hätte verbannen dürfen.

Der Eber musste um die vierhundert Stein wiegen. Asawi-Tschatu zerrte ihn durch den Urwald in Richtung des Strands. Ständig versperrten Hindernisse seinen Weg und Bachläufe und umgefallene Baumriesen zwangen ihn, seine Beute auf den Schultern zu tragen. Sie dort hinauf zu hieven erforderte alle Kraft, die er aufbringen konnte. Und die Erschöpfung ließ ihn häufiger rasten, als ihm lieb war. Doch er dachte nicht daran aufzugeben. Er hatte genau die Beute erlegt, die er sich erhofft hatte. Sein Triumph war überwältigend. Die Safa würden ihn feiern und verehren, so wie sein eigener Stamm es hätte tun sollen. So wie er es verdiente! Denn er alleine war mehr wert, als alle Jäger der Safa gemeinsam.

Gegen Abend erreichte Asawi-Tschatu den Strand. Den Kadaver ließ er die schmale Böschung herunterrollen, sodass er ein paar Schritt gehen konnte, ohne das Gewicht des Ebers auf seinen Schultern zu spüren. Die Nachtruhe hatte er dringend nötig. Er verzichtete darauf, ein Feuer zu entzünden, und nahm nur ein paar Bissen seines Proviants. Dann sank er neben den Eber in den Sand und schlief sofort ein, obwohl sich die Dunkelheit noch nicht einmal über den Strand gesenkt hatte. Die unruhige Nacht am Schlangenweiher, die Jagd und das Schleppen der Beute hatten ihren Tribut gefordert und Asawi-Tschatu aller Kraft beraubt.

Der nächste Morgen begann mit weiteren Anstrengungen. Asawi-Tschatu wurde von Bellen und Knurren aus dem Schlaf gerissen. Ein Schmerz durchfuhr ihn. Ein Wildhund biss ihm in den Bauch. Der Rest der Meute machte sich über den Kadaver des Ebers her. Der Jäger sprang auf und versetzte dem schwarz-weißen Hund einen mächtigen Tritt, sodass er winselnd in die Brandung flog. Dann hob er seinen Speer auf und rannte brüllend um den Eber herum. Dabei verpasste er so vielen Hunden Schläge und Tritte, wie er nur konnte. Anstatt die Flucht zu ergreifen, zogen sie sich an den Waldrand zurück. Sie bildeten eine Reihe, keifend und zähnefletschend, als formierten sie sich für einen weiteren Angriff. Doch plötzlich verstummten sie und verschwanden einer nach dem anderen im Unterholz. Asawi-Tschatu wunderte sich noch, was sie verscheucht haben mochte, als er hinter sich schwere Schritte vernahm. Er wandte sich erschrocken um. Eine Meerechse stieg aus dem Wasser. Ihr riesiger Köper warf vor der niedrigstehenden Sonne einen langen Schatten. Ohne ihn weiter zu beachten, schlug sie ihre fingerlangen Reißzähne in den Kadaver, machte kehrt und schleppte ihre Beute ins Meer. Wutentbrannt rannte Asawi-Tschatu hinter dem Monstrum her und stieß ihm den Speer in die ledrige Flanke. Es ließ augenblicklich von seiner Beute ab und kam auf den Jäger zu. Mit seinem furchterregenden Maul am Ende des langen Halses schnappte es nach Asawi-Tschatu und versuchte, ihn mit seinen krallenbewehrten Pranken zu erwischen. Er wich geschickt aus und lockte das Ungetüm immer weiter von dem Eber weg. Dann machte er sich die Behäbigkeit des Reptils zunutze und umrundete das Tier flink. Dabei rammte er ihm den Speer erst in die Seite und danach in den Hinterleib. Asawi-Tschatu stellte sich zwischen seine Beute und den Angreifer. Drohend hielt er den bluttriefenden Spieß nach oben gerichtet, hatte die Kehle der Echse im Visier. Der Meerechse schien der Aufwand zu groß zu werden, denn sie zog sich ins Meer zurück. Und Asawi-Tschatu stützte sich erleichtert auf seinen Speer. Doch bis zum Dorf war es noch ein weiter Weg.

Aus angespülten Meerespflanzen hatte er eine Trage gebaut, mit der er den Eber leichter über den Strand ziehen konnte. Er war überrascht, wie weit ihn seine Jagd nach Süden geführt hatte. Seinen Pfeil, der auf den Waldrand zeigte, erreichte Asawi-Tschatu erst nach Stunden. Das Dorf würde er frühestens bei Einbruch der Nacht erreichen.

Er ließ die Trage zurück, denn im Unterholz des Waldes würde sie nutzlos sein, sich nur in Wurzeln und Ästen verfangen. Wieder musste er seine Beute schwerfällig hinter sich herziehen oder auf den

Schultern tragen. Seine Muskeln verlangten immer häufiger nach einer Rast, eigentlich trug er das massige Tier nur noch mit der Kraft seines Willens. Er wusste, dass sein Triumph umso größer war, je mehr die Jagd ihm abverlangt hatte.

Mitten in der Nacht erreichte er das Dorf. Den Kadaver zog er auf den Dorfplatz und atmete dann kurz durch. Die Blöße, sich hinzusetzen, gab er sich nicht. Stattdessen holte er tief Luft und brüllte die Safa aus dem Schlaf. »Häuptling! Ich bin zurück! Seht, wie ich mich geschlagen habe!«

Kapitel 4
Im Winter

I

Der Heermeister war bereits einen Monat bei den Tonkarimataru, als er sich eingestand, dass der Ursprung jener mysteriösen Seuche, die sein Volk dahinraffte, nicht bei den Tonkari zu suchen war. Der Krieg gegen sie entbehrte jeder Rechtfertigung. Diese Einsicht formte dunkle Gedanken. Aber auch den Wunsch und die Hoffnung, das Sterben bald beenden zu können.

Die Wordan-Chroniken, 1. Buch

Meson und Mirata-Wea saßen bei deren Bruder Fasi-Aketu und seiner Familie. Wabantu-Eytu, der Stammesführer, war ebenfalls anwesend. Es war Abend und man aß gemeinsam. Aki-Cheta hatte Feldknollen und Fleisch zubereitet. Jeder hatte einen Teller vor sich, darauf das Gemüse und ein Holzspieß mit knusprig geröstetem Graufederfleisch. Im Hintergrund prasselte das Kaminfeuer und erfüllte den Raum mit Wärme und Behaglichkeit. Kerzen spendeten zusätzliches Licht.

Meson nahm einen Schluck Wasser und wurde

sich des Duftes gewahr, den das Essen in der Luft verbreitete. Er war jetzt seit vierzig Tagen bei den Tonkari und bewegte sich inzwischen frei im Dorf. Einen Bewacher brauchte er nicht mehr, denn die winterliche Kälte hatte dessen Aufgabe übernommen. Der Waldboden lag unter einer anderthalb Schritt tiefen Schneedecke und die Temperaturen ließen Wasser in Augenblicken gefrieren. Hätte er versucht zu fliehen, wäre er innerhalb weniger Stunden erfroren. Doch dieser Gedanke lag Meson fern, denn die Offenheit und Gastfreundschaft der meisten Tonkari ließen ihn sich weniger wie ein Gefangener, sondern eher wie ein Gast fühlen.

»Ich bin schon so lange bei euch, aber trotzdem geht mir Diko-ta-Watu immer noch aus dem Weg. Und wenn er mir nicht aus dem Weg gehen kann, ist er giftig und gereizt. Ich wüsste gerne, was ihn grämt.«

Meson sah den Stammesführer erwartungsvoll an. Dieser richtete seinen Blick weiterhin auf seinen Teller, als habe er ihn nicht gehört. Auch Mirata-Wea sah ihren Ziehvater abwartend an. Als klar wurde, dass der keine Antwort geben würde, antwortete sie an seiner statt.

»Gib ihm mehr Zeit. Dass du hier bist, ist für ihn noch schwierig. Manche brauchen länger als andere, um dich anzuerkennen.«

»Ich glaube nicht, dass es das ist. Ihr verschweigt mir etwas, davon bin ich überzeugt. Als ich deinem Vater das erste Mal begegnete, sagte er, dass ich wichtig für euch sein könnte. Und wie lautete dieses Wort, das du mir nicht übersetzen wolltest? Faja-Hijar? Das war es, nicht wahr?«

Waban-tu-Eytu sah auf und blickte Meson tief in die Augen, sagte jedoch nichts. Meson erwiderte seinen eindringlichen Blick.

»Ich habe längst verstanden, dass die Tonkari nicht der Ursprung der Seuche sind, die meine Heimat bedroht. Die Menschen führen aufgrund eines Irrtums Krieg gegen euch. Lasst mich in die Stadt reiten und es dem König erklären. Vielleicht kann ich ihn zur Vernunft bringen.«

Die Anwesenden sahen den Stammesführer gespannt an.

»Es ist zu früh.«

»Ich bitte Euch, Waban-tu-Eytu. Es sollen nicht noch mehr Leben ausgelöscht werden, wenn das Frühjahr einsetzt und die Kämpfe erneut beginnen. Wenn nur die geringste Möglichkeit besteht, dass ich den König überzeugen kann, dann müsst Ihr mich ziehen lassen. Es geht um das Leben eures Stammes.«

»Es geht um mehr als unseren Stamm. Der Winter lässt die Klingen ruhen und verschafft uns Zeit. Nutze sie, um mehr über uns zu lernen.«

»Ich bin bereit!«, widersprach Meson. »Das Einzige, das mir fehlt, ist Euer Vertrauen. Der Krieg könnte morgen zu Ende sein.«

»Es geht nicht nur um diesen Krieg. So lange du das nicht erkennst, bist du nicht bereit. Jedes

Opfer ist ein notwendiges Übel, das erbracht werden muss, um einem höheren Sinn zu dienen.«

»Was denn für einen höheren Sinn? Die Tonkarimataru können von Glück reden, wenn sie den nächsten Winter erleben.«

»Wenn es der Wille der Geister ist, dass wir sterben, dann soll es sein. Sie haben uns gelehrt, dass es wieder eine Zeit geben wird, in der Tonkari und Menschen gemeinsam leben.«

»Diese Zeiten sind lange vorbei. Und ich sehe nicht, wie wir sie zurückbringen sollten.«

»Es werden noch viele Winter kommen und gehen, aber der Grundstein wird in diesem gelegt. Du wirst es sehen.«

Meson betrachtete den alten Igel ungläubig. Die Zukunft, von der er sprach, sah er nicht. Er sah die Tonkarimataru auch nicht mehr als Feinde, fühlte sich hier beinahe zuhause. Dass sie eine Gefahr für sein Volk darstellten, glaubte er nicht. Zwar war die Seuche kein Hirngespinst, sondern eine tatsächliche Bedrohung, doch die Gründe dafür würde man woanders suchen müssen. Eine dunkle Erinnerung wurde in ihm wach, eine Erinnerung an seine letzten Tage bei Hofe. An jenes Geheimnis, welches Hellrike nicht mit ihm zu teilen bereit gewesen war. Er hatte viel Zeit gehabt, über ihr Verhalten nachzudenken und es enttäuschte ihn noch immer. Sein Gefühl sagte ihm, dass dieses Geheimnis etwas mit dem Krieg und der Seuche zu tun hatte. Wusste der Stammesführer gar davon? Vielleicht hatte er eine Vermutung, die er nicht äußern wollte. Für Meson stand fest, dass er mehr wusste, als er sagte.

Es gab noch eine weitere Angelegenheit, die einerseits sein Leben im Dorf bestimmte, und andererseits seine Gedanken in Aufruhr versetzte: sein unfreiwilliges Zusammenleben mit Mirata-Wea. Es fiel ihm von Tag zu Tag schwerer, mit ihr das Haus zu teilen und seine Zeit mit ihr zu verbringen, weil in ihm Gefühle aufstiegen, die sich nicht geziemten, die er nicht wollte. Aber auch Lust auf sie keimte in ihm auf, Lust, wie sie einem Tier zugestanden hätte. Doch da er sicher war, seine Verlobte bald wiederzusehen, spätestens nach dem Winter, wollte er ihr die Treue wahren. Er war ein ehrenwerter und tugendhafter Krieger und ein rechtschaffener Mann. Die Verlockungen dieser Frau stellten ihn auf eine harte Probe, doch er war fest entschlossen, standhaft zu bleiben und seine aufkeimenden Gefühle für sie zu unterdrücken.

II

Meson und Mirata-Wea aßen gerade die Morgenmahlzeit, als es an der Tür klopfte. Drei Tonkarimataru, mit Pfeil und Bogen bewaffnete Jäger, erbaten Einlass und leisteten Abbitte dafür, dass sie beim Essen störten. So viel konnte Meson verstehen. Sie verneigten sich vor Mirata-Wea und hielten ihr ihre Bögen und Pfeile hin. Offenbar baten sie um Segen für ihre Waffen, damit ihnen das Jagdglück hold war. Obwohl sie die Wärme der heimischen Feuer verließen und sich in die eisigen Fänge des Winters begaben, trugen die Männer keine Kleidung, abgesehen von den üblichen Stiefeln. Ihr Winterfell wärmte sie offenbar ausreichend.

Erst als Meson den Becher abstellte, wurden die Jäger seiner gewahr. Einer der Igel wies auf ihn und sprach. Meson verstand sofort, dass sich der Jäger durch seine Anwesenheit gestört fühlte. Mirata-Wea widersprach und begann eine Diskussion. Dabei fiel jenes Wort, das Meson beschäftigte, seit er es zum ersten Mal gehört hatte: Faja-Hijar. Und dieser Ausdruck verfehlte seine Wirkung nicht. Der trotzige Igel verfiel in bedächtiges Schweigen und durchbohrte Meson mit einem tiefen und abwägenden Blick, aber schwieg.

Mirata-Wea nahm jede Waffe und jeden gefüllten Pfeilköcher in die Hände. Sie führte sie zu ihrer Brust und zu ihrer Stirn. Dabei sprach sie die zeremoniellen Worte, die Meson zwar von vergangenen Segnungen wiedererkannte, deren Bedeutung er jedoch nicht verstand. Obwohl er schon lange im Dorf der Tonkarimataru wohnte, fiel ihm ihre Sprache schwer. Er verstand nach wie vor nur einzelne Worte. Erst kürzlich hatte er Mirata-Wea darum gebeten, sie ihn zu lehren. Gerne hätte er sie bereits in Rogfa gelernt, doch gab es dazu keine

Möglichkeit. Man hätte ihn dafür ausgelacht und ihm schlimmstenfalls gar vorgeworfen, sich zum Feind hingezogen zu fühlen. So wie er dafür belächelt wurde, dass er die Igel bei ihrem eigenen Namen nannte und sich weigerte, sie abwertend als Gargar zu bezeichnen.

Nachdem die Jäger gegangen waren, setzte sich Mirata-Wea wieder und biss in ein Stück Brot.

»Ich frage mich, wie viele Tonkarimataru meine Anwesenheit nicht gutheißen. Ohne deinen Vater hätten sie mich längst umgebracht. Und ich könnte es ihnen nicht einmal verübeln nach allem, was mein Volk ihnen angetan hat.«

»Niemand würde es wagen, meinem Vater zu widersprechen, denn er kennt den Willen der Geister. Dich gegen ihren Willen zu töten, brächte großes Unheil über denjenigen. Also vertrauen die Zweifler unserem Stammesführer, auch wenn es ihnen schwerfällt. So wie sie ihm immer vertraut haben, wenn die Zeiten hart waren.«

Meson sah sie an und atmete durch. Ein Schauer lief ihm über den Rücken, denn der Zweifel begleitete ihn auf Schritt und Tritt.

»Ich hoffe, ich enttäusche euch und die Geister nicht«, sagte er und zuckte mit den Schultern. »Ich verstehe ja nicht einmal, was ihr von mir erwartet.«

Mirata-Wea legte ihre Hand auf seine und drückte sie fest. Ihre Haut war seidig und warm und ihre Berührung fühlte sich gut an.

»Hab Geduld. Du stehst am Anfang, genauso

wie wir. Aber nachdem wir tief gefallen sind, wirst du uns helfen, aufzustehen.«

Meson hörte ihre Worte, verstand aber deren Bedeutung nicht. Er war gefesselt von ihren Augen und ihrer Berührung. Sein Herz schlug schneller und ihm wurde warm. Um sich ihrem Bann zu entziehen, nahm er seine Hand zurück und wechselte rasch das Thema.

»Ich weiß, dass es viele andere Tonkari-Stämme gibt. Habt ihr eine Verbindung zu ihnen?«

»Der nächste lebt zwei Tagesreisen weit entfernt. Außerdem vermeiden es die Stämme, einander zu begegnen. Es gab eine Zeit, in der sie Kriege führten, bis ein Tonkari, der keinem Stamm angehörte, Frieden stiftete. Zwar kämpfen sie nicht mehr gegeneinander, doch sehen sie sich als Konkurrenten.«

»Aber sie könnten sich in vielerlei Hinsicht unterstützen. So wie die Königreiche in meiner Welt.«

»Die Angst vor neuem Streit und einem neuen Krieg ist zu groß. Und es ist gut so, wie es ist. Wir vertrauen darauf, dass uns die Geister auf den rechten Weg führen.«

Immer deutlicher sah Meson, wie fundamental der Glaube der Tonkari an ihre Geister war. Was auch immer man von ihm erwartete, er musste sich bemühen, sie nicht zu enttäuschen. Vielleicht könnten die Geister, ob sie existierten oder nicht, ob er an sie glaubte oder nicht, ihn in die Lage versetzen, den Krieg zu beenden.

III

Der König beging seinen zweiundfünfzigsten Geburtstag mit einem ausgelassenen Fest. Hellrike saß zur Rechten ihres Vaters und die Herren von Rang und Stand hatten wie immer einen Platz an der königlichen Tafel. Lediglich Ajendo saß zum ersten Mal in dieser erlauchten Runde. Und er genoss es sichtlich. Mit anbiedernder Heuchelei sprach er zu seinen Sitznachbarn und bemühte sich so um die Gunst des Konsultanten und des Hochklerikers. Der des Königs war er sich längst sicher. Und fortwährend warf er der Prinzessin anzügliche Blicke zu. Unverhohlen starrte er in ihr Dekolleté, und es schien ihm egal zu sein, ob es jemand bemerkte oder nicht. Dass sie sein selbstherrliches und aufdringliches Getue mit Nichtachtung strafte, bekümmerte ihn nicht.

An einem der unteren Tische entdeckte Hellrike Hauptmann Atani zwischen seinen Kameraden sitzen. Sein Freund Jadikus spielte auf einer Talinette, deren sanfte Töne das Stück der Hofkapelle perfekt ergänzten. Die Gesellschaft dieser Männer würde Hellrike wohler tun als die der machtbesessenen Intriganten. Bald darauf entschuldigte sie sich und entfernte sich vom Tisch. Zielstrebig ging sie zu den Soldaten hinüber und bat einen von ihnen, ihr seinen Platz zu überlassen. Die Männer zollten ihr Respekt, indem sie sich kurz erhoben und sich verneigten.

»Seine bloße Anwesenheit widert mich an«, sagte die Prinzessin mit angezogenen Schultern, als habe sie in eine bittere Frucht gebissen.

Adrin grinste schelmisch. Mit der rechten Hand umschloss er den Griff eines Tonkruges. »In Anbetracht der Vielzahl derer, die infrage kommen, weiß ich nicht, wen Ihr meint, Hoheit.«

»Ajendo!«

Gerade als sie seinen Namen ausgesprochen hatte, entdeckte sie, dass der Heermeister nicht mehr ihrem Vater gegenübersaß. Und auch als sie ihren Blick durch den Raum schweifen ließ, konnte sie ihn nirgends entdecken. Dann plötzlich tauchte er wie ein leibloser Wiederkehrer aus dem Schatten einer Säule auf. Genau hinter ihr und dem Hauptmann.

»Ein Jammer, dass Ihr uns verlassen habt, Eure Hoheit. Ich wollte Euch gerade zum Tanz auffordern.«

Schnell legte sie ihre Hand auf Adrins. »Bitte verzeiht, Heermeister, aber Hauptmann Atani hat mich soeben erst aufgefordert.«

Adrin nickte höflich und führte Hellrike sogleich auf die Tanzfläche. Sie reihten sich in den laufenden Tanz ein und die Prinzessin konnte beobachten, wie Ajendo unverrichteter Dinge zur Tafel des Königs zurückkehrte.

»Danke«, sagte Hellrike.

»Ich habe zu danken. Für das leider zu seltene Vergnügen, mit Eurer Hoheit zu tanzen.«

»Ich ließe es mir von niemandem verbieten, fordertet Ihr mich auf.«

Der Hauptmann sah verlegen auf den Boden. Sie tanzten Seite an Seite und hielten sich an den Händen, wie es der Reihentanz vorsah. Obgleich sie das scheue Lächeln ihres Tanzpartners berührte, kam Hellrike nicht umhin, immer wieder zum Tisch ihres Vaters zu schauen. Ajendo hatte sich auf den Platz der Prinzessin gesetzt und sprach angeregt mit dem König. Dabei sahen beide Männer immer wieder zu ihr herüber, ganz als sprächen sie über sie. Ein Schauer lief ihr über die Haut. Sie fühlte sich wie ein Fuchs, der den Bogen des Jägers erkannte und den Pfeil, der auf ihn zielte.

»Ich wüsste zu gern, worüber sie reden«, sagte sie leise.

»Wenn Ihr mir einen Rat gestattet, Hoheit, ich finde, Ihr solltet Euch nicht damit belasten. Eines Tages werdet Ihr herrschen und dann werdet Ihr gezwungen sein, Euch mit allerhand Scherereien und menschlichem Unrat zu befassen. Also genießt das Heute, so lange es anhält. Doch wenn es Euch so sehr grämt, dann fragt die Bediensteten. Sie sind allgegenwärtig und dennoch nimmt niemand Notiz von ihnen. Ich bin sicher, den meisten von ihnen ist Eure Gunst genauso wichtig, wie die Eures Vaters.«

Der Prinzessin fiel eine junge Zofe auf, die die Krüge am Tisch des Königs füllte. Sie trug ein unscheinbares Hauskleid in blassem Blau und ein langer blonder Zopf hing an ihrem Rücken herunter.

»Die Bediensteten haben ein Verschwiegenheitsgelübde abgelegt. Es zu brechen käme einem Hochverrat gleich.«

»Dann müsst Ihr sie von Eurer eigenen Verschwiegenheit überzeugen. Gewinnt ihr Vertrauen und schenkt ihnen Eures. Und überzeugt sie davon, dass sie das Richtige tun, wenn sie Euch vertrauen. Bietet ihnen etwas an, das nur Ihr ihnen geben könnt.«

»Danke für Euren Rat, Hauptmann. Dieses Mädchen ist eine Kammerzofe meines Vaters. Und mir ist bereits zu Ohren gekommen, dass sie über seine Annäherungsversuche nicht glücklich ist.«

»Vielleicht ist sie empfänglich für eine Gelegenheit, in der Gunst der Prinzessin zu steigen. Und wenn Ihr seht, dass sie mit sich hadert ob des Bruches, den Ihr verlangt, dann helft mit ein paar Kupferlingen nach.«

Hellrike lächelte. »Ihr seid ein geschickter Stratege, Adrin. Ich werde nach dem Fest zu dem Mädchen gehen und ihr auf den Zahn fühlen.«

»Aber seid behutsam. Wenn ihre Angst zu groß ist, als Verräterin entlarvt zu werden, wird sie ihr Schweigen nicht brechen, egal wie viel Kupfer oder Silber Ihr bietet. Denn es rettet sie nicht vor dem Kerker.«

Als die Musik aussetzte, war Ajendo sofort zur

Stelle und klopfte Adrin auf die Schulter. »Darf ich um den nächsten Tanz bitten«, sagte er mit seinem üblichen falschen Grinsen.

»Nur wenn die Prinzessin es wünscht«, warf Adrin ein, bevor Hellrike antworten konnte.

»Sie wünscht es nicht!«, bestätigte sie. »Ich wünsche, weiter mit dem Hauptmann zu tanzen.«

Ajendo machte einen Schritt auf sie zu und hielt ihr aufdringlich die Hand entgegen. »Ich bitte Euch, Eure Hoheit. Ihr wärt von meinen Tanzeskünsten beeindruckt.«

»Sie sagte Nein, Ajendo.« Adrin hielt den Heermeister zurück, indem er ihm die Hand auf die Brust legte.

Der Schwarzgewandete sah entrüstet an sich herab. »Nehmt Eure Hand weg, Hauptmann, wenn Ihr sie behalten wollt. Habt Ihr vergessen, dass ich Euer vorgesetzter Offizier bin?«

»Ihr seid ein Mann, der eine Frau belästigt. Da ist der Rang nicht von Belang.«

Die Männer starrten sich an wie zwei Böcke vor dem Zusammenstoß. Hinter Ajendo baute sich Jadikus auf, bereit, sofort in den Streit einzugreifen, sollte er aufflammen. Doch dann ergriff die Prinzessin das Wort. »Kehrt an den Tisch meines Vaters zurück, Heermeister. Seine Gesellschaft ist für Euch sicher erhebender als die von jungen Tänzern.«

Widerwillig verneigte sich Ajendo vor Hellrike. Als er den Rückzug antreten wollte, stieß er mit

Jadikus zusammen. »Aus dem Weg, Hauptmann«, fauchte er und entschwand in Richtung der königlichen Tafel.

Draußen krähte der erste Hahn. Hellrike hatte in der Nacht kein Auge zugetan, aus Angst sie könnte den richtigen Moment verpassen. Das Fest hatte bis in die Morgenstunden gedauert, und die Dienerschaft hatte danach noch zwei Stunden damit verbracht, den Thronsaal aufzuräumen und zu reinigen. Bei der morgendlichen Audienz sollte nichts mehr darauf hinweisen, dass ein Fest stattgefunden hatte.

Hellrike ging zu den Gemächern der Bediensteten. Obwohl es keinen Grund gab, ihre Anwesenheit zu verschleiern, ging sie auf leisen Sohlen durch die Korridore. Doch als sie um eine Ecke bog, stand plötzlich eine Wache vor ihr. Während sie erschrocken zusammenfuhr, blieb der Mann abrupt stehen. Hellrike brauchte einen Moment, um sich zu fangen.

»Verzeiht mir, Eure Hoheit. Es war nicht meine Absicht Euch zu erschrecken.«

»Nein, nein, Finnrick, Ihr könnt nichts dafür. Ich war gedankenversunken. Eine ruhige Wache Euch.«

Sie blickte ihm hinterher, bis er um die Ecke verschwunden war. Dann klopfte Hellrike an die

Tür der jungen Zofe. Als diese die Tür öffnete und die Prinzessin vor sich sah, erschrak sie. Verlegen fiel sie geradezu in ihrer Verbeugung zusammen. Das Haar trug sie inzwischen offen, es floss ihr in weichen blonden Wellen über die Schultern. Statt des hellblauen Kleides trug sie jetzt ein weites Nachthemd.

Hellrike trat unaufgefordert ein und das Mädchen wich mit gesenktem Haupt zurück. Ihr stand ins Gesicht geschrieben, dass sie sich überrumpelt und in die Ecke getrieben fühlte. Hellrike sah sich um. Die Stube der Zofe war bescheiden eingerichtet. Ein schmales Bett, ein Kleiderschrank, eine Kommode mit einem Spiegel und ein Holztisch mit einem Stuhl. Für eine königliche Bedienstete lebte sie schlicht. Sie war noch nicht lange bei Hofe und musste sich ihren Stand erst noch erarbeiten.

»Verzeiht die Störung zu dieser gottlosen Zeit. Ihr wart sicher gerade im Begriff zu Bett zu gehen. Aber es verlangt mich sehr, etwas von Euch zu erfahren.«

»Euer Besuch ehrt mich, Eure Hoheit. Zu jeder Stunde. Wie kann ich Euch zu Diensten sein?«

Hellrike sah die junge Frau mit ernster Miene an, erkannte aber rasch, dass sie sie damit einschüchterte. Daher setzte sie ein Lächeln auf und wies auf das Bett. »Setzen wir uns doch.«

Zögerlich nahm das Mädchen Platz und legte die Hände gefaltet in den Schoss.

»Mir wurde zugetragen, dass der König Euch und andere Damen bedrängt und sogar unsittlich berührt haben soll.«

Das Mädchen sah sie mit großen Augen an. Ihr stand Schweiß auf der Stirn und sie stammelte mit zitternder Stimme. »Nein … so etwas würde der König niemals tun. Ich fürchte man hat Euch …«

»Es ist ausgesprochen wichtig, dass Ihr mir vertraut und mir die Wahrheit sagt. Euer Geheimnis wird bei mir in besten Händen sein. Der König wird davon nichts erfahren. Bitte bedenkt auch, dass mein Vater alt ist und irgendwann nicht mehr unter uns weilen wird. Dann werde ich Eure Königin sein. Ihr seid jung und habt zweifellos eine große Zukunft bei Hofe vor Euch. Ich werde dafür sorgen, dass der König euch Damen in Frieden lässt. Aber Ihr müsst mir dafür etwas verraten.«

Hellrike griff unter ihr Kleid und brachte einen Beutel hervor, den sie in ihrem Strumpf versteckt hatte. Sie hielt ihn wortlos in der Hand und bewegte die Finger. Der Inhalt klingelte leise. »Ich stehe ein für jene, die treu zu mir halten. Vieles von dem, was mein Vater tut, kann ich nicht billigen. Und ich werde es ändern.«

Das Mädchen zögerte noch, rang sich aber dann zu einer Frage durch. »Und was wünscht Ihr von mir zu erfahren, Eure Hoheit?«

»Ich muss wissen, was der König und der Heermeister heute bei Tisch gesprochen haben. Ich bin sicher, sie sprachen über mich und ich will wissen, was sie sagten.«

»Eure Hoheit, ich bitte untertänigst um Vergebung, aber wir dürfen nicht über ...«

»Ich kenne das Gelübde, aber Ich bitte Euch, mir dennoch die Wahrheit zu sagen. Ihr tut etwas für mich und ich tue etwas für Euch», sagte Hellrike und ließ noch einmal die Münzen in dem Samtbeutel verheißungsvoll klimpern. »Ihr werdet keine Scherereien bekommen, das verspreche ich Euch. Niemand wird davon erfahren. Bitte, vertraut mir!«

Das Mädchen stand vom Bett auf und ging schweigend durch den Raum. Einen Moment lang schloss sie die Augen. Sie sah auf einen Punkt am Boden und traute sich nicht, der Prinzessin ins Gesicht zu sehen.

»Mein Leben wäre verwirkt, wenn herauskäme, dass ich mein Gelübde gebrochen habe. Aber sie sprachen derart schändlich über Euch, dass ich nicht damit leben könnte, Euch darüber im Dunkeln zu lassen. Ich fühlte mich aber sicherer, Eure Hoheit, wenn Ihr mir im Gegenzug auch ein kleines Geheimnis anvertrautet. Ich hoffe, diese Bitte beleidigt Euch nicht.«

Hellrike lächelte und ging zu ihr herüber. Sie ging so nahe an sie heran, dass sie ihr ins Ohr flüstern konnte. Plötzlich machte das Mädchen große Augen und legte die Hand auf den Mund, als wolle sie einen entsetzten Schrei unterdrücken.

»Eine Maid? Wahrlich?«

Hellrike nickte. »Und die Schönste im Angesichte der Götter.«

Die Zofe lächelte erst und setzte dann eine ernste Miene auf. Sie ging auf und ab und die Prinzessin konnte sehen, dass sie mit sich rang.

»Ich hörte den König und den Heermeister oft miteinander sprechen. Meist über diesen unsäglichen Krieg. Ich wünschte, jemand hielte sie auf!«

Hellrike erschrak innerlich. Wusste die Zofe Bescheid? Sicher schwieg sie aus Angst.

»Aber kürzlich bat der Heermeister darum …«, das Mädchen sah ihr eindringlich in die Augen, »… Euch zur Frau nehmen zu dürfen. Heute hat der König Ajendo die Ehe mit Euch versprochen. Als Lohn dafür, dass er den Krieg gewinnt.«

Die Prinzessin erstarrte. Ihr Magen zog sich schmerzlich zusammen und Schwindel überkam sie. Sie war zu entsetzt, um irgendetwas sagen zu können, ihre Gedanken tobten in ihrem Kopf. Die Enttäuschung über ihren Vater war so groß, dass sie am liebsten laut schreien würde. Doch sie konnte nicht. Sie fühlte sich wie innerlich zu Eis gefroren. Als habe ihr Herz aufgehört zu schlagen. Mehr denn je wünschte sie sich, Meson wäre bei ihr, um sie zu retten. Doch sie hatte selbst dazu beigetragen, dass er es nicht war.

Auf das Entsetzen folgte ihr übliches inneres Zerwürfnis. Es war unabwendbar, dass sie die Stärke finden musste, ihrem Vater die Stirn zu bieten. Davor hatte sie jedoch noch mehr Angst als vor einer Hochzeit mit Killdan Ajendo. Sie malte sich aus, wie sein Blut, und nicht ihres, die Laken der Hochzeitsnacht befleckte. Nachdem sie ihm einen Dolch ins Herz gestoßen hatte.

Hellrike stand auf als schlafwandle sie und legte den Beutel in die Hände des Mädchens. »Für Eure Treue und Euer Vertrauen. Seid Euch auch dem Meinen stets gewiss.«

IV

Da alle Gewässer zugefroren waren, griffen die Tonkarimataru auf ein einfaches Mittel zurück, um an Wasser zu kommen. Sie schmolzen Schnee. Wie alle anderen, wurde auch diese Aufgabe unter den Dorfbewohnern aufgeteilt. Mirata-Wea stand am Rande des Dorfplatzes vor zwei Ölflammen und zwei Kesseln, die an einem Ast hingen. Auf einer Seite wurde Schnee geschmolzen, auf der anderen abgekocht, gefiltert und danach in ein abseitsstehendes Fass gefüllt. War dieses voll, wurde es von zwei kräftigen Igelmännern im Heuschober untergestellt. Eines hatten sie bereits befüllt, zwei weitere sollten noch folgen.

Mit einer großen Schaufel häufte Meson den Schnee des Dorfplatzes in Mirata-Weas Nähe auf. Obwohl es bitterkalt war geriet er ins Schwitzen, so sehr, dass er seinen Mantel ablegen musste. Zwar schneite es nicht, doch ein eisiger Wind schnitt in seine unbedeckte Haut an Händen und

Gesicht. Aus dem Schober drang das Lachen von spielenden Kindern.

Mesons Blick fiel auf Mirata-Wea, die dicke, lederne Handschuhe trug, um sich nicht an den heißen Kesseln zu verbrennen. Sie goss das kochende Wasser durch mehrere Lagen gespannten Tuches. Dampfschwaden stiegen auf, die so dicht waren, dass sie Mirata-Wea hin und wieder vor seinen Blicken verbargen. Einen Moment lang atmete Meson durch und stützte sich auf den Stiel der Schaufel. Er betrachtete das Mädchen und spürte, wie sich sein Magen ob ihres Anblicks zusammenzog. Wenn sie ihrer Arbeit vollkommen gedankenversunken nachging, war sie am schönsten. Dann formte sich auf ihren Lippen ein sanftes Lächeln, das ihren Frohsinn und ihre Heiterkeit nach außen trug. Das geschah in den Augenblicken, in denen sie nicht an die Schattenseiten der Welt dachte, diese nicht zu existieren schienen.

Plötzlich sah Mirata-Wea auf. Ihre Blicke trafen sich für einen Augenblick. Meson spürte ein Kribbeln, das über seine Haut fuhr wie ein sanfter Sommerwind. Ihr Anblick versetzte sein Herz in Aufruhr. Mirata-Wea lächelte verlegen und sah dann weg. Vielleicht wusste sie nicht, wie sie mit einem Blick dieser Art umgehen sollte, auch wenn sie ihn erkannt hatte.

Es fiel Meson immer schwerer, seine Gefühle für sie zu unterdrücken. Verzweifelt suchte er nach einer Rechtfertigung für sie, indem er sich fragte, ob er Hellrike je wirklich geliebt hatte. Vielleicht hatte er sich auf diese Liebe nur deshalb eingelassen, weil sie ihm geholfen hatte, den Schmerz über den Tod Nelas und Siras zu überwinden. Womöglich hatte er sie gebraucht, für seine eigene Heilung benutzt und war für eine neue Liebe noch gar nicht bereit gewesen. Es hatte ihm geschmeichelt, dass die Prinzessin ihn mit Blicken und Worten eingeladen hatte, um sie zu werben. Doch erst jetzt, diese lange Zeit später, fühlte er sich wieder in der Lage zu lieben.

Ein leichter Schlag auf den Rücken vertrieb seine Gedanken wie der Wind den Dampf des kochenden Wassers. Schnee rieselte von seiner Kleidung. Einer der Jungen hatte sich herangepirscht und ihn mit einem Schneeball beworfen. Es war Bato-Ketu. Er stand da und lachte. Meson ließ sogleich die Schaufel fallen, griff in den Schnee. Dutzende Male warfen sie aufeinander, während die anderen Kinder aus dem Dachfenster des Schobers lugten und hemmungslos lachten.

Einer von Bato-Ketus Schneebällen jedoch verfehlte sein Ziel. Er traf die Öllampe, über der Mirata-Wea den Schnee schmolz. Sie fiel um und lief aus. Und nach wenigen Augenblicken fing das Öl am Boden Feuer. Die Reste des festgetretenen Schnees konnten die Flammen nicht stoppen. Obwohl Mirata-Wea sofort reagierte und hektisch Schnee über das Feuer schaufelte, lief ein Teil des brennenden Öls unter der Holzwand des Schobers hindurch und entzündete das darin gelagerte Stroh. Eines nach dem anderen kamen die Igelkinder zum Tor herausgerannt. Das Lachen war ihnen vergangen. Meson fühlte sich schlagartig in seine eigenen Kindertage versetzt, als die Werkstatt seines Vaters und das Haus gebrannt hatten. Er spürte die Hitze aus zehn Schritt Entfernung. Sofort raste sein Herz. Er stand wie festgewachsen auf der Stelle, gefesselt von schrecklichen Erinnerungen. Um ihn herum rannten die Dorfbewohner, löschten, retteten die Kinder, schafften weiteres brennbares Material vom Feuer weg. Meson konnte sich immer noch nicht rühren. Er starrte in die Flammen. Plötzlich entdeckte er hinter einer winzigen Luke im Dach des Schobers eine Bewegung. Das kleine Gesicht eines Igelkindes sah heraus. Seine Augen waren in Panik geweitet und es schnappte nach Luft. Mesons Blick sank kurz nach links, zu den Kindern und dann wieder zurück zum Schober. Es durchfuhr ihn wie ein eisiger Windstoß. Sein Herz schien einen Sprung zu machen. Die Angst vor den Flammen war wie erloschen.

Ohne weiteres Zögern stürmte er in den brennenden Schober und sah sich um. Die Stroh- und Heuballen am Boden brannten lichterloh. Dichter Rauch behinderte seine Sicht, doch der meiste sammelte sich unter der Decke. Am anderen Ende der Scheune stand eine Leiter. Sie führte hinauf zum Lagerboden unter dem Dach. Die anderen Kinder mussten sich durch einen beherzten Sprung in das Stroh gerettet haben. Es gab keinen anderen Weg, um das Kind zu retten. Er musste durch den Schober und die Leiter hinauf. Er rannte geduckt los, hielt sich den Ärmel seines Hemdes vor den Mund und versuchte, so selten wie möglich zu atmen. Bei jedem Schritt, den er auf der Leiter nach oben tat, wurde der Qualm dichter und brannte in seinen Lungen. Schließlich tastete er sich durch die Luke und warf sich hustend auf den Boden. Oben angelangt sah er das Igelkind unter dem winzigen Fenster kauern. Mit seinen paar Worten Ziriko beruhigte er das Kleine. Er bedeutete ihm, auf seinen Rücken zu klettern, sich gut festzuhalten und die Nase in der Armbeuge zu verstecken. Dann stieg er die Leiter herab. Unten angekommen warf er sich auf den Bauch und kroch unter den Rauchschwaden hindurch. Inzwischen brannte auch das Tor! Meson zögerte kurz. Wieder quollen Bilder aus seiner Kindheit an die Oberfläche, doch diesmal wies er sie entschlossen zurück. Er rette sich und das Kind durch einen beherzten Sprung durch die Flammen ins Freie.

Als er draußen im Schneematsch lag und fürchterlich hustete, ging ein erleichtertes Raunen durch die Reihen der Tonkarimataru. Mirata-Wea eilte herbei und kümmerte sich um das Kind. Meson sah zurück. Die Igel bewarfen das Feuer mit Schnee, doch es griff von einem Strohballen auf den nächsten über und würde in Kürze auf die nebenstehenden Häuser übergreifen. Ohne Wasser konnten sie ihm nicht Herr werden. Also raffte er sich auf und rannte erneut in den Schober. Neben dem Rauschen des Feuers hörte er, wie ihm Mirata-Wea hinterher schrie. Zwischen den Flammen sah er ein halbes Dutzend Fässer stehen. Seine Haut fühlte sich an wie Speck, der sich über einem Feuer zusammenzog. Es gelang ihm, drei Fässer nacheinander umzukippen und durch das Tor hinauszurollen. Als er wieder ins Freie kam, hatten die Männer bereits begonnen sie aufzurichten und zu öffnen.

Meson ließ sich am Rande des Platzes in tieferen Schnee fallen und versuchte, sich zu beruhigen. Er hustete scharf; seine Lunge und sein Hals brannten. Gesicht und Kleidung waren schwarz vor Ruß, am linken Arm war sein Hemd verbrannt und hatte ihm eine schmerzende Wunde beschert.

Die Dorfbewohner konnten verhindern, dass die Flammen auf die anderen Häuser übergriffen. Doch der Schober war nicht mehr zu retten. Erst langsam begriff Meson, was geschehen war und was er getan hatte. Zwar hatte er sich darum bemühen wollen, weitere Kämpfe zu verhindern und die Auslöschung des Stammes abzuwenden, doch dass er bereit war, für ein Kind dieses fremden Volkes sein Leben zu riskieren, überraschte ihn selbst. Ohne zu zögern, hatte er gehandelt. Für Überlegungen war ihm keine Zeit geblieben.

Mirata-Wea setzte sich neben ihn. Auch sie war erschöpft vom Kampf gegen die Flammen. Wie selbstverständlich legte er seinen Arm um ihre Schultern. Sie griff nach seiner Hand, küsste seinen Handrücken und schmiegte sich an ihn. Noch nie war er ihr so nahe gewesen. Augenblicklich verblasste die Angst vor dem Feuer und die Gefahr, in der er eben noch geschwebt hatte.

V

Fasi-Aketu hielt sein Versprechen. Er hatte Meson gebeten, ihm bei der Fertigstellung seiner Erfindung zu helfen und sie anschließend bei der Jagd zu erproben. An dem Holzscheit hatte er eine robuste Lederschlaufe befestigt, in die man den Fuß stemmte, um die Sehne zu spannen. Sie wurde zurückgezogen und um eine Senkung im Scheit gespannt. Durch Betätigung eines Hebels schnellte die Sehne nach vorn, wobei sie einen kurzen, dicken Bolzen hinauskatapultierte. Fasi-Aketu versprach, dass diese Jagdwaffe präziser war als ein Bogen, eine größere Reichweite und eine bessere Schusskraft aufwies. Er räumte jedoch einen winzigen Nachteil ein. Dadurch, dass der Bolzen auf dem Holzscheit auflag, nur von einer flachen Aussparung geführt, war es nicht möglich, damit steil nach unten zu schießen. Bei der Jagd sollte dies aber keine Rolle spielen und im Kampf würde die Waffe keine Verwendung finden.

Meson hatte erfahren, dass die Tonkarimataru Pfeile nur für die Jagd oder bei der Bewachung des Dorfes verwendeten. Auf dem Schlachtfeld kamen diese Waffen jedoch nie zum Einsatz. Den genauen Grund dafür kannte Fasi-Aketu nicht, er wusste aber, dass dieser Tradition in seinem Stamm seit Jahrhunderten gefolgt wurde, obgleich andere Stämme es nicht so handhabten.

Stunden standen sie bereits gemeinsam in der Werkstatt und waren kurz davor, die Arbeit an der Jagdwaffe zu vollenden. Aki-Cheta hatte sie indes mit Tee und in Teig gebackenem Morgenkraut versorgt. Eine Speise, die Meson nicht kannte, denn die Menschen aßen diese Pflanze nicht. Sie schmeckte herb und nussig. Ohne den brotähnlichen Mantel hätte er sie verschmäht.

Die gemeinsame Arbeit bot Gelegenheit, sich besser kennenzulernen. Meson hatte die Hoffnung, von Fasi-Aketu mehr darüber zu erfahren, was dessen Vater von ihm erwartete.

»Ich habe den Krieg nie gewollt«, sagte Meson. »Aber ich bin nun mal ein Krieger und mein Rang in unserer Welt ist zu gering, als dass ich Einfluss auf die Entscheidungen des Königs nehmen könnte. Ich muss tun, was man mir befiehlt, sonst lande ich im Kerker oder mich ereilt ein noch schlimmerer Götterwille.«

»Wahrscheinlich halten dich deine Leute für

tot.«

Wehmütig dachte Meson an seine Kameraden. Solange seine Leiche nicht gefunden wurde, das wusste er mit Bestimmtheit, fände Adrin keine Ruhe, selbst wenn die anderen Gefährten die Hoffnung inzwischen aufgegeben hatten. Und an Hellrikes Schmerz mochte er lieber nicht denken. Sie hielt den Mann für tot, mit dem sie eine Familie hatte gründen wollen. Den sie an ihrer Seite sitzen sah, als zukünftige Königin von Aresien.

»Und wie denkst du inzwischen über uns?«, fragte Fasi-Aketu.

»Ich habe nie geglaubt, dass ihr die unzivilisierten Tiere seid, als die euch die Menschen gern sehen, besonders unser verbohrter und unbelehrbarer Klerus. Aber dass eure Kultur der unseren in solch vielerlei Hinsicht ähnelt, war mir nicht klar. Wir könnten starke Verbündete sein, wie vor Jahrhunderten.«

»Sobald der Frühling beginnt werden die Menschen erneut versuchen, unser Dorf zu finden, um uns zu töten. Um sie davon abzuhalten, werden unsere Krieger sie am Waldrand abwehren. Und wieder werden viele sterben. Tonkarimataru und Menschen.«

»Das müssen wir verhindern! Irgendwie müssen wir einen Weg finden, diesen Krieg zu beenden. Seitdem ich bei euch bin, weiß ich, dass die Menschen euch aufgrund eines Irrglaubens bekämpfen. Aber dein Vater will nicht, dass ich in die Stadt reite, um es dem König zu erklären. Er denkt, ich müsse mehr lernen und sei noch nicht bereit. Bereit wofür?«

Fasi-Aketu grinste. »Mein Vater ist ein sehr weiser Mann. Er hat sich noch nie geirrt, seitdem ich denken kann. Viele Tonkarimataru beneiden ihn, denn sie glauben, er stehe in einem immerwährenden Zwiegespräch mit den Geistern. Sie sagen ihm alles, was er wissen muss und sogar, was passieren wird.«

»Tss. Ich weiß nicht, ob man ihn darum beneiden sollte, wenn es wahr ist. Ich würde den Verstand verlieren an seiner statt.«

Sie machten eine Pause und tranken einen Schluck Tee. Dann überzeugte sich Fasi-Aketu davon, dass alle Verbindungen an seiner Erfindung festsaßen. Die neue Jagdwaffe machte einen stattlichen Eindruck. Aus einem Weidenkorb unter der Werkbank nahm er eine Handvoll Bolzen, von denen jeder mit drei halbierten Federn versehen war.

Wie aus dem Nichts traf Meson Fasi-Aketus nächste Frage. »Gibt es eine Gefährtin, die auf dich wartet?«

»Die gibt es. Aber ich fürchte, sie wird denken, ich sei gefallen.«

»Du bist schon eine Weile bei uns. Glaubst du, sie sucht sich einen neuen Mann?«

Meson zögerte. Warum hatte er darüber noch nie nachgedacht? Diese Frage hatte sich ihm in all den Wochen nicht einmal gestellt. »So bald wohl nicht«, sagte er lahm.

»Ich mache mir manchmal Sorgen um meine Schwester«, fuhr Fasi-Aketu fort. »Sie wird es schwer haben, einen Gefährten zu finden, denn die Männer der Tonkarimataru machen sich nichts aus einer Menschenfrau. Auch dann nicht, wenn sie die Schamanin unseres Stammes ist.«

»Sie ist eine starke und schöne Frau. Ich bin sicher, sie wird ihren Weg gehen.«

Fasi-Aketu wandte sich ihm zu und verschränkte die Arme. Aus ernsten Augen sah er Meson an, dabei rasselte sein Stachelkleid über die Kante der Werkbank. »Wirst du sie mitnehmen in die Welt, aus der ihr kommt?«

Meson stutzte und verzog das Gesicht. »Warum sollte ich das tun? Sie ist eine Tonkarimataru.«

»Aber sie ist nun mal keine Tonkari. Jeder weiß, dass sie nicht hierhergehört, auch wenn alle sie achten. Würde sie gehen wollen, um mit einem Mann glücklich zu werden, ließen wir sie ziehen. Zuallererst ist sie ein Mensch und erst dann die Schamanin der Tonkarimataru.«

Meson sah verlegen auf den Boden.

»Ich kann nicht leugnen, dass sie mein Herz berührt. Täte ich es, würde ich nur deine Klugheit beleidigen. Aber die Frage, ob ich ihr Gefährte würde oder sie gar mitnähme, stellt sich für mich nicht. Für mich gibt es nichts Vordringlicheres, als dieses schreckliche Blutvergießen zu beenden und euch vor Meinesgleichen zu beschützen. Erst dann, wenn dieses Ziel erreicht ist, können persönliche Fragen beantwortet werden. Und vieles wird sich fügen.«

Fasi-Aketu nickte zustimmend. Dann griff er hinter sich und nahm seine Erfindung samt einem Beutel, in dem er die Bolzen verstaute.

»Hat deine Waffe denn einen Namen?«, fragte Meson.

Der Igel dachte nach und betrachtete das hölzerne Gerät in seinen Händen eingehend. »Bolzenschleuder. Sie soll Bolzenschleuder heißen.«

»Dann gratuliere ich zur Fertigstellung. Es wird mir eine Ehre sein, sie mit dir bei der Jagd einzuweihen.«

»Die Ehre ist auf meiner Seite. Lass uns zu Mirata-Wea gehen, damit sie die Bolzenschleuder segnet. Bis zum Sonnenuntergang sind es nur wenige Stunden und ich möchte nicht mit leeren Händen ins Dorf zurückkehren.«

Meson und Fasi-Aketu streiften durch den Wald, abseits der Wege, die aus dem Dorf führten. In der winterlichen Landschaft war es still. Außer dem Wind und ihren Schritten war lange Zeit nichts zu vernehmen. Hätte es etwas gegeben, wäre es den beiden Jägern nicht entgangen. Der schneebedeckte Boden spiegelte die Sonne, die durch die kahlen

Kronen schien und tauchte den Wald in ein helles Licht. Die beiden Jäger waren stets wachsam. Fasi-Aketu hielt die Bolzenschleuder im Anschlag, während Meson eine Glefe bei sich trug.

An einer schneefreien Stelle im Wurzelbereich eines Baumes entdeckte Meson ein paar Wintersüßpilze, die er pflückte und in seinem Rucksack verstaute. »Mit leeren Händen kehren wir keinesfalls zurück!«

In der Ferne entdeckten sie einen kleinen schneebedeckten Hügel. Er lag zwischen den Bäumen am Rande eines zugefrorenen Weihers und war mehr als mannshoch. Als sie sich ihm leise näherten, vernahmen sie seltsame Geräusche. Ein heiseres Lachen drang an ihre Ohren, doch weit und breit war niemand zu sehen. Sie blieben stehen und lauschten.

»Ist das eine Hütte? Habt ihr Kenntnis von einem anderen Bewohner dieser Gegend?«, fragte Meson flüsternd.

»Nein, aber vielleicht ist es ein Mensch. Ein Fallensteller.«

Sie näherten sich weiter und das Lachen wurde deutlicher. Dann blieb Fasi-Aketu stehen und nickte. »Ich weiß, was das ist. Du hattest nicht unrecht, als du es für eine Hütte hieltest. Das ist ein Sada, der seinen Winterschlaf hält«, erklärte Fasi-Aketu. »Sein Atem klingt wie das Lachen eines greisen Mannes.«

»Bei den Göttern! Ich habe noch nie eine solch

riesige Schildkröte gesehen. Sie muss Jahrhunderte alt sein.«

»An den Waldrand wagen sich nur die jungen und unerfahrenen Tiere. Und dort fallen sie den törichten Jägern der Menschen zum Opfer.«

»Wieso töricht? Von irgendwoher müssen die Jäger ihr Fleisch nehmen, wenn sie kein Wild vor die Pfeilspitze bekommen.«

Fasi-Aketu schüttelte den Kopf. »Jeder Tonkari weiß, dass das Fleisch der Jungtiere wie nasse Borke schmeckt. Je älter das Tier ist, umso besser schmeckt es. Aus ihren riesigen Knochen lassen sich Waffen und Werkzeuge fertigen. Und der Panzer kann als Dach für eine Hütte dienen. Wenn Jäger unseres Dorfes ein solches Tier erlegen, ist das ein wichtiges Ereignis. Es kommt aber nur sehr selten vor. Mein Großvater erzählte uns Kindern einst von einer solchen Jagd, die sein Großvater erlebt hatte.«

»Ein Jahrhundertereignis also. Wie eine Sonnenfinsternis. Da wo ich herkomme, gelten die Jungtiere als Gaumenschmaus. Ich weiß nicht, ob ein Stadtbewohner jemals ein solch riesiges Geschöpf gesehen hat.«

»Aber selbst dieser Sada ist zu klein für die Jagd. Es heißt, er muss eintausend Winter überstanden haben und größer sein, als der größte Tonkarimataru. Wir beten sehr lange nach seinem Tod, denn sein Geist ist groß und mächtig.«

»Dann lass uns hoffen, dass sich dieser von den

Menschen fernhält.«

Die Jäger ließen die Schildkröte hinter sich und umrundeten den Weiher. In seiner Eisdecke waren die Überreste von weißen Seeblumen erstarrt. Sie muteten an, als sei die Zeit für sie stehengeblieben.

Dreißig Schritt vor ihnen bemerkte Fasi-Aketu eine Bewegung im Schnee. Er hob warnend den Arm und beide Männer bleiben stehen. Meson bemühte seine Augen, doch mehr als verschwommene Schemen vermochte er nicht zu erkennen. Erst nach einer Weile sah er, dass es sich um einen Hasen handelte. Sein weißes Winterfell war vor dem Hintergrund des verschneiten Waldes schwer auszumachen. Sie gingen in die Hocke. Um unnötigen Lärm zu vermeiden, schlich Fasi-Aketu allein voran, während Meson zurückblieb. Dem Igel gelang es, sich dem Tier auf zehn Schritt zu nähern. Dann legte er die Bolzenschleuder an, zielte genau und schoss. Meson konnte den Bolzen nicht sehen, doch hörte er, mit welcher Wucht die Sehne der Waffe nach vorne schnellte. Das Geräusch glich einem Schlag mit flacher Hand auf einen Tisch und zeugte von angsteinflößender Kraft. Fasi-Aketu winkte Meson herbei und sie näherten sich ihrer Beute. Der Hase war tot und der Bolzen lag einen Schritt weiter im blutgetränkten Schnee.

»Er hat das Tier glatt durchbohrt«, sagte Meson.

»Gut so, dann hatte der Fasa keinen schweren

Kampf.«

Meson hob den Bolzen auf und betrachtete ihn. Eine Feder war abgerissen, die andere blutgetränkt. Die Spitze war gebrochen. Vermutlich hatte sie einen Knochen des Hasen getroffen.

»Mit einer Stahlspitze könnte diese Waffe den Harnisch eines Kriegers durchstoßen«, sinnierte er.

Fasi-Aketu sah ihn irritiert an. »Wir könnten damit auch größere Tiere erlegen. Aber im Kampf wird sie keinen Einsatz finden.«

»Auch nicht, wenn sie den Krieg für euch gewinnen könnte? Natürlich müsstest du dafür bedeutend mehr davon herstellen.«

»Selbst wenn ich für jeden Tonkarimataru eine Bolzenschleuder baute, zögerte ich damit nur unseren Untergang hinaus. Du weißt besser als alle anderen um die Größe eures Heeres im Vergleich zu unserem. Außerdem würde mein Vater das nicht erlauben. Der Verlust unserer Traditionen ist ein zu hoher Preis für unser Überleben.«

Meson widersprach nicht. Vermutlich hatte der Erfinder recht. Er war ein weiserer Mann, als er selbst es war. Sie knieten sich in den Schnee und sprachen ein Gebet für den Geist des erlegten Tieres. Es war das erste Mal, dass Meson nicht nur einem Beispiel folgte, sondern aus Überzeugung betete. Er hatte dazu beigetragen, ein Leben zu beenden, und bat die Geister um Verzeihung.

Fasi-Aketu machte die Bolzenschleuder wieder schussbereit und sie streiften weiter durch den

Wald. Meson trug den Hasen an seinem Gürtel.

»Ich würde dich gern etwas fragen«, begann der Igel nach einer Weile, in der sie geschwiegen und angestrengt die Umgebung beobachtet hatten. »Wenn wir heute gegen die deinen in den Kampf zögen, auf wessen Seite würdest du kämpfen?«

Seine Fragen beeindruckten Meson immer wieder. Sie zeugten von tiefgründigen Gedanken. Und jede einzelne brachte Meson dazu, über seine Situation nachzudenken. »Auf niemandes Seite, denn es sollte keine zwei Seiten geben. Der Krieg entbehrt jeden Grundes und daher würde ich mich zwischen euch stellen und versuchen, euch von der Schlacht abzubringen. Gelänge es mir nicht, stieße ich mein Schwert in die Erde und betete. Zu den Göttern und den Geistern.«

Zwei weitere Hasen fielen den Jägern zum Opfer, ehe sie bei Einbruch der Dunkelheit ins Dorf zurückkehrten. Meson erschien die Jagd nicht nur erfolgreich, im Hinblick auf die Nahrungsbeschaffung, sondern auch bedeutend für seine Erfahrungen bei den Tonkarimataru. Aus dem Munde des jungen Igels hatten die Geister zu ihm gesprochen. Sie hatten ihn ein wenig näher an das gebracht, was Waban-tu-Eytu gemeint hatte. Menschen und Tonkari konnten miteinander leben, nicht nebeneinander her. Und er fühlte eine große innere Nähe zu Fasi-Aketu. Auch wenn dessen Bruder Diko-ta-Watu es nicht war und vielleicht nie werden würde, so war Fasi-Aketu doch zu einem Freund geworden.

VI

Alle sechs Tage versammelten sich die Tonkarimataru im Tempel, um von den Geistern des Waldes Beistand und Führung zu erbitten. Obwohl Meson nicht sicher war, ob er dort willkommen sein würde, ging er den Igeln nach. Mirata-Wea hatte die Hütte schon im Morgengrauen verlassen. Als Schamanin war es ihre Aufgabe, die Zeremonie vorzubereiten und abzuhalten. Durch die offenstehende Tür konnte Meson sehen, wie sich die Tonkarimataru niederknieten und Mirata-Wea ihre Aufmerksamkeit schenkten. Als einer der Letzten betrat er über drei knarzende Holzstufen den Saal aus rund gemauerten Lehmziegeln. Augenblicklich stieg ihm der Geruch von glimmenden Rauschblüten in die Nase.

Als er sich setzen wollte, fiel Mirata-Weas Blick auf ihn und diesem Blick folgten sämtliche Augenpaare. Meson fühlte sich unwohl und wollte das Gebetshaus schon wieder verlassen, als sich der Stammesführer erhob und ihm mit einer Geste bedeutete, sich in der hintersten Reihe hinzuknien.

Als sich die Aufmerksamkeit der Igel wieder auf Mirata-Wea richtete, wagte Meson einen Blick zu den Seiten. Zu seiner Linken kniete Diko-ta-Watu. Er deutete es als gutes Zeichen, dass er sich nicht gegen seine Teilnahme am Gebet ausgesprochen hatte. Entweder weil er ihn allmählich duldete, oder weil er es nicht wagte, seinem Vater zu widersprechen.

Meson besuchte den Tempel nicht ohne Grund. Es ging ihm nicht darum, sich den Tonkarimataru im rechten Licht zu zeigen, sein Interesse galt den Geistern. Er schloss die Augen und atmete tief ein. So tief, dass er bald spürte, wie die Rauschblüten ihre Wirkung entfalteten. Meson hoffte darauf, im Reich der Geister seine Frau wiederzufinden. Seit dem Herbstfest war sie ihm mehrmals im Traum erschienen. Doch stets wirkte ihr Bild unwirklich und verschwommen. Meson hoffte, ihr durch die Trance, die die Rauschblüten hervorriefen, näher zu kommen und wahrhaft mit ihr sprechen zu können.

Und tatsächlich, als Meson die Augen öffnete, stand er abermals inmitten eines dichten Nebels. Er drehte sich auf der Stelle, um zu sehen, ob jemand bei ihm war. Erst als er angestrengt nach vorn blickte, sah er sie auf sich zukommen. Als sie vor ihm stand, lächelte sie. Sein Herz machte einen Satz und sein Magen kribbelte. Ein Lachen entwich seiner Kehle und er fiel ihr in die Arme.

»Nela!«

Als er die Umarmung löste und ihr in die Augen sah, bemerkte er, dass sie die Arme gleichgültig hängen ließ.

»Hilft es Euch, wenn ich sage, dass es mir leidtut?«, fragte seine Frau mit sanfter Stimme.

»Was meinst du?«

»Ich bin nicht Eure Gemahlin. Sie ist lange tot. Das wisst Ihr, denn Ihr selbst habt das Feuer entfacht, das sie in das Reich der Göttin führte.«

Mesons sah sie entsetzt an und ging zwei Schritte zurück. Dann schüttelte er den Kopf. »Nein. Du stehst vor mir. Du sprichst zu mir!« Seine Stimme klang erschöpft, als raube ihm die Enttäuschung alle Kräfte.

»Ich habe mich in das Echo Eurer Gemahlin gekleidet, damit Ihr mir vertraut und mir Euer Herz öffnet. Es ist sehr wichtig, dass Ihr verstehst, was geschieht.«

»Wer seid Ihr?«, fragte Meson.

»Ich bin der Einzige, der Euch helfen kann, den Krieg zu beenden. Und Ihr könnt noch mehr für die Tonkari tun.«

Meson schüttelte den Kopf. »Ich täte nichts lieber, aber ihr alle überschätzt meinen Einfluss gewaltig. Weder kann ich dem König befehlen, noch kann ich für euch sein Heer bezwingen. Ich kenne keinen Weg, den Krieg zu beenden. Ich kenne nicht einmal den Grund für diesen!«

»Nicht mehr lange, Heermeister, dann werdet Ihr ihn erkennen.«

»Lasst mich noch einmal mit meiner Frau sprechen! Wo ist sie?«, drängte er und wollte nach Nelas Echo greifen, doch ihre Gestalt verflüchtigte sich im Nebel. Meson sank auf die Knie und weinte. Er schrie, als steckte ein Schwert in seiner

Brust.

Langsam wurde der Nebel lichter. Er war der Einzige, der noch im Tempel kniete. Nur Mirata-Wea war noch hier. Sie war dabei gewesen die Schalen mit den Rauschblüten einzusammeln und hatte es nicht gewagt, ihn aus seiner Versenkung zu wecken. Doch als er plötzlich weinte und schrie, war sie zu ihm geeilt. Meson sank in ihre Arme und weinte wie ein gepeinigtes Kind. Dabei wiederholte er immerwährend jene traurige Wahrheit, die lange schon bekannt war.

»Sie ist tot, Mira! Meine Familie ist tot!«

VII

Mirata-Wea hatte auch an diesem Tag das Haus früh morgens verlassen, um im Tempel Vorbereitungen zu treffen, da dem Dorf ein weiteres großes Ereignis bevorstand. Meson saß alleine bei Tee und Brot, als Mirata-Wea in die Hütte stürmte und sich atemlos von innen gegen die Tür lehnte, als wolle sie einem Verfolger den Weg versperren. Sie strahlte über das ganze Gesicht.

»Diko-ta-Watu wird gleich hier sein«, sagte sie. »Und er bringt dir wichtige Kunde!«

In diesem Moment klopfte es und Mirata-Wea öffnete prompt. Der Igelkrieger trat ein, und, wie üblich, trug er seine grimmige Miene zur Schau. Inzwischen vermutete Meson, dass er mit seinem Verhalten ihm gegenüben eher Stärke zeigen wollte als wahre Ablehnung.

Diko-ta-Watu kam gleich zu Sache. »In drei Tagen ziehen mächtige Enga an unserem Wald vorüber. Jedes Jahr reiten wir aus zur Jagd. Der Stammesführer hat entschieden, dass du einer der Jäger sein sollst.« Diko-ta-Watu machte einen Schritt auf Meson zu und baute sich vor ihm auf, um seinen Worten Nachdruck zu verleihen. »Die Jagd ist für die Tonkarimataru sehr wichtig. Sie bringt uns durch den Rest des Winters, wenn alle Vorräte aufgebraucht sind. In deinem Volk giltst du als ein großer Krieger. Und vielleicht bist du ein ebenso großer Jäger.«

Der Igel überragte Meson um mehr als zwei Kopflängen. Meson war von seiner imposanten Erscheinung jedes Mal aufs Neue eingeschüchtert. Er deutete ein Nicken an. »Ich fühle mich geehrt und werde alles tun, um die Erwartungen an einen Jäger zu erfüllen. Dennoch weiß ich nichts über diese Jagd.«

Diko-ta-Watu wandte sich an Mirata-Wea. »Lehre ihn, Amanso zu reiten. Wir lehren ihn alles Weitere.«

»Aber drei Tage sind zu wenig, um aus ihm einen sicheren Reiter zu machen.«

»Es muss reichen. Wir werden auf ihn achtgeben. Aber ihr müsst sofort beginnen.« Ohne ein weiteres Wort zu verlieren, verließ Diko-ta-Watu die Hütte.

Meson wurde aus ihm nicht schlau. Er ahnte,

dass der Krieger ihm viel abverlangen würde, doch ob es ihm behagte, dass er an der Jagd teilnahm, erschloss sich ihm nicht. Er hätte darauf gewettet, dass dem nicht so war und lediglich sein Vater wollte, dass Meson teilnahm.

Meson stand in der Koppel, die von waagerechten, auf Pfählen verkeilten Baumstämmen eingezäunt war und wartete auf Mirata-Wea, die einen Vogel holte, der für Reitübungen abgerichtet war. Bald sah Meson sie aus dem Stall kommen. Mit nur einer Hand führte sie die Zügel des riesigen Raubvogels. Obwohl er ein erfahrener Soldat war, schauderte Meson beim Anblick der Bestie, denn er wusste, wozu diese Tiere fähig waren. Dieser Vogel schien alt zu sein. Er wirkte träge und gelassen und war selbst für eine Graufeder groß. Trotz seiner gebeugten Körperhaltung überragte er Mirata-Wea um einen Schritt.

Der Raubvogel ignorierte Meson, denn er war nicht darauf abgerichtet, Menschen anzugreifen. Nie zuvor hatte er eines dieser Tiere aus solcher Nähe betrachtet, ohne dass er damit beschäftigt gewesen war, seine Bisse abzuwehren und seinen Tritten auszuweichen. Zaghaft legte er seine Hand auf das graue Gefieder. Es war rau und grob. Die winzigen Flügel hoben sich nicht vom Rumpf ab. Vorn auf der Brust waren die Federn kurz, gänzlich weiß und weich, wie der Flaum eines Kükens. Das Tier verströmte einen strengen Geruch, den er vom Schlachtfeld her kannte.

Doch am meisten beeindruckten Meson die Waffen des Vogels. Seine Klauen waren so riesig, dass er damit einen Menschen glatt in zwei Teile reißen konnte. Der hakenförmige Schnabel war groß und stark genug, um einen menschlichen Schädel samt Eisenhaube zu zermalmen. Beides hatte er schon mit eigenen Augen gesehen.

Der Vogel trug einen Ledersattel, der flacher war als der eines Streitblüters. Breite Riemen schlangen sich um die Brust und den kurzen Schwanz und sorgten für Halt. Die Steigbügel glichen denen eines Pferdesattels.

»Amanso reitest du ähnlich wie ein Pferd. Nur das Gleichgewicht zu halten, ist schwierig. Versuch es.«

Meson ergriff das Sattelhorn und trat in den Steigbügel. Dann schwang er sich hinauf. In dem Augenblick senkte das Tier seinen Hals und beugte sich ruckartig nach vorn. Meson, überrascht von der unerwarteten Reaktion, fiel mit Gesicht und Brust voran in den Schnee, direkt vor die Klauen des Tieres. Als er aufstand, war ihm schwindelig und sein Schädel brummte. Er seufzte. Wieder einmal war er ein Anfänger. Doch glücklicherweise war niemand auf der Koppel, vor dem er sich hätte schämen müssen. Das Lachen der Igelmänner wäre schmerzlicher gewesen als seine Prellungen.

Er versuchte es ein zweites Mal. Diesmal stemmte er sich sofort gegen das Sattelhorn und hielt sich oben, als sich die Graufeder beugte. Dabei hatte er das Gefühl, bäuchlings in der Luft zu liegen. Doch als er versuchte, die Zügel zu ergreifen, die auf dem Nacken des Tieres lagen, machte der Vogel erneut eine unvorhersehbare Bewegung und Meson verlor das Gleichgewicht. Mit dem linken Arm versuchte er, sich am Hals des Vogels festzuhalten, was nur zur Folge hatte, dass er sich im Fallen drehte und auf dem Rücken aufschlug. Für einen Moment war es ihm unmöglich zu atmen. Und als er wieder zu Atem kam, stöhnte er auf.

»Es war mein Fehler«, sagte Mirata-Wea. »Die Zügel gehören um das Horn, damit man sie aufnehmen kann, ohne sich beugen zu müssen. Verzeih mir.«

»Ist schon gut«, keuchte Meson und richtete sich auf. »Das gehört wohl dazu. Ich erinnere mich gut an die Zeit, als ich reiten lernte. Ich war ein Knabe. Das Pony war winzig, aber trotzdem schmerzte jeder Sturz. Und es waren zahlreiche.«

Meson ergriff die Zügel und stieg ein weiteres Mal auf. Er saß oben, sogar ohne sich am Horn festhalten zu müssen. Und einen Moment lang fühlte er sich sicher. Doch dann machte er den Fehler, die Zügel zu lockern, und das Tier beugte sich abermals nach vorn. Es riss ihm die Zügel aus der Hand. Diesmal war er vorbereitet und konnte den Sturz mit Oberarm und Schulter abmildern, sodass er sich rasch wieder aufrappeln konnte.

»Sobald du die Zügel lockerlässt, musst du dich nach hinten lehnen. Und presse nicht nur deine Beine an seinen Leib wie bei deinem Pferd, sondern umschlinge ihn soweit es geht.«

»Es gibt eine Hilfe«, erklang eine tiefe Stimme.

Diko-ta-Watu hatte die Koppel betreten und kam auf sie zu. Sie hatten ihn nicht kommen gehört. Meson schwieg und wartete gespannt darauf, was er ihm zeigen würde.

»Amanso beugt sich immer nach vorn. Das ist natürlich, das macht er auch beim Laufen. Aber seine Kehle ist empfindlich. Zieh ihn zurück.«

Meson nickte.

Diko-ta-Watu steckte einen Fuß in den Steigbügel, aber statt mit der linken Hand, wie Meson es tat, packte er das Sattelhorn mit der rechten. Die linke legte er um den Hals des Raubvogels. Als er sich in den Sattel schwang, zog er das Tier an der Kehle zurück, sodass es aufrecht stand und nicht nach vorn gebeugt. Als er dann den Hals der Graufeder losließ und stattdessen die Zügel ergriff, lehnte er sich nach hinten, sodass der gerade blieb.

»Ich verstehe. Und wie steigt man ab?«, fragte Meson, denn diese Frage beschäftigte ihn schon die ganze Zeit.

»Es gibt zwei Möglichkeiten.« Diko-ta-Watu ließ die Zügel locker. Als sich das Tier beugte, griff er vor sich, hievte sich mit den Armen aus dem

Sattel heraus und glitt nach hinten über die Schwanzfedern auf den Boden.

»Mach das nur, wenn du nicht allein bist, denn du lässt die Zügel los. Amanso könnte davonlaufen, wenn er schlecht gelaunt ist.«

Diko-ta-Watu grinste und stieg wieder auf. »Mach es so!«

Wieder ließ er die Zügel locker und das Tier beugte sich nach vorn. Mit der linken Hand spannte er die Zügel um das Sattelhorn, während er sich mit rechts darauf stützte. Das rechte Bein schwang er indes herum, sodass er links noch im Steigbügel stand. Durch die Spannung in den Zügeln wurde die Beugung des Vogels gehalten und er stieg sicher ab, ohne sie loslassen zu müssen. »Übe das, bis du es kannst.«

Diko-ta-Watu drückte Meson die Zügel in die Hand und wandte sich zum Gehen.

»Danke!«, rief Meson ihm nach.

Der Krieger sah zurück und nickte wortlos. Meson war verwundert. Es war das erste Mal, dass Diko-ta-Watu ihn nicht mit grimmigen Blicken bedacht hatte. Er deutete dies als gutes Zeichen. Vielleicht akzeptierte er ihn allmählich. Eines war Meson klar: Die bevorstehende Jagd war seine Bewährungsprobe. Nicht nur, weil er ohne Mirata-Weas Hilfe zurechtkommen musste, sondern auch, weil er den Tonkarimataru seinen Wert als Jäger zu beweisen hatte.

Nach ein paar weiteren Versuchen konnte Meson auf dem Rücken des Vogels ein paar Runden in der Koppel zurücklegen. Er entwickelte ein Gefühl dafür, wie er das Gleichgewicht auf dem schwankenden Vogelrücken halten konnte. Doch der Abstieg mit gehaltenen Zügeln erforderte Übung und Gewandtheit. Hinzu kam, dass ihn der flache und breite Sattel an den inneren Oberschenkeln drückte. Nach drei Stunden schmerzte sein Schritt so sehr, dass Meson eine Rast brauchte. Er band das Tier an die Begrenzung der Koppel und gesellte sich zu Mirata-Wea.

»Möge Jahowe meinem Leibe gnädig sein! Selbst ein Ritt von zwei Tagen und Nächten auf dem Rücken eines Pferdes, schmerzt nicht so im Fleisch!«

Mirata-Wea lachte. »Deshalb machen wir keine längeren Reisen ohne ausgiebige Rast.«

Die darauffolgenden Tage verbrachten Mirata-Wea und Meson ausschließlich auf dem Rücken zweier Graufedern. Sie ritten über die schier endlosen Wege, die rund um das Dorf durch den Wald führten, verließen jedoch nie den von den Wächtern in den Bäumen bewachten Bereich. Das zweibeinige Reittier fühlte sich für Meson immer gewohnter an. Immer weniger musste er über seine Haltung nachdenken. Durch die Möglichkeit, mit den berittenen Tonkarimataru Schritt zu halten, fühlte sich Meson zugehörig. Die Jäger würden nicht anders können, als ihm den Respekt zu zollen, den er verdiente. Vorausgesetzt er stellte sich bei der Jagd nicht wie ein Narr an oder machte gar den Erfolg zunichte. Das durfte unter gar keinen Umständen geschehen.

Doch noch mehr hatte sich in den letzten Tagen verändert. Die sorgsamen Reitübungen unter Mirata-Weas Anleitung hatten Meson und sie einander nähergebracht. Was er bereits hatte kommen sehen, war eingetreten. Wenn sie in seiner Nähe war, verblasste die Welt um ihn herum, als schaue er durch ein stumpf gewordenes Stundenglas. In diesen Tagen verschwendete er kaum noch Gedanken an Hellrike, seine Freunde oder seine Pflichten als Soldat des Königs. Selbst die Trauer um seine Familie verblasste auf eigentümliche Weise. Er fühlte sich wie in einem Traum gefangen – oder aus einem erwacht. Sie vereinnahmte seine Gefühle in Gänze. Nachts lag er oft wach und lauschte dem Klang ihres leichten Atems. Und ebenso verträumt begann der nächste Tag. Das Erste das er sah, waren ihr zerzaustes Haar und ihr strahlendes Lächeln. Er konnte sich nicht länger vor der Tatsache verschließen, dass er dieses Mädchen wollte. Doch was würde der Bund mit einer Frau des Stammes für ihn bedeuten, besonders, da sie dessen Schamanin war? Vielleicht behielt Fasi-Aketu recht und Mirata-Wea würde ihn zurück in seine Welt begleiten. Allerdings zweifelte Meson daran, dass sie das wollte. Der Stamm war ihr Zuhause, die Tonkarimataru waren ihre Familie, der Stammesführer ihr Vater. Sie war eine von ihnen, auch wenn sie kein Stachelkleid trug und nicht hier geboren worden war. Ihr Herz würde diesen geheimnisvollen, tief im Wald verborgenen und unter mächtigen Pagodenbäumen versteckten Ort niemals loslassen.

Aber auch für Meson war nichts mehr wie früher. Das spürte er deutlich. Dieses Volk und dieser Wald hatten sich tief in seine Seele gebrannt wie die Strahlen der Frühlingssonne in das Eis eines zugefrorenen Sees. Für den Rest seines Lebens würden die hier gemachten Erfahrungen sein Denken und Handeln bestimmen.

Meson beschloss, ihr seine Gefühle zu offenbaren. Zum einen, weil er es nicht mehr aushielt, in ihrer Anwesenheit darüber zu schweigen, und zum anderen, um herauszufinden, ob sie ebenso empfand wie er. Sie machten eine Rast und banden die Graufedern an einen knochigen Baum. Sie schlenderten weiter und hielten ihre Finger ineinander verhakt. Das Geräusch ihrer Schritte war das einzige, das sie hörten. Ein leichter Schneefall hatte eingesetzt und Meson fröstelte vor Aufregung, nicht vor Kälte.

Der Abend näherte sich und bald war es Zeit für den Rückweg. Für sein Gespräch suchte Meson nach einem geeigneten Platz außerhalb der Sichtweite der Wächter und fand ihn im Schutz einiger Büsche. Er stellte sich vor sie, nahm ihre eiskalten Hände in seine und wärmte sie. Das Blau ihrer Augen erinnerte ihn an das Meer, das zu sehen ihm nur ein einziges Mal vergönnt gewesen war. In seiner Kindheit.

»Ich bin seit Monaten bei euch und habe nach wie vor keine Kenntnis davon, was genau dein Vater von mir erwartet. Und ich habe auch keinen Weg gefunden, den Krieg vor dem Frühjahr aufzuhalten, besonders dann nicht, wenn er mich nicht gehen lässt. Der König ist zwar unnachgiebig, aber seine Tochter könnte etwas bewegen. Oder habe ich bereits in den Augen des Stammesführers versagt, und er sagt es mir nicht?«

Mirata-Wea nickte verständnisvoll. »Dass du zweifelst, ist ganz natürlich. Ich wäre erschrocken, wenn es nicht so wäre, wenn du glaubtest, alles zu wissen und zu können. Der Geist braucht Zweifel, um Platz zu haben, sich zu bewegen. Aber glaube mir, niemand von uns denkt, du hättest versagt.«

»Dein Vater sollte den Winter nicht tatenlos verstreichen lassen, um im Frühjahr zuzusehen, wie der Stamm von den Menschen ausgelöscht wird. Warum führt er euch nicht nach Norden? In Eserien haben die Tonkari nichts von den Menschen zu befürchten.«

»Wir leben seit Jahrhunderten in diesem Wald. Die Geister unserer Ahnen sind an ihn gebunden. Es gibt Schlimmeres, als mit ihnen vereint zu werden. Wir können hier nicht weg. Und wir wollen es nicht.«

Meson legte ihre Hände auf seine Brust. »Ich

täte alles, um euch zu beschützen. Um dich zu beschützen.«

Sie lächelte und sah verlegen an ihm herab. »Das weiß ich.«

Er zog sie an sich, hob ihren Kopf und legte seine Lippen sanft auf ihre. Sie erwiderte seinen Kuss zögernd und rührend unbeholfen. Mesons Herz schlug immer schneller. Er zog sie fester an sich und spürte die Ekstase in sich wachsen. Es fiel ihm schwer, sie nur zu küssen, nur zu halten. Am liebsten hätte er sie in den Büschen geliebt.

Nach einer Weile ließen sie voneinander ab. Ihre Blicke trafen sich und Mirata-Wea wich seinem verlegen aus. Sie lachte verschämt und Meson zog sie fest an sich, mit einem erleichterten Lächeln im Gesicht. Gemeinsam kehrten sie zu den Graufedern zurück.

Bevor sie losritten, warf Mirata-Wea ihm ein verheißungsvolles Lächeln zu, das keiner Worte bedurfte. Erst dann sprach sie. »Bei der Jagd wirst du mit den anderen Jägern mithalten müssen. Wenn du es im Wald schaffst zu reiten wie der Wind, dann auch auf offener Steppe.« Mit diesen Worten trieb sie ihre Graufeder an, stieß einen lauten Schrei aus und stürmte davon. »Versuch mich einzuholen!«, schrie sie über ihre Schulter zurück.

Sie hatte bereits viele Schrittlängen Vorsprung, als Meson seinen Vogel antrieb. Er wollte unbedingt vor ihr im Dorf sein.

VIII

Während der Nacht hatten sich die herausragendsten Jäger des Dorfes auf den Weg zum Waldrand gemacht. Meson zählte drei Dutzend Männer. Diko-ta-Watu ritt voraus und nach einer Weile beorderte er Meson an seine Seite. Die vergangenen Stunden waren besonders kalt gewesen und Meson hatte kein Auge zugetan, die Aufregung war zu groß. Auch der Kuss am gestrigen Abend hatte zu seiner Unruhe beigetragen. Er zog mit kaum bekannten Kameraden in eine Schlacht gegen gewaltige Tiere. Die Ungewissheit darüber, was ihn erwartete, wühlte ihn auf, mehr als er es sonst von sich gewohnt war. Selbst in eine Schlacht zog er gelassener als zu dieser Jagd.

In einer Lederscheide am Sattel steckte eine Glefe, wie sie traditionell für diese Jagd verwendet wurde. Jeder Jäger hatte außerdem Pfeil und Bogen dabei. Auch Meson, doch Fasi-Aketu hatte ihm zusätzlich seine Bolzenschleuder mitgegeben. Vielleicht beeindruckte ihre Stärke die anderen Jäger. Allerdings würde er, um sie zu spannen, von seiner Graufeder absteigen müssen.

Meson begann ein Gespräch mit Diko-ta-Watu. »Du hast mir noch nicht erklärt, was meine Aufgabe sein wird«, sagte er.

»Enga ist groß und unverwundbar, aber sein Kalb ist es nicht. Wir trennen ein halbwüchsiges Tier von der Herde. Es darf nicht zu groß sein, aber auch nicht zu klein. Doch eines ist zu wenig. Es sollten mehrere sein. Du bleibst bei mir. Tu nur, was ich sage.«

»Ich nehme an, wenn wir das Tier von der Herde getrennt haben, erlegen wir es mit den Klingen. Wir nehmen es aus und bringen das Fleisch nach und nach zum Dorf.«

»Die Gefahr geht nicht von Enga aus, sondern von den anderen Jägern. Besonders von Jentago. Er wird versuchen uns die Beute zu stehlen. Deshalb sind wir so viele. Wir müssen schnell, laut und hart sein, wenn er kommt.«

In Meson stieg Unbehagen auf, denn er wusste, von welchem Ungeheuer Diko-ta-Watu sprach. Dem Schwertzahn. Die Menschen waren schlau genug, diesen Räuber zu meiden. Allein die Vorstellung, einer solchen Bestie gegenüberzustehen, drehte ihm den Magen um. Unvorstellbar, dass sich die Tonkari-Jäger dieser Gefahr jedes Jahr aufs Neue aussetzten. Wie viele von ihnen waren dem Räuber wohl in dieser Zeit zum Opfer gefallen?

Meson versuchte, seine Furcht zu bezwingen, denn auch diese Jagd, diente einem höheren Ziel, auch wenn er dieses nicht kannte. Er wollte sich den Tonkarimataru unter allen Umständen beweisen, besonders Diko-ta-Watu. Weder hatte er dessen Demütigungen noch die Respektlosigkeiten vergessen. Heute wollte Meson dem Sohn des Stammesführers zeigen, dass er falsch gelegen hatte, den Menschenkrieger zu unterschätzen.

Die Sonne stand hoch am Himmel, als sie den Waldrand erreichten. Meson wusste, wo die Wanderroute der Dornzähne verlief, und konnte sich daher orientieren. Sie mussten sich südlich der Sichelmark befinden, in der Nähe der Grenze zu Eserien. Für die dort ansässigen Bauern waren die Tiere ein Fluch. In manchen Jahren zertrampelten sie mit ihren riesigen Füßen ganze Ernten. In anderen zogen sie knapp an den Feldern vorüber, ohne einen Halm zu knicken.

In einiger Entfernung entdeckten sie die Herde, ein Gebirge aus grauem Fleisch. Nie zuvor hatte Meson diese Tiere in ihrem natürlichen Lebensraum gesehen. Er kannte sie nur aus Büchern und von festlichen Gelegenheiten bei Hofe, bei denen ihr hochpreisiges Fleisch serviert wurde. Dreihundert Tausendschritt südlich von hier würden aresische Jäger ihnen nachstellen. In ihrer Jugend hatten Adrin und Jadikus an einer solchen Jagd teilgenommen, doch was sie davon berichtet hatten, war für Meson unvorstellbar gewesen. Erst jetzt begriff er, was sie gemeint hatten, als sie sagten, dass die riesigen Tiere wirkten, als kämen sie aus einer anderen Welt – einer größeren Welt. Bis zu ihren Schultern mussten es sieben oder acht Schritt sein. Ihre Beine waren dick wie Baumstämme. Sie hatten kleine Ohren, die an jene von Pferden erinnerten, und einen kurzen aber kräftigen Rüssel, dazu dicke Stoßzähne. Zu gerne hätte Meson gesehen, was passierte, wenn zwei solche Kolosse in einem Revierkampf aufeinandertrafen. Ganz Scari musste unter ihrer Kraft erzittern. Dennoch wirkten die Tiere ruhig und harmlos, geradezu gleichmütig. Als wüssten sie, dass Klingen und Pfeile ihnen nichts anhaben konnten. Ihre ledrige Haut war zu dick. Und fühlten sie sich doch in die Enge getrieben, stellten sie sich auf die Hinterbeine und versuchten, ihre Angreifer zu zermalmen.

Im Himmel über der Herde war noch ein anderer Jäger auf der Pirsch. Der Greif kreiste und stürzte dann pfeilschnell hinab. Aus der Entfernung konnte Meson nicht viel erkennen, doch nach kürzester Zeit hob sich der Greif wieder in die Lüfte, in seinen Klauen ein Jungtier von der Größe eines Rindes. Mühelos trug er es davon, in Richtung der Berge.

Diko-ta-Watu gab ein Kommando, woraufhin alle Jäger ihre Glefen zogen. Obwohl Meson geübt hatte, mit einer Hand am Zügel zu reiten, bereitete es ihm noch immer die größte Unsicherheit. Hoffentlich würde dieser Tag nicht zum schmachvollsten in seinem Leben werden.

Die Jäger stießen gellende Schreie aus und die Graufedern setzten sich in Bewegung. Wie ein Rudel Wölfe stürmten sie auf die Herde zu. Sofort waren die Tiere in Aufruhr, Kälber schrien nach ihren Müttern, das Leittier erhöhte das Tempo und aus dem friedvollen Zug war ein wildes Stampfen geworden. Diko-ta-Watu wies mit der Glefe auf zwei Kälber, die abseits liefen, und brüllte seinen Jägern etwas zu. Dann trat er der Graufeder in die Seite und wurde schneller. Meson hielt mit ihm Schritt. Diko-ta-Watu führte ihn in die Herde hinein, sie ritten zwischen den gewaltigen Tieren. Rechts von ihnen galoppierten die beiden Kälber, links ihre Mutter, die verzweifelt versuchte, die Angreifer niederzutrampeln. Um Meson herum tobte ein Sturm aus stampfenden Leibern. Es klang, als befänden sie sich inmitten eines Gewitters. Es donnerte ohrenbetäubend.

»Stich zu!«, brüllte Diko-ta-Watu.

Obwohl es Jungtiere waren, überragten die beiden Dornzähne Mesons Graufeder um zwei Schritt. Meson zögerte nicht. Er stach die Klinge in die Flanke des hinteren Tieres. Die Waffe war so scharf, dass die ledrige Haut ihr kaum Widerstand bot. Der junge Dornzahn drehte ab, wurde langsamer und entfernte sich von der Herde. Einen Augenblick später stieß Diko-ta-Watu seine Glefe in den Hals des anderen Kalbes. Auch dieses drehte ab. Zwei Dutzend Krieger umkreisten die Tiere und stachen unentwegt ihre Waffen in sie. Während die Kälber vor Angst und Schmerz grunzten, jubelten die Jäger. Bei jedem Stoß schrien sie freudig auf. Die Tiere rannten hin und her, doch fanden sie keine Lücke zwischen den Reitern. Meson stach immer wieder tüchtig zu, jedoch ohne dabei zu jauchzen. Die Aufregung lähmte seine

Stimme. Wie die anderen, versuchte auch er, den Hals der Tiere zu treffen, um dem Gemetzel ein schnelles Ende zu bereiten. Und dann brach das erste Kalb zusammen. Kurz darauf das Zweite. Sie lagen da und atmeten schwer. Die Jäger verkleinerten ihren Kreis um die verblutenden Tiere.

»Bring es zu Ende!«, forderte Diko-ta-Watu den Menschen auf.

Meson stieg ab und näherte sich den Tieren. Ihre Atemzüge klangen röchelnd. Er stand in einem Meer aus Blut, das den Schnee unter ihm schmolz. Mit dem rechten Fuß stützte sich Meson auf eines der Tiere und rammte ihm die Glefe ins Herz. Nie zuvor hatte er eine so gewaltige Kreatur erlegt. Zwar schmerzte es ihn, ein Jungtier zu töten, doch die Dorfbewohner würden es ihm und den anderen Jägern danken. Wie sollten die Kinder wachsen, wenn sie sich nur von Brot und Suppe ernährten? Morgen würden sie Fleisch in den Kesseln haben!

Meson setzte auch dem Leben des anderen Kalbes ein Ende. Die Jäger brachen in einen ausgelassenen Jubel aus. Er fühlte sich gefeiert und reckte stolz die tropfende Klinge in den Himmel. Dabei galt der Jubel mehr der Beute als ihm. Diko-ta-Watu nickte ihm wohlwollend zu.

Und mit einem Mal wurde es still. Die Jäger beteten gemeinsam für die Geister der erlegten Tiere.

Meson stieg auf seine Graufeder und sah sich

um. Die Herde war weitergezogen. Über ihnen sah er Geier kreisen und vom Waldrand her näherte sich zögernd ein Rudel Wölfe. Für die Tonkari-Jäger begann nun der eigentliche Kampf. Die Hälfte der Männer blieb bei der Beute, während Meson, Diko-ta-Watu und die anderen unter lautem Gebrüll auf die Wölfe zuritten. Die scheuen Tiere ergriffen augenblicklich die Flucht und verschwanden im Wald. Meson warf einen Blick zurück. Die bei der Beute gebliebenen Jäger hatten bereits damit begonnen, die Kälber auszuweiden. Der Geruch des frischen Blutes würde jeden Räuber im Umkreis von zehn Tausendschritt anlocken. Sie mussten sich beeilen, denn das Zerlegen der Beute dauerte Stunden. Glücklicherweise verdarb das Fleisch in der Kälte nicht.

Es war tief in der Nacht. Die Jäger hatten Zelte aufgestellt, in denen sie abwechselnd schliefen. Große Feuer spendeten Licht, Wärme und Schutz. Fleisch von hunderten Stein Gewicht war in Tücher gewickelt und auf Schlepp-Bahren geschnallt, die an den Sätteln der Graufedern befestigt wurden. Im Laufe des Tages hatten die Jäger wilde Graufedern, Wölfe und Bären abgewehrt. Doch es war noch kein Jahr vergangen, in dem der Schwertzahn nicht versucht hätte, ihnen die Beute abspenstig zu machen. In jedem dieser Jahre war ihm ein Igel oder eine Graufeder zum Opfer gefallen. Denn wenn der Räuber sein Aas nicht bekam, suchte er sich eine andere Beute. Und die Nacht war seine Zeit.

Meson schlief in einem der Zelte, Diko-ta-Watu in einem anderen. Ihre Kameraden waren weiterhin dabei, die Beute zu zerlegen, andere patrouillierten am Waldrand und auf der Steppe. Mesons Schlaf war leicht. Die ungewohnten Stimmen um ihn herum ließen ihn nicht zur Ruhe kommen. Dann plötzlich hörte er ein Fauchen, das ihn augenblicklich hochschrecken ließ. Es musste der Schwertzahn sein. Er sprang aus dem Zelt. Die Jäger am Waldrand brüllten etwas ins Lager herüber, worauf die mit dem Zerteilen der Beute beschäftigen Tonkari alles fallen ließen und auf ihre Graufedern sprangen. Meson tat es ihnen gleich. Neben ihm tauchte Diko-ta-Watu auf.

»Was geschieht jetzt?«

»Jetzt zeigen wir Jentago, dass er sich besser nicht mit uns messen sollte. Wenn wir standhalten, zieht er sich zurück. Zumindest, wenn sein Hunger nicht zu groß ist.«

Zwei Tonkari blieben, um die Beute vor anderen Dieben zu schützen. Alle anderen ritten in Richtung des Waldrands. Noch war von dem Räuber nichts zu sehen, doch sein Knurren und Fauchen hallte drohend aus dem Wald. Er lauerte in der Dunkelheit, verborgen zwischen den Bäumen. Die Jäger veranstalteten ein Spektakel. Sie schrien, wirbelten Fackeln herum und ritten auf und ab, um dem Schwertzahn zu zeigen, dass er sich zu vielen Feinden gegenüber sah. Doch ein solch mächtiges Tier musste jedes Jahr aufs Neue überzeugt werden.

Es dauerte eine Stunde, bis der Schwertzahn sich zeigte. Mit einem riesigen Satz sprang er aus dem Unterholz hervor und schlug nach einem der Jäger. Der aber war vorbereitet und verpasste dem Räuber mit der Glefe einen tiefen Schnitt in die Pranke. Mesons Magen krampfte sich beim Anblick des Tieres zusammen. Die Raubkatze war so riesig, dass sie das Kalb eines Dornzahns auch allein hätte erlegen können. Zwischen seinen Kiefern hätte ein Weinfass Platz gefunden, wären nicht die langen Eckzähne im Weg gewesen. Im fahlen Licht der entfernten Feuer leuchteten seine Augen. Der Pelz war rotbraun und durch das lange Winterhaar wirkte der Räuber noch bulliger.

Er sprang zwischen den Jägern umher und schlug fauchend und knurrend um sich. Seine Nackenhaare standen aufrecht wie Grashalme. Die leichtfüßigen Graufedern traten aus, wenn er ihnen zu nahekam. Und von allen Seiten wurde er mit Stichen und Hieben drangsaliert, und doch ließ er sich nicht entmutigen. Ein Kampf gegen einen lebenden Dornzahn wäre nicht härter gewesen, als jener um die Überreste zweier toter Kälber.

Dann gab das Tier auf. Fauchend durchbrach es

den Kreis der Jäger und hetzte in Richtung des Waldrands davon. Die Übermacht hatte anscheinend ihren Zweck erfüllt. Doch dann blieb die Bestie stehen und sprang direkt vor die Klauen von Diko-ta-Watus Graufeder. Mit einem einzigen Prankenhieb fegte sie den Raubvogel von den Läufen, sodass er auf die Seite kippte wie ein gefällter Baum, auf das Bein seines Reiters. Diko-ta-Watu schrie schmerzerfüllt auf. Der Schwertzahn stieß seine Reißzähne in den Hals des Vogels und Meson hörte dessen Knochen splittern. Ohne einmal loszulassen, wandte sich der Räuber um und schleppte die Graufeder mit sich. Diko-ta-Watu konnte sich nicht schnell genug mit dem Fuß aus dem Steigbügel befreien und wurde mitgeschleift. Die Jäger konnten nur mitansehen, wie ihr Anführer in der Dunkelheit des Waldes verschwand.

»Hinterher!«, brüllte Meson, aber niemand rührte sich.

»Jentago muss besänftigt werden, sonst kommt er zurück! Wir lassen ihm seine Beute, damit wir Fleisch für den Stamm haben«, entgegnete einer der Jäger.

»Er hat die Graufeder geschlagen, aber Diko-ta-Watu lebt noch. Wir können ihn retten!«

»Er ist ein großer Krieger. Er wird einen Weg finden zurückzukehren. Die Geister werden ihn prüfen oder zu sich rufen.«

»Aber nicht, wenn er verletzt ist. Wir suchen

nach ihm!«

»Wir müssen uns um die Enga kümmern! Sie bringen den Stamm durch den Winter. Das ist wichtiger. Diko-ta-Watu weiß das.«

Meson sah in den Wald hinein. Mit jedem Augenblick den er zögerte, wurde Diko-ta-Watu weiter hinein gezogen. Er wollte seinen Kameraden nicht der Willkür der Götter überlassen. Nicht so lange er eine Möglichkeit sah, sein Leben zu retten.

Meson trieb seine Graufeder an und ritt in den Wald. Die Dunkelheit verschluckte die Lichter der Flammen und der Sterne. Irgendwo weiter vorne hörte er Unterholz bersten und das Knurren des Schwertzahns. Er musste Abstand halten. Sollte sich der Räuber bedroht fühlen, würde er ihn angreifen. Dass der Schwertzahn seine Beute so weit durch den Wald schleppte, anstatt sie sofort zu verspeisen, verriet Meson, dass er sie zu seinem Unterschlupf brachte, wo vielleicht Jungtiere auf ihn warteten. Diko-ta-Watu würde wissen, wie es ihm gelänge, die Aufmerksamkeit des Schwertzahns nicht auf sich zu ziehen. Die Graufeder bot eine üppigere, leichter erreichbare Mahlzeit. Doch wenn er so stark verletzt war, wie Meson befürchtete, würde es ihm nicht gelingen, sich unbemerkt zu entfernen. Meson musste sich also in der Nähe, aber in einer noch sicheren Entfernung aufhalten und bereit sein.

Er brachte seine Graufeder zum Stehen und

lauschte. Ihm war, als habe er etwas gehört, das nicht von dem Schwertzahn ausging. Die Laute anderer Tiere. Sie klangen heller und weniger bedrohlich, als die der Bestie. Es mussten tatsächlich Jungtiere sein. Dann hörte er das Bersten von Knochen und aufgebrachtes Fauchen und Schmatzen.

Meson stieg ab, band seine Graufeder an einen Ast, zog die Glefe aus der Tasche und schlich weiter. Auf einer kleinen Lichtung, vor dem ausgehüllten Stumpf eines Pagodenbaumes, waren drei Raubkatzen dabei, sich an der Graufeder zu laben, das Muttertier und zwei Junge. Meson musste genau hinsehen, um Diko-ta-Watu auszumachen. Er lag zusammengekauert nur zwei Schritt daneben. Seine Stacheln ragten in alle Richtungen. Er hoffte wohl, die Katzen würden irgendwann satt sein und an einer weiteren Beute kein Interesse mehr haben, was ihm die Möglichkeit zur Flucht bieten würde. Für den Augenblick war er in Sicherheit.

Meson kletterte auf einen Baum, von dem aus er die Lichtung überblicken konnte. Es verging eine halbe Stunde, bis sich die Tiere sattgefressen hatten und in einen tiefen Schlaf gefallen waren. Meson versuchte, Diko-ta-Watu auf sich aufmerksam zu machen. Er brach einen dünnen Ast in kleine Stücke und warf sie in seine Nähe. Als Diko-ta-Watu sein Gesicht zeigte und in die Dunkelheit schaute, pfiff Meson eine kurze Melodie, aus wenigen Tönen. Nur, um ihm zu zeigen, dass er nicht allein war. Die Tiere schliefen fest und regten sich nicht. Diko-ta-Watu ließ die Katzen nicht aus den Augen und kroch rückwärts von der Lichtung in den Wald, langsam und immer darauf bedacht, kein Geräusch zu machen. Doch dann brach ein Ast unter ihm. Der ausgewachsene Schwertzahn richtete sich träge auf, streckte sich und ging langsam auf Diko-ta-Watu zu. Er roch an dem stacheligen Ballen und stupste ihn mit der Schnauze an. Schläfrig und unentschlossen ging er auf und ab, bis ein Krächzen die Stille der Nacht durchbrach. Meson wusste, woher es stammte. Von seiner Graufeder, die er zurückgelassen hatte.

Augenblicklich wurde die verschlafene Katze wieder zum Jäger. Der Schwertzahn senkte den Kopf und pirschte sich auf leisen Pfoten davon. Und bald darauf hörte Meson, wie er antrat und den Raubvogel überwältigte. Er schleppte ihn zu seinen Jungen, legte sich dann aber zu ihnen. Vom Baum aus konnte Meson den blutigen Leib seiner liebgewonnenen Graufeder sehen. Auch der Sattel lag in Fetzen und der Bogen war zerbrochen.

Nach einer Weile waren die Schwertzähne wieder eingeschlafen und Diko-ta-Watu setzte seinen Weg über den Waldboden fort. Bis er in die Nähe des Baumes kroch, auf dem Meson saß.

»Diko!«, flüsterte Meson, so leise er konnte.

»Still, sonst sind wir tot!«

»Die Sonne müsste bald aufgehen, so lange

sollten wir ausharren.«

Diko-ta-Watu gab zwei Stunden lang keinen Ton von sich und rührte sich kaum. Doch eingeschlafen war er sicher nicht. Meson hingegen wurde müde, denn er saß sicher in der Astgabel, auch wenn er fror. Seine Augen fielen zu und er öffnete sie erst wieder, als der Ruf eines Vogels ihn weckte. Die Sonne war bereits aufgegangen. Sein erster Blick galt den Schwertzähnen. Die Mutter und ihre Jungen lagen noch immer vor dem hohlen Baumstumpf und schliefen. Meson konnte in der Stille des morgendlichen Waldes ihren rasselnden Atem hören. Diko-ta-Watu lag immer noch zusammengekauert unter dem Baum. Ob er laufen konnte?

Der Waldrand war zu weit entfernt, um bis dorthin sehen zu können. Meson konnte schwer einschätzen, wie schnell sie vorankämen und wie lange sie brauchten, um die anderen Jäger zu erreichen. So leise er konnte, kletterte er vom Baum. Unten angelangt stieß er Diko-ta-Watu an, um ihn zu wecken. Dann nahm er die Bolzenschleuder aus seinem Rucksack und machte sie schussbereit. Der Igel kam langsam zu sich.

»Wie lange brauchen die Jäger, um die Enga auszunehmen?«

»Sie brechen um die Mittagsstunden auf.«

»Dann sollten wir uns beeilen. Steh auf!«

»Du schaffst es nicht bis zum Waldrand, wenn du mir hilfst.«

»Ich lasse dich bestimmt nicht zurück, du Narr. Steh jetzt auf, rasch!«

»Dann geh und hole die Jäger!«

»Wir kehren gemeinsam zurück oder gar nicht! Komm jetzt hoch!«

Diko-ta-Watus Gesicht war schmerzverzerrt, als er versuchte, sich aufzurichten. Er zischte unverständliche Flüche. Meson stützte ihn. Sein Bein schien gebrochen oder geprellt zu sein, das andere war durch die Nacht am eisigen Boden steif und schwach. Meson legte sich Diko-ta-Watus Arm über die Schultern und schleppte den viel größeren Mann durch den Wald, wobei sie darauf achteten, so leise wie möglich zu sein. Zum Glück war es hell, und sie sahen, wohin sie traten. Ein Bündel blutgetränkter Federn lag an der Stelle, an der Meson seine Graufeder angebunden hatte.

Nach Stunden erreichten sie endlich den Waldrand und mussten feststellen, dass die Jäger bereits aufgebrochen waren. Zahlreiche Raubtiere und Vögel stritten sich um die wenigen Überreste der Kälber. Schleifspuren der Bahren führten in den Wald.

»Und was nun, großer Menschenkrieger? Du hättest gehen sollen, als du die Gelegenheit dazu hattest.«

»Es bleibt uns nichts anderes übrig, als ihnen nachzugehen, du bockbeiniges Hornrind.«

Diko-ta-Watu stöhnte unentwegt. Er musste unglaubliche Schmerzen haben, doch er biss die

Zähne zusammen und humpelte an Mesons Seite durch den Wald. Die Stunden verstrichen. Ihren Durst besänftigten sie mit einer Handvoll Schnee. Ihr Weg schien kein Ende zu nehmen. Immer noch folgten sie den deutlichen Spuren der Jäger.

»Lass uns eine Rast einlegen«, bat Meson. Er schnaufte nicht weniger angestrengt als Diko-ta-Watu.

»Vor Sonnenuntergang schaffen wir es nicht. Auch nicht vor dem Nächsten.«

»Dann sollten wir uns einen Unterschlupf suchen und beten, dass wir die Nächte überleben.«

Diko-ta-Watu nickte zögerlich. »Es gibt ein Versteck, das die Jäger nutzen, wenn sie länger als einen Tag auf der Jagd sind.«

»Wie sieht es aus?«

»Ein Felsen. Du wirst es sehen.«

Stunden später zeigte sich zwischen den Bäumen endlich der Fels, von dem Diko-ta-Watu gesprochen hatte. Von seiner Form her erinnerte er Meson unwillkürlich an seine Begegnung mit der Riesenschildkröte, doch war er mit einer Höhe von acht Schritt deutlich größer. Auffällig war, dass ihn ein hölzernes Dach bedeckte, auf dem eine dicke Schneeschicht lag. Es war aus Stäben und Brettern gezimmert und wurde von vier dicken Holzpfeilern getragen. Der Felsen war von zahlreichen kleineren in einem Umkreis von hunderten Schritt umgeben.

Als sie näherkamen, offenbarte sich Meson eine

robuste Strickleiter, die am Felsen anlag. Ihre Seile waren dick und die Sprossen bestanden aus kurzen Brettern.

»Wie kann ich dir helfen, dort hinauf zu gelangen?«

»Ich schaffe es, aber ich bin langsam. Also geh voraus.«

Meson kletterte den Felsen hinauf. Oben angelangt bot sich ihm ein überraschendes Bild. Der Stein war bearbeitet. Eine Feuerstelle war in den Felsen gemeißelt worden, genauso wie die Löcher, in denen die Pfeiler standen, die das Dach trugen. Unter diesem hing ein Korb, in dem trockenes Holz lagerte.

Diko-ta-Watu hatte größte Mühe, den Felsen hinaufzuklettern. Meson half ihm das letzte Stück. Erschöpft setzten sie sich auf den harten und eiskalten Untergrund.

»Wie geht es deinem Bein?«

Diko-ta-Watu schüttelte den Kopf.

»Ist es gebrochen?«

»Nein. Dann hätte ich es nie hier hoch geschafft. Aber es schmerzt sehr.«

»Wenn wir wieder im Dorf sind, kannst du dich auskurieren. Aber bis dahin musst du durchhalten.«

Sie schwiegen einen Moment, bis Diko-ta-Watu das Wort ergriff. »Du hättest nicht dein Leben in Gefahr bringen sollen, um mich zu retten. Das war töricht. Was würde dein König dazu sagen?«

»Was würde dein Vater sagen, wenn ich ohne dich zurückkehrte?«

»Er würde sagen, dass es nicht deine Schuld ist, sondern meine. Ich stand zu nahe an Jentago.«

»Ich will nicht, dass deine Familie um dich trauert und du zu früh zu den Geistern gehst. Da wo ich herkomme, helfen wir einander.«

»Bei uns auch, aber du bist keiner von uns. Du bist immer noch unser Feind.«

Meson sah ihn selbstsicher an. »Das war ich nie, Diko.«

Diko-ta-Watu antwortete nicht. Er sank kraftlos zurück und hielt sich das Bein.

Meson sah sich um. Der Felsen bot eine gute Aussicht über den Wald. Dass sich der Tag gegen Abend neigte, konnte er an der Länge der Schatten sehen. Bald würde die Sonne den Horizont erreicht haben. In einem Gebüsch in der Ferne entdeckte er Bewegungen, holte die Bolzenschleuder aus seinem Rucksack und spannte die Sehne.

»Was ist das?«

»Eine Erfindung deines Bruders. Für die Jagd. Ich werde uns etwas schießen.«

»Mein Bruder und seine närrischen Erfindungen. Er ist kein guter Krieger und auch kein guter Jäger. Zum Glück ist er nicht der Erstgeborene.«

»Er ist ein sehr weiser Mann. Weiser als du und ich. Er wäre ein genauso guter Stammesführer wie du, vielleicht sogar ein besserer.« Meson stand auf und ging zur Leiter herüber. »Wenn du gesund bist, führe ich sie dir vor. Du wirst beeindruckt sein.«

»Sammle auch etwas Holz, damit wir es wieder füllen können«, sagte Diko-ta-Watu und wies auf den Korb über sich.

Meson stapfte durch den Schnee und sah sich stets zu allen Seiten um. Seine Beute war zu weit weg, außerhalb der Reichweite der Bolzenschleuder. Irgendwann gelang es ihm jedoch, einen Hasen zu schießen. Eine ausreichende Mahlzeit für zwei Männer. Um die Arme für das Feuerholz frei zu haben, befestigte er das Tier sowie die Waffe an seinem Gürtel.

Er hatte die Arme voll größerer Äste, als er im Augenwinkel eine Bewegung wahrnahm. Und er konnte nicht glauben, was er sah, als er sich umdrehte. Einhundert Schritt von ihm entfernt stand der Schwertzahn und schnüffelte am Boden, las seine Fährte. Noch hatte er ihn nicht bemerkt. Doch das würde er in dem Moment, in dem er weglief oder das Holz fallen ließ. Vorsichtig ging er rückwärts und ließ den Räuber nicht aus den Augen. Dauernd stieß er gegen etwas, einen Baumstamm, Büsche, Wurzeln, aber es gelang ihm, den Abstand zu vergrößern. Doch dann blieb der Schwertzahn stehen und sah hoch, geradewegs in

Mesons Richtung. Ihre Blicke trafen sich. Meson wurde eiskalt, als gefriere sein Blut in einem einzigen Augenblick. Der Schwertzahn spurtete los. Meson ließ das Holz fallen und drehte sich um. Dabei stolperte er und fiel bäuchlings in den Schnee. Hektisch sprang er auf und hastete in Richtung des Felsens. Ohne sich umzusehen kletterte er die Leiter nach oben.

»Jentago!« Seine markerschütternden Rufe hallten durch den Wald.

Noch während er kletterte, hörte er den Schwertzahn aufheulen. Diko-ta-Watu kniete oben und hatte ihm Mesons Glefe entgegengeschleudert. Damit verschaffte er ihm die nötige Zeit. Kaum konnte er Meson erreichen, packte Diko-ta-Watu ihn an den Schultern und zerrte ihn hinauf. Während sich Meson aufrappelte, zog der Krieger die Leiter ein, um zu vermeiden, dass der Schwertzahn sie zerriss.

»Ich dachte, ich schaffe es nicht. Er war auf einmal da. Wie aus dem Nichts«, keuchte Meson und rang nach Luft.

»Obwohl er so viel wiegt wie fünf Tonkari, beherrscht er die Kunst des Schleichens. Als Jäger respektieren wir ihn.«

Trotz der Verletzung, die Diko-ta-Watu ihm beigebracht hatte, versuchte der Schwertzahn, an der glatten Steinwand hinaufzuklettern, doch zum Glück vergebens. Irgendwann gab er auf und wartete ungeduldig am Fuße des Jägerfelsens. Erst ging er auf und ab, dann legte er sich hin und leckte seine Wunde.

Noch während Meson seine volle Aufmerksamkeit der Raubkatze widmete, schürte Diko-ta-Watu ein Feuer und nahm den Hasen aus. Bald begriff der Schwertzahn, dass es hier nichts zu holen gab, und dass er seine Zeit verschwendete. Er verschwand zwischen den Bäumen.

Diko-ta-Watu reichte Meson eine gegrillte Keule.

»Die Jagd war erfolgreich. Unser Dorf wird den Winter überstehen. Weil du ein Teil der Jagd warst, gebührt dir Ehre und Respekt. Und die Dankbarkeit der Tonkarimataru.«

»Du hast gedacht, ich würde versagen, nicht wahr?«

»Ich hatte es befürchtet, aber ich bin froh, dass ich mich geirrt habe.«

»Siehst du mich wirklich noch immer als Feind?«

Der Igelkrieger lachte. »Nicht mehr, wenn du mich lebendig zurückbringst.«

Sie hatten das Fleisch des Hasen eingeteilt, um für den beschwerlichen Marsch am nächsten Tag Proviant zu haben. Die Spuren der Jäger waren durch Neuschnee und böigen Wind verweht, doch Diko-ta-Watu kannte den Weg. Er war ihn seit seiner

Kindheit unzählige Male geritten. Während ihres langen Weges erzählte er Meson von gefährlichen Jagden und großen Schlachten, die seine Vorfahren geschlagen hatten. Manche seiner Geschichten klangen weniger erlebt als viel mehr erdacht, doch Meson freute sich über die Redseligkeit des Kriegers. Es bedeutete ihm viel.

Und Meson nutzte die Gelegenheit, um dem Igelkrieger die Menschenwelt näherzubringen. Der Krieg hatte Diko-ta-Watus Wissen über sie getrübt und seine Vorstellungen beeinträchtigt. Für ihn schien alles, was Menschen taten und auch nicht taten, schlecht zu sein. Als blicke er im heißesten Sommer in einen ausgetrockneten Brunnen. Doch Meson vermochte ihm zu vermitteln, dass nicht alle Menschen schlecht waren und den Tonkari Übles wollten. Er versprach, ihm eines Tages viele vorzustellen, die vertrauenswürdig und ehrenwert waren, und seinen Respekt verdienten.

Auch dieser Tag näherte sich dem Ende. Bisher hatten sie keinen geeigneten Unterschlupf für die bevorstehende Nacht gefunden. Sollten sie keinen finden, bliebe ihnen nichts anderes übrig, als auf einen Baum zu klettern. Doch auch wenn sie eine Felsspalte oder ein Loch im Boden fänden, besäße dieses Lager nicht die Annehmlichkeiten des Jägerfelsens. Der war zwar hart, aber trocken und warm gewesen.

Mit der Dämmerung erwachte der Wald zu neuem Leben. Viele Raubtiere wurden umtriebig und ihre Beute verkroch sich. Mittlerweile waren sie weit genug vom Lager des Schwertzahns entfernt, um keinen Angriff mehr fürchten zu müssen. Doch eine neue Gefahr näherte sich bereits.

Unweit von ihnen ertönte das Jaulen mehrerer Wölfe. Als Meson über seine Schulter blickte, sah er ein Rudel, das sich im Schutz der Bäume anschlich. Es umstellte sie. Seit der letzten Rast waren mehrere Stunden vergangen und Diko-ta-Watu konnte sich vor Schmerzen kaum noch auf den Beinen halten. Meson half ihm, sich an einen Baumstamm zu setzen.

»Verbirg dich unter deinen Stacheln. Ich halte sie auf Abstand.«

»Das schaffst du nicht allein. Es sind zu viele!«

»Du kannst nicht mal aufrecht stehen. Wie willst du so kämpfen?«

»Mit meinen Zähnen und Fäusten!«

Einen Moment dachte Meson nach. Dann drückte er ihm die Bolzenschleuder in die Hand. »Hier spannen, hier den Bolzen einlegen und dann hier drücken. Ich halte sie auf Abstand und du schießt!«

Meson stellte sich schützend vor seinen Freund und hielt die Glefe kampfbereit in den Händen. Sein Herz schlug so schnell wie das eines gehetzten Rehs. Die Anstrengung des mühseligen Marsches war von ihm gewichen.

Bevor die Tiere nahe genug für die Klinge waren, gab Diko-ta-Watu einen Schuss ab. Meson zählte zehn Wölfe. Neun. Sein Kamerad hatte die Waffe schnell im Griff. Meson schwang die Glefe wie eine riesige Sense hin und her, sodass die Tiere vor ihr zurückschreckten. Kam einer zu nahe, fing er sich einen Hieb ein. Doch sie nutzten die Lücken in der Verteidigung klug und griffen gleichzeitig an. Ein Wolf sprang vor, um Meson in den Rücken zu fallen, doch Diko-ta-Watu fing ihn ab und schleuderte ihn gegen einen Baum. Meson streckte einen weiteren Angreifer durch einen flinken Stich in den Nacken nieder. Trotzdem waren die Räuber bald im Vorteil. Meson wich weiter und weiter zurück, bis er vor Diko-ta-Watu stand.

Doch plötzlich übertönte gellendes Geschrei den Kampfeslärm. Meson warf einen Blick zurück und sah zwei Graufedern samt Reitern. Sie hatten sie gefunden! Kaum hatte er diesen Gedanken zu Ende geführt, packte ihn ein Wolf am Arm und riss ihn nieder. Diko-ta-Watu griff sofort beherzt zu. Mit kämpferischem Gebrüll schleuderte er das Raubtier davon und warf sich schützend über Meson. Sein Stachelkleid bot ihnen Schutz, bis die Jäger die Wölfe vertrieben hatten.

Augenblicke später wurde es still. Das Rudel war geflohen und die Reiter stiegen von ihren Graufedern. Diko-ta-Watu und Meson rappelten sich auf und klopften den Schnee aus Kleidung und Fell. Sie atmeten erschöpft durch und Meson hielt sich den Arm. Der Biss des Wolfs war zwar durch den dicken Mantel gedrungen, hatte jedoch nur eine oberflächliche Wunde hinterlassen.

»Keinen Augenblick zu früh. Seid ihr unseretwegen hier draußen, Bakoda-Aketu?«, fragte Meson.

»Ja«, antwortete der Angesprochene. »Wabantu-Eytu ließ uns nach euch suchen. Das Dorf ist in großer Sorge.«

Die Männer hatten Proviant, Decken und ein Zelt dabei und schlugen das Lager an Ort und Stelle auf.

Nach einer kalten Nacht machten sie sich schon sehr früh auf den Weg zum Dorf. Meson war gespannt, wie ihm die Tonkarimataru gegenübertreten würden. Er hatte sich innerhalb weniger Tage Ehre und Respekt verdient. Außerdem freute er sich auf das Wiedersehen mit Mirata-Wea. Immer, wenn seine Gedanken, während des eintönigen und kräftezehrenden Marsches abgeschweift waren, waren sie bei ihr gewesen.

IX

Meson war Diko-ta-Watus Einladung gefolgt und nahm erstmals an den täglichen Übungen im Glefenkampf teil. Er wusste, dass ihm noch viele Tonkarimataru misstrauten und es für unklug hielten, ihn in ihre Kampfkunst einzuweihen. Sie befürchteten, er könne dieses Wissen eines Tages gegen sie einsetzen. Dabei zweifelte keiner ernsthaft daran, dass die Menschen sie ohnehin vernichten würden, wenn sich nicht ein Wunder offenbarte. Aufgrund ihres schier unerschöpflichen Nachschubs an Soldaten hatten sie die Zeit auf ihrer Seite, während die Tonkarimataru immer weniger wurden.

Mesons Leistung bei der Jagd hatte sich ebenso herumgesprochen wie die Rettung des Sohnes des Stammesführers. Und für beides zollten ihm die Männer Respekt. Außerdem vertrauten sie Wabantu-Eytu. Wer Vorbehalte hatte, behielt diese für sich und ließ den Menschen gewähren, oder bot ihm sogar Hilfe an.

Anders als die Igelkrieger trug Meson keine Rüstung, als er auf dem Feld zwischen ihnen stand, hielt aber denselben schweren Kampfstab wie alle anderen in Händen. Aufgrund seines Gewichtes war er schwieriger zu führen als ein Spieß der Menschen, etwa vergleichbar mit einer Reiterlanze. Auch war er länger als die Glefen der Igel. Die Krieger verwendeten diese Übungsstäbe, um einerseits ihre Muskeln zu stärken und andererseits für den Kampf mit Langwaffen geübt zu sein.

Meson stand in einer der Reihen, folgte den von allen Kriegern gleichzeitig ausgeführten Bewegungen und versuchte, deren Sinn zu verstehen. Er wollte die besondere Wirkung der Hieb- und Abwehrschläge erkennen und für sich nutzbar machen. Manche jedoch waren für ihn gar nicht ausführbar, denn sie setzten das Vorhandensein eines Stachelkleides voraus.

Oft machte Meson Fehler und Diko-ta-Watu verbesserte ihn. Der Igelkrieger stand auf einen Stock gestützt mitten auf dem Übungsgelände. Seinem Blick entging nichts, nicht der kleinste Fehler seiner Soldaten. Meson aber schickte seine Gedanken auf Reisen. Er ließ seine Zeit im Dorf der Igel erneut passieren, genauso, wie sein Leben in der Stadt, und er versuchte, die sich daraus ergebende Zukunft zu erkennen. Wenn die Geister ihm gnädig waren, offenbarten sie ihm diese. Er kannte den Zustand der geistigen Versunkenheit. Dieser trat ein, wenn er Bewegungen ausführte, ohne darüber nachzudenken, und sein Bewusstsein das Hier und Jetzt verließ. Das tiefe Versunkensein in Gedanken, das dann in einem Wachtraum endete.

Meson sah sich auf dem Schlachtfeld. Die Leichen hunderter Tonkari-Krieger lagen zu seinen Füßen, darunter auch gefallene menschliche Soldaten. Nie wieder wollte er sich an so etwas beteiligen. Stattdessen würde er alles daransetzen, dass es gar nicht mehr zu einer weiteren Schlacht kam. Er war bereit, sich dem Willen des Stammesführers, der Geister und der Götter zu verschreiben und deren Werkzeug zu sein. Was auch immer es war, das sie für ihn bereithielten, er würde sein Leben dieser Bestimmung widmen.

So viel Blut hatte er vergossen. Und so sinnlos. Er täte alles dafür, könnte er es ungeschehen machen. Wenigstens wollte er, so gut es ging, Wiedergutmachung leisten, falls das überhaupt möglich war bei der Schwere seiner Schuld. In blindem Eifer und Pflichtbewusstsein war er dem König gefolgt, ohne dessen Beweggründe zu hinterfragen. Bis heute wusste er nicht, wofür er gekämpft hatte. Doch tat er jetzt nicht das Gleiche? Er stellte sich auf die Seite der Tonkarimataru, obwohl er nicht wusste, was sie von ihm verlangten. Der Unterschied bestand darin, dass sie durch einen übermächtigen Feind von der Auslöschung bedroht waren. Nichts konnte das rechtfertigen, egal, wofür dieser Krieg geschlagen wurde.

Wenn er auf sein Innerstes hörte, verriet ihm dieses, dass er bisher auf der falschen Seite gekämpft hatte. Auch weil er hier eine Frau gefunden hatte, die er lieben konnte, mehr als er Hellrike je hätte lieben können. So wie er nur Nela geliebt hatte. Sie gab ihm die Kraft, alles zu überstehen, was ihm die Götter aufbürdeten. Mirata-Wea hatte ihn wissen lassen, dass sie genauso empfand wie er. Doch sie bestand darauf, ihre Liebe vorerst geheim zu halten. Sie fürchtete sich vor den Zweiflern in den Reihen der Tonkarimataru. Außerdem war sie unerfahren in Liebesangelegenheiten und brauchte Zeit. Sie hatte Angst, Fehler zu machen.

Wie es mit ihrer Liebe weitergehen konnte, war Meson nicht klar. Mirata-Wea würde ihn nicht in die Menschenwelt begleiten, und er wollte sie ihres gewohnten Lebens nicht entreißen. Doch die Vorstellung, bei den Tonkarimataru zu leben, war für Meson ebenso befremdlich. So vieles band ihn an die Menschen, auch ohne seine Pflichten als Soldat. Er vermisste Adrin und seine anderen Freunde, seine Eltern, seine Brüder. Er würde sie nicht zurücklassen wollen. Den Klang von Jadikus Talinette. Sein Pferd. Bier, Wein und tausend andere winzige Dinge. Er träumte von einem Ort, an dem Menschen und Tonkari gemeinsam und in Frieden leben konnten, sei es in einem Dorf im Wald oder in einer Stadt am Ufer eines Flusses. Ob es einen solchen Ort je geben würde, wussten nur die Götter. Es wäre wahrlich die Erfüllung eines Traums und der Beginn einer besseren Welt, in der alle voneinander lernten.

Ein lauter Pfiff riss Meson aus seinen Gedanken und Diko-ta-Watu ermahnte ihn, die Übungen mitzumachen. Die Krieger hatten sich inzwischen zu zweit zusammengeschlossen. Für Meson fand sich kein Gegenüber mehr, mit dem er hätte üben können. Daher ging er zu Diko-ta-Watu hinüber. Er benutzte das Holz wie einen Wanderstab und sah nachdenklich auf den Boden.

»Wenn alle Menschen so viele Fehler machen würden wie du heute, wäre der Sieg unser. Wo bist du mit deinen Gedanken?«, fragte der Tonkari.

»An einem Ort, den es nicht gibt.«

»Bei den Tonkari oder bei den Menschen?«

»Beiden.«

Diko-ta-Watu sah ihn an und nickte. »Was wirst du tun, wenn mein Vater dich gehen lässt?«

»Das weiß ich noch nicht. Er kann sich damit gerne Zeit lassen. Manchmal wünschte ich, dieser Winter währte ewig.«

X

Es taute und zur Begrüßung des Frühlings feierten die Tonkarimataru das Frühlingsfest. Sie dankten den Geistern dafür, dass sie den Winter wohlbehalten überstanden hatten. Wie im Herbst saßen die Dorfbewohner zusammen, aßen, tranken, redeten und lachten. Die letzten gefrorenen Fleischstücke der Dornzahnkälber wurden zu Eintöpfen und Spießen verarbeitet. Das Fest hatte gerade erst begonnen, doch waren bereits zahlreiche Dorfbewohner versammelt.

Meson und Mirata-Wea standen verborgen hinter der verschlossenen Tür ihrer Hütte und küssten sich. Die Feier war draußen in vollem Gange. Der Duft des gerösteten Fleisches drang durch die Türritzen und die Stimmen vieler Igel hallten durch die Hütte. Besonders in den letzten Tagen hatte sich die Liebe zwischen den beiden Menschen gefestigt. Meson fiel es zunehmend schwerer, sich daran zu erinnern, dass er ein Gast war. Das Dorf war nicht sein Zuhause, dennoch vergaß er manchmal, dass es eine Welt außerhalb der Palisade gab. Obwohl er es nicht war, fühlte er sich, als sei er zuhause.

»Ahnt jemand etwas?«, fragte Meson.

»Alle. Aber niemand weiß es genau.«

»Wann willst du es ihnen sagen?«

»Noch nicht.«

Die Fenster waren verhangen und sie küssten sich im Zwielicht. Durch Lücken zwischen den Vorhängen hätte man sie sehen können, doch niemand hatte einen Anlass in das Innere der Hütte zu spähen. Scharfe Sonnenstrahlen durchfuhren den Raum. Auch wenn es Meson schwerfiel, von Mirata-Wea abzulassen, wurde es Zeit, sich dem Fest anzuschließen und sei es nur, um den Schein zu wahren. Und den Hunger zu stillen.

Als sie gemeinsam über den Dorfplatz in Richtung der Feuerstellen gingen, ernteten sie neugierige Blicke, die Meson wie kleine Stiche auf seiner Haut spürte. Was hielten die Tonkarimataru von ihrer Liebschaft? Sicher waren auch in diesem Fall nicht alle einverstanden. Entscheidend war jedoch, was Mirata-Weas Familie davon hielt. Meson hegte die Hoffnung, dass besonders Waban-tu-Eytu ihre Verbindung befürwortete. Doch hätte er etwas dagegen gehabt, hätte er es sie längst wissen lassen und Meson auch nicht von Anfang an in Mirata-Weas Hütte untergebracht.

Diko-ta-Watu betrat den Dorfplatz. Er ging ans Feuer und holte sich etwas zu essen.

»Wieso hat Diko-ta-Watu keine Familie?«, fragte Meson und biss in den Fleischspieß in seiner

Hand.

»Er hatte eine Gefährtin, mit der er eine Familie gründen wollte. Doch er verließ sie, als der Krieg begann.«

»Wieso das?«

»Es ist die Aufgabe eines Kriegers für das Dorf zu kämpfen und, wenn es sein muss, auch zu sterben. Die anderen Krieger schauen zu ihm auf. Er kämpft ganz vorn, voller Mut und ohne Angst. Alle verehren ihn und sie folgen ihm überall hin. Auch in den Tod.«

»Ich weiß. Er ist mir in der Schlacht oft aufgefallen. Es ist nicht zuletzt sein Verdienst, dass die Menschen die Kämpfer der Tonkarimataru fürchten. Ich kenne keinen größeren Krieger als ihn. Und ich kenne viele.«

»Er weiß, dass die Geister ihn bald zu sich rufen könnten. Deshalb will er nicht, dass es eine Familie gibt, die um ihn trauert.«

Meson biss in das Fleisch und betrachtete Dikota-Watu nachdenklich. Dieser gesellte sich zu den anderen Kriegern. Als er aufsah und sich ihre Blicke trafen, hob Meson seinen Becher und Dikota-Watu erwiderte seinen Gruß.

»Was wurde aus seiner Gefährtin?«

»Sie hat oft versucht, sein Herz zu erweichen, aber er geht ihr aus dem Weg. Ich glaube, mein Bruder hat mehr Angst vor ihren Tränen als vor den Schwertern der Menschen.«

»Gibt es denn einen besseren Grund zu kämpfen, als für jene, die wir lieben?«

»Nein. Aber für jene, die zurückbleiben, ist der Tod schlimmer als für jene, die fallen.«

»Dann hoffe ich, dass ihre Liebe den Krieg überdauert.«

Der tiefe Klang eines Horns brach das gesellige Raunen. Dann zwei Weitere. Die Dorfbewohner gerieten in Aufruhr und rannten.

»Menschen!«, rief Mirata-Wea. »Sie versuchen das Dorf zu erreichen.«

Meson dachte sofort an Killdan Ajendo. Er musste den neuen Heermeister davon überzeugt haben, dass es entscheidend war, die Lage des Dorfes zu kennen.

Diko-ta-Watu gab ein paar rasche Befehle, woraufhin zwei Krieger auf Meson zukamen, ihn an den Armen packten und davonzerrten.

»Es ist zu deinem Schutz«, rief ihm Diko-ta-Watu nach.

Seine Aufmerksamkeit galt den nahenden Angreifern. Meson versuchte, sich gegen die beiden Igel zu wehren, doch hatte er ihren Kräften nichts entgegenzusetzen. Verzweifelt wand er sich in ihrer Umklammerung und rief über seine Schulter zurück. »Lass mich euch helfen, Diko! Ich werde mich nicht gegen euch stellen!«

»Das weiß ich. Aber ich will es dir ersparen, dich gegen die Menschen stellen zu müssen.«

Mirata-Wea sah ihm nach, bevor auch sie davonrannte. Aus ihrem Blick sprach die Gewissheit, dass ihr Bruder das Richtige tat.

Die Krieger brachten Meson in den Tempel und verriegelten die Tür von außen. Er riss am Türgriff, untersuchte die Scharniere, aber die massive Holztür war fest in das Mauerwerk des Tempels eingearbeitet.

Ein fensterloser Raum aus Stein umgab ihn. Vereinzelte Kerzen spendeten Licht und in der Luft lag der kalte Rauch von verbrannten Rauschblüten.

Mirata-Wea war in Gefahr. Sie würde sich gemeinsam mit den Frauen um die Verwundeten kümmern. Sollten die Menschen tatsächlich das Dorf erreichen, konnte sie gefangen genommen und niedergemetzelt werden. Und er saß hier fest wie ein Huhn im Käfig und konnte sie nicht beschützen! Abermals zerrte er erfolglos an der Tür. Dann nahm er sich eine Kerze und ging die Mauer ab, auf der Suche nach einem anderen Ausgang oder einem verborgenen Fenster, das er bislang nicht bemerkt hatte. Meson wusste genau, was draußen vor sich ging. Der neue Heermeister hatte die Armee in den Wald gesandt, um das Dorf zu finden und nach Möglichkeit auszumerzen. Doch Meson ahnte, dass die Soldaten den Kampf zwischen den Bäumen gegen einen Gegner, der genau dort lebte, abermals unterschätzten. Die Tonkarimataru ließen sie nicht einmal in die Nähe des Dorfes. Wieder wurden zahllose Leben ausgelöscht. Und wieder fragte sich Meson, wofür.

»Das werdet Ihr bald erfahren.«

Meson erschrak. Hinter ihm erklang die bereits vertraute Stimme. Langsam wandte er sich um und blickte in Nelas Gesicht. Sie stand wenige Schritte von ihm entfernt. Meson war überrascht, dass sie sich zeigte, denn er war nicht in Trance. Es schien, als habe die Gestalt aus dem Nebel, die sich als seine Frau ausgab, den Weg in die wirkliche Welt gefunden. Er wollte die Klarheit seines Verstandes nutzen, um endlich zu erfahren, was dieser Geist von ihm wollte. Er machte einen schnellen Schritt nach vorne und packte Nelas Arm. Doch seine Hand glitt durch ihn hindurch.

»Ich bin nicht leibhaftig hier, Meson Tormin. In Wahrheit bin ich weit weg, besitze jedoch die Fähigkeit, in Eure Gedanken zu treten. Wie ein Traum in der Nacht.«

»Und was sagen Euch meine Gedanken?«

»Sie sagen mir, dass Ihr bereit seid, Euch dem zu stellen, was vor Euch liegt.«

»Endlich sieht es jemand. Jetzt müsst Ihr es nur Waban-tu-Eytu sagen. Wenn Ihr meine Gedanken betreten könnt, dann auch seine, nicht wahr?«

»Gewiss, aber ich spreche mit ihm auf andere Weise als mit Euch. Ihr müsst Ihn selbst überzeugen.«

»Und was soll ich ihm sagen? Er weiß, dass die Geister zu mir sprechen, aber es überzeugt ihn nicht von meiner Aufrichtigkeit.« Es fühlte sich merkwürdig an, mit einem Wesen zu sprechen, das nicht wirklich da war und zu allem wie seine Frau aussah.

»Ihr werdet einen Weg finden. Aber es ist wichtig, dass Ihr ihn selbst beschreitet. Helfen kann Euch dabei niemand. Die Geister werden Euch führen. Aber nur, wenn Ihr wahrhaft bereit seid. Nicht der geringste Zweifel darf sich Euch in den Weg stellen.«

»Ihr kennt meine Gedanken, Geist. Dann wisst Ihr auch, dass ich bereit bin, alles zu tun was nötig ist, um diesen Krieg zu beenden. Das schulde ich den Tonkarimataru. Ihr wisst, wie viele von ihnen ich getötet habe. Mit meinen eigenen Händen.«

Meson hielt seine Handflächen beschwörend vor sich. Die Gestalt nahm sie in ihre Hände, doch spürte er ihre Berührung nicht.

»Wenn Ihr die Zukunft sehen könntet, so wie ich sie sehe, dann wüsstet Ihr, dass es keinen Grund gibt in der Vergangenheit zu verharren. Wendet Euch ab von allem, was Ihr bedauert. Nichts wird mehr sein, wie es war. Euer altes Leben wird nicht länger von Bestand sein.«

Meson schüttelte verzweifelt den Kopf. »Ich verstehe nichts von dem, was Ihr sagt.«

»Ihr werdet es. Wenn es der Wille der Geister ist. Letzten Endes ist alles ihre Entscheidung.«

»Wie soll ich wissen, was der Wille der Geister ist, wenn Ihr es selbst nicht wisst?«

Verzweifelt schloss Meson die Augen, nur für einen Moment, doch als er sie wieder öffnete, war der Geist verschwunden.

Und es vergingen weitere Stunden, ehe Mirata-Wea ihn aus dem Tempel befreite.

XI

Den Tonkarimataru war es gelungen, den Vorstoß der Menschen in weiter Entfernung zum Dorf abzuwehren. Nachdem sie ihre Toten begraben und ihre Verwundeten versorgt hatten, war niemandem mehr danach, zu feiern. Die Angst hatte sich in ihre Herzen gefressen und sie daran erinnert, dass es für alle der letzte Frühling sein könnte.

Vier Tage nach dem Angriff war Meson im Dorf unterwegs. Etwas, das an Alltag erinnerte, hatte Einzug ins Dorfleben gehalten. So wie er es seit fünf Monaten gewohnt war, wurde Meson von manchen Dorfbewohnern argwöhnisch beäugt, von anderen freundlich begrüßt. Ihm war, als seien ihm die Alten eher wohlgesonnen, während die Jüngeren einen Bogen um ihn machten. Verständlicherweise, denn für sie symbolisierte er das Ende ihrer Zukunft. Die Alten hingegen waren behüteter aufgewachsen und hatten ihr Leben ganz den Geistern verschrieben.

Meson kam an den Stand eines Handwerkers. Er konnte nicht genau sagen, um was für eine Art von Handwerker es sich handelte. Seine Auslage bestand aus Schnitzereien, metallenen Werkzeugen, Kleidungsstücken, Stoffen und verschiedenen anderen Dingen. Er wirkte mehr wie ein Krämer.

Meson betrachtete gerade die zahlreichen Gegenstände, als ein hochgewachsener Tonkari dazu kam. Die beiden Igelmänner begrüßten sich und wechselten ein paar Worte. Dann nahm der Hüne Kreideriegel von der Auslage, sowie zwei kleine Lederflaschen. Er verstaute die Sachen in einer Leinentasche und verabschiedete sich. Zu Mesons Überraschung verschwand er nicht im Dorf, sondern hinter der Behausung des Krämers. Mesons Neugier war sofort geweckt. Er lehnte sich zur Seite und entdeckte zwischen den Hütten einen Durchgang in der Palisade, der ihm bisher nicht aufgefallen war. Wohin führte er? Das Krächzen einer Graufeder ertönte und jemand trieb den Vogel an. Vermutlich der Tonkari mit der Leinentasche.

Meson richtete seine Aufmerksamkeit wieder auf die Auslage. Von den kleinen Lederflaschen waren zwei übrig. Er nahm eine und öffnete sie. Der Inhalt roch merkwürdig. Kein ihm bekanntes Getränk roch derart. Mit dem Daumen verschloss er die Flasche und kippte sie. Das Gebräu auf seiner Kuppe war schwarz und klebrig. Der Igel grinste und deutete auf ein Pergament. Es war Tinte. Doch wozu nahm der Tonkari sie mit in den Wald?

»Wohin?«, fragte Meson auf Ziriko und wies auf den Durchgang.

Der Igel antwortete mit raschen Worten, von

denen Meson kein einziges verstand, doch er schloss aus seinen Gesten, dass es ihn nichts anging. Damit befeuerte er Mesons Neugier nur noch mehr.

Den ganzen Tag verbrachte Meson in Sichtweite des Krämerstandes, in der Hoffnung, dabei zu sein, wenn der Igel zurückkehrte. Er wollte unbedingt sehen, ob er die Kreide oder die leeren Lederflaschen zurückgab, ohne genau zu wissen, was er mit diesem Wissen anfangen wollte.

Es wurde Nachmittag. Meson saß in Sichtweite des Durchgangs auf dem Boden und gab vor, nur die frische Luft zu genießen und dabei einen Wolf aus einem Stück Wurzelholz zu schnitzen. Er fragte sich inzwischen, ob er den Tonkari womöglich verpasst hatte.

Plötzlich stand Mirata-Wea neben ihm. »Ich suche dich die ganze Zeit. Was tust du hier?«

»Nachdenken. Als ich im Tempel eingesperrt war, ist mir wieder dieser Geist erschienen.«

Mirata-Wea ließ sich neben ihm nieder. »Was hat er dir gesagt?«

»Nichts, was ich nicht bereits wusste. Doch mir ist, als wollte er meine Aufmerksamkeit wecken. Mir muss etwas entgangen sein, seitdem ich bei euch bin.«

»Und hast du etwas gefunden?«

Er wies zur Seite. »Diesen Durchgang dort. Und einen Tonkarimataru, der mit Farben hindurchging und seit Stunden nicht zurückgekehrt ist.« Meson sah Mirata-Wea erwartungsvoll an. »Wohin führt der Weg?«

Mirata-Wea zögerte. »Du hast recht, es gibt dort etwas, von dem du noch nichts weißt, aber ich darf nicht darüber sprechen. Mein Vater verbietet es. Ich habe ihm geraten, dir davon zu erzählen, aber er sagte, es sei noch zu früh.«

»Das sagt er ständig, aber es ist nicht zu früh. Glaubst du, die Geister hätten mich hergeführt, wenn es zu früh wäre? Dein Vater irrt. Und wenn er mir nicht seine Erlaubnis gibt, dann gehe ich ohne sie.« Mit diesen Worten sprang Meson auf und ging auf den Durchgang zu.

»Warte! Die Wachen werden auf dich schießen!«

»Nicht, wenn du mich begleitest«, rief er über seine Schulter zurück und war kurze Zeit später durch das Tor verschwunden.

Auf der anderen Seite der Palisade ertönten sogleich die aufgebrachten Stimmen zweier Wachen. Mirata-Wea bat sie mit ausgestreckten Armen, nicht zu schießen. Als Meson hörte, dass die Tonkari von den Bäumen herabkletterten, rannte er los. Er wusste, dass er schneller lief als sie, und dass Mirata-Wea sie davon abhalten würde, ihm Pfeile hinterherzuschicken.

Schnell hatte er sich abgesetzt. Der Weg vor ihm stieg leicht an und er hielt kurz, um zu Atem zu kommen. Ein Tonkari auf einer Graufeder kam ihm entgegen. Es war der Igel mit der Leinentasche und den Farben. Meson versteckte sich in einem Gebüsch. Als der Tonkari auf seiner Höhe war, sprang er heraus und zerrte den erschrockenen Mann mit aller Kraft von seinem Vogel. Während er sich aufrappelte, ergriff Meson die Zügel der Graufeder und saß auf. Er wendete den Vogel und ritt den Weg entlang, den der Mann eben heruntergekommen war. Wo immer ihn dieser auch hinführen mochte.

Meson war bereits über eine Stunde unterwegs und hatte einige Tausendschritt hinter sich gebracht. Er ritt auf das Gebirge zu. Es ging stetig bergauf, bis der Bergpfad schließlich endete. Vor sich sah er eine Höhle, ähnlich jener, in welcher der Greif hauste. Welches Geheimnis mochte sich darin verbergen? Trotz seiner Neugier kam es Meson nicht in den Sinn, abzusteigen und die Höhle auf eigene Faust zu erkunden. So weit wollte er ohne die Erlaubnis des Stammesführers nicht gehen. Zu groß war sein Respekt vor den Bräuchen der Tonkarimataru. Stattdessen machte er kehrt. Die Höhle war noch in Sichtweite, als ihm drei Reiter auf Graufedern entgegenkamen, Mirata-Wea und die beiden Wachen. Die Igel saßen von ihren Reittieren ab und bedrohten ihn mit ihren Glefen.

Meson beachtete sie nicht. Er richtete das Wort an Mirata-Wea.

»Sag deinem Vater, dass mich die Geister an den Eingang dieser Höhle geführt haben. Jetzt ist es an ihm, mir zu erlauben, sie zu betreten.«

XII

Seit seiner erfolgreichen Jagd hatte sich Asawi-Tschatu weiter in das Dorfleben der Safa eingefunden. Er war zu einem angesehenen Jäger aufgestiegen und niemand wagte es mehr, ihm den Respekt zu verwehren, den er verdiente. Da das Gewicht des Ebers das der getöteten Jäger deutlich überwog, hatte der Häuptling ihm die Erlaubnis gegeben, Brimi zur Frau zu nehmen. Lange hatte der Stamm darüber beraten, ob es ihnen erlaubt sein sollte, ein Kind zu empfangen. Letztendlich hatte man sich dafür entschieden. Die Safa waren davon überzeugt, dass das Blut des Igels eine Bereicherung für ihren Stamm war. Aus ihrer Verbindung, so hofften sie, würden Kinder mit ungeahnten Fähigkeiten hervorgehen.

Um keinen unnötigen Ärger heraufzubeschwören hatte Asawi-Tschatu die Entscheidung abgewartet. Noch in derselben Nacht wohnte er dem Mädchen bei. Er hätte es auch getan, wenn man es ihm verboten hätte.

Und dann geschah etwas, das Asawi-Tschatu seit seiner Ankunft bei den Safa vor einem Jahr noch nicht erlebt hatte. Der Schrei eines Weibes riss ihn und die anderen Männer in der Hütte aus dem Schlaf. Sie rannten hinaus und sahen auf den Dorfplatz hinunter, der gerade von Kriegern eines fremden Stammes überrannt wurde. Ihre rotbemalten Gesichter leuchteten auf und verschmolzen wieder mit der Dunkelheit. Erhellt wurde die Nacht nur von den brennenden Fackeln an den Bäumen und vom letzten Glimmen der Feuerstelle. Die Plünderer stürmten in die Hütten, zerrten die Männer von ihren Schlafstellen ins Freie und erschlugen sie, die Frauen und Mädchen trugen sie fort. Krieger und Alte stellten sich ihnen entgegen. Asawi-Tschatu griff nach seinem Speer und seilte sich in Windeseile von seinem Schlafbaum ab. Die anderen Männer taten es ihm gleich. Zu Beginn schienen die Eindringlinge erschrocken ob seiner Gestalt. Viele mochten noch nie einen Tonkari gesehen haben.

Als er zu einer Hütte eilen wollte, aus der der schrille Schrei einer Frau ertönte, stellten sich ihm gleich drei der Plünderer in den Weg. Sie zögerten merklich, trauten sich nicht, ihn anzugreifen. Asawi-Tschatu jedoch hielt sich nicht zurück. Er machte einen Ausfallschritt nach vorn und spießte den ersten auf. Dann schlug er die beiden anderen mit der Faust nieder und durchbohrte ihre Leiber, als sie am Boden lagen. Dann sah er sich um und versuchte, einen Überblick über den Tumult zu gewinnen. Am anderen Ende des Dorfplatzes wurde er eines Angreifers gewahr, der Brimi aus ihrer Hütte zerrte. Blind vor Wut rannte Asawi-Tschatu über den Platz. Dabei nahm er keine Rücksicht auf die Menschen rings um ihn herum. Er stieß sie nieder, wenn sie ihm im Weg standen, ganz gleich, zu welchem Stamm sie gehörten. Gerade, als der

Fremde mit dem Mädchen im Dunkel des Waldes verschwinden wollte, erreichte Asawi-Tschatu ihn, legte ihm beide Arme um den Hals und zog einmal kräftig, sodass sein Genick brach wie der Ast eines jungen Baumes. Dann nahm er Brimi auf seinen Arm und ging mit ihr zurück, bis in die Mitte des Dorfplatzes. Dort legte er sie ab wie ein Bündel Holz, stellte sich über sie und ließ ein furchteinflößendes Brüllen hören, was jeden Angreifer vertrieb, der gewagt hätte, sich an ihr zu vergreifen. Zwei andere, die sich von hinten an Asawi-Tschatu anschlichen und versuchten, ihn niederzustrecken, scheiterten an seinen Stacheln und fingen sich einen tödlichen Stich mit dem Speer ein.

Zwischen zwei Hütten wurde er eines weiteren Kampfes gewahr. Lomi, der erste Jäger und einzige Sohn des Häuptlings, verteidigte sein Weib und seine Tochter gegen zwei Angreifer. Sie überwältigten ihn, stachen ihm einem Speer in die Seite und verschwanden mit seiner Familie. Doch Asawi-Tschatus erster Gedanke, dem Verletzen zu helfen und dessen Familie zu retten, wich einer weitaus reizvolleren Eingebung. Er ließ Brimi in der Mitte des Dorfplatzes zurück und kniete sich neben Lomi.

»Rette meine Familie, Bruder«, keuchte der weißbemalte Krieger.

Asawi-Tschatu sah die Angreifer gerade noch im Wald verschwinden. Er hätte sie erreichen können, doch sein Begehr war ein anderes.

»Vergib mir«, flüsterte er und brach mit einem Ruck auch Lomis Genick. Die Familie seines Kameraden überließ er dem Willen der Geister und wandte sich wieder Brimi zu.

Die Safa-Männer hatten inzwischen die letzten Angreifer in die Flucht geschlagen. Als die Sonne aufging, hatte man sich bereits um die Verwundeten gekümmert, die Toten aufgebahrt und die Verschleppten gezählt. Die Männer versammelten sich auf dem Dorfplatz, um auf traditionelle Weise die gefangen genommenen Angreifer hinzurichten. Männer, deren Frauen oder Töchter geraubt worden waren, vergolten dies, indem sie Gefangene töteten. Als neuer erster Jäger gebührte Asawi-Tschatu die Ehre, an Lomis Stelle zwei Männer zu töten, einen für dessen Frau, einen für seine Tochter. Wie es der Brauch vorsah, wurden die Opfer auf die Art des Jägers ausgeweidet. Asawi-Tschatu schnitt dem ersten den Bauch auf, entriss ihm die Gedärme und präsentierte sie stolz dem Stamm. Blut tränkte sein Fell bis zu den Schultern. Die Menschen jauchzten und jubelten ihm zu, wie es die Tonkarilito nie getan hätten, ganz gleich, was er für sie getan hätte.

Kapitel 5
Die Höhle des Lichts

I

Das Ende des Krieges schien zum Greifen nahe. Meson Tormin sah sich auf dem richtigen Weg, obgleich er nicht mit Gewissheit sagen konnte, wohin er ihn führte. Die Weissagung des Geistes, dass sein altes Leben Vergangenheit sein würde, trieb ihn um. Doch ein Hochgefühl ließ ihn die Ungewissheit vergessen. Er wollte für die Schandtaten bezahlen, die er den Tonkarimataru angetan hatte. Er wollte Wiedergutmachung leisten.

Die Wordan-Chroniken, 1. Buch

Als Meson den Tempel betrat, kniete Waban-tu-Eytu alleine in der Mitte des Raumes und betete. Lautlos kniete sich Meson neben ihn, kam zur Ruhe und fiel schnell in eine tiefe Meditation.

Drei Stunden vergingen so, und die Männer wechselten nicht ein Wort. Nicht einmal die Augen öffneten sie in dieser Zeit. Bis Waban-tu-Eytu das Schweigen brach und Meson aus seinen Wachträumen riss.

»Du bist nicht gekommen, um mich zu bitten, dich gehenzulassen«, sagte der alte Igel.

Meson räusperte sich. Das lange Schweigen hatte seine Stimmbänder träge werden lassen. »Nein. Ich weiß, dass es dafür zu früh ist. Aber ich weiß auch von der Höhle. Lasst sie mich sehen. Es hat einen Grund, dass Ihr sie bisher vor mir verborgen habt. Und die Zeit ist gekommen, sie mir zu zeigen.«

Waban-tu-Eytu sah ihn mit einem Ausdruck an, der gleichermaßen von Erstaunen wie von Freude sprach. »Wie konntest du die Höhle finden?«

»Die Geister haben mich geführt.«

»Sie mögen befremdlich wirken auf jemanden, der sie nicht kennt. Und oft verbergen sie ihre Absichten und Botschaften hinter Rätseln.«

Meson nickte ungeduldig. »Waban-tu-Eytu, erzählt mir von der Höhle«, bat er eindringlich.

Der Alte nickte zögerlich. »Unsere Vorfahren fanden diesen Ort, als sie in den Wald kamen, tausend Winter vor uns. Seither nennen wir ihn die Höhle des Lichts und nutzen ihn, um unsere Geschichte niederzuschreiben. Jede Generation erzählt von dem, was sie für die Nachwelt erhalten will.«

»Also ist sie so etwas wie eine Bibliothek.«

»Für uns ist sie das, aber für dich wird sie mehr sein. Wenn du sie betrittst, wird …«

»Ich weiß, es wird nichts mehr sein, wie es war. Besonders mein Leben wird sich ändern. Als ob es nicht längst ein Anderes wäre.«

Wieder nickte der Alte, diesmal nachdenklich. »Die Geister eröffneten dir diesen Pfad nicht, wenn du nicht bereit wärst. Mirata-Wea wird dich hinführen.«

»Kann ich etwas tun, um mich vorzubereiten?«

Waban-tu-Eytu stand auf und grinste. »Nimm ausreichend Proviant mit. Ein voller Magen lernt mehr als ein leerer.«

II

Am Nachmittag desselben Tages hatte sich die gesamte Dorfgemeinschaft vor der Hütte von Mirata-Wea eingefunden. Da Meson nicht länger warten wollte, hatte er noch am gleichen Tag einen Rucksack mit Proviant gefüllt und Mirata-Wea davon überzeugt, gleich aufzubrechen. Sie würden die Nacht in der Höhle verbringen. Neben dem Rucksack und zwei Decken führte er eine Glefe mit und über seiner Schulter hing die Bolzenschleuder von Fasi-Aketu. Der Gedanke, in der Dunkelheit durch den Wald laufen zu müssen, behagte ihm zwar nicht, aber es hatte sich eine so große Ungeduld seiner bemächtigt, dass er keine Nacht mehr würde schlafen können.

Als sie aus Mirata-Weas Hütte traten, stimmten die Dorfbewohner einen Gesang an. Meson verstand nur einzelne Bruchstücke, aber immer wieder hörte er das geheimnisvolle Wort heraus: Faja-

Hijar. Es hatte den Anschein, als habe das Dorf geradezu auf diesen Moment gewartet. Er fühlte sich wie ein König, zu dessen Ehren das Volk auf die Straße kam. Sie gingen zum Durchgang in der Palisade, hinter der Hütte des Krämers. Waban-tu-Eytu und Diko-ta-Watu erwarteten sie dort.

»Werde ich nun erfahren, was Faja-Hijar bedeutet?«, fragte er den Stammesführer.

»Das wirst du. Mögen euch die Geister beschützen. Und dir zeigen, wonach du suchst. Hab keine Angst. Du findest dort deine Bestimmung oder gar nichts.«

Waban-tu-Eytu trat einen Schritt zurück, sodass sich sein Sohn verabschieden konnte. Meson und Diko-ta-Watu reichten sich die Unterarme zum Kriegergruß.

»Wenn du wiederkehrst, wirst du kein Karu mehr sein, sondern ein Tonkarimataru.«

»Manchmal fühlt es sich an, als sei ich nie etwas Anderes gewesen.«

»Und achte auf meine Schwester. Wenn ihr etwas geschieht, werde ich dich töten.«

Meson nickte.

»Sorge dich nicht, mein Freund. Eher würde ich für sie sterben.«

Durch die kahlen Bäume war der Schatten des Gebirges zu sehen. Es lagen einige Wegstunden vor Meson und Mirata-Wea, doch beeilen wollten sie sich nicht. Diese Wanderung gab ihnen die Gelegenheit, Zeit miteinander zu verbringen, ohne sich vor den Blicken der anderen verstecken zu müssen. Als sie außer Sichtweite des Dorfes und der letzten Wächter waren, nahm Meson ihre Hand. Sie schlenderten durch den Wald, als seien sie nur zwei Verliebte auf dem Weg zu einem Picknick.

III

Der Marsch hatte länger gedauert, als sie es erwartet hatten. Es war mitten in der Nacht und der Mond stand hoch am Himmel, als sie den Fuß des Berges erreichten. Meson hielt Ausschau nach einem verheißungsvollen Leuchten, doch wahrscheinlich verdankte die Höhle des Lichts ihren Namen einer symbolischen Bedeutung.

Die glatten Hänge des Massivs fingen das Licht des Vollmonds ein und erhellten den Pfad vor ihnen. Er führte sie weiter bergauf, bis sie weit über den Wald hinwegsehen konnten, der im Mondlicht silbern glänzte. Der Weg endete vor jenem schwarzen Schlund, vor dem Meson schon gestanden hatte, und nicht das geringste Licht trat aus ihm heraus. Für einen heiligen Ort wirkte diese Höhle beklemmend und bedrohlich.

»Wie verhindert ihr, dass Raubtiere die Höhle für sich beanspruchen?«

»Gar nicht. Sie gehört allen.«

»Und hier willst du die Nacht verbringen, wo uns ein Bär oder ein Höhlenlöwe im Schlaf überraschen könnte? Wir sollten uns einen abgelegeneren Unterschlupf suchen.«

»Wir machen ein großes Feuer, das hält die Tiere fern. Außerdem werden die Geister über uns wachen. Wir sind an einem heiligen Ort.«

Meson ging ein paar Schritt in den Höhleneingang hinein. Im Schein der Fackel sah er eine von Steinen eingefasste Feuerstelle, daneben ein verschnürtes Bündel aus dicken und dünnen Ästen, sowie einige Holzscheite. Mit Feuerstein und Stahl entzündete er ein stattliches Feuer, während Mirata-Wea die Decken ausrollte. Das Heulen von Wölfen drang an Mesons Ohren und ließ ihn aufschrecken. Im ersten Moment dachte er, es käme aus der Tiefe der Höhle, doch als er atemlos lauschte, erkannte er, dass es ein Echo aus dem Wald war.

Obwohl Mirata-Wea das ausliegende Stroh zusammengetragen hatte und sie auf einer Decke lagen, war der Boden hart und kalt. Das Mädchen schmiegte sich mit dem Rücken an Meson und er spürte ihre Wärme. Er sog ihren Duft ein, küsste ihren Nacken, zog sie noch näher an sich heran. Sie atmete scharf ein.

»Hast du Angst vor dem, was dich erwartet?«, fragte sie.

»Ja, vor der Ungewissheit. Ein Meer aus Schwertern ängstigte mich weniger. Aber es hilft mir sehr, dass du bei mir bist. Ich würde mit niemandem sonst hier sein wollen.«

»Wenn du es willst, bleibe ich für immer an deiner Seite, ganz gleich, was uns erwartet. Morgen und an allen Tagen danach.«

Mirata-Wea drehte sich zu ihm herum und sah ihn an.

»Ich weiß nicht, womit ich dich verdient habe. Ebenso die Güte deiner Familie. Bisher habe ich nur Leid und Tod über euch gebracht«, fuhr Meson fort.

»Das ist nicht wahr! Du hast Diko-ta-Watu und Choni-Woa das Leben gerettet. Du bist Fasi-Aketu ein Freund geworden und unser Vater glaubt an dich. Und das wirst du auch. Vielleicht schon morgen.«

Meson lächelte unwillkürlich. Das Feuer zu seiner Rechten spiegelte sich in ihren Augen und ließ sie leuchten wie Pfeile mit brennenden Spitzen. Meson küsste sie, streichelte sie und zog sie noch enger an sich. Als sie leise stöhnte, fuhr er mit der Hand unter ihr Kleid. Ihre Haut war kalt, aber betörend glatt. Er hatte bisher nur mit wenigen Frauen das Lager geteilt, und wusste, dass diese Nacht eine besondere war. Nicht nur, weil es das erste Mal war, dass sie sich liebten, sondern auch, weil morgen vielleicht ein neues Leben begann.

Als sie erwachten drang helles Licht zum Eingang der Höhle hinein. Nach dem Stand der Sonne musste es fast Mittag sein. Immer noch hielten sie sich im Arm.

Mirata-Wea bereitete zwar nur ein kleines Frühstück vor, doch irgendwann wurde Meson ungeduldig. Er schüttelte den Kopf, legte das Brot auf die Decke und sprach mit vollem Mund.

»Lass uns in die Höhle gehen, ich will endlich wissen, was mich erwartet. Wir können dort unten weiter essen.«

Mirata-Wea stand auf, nahm zwei Fackeln und entzündete sie an der Glut des heruntergebrannten Feuers. Dann reichte sie Meson die Hand.

»In der Höhle wird es für dich Wichtigeres geben als dieses Brot.«

Begleitet von Dunkelheit führte sie ein schmaler Pfad tief in den Berg hinein. Das Licht der beiden Fackeln erhellte die Schwärze kaum. Es ging unentwegt abwärts. Sie waren tief unten, als Mirata-Wea anhielt und auf die Felswand deutete.

»Hier beginnt es.«

Meson betrachtete den Fels. Mit verschiedenen Farben waren Bilder an die Wand gemalt. Er erkannte Tonkari und Menschen. Sie waren bewaffnet und kämpften gegeneinander. Im tanzenden Schein der Fackeln wirkten sie fast lebendig.

»Das ist der Krieg«, erkannte Meson.

»Es ist der erste Tag des Krieges. Mein Bruder erlangte besondere Ehre, indem er unsere Krieger aus dem Wald führte und siegreich zurückkehrte. Als Sohn des Stammesführers musste er zeigen, dass er bereit war, sie anzuführen. Je tiefer wir in die Höhle vordringen, desto älter werden die Geschichten. Was ich dir zeigen will, liegt am Anfang der Zeit.«

Meson atmete tief ein. Er erlebte die Geschichte der Tonkarimataru in Bildern. Die Ehrfurcht überwältigte ihn. Zum Glück mieden die Menschen diese Gegend wegen des Greifen. Der Klerus hätte diese Malereien mit Freuden verwischt.

»Eure ganze Stammesgeschichte ist also in dieser Höhle festgehalten. Die ältesten Bildnisse müssen tausend Jahre alt sein und bis in die Zeit nach dem großen Krieg zurückgehen. Das ist überwältigend!«

Mirata-Wea kicherte. »Du hast doch noch gar nichts gesehen!«

Sie nahm seine Hand und führte ihn weiter. Immer wieder blieb sie stehen und erzählte Geschichten von besonderen Momenten, die die Vorfahren der Dorfbewohner erlebt hatten. Sie handelten von großen Jagden und Tonkarimataru mit bedeutender Abstammung. Von Geburt und Tod großer Krieger, Jäger und Stammesführer. Von besonders kalten Wintern und trockenen Sommern. Meson fühlte sich, als träume er. Die Bilder an den Wänden schienen sich im Fackelschein zu bewegen. Die Gestalten erwachten zum Leben, um ihre Geschichte zu erzählen. Mit Ockerfarbe gemalte Igelmenschen, Graufedern und Tiere bewegten sich auf den Wänden. Sie sangen, tanzten, jagten und sprachen. Meson erlebte eine Reise durch die Jahrhunderte der Igelkultur und lernte sie auf eine Art und Weise kennen, die er nicht für möglich gehalten hätte.

Viele hundert Schritt trennten sie inzwischen vom Sonnenschein, als Meson plötzlich eines schimmernden Lichts gewahr wurde, das von den Felswänden der Höhle ausging. Nun verstand er, woher sie ihren Namen hatte. Die Wände funkelten im Schein der Fackeln, als seien sie von metallenen Spänen berieselt. Es wirkte, als würden unzählige Sterne durch das Gestein funkeln. Sie standen in einer Grotte, in deren Mitte sich ein See erstreckte. Er war so groß, dass das andere Ufer im Fackelschein nicht mehr zu sehen war. Mit den Händen führten sie das Wasser zu ihren Mündern und füllten ihre Schläuche. Es war klar und kalt. Das Echo des Plätscherns erfüllte den Raum.

»Das Gestein muss von Erz durchsetzt sein. Deshalb dieses Funkeln«, sagte Meson.

»Wir glauben, dass das Licht von den Geistern kommt, die hier leben. Es ist kein Eisen, deshalb hat es für uns keinen Wert. Aber jetzt weißt du, warum wir sie die Höhle des Lichts nennen.«

Am Rande des Sees führte ein Pfad entlang. Auf der anderen Seite der Grotte brachte er sie weiter bergab. Das Licht und die Malereien an den Wänden begleiteten sie unaufhörlich. Doch bald flachte der Weg ab und endete unerwartet in einer riesenhaften Kammer, einem unterirdischen Saal.

Seine Größe erinnerte Meson an den Thronsaal von Rogfa. Immer noch funkelte es von überall her und das Echo ihrer Worte wirkte überraschend laut und klar. Die Malereien erstreckten sich bis an die Decke, in vielen Schritt Höhe.

»Ist es das, was ich sehen sollte?«, fragte Meson beeindruckt.

»Nicht ganz, es gibt hier etwas Besonderes.« Sie führte ihn an eine Stelle der Wand und wies mit dem Finger auf das Bild eines Tonkari.

»Das ist Sora-na-Tu. Er war ein Prophet und ein Seher, der vor tausend Jahren lebte und die Lande bereiste. Zu seiner Zeit lebten die Stämme erst zwei Jahrhunderte in der Wildnis. Die Königreiche der Tonkari waren durch den Krieg zerfallen. Es war die Zeit der großen Stammeskriege, die es heute zum Glück nur noch selten gibt. Das haben wir ihm zu verdanken.«

»Kaum zu glauben, dass Menschen und Tonkari früher Grenze an Grenze lebten. Es muss eine goldene Zeit gewesen sein. Wir sollten dafür beten, dass sie irgendwann zurückkehrt.« Meson sah sich das Bild des Tonkari genauer an, denn er war sich nicht sicher, ob er es verstand.

»Ist das ein Greif?«

»Ja. Sora-na-Tu reiste zwischen den Stämmen auf dem Rücken eines Greifen, den er selbst gezähmt hatte. Manche glauben, er habe ihn aufgezogen. Er versuchte, die Stammesführer davon zu überzeugen, nicht länger gegeneinander zu kämpfen. Und es gelang ihm. Sie schlossen Frieden. Außerdem erzählte er ihnen von der Zukunft unseres Volkes. Vom Kai-Hijar. Er ließ die Stammesführer ihr Wissen über ihn weitergeben, von Generation zu Generation.«

»Wer war der Kai-Hijar?«, wollte Meson wissen.

»Der Prophet verhieß ihnen, es würde eine große Not über die Tonkari hereinbrechen. Und in dieser Zeit gäbe es einen Krieger, der sie abwenden und die Stämme einen würde. Er würde einen Greifen bändigen und auf ihm reiten. Der Name Kai-Hijar bedeutet Greifenreiter oder auch Herz des Greifen. Und Sora-na-Tu sagte auch, dass dieser Krieger ein fremder Krieger sei. Kein Tonkari. Ein Mensch.«

Meson stockte der Atem. Ein Schauer durchfuhr seinen Leib. »Ihr glaubt, ich sei dieser fremde Krieger. Dieser Heiland.«

»Das Wort, das dir die Dorfbewohner zugerufen haben, Faja-Hijar, es bedeutet, der Greifenreiter ist gekommen.«

Meson stand auf und wandte sich ab. Ihm war schwindelig und er hielt sich den Kopf.

Mirata-Wea kam und schlang ihre Arme um ihn.

»Es tut mir leid, ich kann unmöglich euer Kai-Hijar sein. Ich habe euch so schreckliche Dinge angetan.«

Mirata-Wea legte ihre Hände auf seine Wangen.

»Du hast gesagt, du willst alles tun, um deine Fehler ungeschehen zu machen. Es gibt keinen anderen Weg als diesen.«

»Und wie soll ich einen Greifen bändigen? Ein Ungeheuer, das einen Schwertzahn in Stücke reißen kann?«

»Du wirst einen Weg finden, Liebster. Oder die Tonkarimataru werden ausgelöscht. Nur wenn sich die Stämme unter dem Kai-Hijar vereinen, können wir überleben.«

Meson kehrte ihr den Rücken zu und setzte sich auf den kalten Stein. Obwohl er fror, fühlte sich sein Gesicht heiß an, geradezu fiebrig. Sein Herzschlag wollte nicht langsamer werden. Von Anfang an hatte er befürchtet, der Stamm erwartete etwas von ihm, das er nicht in der Lage war zu leisten. Mirata-Wea kniete hinter ihm und rieb seine Schultern.

»Du hattest recht. Der Hunger ist mir vergangen.«

»Lass uns zurückkehren, damit wir bei Einbruch der Nacht im Dorf sind. Und nimm dir Zeit, deinen Platz zu finden.«

Meson nickte und sie gingen zum Ausgang der Kammer. Doch im Augenwinkel bemerkte er etwas. Er ging zur anderen Seite der Höhle und betrachtete den Boden. Er sah eine Feuerstelle und die Knochen eines Hasen.

»Jemand ist hier gewesen«, sagte er. »Es sieht den Tonkari nicht ähnlich, die Gebeine eines Tieres achtlos liegen zu lassen.«

Meson sah sich im Umkreis der Feuerstelle um. Und dann traf ihn die Erkenntnis wie ein Blitz. Auf einmal ergab alles einen Sinn. Die Wahrheit war ebenso schlicht wie erschreckend.

»Das sind menschliche Fußabdrücke! Die Menschen wissen von dieser Höhle.« Meson hob einen der schimmernden Steine auf und betrachtete ihn genauer. »Das ist Gold. Der König hat von der Höhle erfahren und führt deshalb Krieg gegen die Tonkarimataru. Er will das Gold!«

Ganz Scari wollte er beherrschen, das hatte der König gesagt. Das Gold sollte ihm dazu dienen, seine Armee derart zu vergrößern, dass er es mit König Hiros von Eserien aufnehmen konnte. Er wollte die ganze Welt in einen Krieg stürzen, nur, um an dessen Ende allein über sie zu herrschen. Und Hellrike wusste davon! Der Streit zwischen ihr und ihrem Vater und die vielen Tränen, die sie vergossen hatte. Das Geheimnis am Hofe, von dem man ihn ausgeschlossen hatte. Nur wie passte die Seuche in dieses Bild? Es gab nur eine Erklärung. Doch so grausam konnte selbst König Willorc nicht sein. Oder doch?

IV

»Wir brauchen kein Gold, aber wir können unseren heiligen Ort nicht aufgeben«, sagte Diko-ta-Watu.

Meson und Mirata-Wea saßen mit dem Stammesführer und seinen beiden Söhnen in dessen Haus. Sie waren nach Sonnenuntergang ins Dorf zurückgekehrt und geradewegs hierher gekommen.

»Vielleicht verschonen sie uns, wenn wir ihnen die Höhle freiwillig überlassen«, sagte Fasi-Aketu.

»Die Menschen wollen sie schlachten wie Vieh! Es ist unsere Pflicht, sie zu verteidigen. Sie gehört uns! Es ist der Wille der Geister, auch wenn wir dafür sterben.«

»Ich will nicht, dass unsere Kinder getötet werden, nur weil wir uns nicht von ein paar alten Steinen trennen können! Wir können uns einen neuen Wald suchen. Warum soll es besser sein, dass sie uns schlachten, anstatt der Höhle?«

Meson hörte der Diskussion nicht zu. In seinen Gedanken war er in Rogfa und dachte über die Seuche nach. Aber so sehr er seinen Geist auch drehte und wandte, er fand keine andere Erklärung. Der König selbst hatte die Krankheit verbreiten lassen, um einen Vorwand für den Krieg zu haben. Er betrog sein Volk. Hätte er die Ehemänner, Väter und Söhne seiner Untertanen aus reiner Goldgier in den Tod geschickt, hätten ihn Aufstände vom Thron gefegt. So jedoch unterstützte ihn das Volk und opferte seine Männer bereitwillig. Ein solch krankes Denken konnte nur aus dem Kopf von Siegnus Kaful, dem Konsultanten des Königs und seinen Adjutoren, stammen. Und

Willorc Narani war irrsinnig und gierig genug, solche Pläne auszuführen.

Und wann hatte Hellrike davon erfahren? Meson war sicher, dass sie ihren Vater für dieses Vorgehen hasste, doch warum hatte sie sich ihm nicht entgegengestellt? Sie hätte sich Mesons Unterstützung sicher sein können. Und sie war die Einzige, die den König hätte aufhalten können. Oder überschätzte er ihren Einfluss? Vielleicht bedrohte er sie. Eines stand jedoch fest: Sollte er mit seiner Vermutung recht haben, dann war der König für den Tod von Mesons Familie verantwortlich.

Waban-tu-Eytu riss ihn aus seinen düsteren Gedanken. »Was hat dir die Höhle des Lichts noch offenbart?«, wollte er wissen.

Meson wusste, worauf er hinauswollte. »Ich glaube nicht, dass ich der Kai-Hijar bin. Ich kann weder den Greifen bändigen, noch die Stämme einen. Aber vielleicht kann ich euch vor dem König retten.«

»Wenn du nicht der Kai-Hijar bist, bist du unser Feind und ich werde dich eigenhändig töten!«, knurrte Diko-ta-Watu.

»Gib ihm etwas Zeit!«, protestierte Fasi-Aketu. »Der Gedanke muss erst in seinen Geist eindringen. Wir verlangen sehr viel von ihm.«

Der Stammesführer hob die Hände und seine Söhne verstummten augenblicklich. »Wenn wir deinem Plan folgten, wie würdest du uns retten wollen?«, fragte er.

Meson sah in die Augen der Tonkarimataru und erklärte seinen Plan. »Ich reite in die Stadt und unterbreite dem König ein Angebot. Er bekommt die Höhle und lässt uns dafür ziehen. Es wird nötig sein, dass wir den Wald verlassen, damit er sein Gesicht vor dem Volk wahren kann. Eine andere Möglichkeit sehe ich nicht. Versuchen wir das nicht, werden die Tonkarimataru von dieser Welt in die nächste gehen.«

Diko-ta-Watu zischte abfällig. »Wir können ihn nicht einfach ziehen lassen. Wer weiß, ob er zurückkehrt. Vielleicht will er sich nur von uns befreien. Und er kennt die Lage des Dorfes. Er muss bleiben und mit uns sterben. Oder durch uns.«

»Warum sollte ich euch verraten, Diko-ta-Watu, wo ich doch selbst von meinem König verraten wurde? Die Geister wissen, dass ich auf eurer Seite stehe. Warum glaubst du mir nicht? Ist dein Hass auf die Menschen so groß, dass er dir den Verstand raubt und dir die Sicht vernebelt? Willst du, dass sie deine Gefährtin töten, bevor du ihre Liebe erwidern kannst?«

Diko-ta-Watu sprang wutentbrannt auf, packte Meson am Kragen und zerrte ihn über den Tisch. »Sprich niemals von ihr, dreckiger Karu! Wenn sie stirbt, ist es eure Schuld, nicht die meine!«

Waban-tu-Eytu schlug mit der Handfläche scheppernd auf den Tisch und forderte seinen

Sohn auf, sich zu beherrschen.

»Ich stimme Fasi-Aketu zu. Wir verlangen viel von diesem jungen Menschen. Er braucht Zeit, um zu verstehen, wer er ist. Bist du sicher, dass du den König dazu bewegen kannst, uns in Frieden ziehen zu lassen?«

Meson zögerte und zog seine Kleidung zurecht. Er wusste, dass der König nicht erfreut sein würde, ihn zu sehen. Nicht ohne Grund hatte er ihm die Wahrheit verschwiegen.

»Nein. Aber seine Tochter kann das. Ich bin sicher, sie wird uns helfen. Ich vertraue ihr und ich weiß, dass sie großen Einfluss auf ihren Vater nehmen kann.«

Diko-ta-Watu zischte. »Noch ein Karu. Warum sollte sie uns helfen?«

»Ich kenne sie gut. Sie ist nicht wie ihr Vater. Ich … wollte sie zur Frau nehmen, bevor ich zu euch kam. Wenn ihr mir vertraut, dann könnt ihr auch ihr vertrauen.«

Meson sah Mirata-Wea aus dem Augenwinkel an. Es würde ihr nicht behagen, dass er sich in die Welt der Menschen begab, seine frühere Verlobte wiedersah und einen Gefallen von ihr forderte. Aber es musste sein.

»Es ist wahr«, fuhr der Stammesführer fort. »Wenn wir nichts unternehmen, werden wir alle sterben. Das ist nicht der Wille der Geister. Ihr Wille ist das Leben. Wenn der Kai-Hijar noch Zeit braucht, dann geben wir sie ihm. Wir lassen ihn gehen.«

Diko-ta-Watu fletschte die Zähne.

»Wenn du nicht zurückkehrst, wird es meine Bestimmung sein, dich zu jagen. Freund.«

V

Meson hatte seine Graufeder an einem Baum außer Sichtweite der Stadtwachen zurückgelassen und ging zu Fuß weiter. Nur der alles überragende Sonnenturm war von hier aus zu sehen.

Es war ein seltsames Gefühl. Zum ersten Mal seit Monaten war er frei. Niemand beobachtete ihn oder beäugte ihn kritisch. Niemand sagte ihm, was er zu tun oder zu lassen habe. Er könnte gehen, wohin er wollte. Doch der Gedanke, alles Geschehene hinter sich zu lassen und die gewonnene Freiheit zu nutzen, lag ihm fern. Niemals würde er die Igel verraten.

Auch der Abschied von Mirata-Wea war schwergefallen. Nachdem sie so lange zusammengelebt hatten, war es merkwürdig, alleine zu sein und niemanden um sich zu haben. Doch er hegte keinen Zweifel daran, dass er sie bald wieder in den Armen halten würde. Denn was er tat, tat er auch, um ihr Leben zu retten. Dass Menschen sie schänden und umbringen könnten, daran mochte er nicht denken. Er wollte tun, was nötig war, um es nicht so weit kommen zu lassen.

Als er sich dem Tor näherte, kamen ihm zwei

Wachen entgegen. Sie sahen ihn fassungslos an, unsicher, ob er nicht ein Wiederkehrer sei.

»Alle hielten … Euch für tot, Heermeister«, stammelte einer der beiden.

»Das bin ich nicht, wie Ihr seht. Gebt mir ein Pferd, es verlangt mich, mit dem König zu sprechen.«

Die beiden Männer sahen einander an und richteten dann ihre Hellebarden auf ihn. Meson nahm vorsichtig die Hände hoch.

»Verzeiht, Heermeister. Der König hat Euch für tot erklärt. Er befahl, solltet Ihr dennoch zurückkehren, Euch dingfest zu machen und unverzüglich vor den Thron zu führen.«

Meson wunderte das nicht. Es sah Willorc Narani ähnlich, derart auf sein Verschwinden zu reagieren. Er zuckte gelassen mit den Schultern.

»Gut. Bringt mich zu ihm. Ich wollte ohnehin zu seiner Majestät.«

Als sie durch die Straßen Rogfas gingen, betrachteten ihn die Bürger ungläubig. Er hielt die Hände erhoben und spürte immer wieder die Spitzen der Waffen in seinem Rücken, wenn er zu langsam wurde. Die Leute hielten inne mit ihrem Tagwerk, und den meisten stand das Erstaunen, ihn wiederzusehen, in den Gesichtern. Andere wiederum jubelten ihm zu und feierten seine wohlbehaltene Rückkehr, ignorierten die Wachen geradezu. Meson hielt sich zurück. Zu mehr als einem freundlichen Nicken ließ er sich nicht hinreißen. Er wollte nichts äußern, das Aufschluss darüber hätte geben können, wo er die letzten Monate verbracht hatte. Auf Fragen antwortete er scherzhaft oder ungenau.

Vor der Feste übernahmen ihn zwei Wachen der Blauen Garnison. Man geleitete ihn die flachen Stufen empor und durch das Haupttor. Seine Anspannung stieg. Er hatte keine Ahnung, was der König mit ihm anstellen würde. Oder wie Hellrike zu ihm stand, nach all der Zeit, in der sie ihn für tot gehalten haben musste. Wie würde sie damit umgehen, dass er den Winter offenbar unbeschadet überstanden hatte, noch dazu ohne abzumagern und ohne, dass seine Uniform verlebt aussah. Keine Narben, keine fehlenden Gliedmaßen, nicht einmal ein Hinken. Als habe er die kalte Jahreszeit im warmen Süden verbracht, oder als sei er nur einen Tag lang fort gewesen.

Nachdem er einen kurzen Korridor durchquert hatte, erreichte er die Tür zum Thronsaal. Die Wachen dort konnten ihre Verwunderung über seine unbeschadete Rückkehr kaum verbergen. Als sich in diesem Moment eine der Flügeltüren öffnete und ein altes Weib, offenbar eine Bittstellerin, den Thronsaal verließ, nutzte Meson die Gelegenheit und huschte an den Wachen vorbei in den Saal. Ein roter Teppich führte zum Thron, der vor dem Winter noch nicht hier gelegen hatte. Die Soldaten eilten ihm nach und zwangen ihn, stehenzubleiben.

Der König, ganz im Gegensatz zu seinen Untertanen, schien wenig überrascht, ihn zu sehen. Hellrike saß neben ihrem Vater. Sie schrie auf, hob ihren Saum an, und rannte auf ihn zu. Die Wachen rückten ein paar Schritte von Meson ab und sie fiel ihm um den Hals. Tränen der Erleichterung liefen ihr die Wangen hinab.

Meson hatte diesen Moment gefürchtet, weil er nicht wusste, was er fühlen würde. Jetzt stellte er fest, dass er nichts bei ihrem Anblick empfand. Seine Gefühle für Hellrike waren erloschen. Er war sicher, dass sie den Grund für den Krieg kannte und es ihm nicht offenbart hatte. Doch auch wenn er wegen des Stammes hier war, nicht wegen ihr, war für seinen Plan Hellrikes Wohlwollen nötig. Er musste sich zusammennehmen, es nicht zu verspielen, indem er seine wahren Gefühle offenbarte.

»Ich habe jeden Tag für deine Rückkehr gebetet«, sagte sie und gab ihm einen so stürmischen Kuss, dass er ihn nicht erwidern konnte. »Bist du bei guter Gesundheit?«

Bevor Meson antworten konnte, ergriff der König das Wort. »Sieh an, der verlorene Sohn ist zurückgekehrt!«, rief er. Seine mangelnde Freude darüber war ihm deutlich anzuhören.

Er stand auf und kam auf sie zu. Meson verneigte sich untertänig.

»Eure Majestät, bitte erweist mir die Ehre Eures Gehörs. Ich habe etwas Wichtiges zu sagen.«

Meson sah Hellrike und die Wachen an. »Euch allein, wenn Ihr gestattet.«

Der König lachte boshaft. »Ich werde Euch anhören, jedoch nicht hier. Legt ihn in Ketten und vergesst nicht ihn zu knebeln!«

Eine der Wachen rammte Meson den Fuß in die Kniekehle, sodass er zu Boden ging. Die andere zerrte seine Arme unsanft auf den Rücken. Ehe er sich versah, waren seine Handgelenke gefesselt und ein Lederriemen legte sich hart über seine Lippen. Meson versuchte nicht, sich zu wehren, denn töteten sie ihn, wären die Tonkarimataru verloren. Die Art wie man ihn willkommen hieß, ließ den letzten Zweifel an seiner Schlussfolgerung verblassen. Den König vermochte er nicht zu überzeugen, und so ruhten all seine Hoffnungen auf Hellrike.

Als ihn die Wachen abführten, hörte er einen Streit zwischen der Prinzessin und ihrem Vater entbrennen. Sie protestierte, wie Meson es erwartet hatte. Die Schritte der Soldaten und das Klirren der grobgliedrigen Kette übertönten die meisten Worte.

»Du weißt, wieso. Er ist ein Verräter!«, hörte er den König sagen, bevor die Tür des Thronsaals hinter ihm ins Schloss fiel.

VI

Meson saß auf einer harten Pritsche, die an zwei Ketten von der Wand hing. Eine Decke lag um seine Schultern, denn den Kerker verließ der Winter zuletzt. Seine Zelle maß vier Rechtschritt und war an drei Seiten von kalten rauen Mauern umgeben. Zu seiner Linken hinderte ihn eine Gittertür aus dicken rostigen Stäben mit einem groben Schloss an der Flucht. Der Boden unter seinen Füßen war staubbedeckt, in den Winkeln und Ecken tummelten sich Spinnen und Kakerlaken. Es war so totenstill, dass er glaubte, sie miteinander flüstern zu hören. Eine Ratte näherte sich behutsam den Resten seiner Mahlzeit, die aus Brot und Wasser bestanden hatte.

Obwohl er leer war, stank der Notdurfteimer unter seiner Pritsche bestialisch. Auf dem Korridor hingen Fackeln, die ein trübes Licht in seine Zelle warfen. Das Stöhnen eines anderen Gefangenen hallte durch den Gang. Fahnenflüchtige Soldaten, zu Dieben gewordene Bettler, Bauern, die mit ihren Abgaben in Verzug geraten waren. Zweifellos saßen viele zu Unrecht hier. Und die größten Verbrecher genossen die Freiheit.

Eine Tür fiel scheppernd zu und Schritte hallten durch die Gänge. Meson saß seit Stunden hier unten. Hoffentlich nahm man sich seiner endlich an. Er war sicher, dass die Prinzessin längst bei ihm wäre, hätte man sie gelassen. Stattdessen tauchte der König selbst vor seiner Zelle auf.

»Ich habe dem Kerkermeister befohlen, Euch bei Morgengrauen zu foltern, bis Ihr uns verratet, wo wir das Dorf der Gargar finden. Danach erwartet Euch der Henker. Siegnus Kaful wollte Euch wegen Verrates brennen sehen, aber ich entschied auf Enthauptung. Als Zeichen meiner Gnade und aus Dankbarkeit für Eure früheren Verdienste im Namen Aresiens. Also sprecht offen, Verräter, denn das Urteil wurde bereits gefällt.«

Meson stand auf und stellte sich ihm gegenüber. Die Narben im feisten Gesicht des Königs warfen in dem fahlen Licht des Kerkers Schatten, die wie gezackte Ackerfurchen aussahen.

»Es wird nicht nötig sein, das Dorf der Igel anzugreifen, Eure Majestät. Kein einziger Mann, ob Mensch oder Tonkari, wird mehr sterben müssen, wenn Ihr bereit seid, Euch auf einen Handel einzulassen.«

Der König sah ihn verschlagen an. »Was könnten die Gargar mir anbieten, damit ich ihr Leben verschone? Ihr Gold bekomme ich in jedem Fall.«

»Der Stamm wird über die Grenze nach Eserien gehen und Euch die Höhle und den Wald kampflos überlassen, wenn Ihr ihnen die Gelegenheit gebt und nicht weiter gegen sie zu Felde zieht. Und wenn die Igel verschwinden, wird mit ihnen auch die Seuche verschwinden. Ihr könntet dem Volk gegenüber Euer Gesicht wahren.«

»Nach Eserien? Zu den Gutmenschen? Damit

bald ganz Scari weiß, wie meine Pläne aussehen? Verzeiht mir, Meson, aber dank Euch kennen inzwischen zu viele die Wahrheit. Selbst wenn sie in die entlegene Wildnis Namoskas zögen, wäre mir das Risiko zu groß. Irgendwann käme alles ans Licht und die Tage meiner Herrschaft wären gezählt. Ich kann es mir nicht erlauben, Mitwisser zu verschonen. Euch am Allerwenigsten.«

Meson ergriff die Gitterstäbe und zog sich näher heran.

»Findet Ihr nicht, dass genug Männer gestorben sind? Ihr könntet schon morgen den Sieg verkünden. Warum soll noch mehr Blut in der Erde verrinnen?«

»Damit ich meinen Sieg auskosten kann und König Hiros nicht einmal ahnt, was auf ihn zukommt. Und macht Euch keine Hoffnung, was meine Tochter angeht. Sie hat stundenlang um Euer Leben gefeilscht. Letztlich ist es aber meine Entscheidung. Ich habe es ihr verboten, Euch zu treffen. Ihr werdet sie nie wiedersehen.«

»Eure Majestät, ich bitte Euch! Als jemand, der für Euch in den Tod gegangen wäre. Als der, dem Ihr die Hand Eurer Tochter schenken wolltet. Die Igel werden schweigen, denn sie wissen, dass Ihr sie sonst vernichten werdet. Sie sind keine Bedrohung. Lasst sie ziehen!«

Der König lachte und bedachte Meson mit einem verächtlichen Blick. Dann wandte sich zum Gehen. »Ja, sie werden schweigen. Allesamt. Wie

Gräber. Und Ihr bekommt die Gelegenheit, für mich in den Tod zu gehen, Meson. Ihr solltet Euch über diese Ehre freuen.«

Meson setzte sich auf die Pritsche. Seine Gedanken kreisten um die vergangenen Schlachten. Er redete sich ein, nur Befehle befolgt zu haben, wie es jeder gute Soldat getan hätte. Doch er glaubte es selbst nicht. Nie hätte er eine Waffe in die Hand nehmen dürfen, ohne zu wissen, wofür er kämpfte. Nie hätte er dem König blind folgen dürfen. Dessen Wille war keine ausreichende Begründung für sinnloses Töten, das wusste er heute. Doch für viele Tonkarimataru kam seine Einsicht zu spät. Sein Tod durch den Henker bereitete ihm keine Angst, doch würde er unweigerlich den Tod der Igel nach sich ziehen. Ihm wurde klar, dass wenn Hellrike nicht zu ihm kommen konnte, er sich etwas einfallen lassen musste, um zu entkommen.

VII

Adrin erschrak, als es an der Tür klopfte. Er war dabei, sich über dem Feuer eine Suppe zuzubereiten und erwartete keinen Besuch. Doch erst recht verwundert war er, als er die Tür öffnete und die Prinzessin vor sich sah. Sofort verneigte er sich.

»Eure Hoheit, was verschafft mir die Ehre Eures abendlichen Besuches?«

Die Prinzessin sah ängstlich nach links und

rechts.

»Bitte lasst mich eintreten, Hauptmann. Ich möchte nicht, dass mich jemand sieht. Mein Vater darf nicht wissen, dass ich Euch aufsuche.«

Adrin schloss die Tür hinter der Prinzessin, doch nicht ohne noch einmal auf die Straße gesehen zu haben. Niemand schien sie beobachtet zu haben. Er zog einen Schemel unter dem Tisch hervor und bot ihn der Prinzessin an. Sie zog es vor zu stehen und auch Suppe und Wein schlug sie aus. Sie streifte die Kapuze ihres dunkelroten Umhangs ab und Adrin fragte sich erneut, was sie zu diesem Besuch veranlasste und warum sie dabei nicht gesehen werden wollte.

Sie schwieg lange, bevor sie sprach. »Wann rückt das Heer aus?«

»Bei Sonnenaufgang. Der König will, dass wir den Igeln so bald wie möglich den nächsten Schlag versetzen. Und Ajendo will seine offensivere Taktik ausbauen. Die kommenden Schlachten werden blutig sein. Und es werden mehr von uns fallen. Wenn Ihr mich fragt, wird das die Tonkari aber wenig beeindrucken. Ajendo will mit der Hand einen Baum fällen. Die Axt zu holen, dauert ihm zu lang.«

Die Prinzessin sah auf den Boden und schien nach den richtigen Worten zu suchen.

»Er will den Sieg erzwingen, weil mein Vater ihm einen hohen Preis versprochen hat. Nicht nur Gold, sondern auch meine Hand.«

»Was?« Adrin konnte nicht glauben, was er hörte. »Mit Verlaub, ist Euer Vater von Sinnen?«

»Nein, er ist besessen von einem fiebrigen Traum. Aber Ajendo wird dieses Mal ohne Euch auf dem Schlachtfeld bestehen müssen, vorausgesetzt, Ihr folgt meinem Ruf. Ich brauche Eure Hilfe, Adrin.«

»Ihr wisst, dass Ihr Euch meiner Hilfe jederzeit gewiss sein könnt, Hoheit.«

»Auch wenn ich von Euch verlange, gegen den Willen Eures Königs zu handeln?«

»Ihr würdet das nicht von mir verlangen, wenn es nicht einen Grund gäbe. Seid Ihr nun bereit, mir zu sagen, was am Hofe vor sich geht?«

»Meson lebt. Doch nicht mehr lange, wenn wir nichts unternehmen.«

Ihre Worte fuhren Adrin mit Wucht in den Magen, wie die Faust eines geübten Recken. »Seid Ihr sicher? Wurde er gefunden?«

»Natürlich bin ich sicher, sonst hätten meine Lippen die eines Fremden berührt. Er kehrte heute Morgen in die Stadt zurück. Wohlauf und unverletzt. Mein Vater ließ ihn unverzüglich als Verräter in Ketten legen.«

Adrin schwieg fassungslos.

»Morgen erwarten ihn Folter und Tod.« Die Prinzessin machte einen Schritt auf ihn zu. »Wie viele Soldaten habt Ihr, die Euch treu ergeben sind und bereit wären, gegen den König zu reiten?«

»Mit denen der anderen Hauptmänner kämen

wir auf zwei oder drei Dutzend loyale und vertrauenswürdige Männer. Ihr wollt ihn befreien!«

»Und Ihr müsst ihn fortschaffen. Wohin auch immer.«

»Und was wird aus Euch?«

»Ich muss einen Weg finden, meinem Vater die Stirn zu bieten, ohne Opfer des Fluches zu werden, der meine Familie seit Jahren peinigt.«

»Ich stehe zu Euch, Hoheit, was immer Ihr vorhabt. Lasst mich an Euren Plänen teilhaben.«

VIII

»Ihr wisst, was der König zu erfahren wünscht. Deshalb werde ich es uns ersparen, dauernd dieselbe Frage zu wiederholen. Lasst es mich wissen, wenn Ihr bereit seid, zu sprechen.«

Meson lag auf der Streckbank. Arme und Beine waren ausgestreckt und mit strammen Seilen fixiert. Seine Schulterblätter rieben sich schmerzhaft an den Holzplanken, auf denen er lag. Der Kerkermeister trug eine besudelte Lederschürze und sah aus wie ein Fleischer. Er drehte so angestrengt an einem schwergängigen Rad, dass ihm der Schweiß vom kahlen Schädel tropfte. Mit jedem Fingerbreit, den er das Rad bewegte, spürte Meson, wie sich seine Sehnen und Gelenke dehnten. Die Prozedur hatte harmlos begonnen. Er hatte keinen Schmerz verspürt. Doch inzwischen durchfuhr die Pein seinen gesamten Leib. Obwohl es unerträglich war, verbot ihm seine Selbstbeherrschung zu schreien. Und nicht zuletzt verbot ihm sein Stolz, dem König die Freude seines Leids zu schenken.

Seit Beginn der Prozedur überlegt er fieberhaft, wie es ihm gelingen könnte, sich zu befreien. Die Schwachstelle der Folterbank waren die Seile. Wenn er dem Zug lange genug standhielt und seine Hand zusammenpresste, würde die Schlinge vielleicht über sie hinweggleiten.

Plötzlich öffnete sich die Tür. Der Kerkermeister stellte das Rad fest, was Meson eine geringe Erleichterung verschaffte. Überrascht sah er, dass Hellrike den Raum betreten hatte.

»Bindet ihn los. Der König hat andere Pläne mit ihm. Holt die Wachen, damit sie ihn zurück in seine Zelle bringen. Doch lasst uns vorher einen Augenblick allein.«

»Verzeihung, Eure Hoheit, aber Euer Vater befahl mir, niemanden zu ihm zu lassen. Euch hat er ausdrücklich erwähnt.«

»Widersprecht mir nicht, Meister Teilis. Muss ich Euch erinnern, dass ich die zukünftige Königin bin? Und nun hinaus!«

Doch der Kerkermeister war nicht überzeugt. »Warum sollte der König Euch schicken, wo er mir sagte, er käme in Kürze selbst? Vergebt mir, aber ich kann niemandes Befehle entgegennehmen. Nicht einmal Eure.«

»Das sind die Befehle des Königs! Geht und fragt ihn, wenn Ihr mir nicht glaubt.«

Der Mann machte einen bedrohlichen Schritt auf sie zu. »Dann muss ich Euch bitten draußen zu warten, Eure Hoheit. Ich darf Euch nicht mit ihm allein lassen.«

»Beklagt Euch bei meinem Vater, Teilis. Aber geht endlich.«

»Ich schlage vor, dass Ihr Euren Vater holt. Ich mache inzwischen weiter.«

Meson nutzte die Gelegenheit, in der er unbeobachtet war, um seine Hand weiter durch die Schlinge zu ziehen. Es fühlte sich an, als fehlte nicht mehr viel. Er befürchtete sogar, sich zu früh befreien zu können, denn der Kerkermeister sollte neben ihm am Rad stehen. Aber solange der mit dem Rücken zu ihm stand, konnte Meson Hellrike ins Gesicht sehen. Er bedeutete ihr mit einem Nicken, den Raum zu verlassen. Im ersten Moment wirkte sie verwundert, doch dann beendete sie die fruchtlose Diskussion.

»Ich werde meinem Vater von Eurem Ungehorsam berichten«, sagte sie noch und verschwand durch die Tür. Der Kerkermeister wandte sich wieder seiner Aufgabe zu. Doch in dem Moment, als er das Rad aus der Arretierung gelöst hatte und fortfahren wollte, weiter daran zu drehen, glitt das Seil über Mesons Hand hinweg. Das Rad schnarrte zurück, schnell wie das eines Pferdewagens. Meson ballte seine blutleere Faust so gut es ging und schlug mitten in Meister Teilis Gesicht. Der Mann fiel wie ein Brett rücklings zu Boden. Meson befreite rasch auch seine rechte Hand. Der Kerkermeister rappelte sich auf, zog einen glühenden Schürhaken aus dem Ofen und schlug damit nach ihm. Meson wich dem Schlag aus, indem er sich rasch nach vorne beugte. Der Haken prallte funkensprühend auf das Holz der Streckbank. Dann ließ er sich zurück auf die Planken sinken und fing den nächsten Hieb am kalten Teil des Schürhakens ab; entwand ihn Teilis' Händen indem er ihn aushebelte. Er presste die glühende Seite auf den Oberschenkel des Kerkermeisters, sodass dieser schreiend zurückwich und an der Wand zusammensackte.

Meson warf den Haken weg und öffnete die Fußfesseln. Er rieb seine Handgelenke und fand wackligen Halt auf seinen geschundenen Beinen. Das Gefühl kehrte langsam in seine Gliedmaßen zurück.

Inzwischen hatte sich auch der Kerkermeister wieder erhoben. Der hünenhafte Mann kam um die Streckbank herum und baute sich drohend vor Meson auf.

»Seid Ihr sicher, dass Ihr gegen mich kämpfen wollt, Meister Teilis?«, fragte Meson. »Ihr wisst, ich brauche kein Schwert, um Euch zu besiegen.«

Der Kerkermeister holte zum Schlag mit dem Schürhaken aus. Meson fing seine Hand ab und rammte ihm zur selben Zeit das Knie in den Magen. Dann entriss er ihm den Schürhaken, schleuderte ihn davon und schlug dem Mann mit der

Faust ins Gesicht, woraufhin der zu Boden ging. In dem Moment öffnete sich die Tür der Folterkammer und Hellrike und Adrin standen Meson gegenüber. Hellrike fiel ihm wortlos in die Arme und Adrin reichte ihm den Unterarm.

»Es tut gut, dich wiederzusehen, Bruder. Ich habe gewusst, dass du lebst.«

Meson ging auf ihn zu und klopfte ihm auf die Schulter. Dabei merkte er, wie schwach seine Beine noch waren. Er spürte die überstandene Marter im ganzen Leib.

»Und du wirst auch nicht glauben, was ich erlebt habe in den vergangenen Monaten. Ich werde dir bei einem Bier und einem Braten davon berichten. Aber jetzt müssen wir hier verschwinden.« Meson war froh, Adrin unversehrt zu sehen und an seiner Seite zu wissen. Es fühlte sich an wie früher, als sie auf dem Schlachtfeld Rücken an Rücken gekämpft oder als Kinder mit anderen rotwangigen Knaben gerauft hatten.

»Ich bin so froh, dich wiederzuhaben«, warf Hellrike ein.

»Und ich bin froh, noch zu leben.« Er sah ihr in die Augen. »Ich habe das Gold gefunden. Erzähl mir, wie dein Vater davon erfahren hat.«

Adrin reichte Meson ein Schwert samt Gürtel. »Später. Wir müssen verschwinden. Sofort!«

Sie verließen den Kerker. Draußen wartete eine Handvoll Soldaten, die sich Adrin angeschlossen hatten. Sie eilten durch die Korridore und Hellrike erzählte Meson von den Plänen des Königs.

»Ein Fallensteller entdeckte die Höhle. Er berichtete uns davon und mein Vater befahl Siegnus Kaful, einen Weg zu finden, an das Gold heranzukommen. Er braucht es, um ein Heer aufzustellen, mit dem er die anderen Königreiche unterwerfen kann. Angeblich tut er das alles für mich und die Kinder, die ich einmal haben werde. Aber du weißt genauso gut wie ich, dass es ihm nur um seine eigene Macht geht. Er will der Geschichte seinen Namen einbrennen.«

»Und was ist mit der Seuche?«

»Siegnus Kaful schlug vor, die Brunnen der Stadt zu vergiften und eine Krankheit heraufzubeschwören, um das Volk für seinen Krieg hinter sich zu wissen. Mein Vater brauchte nichts weiter tun, als die Gelehrten behaupten zu lassen, die Igel seien der Ursprung der Krankheit. Das Volk rief irgendwann von alleine nach Krieg. Die Menschen sollten denken, es sei ihre Idee gewesen, und nicht die des Königs und seiner Berater. Der Fund des Goldes sollte nach dem Krieg als glückliche Fügung verkündet werden, als belohnten die Götter den König für die Vernichtung der Igel.«

Was er hörte, überraschte Meson nicht.

»Warum hast du nicht mit allen Mitteln versucht, ihnen Einhalt zu gebieten? Warum hast du dich nicht an mich gewandt? Wir hätten sie aufhalten können.«

»Glaubst du, mein Vater hätte dich vor einem

Jahr nicht wegen Verrates in den Kerker stecken oder hinrichten lassen? Er hat selbst mich bedroht. Seine Tochter!«

Meson blieb plötzlich stehen und packte ihre Arme, als wolle er sie schütteln. »Du bist die Erbin des Throns, Hellrike! Unterschätze nicht deine Macht. Das Volk wäre dir gefolgt. Wir alle wären dir gefolgt.«

Sie riss sich los.

»Ich will den Thron nicht! Er hat meine Mutter umgebracht und meinem Vater den Verstand geraubt. Das Einzige, dass ich wollte, war mit dir fortzugehen und eine Familie zu gründen.«

Meson schürzte die Lippen. »Du hast mitangesehen, wie dein Vater und seine Schergen unser Volk umbringen, weil du den Thron nicht besteigen willst? Bei den Göttern, Hellrike, meine Frau und meine Tochter sind für deinen Unwillen zu herrschen gestorben!«

Hellrike brach in Tränen aus und griff nach seinen Händen. Vor seinem inneren Auge sah Meson den Moment, in dem seine Frau ihren letzten Atemzug getan hatte. Er sah sie und ihre Tochter auf den Ruhescheiten liegen. Auf dem Ruheacker von Rogfa.

»Ich weiß! Es tut mir so leid. Ich wünschte, ich könnte es wieder ins Reine bringen. Ich wünschte, du könntest mir vergeben.«

»Dann stoße deinen Vater vom Thron und bestrafe die Verantwortlichen! Zeige dem Volk, dass du es besser machen wirst, und verabscheust, was sie getan haben. Dann werden sie dir vielleicht eines Tages vergeben.«

Hellrike fing sich. »Und du? Wirst auch du mir vergeben?«

Meson schüttelte langsam dem Kopf. »Im Moment gilt meine einzige Sorge den Igeln. Ich werde an ihrer Seite kämpfen und ich weiß nicht, wie lange ich noch leben werde. Hoffentlich lange genug, um deinen Vater stürzen zu sehen.«

»Dann will ich dich dabei unterstützen, ihnen zu helfen. Falls meine Hilfe überhaupt einen Wert für euch hat.«

Als sie um eine Ecke bogen, standen sie dem König und zwei seiner Wachen gegenüber. Erschrocken sah er Meson und seine Tochter an. Dann zeigte er auf sie, als wolle er sie mit dem Finger erdolchen.

»Ergreift die Verräter! Tötet sie!«

Während die beiden Männer ihre Schwerter zogen, verschwand der König hinter ihnen. Seine Stimme hallte durch die Gänge. Er beorderte weitere Wachen herbei.

Auch Meson und seine Mitstreiter zogen die Klingen und preschten nach vorn. Sie werten die Hiebe der Soldaten ab und schlugen sie mit den Fäusten nieder. Als sie durch eine Seitentür den Thronsaal betreten hatten, öffnete sich das Tor, und sie sahen sich einer Einheit von sechs Mann gegenüber. Für einen Augenblick betrachteten sich die Männer abschätzend. Dann hob Meson beschwichtigend die Hand.

»Haltet ein und hört mich an! Es muss niemand mehr sterben, wenn ihr mich erklären lasst. Der König hat euch verraten. Euch und das Volk.«

Durch eine Tür hinter dem Thron eilte der König in den Saal. Sofort zeigte er auf Meson und seine Befreier. »Worauf wartet ihr?«, herrschte er seine Wachen an. »Tötet sie endlich!«

In den Augen der königlichen Wachen sah Meson das Abwägen. Doch dann reckte einer sein Schwert in die Luft und stieß einen Kampfesschrei aus. Die Einheiten trafen aufeinander und das ohrenbetäubende Klirren ihrer Schwerter erfüllte den Saal. Aus dem Augenwinkel sah Meson, wie Hellrike sich abwandte und rasend vor Wut auf ihren Vater zulief.

»Hör auf! Hör endlich auf!«, schrie sie so laut, dass Meson es sogar über den Kampfeslärm hören konnte.

Der König sagte kein Wort. Stattdessen machte er einen raschen Schritt nach vorne und ohrfeigte sie, mehrmals hintereinander. Hellrike sackte nieder und hob schützend die Arme über den Kopf.

»Ich lasse mir meinen Triumph nicht nehmen, hörst du, Kind? Glaubst du vielleicht, so zeigst du dich meines Thrones würdig?« Rasend vor Wut schlug er weiter auf seine Tochter ein.

»Adrin!«, rief Meson und deutete mit dem Kopf auf den König.

Der Hauptmann schlug den Soldaten vor sich nieder, nahm den Bogen vom Rücken, zog einen Pfeil aus dem Köcher und zielte.

»Ich könnte sie treffen!«

»Versuch es, sonst bringt er sie um!«

Adrin zielte und schoss. Der Pfeil traf den König in die Schulter. Er brüllte, hielt sich die Wunde und wankte zurück. Als die letzte Wache am Boden lag, rannte Meson zu Hellrike und riss sie auf die Füße. Gerade als er sich dem König zuwenden wollte, strömten Dutzende Soldaten durch die angrenzenden Korridore in den Thronsaal.

»Weg hier!«, brüllte Adrin.

Sie rannten aus dem Saal, durch das Haupttor der Burg, die flache Treppe hinunter und hinaus auf den Hofplatz. Die Bewohner der Stadt sprangen erschrocken zur Seite und ließen ihre Körbe und Werkzeuge fallen. Knapp neben Meson traf ein Pfeil einen Wagen. Obgleich sein Leib von der Folter brannte lief er weiter. Die Anspannung des Kampfes gab ihm die Kraft, alles zu verdrängen, wie er es aus zahllosen Schlachten kannte. Doch niemals zuvor hatte er in den Straßen seiner Heimatstadt gekämpft.

»Wie sieht euer Plan aus?«, rief Meson in Adrins Rücken.

Adrin wies in eine Häusergasse links von ihnen. Er führte sie zwischen Wohnhäusern entlang bis zur Stadtmauer. Meson packte Hellrike an der Hand und rannte los. Das Geschrei der sie verfolgenden Soldaten war nicht weit entfernt.

»Jadikus!«, brüllte Adrin aus voller Kehle.

Plötzlich rollten drei Strickleitern von der Mauer herab und boten ihnen eine Möglichkeit, im Schatten der Häuser zu entkommen. Hellrike blieb abrupt stehen und betrachtete schwer atmend die Leitern.

»Hinauf, rasch!«, befahl Meson.

»Ich komme nicht mit!«

»Was?«

»Ich bleibe, um mich meinem Vater entgegenzustellen!«

»Hast du den Verstand verloren? Er wird dich töten, bevor du zu Worte kommst! Du hast selbst gesagt, er hat dich bedroht!«

»Aber ich muss ihn aufhalten! Ich habe lange genug zugesehen und geschwiegen!«

»Und was willst du alleine ausrichten? Komm mit mir, dann werden wir ihn gemeinsam in die Knie zwingen!«

»Zu den Igeln? Glaubst du vielleicht, da bin ich sicherer?«

»Das bist du, bitte vertrau mir. Wir haben jetzt keine Zeit zu verlieren.«

Die ersten Soldaten stürmten aus der Gasse und rannten auf sie zu.

Schließlich griff Hellrike nach der Leiter. Meson und die übrigen Männer folgten ihr. Auf der anderen Seite der Mauer standen Pferde bereit. Jadikus und eine Schar seiner Soldaten erwarteten sie.

Ohne weitere Zeit zu verlieren, trieben sie die Rösser an und folgten Meson in den Wald.

IX

Asawi-Tschatu überquerte den Dorfplatz. Er war auf dem Weg zur Hütte des Ältesten. Der hatte ihn rufen lassen und er ahnte, worum es ging. Häuptling Malakin war alt und ein schwerer Husten, an dem er seit Wochen litt, tat sein Übriges. Er würde die nächsten Tage nicht überleben. Seine Töchter konnten die Stammesführung nicht erben und sein einziger Sohn war tot. Da Asawi-Tschatu der erste Jäger war, gehörte er zum Kreise der möglichen Nachfolger. Malakin selbst war einst ein großer Jäger gewesen und hatte seine Stärke in zahllosen Stammesfehden auch als Krieger bewiesen.

Die Safa auf dem Platz sahen Asawi-Tschatu ehrfürchtig an. Sie hielten inne mit dem Kochen, Lianen knoten, Körbe flechten, doch er beachtete sie nicht. Zu tief war er in seine Gedanken versunken.

Ohne sich anzukündigen, zog er den Vorhang der Hütte beiseite und trat ein. Vor ihm saßen Greise mit in verschiedenen Farben angemalten Gesichtern und auch welche ohne Bemalung. Insgesamt waren es sechs und zwischen ihnen stand ein Korb, der prall gefüllt war mit reifen Früchten. An der Wand hinter ihnen lag der Häuptling auf einer Liege aus Palmblättern und atmete schwer.

»Er wartet auf dich«, sagte einer der Alten zu ihm. »Geh zu ihm.«

Asawi-Tschatu kniete sich an die Liege. Er nahm die Hände des Häuptlings und zog sie an sich. Der Kranke roch nach Schweiß und Pisse. Sein Gesicht lag in Falten und glänzte ungesund. Er fieberte stark. Seine Augen waren nur einen Spalt weit geöffnet. Hätte er nicht gesprochen, hätte Asawi-Tschatu geglaubt, er schliefe.

»Ich habe dich vom ersten Tag an bewundert, tapferer Jäger. Ich sehe große Stärke in dir. Mehr als je in einem von uns. Wenn ich in den Wald gegangen bin, soll sie unserem Stamm dienen. Bist du bereit, diese Bürde zu tragen?«

»Ja, Häuptling. Ich werde den Stamm so gerecht führen, wie Ihr es getan habt.«

»Nimm diese Aufgabe nicht zu leicht. Es gehört mehr dazu, als dein Auge dir heute zeigen mag, Asawi-Tschatu. Alles, was du tust, jede Entscheidung, die du triffst, muss zum Wohle des Stammes sein.«

»Ich werde den Stamm in eine glorreiche Zukunft führen. Jede Jagd wird erfolgreich sein, jeden Angriff werden wir abwehren. Jedes Blut, das vergossen wird, werden wir vergelten. Und jedes Kind, das geboren wird, soll Euren Namen kennen.«

»Dann sei es so. Mit dir bricht eine neue Zeit für unseren Stamm an. Ich wünschte, ich könnte es sehen.«

»Ihr werdet es aus den Bäumen sehen. Wir werden Euer Andenken ehren und ich werde mich stets fragen, was würde Häuptling Malakin an meiner statt tun?«

Als Asawi-Tschatu aus der Hütte trat, war er ein anderer. Er sah sich um. All diese Menschen und ihr Werk gehörten nun ihm. Manche bedachten ihn mit einem Lächeln oder einem Gruß, andere wichen seinem Blick aus. Viele hatten ihr Misstrauen gegen den Fremden auch nach so langer Zeit nicht überwunden. Doch das mochte sich ändern, wenn er ihnen zeigte, was er für sie sah.

Mit ein paar Schritten erreichte er Brimis Hütte. Das Mädchen lag auf der Liege und schlief. Auch sie lag im Fieber. Die Frucht unter ihrem Herzen raubte ihrem kindlichen Leib die letzte Kraft. Ihr Bauch war so angewachsen, dass sie sich nicht mehr bewegen konnte und auf die Hilfe ihres Gemahls angewiesen war. Asawi-Tschatu achtete darauf, dass sie niemand sah, denn er wusste, dass sie die Geburt des Halbbluts nicht überleben konnte. Und das musste sie auch nicht. Als Häuptling mit dem Segen Malakins würde er jedem Weib, das nicht versprochen war, seinen Samen schenken. Und er würde seine Kinder mit dem Wissen erziehen, dass es im Norden eine Steppe gab, die ihnen gehörte. Auch wenn es Jahre dauerte und er es nicht mehr erlebte, würde doch eines fernen Tages sein eigenes Blut über die Steppe herrschen. Seine Nachkommen würden das gewaltigste Heer aufstellen, das die Welt je gesehen hatte. Sie würden nach Norden gehen und sich zurückholen, was ihnen zustand. Das Land der grünen Hügel. So wie es sein sollte; so wie es gerecht war.

Kapitel 6
Das Herz des Greifen

I

Obwohl nicht alle Tonkari an die Legende vom Greifenreiter glaubten, war sie ein fester Bestandteil der Lehren aller Stammesführer und Schamanen. In ihr lebte die Hoffnung, dass die Tonkari eines fernen Tages wieder ein vereintes Volk sein würden. Die Legende wurde von den Oberhäuptern gehütet und sorgfältig und gewissenhaft von einer Generation an die nächste weitergegeben. Auch wenn es augenscheinlich nicht vieles gab, das die Stämme miteinander teilten, war es doch diese Legende, die ein Band zwischen ihnen knüpfte.

Die Wordan-Chroniken, 1. Buch

Meson kündigte sich und seine Begleiter schon von Weitem mit Rufen auf Ziriko an, damit die Wachen sie nicht für einen feindlichen Stoßtrupp hielten. Dennoch erwartete sie kein freudiger Empfang. Dutzende Krieger hatten sie auf dem Dorfplatz umstellt und richteten ihre Klingen auf die Menschen. Als Meson Diko-ta-Watu entdeckte, wies er sein Gefolge an, auf den Pferden sitzen zu bleiben und sich ruhig zu verhalten. Er dagegen stieg ab und ging auf den Sohn des Stammesführers zu.

»Ich habe doch gesagt, dass ich zurückkehre, mein Freund!«

»Und du bringst Menschen-Krieger mit in unser Dorf? Hast du vielleicht vergessen, was du bei uns gelernt hast?«

»Sie sind anders als die Menschen, die du kennst. Vertraue mir, sie werden uns helfen.«

»Dennoch sind sie nicht willkommen!«

»Sagt wer? Wenn ich mich recht entsinne, ist dein Vater der Stammesführer, und nicht du, Dikota-Watu.« Meson schob die Glefenklinge des Igels beiseite und trat so nahe an ihn ran, dass nur er hören konnte, was er sagte. »Dein Vater vertraut mir. Wann fängst du an, es ihm gleich zu tun?«

Der Krieger knurrte und zeigte Meson die Zähne. In diesem Moment presste sich Mirata-Wea durch die Reihe der Igel und rannte auf Meson zu. Sie fiel ihm um den Hals und zum ersten Mal küssten sie sich vor den Augen des Stammes. Meson musste sich nicht umdrehen, um zu wissen, dass Hellrike ihn entsetzt ansah. Er konnte nur hoffen, dass ihre Entscheidung, sich ihrem Vater entgegenzustellen, nicht darunter litt.

Auch Waban-tu-Eytu kam dazu und begrüßte Meson mit einem Lächeln. »Hattest du Erfolg?«

»Noch nicht, aber ich habe Unterstützung mitgebracht.« Er wies hinter sich. »Diese Menschen brauchen eine Bleibe. Sie haben sich von ihrem

König abgewandt, um uns zu helfen. Gemeinsam werden wir einen Plan schmieden, mit dem wir den König besiegen und den Stamm retten werden. Bitte gewährt ihnen Zuflucht im Dorf.«

Der alte Igel betrachtete die Menschen mit wohlwollendem Ausdruck.

»Vater, ich traue ihnen nicht«, warf Diko-ta-Watu auf Ziriko ein. »Es könnten Verräter unter ihnen sein.«

»Sie sind mir treu und nicht dem König«, sagte Meson. »Ich bürge für jeden Einzelnen von ihnen. Jedem würde ich mein Leben anvertrauen.«

Indes beäugte der Stammesführer die Prinzessin eingehend. »Wer ist sie?«, fragte er.

Meson ging zu Hellrikes Pferd und half ihr, abzusteigen.

»Wann hattest du vor, es mir zu sagen?«, flüsterte sie und starrte ihn wütend an. »Glaubst du, ich wäre mit dir gekommen, wenn ich gewusst hätte, dass du dir eine andere Frau genommen hast?«

»Wenn du in der Stadt geblieben wärst, hätte man deinen Kopf längst auf einem Speer vor dem Stadttor aufgespießt. Dein Vater hat fürchterliche Dinge getan. Du hast davon gewusst und dich mir nicht anvertraut, obwohl ich dich mehrmals darum ersucht habe. Dass du mich verloren hast, daran bist du selbst schuld. Aber wenn du uns jetzt hilfst, hast du die Gelegenheit deinem Vater alles heimzuzahlen.« Meson rückte noch ein bisschen näher an sie heran und zischte. »Ich weiß nicht, ob ich dich beschützen kann, wenn du dich jetzt bockbeinig zeigst.«

Dann wandte er sich an die Igel. »Das ist Prinzessin Hellrike Narani von Aresien. Sie ist die Tochter des Königs, unseres Feindes. Und damit eine mächtige Verbündete.«

Diko-ta-Watu trat vor und packte Hellrikes Handgelenk. »Eher eine wertvolle Gefangene. Ihr Vater wird uns einen hohen Preis für sie zahlen.« Er befahl zweien seiner Männer, sie zu fesseln. Als die Igel Hand an sie legen wollten, sprangen die Soldaten von ihren Pferden und zogen ihre Schwerter.

Meson riss die Arme in die Luft. »Haltet ein! Steckt die Waffen weg!«, rief er und wandte sich dann an Waban-tu-Eytu. »Lasst sie frei. Es geht keine Gefahr von ihr aus. Wäre sie mit mir gekommen, wenn sie uns nicht helfen wollte?«

»Sie soll ihren Vater verraten, um dessen Feinden zu helfen?« warf Diko-ta-Watu ein.

»Es tut mir leid«, sagte Waban-tu-Eytu. »Ich glaube, dass dir deine Soldaten treu sind, aber bei ihr bin ich mir nicht sicher. Sie muss sich unser Vertrauen verdienen.« Er machte eine Handbewegung und die Krieger führten Hellrike ab.

»Wohin bringt ihr sie?«

»In mein Haus. Ich werde mich selbst um sie kümmern. Sorge dich nicht, ich behandle sie, wie es einer Prinzessin gebührt.«

»Und was wird aus meinen Männern?«

»Sie können ihre Zelte auf dem Dorfplatz aufschlagen. Wir werden auch unser Mahl mit ihnen teilen. Aber ich kann meinem Sohn nicht verbieten, Wachen aufzustellen. Ich muss an die Bewohner unseres Dorfes denken. Sie haben Angst vor den Menschen. Aus gutem Grund.«

»Das Heer des Königs macht sich in diesem Moment auf den Weg. Sie werden morgen angreifen. Wir haben unsere Spuren auf dem Weg hierher zwar verwischt, aber sie werden kommen. Bis dahin müssen wir einen Plan haben, wie wir sie besiegen. Wir haben keine Zeit uns zu streiten, und auch nicht dafür, uns kennenzulernen.«

Der Stammesführer nickte.

»Deine Soldaten sollen sich sammeln, wenn sie ihr Lager aufgeschlagen haben. Dann reden wir miteinander. Ich vermute, du hast bereits einen Plan.«

»Den habe ich, aber er wird den Tonkarimataru kaum behagen.«

II

Igel und Menschen saßen auf Baumstämmen oder dem Boden in einem Kreis auf dem Dorfplatz. Im Hintergrund loderte ein großes Feuer, über dem ein Kessel hing. Die Dorfbewohner reichten jedem eine Schale mit Suppe. Den Tonkarimataru musste klar sein, dass sie keine andere Wahl hatten, als den Fremden zu vertrauen.

»Der König hat erneut Truppen zur Verstärkung aus Siegmund und Beigard angefordert«, sagte Adrin in die Runde. »Es wird zwar drei Wochen dauern, bis die ersten Männer eintreffen, doch dann werden ihm achttausend ausgeruhte Soldaten zur Verfügung stehen, wenn man den Gerüchten glauben darf. Wenn die Prinzessin bis dahin nicht auf dem Thron sitzt, sind wir verloren. Und zwar alle.«

»Unsere Krieger sterben. Alte wie junge, erfahrene und unerfahrene«, entgegnete Waban-tu-Eytu. »Mit jedem Kampf verlieren wir an Stärke. Ehe die ersten Bäume vollends grünen, werden wir bei den Geistern sein. Es sei denn, wir finden einen Ausweg.«

»Aber sie werden uns nicht kampflos besiegen«, sagte nun Diko-ta-Watu. »Wir werden so viele von ihnen mit zu den Geistern nehmen, wie wir können.«

Meson rührte gedankenversunken in seiner Suppe und blickte dann zum Stammesführer auf. »Konntet Ihr mit der Prinzessin sprechen?«

»Ja, und ich sah, dass ihr Schmerz sie tief sticht. Sie weiß, dass ihr Vater die Schuld trägt. Aber sie weiß auch um ihre Schuld. Ich verstehe die Menschen nicht gut genug, um zu erkennen, ob sie die Kraft hat, uns zu helfen. Oder ob sie den Mut hat weiterzuleben. Sie glaubt, ihre Familie sei verflucht.«

»Sie muss Kraft und Mut haben, denn sie ist unsere einzige Hoffnung. Auf dem Schlachtfeld können wir nicht gewinnen. Erst wenn die Prinzessin auf dem Thron sitzt und der König in Ketten liegt, werden die Schwerter ruhen.«

»Und du bist sicher, dass sich die Kämpfer und eure Bürger nicht gegen sie stellen werden?«

»Die Prinzessin ist bei allen beliebt. Spätestens, wenn die Wahrheit bekannt wird, werden die Menschen froh sein, eine neue Königin zu haben.«

»Und woher wissen wir, dass sie nicht auch auf das Gold aus ist?«, fragte Diko-ta-Watu. »Sie ist ihres Vaters Tochter. Ich will meinen Vater ehren, in allem, was ich tue.«

»Würdest du deinen Vater auch ehren, wenn er mit doppelter Zunge spräche? Wenn er sein eigenes Volk umgebracht hätte? Versetze dich in ihre Lage, Diko.«

»Das würde mein Vater niemals tun!«

»Aber ihr Vater hat es getan. Er hat die Ehre seiner Familie vergiftet. Er verdient die Liebe seiner Tochter nicht, und auch nicht ihre Treue. Niemandes Treue.«

»Erzähl uns von deinem Plan«, verlangte der Stammesführer.

Meson zögerte, denn er wusste, dass er den Tonkarimataru nicht behagen würde. »Wir bringen die Schlacht zu ihm. Wenn das Heer vor dem Wald steht, wird die Feste nur von der Hofgarnison bewacht, wir nennen sie die Blauen Garnison. Sie werden uns unterlegen sein, wenn wir sie überraschen. Und wenn der König in unserer Gewalt ist und die Prinzessin auf dem Thron sitzt, haben wir gewonnen.«

»Wie stark ist diese Blaue Garnison?«, fragte Diko-ta-Watu.

»Einhundert Mann. Verdiente Soldaten, die das Zeug zu Hauptmännern hätten. Handverlesen für den König. Einige von ihnen ergänzen die Palastwache, doch die meisten erproben ihre Kampfkunst den lieben langen Tag hindurch. Wir brauchen mindestens ebenso viele Krieger, um sie sicher zu besiegen.«

»Das ist die Hälfte aller Krieger, die wir noch haben«, protestierte Diko-ta-Watu. »Die übrigen werden das Dorf nicht verteidigen können, wenn es angegriffen wird.«

»Es wird bald kein Dorf mehr zu verteidigen geben, wenn wir es nicht versuchen«, widersprach Meson und machte dann eine Pause. »Die Dorfbewohner könnten sich in der Höhle des Lichts verstecken. Zur Not kann sie von wenigen Kriegern gehalten werden. Und wir brauchen die Prinzessin.« Meson sah den Stammesführer erwartungsvoll an. Er hoffte auf eine wohlwollende Regung. »Was meint Ihr dazu?«

Waban-tu-Eytu fragte Fasi-Aketu nach dessen Meinung.

»Früher oder später wird das Dorf fallen. Ich würde mich sicherer fühlen, wenn die Familien in der Höhle Schutz finden. Meson hat recht, sie ist leicht zu verteidigen. Wir sollten es versuchen.«

»Es gefällt mir nicht, das Dorf aufzugeben. Und ich vertraue der Prinzessin und den Menschen nicht. Aber ich sehe, wie sich das Feuer ausbreitet. Und wenn dein Plan Früchte trägt, wird es ein großer Sieg für uns«, sagte Diko-ta-Watu.

Waban-tu-Eytu nickte zustimmend. »Ein guter Plan. Und ein gefährlicher. Aber solange du nicht erkennst, dass du der Kai-Hijar bist, müssen wir es versuchen.« Er sah Meson eindringlich an.

»So gerne ich es für euch wäre, aber ich bin nicht der Kai-Hijar.«

Der alte Igel lächelte nur. »Ich glaube an dich, auch wenn du es noch nicht tust.« Waban-tu-Eytu stand auf und sprach in die Runde. »Der Kai-Hijar hat recht. Das Dorf ist nicht mehr sicher. Jeder soll sich darauf vorbereiten, in die Höhle des Lichts zu gehen. Wir müssen Vorräte und Wasser hinaufschaffen und sie befestigen. Wenn die Sonne den Horizont berührt, brechen wir auf.«

III

Die Schatten des Waldes waren lang und die untergehende Sonne tauchte das Dorf in ein unheimliches Zwielicht. Adrin fühlte sich unbehaglich, obwohl er wusste, dass er von dem Igel, der ihm auf Schritt und Tritt folgte, nichts zu befürchten hatte. Wie musste es Meson ergangen sein, als er ihr Gefangener gewesen war, bevor er ihr Freund wurde? Er musste Todesängste ausgestanden haben, vor der Seuche sowie vor dem Hass der Tonkari auf die Menschen. Wären sie seiner überdrüssig geworden, hätten sie ihn töten können. Doch dazu war es nicht gekommen. Meson hatte den Weg eingeschlagen, der für ihn bestimmt war und den Willen der Götter akzeptiert. Nun stand er auf ihrer Seite und kämpfte gegen jene Männer, die er früher befehligt hatte.

Und er selbst? Auch Adrin hatte die Seite gewechselt, auf Bitten der Prinzessin. Nichts hätte er ihr abschlagen können. Zu groß war seine Bewunderung für Hellrike.

Als Adrin an Waban-tu-Eytus Haus vorbeikam, sah er Hellrike vor der Tür stehen, eingewickelt in ein Bärenfell. Als sie ihn bemerkte wischte sie sich rasch die Tränen aus dem Gesicht und setzte ein Lächeln auf.

»Zeit für einen abendlichen Spaziergang?«, fragte sie.

»Zu vieles geht mir durch den Kopf, als dass ich mich still vor einen Becher Tee setzen könnte.«

Einen Moment schwiegen sie.

»Behandeln Euch die Igel gut?« fragte Adrin dann.

Die Prinzessin lächelte. »Ich bin überrascht von ihrer Gastfreundschaft. Es fühlt sich nicht an, als sei ich ihre Gefangene. Ich glaube, sie sind aufrichtig. Dennoch kommt euer Besuch gerade recht.

Ich versinke in Schuldgefühlen.«

»Das müsst Ihr nicht, Hoheit. Euch trifft keine Schuld. Ihr habt nur getan, was Ihr für das Beste hieltet.«

»Das Beste für mich. Nicht für das Volk, dessen Schutz mir wertvoller sein sollte. Ich war nicht nur feige, sondern auch erfüllt von Scham. Immer wieder fragte ich mich, was die Menschen denken würden, wenn sie erführen, dass ich von Anfang an Bescheid wusste. Ich verdiene niemandes Treue.«

»Jetzt tut Ihr das Richtige. Und nur das ist von Bedeutung.«

»Gleichwohl könnten Hunderte noch leben, hätte ich mich früher zu diesem Schritt durchgerungen.«

»Niemand kann es Euch verdenken, dass Ihr Zeit brauchtet. Wir vernichten alles, was wir bis zum heutigen Tage kannten, in der Hoffnung, dass uns morgen eine bessere Welt erwartet. Wir müssen dafür sorgen, dass es sie geben wird. Um der Toten und um der Lebenden willen.«

Hellrike wischte sich die Tränen aus dem Gesicht und schenkte Adrin ein Lächeln, das sein Herz erwärmte.

Er überlegte, ob es sich ziemte, aber dann wechselte er das Thema. »Ich leihe Euch gerne mein Ohr, falls es Euch verlangt, über Meson zu sprechen.«

Anfangs zögerte die Prinzessin, doch wem hätte sie sich anvertrauen können, wenn nicht ihm? »Obwohl ich ihn selbst für tot gehalten habe, schmerzt es sehr, ihn mit dieser Frau zu sehen. Wie konnte er sich so schnell wieder verlieben? Hatte er denn gar nicht den Wunsch, zu mir zurückzukehren?«

»Ich weiß nicht, was in ihm vorgeht. Auch ich kenne ihn so nicht. Er ist nicht mehr derjenige, der uns genommen wurde. Irgendetwas ist mit ihm geschehen. Womöglich haben die Igel seinen Geist befreit. Doch es wird noch viel Zeit ins Land ziehen, ehe wir alles erfahren haben und erahnen können, was er erlebt hat.«

»Hat er Euch gegenüber von dieser Frau gesprochen?«

Adrin schüttelte den Kopf. »Nein, niemals. Obwohl wir den ganzen Weg hierher sprachen, erwähnte er sie nicht ein einziges Mal. Vielleicht hat er mit ihrer Hilfe die Gunst der Igel gewonnen. Möglicherweise konnte er nur durch sie überleben.«

»Ihr glaubt, er spielt ihr etwas vor?« Ein unerwarteter Anflug von Hoffnung sprach aus Hellrikes Stimme.

»Ich weiß es nicht. Aber ich werde ihn fragen.« Adrin nahm ihre eiskalten Hände in seine und legte sie auf seiner Brust ab. »Doch bitte schenkt ihm nicht zu viele Eurer Gedanken, Majestät. Das Wichtigste ist jetzt Euer Thron. Ihr seid die strahlendste und gütigste Königin, die Aresien seit Jahrhunderten hatte. Ihr bringt Licht in das Leben so vieler Menschen. Jeder Soldat würde mit Stolz für Euch kämpfen und sterben.« Er küsste ihre Hand.

Hellrike lächelte verlegen. »Ich hoffe, ich kann Eure Treue und Eure Freundschaft irgendwann vergelten. Ohne Euch, Adrin, wären die letzten Monate unerträglich gewesen.«

»Es wäre mir Dank genug, wenn ich Euch bis an mein Lebensende dienen dürfte, meine Königin.« Und er verbeugte sich tief.

Nachdem er sich von Hellrike verabschiedet hatte, ging Adrin geradewegs zu Meson. Er wollte seinen Worten Taten folgen lassen und herausfinden, was es mit diesem Mädchen auf sich hatte. Er klopfte an die hölzerne Tür der Hütte, die ihm als Mesons genannt worden war. Meson war allein und bat Adrin herein. Er war dabei, sich auf die Schlacht vorzubereiten. Mirata-Wea half sicher bei den Vorbereitungen für den Aufbruch zur Höhle.

»Wer ist das Mädchen? Was macht sie bei den Igeln?«, fragte Adrin ohne Umschweife.

Meson erzählte ihm Mirata-Weas Geschichte.

»Und welcher Natur ist eure Verbindung? Wir waren alle sehr überrascht, als ihr euch küsstet. Kannst du dir vorstellen, wie Hellrike sich fühlte?« Adrin gab sich keine Mühe, das in ihm brodelnde Begehren nach einer Antwort zu verbergen.

»Ich weiß. Und glaube bitte, dass es mir leidtut. Aber du kennst Hellrike nicht so wie ich. Hätte ich ihr in Rogfa von Mira erzählt, wäre sie nicht mit uns gekommen. Dann wäre sie jetzt tot und wir hätten niemanden, der den Thron besteigen könnte.«

»Und was ist mit Mira?«

Meson sah Adrin geradewegs in die Augen. »Ich liebe sie. So sehr, wie ich vor oder nach meiner Frau niemanden geliebt habe. Wir gehören zusammen und ich täte alles, um sie und ihren Stamm vor Willorc Narani zu beschützen.«

»Und was ist mit der Prinzessin? Ihr wart verlobt. Hast du gar keine Gefühle mehr für sie? Ist deine Liebe erloschen?«

Meson sah verlegen auf den Boden. »Ich fürchte, ja, mein Freund.«

Adrin war starr vor Entsetzen. »Wieso wolltest du sie dann zur Frau nehmen? Ging es dir um ihren Thron?«

Meson verzog das Gesicht. »Nein, wo denkst du hin? Du kennst mich besser. Der Thron hat mich nie gereizt. Nach dem Tod meiner Familie habe ich beinahe den Verstand verloren, das weißt du. Ich habe mir mein Ende herbeigesehnt. Mein Lebenswille war erloschen. Hellrikes Zuneigung gab mir Halt. Sie half mir über den Schmerz hinweg. Ich habe mir so sehr gewünscht, mich in sie zu verlieben, dachte, es wäre eine unvermeidliche Folge unseres Beisammenseins. Doch was es bedeutet, wahrhaft zu lieben, erfuhr ich erst wieder, als ich Mira traf.«

Adrin nickte.

»Was mich aber am meisten enttäuscht, ist Hellrikes Wahl. Sich mir nicht anzuvertrauen und einen solchen Verrat an ihrem Volk zu decken, hat mich an ihr als Mensch zweifeln lassen.«

Adrin sah ihn besorgt an. »Aber wie soll es weiter gehen, wenn Hellrike auf dem Thron sitzt?«

»Ich werde bei den Tonkarimataru bleiben. Es gibt so vieles zu lernen. Vor allem über das Menschsein. Und ich will mit Mirata-Wea eine Familie gründen. Ich will, dass unsere Kinder mit dem Wissen beider Kulturen aufwachsen und später selbst wählen können.«

Adrin nickte zustimmend. »Es ist an der Zeit, dass Menschen und Igel zueinanderfinden, nachdem wir uns jahrhundertelang aus dem Wege gingen.«

Die Männer umarmten sich.

»Ich bin froh, dass du wohlbehalten zurückgekehrt bist. Obgleich du die Gesellschaft der Igel nun bevorzugst«, sagte Adrin.

»Das ändert nichts an meiner Treue zu dir und den Anderen. Wir müssen nur siegreich sein, dann wird für uns alle eine bessere Zeit anbrechen.«

Adrin wandte sich zum Gehen. Als er die Tür geöffnet hatte, sah er noch einmal zurück. Was er wirklich hatte sagen wollen, war ihm noch immer nicht über die Lippen gekommen. Dann überwand er sich. »Meson, hast du etwas dagegen, wenn ich Hellrike den Hof mache?«

Im ersten Moment sah Meson ihn überrascht an, doch dann erstrahlte sein Gesicht. »Eure Sorge um mich hat euch zusammengeführt?«

»Auf mich mag das zutreffen, doch ob sie auch für mich so fühlt, kann ich nicht sagen. Noch habe ich mich ihr nicht erklärt. Ich wollte erst mit dir sprechen. Aber ich hoffe, dass jeder bekommt, was er sich wünscht.«

»Solltet ihr euch eines Tages vermählen, wird dieser Tag einer der glücklichsten in meinem Leben sein. Ich könnte mir keinen besseren Gemahl an Hellrikes Seite vorstellen. Und an der Seite unserer Königin! Vielleicht können wir dann wieder Freunde sein.«

»Ich bin sicher, es wird dir gelingen, in zwei Welten zu leben. Und lass es mich wissen, wenn du dabei Hilfe brauchst.«

IV

Am frühen Abend waren die ersten Krieger mit Vorräten aufgebrochen, um die Höhle für die Ankunft der Dorfbewohner vorzubereiten, und Dikota-Watu hatte damit begonnen, seine Kämpfer einzuteilen. Ein Dutzend stellte er ab, um die Familien auf ihrem Weg zu beschützen und die Höhle zu verteidigen. Die übrigen blieben im Dorf und bereiteten sich auf die bevorstehende Schlacht vor. Sobald die Bewohner aufgebrochen waren, würden sich auch die Krieger in Bewegung setzen. Das Heer der Menschen fände ein leeres Dorf vor und entblößte dabei sein Haupt. Dieses galt es abzutrennen.

Hellrike hatte sich bereiterklärt, ihren Beitrag zu leisten. Sie wusste, dass sie keine andere Wahl hatte, wollte sie je wieder ihr eigenes Spiegelbild ertragen. Unter dem Schutz zweier ausgesuchter Soldaten sollte sie sich auf den Weg zum Waldrand machen und sich dort verbergen. Nach dem Ende der Schlacht, wenn die Hofgarnison besiegt war und ihr Vater in Ketten lag, würde sie die Feste als die neue Königin betreten.

Doch es kam anders. Am späten Abend, als die Hälfte aller Bewohner das Dorf verlassen hatte, ertönten die Hörner der Wachen. Die Soldaten der Menschen näherten sich bereits. Meson und Mirata-Wea waren in ihrer Hütte und bereiteten sich vor.

»Das Heer hat noch nie in der Dunkelheit angegriffen. Jeder weiß, dass die Tonkari bessere Augen haben. Ajendo will den Sieg erzwingen«, sagte Meson.

»Was sollen wir jetzt tun?«

»Wir werden kämpfen müssen, sollten wir mit der Räumung nicht schnell genug vorankommen. Pack weiter deine Sachen, ich spreche mit deinem Bruder.«

Meson rannte aus der Hütte. Auf dem Dorfplatz sah er Diko-ta-Watu und eine Handvoll Krieger, die bereits auf ihre Vögel aufgesessen waren.

»Wir müssen sofort aufbrechen, wenn wir sie am Waldrand abfangen wollen«, sagte der Igel und wandte sich zum Gehen.

Meson packte seinen Arm und hielt ihn auf. »Warte, Diko, hör mich an.«

»Ich weiß, was du sagen willst, aber wir können die Burg nicht angreifen. Nicht so lange die Hälfte des Stammes noch im Dorf ist. Wir müssen uns verteidigen.«

»Ja, aber es wäre falsch, sie am Waldrand abzufangen. Wir sollten warten, bis sie kommen.«

»Wir haben die genaue Lage des Dorfes seit jeher verbergen können, und jetzt soll ich es sie finden lassen? Welchen Sinn soll das haben?«

»Wir gewinnen Zeit! Sie wissen nicht, wo das Dorf liegt. Der Heermeister wird die Soldaten in einer Linie durch den Wald marschieren lassen. Selbst wenn sie geradewegs auf uns zu kommen, brauchen sie in der Dunkelheit vier Stunden oder mehr, bis sie hier sind. Bis dahin sind die Bewohner in Sicherheit. Und in der Dunkelheit, zwischen den Bäumen, aufgereiht wie Gemüse auf einem Acker, werden wir sie leicht besiegen können. Ihre Augen sind schlecht in der Schwärze der Nacht und ihre Pferde und Lanzen sind träge zwischen den Bäumen.«

Diko-ta-Watu nickte nachdenklich. »Aber warum sollte der Heermeister sich in eine solch nachteilige Lage bringen? Du hast nie bei Nacht angegriffen oder auf diese Weise versucht, das Dorf zu finden, als du an seiner statt warst.«

»Der neue Heermeister schert sich nicht um das Leben seiner Soldaten. Er will nur den Reichtum, den der König ihm versprochen hat. Und das möglichst bald. Die, die überleben, werden die Lage unseres Dorfes kennen. Doch bis sie die Gelegenheit haben, zurückzukehren, wird die Prinzessin auf dem Thron sitzen. Das Klügste, das wir tun können, ist, die Tonkarimataru in die Höhle zu schaffen und das Heer im Auge zu behalten.«

Der Krieger dachte einen Moment nach und hob dann bedrohlich die Faust. »Wenn das eine List ist, werde ich dir das Fleisch von den Knochen reißen!«

»Gib dich nicht deinen Zweifeln hin. Würdest du mit mir sprechen, wenn du es für eine List hieltest? Wäre ich zurückgekehrt, wenn ich nicht auf eurer Seite stünde?«

Diko-ta-Watu senkte die Faust und seine Miene entspannte sich. »Gut, wir machen es so. Aber wenn wir gegen sie kämpfen, stehst du neben mir.«

Wie Meson vermutet hatte, vergingen Stunden, bis Ajendos Heer das Dorf erreichte. Der Wald war still, nur die fernen Schritte der Soldaten waren zu hören. Wie ein dumpfes Rauschen, das man für einen breiten Wasserlauf hätte halten können. Und hell zog sich die Schlange ihrer Fackeln durch den Wald. Von einem Augenwinkel zum anderen.

Vor Stunden schon hatte der letzte Bewohner das Dorf verlassen. Einige alte Igel waren geblieben, um sich sofort um die Verwundeten zu kümmern. Sie fürchteten weder die herannahenden Menschen noch den Tod, den diese zu sähen suchten. Einer von ihnen war Waban-tu-Eytu. Er weigerte sich standhaft, das Dorf zu verlassen, für dessen Schutz er verantwortlich war und wofür er sich vor den Geistern zu rechtfertigen hatte. Er glaubte an Mesons Plan. Doch selbst, wenn er es nicht täte, wäre er geblieben.

Das Dorf lag in völliger Dunkelheit. Die Geister waren mit ihnen, denn dichte Wolken hielten das Licht des Mondes fern. Die Palisade verschmolz mit der Finsternis und war kaum von der Schwärze zu unterscheiden. Die Tonkari-Krieger lauerten in der Dunkelheit – die Menschen würden sie früh genug sehen.

Die gleichförmigen Schritte der Soldaten rückten näher. Meson vernahm einzelne Kommandos. Und als die Soldaten der Tonkari gewahr wurden, kam das gesamte Heer zum Stehen, fünfzig Schritt vor ihnen.

Meson straffte die Zügel seiner Graufeder und sah über seine Schultern. Neben ihm stand Dikota-Watu und auch Jadikus, Kalla und Adrin waren an seiner Seite. Meson sprach ihnen Mut zu, denn sie kämpften zum ersten Mal gegen ihre früheren Kameraden.

»Gegen uns zu kämpfen wird die Entschlossenheit einiger Soldaten schmälern. Sicher werden manche das Banner wechseln oder sich vor der Schlacht davonstehlen«, gab Meson zu bedenken. »Trotzdem dürfen wir nicht vergessen, dass sie deutlich in der Überzahl sind. Vergesst, woran ihr früher geglaubt habt. Sei es der Wille des Königs oder der Schutz des Volkes. All das waren Lügen, ersonnen, um Reichtum zu erbeuten. Gedenkt nur dessen, wofür ihr heute Nacht kämpft: für nicht weniger als Gerechtigkeit und euer Seelenheil.«

Drei Reiter lösten sich aus der Reihe der Soldaten und ritten auf Meson und seine Kameraden zu. Sie hielten zehn Schritt vor ihnen. Der Mann in der Mitte war Killdan Ajendo.

»Zuerst mochte ich nicht glauben, was mir der König über Euch erzählte. Doch dann erinnerte ich mich daran, wie angetan Ihr stets von den Gargar wart. Und dass sich Eure Kindheitsfreunde«, er blickte abfällig zu den Hauptmännern, »früher oder später Eurer Sache anschließen würden, war zu erwarten. Das Dorf zu finden war einfacher, als ich zu hoffen gewagt habe, denn es liegt genau dort, wo ich es vermutete. Unter den Kronen der Pagodenbäume.«

»Gratulation, Ajendo, Ihr habt uns gefunden. Immerhin taten wir nichts, um das zu verhindern.

War der König wenigstens Manns genug, Euch zu sagen, wofür Ihr kämpft? Wie viel hat er Euch verraten? Nicht dass Euer Wissen wichtig wäre, um Euch nicht zu töten. Aber vielleicht ändertet Ihr Eure Anschauung, wenn Ihr wüsstet, wofür Euch der König in den Tod schickt.«

»Glaubt mir, Meson, ich weiß nicht weniger als Ihr. Das Gold in der Höhle, das vergiftete Wasser in den Brunnen der Stadt. Das alles festigt meine Treue zum König und zum Reich nur mehr. Unser Volk wird dasjenige sein, welches Scari beherrscht. Selbst das große Haus Wordan wird vor uns knien. Im Übrigen wünscht der König, seine Tochter zurückzubekommen. Er verspricht, ihr gegenüber Gnade walten zu lassen. Schließlich ist sie seine geliebte und einzige Tochter und die Erbin des Throns.«

»Gnade ist ein Wort, das im Wortschatz des Königs nicht vorkommt. Auch ich bin dabei, es aus meinem zu streichen. Außerdem möchte die Prinzessin nicht zurück.«

Der Schwarzgewandete erhob die Stimme und richtete das Wort an Mesons Gefolge. »Ich biete jedem Begnadigung an, der sich jetzt seines Irrtums bekennt. Wir sind nicht hier, um uns gegenseitig zu bekämpfen. Vergesst nicht, wer unser wahrer Feind ist, Brüder. Und wer unser König!«

Keiner der angesprochenen Soldaten rührte sich.

Ajendo sah Meson an. »Wie Ihr wollt, dann soll es so sein. Ich werde dem König Euren Kopf auf einer Lanze präsentieren. Er wird als abschreckendes Beispiel über die Zinnen der Feste ragen.«

Ajendo wendete sein Pferd und verschwand mit seinen Begleitern. Kurz darauf hallte seine Stimme durch den Wald und das Heer rückte vor. Die Soldaten warfen ihre Fackeln in Richtung der Igel, sodass Licht das Schlachtfeld erhellte. Dann zogen sie ihre Waffen und stürmten mit Kampfesgebrüll vorwärts.

Meson und Diko-ta-Watu gaben ihrerseits den Befehl zum Angriff.

Als die Armeen aufeinanderprallten, kämpfte Meson an vorderster Front. Er schlug sich durch die Reihen derer, die er früher angeführt hatte. Dabei richtete er sein Augenmerk besonders auf die Reiter. Er suchte nach Ajendo, doch der war weder irgendwo zu sehen, noch waren seine Kommandos zu hören.

Die Fackeln, die nicht ausgetreten wurden, entzündeten das trockene Geäst auf dem Waldboden und Feuer breiteten sich aus. Und immer wieder sah Meson Soldaten, die brennende Fackeln aufhoben und über die Palisade schleuderten. Bald stand das Dorf in Flammen. Doch es blieb keine Zeit, den Alten zu helfen. Meson musste darauf vertrauen, dass sie sich in den Wald retten würden, falls sie der Flammen nicht Herr wurden.

Um Meson herum klirrten die Waffen. Als er

selbst angegriffen wurde, schwang er sein Schwert herum und stach einem jungen Soldaten ins Bein. Er achtete darauf, dass er ihn nicht tötete, sondern nur kampfunfähig machte.

Die bedrohlich flackernden Brände umgaben die Kämpfenden, als stünde längst der ganze Wald in Flammen. Meson parierte einen weiteren Hieb und stach dem Mann in die Schulter. Von Ajendo war nichts zu sehen. Doch Meson musste ihn unbedingt finden und töten oder gefangen nehmen. Durch den Verlust des Heermeisters würde das Heer entkräftet und würde sich vielleicht zerstreuen. Und dem König raubte er damit seine bedeutendste Marionette.

Plötzlich drangen Schreie an Mesons Ohr. Sie kamen aus dem Inneren des Dorfes. Ihm wurde klar, wo Ajendo geblieben war. Er metzelte die verbliebenen Dorfbewohner nieder. Es sah ihm ähnlich, nicht im Kampf Mann gegen Mann sein Leben zu riskieren, sondern feige sein Schwert gegen die Alten zu richten. Hoffentlich war Wabantu-Eytu rechtzeitig geflohen.

Meson lenkte seine Graufeder zwischen den Kämpfern hindurch und hielt auf das aufgebrochene Tor zu.

»Jadikus! Kalla!«, schrie er, als er hindurch ritt.

Auf der anderen Seite der Palisade bot sich ihm ein Bild des Grauens. Die Hütten rings um den Dorfplatz brannten lichterloh und waren teilweise eingestürzt. Beklommen stellte er fest, dass auch

Mirata-Weas Hütte brannte. Am Boden lagen erschlagene Igel. Ein halbes Dutzend Männer, unter ihnen Ajendo, war dabei, die übrigen Alten abzuschlachten. Da Jadikus, Kalla und die Männer, die sich ihm angeschlossen hatten, zu Fuß waren, stieg auch Meson ab. Die Soldaten sahen sie und ließen von den Igeln ab, um ihnen entgegenzutreten.

»Kommt nur her, ihr Verräter«, brüllte einer von ihnen.

Als die Männer aufeinandertrafen, nutzte Ajendo den Tumult des Kampfes, um erneut zu verschwinden. Während Meson den Hieben eines Schwertträgers auswich, sah er, wie Waban-tu-Eytu hinter einer Hütte hervortrat und sich Ajendo in den Weg stellte. Er schlug ihn mit seinem Stock und zwang ihn in die Knie. Überrascht von dem plötzlichen Angriff rollte sich Ajendo zur Seite, sprang auf und zog sein Schwert. Der alte Igel brüllte so kampfentschlossen, als sei er noch ein junger, kräftiger Krieger.

Meson wusste, dass ein greiser Tonkari ohne Kampferfahrung es nicht mit einem skrupellosen Soldaten aufnehmen konnte, auch dann nicht, wenn dieser bislang mehr mit dem Maul als mit der Klinge gekämpft hatte. Ohne einen Augenblick zu zögern, rammte Ajendo Waban-tu-Eytu das Schwert in den Bauch. Doch Meson stand ein weiterer Kämpfer gegenüber, den es zu überwinden galt, wollte er dem Alten zu Hilfe eilen. Als er auch diesem einen Stich versetzt hatte und sich Waban-tu-Eytu zuwandte, geschah es. Ajendo rammte dem Stammesführer das Schwert in die Brust. Einmal und ein zweites Mal. Meson erstarrte, als steckte die Klinge zwischen seinen eigenen Rippen.

»Waban!«, schrie Meson. Er spürte Ajendos verächtlichen Blick auf sich, bevor er ihn zwischen den Hütten verschwinden sah. Meson kniete sich zu Waban-tu-Eytu und presste seine Hände auf dessen Wunden, doch das Blut lief unaufhaltsam. Und es fiel dem Alten sichtlich schwer, zu atmen.

»Helft uns!«, schrie Meson seinen Waffenbrüdern zu.

Sie kämpften noch immer. Jadikus brachte gerade einen Gegner mit einem mächtigen Hieb seines Hammers zu Fall und Kalla stieß dem seinen die Lanze zwischen die Rippen.

Waban-tu-Eytu hob kraftlos die Hand und legte sie um Mesons Nacken. Er zog ihn zu sich herunter.

»Der Greif«, keuchte er. »Der Greif.«

Seine Hand fiel zu Boden.

»Ich brauche Hilfe!«, brüllte Meson wie von Sinnen.

Endlich kamen die Männer herbei. Doch es war zu spät. Der Stammesführer war zu den Geistern gegangen. Der Kampfeslärm jenseits der Palisade wurde zusehends leiser. Die ersten Krieger der Tonkarimataru kehrten ins Dorf zurück und bemühten sich, die Brände zu löschen. Immer noch hielt Meson Waban-tu-Eytu im Arm.

Und dann betrat Diko-ta-Watu den Dorfplatz. Als er Meson mit seinem Vater sah, blieb er stehen, als sei er gegen eine unsichtbare Wand gelaufen. Ihre Blicke trafen sich, und Meson wendete sich ab. Zu groß waren seine Schuldgefühle. Diko-ta-Watus Gesichtszüge entglitten, als er seinen Vater in seinem Blut liegen sah.

»Vater!«, schrie er und rannte auf sie zu. »Vater!«

Er stieß Meson grob zur Seite, fiel auf die Knie und zog seinen Vater an sich. Er wiegte ihn in seiner Umarmung, tränkte sein Fell mit dessen Blut und schluchzte wie ein Kind. Irgendwann sah Diko-ta-Watu in die Gesichter der Tonkarimataru und Menschen um ihn herum. Als er Meson sah sprang er auf und rammte ihm die Faust auf die Brust.

Meson blieb die Luft weg und er taumelte zurück. Mit Mühe hielt er sich auf den Beinen.

»Verräter!«, brüllte Diko-ta-Watu. »Es ist deine Schuld! Du hast sie zu uns geführt!«

Wie Jadikus Hammer den Feind traf die Faust des Krieger Mesons Rippen. Er krümmte sich am Boden.

»Sei doch vernünftig!«, stöhnte er unter Schmerzen. »Die Lage hat sich nicht geändert!«

»Alles hat sich geändert! Mein Vater ist tot! Wir haben lange genug auf dich gehört! Ich lasse nicht zu, dass ihr uns vernichtet!«

Ein weiterer Schlag traf Mesons Kopf. Er spürte noch, wie ihm die Sinne entglitten und es um ihn dunkel wurde. Das Letzte, das er hörte, war Diko-ta-Watus Befehl, alle Menschen in den Tempel zu sperren.

V

Als Meson die Augen aufschlug, blickte er in das lächelnde Gesicht seiner Gemahlin.

»Nela?«, fragte er, noch nicht ganz bei Sinnen.

Ihre Hand strich über seine Wange. Die Schmerzen von Diko-ta-Watus Hieben waren vergangen. Er richtete sich vom Boden auf, sah sich um und erkannte, dass er mit Nela allein im Tempel war. Vorsichtig erhob er sich und stellte erstaunt fest, dass es ihm gutging. Kraft und Sinne waren zurück. Er fühlte sich so stark und lebendig wie selten zuvor.

»Was ist passiert? Wo sind meine Kameraden?«

»Waban-tu-Eytu ist zu den Geistern gegangen. Ich spüre seine Anwesenheit. Es ist vertraut und wohlig.«

Meson ging zur Tür des Tempels. Sie war verschlossen und er rüttelte an ihr. Am Boden schlich sich ein schmaler Streifen Tageslicht herein.

»Es ist meine Schuld, dass er tot ist. Es war mein Plan, das Heer bis an das Dorf heranzukommen zu lassen.« Meson lehnte sich an die Tür und ließ sich daran hinabsinken.

»Diko-ta-Watu vertraut mir nicht mehr. Er denkt, der Angriff auf die Feste sei ein Märchen gewesen, um die Krieger aus dem Dorf zu locken. Jetzt werden sie weiter kämpfen. Und weiter sterben.«

»Ihr sagtet, Ihr wäret bereit, alles zu tun, um die Igel zu retten. Aber trotzdem wisst Ihr nicht, was zu tun ist?« Nelas Stimme klang ironisch.

Meson sprang auf, als wolle er lauthals protestieren, doch er wusste nicht, was er sagen sollte.

»Warum seid Ihr so sicher, dass Ihr nicht der Kai-Hijar seid? Nur weil Euer Leben bisher gewöhnlich verlief? Hättet Ihr Euch vor einem Jahr träumen lassen, dass Ihr an der Seite der Tonkarimataru gegen die Menschen kämpfen würdet?«, fragte sie.

Meson schüttelte den Kopf. Der Gedanke, ein Auserwählter zu sein, lag einfach so fern, war für ihn nicht greifbar. Aber vielleicht musste er aufhören, an sich zu denken, und das Schicksal annehmen, das die Geister für ihn vorgesehen hatten. So wie er es sich und den Tonkari geschworen hatte.

»Sagt mir, Geist, gibt es einen Weg den Krieg zu gewinnen, ohne dass ich den Greifen bezwinge?«

Nela zuckte mit den Schultern. »Wer weiß das schon? Möglicherweise führen andere Pfade ans Ziel. Dass wir sie nicht kennen, bedeutet nicht, dass es sie nicht gibt.«

»Bin ich der Kai-Hijar oder nicht?« Meson

schrie beinahe. »Sagt es mir! Ich habe keine Zeit, meine Gefühle zu erforschen! Da draußen sterben Tonkari und Menschen.«

»Das hängt davon ab, wie stark Euer Wunsch ist, den Tonkarimataru zu helfen. Der Kai-Hijar vermag sie zu retten, ein Mensch jedoch nicht. Wenn Ihr es sein wollt, dann seid Ihr es! Aber Ihr müsst es von ganzem Herzen wollen und Ihr müsst an Euch glauben. Sonst werdet Ihr scheitern.«

Meson schloss erschöpft die Augen.

Als er sie wieder öffnete, sah er in die erschrockenen Gesichter von Adrin, Kalla und Jadikus. Ihre Antlitze verschwammen und drehten sich um ihn, als sei er volltrunken. Er lag am Boden des Tempels und als er versuchte aufzustehen, schmerzten ihm alle Knochen. Jeden Hieb des Igel-Kriegers konnte er spüren.

»Wie lange war ich besinnungslos?«

»Einige Stunden. Der Morgen graut«, antwortete Adrin und reichte Meson eine Feldflasche mit Wasser.

»Wie viele Männer haben wir verloren?«

»Viele. Und die Igel auch. Aber wir haben sie zurückgedrängt. Dein Plan hat funktioniert.«

»Was ist mit dem Dorf?«

»Ich glaube, davon ist nicht mehr viel übrig.«

Aus einer der hinteren Reihen trat ein junger Soldat nach vorn. Reumütig senkte er das Haupt und traute sich nicht, Meson in die Augen zu blicken.

»Heermeister, vergebt mir, dass ich mich Euch erst in der Schlacht angeschlossen habe. Ich hatte keine Ahnung, was vor sich ging.«

Meson klopfte dem Mann auf die Schulter. »Hatten die wenigsten. Macht Euch keinen Vorwurf. Ihr werdet Euer Leben lang glücklich darüber sein, doch noch die Seite gewechselt zu haben.«

Ein mächtiger Krach ließ Meson herumfahren. Jadikus stand an der Tür des Tempels und rüttelte mit einiger Gewalt an ihr. »Wenn ich Anlauf nehme, kann ich sie aufbrechen«, knurrte er. »Wenn nicht mit der Schulter, dann mit dem Schädel!«

»Nein, Jadikus. Wir wollen nicht noch mehr Zorn auf uns ziehen.«

»Aber irgendetwas müssen wir tun«, sagte Kalla. »Wir können nicht darauf warten, dass man uns frei lässt, wenn wir die Möglichkeit haben, die Tür aufzubrechen.«

»Und was dann? Erst gegen die Igel und dann gegen den König kämpfen?«

Plötzlich knarzte die Tür und der einfallende Streifen Morgenlicht blendete die Männer. In der Tür stand Fasi-Aketu. Meson sah erleichtert, dass er von Mirata-Wea begleitet wurde. Als sie ihn entdeckte, stürzte sie sich in seine Arme.

Meson hielt sie einen Moment lang, dann schob er sie von sich und sah ihr in die Augen. »Es tut mir leid, dass ich nicht für euren Vater da war. Ich hätte besser auf ihn achtgeben müssen.«

Fasi-Aketu schüttelte den Kopf. »Dich trifft keine Schuld. Es war meines Vaters Entscheidung, im Dorf zu bleiben. Er kannte die Gefahren. Aber jetzt ist nicht die Zeit zu trauern. Wir müssen überlegen, was wir tun.«

»Diko-ta-Watu hat den Platz unseres Vaters eingenommen«, sagte Mirata-Wea. »Und er hat vor, Rache zu nehmen für seinen Tod. Er will das Heer der Menschen angreifen und vernichten. Er bereitet die Krieger darauf vor, bis in den Tod zu kämpfen.«

»Wir müssen unseren Bruder davon abbringen. Es wäre klüger, den Wald zu verlassen und irgendwo ein neues Dorf zu erbauen«, sagte Fasi-Aketu.

Meson dachte nach. »Der König wird uns ewig jagen, weil wir die Wahrheit kennen. Außerdem will ich ihn nicht ungestraft davonkommen lassen. Er hat so viele Leben auf dem Gewissen. Wir schulden es den Toten, ob Tonkarimataru oder Mensch, dass wir ihm das Handwerk legen. Euer Bruder weiß das. Wann will er angreifen?«

»So bald wie möglich. Sicher noch heute.«

Meson ging entschlossen zur Tür. Er erinnerte sich an die Worte des Geistes. Lange genug hatte er versucht, einen anderen Weg zu gehen. Doch nun sah er, dass die Tonkarimataru jede Hilfe brauchten. Dass es für sie keinen anderen Ausweg gab, egal, was das für ihn bedeutete. Denn vieles konnte fehlgehen, am heutigen Tag. Und zu vieles hing davon ab, dass dies nicht geschah. Bevor er den Tempel verließ, wandte er sich um und richtete das Wort an seine Soldaten. »Ihr bleibt hier, bis man euch holt. Bietet den Igeln eure Hilfe an. Auf keinen Fall dürft ihr gegen sie kämpfen.« Dann wandte er sich an Mirata-Wea und Fasi-Aketu. »Sorgt dafür, dass meinen Freunden nichts geschieht. Aber versucht nicht, Diko-ta-Watu von seinem Vorhaben abzubringen. Wenn er aufbrechen will, bringt ihn dazu, auf mich zu warten.«

Meson ging zurück und gab Mirata-Wea einen hastigen Kuss.

»Wohin gehst du?«, fragte sie.

»Ich hole Hilfe.«

Meson lief zu den Graufederställen und sattelte eines der Tiere. Durch eines der Tore in der Palisade verließ er das Dorf und ritt in den Wald.

VI

Nach zwei Stunden erreichte Meson die Höhle, an deren Eingang die Tonkarimataru dem Greifen opferten. Er trug kein Schwert bei sich, nicht mal ein Messer. Doch er war auch nicht hier, um den Greifen zu töten. Er wollte ihn bändigen, einfangen, reiten. Obwohl er keine Vorstellung davon hatte, wie er das bewerkstelligen sollte.

Als er die Höhle betrat, umgaben ihn schwärzeste Dunkelheit und vollkommene Stille. Je tiefer er vordrang, desto kälter wurde es. Auch wenn ihn die Verzweiflung und Ausweglosigkeit daran glauben ließ, dass es seine Bestimmung war, hier zu sein, fürchtete er sich dennoch. Die Anspannung ließ ihn zittern.

Bald verbreiterte sich der Höhlengang zu einer großen Kammer. Und Meson erschrak, als er sah, wer ihn dort erwartete. Es war der Geist.

»Was macht Ihr hier? Wo ist der Greif?«

Der Geist antwortete nicht und starrte ihn an. Plötzlich überkam Meson ein starker Schwindel. Er musste sich an die Felswand lehnen. Das Antlitz des Geistes, der wie Nela aussah, verzerrte sich grotesk. Seine Gestalt wandelte sich, wurde zu etwas anderem. Sie wuchs zu enormer Größe heran und senkte sich auf vier Gliedmaßen. Flügel wuchsen ihr aus dem Rücken. Und dann stand er vor ihm: der Greif. Er spreizte die Flügel, sodass sie beide Seiten der Kammer berührten. Seine Spannweite musste zwanzig Schritt betragen! Meson betrachtete erschrocken die mächtigen Pranken und den riesigen Hakenschnabel. Dann stieß der Greif einen Schrei aus, lauter und klarer als der eines Adlers. Er hallte von den Wänden wider und schmerzte in Mesons Ohren.

Dennoch hatte Meson keine Angst. Dieser Greif war nicht das Untier, für das er ihn gehalten hatte.

»Ihr wart das! Der Geist in meinem Kopf.«

»Ist das wirklich so unglaublich?« Die Antwort des Greifen hörte Meson laut und klar in seinen Gedanken – Nelas Stimme. Sein Schnabel bewegte sich nicht. »Ihr wart von Anfang an auf dem richtigen Weg. Schon vor Eurer Geburt sah ich Euch kommen. Ich habe lediglich dafür gesorgt, dass Ihr nicht zu lange brauchtet, denn Zeit ist ein Gut, das wir nicht haben.«

Mesons Gedanken galten wieder den Igeln. »Warum habt Ihr nichts gesagt? Warum hat Waban-tu-Eytu nichts gesagt? Warum diese Geheimniskrämerei und die Träume?«

»Hättet Ihr uns geglaubt? Hättet Ihr Euch den Tonkarimataru angeschlossen? Nein. Ihr musstet selbst erkennen, dass Ihr auf der falschen Seite kämpft. Es war wichtig, dass Ihr verstandet, wer Ihr seid. Und ich wollte sehen, dass Ihr es wirklich wollt. Denn nur dann, wenn Ihr bereit seid, Euer Leben für die Tonkarimataru zu geben, werden sie Euch folgen.«

»Also bin ich der Kai-Hijar. Es ist doch wahr«, sagte Meson mehr zu sich selbst und schluckte, weil seine Kehle trocken war. Er schüttelte den Kopf. Der Greif hatte auf ihn gewartet, diese Begegnung sogar herbeigeführt. Und instinktiv wusste Meson, was zu tun war. »Diko-ta-Watu führt seine Krieger in die letzte Schlacht. Ich muss die anderen Stämme um ihre Hilfe bitten. Wenn wir uns ihm zeigen, wird er mit dem Angriff warten, bis die Verstärkung eintrifft.«

»Dann sollten wir uns beeilen, Greifenreiter.«

Mit dem Schnabel deutete der Greif in eine Ecke der Kammer. Dort lag eine Decke, unter der sich etwas verbarg. Meson zog sie beiseite. Ein Sattel kam darunter zum Vorschein.

»Legt ihn mir an!«, forderte der Greif.

»Wie kommt Ihr an einen Sattel?«

»Den hat mir ein alter Freund gemacht. Vor sehr vielen Jahren.«

Meson klopfte den Staub ab. Obwohl der Sattel sehr alt sein musste, war das Leder noch geschmeidig. Die Riemen passten genau um Hals und Schwanz. Es kam Meson befremdlich vor, diesem gewaltigen und mächtigen Wesen so nahe zu kommen. Er hatte den Greifen immer für ein Ungeheuer gehalten. Nie wäre er auf die Idee gekommen, einmal derjenige sein zu dürfen, der mit ihm sprach. Oder mit ihm flog.

»Die Menschen halten Euch für eine Bestie. Warum habt Ihr sie nie eines Besseren belehrt?«

»Sie haben oft versucht, mich zu töten und grausame Lügengeschichten über mich erzählt. Niemals habe ich einen Menschen angegriffen oder nur eines Bauern Rinder gerissen. Ich habe mich stets nur verteidigt, wenn Jäger oder selbsternannte Greifentöter vor meiner Höhle standen. Ich gehe den Menschen aus dem Weg, denn unter ihnen sind die wahren Bestien.«

»Zum Glück sind die Tonkari nicht wie sie.«

»Und nicht alle Menschen sind schlecht. Ein Grund mehr, Frieden zu stiften.«

»Seid Ihr wirklich der, für den Euch die Tonkarimataru halten? Ihr Beschützer?«

»In gewisser Weise. Und ich bin ihnen dankbar, dass sie mir zweimal im Jahr die Anstrengung der Jagd ersparen.«

Meson stellte den Fuß in eine Lederschlaufe, schwang sich in den Sattel und packte die Griffe. Die Beine presste er zwischen abstehende Polster und lag dann fast bäuchlings auf dem Rücken des Greifen. Mesons Herz schlug schneller und schneller. Gleich würde er fliegen und die Welt von oben sehen, von einem Ort zwischen den Wolken.

»Seid Ihr bereit, Greifenreiter?«

»Eine Frage noch. Habt Ihr einen Namen?«

»Ich habe keinen Namen, im Sinne der euren. Aber wenn Ihr der Greifenreiter seid, dann muss ich wohl der Greif sein. Und jetzt festhalten!«

Geschickt kletterte der Greif durch einen Gang, der von der Kammer aus steil aufwärts führte. Nach nur wenigen Schritten erreichten sie das Tageslicht. Sie standen am Rand einer Klippe und der Greif spreizte seine mächtigen Flügel.

Meson konnte den gesamten Wald überblicken. In der Ferne sah er die Pagodenbäume. Noch immer stieg Rauch aus dem Dorf auf. »Sie haben so sehr unter meinesgleichen gelitten. Ich will ihnen zeigen, dass es noch Hoffnung gibt«, sagte Meson.

Augenblicklich stieß sich der Greif vom Felsvorsprung ab. Sie rasten abwärts, auf die Kronen der Bäume zu. Der Wind blies Meson so gehörig ins Gesicht, dass ihm das Atmen schwerfiel und er sich am Sattel festklammern musste. Der Rausch der Höhe und der Geschwindigkeit überwältigte ihn, doch Angst hatte er keine. Zu groß war seine Zuversicht, endlich etwas bewirken zu können, um das sinnlose Kämpfen zu beenden. Und er war sicher, dass er erfolgreich sein würde. Er konnte nicht anders, als vor Begeisterung lauthals zu lachen.

»Wie schnell könnt Ihr fliegen?«, schrie er gegen den pfeifenden Wind an.

»Schneller als das schnellste Pferd galoppiert. Schneller als Eure Pfeile sausen.«

»Und wie hoch? Etwa bis zu Horads Auge?«

In seinen Gedanken hörte Meson Nelas kehliges Lachen. »Beinahe, aber nicht ganz.«

Sie kreisten tief über dem Dorf. Zwei Igel, dann noch zwei andere riefen etwas und deuteten zu ihnen hoch.

Doch bevor er zur Landung ansetzte, sprach der Greif zu Meson. »Eines noch. Niemand außer den Stammesführern weiß, dass ich die Klugheit eines Tonkari oder Menschen besitze. Es ist wichtig, dass es so bleibt.«

Die Kronen der Bäume rasten wie stumpfe Pfeile auf sie zu, kurz bevor der Greif in den Wald eintauchte. Mit den äußeren Federn seiner Schwingen schlug er Blätter von den Ästen, und als sie auf dem Dorfplatz niedergingen, schwebten diese wie Schneeflocken auf die staunenden Tonkari herab. Als der Greif sicher gelandet war, reckte er seinen

Schnabel gen Himmel und stieß einen majestätischen Schrei aus. Einige Tonkarimataru sanken wie bei einem Gebet zu Boden, andere standen wie erstarrt und bewunderten das mächtige Wesen voller Ehrfurcht.

Diko-ta-Watu stand zusammen mit einer Gruppe seiner Krieger. Auch er staunte.

Meson glitt vom Rücken des Greifen und ging auf Diko-ta-Watu zu. Er hatte keine Zeit zu verlieren. »Ihr habt vor, die Menschen anzugreifen. Ich bitte dich nicht darum, dein Vorhaben aufzugeben. Ich bitte nur darum, mir etwas Zeit zu geben, damit ich Hilfe holen kann. Es soll kein Blut mehr vergebens fließen. Wenn wir gegen sie zu Felde ziehen, dann um zu siegen. Und nur dieses allerletzte Mal. Damit es ein Ende hat.«

Diko-ta-Watu sah Meson in die Augen. »Wie könnte ich dir jetzt noch widersprechen, nachdem ich dir so unrecht getan habe.«

Meson fasste seine Schultern. »Ruht heute und während der Nacht. Greift morgen an, sobald die Sonne vollends am Himmel steht. Dann werden wir zu euch stoßen.«

Meson wandte sich ab, um aufzusitzen, doch dann hörte er Fasi-Aketus Stimme. Er eilte herbei und trug etwas Gewölbtes auf den Händen, verborgen unter einem grauen Tuch. Meson erinnerte sich. Er hatte diesen Gegenstand unter dem Tisch in Fasi-Aketus Werkstatt gesehen. Der Igel zog das Tuch herunter und offenbarte seine Erfindung. Es war ein gewölbtes Holz, aus dem lange, pfeilartige Stacheln ragten. Im ersten Moment dachte Meson an einen Schild, doch dann bemerkte er die Lederriemen an der Innenseite. Es war ein Stachelpanzer, den sich ein Mensch auf den Rücken schnallen konnte.

Diko-ta-Watu griff danach und half Meson, ihn anzulegen. Er war schwer und würde ihn im Kampf behindern, doch wusste er um seine Wirkung auf die Tonkarimataru. Er bedankte sich bei Fasi-Aketu.

Diko-ta-Watu reichte ihm die Hand und sah ihm ernst in die Augen. Zuversicht und Vertrauen lagen in seinem Blick. »Es ist eine Ehre an deiner Seite zu kämpfen, und, wenn die Geister es wollen, an deiner Seite zu sterben.«

»Und mir ist es eine Ehre, an eurer Seite zu leben.«

Dann trat Mirata-Wea an sie heran. Sie trug eine Schüssel mit einer tiefgrünen Flüssigkeit, tauchte zwei Finger hinein und färbte Mesons Stirn und Wangen.

»Pass auf dich auf«, sagte sie und trat einen Schritt zurück. Dann reckte sie ihre grüngefärbten Finger in den Himmel und schrie laut: »Kai-Hijar! Kai-Hijar!«

Meson stieg auf den Greifen und die Tonkarimataru stimmten in Mirata-Weas Rufe ein. Beflügelt von ihren Stimmen, erhob sich der Kai-Hijar auf seinem Greifen in die Luft.

VII

»Wie lange werden wir unterwegs sein, bis wir den nächsten Stamm erreichen?«, fragte Meson gegen das Rauschen des Windes.

»Wenn wir uns beeilen, weniger als vier Stunden. Ihr hättet Diko-ta-Watu bitten sollen, den Angriff um zwei Tage aufzuschieben. Dann hätten wir mehr Zeit, Hilfe zu holen. Die anderen Stämme sind weiter weg. Sie werden nicht bis morgen eintreffen.«

»Je länger wir warten, desto größer ist die Gefahr, dass Ajendo erneut angreift und weitere Krieger sinnlos sterben. Er ist unberechenbar. Außerdem will ich es den Familien ersparen, tagelang in der kalten Höhle auszuharren.« Meson machte eine Pause. »Ich weiß, woher wir Hilfe bekommen. Ich erzähle es Euch, sobald wir bei dem anderen Stamm waren. Falls Ihr ungeduldig seid, schaut in meine Gedanken.«

»Ich warte, solange Ihr mir rechtzeitig sagt, in welche Richtung ich fliegen soll.«

Die Heimat des nächstgelegenen Tonkari-Stammes war die weitläufige Steppe im Osten, gelegen zwischen den Ausläufern des Waldes und der Aresischen Wüste. Nur selten verirrten sich Menschen in diese abgelegene Gegend. Diese Igel schätzten es, abgeschieden zu leben.

Der Greif flog mit beachtlicher Geschwindigkeit. Nach einer Weile wurde die Landschaft unter ihnen trockener und die Bäume wichen einer satten Gras- und Buschlandschaft. Die Luft wurde spürbar wärmer und der Laubgeruch des Waldes verflog.

Die Reise hatte länger gedauert als erwartet, doch endlich erreichten sie ihr Ziel. Meson erkannte am Horizont das Dorf. Es war deutlich größer und weitläufiger als das der Tonkarimataru. Dieser Stamm musste über eine große Zahl an Kriegern verfügen. Eingefriedet war die Siedlung mit einer Palisade, die so hoch wie eine Burgmauer war und sogar einen Wehrgang besaß. Sie überflogen das Dorf in geringer Höhe, damit jeder sie sehen konnte.

»Landet vor dem Tor. Dann geht in die Gedanken ihres Stammesführers. Ich will nicht, dass sie sich überfallen fühlen. Sie sollen rauskommen, wenn sie soweit sind.«

Von der Palisade aus waren Wurfspieße auf sie gerichtet. Der Greif war zehn Schritt vor dem Tor niedergegangen und stand reglos und mit geschlossenen Augen.

Kurz darauf öffnete sich das gewaltige Tor, das Meson an jenes erinnerte, durch das man die Feste von Rogfa betrat. Der Stammesführer ging voran. Er stützte sich auf den angespitzten Oberschenkelknochen eines großen Tieres. Sein Fell war grau und er bewegte sich langsam und gebeugt auf sie zu.

Begleitet wurde er von einer Handvoll junger,

bewaffneter Krieger, die Meson argwöhnisch musterten. Ihre Speere hielten sie zwar nicht auf sie gerichtet, doch erweckten sie den Eindruck, dass sie blitzartig kampfbereit sein würden.

Meson stieg ab und verneigte sich vor den Igeln. Offenbar wussten sie ihn nicht recht einzuschätzen. Sie betrachteten sein Stachelkleid und seine Kriegsbemalung. Nicht zuletzt den mächtigen Greifen. Dass er ein Mensch war, schien sie zu verunsichern.

Nicht so ihren Stammesführer. Er wirkte gleichmütig und lächelte mild. Vermutlich war er froh, dem Kai-Hijar noch zu seinen Lebzeiten gegenüberzustehen.

»Mein Name ist Meson Tormin«, begann er im besten Ziriko, dessen er mächtig war. »Ich bringe Kunde von Diko-ta-Watu, vom Stamm der Tonkarimataru. Er bittet um eure Hilfe, im Kampf gegen die Menschen. Waban-tu-Eytu ist zu den Geistern gegangen. Die Familien haben sich in der Höhle des Lichts versteckt. Sie sind in großer Gefahr. Die Menschen trachten ihnen nach dem Leben.«

Die jungen Krieger sahen den Alten erwartungsvoll an. Keiner wagte es, zu sprechen.

»Es ist viele Winter her, dass ich Waban-tu-Eytu sah. Sein Erstgeborener war damals noch ein Knabe. Es schmerzt mich sehr, zu hören, dass ich ihm in diesem Leben nicht mehr gegenüberstehen werde. Wir trennten uns in einem Streit über den wahren Weg, die Geister der Toten zu ehren.«

»Ich weiß von eurem Streit. Jeder Stamm sollte seinem eigenen Glauben folgen. Und der Glaube sollte keinen Grund bieten, das zu leugnen, was uns verbindet. In Zeiten der Not müssen wir zusammenstehen. Die Tonkarimataru sind eure Brüder und Schwestern. Doch sie werden sterben, wenn Ihr ihnen nicht helft. Es ist der Wille der Geister. Ich weiß es, denn sie haben mich vor Euer Tor geführt. Die Zeiten, in denen wir einander gemieden haben, sind vorüber. Die Stämme müssen sich einen und zu alter Stärke finden.«

»Der Kai-Hijar ist ebenso jung wie weise. Wenn er ruft, werden wir ihm folgen. Wie können wir Diko-ta-Watu unterstützen?«

»Wenn die Morgensonne den Horizont verlassen hat, erwarten wir eure Krieger im Tal vor dem Wald. Seid euch gewiss, dass ihr nicht alleine kämpfen werdet. Und wisset, dass ihr für eine gerechte Sache kämpft und dem Willen der Geister folgt.«

»Wie sollte es anders sein, wenn der Kai-Hijar uns führt.«

Meson stieg auf den Greifen und das mächtige Tier erhob sich wieder in die Luft.

»Gut gemacht, Greifenreiter. Und keinen Deut zu wortreich.«

»Ich hoffe, sie glauben mir. Mancher mag mich für einen aufgeblasenen Wichtigtuer halten.«

»Ihr Stammesführer gewiss nicht. Er hat nicht

mit einem Wort widersprochen und Euch als der erkannt, der Ihr seid. Nur ein Narr würde das nicht.«

»Also gut, dann werden die Tonkarimataru und dieser Stamm den Anfang machen und ihre Jahrhunderte währende Missgunst überwinden. Wenn der Krieg vorbei ist, werden wir genügend Zeit haben, zu den anderen Stämmen zu reisen. Doch nun bringt mich nach Norden. Nach Ancoda.«

»Nach Ancoda? Zu König Hiros?«

»Ja. Die anderen Stämme sind zu weit weg. Sie würden es nicht rechtzeitig schaffen, wie Ihr sagtet. König Hiros gebietet über ein Reiterheer in Grenznähe. Wenn ich ihm von den wahren Plänen des Königs berichte, wird er uns helfen.«

»Ich verstehe. Ein kluger Plan.«

»Seine Konsultantin ist eine Wahrsagerin. Sie wird versuchen, meine Gedanken zu lesen, um herauszufinden, ob ich die Wahrheit spreche. Im Gegensatz zu den Tonkari bedeuten die Worte des Kai-Hijar den Menschen nichts. Ihr werdet mir helfen müssen, sie zu überzeugen.«

Der Greif fauchte. »Kein Mensch kann wahrsagen! Sie ist entweder irrsinnig oder besonders gerissen. Aber ich werde ihr Eure Gedanken offenbaren.«

Die Stadt Ancoda erstreckte sich bis an den Horizont und wirkte wie eine zerklüftete Landschaft aus weißem Stein. In Rogfa und den meisten anderen Städten bestanden die Häuser aus Holz oder hatten blanke Ziegelmauern. In Ancoda waren sie säuberlich mit Kalkstein verputzt. Viele Gebäude waren mit Ornamenten und Gravuren verziert. Und die meisten waren mehrstöckig. Selbst hohe Türme waren keine Seltenheit. Meson genoss es jedes Mal, wenn er die Gelegenheit bekam, diese eindrucksvolle Stadt zu besuchen. Ein Halbbruder seines Vaters wohnte mit seiner Familie am Stadtrand.

Obwohl sich der Tag bereits dem Ende neigte, tobte in den Straßen Ancodas noch das Leben, als bedürften die Bewohner keiner Ruhe. Die Menschen verloren sich in geschäftigem Treiben und über dem Marktplatz stieg der köstliche Duft von Röstfleisch auf. Ein wildes Durcheinander unzähliger Stimmen drang an Mesons Ohren. Viele schrien in Angst auf, als sie den Greifen entdeckten.

Als Meson den Blick nach vorne richtete, sah er den Palast von Ancoda, der dank seiner riesenhaften Ausmaße alle anderen Gebäude in seinen Schatten verbannte. Er besaß die Form einer Pyramide und überragte die höchsten Türme der Stadt um ein Vielfaches. Seine Stirnseite zierte ein

Abbild Gahl Ancotts, dem Erbauer der größten Gebäude der Stadt.

Im Hintergrund erkannte Meson das Große Pantheon. Trotz der vierzig Schritt hohen Säulen vor der Eingangshalle wirkte er winzig neben dem Palast des Hauses Wordan. Auffallend war jedoch das riesige zweigöttliche Zeichen, das auf der Kuppel des Pantheons prunkte.

»Die Soldaten werden uns nicht passieren lassen. Landet auf dem Platz und durchbrecht das Tor. Geradeaus gelangen wir direkt in den Thronsaal.«

»Einverstanden. Haltet mir nur ihre Klingen vom Leib.«

»Ich hoffe, sie reagieren besonnen. Versucht, niemanden zu verletzen, es sei denn, zu Eurer Verteidigung. Wir sind hier, um Verbündete zu finden und keine weiteren Feinde zu machen.«

Sie stürzten vom Himmel herab und der Greif landete so hart, dass Meson fast aus dem Sattel geschleudert wurde. Die Soldaten der Palastwache sprangen in Panik zur Seite. Nach zwei Schritten standen sie vor dem Tor, welches der Greif mit einem Hieb seines mächtigen Schnabels aufschlug. Er musste das Haupt senken und die Flügel eng an den Körper anlegen, denn der Korridor war gerade breit genug für das riesige Tier. Nach einem weiteren Tor erreichten sie den Thronsaal, in dem sich der Greif aufrichten konnte. Noch während er über einen roten Teppich auf den Thron zulief, sprang Meson aus dem Sattel und ging vor dem König auf die Knie. Der Greif erstarrte mit gesenktem Haupt. Als die Soldaten der Garnison ihre Waffen auf sie richteten und angreifen wollten, gebot ihnen die Stimme des Königs Einhalt.

Daraufhin war es still. Man hätte eine Münze fallen hören können. Der alte König hatte einen spitzen weißen Bart und trug ein purpurfarbenes Gewand. Er betrachtete Meson mit einem ungläubigen Blick.

»Heermeister Tormin? Seid Ihr es?«

Meson stand auf und sah den König an. Zu seiner Linken saß eine Frau mittleren Alters. Sie trug ein feines weißes Kleid und hochgestecktes blondes Haar. Meson erkannte sie. Es war die Tochter des Königs. Rechts von ihm saß seine Wahrsagerin, eine junge Frau, kahlköpfig und gänzlich in Schwarz gewandet mit auffällig schwarzgefärbten Augenlidern.

»Ja, Eure Majestät, ich bin es. Bitte lasst die Soldaten die Waffen senken. Von mir und meinem Begleiter geht keine Gefahr aus, weder für Euch noch für irgendjemanden in diesem Königreich.«

Der König hob seine Hand und die Soldaten senkten augenblicklich ihre Klingen, zogen sich aber nicht zurück.

»Die Nachricht Eures Todes, Heermeister Tormin, hat im Hause Wordan für große Bestürzung gesorgt. Umso mehr freut es mich, Euch wohlbehalten wiederzusehen. Was ist Euch widerfahren?«

»Die Tonkari nahmen mich gefangen, doch waren ihre Absichten redlich. Sie öffneten mir die Augen. Über diesen Krieg. Über meinen König. Und heute bin ich hier, um Euch zu bitten, ihnen zu helfen.«

»Ihr bittet um meine Hilfe? Für die Igel? Vergeht sich Euer König etwa in ungerechter Weise an ihnen? Er hätte auf uns hören sollen, als wir ihm rieten, diese Angelegenheit friedlich beizulegen.«

Meson machte einen eindringlichen Schritt auf den Thron zu.

»Eure Majestät. Ich habe den wahren Grund für diesen Krieg erfahren. Tief im Innern des Greifenmassivs gibt es eine Goldader, derer der König habhaft werden will. Seine Berater brachten die Seuche zum Ausbruch, um den Krieg vor dem Volk zu rechtfertigen. Mit dem Gold der Tonkari plant der König, sein Heer auszubauen, um gegen Euch und die anderen Häuser zu Felde zu ziehen. Ihr müsst mir helfen, ihn aufzuhalten! Schon in wenigen Stunden könnten die Tonkari fallen.«

Der König zögerte einen Moment.

»Ich weiß, dass Willorc Narani ein schwachsinniger Tor ist, aber solch eine Untat würde ich ihm niemals zutrauen. Entweder verbreitet Ihr absichtlich falsche Kunde, um einen Krieg heraufzubeschwören, oder Ihr wurdet das Opfer einer Täuschung.«

»Weder noch, Eure Majestät. Ich habe die letzten Monate bei den Igeln gelebt und könnte

Euch genügend Beweise darlegen, die Euch überzeugten. Doch dafür bleibt keine Zeit. Ich war stets ein Freund des Hauses Wordan, obgleich die Dienste für meinen Herrn es oft nicht so aussehen ließen. Ich bitte Euch, mir zu vertrauen.«

»Gewiss, das wart Ihr. Mehr als Euer Herr.« In seinen Augen las Meson weniger Entsetzen über das Vorhaben des Königs, als er erwartet hatte. Vermutlich hatte er früher oder später mit etwas Derartigem gerechnet. »Wenn wahr ist, was Ihr hier kundtut, dann werde ich Euch helfen. Doch ich kann nicht aufgrund der Aussage eines einzelnen Mannes in den Krieg gegen ein benachbartes Reich ziehen. Selbst dann nicht, wenn er auf einem Greifen zu mir kommt. Bei den Göttern, ich kenne die Legende.« König Hiros sah den Greifen an, als erwarte er eine Regung. Offenbar wusste er mehr, als er verriet.

Meson wies mit der Hand auf die Wahrsagerin. »Jeder weiß um die Fähigkeiten Eurer Konsultantin. Sie soll ihre Gedanken mit meinen vereinen. Sie soll sehen, was ich gesehen habe. Würde das Eure Ansicht ändern, Eure Majestät?«

»Das wäre ein Anfang.«

Eine fordernde Handbewegung des Königs veranlasste die junge Seherin, sich von ihrem Stuhl zu erheben. Elegant und beinahe tänzerisch stieg sie die Stufen des Throns herab. Wenige Fingerbreit trennten ihr Gesicht von Mesons. Sie lächelte lasziv und legte ihre Hände an seine Schläfen und

Wangen.

»Hoffentlich weiß die Prinzessin Eure Rückkehr zu schätzen. Lasst es mich wissen, falls nicht«, flüsterte sie.

Als sie ihre Augen schloss, sah Meson auf ihren Lidern zwei aufgemalte Augen. Sie versuchten, tief in seine Seele zu blicken. Ein Schauer durchfuhr ihn. Hatte der Greif unrecht gehabt? Vielleicht besaß sie doch die Gabe, in die Gedanken anderer einzudringen.

Plötzlich entglitt ihr das Lächeln. Sie stöhnte auf, als habe er ihr ein Schwert tief in die Eingeweide gerammt. Ihre Hände fielen von seinem Gesicht und krallten sich in seine Schultern. Ihre Mundwinkel sahen aus, als empfände sie echten Schmerz. Ihr Leib krümmte sich und ihr Atem ging schwer. Eine Weile kämpfte sie, doch dann ließ sie von ihm ab und torkelte zurück. Sie sank nieder auf die Stufen, vor die Füße des Königs. Mit einem zittrigen Finger zeigte sie auf Meson.

»Er … er sagt die Wahrheit, Eure Majestät!« Sie stöhnte auf. »Ich habe alles gesehen! Das Gold. Die Toten. Den König und seine Pläne. Es war, als sei ich dabei gewesen; als wäre ich in seinen Erinnerungen.«

Der König befahl einer Wache, die Frau in ihre Gemächer zu geleiten, damit sie sich ausruhen konnte. Meson vernahm die Stimme des Greifen in seinem Kopf. »Ihr Geist ist wirr. Sie glaubt wahrlich, sie hätte diese Gabe.«

König Hiros setzte sich und sah erst zu Meson, dann zu seiner Tochter. Sie flüsterten. Obwohl sie nur wenige Schritt trennten, vermochte Meson kein Wort zu verstehen.

»Wie ginget Ihr vor, wenn ich Euch helfen würde?«

»Lasst von Greifental aus fünfhundert Reiter die Grenze überqueren. Wenn sie heute Nacht aufbrechen, sind sie bei Tagesanbruch auf dem Schlachtfeld und können die Tonkari unterstützen. Unter ihnen werden auch einige Männer sein, die mir noch immer treu ergeben sind.«

Der König überlegte kurz und sprach dann weiter.

»Ich werde Euch sogar sechshundert Reiter geben, aber ich erwarte, dass Ihr meinen Bedingungen zustimmt, Heermeister Tormin. Da wir keine Zeit haben, einen Boten nach Greifental zu schicken, werdet Ihr mich auf Eurem Greifen mitnehmen. Der Garbun wird das Heer nur ausrücken lassen, wenn der Befehl von mir selbst kommt. Und was auch immer in Rogfa passiert, ich will an allen kommenden Entscheidungen beteiligt werden, diese Angelegenheit betreffend.«

Meson dachte nach. Er hatte damit gerechnet, mit dem König verhandeln zu müssen. Als Gegenleistung für sein Eingreifen forderte er wahrlich weitreichenden Einfluss, bis hin zu der Möglichkeit, selbst Aresiens Thron zu besteigen.

»Ich bin einverstanden, wenn Ihr zustimmt,

dass Prinzessin Hellrike Königin von Aresien wird, wenn wir König Willorc gestürzt haben. Sie soll die Gelegenheit haben, den Namen ihres Hauses reinzuwaschen, den ihr Vater beschmutzt hat. Ihr werdet nicht ihren Thron verlangen.«

König Hiros hämmerte ungeduldig mit der Faust auf die Lehne seines Königsstuhles. »Es geht mir weder um die Prinzessin, noch um ihren Thron. Ich habe einen, wie Ihr seht. Aber ich will ihrem Vater an die Kehle, weil er mich so übel hintergehen wollte!«

VIII

Greifental war eine kleine Garnisonsstadt, deren Bewohner von der Versorgung der Soldaten und ihrer Familien lebten. Die Stadt war auf Scari bekannt für ihre Pferdezuchten und -schulen. Die Streitblüter aus Greifental galten nicht nur als die edelsten Rösser, sondern waren auch hervorragend ausgebildet. Man sagte ihnen nach, keine Angst zu kennen und ihre Reiter niemals im Stich zu lassen. Es gab Legenden über Pferde, die ihren gestürzten Reiter, war er tot oder verletzt, bis zu ihrem eigenen Tod verteidigten. Ähnliche Geschichten kannte man sonst nur von den Blutwölfen Sarasiens.

Als Meson und König Hiros Greifental erreichten, war es spät am Abend. Der Anblick des kreisenden Greifen versetzte die Stadt in Aufruhr und die Soldaten machten sich kampfbereit. Signalhörner ertönten und Bogenschützen besetzten die Wehrgänge. Die Bürger suchten Schutz in ihren Häusern.

Der Greif landete in sicherer Entfernung und setzte König Hiros ab. Die Soldaten waren mehr als verwundert, als sie ihren obersten Befehlshaber näher kommen sahen. Nachdem er ein paar Worte mit den Männern gewechselt hatte, gab er Meson ein Zeichen und verschwand hinter dem Tor.

Der Greif erhob sich wieder in die Lüfte. Hoffentlich hielt der König Wort. Ohne die Reiterei aus Greifental wäre das Heer von König Willorc kaum zu bezwingen. Und noch etwas anderes bereitete Meson Kopfzerbrechen. König Hiros hatte zwar versprochen, es nicht zu tun, doch er könnte nach gewonnener Schlacht die Gelegenheit nutzen, um nach dem Thron Aresiens zu greifen. Verrat sah den Wordans zwar nicht ähnlich, doch König Hiros war ein überaus scharfsinniger und berechnender Herrscher. Meson war überzeugt davon, dass er sich von seinem Beitrag zum Kampf mehr versprach, als er zugab.

Meson fror in der windigen Höhe und immer wieder überkam ihn Müdigkeit. Der Proviant, den man ihm in Ancoda mitgegeben hatte, half ihm, die Zeit des Fluges zu überbrücken.

Nach einer kräftezehrenden Reise von zwanzig Stunden erreichten sie endlich den Wald der Tonkarimataru. Meson war erschöpft, dabei lag die alles entscheidende Herausforderung noch vor ihnen. Es blieb keine Zeit, sich auszuruhen und satt zu essen, auch wenn Meson wusste, dass ein müder und hungriger Soldat nur halb so gut kämpfte.

Aus der Luft erkannte er die Fackeln der Krieger, die sich wie Sterne von der Dunkelheit abhoben. Sie versammelten sich auf dem Dorfplatz und machten sich bereit auszurücken, um rechtzeitig bei Tagesanbruch den Waldrand zu erreichen. Als sie den Greifenreiter sahen, jubelten sie. Sicher stärkte und ermutigte es sie, ihn an ihrer Seite zu wissen.

Inmitten der jubelnden Krieger setzte der Greif auf. Meson stieg ab, ging als Erstes zu Mirata-Wea und küsste sie innig. Sie sagte nichts, doch ihr Lächeln verriet, dass sie stolz und frohen Mutes war. Diko-ta-Watu schwor indes seine Krieger auf die bevorstehende Schlacht ein.

Dann wendete sich der junge Stammesführer an Meson. »Wen konntest du für unseren Kampf gewinnen?«

»Die Tonkari der Steppe. Sie werden für uns kämpfen und du wirst danach in ihrer Schuld stehen. Ich habe ihnen gesagt, dass es an der Zeit ist, die Tonkari zu vereinen. Wenn wir den König besiegt haben, werde ich zu den anderen Stämmen fliegen und ihnen berichten, dass eine neue Zeit angebrochen ist. Sie werden kommen, um dich kennenzulernen und Bündnisse zu schließen.«

»Das klingt alles sehr befremdlich. Ich bin mit der Gewissheit aufgewachsen, dass jeder Stamm für sich kämpft. Doch mein Vater hat mir beigebracht, dass ich offen sein muss. Bisher fiel mir das schwer.«

»Ich werde dir dabei helfen. Du wirst es lernen. Und ich habe noch jemanden für uns gewonnen.«

Diko-ta-Watu sah überrascht auf. »Die anderen Stämme sind zu weit weg, um mit uns in die Schlacht zu ziehen.«

»König Hiros von Eserien wird für uns kämpfen.«

Die Züge des Stammesführers entglitten ihm. »Menschen? Hast du den Verstand verloren? Wir können ihnen nicht trauen! Warum sollten sie gegen ihresgleichen kämpfen? Und auch wenn sie es täten, könnten sie danach versuchen, uns zu vernichten.«

»Ich verstehe deine Sorgen, Diko, aber wir müssen ihnen vertrauen. Ohne diese Soldaten können wir nicht gewinnen. Und vertraue mir. Ich glaube, dass König Hiros uns helfen wird. Aber er wird etwas fordern, als Gegenleistung für das Leben seiner Krieger. Hiros ist ein weiser König. Er wird nichts verlangen, das wir nicht entbehren können.«

»Ich hoffe, der Kai-Hijar hat recht. Wir haben nicht genug Blut, um einen zweiten, noch mächtigeren Menschenkönig zu besiegen.«

Die Krieger verabschiedeten sich von ihren

Familien. Viele würden als Geister zurückkehren und sie im Traum besuchen. Doch die Frauen erkannten die Notwendigkeit dieser Schlacht, genauso wie jene der vorangegangenen. Immer wieder wurde ihr Wunsch laut, mehr zu tun, als nur Verwundete zu versorgen. Viele von ihnen, besonders die Älteren, hätten gerne an der Seite ihrer Männer gekämpft.

Meson war zu Mirata-Wea zurückgekehrt und hielt sie in den Armen. Sie wirkte erstaunlich ruhig, obwohl heute der Tag war, der über die Zukunft ihres Stammes entschied. Und über ihr Leben.

»Sorge dich nicht um mich«, sagte Meson.

Mirata-Wea lachte auf. »Das tue ich gar nicht. Ich habe keine Angst mehr. Nicht seitdem du erkannt hast, wer du bist. Den Kai-Hijar kann niemand besiegen. Er ist von den Geistern ausersehen, die Welt aus dem Eis zu brechen, das sie umschließt.«

Meson küsste sie und stieg dann auf den Greifen. Das Heer der Tonkarimataru verließ die Lichtung und machte sich auf den Weg zum Waldrand.

IX

In der Nacht war Hellrike aufgebrochen, um rechtzeitig in der Feste zu sein, wenn es an ihr war, den Thron einzunehmen. Sobald die Schlacht die Burg erreichte, sollten die Männer sie im Schutze des Tumults hineinbringen. Wenn der König ge-stürzt war, sollte sie augenblicklich seinen Platz einnehmen. Denn saß sie einmal auf dem Thron, hatte ein Wort von ihr die Macht, den Krieg zu beenden.

Die Stadt lag in nächtlicher Stille. Die Menschen schliefen. Dennoch durften sie nicht unvorsichtig werden, und sich außerhalb des kleinen Waldes zeigen, in dem sie sich versteckten. Auf den Wehrgängen patrouillierten Bogenschützen, die sie auf größere Entfernung hätten sehen können. Einzig die Pfeile auf andere Ziele zu richten, würde sie ablenken.

Die Pferde waren weiter abseits angebunden, die Prinzessin saß auf einer Decke. Einer der Männer stand neben ihr, der andere verbarg sich in der Nähe. Irgendwo in der Ferne brach ein Ast und ließ Hellrike aufschrecken.

»Was war das?«

Die Soldaten zogen ihre Schwerter. »Bleibt ruhig, Eure Majestät.«

»Vielleicht ein Raubtier. Ich verfluche die Götter, wenn sie meinem Vater weiterhin in die Hände spielen.«

»So nahe an der Stadt gibt es keine größeren Raubtiere. Sie finden hier keine Beute.«

Einen Moment lang blieb es still.

»Nur ein kleiner Igel auf Futtersuche im Unterholz«, berichtete die Stimme des Mannes aus der Dunkelheit.

Die Prinzessin setzte sich wieder und vergrub das Gesicht in den Handflächen. Sie fürchtete, dass noch etwas fehlginge, jetzt, da sie endlich bereit war, das Richtige zu tun.

»Das stachelige Tierchen ist doch ein gutes Zeichen, findet Ihr nicht, Eure Majestät? Wir haben unsere Götter und ihre Geister auf unserer Seite. Ihr solltet versuchen, Euch auszuruhen. Bis zum Sonnenaufgang sind es sicher noch zwei Stunden. Und bis die Schlacht die Feste erreicht, wird es dauern. Seid unbesorgt, wir beschützen Euch mit unserem Leben.«

Hellrike bettete sich auf dem Boden und zog eine Decke über sich.

»Ich bezweifle, dass ich ein Auge zutun werde. Jedenfalls nicht, bis mein Vater vor mir kniet.«

X

Meson erinnerte sich an den Tag, als ihn Diko-ta-Watu und dessen Krieger gefangen genommen hatten. Die Schläge der Pauken auf dem Schlachtfeld hallten in seinen Ohren wider, ebenso wie die Schreie der Soldaten. Und er spürte noch den böigen Wind auf seiner Haut, der auch heute Morgen blies. Er erinnerte sich an die Ehrfurcht, die er vor den Igeln verspürt hatte. Und er spürte sie heute mehr denn je. Doch die Igel standen ihm nicht mehr gegenüber, sie standen hinter ihm.

Während die Krieger durch den Wald marschierten, waren Meson und der Greif einen weiten Bogen geflogen. So weit es die Zeit zugelassen hatte. Doch weder waren die Igel der Steppe noch die Soldaten Eseriens in der Ferne zu sehen. Dennoch zweifelte Meson nicht daran, dass sie kommen würden. Was er aber gesehen hatte, war der Aufmarsch von Ajendos Heer, begleitet von den ersten Sonnenstrahlen des Morgens und den Schlachtpauken, die aus mehreren Tausendschritt Entfernung zu hören waren.

Meson und der Greif standen am Waldrand, als hinter ihnen die Krieger durch das Dickicht traten. Diko-ta-Watu und die Hauptmänner ritten an seine Seite. Einhundert Schritt vor ihnen erstreckte sich das Heer des Königs. Trotz seiner bisherigen Siegessicherheit konnte sich Meson in Anbetracht der schieren Größe von Ajendos Heer eines gewissen Zweifels nicht erwehren. Der Feind war groß und mächtig und ohne die versprochene Unterstützung würde niemand das Gemetzel überleben. Angst, zu sterben, hatte er nicht. Er fürchtete mehr um das Leben seiner Freunde und seines Stammes.

»Sollen wir dich zum Wortwechsel begleiten, falls Ajendo auch das letzte bisschen Ehre eingebüßt hat?«, fragte Adrin.

»Nein. Ich glaube nicht, dass er etwas versuchen wird, dafür ist er zu feige.«

Ajendo und zwei seiner Reiter lösten sich aus dem Heer und ritten auf das Schlachtfeld. Meson trieb den Greifen an, der mit langen Schritten auf die Feinde zuging.

»Falls nötig, reiße ich sie in Stücke«, hörte er die Stimme des Greifen in seinem Kopf.

Als sie sich auf zehn Schritt genähert hatten, hielt Ajendo sein Pferd an und auch der Greif blieb stehen. Von dessen Rücken aus, sah Meson auf die Männer herab.

»Das ist Eure letzte Gelegenheit, Euren Irrtum einzusehen, Meson. Werft das Leben derer, die Euch folgen, nicht achtlos weg. Denkt an ihre Familien.«

»Ich denke an nichts anderes, Ajendo. Auch Ihr solltet an jene denken, die Euch und Eurem wahnsinnigen König folgen. Das Aresien, für das Ihr kämpft, wird noch heute aufhören zu existieren. Und für Menschen wie Euch ist kein Platz in dem Reich, das daraus erwachsen wird.«

Ajendo wendete den Blick ab und lachte. »Ihr kennt das Heer in meinem Rücken genau so gut wie ich. Es sind tapfere, siegreiche Krieger. Ihr wisst, dass Eure Schar von verlausten Gargar uns nicht gewachsen ist. Auch dann nicht, wenn Ihr auf einem handzahmen Greifen reitet oder mit ihm auf uns hinabstürzt. Oder diese alberne Verkleidung tragt.« Er zeigte mit verächtlichem Gesichtsausdruck auf Mesons Rückenschild.

»Verlasst Euch nicht darauf. Wir sind wehrhafter als wir aussehen, denn wir haben einen wahrhaftigen Grund zu kämpfen.«

Kaum hatte Meson diesen Satz gesagt, löste

sich aus den Reihen des königlichen Heeres ein Reiter und ritt in vollem Galopp auf die Igel zu. Während er in der einen Hand die Zügel hielt, hob er die andere, um zu zeigen, dass er keine Waffe trug. »Ich schließe mich euch an!«, rief der Mann laut.

Ein Pfeil traf ihn in den Rücken, bevor er die Reihen der Igel erreichte. Ajendo musste den Befehl gegeben haben, Abtrünnige niederzustrecken. Doch Weitere taten es ihm gleich. Reiter, Lanzenträger, Schwertträger, Bogenschützen. Es waren Dutzende. Blut tränkte das Feld, ehe die Schlacht begonnen hatte. Doch Meson hatte den Eindruck, dass Ajendos Schützen ihren Befehl nur zögerlich ausführten, sodass die meisten Überläufer ihr Ziel sicher erreichten.

Ajendos Gesichtszüge wurden zu einer gehässigen Fratze. »Glaubt Ihr, das ändert etwas? Wir sind euch immer noch zehn zu eins überlegen.«

»Wir werden sehen, was es ändert.«

Meson und der Greif wandten sich ab und kehrten zu den Kriegern zurück. Hinter ihnen ertönten wieder die Schlachtpauken. Ajendo ließ das Heer in Angriffsformation gehen. In wenigen Augenblicken würde die erste Welle aus Pfeilen auf sie zurasen. Es war die letzte Gelegenheit, das Wort an die Krieger zu richten, bevor die Schlacht entbrannte.

Der Greif schritt die Reihen der Igel entlang

und Meson sah in das Gesicht eines jeden seiner Krieger. Und alle betrachteten ihn. Erwartungsvoll und hoffnungsvoll. Denn diese Schlacht würde anders sein als alle, die sie jemals zuvor geschlagen hatten.

»Heute ist der wichtigste Tag unseres Lebens, denn es geht um alles, was uns lieb und teuer ist. Um nicht weniger als unser Leben, das Leben unserer Familien und den Fortbestand unseres Stammes. Ich weiß, unser Feind ist mächtig, aber die Geister und die Götter werden uns beschützen!« Meson zog seine Glefe und reckte sie in den Himmel. »Seht in mir nicht nur den Kai-Hijar. Heute bin ich zuallererst euer Heermeister! Folgt mir und ich führe euch zum Sieg!«

Meson zeigte mit der Glefe auf das feindliche Heer. Pfeile stiegen auf. Wie eine sich rasch ausbreitende Wolke aus schwarzem Rauch verdunkelten sie die Morgenröte.

»Für den Stamm!«

Tonkari und Menschen stürmten los, unter den herannahenden Pfeilen hindurch. Meson und der Greif bildeten die Speerspitze. Sie schlugen eine Schneise in die feindlichen Linien. Der Greif trat mit seinen mächtigen Klauen rechts und links Soldaten nieder, schnappte andere mit dem Schnabel und schleuderte sie hinfort. Meson schlug mit der Glefe auf die Feinde herab, doch gelang ihm nur selten ein Treffer, da der Greif sich unvorhersehbar bewegte. Meson hatte alle Mühe, im Sattel zu bleiben und den Überblick über die Schlacht zu behalten. Und wie in der Letzten, hatte er Ajendo aus den Augen verloren.

»Greift aus der Luft an!«, befahl Meson und der Greif schwang sich in die Höhe.

Die meisten Pfeile, die ihnen hinterhergesandt wurden, prallten am Gefieder ab. Dennoch spürte Meson, wie der Greif zusammenfuhr, wenn einer seine Haut durchbohrte. Den großen Pfeilen der Ballisten wich er geschickt aus, bis diese endlich zerstört waren. Während sie an Höhe gewannen, sah Meson über das Schlachtfeld. In dem Chaos war es unmöglich, Ajendo zu finden. Gerade als er seinen Blick auf den Horizont richten wollte, stürzte der Greif hinab. Er sauste knapp über die Köpfe der Reiter, hielt seine Pranken herunter und scherte das Heer, wie eine Klinge die Wange eines Mannes.

Während des Überflugs sah Meson einen kahlköpfigen Hünen. Es war Jadikus.

»Feuer und Eisen!« Er schrie in wilde Raserei versetzt und schlug jeden Feind nieder, der ihm unter den Hammer kam. Meson war dankbar, Jadikus auf seiner Seite zu wissen. Seine selbstlose Tapferkeit war ein Vorbild für alle, die mit ihnen kämpften.

Der Greif stieg wieder auf. Ein Pfeil sauste knapp an Mesons Gesicht vorbei. Die Sonne hatte den Horizont gänzlich hinter sich gelassen. Er blickte sich um und sah endlich die Verbündeten.

Über die Wiesen aus östlicher Richtung näherte sich eine Armee berittener Tonkari. Meson schätzte ihre Zahl auf vierhundert. Kurz darauf sah er die ersten Soldaten ihr Heil in der Flucht suchen. Sie erkannten, dass andernfalls ihr Ende nahte.

Die Neuankömmlinge umrundeten das Schlachtfeld und setzten ihre Glefen und Speere ein. Sie blieben ständig in Bewegung und vermieden es, sich zu trennen oder einkesseln zu lassen. Sie hatten dutzende Männer getötet, ehe der erste von ihnen fiel.

»Ich will mehr tun, als zuzusehen«, sagte Meson. »Geht wieder runter!«

»Aber kommt nicht auf die Idee, aus dem Sattel zu springen, so gerne Ihr das auch würdet. Euer Platz ist auf meinem Rücken.«

Der Greif stürzte sich in die Menge. Meson stach mit seiner Glefe den erstbesten Soldaten nieder.

Adrin kniete zehn Schritt daneben, ohne ihn jedoch zu bemerken. In der Zughand hielt er fünf Pfeile, die er kurz hintereinander verschoss, ehe er neue aus dem Köcher zog. Meson schaute in die Richtung seines Freundes, als ihm ein Funkeln auffiel. Eine Reflexion der Sonne auf glänzenden Rüstungen.

»Seht!«, rief er, und auch Adrin sah auf.

Wie ein stählerner Schneerutsch näherte sich das Reiterheer von König Hiros. Die Rüstungen der Pferde waren stählern oder vergoldet und mit

Klingen bewehrt. Sie funkelten wie ein Berg Goldmünzen in der Morgensonne. Doch anders als die Tonkari, machten die Menschen keine Anstalten das Schlachtfeld zu umrunden. Ohne ihre Geschwindigkeit zu zügeln, prallte die Reiterei auf eine Einheit von Schwertträgern, die sich als Reserve zurückgehalten hatte. Hunderte schwer gerüstete Streitblüter walzten die Soldaten nieder. Wer nicht rannte, wurde von den Hufen der schweren Rösser zermalmt. Und einmal mehr ergriffen Zahllose die Flucht. Auch wenn Ajendos Soldaten immer noch in der Überzahl waren, so war doch ihre Moral und ihr Siegeswille gebrochen.

Hinter sich hörte Meson plötzlich Jadikus schreien. Er stand da, hoch aufgerichtet und reglos. Die Spitze einer Lanze ragte aus seiner Brust. Ein Soldat hatte ihn von hinten aufgespießt. Ohne einen Augenblick darüber nachzudenken, sprang Meson aus dem Sattel des Greifen.

Über Tote und Sterbende, abgetrennte Arme und Beine, von Menschen und von Igeln, bahnte sich der Heermeister seinen Weg. Jadikus lag auf der Seite, sein Schlächter war verschwunden. Seine Augen waren offen, doch er reagierte nicht, als Meson seine Schultern packte und sein Gesicht berührte. Alles um Meson herum schien sich zu verlangsamen; der Kampfeslärm rückte in die Ferne, als er seinen Freund fest an sich zog. Tränen rannen über seine Wangen.

Doch zum Trauern blieb ihm keine Zeit. Ein Lanzenträger stürmte auf ihn zu. Gerade als er sich zur Seite werfen wollte, verdunkelte ein Schatten die Sonne. Der Greif sprang vor ihn und schleuderte den Soldaten mit einem Prankenhieb durch die Luft. Dann stellte er sich quer vor Meson, sodass ihm gar keine andere Wahl blieb, als auf den Rücken des Greifen zu steigen. Sie erhoben sich in den Himmel. Meson versuchte, Jadikus' Leib im Blick zu behalten, doch er verlor ihn im Kampfgetümmel aus den Augen. Nun, da die Bruderschaft einen weiteren Kameraden verloren hatte, sorgte er sich umso mehr um Adrin und Kalla. Es war an der Zeit, diesem Kampf ein Ende zu bereiten und die wichtigste Karte auszuspielen: die Prinzessin. Abseits des Schlachtfeldes, auf einem seichten Grashügel, sah er König Hiros, umgeben von einem Dutzend seiner Soldaten. Er trug eine goldglänzende Rüstung und beobachtete die Schlacht aufmerksam. Und schließlich sah Meson, wonach es ihm am meisten verlangte. Ajendo. Er ritt Richtung Rogfa.

Der Greif landete vor König Hiros und seinen Männern. Dieser sah unter einem mit Edelsteinen besetzten Helm hervor, der mehr einer Krone glich und zum Kampf gänzlich ungeeignet war. Auf seiner Brust prunkte die Gravur einer Sonne. Sie strahlte, als sei sie echt.

»Eure Majestät, es ist soweit. Wir müssen nach Rogfa!«

Der König nickte dem Soldaten an seiner Rechten zu. »Also gut. Gebt das Signal.«

Der Mann nahm ein Horn von seinem Sattel und blies hinein. Daraufhin löste sich etwa ein Drittel der eserischen Reiterei aus dem Schlachtgetümmel und ritt Richtung Rogfa. Auch der König machte sich auf den Weg.

Meson erhob sich wieder in die Lüfte. »Nach Rogfa!«, schrie er zu seinen Truppen hinab. »Zur Feste!«

Die Tonkari und ihre menschlichen Verbündeten durchbrachen die Reihen der Kämpfenden und folgten der Reiterei.

Schnell hatten Meson und der Greif die Soldaten hinter sich gelassen. Sie würden eine Stunde nach Rogfa brauchen, während sie die Strecke im Nu zurücklegten. Bald sah Meson den feigen Handlanger des Königs unter sich. Ein weißes Pferd mit einem schwarzgewandeten Reiter.

»Da ist er! Landet vor ihm auf dem Weg und lasst ihn nicht passieren!«

Als der Greif mit einem Donnerschlag aufprallte, stemmte Ajendos Pferd erschrocken die Hufe in den Boden, sodass sein Reiter vornüber aus dem Sattel fiel. Als Ajendo sich besann, stand ihm der Schrecken ins Gesicht geschrieben. Er rollte sich zur Seite und zog sein Schwert. Dann sprang er auf und klopfte den Staub von seiner Uniform.

Meson saß auf dem Rücken des Greifen und

betrachtete den Schwarzgewandeten. Ihre Blicke trafen sich. Dann stieg Meson ab und ging auf Ajendo zu. Über seinem schwarzen Gewand trug dieser nur eine leichte Lederrüstung. Er hatte nie vorgehabt, selbst zu kämpfen.

»Seht Ihr, wie schnell sich das Blatt wendet, Ajendo. Noch vor einer Stunde wähntet Ihr Euch siegessicher. Doch jetzt seht Ihr dem Tod ins Auge. Und Ihr seid noch nicht einmal auf dem Schlachtfeld!«

»Nur weil ich nicht gerne auf dem Schlachtfeld mein Leben riskiere, heißt das nicht, dass ich nicht zu kämpfen weiß. Ich bin immer noch der Heermeister seiner Majestät. Mit Euch allein werde ich fertig, Meson Tormin.«

»Dann beweist mir Eure Fertigkeit mit dem Schwert!«

Meson schlug zu, doch Ajendo wehrte seine Hiebe ab. Er wand sich geschickt wie ein Aal, während Meson durch den Stachelpanzer auf seinem Rücken in seiner Wendigkeit eingeschränkt war. Als Ajendo einen großen Ausfallschritt machte und versuchte, Meson aufzuspießen, gelang es ihm, ihn aus dem Gleichgewicht zu bringen. Meson stürzte und landete bäuchlings. Seine Brust schmerzte. Einen Augenblick lang blieb ihm die Luft weg. Ajendo war sofort zur Stelle, nahm sein Schwert mit beiden Händen und hieb mit mächtigem Schwung zu. Doch den Panzer auf Mesons Rücken konnte die Klinge nicht durchdringen, es brachen lediglich ein paar Stacheln ab. Meson rappelte sich unverletzt auf.

»Seht Ihr! Ihr solltet froh sein«, höhnte Ajendo, »dass wir uns nicht schon auf dem Schlachtfeld gegenüberstanden. Der König weiß um meine Klasse, sonst hätte er mich nicht zu seinem Heermeister ernannt.«

»Ihr seid sein Heermeister, weil Ihr käuflich seid wie eine Kupferhure. Und genau wie Euer König seid Ihr ein Mörder und Verräter!«

Wieder trafen ihre Klingen aufeinander. Sie verkeilten sich und abermals stieß Ajendo Meson zu Boden. Doch dieses Mal hatte er sich absichtlich fallen gelassen. Er wollte, dass Ajendo sich stark wähnte.

»Ich freue mich schon darauf, Eure bockige Stute von Prinzessin zuzureiten. Ich habe gehört, sie quiekt dabei wie ein Schwein! Und wer weiß, vielleicht setze ich mich nach der Hochzeit zur Ruhe. Mit dem Gold, das der König mir versprochen hat, könnte ich mir ein großes Stück Land kaufen. Und den ganzen Tag damit verbringen, mit Eurer Verlobten Kinder zu machen. Bis sie nicht mehr laufen kann!«

Meson beantwortete sein spöttisches Gehabe mit weiteren Hieben. Doch erneut ließ er Ajendo glauben, ihn übervorteilt zu haben. Dieses Mal fiel er zwar nicht, aber er stolperte.

»Vielleicht werde ich sogar der erste Mensch sein, der einen Greifen zur Strecke bringt«, fuhr

Ajendo in spöttischem Ton fort. »Andererseits. Da er bereits einen Sattel trägt, könnte ich auf ihm fliegen. Immerhin ist mein Pferd seinetwegen davongelaufen.«

Meson hörte die Stimme des Greifen in seinem Kopf.

»Ich ertrage sein Geschwafel nicht. Ich töte ihn, wenn Ihr wollt.«

»Nein!«, antwortete Meson. »Ich bringe selbst zu Ende, was ich begonnen habe.«

Meson schlug zu. Mehrere Male ließ er Ajendo seine ziellos wirkenden Hiebe parieren, dann nutzte er seine Gelegenheit, als der Schwarzgewandete offenstand. Meson wandte sich um und warf sich mit dem stachelbewehrten Rückenpanzer voraus nach hinten. Die Stacheln spießten Ajendo an mehreren Stellen in den Leib, sodass er benommen zurücktorkelte. Meson wandte sich blitzartig um, holte aus und stieß zu. Die Klinge steckte in der Brust seines Feindes. Mit der linken Hand hielt er Ajendos Schwertarm. Als dieser mit der Rechten nach seinem Messer griff, reagierte Meson sofort. Er stach tiefer zu. Dann ließ er die Glefe los, packte Ajendos rechte Hand und zog ihn an sich heran, als wolle er mit ihm einen Todestanz aufführen. Ajendo stöhnte auf. Seine Augen wurden glasig und er starrte über Meson hinweg.

»Ihr hättet die Seite wechseln sollen, als Ihr die Gelegenheit dazu hattet.« Meson ließ ihn los, und Ajendo fiel leblos zu Boden.

Es verging eine Weil, ehe die anderen aufschlossen. Mit ernster Miene sah König Hiros zu Ajendos Leichnam hinunter. »Ich hoffe, Ihr seid Euch sicher, Meson, dass Ihr den Krieg in Eure Heimatstadt tragen wollt.«

»Der Tod ist bereits dort. Ich brauche den Krieg, um ihn auszutreiben.«

Der König nickte zustimmend. »Dann sollten wir keine Zeit verlieren.«

Das Heer setzte sich in Bewegung. Der Greif flog langsam, um nicht vorschnell die Stadt zu erreichen. Bald sahen sie die Tore Rogfas vor sich. Meson landete und führte die Armee an. Als sie die Stadtmauer erreichten und die wachhabenden Soldaten Meson erkannten, ließen sie in aller Eile das Fallgitter herunter. Doch der Greif packte es mit seinem Schnabel und riss es mit einem Ruck aus dem Gemäuer. Die Wachen, die nicht den Bogenschützen zum Opfer fielen, flüchteten in die Schatten zwischen den Häusern. Nur wenige Bürger Rogfas hatten den Mut, Meson und sein Gefolge mit Jubel und Rufen zu begrüßen. Die meisten waren starr vor Schrecken im Angesicht der ihn begleitenden Tonkari-Krieger. Noch nie hatten sie Rogfa betreten. Schon gar nicht, um zu kämpfen.

Das Heer hielt vor der Feste. Auf den Wehrgängen und vor dem Tor hatte sich die Blaue

Garnison versammelt. Die Soldaten mussten sich der Übermacht bewusst sein, dennoch richteten sie pflichtbewusst ihre Waffen auf die Eindringlinge. Nur der Mann an ihrer Spitze hatte sein Schwert noch nicht gezogen.

»Hauptmann Sevias«, rief Meson, »ich stände in Eurer Schuld, wenn Ihr uns die Feste ohne weiteres Blutvergießen, betreten ließet. Bedenkt, dass wir euch in Zahl und Schlagkraft weit überlegen sind.«

»Ihr wisst, dass ich das nicht tun kann, Meson. Ich habe einen heiligen Eid geschworen, den König mit meinem Leben zu verteidigen.«

»Euer Eid gilt nicht mehr, denn der König hat sein Volk verraten und damit auch Euch und Eure Männer. Überlegt genau, wofür Ihr Euer Leben opfern wollt. Willorc Narani ist ein machtbesessener Mörder. Für eine ehrwürdige Einheit wie die Eure wäre es eine Schande, für ihn zu sterben. Selbst nur für ihn zu kämpfen.«

Der Hauptmann schüttelte den Kopf. »Bei den Göttern, Meson, Ihr wisst, dass ich Euch zustimme. Aber weder will, noch werde ich der erste Garnisonshauptmann sein, der zum Sturz seines Königs beiträgt. Lieber sterbe ich durch Eure Hand.«

Meson erhob seine Stimme. »Tapfere Soldaten der Blauen Garnison! Heute muss nicht der Tag sein, an dem ihr euer Leben lasst. Denkt an Eure Frauen und Kinder! Das Blutvergießen muss ein Ende haben. Die zukünftige Königin braucht eure

Stärke und eure Entschlossenheit. Wenn ihr weise handelt und eure Loyalität dem Volke gilt, statt seinem wahnsinnigen König, wird sie euch niemals genug danken können.«

»Und wo ist sie, die zukünftige Königin?«, forderte Sevias zu erfahren.

»Hier!« Hinter einem Haus traten Hellrike und ihre beiden Begleiter hervor. »Es gibt keinen Grund, weiter für meinen Vater zu kämpfen. Die Tage seiner Herrschaft sind vorbei. Warum wollt ihr für einen alten Mann sterben, der in einen Kerker gehört? Fünfzig Schritt trennen mich von meinem Thron. Aufhalten könnt ihr uns nicht. Aber ihr könnt uns folgen. Ihr könnt eurer neuen Königin folgen!«

In den Gesichtern der Garnison konnte man den Zwiespalt lesen. Sie begannen zu flüstern. Meson stieg aus dem Sattel und ging die kurze Treppe zum Tor hinauf. Er stand dem Hauptmann direkt gegenüber und richtete das Wort an ihn.

»Eure Treue ehrt euch und macht euch unschätzbar wertvoll. Euch alle. Auch die Königin wird diese Treue brauchen. Ich bitte Euch, schickt nicht all diese Männer in den sicheren Tod. Sie haben Familien, die auf sie warten. Vielleicht haben sie Angehörige durch die Seuche verloren. Durch jene Seuche, die der Mann zu verantworten hat, dem euer blinder Gehorsam gilt.«

»Die Seuche hat meinen Söhnen ihre Mutter und die Schwestern genommen. Dennoch kam es mir nie in den Sinn, den König zu verraten.«

»Deshalb nennt man es blinden Gehorsam. Weil es einfacher ist, sich abzuwenden, als der Wahrheit in die Augen zu sehen.«

Der Hauptmann atmete tief durch. Dann blickte er in die Gesichter seiner Soldaten.

»Waffen runter, Männer! Öffnet das Tor. Lasst sie passieren.«

Das Tor öffnete sich und Mesons Armee strömte hinein. Ohne weiteren Widerstand befürchten zu müssen, betraten sie den Thronsaal. Als sie das Tor aufstießen, saß König Willorc auf seinem Thron, sein Konsultant, Siegnus Kaful, stand daneben und sprach eindringlich auf ihn ein. Ihnen stand die Fassungslosigkeit auf die Gesichter geschrieben. Sie hatten sich auf die Garnison verlassen.

»Wachen! Tötet die Verräter!«, schrie der König hysterisch. »Was fällt euch ein! Ich lasse eure Köpfe aufspießen!«

In den Reihen der Tonkari öffnete sich eine Lücke und Hellrike trat hervor. Sie zeigte auf ihren Vater und seinen Berater. »Ergreift sie!«

Mit ein paar Griffen hatten die Krieger der Tonkarimataru den König und Kaful festgesetzt. Hellrike ging die Stufen zum Thron hinauf und im Saal wurde es augenblicklich ruhig.

»Werft den Konsultanten in den Kerker und findet seine Adjutoren. Bringt meinen Vater zu mir.«

Als der König vor ihr stand, sah Hellrike ihrem Vater in die Augen.

»Du bist genau wie deine Mutter!«, zischte er. »Weich, schwach, geschwätzig, eine Schande für meine Familie! Hätte ich mich nur nicht auf die Verbindung unserer Häuser eingelassen.«

Hellrike sagte nichts. Der Blick, mit dem sie ihren Vater maß, war gleichgültig und abschätzig. Mit beiden Händen nahm sie ihm die Krone vom Kopf und setzte sie sich auf. Sie war zu groß und rutschte, bis sie auf den Ohren lag. Dann richtete sie den Blick auf das Heer.

»Von nun an sollen die Schwerter ruhen. Den Tonkari soll kein Leid mehr widerfahren. Der Krieg ist vorbei.«

Im Saal brach Jubel aus. Die Soldaten lagen sich in den Armen. Meson umarmte Adrin und reichte Diko-ta-Watu die Hand.

»Diesen Tag wird kein Tonkari jemals vergessen, Meson Tormin«, sagte der junge Stammesführer.

»Es werden noch viele große Tage folgen, mein Bruder. Für uns geht die Arbeit weiter. Viele Stämme warten auf die Ankunft des Greifenreiters.«

Plötzlich ging ein Raunen durch die Menge. Meson folgte den Blicken, nach vorne zum Thron. Hellrike hatte ihrem Vater sein eigenes Messer in die Brust gestoßen. Er sackte vor ihr auf die Knie.

»Das letzte Blut, das in diesem Krieg vergossen wird, und das erste, das wirklich zum Wohle des

Volkes fließt!«, sagte sie laut. »Das hätte ich viel früher tun sollen«, fügte sie leiser hinzu. Ihr Vater fiel und blieb regungslos auf den Stufen liegen. »Schafft ihn mir aus den Augen«, befahl sie.

Meson war überrascht. Hellrikes Stärke und Entschlossenheit waren größer als er angenommen hatte. Er zollte ihr mit einem Nicken Respekt. Und nach einem Augenblick des Schweigens wandte sich Meson dem Heer zu und riss die Faust in die Luft.

»Lang lebe die Königin von Aresien!«

Die Anwesenden stimmten in den Ruf ein. Mehrmals stieß er die Faust nach oben, bis aus den klaren Worten ein wirrer Jubel geworden war. Meson ging ein paar Schritte, bis er neben König Hiros stand.

»Ich hoffe, dieses Ende ist in Eurem Sinne, Eure Majestät.« Er grinste unsicher.

»Ich habe genug Soldaten in diesem Raum, um selbst den Thron zu besteigen.«

Meson lief ein Schauer über den Rücken.

»Aber wie ich schon sagte, habe ich bereits einen Thron. Ich hätte Willorc Narani nur gern für den Rest seiner Tage in meinem Kerker verrotten sehen. Und es wird der Königin nicht gefallen, dass ich beabsichtige, ein Reiterheer vor den Toren eurer Hauptstadt aufzustellen. Zweitausend Mann halte ich für angemessen.«

Meson sah ihn betreten an. »Zu welchem Zweck?«

»Zur Vorsicht, Heermeister. Bis ich sicher sein kann, dass Eure neue Königin nicht zu tief in die Fußstapfen ihres Vaters tritt. Und ich will ein Auge auf das Gold der Tonkari haben. Es soll bleiben, wo es ist, und nicht in schönen Ketten um den Hals der neuen Königin hängen. Mein Vertrauen muss sie sich verdienen.«

»Und wann wollt Ihr es ihr sagen, Eure Majestät?«

»Gar nicht. Wenn ich mich nicht irre, Heermeister Tormin, schuldet auch Ihr mir etwas. Ihr werdet es ihr sagen.«

XI

Jadikus Leichnam war in weiße Baumwollbänder gehüllt und wurde aufrecht stehend in das Grab gelassen. Neben seiner Familie hatten sich auch Freunde, Wegbegleiter und Waffenbrüder versammelt. Selbst König Hiros erwies ihm die Ehre. Er hatte seine Rückkehr nach Ancoda um zwei Tage verschoben, um an einigen Bestattungen teilzunehmen. Als Oberhaupt seines Hauses wollte er den Gefallenen persönlich seinen Respekt erweisen.

Während Jadikus' Mutter ihrer Trauer lauthals weinend Linderung verschaffte, spielte ihm sein Ohm ein Abschiedslied auf seiner Talinette. Meson, Kalla und Adrin standen schweigend am Grab und sahen zu, wie ihr Bruder in die Erde gelassen wurde. Aufrecht. So wie er gelebt und gekämpft hatte. Und so, wie er gestorben war.

Plötzlich vernahm Meson einen vertrauten Klang. Das geruhsame Krächzen einer Graufeder. Er sah über seine Schulter. Am Rande des Ruheackers stand Diko-ta-Watu und wartete geduldig. Sein Vogel war angebunden und wetzte seinen Schnabel an einem Baumstamm.

Sobald der Kleriker seine Gebete gesprochen hatte und die Zeremonie es zuließ, entfernte sich Meson. Doch gerade, als er gehen wollte, ergriff jemand seine Schulter und hielt ihn zurück.

»Darf ich Euch begleiten? Es verlangt auch mich, mit ihm zu sprechen«, sagte König Hiros.

Diko-ta-Watu sah ihnen entgegen. »Ich bin gekommen, um den Männern unseren Dank auszusprechen, die für die Tonkarimataru ihr Leben gaben. Wir werden immer in ihrer Schuld stehen. Sie werden einen Platz in der Höhle des Lichts bekommen. Wir gedenken ihrer jeden Tag und sie sollen ein neues Leben unter den Geistern finden.«

»Es war für uns alle ein Sieg, Diko-ta-Watu. Am meisten ehren wir die Toten, in dem wir dafür sorgen, dass so etwas nie wieder geschieht«, entgegnete Meson.

Der Stammesführer richtete das Wort an König Hiros.

»Auch Euch und Euren Männern gilt unsere Dankbarkeit. Wenn es etwas gibt, mit dem wir uns erkenntlich zeigen können, dann zögert nicht, es auszusprechen.«

König Hiros lächelte mit hinter dem Rücken verschränkten Armen. »Heute nicht, Diko-ta-Watu. Gebt mir nur Euer Wort, dass die Tonkari niemals vergessen werden, was hier geschah. Irgendwann könnte auch meine Familie in Gefahr sein. Ich würde mich sicherer fühlen, wenn ich wüsste, dass wir von heute an Verbündete sind.«

Diko-ta-Watu löste sein Messer vom Gürtel und reichte es Hiros. »Gebt es weiter an die, die nach Euch kommen. Es wurde mir durch meinen Vater überreicht, der es von seinem Vater hatte. Es soll ein Zeichen der Verbindung zwischen unseren Familien sein. Von heute an, solange sie existieren.«

Die Männer reichten sich die Hände. Diko-ta-Watu band die Graufeder los und stieg auf. »Zu jeder Zeit. An jedem Ort, auf dieser Welt. Ruft nach uns und die Tonkarimataru werden für Euch kämpfen.«

Der Tonkari ritt los. Die beiden Männer sahen ihm nach, bis er hinter den Hügeln des Graslandes verschwunden war.

Kapitel 7
Ein neuer Frieden

I

Nach dem Ende des Krieges reisten Meson und der Greif durch die Lande Scaris, um den Igelstämmen ihre Botschaft zu verkünden.

Für die Tonkari begann eine neue Zeit. Viele Stämme schickten Abgesandte in das Dorf der Tonkarimataru, um Bündnisse zu besiegeln. Manche Stammesführer erbaten sich Zeit oder versuchten sich vor dem Wandel zu verschließen. Die Vorteile dieser Einung lagen nicht für jeden auf der Hand.

Während ihr Gemahl reiste, blieb Mirata-Wea im Dorf, denn sie erwartete ein Kind. Sie gebar dem Greifenreiter einen Knaben, der mit den Vorzügen zweier Welten aufwachsen würde. Zu Ehren seines Großvaters, der in einem Menschen mehr gesehen hatte als andere, nannten sie ihn Waban.

Zwanzig Jahre vergingen, ehe alle Stämme geeint waren und Meson den Greifen entließ. Doch sie waren durch starke Bande miteinander verwoben. Immer wieder kehrte Meson zur Höhle des Greifen zurück. Um lange Gespräche zu führen, Fragen zu stellen und von dessen Weisheit zu zehren. Für die Tonkari war er ein heiliges Tier, doch für Meson viel mehr als das. Er war sein Freund.

Meson Tormin starb im Alter von dreiundsiebzig Jahren im Dorf der Tonkarimataru. Neben dem Tag seiner Ankunft wurde auch an den Tag seines Ablebens von den Tonkari mit einem Gedenktag erinnert. Am Todestag seines Freundes kehrte der Greif in das Dorf ein und befahl den Igeln, seinen Mut zu ehren und seinen Namen niemals zu vergessen.

Aus dem 1. Buch der Wordan-Chroniken

II

Mit einundzwanzig Jahren wurde Hellrike Königin von Aresien. Wenig später gebar sie ihrem Gemahl, dem Heermeister des aresischen Heeres, eine Tochter namens Vidara. Sie wurde im Alter von sechzehn Jahren mit dem Enkel von König Hiros von Eserien verheiratet.

Königin Hellrike war des Herrschens müde und konnte sich auch nach all den Jahren die begangenen Fehler nicht vergeben. Als Hochzeitsgeschenk dankte sie ab und übergab die Herrschaft über Aresien an das Haus Wordan. Eine Woche danach nahm sie sich das Leben, indem sie sich, wie ihre Mutter Jahre vor ihr, vom Burgturm stürzte.

Aus dem 2. Buch der Wordan-Chroniken

Appendix 1
Die Vergangenheit der Tonkari

Vor eintausendzweihundert Jahren gab es zwei mächtige Tonkari-Königreiche, die friedlich neben denen der Menschen existierten. Einer der Igelkönige wollte sein Reich vergrößern und strebte eine Eroberung des benachbarten Menschenreiches Sarasien an. Der andere Igelkönig war strikt dagegen, den seit Jahrhunderten währenden Frieden zu brechen, und riet nachdrücklich davon ab. Als der Krieg dennoch ausbrach, verbündete er sich mit den Menschen. Der erste große Krieg, den das Zeitalter der Menschen sah, entbrannte. Und zum ersten Mal kämpften Igel gegen Igel. Das Menschenreich Argul, das mit Sarasien verbündet war, nutzte die Gunst der Stunde und griff in den Krieg ein. Das Reich unterwarf die geschwächten Igelreiche und verleibte sich deren Lande ein. Viele Tonkari starben oder flohen in die Wälder. Anfangs unterstützen sie einander, doch das neue Leben in der Wildnis war hart und sie sahen sich bald als Konkurrenten. Hinzu kam, dass sich die religiösen Ansichten im Laufe der Jahre in unterschiedliche Richtungen entwickelten. Die einzelnen Stämme interpretierten die Lehren über die Geister anders. Die Folge waren unzählige Stammeskriege.

Zur Zeit dieser Kriege gab es einen Propheten namens Sora-na-Tu, der keinem Stamm angehörte und seine Herkunft verschwieg. Er verbreitete die Geschichte vom Greifenreiter und sah es als seine Berufung an, die Unterschiede zwischen den Stämmen zu erforschen und die Gemeinsamkeiten hervorzuheben. Alle Stammesführer tolerierten ihn und hofften insgeheim, dass er irgendwann Erfolg haben würde. Überall gewährte man ihm Kost und Logis. Ihm war es zu verdanken, dass die Kriege endeten und ein duldender Frieden erreicht wurde. Da er keine Nachkommen hatte, blieb von ihm nur die Legende des Greifenreiters, die von Generation zu Generation unter den Stammesführern weitergegeben wurde. Doch woher Sora-na-Tu diese kannte, ist nicht überliefert. Manche Igel glauben, er habe durch die Geister in die Zukunft gesehen, andere glauben, er habe sie erfunden, um Hoffnung zu sähen.

Heute existieren noch etwa fünfzig, in Lebensweise und Glauben unterschiedliche Stämme, wobei die größten aus mehreren zehntausend Tonkari bestehen.

Appendix 2
Religion und Weltbild der Tonkarimataru

Die Tonkarimataru glauben, dass die Welt und alles darauf Befindliche von den Geistern des Waldes geschaffen wurde. Zunächst erschufen sie das Land, die Pflanzen und Tiere, dann die Tonkari und Menschen. Schließlich zogen sie sich in die Wälder zurück, um über ihre Schöpfung zu wachen. Durch einen eigenen Geist verliehen sie ihren Geschöpfen die Fähigkeiten zu sprechen, zu denken und Kulturen zu begründen. Die Wiedergeburt ihres Geistes machte die Tonkari unsterblich.

Wenn ein Tonkarimataru stirbt, wird auf seinem Grab ein Baum gepflanzt, damit die Geister des Waldes den des Toten aufnehmen können. In ihren Trauergebeten bitten die Stammesangehörigen darum, dass der Verstorbene in einer Form wiedergeboren wird, die seiner würdig ist. So soll beispielsweise ein erfolgreicher Jäger als Raubtier oder wieder als Tonkari-Jäger geboren werden.

Die einzelnen Stämme haben in dieser Hinsicht unterschiedliche Auffassungen entwickelt. Von manchen ist bekannt, dass sie den Toten ihre Werkzeuge oder Waffen mit ins Grab legen. Das Trauergebet fällt in diesem Fall als schweigsame Meditation aus. In anderen Stämmen ist es Tradition, dass für die Toten neue Grabbeigaben gefertigt werden, während ihr Besitz an die

Hinterbliebenen vererbt wird.

Auch pflanzen nicht alle Stämme Bäume auf die Gräber ihrer Toten, denn manche unterscheiden nicht zwischen den Geistern des Waldes und den Geistern der Verstorbenen.

Eine der wenigen Gemeinsamkeiten unter den Stämmen ist das Gebet nach erfolgreicher Jagd. Damit leisten die Jäger bei den Geistern Abbitte dafür, dass sie ein Leben vorzeitig beendet haben, um ihr eigenes zu sichern. Sie erweisen dem Geist des erlegten Tieres damit ihren Respekt.

Die Tonkarimataru glauben, dass der Greif, der in den Bergen lebt, ein heiliges Tier ist. Sie sehen ihn als den Wächter des Waldes, der dem Willen der Geister folgt. Um sich für seinen Schutz zu bedanken und auch künftig Schutz zu erhalten, erbringen die Tonkarimataru dem Greifen zweimal jährlich ein Opfer.

Appendix 3
Die Namensgebung der Tonkari

Die Endung des Namens gibt einzig das Geschlecht an. Die Worte unterscheiden sich in ihrer Bedeutung nicht und dienen lediglich der Vielfalt. Weibliche Endungen lauten auf Wia, Wida, Kiza, Woa, Cheta, Tinka, Wea und männliche Endungen auf Tu, Watu, Eytu, Etu, Tschatu, Ketu, Aketu.

Ein Tonkari wird nach einer besonderen Leistung von seinem Stamm mit einem Ehrentitel belohnt, den er in seinen Namen einsetzt. Ein solcher Titel ist eine der höchsten Auszeichnungen innerhalb eines Stammes. Während die anderen Bestandteile des Namens großgeschrieben werden, wird der Ehrentitel aus Bescheidenheit kleingeschrieben. Ehrentitel sind ka (Jagd), ta (Krieg), ma (Dorfgemeinschaft), da (Reise), na (Weisheit), tu (Gefahr).

Traditionell sind die Namen für weibliche und männliche Tonkari festgelegt. Getauscht werden die Bezeichnungen lediglich für die Benennung von Tieren und Pflanzen. So ginge dann auch: Pelu-Wia »weibliche Bissnatter«

Ausnahmen:
Es gibt Eigennamen, die aus der Regel fallen, da für die Tonkari ein Geschlecht nicht erkennbar

oder vorhanden ist. Die Bezeichnung »Kai-Hijar« bedeutet »Greifenreiter«, »Einer der Stämme« oder »Herz des Greifen« und bezieht sich auf den Auserwählten, der aber auch weiblichen Geschlechts sein könnte.

Von Waldschrecken ist nicht bekannt, ob sie ein Geschlecht haben. Jedes Exemplar mutet weiblich an. Die Tonkari nennen sie »Kariwa«. Die Welt Scari wird von ihnen geschlechtsneutral als »Ukilu« bezeichnet.

Übersetzungen aus dem Iglischen:
Die Tonkari benennen sich nach ihren Mitgeschöpfen und Alltagsinhalten. Hier einige Übersetzungen.

Aki	Regen
Amanso	Graufeder
Asawi	Ameise
Bakoda	Sternenhimmel
Bato	Tanne
Bila	Morgentau
Choni	Meer, Ozean
Dea	Eule
Diko	Hornrind
Enga	Dornzahn
Faja	Ankunft
Fasa	Hase
Fasi	Riesenhirsch

Hi	Greif
Ishta	Adler
Jentago	Schwertzahn
Kai	Herz
Kai-Hijar	Greifenreiter, Herz des Greifen
Kariwa	Waldschrecke
Karu	Mensch
Lito	Morgen- / Abenddämmerung
Mataru	Wald
Mia	Baum
Mirata	Schmetterling
Pelu	Bissnatter
Sada	Schildkröte
Sora	Tag
Ti	Wind, Sturm
Tonka	Igel
Tonkari	Igelmenschen
Tonkarimataru	Igelmenschen des Waldes
Ufuro	Pferd
Ukilu	Scari
Waban	Bär
Ziriko	Iglisch (Sprache der Tonkari)

Beispiele für fertige Namen:

Mia-da-Wea: Baum / geehrt durch Reise / weiblich
Sinngemäße Übersetzung: »Ehrenwerter Baum« oder »Baum, der weit gereist ist«

Ishta-na-Watu: Adler / geehrt durch Weisheit / männlich
Sinngemäße Übersetzung: »Ehrenwerter Adler« oder »Weiser Adler«

Fasa-Wia »weiblicher Hase«

Pelu-Eytu »männliche Bissnatter«

Appendix 4
Zeitrechnung und Zweigötterglaube der Menschen

Das Zeitalter der Erschaffung (1 Jahr) ZE1

Die Göttin Jahowe verbrachte die Ewigkeit im Nichts. Um sich selbst eine Aufgabe zu geben, formte sie die Welt Scari mit allen Tieren und Pflanzen.

Das Zeitalter der Eseren (5643 Jahre) Z E

Die Göttin wusste, dass ihr die Welt bald nicht mehr genügen würde. Sie erschuf die Eseren, damit deren Leben Jahowes Existenz einen Sinn gab. Wie eine Mutter wollte sie über sie wachen und für sie sorgen. Und sie wollte, dass sie ihr Leben damit verbrachten, sie anzubeten.

Die Welt der Eseren war ein immergrüner Garten. Es herrschte ein endloser Sommer und es wurde nie dunkel. Sie aßen von Tellern und tranken aus Krügen, die niemals leer wurden. Doch die Eseren waren Jahowe zu ähnlich, um genügsam zu sein. Die Göttin hatte ihnen Unsterblichkeit und Allwissenheit geschenkt. Als sie des Betens überdrüssig waren, stellten sie sich gegen sie. Sie verlangten nach größerer Freiheit und Selbstbestimmung. Jahowe lehnte dies ab und die Eseren entschlossen sich, sie nicht länger anzubeten. Da sich die Göttin nicht in der Lage sah, ihre größte Schöpfung zu bestrafen, suchte sie nach Rat. Sie gebar ihren Sohn Horad und gab ihm die Aufgabe, für Ordnung und Gleichgewicht zu sorgen. Horad zögerte nicht und nahm den Eseren ihr Wissen und ihre Unsterblichkeit. Er tat, wozu seine Mutter keine Kraft gehabt hatte.

Zorn und der Wunsch nach Rache trieben die Eseren in einen Kampf, an dessen Ende die Vernichtung der Götter stehen sollte. Doch Horad ließ es nicht dazu kommen. Um seine Mutter zu schützen, säte er unter ihnen Krankheit und Gewalt, Neid und Gier, Hass und Eifersucht.

Jahowe und Horad verließen Scari, um die Eseren ihrem Schicksal zu überlassen. Als sie eintausend Jahre später zurückkehrten, war Scari eine leblose Wüste. Die Eseren hatten sich gegenseitig vernichtet.

Das Zeitalter der Erneuerung (1 Jahr) ZE2

Nachdem die Trauer überwunden war, wurde in Jahowe der Wunsch wach, aus den begangenen Fehlern zu lernen. Mit Hilfe ihres Sohnes begrünte sie Scari neu, erschuf neue Tiere und gab dem Leben eine neue Ordnung. Auf jeden Tag sollte die Nacht folgen und auf jeden Sommer der Winter. Und kein Leben sollte ewig währen.

Schließlich erschuf sie ein neues Volk. Dieses sollte ein gänzlich anderes Leben führen als die Eseren. Jahowe hörte auf ihren Sohn und machte sie weder allwissend noch unsterblich. Sie sollten die Freiheit haben, über ihren Glauben zu bestimmen, Fehler zu machen und ihren Weg selbst zu wählen, auch wenn dieser sie in die Irre führte. Sie sollten dem Kreislauf des Lebens unterworfen sein, in der Dunkelheit schlafen, im Winter frieren. Sich lieben und hassen, krank werden oder gesund sein. Und am Ende sterben.

Das Zeitalter der Menschen (seit 3432 Jahren) Z M

Jahowe erschuf einen Mann und ein Weib und nannte sie Sythar und Lirtscha. Sie bekamen gemeinsam über einhundert Kinder, aus denen die Bevölkerung Scaris erwuchs. Sie waren die einzigen Menschen, die den Göttern je begegnet sind, doch waren sie dazu verdammt, nicht darüber sprechen zu können. Sie folgten als einzige ihrer Art dem Willen der Götter unter Zwang.

Die Götter hielten sich fortan zurück und gaben den Menschen lediglich Regeln vor, nach denen sie zu leben hatten. Während Jahowe über Scari thronte und ihrer Schöpfung zusah, zog sich Horad in das Kullmad zurück. Er sorgte dafür, dass sowohl die Menschen als auch seine Mutter nicht der Selbstherrlichkeit verfielen.

Der Kalender

Der zweigöttliche Glaube spiegelt sich im Kalender der Menschen wider. Jedes Jahr ist zweigeteilt. Herbst und Winter bilden das Halbjahr Horads, Frühling und Sommer das Halbjahr Jahowes. Ein neues Jahr beginnt am ersten Frühlingstag (1. März). Man spricht: 01.01. Jahowe

3432 Z M. Das Halbjahr Horads beginnt am ersten Herbsttag (1. September) und man spricht: 01.01. Horad 3432 Z M. Der 13. August unserer Zeitrechnung beispielsweise ist der 13.06. Jahowe im Jahr 3432 im Zeitalter der Menschen.

Die Monate richten sich nach den Mondphasen und sind in vier Wochen aufgeteilt.

Der Prophet

Im Jahr 416 Z M wurde ein Mann geboren, der von sich behauptete, die Wiedergeburt eines Eseren zu sein. Er behauptete, Dinge über die Vergangenheit Scaris und der Götter zu wissen, die niemand wissen konnte. Er berichtete davon, in seinem früheren Leben mit ihnen gesprochen zu haben. Für einen Eseren war das Wissen, welches er besaß, normal. Beispielsweise behauptete er zu wissen, wie Jahowe geboren worden war oder wie genau die Eseren ausgesehen hatten. Doch am interessantesten waren seine Behauptungen über die eintausend Jahre, in denen Jahowe und Horad Scari verlassen hatten. Er behauptete, sie seien am anderen Ende des Plystiums gewesen, um eine andere Welt zu erschaffen, die Scari ähnlich sein soll.

Seine Behauptungen schrieb der Prophet in einem Buch nieder, das er das *Buch der letzten Wahrheit* nannte. Angeblich liegt es noch heute in einer der Geheimkammern tief unter dem Großen Pantheon von Ancoda. Der Klerus behauptet jedoch, dass ein solches Buch nie existiert habe, und dass der Prophet nur ein Verrückter mit Geltungsdrang gewesen sei. Im Jahr 448 Z M wurde der Mann durch Messerstiche in den Rücken getötet und das Buch entwendet. Seine Legende jedoch hält sich bis heute und seine Jünger sollen die Gründer des heutigen Klerus sein.

Menschen und Tonkari

Moderne Geistliche und Gelehrte, die die Tonkari als ein zivilisiertes Naturvolk mit einer ebenbürtigen Vergangenheit sehen, gibt es wenige. In der Religion der Menschen kommen die Tonkari nicht vor, weshalb sie vom Klerus mit Tieren gleichgestellt werden. Sie gelten als entartet und ihr Dasein wird einer Laune Jahowes zugeschrieben. Dass sie sprechen können, handwerklich geschickt und kulturschaffend sind, wird beharrlich ignoriert, genauso wie die Tatsache, dass sie einst zwei Reiche besaßen und in Städten mit Tempeln und Palästen lebten. Für den Klerus sind die Ruinen der damaligen Hochkultur ein Frevel, und sie zu betreten ist verboten. Für die Stämme der Tonkari haben sie eine unterschiedliche Bedeutung, je nach religiöser Ausrichtung. Für manche sind sie heilige Pilgerorte, an denen man den Geistern begegnen kann. Für andere verfluchte Gegenden, die gemieden werden; Zeugen einer dunklen Vergangenheit.

Appendix 5
Das Leben der Prinzessin von Aresien

Prinzessin Hellrike Narani von Aresien (3411-3450) war die einzige Tochter von König Willorc und Prinzessin Alenia. Ihre Mutter war die Tochter des Königs von Argul, der sich durch die Heirat ein engeres Bündnis mit dem Reich Aresien versprochen hatte. Doch König Willorc interessierte sich seit jeher wenig für die Belange von Argul, nicht mal sehr für die seines eigenen Volkes. Immer wieder kam es zu Streit zwischen ihm und seiner Gemahlin, unter dem die kindliche Prinzessin sehr zu leiden hatte.

Die Ehe hielt nur zehn Jahre. Alenia nahm sich das Leben, indem sie sich von einem der Burgtürme stürzte. Ihre Tochter musste es mit ansehen. Sie war damals gerade neun Jahre alt.

Hellrike hatte wenige Freunde. Ihr Vater sah es nicht gern, wenn sie mit den Kindern einfacher Leute spielte. In der Jugend freundete sie sich jedoch mit dem Lehrmädchen ihrer Freiette an und verheimlichte diese Freundschaft vor ihrem Vater. Mala war ihr eine Stütze, wenn sie sich mit ihrem Vater stritt oder die Schattenseiten des Lebens als Thronerbin zu spüren bekam. Die Bediensteten, die Zeugen der heimlichen Freundschaft wurden, vermuteten gar eine Liebschaft zwischen den Mädchen. Für die Prinzessin war es ein Schock, als

Mala mit nur siebzehn Jahren von einem Pferdewagen überfahren wurde.

Hellrike hatte eine eigene Hoflehrerin, während den meisten Kindern in Aresien keine Bildung zuteilwurde. Und sie erwies sich als begabte und stets wissbegierige Schülerin. Schnell hinterfragte sie die Politik ihres Vaters und erkannte auch, was ihre Mutter in den Tod getrieben hatte. Zwar sprach sich Hellrike nie öffentlich gegen ihren Vater aus, doch war sie selten seiner Meinung.

Appendix 6
»Keidsha soll Dich holen!«

Keidsha (3481-3518) war die Enkelin von Königin Vidara und König Isai von Eserien. Aufgrund eines traumatischen Erlebnisses mit einem Tonkari, entwickelte sie in ihrer Kindheit eine krankhafte Furcht vor ihnen. Mit den Jahren erwuchs ihre Furcht zu Abscheu und Hass. Sie nahm Einfluss auf ihren Vater und fand im Klerus einen einflussreichen Fürsprecher.

Der König ließ sich verleiten und benachteiligte die Tonkari, indem er ihre Rechte beschnitt. Als Keidsha Königin wurde, sprach sie ihnen alle Rechte ab und versklavte die Tonkari. Besonders die in der Nähe lebenden Tonkarimataru litten darunter. Nachdem die Höhle des Lichts jahrzehntelang unter dem Schutz des Königshauses gestanden hatte, war sie nun der Gier der Menschen ausgesetzt. Die Entkommenen des Stammes flohen nach Norden.

Beflügelt vom neuen Reichtum, den neuen Sklaven und der schlechten Beratung durch den Klerus, befahl Königin Keidsha die Unterwerfung der übrigen drei Königreiche. Sarasien und Tauria wussten, dass sie nicht einmal gemeinsam der Macht Eseriens trotzen konnten und gaben ihre Ansprüche auf. Das Königreich Argul widersetzte sich und zog in den Dreizehnjährigen Krieg. Doch letztlich unterlag es.

Seit dieser Zeit umfasst das Königreich Eserien die gesamte Welt Scari. Und der Name der Königin wurde zu einem Fluch, den sowohl Menschen wie auch Tonkari verstehen. Königin Keidsha wurde im Alter von siebenunddreißig Jahren von einem Tonkari-Attentäter getötet. Wenige Monate zuvor brachte sie ihr einziges Kind zur Welt, einen Sohn namens Jaseja.

Appendix 7
Die Entstehung der Königreiche

Im Laufe der Jahrhunderte breiteten sich die Nachfahren von Sythar und Lirtscha über Scari aus. Ihre Zahl stieg auf viele Tausend an und sie wuchs stetig weiter. Doch mit der Zeit brachte das Zusammenleben der Menschen Probleme hervor. Es gab kein niedergeschriebenes Recht und keine ausformulierten Gesetze. Jede Familie war für ihr eigenes Auskommen verantwortlich und schuldete niemandem Rechenschaft. Mit wachsender Bevölkerung führte diese Lebensweise zu Streit und Gewalt.

Im Gegensatz zu kleineren Siedlungen verfügten die ersten Städte bereits über Stadträte. Ator Loss, der Ratsvorsitzende von Eldiss, schlug vor, den Einfluss des Stadtrates und damit die Rechte und Pflichten der Bürger auf das Umland auszuweiten. Zwar wurde die Bekämpfung von Gewalt und Gesetzlosigkeit propagiert, in Wahrheit ging es den Stadtvätern aber um die zusätzlichen steuerlichen Abgaben.

Im Laufe der Jahrzehnte nahmen sich weitere Städte ein Beispiel an Eldiss und weiteten ihre Macht aus. Siedlungen, die sich auflehnten, wurden mit Gewalt unter das Joch der Stadträte gezwungen. Doch auch diese Form der Herrschaft trug bereits den Keim ihres Untergangs in sich.

Schriftlichen Überlieferungen zufolge entstand

der Adel im Jahr 466 Z M in Ancoda. Ein Stadtrat namens Darl Wordan hinterging seine Amtsbrüder und riss die Macht an sich. In Eldiss und Rogfa ereignete sich Ähnliches. Hingegen gelang es in Aw'rila und Sam'sama reichen Kaufleuten mithilfe des Wintervolkes und Söldnerarmeen die Stadträte abzusetzen und selbst die Macht zu ergreifen.

Scari war fortan in fünf Gebiete unterteilt, die seitdem von fünf Familien regiert werden. Die Herrscherfamilien versprachen im Sinne des Volkes zu herrschen und für dessen Schutz zu sorgen. Doch nach wenigen Jahren zeigte sich, dass sie vor allem auf ihren eigenen Vorteil bedacht waren. Auch die ersten Kriege ließen nicht lange auf sich warten. Die Bürger bekämpften die Herrscherfamilien, die Herrscherfamilien bekämpften sich untereinander. In den Geschichtsbüchern werden diese Jahrhunderte als die Findungszeit der modernen Gesellschaft bezeichnet.

Die Tonkari waren zu jener Zeit immer wieder die Leittragenden der menschlichen Uneinigkeit. Sie wurden aus ihren Dörfern vertrieben oder zur Belustigung umgebracht. Ihre Zahl war damals noch zu gering, als dass sie wirksam hätten Widerstand leisten können. Doch lernten sie von den Menschen, indem sie sie beobachteten. Aus dem einstigen Naturvolk erwuchsen innerhalb weniger Jahrhunderte zwei konkurrierende Reiche, die jene der Menschen in ihre Grenzen verwiesen.

Appendix 8
Die Bankfeste

Die Bankfeste befindet sich in Ancoda, der größten Stadt Scaris und wurde im Jahr 528 Z M eröffnet. Es ist kein Zufall, dass die Gründung der Bank nur wenige Jahrzehnte nach der Einführung des Adels erfolgte. Die an Macht und Reichtum erstarkten Herrscherfamilien sahen sich mit dem Problem konfrontiert, keine ausreichend sicheren Verwahrungsorte für ihr Vermögen zu finden, sowohl für das private als auch für die Steuergelder. Auf einer Versammlung der Könige im Jahr 519 Z M wurde der Bau einer Festung beschlossen, in der die Gelder der Herrscherfamilien verwahrt werden sollten. Finanziert wurde der Bau zwar überwiegend aus Steuergeldern, doch um sich in der Nähe ihres Vermögens zu wissen, beteiligte sich die Familie Wordan mit einem großzügigen Zuschuss. Im Gegenzug oblag ihr die Entscheidung, wo die Feste gebaut werden sollte.

Es wurde eine weitverzweigte unterirdische Anlage ausgehoben und mit Mauern befestigt, viele Stockwerke tief unter der Erde und bestehend aus hunderten Kammern. Vergleichbar nur mit den Katakomben unter dem Pantheon von Ancoda.

Ebenerdig wurde die eigentliche Feste errichtet, welche wiederum von Gräben und einer Mauer mit Zinnen und Wehrgängen umgeben war. Die elitäre Einheit der Festen-Garnison, die aus zweitausend handverlesenen Soldaten besteht, sorgt im Innern und bei Geldtransporten für Sicherheit. Angeblich soll die Bankfeste auch einer monatelangen Belagerung durch ein Heer standhalten können. Seit dem Ende der Bauarbeiten wurde jedoch kein Fall von Diebstahl, Einbruch oder Raub bekannt. Die Bankfeste gilt nicht nur als sicherster, sondern auch als ein sagenumwobener Ort auf Scari.

Eine weitere Aufgabe der Bankfeste, ist das Verleihen von Geld und das Wiedereintreiben desselben. Dafür beschäftigt sie eine Reihe von Justiziaren, Konsultanten und zwielichtigen Gestalten, die auch vor Gewalt nicht zurückschrecken. Gerüchten zufolge sollen zahllose Menschen, besonders aber solche von Adel, hoch verschuldet sein.

Appendix 9
Die Bestattungsriten der Mittelländer

Nach dem Tod eines Menschen soll die Bestattung möglichst bald stattfinden. Der Leichnam wird entkleidet aufgebahrt und es folgt die Waschung durch Verwandte oder nahestehende Freunde. Ein hölzerner Eimer wird herumgereicht. Jeder gießt eine Kelle Wasser über den Verstorbenen, bis die Haut vollständig benetzt ist. Anschließend kleiden die Angehörigen den Leichnam in ein weißes Baumwollgewand. Wasser und Gewand symbolisieren die Reinwaschung und die Befreiung von allem Weltlichen. Egal, was für ein Mensch der Verstorbene war, im Tod und im Angesicht der Götter gelten alle Seelen als gleich.

Während alle Verstorbenen die Waschung und die Gewandung erfahren, entscheidet ihr Stand über die Art ihrer Bestattung. Gewöhnlichen Bürgern wird die Feuerbestattung zuteil. Auf dem Ruheacker werden sie auf einem Stapel Holzscheite, den sogenannten Ruhescheiten, aufgebahrt und eingeäschert. Die Asche des Toten, die sich mit der Asche des Holzes vermischt hat, bedeutet den Hinterbliebenen nichts.

Eine besondere Form der Bestattung wird Soldaten zuteil, die im Kampf gefallen sind. Nachdem sie in das weiße Gewand gehüllt wurden, werden sie auf ein Brett gelegt und mit Baumwollbändern fest mit diesem verschnürt. Auf dem Ruheacker wird ein vier Schritt tiefes Grab ausgehoben, in dem der Verstorbene aufrecht stehend beigesetzt wird. Mit dieser aufrechten Haltung werden sein Mut und seine Selbstlosigkeit über den Tod hinaus geehrt. Dem aufrechten Tod folgt der aufrechte Weg in Jahowes Reich. Die Hinterbliebenen sollen mit Stolz und Ehrfurcht an den Soldaten zurückdenken.

Eine weitere Bestattungsform wird Personen zuteil, die sich in besonderem Maße für das Volk eingesetzt haben, zum Beispiel Mitgliedern der Königshäuser. Die Familien solch einflussreicher Menschen besitzen zumeist ein eigenes Grabgewölbe auf dem Ruheacker. Üblicherweise führt eine steinerne Treppe zu einem massiven Eisentor oder Gitter, hinter dem sich das Gewölbe zwei Schritt unter der Erde befindet. Es ist mit Stein ausgekleidet und wird mit jeder Generation erweitert. Die Toten werden liegend in den Wänden beigesetzt und eingemauert.

Die Menschen glauben, dass die Geister der Verstorbenen in Jahowes Reich einkehren, wo sie ein endloses Leben führen, frei von der Mühsal des Weltlichen. Dieses Reich ist für die Lebenden nicht zu sehen. Sie glauben aber, dass es sich zwischen den Sternen des Plystiums befindet.

Leider kommt es ab und an zu Todesfällen, bei denen keine Beisetzung möglich ist. Beispielsweise, wenn ein Jäger nicht von einer Jagd zurückkehrt, weil er von einem Raubtier gerissen wurde.

Die Seele des Toten gelangt auch ohne Bestattung in Jahowes Reich, doch die Hinterbliebenen begehen oft eine Beisetzung ohne Leichnam. Einerseits, um die Gelegenheit zu haben, sich von dem Verstorbenen zu verabschieden. Andererseits, um dafür zu beten, dass seine Seele sicher in Jahowes Reich einkehrt.

Viele Menschen glauben, dass die Geister mancher Verstorbener als Wiederkehrer nach ihrem Tod umherwandeln. Manchmal als wolkenartiger Dunst, manchmal als willenloser, lebendiger Kadaver, der sich aus seinem Grab befreit hat. Die Menschen glauben, dass es sich um die Seelen derer handelt, denen Waschung und Gewandung, und damit die Befreiung von allem Weltlichen, verwehrt blieb. Sie sind mit der Welt nicht im Reinen und bleiben auf ihr gefangen.

Zwar gibt es keine glaubhaften Berichte von Augenzeugen, dass solche Wiederkehrer tatsächlich existieren, allenfalls von Trunkenbolden oder Geisteskranken, doch unterstützt der Klerus den Glauben an sie. Darüber hinaus bieten viele Kleriker Befreiungsrituale an, um die feststeckenden Seelen der Verstorbenen zu befreien, allerdings nur gegen eine Gebühr.

Appendix 10
Wirtschaft und Währung auf Scari

Jedes Königreich prägt seine Münzen mit dem Wappen des Königshauses und dem Jahr der Prägung. Dadurch lässt sich die Herkunft einer Münze bestimmen, auch wenn sie in allen Königreichen verwendbar ist. Die Münze mit dem höchsten Wert ist ein Goldling, der den zehnfachen Wert eines Silberlings hat. Dieser wiederum hat den zehnfachen Wert eines Kupferlings.

Grundlage für die Kaufkraft der Währung ist der Silberstandard, der den Gegenwert eines Silberlings in Waren oder Dienstleistungen festlegt. Dies geschieht in Form einer umfangreichen Tabelle, von der Händler nur in einem geringen Maß abweichen dürfen. Damit alle Waren und Dienstleistungen auf Scari einen vergleichbaren Preis haben, treffen sich die Schatzmeister und Schatzdiener jährlich, um die Preise abzustimmen. Dabei werden auch Preisänderungen berücksichtigt, wie sie durch Güterverknappung, beispielsweise durch Dürren, entstehen.

Appendix 11
Das Mysterium der Sprachen

Als das Mysterium der Sprachen wird ein seit Jahrhunderten währender Streit zwischen dem Klerus und Generationen von Gelehrten bezeichnet. Es geht um einen Widerspruch im kanonischen Weltbild gegenüber den Erkenntnissen der Gelehrten.

Vor allem Altertumskundige sind davon überzeugt, dass die Weltanschauung, welche der Klerus vertritt, nicht richtig sein kann. Vielerorts wurden Steintafeln gefunden, die vor dem Zeitalter der Menschen entstanden sein müssen. Die darauf niedergeschriebene Sprache, das Alt-Eserisch, wird heute weder gesprochen noch geschrieben. Dem klerikalen Weltbild nach, reinigten die Götter Scari von allen Spuren der Eseren, bevor sie das Zeitalter der Menschen einläuteten. Der Klerus erklärt diesen Widerspruch mit der Ungenauigkeit der Überlieferungen. Er behauptet, die Götter hinterließen absichtlich Überbleibsel der Eseren, damit die Menschen von ihnen lernen können. Die Gelehrten widersprechen und behaupten, dass das kanonische Weltbild fehlerbehaftet oder gar gänzlich falsch sei. Sie behaupten, dass sich die Sprachen auf Scari anders entwickelt haben müssen, worauf auch ihre Verwandtschaft schließen lässt.

Neben dem Eserisch und seinen lokalen Dialekten, gesprochen von den Menschen der Mittellande, existieren zwei weitere Sprachen. Das Gordisch, gesprochen vom Wintervolk, und die Safa-Sprache des Dschungelvolks. Auch diese Sprachen besitzen lokale Dialekte. Doch in allen drei Sprachen finden sich Gemeinsamkeiten mit dem Alt-Eserisch und Gemeinsamkeiten zueinander. Der Klerus sieht darin die Absicht der Götter, es den Menschen zu vereinfachen, die anderen Sprachen zu lernen. Die Gelehrten haben verschiedene andere Theorien, von denen manche die Götter sogar gänzlich außenvorlassen.

Der Name der Göttin Jahowe geht zurück auf den alt-eserischen Satz *je ja haviti,* was so viel bedeutet wie *Ich bin immer für euch da.*

Appendix 12
Die Klerikeraufstände

Nach der Begründung des Senats im Jahr 3512 Z M fürchtete der Klerus um seine Macht. Die Kleriker argumentierten mit dem zu geringen Einfluss der Götter gegenüber dem Königshaus und dem Volk. Nachdem es monatelang blutige Aufstände gab, besonders in den Straßen Ancodas, wurde das System der zwei Säulen eingeführt, durch das Königshaus und Klerus gleichberechtigt herrschen. Dem König wurde daraufhin vorgeworfen, dem Klerus gegenüber nachgegeben zu haben, um den Frieden wiederherzustellen, statt seine Autorität mit aller Härte durchzusetzen.

Gleichzeitig wurden die Befugnisse des Senats eingeschränkt, sodass er zu einer Alibi-Institution verkümmerte. Durch seine Gründung wollte das Haus Wordan dem Volk ursprünglich mehr Mitgestaltungsmöglichkeiten in der Politik einräumen. Doch durch die gewaltsamen Umbrüche profitierte lediglich der Klerus von dieser Umgestaltung. Er gelangte zu mehr Macht als jemals zuvor.

Appendix 13
Der Reitende Herold

Der Reitende Herold ist eine Zeitung, die monatlich in Ancoda erscheint. Herausgegeben wird sie von der Gilde der Kaufleute. Diese hat es sich zum Ziel gemacht, die Bewohner der größten Stadt Scaris über die Geschehnisse im Königreich und über seine Grenzen hinaus zu benachrichtigen.

Seit sie im Jahr 1098 Z M erstmals erschien, gab es immer wieder Jahrzehnte, in denen die Zeitung nicht weitergeführt wurde. Seit rund vierhundert Jahren jedoch erscheint sie durchgängig.

Den Herausgebern stehen hunderte von berittenen Kurieren zur Verfügung, deren Aufgabe es ist, Neuigkeiten in der Welt zu sammeln und nach Ancoda zu bringen. Da die Herstellung der Zeitung aufwendig ist, gelangen manche Neuigkeiten erst in späteren Ausgaben zu den Bürgern. Allein die tausendfache Abschrift dauert Tage, verschafft aber hunderten Menschen einen Broterwerb.

Appendix 14
Beispiele für Wahlsprüche

Haus Wordan (Eserien):
»Nächstenliebe, Gerechtigkeit, Tradition«
Die Tugenden der Wordan-Dynastie.

Die Hofgarnison des Hauses Wordan:
»Den Göttern zur Ehr', dem Hause zur Wehr!«
Der Spruch betont einerseits die unantastbare Loyalität dem Königshaus gegenüber, andererseits die Frömmigkeit der Hofgarnison.

Haus Narani (Aresien):
»Wir fordern, was uns zusteht.«
Der Wahlspruch des Hauses Narani formuliert das Selbstvertrauen des zweitgrößten Reiches auf Scari.

Die Blaue Garnison (Hofgarnison Haus Narani):
»Götter seid mit uns!«
Betont das Vertrauen in den Willen der Götter.

Haus Inatry (Argul):
»Jedem sein Schwert!«
Betont das Selbstvertrauen der Familie und die Bereitschaft, die eigenen Rechte nötigenfalls mit Waffengewalt zu verteidigen.

Haus Canshaya (Sarasien):
»Brüderlichkeit in aller Munde.«
Betont die friedliebende Gesinnung des Hauses, besonders im Hinblick auf das Wintervolk, die Ureinwohner Sarasiens.

Haus Sekona (Tauria):
»Unsere Zukunft liegt im Norden!«
Die Bewohner Taurias sind für ihre Traditionstreue und Heimatliebe bekannt. Sie pflegen nur wenige Beziehungen zu den anderen Reichen und bleiben gerne unter sich.

Der Klerus:
»Bete und verkünde.«
Die zentralen Aufgaben des Klerus.

Der Reitende Herold:
»Die Wahrheit voraus!«
Betont die Verkündung der Wahrheit als oberste Priorität der Zeitung.

Die Bankfeste:
»Nicht Mensch noch Gott soll diese Mauern wanken.«
Unterstreicht die Autonomie und Unantastbarkeit der Bankfeste.

Gilde der Gelehrten:
»Glaube nicht. Denke!«
Naturkundige, Entdecker, Lehrmeister und die meisten anderen Gelehrten sind der Überzeugung, dass man nichts glauben sollte, von dem man sich nicht selbst überzeugt hat. Besonders skeptisch stehen sie den Lehren des Klerus gegenüber.

Die Sonnenboten:
»Wir erinnern uns!«
Unterstreicht die Zuverlässigkeit und Vertrauenswürdigkeit der Sonnenboten.

Gilde der Kaufleute:
»Dem Emsigen seine Krone!«
Mit Krone ist das auf jeder Münze geprägte Wappen gemeint. Wer sich redlich bemüht, soll bekommen, was ihm zusteht.

Gilde der Fischer:
»Von Küste zu Küste, vom Quell zur Mündung.«
Der Spruch wird unter Fischern häufig als Begrüßung oder Verabschiedung verwendet und betont die Einigkeit der Fischer ungeachtet ihrer Herkunft.

Gilde der Schmiede:
»Feuer und Eisen!«
Die Grundbestandteile einer Schmiedearbeit.

Gilde der Glasmacher:
»Sand und Feuer – gar nicht teuer!«
Obwohl Sand und Feuer nicht teuer sind, ist das daraus gewonnene Glas nur für Wohlhabende erschwinglich, was auf den aufwendigen Herstellungsprozess zurückzuführen ist. Die Gilde der Glasmacher hat es sich zur Aufgabe gemacht, den Prozess zu vereinfachen, damit Glas für jeden erschwinglich wird. Nicht zuletzt, um einen größeren Markt zu erschließen.

Appendix 15
Menschliche Namen – Bedeutung und Herkunft

Hellrike

Hellrike ist eine moderne Abwandlung des Namens Rike und wurde erstmals 3288 Z M schriftlich festgehalten. Seine Herkunft gilt als sicher begründet. Rike Belati war die erste Konsultantin des Hauses Wordan und die erste Frau aller fünf Königreiche, die jemals dieses Amt bekleidete. Aufgrund ihrer Beliebtheit beim Volk und ihrer überaus erfolgreichen Arbeit bekam sie den Beinamen »Die helle Rike«.

Lirtscha

Dieser Name geht zurück auf die gleichnamige Mutter aller Menschen. Er wird bis heute verwendet, auch wenn er mancherorts als altmodisch gilt. Trägerinnen dieses Namens wird Ungeschicktheit oder Einfältigkeit nachgesagt.

Meson

Der Name bedeutet »Sohn von Meh«. Meh Ebur war der erste Bauer, der sich um das Jahr 195 Z M auf dem Gebiet des heutigen Haspal niederließ und damit als ihr Gründervater gilt. Die Verwendung des Namens Meson wurde rund einhundert Jahre später erstmals schriftlich belegt.

Sythar
Der Name geht zurück auf den gleichnamigen Vater aller Menschen. Häufig wird er von Eltern verliehen, die sich für ihren Sohn Ruhm und Reichtum wünschen.

Willorc
Es gilt als sicher, dass Willorc einer der ältesten männlichen Namen auf Scari ist. So erschien er bei der ältesten dokumentierten Volkszählung bereits mehr als zweidutzend Mal. Diese Zählung fand in Ancoda im Jahr 153 Z M statt. Der Ursprung des Namens ist jedoch nicht bekannt.

Appendix 16
Mittelländische Maßeinheiten

1 Tausendschritt	1 Kilometer
1 Schritt	1 Meter
1 Elle	30 Zentimeter
1 Handbreit	10 Zentimeter
1 Fingerbreit	2 Zentimeter
1 Stein	1 Kilogramm
1 Rechtschritt	1 Quadratmeter
1 Fass	500 Kilogramm
1 Schiffsfass	1 Tonne

Appendix 17
Terminologie im Überblick

Ancoda / Die Unvergängliche
Hauptstadt Eseriens und mit rund siebenhundertfünfzigtausend Einwohnern (Stand 3430 Z M) die größte Stadt Scaris. Hier befindet sich auch der Palast des Königshauses Wordan sowie das Große Pantheon.

Adjutor
Sie sind die Gehilfen der Konsultanten. Es ist ihre Aufgabe, alle Aspekte einer Entscheidung zu bedenken und zu diskutieren, damit der Konsultant den König bestmöglich beraten kann. In vielen Fällen gehen die Aufgaben des Adjutors aber weit darüber hinaus. Einige sind Diener, Köche oder sogar Liebhaber des Konsultanten.

Aresische Breite
Mit einer Länge von siebenhundert Tausendschritt ist sie das größte Gebirge Scaris. Am östlichen Ende befindet sich der Himmelsberg, dessen genaue Höhe nicht bekannt ist. Es heißt, er reiche bis in das Plystium und man könne von seinem Gipfel aus mit Jahowe sprechen. Obwohl es viele versuchten, erreichte den Gipfel bislang niemand.

Aufgrund seiner Ausmaße prallen die feuchtigkeitsreichen Südwinde auf die Hänge des Gebirges und entledigen sich ihrer Wasserlast.

Während sich nördlich die Aresische Wüste ausbreitet, gedeiht südlich ein dichter Dschungel, der wegen seiner starken Regenfälle den Namen Flutwald trägt.

Aresische Wüste

Eine beinahe niederschlagslose Gegend nördlich der Aresischen Breite. Während sie im Süden aus grobem Stein besteht, wird das Landschaftsbild des Nordens von Sand und Dünen bestimmt. Sie hat eine Ausdehnung von eintausend mal siebenhundert Tausendschritt.

Aw'rila

Die Hauptstadt von Sarasien. Der Name stammt aus dem Gordischen, der Sprache des Wintervolks, und bedeutet »Heimat« aber auch »Haus« oder »Hütte«. Das Haus Canshaya sowie seine Untertanen pflegen seit jeher eine freundschaftliche Verbindung zum Wintervolk.

Beigard

Eine im Südwesten Aresiens gelegene Küstenstadt mit rund fünfundsiebzigtausend Einwohnern (Stand 3430 Z M).

Bissnatter

Diese in gemäßigten Klimaregionen weitverbreitete Schlangenart stellt eine Gefahr für jeden dar, der im Wald unterwegs ist. Das beim Biss injizierte

Gift wirkt innerhalb von Augenblicken und ist in jedem Fall tödlich. Selbst große Tiere wie Rinder und Pferde überleben einen Biss nur selten.

Bitterpilz
Eine hochgiftige Unterart des Süßpilzes. Die beiden Arten unterscheiden sich optisch nur durch einen geringen Farbunterschied des Fruchtkörpers.

Blutwölfe
Die sarasischen Blutwölfe sind zu Kriegszwecken abgerichtete Schneewölfe aus den Hochebenen im Vorland der Schneehöhen. Mit einer Schulterhöhe von anderthalb Schritt sind sie deutlich größer als ihre mittelländischen Verwandten.

Während ihrer Ausbildung werden die Tiere darauf abgerichtet, jeden zu töten, der sich dem Wolfsführer nähert. Sie reagieren vor allem auf den Angstgeruch eines Menschen. Daher kommt es häufig vor, dass Kämpfer aus den eigenen Reihen oder unbescholtene Bürger den Blutwölfen zum Opfer fallen. Um dennoch nicht die Kontrolle über die Tiere zu verlieren, werden nie mehr als zwei oder drei Dutzend eingesetzt. Auch wird jeder Wolf darauf abgerichtet den Worten seines Führers blind und unverzüglich zu folgen.

Neben ihrem Blutdurst ist die Treue der Tiere berüchtigt. Wenn ein Wolfsführer verwundet oder getötet wird, weicht ihm sein Wolf nicht von der Seite und verteidigt ihn mit dem Leben.

In Schlachten, in denen Blutwölfe eingesetzt werden, sind sie oft das erste Ziel von Bogenschützen. Das versuchen die sarasischen Wolfsführer zu verhindern, indem sie ihren Tieren leichte Rüstungen und Hauben anlegen, die zusätzlich mit Klingen bewehrt sind.

In der Schlacht ist der Blutwolf ein angsteinflößender Gegner, mehr noch, als es ein Schneewolf ohnehin wäre.

Das Buch der letzten Wahrheit
Ob dieses Buch tatsächlich existiert ist nicht bekannt. Angeblich beinhaltet es Geheimnisse über die Götter und die Vergangenheit Scaris. Geschrieben wurde es von einem Propheten, der vor rund dreitausend Jahren lebte und von sich behauptete, die Wiedergeburt eines Eseren zu sein.

Das Buch Jahow
Der erste Dokan verfasste dieses Buch und es wird seither von einem Vorsteher an den nächsten weitergegeben. Jedes der Oberhäupter schreibt seine Interpretation des zweigöttlichen Willens hinein. Dabei steht es jedem Dokan frei, ob er das Geschriebene seiner Vorgänger ändert oder übernimmt. Auf diese Weise soll es im Laufe von Jahrtausenden möglich sein, den Willen der Götter herauszudestillieren, ohne sich auf Interpretationen zu stützen.

Die Kritiker des Klerus, besonders aus den

Reihen der Königsfamilien, behaupten jedoch, dass die willkürlich niedergeschriebenen Gedanken nichts mit dem Willen der Götter zu tun haben. Vielmehr sei dieser immer nur ansatzweise von einem Menschen zu ergründen. Das Vorhaben des Klerus sei demnach Gotteslästerung.

Alle zehn Jahre wird das Buch von Stadtschreibern abgeschrieben und vervielfältigt, damit es den Bürgern zugänglich gemacht werden kann. Es wird auch das Buch der Heiligkeiten genannt.

Dokan
Er ist das Oberhaupt des Klerus und verkündet den Willen der Götter auf Scari. Seinen Sitz hat er im Großen Pantheon von Ancoda.

Dornenbeere
Eine dunkelrote Beere, die ihr Inneres durch eine feste Schale mit harten Dornen schützt. Da das Fleisch der Dornenbeere süß schmeckt und nahrhaft ist, steht sie auf dem Speiseplan aller, die in der Lage sind, ihre Schale zu öffnen.

Dornzahn
Diese vierbeinigen Dickhäuter erreichen eine Schulterhöhe von acht Schritt und sind damit die größten Landtiere Scaris. Auffälligstes Merkmal neben ihrer Größe und dem langen Hals sind die kurzen, dicken Stoßzähne, die sie in Revier- und Paarungskämpfen einsetzen.

Zweimal jährlich ziehen die Tiere entlang ihrer Wanderrouten über den Kontinent. Zu tausenden durchqueren sie die Lande. Die Jungtiere werden von großen Räubern wie Schwertzähnen und Greifen, aber auch von Tonkari und Menschen gejagt.

Schon bei der Geburt haben die Jungtiere die Größe eines Rindes. Nach zwei Jahren haben sie dann keine natürlichen Feinde mehr.

Eldiss
Die Hauptstadt von Argul und Sitz des Hauses Inatry. Sie ist mit rund fünfhunderttausend Einwohnern die zweitgrößte Stadt Scaris (Stand 3430 Z M).

Eseren
Sie waren die erste Hochkultur, die auf Scari lebte. Der Überlieferung nach waren sie sehr viel größer als Menschen, und besaßen lange und dünne Gliedmaßen. Nachdem Horad ihnen ihr Allwissen und ihre Unsterblichkeit genommen hatte und sie ohne den Schutz Jahowes auskommen mussten, ging ihre Kultur unter.

Feldknollen
Als Feldknollen werden die Wurzeln von unscheinbaren Gewächsen bezeichnet, die den Menschen als Grundnahrungsmittel dienen. Die Knollen sind lang und schmal und von einer

dünnen braunen Schale überzogen. Da die Pflanze sowohl kalte, wie auch trockene Perioden übersteht, ist sie eine zuverlässige Nahrungsquelle und wird von zahlreichen Bauern angebaut.

Feuerkraut
Eine auf Scari weitverbreitete Pflanze, die aber bevorzugt in gemäßigten Breiten vorkommt. Die unscheinbar aussehenden Gewächse verfügen über winzige nadelartige Stacheln, die bei Berührung ein schwaches Gift aussondern. Auf der Haut ruft es einen starken Juckreiz und Ausschlag hervorruft.

Feuerkraut wird von Menschen und Tonkari gleichermaßen für die Zubereitung von Tees und Salben verwendet.

Flutwald
Ein dichter Urwald im Süden des Kontinents, der etwa ein Fünftel des Königreiches Aresien bedeckt. Seinen Namen verdankt er den häufigen Regenfällen. Der Flutwald gilt als größtenteils unerschlossen und ist die Heimat der Safa-Menschen.

Freiette/Freiknecht
Freiknechte und Freietten erfüllen zugleich die Aufgaben des ersten Kammerdieners wie auch die des Haus- und Hofmeisters. Im Gegensatz zu den anderen Bediensteten sind sie keine bezahlten Angestellten. Traditionell erhalten sie für ihre

Dienste eine Ausbildung, Kost und Logis sowie ein kleines Wohlgeld. Üblicherweise beginnt die Ausbildung zwischen dem dreizehnten und dem sechzehnten Lebensjahr. Oftmals bleiben die Freiknechte und Freietten ihr Leben lang bei derselben Familie und ersetzen einen älteren Bediensteten, der sie ausgebildet hat. Sie sind hoch angesehen und zumeist ist es eine Ehre für sie, ihren Dienst zu tun.

Garbun
Bezeichnung für einen Hauptmann im eserischen Heer. Das Wort stammt aus dem Alt-Eserischen und bedeutet »Zweiter Hüter« oder »Zweiter Wächter«.

Gargar
Eine abfällige Bezeichnung der Menschen für die Tonkari. Sie geht zurück auf die (unrichtige) Wahrnehmung der Menschen, dass die iglische Sprache ausschließlich aus »gar-Lauten« besteht.

Gelbkraut
Eine Blume mit gelben Blütenblättern, die von Menschen und Tonkari für die Zubereitung von Tee und Salat verwendet wird.

Grauente
Eine große Entenart mit graubraunem Gefieder. Sie ist in den gemäßigten Breiten Scaris beheimatet,

überwintert jedoch in den südlichen Regionen. Bei Jägern ist sie eine beliebte Beute.

Greif

Der Greif ist eine Chimäre, die den Körper eines Löwen mit den Flügeln und dem Kopf eines Adlers besitzt. Er bewohnt Gebirgshöhlen und verlässt diese nur für die Jagd, bei der er aus der Luft auf seine Beute herabstürzt. Sie besteht zumeist aus Rindern und halbwüchsigen Dornzähnen. Mit einer Schulterhöhe von bis zu drei Schritt gehört der Greif zu den größten Tieren in Wald und Flur.

Da Greife überaus selten sind, ist wenig über sie bekannt. Von den meisten Menschen werden sie als Bestien angesehen, von anderen als scheue und majestätische Kreaturen. Für die Tonkari ist der Greif ein heiliges Tier, dem sie Opfer bringen.

Graufeder

Als Graufeder bezeichnet man flugunfähige Raubvögel, die eine Schulterhöhe von zwei Schritt erreichen. Ihr Deckgefieder ist hellgrau, während die Unterfedern weiß sind. Anders als bei den meisten Vögeln, unterscheiden sich die Geschlechter nicht durch die Farbe des Gefieders, sondern lediglich durch ihre Größe und ihre unterschiedlichen Laute.

Graufedern verfügen über starke Klauen und Schnäbel und erreichen eine beachtliche Laufgeschwindigkeit. Ihre Nahrung besteht aus Kleintieren und Aas, doch fallen ihnen auch Menschen oder deren Mastvieh zum Opfer.

Einige Tonkari-Stämme züchten Graufedern, um sie als Reit- und Nutztiere zu verwenden. Dabei gelingt es ihnen Exemplare hervorzubringen, die größer und kräftiger sind, als ihre freilebenden Artgenossen.

Großes Pantheon
Diese gewaltige Tempelanlage ist der Hauptsitz des Klerus auf Scari und steht in Ancoda. Sie ist außerdem der Wohnsitz des Dokan. Genau wie der Palast von Ancoda, wurde das Große Pantheon von Gahl Ancott errichtet. Er erlebte seine Fertigstellung aber nicht mehr und ließ das Bauwerk von einem seiner Schüler vollenden.

Haspal
Eine im Süden Aresiens gelegene Küstenstadt mit rund einundachtzigtausend Einwohnern (Stand 3430 Z M).

Hochkleriker
Sie leiten und verwalten die Glaubensgemeinden in allen größeren Städten. In der Hierarchie des Klerus stehen sie unter dem Dokan und über den Klerikern.

Höhlenlöwe
Eine seltene Großkatze, die in Gebirgsregionen lebt, selbst in den kalten nördlichen Gefilden. Sogar in südlichen Regionen tragen diese Tiere einen dichten Pelz. Sie sind träge und behäbig und jagen selten. Vorwiegend ernähren sie sich von Aas.

Manchmal sind Höhlenlöwen ein Anzeichen für die Gegenwart eines Greifen. Der Greif lässt dem Löwen etwas von seiner Beute übrig, dafür entfernt dieser die Reste des Kadavers aus der Höhle des Jägers.

Höhlenmarder
Mit einer Länge von bis zu fünf Schritt ist der Höhlenmarder die mit Abstand größte Marderart auf Scari. Anzutreffen ist er in den mittleren und nördlichen Gefilden des Kontinents. Dabei bewohnt er verlassene Felshöhlen von Bären oder Höhlenlöwen. Eher selten gräbt er eigene Bauten ins Erdreich.

Aufgrund seines Pelzes ist er eine beliebte Beute für Jäger, die in Gruppen unterwegs sind. Ein Einzelner riskiert sein Leben, wenn er sich einem Höhlenmarder in den Weg stellt, denn er schreckt auch vor Beutetieren in seiner Größe nicht zurück.

Hornrind

Eine Büffelart, die Steppen und Graslandschaften gemäßigter Klimaregionen bewohnt. Sie sind mannshoch und besitzen zwei lange Hörner, die wie Lanzen zu den Seiten aus dem Schädel ragen. Die Wintermonate verbringen sie in südlichen Regionen.

Kleriker/Klerus

Der Kleriker steht in der Hierarchie des Klerus an unterster Stelle und erfüllt sämtliche Aufgaben, die nicht der Leitung oder Verwaltung dienen.

Der Klerus verkündet das Wort der Götter und bietet Antworten auf alle Lebensfragen, es bleibt den Menschen jedoch überlassen, ob sie ihm Glauben schenken. Die meisten sind aber dankbar für die Möglichkeit, die Verantwortung für ihr Leben abgeben zu können. Der Klerus besitzt keinerlei Autorität gegenüber dem Volk oder dem König. Er erfüllt lediglich eine beratende oder segnende Funktion, je nachdem, wie sehr ein Bürger oder König den Göttern ergeben ist. Erst durch die Klerikeraufstände im Jahr 3512 Z M erlangte der Klerus eine neue Rolle in der Gesellschaft.

Konsultant

Der Berater eines Königs. Er hat einen Stab von drei oder vier Adjutoren, mit denen er sich berät, um dem König eine fähige Entscheidungshilfe zu sein.

Konzil von Konai
Das Konzil besteht aus neun erwählten Hochklerikern, deren Aufgabe es ist, die vom Dokan vorgenommenen Änderungen im Buch Jahow zu interpretieren. Darüber hinaus stehen sie dem Dokan beratend zur Seite, damit dieser Entscheidungen nach dem Willen der Götter treffen kann. Gerne nutzt das Konzil seinen Einfluss auch, um eigene Interessen durchzusetzen.

Konai ist eine Kleinstadt nordwestlich von Ancoda. Ohne das Konzil würde man sie wohl nur wegen ihrer Nähe zur Hauptstadt Eseriens kennen.

Kullmad
Als Kullmad bezeichnen die Menschen das Reich Horads, die Unterwelt.

Angeblich sind Scari und eine fremde Welt, am anderen Ende des Plystiums, durch das Kullmad miteinander verbunden. Das zumindest soll das Buch der letzten Wahrheit behaupten.

Kullmadklamm
Eine enge und tiefe Schlucht in der Aresischen Breite und Lebensraum eines Greifen.

Die Schlucht wurde im Jahr 299 Z M vom legendären Kartografen Vallis Dragan entdeckt. Er gab ihr ihren Namen und schrieb seine Eindrücke lebhaft in seinem Tagebuch nieder. Darin schätzt er ihre Tiefe auf ungeheure dreitausend Schritt. Am

Rande der Klamm stehend konnte er aufgrund ihrer Dunkelheit nicht den Boden sehen.

Da Vallis Dragan nicht nur Forscher, sondern auch ein frommer Mann war, gab es für ihn keinen Zweifel, dass diese Schlucht einen Weg ins Kullmad darstellt. Dass sie nicht durch die Feuer des Kullmad wie ein Ofen leuchtete, erklärte er damit, dass es einen verschlossenen Durchgang geben müsse. In seinem Tagebuch sprach er von einem irgendwie gearteten Tor, das er aber nie gesehen hatte. Wegen der Angst vor dem Greifen wurde seine Theorie nie überprüft. Zeitgenossen behaupteten jedoch, Dragan habe das Tor nicht erdacht, sondern mit eigenen Augen gesehen.

Meerechse

Ein dem Krokodil ähnliches Reptil, das an den südlichen Küsten lebt. Im Gegensatz zu inländischen Krokodilen besitzt die Meerechse ausgeprägte Schwimmhäute zwischen den Krallen. Ihr auffälligstes Merkmal ist der bis zu drei Schritt lange Hals.

Genauso wie Krokodile wachsen Meerechsen ihr ganzes Leben lang. Sie erreichen jedoch nicht ein so hohes Alter wie ihre an Land lebenden Verwandten.

Milchvieh

Ein vom Menschen aus wilden Rindern gezüchtetes Nutztier. Es ist kleiner als seine freilebenden

Verwandten und hat nur winzige Hörner. Dafür ist es in der Lage, deutlich mehr Milch zu geben. Neben dieser ist vor allem das Fleisch bei den Menschen beliebt. Tatsächlich wird aber jeder Bestandteil des Tieres verwertet.

Morgenkraut
Ein Moosgewächs, das überall auf Scari vorkommt und Teppiche von vielen Rechtschritt Größe bilden kann. Seinen Namen verdankt das Morgenkraut seiner weichen Oberfläche, auf der sich Morgentau absetzt. Dadurch entstehen Felder, zumeist in Sumpfgebieten, die den Eindruck eines stehenden Gewässers oder eines Spiegels erwecken.

Namoska
Sie ist die größte Insel auf Scari und gehört herrschaftlich zum Königreich Aresien. Namoska ist von dichten Regenwäldern bedeckt und gilt als wild und unerschlossen. Lediglich die Küste am Golf von Haspal ist mit Dörfern und kleinen Städten besiedelt. Die Menschen leben hauptsächlich von Fischerei und Jagd.

Pagodenbäume
Eine riesige Baumart, die eine flache aber breite Krone besitzt. Diese spendet Schatten und hüllt Waldgebiete in Dunkelheit. Pagodenbäume können zwei- bis dreimal so groß wie Eichen oder Buchen werden. Sie nehmen anderen Pflanzen das

Licht weg, weshalb sich unter ihnen oft Lichtungen bilden.

Palast von Ancoda
Der Palast von Ancoda ist das größte Gebäude Scaris und der Sitz des Hauses Wordan. Er besitzt die Form einer Pyramide und hat eine Kantenlänge von annähernd dreihundert Schritt. Erbaut wurde er von Gahl Ancott, dem bekanntesten Baumeister Scaris. Der Bau dauerte sechzehn Jahre. Bei seiner Fertigstellung war Ancott erst sechsunddreißig. Ein weiteres seiner bekanntesten Bauwerke ist das Große Pantheon.

Plystium
Das Plystium ist der Lebensraum der Götter. Das Medium jenseits des Himmelsgewölbes und des Kullmad, in dem sich nur die Götter bewegen können. Wie es aussieht, ist unbekannt, und es wird vom Klerus nicht gerne gesehen, darüber Vermutungen anzustellen. Dieses Wissen soll ausschließlich den Göttern vorbehalten sein. Angeblich sollen jedoch Einzelheiten hierzu im Buch der letzten Wahrheit stehen.

Präventor
So bezeichnet man im eserischen Heer einen Heermeister. Das Wort stammt aus dem Alt-Eserischen und bedeutet »Erster Hüter« oder »Erster Wächter«.

Rauschblüte/Rauschblumen
Die Tonkari verwenden die getrockneten rosafarbenen Blüten von Rauschblumen bei ihren Meditationen und Ritualen. Der Rauch der glimmenden Blüten wird eingeatmet und entfaltet eine halluzinogene Wirkung. Die Tonkari glauben, in diesem Zustand den Geistern näher zu sein.

Riesenhirsch
Diese Hirschart ist mit einer Schulterhöhe von bis zu zweieinhalb Schritt die größte Scaris. Besonders imposant ist das schaufelförmige Geweih der Männchen, das von einer Seite zur anderen vier Schritt messen kann. Die Tiere benutzen es für Revier- und Paarungskämpfe, aber auch um Pflanzen auszugraben oder Beeren aus Sträuchern zu schlagen. Da das Geweih ihre Bewegungsfreiheit einschränkt, meiden die Tiere Wälder und bleiben auf offenen Grasebenen.

Wegen seiner majestätischen Erscheinung gaben die Menschen dem Riesenhirsch den Beinamen »König der Steppe«. Sein Schädel ziert das Wappen des Hauses Narani von Aresien.

Riesenkrake
Riesenkraken sind zehnarmige Kopffüßer, die in den Tiefen der Meere leben. Es wurden bereits die Kadaver kleinerer Tiere angespült, doch gibt es Berichten von Seeleuten zufolge Exemplare von enormer Größe. Ihre Tentakel sollen eine Länge

von fünfzig Schritt erreichen. Sie sind einer der Gründe, warum die Menschen keine Fischerei über die Küstenregionen Scaris hinaus betreiben. Dabei gibt es keine Beweise dafür, dass so riesige Kraken überhaupt existieren. Bei vergangenen Schiffsunglücken gab es nur wenige Überlebende, die allesamt den Verstand verloren zu haben schienen.

Sollte es diese riesigen Kraken geben, sind sie die zweitgrößten Wesen, die Scari beheimatet.

Rogfa
Hauptstadt des Königreiches Aresien und Sitz des Königshauses Narani. Mit einhundertvierzigtausend Einwohnern (Stand 3430 Z M) ist Rogfa zwar deutlich kleiner als Ancoda oder Eldiss, dennoch ist sie die drittgrößte Stadt Scaris.

Safa-Menschen/Dschungelvolk
Der Begriff Safa bezeichnet den südlichen Teil des Kontinents und Safa-Menschen werden die im Dschungel lebenden Ureinwohner genannt. Der Begriff stammt aus ihrer Sprache; was er bedeutet, weiß jedoch niemand genau. Möglicherweise einfach nur »Mensch«. Abgesehen davon, dass sie in Baumhütten leben und geschickte Jäger sind, ist wenig über sie bekannt. Sie treten anderen Menschen gegenüber eher aggressiv auf und legen ein ausgeprägtes Revierverhalten an den Tag.

Sam'sama
Hauptstadt des Königreiches Tauria. Der Name stammt aus der Sprache des Wintervolks und bedeutet »Ankunft« aber auch »Eroberung«. Die Familie Sekona sowie ihre Untertanen pflegen seit jeher ein friedliches Miteinander mit dem Wintervolk.

Scari
Mit Scari ist sowohl der Kontinent, wie auch die gesamte Welt gemeint. Die Menschen unterscheiden hier nicht, da der Rest der Welt für sie nicht von Belang ist. Ihrer Meinung nach besteht die Gefahr, vom Rand Scaris herunterzufallen, weshalb sie keine ausgeprägte Schifffahrt betreiben, abgesehen von küstennaher Fischerei. Die Ozeane sind für sie somit wenig interessant. Hinzu kommen die Gefahren durch Stürme und Mangelernährung an Bord, sowie die Angst vor riesigen Meeresbewohnern.

Scari ist mit einer Nord-Süd Ausdehnung von rund zehntausend Tausendschritt ein gewaltiger Kontinent und beheimatet etwa dreihundertmillionen Menschen. Reisen zwischen den Hauptstädten der Königreiche dauern oft Monate, weshalb sich die Kommunikation in erster Linie auf die Nutzung der Sonnentürme beschränkt.

Das Wort Scari entstammt dem Alt-Eserischen Wort Esca und bedeutet »Boden« oder auch »Land«.

Schildkröte
Ein Reptil, das sich sowohl am Waldboden, wie auch in flachen Gewässern zuhause fühlt. Schildkröten ernähren sich von Gras und Beeren und erreichen eine beachtliche Größe. Anders als andere Reptilien wächst die Schildkröte nicht ihr ganzes Leben.

Noch nie wurde der natürliche Tod eines solchen Tieres beobachtet, wodurch der Mythos entstand, sie seien unsterblich. Fest steht jedoch, dass sie viele Jahrhundert, vielleicht Jahrtausende alt werden können. Die Tonkari berichten sogar von Exemplaren, die aufgrund ihres Alters gelernt hatten, sich in einfachen Worten auszudrücken.

Schnappblüte
Eine fleischfressende Pflanze, die vorwiegend in den südlichen Regionen Scaris vorkommt. Sie lockt ihre Beute durch einen süßlichen Geruch an, bis diese sich der schaufelförmigen Blüte genähert hat. Durch feine Sinneshärchen erkennt die Schnappblüte ihre Opfer und schließt sich reflexartig.

Ihre bevorzugte Beute sind fliegende Insekten, doch soll es Exemplare geben, die groß genug sind, um einen Menschen zu vertilgen.

Schneehöhen
Ein ausgedehntes Gebirge im Norden Scaris. Die Schneehöhen bedecken die Hälfte des Königreiches Sarasien und sind eine der lebensfeindlichsten Regionen des Kontinents.

Schwertzahn
Diese Großkatze gehört zu den gefürchtetsten Räubern in Wald und Flur. Aus ihrem Oberkiefer ragen Eckzähne, die so lang sind, dass sie bei geschlossenem Maul über den Unterkiefer hinausragen. Damit und mit seinen Pranken, verursacht das Tier klaffende Wunden im Fleisch seiner Beute. Der Schwertzahn gehört mit einer Schulterhöhe von bis zu zwei Schritt zu den größten Raubtieren auf Scari.

Seuchenmaske
Da man die Übertragung mancher Krankheiten nicht erklären konnte, entstand der Irrglaube, Ansteckung entstehe durch den Geruch der Kranken und Toten. Um sich vor diesem zu schützen, werden Masken mit langen Nasen gefertigt, in die wohlriechende Kräuter gepresst werden.

Sichelmark
Als Sichelmark bezeichnet man einen Teil des Grenzlandes zwischen Eserien und Aresien. Die Mark verdankt ihren Namen den zahllosen Getreidefeldern, deren Erträge über die Hälfte des Bedarfs Eseriens decken.

Siegmund
Eine im Südwesten Aresiens gelegene Küstenstadt mit rund sechzigtausend Einwohnern (Stand 3430 Z M).

Sonnenbote/Sonnenturm
Als Sonnenboten bezeichnet man die Männer, die auf den Sonnentürmen ihren Dienst verrichten. Die Sonnentürme sind die einzige Möglichkeit auf Scari, schnell und über weite Entfernungen Botschaften zu übermitteln. Hierzu wird ein großer Spiegel in einer beweglichen Mechanik verwendet. Da der obere Teil des Turms nicht überdacht ist, kann der Spiegel das einfallende Sonnenlicht reflektieren. Alle etwa fünfzig Tausendschritt befindet sich ein weiterer Turm, auf dem die Sonnenboten die Reflexion sehen und weiterleiten. Durch die Mechanik werden am Ausgangsturm Klappen in einer festgelegten Abfolge vor die Reflexion bewegt, um eine Nachricht zu übermitteln. Diese wird so von einem Turm zum nächsten weitergeleitet.

Der größte Turm dieser Art hat eine Höhe von

über vierhundert Schritt und steht zwischen Eldis und Rogfa. Aufgrund seiner Lage und Höhe verfügt auch der Palast von Ancoda über eine Spiegelmechanik.

Da dieses System sehr aufwendig ist, existieren die Sonnentürme nur zwischen den Hauptstädten der Königreiche. Trotz des unschätzbaren Wertes der Fernmeldung, besitzt diese Einrichtung einen nicht zu unterschätzenden Nachteil: Sie ist auf sonniges Wetter angewiesen.

Um die Verfälschungen einer Nachricht durch die häufige Wiedergabe zu vermeiden, soll diese kurz und eindeutig gehalten werden.

Die Sonnenboten sind zur Verschwiegenheit verpflichtet und genießen in der Gesellschaft ein hohes Ansehen.

Stechfliege
Schlanke, langbeinige Insekten, die sich von Blut ernähren. Ihr Stich ist nicht nur sehr schmerzhaft, sondern kann auch das Wildnisfieber übertragen.

Glücklicherweise sind Stechfliegen mausgroß, sodass sie leicht zu entdecken und abzuwehren sind. Sie werden von Licht angezogen.

Streitblüter
Eine zu Kriegszwecken aus Wildpferden gezüchtete Art. Streitblüter sind mit zweieinhalb Schritt Schulterhöhe die größten Pferde auf Scari. Sie sind besonders kräftig und muskulös, da sie in der

Schlacht eine eigene Rüstung und einen gerüsteten Reiter tragen müssen. Darüber hinaus ist ihnen eine erstaunliche Gelassenheit zu eigen, die sie auch in unerwarteten Situationen nicht scheuen lässt.

Süßpilz

Die in Wäldern am häufigsten vorkommende Pilzart. Ihr Stiel ist weiß, der hutförmige Fruchtkörper hellbraun. Für Menschen sind sie genießbar. Es gibt jedoch eine giftige Unterart, die sich nur durch ihren geringfügig dunkler gefärbten Fruchtkörper vom Süßpilz unterscheidet. Da beide Arten leicht zu verwechseln sind, bleibt das Sammeln Pflanzenkundigen vorbehalten.

Sumpfkrokodil

Als Sumpfkrokodil bezeichnen die Menschen die in den Wäldern und Dschungeln lebenden Krokodile. Ausgewachsene Tiere haben keine natürlichen Feinde und können ein Alter von über dreihundert Jahren erreichen. Da sie ihr ganzes Leben über wachsen, erreichen sie eine beachtliche Größe. Angeblich wurden Exemplare mit einer Länge von über fünfzehn Schritt gesehen.

Das Sumpfkrokodil kommt vorwiegend in den südlichen Regionen Scaris vor, vereinzelt auch in mittleren Breiten mit gemäßigtem Klima.

Tai'dur
Tai'dur wird auch die Stadt aus Eis genannt. Sie ist die Hauptstadt des Wintervolkes und deren einzige größere Stadt. Nach mittelländischen Maßstäben ist Tai'dur allerdings nur ein größeres Dorf.

Talinette
Ein Saiteninstrument, das traditionell aus einem ausgehüllten Baumstamm gefertigt und mit Pferdehaar- oder Darmsaiten bespannt wird. Ihre Töne klingen deutlich tiefer, als die einer Leier.

Waldschrecke
Eine gefährliche, wenn auch äußerst seltene Chimäre. Auf dem Körper eines mannsgroßen Adlers sitzt der Kopf einer alten Frau. Sie verfügt über messerscharfe Zähne und einen hypnotischen Blick, mit dem sie ihre Opfer lähmt.

Viel ist über diese grotesken Geschöpfe nicht bekannt. Durch ihre menschliche Erscheinung wirken sie intelligent, auch wenn es keine Anzeichen dafür gibt, dass sie es wirklich sind.

Wildnisfieber
Eine schwere Krankheit, die durch schmutzige Wunden und verunreinigte Lebensmittel hervorgerufen wird. Sie kann auch durch Tierbisse oder Insektenstiche zum Ausbruch kommen.

Der Betroffene leidet für Tage unter Schwäche und Schweißausbrüchen und kann feste Nahrung nicht bei sich behalten. Er ist nicht in der Lage, seinem gewohnten Tagwerk nachzugehen. Der Schlaf verläuft unruhig und ist von schlimmen Träumen gekennzeichnet.

Behandelt wird die Krankheit durch das Einnehmen von reichlich Alkohol, Tee und Suppe, kalten Verbänden an Stirn und Waden, sowie viel Bettruhe. Während sich Erwachsene meist nach einigen Tagen erholen, verläuft die Krankheit für Kinder und Alte oft tödlich.

Wintervolk
Als Wintervolk bezeichnen die Mittelländer die im hohen Norden lebenden Ureinwohner Sarasiens und Taurias. Sie selbst bezeichnen sich als Gorden. Zumeist leben sie in Hütten aus Holz und Fellen. Lediglich in Tai'dur findet man richtige Häuser, die aus Eisblöcken, Stein oder Holz gebaut werden. Eine Technik, die das Wintervolk durch ihren Kontakt zu den Menschen der Nordlande gelernt hat. Zwischen dem Wintervolk und den beiden nördlichen Königreichen herrscht eine enge und friedliche Verbindung.

Zangenwal/Leviacepes
Der Zangenwal ist das größte Geschöpf auf Scari. Es wurden Kadaver angespült, die eine Länge von über sechzig Schritt besaßen. Ihr Gewicht wurde auf über vierhundert Schiffsfässer geschätzt. Das auffälligste Merkmal dieses Wals ist seine gewal-

tige Zange am Maul. Das Tier setzt sie zur Jagd und bei Paarungskämpfen ein. Selten gelangen diese Riesen in Küstennähe. Dann sind jedoch auch größere Schiffe nicht vor ihnen sicher, da der Wal sie für Beutetiere oder Rivalen hält. Bis er seinen Irrtum erkennt, ist es für die Besatzung zu spät.

Unter Naturkundigen trägt der Zangenwal den aus dem Alt-Eserischen stammenden Namen Leviacepes. Nach Meinung von Sprachgelehrten entspricht dies einer wörtlichen Übersetzung.

Appendix 18
Liste der wichtigsten Figuren

Meson Tormin ist der Heermeister von Aresien und wird von den Tonkarimataru gefangen genommen. Außerdem ist er der Verlobte von Prinzessin Hellrike Narani von Aresien.

Hellrike Narani ist die einzige Tochter von König Willorc Narani und die Verlobte von Meson Tormin. Sie ist die schärfste Kritikerin ihres Vaters.

Willorc Narani ist König von Aresien und der Vater von Hellrike.

Killdan Ajendo ist der Hauptmann der Reiterei und die rechte Hand des Königs.

Adrin Atani ist der Hauptmann der Bogenschützen und der beste Freund von Meson Tormin.

Asawi-Tschatu wurde von seinem Stamm, der in der Steppe lebt, verstoßen. Er reist durch die Lande Scaris, um irgendwo eine neue Heimat zu finden.

Mirata-Wea ist die Schamanin des Stammes. Sie ist eine junge Menschenfrau und wurde als Kind von den Tonkarimataru gefunden und als Tochter des Stammesführers erzogen.

Diko-ta-Watu ist der Erstgeborene des Stammesführers der Tonkarimataru. Er ist ein großer Krieger und hasst alle Menschen.

Fasi-Aketur ist der Zweitgeborene des Stammesführers. Er sieht sich als Erfinder und Forscher.

Waban-tu-Eytu ist der Stammesführer der Tonkarimataru. Er gehört zu den Wenigen, die mit den Geistern sprechen können.

Entstehung und Dank

Ich war ein Knabe von zwölf Jahren, als ich im Fernsehen eine Verfilmung des Grimm'schen Märchens *Hans mein Igel* sah. Die schaurige Gestalt des Igel-Mensch-Mischlings ließ mich in jener Nacht nicht zur Ruhe kommen. Ich stellte mir vor, diese furchteinflößende Kreatur stände in der dunklen Ecke neben dem Kleiderschrank und wartete darauf, dass ich endlich die Äuglein schloss.

Irgendwann übermannte mich die Müdigkeit und ich schlief ein. Den Anblick des Igelmenschen vergaß ich nie; bis heute begleitet er mich an jedem einzelnen Tag. Doch aus der Angst war mit den Jahren Faszination geworden. Und mit Ende zwanzig hatte ich die Idee, dass es vielleicht nicht nur einen einzigen Igelmenschen geben könnte wie im Märchen der Gebrüder Grimm, sondern ein ganzes Volk. Dieser Gedanke führte zu weiteren Bildern, Ideen führten zu weiteren Ideen. Und mit der Zeit erwuchs eine Welt, die mich jeden Tag aufs Neue in ihren Bann zieht.

Zwischen jener Nacht in meiner Kindheit und der Fertigstellung dieses Buches liegen sechsundzwanzig Jahre und ich weiß heute, dass mich die Igelmenschen für den Rest meines Lebens begleiten werden.

Bitte zögern Sie nicht, mir Ihre Meinung zu diesem Buch mitzuteilen. Ich bin sehr daran interessiert zu erfahren, wie es Ihnen gefallen hat.

Danken möchte ich allen, die an der Entstehung dieses Buches in irgendeiner Form beteiligt waren, besonders aber meiner Frau Nicole für ihre biblische Geduld.

Danke für Ihr Interesse an meinen Werken

Ich freue mich, wenn Sie mir Ihre Meinung über dieses Buch mitteilen. Gerne in einer Rezension auf Amazon.de oder per E-Mail an cjknittel@gmx.de.

Wenn Sie über Neuigkeiten zu Veröffentlichungen informiert sein wollen, dann melden Sie sich für meinen Newsletter auf cjknittel.de/newsletter/ an. Als Dankeschön erhalten Sie ein alternatives Ende zu Tonkari – Das Herz des Greifen, sowie die Originalbilder meiner Buchcover als Hintergrund für Ihren Bildschirm.

Über den Autor

C. J. Knittel wurde 1981 in Krefeld am Niederrhein geboren. Seine ersten Geschichten schrieb er bereits in der Grundschule. Mit zwölf Jahren versuchte er sich an seinem ersten Buch, einer Geschichtensammlung. Mit vierzehn an seinem ersten Roman. Erste Veröffentlichungen folgten mit Anfang zwanzig. Er schrieb Rezensionen über Klassiker der Science-Fiction Literatur für ein Magazin und Erzählungen als Beiträge für Anthologien. Nach einer Schaffenspause von rund zwei Jahren, in der er sich intensiv mit dem Handwerk des Schreibens beschäftigte, erschien 2010 sein erstes Buch – die Mystery-Novelle *Die Siedlung*.

C. J. Knittel lebt heute mit seiner Frau in Mönchengladbach.

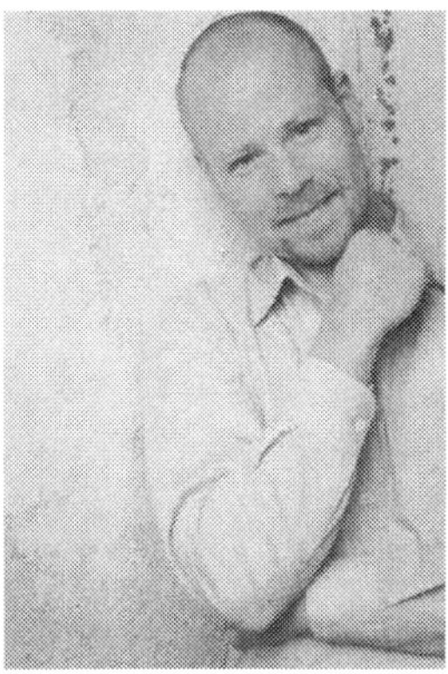

Weitere Werke von C. J. Knittel

Die Träne des Phönix
Science-Fiction-Thriller

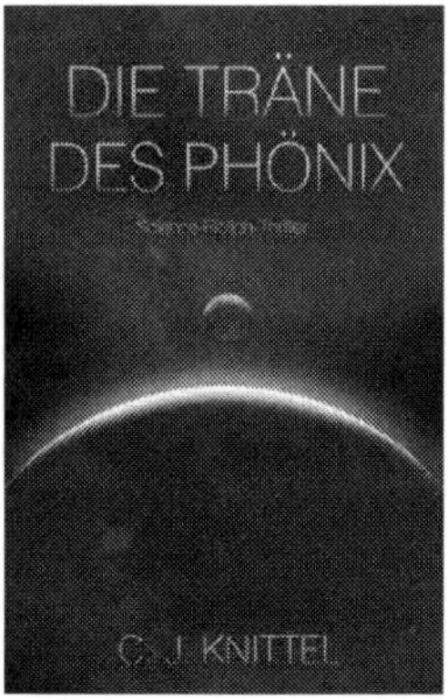

Nicole Wagner arbeitet für die Krebell, eine außerirdische Rasse, die die Menschheit unterworfen hat. In ihrem Namen macht sie Jagd auf Widerstandskämpfer, die sich in den U-Bahnnetzen und Kanalisationen der Städte versteckt halten.

Während eines Aufklärungsfluges über London wird sie abgeschossen und bedient sich einer Lüge, um am Leben zu bleiben. Die Menschen nehmen sie bei sich auf und sie lernt das Leben im Untergrund kennen. Und mit der Zeit erwachen ihre Zweifel ...

TONKARI – Der lange Marsch
High-Fantasy

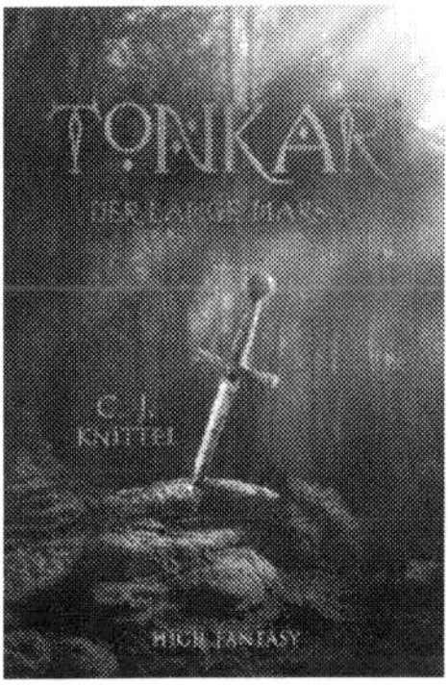

Horkai und seine Gefährten sind auf dem Weg nach Sarasien, um die dortige Tierwelt zu erforschen. Auf dem Weg in den hohen Norden wird ihr Zug von Heckenräubern überfallen und nur durch die Hilfe der Tonkari überlebt Horkai.
Gemeinsam mit zwei ihrer Jäger begibt er sich auf den monatelangen Rückweg nach Hause. Seine Gemahlin erhält inzwischen die Nachricht von seinem Tod.

TONKARI - Der Meisterdieb
High-Fantasy

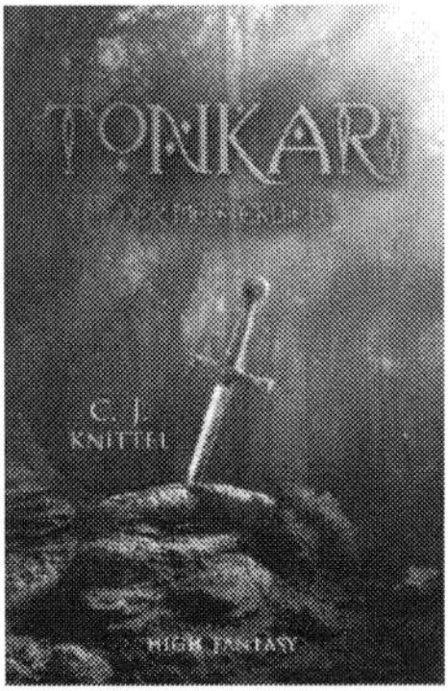

Der Meisterdieb Eiden erhält den Auftrag, in die geheimen Schatzkammern des Großen Pantheons einzudringen. Er soll ein Buch abschreiben, das seit Jahrtausenden als verschollen gilt. Schon bald wird ihm klar, dass es sich dabei um keine gewöhnliche religiöse Schrift handelt. Das Buch stellt alles infrage, was er zu wissen glaubte. Es hat die Macht, die Geschicke der Welt für immer zu verändern.

Inhaltsverzeichnis
Spis treści

Hinweise für die Benutzung des Wörterbuchs

Das Wörterbuch enthält ca. 45000 aktuelle Stichwörter. Es umfasst den Wortschatz der polnischen und deutschen Gegenwartsprache.

Alle Stichwörter sind alphabetisch angeordnet und mit grammatischen Angaben sowie mit Bezeichnungen des Sachgebietes und der Sprachebene versehen. Verschiedene Bedeutungen eines Stichworts sind durch arabische Zahlen gekennzeichnet; römische Zahlen kennzeichnen die verschiedenen Wortarten, denen ein Stichwort angehört, und die Gliederung der Verben. Auf Homonyme weisen hochgestellte arabische Zahlen nach dem Stichwort.

In den Anwendungsbeispielen und Redewendungen wird das Stichwort oder ein Teil des Stichworts vor dem senkrechten Strich durch die Tilde (~) ersetzt. Austauschbare Teile einer Wendung stehen in Winkelklammern. Grammatische und andere nützliche Hinweise, Synonyme und Definitionen, die dem Benutzer bei der Wahl der richtigen Übersetzung helfen, werden in runden Klammern angegeben.

Die Aussprache – in eckigen Klammern – ist nur für Wörter oder Wörterteile angegeben, die den normalen Ausspracheregeln nicht folgen. In diesen Fällen ist die Betonung durch einen hochgestellten senkrechten Strich vor der betonten Silbe gekennzeichnet.

Bei Substantiven sind im Stichworteintrag die Bezeichnung des grammatischen Geschlechts (*m*, *f*, *n*) oder die Abkürzung *pl*, wenn das Wort keinen Singular hat, angegeben. Im deutsch-polnischen Teil folgen auf die Angabe des Genus die Genitiv- und die Pluralform des Substantivs. Diese Regel gilt auch für die Zusammensetzungen, z. B.:

Blume *f* **-, -n**
Fluss *m* **-es, Flüsse**
Geschäftsmann *m* **-(e)s, ...leute**

Bei Substantiven, die gewöhnlich keinen Plural bilden, erscheint nur die Endung Genitiv Singular, z. B.:

Eifer *m* **-s**

Im polnisch-deutschen Teil sind alle deutschen Substantive mit der Genus- (*m*, *f*, *n*) oder Numerusbezeichnung (*pl*) versehen.

Unregelmäßige Verben werden im deutsch-polnischen Teil mit einem Sternchen versehen und auf das Verzeichnis Seite 377 verwiesen. Zusammengesetzte Verben sind darin nicht aufgeführt, sie werden wie das einfache Verb konjugiert. Verben, die die zusammengesetzten Zeiten mit dem Hilfsverb *sein* bilden, sind mit der Abkürzung *s* versehen. Wenn keine Angabe gemacht ist, so erfolgt die Bildung der Zeiten mit *haben*.

Die Formen der 3. Person Singular Präsens und Präteritum der unregelmäßigen Verben sind als separate Stichworteinträge mit einem Verweis auf den Infinitiv aufgeführt.

Den deutschen Verben entsprechen in der Regel polnische perfektive, wie auch imperfektive Formen des Verbs, z. B. **schreiben** bedeutet „pisać“ und „napisać“. Im Wörterbuch sind meistens die imperfektiven Formen als Übersetzungen des deutschen Stichworts angegeben. Wenn der Unterschied zwischen beiden Formen nur auf der Vorsilbe oder einer Erweiterung des Wortstammes beruht, wird er wie folgt angedeutet:

mitteilen oznajmi(a)ć, za|komunikować.

Im polnisch-deutschen Teil werden in der Regel die imperfektiven Verbformen angegeben, die perfektiven werden mit einem Pfeil auf die imperfektiven verwiesen.

Polnischen Adjektiven kann sowohl ein deutsches Adjektiv, wie auch der nominale Teil einer Zusammensetzung entsprechen, z. B.:

małżeńsk|i *adj* ehelich, Ehe-; **kłótnia ~a** Ehestreit *m*

Wskazówki dla korzystających ze słownika

Słownik zawiera około 45 000 haseł.
Hasła są ułożone w porządku alfabetycznym i opatrzone kwalifikatorami gramatycznymi, rzeczowymi i stylistycznymi. Odrębne znaczenia ponumerowano cyframi arabskimi, w wypadku zmiany funkcji gramatycznej – cyframi rzymskimi. Homonimy oznaczono małymi cyframi arabskimi u góry wyrazu hasłowego.
W przykładach i zwrotach wyraz hasłowy lub jego część do kreski dzielącej zastąpiono znakiem tyldy (~). Człony wymienne przykładów izwrotów podano w nawiasach ostrych. Objaśnienia gramatyczne i semantyczne, synonimy, dopowiedzenia, które pomogą użytkownikowi w wyborze właściwego słowa, podano w nawiasach okrągłych.
Niemieckie wyrazy hasłowe, z wyjątkiem jednosylabowych, mają zaznaczony akcent. Wymowę całych wyrazów lub ich części podano w nawiasach kwadratowych tylko wtedy, gdy odbiega ona od normy. W tych wypadkach akcent jest oznaczony kreską u góry przed sylabą akcentowaną.
Po rzeczownikach będących wyrazami hasłowymi podano skrót rodzaju (*m*, *f*, *n*) lub liczby mnogiej (*pl*) – jeżeli wyraz nie jest używany w liczbie pojedynczej. W części niemieckopolskiej po rzeczownikach będących wyrazami hasłowymi, także złożonych, podano końcówki dopełniacza liczby pojedynczej i mianownika liczby mnogiej, np.
Blume *f* **-, -n**
Fluss *m* **-es, Flüsse**
Lehrer *m* **-s, -**
Geschäftsmann *m* **-(e)s, ...leute**
Rzeczowniki, które występują zazwyczaj w liczbie pojedynczej, mają podaną tylko końcówkę dopełniacza, np. **Eifer** *m* **-s**

W części polsko-niemieckiej po wszystkich odpowiednikach rzeczownikowych podano kwalifikator rodzaju i/lub liczby.
W części niemiecko-polskiej czasowniki nieregularne oznaczono gwiazdką odsyłającą do spisu na s. 377. Spis ten obejmuje czasowniki proste, niezłożone, których odmiana stanowi wzór dla odmiany czasowników złożonych. Czasowniki, które tworzą czasy złożone z czasownikiem posiłkowym *sein*, opatrzono skrótem *s*. Pozostałe czasowniki tworzą czasy złożone z czasownikiem posiłkowym *haben*.
Formy 3. osoby liczby pojedynczej czasu teraźniejszego i formy czasu przeszłego Präteritum czasowników nieregularnych podano jako odrębne hasła z odesłaniem do bezokolicznika.
Czasownikom niemieckim odpowiadają na ogół zarówno polskie czasowniki dokonane, jak i niedokonane (np. **schreiben** to pisać i napisać). W słowniku podano odpowiedniki polskie często tylko w aspekcie niedokonanym. Gdy różnica pisowni między obu aspektami czasownika polskiego polega na dodaniu przedrostka lub na rozszerzeniu tematu, zaznacza się ją następująco: **mitteilen** – oznajmi(a)ć, za|komunikować. Czasowniki polskie jako wyrazy hasłowe podane są, z nielicznymi wyjątkami, w aspekcie niedokonanym. Czasowniki dokonane są odsyłane do niedokonanych.
Niemieckim odpowiednikiem polskiego przymiotnika może być zarówno przymiotnik, jak i rzeczownikowy człon złożenia, na co wskazuje podanie danego wyrazu z łącznikiem, np.
małżeński *adj* ehelich, Ehe-; **kłótnia ~a** Ehestreit *m*

Im Wörterverzeichnis verwendete Abkürzungen
Skróty zastosowane w słowniku

A	Akkusativ	biernik
a.	auch	także
abw.	abwertend	pejoratywny
adj	Adjektiv	przymiotnik
adv	Adverb	przysłówek
austr.	österreichisch	austriacki
berg.	Bergbau	górnictwo
biol.	Biologie	biologia
bot.	Botanik	botanika
chem.	Chemie	chemia
D	Dativ	celownik
diminu.	Verkleinerungsform	zdrobniały
ebw.	Eisenbahnwesen	kolejnictwo
econ.	Wirtschaft	ekonomia
el.	Elektrotechnik; Elektronik	elektrotechnika; elektronika
etw	etwas	trochę, coś
f	Femininum	rodzaj żeński
figur.	bildlich	przenośny
flug.	Flugwesen	lotnictwo
G	Genitiv	dopełniacz
geho.	gehoben	podniosły
geogr.	Geographie	geografia
geol.	Geologie	geologia
gram.	Grammatik	gramatyka
handl.	Handel	handel
hist.	Geschichte	historia
I	Instrumental(is)	narzędnik
imp	imperfektiv	niedokonany
imperat	Imperativ	tryb rozkazujący
impers	unpersönlich	nieosobowo
inf	Infinitiv	bezokolicznik
inform.	EDV	informatyka
int	Interjektion	wykrzyknik
j-d	jemand	
j-m	jemandem	
j-n	jemanden	
j-s	jemandes	
jag.	Jagdwesen	łowiectwo
juris.	Rechtswesen	prawniczy
kart.	Kartenspiel	karty, karciany
kj	Konjunktion	spójnik
kompar	Komparativ	stopień wyższy

kulin.	Kochkunst	kulinarny
kzf.	Kurzform	skrót
lit.	Literaturwissenschaft	literatura
m	Maskulinum	rodzaj męski
mat.	Mathematik	matematyka
mech.	Mechanik	mechanika
med.	Medizin	medycyna
mil.	Militär	wojskowość
miner.	Mineralogie	mineralogia
mot.	Kraftfahrzeuge	motoryzacja
mus.	Musik	muzyka
N	Nominativ	mianownik
n	Neutrum	rodzaj nijaki
naut.	Seewesen	sprawy morskie
num	Numerale	liczebnik
o.	oder	albo
orn.	Ornithologie	ornitologia
p	Partizip I	imiesłów czynny
part	Partikel	partykuła
pf	perfektiv	dokonany
philo.	Philosophie	filozofia
phys.	Physik	fizyka
physio.	Physiologie	fizjologia
pl	Plural	liczba mnoga
polit.	Politik	polityka
posp.	salopp	pospolity
pp	Partizip II	imiesłów bierny
praep	Präposition	przyimek
pron pers	Personalpronomen	zaimek osobowy
pron poss	Possessivpronomen	zaimek dzierżawczy
pron refl	Reflexivpronomen	zaimek zwrotny
pron	Pronomen	zaimek
s	sein	
scherz.	scherzhaft	żartobliwy
schul.	Schulwesen	szkolnictwo
schweiz.	schweizerisch	szwajcarski
sing	Singular	liczba pojedyncza
spw.	Sprachwissenschaft	językoznawstwo
superl	Superlativ	stopień najwyższy
teatr.	Theaterwesen	teatralny
tel.	Fernsprechwesen	telekomunikacja;
u.ä.	und Ähnliche(s)	i tym podobne
ugs.	umgangssprachlich	potoczny
unv.	unveränderlich	nieodmienny
usw.	und so weiter	i tak dalej
v	Verb	czasownik
vaux	Hilfsverb	czasownik posiłkowy
vgl.	vergleiche	porównaj
vi	intransitives Verb	czasownik nieprzechodni
vimp	unpersönliches Verb	czasownik nieosobowy
vr	reflexives Verb	czasownik zwrotny
vt	transitives Verb	czasownik przechodni
vulg.	vulgär	wulgarny

Hinweise zur Aussprache der polnischen Wörter Wskazówki dotyczące wymowy wyrazów polskich

Die polnischen Vokale sind in allen Stellungen voll, und zwar kurz und offen, auszusprechen. Sie werden weder im Auslaut noch in unbetonter Silbe abgeschwächt.
Der Nasalvokal [ɛ̃] neigt dazu, die Nasalierung zu verlieren. Er wird oft, meist im Auslaut, als reines [ɛ] gesprochen.
Die meisten stimmhaften Konsonanten verlieren im Auslaut den Stimmton, z. B.: chleby [xlɛbɨ], chleb [xlɛp].
Der Laut ł kann auch konsonantisch als l gesprochen werden, das mit Lippenrundung artikuliert wird.
[ts, dz, tɕ, dʑ, tʃ, dʒ] als Lautfolgen müssen getrennt ausgesprochen werden.
[ts, dz, tɕ, dʑ, tʃ, dʒ] als Affrikate müssen als einheitliche Laute gesprochen werden.

Vokale

Ball	a	bat
Blässe	ɛ	lekarz
Cousin	ɛ̃	mężny
offen	ɔ	oko
Fond	ɔ̃	wąs
Musik	u	ucho
		ósmy
Ligatur	i	ulica
Ricke	ɨ	mysz

Konsonanten

Spiel	p	pole
stecken	t	tak
Skala	k	kot
Fall	f	fala
Maß	s	sam
scharf	ʃ	szafa
		krzyk
ich	ç	śnieg,
		siła
machen	x	chory
		hańba
Ball	b	bal
Dom	d	dom
Gummi	g	góra
wollen	v	woda
besohlen	z	zapach
Gendarm	ʒ	żaba,
		rzeka
	ʑ	źrebak
		zima
Lippe	l	lak
Passcaglia	ʎ	lina
drei	r	rana,
		wiatr
Mann	m	mydło
Nacht	n	noga
Kognak	ɲ	koń,
		nigdy

Affrikaten

Zahl	ts	cały
	dz	dzwon
Mädchen	tç	lać, cicho
	dʑ	dźwig, dziwny
Tschako	tʃ	czekać
Jobber, Pyjama	dʒ	dżokej

Halbvokale

Union	j	jeden, maj
Tweed, Weekend	ŭ	wołać, Europa

Hinweise zur Aussprache der deutschen Wörter Wskazówki dotyczące wymowy wyrazów niemieckich

Wymowa większości głosek niemieckich jest podobna do wymowy głosek w języku polskim, z tym że:
ä brzmi podobnie jak polskie *e*
e po samogłosce **i** nie wymawia się
ö wymawia się jak *e*, złożywszy usta jak do *o*
ü wymawia się jak *i*, złożywszy usta jak do *u*
ei, **ai** zbliżone jest do polskiego *aj*
au zbliżone jest do polskiego *ał*
eu, **äu** zbliżone jest do polskiego *oj*
ch po samogłoskach **a**, **o**, **u**, **au** brzmi jak *ch* w *kochać*; po samogłoskach **ä**, **e**, **i**, **ö**, **ü**, **äu**, **ai**, **ei**, **eu**, po spółgłoskach **l**, **m**, **n**, **r** lub w przedrostku zdrabniającym **-chen** brzmi podobnie jak *h* lub *ch* w *historia*, *Chiny*, zbliżając się do wymowy *ś*; przed spółgłoską **s**, np. **sechs** (z wyjątkiem form gramatycznych, gdzie **s** występuje jako końcówka, np. **du lachst**) brzmi jak *k*; na początku wyrazów pochodzenia francuskiego (np. **Chauffeur**) jak *sz*; na początku wyrazów pochodzenia greckiego (np. **Charakter**) jak *k*
ck wymawia się jak *k*
dt wymawia się jak *t*
h nie wymawia się po samogłoskach i spółgłoskach **t**, **r**; **h** po samogłoskach oznacza, że jest ona długa
ph brzmi jak *f*
qu brzmi jak *kw*
s na początku wyrazu, między dwiema samogłoskami i w przyrostkach **-sal**, **-sam** brzmi jak polskie *z*, **s** w pozostałych pozycjach oraz **ß** brzmią jak polskie *s*
sch brzmi jak polskie *sz*
sp i **st** na początku wyrazu brzmią jak polskie *szp* i *szt*
tsch brzmi jak polskie *cz*
tz brzmi jak polskie *c*
v w niemieckich wyrazach rodzimych brzmi jak *f*, w wyrazach obcych – jak *w*
z brzmi jak polskie *c*.
Dwie identyczne spółgłoski oznaczają, że poprzedzająca je samogłoska jest krótka; wymawia się je jak jedną spółgłoskę, np. **kommen**, **Egge**.
Na to, że samogłoska jest długa, wskazują:
a) podwójne samogłoski: **Boot**, **See**
b) nieme **h** po samogłosce: **Stuhl**
c) nieme **e** po samogłosce **i**: **hier**, **liegen**
d) występowanie na końcu wyrazu (nie dotyczy to samogłoski **e**): **da**, **wo**

e) występowanie przed pojedynczą spółgłoską: **Bad, baden**.
Jeżeli wymowa odbiega od normy, podaje się ją bezpośrednio po haśle w międzynarodowej transkrypcji fonetycznej.

Symbol	**wymowa**	**przykład**
ɛ	otwarte e	Lärm
ə	nieakcentowane,	
ə	krótkie e	Kante
i	krótkie i	Chip
ɔ	otwarte o	Mond
ø	ścieśnione ö	Öl
œ	otwarte ö	öffnen
y	otwarte ü	kühl
x	jak ch w kochać	acht
ç	jak ch w Chiny	ich
ŋ	nosowe, tylne n	Camping
ʃ	jak polskie sz	Schuld
i̯	jak polskie ts	Aktie
v	jak polskie w	Vase
ʒ	jak polskie ż	Genie

Znak : oznacza długą samogłoskę.
Znak ~ oznacza nosową wymowę samogłosek.
Kreseczka u góry (') oznacza, że akcent pada na zgłoskę następującą.

Polnisch – Deutsch

A

a^1**, A** *n* A *n*; **od a do z** von A bis Z
a^2 **I.** *kj* und, aber **II.** *part* und; **a tak!** aber ja! **a jednak** und doch, allerdings; **nic a nic** gar nichts
abażur *m* Lampenschirm *m*
abdykować *vi* abdanken
abonament *m* Abonnement *n*, Dauerkarte, Zeitkarte *f*
abonować *vt* abonnieren (**coś** etw, auf etw), im Abonnement beziehen
aborcja *f* Abtreibung *f*
absolutnie *adv* durchaus, absolut
absolutny *adj* absolut; (*monarcha o.*) unumschränkt
absolwent *m* Absolvent *m*
absorbować *vt* **1.** (stark) in Anspruch nehmen, beanspruchen **2.** *chem.* absorbieren, einsaugen
abstrah|ować *vt* abstrahieren; absehen (**od czegoś** von etw); **~ując od tego, że …** abgesehen davon, dass …
abstrakcyjny *adj* abstrakt
absurd *m* Unsinn *m*, Widersinn *m*; **sprowadzać do ~u** ad absurdum führen
aby *kj* dass, damit, um … zu
aceton *m* Aceton *n*
ach! *int* ach!, ah!; *ugs.* **~ gdzie tam!** aber wo!, *posp* I wo!
aczkolwiek *kj* obschon, obgleich
adaptacja *f*: **~ teatralna** <**sceniczna**> Bühnenbearbeitung *f*
adidasy *pl* Freizeitschuhe *mpl*
adiutant *m* Adjutant *m*
administracja *f* Verwaltung *f*
administracyjny *adj* administrativ, Verwaltungs-; **aparat ~** Verwaltungsapparat *m*
administrować *vt* verwalten (**czymś** etw)
admirał *m* Admiral *m*
adnotacja *f* Vermerk *m*
adoptowa|ć *vt* an Kindes statt annehmen, adoptieren; **dziecko ~ne** Adoptivkind *n*
adorator *m* Verehrer *m*
adres *m* Anschrift *f*, Adresse *f*; **~ zwrotny** Absender *m*; **to (jest) pod moim ~em** das ist an meine Adresse gerichtet
adresat *m* Empfänger *m*, Adressat *m*
adresować *vt* adressieren, (*list*) mit Anschrift versehen
adriatycki *adj* adriatisch
adwent *m* Advent *m*, Adventzeit *f*
adwokat *m* Rechtsanwalt *m*
aerobik *m* Aerobic *n*
aerozol [aɛ'rɔzɔl] *m* Spray *m*, *n*; **w ~u** in Spray(dose)
afera *f* Affäre *f*
afisz *m* Anschlagzettel *m*, Aushang *m*; *teatr.* **schodzić** <**zejść**> **z ~a** vom Spielplan abgesetzt werden
Afroamerykanin *m* Afroamerikaner *m*
Afrykanin *m* Afrikaner *m*
afrykański *adj* afrikanisch
agencja *f* Agentur *f*; Vertretung *f*; **~ prasowa** Presseagentur *f*, Nachrichtenagentur *f*; *eufem.* **~ towarzyska** Freudenhaus *n*
agent *m* Agent *m*, Vertreter *m*; **~ wywiadu** Geheimagent *m*
agentura *f* Agentur *f*
agitacja *f* Agitation *f*; **~ polityczna** politische Agitation; **~ wyborcza** Wahlpropaganda *f*
agitować *vt* agitieren (**za kimś** für jn)
aglomeracja *f* (*miejska*) Ballungsgebiet *n*, Ballungszentrum *n*
agrafka *f* Sicherheitsnadel *f*
agregat *m* Aggregat *n*
agresja *f* Aggression *f*, *mil.* Angriff *m*
agrest *m* Stachelbeere *f*; (*krzew*) Stachelbeerstrauch *m*
agresywny *adj* aggressiv
agronomia *f* Agronomie *f*, Landwirtschaftswissenschaft *f*
aids *m*: **chory na ~** aidskrank
akacja *f* Akazie *f*, Akazienbaum *m*
akademia *f* **1.** Akademie *f*, Hochschule *f*; **akademia sztuk pięknych** Kunstakademie *f*; **akademia wojskowa** Militärakademie *f*; **akademia wychowania fizycznego** Hochschule für Körperkultur; **Akademia Nauk** Akademie der Wissenschaften **2.** (*uroczystość*) Festveranstaltung *f*; **uroczysta ~** Festakt *m*; feierliche Veranstaltung
akademicki *adj* akademisch; Studenten-, Studien-; **dom ~** Studentenheim *n*; **rok ~** Studienjahr *n*
akademik *m* **1.** Akademiker *m*; Student *m*; Hochschüler *m* **2.** *ugs.* (*dom*) Studentenheim *n*
akcent *m* Akzent *m*, Betonung *f*, Ton *m*; *figur.* (*nacisk*) Nachdruck *m*; **mówić z**

~em cudzoziemskim mit Akzent sprechen

akcentować *vt* **1.** (*wyraz*) akzentuieren, betonen **2.** *figur.* Nachdruck verleihen (**coś** einer Sache)

akceptować *vt* akzeptieren, annehmen

akcj|a *f* **1.** (*polityczna*) Aktion *f*, Kampagne *f*; **~a wyborcza** Wahlkampf *m* **2.** *teatr.* Handlung *f*; **~a toczy się <rozgrywa się> ...** die Handlung spielt ... **3. ~e** *pl* Aktien *pl*

akcjonariusz *m* Aktionär *m*, Aktieninhaber *m*

akompaniament *m mus.* Begleitung *f*

akord *m* **1.** *mus.* Akkord *m* **2.** (*system płacy*) Stücklohn *m*, Akkord *m*; **pracować na ~** im Akkord arbeiten

akordeon *m* Akkordeon *n*; *ugs.* Schifferklavier *n*

akrobata *m* Akrobat *m*, Turnkünstler *m*

aksamit *m* Samt *m*

akt *m* **1.** (*czyn*) Handlung *f*, Tat *f* **2.** *teatr.* Akt *m* **3.** *juris.* Akte *f*; Urkunde *f*; **~a** *pl* Akten(stücke) *pl*; **~ oskarżenia** Anklageschrift *f*; **~ urodzenia** Geburtsurkunde *f*; **~ zgonu** Sterbeurkunde *f*, Totenschein *m*

aktor *m* Schauspieler *m*; **~ filmowy** Filmschauspieler *m*

aktorka *f* Schauspielerin *f*

aktualn|y *adj* aktuell, zeitgemäß; **~a sytuacja** die gegenwärtige Lage

aktywacja *f* Aktivieren *n*

aktywny *adj* aktiv; tätig

akumulator *m* Akkumulator *m*, *ugs.* Akku *m*; *mot.* Batterie *f*; **~ się wyczerpał** die Batterie ist leer

akupresura *f* Akupressur *f*

akupunktura *f* Akupunktur *f*

akurat *adv* genau; **~ teraz** gerade jetzt; **~ on** ausgerechnet er; *iron.* **~!** ja gerade!, kein Gedanke!

akustyka *f* Akustik *f*, Schalllehre *f*; **dobra <zła> ~** gute <schlechte> Akustik

akuszerka *f* Hebamme *f*, Geburtshelferin *f*

akwarium *n* Aquarium *n*

alarm *m* **1.** Alarm *m*; **fałszywy ~** blinder Alarm; **~ lotniczy** Fliegeralarm *m*; **ogłosić ~** Alarm melden <ansagen>; **bić <uderzyć> na ~** Alarm schlagen; **odwołać ~** entwarnen **2.** *mot.* Alarmanlage *f*

Albańczyk *m* Albaner *m*

albański *adj* albanisch

albo *kj* oder; **to ~ tamto** dies oder jenes; **~ ..., ~ ...** entweder ... oder ...

albowiem *kj* denn

album *m* Album *n*, Fotoalbum *n*; Bildband *m*; (*pamiętnik*) Stammbuch *n*

ale I. *kj* aber, sondern; **nie tylko ..., ~ ...** nicht nur ... sondern auch; **powoli, ~ dobrze** langsam, aber sicher **II.** *int* **~ gdzie tam!** ach wo! **III.** *n* Aber *n*; **nie ma żadnego ~!** da gibt es kein Aber!

aleja *f* Allee *f*

alergia *f med.* Allergie *f*

ależ *part* aber; doch; **~ tak!** aber doch!, aber ja!; **~ nie!** nicht doch!

alfabet *m* Alphabet *n*, Abc *n*

alfabetyczn|y *adj* alphabetisch; **w kolejności ~ej** in alphabetischer Ordnung <Reihenfolge>

algebra *f* Algebra *f*

Algierczyk *m* Algerier *m*

algierski *adj* algerisch

alianci *mpl* die Alliierten

alkohol *m* Alkohol *m*

alpejski *adj* alpin, Alpen-; **krajobraz ~** Alpenlandschaft *f*

altana *f* Laube *f*

alternator *m mech., mot.* Lichtmaschine *f*

aluminium *n* Aluminium *n*

aluzj|a *f* Anspielung *f*, Andeutung *f*; **robić ~e do czegoś** auf etw anspielen, Anspielungen auf etw machen

alzacki *adj* elsässisch

ałun *m chem.* Alaun *m*

amator *m* **1.** Liebhaber *m* **2.** (*niefachowiec*) Laie *m*, Nichtfachmann *m*

amatorski *adj* Liebhaber-; Amateur-; Laien-; **film ~** Amateurfilm *m*; **zespół ~** Laienensemble *n*

ambasad|a *f* Botschaft *f*; **sekretarz ~y** Botschaftssekretär *m*

ambasador *m* Botschafter *m*

ambicja *f* Ehrgeiz *m*, Ehrgefühl *n*

ambitny *adj* ehrgeizig; *ugs.* **~ facet** strebsamer Kerl

ambona *f* Kanzel *f*

ambulans *m* Krankenwagen *m*, Rettungswagen *m*

ambulatorium *n* Ambulanz *f*, Ambulatorium *n*

ambulatoryjny *adj* ambulant

Amerykanin *m* Amerikaner *m*

amerykański *adj* amerikanisch

amfiteatr *m* Amphitheater *n*

amnestia *f* Amnestie *f*

amortyzator *m* Stoßdämpfer *m*

amputować *vt* amputieren

amunicja *f* Munition *f*

anaboliki *mpl med.* Anabolika *pl*

analfabeta *m* Analphabet *m*

analiza *f* Analyse *f*

analizować *vt* analysieren

analogi|a *f* Analogie *f*

analogiczny *adj* analogisch

analogowy *adj* analog

ananas *m* Ananas *f*

anarchia *f* Anarchie *f*

anatomia *f* Anatomie *f*

anegdota *f* Anekdote *f*

aneks *m* Anhang *m*

anemia *f med.* Anämie *f*, Blutarmut *f*

angażować I. *vt* engagieren; (*do pracy*) anstellen, einstellen, verpflichten **II.** *vr* **~ się** sich engagieren

Angielka *f* Engländerin *f*

angielski *adj* englisch; **język ~** das Englische, die englische Sprache, Englisch *n*

Anglik *m* Engländer *m*

anglistyka *f* Anglistik *f*

ani I. *kj* nicht, nicht einmal; **~ ..., ~ ...** weder ... noch ... **II.** *part* **~ trochę** nicht im Mindesten <mindesten>; *ugs.* **~ mi się śni** nicht im Traum! **~ razu** kein einziges Mal

animacja *f* Animation *f*

anioł *m* Engel *m*; **~ stróż** Schutzengel *m*

ankieta *f* Umfrage *f*, Rundfrage *f*

anonim *m* **1.** (*list*) anonymer Brief **2.** (*autor*) Anonymus *m*

anonimowy *adj* anonym, ungenannt

anormalny *adj* anormal; nicht normal

antena *f* Antenne *f*; **~ kierunkowa** Richtantenne *f*; **~ dachowa** Dachantenne *f*; **~ satelitarna** Satellitenantenne *f*, *ugs.* Satellitenschüssel *f*

antybiotyk *m med.* Antibiotikum *n*

antyczny *adj* antik, altertümlich

antydopingow|y *adj*: **kontrola ~a** Dopingkontrolle *f*

antyfaszystowski *adj* antifaschistisch

antyk *m* **1.** (*stary przedmiot*) Antiquität *f*, altes Kunstwerk **2.** (*starożytność*) Antike *f*

antykoncepcyjn|y *adj* Schutz-, schwangerschaftsverhütend, antikonzeptionell; **pigułka ~a** Antibabypille *f*, *ugs.* die Pille

antykwariat *m* Antiquariat *n*; Antiquitätengeschäft *f*

antylopa *f* Antilope *f*

antypaństwowy *adj* staatsfeindlich

antypatia *f* Abneigung *f*; Antipathie *f*

antyrządowy *adj* regierungsfeindlich

antysemita *m* Antisemit *m*

antysemicki *adj* antisemitisch, judenfeindlich

anulować *vt* annulieren; (*przepis*) für ungültig erklären; (*zamówienie, rezerwację*) rückgängig machen, stornieren

aparat *m* **1.** Apparat *m*, Gerät *n*; **~ telefoniczny** Fernsprechapparat *m*; **~ fotograficzny** Fotoapparat *m* **2.** Apparat *m*

apartament *m* Appartement *n*

apaszka *f* Halstuch *n*

apel *m* Appell *m*, Aufruf *m* (**o coś** zu etw)

apelacj|a *f* Berufung *f*, Appellation *f*; **wnieść ~ę** Berufung einlegen

apetyczny *adj* appetitlich

apetyt *m* Appetit *m*

aplauz *m* Beifall *m*

apolityczny *adj* apolitisch

apostoł *m* Apostel *m*

aprobować *vt* gutheißen; (*urzędowo*) bewilligen, genehmigen

aprowizacja *f mil.* Nachschub *m*, Verpflegung *f*

apteczka *f* (*domowa*) Hausapotheke *f*; **~ samochodowa** Erste-Hilfe-Kasten *m*, Verband(s)kasten *m*

apteka *f* Apotheke *f*

aptekarz *m* Apotheker *m*

Arab *m* Araber *m*

arabski *adj* arabisch

arbuz *m* Wassermelone *f*

archeologia *f* Archäologie *f*

architekt *m* Baukünstler *m*, Architekt *m*

architektura *f* Baukunst *f*, Architektur *f*

archiwum *n* Archiv *n*, Urkundensammlung *f*; **~ państwowe** Staatsarchiv *n*

arcybiskup *m* Erzbischof *m*

areał *m* Areal *n*, Bodenfläche *f*

arena *f* Arena *f*; (*w cyrku*) Manege *f*; *figur.* Schauplatz *m*

areszt *m* Arrest *m* (*gł. w wojsku*); Haft *f*; **~ śledczy** Untersuchungshaft *f*

aresztować *vt* verhaften, festnehmen

argument *m* Beweisgrund *m*, Argument *n*; **przytaczać ~y** Argumente vorbringen

aria *f* Arie *f*

arkusz *m* Bogen *m*

armata *f* Kanone *f*

armia *f* Armee *f*, Heer *n*

arogancki *adj* arrogant, anmaßend

aromat *m* Aroma *n*

arsenał *m* Zeughaus *n*, Arsenal *n*

arteria *f* Ader *f*, Arterie *f*; **~ komunikacyjna** Verkehrsader *f*
artykuł *m* **1.** *handl.* Artikel *m*; **~ eksportowy** Ausfuhrartikel *m*, Exportware *f*; **~y przemysłowe** Industrieerzeugnisse *pl*; **~y powszechnego użytku** Massenbedarfsartikel *pl* **2.** Artikel *m*; **~ w gazecie** Zeitungsartikel *m*; **~ wstępny** Leitartikel *m*; **~ naukowy** Artikel *m*, Aufsatz *m*
artyleria *f* Artillerie *f*
artysta *m* Künstler *m*; **~ sceniczny** Schauspieler *m*; **~ filmowy** Filmschauspieler *m*; **~ malarz** Kunstmaler *m*, Maler *m*
artystka *f* Künstlerin *f*; **~ dramatyczna** Schauspielerin *f*
artystyczn|y *adj* Kunst-, küstlerisch; **dzieło ~e** Kunstwerk *n*
asfalt *m* Asphalt *m*
aspiryna *f* Aspirin *n*
astma *f* Atemnot *f*, Asthma *n*
astronauta *m* Astronaut *m*, Raumfahrer *m*
astronomia *f* Sternkunde *f*, Astronomie *f*
asystent *m* Assistent *m*; Mitarbeiter *m*
asystować *vi* assistieren (**przy czymś** bei etw); (*pomagać*) beistehen
atak *m* Angriff *m*; (*szturm*) Sturm *m*; *med.* Anfall *m*; **~ serca** Herzanfall *m*
atakować *vt* angreifen (*a. figur.*)
ateista *m* Atheist *m*
atest *m* Bescheinigung *f*
atestować *vt* attestieren
atlantycki *adj* atlantisch; Atlantik-
atlas *m* Atlas *m*
atletyka *f sport.* Athletik *f*
atłas *m* Atlas *m*
atmosfera *f* Atmosphäre *f*
atom *m* Atom *n*; **jądro ~u** Atomkern *m*
atomow|y *adj* atomar, Atom-; **ciężar ~y** Atomgewicht *n*; **bomba ~a** Atombombe *f*; **energia ~a** Atomenergie *f*
atrakcyjny *adj* attraktiv
atrament *m* Tinte *f*
attaché *m* Attaché *m*
audycj|a *f* Sendung *f*; **~a muzyczna** Musiksendung *f*; **cykl ~i** Sendereihe *f*
Australijczyk *m* Australier *m*
australijski *adj* australisch
austriacki *adj* österreichisch
Austriaczka *f* Österreicherin *f*
Austriak *m* Österreicher *m*
autentyczny *adj* authentisch, echt
auto *n* Auto *n*, Wagen *m*
autobus *m* Omnibus *m*, Bus *m*; **~ pospieszny** Schnellbus *m*
autocasco [aŭtɔ'kaskɔ] *n* Kaskoversicherung *f*
autograf *m* (*podpis*) Autogramm *n*; (*rękopis*) Autograph *n*
autokar *m* Reisebus *m*
automat *m* Automat *m*; **~ telefoniczny** Fernsprechautomat *m*
automatyczn|y *adj* automatisch
automatyzacja *f* Automatisierung *f*, Automation *f*
automobilista *m* Autofahrer *m*
autonomia *f* Autonomie *f*
autor *m* Verfasser *m*, Autor *m*
autorski *adj* Verfasser-, Autor-; **prawo ~e** Verfasserrecht *n*, Urheberrecht *n*
autorytarny *adj* autoritär
autorytet *m* **1.** Autorität *f*, Ansehen *n*; **cieszyć się ~em, mieć ~** Ansehen genießen **2.** (*osoba*) Autorität *f*, Fachgröße *f*
autoryzować *vt* autorisieren
autoryzowany *adj* autorisiert; **przekład ~** autorisierte Übersetzung
autostop *m*: **podróżować** <**jeździć**> **~em** per Anhalter reisen <fahren>
autostopowicz *m* Anhalter *m*
autostrada *f* Autobahn *f*
awangarda *f* Avantgarde *f*; *mil. a.* Vortrupp *m*
awans *m* Beförderung *f*
awansować I. *vt* befördern **II.** *vi* befördert werden
awantur|a *f* Krach *m*, Szene *f*; **zrobić ~ę** eine Szene machen
awanturnik *m* Rowdy *m*, Randalierer *m*
awaria *f* Störung *f*; *mot.* Panne *f*
Azjata *m* Asiat *m*
azjatycki *adj* asiatisch
azot *m* Stickstoff *m*
azyl *m* Asyl *n*; **~ polityczny** politisches Asyl; **udzielić ~u** Asyl gewähren <erteilen>
azylant *m* Asylbewerber *m*
aż I. *adv* bis; **aż do** bis, bis zu, bis an, bis nach; **aż dotąd** (*do tego miejsca*) bis hierher; **aż do wczoraj** bis gestern; **aż do morza** bis an die See; **aż dotychczas** <**dotąd**> bis jetzt; **aż do końca** bis ans Ende, *figur.* bis zum Äußersten; **aż nadto** übergenug **II.** *kj* bis; **poczekaj, aż przyjdę!** warte, bis ich komme!
ażeby *kj* (*z inf*) um ... zu; (*z formą osobową*) damit

B

babcia ['baptça] *f* Großmutter *f*, *ugs.* Oma *f*
babina *f* Mütterchen *n*, Weiblein *n*
babka ['bapka] *f* **1.** Großmutter *f* **2.** (*ciasto*) Napfkuchen *m*
baczność *f* Achtung *f*; *mil.* **~!** Achtung!
bać się *vr* (sich) fürchten, Angst haben; **boję się go** ich habe Angst vor ihm, ich fürchte mich vor ihm
badać *vt* untersuchen; (*naukowo o.*) nach-|forschen; *med.* untersuchen, behandeln; (*świadka*) verhören
badanie *n* Untersuchung *f*, Forschung *f*; **~ lekarskie** ärztliche Untersuchung
badawczy *adj* **1.** forschend; **~m wzrokiem** mit forschenden Blicken **2.** (*naukowy*) Untersuchungs-, Forschungs-; **instytut ~** Forschungsinstitut *n*
bagatelizować *vt* bagatellisieren; verharmlosen
bagaż *m* Gepäck *n*; **~ podręczny** Handgepäck *n*; **~ podróżny** Reisegepäck *n*; **przechowalnia ~u** Gepäckaufbewahrung *f*; **nadać ~** das Gepäck aufgeben
bagażnik *m* (*roweru*) Gepäckträger *m*; (*w samochodzie*) Kofferraum, *ugs.* Koffer *m*; (*na dachu*) Gepäckbrücke *f*, Dachgepäckträger *m*
bagażowy I. *adj* Gepäck-; **kwit ~** Gepäckschein *m*; **wagon ~** Gepäckwagen *m* **II.** *m* (*tragarz*) Gepäckträger *m*
bagietka *f* Baguette *f*, *n*
bagn|o *n* **1.** Sumpf *m* (*a. figur.*), Moor *n*, Morast *m*; **~a** *pl* Sumpfland *n*, Moorland *n* **2.** *bot.* Mottenkraut *n*
bajeczny *adj figur.* fabelhaft, märchenhaft
bajk|a *f* Fabel *f*; Märchen *n*; *figur.* **opowiadać ~i** fabeln, Märchen erzählen
bajt *m* Byte *n*
bak *m* Kraftstofftank *m*, Tank *m*
bakteri|a *f* Bakterie *f*, Spaltpilz *m*; **~e chorobotwórcze** Krankheitserreger *pl*
bal *m* (*taneczny*) Ball *m*; Tanzabend *m*; **~ maskowy** Maskenball *m*; **~ kostiumowy** Kostümball *m*
balast *m* Ballast *m*
baleron *m* Rollschinken *m*
balet *m* Ballett *n*
baletnica *f* Balletttänzerin *f*, Ballerina *f*
balkon *m* Balkon *m* (*o. w teatrze*)
balon *m* **1.** Ballon *m*, Luftballon *m*; **~ na uwięzi** Fesselballon *m* **2.** (*butla*) Korbflasche *f*, Ballon *m*
balonik *m* (kleiner) Luftballon *m*
balustrada *f* Geländer *n*
bałagan *m ugs.* Kuddelmuddel *m*, wirres Durcheinander
bałkański *adj* balkanisch, Balkan-
bałtycki *adj* baltisch, Balten-; **kraje ~e** Baltenländer *pl*; (*dotyczący morza*) Ostsee-; **port ~** Ostseehafen *m*
bałwan *m* **1.** (*morski*) Woge *f*, Welle *f* **2.** (*o człowieku*) Tölpel *m*; Schwachkopf *m* **3. ~ ze śniegu** Schneemann *m*
bambus *m* Bambus *m*, Bambusrohr *n*
banalny *adj* banal
banał *m* Banalität *f*, Gemeinplatz *m*
banan *m* Banane *f*
banda *f* Bande *f*
bandaż *m* Verband *m*, Bandage *f*
bandażować *vt* verbinden, bandagieren
bander|a *f* Schiffsflagge *f*; **podnieść** <**opuścić**> **~ę** die Schiffsflagge hissen
bandyta *m* Bandit *m*, Räuber *m*
bank *m* **1.** Bank *f*; **~ handlowy** Handelsbank *f*; **~ narodowy** Nationalbank *f* **2.** *kart.* Bank *f*; **rozbić ~** die Bank sprengen; *ugs.* **to pewne jak w ~u** das ist bombensicher, darauf kannst du Gift nehmen
banknot *m* Geldschein *m*, Banknote *f*; **~ stuzłotowy** Hundertzlotyschein *m*
bankomat *m* Geldautomat *m*
bankow|y *adj* Bank-; **przekaz ~y** Bankanweisung *f*; **konto ~e** Bankkonto *n*
bankrutować *vi* Pleite, Bankrott machen, bankrottieren
bar *m* Bar *f*, Imbissstube *f*, Snackbar *f*; **~ kawowy** Kaffeebar *f*
barak *m* Baracke *f*
baran *m* **1.** Schafbock *m*, Widder *m* **2. Baran** *astr.* Widder *m*
baranina *f* Hammelfleisch *n*
barbarzyństwo *n* Barbarei *f*
barczysty *adj* breitschult(e)rig
bardziej *adv kompar* → **bardzo** mehr; **coraz ~** immer mehr; **tym ~** desto mehr, um so mehr; **tym ~ nie** um so weniger
bardzo *adv* sehr; **~ niedawno** neulich, erst vor kurzem; **~ dużo** sehr viel; **~ łatwy** kinderleicht; **~ dziękuję!** danke schön!, vielen Dank!; **~ chętnie** herzlich gern

bark *m anat.* Schulter *f*
barka *f* Barke *f*
barman *m* Barkeeper *m*
barmanka *f* Bardame *f*
barok *m* Barock *n, m*; **wczesny ~** Frühbarock *n*; **późny ~** Spätbarock *n*; **epoka ~u** Barockzeitalter *n*
barokowy *adj* barock
barometr *m* Barometer *n*; **~ idzie w górę** das Barometer steigt; **~ spada** das Barometer fällt
barszcz ['barʃtʃ] *m*: **~ czerwony** Rote-Rüben-Suppe *f*
barw|a *f* Farbe *f*; **~y narodowe** Nationalfarben *pl*; **~a ochronna** Schutzfarbe *f*; Tarnfarbe *f*
barwnik *m* Farbstoff *m*
barwny *adj* farbenreich; farbenfroh
baryton *m* Bariton *m*, Baritonstimme *f*; (*śpiewak*) Baritonsänger *m*, Baritonist *m*
bas *m* Bass *m*, Bassstimme *f*; **śpiewać ~em** Bass singen; (*śpiewak*) Basssänger *m*, Bassist *m*
basen *m* **1.** Bassin *n*, Wasserbehälter *m*; **~ pływacki** Schwimmbecken *n*, Schwimmbad *n*, Swimmingpool *m*; **~ kryty** Schwimmhalle *f*, Hallenbad *n* **2.** *geogr.* Becken *n*, Raum *m*; **~ Morza Śródziemnego** Mittelmeerraum *m*
baśniowy *adj* märchenhaft, Märchen - **baśń** *f* Fabel
baszta *f* Wehrturm *m*, Eckturm *m*
bat *m* **1.** Peitsche *f*; **strzelać z ~a** mit der Peitsche knallen **2. ~y** *pl* Keile *pl*, Prügel *pl*
batalion *m mil.* Bataillon *n*
bateria *f mil., el.* Batterie *f*
bawarski *adj* bayerisch
bawełn|a *f* Baumwolle *f*; *figur., ugs.* **nie owijać w ~ę** etw geradeheraus sagen, kein Blatt vor den Mund nehmen
bawełnian|y *adj* baumwollen, Baumwoll-; **tkanina ~a** Baumwollgewebe *n*
baw|ić I. *vt* Spaß machen, unterhalten, amüsieren; **to mnie ~i** das macht mir Spaß **II.** *vi* (*przebywać*) sich aufhalten, verbleiben **III.** *vr* **~ić się** sich unterhalten; (*o dzieciach*) spielen; **~ić się z kotem** mit der Katze spielen; **~cie się dobrze!** amüsiert euch gut!
baza *f* **1.** Basis *f*; (*podstawa*) Grundlage *f*; **~ surowcowa** Rohstoffbasis *f*; **~ danych** Datei *f* **2.** *mil.* Stützpunkt *m*; **~ lotnicza** Flugstützpunkt *m*; **~ morska** Marinestützpunkt, Flottenstützpunkt *m*
bazalt *m* Basalt *m*
bazar *m* Markt *m*
bazylika *f* Basilika *f*
bażant *m* Fasan *m*
bądź [bɔ̃tɕ] **I.** *imperat* sei; → **być**; **~ tak dobry!** sei so gut <freundlich>! **II.** *kj*: **~ ..., ~ ...** sei es ..., sei es ...; **~ co ~** immerhin
bąk *m* **1.** (*owad*) Rinderbremse *f* **2.** (*zabawka*) Kreisel *m*
beczeć *vi* (*owca*) blöken; (*koza*) meckern; *ugs.* (*dziecko*) heulen, schreien
beczka *f* Fass *n*; (*duża*) Tonne *f*; *figur.* **~ bez dna** ein Fass ohne Boden
befsztyk *m* Beefsteak *n*; **~ tatarski** Tatar(beefsteak) *n*
bekon *m* Bacon *m*, Räucherspeck *m*, durchwachsener Speck
Belg *m* Belgier *m*
belgijski *adj* belgisch
belka *f* Balken *m*
belweder *m* Belvedere *n*
benzyna *f* Benzin *n*; **~ bezołowiowa** bleifreies Benzin
benzynow|y *adj* Benzin-; **stacja ~a** Tankstelle *f*
beret *m* Baskenmütze *f*
berliński *adj* Berliner
beton *m* Beton *m*
betoniarka *f* Betonmischer *m*
bez[1] *m bot.* Flieder *m*; **dziki ~** Holunder *m*
bez[2] *praep* ohne (**czegoś** etw); **~ ciebie** ohne dich; **~ wątpienia** ohne Zweifel, zweifellos; **~ tego** ohnehin; **~ względu na coś** ohne Rücksicht auf etw; **~ ustanku** ununterbrochen, in einem fort
bez- *w złożeniach* -los, -ohne, -frei, ohne ...
beza *f* Baiser, Schaumgebäck *n*
bezalkoholowy *adj* alkoholfrei
bezbarwny *adj* farblos (*a. figur.*)
bezbronny *adj* wehrlos
bezcelowy *adj* zwecklos
bezcen: **kupić za ~** spottbillig <für ein Spottgeld> kaufen
bezcenny *adj* unschätzbar, von unschätzbarem Wert
bezczelny *adj* frech, unverschämt
bezczynny *adj* untätig, tatenlos
bezdomny I. *adj* obdachlos **II.** *m* Obdachlose *m*
bezdroże *n* unwegsames Gelände
beze *praep* ohne; **~ mnie** ohne mich; → **bez**[2]
bezgotówkowy *adj* bargeldlos

bezgraniczny *adj* grenzenlos
bezinteresowny *adj* uneigennützig
bezkarny *adj* straflos, unbestraft
bezkofeinowy *adj* koffeinfrei, entkoffeiniert
bezkompromisowy *adj* kompromisslos
bezkonkurencyjny *adj* unübertrefflich, unerreichbar
bezmyślny *adj* gedankenlos, (*czyn*) unüberlegt
beznadziejny *adj* hoffnungslos
bezpartyjny I. *adj* parteilos **II.** *m* Parteilose *m*
bezpieczeństwo *n* Sicherheit *f*; **~ na drogach <jazdy>** Verkehrssicherheit *f*; **~ zbiorowe** kollektive Sicherheit; **Rada Bezpieczeństwa** Sicherheitsrat *m*
bezpiecznik *m* Sicherung *f*; **~ topikowy** Schmelzsicherung *f*
bezpieczny *adj* sicher, gefahrlos
bezpłatny *adj* unentgeltlich, kostenlos; (*darmowy*) frei; **wstęp ~** freier Eintritt
bezpłodność *f* Unfruchtbarkeit *f*, Zeugungsunfähigkeit *f*
bezpodstawny *adj* grundlos, haltlos
bezpośredni *adj* unmittelbar, direkt
bezpowrotny *adj* unwiederbringlich
bezprawny *adj* rechtlos; (*niezgodny z prawem*) rechtswidrig, widerrechtlich
bezprzewodowy *adj* drahtlos; **telefon ~** ein schnurloses Telefon
bezradny *adj* hilflos, ratlos
bezrękawnik *m* Pullunder *m*
bezrobocie *n* Arbeitslosigkeit *f*, Erwerbslosigkeit *f*
bezrobotny I. *adj* arbeitslos, erwerbslos **II.** *m* Arbeitslose, Erwerbslose *m*; **zasiłek dla ~ch** Arbeitslosengeld *n*
bezsenność *f* Schlaflosigkeit *f*; **cierpieć na ~** unter Schlaflosigkeit leiden
bezsenny *adj* schlaflos
bezsensowny *adj* unsinning, sinnlos, absurd
bezsilny *adj* machtlos
bezskutecznie *adv* erfolglos, ergebnislos; vergebens, umsonst
bezstronny [bɛs'strɔnnɨ] *adj* unparteiisch, objektiv
bezterminowy *adj* fristlos
beztroska *f* Sorglosigkeit *f*, Unbekümmertheit *f*
bezustannie *adv* unaufhörlich, unablässig, in einem fort
bezwartościowy *adj* wertlos, ohne Wert
bezwarunkowo *adv* unbedingt, unter keinen Umständen
bezwarunkowy *adj* bedingungslos
bezwład *m med.* Lähmung *f*
bezwzględn|y [bɛz'vzglɛ̃dnɨ] *adj* rücksichtslos, schonungslos; *phys.* absolut; **~a większość** absolute Mehrheit
bezzałogowy *adj* unbemannt
beżowy *adj* beige
bęben *m* Trommel *f* (*o. techn.*); **~ hamulcowy** Bremstrommel *f*; **bić w ~** die Trommel schlagen
bębnić *vi* trommeln
białaczka *f med.* Leukämie *f*
białawy *adj* weißlich
białko *n* Eiweiß *n* (*a. chem.*)
biało *adv* weiß
Białorusin *m* Belorusse *m*, Weißrusse *m*
białoruski *adj* belorussisch, weißrussisch
biały *adj* weiß; **czarno na ~m** schwarz auf weiß; **~ jak śnieg** schneeweiß; *figur.* **~ kruk** weißer Rabe; **w ~ dzień** am helllichten Tag
Biblia *f* Bibel *f*
biblioteka *f* Bibliothek *f*, Bücherei *f*
bicie *n* Schlagen *n*; Prügeln *n*; **~ serca** Herzschlag *m*, (*przyspieszone*) Herzklopfen *n*
bić I. *vt* schlagen, hauen, prügeln; **~ po twarzy** ohrfeigen; **~ brawo** Beifall klatschen **II.** *vi* (*o sercu*) schlagen **III.** *vr* **~ się** sich hauen, einander schlagen
biec *vi* laufen, rennen; **~ za kimś** jm nachlaufen <nachrennen>
bied|a *f* Armut *f*, Not *f*; **popaść w ~ę** in Not geraten; **od ~y** leidlich, mit Not
biedak *m* armer Mann, Arme *m*; *ugs.* **~!** der arme Kerl!
biedny *adj* arm; *figur.* armselig
biedronka *f* Marienkäfer *m*
bieg *m* **1.** Lauf *m*; **z ~iem czasu** mit der Zeit, im Laufe der Zeit **2.** *sport.* Lauf *m*, Wettrennen *n*; **~ z przeszkodami** Hürdenlauf *m*; **~ na przełaj** Geländelauf *m* **3.** *techn.* Gang *m*; **~ jałowy** Leerlauf *m*; **~ wsteczny** Rückwärtsgang *m*; **na drugim <czwartym> ~u** im zweiten <vierten> Gang; **włączyć drugi ~** den zweiten Gang einschalten <einlegen>; **włączyć** <*ugs.* **wrzucić**> **niższy ~** einen niedrigeren Gang einlegen; **redukować ~i** herunterschalten; **podwyższać ~i** heraufschalten

biegacz *m* Läufer *m*
biegaczka *f* Läuferin *f*
biegać *vi* laufen, joggen; herumlaufen
biegun *m geogr., el.* Pol *m*; ~ **północny** Nordpol *m*; ~ **południowy** Südpol *m*; *el.* ~ **dodatni** Pluspol *m*; ~ **ujemny** Minuspol *m*
biegunka *f med.* Durchfall *m*
biel *f* Weiß *n*
bielić *vt* (*bieliznę*) bleichen; (*ścianę*) weißen, tünchen; (*cyną*) verzinnen
bielizna *f* Wäsche *f*; ~ **osobista** Leibwäsche, Unterwäsche *f*; ~ **pościelowa** Bettwäsche *f*; ~ **kolorowa** Buntwäsche *f*
bierny *adj* passiv, untätig; *gram.* **strona bierna** Passiv *n*
bierzmowanie *n rel.* Firmung *f*
bieżąc|y *adj* laufend; **~y rok** laufendes Jahr; **sprawy ~e** laufende Geschäfte
bieżnia *f sport.* Rennbahn *f*
bieżnik *m mot.* (Reifen)profil *n*
bigos *m* Jägerkraut *n*
bilans *m* Bilanz *f*; ~ **handlowy** Handelsbilanz *f*; ~ **płatniczy** Zahlungsbilanz *f*
bilard *m* Billard *n*; **grać w** ~ Billard spielen
bilet *m* **1.** Karte *f*; *schweiz.* Billett *n*; (*na środki lokomocji*) Fahrschein *m*, Fahrausweis *m*, Fahrkarte *f*; ~ **okresowy** Zeitkarte *f*; ~ **wstępu** Eintrittskarte *f*; ~ **lotniczy** Flugticket *n*; ~ **powrotny** Rückfahrkarte *f*; ~ **z dopłatą** Fahrkarte mit Zuschlag; **kupić** ~ eine Fahrkarte kaufen <lösen> **2.** Karte *f*; ~ **wizytowy** Visitenkarte *f*
billbord *m* Plakatwand *f*
billing *m* Einzelverbindungsnachweis *m*
bilon *m* Hartgeld *n*, Münzen *pl*
bioaktywny *adj* bioaktiv
biodr|o *n* Hüfte *f*; **szerokie** <**wąskie**> **~a** ausladende <schmale> Hüften
biografia *f* Biografie *f*, Biographie *f*
biologia *f* Biologie *f*
biskup *m* Bischof *m*
bisować *vi* (*grać na bis*) als Zugabe singen <spielen>
biszkopt *m* Biskuit *n*, *m*
bitwa *f* Schlacht *f*; ~ **morska** Seeschlacht *f*; ~ **powietrzna** Luftschlacht *f*
biurko *n* Schreibtisch *m*
biuro *n* Büro *n*; ~ **informacyjne** Auskunftsbüro *n*; ~ **podróży** Reisebüro *n*; ~ **zakwaterowania** Zimmervermittlung *f*
biurokracja *f* Bürokratie *f*
biust *m* Busen *m*, Brüste *fpl*
biustonosz *m* Büstenhalter *m*, BH *m*
bizantyjski *adj* byzantinisch
biznes *m* Business *n*
biznesmen *m* Geschäftsmann *m*
biżuteria *f* Schmuck *m*, Schmucksachen *fpl*; **sztuczna** ~ Modeschmuck *m*
blacha *f* Blech *n*; ~ **cynkowa** Zinkblech *n*; ~ **stalowa** Stahlblech *n*
blacharstwo *n* Klempnerei *f*, *reg.* Spenglerei *f*; ~ **samochodowe** (*o. warsztat*) Autospenglerei *f*, Klempnerwerkstatt *f*
blady *adj* blass, bleich; ~ **jak ściana** <**jak trup**> leichenbleich
blankiet *m* Formular *n*, Vordruck *m*
blask *m* Glanz *m*, Schimmer *m*
blaszany *adj* aus Blech, Blech-
blednąć *vi* blass werden, erbleichen
blis|ki I. *adj* nah(e), nahe liegend **II.** *m* (*o człowieku*) Angehörige *m*; **moi ~cy** die Meinen
blisko *adv* nahe; ~ **spokrewniony** eng verwandt
bliskowschodni *adj* Nahost-, nahöstlich
blizna *f* Narbe *f*
bliźniak *m* **1.** Zwilling *m* **2.** (*strój damski*) Twinset *m*
Bliźnięta *pl astr.* Zwillinge *pl*
blok *m* (*dom*) Haus *n*; (*bryła, bloczek, polit., mech.*) Block *m*; (*notatnik*) Notizblock *m*; ~ **rysunkowy** Zeichenblock *m*
blokada *f* Blockade *f*, Sperre *f*; ~ **gospodarcza** Wirtschaftsblockade *f*
blokować *vt, vi* blockieren; (*drogę*) sperren; (*rozmowy*) stören
blond *adj* blond; **włosy** ~ blondes Haar
blondyn *m* Blonde *m*
blondynka *f* Blondine *f*, blonde Frau, blondes Mädchen
bluza *f* Blouson *n*, *m*
bluzka *f* Bluse *f*, Damenbluse *f*
błagać *vt* flehen, anflehen (**o coś** um etw)
błahy *adj* geringfügig, belanglos
bławatek *m* Kornblume *f*
błąd *m* **1.** Fehler *m*; ~ **drukarski** Druckfehler *m*; **popełnić** ~ einen Fehler machen **2.** (*pomyłka*) Irrtum *m*; **wprowadzić kogoś w** ~ jn irreführen
błądzić *vi* irregehen; *figur.* sich irren; **błądzisz** du irrst
błękit *m* Blau *n*
błękitny *adj* blau, himmelblau
błogosławić *vt* segnen
błona *f* Membran(e) *f*, Haut *f*; ~ **śluzowa** Schleimhaut *f*

błotnik *m* Schutzblech *n*; (*samochodu*) Kotflügel *m*
błoto *n* Kot *m*, Dreck *m*
błyska|ć się *vr* blitzen; **~ się** es blitzt
błyskawica *f* Blitz *m*; **szybko jak ~** blitzschnell
błyszczeć ['bŭɨʃʧɛtç] *vi* glänzen, leuchten, schimmern
bo *kj* weil, denn
bobslej *m sport.* Bobsleigh *m*
bochenek *m* Laib *m*; **~ chleba** ein Laib Brot
bocian *m* Storch *m*
boczek *m* Speck *m*; **~ wędzony** Räucherspeck *m*
boczn|y *adj* seitlich, Seiten-; **~a ulica** Seitenstraße *f*; **~y ołtarz** Nebenaltar *m*; **~a ściana** Seitenwand *f*
bodziec *m* Ansporn *m*, Anreiz *m*; **~ ekonomiczny** materieller Anreiz; **dodać komuś bodźca** jn anspornen
bogacić się *vr* reich werden, sich bereichern
bogactwo *n* Reichtum *m*
bogatka *f orn.* Kohlmeise *f*
bogat|y *adj* reich; (*obfity*) reichlich; **~e zbiory** reichliche Ernte
bogini *f* Göttin *f*; **~ miłości** Liebesgöttin *f*; **~ zwycięstwa** Siegesgöttin *f*
bohater *m* Held *m*; **~ dnia** der Held des Tages
bohaterka *f* Heldin *f*
boisko *n* (*sportowe*) Turnplatz *m*, Sportplatz *m*
bojaźliwy *adj* furchtsam
bojaźń *f* Furcht *f*
bojer *m sport.* Eisjacht *f*
bojkotować *vt* boykottieren
bojownik *m* Kämpfer *m*; Verfechter *m*; **~ o wolność** Freiheitskämpfer *m*
bok *m* Seite *f*; **z ~u** von der Seite; **na ~!** Platz machen!, zur Seite!; **odłożyć na ~** beiseite legen; *figur.* **żarty na ~** Spaß beiseite
boks[1] *m sport.* Boxen *n*
boks[2] *m* (*zagroda*) Box *f*, Pferdestand *m*
bokser *m* Boxer *m*, Boxkämpfer *m*
bol|eć *vi* wehtun, schmerzen; **~i mnie palec** der Finger tut mir weh; **głowa mnie ~i** ich habe Kopfschmerzen; **~i!** es tut weh!
bolesny *adj* (*rana*) schmerzhaft; (*przykry*) schmerzlich, schwer
bomba *f* **1.** Bombe *f*; **~ wodorowa** Wasserstoffbombe *f*; **~ neutronowa** Neutronenbombe *f*; **~ zapalająca** Brandbombe *f*; **~ zegarowa** Zeitbombe *f* **2.** (*ładunek wybuchowy*) Sprengladung *f*
bombardować *vt* bombardieren
bombardowanie *n* Bombardement *n*; (*lotnicze*) Bombenangriff *m*
bombka *f* (*na choinkę*) Glaskugel *f*
bombowiec *m* Bomber *m*, Bombenflugzeug *n*
bombowy *adj* Bomben-; **nalot ~** Bombenangriff *m*; *figur. ugs.* **~ interes** Bombengeschäft *n*
bon *m* Gutschein *m*, Bon *m*
bordo *adj unv.* bordeaux
bordowy *adj* bordeaux
borowik *m* Steinpilz *m*
borówka *f* Preiselbeere *f*
borsuk *m* Dachs *m*
boski *adj* göttlich, Gottes; **Matka Boska** die Mutter Gottes; *ugs.* **rany ~e!** Herr Gott!, um Gottes <Himmels> willen!
bosman *m* Bootsmann *m*
boso *adv* barfuß
botanika *f* Botanik *f*, Pflanzenkunde *f*
bowiem *kj* denn, nämlich
boży *adj* göttlich, Gottes-; **Boże Ciało** Fronleichnam *m*; **Boże Narodzenie** Weihnachten *pl*
bób *m* Saubohne *f*
bóbr *m* Biber *m*
bóg *m* **1. Bóg** Gott *m*; **dzięki <chwała> Bogu!** Gott sei Dank! **broń Boże!** Gott bewahre <behüte>!; *ugs.* **jak Boga kocham!** so wahr Gott lebt! **2.** (*w mitologii*) Gott *m*; **~ wojny** Kriegsgott *m*; **~ Słońca** Sonnengott *m*
ból *m* Schmerz *m*, Weh *n*; **~ głowy** Kopfschmerz *m*, Kopfweh *n*; **~e porodowe** Geburtswehen *pl*; **odczuwać ~** Schmerz empfinden
bóstwo *n* Gottheit *f*; *figur.* Abgott *m*, Idol *m*; **wyglądać jak ~** wunderschön <gottähnlich> aussehen
bóżnica *f* Synagoge *f*
brać *vt* **1.** nehmen; **~ udział w wycieczce** an einem Ausflug teilnehmen; **~ coś pod uwagę** etw in Betracht ziehen; **~ za złe** übel nehmen, verübeln; **ściśle biorąc** streng genommen **2.** (*o rybie*) anbeißen; *ugs.* **biorą (ryby)?** beißt was an?
brajl *m* Blindenschrift *f*
brak[1] *m* **1.** Mangel *m*; **~ wody** Wasserman-

gel *m*; ~ **pieniędzy** Geldknappheit *f*; ~ **wyobraźni** Fantasielosigkeit *f* **2.** (*błąd*) Defekt *m*, Fehler *m*; (*towar*) Ausschussware *f*
brak^2 *impers* es fehlt (**czegoś** an etw); **będzie mi ciebie ~** ich werde dich missen
braknąć *vi pf* → **brakować**
brakowa|ć *vi* fehlen, mangeln (**czegoś** etw *D*); **tego nam tylko ~ło!** das hat uns gerade noch gefehlt!
brama *f* Tor *n*; (*drzwi frontowe*) Haustür *f*
bramk|a *f sport.* Tor *n*; **~a samobójcza** Eigentor *n*, Selbsttor *n*; **strzelić <wbić> ~ę** ein Tor schießen
bramkarz *m sport.* Torwart *m*, Torhüter *m*
bransoletka *f* Armband *n*
brat *m* Bruder *m*; ~ **przyrodni** Stiefbruder *m*; ~ **zakonny** Ordensbruder *m*; **Bracia ...** (*w firmie*) Gebrüder ... *pl*
bratanek *m* Neffe *m*
bratanica *f* Nichte *f*
bratek *m bot.* Stiefmütterchen *n*
braterski *adj* brüderlich
bratowa *f* Schwägerin *f*
brawo *n* Beifall *m*; **bić ~** Beifall klatschen; **~!** Bravo!
Brazylijczyk *m* Brasilianer *m*
brazylijski *adj* brasilianisch
brąz *m* Bronze *f*
brązowy *adj* **1.** (*kolor*) braun, bronzefarben **2.** (*z brązu*) bronzen, aus Bronze
brew *f* Braue *f*, Augenbraue *f*; **z|marszczyć brwi** die Stirn runzeln
brezent *m* Zeltleinwand *f*
brod|a *f* **1.** (*część twarzy*) Kinn *n* **2.** (*zarost*) Bart *m*; **zapuścić ~ę** sich *D* einen Bart wachsen lassen
brodawka *f* Warze *f*
brona *f* Egge *f*
bronić I. *vt* verteidigen (*o. juris.*); (*zabraniać*) wehren; (*chronić*) schützen **II.** *vr* ~ **się** sich verteidigen
broń *f* Waffe *f*, Waffen *fpl*; ~ **atomowa** Atomwaffe *f*; ~ **jądrowa <nuklearna>** Kernwaffe *f*; ~ **palna** Schusswaffe *f*; ~ **masowej zagłady** Massenvernichtungswaffe *f*; **zawieszenie broni** Waffenstillstand *m*
broszka *f* Brosche *f*
broszura *f* Broschüre *f*
browar *m* Brauerei *f*
brud *m* Schmutz *m*; **~y** *pl* (*bielizna*) Schmutzwäsche *f*
brudno *adv* schmutzig, unrein; **pisać na ~** ins Unreine schreiben
brudny *adj* schmutzig; *ugs.* dreckig
brudzić *vt* schmutzig <dreckig> machen, beschmutzen, besudeln
bruk *m* Pflaster *n*, Straßenpflaster *n*
brukselka *f* (*kapusta*) Rosenkohl *m*
brulion *m* (*brudnopis*) Entwurf *m*; (*zeszyt*) Kladde *f*
brunatny *adj* dunkelbraun; **niedźwiedź ~** Braunbär *m*; **węgiel ~** Braunkohle *f*
brutto *unv.* brutto; **dochód ~** Bruttoeinkommen *n*
bruzda *f* Furche *f*
bryczesy *pl* Reithose *f*
brydż *m* Bridge *n*; **grać w ~a** Bridge spielen
brygada *f* Brigade *f*
brykiet *m* Brikett *n*
brylant *m* Brillant *m*
bryła *f* **1.** (*ziemi*) Klumpen *m* **2.** *mat.* Körper *m*
brytyjski *adj* britisch
bryza *f* Brise *f*
brzeg *m* (*skraj*) Rand *m*; (*rzeki*) Ufer *n*; (*morza*) Strand *m*; Küste *f*
brzemienna *adj* schwanger
brzemienny *adj* -reich, -schwer; ~ **w skutki <następstwa>** folgenschwer
brzęcz|eć *vi* (*owady, silniki*) summen, surren; (*szkło*) klirren; *figur.* **~ąca moneta** klingende Münze
brzmi|eć *vi* klingen, tönen; (*mieć brzmienie*) lauten; **tekst ~ następująco** der Text lautet wie folgt
brzmienie *n* Klang *m*; (*dokumentu*) Wortlaut *m*
brzoskwinia *f* Pfirsich *m*
brzoza *f* Birke *f*
brzuch *m* Bauch *m*; **na ~u** bäuchlings, auf dem Bauch
brzydki *adj* hässlich; scheußlich
brzydzić się *vr* sich ekeln (**czegoś** vor etw)
brzytwa ['bʒɨtfa] *f* Rasiermesser *n*
budka *f* (*dróżnika*) Bahnwärterhaus *n*; ~ **strażnika** Schilderhaus *n*; ~ **telefoniczna** Telefonzelle *f*
budow|a *f* Bau *m*; (*miejsce budowy*) Bauplatz *m*; Baustelle *f*; **teren ~y** Baugelände *n*
budowla *f* Bau *m*, Gebäude *n*
budować *vt* (auf)bauen; (*wznosić*) errichten; (*wykonywać*) herstellen
budowlany *adj* Bau-; **materiał ~** Baumaterial *n*; **robotnik ~** Bauarbeiter *m*

budownictwo *n* Bauwesen *n*; (*architektura*) Baukunst *f*
budynek *m* Gebäude *n*; **~ mieszkalny** Wohnhaus *n*
budyń *m* Pudding *m*
budzić I. *vt* auf|wecken; (*uczucie*) erwecken; **~ zazdrość** Eifersucht erregen **II.** *vr* **~ się** aufwachen; erwachen (*a. figur.*)
budzik *m* Wecker *m*; **nastawić ~** den Wecker stellen
budżet ['budʒɛt] *m* Budget *n*, Haushalt *m*, Haushaltsplan *m*, Etat *m*; **~ państwa** Staatshaushalt *m*
bufet *m* Büfett *n*; (*lada*) Schanktisch *m*, Theke *f*
bujn|y *adj* üppig; **~a fantazja** lebhafte <üppige> Einbildungskraft; **~e włosy** üppiger Haarwuchs
buk *m* Buche *f*
bukiet *m* Strauß *m*; **~ kwiatów** Blumenstrauß *m*
buksować *vi mot.*, *ugs.* durchdrehen
bulimia *f med.* Bulimie *f*
bulion *m* Kraftbrühe *f*
Bułgar *m* Bulgare *m*
bułgarski *adj* bulgarisch
bułka *f* Brötchen *n*, (*w Berlinie o.*) Schrippe *f*; **~ tarta** Paniermehl *n*
bunt *m* Aufruhr *m*; (*marynarzy*) Meuterei *f*; (*sprzeciw*) Empörung *f*
buntować I. *vt* aufwiegeln, aufhetzen **II.** *vr* **~ się** sich empören, sich auflehnen
burak *m* Rübe *f*; **~ czerwony** rote Rübe; **~ cukrowy** Zuckerrübe *f*; **~ pastewny** Futterrübe *f*
burmistrz *m* Bürgermeister *m*
bursztyn *m* Bernstein *m*
burt|a *f* Bord *m*; **lewa ~a** Backbord *m*; **prawa ~a** Steuerbord *m*; **wyrzucić za ~ę** über Bord werfen; **człowiek za ~ą!** Mann über Bord!
burza *f* Gewitter *n*, Unwetter *n*; **~ śnieżna** Schneesturm *m*
busola *f* Bussole *f*, Kompass *m*
but *m* Schuh *m*; (*z cholewką*) Stiefel *m*; **~y narciarskie** Skischuhe *mpl*
butelka *f* Flasche *f*; **~ wina** eine Flasche Wein
butik *m* Boutique *f*
butla *f* (*szklana*) Glasballon *m*; **~ tlenowa** Sauerstoffflasche *f*
buzia *f* Mündchen *n*; (*twarz*) Gesichtchen *n*; **dać buzi** einen Kuss geben
by[1] *kj* damit, dass; (*z inf*) um … zu …
by[2] *wykładnik trybu*: **można by** man könnte; **trzeba by** man müsste <sollte>
być *vi* sein, da sein; **~ może** vielleicht, kann sein; **~ przeciwnym** gegen etw sein, etw dagegen haben; **w czymś jest komuś do twarzy** es steht jm gut zu Gesicht; **to jest** (*to znaczy*) das heißt; **co ci jest?** was hast du?, was fehlt dir?
bydł|o *n* Rind *n*; **~o rogate** Hornvieh *n*; **hodowla ~a** Viehzucht *f*
byk *m* **1.** Stier *m*; Bulle *m* **2.** *ugs.* (*błąd*) Schnitzer *m*, Fehler *m*; **strzelić ~a** einen Bock schießen **3. Byk** *astr.* Stier *m*
byle I. *part* **~ kto** der erste Beste; **~ co** irgend(et)was; **~ gdzie** irgendwo **II.** *kj* wenn nur; **~ on tylko przyszedł!** wenn er nur käme!, dass er aber kommt!
były *adj* ehemalig, Alt-; **~ minister** ehemaliger Minister *m*, Exminister *m*; **~ kanclerz** Altkanzler *m*
bynajmniej *adv* durchaus nicht, gar nicht, keinesfalls
bystry *adj* (*potok*) reißend; (*umysł*) scharf; (*człowiek*) scharfsinnig; **~ chłopak** intelligenter Junge
byt *m* Sein *n*, Dasein *n*; **warunki ~u** Lebensbedingungen *fpl*
bywa|ć *vi* **1. tak ~** so ist es manchmal, das gibt es; **~, że …** es kommt vor, dass … **2.** (*uczęszczać*) oft besuchen; **~ć u kogoś** bei jm verkehren, jn zu besuchen pflegen
bzdura *f* Quatsch *m*, dummes Gerede

C

cal *m* Zoll *m*
calówka *f* Zollstock *m*
całkiem, całkowicie *adv* gänzlich, ganz, restlos
całkowit|y *adj* gesamt; völlig; **~a suma** Gesamtsumme *f*
cało *adv* unversehrt; **ujść ~** mit heiler Haut davonkommen
całoś|ć *f* Ganze *n*; **w ~ci** (*w kawałku*) im Ganzen; (*łącznie*) insgesamt; (*ogólnie*) im Großen und Ganzen
całować I. *vt* küssen **II.** *vr* **~ się** sich küssen
cał|y *adj* **1.** ganz; **~ymi dniami** tagelang; *figur.* **iść na ~ego** aufs Ganze gehen **2.** (*nienaruszony*) unversehrt
CD-ROM *m* (*Compactdisc Read Only Memory*) CD-ROM *f*
cebula *f* Zwiebel *f*
cech *m* Zunft *f*, Innung *f*
cecha *f* Merkmal *n*; (*właściwość*) Eigenschaft *f*; **~ charakteru** Charakterzug *m*
cechować *vt* eichen, zeichnen; (*charakteryzować*) kennzeichnen
cedzak *m* Durchschlag *m*
cedzić *vt* seihen, filtern
cegielnia *f* Ziegelei *f*
ceglany *adj* aus Backsteinen <Ziegeln>, Backstein-; Ziegel-
cegła *f* Backstein *m*; Ziegel *m*; **czerwona ~** roter Backstein
cel *m* **1.** Ziel *n*; **postawić sobie coś za ~** sich etw zum Ziel setzen; **trafić do ~u** das Ziel treffen **2.** Zweck *m*; **~em, w ~u** zwecks; **mieć na ~u** bezwecken
cela *f* Zelle *f*
cellulit *m*, **cellulitis** *f* Zellulitis *f*
celnik *m* Zollbeamte *m*
celn|y[1] *adj* **1.** treffsicher; **~y strzał** Volltreffer *m* **2.** *figur.* (*trafny*) **~a uwaga** eine treffende Bemerkung
celn|y[2] *adj* Zoll-; **urząd ~y** Zollamt *n*; **odprawa ~a** Zollabfertigung *f*
celować *vi* zielen (**do czegoś** auf etw); *figur.* (*wyróżniać się*) **~ w czymś** sich in etw auszeichnen
celowy *adj* zweckmäßig
celuloza *f* Zellulose *f*
cement *m* Zement *m*
cen|a *f* Preis *m*; **~a stała** fester Preis; **~a rynkowa** Marktpreis *m*; **zniżka <obniżka> ~** Preissenkung *f*; **podwyżka ~** Preiserhöhung *f*; **podnieść <podwyższyć> ~y** die Preise heraufsetzen; **po <w> ~ie ...** zum Preis von ...; *figur.* **za wszelką ~ę** um jeden Preis
cennik *m* Preisliste *f*
cenny *adj* wertvoll, kostbar
centrala *f* Zentrale *f*; **~ telefoniczna** Telefonzentrale *f*; **~ międzynarodowa** Auslandsvermittlung *f*
centralny *adj* zentral, Zentral-
centrum *n* Zentrum *n*; Mittelpunkt *m*; **~ miasta** Stadtzentrum *n*; **~ obliczeniowe** Rechenzentrum *n*
centymetr *m* **1.** (*jednostka miary*) Zentimeter *n* **2.** (*krawiecki*) Metermaß *n*
cenzura *f* Zensur *f*
cera *f* Teint *m*, Gesichtsfarbe *f*
ceramika *f* Keramik *f*
cerata *f* Wachstuch *n*
ceremoni|a *f* Zeremonie *f*; *ugs.* **nie rób ~i!** mach keine Umstände!
cerkiew *f* orthodoxe Kirche
cerować *vt* stopfen
cesarz *m* Kaiser *m*
cewka *f* **1.** *el.* Spule *f*; *mot.* **~ zapłonowa** Zündspule *f* **2.** *anat.* Harnröhre *f*
chaber *m* Kornblume *f*
chadecja *f polit.* die Christdemokraten
chałka *f* Butterzopf *m*
chałupnik *m* Heimarbeiter *m*
cham *m* Rüpel *m*, Grobian *m*
chaos *m* Chaos *n*
charakte|r *m* **1.** Charakter *m*; **cecha <rys> ~ru** Charakterzug *m*, Charaktereigenschaft *f* **2.** (*cecha*) Eigenschaft *f*; **w ~rze świadka** (in der <seiner> Eigenschaft) als Zeuge; **~r pisma** Hand(schrift) *f*
charakterystyczny *adj* charakteristisch, kennzeichnend
chat *m* → **czat**
chata *f* Hütte *f*
chcieć *vt* **1.** wollen; **chce mi się spać** ich bin schläfrig; **chce mi się jeść** ich bin hungrig; **nie chce mi się** ich habe keine Lust **2.** mögen; **chciałbym to zobaczyć** ich möchte es sehen
chciwy *adj* habgierig, habsüchtig
chemia *f* Chemie *f*
chemiczny *adj* chemisch

chęć *f* Lust *f*; **z ~cią** gern(e); **dobre ~ci** guter Wille, gute Vorsätze

chętnie *adv* gern(e); **bardzo ~** herzlich <sehr> gern

Chinka *f* Chinesin *f*

Chińczyk *m* Chinese *m*

chiński *adj* chinesisch

chińszczyzna *f* **1.** *ugs.* **to dla mnie ~** das ist für mich Chinesisch **2.** *kulin.* chinesisches Essen

chip [tʃɨp] *m inform.* Chip *m*

chipsy [tʃipɨ] *mpl* Chips *mpl*

chirurg *m* Chirurg *m*

chleb *m* Brot *n*; **~ pszenny** Weizenbrot *n*; **~ razowy** Schwarzbrot *n*; *figur.* **~ powszedni** das tägliche Brot; **zarabiać na ~** sein Brot verdienen

chlew *m* Schweinestall *m*

chlor *m chem.* Chlor *n*

chlubić się *vr* stolz sein (**czymś** auf etw)

chłodnia *f* Kühlraum *m*

chłodnica *f techn.* Kühler *m*

chłodnik *m* (*zupa*) Kaltschale *f*

chłodno *adv* kühl; **jest ~** es ist kühl; **robi się ~** es wird kühl

chłodny *adj* kühl

chłodzenie *n techn.* Kühlung *f*

chłodzony *adj mot.* gekühlt; **silnik ~ wodą <powietrzem>** wassergekühlter <luftgekühlter> Motor

chłop *m* Bauer *m*

chłopiec *m* Junge *m*

chłopski *adj* Bauern-, bäurisch; *figur.* **~ rozum** gesunder Menschenverstand

chłód *m* Kühle *f*, Kälte *f*, Frische *f*

chmiel *m* Hopfen *m*

chmura *f* Wolke *f*; **~a deszczowa** Regenwolke *f*; **~a gradowa** Hagelwolke *f*; **oberwanie ~y** Wolkenbruch *m*

chmurzyć się *vr* sich bewölken; **~ się** der Himmel überzieht <bewölkt> sich

chociaż, choć I. *kj* obgleich, obwohl, obschon, wenngleich **II.** *adv* (*przynajmniej*) wenigstens

choćby *kj* **1.** (*nawet*) sei es nur ...; **~ na chwilę** sei es nur für einen Augenblick **2.** (*nawet gdyby*) **~ nie wiem jak się wysilał** und wenn er sich noch so anstrengen würde

chodnik *m* (*uliczny*) Gehsteig *m*, Trottoir *n*; (*dywanik*) Läufer *m*

chodzić *vi* gehen, zu gehen pflegen; **~ tam i z powrotem** auf und ab gehen; **~ pieszo** zu Fuß gehen, laufen; **~ na spacer** spazieren gehen; **~ do szkoły** die Schule besuchen; **chodzi o to, że ...** es handelt sich darum, dass ...; **jeżeli chodzi o mnie** was mich betrifft <anbelangt>; *ugs.* **chodź no tu!** komm mal her!

choinka *f* Weihnachtsbaum *m*

cholera *f med.* Cholera *f*; *ugs.* **do ~y!** zum Henker!; **~a!** verdammt!

cholernie *adv ugs.* schrecklich, saumäßig; **jestem ~ zmęczony** ich bin schrecklich müde

chorągiew *f* Fahne *f*; **wywiesić ~** die Fahne hissen

chorągiewka *f* Fähnchen *n*; (*trójkątna*) Wimpel *m*; **~ na dachu** Wetterfahne *f*

chorąży *m* Fahnenträger *m*

choroba *f* Krankheit *f*; **~ umysłowa** Geisteskrankheit *f*; **~ serca** Herzleiden *n*

chorobliwy *adj* krankhaft

chorobowy *adj*: **zasiłek ~** Krankengeld *n*

chorować *vi* krank sein; **~ na coś** an einer Krankheit leiden

Chorwat *m* Kroate *m*

chorwacki *adj* kroatisch

chory I. *adj* krank; (*długotrwale*) siech; **~ na wątrobę** leberkrank; **umysłowo ~** geisteskrank; **~ na serce** herzkrank **II.** *m* Kranke *m*

chować I. *vt* **1.** (*ukrywać*) verstecken; verbergen **2.** (*zmarłego*) bestatten **3.** (*hodować*) züchten, aufziehen **II.** *vr* **~ się** (*kryć się*) sich verbergen

chór *m* **1.** Chor *m*; **~ chłopięcy** Knabenchor *m*; **~em** im Chor **2.** *archit.* Chor *m*

chrabąszcz ['xrabɔ̃ʃʧ] *m* Maikäfer *m*

chrapać *vi* schnarchen

chrom *m chem.* Chrom *n*

chronić I. *vt* schützen; (*mieć pod ochroną*) schonen **II.** *vr* **~ się** sich schützen

chrupki *adj*: **chleb ~** Knäckebrot *n*

chrypka *f* Heiserkeit *f*; **mam ~ę** ich bin heiser

chrzan *m* Meerrettich *m*

chrząkać *vi* sich räuspern

chrząknąć *vi pf* → **chrząkać**

chrząszcz [xʃɔ̃ʃʧ] *m* Käfer *m*

chrzest *m* Taufe *f*

chrzestna *f* Patin *f*

chrzestny *m* Taufpate *m*, Pate *m*

chrześcijanin *m* Christ *m*

chrześcijański *adj* christlich

chrześniaczka *f*, **chrześniak** *m* Patentochter *f*, Patenkind *n*

chudy *adj* mager, dünn
chuligan *m* Rowdy *m*, Randalierer *m*
chusteczka, chustka *f* Tuch *n*; ~ **do nosa** Taschentuch *n*; ~ **na głowę** Kopftuch *n*; ~ **na szyję** Halstuch *n*
chwalić I. *vt* loben **II.** *vr* ~ **się** prahlen (**czymś** mit etw), angeben
chwast *m* Unkraut *n*
chwiać się *vr* wackeln, taumeln
chwil|a *f* Moment *n*, Augenblick *m*; **od tej ~i** von diesem Augenblick an; **w każdej ~i, lada ~a** jeden Augenblick; **w jednej ~i** im Handumdrehen; *ugs.* **w ~i obecnej** gegenwärtig, im Moment; **w tej ~i** sofort, in diesem Augenblick; **w pewnej ~i** auf einmal, und da ...; **~ami** zuweilen, manchmal
chwilowo *adv* vorläufig, momentan, vorübergehend; ~ **nieczynne** <**zamknięte**> vorübergehend geschlossen
chwycić *vt pf* → **chwytać**; ~ **za broń** zur Waffe greifen
chwytać *vt* **1.** greifen; ergreifen **2.** (*pojmować*) begreifen
chyba I. *kj*: ~ **że ...** es sei denn, dass ...; (*z wyjątkiem*) außer wenn ... **II.** *adv* (*przypuszczalnie*) wohl; **on ~ przyjdzie** er wird wohl kommen; ~ **nie** wohl kaum, schwerlich; **no ~!** selbstverständlich!, sicher!
chytry *adj* schlau; verschmitzt
ci *pron pers* (*nieakcentowane*) *D* dir; → **ty**
ciał|o *n* **1.** Körper *m*; *phys.* **~o stałe** <**płynne, lotne**> fester <flüssiger, gasförmiger> Körper **2.** (*zwłoki*) Leiche *f* **3.** (*żywe*) Leib, Körper *m*; *figur.* **~em i duszą** mit Leib und Seele
ciasny *adj* eng; *ugs.* **~, ale własny** klein aber mein
ciastko *n* Kuchen *m*, Kleingebäck *n*
ciast|o *n* **1.** (*surowe*) Teig *m* **2.** Kuchen *m*; **~a** *npl* verschiedene Kuchensorten
ciąć *vt* schneiden
ciąg *m* Verlauf *m*; im Verlauf von, innerhalb; **w ~u dwóch tygodni** im Verlauf von zwei Wochen; **w ~u miesiąca** innerhalb eines Monats; **w ~u tego czasu** in diesem Zeitraum; ~ **dalszy** Fortsetzung *f*; ~ **dalszy nastąpi** Fortsetzung folgt
ciągle *adj* immer(fort), fortwährend; (*stale*) dauernd
ciągły *adj* fortwährend, fortlaufend; (*nieprzerwany*) ununterbrochen
ciągnąć I. *vt* ziehen; (*wlec*) schleppen; ~ **dalej** (*mówiąc*) fortfahren **II.** *vr* ~ **się** sich ziehen; (*przedłużać się*) sich in die Länge ziehen
ciągnik *m* Schlepper *m*, Traktor *m*; ~ **rolniczy** Ackerschlepper *m*; ~ **siodłowy** Sattelschlepper *m*
ciąż|a ['tɕɔ̃ʒa] *f* Schwangerschaft *f*; **być w ~y** schwanger sein
ciążyć *vi* (**na czymś**) lasten
cicho *adv* still; **~!** still!; **mówić** ~ leise sprechen
cichobieżny *adj* schallgedämpft (*o. mot.*)
cichy *adj* still; leise; ruhig
ciebie *pron pers A* dich; → **ty**
ciec *vi* fließen, rinnen, lecken; **beczka cieknie** das Fass leckt
ciecz *f* Flüssigkeit *f*
ciekaw *adj* → **ciekawy 1.**; **jestem ~, czy ...** ich bin neugierig, ob ...
ciekawość *f* Neugier(de) *f*; **przez** ~ aus Neugierde
ciekawy *adj* **1.** neugierig; **jestem** ~ ich bin neugierig **2.** (*interesujący*) interessant; merkwürdig
cieknąć *vi* → **ciec**
cielę *n* Kalb *n*
cielęcina *f* Kalbfleisch *n*
ciemnia *f fot.* Dunkelkammer *f*
ciemno *adv* dunkel, finster; **robi się** ~ es wird dunkel
ciemnoś|ć *f* Dunkelheit *f*, Finsternis *f*; Dunkel *n*; **w ~ci** im Dunkeln, in der Dunkelheit
ciemny *adj* dunkel, finster; (*zacofany*) dumm; ~ **jak tabaka w rogu** dumm wie Bohnenstroh
cienki *adj* dünn
cień *m* Schatten *m*
cieplarnia *f* Treibhaus *n*, Gewächshaus *n*
ciep|ło I. *adv* warm; **jest ~ło** es ist warm; **robi się ~ło** es wird warm **II.** *n* Wärme *f*; **trzymać w ~le** warm halten
ciepłownia *f* Fernheizwerk *n*, Heizwerk *n*
ciepły *adj* warm; (*pogoda*) mild; *figur.* warm
cierpi|eć *vt, vi* leiden; (*znosić*) dulden, ertragen; **nie ~eć kogoś** jn nicht ausstehen können; **sprawa nie ~ zwłoki** die Sache duldet keinen Aufschub
cierpienie *n* Leid *n*, Leiden *n*; (*ból*) Schmerzen *mpl*
cierpliwość *f* Geduld *f*, **stracić** ~ die Geduld verlieren; **zachować** <**uzbroić się w**> ~ sich in Geduld fassen

cierpliwy *adj* geduldig

cieszyć I. *vt* freuen **II.** *vr* ~ **się** sich freuen (**z czegoś** über etw); ~ **się zaufaniem** das Vertrauen genießen

cieśla *m* Zimmermann *m*

cieśnina *f* Enge *f*, Meerenge *f*

cię *pron pers* (*nieakcentowane*) *A* dich; → **ty**

cięciwa *f* Sehne *f*; ~ **koła** Kreissehne *f*; ~ **łuku** Bogensehne *f*

cięgło *n*: ~ **ssania** Choke *m*

ciężar *m* **1.** Last *f*; **dźwigać ~y** Lasten tragen **2.** (*waga*) Gewicht *n*; ~ **właściwy** spezifisches Gewicht; *sport.* **podnoszenie ~ów** Gewichtheben *n*

ciężarek *m* Gewicht *n*, Gewichtstein *m*

ciężarna *adj* schwanger

ciężarówka *f* Lastauto *n*, Lastkraftwagen *m*, LKW *m*, *ugs.* Laster *m*

ciężki *adj* **1.** schwer **2.** (*trudny*) *o.* schwierig **3.** (*nieporadny*) schwerfällig; ~ **styl** schwerfälliger Stil **4.** (*uciążliwy*) mühsam; **bardzo ciężka droga** ein mühsamer Weg

ciężko *adv* schwer; ~ **chory** schwer krank; **oddychać** ~ schwer <mühsam> atmen

ciocia *f* Tante *f*

cios *m* Schlag *m*, Hieb *m*; **zadać** ~ einen Schlag versetzen; *figur.* ~ **poniżej pasa** ein Schlag unter die Gürtellinie

ciotka *f* Tante *f*

cisza *f* **1.** Stille *f*; ~ **morska** Meeresstille *f* **2.** (*brak wiatru*) Windstille *f* **3.** (*milczenie*) Schweigen *n*; ~ **przed burzą** Ruhe vor dem Sturm

ciśnienie *n* Druck *m*; ~ **atmosferyczne** Luftdruck *m*; **wysokie** ~ Hochdruck *m*; **niskie** ~ Tiefdruck *m*; ~ **krwi** Blutdruck *m*; ~ **w oponach** Reifendruck *m*; **zmierzyć** ~ **w oponach** (den) Reifendruck messen

ciśnieniomierz *m* Manometer *n*; *mot.* Reifendruckmesser *m*, Reifendruckprüfer *m*

cło *n* Zoll *m*; ~ **wywozowe** Ausfuhrzoll *m*; ~ **przywozowe** Einfuhrzoll *m*; ~ **ochronne** Schutzzoll *m*; **wolny od cła** zollfrei

cmentarz *m* Friedhof *m*

cnota *f* Tugend *f*

co *pron* was; **co to (jest)?** was ist das? **co tobie?** was fehlt dir?, was hast du?; **co ty na to?** was sagst du dazu?; **co słychać?** was gibt's Neues?, wie geht's?; **co (drugi) dzień** jeden (zweiten) Tag; **co tydzień** jede Woche, alle acht Tage; **co za jeden?** was für ein <einer>; **dopiero co** soeben; **co najmniej** mindestens; **co najwyżej** höchstens; **co prawda** zwar, immerhin

codziennie *adv* jeden Tag, alle Tage

codzienn|y *adj* täglich, alltäglich; **gazeta ~a** Tageszeitung *f*

cofać I. *vt* (*wycofać*) zurückziehen; ~ **zamówienie** eine Bestellung stornieren; ~ **zegar** die Uhr nachstellen **II.** *vr* ~ **się** sich zurückziehen; (*odstąpić*) zurücktreten

cofnąć *vt pf* → **cofać**

cokolwiek I. *pron.* was auch immer **II.** *adv* (*trochę*) ein wenig, etwas

cola *f* Cola *n*, *f*

coraz *adv*: ~ **bardziej** <**więcej**> immer mehr; ~ **gorzej** immer ärger <schlimmer>

coś *adv* was, irgendetwas; ~ **niecoś** ein kleines Bisschen; ~ **nowego** etwas Neues; *ugs.* ~ **podobnego!** so (et)was!

córka *f* Tochter *f*

cóż *pron* was?, was denn?; ~ **to?** was ist denn das?

cud *m* Wunder *n*; **czynić ~a** Wunder tun; **~em** (wie) durch ein Wunder; **wierzyć w ~a** an Wunder glauben

cudny *adj* wundervoll, bildschön

cudowny *adj* wunderbar; (*piękny*) wunderschön

cudzoziemiec *m* Ausländer *m*

cudzoziemka *f* Ausländerin *f*

cudzy *adj* fremd

cukier *m* Zucker *m*; ~ **w kostkach** Würfelzucker *m*; ~ **gronowy** Traubenzucker *m*; ~ **puder** Puderzucker *m*

cukierek *m* Bonbon *m*, *n*

cukiernia *f* Konditorei *f*

cukiernica, cukierniczka *f* Zuckerdose *f*

cukinia *f* Zucchini *pl*

cukrownia *f* Zuckerfabrik *f*

cukrzyca *f* Zuckerkrankheit *f*

cybernetyka *f* Kybernetik *f*

cyfra *f* Ziffer *f*

cyfrowy *adj* digital

Cygan *m* Zigeuner *m*

Cyganka *f* Zigeunerin *f*

cygarniczka *f* Zigarettenspitze *f*

cygaro *n* Zigarre *f*

cylinder *m mech.* Zylinder *m*

cyna *f* Zinn *n*

cynamon *m* Zimt *m*

cynk *m* Zink *n*

cyrk *m* Zirkus *m*; **iść** <**pójść**> **do ~u** in den Zirkus gehen

cyrkiel *m* Zirkel *m*

cysterna *f* Zisterne *f*; **samochód ~** Tankauto *n*; **statek ~** Tanker *m*, Tankschiff *n*
cytadela *f* Zitadelle *f*
cytat *m* Zitat *n*
cytować *vt* zitieren; (*przytaczać*) anführen
cytrusy *mpl* Zitrusfrüchte *pl*
cytryna *f* Zitrone *f*
cytrynowy *adj* Zitronen-; **sok ~** Zitronensaft *m*
cywil *m* Zivilist *m*
cywilizacja *f* Zivilisation *f*
cywilizowany *adj* zivilisiert
cywiln|y *adj* zivil; **prawo ~e** Zivilrecht *n*, bürgerliches Recht; **urząd stanu ~ego** Standesamt *n*; **ślub ~y** Ziviltrauung *f*; **stan ~y** Familienstand *m*; **odwaga ~a** Zivilcourage *f*; **ludność ~a** Zivilbevölkerung *f*
czajka *f orn.* Kiebitz *m*
czajnik *m* Wasserkessel *m*; **~ elektryczny** Wasserkocher *m*; **~ z gwizdkiem** Pfeifkessel *m*
czapk|a *f* Mütze *f*; **mieć ~ę na głowie, być w czapce** die Mütze aufhaben
czapla *f* Reiher *m*
czar *m* Zauber *m*; **~y** *mpl* Zauberei *f*
czarno *adv* schwarz; **~ na białym** schwarz auf weiß; **ubrany na ~** schwarz gekleidet; *ugs.* **pracować na ~** schwarzarbeiten
czarn|y *adj* schwarz; **~y jak kruk** rabenschwarz; **~a jagoda** Blaubeere *f*; *figur.* **~a magia** schwarze Magie; **~a niewdzięczność** schnöder Undank; **~y rynek** Schwarzmarkt *m*
czarować *vt*, *vi* **1.** zaubern, hexen **2.** *figur.* bezaubern, verzaubern
czarownica *f* Hexe *f*
czarujący *adj* bezaubernd, reizend; (*wprawiający w zachwyt*) entzückend, verführerisch
czas *m* Zeit *f*; (*okres*) Zeitraum *m*; **~ wolny** freie Zeit, Freizeit *f*; **w ~ie** in der Zeit, während; **już ~** es ist (schon) Zeit, die Zeit ist gekommen; **od ~u, jak …** seit …; **od ~u do ~u** von Zeit zu Zeit, ab und zu; **z biegiem ~u** mit <im Laufe> der Zeit; **najwyższy ~** es ist (die) höchste Zeit
czasopismo *n* Zeitschrift *f*; **~ ilustrowane** Illustrierte *f*
czasownik *m* Verb *n*
czaszka *f* Schädel *m*, Hirnschale *f*
czat *m* Chat *m*
czcić *vt* (*szanować*) ehren, verehren; (*wielbić*) anbeten
czcionka ['ʧtɕɔnka] *f* Letter *f*, Type *f*
czczo: na ~ *adv* auf nüchternen Magen, nüchtern
Czech *m* Tscheche *m*
czego *pron* → **co**
czek *m* Scheck *m*; **~ podróżny** Reisescheck *m*; **zrealizować ~** einen Scheck einlösen
czeka|ć *vi* warten (**na kogoś** auf jn); (*oczekiwać*) erwarten; **nie ~m na nic** ich erwarte nichts
czekolada *f* Schokolade *f*
czemu *pron* warum?, weshalb?
czepek *m* Haube *f*; **~ kąpielowy** Badekappe *f*
czereśnia *f* Süßkirsche *f* (*o. drzewo*)
czerń *f* Schwarz *n*
czerpać *vt* schöpfen
czerstwy *adj* (*chleb*) hart, altbacken; (*człowiek*) rüstig
czerwiec *m* Juni *m*
czerwienić się *vr* rot werden
czerwień *f* Rot *n*, rote Farbe
czerwonka *f med.* Ruhr *f*
czerwony *adj* rot; **~ jak burak** puterrot; **Czerwony Kapturek** Rotkäppchen *n*
czesać I. *vt* kämmen **II.** *vr* **~ się** sich kämmen, sich frisieren
czeski *adj* tschechisch
cześć [ʧɛɕtɕ] *f* Ehre *f*; **bez czci** ehrlos; **na (jego) ~** (ihm) zu Ehren; **oddawać ~** verehren; **~!** (*na pożegnanie*) tschüss!, tschüs! (*na powitanie*) *ugs.* hallo!
często *adv* oft, häufig
częstować *vt* anbieten (**kogoś czymś** jm etw)
częsty *adj* häufig
częściowo *adv* teilweise, zum Teil
częściowy *adj* partiell, Teil-
część [ʧẽɕtɕ] *f* **1.** Teil *m*; **~ świata** Erdteil *m*; *gram.* **~ mowy** Wortart *f*; *techn.* **~ zamienna** Ersatzteil *m*, *n*; **po części** zum Teil; **większa ~** Großteil *m*, das Meiste; **trzecia ~** ein Drittel; **~ trzecia (utworu)** dritter Teil **2.** (*udział*) Anteil *m*; **lwia ~** Löwenanteil *m*
członek *m* Glied *n*; (*organizacji*) Mitglied *n*
członkini *f* (weibliches) Mitglied *n*
członkowski *adj* Mitglieds-; **państwa ~e Unii Europejskiej** die Mitgliedsländer der Europäischen Union
człowiek *m* **1.** Mensch *m* **2.** (*w formach nieosobowych*) man; **~ chciałby …** man möchte …; **~a denerwuje …** es ärgert ei-

nen ...; **to może ~a wyprowadzić z równowagi** das kann einen aus der Fassung bringen
czołg *m mil.* Panzer *m*
czołgać się *vr* kriechen
czoło *n* **1.** *anat.* Stirn *f*; **z|marszczyć ~** die Stirn runzeln <in Falten ziehen> **2.** Spitze *f*; **na czele** an der Spitze; **wysunąć na ~** in den Vordergrund rücken
czołow|y *adj* **1.** Stirn- **2.** (*główny*) führend; **3.** *mot.* **zderzenie ~e** Frontalzusammenstoß *m*
czołówka *f* (*w prasie*) Schlagzeile *f*
czosnek *m* Knoblauch *m*
czterdzieści *num* vierzig
czternastka *f* Vierzehn *f*
czternasty *num* der vierzehnte
czternaście *num* vierzehn
czterocylindrowy *adj* Vierzylinder-; **silnik ~** Vierzylindermotor *m*
czterosuwowy, czterotaktowy *adj* Viertakt-; **silnik ~** Viertaktmotor, Viertakter *m*
cztery *num* vier; **w ~ oczy** unter vier Augen
czterysta *num* vierhundert
czubek *m* **1.** Spitze *f*; **~ palca** Fingerspitze *f*, (*u nogi*) Zehenspitze *f*; **~ nosa** Nasenspitze *f* **2.** (*drzewa*) Wipfel *m*
czuć I. *vi, vt* **1.** fühlen, empfinden; **jak się teraz czujesz?** wie fühlst du dich jetzt? **2.** (*zapach*) riechen; **tu ~ benzynę** es riecht hier nach Benzin **II.** *vr* **~ się** sich fühlen, sich befinden
czujnik *m* Messfühler, Anzeiger *m*
czujny *adj* wachsam
czuł|y *adj* **1.** empfindlich **2.** (*kochający*) zärtlich, gefühlvoll
czuwać *vi* wachen, wach sein
czwart|ek *m* Donnerstag *m*; **w ~ki** donnerstags; **w przyszły ~ek** nächsten Donnerstag
czwarty *num* der vierte
czworaczki *pl* Vierlinge *pl*
czworak|i: **chodzić na ~ach** auf allen vieren kriechen
czwórka *f* Vier *f*
czy *kj* ob, oder; **powiedz mi, ~ przyjdziesz** sage mir, ob du kommst; **ty ~ on** du oder er; **tak ~ inaczej** so oder anders, sowieso; **~ jesteś zdrów?** bist du gesund?
czyj *pron* wessen; **~ to rower <samochód>?** wem gehört dieses Fahrrad <Auto>?
czyli *kj* das heißt; mit anderen Worten; **~ że** also, folglich
czym *pron* → **co** womit; **~ prędzej** möglichst bald, schleunigst
czyn *m* **1.** Tat *f*; **bohaterski ~** Heldentat *f*; **wprowadzić w ~** in die Tat umsetzen, *ugs.* umsetzen **2.** (*działanie*) Handlung *f*
czynić *vt* tun, machen
czynieni|e *n* Tun *n*; **mieć do ~a** es zu tun haben
czynność *f* Tätigkeit *f*, Handlung *f*
czynn|y *adj* tätig; (*aktywny*) aktiv; **~a służba** aktiver Dienst; **być ~ym jako ...** wirken als ...; **~e prawo wyborcze** aktives Wahlrecht; *gram.* **strona ~a** Aktiv *n*
czynsz *m* (*najmu*) Miete *f*
czyrak *m* Furunkel *m, n*, Geschwür *n*
czyst|y *adj* sauber, rein; **~e ręce** saubere Hände; **~y metal** Reinmetall *n*; **~y zysk** Reingewinn *m*, Nettoertrag *m*
czyścić *vt* reinigen; (*buty*) putzen
czytać *vt* lesen
czytanie *n* (*w parlamencie*) Lesung *f*
czytelnia *f* Lesesaal *m*
czytelnik *m* Leser *m*
czytelny *adj* leserlich, (*dający się czytać*) lesbar
czytnik *m* Lesegerät *n*
czyżyk *m orn.* Zeisig *m*

Ć

ćma *f* Nachtfalter *m*
ćpać *vi ugs.* (*brać narkotyki*) dröhnen
ćpun *m ugs.* Junkie *m*; Drogensüchtige *m*
ćwiartka *f* Viertel *n*; *mus.* Viertelnote *f*
ćwiczeni|e *n* Übung *f*, Üben *n*, Schulaufgabe *f*, Übungsaufgabe *f*; **~a gimnastyczne** Körperübungen *fpl*; **~a wojskowe** Truppenübungen *fpl*
ćwiczyć I. *vi, vt* üben **II.** *vr* **~ się** sich üben
ćwiek *m* Stift *m*, Zwecke *f*
ćwierćfinał *m sport.* Viertelfinale *n*
ćwierkać *vi* zirpen, tschirpen

D

dach *m* Dach *n*; *figur.* **~ nad głową** Obdach *n*; **być bez <nie mieć> ~u nad głową** obdachlos sein
dachówka *f* Dachziegel *m*
dać *vt pf* → **dawać**; **~ komuś poznać, że ...** jn merken lassen, dass ...; **daj mi spokój** lass mich in Ruhe <in Frieden>; **co się da** was irgendwie möglich ist; **dajmy na to ...** nehmen wir an ...; **tego się nie da zrobić** das lässt sich nicht machen
daktyl *m* Dattel *f*
dal *f* Ferne *f*; **w ~i** in der Ferne; **z ~a** aus der Ferne; **z ~a od...** fern von...; **skok w ~** Weitsprung *m*; **okulary do ~i** Fernbrille *f*
dalej *adv* ferner, weiter; **~!** los!
daleki *adj* fern, weit; **~ lot** Fernflug *m*
daleko *adv* weit, fern, weit entfernt; **jak ~ jest z Warszawy do Wiednia?** wie weit ist es von Warschau nach Wien?
dalekobieżny *adj*: **pociąg ~** Fernzug *m*; **ruch ~** Fernverkehr *m*
dalekowzroczny *adj* weit schauend
dalia *f bot.* Dahlie *f*
dalszy *adj kompar* → **daleki** weiter, ferner
daltonizm *m* (partielle) Farbenblindheit *f*
dama *f* Dame *f* (*o. w grach*)
damski *adj* Damen-; **kapelusz ~** Damenhut *m*
dane *pl* Daten *pl*; **~ personalne** Personalien *pl*; **~ techniczne** technische Daten; **bank danych** Datenbank *f*
danie *n* (*potrawa*) Gericht *n*, Gang *m*; **na drugie ~** zum zweiten Gang
dansing *m* Tanzvergnügen *n*, Tanzen *n*; **pójść na ~** tanzen gehen
dar *m* **1.** (*podarunek*) Geschenk *n* **2.** (*talent*) Gabe *f*, Begabung *f*; **~ wymowy** Rednergabe *f*
daremny *adj* vergeblich
darmo *adv* umsonst; **(na) pół ~** halb <fast> umsonst; (*bezpłatnie*) gratis, unentgeltlich, kostenlos; (*daremnie*) vergeblich; **wszystko było na ~** alles war umsonst <vergeblich>
darować *vt* **1.** schenken **2.** *figur.* (*wybaczyć*) verzeihen, vergeben
daszek *m* **1.** kleines Dach **2.** (*czapki*) Mützenschirm *m*
dat|a *f* Datum *n*; **opatrzyć ~ą** datieren, mit Datum versehen
dawać *vt* geben; (*prezent*) schenken; **~ do zrozumienia <do myślenia>** zu verstehen <zu denken> geben; **~ korepetycje** Nachhilfe geben
dawca *m* Geber *m*, Spender *m*; **~ krwi** Blutspender *m*
dawniej *adv* früher, vormals
dawno *adv* lange, längst; **~ temu** vor langer Zeit; **od dawna** seit langem; **~ pan tu mieszka?** wohnen Sie lange hier?; **to ~ minęło** es ist längst vorbei
dawny *adj* ehemalig, früher; **~m zwyczajem** nach altem Brauch
dąb *m* Eiche *f*; *figur.* **stanąć dęba** (*o koniu*) sich (auf-)bäumen, (*o włosach*) sich sträuben
dążeni|e *n* Streben *n*, Bestreben *n*; **~a** *pl* Bestrebungen *fpl*
dążność *f* Streben *n*, Trachten *n*
dążyć *vi* (*zmierzać*) anstreben (**do czegoś** etw); **~ do celu** das Ziel verfolgen
dba|ć *vi* sorgen (**o kogoś** für jn); sich kümmern (**o kogoś** um jn)
dbały *adj* sorgfältig, bemüht
dealer *m* Händler *m*
debata *f* Debatte *f*; **~ budżetowa** Haushaltsdebatte *f*
debil *m abw.* Schwachkopf *m*
debiut *m* Debüt *n*, Erstauftreten *n*
debiutant *m* Debütant *m*
dech *m* Atem *m*; **bez tchu** atemlos, außer Atem
decydować I. *vi* entscheiden (**o czymś** über etw) **II.** *vr* **~ się** sich entscheiden (**na coś** für etw), sich entschließen (**na coś** zu etw)
decydując|y *adj* entscheidend, ausschlaggebend; **to ma ~e znaczenie** das ist von ausschlaggebender Bedeutung
decyzj|a *f* **1.** (*rozstrzygnięcie*) Entscheidung *f*; **~a zapadła** die Entscheidung ist erfolgt **2.** (*postanowienie*) Entschluss *m*; **powziąć ~ę** den Entschluss fassen
dedykować *vt* widmen
defekt *m* (*brak*) Mangel *m*; (*uszkodzenie*) Schaden *m*, Defekt *m*, Panne *f*
defilad|a *f* (*wojskowa*) Parade *f*; **odbierać ~ę** die Parade abnehmen
definicja *f* Begriffsbestimmung *f*, Definition *f*
definitywny *adj* endgültig, definitiv

dekagram *m*, *kzf.* **deka** *n* Dekagramm *n*; **20 deka** 200 Gramm
dekarz *m* Dachdecker *m*
deklamować *vt* deklamieren, vortragen
deklaracja *f* Erklärung *f*; **~ celna** Zollerklärung *f*
dekolt *m* Halsausschnitt *m*
dekorować *vt* ausschmücken; (*odznaczeniem*) auszeichnen
dekret *m* Dekret *n*, Erlass *m*
delegacja *f* **1.** Abordnung *f*, Delegation *f* **2.** (*wyjazd służbowy*) Dienstreise *f*
delegat *m* Delegierte *m*
delikatesy *mpl* (*sklep*) Delikatessenhandlung *f*, Feinkost *f*
delikatny *adj* fein; (*człowiek*) feinfühlig; (*sprawa*) diffizil, heikel
demaskować *vt* entlarven
demokracja *f* Demokratie *f*; **~ parlamentarna** parlamentarische Demokratie
demokrata *m* Demokrat *m*
demokratyczny *adj* demokratisch
demonstracja *f* Demonstration *f*, Kundgebung *f*; **~ masowa** Massenkundgebung, Großkundgebung *f*
demoralizować *vt* demoralisieren
denaturat *m* Brennspiritus *m*
denerwować I. *vt* aufregen, ärgern **II.** *vr* **~ się** sich aufregen, sich ärgern
dentysta *m* Zahnarzt *m*
deprawować *vt* verderben (*np.* **młodzież** die Jugend)
depresja *f geogr.*, *econ.* Depression *f*; *figur.* (*duchowa o.*) Niedergeschlagenheit *f*, Tief *n*
deptać *vt* treten
deseń *m* Muster *n*, Dessin *n*
deser *m* Nachtisch *m*; **na ~** zum Nachtisch
desk|a *f* Brett *n*; **~a do prasowania** Bügelbrett *n*; **~a do rysowania** Reißbrett *n*, Zeichenbrett *n*; *figur.* **od ~i do ~i** von A bis Z; **ostatnia ~a ratunku** die einzige <letzte> Hoffnung
deskorolka *f* Skateboard *n*, Rollerbrett *n*
deszcz *m* (Sprüh-, Platz-)Regen *m*; **ulewny ~** Regenguss *m*; **~ pada** es regnet; **~ ustaje** der Regen lässt nach
detaliczn|y *adj*: **sprzedaż ~a** Einzelverkauf *m*; **handel ~y** Einzelhandel *m*
dewiz|a *f* **1.** Devise *f* **2. ~y** *pl* Devisen *pl*
dezerter *m* Fahnenflüchtige *m*
dezodorant *m* Deodorant *n*
dezorganizować *vt* desorganisieren
dezynfekcja *f* Entseuchung *f*
dębowy *adj* eichen, Eichen-; aus Eichenholz
dętka *f* Schlauch *m*; **~ rowerowa** Fahrradschlauch *m*
diabelnie *adv ugs.* verdammt; **~ ładny** verdammt schön
diabeł *m* Teufel *m*; **do diabła!** zum Teufel!, verdammt!
dialekt *m* Mundart *f*, Dialekt *m*
dialektyka *f* Dialektik *f*
dialog *m* Dialog *m*
diament *m* Diamant *m*
die|ta ['djɛta] *f* **1.** Diät *f*; **przestrzegać ~ty**, **być na ~cie** Diät halten **2.** (*np. pobytowa*) Tagegeld *n*
dla *praep* **1.** für; **~ ciebie** für dich **2.** (*z powodu*) wegen, halber; (*w celu*) um zu; **~ świętego spokoju** um des lieben Friedens willen
dlaczego *adv* weshalb, warum
dlatego *adv* deshalb, darum; **~, że ...** weil, deshalb weil ...
dło|ń *f* Hand *f*; **grzbiet ~ni** Handrücken *m*; **~nią** mit flacher Hand; **uścisk ~ni** Händedruck *m*; *ugs.* **to jasne jak na ~ni** es liegt auf der Hand, es ist sonnenklar
dług *m* Schuld *f*; **robić ~i** Schulden machen; **popaść w ~i** in Schulden geraten; **spłacić** <**umorzyć**> **~i** die Schulden bezahlen <tilgen>
długi *adj* lang
długo *adv* lange; **jak ~ tu zostaniesz?** wie lange bleibst du hier?
długopis *m* Kugelschreiber *m*, *ugs.* Kuli *m*
długość *f* Länge *f* (*o. geogr.*); *rad.* **~ fal** Wellenlänge *f*
dłuto, dłutko *n* Beitel *m*, Hohleisen *n*
dłużnik *m* Schuldner *m*
dłużny *adj* schuldig
dmuchać *vi* **1.** blasen, pusten **2.** (*wiać*) wehen (*na kogoś*) j-n verhätscheln
dmuchawa *f techn.* Gebläse *n*
dmuchawiec *m bot.* Löwenzahn *m*
dmuchnąć *vi pf* → **dmuchać**
dno *n* **1.** (*naczynia*) Boden *m*; **bez dna** bodenlos **2.** (*rzeki*) Grund *m*; **~ morza** Meeresgrund *m*
do *praep* in; nach, zu, an, bis; **włożyć do kieszeni** in die Tasche stecken; **do szkoły** in die Schule; **do Francji** nach Frankreich; **do Szwajcarii** in die Schweiz; **do domu** nach Hause; **chodź do mnie!** komm zu

mir!; **do wczoraj** <**jutra**> bis gestern <morgen>; **od czasu do czasu** von Zeit zu Zeit; **list do ciebie** ein Brief an dich; **do końca roku** bis zum Ende des Jahres; **do widzenia!** auf Wiedersehen!

dob|a *f* voller Tag; 24 Stunden; **w ciągu ostatniej ~y** in den letzten 24 Stunden; (**przez**) **całą ~ę** rund um die Uhr

dobierać *vt* hinzunehmen; (*wybierać*) aussuchen

dobitk|a *f*: **na ~ę** obendrein

dobitnie *adv* nachdrücklich

dobór *m* Wahl *f*; **~ naturalny** natürliche Selektion

dobrać *vt pf* → **dobierać**

dobranoc! *unv.* gute Nacht!, schlafen Sie wohl!

dobr|o *n* **1.** (*duchowe*) Gut *n*; (*pomyślność*) (Gemein-)Wohl *n*; **dla ~a ludzkości** für das Wohl der Menschheit **2.** *handl.* Gut *n*, Guthaben *n*; **zapisać na ~o** gutschreiben **3. ~a** *pl* Güter *pl*

dobrobyt *m* Wohlstand *m*

dobroczyńca *m* Wohltäter *m*

dobroć *f* Güte *f*

dobrowolny *adj* freiwillig

dobr|y *adj* gut; **dzień ~y!** guten Tag!, guten Morgen!; **~y wieczór!** guten Abend!; **wszystkiego ~ego!** alles Gute!; *ugs.* **na ~ą sprawę** eigentlich

dobrze *adv* gut, wohl; **~ zbudowany** wohlgebaut; **~ ubrany** gut gekleidet; **~ wychowany** wohlerzogen; **czuję się ~** ich fühle mich wohl; *ugs.* **~ ci mówić!** du hast gut reden!

dochodowy *adj* **1.** Einkommensteuer **2.** (*zyskowny*) rentabel

dochodzenie *n juris.* Ermittlung *f*

dochodzić *vi* erreichen, gelangen; **~ do przekonania** zu der Überzeugung kommen; **~ do skutku** zu Stande <zustande> kommen; **~ do celu** das Ziel <den Zweck> erreichen; **dochodzi jedenasta** es wird <es ist bald> elf Uhr

dochód *m* Einkommen *n*

dociera|ć *vt mot.* einfahren; **~ć samochód** <**silnik**> ein Auto <einen Motor> einfahren; **samochód** <**silnik**> **jest ~ny** der Wagen <der Motor> ist am Einfahren

do cna *adv* völlig, gänzlich, durch und durch; **zniszczyć ~** völlig zerstören

doczekać I. *vt* (*dożyć*) erleben **II.** *vr* **~ się** erleben

dodać *vt pf* → **dodawać**; **mówca dodał ...** der Redner fügte hinzu ...

dodat|ek *m* **1.** (*pismo*) Beiblatt *n*; Beilage *f*; **~ek nadzwyczajny** Sonderausgabe *f* **2.** (*do książki*) Anhang *m* **3.** (*pieniężny*) Zulage *f*; **~ek rodzinny** Familienzulage *f* **4. na ~ek, w ~ku** obendrein, darüber hinaus, dazu noch

dodatkowo *adv* zusätzlich; (*w uzupełnieniu*) nachträglich

dodatkowy *adj* zusätzlich, Zusatz-

dodatni *adj* positiv

dodawać *vt mat.* addieren; (*dokładać*) hinzugeben; *figur.* (*dorzucić myśl*) hinzufügen; **~ odwagi** <**sił**> Mut <Kraft> einflößen

dodawanie *n mat.* Addition *f*

dodzwonić się *vr* telefonisch erreichen (**do kogoś** jn)

doganiać *vt* einholen

doglądać *vt* beaufsichtigen (**czegoś** etw), achtgeben; **~ chorego** einen <den> Kranken pflegen

dogmatyczny *adj* dogmatisch

dogodn|y *adj* bequem, günstig gelegen; **~e miejsce** günstig gelegener Ort; **~e warunki** günstige Bedingungen; **w ~ym czasie** zu gelegener Stunde <Zeit>

dogonić *vt pf* einholen, eingeholt haben

doić *vt* melken

dojechać *vi pf* ankommen, hingelangen; **~ do jakiegoś miejsca** einen Ort erreichen

dojrzałość *f* Reife *f*

dojrzały *adj* reif

dojrzeć[1] *vt* (*spostrzec*) erblicken

dojrzeć[2] *vi pf* reif geworden sein

dojrzewać *vi* reifen, reif werden

dojść *vi pf* → **dochodzić**; **~ do porozumienia** sich verständigen; **~ do wniosku** zum <zu dem> Schluss kommen; **doszło do zderzenia dwóch samochodów osobowych** es kam zum Zusammenstoß zweier Pkw

dok *m* Dock *n*; **suchy ~** Trockendock *n*

dokąd *adv* wohin

dokądkolwiek *adv* wohin auch (immer)

dokądś ['dɔkɔ̃tɕ] *adv* irgendwohin

dokładnie *adv* genau; (*szczegółowo*) ausführlich, eingehend

dokładny *adj* **1.** (*ścisły*) genau; **~ czas** genaue Zeit **2.** (*staranny*) sorgfältig; **~ opis** ausführliche Beschreibung <Schilderung> **3.** (*wnikliwy*) eingehend

dokoła *adv* ringsherum, ringsum

dokona|ć *vt pf* → **dokonywać**; **~ła się przemiana** die <eine> Umwandlung ist eingetreten
dokonywać I. *vt* vollbringen, vollführen; (*osiągać*) fertig bringen, zustande <zu Stande> bringen **II.** *vr* **~ się** (öfters) eintreten
dokończyć *vt pf* enden, vollenden; zu Ende bringen
dokształcać [dɔˈkʃtaŭtsatɕ] **I.** *vt* fortbilden, weiterbilden **II.** *vr* **~ się** sich weiterbilden
dokształcić *vt pf* → **dokształcać**
doktor *m* Doktor *m*; (*lekarz*) *a.* Arzt *m*
doktorat *m* Doktorwürde *f*; **zrobić ~** die Doktorwürde erlangen, *ugs.* seinen Doktor machen
dokuczać *vi* (*docinać*) necken (**komuś** jn); (*doskwierać*) plagen, quälen (**komuś** jn), zusetzen (**komuś** jm)
dokuczyć *vi pf* → **dokuczać**
dokument *m* Urkunde *f*, Dokument *n*; **wystawić ~** eine Urkunde ausstellen <ausfertigen>
dolać *vt pf* → **dolewać**
dolar *m* Dollar *m*
dolega|ć *vi* fehlen; **co ci ~?** was fehlt dir?
dolewać *vt* hinzugießen; *figur.* **~ oliwy do ognia** Öl ins Feuer gießen
dolina *f* Tal *n*; **~ rzeki** Flusstal *n*
doln|y *adj* nieder, Unter-; **~y bieg rzeki** Unterlauf des Flusses
dom *m* Haus *n*; Heim *n*; **~ studencki** Studentenheim *n*; **~ mieszkalny** Wohnhaus *n*; **~ dziecka** Kinderheim *n*; **~ wypoczynkowy** <**wczasowy**> Erholungsheim *n*, Ferienheim *n*; **~ towarowy** Warenhaus *n*, Kaufhaus *n*; **~ wariatów** Irrenhaus *n*; **w ~u** zu Hause; **do ~u** nach Hause; **poza ~em** außer Hause; **wracać do ~u** heimkehren, nach Hause kommen; **z ~u …** (*nazwisko panieńskie*) geborene …
domagać się *vr* fordern, verlangen (**czegoś** etw)
domek *m* kleines Haus *n*, Häuschen *n*; **~ jednorodzinny** Einfamilienhaus *n*
dominować *vi* vorherrschen, dominieren
domofon *m* Sprechanlage *f*
domow|y *adj* häuslich, Haus-; **prace ~e** häusliche Arbeiten; **zwierzęta ~e** Haustiere *npl*; **gospodarstwo ~e** Haushalt *m*; **wojna ~a** Bürgerkrieg *m*
domyślać się *vr* (*przypuszczać*) vermuten; (*odgadywać*) erraten (**czegoś** etw)
domyślić się *vr pf* → **domyślać się**
doniczka *f* Blumentopf *m*
donieść *vt pf* → **donosić**
doniosły *adj* bedeutsam, gewichtig, weittragend, weit tragend
donosić *vt* (*komunikować*) mitteilen; (*raportować*) berichten (**o czymś** etw); **~ na kogoś** jn anzeigen, jn denunzieren
dookoła *adv* → **dokoła**
dopędzać *vt* am Einholen sein
dopędzić *vt pf* einholen
dopiero *adv* erst; **~ wtedy** erst dann; **~ co** eben, soeben; (*tym bardziej*) erst recht
doping *m* **1.** (*zachęcanie*) Ansporn *m* **2.** (*zażywanie*) Doping *n*
dopisywać *vi* günstig sein; **komuś dopisuje zdrowie** jd erfreut sich guter Gesundheit
dopłata *f* Zuzahlung *f*, Nachzahlung; (*do biletu*) Zuschlag *m*
dopływ *m* Zufluss *m* Andrang *m*; (*rzeka*) Nebenfluss *m*; (*doprowadzanie*) Zufuhr *f*; **~ powietrza** Luftzufuhr *f*; *mot.* **~ paliwa** Kraftstoffzufuhr *f*
dopóki *kj* solange
dopóty *adv* (*tak długo*) so lange
doprawdy *adv* wirklich
doprowadzać *vt* führen, zuleiten;
~ do końca zu Ende führen;
~ do porządku in Ordnung bringen;
~ wodę Wasser zuleiten
doprowadzić *vt pf* → **doprowadzać**
dopuszcz|ać I. *vt* zulassen; (*pozwalać*) gestatten; **do tego nie ~ę** das lasse ich nicht zu **II.** *vr* **~ać się** verüben
dopuszczaln|y *adj* zulässig; *mot.* **najwyższa ~a prędkość** höchstzulässige Geschwindigkeit, zugelassene Höchstgeschwindigkeit
dopuścić się *vr pf* → **dopuszczać**; **~ gwałtu** eine Gewalttat verüben
doradca *m* Ratgeber *m*; (*zawodowy*) Berater *m*; **~ podatkowy** Steuerberater *m*
doradzać *vt* raten, anraten
doradzić *vt pf* → **doradzać**
dorastać *vi* heranwachsen
doraźn|y *adj* **1.** *juris.* **sąd ~y** Standgericht *n*, Schnellgericht *n* **2. ~a pomoc** Soforthilfe *f*
doręczać *vt* einhändigen, zustellen
doręczyć *vt pf* → **doręczać**
dorosły I. *adj* erwachsen, volljährig **II.** *m* Erwachsene *m*
dorównać *vi pf* → **dorównywać**

dorównywać *vi* gleichkommen; ebenbürtig sein, heranreichen

dorycki *adj* dorisch

dorywcz|y *adj* Gelegenheits-; **praca ~a** Gelegenheitsarbeit *f*

doskonalić I. *vt* vervollkommnen **II.** *vr* **~ się** sich vervollkommnen

doskonały *adj* vollkommen; (*bardzo dobry*) vorzüglich, ausgezeichnet

dosłownie *adv* wörtlich, buchstäblich, Wort für Wort; **~ wszystko** buchstäblich alles

dosłowny *adj* wörtlich, wortgetreu

dosłyszeć *vt, vi* gerade noch hören können

dosta|ć *pf* **I.** *vt* **1.** → **dostawać 2.** *ugs.* (*oberwać*) kriegen, abbekommen **II.** *vr* **~ć się (dokądś)** gelangen, kommen; **jak się tam ~nę?** wie komme ich dorthin?; **~ć się do niewoli** in die Gefangenschaft geraten

dostarczać *vt* liefern; (*przesłać*) zukommen lassen

dostarczyć *vt pf* → **dostarczać**

dostateczny *adj* genügend, ausreichend

dostaw|a *f* Lieferung *f*; Zustellung *f*; **termin ~y** Lieferfrist *f*

dostawać *vt* bekommen, erhalten

dostawczy *adj* Liefer-; **samochód ~** Lieferwagen *m*

dostęp *m* Zutritt *m*; Zugang *m*

dostępn|y *adj* zugänglich; *figur.* (*zrozumiały*) leicht verständlich; **~a cena** erschwinglicher Preis

dostosować *vt pf* → **dostosowywać**

dostosowywać I. *vt* anpassen (**do czegoś** einer Sache) **II.** *vr* **~ się** sich anpassen, sich einfügen

dostrzec *vt pf* → **dostrzegać**

dostrzegać [dɔ'stʃɛgatç] *vt* wahrnehmen; (*dojrzeć*) erblicken; (*zauważyć*) bemerken

dosyć *adv* **1.** (*wystarczająco*) genug, hinlänglich; **~ duży** ziemlich groß genug **2.** (*w pokaźnej ilości*) ziemlich; **~ dużo** ziemlich viel; **mieć czegoś ~** etw satt haben; **mam już tego ~!** es hängt mir zum Halse heraus!

do syta: **najeść się ~** sich satt essen

dość *adv* → **dosyć**; **~ tego!** jetzt aber reicht's!

doświadcze|nie *n* **1.** (*życiowe*) Erfahrung *f*; **wymiana ~ń** Erfahrungsaustausch *m* **2.** Experiment *n*; **robić <przeprowadzać> ~nia** Experimente durchführen <anstellen>; **~nia atomowe** Atomversuche *mpl*, Atomtests *mpl*

doświadczony *adj* erfahren; (*wypróbowany*) erprobt

dotacja *f* Zuschuss *m*

dotąd *adv* bis hierher; (*dotychczas*) bisher, bislang

dotkliwy *adj* empfindlich; **~ ból** empfindlicher <schlimmer, schneidender> Schmerz

dotknąć *vt pf* → **dotykać**

dotrzeć *vt pf*: **~ do celu** ans Ziel gelangen

dotrzymać *vt pf* → **dotrzymywać**

dotrzymywać *vt* halten, einhalten; **~ terminu** die Frist einhalten; **tajemnicy** das Geheimnis wahren; **~ towarzystwa** Gesellschaft leisten

dotychczas *adv* bisher, bislang

dotycz|yć *vi* betreffen, anlangen; **co mnie ~y** was mich anlangt <betrifft>; **~ący** betreffend

dotykać *vt* berühren, anrühren

dowcip *m* (*scherz.*) Witz *m*; **marny <nieprzyzwoity> ~** schlechter <unanständiger> Witz

dowcipny *adj* humorvoll; geistreich

dowiadywać się *vr* **1.** (*dopytywać się*) nachfragen **2.** (*informować się*) sich erkundigen

do widzenia! auf Wiedersehen!

dowiedzieć się *vr pf* erfahren haben

dowolny *adj* beliebig

dowód *m* **1.** Beweis *m*; **niezbity ~** stichhaltiger <unwiderlegbarer> Beweis; **służyć za <jako> ~** zum <als> Beweis dienen; **przytoczyć <dać> ~** den Beweis liefern **2.** (*legitymacja*) Ausweis *m*; **~ osobisty** Personalausweis *m*

dowódca *m* Befehlshaber *m*, Führer *m*

dowództwo [dɔ'vutstfɔ] *n* Befehlsgewalt *f*, Führung *f*, Kommando *n*; **naczelne ~** Oberkommando *n*; **objąć ~** das Kommando übernehmen

doznać *vt pf* → **doznawać**; **~ zawodu** eine Enttäuschung erleben; **~ porażki** eine Niederlage <Schlappe> erleiden

doznawać *vt* erleiden; (*bólu*) empfinden

dozorca *m* (*doglądający*) Aufseher *m*; **~ domu** Hausmeister *m*

dozorczyni *f* (*doglądająca*) Aufseherin *f*; **~ domu** Hausmeisterin *f*

dozwolony *adj* erlaubt, gestattet; **~ dla młodzieży** Jugendliche zugelassen

dożyć *vi* erleben, leben bis ...; **~ (do) późnej starości** ein hohes Alter erreichen

dożynki *fpl* Ernte(dank)fest *n*

dół *m* **1.** Grube *f*; Loch *n*; **wilczy ~** Wolfsgrube *f* **2.** (*dolna część*) Unterteil *n*, das Untere; **na <w> ~** hinunter, herunter, hinab, herab; abwärts; **w ~ rzeki** flussabwärts; **z dołu** von unten; **w <na> dole** unten
drabina *f* Leiter *f*
dramat *m* Drama *n*
dramatyczny *adj* dramatisch
drapacz *m*: **~ chmur** Wolkenkratzer *m*
drapać I. *vt* kratzen **II.** *vr* **~ się** sich kratzen; (*ugs. wspinać się*) emporklettern
drapieżn|y *adj* reißend; Raub-, Greif-; **zwierzę ~e** Raubtier *n*; **ptak ~y** Raub-, Greifvogel *m*
drażliw|y *adj* (*pobudliwy*) reizbar; *figur.* **~a kwestia** eine heikle <diffizile> Frage
drażnić I. *vt* reizen **II.** *vr* **~ się** necken (**z kimś** jn)
dreptać *vi* trippeln; *figur.* **~ w miejscu** auf der Stelle treten
dreszcz *m* Schauder *m*, Schauer *m*; **mam ~e** mich fröstelt, ich habe Schüttelfrost
dreszczowiec *m* Thriller *m*, *lit. o.* Schauerroman *m*, *film. o.* Schauerfilm *m*, *teatr. o.* Schauerdrama *n*
drewniany *adj* hölzern, aus Holz; Holz-; **~ dom** Holzhaus *n*
drewno *n* Holz *n*; **lite ~** massives Holz
drętwieć *vi* steif <starr> werden; (*o nodze, ręce*) einschlafen
drga|ć *vi* (*drżeć*) zittern; (*wibrować*) schwingen, vibrieren; **struny ~ją** die Saiten schwingen
drganie *n* (*drżenie*) Zittern *n*; *phys.* Schwingung *f*; **ilość drgań** Frequenz *f*
drgnąć *vi pf* zucken; → **drgać**
drobiazg *m* Kleinigkeit *f*, Bagatelle *f*
drobne *pl* (*pieniądze*) Kleingeld *n*
drobnostka *f* Kleinigkeit *f*, Bagatelle *f*
drobn|y *adj* klein; fein; **~e pieniądze** Kleingeld *n*; **~y deszcz** feiner Regen; **~i ciułacze** kleine Sparer
dro|ga *f* Weg *m*; (*bita*) Straße *f*; **~ga polna** Feldweg *m*; **~ga powietrzna** Luftweg *m*; **~ga morska** Seeweg *m*; **~gi oddechowe** Luftwege *mpl*; *mot.* **~ga hamowania** Bremsweg *m*; **przy ~dze** am Weg(e); **po <w> ~dze** unterwegs; **(wy)ruszyć w ~gę** sich auf den Weg machen; **torować ~gę** den Weg bahnen, (*komuś*) den Weg ebnen; **zboczyć z ~gi** vom Weg abkommen; **szczęśliwej ~gi!** glückliche Reise <Fahrt>! **~gą służbową** auf dem Dienstweg
drogeria *f* Drogerie *f*
drogi *adj* **1.** teuer; (*cenny*) kostbar **2.** (*kochany*) lieb; **~ przyjacielu!** lieber Freund!
drogo *adv* teuer; **to mnie ~ kosztuje** das kostet mich viel, das kommt mich teuer zu stehen
drogocenny *adj* kostbar, sehr wertvoll
drogowskaz *m* Wegweiser *m*
drogow|y *adj* Wege-, Straßen-; **znaki <tablice> ~e** Verkehrsschilder *npl*
drogówka *f ugs.* Verkehrspolizei *f*
drozd *m orn.* Drossel *f*
drożdże *pl* Hefe *f*; **~ winne** Weinhefe *f*
drożeć *vi* teuer <teurer> werden, sich verteuern
drób *m* Geflügel *n*
drugi *num* der zweite; **co ~ miesiąc** alle zwei Monate; **po ~e** zweitens; **po raz ~** zum zweiten Mal; **na ~ raz** (für) das nächste Mal; **z ~ej strony** ander(er)seits
druk *m* Druck *m*; **tłusty ~** Fettdruck *m*; **~ rozstrzelony** (*spacja*) Sperrdruck *m*; **być w ~u** im Druck sein; **oddać do ~u** in Druck geben
drukarka *f inform.* Drucker *m*
drukarnia *f* Druckerei *f*
drukować I. *vt* drucken **II.** *vr* **~ się** gedruckt werden; im Druck sein
drut *m* Draht *m*; **~ izolacyjny** Isolierdraht *m*; **~ kolczasty** Stacheldraht *m*; **robić na ~ach** stricken
drużyna *f* Mannschaft *f*, Team *n*; **~ piłkarska** Fußballmannschaft *f*; **~ narodowa** Nationalmannschaft *f*
drwal *m* Holzhauer *m*
drwić *vi* spotten (**z kogoś** über jn)
drzazga *f* Span *m*; (*drewniana*) Holzsplitter *m*; **weszła mi ~** ich habe mir einen Splitter eingerissen
drzeć I. *vt* zerreißen; **~ na kawałki** in Stücke reißen **II.** *vr* **~ się** *ugs.* (*wrzeszczeć*) schreien, brüllen
drzemać *vi* schlummern, duseln
drzemk|a *f* Schläfchen *n*; **uciąć sobie ~ę** ein Schläfchen machen
drzewo *n* **1.** Baum *m*; **~ iglaste** Nadelbaum *m*; **~ liściaste** Laubbaum *m*; **~ owocowe** Obstbaum *m* **2.** (*drewno*) Holz *n*; **~ na opał** Brennholz *n*
drzeworyt *m* Holzschnitt *m*
drzwi *pl* Tür *f*; **~ frontowe** Haustür *f*; **~ obrotowe** Drehtür *f*; **tylne ~ (samochodu)** Hecktür *f*; **~ przesuwne**

Schiebetür *f*; **wyrzucić za ~** zur Tür hinauswerfen; **zamykać <otwierać> ~** die Tür zumachen <aufmachen>; *figur.* (*wyprosić*) **pokazać ~** die Tür weisen

drżeć *vi* zittern; beben; **~ z zimna** vor Kälte zittern

dubbing ['dabiŋk] *m film.* Synchronisierung *f*

duch *m* **1.** Geist *m*; **Duch Święty** der Heilige Geist; **złe ~y** böse Geister **2.** (*zjawa*) Gespenst *n*; **wierzyć w ~y** an Gespenster glauben **3.** *figur.* Mut *m*, Stimmung *f*; **upaść na ~u** den Mut verlieren; **podnieść na ~u, dodać ~a** Mut einflößen; *ugs.* **być Bogu ~a winnym** ganz unschuldig sein; **cieszyć się w ~u** sich in der Seele freuen

duchowny *m* Geistliche *m*

duchowy *adj* geistig, Geistes-

duma *f* Stolz *m*; (*wyniosłość*) Hochmut *m*

dumny *adj* stolz (**z kogoś** auf jn)

Duńczyk *m* Däne *m*

duński *adj* dänisch

dur *m med.* Typhus *m*

durszlak *m* Sieb *n*, Durchschlag *m*

dusić I. *vt* würgen, drosseln; (*o gazie*) ersticken; (*mięso*) dämpfen, schmoren **II.** *vr* **~ się** fast ersticken, am Ersticken sein

dusz|a *f* Seele *f*; **z całej ~y** von ganzer Seele; **ciałem i ~ą** mit Leib und Seele; **ile ~a zapragnie** nach Herzenslust; **ciężko <lekko> mi na ~y** es ist mir schwer <leicht> ums Herz; **w głębi ~y** in tiefster Seele

duszkiem *adv*: **wypić ~** in einem Zug austrinken

duszno *adv* schwül; **jest ~** es ist schwül

dużo *adv* viel; **~ osób** viele Personen; **~ pieniędzy** viel Geld; **za ~** zu viel; **o wiele za ~** viel zu viel

duży *adj* groß

dwa *num* zwei; **~ razy** zweimal

dwadzieścia *num* zwanzig

dwanaście *num* zwölf

dwieście *num* zweihundert

dwoj|e *num* zwei; **~e dzieci** zwei <beide> Kinder; **jedno z ~ga** eins von beiden

dworek *m* Landhaus *n*, Gutshaus *n*

dworzec *m* Bahnhof *m*; **~ główny** Hauptbahnhof *m*; **~ towarowy** Güterbahnhof *m*; **~ autobusowy** Busbahnhof *m*; **~ centralny** Zentralbahnhof *m*; **~ lotniczy** Flughafen *m*

dwójk|a *f* Zwei *f*, Zweier *m*; **we ~ę** zu zweit; **~ami** paarweise

dwór *m* Hof *m*, Herrenhof *m*; **na dworze** (*księcia*) am Hof; **na dworze** (*na zewnątrz*) draußen, im Freien; **na ~** hinaus, ins Freie

dwu- *w złożeniach* zwei-, Zwei-

dwudniowy *adj* zweitägig

dwudziesty *num* der zwanzigste

dwukierunkowy *adj*: *mot.* **ruch ~** Gegenverkehr *m*

dwukropek *m* Doppelpunkt *m*

dwukrotnie *adv* zweimal, doppelt

dwukrotny *adj* zweimalig

dwuletni *adj* zweijährig

dwunastka *f* Zwölf *f*

dwunasty *num* der zwölfte

dwupiętrowy *adj* zweistöckig

dwuramienny *adj* zweiarmig

dwuśladowy *adj* zweispurig; **pojazd ~** zweispuriges Fahrzeug

dwutlenek *m* Dioxid *n*; **~ węgla** Kohlendioxid *n*

dwutygodnik *m* Halbmonatsschrift *f*

dwuznaczny *adj* doppelsinnig, zweideutig

dydaktyczny *adj* didaktisch

dyfteryt *m* Diphterie *f*

dygnąć *vi* einen Knicks machen, knicksen

dygnitarz *m* Würdenträger *m*

dygotać *vi* beben, schlottern

dykta *f* Sperrholz *n*

dyktafon *m* Diktiergerät *n*

dyktando *n* Diktat *n*

dyktator *m* Diktator *m*

dyktatura *f* Diktatur *f*

dyktować *vt* diktieren

dym *m* Rauch *m*; **~ z papierosa** Zigarettenrauch *m*; **pójść z ~em** in Dunst (und Flammen) aufgehen; **puścić z ~em** in Schutt und Asche legen

dymić się *vr impers* rauchen, dampfen

dymisj|a *f* Amtsenthebung *f*; **udzielić komuś ~i** jn seines Amtes entheben; (*odejście*) Abdankung *f*, Rücktritt *m*; **podać się do ~i** zurücktreten, seinen Rücktritt einreichen

dynamit *m* Dynamit *n*

dynia *f* Kürbis *m*

dyplom *m* Diplom *n*; **uzyskać ~** ein Diplom erwerben

dyplomata *m* Diplomat *m*

dyplomatyczny *adj* diplomatisch; **korpus ~** das diplomatische Korps

dyrekcj|a *f* Direktion *f*, Leitung *f*; *mus.* **pod ~ą ...** unter der Leitung von ...

dyrektor *m* Direktor *m*, Leiter *m*

dyrygent *m* Dirigent *m*; **pałeczka ~a** Taktstock *m*
dyrygować *vt* dirigieren; *mus. o.* leiten; **~ orkiestrą** das Orchester leiten
dyscyplina *f* **1.** (*rygor, karność*) Disziplin *f*; **~ pracy** Arbeitsdisziplin *f* **2.** (*gałąź nauki*) Disziplin *f*, Fach *n* **3.** *sport.* Sportart *f*
dysk *m* **1.** *sport.* Diskus *m*; **rzut ~iem** Diskuswerfen *n* **2.** *med.* Bandscheibe *f* **3.** *inform.* **twardy ~** Festplatte *f*
dyskietka *f* Diskette *f*
dyskoteka *f* Diskothek *f*, *ugs.* Disko *f*
dyskrecja *f* Verschwiegenheit *f*, Diskretion *f*
dyskretny *adj* verschwiegen, diskret; (*taktowny*) taktvoll
dyskryminacja *f* Diskriminierung *f*, Zurücksetzung *f*
dyskusj|a *f* Diskussion *f*; Erörterung *f*; **być tematem ~i** zur Diskussion <Debatte> stehen; **poddać coś pod ~ę** etwas zur Diskussion <Debatte> stellen
dyskusyjn|y *adj* unsicher, offen; **kwestia ~a** eine offene Frage
dyskutować *vt* diskutieren; **~ o czymś** über etwas diskutieren, sich auseinander setzen
dysponować *vt* verfügen (**czymś** über etw), etw zur Verfügung haben; (*zarządzać*) anordnen
dyspozycj|a *f* Verfügung *f*; **być do ~i** zur Verfügung stehen; **będący <stojący> do ~i** verfügbar
dystans *m* Distanz *f*, Entfernung *f*
dystrybucja *f* Vertrieb *m*
dystrybutor *m* (*np. benzyny*) Zapfsäule *f*
dysydent *m* Dissident *m*
dysza *f* Düse *f*
dyszeć *vi* keuchen, schnaufen
dyszel *m* Deichsel *f*
dywan *m* Teppich *m*
dywizja *f* Division *f*; **~ pancerna** Panzerdivision *f*
dyżur *m* Dienst *m*; **mieć ~** Dienst haben
dyżurny *adj* vom Dienst; **lekarz <oficer> ~** Arzt <Offizier> vom Dienst
dzbanek *m* Kanne *f*, Krug *m*; **~ do wody** Wasserkrug *m*; **~ do herbaty** Teekanne *f*
dziać się *vr* geschehen, vor sich gehen, (*rozgrywać się*) sich abspielen; *ugs.* **co tu się dzieje?** was gibt's?, was ist hier los?
dziad *m* (*starzec*) Greis *m*; (*przodek*) Altvater *m*, Ahn *m*; (*żebrak*) Bettler *m*

dziadek *m* Großvater *m*, *ugs.* Opa *m*; *figur.* **~ do orzechów** Nussknacker *m*
dziadkowie *pl* Großeltern *pl*
dział *m* **1.** Abteilung *f* **2.** (*część*) Teil *m*; **~ ogłoszeń** Inseratenteil *m*
działacz *m* Aktivist *m*
działa|ć *vi* **1.** wirken; **lekarstwo ~** die Arznei wirkt; **~ć jako ...** als ... wirken **2.** (*być czynnym*) aktiv <tätig> sein **3.** (*wpływać*) **~ć na coś** etw beeinflussen, auf etw einwirken; *ugs.* **to ~ mi na nerwy** das geht <fällt> mir auf die Nerven
działalnoś|ć *f* Tätigkeit *f*; Aktivität *f*; **zakres ~ci** Wirkungskreis *n*, Wirkungsbereich *m*
działanie *n* **1.** Handeln *n*, Wirken *n*; (*lekarstwa*) Wirkung *f* **2.** *mat.* **~ arytmetyczne** Rechnungsart *f*
działka *f* (*ziemi*) Grundstück *n*; (*ogródek działkowy*) Kleingarten *m*, Schrebergarten *m*
działo *n* Geschütz *n*, Kanone *f*; **~ przeciwlotnicze** Flugabwehrkanone *f*, *ugs.* Flak *f*; **~ przeciwpancerne** Panzerabwehrkanone *f*, *ugs.* Pak *f*
dziąsło ['dʑɔ̃ũsɔ] *n* Zahnfleisch *n*
dziczyzna *f* Wild *n*
dzieciak *m ugs.* Kind *n*; *abw.* Bengel *m*; (*o dorosłym*) Kindskopf *m*; **~i** Kids *pl*
dziecięc|y *adj* kindlich, Kinder-, Kindes-; **wózek ~y** Kinderwagen *m*; **choroby ~e** Kinderkrankheiten *fpl*
dziecinny *adj* (*o usposobieniu*) kindisch; **on jest jeszcze bardzo ~** er ist noch sehr kindisch
dzieciństw|o *n* Kindheit *f*; **od ~a** von klein auf, von Kindesbeinen an
dzieck|o *n* Kind *n*; **przybrane ~o** Adoptivkind *n*; **~o pozamałżeńskie** uneheliches <außereheliches> Kind; **od ~a** von Kind auf <an>, von Kindesbeinen an; **dom ~cha** Kinderheim *n*
dziedzictwo *n* Erbe *n*; *figur.* (*spuścizna*) Nachlass *m*
dziedziczyć *vt* erben, beerben; **~ po kimś** von jm erben, jn beerben
dziedzin|a *f* Gebiet *n*, Fach *n*; **w ~ie naukowej** auf wissenschaftlichem Gebiet
dziedziniec *m* Hof *m*; **~ zamkowy** Schlosshof *m*
dzieje *pl* Geschichte *f*
dziekan *m* Dekan *m*; **~ korpusu dyplomatycznego** Doyen *m*

dzielenie *n* Teilen *n*; *mat.* Division *f*
dzielić I. *vt* teilen; *mat.* dividieren; (*odłączać*) trennen **II.** *vr* **~ się** teilen (**z kimś** mit jm); *mat.* teilbar sein, dividieren (**przez** durch)
dzielnica *f*: **~ miasta** Stadtteil *m*; **~ państwa** Provinz *f*, Gebiet *n*
dzielny *adj* tapfer; *figur.* (*dobry*) tüchtig
dzieł|o *n* Werk *n*; (*czyn*) Tat *f*; **~o sztuki** Kunstwerk *n*; **~a wybrane** ausgewählte Schriften <Werke>
dziennie *adv* täglich; (*na dzień*) pro Tag
dziennik *m* **1.** (*z zapiskami*) Tagebuch *n*; **~ okrętowy** Logbuch *n* **2.** (*gazeta*) Tageszeitung *f*; **~ radiowy** Nachrichtensendung *f*, Nachrichten *fpl*
dziennikarz *m* Journalist *m*
dzienn|y *adj* Tages-; **światło ~e** Tageslicht *n*
dzień *m* Tag *m*; **~ powszedni** Wochentag *m*; **~ roboczy** Werktag *m*; **~ świąteczny** Feiertag *m*; **Dzień Matki** Muttertag *m*; **co ~ <dnia>** jeden Tag; **za dnia** am Tag(e); **w ~ i w nocy** bei Tag und bei Nacht; **przez cały ~** tagsüber; **pewnego dnia** eines Tages; **na drugi ~** am nächsten <folgenden> Tag; **całymi dniami** tagelang; **w ciągu dnia** tagsüber
dziesiątka *f* Zehn *f*
dziesiąty *num* der zehnte
dziesięciobój *m sport.* Zehnkampf *m*
dziesięciolecie *n* Jahrzehnt *n*
dziesięć *num* zehn
dziesiętny *adj* Dezimal-; **system ~** Dezimalsystem *n*
dziewczęta *npl* Mädchen *pl*
dziewczęcy *adj* Mädchen-; mädchenhaft
dziewczyna *f* **1.** Mädchen *n* **2.** Freundin *f*
dziewiątka *f* Neun *f*
dziewiąty *num* der neunte
dziewica *f* Jungfrau *f*
dziewięć *num* neun
dziewięćdziesiąt [dʑɛv̂ɛ̃'dʑɛɕɔ̃t] *num* neunzig
dziewięćdziesiąty *num* der neunzigste
dziewięćset *num* neunhundert
dziewiętnastka *f* Neunzehn *f*
dziewiętnasty *num* der neunzehnte
dziewiętnaście *num* neunzehn
dzięki I. *pl* Dank *m*; **~ Bogu!** Gott sei Dank! **II.** *praep* dank; infolge; durch; **~ jego uprzejmości** dank seiner Güte; **~ temu** dadurch
dzięk|ować *vi* danken (**za coś** für etw); sich bedanken (**komuś za coś** bei jm für etw); **~uję!** danke!, *schweiz.* merci!; **~uję bardzo!** danke schön!, vielen Dank!
dzik *m* Wildschwein *n*
dzik|i *adj* wild; **~ie zwierzę** wildes Tier, Bestie *f*; **~a kaczka** Wildente *f*, Flugente *f*
dziób *m* Schnabel *m*; **~ okrętu <statku>** Bug *m*
dzisiaj, dziś *adv* heute; **~ wieczorem** heute Abend; **od ~** von heute an; **do dziś dnia** bis heute; **od dziś za tydzień** heute in acht Tagen <in einer Woche>
dzisiejsz|y *adj* heutig; (*współczesny*) modern; **od dnia ~ego** von heute an, ab heute
dziś *adv* → **dzisiaj**
dziur|a *f* Loch *n*; *flug.* Luftloch *n*
dziurawy *adj* löcherig, durchlöchert; (*podarty*) zerrissen
dziurka *f* Loch *n*, kleines Loch; **~ od guzika** Knopfloch *n*; **~ od klucza** Schlüsselloch *n*; **~ w nosie** Nasenloch *n*
dziwi|ć I. *vt* wundern, verwundern; **~ mnie to** es wundert mich **II.** *vr* **~ć się** sich wundern
dziwka *f ugs.*, *abw.* Dirne *f*, Hure *f*
dziwn|y *adj* sonderbar, seltsam; **wydawać się ~ym** sonderbar erscheinen <vorkommen>; **~e, że ...** (es ist) merkwürdig, dass ...; **nic ~ego** kein Wunder
dzwon *m* Glocke *f*; **~ alarmowy** Alarmglocke *f*; **uderzenie ~u** Glockenschlag *m*; **grające ~y** Glockenspiel *n*; **~y dzwonią <biją>** die Glocken läuten
dzwonek *m* Klingel *f*; (*przy saniach*) Schelle *f*; **~ elektryczny** elektrische Klingel
dzwoni|ć *vi* **1.** klingeln; läuten; **dzwonek ~** es klingelt; *figur.* **~ć zębami** mit den Zähnen klappern **2.** (*telefonować*) anrufen (**do kogoś** jn), telefonieren (**do kogoś** mit jm)
dzwonienie *n* Klingeln *n*, Läuten *n*
dźwięk [dʑv̂ɛ̃k] *m* Klang *m*, Schall *m*
dźwiękow|y [dʑv̂ɛ̃'kɔvɨ] *adj* Klang-, Schall-, Ton-; **fala ~a** Schallwelle *f*; **film ~y** Tonfilm *m*; **sygnał ~y** Signalton *m*
dźwig [dʑv̂ik] *m* (*żuraw*) Hebekran *m*, Kran *m*; (*winda*) Fahrstuhl *m*; (*wyciąg*) Aufzug *m*
dźwigowy *m* (*operator dźwigu*) Kranführer *m*
dżem *m* Marmelade *f*
dżentelmen *m* Gentleman *m*
dżokej *m* Jockey *m*, Jockei *m*

E

echo *n* Echo *n*, Widerhall *m*; *figur.* **odbić się echem** Widerhall finden
efekt *m* Effekt *m*, Erfolg *m*; (*działanie, skutek*) Wirkung *f*; ~ **cieplarniany** Treibhauseffekt *m*; (*wrażenie*) Eindruck *m*; **tani** ~ billiger Effekt
efektowny *adj* effektvoll
efektywny *adj* effektiv, wirksam, wirkungsvoll
Egipcjanin *m* Ägypter *m*
egipski *adj* ägyptisch; *figur.* **~e ciemności** eine ägyptische Finsternis
egoista *m* Egoist *m*
egoizm *m* Egoismus *m*, Selbstsucht *f*
egzamin *m* Prüfung *f*; ~ **ustny** mündliche Prüfung; ~ **dojrzałości** Reifeprüfung *f*; ~ **z niemieckiego** die Prüfung in Deutsch; ~ **końcowy** Examen *n*, Abschlussprüfung *f*; **zdawać** ~ eine Prüfung ablegen; **zdać** ~ eine Prüfung (erfolgreich) bestehen; **nie zdać ~u** durch eine Prüfung fallen; *ugs.* **oblać** ~ bei einer Prüfung durchrasseln
egzaminator *m* Prüfer *m*
egzaminować *vt* prüfen (**z czegoś** in etw *D*), untersuchen
egzekucja *f* Hinrichtung *f*
egzemplarz *m* Exemplar *n*; **ile mamy ~y tej książki?** wie viel Mal haben wir das Buch?
egzotyczny *adj* exotisch
egzystować *vi* bestehen, existieren
ekierka *f* Winkelmaß *n*
ekipa *f* Gruppe *f*, Mannschaft *f*; ~ **sportowa** Sportmannschaft *f*; ~ **reprezentacyjna** <**doborowa**> Auswahlmannschaft *f*
ekolog *m* Ökologe *m*, Umweltschützer *m*
ekologia *f* Ökologie *f*, Umweltschutz *m*
ekonomia *f* Wirtschaftswissenschaft *f*
ekonomiczny *adj* **1.** wirtschaftswissenschaftlich **2.** (*oszczędny*) sparsam
ekonomika *f* Wirtschaftswissenschaften *fpl*
ekosystem *m* Ökosystem *n*
ekran *m* (*kinowy*) Leinwand *f*; (*telewizyjny*) Bildschirm *m*; **na ~ie** auf dem Bildschirm, (*w kinie*) auf der Leinwand
eks- *w złożeniach* Ex-, ehemalig
ekspedient *m* Verkäufer *m*
ekspedientka *f* Verkäuferin *f*
ekspedycja *f* **1.** Expedition *f*; ~ **naukowa** wissenschaftliche Expedition; ~ **karna** Strafexpedition *f* **2.** *handl.* Abfertigungsstelle *f*; ~ **bagażu** Gepäckabfertigung *f*
ekspert *m* (*biegły*) Experte *m*, Sachverständige *m*; (*fachowiec*) Fachmann *m*
eksperyment *m* Experiment *n*, wissenschaftlicher Versuch *m*
eksploatacja *f* (*użytkowanie*) Benutzung *f*; (*wyzysk*) Ausbeutung *f*
eksplodować I. *vi* explodieren **II.** *vt* (*wysadzić*) sprengen
eksponat *m* Ausstellungsgegenstand *m*, Ausstellungsstück *n*
eksport *m* Export *m*, Ausfuhr *f*
eksportować *vt* exportieren
ekspres *m* **1.** (*pociąg*) Expresszug *m* **2.** (*list*) Eilbrief *m* **3.** ~ **do kawy** Kaffeemaschine *f*, (*ciśnieniowy*) Espressomaschine *f*
ekspresow|y *adj*: **droga ~a** Schnellstraße *f*
ekspresjonizm *m* Expressionismus *m*
eksterminacja *f* Ausrottung *f*, Vernichtung *f*
ekstra *adj, adv* extra
ekstrakt *m* Extrakt *m*
ekwiwalent *m* Äquivalent *n*, Gegenwert *m*
elastyczny *adj* elastisch, flexibel
elegancki *adj* elegant, fein
elektro- *w złożeniach* elektro-, Elektro-
elektroda *f* Elektrode *f*
elektrociepłownia *f* Heizkraftwerk *n*
elektrokardiogram *m* Elektrokardiogramm *n*
elektromagnetyczny *adj* elektromagnetisch
elektron *m* Elektron *n*
elektroniczny *adj* elektronisch
elektronowy *adj* Elektronen-; **mikroskop** ~ Elektronenmikroskop *n*
elektrotechnik *m* Elektrotechniker *m*
elektrownia *f* Kraftwerk *n*; ~ **atomowa** Atomkraftwerk *n*; ~ **jądrowa** Kernkraftwerk *n*
elektrowóz *m* Elektrolok(omotive) *f*
elektrowstrząs *m med.* Elektroschock *m*
elektryczność *f* Elektrizität *f*
elektryczn|y *adj* elektrisch, Elektrizitäts-; Elektro-; **światło ~e** elektrisches Licht; **żarówka ~a** Glühbirne *f*; **silnik ~y** Elektromotor *m*
elektryk *m* Elektriker *m*; ~ **samochodowy** Autoelektriker *m*

element *m* Element *n*
elementarny *adj* elementar, Elementar-
elementarz *m* Fibel *f*, ABC-Buch *n*
elewacja *f* Außenputz *m*
eliminacyjn|y *adj* Ausscheidungs-; *sport.* **rozgrywki ~e** Ausscheidungskämpfe *mpl*
eliminować *vt* (*usuwać*) beseitigen
elipsa *f* Ellipse *f*
email *m* E-Mail *f*
embrion *m biol.* Embryo *m* (*n*)
emeryt *m* Rentner *m*, Ruheständler *m*
emerytur|a *f* (*pensja*) Pension *f*; (*stan*) Ruhestand *m*; **pójść <przejść> na ~ę** sich pensionieren lassen, in den Ruhestand gehen <treten>
emigracja *f* Auswanderung *f*; (*emigranci*) Auswanderer *mpl*
emigrować *vi* auswandern, emigrieren
emocj|a *f* Emotion *f*, Aufregung *f*; **drżeć z ~i** vor Aufregung zittern
emocjonalny *adj* emotionell; (*uczuciowy*) gefühlsmäßig
encyklopedia *f* Enzyklopädie *f*
energia *f* Energie *f*; Kraft *f*; **~ życiowa** Lebenskraft *f*; **~ atomowa** Atomenergie *f*; **~ elektryczna** Elektroenergie *f*
energiczny *adj* energisch, tatkräftig
entuzjazm *m* Enthusiasmus *m*, Begeisterung *f*; **z ~em** mit Begeisterung
entuzjazmować się *vr* sich begeistern (**czymś** für etw)
epidemia *f* Epidemie *f*; **~ grypy** Grippeepidemie *f*
epilepsja *f* Epilepsie *f*, Fallsucht *f*
epizod *m* Episode *f*
epoka *f* Epoche *f*, Zeitalter *n*; **~ baroku** Barockzeit *f*; **~ kamienna** Steinzeit *f*
epokowy *adj* Epoche machend
epopeja *f* Epos *n*
era *f* Ära *f*, Zeitrechnung *f*; **przed naszą erą** vor unserer Zeitrechnung
erotyczny *adj* erotisch
esej *m* Essay *m*, *n*
esencja *f* Essenz *f*
eskadra *f naut.* Geschwader *n*; *flug. a.* Staffel *f*; **~ myśliwców** Jagdstaffel *f*
eskalacja *f* Eskalation *f*
Eskimos *m* Eskimo *m*
eskimoski *adj* eskimoisch
eskorta *f* Eskorte *f*, Geleit *n*
esperanto *n* Esperanto *n*
estetyczny *adj* ästhetisch
Estończyk *m* Este *m*
estoński *adj* estnisch, estländisch
etap *m* Etappe *f*, Stufe *f*; (*odcinek*) Abschnitt *m*; **~ rozwoju** Entwicklungsstufe *f*
etat *m* Planstelle *f*; **być na etacie** hauptamtlich angestellt sein; **pracować na pół ~u** halbtags arbeiten
etatowy *adj* hauptamtlich (angestellt)
eter *m* Äther *m*
etiopski *adj* äthiopisch
etiuda *f* Etüde *f*
etruski *adj* etruskisch
etyczny *adj* ethisch, sittlich
etykieta *f* **1.** (*dworska*) Hofsitte *f*, Etikette *f* **2.** (*nalepka*) Etikett *n*
euro *m* Euro *m*
Europejczyk *m* Europäer *m*
europejski *adj* europäisch
ewakuacja *f* Evakuierung *f*
ewakuować *vt* evakuieren
ewangelia *f* Evangelium *n*
ewangelicki *adj* evangelisch, protestantisch
ewangelik *m* Protestant *m*
ewentualnie *adv* eventuell, möglicherweise
ewentualny *adj* eventuell, etwaig
ewidencja *f* (*spisanie*) Erfassung *f*; **~ ludności** Einwohnererfassung *f*
ewolucj|a *f* Evolution *f*; **teoria ~i** Evolutionstheorie *f*

F

fabrycznie *adv*: **~ nowy** fabrikneu
fabryczny *adj* Fabrik(s)-; fabrikmäßig; **znak ~** Fabrikmarke *f*; (*ochronny*) Schutzmarke *f*; **teren ~** Fabrikanlagen *fpl*
fabryka *f* Fabrik *f*, Werk *n*; **~ papieru** Papierfabrik *f*; **~ samochodów** Kraftwagenwerk *n*, Automobilwerk(e) *n(pl)*
fabrykować *vt* **1.** herstellen, erzeugen **2.** *figur.* fabrizieren
fach *m ugs.* Beruf *m*
fachowiec *m* Fachmann *m*; **fachowcy** *pl* Fachleute *pl*
fachow|y *adj* fachmännisch, sachkundig; **wyrażenie ~e** Fachausdruck *m*
fagot *m* Fagott *n*
fajans *m* Fayence *f*, Halbporzellan *n*
fajka *f* Tabakspfeife *f*, Pfeife *f*; **palić fajkę** Pfeife rauchen; *figur.* **~ pokoju** Friedenspfeife *f*
fakt *m* Tatsache *f*, Fakt *m*, *n*; **bezsporny ~** eine unbestrittene Tatsache; **~ dokonany** vollendete Tatsache; **postawić kogoś przed ~em dokonanym** jn vor vollendete Tatsachen stellen; **~em jest, że …** Tatsache <Fakt> ist, dass …; (**to**) **~!** Tatsache!
faktycznie *adv* tatsächlich, in der Tat
faktyczny *adj* tatsächlich, wirklich; **stan ~** Tatbestand *m*, Sachverhalt *m*
fal|a *f* Welle *f* (*a. figur.*); **~a dźwiękowa** Schallwelle *f*; *rad.* **~e długie** Langwelle *f*; **~e krótkie** Kurzwelle *f*; **~e średnie** Mittelwelle *f*; **~e ultrakrótkie** Ultrakurzwelle, UKW *f*; **długość ~** Wellenlänge *f*
falochron *m* Wellenbrecher *m*
falstart *m sport.* Fehlstart *m*
fałda *f* Falte *f*
fałsz *m* (*fałszywość*) Falschheit *f*; (*nieprawda*) Lüge *f*, Unwahrheit *f*
fałszerstwo *n* Fälschung *f*; **~ dokumentów** Urkundenfälschung *f*
fałszować I. *vt* fälschen; verfälschen; **~ banknoty** Banknoten (ver)fälschen **II.** *vi*, *vt* (*w śpiewie*) falsch singen
fałszyw|y *adj* **1.** falsch; **~e zeznanie** <**świadectwo**> falsches Zeugnis **2.** (*błędny*) Fehl-; **~e posunięcie** Fehlgriff *m*; **~y alarm** blinder Alarm
fan *m* Fan *m*
fanatyk *m* Fanatiker *m*
fanatyzm *m* Fanatismus *m*
fant *m* Pfand *n*
fantastyczny *adj* (*nierealny*) fantastisch; *ugs.* (*wspaniały*) großartig, toll
fantazja *f* Fantasie *f*, Phantasie *f*, Einbildungskraft *f*; *mus.* Fantasie *f*
fara *f* Pfarrkirche *f*
farba *f* Farbe *f*; **~ olejna** Ölfarbe *f*; **~ wodna** Aquarellfarbe *f*; **~ drukarska** Druck(er)farbe *f*
farbować I. *vt* färben **II.** *vi* (ab)färben; **ten materiał farbuje** dieser Stoff färbt
farma *f* Farm *f*
farmaceutyczny [farmatsɛŭ'tiʧnɨ] *adj* pharmazeutisch
farmaceutyk *m* Pharmazeutikum *n*
fartuch *m* Schürze *f*
fasada *f* Fassade *f*
fasolka *f* Bohne *f*; **~ szparagowa** Spargelbohne *f*
fason *m* Form *f*; (*krój*) Schnitt *m*
fastryga *f* Heftnaht *f*
faszysta *m* Faschist *m*
faszystowski *adj* faschistisch; **reżim ~** faschistisches Regime, (*hist. w Niemczech*) Naziregime *n*
faszyzm *m* Faschismus *m*, (*hist. w Niemczech*) Nationalsozialismus *m*, Naziherrschaft *f*
fatalny *adj* fatal, verhängnisvoll
fatyg|ować (się) *vt* (*vr*) (sich) bemühen <anstrengen>; sich Mühe geben; **nie ~uj się** mach dir keine Mühe
faza *f* Phase *f*; **~ Księżyca** Mondphase *f*
febra *f* Fieber *n*, Schüttelfrost *m*; **żółta ~** Gelbfieber *n*
federaln|y *adj* Bundes-; **rząd ~y** Bundesregierung *f*; **kanclerz ~y** Bundeskanzler *m*; **republika ~a** Bundesrepublik *f*
feministka *f* Feministin *f*
fenomenalny *adj* phänomenal; erstaunlich
ferie *pl* Ferien *pl*; **spędzić ~ nad morzem** die Ferien an der See verbringen
ferma *f* Farm *f*; **kurza ~** Hühnerfarm *f*
fermentować *vi* gären
festiwal *m* Festival *n*; **międzynarodowy ~** Weltfestspiele *npl*; **~ filmowy** Filmfestival *n*
feudalny *adj* feudal, Feudal-; **ustrój ~** Feudalsystem *n*
fiask|o *n* Fiasko *n*, Reinfall *m*; **skończyć się ~iem** ein Fiasko erleben

figa *f* Feige *f*
figiel *m* Streich *m*; **spłatać komuś figla** jm einen Streich spielen
figowiec *m* Feigenbaum (*drzewo*) *m*
figur|a *f* **1.** Figur *f*; **~a geometryczna** geometrische Figur **2.** (*kształty ludzkie*) Figur *f*, Gestalt *f*; **mieć ładną <zgrabną> ~ę** eine gute Figur haben **3.** (*statua*) Standbild *n*, Figur *f*
fikcja *f* Fiktion *f*; (*wymysł*) Erfindung *f*
fikus *m bot.* Gummibaum *m*
filar *m* Pfeiler *m*; *figur.* (*podpora*) Stütze *f*
filatelista *m* Briefmarkensammler *m*
filc *m* Filz *m*
filet *m* Filet *n*
filharmonia *f* Philharmonie *f*; **~ narodowa** Nationalphilharmonie *f*
filiżanka *f* Tasse *f*; **~ kawy <herbaty>** eine Tasse Kaffee <Tee>
film *m* Film *m*; **~ niemy** Stummfilm *m*; **~ dokumentalny** Dokumentarfilm *m*; **~ naukowy** Lehrfilm *m*; **~ kolorowy** Farbfilm *m*; **kręcić ~** einen Film drehen; **wyświetlać ~** einen Film vorführen
filmow|y *adj* Film-; **kronika ~a** Wochenschau *f*
filologia *f* Philologie *f*; **~ klasyczna** klassische Philologie
filozof *m* Philosoph *m*
filozofia *f* Philosophie *f*
filozoficzny *adj* philosophisch
filtr *m* Filter *m*, *n*; **~ do kawy** Kaffeefilter *m*; *mot.* **~ oleju** Ölfilter *m*; **~ powietrza** Luftfilter *m*
filtrować *vt* filtrieren
Fin *m* Finne *m*, Finnländer *m*
finansow|y *adj* Finanz-, finanziell; **sytuacja ~a** finanzielle Lage, Finanzlage *f*; **kapitał ~y** Finanzkapital *n*
finał *m* (*zakończenie*) Finale *n*; *sport. a.* Endspiel *n*; *mus. a.* Schlusssatz *m*
finanse *pl* Finanzen *fpl*
finisz *m sport.* Finish *n*; (*w biegach*) Endspurt *m*
fiński *adj* finnisch
fioletowy *adj* violett
fiołek *m* Veilchen *n*
firanka *f* Gardine *f*
firma *f* Firma *f*
fizyczn|y *adj* **1.** (*cielesny*) physisch, körperlich; **praca ~a** körperliche Arbeit **2.** (*od fizyki*) physikalisch, Physik-; **chemia ~a** physikalische Chemie
fizyk *m* Physiker *m*
fizyka *f* Physik *f*; **~ jądrowa** Kernphysik *f*
flag|a *f* Fahne *f*, (*bandera*) Flagge *f*; **podnieść ~ę** die Flagge hissen; **opuścić ~ę** die Fahne streichen
flak *m* Darm *m*; **~i** *pl* Gedärm *n*; (*potrawa*) Kutteln, Kaldaunen *pl*
Flamand *m* Flame *m*
flanela *f* Flanell *m*
flądra *f* Flunder *f*, Scholle *f*; *figur. pog.* Schlampe *f*
flesz *m* Blitzlicht *n*
flet *m* Flöte *f*
flirtować *vi* flirten
fliza *f* Fliese *f*, Platte *f*
floret *m* Florett *n*
flota *f* Flotte *f*; **~ morska** Marine *f*; **~ wojenna** Kriegsmarine *f*; Seestreitkräfte *fpl*; **~ handlowa** Handelsflotte *f*
foka *f* Robbe *f*
folklor *m* Folklore *f*
fontanna *f* Springbrunnen *m*
form|a *f* Form *f*; **~a i treść** Form und Inhalt; *techn.* **~a odlewnicza** Gussform *f*; *figur.* **~y towarzyskie** Umgangsformen *fpl*; *sport.* **(nie) być w ~ie** (nicht) in Form sein
formalnie *adv* formell, förmlich
formalność *f* Formalität *f*
formalny *adj* formal; (*oficjalny*) formell
format *m* Format *n*
formularz *m* Formular *n*, Vordruck *m*; (*kwestionariusz*) Fragebogen *m*
formuła *f* Formel *f*
forsować I. *vt mil.* stürmen; (*przeprowadzać*) durchsetzen (wollen) **II.** *vr* **~ się** (*wysilać się*) sich überanstrengen
fort *m* Fort *n*
fortel *m* Kunstgriff *m*, Trick *m*
fortepian *m* Klavier *n*, Flügel *m*; **grać na ~ie** Klavier spielen
fortuna *f* Glück *n*, Vermögen *n*
fortuny *adj* glücklich
fortyfikacja *f* Befestigung(sanlage) *f*
fosfor *m* Phosphor *m*
fotel *m* Lehnsessel *m*; **~ na biegunach** Schaukelstuhl *m*
foto- *w złożeniach* foto-, Foto-
fotograf *m* Fotograf *m*
fotografia *f* Fotografie *f*, Foto *n*
fotograficzny *adj* fotografisch, Foto-
fotografować *vt* fotografieren
fotokomórka *f* Fotozelle *f*

frachtowiec *m* Frachtschiff *n*, Frachter *m*
frak *m* Frack *m*
frakcja *f* Fraktion *f*; ~ **Bundestagu** Bundestagsfraktion *f*
framuga *f*: ~ **okienna** Fensternische *f*
francuski [fran'tsuski] *adj* französisch
Francuz ['frantsus] *m* Franzose *m*
Francuzka *f* Französin *f*
frank *m*: ~ **szwajcarski** Franken *m*; (*moneta*) Frankenstück *n*
frazes *m* (abgedroschene, leere) Phrase *f*
frekwencja *f* Frequenz *f*; (*liczba przybywających*) Besucherzahl *f*, Zulauf *m*
fresk *m* Fresko *n*; **~i** *pl* Freskomalerei *f*, Fresken *pl*
fron|t *m* **1.** *mil.* Front *f*; **być na ~cie** an der Front stehen; **iść <pójść> na ~t** an die Front gehen **2.** (*gmachu*) Front *f*, Vorderseite *f*
frontow|y *adj* **1.** Front-; **żołnierz ~y** Frontsoldat *m* **2. wejście ~e** Haupteingang *m*, Haustür *f*
froterować *vt* bohnern
fryzjer *m* Friseur *m*, Frisör *m*; ~ **damski** Damenfrisör *m*
fryzjerka *f* Friseuse *f*, Frisöse *f*
fryzjerski *adj* Frisör-; **salon <zakład>** ~ Friseursalon *m*
fryzura *f* Frisur *f*, Haarschnitt *m*
fuga *f mus.* Fuge *f*
fuksja *f* Fuchsie *f*
fundacja *f* Stiftung *f*
fundament *m* Fundament *n*
fundować *vt* (*zakładać*) stiften, gründen; (*częstować*) spendieren
fundusz *m* Fonds *m*
funkcja *f* Funktion *f* (*o. med.*)
funkcjonalny *adj* funktionell
funkcjonować *vi* funktionieren
funt *m* Pfund *n*; ~ **szterling** Pfund Sterling
furtka *f* Pforte *f*
fuszerować *vt*, *vi* pfuschen, stümpern
futbol *m* Fußball *m*, Fußballspiel *n*
futerał *m* Futteral *n*, (*na okulary*) Etui *n*
futro *n* (*skóra zwierzęcia*) Fell *n*; (*wyprawione*) Pelz *m*
futrzan|y *adj* Pelz-; **czapka ~a** Pelzmütze *f*; **kołnierz ~y** Pelzkragen *m*
futurologia *f* Futurologie *f*
futurystyczny *adj* futuristisch
fuzja *f* **1.** (*strzelba*) Flinte *f* **2.** (*połączenie przedsiębiorstw*) Fusion *f*

G

gabinet *m* Kabinett *n* (*o. ministrów*); **~ numizmatyczny** Münzkabinett *n*

gadać *vt ugs.* schwatzen; **~ od rzeczy** Unsinn reden, faseln

gadatliwy *adj* geschwätzig, redselig

gaduła *m, f* Plapperhans *m*, Plapperliese *f*

galaretka *f kulin.* Gelee *n, m*

galeria *f* Galerie *f*; **~ obrazów** Gemäldegalerie *f*; **~ narodowa** Nationalgalerie *f*

galicyjski *adj* galizisch; Galizien-

galop *m* Galopp *m*; (*o. szybko*) **~em** im Galopp

galopować *vi* galoppieren

galow|y *adj* festlich, feierlich; Gala-, Parade-; *teatr.* **przedstawienie ~e** Galavorstellung *f*

gałąź *f* Zweig *m*; (*konar*) Ast *m*; *figur.* **~ przemysłu** Industriezweig *m*; **~ wiedzy** Wissensgebiet *n*

gałka *f* **1.** (*kleine*) Kugel *f* **2.** (*uchwyt*) Knauf *m*, Knopf *m* **3. ~ oczna** Augapfel *m*

gama *f* Skala *f*; *mus.* Tonleiter *f*

ganić *vt* tadeln (**za coś** wegen eines Dinges)

gap|a *m* Tolpatsch *m*; **pasażer na ~ę** Schwarzfahrer *m*; blinder Passagier; **jechać na ~ę** schwarzfahren

garaż *m* Garage *f*; **~ podziemny** Tiefgarage *f*

garbaty I. *adj* buckelig **II.** *m* Bucklige *m*

garbić się *vr* (*krzywić się*) sich krümmen; (*trzymać się krzywo*) sich krumm halten

garbować *vt* gerben (*a. figur.*)

garderoba *f* **1.** (*ubiór*) Garderobe *f*, Oberbekleidung *f* **2.** (*szatnia*) Garderobe *f*, Kleiderablage *f*

gardło *n* Kehle *f*; Hals *m*; **krzyczeć na całe ~** aus vollem Hals(e) schreien; **boli mnie ~** ich habe Halsschmerzen

gardzić *vt* verachten (**kimś** jn)

garnek *m* Topf *m*, Kochtopf *m*

garnitur *m* **1.** (*komplet*) Satz *m*; (*serwis*) Service *n* **2.** (*ubranie*) Anzug *m*

garnizon *m* Garnison *f*

garnuszek *m* kleiner Topf, Töpfchen *n*; (*kubek*) Becher *m*

garstka *f* eine Hand voll; **~ ludzi** eine Hand voll Leute

garś|ć *f* eine Hand voll; **trzymać w ~ci** (fest) in der Hand halten

gasić *vt* löschen; **~ ogień <pragnienie, wapno>** Feuer <Durst, Kalk> löschen

gasnąć *vi* erlöschen; ausgehen; *figur.* (*zamierać*) dahinschwinden, ersterben; **ogień gaśnie** das Feuer geht aus; *mot.* **silnik gaśnie na wolnych obrotach** der Motor geht im Leerlauf aus

gaśnica *f* Feuerlöscher *m*

gatunek *m* **1.** *biol.* Spezies *f* **2.** (*jakość*) Qualität *f*, Sorte *f*

gawędzić [ga'vɛ̃dʑitɕ] *vi* plaudern

gawron *m* Saatkrähe *f*

gaz *m* Gas *n*; **~ świetlny** Leuchtgas *n*; **~ górniczy** Grubengas *n*; **~ trujący** Giftgas *n*; **~ łzawiący** Tränengas *n*; *mot.* **pełny ~** Vollgas *n*; **dodać ~u** Gas geben; **~y spalinowe** Abgase *pl*

gaza *f* Gaze *f*

gazeciarz *m* Zeitungsausträger *m*, Zeitungsverkäufer *m*

gazet|a *f* Zeitung *f*; **~ codzienna** Tageszeitung *f*, **~ka ścienna** Wandzeitung *f*

gazomierz *m* Gaszähler *m*

gazownia *f* Gaswerk *n*

gazowy *adj* Gas-; **licznik ~y** Gasuhr *f*

gaźnik *m* Vergaser *m*

gąbka *f* Schwamm *m*; (*piankowa*) Schaumgummi *m*

gąsienica *f zool., mech.* Raupe *f*

gąsior *m zool.* Gänserich *m*

gdy *kj* **1.** wenn, als; **~ byłem jeszcze młody** als ich noch jung war; **~ przyjdziesz** wenn du kommst **2.** (*skoro tylko*) sobald

gdyby *kj* wenn, falls

gdyż *kj* weil, denn

gdzie *adv* wo; (*dokąd*) wohin; **~ idziesz?** wohin gehst du?; **~ indziej** anderswo(hin); **~ tam!** ach wo!

gdziekolwiek *adv* irgendwo, wo auch immer; (*dokądkolwiek*) irgendwohin, wohin auch immer

gdzieniegdzie [gdʑɛ'ɲɛgdʑɛ] *adv* stellenweise, strichweise

gdzieś *adv* irgendwo; (*dokądś*) irgendwohin

gej *m ugs.* Schwule *m*

gen *m biol.* Gen *n*

generacja *f* Generation *f*

generaln|y *adj* General-, Haupt-; **próba ~a** Generalprobe *f*; **sztab ~y** Generalstab *m*

generał *m* General *m*
genetyczn|y *adj* genetisch, Gen-; **badania ~e** Genforschung *f*
genialny *adj* genial
geniusz *m* Genius *m*; (*człowiek*) Genie *n*
genotyp *m* Genotyp *m*
geografia *f* Geografie *f*, Geographie *f*, Erdkunde *f*
geograficzny *adj* geografisch, geographisch
geologia *f* Geologie *f*, Erdgeschichte *f*
geometria *f* Geometrie *f*
Germanie *pl* Germanen *pl*
germanistyka *f* Germanistik *f*
germański *adj* germanisch
germanizacja *f* Germanisierung *f*
gest *m* Geste *f*, Gebärde *f*
gestykulować *vi* gestikulieren
gęsty *adj* (*o płynie*) dick(flüssig), zähflüssig; (*o roślinach*) dicht; (*o siatce*) engmaschig
gęś *f* Gans *f*; **dzika** ~ Wildgans *f*
giąć (się) *vt* (*vr*) (sich) biegen
giełda *f* **1.** Börse *f*; **grać <spekulować> na giełdzie** an der Börse spekulieren **2.** (*obroty*) Parkett *n*
giętki *adj* biegsam
gimnastyczn|y *adj* Turn-; **sala ~a** Turnhalle *f*; **strój ~y** Turnanzug *m*
gimnastyk *m* Turner *m*, Gymnastiker *m*
gimnastyk|a *f* Turnen *n*, Gymnastik *f*; **~a lecznicza** Heilgymnastik *f*; **uprawiać ~ę** turnen, Gymnastik treiben
ginąć *vi* (*zapodziać się*) verloren gehen, abhanden kommen; (*tracić życie*) umkommen; (*marnieć*) (langsam) zu Grunde gehen, eingehen
ginekolog *m* Frauenarzt *m*, Gynäkologe *m*
gips *m* Gips *m*
girlanda *f* Girlande *f*
girlsy *fpl* Revuegirls *npl*
gitara *f* Gitarre *f*; ~ **elektryczna** Elektrogitarre *f*
gleba *f* Boden *m*
gliceryna *f* Glyzerin *n*
glina *f* **1.** Lehm *m*, Ton *m* **2.** *ugs.* (*policjant*) Bulle *m*
glista *f* Regenwurm *m*
globus *m* Globus *m*
gładki *adj* glatt
gładko *adv* glatt, reibungslos
gładzić *vt* (*wygładzać*) glätten, glatt machen; (*głaskać*) streicheln
głaskać *vt* streicheln
głębi|a *f* Tiefe *f*; *figur. a.* Inneres; (*dalszy plan*) Hintergrund *m*; **w** ~ (*na dalszym planie*) im Hintergrund; **w ~ kraju** im Landesinneren; **wstrząśnięty do** ~ zutiefst <aufs Tiefste> erschüttert
głęboki *adj* tief; *figur.* (*dogłębny*) tief greifend
głęboko *adv* tief; *figur. a.* zutiefst
głębokość *f* Tiefe *f*; **na ~ pięciu metrów** fünf Meter tief
głodny *adj* hungrig; **być ~m** Hunger haben
głodować *vi* hungern, Hunger leiden; (*cierpieć niedostatek*) darben
głos *m* Stimme *f*; **decydujący** ~ entscheidende Stimme; ~ **doradczy** beratende Stimme; **prawo ~u** Stimmrecht *n*; **na** ~ laut; **prosić o** ~ ums Wort bitten; **zabrać** ~ das Wort nehmen <ergreifen>; **udzielam panu ~u** Sie haben das Wort
głoska *f* Sprachlaut *m*
głosować *vi* stimmen, abstimmen
głosowanie *n* Abstimmung *f*; ~ **tajne** geheime Abstimmung
głośnik *m* Lautsprecher *m*
głośno *adv* laut, lautstark
głośny *adj* laut; *figur.* (*słynny*) bekannt, berühmt
głow|a *f* Kopf *m*; Haupt *n*; **~a państwa** Staatsoberhaupt *n*; **~a rodziny** Familienhaupt *n*; **potrząsać ~ą** den Kopf schütteln; **spuścić <zwiesić> ~ę** den Kopf hängen lassen; **~a do góry!** Kopf hoch!
głód *m* Hunger *m*; **cierpieć** ~ Hunger leiden; **umrzeć z głodu** verhungern
główka *f* Köpfchen *n*; Kopf *m*; *sport.* Kopfball *m*
głównie *adv* hauptsächlich, besonders
głównly *adj* Haupt-; **~a rzecz** Hauptsache *f*
głuchoniemy *adj* taubstumm
głuch|y *adj* **1.** taub; **~y jak pień** stocktaub; **udawać ~ego** sich taub stellen **2.** (*odgłos*) dumpf
głupi *adj* dumm, töricht; ~ **jak but** dumm wie Bohnenstroh
głupota *f* Dummheit *f*, Torheit *f*
głupstw|o *n* **1.** Dummheit *f*; **robić ~a** Dummheiten machen **2.** (*drobnostka*) Kleinigkeit *f*
głuptasek *m* Dummerchen *n*
gmach *m* (stattliches) Gebäude *n*; ~ **sądu** Gerichtsgebäude *n*; ~ **teatru** Theatergebäude *n*

gmina *f* Gemeinde *f*

gnać I. *vt* treiben **II.** *vi* (*biec*) rennen

gniazdko *n* **1.** Nestchen *n* **2.** *el.* **~ wtyczkowe** Steckdose *f*

gniazdo *n* **1.** Nest *n*; Horst *m*; **bocianie ~** Storchnest *n*; **uwić ~** ein Nest bauen **2.** (*na statku*) Mastkorb *m*

gnić *vi* faulen

gnieść I. *vt* drücken; (*miesić*) kneten **II.** *vr* **~ się 1.** (*miąć się*) knittern **2.** (*tłoczyć się*) sich drängen

gniew *m* Zorn *m*, Unwille *m*; **wpaść w ~** in Zorn geraten

gniewać I. *vt* ärgern **II.** *vr* **~ się** (*złościć się*) sich ärgern; **~ się na kogoś** jm zürnen, auf jn böse sein (**o coś** wegen eines Dinges)

gnieździć się *vr* (*o ptakach*) nisten, brüten

go *pron pers* (*nieakcentowane*) *A* ihn; → **on**

godnoś|ć *f* Würde *f* (*o. urząd*); **z ~cią** würdig, würdevoll

godny *adj* (*zacny*) würdig; (*wart*) wert; **~ podziwu** bewunderungswert, bewunderungswürdig; **pożałowania ~** bedauernswert; **~ zaufania** vertrauenswürdig

godzić I. *vt* (*uzgadniać*) in Einklang bringen; (*zagrażać*) bedrohen; **~ w interesy** den Interessen schädigen **II.** *vr* **~ się** (*pogodzić się*) sich aussöhnen; (*zgadzać się*) übereinkommen

godzien → **godny**

godzin|a *f* Stunde *f*; **~y przyjęć** Sprechstunden *fpl*; **~y nadliczbowe** Überstunden *fpl*; **~y szczytu** Stoßzeit *f*; **w ~ach szczytu** in der Stoßzeit; **~y nasilenia ruchu** (**drogowego**) Hauptverkehrszeit(en) *f*(*pl*); **za ~ę, w ~ę, w ciągu ~y** in einer Stunde; **co ~ę** jede Stunde, stündlich; **z ~y na ~ę** von Stunde zu Stunde; **pół ~y** eine halbe Stunde; **~ami** stundenlang; **która ~a?** wie viel Uhr ist es?, wie spät ist es?; **o której ~ie?** um wie viel Uhr?; **o ~ie szóstej** um sechs Uhr; **~ny** stündlich

goić się *vr* heilen, vernarben

gol *m sport.* Tor *n*; **wbić** <**strzelić**> **~a** ein Tor schießen

golarka *f* Rasierer *m*

golf[1] *m sport.* Golf *n*

golf[2] *m* (*sweter*) Rollkragenpullover *m*, *ugs.* Rolli *m*; (*kołnierz*) Rollkragen *m*

golić (się) *vt* (*vr*) (sich) rasieren

golonka *f kulin.* Eisbein *n*

gołąb *m* (*gatunek*) Taube *f*; (*samiec*) Täuberich *m*; **~ pocztowy** Brieftaube *f*

gołoledź *f* Glatteis *n*

goł|y *adj* nackt, bloß; **~ą ręką** mit bloßer Hand; **z ~ą głową** ohne Kopfbedeckung, barhäuptig; **~ym okiem** mit bloßem Auge; **pod ~ym niebem** unter freiem Himmel

gonić *vt* jagen; **~ kogoś** jm nachjagen, jn verfolgen; *figur.* **~ za czymś** nach etwas streben, einer Sache nachjagen

goniec *m* Bote *m*, Eilbote *m*

gorąco I. *adv* heiß, sehr warm; *figur.* (*usilnie*) inständig; **~ prosić** inständig bitten **II.** *n* Hitze *f*

gorący *adj* heiß, sehr warm; (*serdeczny*) warm, herzlich

gorączka *f* Fieber *n*

gorączkowo *adv figur.* fieberhaft, hektisch

gorączkowy *adj* fieberhaft

gorliwy *adj* eifrig, beflissen

gors *m* Busen *m*, Dekolleté *n*

gorszy *adj kompar* → **zły** schlechter, schlimmer

goryl *m zool.* Gorilla *m*; *figur. ugs.* Leibwächter *m*, *ugs.* Gorilla *m*

gorzej *adv kompar* → **źle** schlimmer

gorzki *adj* bitter; **~e rozczarowanie** eine peinliche Enttäuschung

gorzko *adv* **1.** bitter; **smakować ~** bitter schmecken **2.** *figur.* bitterlich; **~ płakać** bitterlich weinen

gospoda *f* Wirtshaus *n*

gospodarcz|y *adj* wirtschaftlich, Wirtschafts-; **sytuacja ~a** wirtschaftliche Lage, Wirtschaftslage *f*

gospodarka *f* Wirtschaft *f*; **~ narodowa** Volkswirtschaft *f*; **~ rabunkowa** Raubwirtschaft *f*

gospodarstw|o *n* Wirtschaft *f*; **~o domowe** Haushalt *m*; **artykuły ~a domowego** Haushaltsartikel *pl*

gospodarz *m* Wirt *m*; (*na wsi*) Landwirt *m*; **~ domu** Hausherr *m*

gospodyni *f* Wirtin *f*; (*zarządzająca*) Haushälterin *f*; **~ domu** Hausfrau *f*

gosposia *f* Hausangestellte *f*, Haushaltshilfe *f*

gościec *m med.* Gicht *f*

gościnny *adj* gastfreundlich

gość *m* Gast *m*; (*obcy*) Fremde *m*; **stały gość** Stammgast *m*; **mieć gości**(**a**) Besuch haben; **przyjść w gości** zu Besuch kommen

gotować I. *vt* kochen **II.** *vr* **~ się 1.** kochen;

(*wrzeć*) sieden **2.** (*przygotowywać się*) sich vorbereiten
gotow|y *adj* bereit, fertig; **~e ubrania** Kleider von der Stange; **~y do odjazdu** reisefertig; **~y do startu** startbereit
gotów *adj* → **gotowy**; **jestem ~ to zrobić** ich bin bereit es zu tun
gotówk|a *f* Bargeld *n*, bares Geld; **płacić ~ą** (in) bar bezahlen; **za ~ę** gegen bar
gotycki *adj* gotisch; **pismo ~e** Fraktur *f*; **styl ~** gotischer Stil
gotyk *m* Gotik *f*; **wczesny ~** Frühgotik *f*; **późny ~** Spätgotik *f*; **ceglany ~** Backsteingotik *f*
goździk *m* **1.** (*kwiat*) Nelke *f* **2.** (*przyprawa*) Gewürznelke *f*
gór|a *f* **1.** Berg *m*; **~y** *fpl* Berge *mpl*, (*łańcuch*) Gebirge *n*; **jechać w ~y** ins Gebirge fahren; **~a lodowa** Eisberg *m*; **jazda pod ~ę** Bergfahrt *f*; **z ~y** bergab; **jazda z ~y** (*w dół*) Talfahrt *f*; **od ~y do dołu** von oben bis unten **2. w ~ę** <**do ~y**> hoch, in die Höhe; **ręce do ~y!** Hände hoch!; **w** <**na**> **górze** oben; *figur.* **płacić z ~y** im Voraus bezahlen; **pod ~ę** bergauf
górnictwo *n* Bergbau *m*
górnik *m* Bergmann *m*
górn|y *adj* Ober-, ober-; **~a granica** Obergrenze *f*
górsk|i *adj* Gebirgs-, Berg-; **łańcuch ~i** Gebirgskette *f*; **kolejka ~a** Bergbahn *f*
gra *f* Spiel *n*; **~ towarzyska** Gesellschaftsspiel *n*; **~ słów** Wortspiel *n*; **~ na fortepianie** Klavierspiel *n*; **~ w karty** Kartenspiel *n*; *figur.* **to nie wchodzi w grę** das kommt nicht infrage <*a.* in Frage>
grab *m* Hainbuche *f*, Weißbuche *f*
grabarz *m* Totengräber *m*
grabie, grabki *pl* Rechen *m*, Harke *f*
gracz *m* Spieler *m*
grać *vt*, *vi* **1.** spielen (*o. na instrumencie*); **~ w karty** Karten spielen; **~ w szachy** Schach spielen; **~ na skrzypcach** Geige spielen **2.** (*w teatrze*) spielen, darstellen; **dziś grają ...** heute wird ... gespielt; *ugs.* **wszystko gra!** alles klar!
grad *m* Hagel *m*; **pada ~** es hagelt; *figur.* **~ kul** Kugelhagel *m*
gradobicie *n* Hagelschlag *m*
grafik *m* Grafiker *m*
grafit *m* Grafit *m*, Graphit *m*
gram *m* Gramm *n*; **pięć ~ów** fünf Gramm; **trzy ~y** drei Gramm
gramatyczny *adj* grammatisch
gramatyka *f* Grammatik *f*
granat[1] *m* **1.** (*granatowiec*) Granatbaum *m* **2.** (*owoc*) Granatapfel *m* **3.** (*kolor*) Dunkelblau *n*
granat[2] *m* **1.** *mil.* Granate *f*; **~ ręczny** Handgranate *f* **2.** (*minerał*) Granat *m*
granatowy *adj* (*kolor*) dunkelblau
granic|a *f* Grenze *f*; **~a państwa** Staatsgrenze *f*; **za ~ą** im Ausland; **za ~ę** ins Ausland; **przekroczyć ~ę** die Grenze überschreiten
graniczyć *vi* grenzen; **~ z Polską** an Polen grenzen
granit *m* Granit *m*
gratulacj|a *f* Glückwunsch *m*; **złożyć komuś ~e** jn beglückwünschen
gratulować *vi* gratulieren, beglückwünschen; **gratuluję!** gratuliere!
grecki *adj* griechisch
greckokatolicki *adj* griechischkatholisch
Greczynka *f* Griechin *f*
grejpfrut *m* Grapefruit *f*
Grek *m* Grieche *m*; *figur.* **udawać ~a** sich dumm stellen
greka *f* das Griechische, die griechische Sprache, Griechisch *n*
grobla *f* Damm *m*, Deich *m*
grobowiec *m* Gruft *f*; **~ rodzinny** Familiengruft *f*
groch *m* Erbsen *fpl*; *ugs.* **jak ~ z kapustą** wie Kraut und Rüben
grochówka *f* Erbsensuppe *f*
grom *m* Blitz *m*, Donnerschlag *m*; **jak ~ z jasnego nieba** wie ein Blitz aus heiterem Himmel
gromad|a *f* Schar *f*, Haufen *m*; **~ą** haufenweise
gromadzić I. *vt* zusammentragen; sammeln **II.** *vr* **~ się** sich versammeln, sich scharen
grono *n* **1.** Traube *f* **2.** (*zespół ludzi*) Kreis *m*; **~ przyjaciół** Freundeskreis *m*
grosz *m* Groschen *m*; **kupić za ~e** spottbillig kaufen; **nie mieć ~a** (**przy duszy**) keinen Cent mehr haben
groszek *m*: **zielony ~** grüne Erbsen
grota *f* Grotte *f*
grozić *vi* drohen
grotołaz *m* Höhlensportler *m*
groźba *f* Drohung *f*
groźny *adj* bedrohlich, gefährlich; **~ pożar** vernichtendes Feuer, Brand *m*
grób *m* Grab *n*; **~ masowy** Massengrab *n*;

figur. **stać nad grobem** mit einem Fuß im Grabe stehen
grubieć *vi* dick(er) werden; zunehmen
grubość *f* Dicke *f*
grub|y *adj* dick; (*otyły*) beleibt; *figur.* grob; **~y błąd** grober Fehler; **~a ryba** großes <hohes> Tier
grudzień *m* Dezember *m*
grunt *m* **1.** Grund *m*, Erde *f*, Boden *m*; **~ orny** Ackerboden *m* **2.** *figur.* (*podstawa*) Boden *m*, Grundlage *f*; **do ~u** gründlich; **z ~u** von Grund aus; **w gruncie rzeczy** im Grunde (genommen)
gruntowny *adj* gründlich; (*dogłębny*) tief schürfend
grupa *f* Gruppe *f*; **~mi** gruppenweise, haufenweise; *parl.* **~ nacisku** Lobby *f*
grupować (się) *vt* (*vr*) (sich) gruppieren
grusza *f* Birnbaum *m*
gruszka *f* Birne *f*
gruz *m* Schutt *m*; **~y** *pl* Trümmer *pl*; **leżeć w ~ach** in Trümmern liegen
Gruzin *m* Georgier *m*
gruźlica *f* Tuberkulose *f*;
gryka *f* Buchweizen *m*
grymas *m* Grimasse *f*
gryp|a *f* Grippe *f*; **chory na ~ę** grippekrank
gryzący *adj* beißend
gryzoń *m* Nagetier *n*
gryźć *vt*, *vi* **1.** beißen; (*o owadach o.*) stechen **2.** (*żuć*) kauen
grzać I. *vt* wärmen, warm machen **II.** *vr* **~ się** sich wärmen; *ugs.* (*pocić się*) schwitzen; *techn.* heißlaufen
grzbiet *m* Rücken *m*
grzebać I. *vt* (*zmarłego*) beerdigen, begraben **II.** *vi ugs. abw.* (*w czymś*) wühlen
grzebień *m* Kamm *m*
grzech *m* Sünde *f*; **popełnić ~** eine Sünde begehen
grzecznoś|ć *f* (*dzieci*) Artigsein *n*, Bravsein *n*; (*uprzejmość*) Höflichkeit *f*; **z wyszukaną ~cią** zuvorkommend
grzeczny *adj* artig, brav; (*uprzejmy*) höflich
grzejnik *m* (*kaloryfer*) Heizkörper *m*
grzmieć *vi* donnern; **grzmi** es donnert
grzmot *m* Donner *m*, Donnern *n*
grzyb *m* Pilz *m*; **~ jadalny** essbarer Pilz; **~ trujący** Giftpilz *m*
grzybow|y *adj* Pilz-; **zupa ~a** Pilzsuppe *f*
grzywa *f* Mähne *f*
gubić I. *vt* (immer wieder) verlieren; (*kogoś*) zu Grunde richten **II.** *vr* **~ się** sich verirren; (*siebie*) mit offenen Augen ins Unglück rennen
gulasz *m* Gulasch *n*, *m*
guma *f* Gummi *m*, *n*
gumka *f* (*do wycierania*) Radiergummi *m*
gumow|y *adj* Gummi-; **piłka ~a** Gummiball *m*; **rękawiczki ~e** Gummihandschuhe *mpl*; **pałka ~a** Gummiknüppel *m*
gust *m* Geschmack *m*; **dobry <zły> ~** guter <schlechter> Geschmack; **z ~em** geschmackvoll; **bez ~u** mit schlechtem Geschmack, geschmacklos; **nie mieć ~u** keinen guten Geschmack haben
gustowny *adj* geschmackvoll
guzik *m* **1.** Knopf *m*; **~ od koszuli** Hemdknopf *m*; **zapiąć na ~i** zuknöpfen **2.** *ugs. scherz.* (*nic*) nichts; **~ z tego będzie** daraus wird nichts **3.** *el.* Knopf *m*, Kontaktknopf *m*; **nacisnąć ~** (auf) den Knopf drücken
gwałcić *vt* (*zadawać gwałt*) Gewalt antun (**kogoś** jm); vergewaltigen, (sexuell) missbrauchen; **~ prawo** das Recht verletzen
gwałt *m* (*czyn*) Gewalttätigkeit *f*; **zadać ~** Gewalt antun
gwałtownie *adv* gewaltsam; (*szybko*) dringend, eiligst; (*silnie*) heftig
gwałtown|y *adj* **1.** gewaltsam; **~a śmierć** gewaltsamer Tod **2.** (*nagły*) dringend
gwarancj|a *f* (*rękojmia*) Garantie *f*, Gewähr *f*; **dwa lata ~i** zwei Jahre Garantie; **bez ~i** ohne Gewähr
gwarantować *vt* garantieren; (*ręczyć*) gewährleisten
gwarzyć *vi* plaudern
gwiazda *f* **1.** Stern *m*; **~ spadająca** Sternschnuppe *f*; **~ pięcioramienna** fünfzackiger Stern **2.** *figur.* (*artysta*) Star *m*; **~ filmowa** Filmstar *m*
gwiazdka *f* **1.** Sternchen *n* **2.** *a.* **Gwiazdka** (*Boże Narodzenie*) Weihnachtsabend *m*; **na gwiazdkę** zu Weihnachten
gwiazdkowy *adj* Weihnachts-; **prezent ~** Weihnachtsgeschenk *n*
gwizdać *vi* pfeifen; *ugs.* **gwiżdżę na to** ich pfeife darauf
gwizdek *m* Trillerpfeife *f*
gwizdnąć *vi pf* → **gwizdać**
gwoździk ['gvɔẓdẓik] *m* Nägelchen *n*
gwóźdź [gvuçtç] *m* Nagel *m*; **przybijać gwoździami <gwoździem>** annageln; **wbić ~** einen Nagel einschlagen; *figur.* **~ programu** Glanznummer *f*, Clou *m*

H

haczyk *m* Häkchen *n*, kleiner Haken; **~ u wędki** Angelhaken *m*
haft *m* Stickerei *f*
haftować *vt* sticken
hak *m* Haken *m*
hala *f* **1.** Halle *f*; **~ montażowa** Montagehalle *f*; **~ sportowa** Sporthalle *f*; **~ targowa** Markthalle *f* **2.** Alm *f* **3.** Matte *f*
halka *f* Unterrock *m*
hałas *m* Lärm *m*; (*krzyki*) Geschrei *n*; **robić ~** Lärm machen
hałasować *vi* lärmen, Lärm <Radau> machen
hamak *m* Hängematte *f*
hamować I. *vi, vt* **1.** hemmen; *mot.* bremsen; **łagodnie ~** sanft bremsen; **~ silnikiem** mit dem Motor bremsen **2.** *figur.* (*powstrzymywać*) zurückhalten; **~ gniew** seine Wut unterdrücken **II.** *vr* **~ się** sich mäßigen
hamulec *m* Bremse *f*; **~ bezpieczeństwa** Notbremse *f*; **~ ręczny** Handbremse *f*; **~ nożny** Fußbremse *f*; **hamulce tarczowe** Scheibenbremsen *pl*; **zaciągnąć ~ (ręczny)** die Handbremse ziehen; **ustawić <wyregulować> hamulce** (die) Bremsen nachstellen
handel *m* Handel *m*; **~ wewnętrzny** Binnenhandel *m*; **~ zagraniczny** Außenhandel *m*; **~ detaliczny** Kleinhandel *m*; **~ hurtowy** Großhandel *m*; **uprawiać ~** Handel treiben
handlowiec *m* Händler *m*, Handeltreibende *m*
handlow|y *adj* geschäftlich; Handels-, Geschäfts-; **bank ~y** Handelsbank *f*; **prawo ~e** Handelsrecht *n*; **szkoła ~a** Handelsschule *f*
hangar *m* Flugzeughalle *f*, Hangar *m*
hańba *f* Schande *f*
harcerstwo *n* Pfadfinderbewegung *f*
harcerz *m* Pfadfinder *m*
harf|a *f* Harfe *f*; **grać na ~ie** auf der Harfe spielen, die Harfe zupfen
harmoni|a *f* **1.** Harmonie *f*; *mus a.* Wohlklang *m* **2.** (*zgoda*) *figur.* **żyć w ~i** in Eintracht leben, sich gut vertragen **3.** (*instrument*) Harmonika *f*; **~a rozciągana** Ziehharmonika *f*
harmonijka *f* (*ustna*) Mundharmonika *f*
hartować I. *vt* härten; *figur.* (*ciało*) abhärten **II.** *vr* **~ się** sich abhärten
hasło *n* Losung *f*; *mil.* Kennwort *n*, Parole *f*; (*słownikowe*) Stichwort *n*
haust *m* Schluck *m*; Zug *m*; **jednym ~em** auf einen Zug
hazardow|y *adj* Hasard-; **gra ~a** Hasardspiel *n*, Glücksspiel *n*
heban *m* (*drewno*) Ebenholz *n*; (*drzewo*) Ebenbaum *m*
heblować *vt* hobeln
hebrajski *adj* hebräisch
hektar *m* Hektar *n*, *m*
hektolitr *m* Hektoliter *m*, *n*
helikopter *m* Hubschrauber *m*, Helikopter *m*
hellenistyczny *adj* hellenistisch
hełm *m* Helm *m*, Schutzhelm *m*; *archit.* **~ wieży** Turmhelm *m*
hemoroidy [xɛmɔ'rɔjdɨ] *mpl* Hämorrhoiden *fpl*, Hämorriden *fpl*
herb *m* Wappen *n*; **~ państwowy** Staatswappen *n*
herbaciarnia *f* Teestube *f*, Tea-Room *m*
herbat|a *f* Tee *m*; **mocna ~a** starker Tee; **zaparzyć ~ę** den Tee aufgießen <aufbrühen>
herbatniki *mpl* Teegebäck *n*, Kekse *mpl*
hermetyczny *adj* luftdicht, hermetisch
hiena *f* Hyäne *f*
hierarchia *f* Hierarchie *f*, Rangordnung *f*
higiena *f* Hygiene *f*; **~ osobista** Körperpflege *f*
higieniczn|y *adj* hygienisch; **chusteczka ~a** Papiertaschentuch *n*
Hindus *m* Inder *m*
hipis *m* Hippie *m*
hipnotyzować *vt* hypnotisieren, in Hypnose versetzen
hipokryzja *f* Heuchelei *f*
hipoteka *f* Hypothek *f*
histeria *f* Hysterie *f*
histeryczny *adj* hysterisch
historia *f* Geschichte *f*; **~ powszechna** Weltgeschichte *f*; **~ współczesna** Zeitgeschichte *f*; **~ starożytna <nowożytna>** Geschichte des Altertums <der Neuzeit>; **~ literatury** Literaturgeschichte *f*; *ugs.* **ładna <stara> ~** eine schöne <alte> Geschichte
historyczny *adj* historisch
historyk *m* Historiker *m*; (*badacz*) Geschichtswissenschaftler *m*

Hiszpan *m* Spanier *m*

Hiszpanka *f* Spanierin *f*

hiszpański *adj* spanisch

hitlerowiec *m* Nazi *m*

hitlerowski *adj* nationalsozialistisch, Nazi-; *hist.* **reżim ~** Naziregime *n*; **Niemcy ~e** Nazideutschland *n*

hodować *vt* (*zwierzęta*) züchten, großziehen; (*rośliny*) anbauen, pflegen, ziehen

hodowla *f* Zucht *f*; **~ zwierząt** Tierzucht *f*; **~ bydła** Viehzucht *f*; **~ kwiatów** Blumenzucht *f*

hojny *adj* freigebig

hokej *m* Hockey *n*; **~ na lodzie** Eishockey *n*; **~ na trawie** Rasenhockey *n*

hol[1] *m ugs. mot.* Abschleppseil *n*; **wziąć na ~** abschleppen

hol[2] *m* Vorraum *m*, Halle *f*; *teatr.* Foyer *n*; **~ hotelowy** Hotelhalle *f*

Holender *m* Niederländer *m*

holenderski *adj* niederländisch, holländisch

holować *vt* schleppen, ins Schlepptau nehmen, bugsieren; *mot.* abschleppen

holownik *m naut.* Schleppschiff *n*

hołdować *vi* huldigen

homar *m* Hummer *m*

honor *m* Ehre *f*; **~y** *pl* Ehrungen *fpl* **człowiek ~u** Ehrenmann *m*; **słowo ~u** Ehrenwort *n*; **na ~!** bei meiner Ehre!

honorarium *n* Honorar *n*

honorowy *adj* **1.** Ehren-; **członek ~** Ehrenmitglied *n*; **dług ~** Ehrenschuld *f* **2.** (*nieodpłatny*) ehrenamtlich

hormon *m* Hormon *n*

horyzont *m* Horizont, *figur. o.* Gesichtskreis *m*

hossa *f fin.* Hausse *f*

hotel *m* Hotel *n*

hrabia *m* Graf *m*

hrabina *f* Gräfin *f*

huba *f bot.* Zunderschwamm *m*, Feuerschwamm *m*

hubka *f* Zunder *m*

huk *m* Knall *m*; *figur.* **z ~iem** Knall und <auf> Fall

hulać *vi* **1.** lustig leben, schwelgen, prassen; *ugs.* (*tańczyć*) tanzen **2.** (*o wietrze*) pfeifen, fegen

hulajnoga *f* Roller *m*, Tretroller *m*

humanistyczn|y *adj* humanistisch; **nauki ~e** Geisteswissenschaften *fpl*

humanitarny *adj* human, menschenfreundlich, humanitär

humanizm *m* Humanismus *m*

humo|r *m* Laune *f*, Humor *m*; **być w złym ~rze** schlechter Laune sein; **popsuć komuś ~r** jm die Laune verderben; **mieć ~r** gut gelaunt sein; guter Laune sein; **mieć poczucie ~ru** Sinn für Humor haben

humorystyczny *adj* humoristisch; (*czasopismo*) satirisch

huragan *m* Sturmwind *m*, Orkan *m*

hurtownia *f* Großhandlung *f*

huśtać I. *vt* schaukeln **II.** *vr* **~ się** sich schaukeln, (*na desce*) wippen

huśtawka *f* Schaukel *f*; (*deska*) Wippe *f*

huta *f* Hütte *f*; **~ żelaza** Eisenhütte *f*; **~ szkła** Glashütte *f*

hutnik *m* Hüttenarbeiter *m*

hymn *m* Hymne *f*; **~ narodowy** Nationalhymne *f*; **~ państwowy** Staatshymne *f*

I

i *kj* und; auch; **i tak dalej** und so weiter, und so fort
idea *f* Idee *f*
idealista *m* Idealist *m*
idealny *adj* ideal, vollkommen
ideał *m* Ideal *n*
identyczny *adj* identisch
ideologia *f* Ideologie *f*
ideologiczny *adj* ideologisch
idiota *m* Idiot *m*
idiotyczny *adj* idiotisch, schwachsinnig
iglasty *adj* Nadel-; **las ~** Nadelwald *m*
igł|a *f* Nadel *f*; **~a do szycia** Nähnadel *f*; *figur.* **robić z ~y widły** aus einer Mücke einen Elefanten machen
ignorować *vt* ignorieren
igrać *vi* spielen; *figur.* **~ z ogniem** mit dem Feuer spielen
igrzyska *npl* Spiele *npl*; **~ olimpijskie** die Olympischen Spiele
ile I. *pron* wie viel; **~ pieniędzy?** wie viel Geld?; **~ masz lat?** wie alt bist du?; **~ razy?** wie oft?; **~ to kosztuje?** was kostet das? **II.** *kj* soviel; **o ~ wiem** soviel ich weiß; **tyle ..., ile ...** so viel ... wie ...; **~ tylko chcesz** so viel du willst
iloczyn *m mat.* Produkt *n*
iloraz *m mat.* Quotient *m*; **~ inteligencji** Intelligenzquotient *m*
ilościowy *adj* quantitativ
ilość *f* (*nieokreślona*) Anzahl *f*; (*masa*) Menge *f*; **pewna ~** eine Anzahl; *mot.* **~ obrotów** (*silnika*) Drehzahl, Tourenzahl *f*
ilustracja *f* **1.** Illustration *f*; **książka z ~mi** illustriertes Buch **2.** (*unaocznienie*) Veranschaulichung *f*
ilustrowan|y *adj* illustriert; **czasopismo ~e** Illustrierte *f*
im[1] *adv* je; **~ prędzej**, **tym lepiej** je schneller, desto besser
im[2] *pron pers pl D* ihnen; → **oni**
imbryk *m* Kessel *m*
imieniny *pl* Namenstag *m*; **prezent na ~** Namenstagsgeschenk *n*; **obchodzić ~** den Namenstag feiern
imiesłów *m spw.* Partizip *n*
imię *n* Name *m*, Vorname *m*; **~ i nazwisko** Vor- und Zuname; **~ chrzestne** Taufname *m*; **~ używane na co dzień** Rufname *m*; **jak ci <masz> na ~?** wie heißt du mit Vornamen? **w moim imieniu** in meinem Namen; **mówić sobie po imieniu** sich duzen
imitacja *f* Imitation *f*, Nachahmung *f*
imperialistyczny *adj* imperialistisch
imperializm *m* Imperialismus *m*
imponować *vi* imponieren
imponujący *adj* imposant
import *m* Einfuhr *f*, Import *m*
importować *vt* importieren, einführen
impregnować *vt* imprägnieren
impresjonizm *m* Impressionismus *m*
impreza *f* **1.** Veranstaltung *f*; **~ publiczna** öffentliche Veranstaltung; **~ sportowa** Sportveranstaltung *f*; **~ kulturalna** kulturelle Veranstaltung **2.** *ugs.* Fete *f*
improwizować *vt* improvisieren; (*wiersz a.*) aus dem Stegreif dichten
impuls *m* Impuls *m*; *figur. o.* Anregung *f*; *physio.* **~y nerwowe** Nervenimpulse *mpl*
inaczej *adv* anders; (*w innym wypadku*) sonst; **tak czy ~** wie dem auch sei, sowieso
inauguracja *f* Eröffnungsfeier *f*
indeks *m* **1.** Index *m*; **~ rzeczowy** Sachregister *n* **2.** (*studencki*) Studienbuch *n*
Indianin *m* Indianer *m*
indiański *adj* indianisch
indologia *f* Indologie *f*
indonezyjski *adj* indonesisch
indyjski *adj* indisch
indyk *m* Truthahn *m*, Puter *m*
indywidualny *adj* individuell
indziej: **gdzie(ś) ~** anderswo; (*w kierunku*) anderswohin; **kiedy ~** ein andermal; **nigdzie ~** sonst nirgends
infekcja *f* Infektion *f*, Ansteckung *f*
inflacja *f econ.* Inflation *f*
informacj|a *f* **1.** Information *f*, Auskunft *f*; **udzielać ~i** Auskunft erteilen <geben>; **zasięgnąć ~i** Erkundigungen einholen **2.** (*powiadomienie*) Mitteilung *f*, Nachricht *f*
informatyka *f* Informatik *f*
informować I. *vt* informieren, unterrichten (**o czymś** über etw) **II.** *vr* **~ się** sich erkundigen (**o kogoś** nach jm)
ingerencja *f* Eingreifen *n*, Einmischung *f*
inicjatyw|a *f* Initiative *f*; **z ~y ...** auf Anregung ...; **wykazać ~ę** Initiative zeigen
inkasent *m* Kassierer *m*
inkubator *m med.* Brutkasten *m*
inn|y *adj* **1.** ander(er); **ktoś ~y** ein anderer;

coś ~ego etwas anderes; **między ~ymi** unter anderem; **nic ~ego** nichts anderes; **~ymi słowy** mit anderen Worten **2.** (*różniący się*) anders, unterschiedlich
inspekcja *f* Inspektion *f*
instalacja *f* Installation *f*; Anlage *f*; **~ alarmowa** Alarmanlage *f*
instancja *f* Instanz *f*; **pierwsza ~** erste Instanz; **najwyższa ~** höchste Instanz
instrukcj|a *f* Instruktion *f*, Anweisung *f*; **zgodnie z ~ą** laut Instruktion; **~a użytkowania** <**eksploatacji**> Betriebsanleitung, Gebrauchsanweisung *f*
instruktor *m* Instrukteur *m*; **~ samochodowy** Fahrlehrer *m*
instrument *m* Instrument *n*; **~ muzyczny** Musikinstrument *n*
instynkt *m* Instinkt *m*, Naturtrieb *m*
instynktowny *adj* instinktiv
instytucja *f* Einrichtung *f*, Institution *f*; **~ państwowa** staatliche Institution
instytut *m* Institut *n*; **~ badawczy** Forschungsinstitut *n*
integracja *f* Integration *f*
intelektualista *m* Intellektuelle *m*
inteligencja *f* **1.** Intelligenz *f* **2.** (*inteligenci*) die Intellektuellen, Intelligenz *f*
inteligent *m* Intellektuelle *m*
inteligentny *adj* intelligent, gescheit
intensywn|y *adj* **1.** intensiv; **gospodarka ~a** intensive Wirtschaft **2.** (*usilny*) angestrengt
interes *m* **1.** Interesse *n*; **w ~ie narodu** im Interesse des Volkes; **to jest** <**leży**> **w twoim ~ie** das liegt in deinem Interesse **2.** (*sprawa*) Angelegenheit *f*; Anliegen *n* **3.** (*transakcja*) Geschäft *n*
interesant *m* Interessent *m*, (potentieller) Kunde *m*
interesować I. *vt* interessieren; **interesuje mnie to** ich bin daran interessiert **II.** *vr* **~ się** sich interessieren (**czymś** für etw), Interesse haben (an etw *D*)
interesujący *adj* interessant
Internet *m* Internet *n*
interpretować *vt* interpretieren; (*wykładać*) auslegen, deuten
interpunkcja *f* Zeichensetzung *f*, Interpunktion *f*
introligator *m* Buchbinder *m*
intryg|a *f* Intrige *f*, Machenschaft *f*; **robić ~i** Intrigen machen, Ränke schmieden
intrygować I. *vi* (*robić intrygi*) intrigieren, Ränke schmieden **II.** *vt* (*zaciekawiać*) neugierig machen, aufhorchen lassen
intymny *adj* intim
inwalida *m* Körperbehinderte *m*; **~ wojenny** Kriegsbeschädigte *m*
inwazja *f* Invasion *f*, Einfall *m*
inwentaryzacja *f* Inventur *f*
inwentarz *m* Inventar *n*, Bestandsverzeichnis *n*; **~ żywy** <**martwy**> lebendes <totes> Inventar; **sporządzić ~** den Bestand aufnehmen
inwestycja *f* Investition *f*; Kapitalanlage *f*
inżynier *m* Ingenieur *m*; **~ elektryk** Elektroingenieur *m*; **~ mechanik** Maschineningenieur *m*
iracki *adj* irakisch
Irakijczyk *m* Iraker *m*, Iraki *m*
Irańczyk *m* Iraner *m*
irański *adj* iranisch
ironicznie *adv* ironisch; **uśmiechać się ~** grinsen
ironiczny *adj* ironisch
irys *m bot.* Iris *f*, Schwertlilie *f*
irytować I. *vt* irritieren, ärgern **II.** *vr* **~ się** sich ärgern
ischias *m* Ischias *f*
iskr|a *f* Funke(n) *m*; **krzesać ~y** Funken schlagen; **~y się sypią** Funken sprühen
Islandczyk *m* Isländer *m*
islandzki *adj* isländisch
istnieć *vi* (*bytować*) existieren; (*być, zachodzić*) bestehen, sein
istnienie *n* (*egzystencja*) Existenz *f*, Dasein *n*, Sein *n*
istota *f* **1.** Wesen *n*; **~ żyjąca** Lebewesen *n*; **~ ludzka** menschliches Wesen **2.** (*treść*) Quintessenz *f*; **~ rzeczy** Wesentliche *n*; **w istocie** in Wirklichkeit, im Grunde
istotnie *adv* wesentlich; **~!** wirklich!
istotny *adj* wesentlich; (*ważny*) wichtig
iść *vi* gehen, *ugs.* laufen; (*posuwać się*) vorwärts gehen; **~ do domu** nach Hause gehen; **~ pieszo** zu Fuß gehen, laufen; **gdzie** <**dokąd**> **idziesz?** wo läufst du hin?; **skąd idziesz?** wo kommst du her?; **~ za kimś** jm nachgehen <nachfolgen>; **~ o zakład** wetten; **~ za przykładem** dem Beispiel folgen; **~ tam** hingehen; **~ na przechadzkę** <**spacer**> spazieren gehen; **~ z kimś** mitgehen; **chodź ze mną!** komm mit (mir)!; **~ na górę** hochgehen; **idź precz!** geh weg!
izba *f* Stube *f*
iż *kj* dass

J

ja I. *pron pers* ich; **ja sam <osobiście>** ich selbst <persönlich> **II.** *n* Ich *n*

jabłecznik *m* (*wino*) Apfelwein *m*; (*ciasto*) Apfelkuchen *m*

jabłko *n* Apfel *m*, Reichsapfel *m*; **złote~** Goldgrube *f*; *figur.* **~ Adama** Adamsapfel *m*; *ugs.* **zbić kogoś na kwaśne ~** jn grün und blau schlagen

jabłoń *f* Apfelbaum *m*

jad *m* (Schlangen-)Gift *n*; Toxin *n*; **~trupi** Leichengift *n*

jadać *vt* zu essen <speisen> pflegen

jadalnia *f* (*pokój*) Speisezimmer *n*, (*sala*) Speisesaal *m*

jadalny *adj* essbar, genießbar; **grzyb ~** essbarer Pilz, Speisepilz *m*

jadło *n* Essen *n*, Speisen *fpl*

jadłospis *m* Speisekarte *f*, Menü *n*

jagnię *n* Lamm *n*

jagoda *f* Beere *f*; **czarna ~** Blaubeere *f*, Heidelbeere *f*

jajecznica *f* Rühreier *npl*

jajko, jajo *n* Ei *n*; **~ kurze** Hühnerei *n*; **~ na miękko <na twardo>** weich <hart> gekochtes Ei; **~ sadzone** Spiegelei *n*

jak *adv* **1.** wie; **~ długo?** wie lange?; **tak ~** so wie; **~ się masz?** wie geht's dir?, was machst du?; **~ najprędzej** schnellstens, so bald als möglich; **~ ładnie!** wie schön!; **~ na jego wiek …** für sein Alter …; **~ najwięcej** möglichst viel; **biały ~ śnieg** schneeweiß; **zimny ~ lód** eiskalt; **~ to?** wieso? **2.** (*niż*) als **3.** (*gdy*) als, wenn; **~ tylko** (*skoro*) sobald; **~ miałem 10 lat** als ich zehn Jahre alt war, mit 10 Jahren

jakby, jak gdyby *adv* als ob, als wenn

jak|i *pron* was für ein; welcher; **~a książka?** was für ein Buch?; **w ~i sposób?** auf welche Weise?; **~iego rodzaju?** welcher Art?; **~a szkoda!** wie schade!; **~i duży!** wie groß!

jakikolwiek *pron* irgendein, jeglich; beliebig, -welch

jaki|ś I. *pron* irgendwelcher, irgendein; (*pewien*) ein **II.** *adv* (*około*) ungefähr; **~eś trzy lata temu** vor etwa drei Jahren

jakkolwiek I. *adv* wie auch immer **II.** *kj* (*chociaż*) obwohl, obgleich

jako *adv* als; **~ żołnierz** als Soldat; **~ taki** als solcher; **~ tako** leidlich gut, schlecht und recht, soso; **~to** und zwar; **~że** weil, da

jakoby I. *adv* (*niejako*) gleichsam **II.** *kj* (*że*) dass

jakoś *adv* irgendwie

jakoś|ć *f* Qualität *f*; **wysokiej ~ci** Qualitäts-; **towar <produkt> wysokiej ~ci** Qualitätsware *f*

jakoż (und) in der Tat; darum, deshalb

jakże *adv* wie?; **a ~!** freilich, allerdings!

jałmużn|a *f* Almosen *n*; **dawać ~ę** ein Almosen geben

jałowiec *m bot.* Wacholder *m*

jałowy *adj* unfruchtbar; (*daremny*) eitel, fruchtlos; *med.* (*wyjałowiony*) keimfrei; *mot.* **~ bieg** Leerlauf *m*

jałówka *f* Färse *f*

jama *f* **1.** (*dół*) Grube *f*; Loch *n*; (*nora np. lisa*) Bau *m* **2.** *anat.* Höhle *f*; **~ ustna** Mundhöhle *f*; **~ nosowa** Nasenhöhle *f*

jamka *f* Grübchen *n*; Vertiefung *f*

jamnik *m* Dackel *m*

Japończyk *m* Japaner *m*

japoński *adj* japanisch

jar *m* Geländeeinschnitt *m*, Hohlweg *m*

jarmark *m* Jahrmarkt *m*

jarzenie *n* Glimmen *n*

jarzeniówka *f* Leuchtröhre *f*

jarzębina *f* (*drzewo*) Eberesche *f*, Vogelbeerbaum *m*

jarzyna *f* Gemüse *n*

jasiek *m* kleines Kopfkissen

jaskółka *f* **1.** Schwalbe *f* **2.** *teatr. ugs.* Olymp *m*

jaskra *f med.* grüner Star, Glaukom *n*

jaskraw|y *adj* grell; **~e przeciwieństwo** ein krasser Gegensatz

jasno *adv* **1.** hell; **jest ~** es ist hell **2.** (*zrozumiale*) klar

jasnowidz *m* Hellseher *m*

jasn|y *adj* hell; **~e piwo** helles Bier; **~e niebo** heiterer Himmel; **rzecz ~a** sicher!, klar!; *ugs.* **wszystko ~e?** alles klar?

jastrząb ['jastʃɔ̃p] *m* Habicht *m*; *polit.* **jastrzębie** *pl* die Falken

jaszczurka *f* Eidechse *f*

jaśmin *m* Jasmin *m*

jaśnieć *vi* leuchten; *figur.* glänzen

jaw *m*: **wyjść na ~** an den Tag kommen, zu Tage treten

jaw|a *f*: **na ~ie** wachend, im wachen Zustand

jazd|a *f* Fahrt *f*; **~a samochodem** Autofahrt *f*; **rozkład ~y** Fahrplan *m*, (*książka*) Kursbuch *n*; **~a na łyżwach** Eislauf *m*; **~a figurowa na lodzie** Eiskunstlauf *m*; **~a na nartach** Skilauf, Schilauf *m*; **prawo ~y** Führerschein *m*; **~a!** los!

jazz [dʑɛs] *m* Jazz *m*

jazzowy *adj* Jazz-; **zespół ~** Jazzband *f*

jądro *n* **1.** Kern *m*; **~ atomu** Atomkern *m* **2.** *figur.* (*istota*) Kern *m*, Wesentliche *n*; **~ sprawy** der Kern der Sache

jądrow|y *adj* Kern- ; **broń ~a** Kernwaffe *f*; **reaktor ~y** Kernreaktor *m*; **fizyka ~a** Kernphysik *f*

jąkać się *vr* stottern

jechać *vi* fahren; → **jeździć**

jed|en *num* eins, ein; **~en po drugim** einer nach dem anderen, nacheinander; **ani ~en** kein Einziger; **wszystko ~no** (es ist) ganz egal <einerlei>; **~en i ten sam** ein und derselbe; **~en z nas** einer von uns; **~no z dwojga** eins von beiden

jedenastka *f* Elf *f* (*drużyna*); **~ piłkarska** Fußballelf *f*; *sport.* (*rzut karny*) Elfmeter *m*

jedenasty *num* der elfte

jedenaście *num* elf

jednak *kj* doch, dennoch, allerdings

jednakowy *adj* gleich(artig)

jednakże *kj* jedoch

jedno- *w złożeniach* ein-, Ein-

jednoaktówka *f teatr.* Einakter *m*

jednobarwny *adj* einfarbig

jednoczesny *adj* gleichzeitig

jednocześnie *adv* gleichzeitig, zu gleicher Zeit

jednoczyć I. *vt* vereinigen **II.** *vr* **~ się** sich vereinigen

jednodniowy *adj* eintägig

jednogłośnie *adv* einstimmig

jednokierunkow|y *adj* Einbahn-; **ulica ~a** Einbahnstraße *f*

jednolity *adj* einheitlich

jednomyślność *f* Einmütigkeit *f*

jednooki *adj* einäugig

jednoosobow|y *adj* Einzel-; Einmann-; **kierownictwo ~e** Einzelleitung *f*; **pokój ~y** Einzelzimmer *n*

jednopiętrowy *adj* einstöckig

jednorazow|y *adj* einmalig; Einweg-; **butelka ~ego użytku** Einwegflasche *f*; *med.* **strzykawka ~a** Einwegspritze *f*

jednorodzinny *adj* Einfamilien-; **dom(ek) ~** Einfamilienhaus *n*

jednostajny *adj* (*monotonny*) eintönig; *phys.* gleichmäßig

jednostka *f* **1.** (*człowiek*) Individuum *n*, Einzelwesen *n* **2.** *phys.* Einheit *f*; **~ miary** Maßeinheit *f* **3.** *mat.* Einer *m*

jednostronny *adj* einseitig

jedność *f* Einheit *f*

jednoznaczny *adj* eindeutig

jedwab *m* Seide *f*; **sztuczny ~** Kunstseide *f*

jedynaczka *f* einzige Tochter, Einzelkind *n*

jedynak *m* einziger Sohn, Einzelkind *n*

jedynie *adv* nur; lediglich

jedynka *f* Eins *f*

jedyny *adj* einzig; **~ w swoim rodzaju** einzigartig

jedzenie *n* (*czynność i potrawa*) Essen *n*

jego *pron* **1.** *poss* sein(e); **~ książka** sein Buch **2.** *pers A* ihn; → **on**

jej *pron* **1.** *poss* ihr(e); **~ matka** ihre Mutter **2.** *pers D* ihr; **daj ~ tę książkę!** gib ihr das Buch!; → **ona**

jeleń *m* Hirsch *m*

jelito *n* Darm *m*

jelonek *m* Hirschkalb *n*

jemu *pron pers D* ihm; → **on**

jeniec *m* Gefangene *m*; **~ wojenny** Kriegsgefangene *m*; **brać jeńców** Gefangene machen

jeno bloß, nur, lediglich

jerzyk *m orn.* Mauersegler *m*

jesień *f* Herbst *m*

jesion *m* Esche *f*

jesionka *f* Übergangsmantel *m*

jesiotr *m* Stör *m*

jeszcze *adv* noch; **~ raz** noch einmal, nochmals; **~ nie** noch nicht; **~ jak!** und ob!

jeść *vt* essen; **~ śniadanie** frühstücken; **~ obiad** <**kolację**> zu Mittag <zu Abend> essen; **chce mi się ~** ich habe Hunger; **nie chce mi się ~** ich habe keinen Hunger

jeśli *kj* → **jeżeli**

jezdnia *f* Fahrbahn *f*; **~ dwupasmowa** <**trzypasmowa**> eine Fahrbahn mit zwei <drei> Fahrspuren

jezioro *n* See *m*; **sztuczne ~** Stausee *m*

jeździć *vi* zu fahren pflegen; herum|fahren; **~ konno** reiten; **~ na rowerze** <**rowerem**> Rad fahren, radeln; **~ tramwajem** mit der Straßenbahn fahren

jeździec *m* Reiter *m*

jeździectwo *n* Reitsport *m*

jeż *m* Igel *m*

jeżdżenie *n* Fahren *n*; Laufen *n*

jeżeli *kj* wenn; ~ **nie** wenn nicht, andernfalls
jeżyć I. *vt* sträuben **II.** *vr* ~ **się** (*o włosach*) sich sträuben, zu Berge stehen
jeżyna *f* Brombeere *f*
jęczeć *vi* wiederholt stöhnen, ächzen
jęczmień *m* **1.** Gerste *f* **2.** *med.* Gerstenkorn *n*
jędrn|y *adj* prall, fest; **~e ciało** festes Fleisch; *figur.* **~y styl** prägnanter Stil
jędza *f* Hexe *f*
jęknąć *vi pf* einmal stöhnen
język *m* **1.** *anat.* Zunge *f*; *figur.* **ostry** ~ eine scharfe Zunge; *ugs.* **dostać się na ~i** ins Gerede kommen **2.** (*mowa*) Sprache *f*; ~ **polski** die polnische Sprache, das Polnische, Polnisch *n*; ~ **obcy** Fremdsprache *f*; ~ **ojczysty** Muttersprache *f*; ~ **potoczny** Umgangssprache *f*; ~ **ogólnonarodowy** Standardsprache *f*; ~ **literacki** Schriftsprache *f*; **władać ~iem** eine Sprache beherrschen <kennen>
językowy *adj* sprachlich; Sprach-; **błąd** ~ Sprachfehler *m*
językoznawstwo *n* Sprachwissenschaft *f*
jidysz *m* Jiddisch *n*
jod *m chem.* Jod *n*
jodła *f* Tanne *f*
jodyn|a *f* Jodtinktur *f*; **~ować** mit Jodtinktur behandeln
jogurt *m* Joghurt *m*, Jogurt *m*
jołop *m* Trottel *m*, Dummkopf *m*; **~owaty** begriffsstutzig, kopfschwach
jubel *m* Fete *f*, Budenzauber *m*
jubiler *m* Juwelier *m*, Goldschmied *m*
jubileusz *m* Jubiläum *n*; **~owy** Jubiläums-
Jugosłowianin *m hist.* Jugoslawe *m*
jugosłowiański *adj hist.* jugoslawisch
jurn|ość *f* Temperatur *n*; **~y** leidenschaftlich, hitzig
jutr|o I. *adv* morgen; **~o rano** morgen früh; **do ~a** bis morgen; **od ~a** von morgen an **II.** *n* Morgen *m*, morgiger Tag
jutrzejszy *adj* morgig; **dzień** ~ der morgige Tag
już *adv* **1.** schon, bereits; ~ **późno** es ist schon spät; **jak ~ komunikowaliśmy** wie bereits gemeldet; ~ **nie** nicht mehr; ~ **nie mogę** ich kann nicht mehr <weiter>; ~ **nigdy** nie wieder **2.** (*zaraz*) gleich, sofort; ~ **idę!** ich komme gleich!; *ugs.* ~ **się robi!** schon dabei!

K

kabaret *m* Kabarett *n*
kabel *m* Kabel *n*; ~ **elektryczny** elektrisches Kabel
kabina *f* Kabine *f*, Zelle *f*; ~ **kąpielowa** Badezelle *f*; ~ **telefoniczna** Telefonzelle *f*
kablow|y *adj*: **telewizja ~a** Kabelfernsehen *n* **przewód** ~ Kabelleitung
kac *m ugs.* Kater *m*; **mieć ~a** einen Kater haben
kaczka *f* Ente *f*; *figur.* ~ **dziennikarska** Zeitungsente *f*
kaczor *m* Enterich *m*
kadencja *f mus., fonet.* Kadenz *f*; *parl.* Legislaturperiode *f*
kadłub *m* Rumpf *m*; Körper *m*; ~ **okrętu** Schiffsrumpf *m*; ~ **samolotu** Flugzeugrumpf *m*
kadra *f* Kader *m*
kafel *m* Kachel *f*
kaflowy *adj* Kachel-; **piec** ~ Kachelofen *m*
kaftan *m* Kaftan *m*; ~ **bezpieczeństwa** Zwangsjacke *f*; ~ **ik** Jäckchen *n*
kaganiec *m* Maulkorb *m*
kajak *m* Kajak *m*, Paddelboot *n*
kajdanki *pl* Handschellen *fpl*
kajdany *pl* Fesseln *fpl*; **nałożyć** ~ Fesseln anlegen
kajuta *f* Kajüte *f*
kakao *n unv.* Kakao *m*
kaktus *m* Kaktus *m*
kalafior *m* Blumenkohl *m*
kalafiorow|y *adj* Blumenkohl-; **zupa ~a** Blumenkohlsuppe *f*
kalarepa *f* Kohlrabi *m*
kaleka *f, m* Körperbehinderte(r) *f, m*
kalendarz *m* Kalender *m*; ~ **ścienny** Wandkalender *m*; ~ **do zdzierania** Abreißkalender *m*
kalendarzowy *adj* Kalender-; **rok** ~ Kalenderjahr *n*
kalendarzyk *m* (*kieszonkowy*) Taschenkalender *m*
kalesony *pl* Unterhose *f*
kalkulator *m* Taschenrechner *m*
kaloria *f* Kalorie *f*
kaloryfer *m* Heizkörper *m*
kalosz *m* Gummistiefel *m*
kałuża *f* Pfütze *f*, Lache *f*
kamera *f* Kamera *f*; ~ **filmowa** Filmkamera *f*, ~ **fotograficzna** Fotokamera *f*
kameraln|y *adj* Kammer-; **muzyka ~a** Kammermusik *f*; **orkiestra ~a** Kammerorchester *n*
kamfora *f* Kampfer *m*
kamienica *f* Wohnhaus *n*; ~ **czynszowa** Mietshaus *n*
kamieniczka *f* kleines Bürgerhaus
kamieniołom *m* Steinbruch *m*
kamienn|y *adj* steinern, Stein-; **~a posadzka** Stein(fuß)boden *m*
kamień *m* Stein *m*; ~ **graniczny** Grenzstein *m*; ~ **węgielny** Grundstein *m*; ~ **szlachetny** Edelstein *m*; *med.* ~ **nerkowy** Nierenstein *m*
kamizelka *f* Weste *f*; ~ **ratunkowa** Schwimmweste *f*
kampania *f* Kampagne *f*; ~ **wyborcza** Wahlkampf *m*
Kanadyjczyk *m* Kanadier *m*
kanadyjski *adj* kanadisch
kanalizacja *f* Kanalisation *f*
kanał *m* Kanal *m*; ~ **odpływowy** Abflusskanal *m*; ~ **aerodynamiczny** Windkanal *m*
kanapa *f* Sofa *n*
kanapk|a *f* belegtes Brötchen, Sandwich *n*, *m*; **~i** Kanapees *pl*
kanarek *m* Kanarienvogel *m*
kancelaria *f* Kanzlei *f*
kanciasty *adj* eckig; sperrig
kanclerz *m* Kanzler *m*; ~ **Republiki Federalnej Niemiec** Bundeskanzler *m*; **były~** Altkanzler *m*
kandydat *m* Kandidat *m*, Anwärter *m*; ~ **do ręki** Heiratskandidat *m*; ~ **na urząd prezydenta** Präsidentschaftskandidat *m*
kangur *m* Känguru *n*
kanibal *m* Kannibale *m*
kanister *m* (*na benzynę*) Benzinkanister *m*
kant *m* **1.** Kante *f*; Rand *m* **2.** *ugs.* (*oszustwo*) Betrug *m*; **puścić kogoś ~em** jn sitzen lassen
kantata *f mus.* Kantate *f*
kanton *m* Kanton *m*
kantonalny *adj* kantonal-, kantons-
kantor *m* kleines Büro; ~ **wymiany (walut)** Wechselstube *f*
kapa *f* (*na łóżko*) Bettdecke *f*; (*szata liturgiczna*) Priestermantel *m*
kapać *vi* tropfen, tröpfeln
kapelan *m mil.* Militärgeistlicher *m*

kapelusz *m* Hut *m*; ~ **damski** Damenhut *m*; ~ **męski** Herrenhut *m*; **włożyć** ~ den Hut aufsetzen; **zdjąć** ~ den Hut abnehmen; **uchylić ~a** den Hut lüften; **być w ~u** den Hut aufhaben
kapitalista *m* Kapitalist *m*
kapitalistyczny *adj* kapitalistisch
kapitalizm *m* Kapitalismus *m*
kapitał *m* Kapital *n*; **wielki** ~ Großkapital *n*; ~ **obrotowy** Betriebskapital *n*
kapitan *m* Hauptmann *m*; ~ **statku** Schiffskapitän *m*
kapitulacja *f* Kapitulation *f*; ~ **bezwarunkowa** bedingungslose Kapitulation
kaplica *f* Kapelle *f*; **boczna** ~ Seitenkapelle *f*
kapłan *m* Priester *m*
kapral *m mil.* Gefreite *m*
kaprys *m* Laune *f*, Grille *f*
kapryśny *adj* launenhaft; (*wybredny*) wählerisch; (*zmienny*) wetterwendisch
kaptur *m* Kapuze *f*
kapust|a *f* Kohl *m*, *reg.* Kraut *n*; **kiszona ~a** Sauerkohl *m*, Sauerkraut *n*; **czerwona ~a** Rotkohl *m*; **~a włoska** Wirsing *m*; **~a brukselka** Rosenkohl *m*; **główka ~y** Kohlkopf *m*
kar|a *f* Strafe *f*; **~a pozbawienia wolności** Freiheitsstrafe *f*; **~a śmierci** Todesstrafe *f*; **pod ~ą śmierci** bei Todesstrafe; *juris.* **~a konwencjonalna** Konventionalstrafe *f*; **ponieść ~ę** seine Strafe bekommen
karabin *m* Gewehr *n*; ~ **maszynowy** Maschinengewehr *n*
karać *vt* strafen, bestrafen (**za coś** für etw)
karafka *f* Karaffe *f*
karambol *m mot.* Karambolage *f*
karaś *m* Karausche *f*
karawan *m* Leichenwagen *m*
karciarz *m* Kartenspieler *m*
karcić *vt* tadeln, zurechtweisen
karczma ['kartʃma] *f* Wirtshaus *n*
karczować *vt* kahl schlagen, roden
kardynał *m rel.* Kardinal *m*
karetka *f*, ~ **pogotowia** Krankenwagen, Ambulanzwagen *m*
karier|a *f* Laufbahn *f*, Karriere *f*; **robić ~ę** Karriere machen
kark *m* Nacken *m*, Genick *n*; **skręcić** ~ sich das Genick <den Hals> brechen
karkołomny *adj* halsbrecherisch, tollkühn
karmelek *m* Karamelbonbon *m*, *n*
karmić I. *vt* nähren; (*zwierzęta*) füttern; ~ **piersią** säugen, stillen **II.** *vr* ~ **się** sich ernähren
karnawał *m* Karneval *m*
karn|y *adj* (*dotyczący kary*) Straf-; **prawo ~e** Strafrecht *n*; *sport.* **pole ~e** Strafraum *m*; **rzut ~y** Strafstoß *m*, Elfmeter *m*
karoseria *f* Karosserie *f*, *ugs.* Karosse *f*
karp *m* Karpfen *m*
kart|a *f* Karte *f*; (*papieru*) Blatt *n*; **~a kredytowa** Kreditkarte *f*; **~a pocztowa** Postkarte *f*; **~a tytułowa** Titelblatt *n*; **~a telefoniczna** Telefonkarte *f*; **~a meldunkowa** Meldezettel *m*; **~a do gry** Spielkarte *f*; **grać w ~y** Karten spielen; **tasować ~y** Karten mischen; *figur.* **stawiać wszystko na jedną ~ę** alles auf eine Karte setzen
kartka *f* Zettel *m*; ~ **do głosowania** Stimmzettel *m*; *sport.* **żółta <czerwona>** ~ die gelbe <rote> Karte
kartofel *m* Kartoffel *f*
kartoflanka *f* Kartoffelsuppe *f*
karton *m* Karton *m*; (*pudełko*) Pappschachtel *f*, Karton *m*
kartoteka *f* Kartei *f*
karuzela *f* Karussell *n*
kary *adj*: ~ **koń** Rappe *m*
karygodny *adj* strafwürdig
karykatura *f* Karikatur *f*
karzeł *m* Liliputaner *m*
kasa *f* Kasse *f*; ~ **oszczędnościowa** Sparkasse *f*; ~ **zapomogowopożyczkowa** Hilfskasse *f*
kaseta *f* Kassette *f*
kasetowy *adj* Kassetten-; **odtwarzacz** ~ Kassettenrekorder *m*
kasjer *m* Kassierer *m*
kask *m* Schutzhelm *m*
kasować *vt* (*znieść*) kassieren, aufheben; (*bilet*) entwerten; (*pieniądze*) einkassieren
kasyno *n* Kasino *n*
kasza *f* Grütze *f*; ~ **jęczmienna** Gerstengrütze *f*; ~ **gryczana** Buchweizengrütze *f*
kaszanka *f* Blutwurst *f*
kasz|el *m* Husten *m*; **dostać ~lu** Husten bekommen; **mieć ~el** Husten haben
kaszka *f* Grieß *m*; feine Grütze; (*ugotowana*) Grießbrei *m*, ~ **na mleku** Milchbrei
kaszleć *vi* husten
kasztan *m* **1.** Kastanie *f*; ~ **jadalny** Esskastanie *f*, Marone *f*; *figur.* **wyciągać (dla kogoś) ~y z ognia** (für jn) die Kastanien aus dem Feuer holen **2.** (*koń*) Fuchs *m*

kasztanowiec *m* Kastanienbaum *m*
kaszubski *adj* kaschubisch
katalog *m* Katalog *m*
katar *m* Schnupfen *m*; **mieć ~** (den) Schnupfen haben
katastrofa *f* Katastrophe *f*, Unglück *n*; **~ kolejowa** Eisenbahnunglück *n*
katechizm *m* Katechismus *m*
katedra *f* **1.** (*kościół*) Kathedrale *f*, Dom *m* **2.** (*na uczelni*) Lehrstuhl *m*
katolicki *adj* katholisch
katolik *m* Katholik *m*
kaucj|a *f* Kaution *f*; **za ~ą** gegen Kaution
kauczuk *m* Kautschuk *m*
kaw|a *f* Kaffee *m*; **~a ziarnista** Bohnenkaffee *m*; **~a zbożowa** Malzkaffee *m*; **~a biała** Milchkaffee; **ekspres (filtrowy) do ~y** Kaffeemaschine *f*; **zaparzyć ~ę** Kaffee aufbrühen <kochen>
kawaler *m* (*nieżonaty*) Junggeselle *m*; **być ~em** unverheiratet sein; **stary ~** alter Junggeselle
kawaleria *f* Kavallerie *f*
kawalerka *f* Junggesellenwohnung *f*, Apartment *n*
kawał *m* **1.** (großes) Stück *n* **2.** *ugs.* (*dowcip*) Witz *m*; (*figiel*) Streich *m*; **zrobić komuś ~** jm einen Streich spielen
kawał|ek *m* Stück *n*, Stückchen *n*; **odprowadzić kogoś ~ek** jn ein Stückchen begleiten; **~ek chleba** ein Stück(chen) Brot; Brotschnitte *f*; **~kami** <**po ~ku**> stückweise
kawiarenka *f* kleines Café; **~ internetowa** Internetcafé *n*
kawiarnia *f* Café *n*
kawior *m* Kaviar *m*
kawka *f orn.* Dohle *f*
kaza|ć *vi* lassen, heißen; **~ć komuś coś zrobić** jn etw machen lassen; **~ł mi przyjść** er ließ <hieß> mich kommen
kazanie *n* **1.** *rel.* Predigt *f*; **mieć** <**wygłosić**> **~** eine Predigt halten **2.** *ugs.* (*reprymenda*) Gardinenpredigt *f*
każd|y *pron* jeder; (*rzeczownikowo*) jedermann; **~y o tym wie** jedermann weiß es; **o ~ej porze** zu jeder Zeit; **w ~ym razie** jedenfalls, auf jeden Fall; **za ~ym razem** jedes Mal, jeweils; **na ~ym kroku** auf Schritt und Tritt
każdorazowy *adj* jeweilig
kąpać I. *vt* baden **II.** *vr* **~ się** baden, sich baden (*a. figur.*)
kąpiel *f* Bad *n*; **brać ~** ein Bad nehmen
kąpielowy *adj* Bade-; **płaszcz ~** Bademantel *m*
kąpielówki *pl* Badehose *f*
kąsać *vt* (*o zwierzętach*) beißen
kąt *m mat.* Winkel *m*; **~ ostry** <**prosty, rozwarty**> spitzer <rechter, stumpfer> Winkel
kątomierz *m* Winkelmesser *m*
kciuk *m* Daumen *m*
kefir *m* Kefir *m*
keks *m* englischer Teekuchen
kelner *m* Kellner *m*
kelnerka *f* Kellnerin *f*
kemping *m* Campingplatz *m*
kibic *m kart.* Kiebitz *m*; *sport.* Sportfreund, -fan *m*; **~ piłkarski** Fußballfan *m*
kichać *vi* niesen
kichnąć *vi pf* ein Mal niesen
kiedy I. *pron* wann; **od ~?** seit wann?; **do ~?** bis wann?; **~ niekiedy** dann und wann; **~ bądź** irgendwann; **~ indziej** ein andermal **II.** *kj* wenn, als; **~ miałem 10 lat, ...** als ich zehn Jahre (alt) war, ...; **~ nadejdzie wiosna, ...** wenn der Frühling kommt, ...
kiedykolwiek *adv* irgend einmal, irgendwann
kiedyś *adv* einst, einmal
kielisz|ek *m* Glas *n*; **~ek do wina** Weinglas *n*; **~ek do wódki** Schnapsglas *n*; *ugs.* **zaglądać do ~ka** zur Flasche greifen
kielnia *f* Mauerkelle *f*
kiełbasa *f* Wurst *f*; **~ sucha** Dauerwurst *f*; **~ krakowska** Krakauer *f*
kierować I. *vt* führen, lenken; (*przewodzić*) leiten; (*dokądś*) richten **II.** *vr* **~ się** sich richten, sich leiten lassen
kierowca *m* Autofahrer *m*, Kraftfahrer *m*
kierownic|a *f* Lenkrad *n*, Steuer *n*; (*roweru*) Lenkstange *f*; **siedzieć za ~ą** am Steuer sitzen
kierownictwo *n* Leitung *f*; **~ jednoosobowe** Einzelleitung *f*; **objąć ~** die Leitung übernehmen
kierowniczka *f* Leiterin *f*, Chefin *f*
kierownik *m* Leiter *m*; **~ oddziału** Abteilungsleiter *m*; **~ szkoły** Schulleiter *m*
kierun|ek *m* Richtung *f* (*o. lit.*); **przeciwny ~ek** entgegengesetzte Richtung, Gegenrichtung *f*; **(obowiązujący) ~ek jazdy** (vorgeschriebene) Fahrtrichtung *f*; **we wszystkich ~kach** nach allen Richtungen; **w ~ku (do) ...** in der <die> Richtung (nach), in Richtung ...

kierunkowskaz [kɛrun'kɔfskas] *m mot.* Blinker *m*

kiesze|ń *f* Tasche *f*; **~ń boczna** Seitentasche *f*; **włożyć do ~ni** in die Tasche stecken; **schować do ~ni** einstecken; **wyjąć** <**wyciągnąć**> **z ~ni** aus der Tasche nehmen <ziehen>

kieszonkow|y *adj* Taschen-; **zegarek ~y** Taschenuhr *f*; **słownik ~y** Taschenwörterbuch *n*; **latarka ~a** Taschenlampe *f*

kieszonkowe *n* Taschengeld *n*

kij *m* Stock *m*; Stab *m*; **~ bilardowy** Billardstock *m*

kilka *num* einige, ein paar, mehrere

kilkadziesiąt *num* (eine Zahl) über 20 bis 90, *ugs.* einige -zig; **~ tysięcy** einige zehntausend

kilkakrotnie *adv* einige Mal, mehrere Male, mehrmals

kilkanaście *num* einige (eine Zahl zwischen 11 und 19)

kilkaset *num* einige <mehrere> hundert

kilkudniowy *adj* mehrtägig

kilkuletni *adj* mehrjährig

kilo *n ugs.* Kilo *n*

kilogram *m* Kilogramm *n*; **~ cukru** ein Kilogramm Zucker

kilometr *m* Kilometer *m*; **60 ~ów na godzinę** 60 Stundenkilometer, sechzig Km/h

kilowat *m* Kilowatt *n*

kilowatogodzina *f* Kilowattstunde *f*

kin|o *n* Kino *n*; **chodzić do ~a** Kino besuchen; **iść** <**pójść**> **do ~a** ins Kino gehen

kinkiet *m* Wandleuchte *f*

kiosk *m* Kiosk *m*; **~ z gazetami** Zeitungskiosk *m*

kiszony *adj* gesäuert; Sauer-; **~ ogórek** saure Gurke

kitować *vt* verkitten

kiwać *vt* (*potakiwać*) nicken (**głową** mit dem Kopf); **~ na kogoś** jm winken; (*przyzywać*) jn herbeiwinken

kiwnąć *vi pf* → **kiwać**

klacz *f* Stute *f*

klakson *m* Hupe *f*

klamka *f* Klinke *f*; *mot. a.* Türgriff *m*; **~ u drzwi** Türklinke *f*; *figur.* **~ zapadła** es ist zu spät, es gibt kein Zurück (mehr)

klamra *f* **1.** Klammer *f*; Spange *f* **2.** (*znak graficzny* { }) Mengenklammern *fpl*

klapa[1] *f* Klappe *f*; *mech.* Ventil *n*; **~ bezpieczeństwa** Sicherheitsventil *n*

klapa[2] *f ugs.* (*niepowodzenie*) Fiasko *n*, Schlappe *f*

klarnet *m* Klarinette *f*

klas|a *f* **1.** Klasse *f*; **~a społeczna** Gesellschaftsklasse *f* **2. ~a szkolna** Schulklasse *f* **3.** *ebw.* Klasse *f* **4. pierwszej ~y** (*jakości*) erstklassig; **wysokiej ~y** hochwertig

klaskać *vi* klatschen; **~ w dłonie** in die Hände klatschen; (*bić brawo*) Beifall klatschen

klasówka *f schul.* Klassenarbeit *f*

klasycystyczny *adj* klassizistisch

klasycyzm *m* Klassizismus *m*

klasyczny *adj* klassisch; **~ przykład** klassisches Beispiel

klasyk *m* Klassiker *m*

klasztor *m* Kloster *n*; **wstąpić** <**pójść**> **do ~u** ins Kloster gehen

klatka *f* Käfig *m*; **~ dla ptaków** Vogelkäfig *m*; **~ schodowa** Treppenhaus *n*; **~ piersiowa** Brustkorb *m*

klauzula *f juris.* Klausel *f*; **~ największego uprzywilejowania** Meistbegünstigungsklausel *f*

klauzura *f* (*klasztorna*) Klausur *f*

klawiatura *f* Tastatur *f* (*a. inform.*); *mus.* Klaviatur *f*

klawisz *m* Taste *f*

kląć *vi* fluchen; **~ na kogoś** auf jn fluchen, jn beschimpfen

kleić *vi* kleben

klej *m* Leim *m*, Kleber *m*; **~ stolarski** Tischlerleim *m*; **~ w płynie** flüssiger Leim; **~ uniwersalny** Alleskleber *m*

klejnot *m* Kleinod *n*, Juwel *n*, *m*; **~y** Kleinodien, Schmucksachen *pl*

klementynka *f* (*owoc*) Klementine *f*

klepać *vt* klopfen; **~ kogoś po ramieniu** jm auf die Schulter klopfen

kler *m* Klerus *m*, Geistlichkeit *f*

kleszcz *m* Zecke *f*

kleszcze *pl* Zange *f*; **~ raka** Krebsschere *f*

klęczeć *vi* knien

klękać *vi* niederknien

klęsk|a *f* **1.** Niederlage *f*; **zadać** <**ponieść**> **~ę** eine Niederlage zufügen <erleiden> **2.** Katastrophe *f*; **~a głodu** Hungersnot *f*; **~a żywiołowa** Naturkatastrophe *f*; **obszar ~i żywiołowej** Katastrophengebiet *n*

klient ['klʌiɛnt] *m* Kunde *m*, (*adwokata*) Klient *m*

klientka *f* Kundin *f*, (*adwokata*) Klientin *f*

klikać *vi inform.* klicken
kliknąć *vi pf* → **klikać**
klimat *m* Klima *n*; **gorący** ~ heißes Klima; ~ **morski** Seeklima *n*, maritimes Klima; **zmiana ~u** Klimawechsel *m*
klimatyzacja *f* **1.** (*czynność*) Klimatisierung *f* **2.** (*klimatyzator*) Klimaanlage *f*
klin *m* Keil *m*; (*w odzieży*) Zwickel *m*
klinika *f* Klinik *f*; ~ **położnicza** Entbindungsstation *f*; ~ **uniwersytecka** Universitätsklinik *f*
kloc|ek *m* **1.** Klötzchen *n*; **~ki** *pl* (*do zabawy*) Bauklötzchen *npl*, (*komplet*) Baukasten *m* **2.** *mot.* **~ek hamulcowy** Bremsbacke *f*
klon[1] *m bot.* Ahorn *m*
klon[2] *m* Klon *m*
klonować *vt* (*inżynieria genetyczna*) klonen
klops *m* Hackbraten *m*, falscher Hase
klozet *m* Klosett *n*, Toilette *f*
klub *m* Klub *m*; ~ **sportowy** Sportklub *m*; ~ **nocny** Nachtklub *m*
klucz *m* Schlüssel *m* (*a. muz.*); ~ **do bramy** Torschlüssel *m*; ~ **do drzwi wejściowych** Hausschlüssel *m*; ~ **francuski** Engländer *m*; ~ **do nakrętek** Schraubenschlüssel *m*; ~ **dorobiony** Nachschlüssel *m*; **zamykać na** ~ zuschließen, verschließen
kluczyk *m* Schlüsselchen *n*, (kleiner) Schlüssel *m*; **~i do samochodu** Autoschlüssel *mpl*
kluska *f* Kloß *m*
kłamać *vi* lügen; ~ **jak z nut** wie gedruckt lügen, *ugs.* lügen, dass sich die Balken biegen; **zad(aw)ać** ~ Lügen strafen
kłamca *m* Lügner *m*
kłamstwo *n* Lüge *f*; **ordynarne** <**bezczelne**> ~ grobe <faustdicke> Lüge
kłaniać się *vr* sich verneigen; (*pozdrawiać*) grüßen (**komuś** jn)
kłaść I. *vt* legen; (*ułożyć, złożyć*) niederlegen **II.** *vr* ~ **się** sich hinlegen
kłębek ['kŭɛ̃bɛk] *m* Knäuel *m*; ~ **nici** Zwirnknäuel *m*; **zwinąć się w** ~ sich zusammenkauern; *ugs.* ~ **nerwów** Nervenbündel *n*
kłopot *m* **1.** Sorge *f*; **~y pieniężne** Geldsorgen *fpl*; **sprawić komuś** ~ jm Sorge bereiten **2.** (*zakłopotanie*) Verlegenheit *f*; **mieć ~, być w kłopocie** in (der) Verlegenheit sein, verlegen sein
kłopo|tać się *vr* sich Sorgen machen, besorgt sein; **nie ~cz się** mach dir keine Sorgen, sei unbesorgt
kłos *m* Ähre *f*
kłócić się ['kŭutɕitɕ ɛ̃] *vr* streiten, zanken (**z kimś** mit jm); (*żyć w niezgodzie*) hadern
kłódka *f* Vorhängeschloss *n*
kłótni|a *f* Zank *m*, Streit *m*; **wszcząć ~ę** einen Streit vom Zaun brechen
kłuć *vt* stechen (*o. o owadach*); *figur.* ~ **w oczy** in die Augen stechen
kłus *m* Trab *m*; **~em** im Trab
kłusownik *m* Wilderer *m*, Wilddieb *m*
kminek *m* Kümmel *m*
knajpa *f ugs.* Kneipe *f*
knować, knuć *vt* im Schilde führen; (*intrygi*) Intrigen spinnen; **knuć spisek** ein Komplott schmieden
kobiec|y *adj* weiblich, feminin; Frauen-; **choroba ~a** Frauenkrankheit *f*; **lekarz chorób ~ych** Frauenarzt *m*; **bardzo ~y** sehr feminin
kobieta *f* Frau *f*
koc *m* Decke *f*; ~ **wełniany** Wolldecke *f*
kochać I. *vt* lieben **II.** *vr* ~ **się 1.** verliebt sein (**w kimś** in jn) **2.** (*wzajemnie*) sich lieben, einander lieben
kochanek *m* Geliebter *m*, Liebhaber *m*, Freund *m*
kochanka *f* Geliebte *f*, Freundin *f*
kochan|y I. *adj* lieb; **~a mamusiu!** liebe Mutti! **II.** *part* **być ~ym** geliebt sein
kocić się *vr* (*o kotce*) Junge werfen; (*o owcy*) lammen; (*o kozie*) zickeln
kocioł *m* **1.** Kessel *m* (*o. mil.*); ~ **parowy** Dampfkessel *m* **2.** *mus.* Pauke *f*; **bić w kotły** Pauken schlagen
kod *m* Kode *m*; ~ **pocztowy** Postleitzahl *f*; ~ **genetyczny** der genetische Kode; ~ **kreskowy** Strichkode *m*
kodeks *m* (*rękopis*) Kodex *m*; *juris.* Gesetzbuch *n*; ~ **cywilny** Bürgerliches Gesetzbuch; ~ **karny** Strafgesetzbuch *n*; ~ **drogowy** Straßenverkehrsordnung *f*; *figur.* ~ **honorowy** Ehrenkodex *m*; ~ **moralny** Sittenkodex *m*
kodować *vt* kodieren, verschlüsseln
koegzystencja *f* Koexistenz *f*; **pokojowa** ~ friedliche Koexistenz
kofeina *f* Koffein *n*
kogut *m* Hahn *m*
kojarzyć I. *vt* verbinden, assoziieren; ~ **małżeństwa** Ehen vermitteln **II.** *vr* ~ **się** sich (gedanklich) verbinden

kokarda *f* Schleife *f*
kokietować *vt* kokettieren, liebäugeln
kokos *m* Kokosnuss *f*
koks *m* Koks *m*
koktajl *m* Cocktail *m*
kolacj|a *f* Abendessen *n*; **jeść ~ę** zu Abend essen
kolanko *n* (*rury*) Kniestück *n*
kolan|o *n* Knie *n* (*o. rzeki*); **paść na ~a** auf die Knie fallen, einen Kniefall tun <machen>
kolarstwo *n sport.* Radsport *m*
kolarz *m sport.* Radfahrer *m*, Radler *m*
kolczyk *m* Ohrring *m*
kolebka *f* Wiege *f* (*a. figur.*); **~ ludzkości** die Wiege der Menschheit
kolec *m* Stachel *m*, Dorn *m*
kolega *m* Kollege *m*; Kamerad *m*; (*szkolny*) Schulfreund *m*, Schulkamerad *m*; **~ po fachu** Fachkollege *m*
kolegialny *adj* kollegial
koleina *f* Wagenspur *f*; *mot.* Fahrrinne *f*
kolej *f* **1.** Bahn *f*; Eisenbahn *f*; **~ wąskotorowa** Schmalspurbahn *f*; **przesłać ~ą** per Bahn schicken **2.** (*kolejność*) Reihe *f*; **teraz na mnie ~** jetzt kommt die Reihe an mich, jetzt bin ich an der Reihe
kolejarz *m* Eisenbahner *m*
kolej|ka *f* **1.** Kleinbahn *f*, Bahn *f*; **~ka linowa** Seilbahn *f*; **~ka górska** Bergbahn *f*; (*w wesołym miasteczku*) Achterbahn *f*; **~ka wisząca** Schwebebahn *f*; **~ka zębata** Zahnradbahn *f* **2.** (*ogonek*) Schlange *f*; **stać w ~ce** Schlange stehen, anstehen **3.** (*wódki*) Runde *f*; **postawić ~kę wódki** eine Runde Wodka <Schnaps> spendieren
kolejny *adj* aufeinander folgend, sukzessiv
kolejowy *adj* Eisenbahn-; Bahn-; **bilet ~** Fahrkarte *f*, (*oficjalnie*) Fahrausweis, Fahrschein *m*; **węzeł ~** Eisenbahnknotenpunkt *m*; **wagon ~** Eisenbahnwagen *m*
kolekcja *f* Sammlung *f*; **~ broni** Waffensammlung *f*; **~ obrazów** Gemäldesammlung *f*; **~ znaczków pocztowych** Briefmarkensammlung *f*
koleżanka *f* (*w pracy*) Kollegin *f*; (*zaprzyjaźniona*) Freundin *f*
kolia *f* Kollier *n*
kolonia *f* Kolonie *f*; (*osiedle*) Siedlung *f*
kolor *m* **1.** Farbe *f*; **czerwony ~** rote Farbe, das Rot; **~ skóry** Hautfarbe *f* **2. ~y** *pl* (*o bieliźnie*) bunte Wäsche
koloratura *f mus.* Koloratur *f*
kolorowy *adj* farbig, bunt; **druk ~** Farbendruck *m*; **ołówek ~** Buntstift *m*
kolportaż *m* Vertrieb *m*; **~ książek** Buchvertrieb *m*
kolumn|a *f* **1.** *archit.* Säule *f*; **głowica ~y** Kapitell *n*; **Kolumna Zwycięstwa** (*w Berlinie*) Siegessäule *f*; **Kolumna Zygmunta** (*w Warszawie*) Sigismundsäule *f* **2.** (*w gazecie*) Kolumne *f* **3.** (*zwarty szyk*) **~a samochodów** Autokolonne *f*; **~a cyfr** Kolonne *f*; *mil.* **~a marszowa** Marschkolonne *f*
kołdra *f* Steppdecke *f*
kołek *m* (*słupek*) Pflock *m*; (*gwóźdź drewniany*) Holznagel *m*; *figur.* **zawiesić coś na kołku** etw an den Nagel hängen
kołnierz *m* Kragen *m*; **~ płaszcza** Mantelkragen *m*; **postawić <podnieść> ~** den Kragen aufschlagen
kołnierzyk *m* Kragen *m*; **~ koszuli** Hemdkragen *m*
koł|o[1] *n* **1.** (*okrąg*) Kreis *m*; **promień ~a** Radius *m*; **~o podbiegunowe** Polarkreis *m* **2.** *techn.* Rad *n*; **~o zębate** Zahnrad *n*; **~o zamachowe** Schwungrad *n*; *mot.* **~o zapasowe** Reserverad *n*; **przednie ~o** Vorderrad *n*; **tylne ~o** Hinterrad *n* **3.** (*grono*) Kreis *m*; **~a dobrze poinformowane** gut unterrichtete Kreise **4. ~o ratunkowe** Rettungsring *m*
koło[2] *praep* bei, neben, in der Nähe von; **~ Zurychu** bei Zürich; **~ mnie** neben mir
kołpak *m mot.* Radkappe *f*
kołtuński *adj* spießerhaft
kołysać I. *vt* wiegen, schaukeln; **~ do snu** in den Schlaf wiegen **II.** *vr* **~ się** sich wiegen
kołysanka *f* Wiegenlied *n*, *mus.* Berceuse *f*
kołyska *f* Wiege *f*
komar *m* Mücke *f*; **~y tną** die Mücken stechen <beißen>
kombajn *m* Mähdrescher *m*
kombinerki *pl* Kombizange *f*
kombinezon *m* Overall *m*
komedia *f teatr.* Komödie *f* (*o. figur.*), Lustspiel *n*
komendant *m* Kommandant *m*
komentarz *m* Kommentar *m*; (*objaśnienia*) Erläuterungen *fpl*
komentator *m* Kommentator *m*
kometa *f* Komet *m*
kometk|a *f* Badminton *n*, Federballspiel *n*, Federball *m*; **grać w ~ę** Federball spielen
komfort *m* Komfort *m*

komiczny *adj* komisch
komin *m* Schornstein *m*; Schlot *m*, Kamin *m*
kominek *m* Kamin *m*
kominiarz *m* Schornsteinfeger *m*
komis *m* Kommission *f*; **oddać do ~u** in Kommission geben; **brać w ~** in Kommission nehmen
komisariat *m* Kommissariat *n*; **~ policji** Polizeidienststelle *f*
komisja *f* Ausschuss *m*
komitet *m* Komitee *n*; **~ organizacyjny** Organisationskomitee *n*; **~ rodzicielski** Elternbeirat *m*
komoda *f* Kommode *f*
komora *f* Kammer *f*; Raum *m*; *anat.* **~ serca** Herzkammer *f*
komorne *n* Miete *f*; **płacić (za) ~** Miete zahlen
komórka[1] *f* **1.** kleine Kammer *f* **2.** *biol.* Zelle *f*; **~ jajowa** Eizelle *f*
komórka[2] *f* (*telefon*) *ugs.* Handy, Mobiltelefon *n*, *schweiz.* Natel *n*
kompan *m* Kumpel *m*
kompani|a *f mil.* Kompanie *f*; **dowódca ~i** Kompanieführer *m*
kompas *m* Kompass *m*
kompetentny *adj* fähig, befugt; (*właściwy*) züstandig (**do czegoś** für etw)
komplement *m* Kompliment *n*; **prawić** <**mówić**> **komuś ~y** jm Komplimente machen
komple|t *m* **1.** (*pełna ilość*) Vollzahl *f*; **jesteśmy w ~cie** wir sind in voller Zahl <vollzählig> **2.** (*np. narzędzi*) Satz *m*, Sortiment *n*, Set *n*, *m*; (*bielizny*) Garnitur *f*
kompletn|y *adj* komplett, vollständig; **~e wydanie** Gesamtausgabe *f*
komplikacja *f* Verwicklung *f*, Komplikation *f* (*a. med.*)
komponować *vt* komponieren; (*tworzyć*) schaffen; **~ utwór muzyczny** ein Musikstück schaffen <komponieren>
kompot *m* Kompott *n*
kompozytor *m* Komponist *m*
kompres *m* Umschlag *m*, Kompresse *f*; **założyć** <**zrobić**> **~** einen Umschlag machen
kompromis *m* Kompromiss *m*, Vergleich *m*; **iść** <**pójść**> **na ~** einen Kompromiss eingehen
kompromitować I. *vt* kompromittieren, bloßstellen, blamieren **II.** *vr* **~ się** sich kompromittieren <blamieren>
komputer *m* Computer *m*; **~ osobisty** Personalcomputer *m*, PC *m*
komunaln|y *adj* Kommunal-, Gemeinde-; **władze ~e** Kommunalbehörde *f*
komunikacja *f* **1.** Kommunikation *f* **2.** Verkehr *m*; (*połączenie*) Verbindung *f*; **~ autobusowa** Busverkehr *m*; **~ kolejowa** Eisenbahnverkehr *m*; **~ lotnicza** Flugverkehr *m*, Luftverkehr *m*; **~ podmiejska** Vorort(s)verkehr *m*
komunikat *m* Kommuniqué *n*, Kommunikee *n*, Bericht *m*, Mitteilung *f*; *rad.* **~ specjalny** eine wichtige Durchsage; **~ radiowy** Rundfunkbericht *m*; **~ o sytuacji na drogach** Verkehrsübersicht *f*; **~ urzędowy** amtliche Mitteilung <Verlautbarung>; *polit.* **wydać ~** ein Kommunikee veröffentlichen
komunikować I. *vt* mitteilen **II.** *vr* **~ się** sich in Verbindung setzen (**z kimś** mit jm)
komunista *m* Kommunist *m*
komunistyczny *adj* kommunistisch
komunizm *m* Kommunismus *m*
konać *vi* sterben, im Sterben liegen; *ugs.* **~ ze śmiechu** sich tot lachen
koncentracyjny *adj*: **obóz ~** Konzentrationslager *n*
koncern *m* Konzern *m*
koncert *m* (*występ i utwór*) Konzert *n*; **~ kameralny** Kammerkonzert *n*; **~ skrzypcowy** Violinkonzert *n*; **~ życzeń** Wunschkonzert *n*; **iść** <**pójść**> **na ~** ins Konzert gehen
kondensowan|y *adj* kondensiert; **mleko ~e** Kondensmilch *f*
konduktor *m* Schaffner *m*
konduktorka *f* Schaffnerin *f*
kondycj|a *f sport.* Form *f*; **być w dobrej ~i** in Hochform sein
konewka *f* (Gieß)kanne *f*
konfekcja *f* Fertigkleidung *f*, Konfektion *f*
konferencj|a *f* Konferenz *f*; **~a na szczycie** <**na najwyższym szczeblu**> Gipfelkonferenz *f*; **~a prasowa** Pressekonferenz *f*; **~a naukowa** wissenschaftliche Tagung; **uczestnik ~i** Konferenz-<Tagungs>teilnehmer *m*
konfitury *pl* Konfitüre *f*
konflikt *m* Konflikt *m*; **~ zbrojny** bewaffneter Konflikt; **wejść w ~** in Konflikt geraten <kommen> (**z czymś** mit etw)
kongres *m* Kongress *m*
koniak *m* Kognak *m*, Weinbrand *m*
koniczyna *f* Klee *m*

koniec *m* **1.** (*czubek*) Spitze *f*; **~ języka** Zungenspitze *f* **2.** (*zakończenie*) Ende *n*, Schluss *m*; **w końcu** endlich, schließlich; **bez końca** ohne Ende, endlos; **na ~** zum Schluss; **pod ~ miesiąca** gegen Ende des Monats; **do końca maja** bis Ende Mai; **od początku do końca** von Anfang bis (zum) Ende; **dobiegać końca** zu Ende gehen; **i na tym ~!** und damit Schluss <*ugs.* basta>!

koniecznoś|ć *f* Notwendigkeit *f*; **paląca ~ć** dringende Notwendigkeit; **z ~ci** notgedrungen

konieczny *adj* notwendig, erforderlich

konik *m* **1.** kleines Pferd, Pferdchen *n*; **~ polny** Grashüpfer *m* **2.** *figur.* (*hobby*) Steckenpferd *n*

konkretny *adj* konkret; (*uchwytny*) greifbar, gegeben

konkurencja *f* Konkurrenz *f*, *auch sport.* Wettbewerb *m*

konkurencyjny *adj* wettbewerbsfähig

konkurent *m* Konkurrent *m*

konkurs *m* Preisausschreiben *n*, Wettbewerb *m*; **konkurs szopenowski** Chopin-Wettbewerb *m*

konno *adv* zu Pferde; **jechać ~** reiten

konn|y *adj* Pferde-; **wyścigi ~e** Pferderennen *n*

konopie *pl* Hanf *m*

konsekwencj|a *f* **1.** (*skutek*) Konsequenz *f*, Folge *f*; **w ~i** in der Folge; **ponosić ~e** die Folgen tragen **2.** (*konsekwentność*) Folgerichtigkeit *f*, Konsequenz *f*

konsekwentny *adj* konsequent; (*logicznie poprawny o.*) folgerichtig

konserw|a *f* Konserve *f*; **~a mięsna** Fleischkonserve *f*; **puszka (do) ~** Konservendose *f*

konserwacja *f techn.* Instandhaltung *f*; **~ zabytków** Denkmalpflege *f*

konserwant *m* Konservierungsstoff *m*

konserwator *m*, **~ zabytków** Denkmalpfleger *m*, Konservator *m*

konserwatorium *n* Konservatorium *n*, Musikhochschule *f*

konserwatywny *adj* konservativ

konserwować *vt* konservieren; einmachen

konstrukcja *f* Konstruktion *f*, Bau *m*

konstytucj|a *f* **1.** Verfassung *f*, (*w RFN*) Grundgesetz *n*; **sprzeczny z ~ą** verfassungswidrig **2.** *biol.* Konstitution *f*

konsul *m* Konsul *m*

konsulat *m* Konsulat *n*

konsument *m* Verbraucher *m*

konsumpcja *f* Verbrauch *m*

kontak|t *m* **1.** Kontakt *m*; **być w ~cie** in Kontakt <in Verbindung> stehen; **nawiązać ~t** Fühlung auf|nehmen; **wejść w ~t** Kontakte herstellen **2.** *el.* Kontakt *m*; **obluzowany ~t** Wackelkontakt *m*

kontener *m* Container *m*

konto *n* Konto *n*; **~ bankowe** Bankkonto *n*; **na moje ~** auf mein Konto; **otworzyć** <**zlikwidować**> **~** ein Konto eröffnen <auflösen>

kontr- *w złożeniach* Konter-, konter-, Gegen-, gegen-

kontradmirał *m* Konteradmiral *m*

kontrast *m* Kontrast *m*, Gegensatz *m*

kontratak *m* Gegenangriff *m*

kontrol|a *f* Kontrolle *f*; **~a celna** Zollkontrolle *f*; **znajdować się pod czyjąś ~ą** unter js Kontrolle stehen

kontroler *m* Kontrolleur *m*

kontrpropozycja *f* Gegenvorschlag *m*

kontrwywiad *m* Spionageabwehr *f*

kontur *m* Umriss *m*, Kontur *f*

kontynent *m* Kontinent *m*, Erdteil *m*; Festland *n*

kontynentalny *adj* kontinental, Kontinental-; **klimat ~** Kontinentalklima *n*

kontynuować *vt* (*np. pracę*) fortsetzen; (*mówić dalej*) fortfahren

konwalia *f* Maiglöckchen *n*

konwersacja *f* Unterhaltung *f*, Konversation *f*

konwój *m mil.* Geleit *n*; (*okrętów*) Geleitzug *m*, Konvoi *m*

koń *m* **1.** Pferd *n*; **~ pełnej krwi** <**pełnokrwisty**> Vollblut *n*; **~ półkrwi** Halbblut *n*; **~ wierzchowy** Reitpferd *n*; **~ wyścigowy** Rennpferd *n*; **kasztanowaty ~** Fuchs *m*; **dosiadać konia** das Pferd besteigen, aufs Pferd steigen **2.** *mech.* **~ mechaniczny** Pferdestärke *f*; **70 koni (mechanicznych)** siebzig PS

końcowy *adj* End-, Schluss-; **przystanek ~** Endstation *f*

kończyć I. *vt* enden, beenden; (*np. pracę*) Schluss machen; (*wywody*) schließen; **~ z czymś** mit etw Schluss machen **II.** *vr* **~ się** enden, zu Ende gehen; (*ustawać*) aufhören

końsk|i *adj* Pferde-; *figur.* **~ie zdrowie** eiserne Gesundheit; **~a kuracja** Pferdekur *f*

kooperacja *f* Kooperation *f*; **~ gospodarcza** Wirtschaftskooperation *f*

kooperant *m* (*w przemyśle*) Zulieferer *m*, Zulieferbetrieb *m*
kopać *vt*, *vi* **1.** (*ziemię*) graben, ausheben **2.** (*nogą*) wiederholt, mit dem Fuß stoßen, Fußtritte versetzen; (*o koniu*) ausschlagen
kopalnia *f* **1.** Bergwerk *n*, Grube *f*; **~ węgla** Kohlenbergwerk *n*; **~ soli** Salzbergwerk *n* **2.** *figur.* (*nieprzebrany zasób*) Fundgrube *f*
koparka *f* Exkavator *m*, Bagger *m*
koper, koperek *m* Dill *m*
koperta *f* Briefumschlag *m*, Umschlag *m*; (*zegarka*) Uhrgehäuse *n*
kopia *f* (*odpis*) Kopie *f*; **~ obrazu** eine Kopie des Gemäldes
kopiować *vt* kopieren (*a. fot.*, *inform.*)
kopnąć *vt pf*: **~ kogoś** jm einen Fußtritt geben <versetzen>, jn treten
kopyto *n* Huf *m*; (*szewskie*) Leisten *m*
kora *f* Rinde *f*, Baumrinde *f*; Borke *f*; *anat.* **~ mózgowa** Hirnrinde *f*
koral *m* Koralle *f*; **~e** *pl*, **sznur ~i** Korallenschnur *f*
korba *f* Kurbel *f*
Koreańczyk *m* Koreaner *m*
koreański *adj* koreanisch
korek *m* Kork *m*; (*zatyczka*) Korken *m*, Pfropfen *m*; *ugs.* (*zator*) Stau *m*; **utknąć w korku** in einen Stau geraten
korekt|a *f* Korrektur *f*; **zrobić ~ę** Korrekturen <Fahnen> lesen
korepetycje *pl* Nachhilfe *f*, Nachhilfestunde *f*, Nachhilfeunterricht *m*; **dawać ~** Nachhilfestunden geben
korepetytor *m* Nachhilfelehrer *m*
korespondencja *f* Briefwechsel *m*, Korrespondenz *f*; (*listy o.*) Briefe *mpl*; Post *f*; **~ handlowa** Handelskorrespondenz *f*
korespondent *m* Korrespondent *m*, Berichterstatter *m*; **członek ~** korrespondierendes Mitglied
korespondować *vi* **1.** (*zgadzać się*) übereinstimmen, korrespondieren **2.** (*listownie*) im Briefwechsel <in Korrespondenz> stehen, korrespondieren (**z kimś** mit jm)
korkociąg *m* Korkenzieher *m*
kormoran *m orn.* Kormoran *m*
korniszon *m* Essiggurke *f*
korona *f* Krone *f* (*a. dent.*); **~ drzewa** Baumkrone *f*; *ugs.* **~ ci z głowy nie spadnie** dir fällt keine Perle <kein Stein> aus der Krone
koronka *f*, **koronki** *fpl* Spitzen *fpl*
korpus *m mil.*, *polit.* Korps *n*; **~ dyplomatyczny** das diplomatische Korps
kort *m*, **~ tenisowy** Tennisplatz *m*
korytarz *m* Korridor *m*, Hausflur *m*; (*w pociągu u.ä.*) Gang *m*
koryto *n* Trog *m*; (*w stajni*) Krippe *f*; **~ rzeki** Flussbett *n*
korze|ń *m* **1.** Wurzel *f*; **wyrwać z ~niami** mit der Wurzel herausreißen; *figur.* **zapuścić ~nie** Wurzeln schlagen; **2. ~nie** *pl* (*przyprawa*) Gewürz *n*
korzystać *vi*: **~ z czegoś** sich etw zunutze machen, aus etw Nutzen ziehen; **~ z okazji** die Gelegenheit nutzen
korzystn|y *adj* (*przynoszący korzyść*) vorteilhaft; (*dogodny*) günstig; **~e warunki** günstige Bedingungen; **coś jest rzeczą ~ą** etw ist von Vorteil
korzyś|ć *f* Vorteil *m*; **z ~cią** mit Vorteil; **na moją ~ć** zu meinen Gunsten
kos *m orn.* Amsel *f*
kosa *f* Sense *f*
kosiarka *f* Mähmaschine *f*; **~ ogrodowa** Rasenmäher *m*
kosić *vt* mähen
kosmetyczka *f* **1.** Kosmetikerin *f* **2.** (*torebka*) Kosmetiktasche *f*
kosmetyczny *adj* kosmetisch
kosmetyki *pl* Kosmetika *pl*
kosmiczny *adj* kosmisch; **statek ~** Raumschiff *n*; **prom ~** Raumfähre *f*
kosmodrom *m* Kosmodrom *n*
kosmonauta *m* Kosmonaut *m*
kosmos *m* Kosmos *m*, Weltraum *m*
kosmyk *m* (*włosów*) Haarbüschel *n*, Haarsträhne *f*
kostium *m* Kostüm *n* (*a. teatr*); **~ kąpielowy** Badeanzug *m*
kost|ka *f* **1.** *anat.* Knöchel *m*; **do ~ek**, **po ~ki** bis an die Knöchel **2.** (*np. do gry*) Würfel *m*; **cukier w ~kach** Würfelzucker *m*
kosy *adj* schief; schräg
kosz *m* Korb *m*; **~ do papieru** Papierkorb *m*; *figur.* **dostać <dać> ~a** einen Korb bekommen <geben>; *ugs.* **grać w ~a** Korbball spielen
koszary *pl* Kaserne *f*
koszt *m* Kosten *pl*; **~y produkcji** Produktionskosten *pl*; **~y własne** Selbstkosten *pl*; **na mój ~** auf meine Kosten; **na ~ państwa** auf Kosten des Staates; **pokryć ~y** die Kosten übernehmen, für die Kosten aufkommen

koszt|ować *vi* kosten; **ile to ~uje?** was kostet das?
kosztowny *adj* (*cenny*) kostbar; (*drogi*) kostspielig
koszula *f* Hemd *n*; **~ męska** Herrenhemd *n*; **~ damska** Damenhemd *n*; **~ nocna** Nachthemd *n*; **~ wierzchnia** Oberhemd *n*
koszulka *f* Hemdchen *n*; **~ gimnastyczna** Sporthemd *n*, Turnhemd *n*; *sport.* **żółta ~** das gelbe Trikot
koszyk *m* Handkorb *m*
koszykówka *f sport.* Basketball *m*
kościeln|y I. *adj* kirchlich; **święto ~e** Kirchenfest *n* **II.** *m* Küster *m*, Kirchendiener *m*
kości|ół *m* Kirche *f*; **Kościół katolicki** die katholische Kirche; **~ół parafialny** Pfarrkirche *f*; **~ół akademicki** Universitätskirche *f*; **iść do ~oła** zur Kirche gehen
koś|ć *f* **1.** Knochen *m*, Bein *n*; **~ć biodrowa** Hüftbein *n*; **~ć słoniowa** Elfenbein *n* **2.** (*do gry*) Würfel *m*; **gra w ~ci** Würfelspiel *n*; **grać w ~ci** Würfel spielen **3.** *figur.* **~ć niezgody** Zankapfel *m*
kot *m* (*gatunek*) Katze *f*; (*samiec*) Kater *m*; **~ mruczy <myje się>** die Katze schnurrt <leckt sich>; **tyle co ~ napłakał** das trägt die Katze auf dem Schwanz fort
kotara *f* Portiere *f*
kotlet *m* Kotelett *n*
kotły *mpl mus.* Pauken *fpl*
kotwic|a *f* Anker *m*; **zarzucić ~ę** vor Anker gehen; **stać na ~y** vor Anker liegen; **podnieść ~ę** den Anker lichten
kowadł|o *n* Amboss *m*; *figur.* **między młotem a ~em** zwischen Hammer und Amboss
kowal *m* Schmied *m*; (*podkuwający*) Hufschmied *m*
koza *f* Ziege; (*samica*) Zicke *f*
kozica *f* Gämse *f*
kozioł *m* **1.** *zool.* Ziegenbock *m*, Bock *m*; **~ skalny** Steinbock *m*; **~ sarny** Rehbock *m*; *figur.* **~ ofiarny** Sündenbock *m*, Prügelknabe *m* **2.** (*drewniany*) Gestell *n*, Bock *m*
Koziorożec *m astr.* Steinbock *m*
kożuch *m* **1.** Schafpelz(mantel) *m* **2.** (*na mleku*) Haut *f*
kółko *n* **1.** (kleines) Rad *n* **2.** (kleiner) Kreis *m*
kpić *vi* spotten; **~ z kogoś** sich über jn lustig machen, jn auf die Schippe nehmen
krab *m* Krabbe *f*
kradzież *f* Diebstahl *m*; **~ z włamaniem** Einbruchdiebstahl *m*
kraj *m* Land *n*; **~ rodzinny** Heimatland *n*; **w ~u** im Inland; **w całym ~u** im ganzen Land; **~e rozwijające się** Entwicklungsländer *npl*; **kraje Trzeciego Świata** die Länder der Dritten Welt
krajobraz *m* Landschaft *f* (*o. mal.*)
krajow|y *adj* einheimisch; Landes-; inländisch; **wyroby ~e** inländische Produkte
krakać *vi* krächzen
krakowiak *m* (*taniec*) Krakowiak *m*
krakowski *adj* Krakauer
kran *m* Hahn *m*, Wasserhahn *m*
krańcowy *adj* **1.** extrem **2.** (*ostatni*) End-; **przystanek ~** Endstation *f*
kraść *vt* stehlen
krat|a *f* Gitter *n*; **~a okienna** Fenstergitter *n*; *figur.* **siedzieć za ~ami** hinter Schloss und Riegel sitzen; (*materiał*) **w ~ę** kariert
kratk|a *f* Karo *n*; *ugs.* (*robić coś*) **w ~ę** unregelmäßig, zuweilen; *ugs.* **pogoda w ~ę** wechselhaftes Wetter
kratkowany *adj* kariert; **papier ~** kariertes Papier
krawat *m* Krawatte *f*, Schlips *m*
krawcowa *f* Schneiderin *f*
krawędź ['kravε̃tç] *f* Rand *m*, Kante *f*
krawężnik *m* Bordstein *m*
krawiec *m* Schneider *m*; **~ męski** Herrenschneider *m*; **~ damski** Damenschneider *m*
krawiectwo *n* (*zawód*) Schneiderhandwerk *n*; (*warsztat*) Schneiderwerkstatt *f*
krąż|yć *vi* **1.** kreisen, zirkulieren (**w powietrzu** in der Luft); **~yć dookoła czegoś** um etw (herum) kreisen <laufen> **2.** (*obiegać*) umlaufen; *figur.* **~ą pogłoski** Gerüchte gehen um
krążenie *n*, **~ krwi** Kreislauf *m*; **złe ~** Kreislaufstörungen *fpl*
krążownik *m naut.* Kreuzer *m*
kreda *f* Kreide *f*; **biały jak ~** kreideweiß
kredka *f* Kreidestift *m*, Buntstift *m*; **~ do ust** Lippenstift *m*
kredyt *m* Kredit *m*; **~ bankowy** Bankkredit *m*; **~ długoterminowy** langfristiger Kredit; **na ~** auf Kredit
krem *m* Creme *f*; **~ do rąk** Handcreme *f*; **~ do twarzy** Hautcreme *f*
krematorium *n* Krematorium *n*
kremowy *adj* (*z kremu*) Creme-; (*kolor*) creme(farben)

kreska *f* Strich *m*

kretyn *m ugs. abw.* Trottel *m*

krew *f* Blut *n*; **ciśnienie krwi** Blutdruck *m*; **krążenie krwi** Blutkreislauf *m*; **zakażenie krwi** Blutvergiftung *f*; **grupa krwi** Blutgruppe *f*; *figur.* **zachować zimną ~** kaltes Blut bewahren; **wejść w ~** in Fleisch und Blut übergehen

krewetka *f zool.* Garnele *f*

krewny *m* Verwandte *m*; **to mój bliski <daleki> ~** er ist ein enger <entfernter> Verwandter von mir

kręci|ć I. *vt* drehen; **~ć głową** den Kopf schütteln; **~ć film** einen Film drehen **II.** *vr* **~ć się 1.** (*obracać się*) sich drehen; **w głowie mi się ~** mir schwindelt **2.** (*o włosach*) sich kräuseln

kręg|iel *m* Kegel *m*; **grać w ~le** kegeln

kręgielnia *f* Kegelbahn *f*

kręgosłup *m* Wirbelsäule *f*; (*a. figur. moralny*) Rückgrat *n*

kręp|y *adj* gedrungen; **~ej budowy** von gedrungenem Körperbau

krępować I. *vt* (*wiązać*) binden, fesseln **II.** *vr* **~ się** sich genieren; gehemmt sein

krochmal *m* Stärkemehl *n*

kroić *vt* schneiden

krok *m* Schritt *m*; **~ za ~iem** Schritt für Schritt, schrittweise; **równym ~iem** im Gleichschritt; **szybkim ~iem** im Schnellschritt; **na każdym ~u** auf Schritt und Tritt; **dotrzymywać ~u komuś** mit jm Schritt halten

krokodyl *m* Krokodil *n*

kromka *f*: **~ chleba** Brotschnitte *f*

kronika *f* Chronik *f*

kropk|a *f* Punkt *m*; **postawić ~ę** den Punkt setzen; **w ~i** getüpfelt

kropl|a *f* Tropfen *m*; **~a deszczu** Regentropfen *m*; **wpuszczać po ~i** einträpfeln; **~ami** tropfenweise; *figur.* **~a w morzu** ein Tropfen auf den heißen Stein

krosta *f* Pustel *f*, Pickel *m*

krowa *f* Kuh *f*; **dojna ~** Milchkuh *f*

król *m* König *m*; **Trzej Królowie** die Heiligen Drei Könige; **święto Trzech Króli** Dreikönigsfest *n*

królestwo *n* Königreich *n*

królewsk|i *adj* königlich; **po ~u** königlich

królik *m* Kaninchen *n*; **~ domowy** Hauskaninchen *n*

królowa *f* Königin *f*; **~ matka** Königinmutter *f*; **~ pszczół** Bienenkönigin *f*

krótki *adj* kurz; **na ~ czas** auf kurze Zeit; **~e spięcie** Kurzschluss *m*; **na falach ~ch** auf (der) Kurzwelle

krótko *adv* kurz; **~ i zwięźle** kurz und bündig; **~ mówiąc** kurzum, kurz und gut; **na ~** auf kurze Zeit; **na ~ przedtem** kurz vorher

krótko- *w złożeniach* Kurz-, kurz-

krótkofalówka *f rad.* Kurzwellensender *m*

krótkometrażowy *adj*: **film ~** Kurzfilm *m*

krótkonogi *adj* kurzbeinig

krótkoterminowy *adj* kurzfristig

krótkowidz *m* Kurzsichtige *m*

krótkowzroczny *adj* kurzsichtig

krtań *f anat.* Kehlkopf *m*

kruk *m* Rabe *m*

krupnik *m* Graupensuppe *f*

kruszyć *vt* zer|bröckeln; *figur.* **~ kopie** die Lanzen brechen (**o coś** für etw)

krużganek *m* Kreuzgang *m*

krwawić *vi* bluten

krwawy *adj* blutig

krwiodawca *m* Blutspender *m*

krwotok *m* Blutung *f*, Blutsturz *m*

kryć I. *vt* verbergen, verstecken **II.** *vr* **~ się** sich verbergen

kryminaln|y *adj* kriminell; Kriminal-; **powieść ~a** Kriminalroman *m*

kryształ *m* **1.** Kristall *m* **2.** (*naczynie kryształowe*) Kristall *n*

kryterium *n* Kriterium *n*

krytyczny *adj* kritisch

krytyk *m* Kritiker *m*; **~ teatralny** Theaterkritiker *m*; **~ literacki** Literaturkritiker *m*

kryty|ka *f* Kritik *f*; **ostra ~ka** harte Kritik; **poddać ~ce** einer Kritik unterziehen; **poniżej (wszelkiej) ~ki** unter aller Kritik; *ugs.* unter aller Kanone

krytykować *vt* kritisieren; **~ kogoś** jn kritisieren, an jm Kritik üben

kryzys *m* Krise *f*; **~ gospodarczy** Wirtschaftskrise *f*

krzak *m* Strauch *m*, Busch *m*; **~ agrestu** Stachelbeerstrauch *m*; **~i** *mpl* Gebüsch *n*

krzemień *m* Feuerstein *m*

krzesło *n* Stuhl *m*; **~ składane** Klappstuhl *m* **~ ogrodowe** Gartenstuhl *m*

krzew *m* Strauch *m*

krzyczeć *vi* schreien; **~ na kogoś** auf <gegen> jn wettern, jn anschreien <*ugs.* anschnauzen>

krzyk *m* Schrei *m*; **podnieść ~** ein Geschrei erheben; *figur.* **ostatni ~ mody** die neueste Mode, *ugs.* der letzte Schrei

krzyknąć *vi pf* einen Schrei ausstoßen
krzywa *f mat.* Kurve *f*
krzywd|a *f* Unrecht *n*; **wyrządzić komuś ~ę** jm ein Unrecht antun; **doznać ~y** Unrecht erleiden
krzywić I. *vt* krümmen, verbiegen **II.** *vr* **~ się 1.** sich krümmen, sich verbiegen, krumm werden **2.** (*trzymać się krzywo*) sich krumm halten **3.** (*robić grymasy*) den Mund <das Gesicht> verziehen
krzywo *adv* krumm, schief; **stół stoi ~** der Tisch steht schief
krzywoprzysięstwo [kʃɨvɔpʃɨçɛ̃stfɔ] *n* Meineid *m*
krzyw|y *adj* krumm, schief; **~e nogi** krumme Beine, O-Beine *pl*; **~e zwierciadło** Zerrspiegel *m*, Vexierspiegel *m*
krzyż [kʃiʃ] *m* Kreuz *n* (*a. anat.*); **~ zasługi** Verdienstkreuz *n*; **Czerwony Krzyż** das Rote Kreuz; **na ~** kreuzweise
krzyżacki *adj*: **zakon ~** Deutscher Orden, Deutschritterorden *m*
Krzyżak *m hist.* Deutschordensritter *m*, Kreuzritter *m*
krzyżować I. *vt* (*gatunki*) kreuzen **II.** *vr* **~ się** (*przecinać się*) sich kreuzen
krzyżowiec *m hist.* Kreuzfahrer *m*
krzyżówka *f* **1.** (*łamigłówka*) Kreuzworträtsel *n* **2.** (*skrzyżowanie*) Kreuzung *f*
ksero *n* **1.** Fotokopie *f* **2.** Kopierer *m*
kserokopiarka *f* Kopiergerät *n*
kserować *vt* fotokopieren
ksiądz *m* Priester *m*, Geistliche *m*
książeczka *f* Büchlein *n*; **~ oszczędnościowa** Sparbuch *n*; **~ do nabożeństwa** Gebetbuch *n*
książę *m* Fürst, (*tytularny*) Prinz *m*, *hist.* Herzog *m*; **wielki ~** Großherzog *m*, Großfürst *m*
książęcy *adj* fürstlich, herzoglich
książka *f* Buch *n*; (*z czytankami*) Lesebuch *n*; (*z obrazkami*) Bilderbuch *n*; **~ kucharska** Kochbuch *n*; **~ telefoniczna** Telefonbuch *n*; **~ dla młodzieży** Jugendbuch *n*
księga *f* (großes) Buch *n*; **~ pamiątkowa** Festschrift *f*
księgarnia *f* Buchhandlung *f*
księgarz *m* Buchhändler *m*
księgowość *f* Buchführung *f*
księgowy *m* Buchhalter *m*
księstwo *n* Fürstentum *n*, Herzogtum *n*
księżna *f* Fürstin *f*, Herzogin *f*
księżniczka *f* Prinzessin *f*
księżyc *m* Mond *m*; **zaćmienie Księżyca** Mondfinsternis *f*; **~ w pełni** Vollmond *m*
poświata ~a Mondschein *m*
kształcić I. *vt* bilden **II.** *vr* **~ się** studieren, eine gründliche Ausbildung genießen
kształ|t *m* Form *f*; **w <o> ~cie** in der Form von, -förmig; **w ~cie kuli** kugelförmig
kto *pron* wer; **~ to (jest)?** wer ist das?; **~ tam?** wer da?; **~ taki?** wer (denn)?; **wiem, ~ to jest** ich weiß, wer es ist; **mało ~** nur wenige; **~ bądź** irgendjemand
ktokolwiek *pron* wer auch immer
którędy *adv* wodurch; wie; **~ jedzie się do Bonn?** wie fährt man nach Bonn?
któr|y *pron* **1.** welcher?, wer?; **~y z was?** wer von euch?; **~ego dziś mamy?** den Wievielten haben wir heute?; **~y dzisiaj jest?** der Wievielte ist heute?; **~a godzina?** wie spät <wie viel Uhr> ist es?; **o ~ej godzinie?** um wie viel Uhr? **2.** (*zaimek względny*) der, welcher; **mężczyzna, ~ego widzisz** der Mann, den <welchen> du siehst
któż *pron* wer, wer denn; **~ to jest?** wer ist denn das?; **~ to wie!** wer weiß das schon!
ku *praep* gegen, nach, zu; **ku wieczorowi** gegen Abend; **ku mojemu zdziwieniu** zu meiner Verwunderung; **ku pamięci czegoś** zur Erinnerung an etw
kubański *adj* kubanisch
kubek *m* Becher *m*
kubeł *m* Kübel *m*, Eimer *m*; **~ na śmieci** Mülleimer *m*
kucharka *f* Köchin *f* (von Beruf)
kucharz *m* Koch *m*
kuchenka *f* **1.** kleine Küche **2. ~ gazowa** Gasherd *m*; **~ elektryczna** Elektroherd *m*
kuchnia *f* **1.** (*pomieszczenie*) Küche *f* **2.** (*gotowanie*) Küche *f*; **~ francuska** die französische Küche
kucyk *m zool.* Pony *n*
kuć *vt* hämmern, schmieden; (*podkuwać*) beschlagen
kufel *m* Seidel *n*
kukułka *f* Kuckuck *m*
kukurydza *f* Mais *m*; **prażona ~** Popcorn *n*
kula *f* Kugel *f*; **~ ziemska** Erdkugel *f*
kulawy *adj* lahm
kuleć *vi* hinken; *figur.* stocken, hinken
kulisa *f* Kulisse *f*; *figur.* **za ~mi** hinter den Kulissen
kultura *f* Kultur *f*; **~ fizyczna** Körperkultur *f*, **~ ludowa** Volkskultur

kulturaln|y *adj* **1.** kulturell; Kultur-; **umowa ~a** Kulturabkommen *n* **2.** (*o człowieku*) kultiviert
kup|a *f* Haufen *m*; **~a piasku** Sandhaufen *m*; **zrzucać na ~ę** auf einen Haufen werfen; *figur. ugs.* **~a roboty** ein Haufen Arbeit; **to się ~y nie trzyma** das ergibt keinen Sinn
kupić *vt pf* → **kupować**
kupiec *m* (*nabywca*) Käufer *m*; (*handlowiec*) Kaufmann *m*
kupno *n* Kauf *m*
kupować *vt* kaufen; **~ bilet** (*na przejazd*) eine Fahrkarte lösen
kur|a *f* (*gatunek*) Huhn *n*; (*samica*) Henne *f*; **hodowla ~** Hühnerzucht *f*
kuracj|a *f* Kur *f*; **być na ~i** zur Kur sein; **przeprowadzić ~ę** eine Kur durchmachen; **~a skutkuje** die Kur ist erfolgreich
kurczak *m*, **kurczę** *n* Hühnchen *n*; **~ pieczony** Brathähnchen *n*
kurczowy *adj* krampfhaft
kurczyć I. *vt* zusammenziehen **II.** *vr* **~ się** sich zusammenziehen, (zusammen) schrumpfen
kurek *m* Hahn *m*; **~ na kościele** Wetterhahn *m*, **~ do wody** Wasserhahn *m*, **~ gazowy** Gashahn
kurier *m* (*posłaniec*) Kurier *m*
kurnik *m* Hühnerstall *m*
kurs *m* **1.** (*nauki*) Kurs *m*, Lehrgang *m*; **~ dokształceniowy** Fortbildungskurs *m*; **chodzić na ~** einen Kurs besuchen **2.** (*kierunek*) Kurs *m*; **obrać ~ na coś** auf etw Kurs nehmen **3.** (*na giełdzie*) Kurs *m*; **po ~ie …** zum Kurs von …
kursować *vi* (*jeździć*) verkehren
kurtka *f* Jacke *f*, (*męska*) Joppe *f*
kurtyna *f* Vorhang *m*; **żelazna ~** eiserner Vorhang; **~ podnosi się <zapada>** der Vorhang geht hoch <fällt>
kurz *m* Staub *m*; **tuman ~u** Staubwolke *f*
kuszetka *f ebw.* Liegewagen *m*
kuśnierz *m* Kürschner *m*
kuter *m* Kutter *m*
kut|y *adj* Schmiede-; geschmiedet; **~e żelazo** Schmiedeeisen *n*
kuzyn *m* Cousin *m*, Vetter *m*
kuzynka *f* Cousine *f*, Kusine *f*
kuźnia *f* Schmiede *f*
kwadra *f*, **~ Księżyca** Mondphase *f*
kwadrans *m* Viertelstunde *f*; **~ po ósmej** ein Viertel nach acht; **~ po tym** eine Viertelstunde später; **przed ~em** vor einer Viertelstunde
kwadrat *m* Quadrat *n*
kwadratowy *adj* quadratisch; Quadrat-; **metr ~** Quadratmeter *n*
kwarantanna *f* Quarantäne *f*
kwarc *m* Quarz *n*
kwartał *m* Vierteljahr *n*
kwartet *m mus.* Quartett *n*; **~ smyczkowy** Streichquartett *n*
kwas *m* Säure *f*; **~ solny** Salzsäure *f*
kwaśny *adj* sauer
kwatera *f* Quartier *n*; **~ główna** Hauptquartier *n*
kwesti|a *f* Frage *f*; **nierozstrzygnięta ~a** ungelöste Frage, Problem *n*
kwestionariusz *m* Fragebogen *m*
kwiaciarnia *f* Blumengeschäft *n*
kwiaciasty *adj* geblümt
kwiat *m* **1.** Blume *f*; **~y cięte** Schnittblumen *f*; **bukiet ~ów** Blumenstrauß *m* **2.** (*kwiecie*) Blüte *f*; **~ jabłoni** Apfelblüte *f*; *figur.* **~ młodzieży** Jugendblüte *f*; **w kwiecie wieku** in der Blüte seiner <ihrer> Jahre
kwiecień *m* April *m*
kwit *m* Quittung *f*, Schein *m*; **~ bagażowy** Gepäckschein *m*
kwitnąć *vi* blühen
kwota *f* Betrag *m*

L

laboratorium *n* Laboratorium *n*, Labor *n*
lać I. *vt* gießen, schütten; **leje jak z cebra** es gießt in Strömen; *figur.* ~ **łzy** Tränen vergießen **II.** *vr* ~ **się** fließen, rinnen
lada[1]: ~ **chwila** jeden Augenblick
lada[2] *f* Theke *f*, Ladentisch *m*
laik *m* Laie *m*
lak *m* **1.** Lack *m*, Lackfarbe *f*; ~ **do pieczętowania** Siegellack *m* **2.** (*kwiat*) Goldlack *m*
lakier *m* Lack *m*; ~ **do paznokci** Nagellack *m*; ~ **samochodowy** Autolack *m*
lakierki *mpl* Lackschuhe *mpl*
lakiernia *f mot.* Lackiererei *f*
lakiernik *m* Lackierer *m*
lakierować *vt* lackieren
lal|ka *f* Puppe *f*; **teatr ~ek** Puppentheater *n*
lamp|a *f* Lampe *f*, Leuchte *f*; **~a elektryczna** elektrische Lampe, Glühlampe *f*; **~a neonowa** Leuchtstoffröhre *f*; *mot.* **~a ostrzegawcza** Warnleuchte *f*; **~a sygnalizacyjna** Ampel *f*, Verkehrsampel *f*; **zapalić <zgasić> ~ę** die Lampe anzünden <auslöschen, ausmachen>
lampka *f* Lämpchen *n*, (kleine) Lampe *f*; ~ **kontrolna** Kontrolllampe *f*
lan|y *adj* Guss-; **żelazo ~e** Gusseisen *n*
laryngolog *m* Hals-Nasen-Ohren-Arzt *m*, HNO-Arzt *m*
las *m* Wald *m*; ~ **iglasty** Nadelwald *m*; ~ **liściasty** Laubwald *m*; ~ **mieszany** Mischwald *m*
laser *m* Laser *m*
laserow|y *adj* Laser-; **technika ~a** Lasertechnik *f*
las|ka *f* (Spazier)stock *m*; **chodzić o ~ce** am Stock gehen
lata *pl* Jahre *pl*; → **rok**
latać *vi* (herum)fliegen; *ugs.* (*biegać*) laufen
latarka *f* Taschenlampe *f*
latarnia *f* Laterne *f*; ~ **uliczna** Straßenlaterne; ~ **morska** Leuchtturm *m*
lataw|iec *m* Drachen; **puszczać ~ca** einen Drachen steigen lassen
lato *n* Sommer *m*; **latem**, **w lecie** im Sommer, sommers; **babie** ~ Altweibersommer *m*
laureat *m* Preisträger *m*; ~ **Nagrody Nobla** Nobelpreisträger *m*
lawenda *f* Lavendel *m*
lawina *f* (Schnee)lawine *f*
lawinowo *adv* lawinenartig
ląd *m* Festland *n*; **na morzu i na lądzie** zu Wasser und zu Lande
lądować *vi* landen, aufsetzen (*Flugzeug*); ~ **przymusowo** notlanden
lądowani|e *n* Landung *f*; **podchodzić do ~a** zur Landung ansetzen; ~ **przymusowe** Notlandung *f*
lecieć *vi* fliegen; *ugs.* (*biec*) rennen
lecz *kj* **1.** aber; **chciał**, ~ **nie mógł** er wollte, aber konnte es nicht **2.** (*po zdaniach z przeczeniem*) sondern; **nie ja**, ~ **on** nicht ich, sondern er
leczenie *n* (Heil)behandlung *f*; ~ **ambulatoryjne** die ambulante Behandlung
leczyć I. *vt* kurieren, ärztlich behandeln **II.** *vr* ~ **się** eine Kur nehmen, sich kurieren (lassen)
ledwie, ledwo *adv* kaum; mit Mühe (und Not), mit knapper Not
legalny *adj* legal
legenda *f* Legende *f* (*a. do mapy*)
legitymacja *f* Ausweis *m*; ~ **służbowa** Dienstausweis *m*
lejek *m* Trichter *m*
lek *m*, **lekarstwo** *n* Medikament *n*, Heilmittel *n*; (*w płynie*) Medizin *f*; **brać <zażywać> ~i** (seine) Medikamente einnehmen
lekarz *m* Arzt *m*; **wezwać ~a** den Arzt holen lassen
lekceważyć *vt* gering schätzen
lekcja *f* Stunde *f*, Lektion *f*; ~ **języka niemieckiego** Deutschstunde *f*
lekk|i *adj* leicht; **przemysł ~i** Leichtindustrie *f*; **~a atletyka** Leichtathletik *f*; **~ie zaziębienie** eine leichte Erkältung
lekko *adv* leicht; ~ **mi na duszy** es ist mir leicht ums Herz; **nie jest im** ~ sie haben es nicht leicht; ~ **strawny** leicht verdaulich
lekko- *w złożeniach* leicht-, Leicht-
lekkoatleta *m* Leichtathlet *m*
lekkomyślny [lɛkkɔ'mɨɕlnɨ] *adj* leichtsinnig, leichtfertig
lektur|a *f* **1.** Lektüre *f* **2.** (*czytanie*) Lesen *n*; **w czasie ~y** beim Lesen
lemoniada *f* Limonade *f*, *ugs.* Limo *f*
len *m* **1.** (*roślina*) Flachs *m* **2.** (*materiał*) Leinen *n*
leniwy *adj* faul

leń *m* Faulenzer *m*, Faulpelz *m*
lepić I. *vt* kleben, leimen **II.** *vr* **~ się** kleben bleiben, haften bleiben
lepiej *adv* **1.** *kompar* → **dobrze** besser; **idzie coraz ~** es geht immer besser; **tym ~** umso besser; **~ późno niż wcale** besser spät als nie **2.** (*raczej*) lieber; **pójdę ~ do domu** ich gehe lieber nach Hause
lepki *adj* klebrig
lepszy *adj kompar* → **dobry** besser; **pierwszy ~** der erste Beste; **kto pierwszy, ten ~** wer zuerst kommt, mahlt zuerst
leszcz *m* Brasse *f*
leśniczy *m* Förster *m*
leśn|y *adj* Wald-, Forst-; **zwierzęta ~e** Waldtiere *npl*; **gospodarka ~a** Forstwirtschaft *f*
letni *adj* **1.** Sommer-; sommerlich; **czas ~** Sommerzeit *f* **2.** (*ciepły*) lau, lauwarm; **~a woda** lauwarmes Wasser
lew *m* **1.** Löwe *m*; *figur.* **~ salonowy** Salonlöwe *m* **2. Lew** *astr.* Löwe *m*
lewica *f* (*ręka*) die linke Hand, Linke *f* (*o. polit.*)
lewkonia *f bot.* Levkoje *f*
lewo: **w ~** links; **na ~** nach links (hin); *ugs.* (*nielegalnie*) **kupować na ~** unter der Hand kaufen; *mil.* **w ~ zwrot!** links um!
leworęczny *adj* linkshändig
lewoskrzydłowy *m sport.* Linksaußen *m*
lew|y *adj* linke(r), Links-; **~a ręka** die linke Hand, Linke *f*; **po ~ej stronie** zur Linken; **z ~ej strony** (von) links; **od ~ej strony** von links her
leżak *m* Liegestuhl *m*
leżeć *vi* liegen; **~ w łóżku** im Bett liegen; **~ w gruzach** in Trümmern liegen; **~ u podstaw** zu Grunde liegen
li: **~ tylko** einzig und allein
liberalny *adj* liberal
libretto *n* Libretto *n*; **~ opery** Operntext *m*; **~ operetki** Operettentext *m*
liceum *n* Oberstufe des Gymnasiums
lichwa *f* Wucher *m*
licytacja *f* Versteigerung *f*, Auktion *f*
liczba *f* **1.** *mat.* Zahl *f*; **~ parzysta** <**nieparzysta**> gerade <ungerade> Zahl; **~ całkowita** ganze Zahl; **feralna ~** Unglückszahl *f* **2.** *gram.* Zahl *f*, Numerus *m*; **~ pojedyncza** Einzahl *f*; **~ mnoga** Mehrzahl *f* **3.** (*ilość*) Anzahl *f*; **pewna ~** eine Anzahl
liczebnik *m gram.* Numerale, Zahlwort *n*
liczne, liczni *adj pl* zahlreich
licznik *m* **1.** *mat.* Zähler *m* **2.** (*przyrząd*) (Drehzahl-)Messer *m*; **~ gazowy** Gaszähler *m*, Gasuhr *f*; **~ elektryczny** Stromzähler *m*; *mot.* **~ kilometrów** Kilometerzähler *m*
liczyć I. *vt* zählen, (*rachować*) rechnen; **~ na coś** auf etw rechnen **II.** *vr* **~ się z czymś** mit etw rechnen; **~ się ze słowami** sparsam mit Worten umgehen <sein>
lider *m sport.* Tabellenführer *m*
lignina *f* Zellstoff *m*
lik: **bez ~u** zahllos
likier *m* Likör *m*
likwidować *vt* liquidieren, auflösen; (*usuwać*) beilegen
lila, liliowy *adj* lila(farben)
lilia *f bot.* Lilie *f*; **~ wodna** Seerose *f*
lin *m zool.* Schleie *f*
lin|a *f* Leine *f*, Seil *n*; **~a okrętowa** Tau *n*, Schiffstau *n*; **~a holownicza** Schlepptau *n*; **chodzić po ~ie** auf dem Seil tanzen
lini|a *f* **1.** Linie *f*; **~a prosta** gerade Linie; **~a kreskowana** gestrichelte Linie; **~a kropkowana** punktierte <gepunktete> Linie; *mot.* (*na jezdni*) **~a ciągła** ununterbrochene Linie; **~a przerywana** Leitlinie *f*; **~a przecięcia** Schnittlinie *f*; **~a autobusowa** Buslinie *f*; **~a kolejowa** Eisenbahnlinie *f*; **~a lotnicza** Fluglinie *f*; **~a montażowa** Fertigungsstraße *f*, Montagestraße *f*; **w pierwszej ~i** in erster Linie; **pociągnąć ~ę** eine Linie ziehen **2.** (*wiersz*) Zeile *f*
linijka *f* **1.** Lineal *n* **2.** (*druk.*, *wiersz*) Zeile *f*
linka *f mot.* Seilzug *m*; **~ holownicza** Abschleppseil *n*
linoleum *n* Linoleum *n*
lipa *f* Linde *f*
lipiec *m* Juli *m*
lira *f* Leier *f*
liryczny *adj* lyrisch
liryka *f* Lyrik *f*
lis *m* **1.** Fuchs *m*; **~ srebrny** Silberfuchs *m*; **~ polarny** Polarfuchs *m*; *figur.* **chytry ~** schlauer Fuchs *m*, Schlaukopf *m* **2. ~y** *pl* (*futro*) Fuchspelz *m*
list *m* Brief *m*; **~ polecony** eingeschriebener Brief; **~ ekspresowy** Eilbrief *m*; **~ wartościowy** Wertbrief *m*; **~ miejscowy** Ortsbrief *m*; **(na)pisać ~** einen Brief schreiben; **nadać ~** einen Brief aufgeben
list|a *f* Liste *f*; **~a obecności** Anwesenheitsliste *f*; **~a wyborcza** Wahlliste *f*; **wpisać** <**wciągnąć**> **na ~ę** in die Liste eintragen; **skreślić z ~y** von der Liste streichen

listonosz *m* Briefträger *m*

listopad *m* November *m*

listownie *adv* brieflich; **powiadomić ~** brieflich benachrichtigen <informieren>

listowy *adj* Brief-; **papier ~** Briefpapier *n*

listwa *f* Leiste *f*, Latte *f*

liść *m* Blatt *n*

liście Laub *n*

litera *f* Buchstabe *m*; **duża <mała> ~** großer <kleiner> Buchstabe

literacki *adj* (*dot. literatury*) literarisch; (*dot. literata*) schriftstellerisch

literat *m* Schriftsteller *m*

literatura *f* Literatur *f*; **~ światowa <powszechna>** Weltliteratur *f*

litewski *adj* litauisch

litoś|ć *f* Mitleid *n*; **bez ~ci** erbarmungslos; **wzbudzać ~ć** Mitleid erwecken

litować się *vr*: **~ nad kimś** jn bemitleiden

litr *m* Liter *m*, *n*

Litwin *m* Litauer *m*

lizać I. *vt* lecken **II.** *vr* **~ się** sich lecken

lodowaty *adj* eiskalt; eisig (*a. figur.*)

lodowiec *m* Gletscher *m*

lodowisko *n* Eisbahn *f*

lodówka *f* Kühlschrank *m*

lody *pl* (*potrawa*) Speiseeis *n*, Eis *n*, *schweiz.* Glace *f*

logiczny *adj* logisch

logika *f* Logik *f*

lojalny *adj* loyal

lok *m* Locke *f*; **kręcić ~i** das Haar <die Haare> locken

lokal *m* Lokal *n*; **nocny ~** Nachtlokal *n*

lokaln|y *adj* lokal; Lokal-; örtlich; **władze ~e** Ortsbehörden *fpl*; **wizja ~a** Lokaltermin *m*; **patriotyzm ~y** Lokalpatriotismus *m*

lokator *m* Mieter *m*

lokomotywa *f* Lokomotive *f*, *ugs.* Lok *f*

lokować *vt* unterbringen; (*kapitał*) anlegen

lornetka *f* Fernglas *n*; **~ teatralna** Opernglas *n*

los *m* **1.** Schicksal *n*, Geschick *n*; **pozostawić kogoś swojemu ~owi** jn seinem Schicksal überlassen **2.** (*na loterii*) Los *n*, Lotterielos *n*

losować *vt* losen

lot *m* Flug *m*; **~ nurkowy** Sturzflug *m*; **~ ślizgowy** Gleitflug *m*; **w ~** flugs; **~em błyskawicy** blitzschnell

loteri|a *f* Lotterie *f*; **grać <wygrać> na ~i** in der Lotterie spielen <gewinnen>

lotnictwo *n* Luftfahrt *f*, Flugwesen *n*; **~ komunikacyjne** die zivile Luftfahrt; **~ wojskowe** Luftstreitkräfte *fpl*, Luftwaffe *f*

lotnicz|y *adj* Flug-; Flieger-; Luft-; **poczta ~a** Luftpost *f*; **pocztą ~ą** per Luftpost; **port ~y** Flughafen *m*; **baza ~a** Luftstützpunkt *m*

lotnik *m* Flieger *m*

lotnisko *n* Flugplatz *m*

loża *f* Loge *f* (*a. teatr.*)

lód *m* Eis *n*; **zimny jak ~** eiskalt; **~ topnieje** das Eis schmilzt

lśnić [lɕɲitɕ] *vi* (*błyszczeć*) glänzen; (*połyskiwać*) glitzern, schimmern

lub *kj* aber; **~ też** oder aber

lubi|ć *vt* lieb haben, gern haben, (gern) mögen; (*o jedzeniu*) gern essen; **nie ~ę tego** ich habe das nicht gern, ich mag das nicht

ludnoś|ć *f* Bevölkerung *f*; **~ć cywilna** Zivilbevölkerung *f*; **(powszechny) spis ~ci** Volkszählung *f*

ludobójstwo *n* Völkermord *m*

ludow|y *adj* Volks-; volkstümlich; **piosenka ~a** Volkslied *n*; **taniec ~y** Volkstanz *m*; **strój ~y** Volkstracht *f*

ludzie *pl* → **człowiek 1.** Menschen *mpl*, Leute *pl*; **wszyscy ~** alle Menschen; **biedni <dobrzy> ~** arme <gute> Leute **2.** (*odpowiednik formy bezosobowej*) man; **~ mówią, że ...** man sagt, dass ...

ludzkość *f* **1.** (*rodzaj ludzki*) Menschheit *f* **2.** (*humanitarność*) Menschlichkeit *f*

luka *f* Lücke *f*

luksus *m* Luxus *m*

luneta *f* Fernrohr *n*

lupa *f* Lupe *f*

lusterko *n* (kleiner) Spiegel *m*, Taschenspiegel *m*; *mot.* **~ wsteczne** Rückspiegel *m*; **~ wewnętrzne** Innenspiegel *m*; **~ zewnętrzne** Außenspiegel *m*

lust|ro *n* Spiegel *m*; **gładki jak ~ro** spiegelglatt; **przejrzeć się w ~rze** sich im Spiegel besehen

luty *m* Februar *m*

luz *m* **1.** freier Raum **2.** *mot.* **na luzie** im Leerlauf

luzem *adv handl.* lose, unverpackt

luźny *adj* (*nieścisły*) locker; (*nie związany*) lose; (*nie opakowany*) unverpackt

lwica *f* Löwin *f*

lżej *adv kompar* → **lekko** leichter

lżejszy ['lʒɛjʃɨ] *adj kompar* → **lekki** leichter

Ł

łabędź ['ŭaɛbtɕ] *m* Schwan *m*

łach *m* Lumpen *m*

łacin|a *f* Latein *n*; **~a ludowa** Vulgärlatein *n*; **po ~ie** Lateinisch

ładnie *adv* hübsch, nett, schön; **to bardzo ~ z pana strony** es ist sehr <furchtbar> nett von Ihnen

ładny *adj* hübsch, schön

ładować *vt* **1.** auf|laden **2.** (*broń*) laden

ładunek *m* **1.** Ladung *f*, Fracht *f* **2.** (*nabój*) Ladung *f*; **~ elektryczny** elektrische Ladung; **~ wybuchowy** Sprengkörper *m*, Sprengladung *f*

łagodny *adj* mild, sanft

łagodzić *vt* (*ostrość*) mildern; (*ból*) lindern; (*uspokajać*) besänftigen

łakomy *adj* (*żarłoczny*) naschhaft

łamać *vt* brechen; **~ prawo** das Recht verletzen <brechen>; *figur.* **~ sobie głowę** sich den Kopf zerbrechen

łaman|y *adj* gebrochen; **~ą niemczyzną** in gebrochenem Deutsch

łamistrajk *m* Streikbrecher *m*

łamliwy *adj* zerbrechlich

łania *f* Hirschkuh *f*

łańcuch *m* Kette *f*; **~ gór** <**górski**> Gebirgskette *f*; **~ roweru** Fahrradkette *mot.* **~ śniegowy** Schneekette *f*

łańcuszek *m* (kleine) Kette *f*; **~ na szyję** Halskette *f*

łapa *f* (*np. psa*) Pfote *f*, (*lwa, tygrysa*) Pranke *f*, Tatze *f*

łapać *vt* fangen

łapówk|a *f* Schmiergeld, Bestechungsgeld *n*; **dawać komuś ~ę** jn bestechen; **brać ~i** Schmiergeld nehmen

łasica *f* Wiesel *n*

łask|a *f* Gnade *f*; (*przychylność*) Gunst *f*; **zdać się na czyjąś ~ę** sich jm auf Gnade (und Ungnade) ergeben; **stracić czyjąś ~ę** js Gunst verlieren; **być w ~ach u kogoś** bei jm in (hohen) Gnaden stehen

łaskawy *adj* gnädig; (*uprzejmy*) gütig

łaskotać *vt* kitzeln

łatwo *adv* leicht

łatwo- *w złożeniach* leicht-, Leicht-

łatwoś|ć *f* Leichtigkeit *f*; **z ~cią** spielend leicht

łatwowierność *f* Leichtgläubigkeit *f*

łatwowierny *adj* leichtgläubig

łatwy *adj* leicht, einfach; **~ do nauczenia** leicht zu erlernen

ława *f* Bank *f*; **~ oskarżonych** Anklagebank *f*

ławka *f* (kleine) Bank *f*, Sitzbank *f*

łazienka *f* Badezimmer *n*, *ugs.* Bad *n*

łącznie *adv* (*razem*) zusammen; (*ogółem*) insgesamt; (*wliczając*) **~ z opakowaniem** einschließlich Verpackung

łączność *f tel.* Nachrichtenwesen *n*, Fernmeldewesen *n*

łączyć **I.** *vt* verbinden; vereinigen **II.** *vr* **~ się** sich verbinden; sich vereinigen; *tel.* verbinden; **łączę!** ich verbinde!

łąka *f* Wiese *f*

łata *f* Fleck *m*; Flicken *m*

łeb *m* großer Kopf *m*; Schädel *m*; (*zwierzęcy*) Tierkopf *m*; **~ w ~** Kopf an Kopf; **na ~, na szyję** Hals über Kopf

łechtać *vt* kitzeln

łkać *vi* schluchzen

łodyga *f* Stängel *m*

łok|ieć *m* **1.** *anat.* Ellbogen *m*; **opierać się na ~ciach** sich auf die Ellbogen stützen **2.** (*dawn. miara*) Elle *f*

łom *m* **1.** Brechstange *f* **2.** Felsblock *m* **3.** Reisig *m*

łon|o *n* Schoß *m*, Leib *m*; (*pierś*) Brust *f*, Busen *m*; **w ~ie matki** im Mutterleib; **na ~ie** auf dem Schoß; *figur.* **na ~ie przyrody** im Grünen; **w ~ie społeczeństwa** im Schoß der Gesellschaft

łobuz *m* Lausbub *m*, Lümmel *m*

łopata *f* Spaten *m*

łopatka *f* **1.** (kleiner) Spaten *m* **2.** *anat.* Schulterblatt *n*

łosoś *m* Lachs *m*

łoś *m* Elen(tier) *n*, Elch *m*

łotewski *adj* lettisch

Łotysz *m* Lette *m*

łowić *vt*: **~ ryby** fischen; **~ na wędkę** angeln; *figur.* **~ ryby w mętnej wodzie** im Trüben fischen

łowny *adj* jagdbar, Jagd-

łożysko *n* **1.** (*koryto*) Flussbett *n* **2.** *mech.* Lager *n*; **~ kulkowe** Kugellager *n*; **~ koła** Radlager *n* **3.** *anat.* Mutterkuchen *m*, Plazenta *f*

łódź [ŭutɕ] *f* Boot *n*; **~ ratunkowa** Rettungsboot *n*; **~ żaglowa** Segelboot *n*

łóżk|o *n* Bett *n*; **~o polowe** Feldbett *n*; **składane ~o** Klappbett *n*; **~o piętrowe** Etagenbett *n*; **iść do ~a** zu Bett <schlafen> gehen; **zaścielić ~o** das Bett machen; *ugs.* **pójść z kimś do ~a** mit jm ins Bett gehen <steigen>
łubin *m* Lupine *f*
łudzić I. *vt* täuschen, trügen **II.** *vr* ~ **się** sich täuschen
łuk *m* Bogen *m*; **cięciwa ~u** Bogensehne *f*; **strzelać z ~u** mit dem Bogen schießen; *archit.* ~ **triumfalny** Triumphbogen *m*
łup *m* Beute *f*; **paść czyimś ~em** jm zur Beute fallen
łupać *vt* spalten; ~ **drwa** Holz spalten; ~ **orzechy** Nüsse knacken
łupież *m* (Kopf)schuppen *pl*
łupina *f* Schale *f*; ~ **ziemniaka** Kartoffelschale *f*; ~ **orzecha** Nussschale *f*
łuska *f* **1.** Schuppe *f*; ~ **ryby** Fischschuppe *f* **2.** (*naboju, a. bot.*) Hülse *f*
łuskowaty *adj* schuppig
łut *m* Lot *n*
łydka *f* Wade *f*
łużycki *adj* sorbisch
Łużyczanin *m* Lausitzer *m*, Sorbe *m*
Łużyczanka *f* Lausitzerin *f*, Sorbin *f*
łydka *f* Wade *f*
łyk *m* Schluck *m*, Zug *m*; **pociągnąć porządny** ~ einen tüchtigen <kräftigen> Schluck nehmen
łysieć *vi* kahl werden
łysina *f* (*częściowa*) Glatze *f*, (*całkowita*) Glatzkopf *m*
łyska *f orn.* Blesshuhn *n*
łysy *adj* kahl(köpfig)
łyżeczka [ŭɨ'ʒɛtʃka] *f* (kleiner) Löffel *m*; ~ **do herbaty** Teelöffel *m*; ~ **do kawy** Kaffeelöffel *m*
łyżk|a ['ŭɨʃka] *f* Löffel *m*; **~a stołowa** Esslöffel, Suppenlöffel *m*; **~a wazowa** Schöpflöffel *m*; **czubata ~a** gehäufter Esslöffel; **jeść ~ą** mit dem Löffel essen
łyżwa *f* Schlittschuh *m*; **jeździć na ~ch** Schlittschuh laufen
łyżwiarstwo *n* Eislauf *m*; ~ **figurowe** Eiskunstlauf *m*
łyżwiarz *m* Schlittschuhläufer *m*
łyżworolki *fpl* Rollerskates *pl*
łza *f* Träne *f*; **gorzkie łzy** bittere Tränen; **ze łzami w oczach** unter Tränen
łzawiący *adj*: **gaz** ~ Tränengas *n*

M

macedoński *adj* mazedonisch
machać *vt* **1.** (*przedmiotem*) schwenken; **~ kapeluszem** den Hut schwenken **2.** (*kiwać*) winken; **~ ręką** mit der Hand winken; **~ rękami** mit den Händen fuchteln
machinalny *adj* unwillkürlich, mechanisch
machnąć *vi pf* → **machać**
maciora *f* Sau *f*
macocha *f* Stiefmutter *f*
maczać *vt* eintauchen
magazyn *m* **1.** (*skład*) Magazin *n*, Lager *n*, Depot *n*; Vorratsraum *m*; **~ książek** Büchermagazin *n* **2.** (*czasopismo*) Magazin *n* **3.** *techn.* Speicher *m*; **~ informacji** Informationsspeicher *m*
magazynier *m* Lagerverwalter *m*
magazynować *vt* speichern; **~ informacje** Informationen speichern
magiel *m* Wäschemangel *f*
maglować *vt*: **~ bieliznę** Wäsche mangeln
magnes *m* Magnet *m*
magnetofon *m* Tonbandgerät *n*; **~ kasetowy** Kassettenrekorder *m*
magnetowid *m* Videorekorder *m*
mahoń *m* Mahagoni *n*
maj *m* Mai *m*
majątek *m* Vermögen *n*; **~ ziemski** Landgut *n*
majonez *m* Majonäse *f*, Mayonnaise *f*
major *m mil.* Major *m*
majtki *pl*: **~ damskie** Damenunterhose *f*, Damenslip *m*, (*z nogawkami*) Schlüpfer *m*; **~ kąpielowe** Badehose *f*
mak *m* Mohn *m*; **~ polny** Klatschmohn *f*
makaron *m* Nudeln *fpl*
makowiec *m* Mohnkuchen *m*
makrela *f* Makrele *f*
maksymaln|y *adj* Maximal-, Höchst-; **~a prędkość** Höchstgeschwindigkeit *f*; **~a wydajność** Höchstleistung *f*; **~e obciążenie** Höchstbelastung *f*
makulatura *f* Makulatur *f*, Altpapier *n*
malarka *f* Malerin *f*
malarstwo *n* Malerei *f*
malarz *m* Maler *m*; (*artysta*) Kunstmaler *m*; (*rzemieślnik*) Anstreicher *m*
malina *f* Himbeere *f*; (*krzak*) Himbeerstrauch *m*
malinowy *adj* **1.** Himbeer-; **sok ~** Himbeersaft *m* **2.** (*kolor*) himbeerfarben
malowa|ć *vt* **1.** (*artystycznie*) malen **2.** (*mieszkanie*) anstreichen; **świeżo ~ne** frisch gestrichen
malowniczy *adj* malerisch
malwa *f bot.* Malve *f*
mało *adv* wenig; **za <zbyt> ~** zu wenig; **~ znany** wenig bekannt; **o ~** (**co**) fast, beinahe; **~ kto** nur Wenige
mało- *w złożeniach* Klein-, klein-
małoletni *adj* minderjährig, unmündig
małolitrażowy *adj*: **samochód ~** Kleinauto *n*
małomiasteczkowy *adj* kleinstädtisch
małomówny *adj* wortkarg, schweigsam
małostkowy *adj* kleinlich
małpa *f* **1.** Affe *m*; (*samica*) Äffin *f* **2.** *inform. ugs.* Klammeraffe *m*
mały *adj* klein; **o ~ włos** um Haaresbreite
małżeńsk|i *adj* ehelich; Ehe-; **para ~a** Ehepaar *n*; **wierność ~a** eheliche Treue; *juris.* **prawo ~ie** Eherecht *n*
małżeństwo *n* **1.** (*związek*) Ehe *f*; **~ cywilne** Zivilehe *f*; **~ z rozsądku** Vernunftehe *f*; **zawrzeć ~** eine Ehe schließen **2.** (*para*) Ehepaar *n*, Eheleute *pl*
małżonek *m* Ehemann *m*, Ehepartner *m*; (*oficjalnie*) Gatte *m*
małżonka *f* Ehefrau *f*; (*oficjalnie*) Gattin *f*
małżonkowie *pl* Eheleute *pl*
mama, mamusia *f diminu.* Mama *f*, Mutti *f*
manager *m zob.* **menedżer**
mandarynka *f* Mandarine *f*
mandolina *f* Mandoline *f*
manekin *m* Schaufensterpuppe *f*
manewr *m* Manöver *n*; *mil.* **~y** *pl* Manöver *pl figur.* Kniff *m*
manierka *f* Feldflasche *f*
manifest *m* Manifest *n*; **wydać ~** ein Manifest erlassen
manifestacja *f* **1.** (*uczuć*) Manifestation *f* **2.** (*uliczna*) Kundgebung *f*; **~ masowa** Massenkundgebung *f*; **~ protestacyjna** Protestkundgebung *f*
manikiur *m* Maniküre *f*
manikiurzystka *f* Handpflegerin *f*, Maniküre *f*
manipulować *vt* manipulieren (**czymś** etw)
mankiet *m* Manschette *f*
mańkut *m* Linkshänder *m*

mapa *f* Landkarte *f*, Karte *f*; ~ **ścienna** Wandkarte *f*; ~ **morska** Seekarte *f*; ~ **samochodowa** Autokarte *f*, Straßenkarte *f*
marcepan *m* Marzipan *n*
marchew, marchewka *f* Möhre *f*, (*mała*) Karotte *f*
marcow|y *adj* März-; **pogoda ~a** Märzwetter *n*
margaryna *f* Margarine *f*
margines *m* Rand *m*; *figur.* **na ~ie** am Rande
marionetka *f* (*a. figur.*) Marionette *f*
marka *f* **1.** *dawn.* (*jednostka monetarna*) Mark *f* **2.** Marke *f*; ~ **samochodu** Automarke *f*
marksizm *m* Marxismus *m*
marmolada *f* Marmelade *f*
marmur *m* Marmor *m*
marnować *vt* vergeuden; *ugs.* verplempern
marny *adj* (*nędzny*) armselig, elend, jämmerlich
marsz *m mil., mus.* Marsch *m*; **forsowny ~** Eilmarsch *m*; *mus.* ~ **żałobny** Trauermarsch *m*; **~!** marsch!
marszałek *m* Marschall *m*; ~ **sejmu** Sejmvorsitzende *m*, (*w RFN*) Bundestagspräsident *m*
marszczyć ['marʃʧɨtç] **I.** *vt* runzeln; ~ **brwi** die Stirn runzeln **II.** *vr* ~ **się** sich runzeln
martw|ić I. *vt* betrüben, bekümmern **II.** *vr* **~ić się** sich kümmern (**o coś** um etw); (*mieć zmartwienie*) Kummer haben; **nie ~ się!** mach dir keine Sorgen!
martwy *adj* tot; ~ **język** tote Sprache
marynarka *f* **1.** *mil.* Marine *f*; ~ **wojenna** Kriegsmarine *f* **2.** (*część ubrania*) Jackett *n*, Sakko *m*
marynarz *m* Matrose *m*, Seemann *m*
marynować *vt* marinieren, in Essig einlegen
marzec *m* März *m*
marzenie *n* Träumerei *f*, Träumen *n*; (*rzecz pożądana*) Wunschtraum *m*; ~ **senne** Traumbild *n*; ~ **na jawie** Tagtraum *m*
marzną|ć ['marznɔ̃tç] *vi* **1.** (*o wodzie*) gefrieren **2.** (*o człowieku*) frieren; ~ **mi nogi** mir frieren die Füße, ich friere an den Füßen, mich friert es an den Füßen
marzyć *vi* träumen (**o czymś** von etwas)
mas|a *f* **1.** (*mnogość*) Menge *f*, Masse *f*; **~ami** in Massen, massenhaft; **mieć ~ę pracy** (schrecklich) viel <alle Hände voll> zu tun haben **2.** *phys.* Masse *f*
masaż *m* Massage *f*
maselniczka *f* Butterdose *f*
maska *f* Maske *f*; ~ **przeciwgazowa** Gasmaske *f*; *mot.* ~ **silnika** Motorhaube *f*
maskować I. *vt* **1.** *mil.* tarnen **2.** *figur.* (*pokrywać*) bemänteln, tarnen **II.** *vr* ~ **się** (*udawać*) sich verstellen
masło *n* Butter *f*; *ugs.* **idzie jak po maśle** es geht wie geschmiert <geölt>
masow|y *adj* massenhaft; Massen-; **~a produkcja** Massenerzeugung *f*
masywny *adj* massiv
maszerować *vi* marschieren
maszt *m* Mast *m*, Mastbaum *m*
maszyna *f* Maschine *f*; ~ **do pisania** Schreibmaschine *f*; ~ **do szycia** Nähmaschine *f*
maszynista *m ebw.* Lokomotivführer *m*, Lokführer *m*
maszynka *f* (kleine) Maschine *f*; ~ **do strzyżenia włosów** Haarschneidemaschine *f*; ~ **do golenia** Rasierapparat *m*; ~ **do mielenia mięsa** Fleischwolf *m*
maszynopis *m* Maschinenschrift *f*; Manuskript *n*
maszynowy *adj* maschinell; Maschinen-; **pistolet ~** Maschinenpistole *f*
maść *f* **1.** *med.* Salbe *f* **2.** (*konia*) Farbe *f*
maślanka *f* Buttermilch *f*
matematyczny *adj* mathematisch
matematyka *f* Mathematik *f*
materac *m* Matratze *f*
materi|a *f* Materie *f* (*o. philo.*); Stoff *m*; **przemiana ~i** Stoffwechsel *m*
materialistyczny *adj* materialistisch
materializm *m* Materialismus *m*
materialn|y *adj* materiell; **warunki ~e** materielle Lebensbedingungen
materiał *m* **1.** Stoff *m*, Material *n*; ~ **wybuchowy** Sprengstoff *m*; ~ **opałowy** Heizstoff *m*; **~y budowlane** Baumaterialien *npl* **2.** (*tkanina*) Stoff *m*
matk|a *f* Mutter *f*; **~a chrzestna** Patin *f*; **Matka Boska** Mutter Gottes; **zostać ~ą** Mutter werden
matma *f schul.* Mathe *f*
matowy *adj* matt; (*bez połysku*) glanzlos
matur|a *f* Abitur *n*; **zdać ~ę** das Abitur bestehen, sein Abitur machen
maturzysta *m* Abiturient *m*
mazurek *m mus.* Masurka *f*
mądrość *f* Weisheit *f*, Klugheit *f*
mądry *adj* weise, klug

mąka *f* Mehl *n*; ~ **pszenna** Weizenmehl *n*; ~ **żytnia** Roggenmehl *n*; ~ **ziemniaczana** Kartoffelmehl *n*
mąż *m* **1.** Mann *m*; ~ **stanu** Staatsmann *m*; ~ **zaufania** Vertrauensmann *m* **2.** (*małżonek*) Ehepartner *m*, Ehemann *m*, Mann *m*; **mój** ~ mein Mann; **wydać za** ~ zur Frau geben, verheiraten; **wyjść za** ~ heiraten (**za kogoś** einen Mann)
mdleć *vi* fast ohnmächtig werden, in Ohnmacht fallen
mdli|ć *vi*: ~ **mnie** mir wird übel
mdły *adj* fade; (*smak*) flau; (*zwietrzały*) schal; ~ **zapach** fader Geruch
mebel *m* Möbel *n*
mech *m* Moos *n*
mechaniczny *adj* mechanisch
mechanik *m* Mechaniker *m*
mechanizm *m* Mechanismus *m*, Getriebe, Werk *n*; ~ **zegarka** Uhrwerk *n*
mecz *m sport.* Spiel *n*, Match *m*, *n*; ~ **piłkarski** Fußballspiel *n*; **rozegrać** ~ ein Match austragen
medal *m* Medaille *f*; **odwrotna strona ~u** die Kehrseite der Medaille
medycyna *f* Medizin *f*; ~ **sportowa** Sportmedizin *f*; ~ **niekonwencjonalna** alternative Medizin
medyk *m* Mediziner *m*
megafon *m* Lautsprecher *m*
Meksykanin *m* Mexikaner *m*
meksykański *adj* mexikanisch
meldować (się) *vt* (*vr*) (sich) melden; (*w urzędzie*) sich anmelden
melodia *f* Melodie *f*
meloman *m* Musikfreund *m*
melon *m* Melone *f*
menażka *f* Kochgeschirr *n*
menedżer *m* Manager *m*
merdać *vi*: ~ **ogonem** mit dem Schwanz wedeln
met|a *f sport.* Ziel *n*; **dobiec do ~y** das Ziel erreichen; **wpaść na ~ę** durchs Ziel laufen; *figur.* **na dalszą ~ę** auf die Dauer
metal *m* Metall *n*; ~ **szlachetny** Edelmetall *n*; **~e kolorowe** <**nieżelazne**> Buntmetalle <Nichteisenmetalle> *npl*
metalowy *adj* Metall-; metallen; **przemysł** ~ Metallindustrie *f*
meteor *m* Meteor *m*
meteorologiczn|y *adj* meteorologisch; Wetter-; **służba ~a** Wetterdienst *m*; *rad.* **komunikat ~y** Wetterbericht *m*
metoda *f* Methode *f*, Verfahren *n*
metr *m* **1.** Meter *m*, *n*; ~ **kwadratowy** Quadratmeter *m*, *n*; ~ **sześcienny** Kubikmeter *m*, *n*; ~ **bieżący** der laufende Meter; **na ~y** meterweise **2.** (*miarka*) Metermaß *n*
metro *n* Untergrundbahn *f*, *ugs.* U-Bahn *f*
metryka *f* Urkunde *f*; ~ **urodzenia** Geburtsurkunde *f*, Geburtsschein *m*; ~ **ślubu** Trauschein *m*
mewa *f* Möve *f*
męczący *adj* anstrengend, strapaziös
męczennik *m* Märtyrer *m*
męczyć I. *vt* quälen, peinigen, martern; (*nużyć*) ermüden **II.** *vr* ~ **się** sich abmühen (**czymś** mit etw); (*nużyć się*) müde werden, ermüden
męka *f* Qual *f*, Pein *f*
męsk|i *adj* **1.** (*dla mężczyzn*) Herren-; **koszula ~a** Herrenhemd *n* **2.** (*złożony z mężczyzn*) Männer-; **chór ~i** Männerchor *m* **3.** (*dojrzały*) Mannes-; **wiek ~i** Mannesalter *n* **4.** (*dotyczący płci lub rodzaju*) männlich; *gram.* **rodzaj ~i** männliches Geschlecht; **~a decyzja** ein männlicher Entschluss; **po ~u** männlich
mętny *adj* (*zmętniały*) trüb(e); *figur.* (*niejasny*) konfus, verworren
mężatka *f* Ehefrau *f*, verheiratete Frau
mężczyzna *m* Mann *m*
mgła *f* Nebel *m*; **lekka** ~ Dunst *m*; ~ **osiada** <**opada**> der Nebel fällt
mi *pron pers* (*nieakcentowane*) *D* mir; → **ja**
mianować *vt* ernennen (**kogoś swoim następcą** jn zu seinem Nachfolger)
mianowicie *adv* nämlich, und zwar
mianownik *m mat.* Nenner *m*; *gram.* Nominativ *m*; *figur.* **sprowadzić do wspólnego ~a** auf einen gemeinsamen Nenner bringen
miar|a *f* Maß *n*; **~a pojemności** Hohlmaß *n*, **~a objętości** Raummaß *n*; **~a powierzchni** Flächenmaß *n*; **brać ~ę** das Maß nehmen; *figur.* **przebrać ~ę** das Maß überschreiten; **w ~ę możności** nach Möglichkeit; **w pewnej mierze** gewissermaßen; **bez ~y** maßlos
miarka *f* Maß *n*; *mot.* ~ **poziomu oleju** Ölmaßstab *m*, Peilstab *m*
miarodajny *adj* maßgebend, maßgeblich
miasteczko *n* Städtchen *n*
miast|o *n* Stadt *f*; **wielkie ~o** Großstadt *f*; **~o portowe** Hafenstadt *f*; **~o stołeczne** Hauptstadt *f*; **~o targów (międzynaro-**

dowych) Messestadt *f*; **~o handlowe** Handelsstadt *f*; **~o przemysłowe** Industriestadt *f*; (*dzielnica*) **Stare Miasto** Altstadt *f*; **na mieście** in der Stadt; **za ~em** außerhalb der Stadt

miauczeć *vi* miauen

miąć *vt* zer|knittern, zer|knüllen

miecz *m* Schwert *n*

mieć I. *vt* **1.** (*posiadać*) haben; **~ 20 lat** 20 Jahre alt sein; **~ rację** Recht haben; **~ coś na sobie** etw anhaben **2.** (*musieć*) haben zu, sollen; **mam napisać list** ich habe einen Brief zu schreiben; **co mam robić?** was soll ich tun? **3.** (*uważać*) **~ za ...** für ... halten; **za kogo mnie masz?** für wen hältst du mich?; **nie ma za co!** keine Ursache!, gern geschehen! **II.** *vr* **~ się**: **~ się na baczności** aufpassen, sich in Acht nehmen; **jak się masz?** wie geht es dir?

miednica *f* Waschschüssel *f*; *anat.* Becken *n*

miedź *f* Kupfer *n*

miejsc|e *n* (*przestrzeń*) Platz *m*, Raum *m*; (*punkt*) Ort *m*, Stelle *f*; **~e siedzące** Sitzplatz *m*; **~e zamieszkania** Wohnort *m*; **~e pobytu** Aufenthaltsort *m*; **~e pracy** Arbeitsstelle *f*; **~e przeznaczenia** Bestimmungsort *m*; **~e urodzenia** Geburtsort *m*; *mot.* **~e do zaparkowania** Parklücke *f*; **dużo ~a** viel Platz <Raum>; **na ~u** an Ort und Stelle; **z ~a na ~e** von Ort zu Ort; **~ami** stellenweise; **nie ruszyć się z ~a** sich nicht von der Stelle rühren; **w tym ~u** in dieser Stelle, *figur.* an dieser Stelle; **na pierwszym <drugim> ~u** an erster <zweiter> Stelle; **zająć ~e** (*usiąść*) Platz nehmen; *sport.* **zająć pierwsze ~e** den ersten Platz einnehmen

miejscownik *m gram.* Lokativ *m*

miejscowoś|ć *f* Ortschaft *f*; **~ć kuracyjna** Kurort *m*; **~ć wypoczynkowa** Erholungsort *m*; **~ć wczasowa** Ferienort *m*; *mot.* **w obrębie ~ci** innerhalb geschlossener Ortschaften; **poza ~ciami** außerhalb geschlossener Ortschaften

miejscow|y *adj* örtlich; lokal-, Orts-; **władza ~a** Ortsbehörde *f*; **znieczulenie ~e** örtliche Betäubung, Lokalanästhesie *f*

miejscówka *f ebw.* Platzkarte *f*

miejsk|i *adj* städtisch; Stadt-; **po ~u** städtisch

mierzyć I. *vt*, *vi* messen; (*celować*) zielen (**do kogoś** nach jm) **II.** *vr* **~ się**: *figur.* **~ się z kimś** sich mit jm messen

miesiąc *m* **1.** Monat *m*; **bieżący ~** laufender <dieser> Monat; *figur.* **miodowy ~** Flitterwochen *fpl*; **~ami** monatelang **2.** *poet.* (*księżyc*) Mond *m*

miesięcznik *m* Monatsschrift *f*

miesięczn|y *adj* monatlich; Monats-; **pensja ~a** Monatsgeld *n*; **-miesięczny** *w złożeniach* -monatig

mieszać I. *vt* **1.** mischen, mengen; (*łyżką*) umrühren, rühren **2.** *figur.* (*mylić*) verwechseln, durcheinander werfen **II.** *vr* **~ się** (*wtrącać się*) sich einmischen, sich einmengen

mieszanka *f* Mischung *f*, Gemisch *n*

mieszczanin *m* Bürger *m*

mieszczański *adj* bürgerlich

mieszkać *vi* wohnen

mieszkanie *n* **1.** (*czynność*) Wohnen *n* **2.** (*pomieszczenie*) Wohnung *f*

mieszkaniec *m* Einwohner *m*, Bewohner *m*

mieści|ć I. *vt* fassen (**w sobie** in sich); (*zawierać*) enthalten **II.** *vr* **~ć się** (*znajdować się*) sich befinden, seinen Sitz haben; **w przedziale ~ się 10 osób** ins Abteil gehen 10 Personen hinein

między *praep* **1.** zwischen; **~ mną a tobą** zwischen mir und dir **2.** (*wśród*) unter; **~ nami mówiąc** unter uns gesagt; **~ innymi** unter anderem; *figur.* **(czytać) ~ wierszami** zwischen den Zeilen (lesen)

między- *w złożeniach* inter-; zwischen-; Zwischen-

międzykontynentaln|y *adj* interkontinental; **rakieta ~a** Interkontinentalrakete *f*

międzymiastow|y *adj* interurban; *tel.* Fern-; **centrala ~a** Fernamt *n*

międzynarodowy *adj* international

międzypaństwowy *adj* zwischenstaatlich

międzysojuszniczy *adj* interalliiert

miękki *adj* weich

mięsień *m* Muskel *m*

mięsny *adj* Fleisch-; **sklep ~** Metzgerei *f*

mięso *n* Fleisch *n*; **~ wieprzowe** Schweinefleisch *n*; **~ wołowe** Rindfleisch *n*; **~ siekane** Gehacktes, Hackfleisch *n*

mięsożerny *adj* fleischfressend

mięta *f bot.* Minze *f*

migacz *m mot. ugs.* Blinker *m*

migdał *m* Mandel *f* (*o. anat.*)

migowy *adj*: **język ~** Zeichensprache *f*

migrena *f* Migräne *f*

mijać I. *vt* vorbeigehen, vorbeifahren **II.** *vi* (*przemijać*) verstreichen, vergehen **III.** *vr* **~**

się vorbeifahren (**z kimś** aneinander); **listy się minęły** die Briefe haben sich gekreuzt
mikro- *w złożeniach* Mikro-; mikro-; Klein-
mikrobiologia *f* Mikrobiologie *f*
mikrobus *m* Kleinbus *m*
mikrofon *m* Mikrofon *n*; **przed ~em** am Mikrofon
mikroklimat *m* Mikroklima *n*
mikroskop *m* Mikroskop *n*
mikroskopijny *adj* mikroskopisch
mila *f* Meile *f*; **~ morska** Seemeile *f*
milcząc|y *adj* stillschweigend; (*małomówny*) schweigsam; **~a zgoda** stillschweigendes Einverständnis
milczeć *vi* schweigen
milczeni|e *n* **1.** Schweigen *n*; **zmusić kogoś do ~a** jn zum Schweigen bringen **2.** Stillschweigen *n*; **pomijać ~em** mit Stillschweigen übergehen
mili- *w złożeniach* Milli-
miliard *m* Milliarde *f*
miligram *m* Milligramm *n*
milimetr *m* Millimeter *m*
milion *m* Million *f*
miło *adv* angenehm; **~ mi** freut mich, es ist mir angenehm
miłosn|y *adj* Liebes-; **list ~y** Liebesbrief *m*; **przygoda ~a** Liebesabenteuer *n*
miłoś|ć *f* Liebe *f*; **~ć własna** Eigenliebe *f*; **~ć ojczyzny** Vaterlandsliebe *f*; **z ~ci** aus Liebe; **z ~cią** liebevoll; **na ~ć boską!** um Gottes willen!
mił|y *adj* angenehm, freundlich; **~y zapach** angenehmer Geruch; **~a dziewczyna** reizendes <liebliches> Mädchen; **spotkać się z ~ym przyjęciem** freundliche Aufnahme finden
mimika *f* Mimik *f*, Gebärden *fpl*
mimo *praep* trotz, ungeachtet; **~ to** <**tego**> trotzdem, dessen ungeachtet; **~ wszystko** trotz allem; **~ oporu** trotz des Widerstandes; **~ woli** unwillkürlich
min|a[1] *f* (*ładunek*) Mine *f*; **~a morska** Seemine *f*; **zakładać ~y** Minen legen
min|a[2] *f* (*wyraz twarzy*) Miene *f*; *figur.* **robić dobrą ~ę do złej gry** gute Miene zum bösen Spiel machen
minąć *vt*, *vi pf* → **mijać**
minerał *m* Mineral *n*
minimum *n unv.* Minimum *n* (**czegoś** an etw *D*)
miniony *adj* vergangen, vorig
minister *m* Minister *m*; **~ spraw zagranicznych** Außenminister *m*; **~ finansów** Finanzminister *m*; **~ bez teki** Minister ohne Portefeuille; **Rada Ministrów** Ministerrat *m*
ministerstwo *n* Ministerium *n*; **Ministerstwo Obrony Narodowej** Ministerium für Nationale Verteidigung, Verteidigungsministerium *n*; **Ministerstwo Spraw Zagranicznych** Außenministerium *n*, (*w RFN*) Auswärtiges Amt
minuta *f* Minute *f*
miotła *f* Besen *m*
miód *m* Honig *m*; **~ pitny** Met *m*
miseczka *f* kleine Schale, Schälchen *n*
misja *f polit.*, *rel.* Mission *f*; **~ handlowa** Handelsmission *f*
miska *f* Schüssel *f*; *mot.* **~ olejowa** Ölwanne *f*
mistrz *m* **1.** Meister *m*; *sport.* **~ świata** Weltmeister *m*; **~ olimpijski** Olympiasieger *m* **2.** (*nauczyciel*) Lehrmeister *m*
mistrzostwo *n sport.* Meisterschaft *f*; **~ Europy** Europameisterschaft *f*; **~ świata** Weltmeisterschaft *f*
miś *m* Bär *m*; (*zabawka*) Teddybär *m*
mitologia *f* Mythologie *f*
mizeria *f* Gurkensalat *m*
mleczarnia *f* Molkerei *f*
mleczny *adj* Milch-; **koktajl ~** Milchshake *n*; *astr.* **Droga Mleczna** Milchstraße *f*
mleć *vt* mahlen
mleko *n* Milch *f*; **~ pełne** Vollmilch *f*; **kwaśne** <**zsiadłe**> **~** Sauermilch *f*, Dickmilch *f*
młodość *f* Jugend(zeit) *f*, Jugendalter *n*
mło|dy *adj* jung; **pan ~dy** Bräutigam *m*; **panna ~da** Braut *f*; **państwo ~dzi** Brautleute *pl*; **za ~du ...** als ich <er, sie> jung war, ...
młodzież *f* Jugend *f*, die Jugendlichen
młodzieżow|y *adj* Jugend-; **organizacja ~a** Jugendorganisation *f*
młot *m* **1.** Hammer *m*; **~ kowalski** Schmiedehammer *m* **2.** (*ryba*) Hammerfisch *m*
młotek *m* Hammer *m*
młócić *vt* dreschen
młyn *m* Mühle *f*; **~ wodny** Wassermühle *f*
młynek *m* (kleine) Mühle *f*; **~ do kawy** Kaffeemühle *f*
mnie *pron pers D* mir; *A* mich; → **ja**
mniej *adv kompar* → **mało** weniger, minder; **~ więcej** etwa, ungefähr; **~ lub więcej** mehr oder weniger
mniejsza: **~ o to!** einerlei!, das ist Nebensache

mniejszość *f* Minderheit *f*; **~ narodowa** nationale Minderheit

mniejszy *adj kompar* → **mały** kleiner, geringer

mnożeni|e *n* **1.** *mat.* Multiplikation *f*; **tabliczka ~a** Einmaleins *n* **2.** (*zwielokrotnianie*) Vermehrung *f*

mnożna *f mat.* Multiplikand *m*

mnożnik *m mat.* Multiplikator *m*

mnożyć I. *vt* **1.** *mat.* multiplizieren, malnehmen **2.** (*powiększać*) vermehren **II.** *vr* **~ się** sich vermehren, sich fortpflanzen

mnóstwo *n* große Anzahl <Menge>

mobilizacja *f* Mobilmachung *f*

moc *f* **1.** Kraft *f*, Stärke *f*; Macht *f*; **na ~y** kraft, auf Grund von …; **na ~y uchwały** auf Grund des Beschlusses; **z całej ~y** mit aller Kraft; *mot.* **maksymalna ~ silnika** die Höchstleistung des Motors **2.** (*możność*) Macht *f*; **uczynię wszystko, co w mojej ~y** ich will alles tun, was in meiner Macht steht

mocarstwo *n* Weltmacht *f*, Großmacht *f*

mocno *adv* stark, fest

mocn|y *adj* **1.** stark, kräftig; **~a herbata** starker Tee **2.** (*niewzruszony*) fest; **~e postanowienie** fester Entschluss

mocz *m* Harn *m*

moczyć *vt* (*bieliznę*) einweichen

moda *f* Mode *f*; **być w modzie** Mode sein; **wychodzić z mody** aus der Mode kommen

model *m* Model *n*

modelka *f* Model *n*, Mannequin *n*

modem *m inform.* Modem *m*, *n*

modlić się *vr* beten

modlitwa *f* Gebet *n*

modła *f* Muster *n*, Schablone *f*

modnie *adv* modisch; **~ ubrany** modisch gekleidet

modn|y *adj* modisch, Mode-; **~a suknia** Modekleid *n*; **~y kolor** Modefarbe *f*

modry *adj* kornblumenblau

modrzew *m* Lärche *f*

modystka *f* Modistin *f*

moja, moje *pron poss* → **mój**

moknąć *vi* nass werden

mokry *adj* nass

momen|t *m* Moment *m*, Augenblick *m*; **w tym (samym) ~cie** im gleichen Augenblick; **w pewnym ~cie** auf einmal

momentalnie *adv* augenblicklich, sofort

monarchia *f* Monarchie *f*, Königreich *n*

monet|a *f* Münze *f*; **złota ~a** Goldmünze *f*; **drobne ~y** kleine Münzen; *figur.* **brać coś za dobrą ~ę** etw für bare Münze nehmen

mongolski *adj* mongolisch

monitor *m* Monitor *m*

monolog *m* Monolog *m*

monopol *m* Monopol *n*; **~ państwowy** Staatsmonopol *n*

monotonny *adj* eintönig, monoton

montaż *m* Montage *f*; *film.* Schnitt *m*

monter *m* Monteur *m*

montować *vt* montieren

montownia *f* Montagewerk *n*

moralność *f* Moral *f*; **podwójna ~** Doppelmoral *f*

moralny *adj* moralisch, sittlich

morderca *m* Mörder *m*

morderstw|o *n* Mord *m*, Mordtat *f*; **popełnić ~o, dokonać ~a** einen Mord begehen <verüben>

mordować *vt* morden

morela *f* Aprikose *f*; (*drzewo*) Aprikosenbaum *m*

morfina *f* Morphin *n*

morsk|i *adj* Meer-, Meeres-, See-; **choroba ~a** Seekrankheit *f*; **cierpiący na ~ę morską** seekrank; (*w samolocie*) luftkrank; **przechodzić chorobę ~ą** seekrank sein; **podróż ~a** Seefahrt *f*; **wybrzeże ~ie** Seeküste *f*; *zool.* **świnka ~a** Meerschweinchen *n*; **latarnia ~a** Leuchtturm *m*; **baza ~a** Flottenstützpunkt *m*

morwa *f* Maulbeere *f*; (*drzewo*) Maulbeerbaum *m*

morz|e *n* Meer *n*, See *f*; **na pełnym ~u** auf hoher See; **wyjechać nad ~e** an die See fahren; **wypłynąć w ~e** in See stechen

mosiądz *m* Messing *n*

most *m* Brücke *f*; **~ wiszący** Hängebrücke *f*; **~ pontonowy** Pontonbrücke *f*; **~ powietrzny** Luftbrücke *f*; **przerzucić ~** eine Brücke schlagen; *figur.* **powiedzieć prosto z ~u** unverblümt <ohne Umschweife> sagen

motel *m* Motel *n*

motocykl *m* Motorrad *n*

motor *m* **1.** Motor *m*; **zapuścić ~** den Motor anlassen **2.** *ugs.* (*motocykl*) Motorrad *n*

motorower *m* Moped *n*, Mofa *n*

motorow|y *adj* Motor-; **żaglowiec ~y** Motorsegler

motorówka *f* Motorboot *n*

motyka *f* Hacke *f*

motyl *m* Schmetterling *m*, Falter *m*

motyw *m* Motiv *n*
motywacja *f* Motivation *f*
mow|a *f* **1.** Sprache *f*; **~a potoczna** Umgangssprache *f* **2.** (*przemówienie*) Rede *f*; **wygłosić ~ę** eine Rede halten; *figur.* **nie ma** (**o tym**) **~y!** das kommt gar nicht infrage <in Frage>!
mozaika *f* Mosaik *n*
mozół *m* Mühe *f*
może *adv* vielleicht; **być ~** kann sein
możliwość *f* Möglichkeit *f*; **istnieje ~ ...** es besteht die Möglichkeit ...
możliw|y *adj* **1.** möglich; **to bardzo ~e** es ist durchaus möglich **2.** *ugs.* (*znośny*) leidlich, erträglich
można *impers* man kann; (*wolno*) man darf; **czy ~?** darf man?; **~ było** man konnte, es war möglich
możnoś|ć *f* Möglichkeit *f*; **w miarę ~ci** soweit es möglich ist; nach Möglichkeit
móc *vi* **1.** können, vermögen; **już nie mogę** (**dalej**) ich kann nicht mehr (weiter); **możesz być spokojny** du kannst ruhig sein **2.** (*być wolno*) dürfen; **czy mogę zapytać?** darf ich fragen? **3.** (*być możliwym*) möglich sein **4.** (*przypuszczenie*) **ile ona może mieć lat?** wie alt mag sie sein?
mój, moja, moje *pron poss* mein, meine, mein; **to jest moje** das gehört mir
mól *m* (Kleider)motte *f*; *figur.* **~ książkowy** Bücherwurm *m*
mówca *m* Redner *m*
mówić *vt*, *vi* sprechen (**o czymś** über etw); (*powiedzieć*) sagen; **~ po polsku** <**niemiecku**> Polnisch <Deutsch> sprechen; **co pan mówi?** was sagen Sie? **nie warto o tym ~** es ist nicht der Rede wert; *ugs.* **łatwo ci ~** du hast gut reden
mózg *m* Gehirn *n*; **wstrząs ~u** Gehirnerschütterung *f*
mrok *m* Dämmerung *f*
mrowisko *n* Ameisenhaufen *m*; *figur.* **wsadzić kij w ~** in ein Wespennest stechen
mroźny *adj* frostig, eiskalt; **~ wiatr** frostiger Wind
mrówka *f* Ameise *f*
mróz *m* Frost *m*; Rauhreif *m*; Kälte *f*; **trzaskający ~** strenger <grimmiger> Frost; **10 stopni mrozu** minus 10 Grad, 10 Grad unter null
mruczeć *vt* brummen; (*o kocie*) schnurren; *ugs.* **~ pod nosem** in den Bart brummen
mrugać *vi* blinzeln, zwinkern; **~ porozumiewawczo do kogoś** jm vertraulich zuzwinkern
mrugnąć *vi pf* → **mrugać**
mruknąć *vt pf* → **mruczeć**
msz|a *f rel.* Messe *f*; **odprawi(a)ć ~ę** die Messe lesen
mszyca *f* Blattlaus *f*
mszysty *adj* moosig
mścić się ['mçtçitç ç] *vr* sich rächen, Rache nehmen (**na kimś za coś** an jm für etw)
mucha *f* Fliege *f*
muchołapka *f* Fliegenfänger *m*
muchomor *m* Fliegenpilz *m*
Mulat *m* Mulatte *m*
muł[1] *m zool.* Maultier *n*
muł[2] *m* (*błoto*) Schlamm *m*
mumia *f* Mumie *f*
mundur *m* Uniform *f*; **~ galowy** Galauniform *f*
mur *m* Mauer *f*; **~y miejskie** Stadtmauer *f*; **~y obronne** Wehrmauer *f*; *archit.* **~ pruski** Fachwerk *n*; *figur.* **przycisnąć** <**przyprzeć**> **kogoś do ~u** jn in die Enge treiben
murarz *m* Maurer *m*
murować *vt* mauern
murowan|y *adj* gemauert; *figur.* (*pewny*) ganz sicher; *ugs.* **to ~e** das ist bombensicher
mursz *m* Morschheit *f*
Murzyn *m* Farbiger *m*, Schwarzer *m*
Murzynka *f* Farbige *f*, Schwarze *f*
murzyński *adj* Neger-
musieć *vi* müssen; **nie musisz mi tego powtarzać** das brauchst du mir nicht zweimal zu sagen
muskuł *m* Muskel *m*
musując|y *adv*: **wino ~e** Sekt *m*
muszelka *f* Muschel *f*
muszla *f* Muschel *f*; **~ perłowa** Perlmuschel *f*
musztarda *f* Senf *m*
muza *f* Muse *f*
muzeum *n* Museum *n*, Galerie *f*; **Muzeum Narodowe** Nationalmuseum *n*, Nationalgalerie *f*; **~ przyrodnicze** Naturkundemuseum *n*
muzyczny *adj* Musik-; **utwór ~** Musikstück *n*, **instrument ~** Musikinstrument *n*
muzyk *m* Musiker *m*
muzyka *f* Musik *f*; **~ kameralna** Kammermusik *f*; **~ poważna** klassische <ernste>

Musik; ~ **taneczna** Tanzmusik *f*; ~ **rozrywkowa** Unterhaltungsmusik *f*; **słuchać muzyki** Musik hören; *figur.* ~ **przyszłości** Zukunftsmusik *f*; **kocia** ~ Katzenmusik *f*

muzykalny *adj* musikalisch, musikbegabt

my *pron pers pl* wir

myć I. *vt* **1.** waschen; ~ **ręce** die Hände waschen; ~ **(sobie) zęby** (sich) die Zähne putzen **2.** (*szorować*) scheuern **II.** *vr* ~ **się** sich waschen

mydelniczka *f* Seifenschale *f*

mydło *n* Seife *f*

myjnia *f*, ~ **samochodów** Waschanlage *f*, *ugs.* Autowäsche *f*

mylić się *vr* sich irren; **o ile się nie mylę** wenn ich mich nicht irre

mylnie *adv* irrtümlich; (*przez przeoczenie*) versehentlich; ~ **tłumaczyć** missdeuten, falsch <irrig> auslegen

mysikrólik *m orn.* Goldhähnchen *n*

mysz *f* Maus *f* (*a. inform.*); ~ **polna** Feldmaus *f*; *ugs.* **siedzieć jak ~ pod miotłą** wie die Maus auf der Schachtel sitzen

myszowaty *adj* mausgrau

myśl *f* **1.** Gedanke *m* (**o czymś** an etw); **ukryta** ~ Hintergedanke *m*; **w ~ przepisów** den Vorschriften gemäß; **być dobrej ~i** guten <frohen> Mutes sein; **wpaść na ~** auf den Gedanken kommen; **mieć kogoś na ~i** jn meinen; **przychodzi mi na ~** es fällt mir ein **2.** (*pomysł*) Einfall *m*, Idee *f*; **to była dobra ~** das war ein guter Einfall <eine gute Idee>

myśl|eć *vi* **1.** denken (**o kimś** an jn); (*przypuszczać*) denken, glauben; **co pan o tym ~i?** was halten <meinen> Sie davon? **2.** (*zastanawiać się*) nachdenken (**nad czymś** über etw); *ugs.* **ani ~ę!** fällt mir gar nicht ein!

myśliwski *adj* Jagd-; Jäger-; **pies ~** Jagdhund *m*; **język ~, gwara myśliwska** Jägersprache *f*, Weidmannssprache *f*; **samolot ~** Jagdflugzeug *n*; **odrzutowiec ~** Düsenjäger *m*

myśliwy *m* Jäger *m*

myślnik *m* Gedankenstrich *m*

mżawka *f* Nieselregen *m*, Sprühregen *m*

mżyć *vi* nieseln; **mży** es nieselt

mżysty *adj* diesig

N

na *praep* **1.** auf; **na stole** auf dem Tisch; **na wsi** auf dem Lande; **na wieś** aufs Land; **na mój koszt** auf meine Kosten **2.** an; **na drugi dzień** am nächsten <anderen> Tag; **na ścianie** an der Wand; **na przystanku** an der Haltestelle; **chorować na wątrobę** an der Leber krank sein **3.** für; **jak na jego wiek** für sein Alter; **na zawsze** für immer **4.** in; **na południu** im Süden; *ugs.* **na mieście** in der Stadt **5. na Litwie** in Litauen; **na Słowacji** in der Slovakei; **na Węgrzech** in Ungarn; (*do*) nach; **na Węgry** nach Ungarn **6. na górze** oben; **na dole** unten; **na pozór** scheinbar; **na górę** hinauf, hoch; **na przykład** zum Beispiel; **na bok** beiseite

nabiał *m* Molkereiprodukte *npl*

nabierać *vt* (*czerpać*) schöpfen; **~ wody** Wasser schöpfen

nabijać się *vr* auf die Schippe nehmen (**z kogoś** jn)

nabożeństwo *n* Gottesdienst *m*; **~ żałobne** Trauergottesdienst *m*; **odprawiać ~** den Gottesdienst abhalten

nabój *m* Patrone *f*, Ladung *f*

nabrać *vt pf* → **nabierać**; **~ odwagi** Mut fassen

nabyć *vt pf* → **nabywać**

nabywać *vt* **1.** kaufen **2.** erwerben (**coś** etw)

nabywca *m* Käufer *m*

nachylać się *vr* sich bücken, sich neigen

nachylić się *vr pf* → **nachylać się**

nacierać I. *vt* reiben, einreiben, abreiben (**czymś** mit etw) **II.** *vi mil.* angreifen, Sturm laufen

nacisk *m* **1.** Druck *m*; **wywierać na kogoś ~** auf jn Druck ausüben **2.** *figur.* (*podkreślenie*) Nachdruck *m*; **podkreślić z ~iem** nachdrücklich <mit Nachdruck> sagen <betonen>

naciskać *vt* drücken (**guzik** auf den Knopf)

nacisnąć *vt pf* → **naciskać**

nacjonalizm *m* Nationalismus *m*

naczelnik *m* Vorsteher *m*

naczelny *adj* ober-, Ober-, Chef-; **redaktor ~** Chefredakteur *m*

naczepa *f mot.* Sattelanhänger *m*

naczyni|e *n* Gefäß *n*; **~a kuchenne** Küchengeschirr *n*; *anat.* **~a włoskowate** Haargefäße *npl*

nad *praep* **1.** über, über etw hinaus; **~ głową** <**stołem, nami**> über dem Kopf <dem Tisch, uns>; **~ miarę** über die Maßen; **czuwać ~ czymś** über etw wachen, etw überwachen **2.** an; **~ rzeką** am Fluss; **~ Menem** am Main **3. pracować ~ czymś** an etw arbeiten

nadać *vt pf* → **nadawać**; **~ komuś tytuł** jm einen Titel verleihen

nadal *adv* immer noch, nach wie vor; **~ istnieć** fortbestehen

nadawać I. *vt* **1.** aufgeben (**list** einen Brief) **2.** (*przyznawać*) verleihen; **~ tytuł** einen Titel verleihen **3.** *rad.* senden **II.** *vr* **~ się** sich eignen, geeignet sein, taugen (**do czegoś** zu etw)

nadawca *m* Absender *m*

nadążać *vi*: **~ za kimś** mit jm Schritt halten; **nie ~** zurückbleiben

nadbiec *vi pf* → **nadbiegać**

nadbiegać *vi* herbeilaufen, herbeigelaufen kommen

nadchodzić *vi* (*zbliżać się*) herankommen; (*nadejść*) ankommen, kommen; (*mieć nastąpić*) bevorstehen

nade → **nad**: **~ mną** über mir; **~ wszystko** über alles

nadejść *vi pf* → **nadchodzić**

nadepnąć *vt* **1.** auf etw treten, auftreten **2.** (*stąpnąć*) auftreten

nadjechać *vi pf* → **nadjeżdżać**

nadjeżdżać *vi* herbeifahren, angefahren kommen; **~ konno** herbeireiten, angeritten kommen

nadlatywać *vi* herbeifliegen, herangeflogen kommen

nadlecieć *vi pf* → **nadlatywać**

nadliczbow|y *adj* überzählig; **godzina ~a** Überstunde *f*

nadludzki *adj* übermenschlich

nadmiar *m* Überfluss *m*; (*nadwyżka*) Überschuss *m* (**czegoś** an etw)

nadmieniać *vt* erwähnen

nadmienić *vt pf* → **nadmieniać**

nadmierny *adj* übermäßig; (*zbywający*) überflüssig

nadrabiać *vt* nachholen; **~ zaległości** Rückstände aufholen

nadrobić *vt pf* → **nadrabiać**
nadrzędny *adj* übergeordnet
nadsłuchiwać *vi* hinhorchen, lauschen
nadspodziewany *adj* unverhofft, unvermutet
nadto *adv* darüber hinaus, überdies; (*za wiele*) zu viel
nadużycie *n* Missbrauch *m*
nadużyć *vt pf* → **nadużywać**
nadużywa|ć *vt* missbrauchen; **~ją jego dobroci** sie missbrauchen seine Güte
nadwozie *n mot.* Karosserie *f*; **~ samonośne** selbsttragende Karosserie
nadziej|a *f* Hoffnung *f*; **rokujący ~e** hoffnungsvoll; **mieć ~ę** die Hoffnung haben; hoffen; **stracić ~ę** die Hoffnung aufgeben
nadzorować [nadzɔ'rɔvatɕ] *vt* beaufsichtigen, überwachen
nadzwyczaj [nad'zviʧaj] *adv* außerordentlich
nadzwyczajn|y [nadzvi'ʧajni] *adj* **1.** außerordentlich; **~e zdolności** außerordentliche Begabung **2.** (*specjalny*) Sonder-; **dodatek ~y** Sonderbeilage *f*
nafta *f* Petroleum *n*
naftalina *f* Naphthalin *n*
naftow|y *adj* Erdöl-; **ropa ~a** Erdöl *n*
nagana *f* Tadel *m*, Rüge *f*
nag|i *adj* nackt; **~a prawda** die nackte Wahrheit; **rozebrać się do ~a** sich ganz auskleiden
naglący *adj* dringend
nagle *adv* plötzlich; (*z dnia na dzień*) über Nacht
nagłówek *m* Überschrift *f*
nagły *adj* **1.** plötzlich **2.** (*pilny*) dringend
nago *adv* nackt
nagrać *vt pf* aufnehmen (**rozmowę na taśmę** ein Gespräch auf Band)
nagranie *n rad.* Aufnahme *f*; **~ na taśmę** Tonbandaufnahme *f*
nagrod|a *f* (*premia*) Preis *m*, Prämie *f*; **przyznać komuś ~ę** jm einen Preis verleihen; **laureat ~y** Preisträger *m*
nagrywać *vt* **nagrać**
nagrywarka *f*: **~ płyt kompaktowych** Brenner *m*
naiwny *adj* naiv
naj- *w superlatywie* -ste, -sten
nająć *vt pf* → **najmować**
najeść się *vr* sich satt essen
najmniej *adv superl* am wenigsten; **co ~** mindestens
najmować *vt* **1.** (*mieszkanie od kogoś*) mieten **2.** (*mieszkanie komuś*) vermieten **3.** (*robotników*) dingen
najpierw *adv* zuerst
najpiękniej *adv* am schönsten
najpiękniejszy *adj* der schönste
nakleić *vt pf* → **naklejać**
naklejać *vt* aufkleben
nakład *m* **1.** *druk.* Auflage *f* **2. ~ sił** Kraftaufwand *m* **3. ~y** *pl* (*wydatki*) Auslagen *pl*, Kosten *pl*
nakładać *vt* **1.** auflegen, aufsetzen **2.** (*zakładać*) anlegen, anziehen **3.** *figur.* (*np. obowiązek*) auferlegen, aufbürden
nakłaniać *vt* zu bewegen versuchen
nakłonić *vt pf* bewegen (**kogoś do czegoś** jn zu etw)
nakręcać *vt* aufziehen; **~ zegarek** die Uhr aufziehen
nakręcić *vt pf* → **nakręcać**
nakrętka *f techn.* Schraubenmutter *f*, Mutter *f*
nakrycie *n* Bedeckung *f*; **~ głowy** Kopfbedeckung *f*; **~ stołowe** Gedeck *n*
nakryć *vt pf* → **nakrywać**
nakrywać *vt* bedecken, zudecken; **~ do stołu** den Tisch decken
nalać *vt pf* → **nalewać**
nalegać *vi* dringen (**na kogoś** in jn, **na coś** auf etw)
nalepiać *vt* aufkleben, ankleben
nalepić *vt pf* → **nalepiać**
nalepka *f* Etikett *n*
naleśnik *m* Eierkuchen *m*
nalewać *vt* gießen, eingießen; (*napełniać*) füllen; (*do kieliszków*) einschenken
należ|eć I. *vi* **1.** gehören (**do kogoś** jm); (*przynależeć*) angehören (**do partii** einer Partei); **do kogo to ~y?** wem gehört das? **2. ~y** (*trzeba*) man soll, man muss **II.** *vr* **~eć się** zukommen, gebühren; **jak się ~y** wie es sich gehört
nalot *m flug.* Luftangriff *m*; **~ bombowy** Bombenangriff *m*
naładować *vt pf el.* aufladen
nałożyć *vt pf* → **nakładać**
namawiać *vt* bereden, überreden (**do czegoś** zu etw)
namiastka *f* Ersatz *m*
namiętność *f* Leidenschaft *f*
namiętny *adj* leidenschaftlich
namiot *m* Zelt *n*; **rozbić <zwinąć> ~** ein Zelt aufschlagen <abbrechen>

namoczyć *vt pf* einweichen
namówić *vt pf* → **namawiać**
namydlić *vt pf* einseifen
namyślać się *vr* überlegen, erwägen (**nad czymś** etw)
namyślić się *vr pf* **1.** → **namyślać się 2.** (*zdecydować się*) sich entschließen
na nic: wszystko ~ alles umsonst
na nowo *adv* aufs Neue
na odwrót *adv* umgekehrt, (*przeciwnie*) im Gegenteil; (*fałszywie*) verkehrt
na ogół *adv* im Allgemeinen, im Großen und Ganzen
naokoło I. *adv* ringsherum **II.** *praep* rings um, um … herum
naostrzyć *vt pf* → **ostrzyć**
napadać[1] *vt* überfallen, angreifen (**na kogoś** jn); *figur.* (*zaatakować*) anfallen, heftig anfahren
napadać[2] *vi pf* (*o deszczu*) viel geregnet haben
napalić *vi* einheizen; **~ w piecu** den Ofen heizen
naparstek *m* Fingerhut *m*
napastnik *m sport.* Stürmer *m*; **~ środkowy** Mittelstürmer *m*
napaść[1] *vt pf* → **napadać**
napaść[2] *f* Überfall *m*, Angriff *m*
napełniać I. *vt* füllen, anfüllen, voll füllen; *figur.* **~ radością** <**bólem**> mit Freude <Schmerz> erfüllen **II.** *vr* **~ się** sich füllen
napełnić *vt pf* → **napełniać**
na pewno *adv* sicher, bestimmt; **wiem ~** ich weiß das positiv
napęd *m mech.* Antrieb *m*; **~ odrzutowy** Düsenantrieb *m*; **~ rakietowy** Raketenantrieb *m*; *mot.* **~ przedni, ~ na przednie koła** Vorderantrieb *m*, Frontantrieb *m*; **~ tylny** Heckantrieb *m*, Hinterradantrieb *m*
napić się *vr* trinken
napięci|e *n* Spannung *f*; **wysokie ~e** Hochspannung *f*; *el.* **być pod ~em** unter Strom stehen; **~e międzynarodowe** internationale Spannung; **zmniejszyć ~e** die Spannung vermindern; **w ~u** spannungsvoll, gespannt; **z ~em** mit Spannung
napięt|y *adj* gespannt (*a. figur.*); **~a sytuacja** gespannte Lage
napis *m* **1.** Inschrift *f*, Aufschrift *f* **2.** (*nagłówek*) Überschrift *f*
napisać *vi pf* → **pisać**; **~ list** <**artykuł**> einen Brief <Artikel> schreiben
napiwek *m* Trinkgeld *n*
napocząć *vt pf* anbrechen (**butelkę** eine Flasche)
napoić *vt pf* → **poić**
na pozór *adv* scheinbar
napój *m* Getränk *n*; **~ chłodzący** Erfrischungsgetränk *n*; **~ miłosny** Liebestrank *m*, **~ ozarodziejski** Zaubertrank *m*
na pół *adv* halb; **~ martwy** halb tot
napraw|a *f* Ausbesserung *f*, Reparatur *f*; **~a samochodów** Autoreparatur *f*; **dać** <**oddać**> **do ~y** in Reparatur geben, ausbessern lassen
naprawdę *adv* wahrhaft, (*rzeczywiście*) wirklich, tatsächlich
naprawiać *vt* **1.** ausbessern, ausrichten, reparieren **2.** (*wynagrodzić*) wieder gutmachen
naprawić *vt pf* → **naprawiać**
na próżno *adv* vergebens, erfolglos, umsonst
naprzeciw *adv* **1.** gegenüber; **~ dworca** dem Bahnhof gegenüber **2.** (*na spotkanie*) entgegen; **wyjść komuś ~** jm entgegengehen, (*a. figur.*) entgegenkommen
na przekór *adv* zum Trotz, zuwider; **robić komuś ~** jm zuwiderhandeln
na przełaj *adv* quer, querfeldein; *sport.* **bieg ~** Geländelauf *m*
naprzód *adv* **1.** vorwärts; **iść ~** vorwärts gehen **2.** *ugs.* (*najpierw*) zuerst, erst
narad|a *f* Beratung *f*; **odbywać ~ę** Beratung abhalten
naraz *adv* (*nagle*) auf einmal; plötzlich
na razie *adv* vorläufig, fürs Erste; *ugs.* **no to ~!** bis später!, bis nachher!
narażać I. *vt* **1.** aussetzen; **~ kogoś na niebezpieczeństwo** jn einer Gefahr aussetzen **2.** (*wystawiać na ryzyko*) aufs Spiel setzen (*np.* **czyjeś zdrowie** js Gesundheit) **II.** *vr* **~ się** sich in Gefahr bringen
narciarsk|i *adj* Ski-; Schi-; **strój ~i** Skikleidung *f*; **bieg ~i** Skilauf *m*; **skocznia ~a** Sprungschanze *f*; **kij ~i** Skistock *m*
narciarstwo *n* Skisport *m*
narciarz *m* Skiläufer *m*
narcyz *m* Narzisse *f*
narzysm *m* Narzissmus *m*
nareszcie *adv* endlich
narkoman *m* Drogensüchtige *m*
narkotyk *m* Rauschgift *n*, Droge *f*; **handel ~ami** Drogenhandel *m*
narobi|ć *vt pf* anrichten; **coś ty ~ł?** was hast du angerichtet?

narodowość *f* **1.** (*przynależność*) Nationalität *f*, Volkszugehörigkeit *f* **2.** (*grupa*) Nationalität *f*

narodow|y *adj* national; National-; Volks-; **gospodarka ~a** Volkswirtschaft *f*; **mniejszość ~a** nationale Minderheit; **hymn ~y** Nationalhymne *f*; **święto ~e** Nationalfeiertag *m*; **strój ~y** Nationaltracht *f*

narodzenie *n*: **Boże Narodzenie** Weihnachten *n*, *pl*; **na Boże Narodzenie** zu Weihnachten

narodzić się *vr* geboren werden, zur Welt kommen

narożnik *m* Ecke *f*, Winkel *m*; **~ stołu** Tischecke *f*

naród *m* **1.** Volk *n*; **~ francuski** das französische Volk **2.** Nation *f*; **Narody Zjednoczone** die Vereinten Nationen

nart|a *f* Ski, Schi *m*; **~y wodne** Wasserskier *mpl*; **jazda na ~ach** Skilauf *m*; **jeździć na ~ach** Ski laufen

nartostrada *f* Skipiste *f*

narzeczona *f* Verlobte *f*

narzeczony *m* Verlobte *m*

narzędnik *m gram.* Instrumental *m*

narzędzie *n* Werkzeug *n*, Gerät *n*, Instrument *n*; **~ rzemieślnicze** Handwerkzeug *n*

narzuca|ć I. *vt* **1.** (*np. płaszcz*) umhängen **2.** *figur.* aufzwingen, aufdrängen **II.** *vr* **~ć się** (*swoją osobą*) sich aufdrängen; **~ się przypuszczenie** es drängt sich die Vermutung auf

narzucić *vt pf* → **narzucać**

narzuta *f* (*na łóżko*) Bettdecke *f*

narzutka *f* (*na ramiona*) Überwurf *m*

nas *pron pers pl* uns; → **my**

nasenny *adj*: **środek ~** Schlafmittel *n*

nasienie *n* Samen *m*

na skutek *adv* infolge; **~ tego** infolge davon

nasmarować *vt* einschmieren (**czymś** mit etw); *mot.* abschmieren

nasta|ć *vi pf* kommen, aufkommen; **~ją nowe czasy** eine neue Epoche bricht an

nastać się *vr pf* (*stać długo*) lange stehen müssen; (*zmęczyć się staniem*) sich müde stehen

nastawać *vi* **1.** (*nadchodzić*) kommen **2.** (*powstawać*) aufkommen **3.** **~ na coś** auf etw bestehen; **~ na czyjeś życie** jm nach dem Leben trachten

nastawiać *vt* **1.** (*aparat*) einstellen; **~ zegar(ek)** die Uhr stellen **2.** *med.* einrenken **3.** *figur.* einstellen (**kogoś na coś** jn auf etw)

nastawić *vt pf* → **nastawiać**

nastawienie *n* (*stosunek*) Einstellung *f* (**w stosunku do kogoś** jm gegenüber)

nastąpi|ć *vi pf* → **następować**; **mający ~ć** bevorstehend; **ciąg dalszy ~** Fortsetzung folgt

następca *m* Nachfolger *m*

następnie *adv* hierauf, dann

następn|y *adj* der folgende, der nachfolgende, der nächste; **~ego dnia** am nächsten <darauffolgenden> Tag

następ|ować *vi* **1.** folgen (**po czymś** auf etw); **~ować po sobie** aufeinanderfolgen **2.** (*stawać się, odbywać się*) erfolgen, stattfinden **3.** (*nadchodzić*) eintreten; **to brzmi jak ~uje** es lautet folgendermaßen

następujący *adj* folgend

nastolatek *m* Teenager *m*

nastr|ój *m* Stimmung *f*; **podniosły ~ój** gehobene Stimmung; **być w dobrym ~oju** in (guter) Stimmung sein; **wprawić w zły ~ój** in eine schlechte Stimmung versetzen

nasyp *m* Damm *m*; **~ kolejowy** Eisenbahndamm *m*

nasypać *vt pf* vollschütten, aufschütten; (*napełnić*) füllen; → **sypać**

nasz, nasza, nasze I. *pron poss* unser, unsere, unser **II.** *adv* **po ~emu** nach unserer Art; (*w naszym języku*) in unserer Sprache

naszyjnik *m* Halskette *f*, Collier *n*

naśladować *vt* nachahmen (**kogoś** jn); nachmachen (**kogoś** jm)

naświetlać *vt* **1.** *fot.* belichten **2.** *med.* bestrahlen **3.** *figur.* (*sprawę*) beleuchten

naświetlanie *n* **1.** *fot.* Belichtung *f* **2.** *med.* Bestrahlung *f*

naświetlić *vt pf* → **naświetlać**

natarcie *n* **1.** *mil.* Sturm *m* **2.** *med.* (*np. olejkiem*) Einreibung *f*

natchnienie *n* Eingebung *f*, Inspiration *f*

natomiast *adv* dagegen, demgegenüber

natrętny *adj* aufdringlich

natrysk *m* Dusche *f*; **zimny ~** kalte Dusche

natu|ra *f* Natur *f*; *mal.* **martwa ~ra** Stillleben *n*; **z ~ry** von Natur aus; **przeciw(ny) ~rze** naturwidrig; **świadczenia w ~rze** Naturalleistungen *fpl*; **zgodnie z ~rą** naturgemäß

naturalizm *m* Naturalismus *m*

naturalnie *adv* natürlich

naturaln|y *adj* **1.** natürlich; Natur- **2.** (*swo-*

bodny) ungezwungen **3.** (*nieafektowany*) ungekünstelt **4. ~a wielkość** Lebensgröße *f*; **~ej wielkości** in voller Lebensgröße
natychmiast *adv* sofort, sogleich
natychmiastowy *adj* sofortig
nauczanie *n* Unterricht *m*
nauczyciel *m* Lehrer *m*; (*mistrz*) Lehrmeister *m*; **~ akademicki** Hochschullehrer *m*
nauczycielka *f* Lehrerin *f*
nauczyć *pf* **I.** *vt* beibringen (**kogoś czegoś** jm etw) **II.** *vr* **~ się** er|lernen
nauk|a *f* **1.** Wissenschaft *f*; **~i przyrodnicze** Naturwissenschaften *fpl*; **2.** (*uczenie*) Unterricht *m*, Lehre *f*; **~a języków** Sprachunterricht *m*; *mot.* **~a jazdy** Fahrschule *f* **3.** (*doktryna*) Lehre *f* **4.** (*uczenie się*) Lernen *n*
naukowiec *m* Wissenschaftler *m*
naukow|y *adj* wissenschaftlich; **rozprawa ~a** wissenschaftliche Abhandlung; **pomoce ~e** Lehrmittel *npl*
naumyślnie *adv* absichtlich
nauszniki *mpl* Ohrenschützer *pl*, (*czapki*) Ohrenklappen *pl*
nawa *f archit.* Schiff *n*; **~ boczna** Nebenschiff *n*; **~ główna <środkowa>** Mittelschiff *n*
nawet *adv* sogar; selbst; **~ nie** nicht einmal
nawias *m* Klammer *f*; **~ kwadratowy <okrągły>** eckige <runde> Klammer; **~ ostry** spitze Klammer; **w ~ie** in Klammern; **postawić <wziąć> coś w ~** etw in Klammern setzen; **~em mówiąc** nebenbei bemerkt
nawiązywać *vt* aufnehmen, knüpfen; **~ kontakty z kimś** Kontakte zu jm herstellen
nawijać *vt* aufwickeln; **~ na szpulkę** aufspulen
nawinąć *vt pf* → **nawijać**
nawlec *vt pf* → **nawlekać**
nawlekać *vt* einfädeln (**nitkę** einen Faden)
nawóz *m* Dünger *m*; **~ sztuczny** Kunstdünger *m*
na wpół *adv* halb, zur Hälfte; (*połowicznie*) halbwegs; **~ ugotowany** halb gar
na wprost *adv* (*prosto*) geradeaus; (*naprzeciw*) gegenüber
nawrót *m med.* Rückfall *m*
na wskroś *adv* (*całkowicie*) durch und durch; (*bardzo*) äußerst
nawzajem *adv* einander, gegenseitig; **pozdrawiać się ~** einander grüßen; **popierać się ~** sich gegenseitig unterstützen; **~!** gleichfalls!
na wznak *adv* rücklings; **upaść ~** auf den Rücken fallen
nazbyt *adv* allzu, zu viel, zu sehr
na zewnątrz [na'zɛvnɔ̃tʃ] *adv* (*gdzie?*) außerhalb; (*dokąd?*) hinaus, nach außen; (*na dworze*) draußen; **~ domu** draußen vor dem Haus
nazwa *f* Benennung *f*, Name *m*; (*określenie*) Bezeichnung *f*; **~ geograficzna** geografischer Name; **właściwa ~** die richtige Bezeichnung
nazwać *vt pf* → **nazywać**
nazwisk|o *n* Name *m*, Zuname *m*; **~o panieńskie <rodowe>** Mädchenname *m*; **imię i ~o** Vor- und Zuname; **nosić czyjeś ~o** js Namen tragen; **znać z ~a** dem Namen nach kennen
nazywać I. *vt* **1.** nennen, benennen **2.** (*określać*) nennen, bezeichnen; **~ siebie** sich nennen **II.** *vr* **~ się** heißen; **jak się nazywasz?** wie heißt du?
negatyw *m* Negativ *n*
negatywny *adj* negativ
neogotycki *adj* neugotisch
neogotyk *m* Neugotik *f*
neon *m chem.* Neon *n*
neonow|y *adj* Neon-; **lampa ~a** Leuchtstoffröhre *f*
neoromański *adj* neuromanisch
nerk|a *f* Niere *f*; **sztuczna ~a** künstliche Niere; **chory na ~i** nierenkrank
nerw *m* Nerv *m*; **~ ruchowy** Bewegungsnerv *m*; **o słabych ~ach** nervenschwach; **mieć mocne ~y** starke Nerven haben; **to mi działa na ~y** das geht <fällt> mir auf die Nerven
nerwica *f* Neurose *f*
nerwowy *adj* **1.** (*o człowieku*) nervös; **być ~m** nervös sein **2.** (*dotyczący nerwów*) Nerven-; **system ~** Nervensystem *n*; **szok ~** Nervenschock *m*
neseser *m* Reisenecessaire *n*
neska *f* (*kawa*) löslicher Kaffee
netto *adj* netto; **kwota ~** Nettobetrag *m*; **cena ~** Nettopreis *m*; **zysk ~** Nettoertrag *m*
neurolog *m* Nervenarzt *m*, Neurologe *m*
neutralny *adj* neutral; **~ grunt** neutraler Boden
neutron *m chem.* Neutron *n*
nędz|a *f* Elend *n*, Not *f*; **skrajna ~a** äußerste, peinliche Not; **popaść w ~ę** in Not geraten; **doprowadzić kogoś do ~y** jn ins Elend stürzen

nędzny *adj* **1.** elend, arm **2.** (*podły*) niederträchtig

ni *kj*: **ni ..., ni ...** weder ... noch; **ni stąd, ni zowąd** mir nichts, dir nichts; **ni to, ni owo** nicht dies noch das

niby *adv* **1.** (*jak gdyby*) als ob, wie wenn; **~ nie rozumiał** als ob er nicht verstanden hätte **2.** (*na pozór*) scheinbar, eigentlich; **~ tak** eigentlich ja, nun ja

nic *adv* nichts; **~ a ~** ganz und gar nichts; **~ złego** nichts Böses; **wszystko na ~** alles umsonst; **do niczego** zu nichts; **z niczego** aus nichts; **za ~ (w świecie)** um nichts; **~ takiego** nichts Besonderes; **mieć za ~** gering schätzen; **~ z tego (nie będzie)** daraus wird nichts; **~ nie szkodzi** das tut <macht> nichts; **~ nie pomoże** da hilft nichts

niczyj *adj* niemandem gehörig; Niemands-; (*bezpański*) herrenlos; **ziemia ~a** Niemandsland *n*

nić *f* Faden *m*; **~ życia** Lebensfaden *m*; **nici** *pl* Zwirn *m*, Garn *n*

niderlandzki *adj* niederländisch

nie *adv* (*występujące samodzielnie*) nein; **~!** nein!; (*przy czasowniku itd.*) nicht; **~ mogę** ich kann nicht; **wcale ~** gar nicht; **~ bardzo** nicht besonders; (*przy czasowniku z rzeczownikiem*) kein; **~ mam pieniędzy** <**czasu**> ich habe kein Geld <keine Zeit>; **~ do pomyślenia** undenkbar; **~ do wiary** unglaublich; **~ być** nicht sein; **~ ma** ist nicht, es gibt nicht, es gibt kein; **~ ma środków** es gibt keine Mittel; **~ ma nikogo** niemand ist da; **~ ty, lecz** <**ale, tylko**> **on** nicht du, sondern er

nie- *w złożeniach* nicht, Nicht-, un-, Un-

niebawem *adv* bald

niebezpieczeństw|o *n* Gefahr *f*; **~o dla życia** Lebensgefahr *f*; **w razie ~a** bei Gefahr; **narażać się na ~o** sich einer Gefahr aussetzen; **być w ~ie** in Gefahr sein, gefährdet sein; **nie zagraża mu ~o** er ist außer Gefahr

niebezpieczn|y *adj* gefährlich; *mot.* **~e miejsce** Gefahr(en)stelle *f*

niebieski *adj* **1.** blau, himmelblau **2.** (*dotyczący nieba*) himmlisch; Himmels-; **ciało ~e** Himmelskörper *m*

nieb|o *n* Himmel *m*; **pod gołym ~em** unter freiem Himmel; **na ~ie** am Himmel

niebyt *m* Nichtsein *n*

niech *adv* es mag, es soll; **~ będzie** es sei; **~ mówi** sage er, mag er sagen; **~ przyjdzie** möge er kommen; **~ żyje!** es <er> lebe hoch!

niechcący *adv* unabsichtlich

niechę|ć *f* Abneigung *f*, Widerwille *m*; **z ~cią** mit Abneigung, ungern; **mieć ~ć do kogoś** <**czegoś**> gegen jn <etw> Widerwillen haben

niechętnie *adv* ungern

niechętny *adj* unwillig, abgeneigt

niecierpliwi|ć się *vr* ungeduldig sein; (*stawać się niecierpliwym*) ungeduldig werden; **niech się pan nie ~!** gedulden Sie sich!

niecierpliwy *adj* ungeduldig

nieco *adv* ein bisschen, etwas; **~ więcej** etwas mehr

niecodzienny *adj* außergewöhnlich

nieczynn|y *adj*: **być ~ym** stillstehen; (*nie działać*) außer Betrieb sein; **fabryka jest ~a** die Fabrik steht still; **winda ~a** Fahrstuhl außer Betrieb

nieczytelny *adj* unleserlich

niedaleki *adj* nicht fern, nah; **w ~ej przyszłości** in absehbarer Zeit

niedaleko *adv* unweit (**czegoś** von etw)

niedawn|o *adv* vor kurzem, unlängst, neulich; **od ~a** seit kurzem; **do ~a** bis vor kurzem

niedawn|y *adj* jüngst; **w ~ej przeszłości** in jüngster Vergangenheit

niedbały *adj* nachlässig; schlampig

niedługo *adv* nicht lange; (*wkrótce*) bald

niedobrze *adv* nicht gut, schlecht; **czuć się ~** sich nicht ganz wohl fühlen

niedokładny *adj* ungenau

niedokończony *adj* unvollendet

niedołęga *m* Versager *m*, *ugs.* Niete *f*

niedopałek *m ugs.* Kippe *f*, Stummel *m*; **~ papierosa** Zigarettenstummel *m*

niedopuszczalny *adj* unzulässig

niedorzeczny *adj* unsinnig, absurd

niedosłyszeć *vi* schwerhörig sein

niedostateczny *adj* ungenügend, unzulänglich

niedostatek *m* **1.** (*brak*) Mangel *m* (*np.* **żywności** an Lebensmitteln) **2.** (*bieda*) Armut *f*, Not *f*; **cierpieć ~** Not leiden

niedostępny *adj* unzugänglich; (*cena*) unerschwinglich

niedostrzegalny *adj* nicht wahrnehmbar; (*niezauważalny*) unbemerkbar

niedoświadczony *adj* unerfahren

niedozwolony *adj* nicht gestattet

niedyskretny *adj* indiskret, eindringlich
niedziel|a *f* Sonntag *m*; **w ~ę** am Sonntag; **co ~ę** jeden Sonntag, sonntags; **w ~e i święta** sonn- und feiertags
niedźwiedź ['ɲɛdʑvʲɛtɕ] *m* Bär *m*; **~ brunatny** Braunbär *m*; **~ polarny** Eisbär *m*
nieekonomiczny *adj* (*nieoszczędny*) unwirtschaftlich
niegdyś *adv* einst, einmal
niegrzeczny *adj* unhöflich (**wobec kogoś** jm gegenüber); (*o dziecku*) unartig, nicht brav
niegustowny *adj* geschmacklos
niejaki *adj* ein gewisser; **~ pan ...** ein gewisser Herr ...; **od ~ego czasu** seit einiger Zeit
niejako *adv* gleichsam, gewissermaßen
niejasny *adj* unklar; (*niewyraźny*) undeutlich
niejeden *pron* mancher, manch einer
niekiedy *adv* manchmal, bisweilen
niekompatybilny *adj inform.* inkompatibel
niekorzystn|y [ɲɛkɔ'ʒɨstnɨ] *adj* ungünstig, nachteilig; *figur.* **~a sytuacja** eine missliche Lage
niekorzyść *f* Nachteil *m*; **na ~** zuungunsten
niektórzy *pron* manche
nieletni *adj* minderjährig, unmündig
nieliczn|y *adj* nicht zahlreich, wenig; **~i, ~e** wenige
nieludzki *adj* unmenschlich; (*okrutny*) grausam
nieładnie *adv* unschön, nicht schön
niemal *adv* beinahe
niemądry *adj* unklug, töricht
Niemiec *m* Deutsche *m*
niemieck|i *adj* deutsch; **język ~i** das Deutsche, die deutsche Sprache, Deutsch *n*; **po ~u** (auf) Deutsch, deutsch
niemiły *adj* unangenehm
Niemka *f* Deutsche *f*
niemniej *adv* nichtsdestoweniger
niemodny *adj* unmodern; **być ~m** außer Mode sein
niemowlę *n* Säugling *m*; Baby *n*; **osoba pilnująca ~cia** Babysitter *m*
niemożliw|y *adj* **1.** unmöglich; **to ~e** das ist unmöglich **2.** (*nieznośny*) unerträglich
niemy *adj* stumm
nienawidzić I. *vt* hassen **II.** *vr* **~ się** sich (gegenseitig) hassen
nienawiść *f* Hass *m*; **żywić ~ do kogoś** gegen jn Hass hegen
nieobecność *f* Abwesenheit *f*; **pod ~** in Abwesenheit
nieobecny *adj* abwesend; **~!** fehlt!
nieobowiązująco *adv* unverbindlich
nieoczekiwanie *adv* unverhofft, unerwartet(erweise)
nieoczekiwany *adj* unerwartet; (*zaskakujący*) überraschend
nieodpowiedzialny *adj* unverantwortlich; verantwortungslos
nieodwołalny *adj* unwiderruflich; (*bezpowrotny*) unwiederbringlich
nieodzowny *adj* unentbehrlich, unerlässlich, unabdingbar
nieograniczon|y *adj* uneingeschränkt; unbegrenzt; **~e zaufanie** unbegrenztes Vertrauen
nieokreślony *adj* unbestimmt; (*niejasny*) vage
nieopisany *adj* unbeschreiblich
nieosiągalny *adj* unerschwinglich, unerreichbar
nieostrożny *adj* unvorsichtig
niepalący *m* Nichtraucher *m*; **przedział dla ~ch** Nichtraucherabteil *n*
nieparzyst|y *adj* unpaarig; **liczba ~a** ungerade Zahl
niepełnoletni *adj* minderjährig
niepewny *adj* unsicher; (*wątpliwy*) ungewiss
niepodległość *f* Unabhängigkeit *f*
niepodległy *adj* unabhängig, frei
niepogoda *f* schlechtes Wetter; Unwetter *n*, Sauwetter *n*
niepokoić I. *vt* beunruhigen **II.** *vr* **~ się** sich beunruhigen, besorgt sein (**z powodu czegoś** wegen etw, **o coś** um etw)
niepokój *m* **1.** Unruhe *f* **2.** (*troska*) Besorgnis *f*
nieporozumieni|e *n* **1.** Missverständnis *n* **2. ~a** *npl* (*niezgoda*) Misshelligkeiten *fpl*
nieporządek *m* Unordnung *f*
nieposłuszny *adj* ungehorsam
niepotrzebnie *adv* unnötig(erweise)
niepotrzebny *adj* unnötig; (*zbędny*) überflüssig
niepowodzenie *n* **1.** Misserfolg *m*, Fiasko *n*, Misslingen *n* **2.** (*przeciwność losu*) Schicksalsschlag *m*, Missgeschick *n*
niepowtarzalny *adj* einmalig
niepożądany *adj* unerwünscht; (*niemile widziany*) unwillkommen
nieprawda *f* Unwahrheit *f*

nieprawdopodobny *adj* unwahrscheinlich; (*niewiarygodny*) unglaublich, unvorstellbar
nieproszony *adj* ungebeten
nieprzemakalny *adj* wasserdicht; ~ **płaszcz** Regenmantel *m*
nieprzerwany *adj* ununterbrochen
nieprzewidziany *adj* unvorhergesehen; (*niespodziewany*) unerwartet
nieprzyjaciel *m* Feind *m*
nieprzyjacielski *adj* feindlich; Feindes-; **pozycje ~e** feindliche Stellungen
nieprzyjazny *adj* feindselig
nieprzyjemność *f* Unannehmlichkeit *f*
nieprzyjemny *adj* unangenehm
nieprzytomny *adj* bewusstlos, ohnmächtig
nieprzyzwoity *adj* unanständig, anstößig
niepunktualny *adj* unpünktlich
nieraz *adv* mehrmals, oft
nierdzewny *adj* rostfrei
nierozpuszczalny *adj* unlöslich
nierozsądny [ɲɛrɔ'sɔ̃dnɨ] *adj* unvernünftig; (*nieprzemyślany*) unüberlegt; ~ **czyn** unüberlegte Handlung
nierównomierny *adj* ungleichmäßig
nierówny *adj* ungleich; (*szorstki*) uneben; (*człowiek*) unbeständig
nieruchomo *adv* unbeweglich, regungslos; **siedzieć ~** regungslos dasitzen
nieruchomoś|ć *f* **1.** (*stan*) Unbeweglichkeit *f* **2. ~ci** *pl* Immobilien *pl*
nieruchomy *adj* unbeweglich; (*nieporuszony*) unbewegt; (*wmontowany*) starr
niesamowicie *adv* unheimlich; ~ **dużo** unheimlich viel
niesamowity *adj* unheimlich
nieskończony *adj* unendlich, endlos
nieskuteczny *adj* wirkungslos, erfolglos
niesłusznie *adv* zu Unrecht
niesłuszny *adj* unrecht, falsch; (*bezpodstawny*) unberechtigt
niesłychany *adj* unerhört
niespodzianie *adv* unerwarteterweise, unverhofft
niespodziank|a *f* Überraschung *f*; **sprawić <zrobić> ~ę** eine Überraschung bereiten
niespodziewany *adj* unerwartet, überraschend; ~ **atak** Überraschungsangriff *m*
niespokojn|y *adj* **1.** unruhig; (*zatroskany*) besorgt (**o coś** wegen etw) **2.** (*wzburzony*) bewegt; **morze jest ~e** die See ist bewegt
niesprawiedliwość *f* **1.** Ungerechtigkeit *f* **2.** (*krzywda*) Unrecht *n*
niesprawiedliwy *adj* ungerecht
niesprawny *adj*: *mot.* ~ **technicznie** nicht betriebssicher
niestał|y *adj* unbeständig, veränderlich; (*chwiejny*) wankelmütig, wetterwendisch; *mat.* **wielkość ~a** inkonstante Größe
niestety *int* leider; ~ **już nie** leider nicht mehr
niestrawny *adj* unverdaulich
nieswojo *adv* unbehaglich; **czuć się ~** sich unbehaglich fühlen
niesympatyczny *adj* unsympathisch
nieszczelny *adj* undicht
nieszczery *adj* unaufrichtig
nieszczęście [ɲɛ'ʧɛ̃tɕɛ] *n* Unglück *n*; Unheil *n*; **na ~** unglücklicherweise; **spotkało mnie ~** mir ist ein Unglück zugestoßen
nieszczęśliwy [ɲɛʃʧɛ̃'ɕʎivɨ] *adj* unglücklich; ~ **wypadek** Unglück *n*, Unfall *m*, (*na ulicy*) Verkehrsunfall *m*
nieszkodliwy *adj* unschädlich; harmlos
nieść *vt* tragen
nieślubn|y *adj* unehelich, außerehelich; **~e dziecko** uneheliches Kind
nieśmiały *adj* schüchtern; (*skrępowany*) befangen
nieśmiertelny I. *adj* unsterblich **II.** *m* Unsterbliche *m*
nieświadomy *adj* unbewusst (**czegoś** eines Dinges)
nietakt *m* Taktlosigkeit *f*
nietaktowny *adj* taktlos
nietoperz *m* Fledermaus *f*
nietrudno *adv* unschwer
nietykalność *f* Immunität *f*; **uchylić ~ poselską** die parlamentarische Immunität aufheben
nietykalny *adj* unantastbar; unverletzlich; (*np. poseł*) immun
nieubłagany *adj* unerbittlich
nieuchronny *adj* unvermeidlich, unabwendbar
nieuczciw|y *adj* unehrlich, unredlich; (*niedopuszczalny*) unlauter; **~a konkurencja** unlauterer Wettbewerb
nieudan|y *adj* misslungen, fehlgeschlagen; Fehl-; **~e posunięcie** Fehlgriff *m*; **~y eksperyment** misslungenes Experiment
nieufnoś|ć *f* Misstrauen *n*; **wotum ~ci** Misstrauensvotum *n*; **nabrać ~ci** misstrauisch werden
nieufny *adj* misstrauisch (**wobec kogoś** gegen jn)
nieugięty *adj* unbeugsam

nieuleczalny *adj* unheilbar
nieumyślnie *adv* unabsichtlich, ohne Absicht
nieuniknion|y *adj* unvermeidlich; (*nie do odwrócenia*) unabwendbar; **~e skutki** unausbleibliche Folgen
nieuprzejmy *adj* unhöflich (**dla**, **wobec kogoś** zu jm)
nieurodzaj *m* Missernte *f*
nieustanny *adj* anhaltend, unaufhörlich; **~ deszcz** anhaltender Regen
nieustraszony *adj* unerschrocken
nieuwag|a *f* **1.** (*przeoczenie*) Versehen *n*; **przez ~ę** aus Versehen, versehentlich **2.** (*nieopatrzność*) Unachtsamkeit *f*
nieuzasadniony *adj* (*bezpodstawny*) unbegründet; (*nieusprawiedliwiony*) ungerechtfertigt
niewart *adj* nicht wert; **~ złamanego szeląga** keinen roten Heller wert; **to ~e zachodu** das ist der Mühe nicht wert
nieważkość *f phys.* Schwerelosigkeit *f*
nieważn|y *adj* ungültig; (*mało ważny*) unwichtig, unwesentlich; *juris.* nichtig; **uznać coś za ~e** etw für ungültig erklären; *juris.* **uznanie za ~e** Nichtigkeitserklärung *f*; **uznać coś za ~e** etw für (null und) nichtig erklären; **to jest ~e** das ist unwichtig, unwesentlich
niewątpliwie *adv* unzweifelhaft, zweifellos, unbestritten
niewątpliw|y *adj* unverkennbar (*a. niezaprzeczalny*); (*nie budzący zastrzeżeń*) einwandfrei; **jest rzeczą ~ą, że ...** es kann kein Zweifel darüber bestehen, dass ...
niewdzięcznoś|ć [ɲɛ'vdʑɛ̃tʃnɔɕtɕ] *f* Undankbarkeit *f*, Undank *m*; **czarna ~ć** schnöder Undank; **płacić <odpłacać> ~cią** mit Undank vergelten
niewdzięczny *adj* undankbar
niewiadoma *f mat.* Unbekannte *f*
niewiadom|y *adj* unbekannt; **~ego pochodzenia** unbekannter Herkunft
niewiasta *f* Frau *f*
niewidomy I. *adj* blind **II.** *m* Blinde *m*
niewidzialny *adj* unsichtbar
niewiele I. *num pl* wenige; **niewiele osób** wenige Personen; **niewielu z nas** wenige von uns **II.** *adv* (*mało*) wenig, nicht viel; **mieć ~ do stracenia** wenig zu verlieren haben
niewielk|i *adj* gering, nicht groß; **~a strata** geringer Verlust
niewielu → **niewiele**
niewierny *adj* untreu, treulos
niewierzący *adj* ungläubig; **jestem ~** ich glaube nicht an Gott
niewinnie *adv* unschuldig, unverschuldet; **~ kogoś skazać** jn unschuldig verurteilen
niewinn|y *adj* **1.** unschuldig, harmlos; **~e dziecko** unschuldiges Kind **2.** (*czysty*) keusch
niewłaściwy *adj* (*niepoprawny*) unrichtig; (*niestosowny*) ungelegen, unpassend; (*niekompetentny*) unzuständig, nicht zuständig
niewol|a *f* **1.** Gefangenschaft *f*; **dostać się do ~i** in Gefangenschaft geraten; gefangen genommen werden **2.** (*niewolnictwo*) Sklaverei *f*
niewolnictwo *n* Sklaverei *f*
niewolnik *m* Sklave *m*; **handel ~ami** Sklavenhandel *m*
niewrażliwy *adj* unempfindlich (**na coś** gegen etw)
niewybuch *m* (*pocisk*) Blindgänger *m*
niewyczerpany *adj* unerschöpflich
niewydolność *f med.* Insuffizienz *f*
niewygodnie *adv* unbequem
niewygodny *adj* unbequem
niewykształcony [ɲɛvikʃtaŭ'tsɔnɨ] *adj* ungebildet
niewykwalifikowany *adj* unqualifiziert; **robotnik ~** ungelernter Arbeiter, (*na budowie*) Handlanger *m*
niewypowiedziany *adj* unsagbar
niewyraźnie *adv* undeutlich
niewyraźny *adj* undeutlich; (*nieokreślony*) unbestimmt
niewyspany *adj* nicht ausgeschlafen
niewystarczający *adj* unzureichend, unzulänglich
niewyważon|y *adj*: *mot.* **~e koło** ein unausgewuchteter Reifen
niewzruszony *adj* unerschütterlich; (*np. mina*) unbewegt
niezachwiany *adj* unerschütterlich
niezadowolony *adj* unzufrieden (**z czegoś** mit etw)
niezagrożony *adj* ungefährdet
niezależnie *adv* unabhängig; **~ od tego** unabhängig davon; (*ponadto*) darüber hinaus
niezależny *adj* unabhängig (**od czegoś** von etw); (*samodzielny*) selbstständig, selbständig
niezamężna *adj* (*kobieta*) unverheiratet, ledig

niezapominajka *f* Vergissmeinnicht *n*

niezapomniany *adj* unvergesslich

niezaprzeczalny *adj* (*nie do zaprzeczenia*) unleugbar; (*prawo*) unbestreitbar

niezastąpiony *adj* unersetzlich

niezawisłość *f* Unabhängigkeit *f*; **~ narodowa** nationale Unabhängigkeit

niezawisły *adj* unabhängig, souverän

niezawodny *adj* **1.** untrüglich; **~ środek** untrügliches Mittel **2.** (*pewny*) zuverlässig; (*techn. o.*) betriebssicher; **~ człowiek** ein zuverlässiger Mann

niezbadany *adj* (*nie dający się wyjaśnić*) unergründlich, unerklärlich

niezbędny *adj* unentbehrlich, unbedingt nötig

niezbyt *adv* nicht allzu, nicht sehr

niezdatny *adj* untauglich

niezdecydowany *adj* unentschlossen; unschlüssig

niezdolność *f* Unfähigkeit *f*; **~ do pracy** Arbeitsunfähigkeit *f*

niezdolny *adj* unfähig; -unfähig; **~ do pracy** arbeitsunfähig

niezdrowy *adj* ungesund; (*szkodliwy a.*) gesundheitsschädlich

niezgod|a *f* Zwietracht *f*; **siać ~ę** Zwietracht stiften

niezgrabny *adj* **1.** (*niezdarny*) ungeschickt, plump **2.** (*źle zbudowany*) unförmig

niezliczon|y *adj* unzählig; **~ą ilość razy** unzählige Male

niezły *adj* nicht schlecht

niezmienn|y *adj* unveränderlich, (*pozostający takim samym*) gleich bleibend; *mat.* **wielkość ~a** Konstante *f*

niezmierny *adj* unendlich, äußerst; (*nieprzejrzany*) unübersehbar

nieznacznie *adv* (*trochę*) geringfügig; (*niezauważalnie*) unauffällig, unmerklich

nieznaczn|y *adj* unerheblich, unbedeutend, gering; **ponieśliśmy ~e straty** unsere Verluste sind gering

nieznajomy I. *adj* unbekannt, nicht bekannt **II.** *m* Unbekannte *m*

nieznany *adj* unbekannt; **Grób Nieznanego Żołnierza** das Grabmal des Unbekannten Soldaten

nieznośny *adj* unerträglich, unausstehlich

niezręczny *adj* ungeschickt, (*nieporadny*) unbeholfen

niezrozumiały *adj* unverständlich; (*niepojęty*) unbegreiflich; (*niewyjaśniony*) unerklärlich; **z ~ch powodów** aus unerklärlichen Gründen

niezwłocznie [ɲɛ'zvŭɔʧnɛ] *adv* unverzüglich, ohne Verzug

niezwyciężony *adj* (*nie do zwyciężenia*) unbesiegbar

niezwykle *adv* außergewöhnlich, ungemein

niezwykły *adj* außergewöhnlich, ungewöhnlich; (*wybitny*) hervorragend

nieźle *adv* nicht schlecht

nieżonaty *adj* (*mężczyzna*) unverheiratet

nieżyczliwy *adj* übel gesinnt, unfreundlich

nigdy *adv* nie, niemals; **już ~** nie wieder; **jakby ~ nic** als wenn nichts vorgefallen wäre; mir nichts, dir nichts

nigdzie *adv* **1.** (*o miejscu*) nirgends; **~ indziej** nirgend anders, sonst nirgends **2.** (*o kierunku*) nirgendhin

nijaki *adj* **1.** (*nieokreślony*) unbestimmt; (*mdły*) fade **2.** *gram.* sächlich; **rodzaj ~** sächliches Geschlecht

nikiel *m* Nickel *n*

nikotyna *f* Nikotin *n*

nikt *pron* **1.** niemand; **~ inny** niemand anders, kein anderer; **nikogo nie ma** es ist niemand da; **~ nie przyjdzie** niemand wird kommen **2.** (*w zdaniach przeczących*) jemand, irgendjemand; **ani dla mnie, ani dla nikogo** weder für mich noch für irgendjemand

nim *adv* ehe, bevor

niniejsz|y *adj* vorliegend, dieser; **~e pismo** dieses Schreiben; **~a rozprawa** vorliegende Abhandlung; **~ym zaświadcza się** hiermit wird bescheinigt

nisk|i *adj* niedrig; (*głęboki*) tief; (*człowiek*) klein; **~a stopa życiowa** niedriger Lebensstandard; **~iego wzrostu** klein von Wuchs

nisko *adv* niedrig; tief

nisza *f* Nische *f*

niszczyciel *m naut.* Zerstörer *m*

niszczyć I. *vt* (*burzyć*) zerstören; (*przynosić zagładę*) vernichten; (*zużywać*) abnutzen, abtragen (*a. ubranie, obuwie*); **~ kogoś** jn zugrunde <zu Grunde> richten **II.** *vr* **~ się** (*zużywać się*) sich abnutzen, verschleißen

nit *m* Niet *m*

nitk|a *f* Faden *m*; **~a pajęczyny** Spinnfaden *m*; **przemoknąć do suchej ~i** bis auf den letzten Faden <bis auf die Knochen> nass werden

nizina *f* Niederung *f*, Tiefebene *f*

niż[1] *m* Tief *n*; **~ barometryczny** barometrischer Tiefdruck

niż[2] *kj* als, denn; **dostałem więcej ~ chciałem** ich bekam mehr als ich wünschte; **jest sławniejszy jako filozof ~ jako poeta** er ist berühmter als Philosoph denn als Dichter

niżej *adv kompar* → **nisko** niedriger, tiefer; **~ położony** tiefer gelegen

niższoś|ć [ˈɲiʒʃɔɕtɕy] *f* Minderwertigkeit *f*; **poczucie ~ci** Minderwertigkeitsgefühl *n*

niższy *adj kompar* → **niski** niedriger, tiefer

no *int* na!; **~, dalej!** frisch auf!; **~ i co dalej?** nun, was weiter?, was nun?; **~ chodź wreszcie!** komm doch endlich!

noc *f* Nacht *f*; **co ~** jede Nacht; **~ą** nachts; **w ~y** in der Nacht; **dniem i ~ą** Tag und Nacht; **z nadejściem ~y** bei Einbruch der Nacht; **dziś w ~y** heute Nacht

nocnik *m* Nachttopf *m*

nocn|y *adj* nächtlich; Nacht-; **stolik ~y** Nachttisch *m*; **koszula ~a** Nachthemd *n*

nocować *vi* übernachten; **~ pod gołym niebem** unter freiem Himmel übernachten

nog|a *f* Bein *n*, *ugs. o.* Fuß *m*; **przednia ~a** Vorderfuß *m*; **tylna ~a** Hinterfuß *m*, Hinterbein *n*; **~a stołu** Tischbein *n*; **zakładać ~ę na ~ę** die Beine kreuzen <übereinander schlagen>; *figur.* **postawić kogoś na ~i** jm auf die Beine helfen; **podstawić komuś ~ę** jm ein Bein stellen

nonsens *m* Unsinn *m*

nora *f* **1.** Höhle *f*, Loch *n*; Bau *m*; **lisia ~** Fuchsbau *m* **2.** *ugs.* (*mieszkanie*) Loch *n*

norm|a *f* Norm *f*; (*ustalona ilość*) Soll *n*; **~a wydajności** Leistungsnorm *f*

normalizacja *f* Normalisierung *f*

normalizować się *vr* sich normalisieren

normaln|y *adj* normal; Normal-

Norweg *m* Norweger *m*

norweski *adj* norwegisch

nos *m* Nase *f*; **spłaszczony ~** Stumpfnase *f*; **zadarty ~** Stupsnase *f*; **wycierać sobie ~** sich die Nase putzen, sich schnäuzen

nosić I. *vt* tragen **II.** *vr* **~ się** sich tragen; **ubranie nosi się dobrze** der Anzug trägt sich gut; *figur.* **~ się z zamiarem** beabsichtigen, sich mit der Absicht tragen

nostalgia *f* Nostalgie *f*, Heimweh *n*

nosze *pl* Tragbahre *f*

not|a *f* Note *f*; **~a protestacyjna** Protestnote *f*; *handl.* **~a kredytowa** Kreditnote *f*; *schul.* **otrzymać dobrą ~ę** eine gute Note bekommen

notatka *f* Notiz *f*, Vermerk *m*

notatnik *m* Notizbuch *n*

notes *m* Notizblock *m*, Notizbuch *n*

notować *vt* notieren, nachschreiben

nowela *f* (*a. juris.*) Novelle *f*

nowoczesny *adj* modern

nowomodny *adj* neumodisch

noworoczn|y *adj* Neujahrs-; **życzenia ~e** Neujahrsglückwunsch *m*

nowoś|ć *f* **1.** Neuheit *f*; **ostatnia ~ć** letzte Neuheit **2.** (*wiadomość*) Neuigkeit *f*

nowożytn|y *adj* neuzeitlich, modern; **języki ~e** neuere Sprachen; **historia ~a** die neuere Geschichte

now|y *adj* neu; Neu-; **Nowy Rok** Neujahr *n*; **~e wydanie** neue Ausgabe; **od ~a** von neuem, von vorn; **na ~o** aufs Neue, frisch, nochmals; **co ~ego?** was gibt's Neues?

nozdrza [ˈnɔzdʐa] *pl* Nüstern *pl*

nożn|y *adj* **1.** Fuß-; **hamulec ~y** Fußbremse *f* **2.** *sport.* **piłka ~a** Fußball *m*, (*gra*) Fußballspiel *n*; **grać w piłkę ~ą** Fußball spielen

nożyce *pl* Schere *f*; *econ.* **~ cen** Preisschere *f*

nożyczk|i *pl* (kleine) Schere *f*; **~i do paznokci** Nagelschere *f*

nożyk *m* (kleines) Messer *n*

nów *m* Neumond *m*

nóż [nuʃ] *m* Messer *n*; **~ składany** Klappmesser *n*; **~ do konserw** Büchsenöffner *m*

nucić *vt* trällern, summen

nud|a *f* Langweile *f*; *figur.* **umierać z ~ów** vor Lange(r)weile fast sterben

nudny *adj* langweilig

nudzić I. *vt* langweilen **II.** *vr* **~ się** sich langweilen; **śmiertelnie się ~** sich schrecklich <zu Tode> langweilen

numer *m* **1.** Nummer *f*; **~ kolejny** <**bieżący**> laufende Nummer; **~ domu** Hausnummer *f*; *mot.* **~ rejestracyjny** amtliches Kennzeichen; **~ telefonu** Telefonnummer *f*; **nakręcić** <**wybrać**> **~** die Nummer wählen; **~ kierunkowy** Vorwahl *f*; **~ wewnętrzny** Apparatnummer *f* **2.** (*wielkość, np. buta*) Größe *f*, Nummer *f*

nurek *m* Taucher *m*; Froschmann *m*

nurkowanie *n* Tauchsport *m*

nurkowy *adj flug.* Sturz-; **lot ~** Sturzflug *m*

nut|a *f mus.* Note *f*; **grać z ~** vom Blatt <nach Noten> spielen

nuż: [nuʃ] **a ~** wenn doch, vielleicht doch

nylon *m* Nylon *n*

O

o[1] *int* da, sieh mal; **o, już idzie!** schau mal, da kommt er!

o[2] *praep* um, über, von; **o której godzinie?** um wie viel Uhr?; **o północy** um Mitternacht; **o czym mowa?** wovon ist die Rede?; **walczyć o coś** um <für> etw kämpfen; **o co chodzi?** was ist los?, worum handelt es sich?; **o czym myślisz?** woran denkst du?; **o rok starszy** ein Jahr älter; **chodzić o lasce** am Stock gehen

obaj, oba, obie, oboje *pron* beide

obaw|a *f* Furcht *f*, Befürchtungen *fpl*; (*troska*) Besorgnis *f*; **istnieją** <**zachodzą**> **~y** es bestehen Befürchtungen; *ugs.* **nie ma ~y!** keine Angst!

obawiać się *vr* fürchten; besorgt sein (**o kogoś** um jn)

obcas *m* Schuhabsatz *m*, Absatz *m*

obcęgi [ɔp'tsɛ̃gi] *pl* Zange *f*

obchodzi|ć I. *vt* **1.** umgehen, herumgehen (**dookoła czegoś** um etw) **2.** (*dotyczyć*) angehen; **to mnie nic nie ~** das geht mich nicht(s) an **II.** *vr* **~ć się** behandeln (**z kimś** jn); **źle się z kimś ~ć** jn schlecht behandeln

obchód *m* **1.** (*obejście*) Rundgang *m*, Begehung *f* **2.** (*w szpitalu*) Visite *f* **3. obchody** *pl* (*uroczystości*) Feierlichkeiten *fpl*

obciąć *vt pf* → **obcinać**

obciążać *vt* belasten; **zbytnio ~** überlasten (**czymś** mit etw); **dziedzicznie obciążony** erblich belastet

obciążenie *n* Belastung *f*, Last *f*; **pełne ~** Vollbelastung *f*; **maksymalne ~** Höchstbelastung *f*

obciążyć *vt pf* → **obciążać**

obcinać *vt* abschneiden, beschneiden; **~ włosy** Haare schneiden

obcisły *adj* eng anliegend

obcokrajowiec *m* Ausländer *m*

obcy I. *adj* fremd; Fremd-; **język ~** Fremdsprache *f*; **wyraz ~** Fremdwort *n* **II.** *m* Fremde *m*

obecnie *adv* gegenwärtig, zur Zeit

obecnoś|ć *f* Gegenwart *f*, Beisein *n*; Anwesenheit *f*; **w czyjejś ~ci** in js Beisein

obecn|y *adj* **1.** gegenwärtig, jetzig; **~a sytuacja** die gegenwärtige Lage; **być ~ym przy czymś** bei etw zugegen sein **2.** (*np. na sali*) anwesend; **~y!** hier!

obejmować *vt* **1.** (*uściskać*) umarmen, umschlingen **2.** (*zawierać*) umfassen, enthalten **3.** (*stanowisko*) übernehmen, antreten; **~ w posiadanie** in Besitz nehmen; **~ dowództwo** das Kommando übernehmen

obejrzeć *pf* **I.** *vt* ansehen, besehen **II.** *vr* **~ się** sich umsehen (**za czymś** nach etw); **~ (sobie) coś** (sich) etw ansehen; → **oglądać**

obejść *vt pf* → **obchodzić**

oberek *m mus.* Oberek *m*

oberwanie: **~ chmury** Wolkenbruch *m*

obficie *adv* reichlich

obfity *adj* üppig, reichhaltig

obiad *m* Mittagessen *n*, Mittag *m*; **na ~** zum Mittagessen; **jeść ~** zu Mittag essen

obiadow|y *adj* Mittags-; **przerwa ~a** Mittagspause *f*; **pora ~a** Mittagszeit *f*

obiecać *vt pf* → **obiecywać**

obiecywać *vt* versprechen, verheißen; (*ślubując*) geloben

obiektyw *m* Objektiv *n*

obiektywny *adj* objektiv; (*przedmiotowy*) gegenständlich; (*nieuprzedzony*) unvoreingenommen

obierać *vt* **1.** schälen; **~ ziemniaki** Kartoffeln schälen **2.** (*wybierać*) wählen, erwählen

obietnic|a *f* Versprechen *n*; **dotrzymać ~y** das Versprechen halten; **spełnić ~ę** das Versprechen erfüllen

objadać się *vr* sich voll stopfen

objaśniać *vt* erläutern, erklären

objaśnić *vt pf* → **objaśniać**

objaśnienie *n* Erklärung *f*; (*tekstu*) Erläuterung *f*

objaw *m* Erscheinung *f*, Anzeichen *n*; **~ choroby** <**chorobowy**> Krankheitserscheinung *f*

objazd *m* (*runda*) Rundfahrt *f*; (*okrążenie*) Umweg *m*; (*droga objazdowa*) Umleitung *f*; **~ autokarem po mieście** Stadtrundfahrt *f*

objazdowy *adj* Wander-; **teatr ~** Wanderbühne *f*

objąć *vt pf* → **obejmować**

objeść się *vr pf* → **objadać się**

objęci|e *n* **1.** Übernahme *f*, Antritt *m*; **~e urzędu** <**stanowiska**> Amtsantritt *m*; **~e w posiadanie** Inbesitznahme *f* **2. ~a** *pl*: **trzymać w ~ach** in den Armen halten

objętość *f* (*obwód*) Umfang *m*; (*pojemność*) Rauminhalt *m*

oblać *vt pf* → **oblewać**; *ugs.* ~ **egzamin** durch die Prüfung fallen
oblewać *vt* begießen (**czymś** mit etw); (*o morzu*) umspülen
obliczać *vt* berechnen; (*liczyć*) zählen; ~ **obwód koła** <**koszty**> den Umfang eines Kreises <die Kosten> berechnen; ~ **głosy** die Stimmen zählen
obliczyć *vt pf* → **obliczać**
obligacja *f fin.* Obligation *f*
obław|a *f* (*na kogoś*) Razzia *f*; **polowanie z ~ą** Treibjagd *f*
obłąkany I. *adj* wahnsinnig **II.** *m* Wahnsinnige *m*
obłęd ['ɔbŭɛ̃t] *m* Irrsinn *m*; (*szaleństwo*) Wahnsinn *m*; **dostać ~u** wahnsinnig werden, dem Wahnsinn verfallen
obłędny *adj* irre, irr
obłok *m* Wolke *f*
obłuda *f* Heuchelei *f*
obmawiać *vt* verleumden
obmyć *vt pf* → **obmywać**
obmywać *vt* abwaschen; (*opłukiwać*) abspülen
obniżać I. *vt* senken, herabsetzen **II.** *vr* ~ **się** sinken
obniżka *f* Herabsetzung *f*, Senkung *f*; ~ **cen** Preissenkung *f*
obniżyć *vt pf* → **obniżać**
obojczyk *m anat.* Schlüsselbein *n*
obojętnie *adv* gleichgültig, einerlei
obojętn|y *adj* gleichgültig (**na coś** gegen etw); **jest rzeczą ~ą** es ist gleichgültig
obok I. *praep* neben; **stój ~ mnie** steh neben mir; **stań ~ mnie** stell dich neben mich **II.** *adv* nebenan, daneben; (*przy wyrażaniu ruchu*) an … vorbei; **samochód przejechał ~** der Wagen ist an uns vorbeigefahren
obora *f* Kuhstall *m*
obowiązek *m* Pflicht *f*; ~ **szkolny** Schulpflicht *f*; **spełniać** <**wypełniać**> **obowiązki** seine Pflichten erfüllen <tun>; **nałożyć na kogoś ~** jm eine Pflicht auferlegen
obowiązkowy *adj* (*obowiązujący*) pflichtmäßig, obligatorisch; (*o człowieku*) pflichtbewusst
obowiązując|y *adj* **1.** (*wiążący*) verbindlich, obligatorisch **2.** (*będący w mocy*) geltend; **~e przepisy** die geltenden Vorschriften <Bestimmungen>
obowiązywać *vi* (*być w mocy*) gelten; in Kraft sein
obój *m mus.* Oboe *f*
obóz *m* Lager *n*; ~ **jeniecki** Kriegsgefangenenlager *n*; ~ **koncentracyjny** Konzentrationslager *n*; ~ **zagłady** <**śmierci**> Vernichtungslager *n*
obrabiarka *f* Werkzeugmaschine *f*
obrabowa|ć *vt pf* ausrauben; **~li go** er wurde ausgeraubt
obracać I. *vt* wenden; (*kręcić*) drehen, umdrehen **II.** *vr* ~ **się 1.** sich um|wenden, sich drehen **2.** (*przebywać*) verkehren
obrać *vt pf* → **obierać**
obrady *pl* Tagung *f*, Beratungen *fpl*; ~ **parlamentu** Parlamentsdebatten *fpl*; **poddać coś pod ~** etw zur Debatte stellen
obraz *m* Bild *n*; (*namalowany*) Gemälde *n*; **galeria ~ów** Gemäldegalerie *f*; **wystawa ~ów** Gemäldeausstellung *f*; *figur.* ~ **nędzy i rozpaczy** Jammerbild *n*, (*o człowieku*) Jammergestalt *f*
obraz|ek *m* (kleines) Bild *n*; **książka z ~kami** Bilderbuch *n*
obrazić *pf* **I.** *vt* → **obrażać II.** *vr* ~ **się** sich beleidigt fühlen, beleidigt sein
obrażać I. *vt* beleidigen; (*dotknąć*) verletzen **II.** *vr* ~ **się** übel nehmen (**na kogoś o coś** jm etw); **łatwo się ~** leicht gekränkt <beleidigt> sein
obrączka *f* Ring *m*; ~ **ślubna** Trauring *m*
obręcz *f* (*koła wozu*) Reifen *m*; *mot.* ~ **koła** Felge *f*
obrok *m* Pferdefutter *n*
obron|a *f* **1.** Verteidigung *f*; **~a narodowa** nationale Verteidigung **2.** Abwehr *f*; Schutz *m* **~a przeciwlotnicza** Flugzeugabwehr *f*; **w ~ie własnej** aus Notwehr **3.** *sport.* Verteidigung *f*, (*grupa zawodników*) Abwehr *f*
obroni|ć *vt pf* verteidigen (können); **miasto ~ono** die Stadt konnte verteidigt werden; → **bronić**
obrońca *m* Verteidiger *m*; (*bojownik*) Kämpfer *m*; (*adwokat*) Anwalt *m*
obroża *f* Halsband *n*
obrócić *vt pf* → **obracać**
obrót *m* **1.** *handl.* Umsatz *m*; ~ **bezgotówkowy** bargeldlose Verrechnung **2.** (*obrócenie się*) Umdrehung *f*, *figur.* Wendung *f*; **sprawa wzięła inny ~** die Sache nahm eine andere Wendung **3.** *mot.* **wolne obroty** Leerlauf *m*; ~ **silnika** Umdrehung *f*, Tour *f*; **wysokie obroty** Hochtouren *fpl*; **wprowadzić na wysokie obroty** (*a. figur.*) auf Hochtouren bringen

obrus *m* Tischdecke *f*
obrzydzenie [ɔbʒɨ'dzɛɲɛ] *n* Ekel *m*
obsa|da *f* **1.** Besetzung *f*; **w tej samej ~dzie** in derselben Besetzung **2.** (*załoga*) Besatzung *f*, Mannschaft *f*
obsadzać *vt* besetzen
obsadzić *vt pf* → **obsadzać**
obserwacja *f* Beobachtung *f*, Betrachtung *f*
obserwator *m* Beobachter *m*
obserwatorium *n* Warte *f*; **~ astronomiczne** Sternwarte *f*
obserwować *vt* beobachten; (*przyglądać się*) betrachten
obsług|a *f* Bedienung *f*; **instrukcja ~i** Gebrauchsanleitung *f*
obsługiwać *vt* bedienen
obsłużyć *vt pf* → **obsługiwać**
obszar *m* Raum *m*, Gebiet *n*; **~ powietrzny** Luftraum *m*; **~ językowy** Sprachraum *m*
obszern|y *adj* geräumig; umfangreich; **~y lokal** geräumiges Lokal; **~e dzieło** umfangreiches Werk
obudzić *pf* **I.** *vt* wecken; *figur.* erwecken **II.** *vr* **~ się** aufwachen; → **budzić**
oburzać *vt* → **oburzyć**
oburzyć *pf* **I.** *vt* empören, entrüsten **II.** *vr* **~ się** sich empören, sich entrüsten (**na coś** über etw)
obustronny *adj* beiderseitig
obuwie *n* Schuhwerk *n*, Schuhe *pl*
obwieszczenie [ɔbv̇ɛ'ʃʧɛɲɛ] *n* Bekanntmachung *f*
obwodnica *f* Umgehungsstraße *f*
obwód *m* **1.** Umfang *m*; **~ koła** Kreisumfang *m* **2.** (*obszar*) Bezirk *m*, Distrikt *m*
oby *int* möge ..., möchte ...; **~ to się spełniło!** möge es in Erfüllung gehen! **~ Bóg dał!** wollte Gott!
obyczaj *m* Sitte *f*, Brauch *m*; **surowość ~ów** Sittenstrenge *f*
obyć się *vr pf* → **obywać się**
obydwa, obydwaj, obydwoje *pron* (alle) beide
obywać się *vr* auskommen (**bez czegoś** ohne etw)
obywatel *m* Bürger *m*, Staatsbürger *m*; **~ państwa polskiego** polnischer Staatsbürger; **~ honorowy** Ehrenbürger *m*
obywatelstwo *n* Staatsangehörigkeit *f*; Bürgerschaft *f*; **uzyskać ~** die Staatsangehörigkeit erlangen
ocal|eć *vi pf* sich retten (können), mit dem Leben davonkommen; **załoga ~ała** die Besatzung konnte gerettet werden
ocalić *vt pf* retten, erretten
ocean *m* Ozean *m*, Weltmeer *n*
ocena *f* Beurteilung *f*; Bewertung *f*; (*opinia*) Gutachten *n*, (*drukowana*) Rezension *f*, (*książki a.*) Buchbesprechung *f*
oceniać *vt* beurteilen, schätzen; (*opiniować*) begutachten
ocenić *vt pf* → **oceniać**
ocet *m* Essig *m*; **~ winny** Weinessig *m*
ochłodzi|ć się *vr pf* kühl werden, (sich) abkühlen; **~ło się** es ist kühl geworden
ochot|a *f* Lust *f*; **~a do życia** Lebenslust *f*; **z ~ą** gern; **nie mam na to ~y** ich habe keine Lust dazu
ochotnik *m* Freiwillige *m*; *ugs.* **na ~a** freiwillig
ochraniać *vt* → **chronić**
ochrona *f* Schutz *m*; **~ środowiska** *o.* **~ naturalnego środowiska człowieka** Umweltschutz *m*
ochroniarz *m* Leibwächter *m*
ochronić *vt pf* → **chronić**
ochronn|y *adj* Schutz-; **znak ~y**, **marka ~a** Schutzmarke *f*; *jag.* **okres ~y** Schonzeit *f*
ocieplać się *vr* warm <wärmer> werden, sich erwärmen
ociężały *adj* schwerfällig
ocknąć się *vr pf* aufwachen, (*z omdlenia*) zu sich kommen
ocleni|e *n* Verzollung *f*; **co ma pan do ~a?** was haben Sie zu verzollen?
oczarować *vt pf* → **czarować 2.**
oczekiwać *vt* erwarten (**kogoś**, **czegoś** jn, etw)
oczko *n* Auge *n*, Äuglein *n*; (*w rosole*) Fettauge *n*; (*pętelka*) Masche *f*; (*w rajstopach*) Laufmasche *f*
oczy *pl* → **oko**
oczyszczać [ɔ'ʧɨʃʧatç] *vt* reinigen, sauber machen
oczyszczalnia *f* (*ścieków*) Kläranlage *f*
oczyszczanie *n* Reinigung *f*; **~ ulic** Straßenreinigung *f*
oczyścić *vt pf* → **oczyszczać**
oczywisty *adj* offensichtlich
oczywiście [ɔʧɨv̇içtçɛ] *adv* selbstverständlich, natürlich, sicher
od *praep* von; von ... an, seit, ab; **od ciebie** von dir; **od czasu do czasu** von Zeit zu Zeit; **od jutra** von morgen an; **od godziny piątej** ab fünf Uhr; **od tygodnia** seit einer

Woche; **ode mnie** von mir; **jesteś starszy ode mnie** du bist älter als ich

odbierać *vt* → **odebrać**

odbijać I. *vt* **1.** zurückschlagen, zurückprallen **2.** (*światło*) zurückstrahlen **3.** *druk.* abdrucken **II.** *vi naut.* (*o statku*) abstechen

odbiorca *m* Empfänger *m*

odbiornik *m rad.* Empfänger *m*; ~ **radiowy** Rundfunkgerät *n*; ~ **telewizyjny** Fernsehgerät *n*

odbudowa *f* Wiederaufbau *m*

odbudować *vt pf* wiederaufbauen

odbyć *vt pf* → **odbywać**

odbywa|ć I. *vt* (*posiedzenie*) abhalten; **~ć służbę** seinen Dienst ableisten **II.** *vr* **~ć się** stattfinden; **zebranie się** ~ die Versammlung wird abgehalten

odchodzi|ć *vi* abgehen; (*pójść sobie*) weggehen; (*odjeżdżać*) abfahren; **pociąg** ~ **o ósmej** der Zug fährt um acht Uhr ab

odciąć się *vr pf* sich distanzieren (**od czegoś** von etw)

odcień *m* Schattierung *f*, Nuance *f*; (*koloru*) Farbton *m*

odcinek *m* Abschnitt *m* (*a. mat.*); (*drogi*) Strecke *f*

odcisk *m* **1.** Abdruck *m*; ~ **palca** Fingerabdruck *m* **2.** (*nagniotek*) Hühnerauge *n*

odczepiać *vt* loskuppeln, losmachen

odczepić *vt pf* → **odczepiać**

odczuć *vt pf* → **odczuwać**

odczuwać *vt* empfinden, verspüren; ~ **pragnienie** Durst verspüren

odczytać *vt pf* → **odczytywać**

odczytywać *vt* **1.** ablesen; ~ **na głos** vorlesen **2.** (*odcyfrować*) entziffern

oddać *vr pf*→ **oddawać**: ~ **przysługę** einen Dienst erweisen

oddal: **w ~i** in der Ferne; **z ~i** von der Ferne, von weitem

oddalać I. *vt* entfernen; ~ **skargi** Beschwerden zurückweisen **II.** *vr* ~ **się** sich entfernen

oddalić *vt pf* → **oddalać**

oddawać I. *vt* abgeben; (*zwracać*) zurückgeben; (*reprodukować*) wiedergeben; ~ **do druku** in Druck geben **II.** *vr* ~ **się** sich hingeben (**komuś** jm); ~ **się czemuś** sich etw *D* <an etw> hingeben

oddech *m* Atem *m*; (*oddychanie*) Atmen *n*; **wstrzymać** ~ den Atem anhalten

oddychać *vt* atmen; ~ **czystym powietrzem** reine Luft atmen

oddział *m* Abteilung *f*; ~ **żołnierzy** eine Abteilung Soldaten

oddziałać *vt pf* → **oddziaływać**

oddziaływać *vt* einwirken (**na kogoś** auf jn); (*wywierać wpływ*) beeinflussen (**na kogoś** jn)

oddzielnie *adv* getrennt, gesondert

oddzielny *adj* getrennt, gesondert; **z ~m wejściem** mit separatem Eingang

oddźwięk [ɔd'dʑvɛ̃k] *m* Resonanz *f*, Widerhall *m*

odebrać *vt* **1.** (*np. z dworca*) abholen; ~ **towar** die Ware abnehmen **2.** (*otrzymać*) erhalten **3.** *rad.* empfangen **4.** ~ **sobie życie** sich das Leben nehmen

odegrać *vt pf* → **odgrywać**

odejmować *vt* nehmen, abnehmen; *mat.* abziehen, subtrahieren

odejmowanie *n mat.* Subtraktion *f*

odejść *vi pf* → **odchodzić**

odepchnąć *vt pf* → **odpychać**

odeprzeć *pf* **I.** *vt* → **odpierać II.** *vi* (*odrzec*) erwidern; **odparł ...** er erwiderte ...

oderwać *vt pf* → **odrywać**

odesłać *vt pf* → **odsyłać**

odetchnąć *vi pf* **1.** aufatmen **2.** (*odpocząć*) ein wenig ruhen, (sich) verschnaufen

odezwać się *vr* **1.** (*przemówić*) sich hören lassen, den Mund auftun, sprechen, sagen **2.** (*odpowiedzieć*) antworten

odgraniczać *vt* abgrenzen

odgraniczyć *vt pf* → **odgraniczać**

odgrywać *vt* spielen; ~ **rolę** eine Rolle spielen

odjazd *m* Abfahrt *f*, Abreise *f*; **przed pańskim ~em** vor Ihrer Abreise; **~!** abfahren!

odjąć *vt pf* → **odejmować**; **odjęło mi mowę** es verschlug mir die Sprache, ich war (völlig) sprachlos

odjechać *vi pf* → **odjeżdżać**

odjeżdżać [ɔd'jɛʒdʑatɕ] *vi* (*ruszać*) abfahren, abgehen; (*np. w podróż*) wegfahren, wegreisen

odkąd I. *adv* (*od kiedy*) seit wann **II.** *kj* seitdem; ~ **o tym wiem** seitdem ich es weiß

odkładać *vt* beiseite legen; (*rezerwować*) zurücklegen; (*przesuwać*) verschieben; ~ **do jutra** auf morgen verschieben

odkryci|e *n* Entdeckung *f*, **~e Ameryki** die Entdeckung von Amerika <Amerikas>; **zrobić ~e**, **dokonać ~a** eine Entdeckung machen

odkryć *vt pf* → **odkrywać**

odkrywać I. *vt* aufdecken, abdecken; **~ głowę** das Haupt entblößen **II.** *vr* **~ się** sich (immer wieder) aufdecken
odkrywca *m* Entdecker *m*
odkurzacz *m* Staubsauger *m*
odlat|ywać *vi* abfliegen, wegfliegen; fortfliegen; **samolot ~uje** das Flugzeug <die Maschine> fliegt ab
odlecieć *vi pf* → **odlatywać**
odległość *f* Entfernung *f*; Distanz *f*; (*odstęp*) Abstand *m*
odległy *adj* entlegen, entfernt
odlew *m* Guss *m*, Abguss *m*; **~ gipsowy** Gipsabguss *m*
odlewnia *f* Gießerei *f*
odliczanie *n* (*przed startem*) Countdown *m*
odlot *m* Abflug *m*
odłamek *m* Splitter *m*
odłożyć *vt pf* → **odkładać**
odmawiać *vt* **1.** abschlagen, verweigern **2.** (*zaprzeczyć*) absprechen **3.** (*cofnąć*) absagen; (*o rzeczy*) **~ posłuszeństwa** versagen; **~ sobie czegoś** sich *D* etw versagen **4. ~ modlitwę** sein Gebet verrichten
odmienny *adj* **1.** andersartig, unterschiedlich; *figur.* **być w ~m stanie** in anderen Umständen sein **2.** *gram.* flektierbar
odmłodnieć *vi pf* sich verjüngen
odmown|y *adj* ablehnend, abschlägig; **odpowiedź ~a** abschlägige Antwort
odmówić *vt pf* → **odmawiać**
odmrażacz *m mot.* Entfroster *m*
odmrozić *vt* **1.** abfrieren, erfrieren; **~ sobie palec** <**uszy**> sich einen Finger <die Ohren> erfrieren **2. ~ szyby** die Scheiben entfrosten
odnawiać I. *vt* erneuern **II.** *vr* **~ się** sich erneuern
odnieść *vt pf* →**odnosić**; *figur.* **~ skutek** Erfolg haben; **~ zwycięstwo** den Sieg erringen
odnosi|ć I. *vt* hin-, zurückbringen, hin-, zurücktragen **II.** *vr* **~ć się** sich beziehen (**do czegoś** auf etw); **to samo ~ się do ...** Gleiches gilt für ...
odnowić *vt pf* → **odnawiać**
odpadać *vi* abfallen, wegfallen, (*o tynku*) abbröckeln
odpadki *mpl* Abfälle *mpl*
odpaść *vi pf* → **odpadać**
odpiąć *vi pf* → **odpinać**
odpierać *vt* **1.** (*wroga*) zurückschlagen (*Feind*) **2.** *sport.* (*cios*) parieren **3.** *figur.* zurückweisen; **~ zarzuty** Vorwürfe zurückweisen
odpinać *vt* (*marynarkę*) aufknöpfen; (*pasek*) aufschnallen
odpis *m* Abschrift *f*; **~ uwierzytelniony** beglaubigte Abschrift; **w ~ie** in Abschrift
odpisać *vt pf* → **odpisywać**
odpisywać *vt* **1.** (*przepisywać*) abschreiben **2.** (*odpowiadać*) schriftlich antworten; **~ na listy** Briefe beantworten
odpłynąć *vi pf* → **odpływać**
odpływ *m* Abfluss *m*; (*urządzenie*) Abzug *m*; **~ morza** Ebbe *f*
odpływać *vi* **1.** hinwegschwimmen **2.** (*o statku*) auslaufen, in See stechen **3.** (*o wodzie*) abfließen
odpocząć *vi pf* → **odpoczywać**
odpoczywać *vi* aus|ruhen
odporny *adj* widerstandsfähig, *med.*, *biol.* resistent
odpowiada|ć *vt*, *vi* antworten (**na coś** auf etw); (*ponosić odpowiedzialność*) haften, verantworten; (*być zgodnym*) entsprechen; (*być odpowiednim*) zusagen, recht sein; **to mi nie ~** das sagt mir nicht zu; **jeżeli ci to ~, ...** wenn es dir recht ist, ...; **to nie ~ prawdzie** das entspricht der Wahrheit nicht
odpowiedni *adj* entsprechend, angemessen, geeignet
odpowiedzialnoś|ć *f* **1.** Verantwortung *f*; **brać na siebie ~ć** die Verantwortung übernehmen; **ponosić ~ć** die Verantwortung tragen; **pociągnąć kogoś do ~ci** jn zur Rechenschaft <Verantwortung> ziehen **2.** *handl.* Haftung *f*; **ograniczona ~ć** beschränkte Haftung
odpowiedzialny *adj* verantwortlich; (*człowiek*) verantwortungsbewusst
odpowiedzieć *vi pf* → **odpowiadać**
odpowie|dź *f* Antwort *f*, Beantwortung *f*; **pisemna ~dź** Antwortschreiben *n*; **nie dać ~dzi** unbeantwortet lassen
odprężenie *n* Entspannung *f*
odprowadzać *vt* **1.** begleiten; **~ do domu** nach Hause bringen **2.** (*np. wodę*) abführen
odprowadzić *vt pf* → **odprowadzać**
odpychać *vt* wegstoßen; (*z powrotem*) zurückstoßen; *figur.* abstoßen
odpychający *adj* abstoßend
odr|a *f med.* Masern *pl*
odrabiać *vt* (*odpracować*) abarbeiten; aufholen (**zaległości** Rückstände); **~ lekcje** die Hausaufgaben machen

odraczać *vt* → **odroczyć**
odradzać *vt* abraten (**komuś coś** jm etw)
odradzać się *vr* wiederaufleben, wieder geboren werden
odradzić *vt pf* → **odradzać**
odraza *f* Abscheu *f*
odrdzewiacz [ɔd'rdzɛv̇atʃ] *m* Entroster *m*
odrestaurować *vt* restaurieren
odrębny *adj* separat; Separat-; Sonder-; *polit.* ~ **pokój** Separatfrieden *m*
odroczyć *vt pf* (*przesuwać*) aufschieben, verschieben; vertagen **posiedzenie odroczono do jutra** die Sitzung wurde auf morgen vertagt
odrodzenie *n* Wiedergeburt *f*; (*okres*) Renaissance *f*
odrodzić się *vr pf* → **odradzać się**
odróżniać I. *vt* unterscheiden, auseinander halten (**dwa pojęcia** zwei Begriffe) **II.** *vr* ~ **się** sich unterscheiden; (*odznaczać się*) sich auszeichnen
odróżnić *vt pf* → **odróżniać**
odruchowo *adv* unwillkürlich; reflexartig
odrywać *vt* **1.** abreißen **2.** abwenden (**oczy** die Augen)
odrzucać *vt* **1.** wegwerfen **2.** (*odmawiać*) ablehnen, zurückweisen
odrzucić *vt pf* → **odrzucać**
odrzutowiec *m* Düsenflugzeug *n*
odrzutowy *adj* Düsen-; **samolot** ~ Düsenflugzeug *n*; **napęd** ~ Düsenantrieb *m*; **myśliwiec** ~ Düsenjäger *m*
odsetki *pl* Zinsen *pl*
odsłona *f teatr.* Aufzug *m*
odstęp *m* **1.** Abstand *m*, Spanne *f*; ~ **czasu** Intervall *n*; Zeitspanne *f*; **zachować** ~ Abstand halten **2.** *druk.* Absatz *m*
odstrasza|ć [ɔt'straʃatɕ] *vt* abschrecken; **~jący** abschreckend; **~jący przykład** abschreckendes Beispiel
odstraszyć *vt pf* → **odstraszać**
odsunąć *vt pf* → **odsuwać**
odsuwać I. *vt* wegrücken, abrücken **II.** *vr* ~ **się** wegrücken; (*wycofać się*) sich zurückziehen
odsyłać *vt* **1.** absenden; wegschicken; (*zwracać*) zurückschicken, zurücksenden **2.** verweisen (**do innej książki** auf ein anderes Buch)
odszkodowani|e *n* Entschädigung *f*; *praw.* Schadenersatz *m*; **~a wojenne** Reparationen *fpl*; **dać pełne ~e** vollen Schadenersatz leisten
odświeżać *vt* → **odświeżyć**
odświeżyć I. *vt pf* auffrischen; ~ **znajomość języka** seine Sprachkenntnisse auffrischen **II.** *vr* ~ **się** sich erfrischen
odtąd *adv* (*od tego miejsca*) von hier an; (*od tego czasu*) von jetzt ab, von nun an
odtwarzacz *m* Rekorder *m*; ~ **płyt kompaktowych** CD-Player *m*
odtworzenie *n* (*np. z płyt*) Wiedergabe *f*
odwadniać *vt* entwässern
odwag|a *f* Mut *m*, Kühnheit *f*; **~a cywilna** Zivilcourage *f*; **dodawać ~i** Mut einflößen; **nabierać ~i** Mut fassen; **odbierać komuś ~ę** jn entmutigen
odważnik *m* Gewicht *n*
odważny *adj* mutig, kühn
odważyć się *vr pf* wagen; ~ **na coś** etw wagen
odwdzięczać się [ɔd'vdʑɛ̃tʃatɕ ɕɛ̃] *vr* sich dankbar erweisen; vergelten (**komuś za coś** jm etw)
odwdzięczyć się *vr pf* → **odwdzięczać się**
odwiedzać *vt* besuchen
odwiedzić *vt pf* → **odwiedzać**
odwiedziny *pl* Besuch *m*; **przyjść w** ~ zu Besuch kommen
odwijać *vt* **1.** (*np. z kłębka*) abwickeln, abrollen **2.** (*np. z papieru*) aufwickeln
odwilż *f* Tauwetter *n*; **jest** ~ es taut (auf)
odwinąć *vt pf* → **odwijać**
odwlec *vt pf* → **odwlekać**; **co się odwlecze, to nie uciecze** aufgeschoben ist nicht aufgehoben
odwlekać I. *vt* (*na później*) aufschieben, hinausschieben, verzögern **II.** *vr* ~ **się** aufgeschoben werden
odwołać *vt pf* → **odwoływać**
odwoływać I. *vt* (*urzędnika*) abberufen; (*posiedzenie*) absagen; (*cofać*) widerrufen **II.** *vr* ~ **się** sich berufen (**do czegoś** auf etw); *juris.* appellieren
odwracać I. *vt* wenden (**kartki** die Blätter); kehren; ~ **do góry nogami** das Oberste zuunterst kehren; ~ **uwagę** die Aufmerksamkeit ablenken **II.** *vr* ~ **się** sich wenden, sich abwenden; ~ **się plecami** den Rücken zuwenden (**do kogoś** jm)
odwrotnie *adv* umgekehrt; (*przeciwnie*) im Gegenteil
odwrotn|y *adj* **1.** umgekehrt; **~y kierunek** umgekehrte Richtung **2.** (*drugostronny*) Rück-, Revers-; **~a strona** Rückseite, (*me-*

dalu) Kehrseite *f*; **na ~ej stronie** auf der Rückseite; **~ą pocztą** postwendend, umgehend, mit gleicher Post **3.** (*niewłaściwy*) verkehrt
odwrócić *vt pf* → **odwracać**; **~ coś o 180 stopni** etw um 180 Grad drehen
odwr|ót *m* Rückzug *m*; **na ~ót** umgekehrt, (*na opak*) verkehrt; **na ~ocie** (**kartki**) umseitig
odziedziczyć *vt pf* ererben; **~ po kimś** jn beerben
odzież *f* Kleider *npl*, Kleidung *f*
odznaczać [ɔd'znaʧatɕ] **I.** *vt* auszeichnen (**kogoś czymś** jn mit etw) **II.** *vr* **~ się** sich auszeichnen (**czymś** durch etw); (*charakteryzować się*) sich kennzeichnen, gekennzeichnet sein; (*wybijać się*) sich hervortun
odznaczenie [ɔdzna'ʧɛɲɛ] *n* Auszeichnung *f*; **nadać komuś ~** jm eine Auszeichnung verleihen
odznaczyć [ɔd'znaʧɨʧ] *vt pf* → **odznaczać**
odznaka [ɔd'znaka] *f* Abzeichen *n*; **~ sportowa** Sportabzeichen *n*
odzwyczaić *vt pf* → **odzwyczajać**
odzwyczajać [ɔdzvɨ'ʧajatɕ] **I.** *vt* abgewöhnen (**kogoś od czegoś** jm etw) **II.** *vr* **~ się** sich *D* abgewöhnen; **~ się od palenia** sich das Rauchen abgewöhnen
odzywać się [ɔd'zɨvatɕ ɕɛ̃] *vr* → **odezwać się**
ofensywa *f* Offensive *f*
ofert|a *f* Angebot *n*; **złożyć ~ę** ein Angebot machen
ofiar|a *f* **1.** Opfer *n*; **~a śmiertelna** Menschenleben *n*, Todesopfer *n*; **~y nazizmu** Naziopfer *pl*, die Opfer des Nationalsozialismus; **stać się** <**paść**> **~ą** zum Opfer fallen **2.** (*datek*) Opfergabe *f*
ofiarować I. *vt pf* **1.** opfern; **~ pomoc** seine Hilfe anbieten **2.** (*dedykować*) widmen **II.** *vr* **~ się** (*wyrazić gotowość*) sich anbieten
oficer *m* Offizier *m*; **~ marynarki** Marineoffizier *m*; **~ lotnictwa** Offizier der Luftwaffe; **~ zawodowy** Berufsoffizier *m*; **~ sztabowy** Stabsoffizier *m*; **~ dyżurny** Dienst tuender Offizier
oficjalny *adj* offiziell
ogień *m* **1.** Feuer *n*; *figur.* **słomiany ~** Strohfeuer *n*; **sztuczne ognie** Feuerwerk *n*; **rozpalić ~** Feuer anzünden <*ugs.* anmachen> **2.** (*pożar*) Brand *m*
ogier *m* Hengst *m*
oglądać I. *vt* sich *D* ansehen **II.** *vr* **~ się** sich umsehen (**za czymś** nach etw)
oględnie *adv* vorsichtig, rücksichtsvoll
ogłaszać *vt* (*publikować*) veröffentlichen; (*obwieszczać*) bekannt geben; **~ wyrok** das Urteil sprechen
ogłosić *vt pf* → **ogłaszać**
ogłoszeni|e *n* **1.** Veröffentlichung *f*; **po ~u** nach der Veröffentlichung **2.** (*obwieszczenie*) Bekanntmachung *f*; (*w gazecie*) Anzeige *f*, Inserat *n*; **~a drobne** kleine Anzeigen
ogłuch|nąć *vi pf* taub werden; **~ł** er ist taub geworden
ogłupieć *vi pf* dumm werden
ogłusza|ć *vt* betäuben; **~jący** ohrenbetäubend
ogłuszyć *vt pf* → **ogłuszać**
ognik *m*: **błędny ~** Irrlicht *n*
ogniotrwał|y *adj* feuerfest, feuerbeständig; **kasa ~a** Panzerschrank *m*
ognisk|o *n* Lagerfeuer *n*; **przy ~u** am Lagerfeuer
ogniwo *n* Glied *n*; **~ łańcucha** Kettenglied *n*; *phys.* Element *n*
ogolić *vt pf* → **golić**
ogon *m* Schwanz *m*; (*konia, pawia*) Schweif *m*; **merdać** <**machać**> **~em** mit dem Schwanz wedeln; **stulić ~** den Schwanz einziehen
ogonek *m* **1.** Schwänzchen *n* **2.** (*kolejka*) Schlange *f*
ogólnie *adv* allgemein; **~ zrozumiały** allgemein verständlich; **~ biorąc** alles in allem, im Großen und Ganzen; **~ mówiąc** allgemein gesagt
ogólnokształcący [ɔgulnɔkʃta'tsɔ̃tsɨ] *adj* allgemein bildend
ogólnoniemiecki *adj* gesamtdeutsch
ogóln|y *adj* allgemein; (*wspólny*) gesamt, Gesamt-; **~e wrażenie** Gesamteindruck *m*; **koszty ~e** Gesamtkosten *pl*; **dobro ~e** Gemeinwohl *n*; **~y widok** Gesamtansicht *f*
ogół *m* Gesamtheit *f*; **~ wydatków** die Gesamtausgaben; **~ mieszkańców** die gesamten Einwohner; **~em** im Ganzen, insgesamt, alles in allem
ogórek *m* Gurke *f*; **~ kiszony** saure Gurke; **~ konserwowy** Essiggurke *f*
ograniczać I. *vt* einschränken; begrenzen **II.** *vr* **~ się** sich beschränken; sich einschränken

ograniczenie *n* Begrenzung *f*; Beschränkung *f*; *mot.* **~ prędkości** Geschwindigkeitsbegrenzung *f*

ograniczony *adj* begrenzt; (*o człowieku*) beschränkt

ograniczyć *vt pf* → **ograniczać**; **muszę się ~ do tego** ich muss mich darauf beschränken

ogrodnik *m* Gärtner *m*

ogrodzenie *n* Einfriedung *f*, Umzäunung *f*

ogromny *adj* enorm, ungeheuer, riesig

ogród *m* Garten *m*; **~ owocowy** Obstgarten *m*; **~ warzywny** Gemüsegarten *m*; **~ z kwiatami** Blumengarten *m*; **~ botaniczny** botanischer Garten; **~ zoologiczny** zoologischer Garten, Tierpark *m*

ogrzać *vt pf* → **ogrzewać**

ogrzewać *vt* erwärmen; (*opalać*) (be)heizen, erhitzen

ogrzewanie *n* Erwärmung *f*; (*opalanie*) Heizung *f*; **centralne ~** Fernheizung *f*, Fernwärme *f*

ogrzewan|y *pp* beheizt, heizbar; *mot.* **~a tylna szyba** heizbare Heckscheibe

ojciec *m* Vater *m*; **~ chrzestny** Taufpate *m*; **~ rodziny** Familienvater *m*; **ze strony ojca** väterlicherseits

ojczym *m* Stiefvater *m*

ojczyst|y *adj* vaterländisch, heimatlich; **~e strony** Heimat *f*, Heimatland *n*; **język ~y** Muttersprache *f*

ojczyzna *f* Vaterland *n*

okablować *vt pf* verkabeln

okazać *vt pf* → **okazywać**

okazały *adj* stattlich

okaziciel *m* Inhaber *m*; **płatny na ~a** an den Inhaber zahlbar, zahlbar auf Sicht

okazj|a *f* **1.** Gelegenheit *f*; **sprzyjająca ~a** günstige Gelegenheit; **przy pierwszej lepszej ~i** bei der ersten besten Gelegenheit; **przy ~i** bei Gelegenheit, gelegentlich; **na każdą ~ę** für alle Gelegenheiten; **skorzystać z ~i** die Gelegenheit nutzen; **pominąć** <**przepuścić**> **~ę** die Gelegenheit verpassen; **nie przepuszczać ~i** sich *D* keine Gelegenheit entgehen lassen **2.** (*powód*) Anlass *m*; **z ~i** aus Anlass, anlässlich

okazywać I. *vt* **1.** vorzeigen, vorweisen **2.** (*wyświadczać*) erweisen **3.** (*przedkładać*) vorlegen **II.** *vr* **~ się** sich zeigen, sich herausstellen <erweisen>

okienko *n* Fensterchen *n*; (*np. w banku*) Schalter *m*

okiennica *f* Fensterladen *m*

oklaski *mpl* Beifall *m*; **szalone ~** frenetischer Beifall; **zbierać ~** Beifall ernten

oklepany *adj* abgedroschen

okład *m* Umschlag *m*; **~ z lodu** Eisumschlag *m*; **założyć zimny ~** einen kalten Umschlag machen

okładzin|a *f* Belag *m*; *mot.* **~y hamulcowe** Bremsbeläge *mpl*

okłamać *vt pf* → **okłamywać**

okłamywać I. *vt* belügen **II.** *vr* **~ się** sich <einander> belügen

okn|o *n* Fenster *n*; **podwójne ~o** Doppelfenster *n*; **~o zakratowane** Gitterfenster *n*; **~o wystawowe** Schaufenster *n*, Auslage *f*; **w ~ie wystawowym** in der Auslage; **wychylać się z ~a** sich zum Fenster hinauslehnen; **wyglądać** <**wyrzucać**> **przez ~o** zum Fenster hinaussehen <hinauswerfen>

oko *n* (**oczy** *pl*) Auge *n*; **niebieskie oczy** blaue Augen; **o czarnych oczach** schwarzaügig; **dla oka** zum Schein; **na ~** nach Augenmaß; **~ w ~** Auge in Auge; **gołym okiem** mit bloßem Auge; **w cztery oczy** unter vier Augen; **na własne oczy** mit eigenen Augen; **rzucać się w oczy** auffallen, in die Augen springen; **spuścić oczy** die Augen niederschlagen

okolic|a *f* Gegend *f*; Umgebung *f*; **pochodził z ~ Hamburga** er stammte aus der Nähe von Hamburg

okolicznoś|ć *f* Umstand *m*; **~ci łagodzące** mildernde Umstände; **stosownie do ~ci** je nach den Umständen

około *adv* um; **~ godziny ósmej** gegen acht Uhr; **~ stu osób** ungefähr hundert Personen

okopow|y *adj*: **rośliny ~e** Hackfrüchte *fpl*

okrakiem *adv* rittlings

okrągły *adj* rund; (*na twarzy*) pausbäckig

okrążać *vt* einkreisen, umzingeln (**nieprzyjaciela** den Feind); (*np. Ziemię*) umkreisen

okrążeni|e *n* **1.** Umrundung *f*; **~e Ziemi** Erdumrundung *f* **2.** *sport.* Runde *f*; **na drugim ~u** in der zweiten Runde **3.** (*nieprzyjaciela*) Einkreisung *f*, Umzingelung *f*

okrążyć *vt pf* → **okrążać**

okres *m* **1.** Zeit *f*, Zeitraum *m*; **~ gwarancji** Garantiezeit *f*; **2.** (*epoka*) Zeitalter *n*, Epoche *f*; **~ lodowcowy** Eiszeit *f* **3.** *med.* Menstruation *f*

określać *vt* (*precyzować*) bestimmen; (*nazywać*) bezeichnen; (*opisywać*) beschreiben

określić *vt pf* → **określać**
określony *adj* bestimmt; **rodzajnik ~** der bestimmte Artikel; **w ściśle ~m miejscu** an ganz bestimmter <an einer ganz bestimmten> Stelle
okręg *m* Bezirk *m*; **~ wyborczy** Wahlbezirk *m*
okręt *m* Schiff *n*; **~t podwodny** Unterseeboot *n*; **~t wojenny** Kriegsschiff *n*; **na ~cie** an Bord des Schiffes; **wodować ~t** ein Schiff vom Stapel lassen; **wsiadać na ~t** sich einschiffen; **zatopić ~t** ein Schiff versenken
okropny *adj* schrecklich, entsetzlich
okrutny *adj* grausam
okryć *vt pf* → **okrywać**
okrywać I. *vt* bedecken, zudecken; (*otulać*) umhüllen **II.** *vr* **~ się** sich bedecken (**czymś** mit etw), sich hüllen (**czymś** in etw)
okrzyk *m* Ausruf *m*, Ruf *m*; **wydać ~** einen Ruf ausstoßen
okulary *mpl* Brille *f*; **~y ochronne** Schutzbrille *f*; **~y słoneczne** Sonnenbrille *f*; **zakładać ~y** die Brille aufsetzen; **nosić ~y** eine Brille tragen
okulista *m* Augenarzt *m*
okupacja *f* Besatzung *f*; (*zajęcie*) Besetzung *f*
okupacyjny *adj* Besatzungs-; **wojska ~e** Besatzungstruppen *fpl*
olbrzymi *adj* riesig, gewaltig
olcha *f bot.* Erle *f*
olej *m* Öl *n*; **~ jadalny** Speiseöl *n*; **~ do sałatek** Salatöl *n*; **~ słonecznikowy** Sonnenblumenöl *n*; *mot.* **~ silnikowy** Motoröl *n*; **wymienić ~** Öl wechseln
olejny *adj* Öl-; **farba ~a** Ölfarbe *f*; **obraz ~y** Ölgemälde *n*; **malować farbami ~ymi** in Öl malen
olimpiada *f* Olympiade *f*
oliwa *f* Öl *n*; **~a z oliwek** Olivenöl *n*; **~a jadalna** Speiseöl *n*; **~a do maszyn** Maschinenöl *n*; *figur.* **dolewać ~y do ognia** Öl ins Feuer gießen
oliwiarka *f* Ölkanne *f*
oliwić *vt* ölen
oliwka *f* Olive *f*
ołów *m* Blei *n*
ołówek *m* Bleistift *m*; **~ automatyczny** Druckbleistift *m*; **~ kolorowy** Buntstift *m*
ołtarz *m* Altar *m*; **~ główny <wielki>** Hochaltar *m*; **~ boczny** Seitenaltar *m*
omackiem *adv* (herum)tappend; im Finstern <Dunkeln> tappend
omal *adv* beinahe
omawiać *vt* besprechen; (*dyskutować*) erörtern
omlet *m* Eierkuchen *m*, Omelette *f*
omowny *adj* anspielend, verblümt
omówić *vt pf* → **omawiać**
omylić się *vr pf* → **mylić się**
omyłka *f* Irrtum *m*, Fehler *m*; (*przeoczenie*) Versehen *n*; **przez ~ę** versehentlich
on *pron pers* er
ona *pron pers* sie (*sing*)
one, oni *pron pers pl* sie (*pl*)
onieśmielony *adj* befangen, schüchtern
ono *pron pers* es
opad *m* Niederschlag *m*; **~y śniegu** Schneefälle *mpl*; **~y deszczu** Regenfälle *mpl*; **bez ~ów** niederschlagsfrei
opalać I. *vt* **1.** (*ogrzewać*) heizen, beheizen **2.** (*o słońcu*) bräunen **II.** *vr* **~ się** (*na słońcu*) (sich) bräunen, sich braun brennen lassen
opalić *vt pf* → **opalać**
opalony *adj* (*ogorzały*) braun gebrannt, gebräunt
opanować I. *vt* beherrschen, meistern **II.** *vr* **~ się** sich beherrschen, sich fassen
opanowany *adj* beherrscht, gefasst
oparcie *n* **1.** Lehne *f*; **~e krzesła** Stuhllehne *f*; *mot.* **~e siedzenia** Rückenlehne *f* **2.** *figur.* (*w kimś*) Rückhalt *m*; **w ~u o coś** in Anlehnung an etw, gestützt auf etw
opatrunek *m* Verband *m*; **~ tymczasowy** Notverband *m*; **założyć <zdjąć> ~** einen Verband umlegen <abnehmen>
opera *f* Oper *f*; (*gmach*) Opernhaus *n*; **~a komiczna** die komische Oper; **pójść na ~ę** in die Oper gehen
operacja *f* Operation *f*; **poddać się ~i** sich einer Operation unterziehen; **mieć ~ę, być na ~i** operiert werden; **pójść na ~ę** sich operieren lassen
operetka *f* Operette *f*
operować I. *vt med.* operieren **II.** *vi* **1.** (*o słońcu*) brennen, sengen **2.** (*stosować*) operieren
opieka *f* **1.** Schutz *m*, Obhut *f*; **wziąć pod ~ę** in Obhut nehmen **2.** Fürsorge *f*; **~a społeczna** soziale Fürsorge
opiekacz *m* Toaster *m*
opiekun *m* Betreuer *m*; (*nad nieletnim*) Vormund *m*; (*mecenas*) Mäzen *m*, Beschützer *m*, Gönner *m*
opiekunka *f* Betreuerin *f*

opierać I. *vt* lehnen (**o coś** an <gegen> etw), stützen (**na czymś** auf etw) **II.** *vr* **~ się** sich lehnen (**o coś** an etw), sich stützen (**na czymś** auf etw); (*stawiać opór*) sich sträuben (**komuś** gegen jn), sich widersetzen, standhalten

opiłki *mpl* Feilspäne *mpl*

opini|a *f* **1.** (*zdanie*) Meinung *f*, Ansicht *f*; **~a publiczna** die öffentliche Meinung; **według mojej ~i** meiner Meinung <Ansicht> nach **2.** (*ocena*) Gutachten *n*; **zasięgnąć ~i** ein Gutachten einholen; **wydać ~ę o czymś** etw begutachten

opis *m* Beschreibung *f*; (*np. literacki*) Schilderung *f*

opisać *vt pf* → **opisywać**

opisywać *vt* beschreiben; *lit.* schildern; (*przez omówienie*) umschreiben

opłaca|ć I. *vt* bezahlen; **~ć składkę** seinen Beitrag zahlen **II.** *vr* **~ się** sich lohnen <auszahlen>; *ugs.* **nie ~ się** (*nie warto*) es lohnt (sich) nicht

opłacić *vt pf* → **opłacać**

opłat|a *f* Gebühr *f*; **~a celna** Zollgebühr *f*; **~a pocztowa** Postgebühr *f*; **uiścić ~y** Gebühren entrichten; **za ~ą pięciu euro** gegen Zahlung von fünf Euro

opłatek *m* Oblate *f*

opłucn|a *f anat.* Brustfell *n*; **zapalenie ~ej** Brustfellentzündung *f*

opływow|y *adj* stromlinienförmig; **linia ~a** Stromlinienform *f*

opon|a *f* **1.** Reifen *m*; **~a samochodowa** Autoreifen *m*; **~a bezdętkowa** schlauchloser Reifen; **~a zimowa** Winterreifen *m*; **przebicie ~y** Reifenpanne *f* **2.** *anat.* **~a mózgowa** Hirnhaut *f*; **zapalenie ~ mózgowych** Hirnhautentzündung *f*

oponować *vi* widersprechen, sich widersetzen, protestieren

oportunizm *m* Opportunismus *m*

opowiadać I. *vt* erzählen; berichten; *schul.* nacherzählen **II.** *vr* **~ się** sich erklären (**za kimś** für jn)

opowiadanie *n* **1.** (*czynność*) Erzählen *n*; *schul.* Nacherzählung *f* **2.** *lit.* Erzählung *f*

opowiedzieć *vt pf* → **opowiadać**

opozycja *f* **1.** (*opór*) Widerstand *m* **2.** (*stronnictwo*) (parlamentarische) Opposition *f*

opór *m* **1.** Widerstand *m*; **czynny <bierny> ~** aktiver <passiver> Widerstand; **ruch oporu** Widerstandsbewegung *f*; **bez oporu** widerstandslos; **stawiać ~** Widerstand leisten <entgegensetzen> **2.** *techn.* Anschlag *m*; (**aż**) **do oporu** bis zum Anschlag

opóźniać I. *vt* verspäten; (*odkładać*) verzögern **II.** *vr* **~ się** sich verspäten

opóźnić *vt, a. vr* (**się** sich) *pf* → **opóźniać**; **pociąg opóźnił się** der Zug hatte Verspätung

opracować *vt pf* → **opracowywać**

opracowywać *vt* bearbeiten; erarbeiten

opraw|a *f* **1.** (*przedmiot*) Rahmen *m*, Fassung *f*; **~a okularów** Brillengestell *n* **2.** (*książki*) Einband *m*; **~a płócienna** Leineneinband *m*

oprawiać *vt* (*książki*) binden, einbinden; (*klejnoty*) fassen, einfassen

oprawić *vt pf* → **oprawiać**

oprawka *f el.* Fassung *f*

oprowadzać *vt* herumführen; **~ po muzeum** durch das Museum führen

oprowadzić *vt pf* → **oprowadzać**

oprócz *praep* außer; **~ mnie** außer mir; **~ tego** außerdem; **~ niedziel** außer Sonntag

oprzeć *vt pf* → **opierać**

optyk *m* Optiker *m*

optymista *m* Optimist *m*

opublikować *vt pf* → **publikować**

opuszcza|ć I. *vt* **1.** (*odchodzić*) verlassen **2.** (*zniżać*) herunterlassen, herablassen; (*z ceny*) ablassen **3.** (*pomijać*) auslassen **4. ~ć głowę** den Kopf hängen lassen; **siły mnie ~ją** die Kräfte versagen mir **II.** *vr* **~ć się 1.** (*zniżać się*) sich herablassen, sich niederlassen **2.** (*zaniedbywać się*) sich gehen lassen; vernachlässigen (**w czymś** etw)

opuścić *vt pf* → **opuszczać**

orać *vt* pflügen, ackern

oraz *kj* sowie, und

orbit|a *f* **1.** Umlaufbahn *f*; **~a planety** Planetenbahn *f*; **wprowadzić na ~ę** auf die Bahn bringen **2.** *anat.* Augenhöhle *f*

order *m* Orden *m*; **przyznać ~** einen Orden verleihen

ordynarny *adj* ordinär, grob

organ *m* Organ *n*; **~ mowy** Sprechwerkzeug *n*

organista *m* Organist *m*

organizacja *f* Organisation *f*; **~ polityczna** politische Organisation

organizm *m* Organismus *m*

organizować *vt* organisieren; (*urządzać*) veranstalten

organki *mpl* Mundharmonika *f*

organy *mpl* Orgel *f*
orient|ować się *vr* sich orientieren; **nie ~uję się** ich bin nicht orientiert
orkan *m* Orkan *m*
orkiestra *f* Orchester *n*; **~ kameralna** Kammerorchester *n*; **~ smyczkowa** Streichorchester *n*; **~ radiowa** Rundfunkorchester *n*
orl|i *adj* Adler-; **~e gniazdo** Adlerhorst *m*; *figur.* **~i nos** Adlernase *f*; **~i wzrok** Adlerblick *m*
Ormianin *m* Armenier *m*
ornat *m* Kasel *f*
ortografia *f* Rechtschreibung *f*, Orthografie *f*
oryginaln|y *adj* **1.** original, Original-; **wydanie ~e** Originalausgabe *f* **2.** (*szczególny*) originell, eigenartig
orygina|ł *m* **1.** Original *n*; **czytać książkę w ~le** ein Buch im Original lesen **2.** *ugs.* (*dziwak*) Sonderling *m*
orzech *m* **1.** Nuss *f*; **~ laskowy** Haselnuss *f*; **~ włoski** Walnuss *f*; **pusty ~** eine taube Nuss **2.** (*drzewo*) Nussbaum *m*
orzeł *m* Adler *m*; *figur.* (*o człowieku*) **to wprawdzie nie ~ ...** er ist zwar kein Genie ...; **~ czy reska** Kopf oder Zahl
orzeźwiając|y *adj* erfrischend; Erfrischungs-; **napoje ~e** Erfrischungsgetränke *npl*
osa *f* Wespe *f*; **gniazdo os** Wespennest *n*
osad *m* Bodensatz *m*
osełka *f* Wetzstein *m*
osiągać *vt* erzielen, erreichen; **~ wielkie sukcesy** große Erfolge erzielen
osiągnąć *vt pf* → **osiągać**
osiem *num* acht
osiemdziesiąt *num* achtzig
osiemdziesiąty *num* der achtzigste
osiemnastka *f* Achtzehn *f*
osiemnasty *num* der achtzehnte
osiemnaście *num* achtzehn
osiemset *num* achthundert
osika *f bot.* Espe *f*; **drżeć jak ~** zittern wie Espenlaub
osioł *m* Esel *m*; *figur. ugs.* **co** (**to**) **za ~!** so ein Esel!; **uparty jak ~** störrisch wie ein Esel
oskarżać *vt* anklagen (**kogoś o zdradę** jn des Verrats)
oskarżeni|e *n* Anklage *f*; **akt ~a** Anklageschrift *f*; **wnieść ~e przeciw komuś** Anklage gegen jn einreichen; **postawić w stan ~a** unter Anklage stellen
oskarżony I. *adj* angeklagt (**o coś** wegen eines Dinges) **II.** *m* Angeklagte *m*
oskarżyciel *m* Ankläger *m*; **~ publiczny** Staatsanwalt *m*
oskarżyć *vt pf* → **oskarżać**
osłabiać *vt* schwächen, abschwächen; *figur.* entkräften; **~ dowody** die Beweise entkräften
osłabić *vt pf* → **osłabiać**
osłabienie *n* **1.** Abschwächung *f* **2.** (*pozbawienie mocy*) Entkräftung *f* **3.** (*stan*) Schwäche *f*; **~ wiosenne** Frühjahrsmüdigkeit *f*; **~ pamięci** Gedächtnisschwäche *f*
osłodzić *vt pf* → **słodzić**
osob|a *f* Person *f*; **główna ~a** Hauptperson *f*; **~a prawna** juristische Person; **~a fizyczna** natürliche Person; **~y trzecie** Dritte *pl*; **we własnej ~ie** in eigener Person
osobistoś|ć *f* Persönlichkeit *f*; **ważna ~ć** eine wichtige Persönlichkeit; **wysokie ~ci** hohe Persönlichkeiten
osobist|y *adj* persönlich; Personal-; **akta ~e** Personalakte *f*; **dowód ~y** Personalausweis *m*; **dane ~e** Personalien *pl*; **atak <wypad> ~y** persönlicher Angriff; **bielizna ~a** Leibwäsche *f*, Unterwäsche *f*; **do ~ego użytku** zum persönlichen Gebrauch
osobiście *adv* persönlich; **znać kogoś ~** jn persönlich kennen
osobno *adv* getrennt, gesondert
osobny *adj* gesondert, separat; **~ pokój** eigenes Zimmer
osobow|y *adj* **1.** persönlich; *spw.* **zaimek ~y** Personalpronomen *n* **2.** (*dot. osób*) Personal-, Personen-; **winda ~a** Personenaufzug *m*
osolić *vt pf* → **solić**
ospa *f* **1.** *med.* Pocken *pl*, Blattern *pl*; **wietrzna ~** Windpocken *pl* **2.** *reg.* (*otręby*) Kleie *f*
ostatecznie *adv* (*wreszcie*) schließlich; (*w najgorszym razie*) im äußersten Fall; (*definitywnie*) endgültig, definitiv
ostateczny *adj* äußerst; (*definitywny*) endgültig, definitiv; **~ termin** der äußerste Termin; **Sąd Ostateczny** das Jüngste Gericht
ostat|ek: **na ~ku** zuletzt; **do ~ka** bis zum Ende
ostatni *adj* letzt; (*krańcowy*) äußerst; **w ~ch dniach** in den letzten Tagen; **~e wydarzenia** die jüngsten Ereignisse
ostatnio *adv* neulich, jüngst
osteoporoza *f med.* Osteoporose *f*

ostro *adv* scharf; (*surowo*) streng
ostrożnie *adv* vorsichtig, behutsam; **działać ~** vorsichtig handeln; **~!** Vorsicht!
ostrożnoś|ć *f* **1.** Vorsicht *f*; **z całą ~cią** mit äußerster Vorsicht; **środki ~ci** Vorsichtsmaßnahmen *fpl* **2.** (*cecha*) Vorsichtigkeit *f*
ostrożny *adj* vorsichtig
ostr|y *adj* **1.** scharf, Scharf-; **~y zakręt** eine scharfe Kurve; **~a krytyka** eine scharfe Kritik; **~e strzelanie** Scharfschießen *n*; *figur.* **mieć ~y język** eine scharfe <spitze> Zunge haben **2.** (*surowy*) streng; **~a zima** strenger Winter
ostryga *f* Auster *f*
ostrze *n* Schneide *f*; **~ noża** Messerschneide *f*
ostrzeżenie [ɔstʃɛ'ʒɛɲɛ] *n* Warnung *f*, Verwarnung *f*
ostrzyc *vt pf* → **strzyc**
ostrzyć *vt* schärfen, spitzen; (*szlifować*) schleifen, wetzen; **~ kosę** eine Sense wetzen; **~ zęby** scharf sein (auf j-n)
ostudzić *vt pf* abkühlen, kühl machen <werden lassen>
ostygnąć *vi pf* abkühlen; → **stygnąć**
oswajać I. *vt* zähmen (**zwierzęta** Tiere) **II.** *vr* **~ się 1.** sich zähmen lassen; **~ się z czymś** mit etw vertraut werden **2.** (*przyzwyczajać się do czegoś*) sich an etw gewöhnen
oswobadzać I. *vt* befreien, freigeben **II.** *vr* **~ się** sich befreien
oswobodzenie *n* Befreiung *f*
oswobodzić *vt pf* → **oswobadzać**
oswoić *vt pf* → **oswajać**
oswojony *adj* zahm
oszacować *vt pf* schätzen; taxieren
oszaleć *vi pf* wahnsinnig werden; **oszalałeś?** bist du verrückt (geworden)?
oszczep *m* Speer *m*; (*dyscyplina sportu*) Speerwerfen *n*; **rzut ~em** Speerwurf *m*
oszczepnik *m sport.* Speerwerfer *m*
oszczerstwo *n* Verleumdung *f*; **rzucić ~ na kogoś** jn verleumden
oszczędnoś|ć [ɔ'ʃtʃɛ̃dnɔɕtɕ] *f* **1.** (*cecha*) Sparsamkeit *f* **2.** (*zaoszczędzone*) Ersparnis *f*; **~ć czasu** Zeitersparnis *f*; **kasa ~ci** Sparkasse *f*; **~ci** *pl* Ersparnisse *fpl*
oszczędny *adj* sparsam
oszczędza|ć [ɔ'ʃtʃɛ̃dzatɕ] **I.** *vt* **1.** sparen; **~ć światło** mit Licht sparsam umgehen; **~ć na świetle** mit Licht sparen **2.** (*chronić*) schonen; **~j zdrowie!** schone deine Gesundheit! **II.** *vr* **~ć się** sich schonen
oszczędzić *vt pf* ersparen; **tego mogłeś sobie ~** das hättest du dir ersparen können
oszukać *vt pf* hintergehen; *ugs.* übers Ohr hauen; → **oszukiwać**
oszukiwać *vt* (immer wieder) betrügen
oszustwo *n* Betrug, *ugs.* Schwindel *m*
oś *f* Achse *f*
oścież: **na ~** sperrangelweit
oślepiać *vt* blenden
oślepić *vt pf* → **oślepiać**
oślepnąć *vi pf* erblinden
oślica *f* Eselin *f*
ośmiela|ć I. *vt* ermutigen **II.** *vr* **~ć się** sich erdreisten, sich erkühnen, sich *D* erlauben; **~m się zapytać** ich erlaube mir die Frage
ośmieli|ć I. *vt pf* ermutigen **II.** *vr* **~ć się** es wagen; **nie ~ł się** er hat es nicht gewagt; **nie ~łbym się** ich würde es mir nicht erlauben, ich würde es nicht wagen
ośmieszać I. *vt* lächerlich machen, bloßstellen **II.** *vr* **~ się** sich lächerlich machen, sich bloßstellen
ośmieszyć *vt pf* → **ośmieszać**
ośmio- *w złożeniach* acht-, Acht-
ośmiogodzinny *adj* Achtstunden-; **~ dzień pracy** Achtstundentag *m*
ośmiu: **~ mężczyzn** acht Männer; → **osiem**
ośrod|ek *m* Zentrum *n*; **~ek informacyjny** Informationszentrum *n*; **~ek lotów kosmicznych** Raumfahrtzentrum *n*; **~ek sportowy** Sportzentrum *n*; **być ~kiem zainteresowania** im Brennpunkt <Blickpunkt> des Interesses stehen
oświadczać *vt* erklären
oświadczenie *n* Erklärung *f*; **złożyć ~** eine Erklärung abgeben
oświadczy|ć *pf* **I.** *vt* erklären; **~ć gotowość** sich bereit erklären; **minister ~ł ...** der Minister erklärte ... **II.** *vr* **~ć się** seine Liebe erklären
oświadczyny *pl* Liebeserklärung *f*
oświata *f* Volksbildung *f*
oświecenie *n lit., hist.* Aufklärung *f*, Aufklärungszeitalter *n*
oświetlenie *n* Beleuchtung *f*; Licht *n*; **~ elektryczne** elektrische Beleuchtung; **~ gazowe** Gasbeleuchtung *f*
otaczać I. *vt* umgeben **II.** *vr* **~ się** (stets) um sich haben, um sich sammeln (**artystami** Künstler)
oto *part* hier, da; **~ jestem** da bin ich;

~ **malarz** das ist ein Maler!; **a ~ ...** und hier ...; ~ **pytanie** hier ist die Frage
otoczenie *n* Umgebung *f*; Umfeld *n*; (*otaczający świat*) Umwelt *f*
otoczyć *vt pf* → **otaczać**
otóż *part* nun, das, dies; ~ **to!** das ist's eben!
otręby *pl* Kleie *f*
otruć *pf* **I.** *vt* vergiften **II.** *vr* ~ **się** sich vergiften
otrzymać *vt pf* → **otrzymywać**
otrzymywać *vt* bekommen, erhalten
otwarcie I. *adv* offen, unverhohlen; geöffnet; **mówiąc** ~ offen gestanden, ehrlich gesagt **II.** *n* Eröffnung *f*; **ponowne** ~ Wiedereröffnung *f*
otwart|y *adj* **1.** offen; *figur.* unverhohlen; **list ~y** offener Brief; **okno jest ~e** das Fenster steht offen **2.** (*o człowieku*) offenherzig, aufgeschlossen
otwierać I. *vt* **1.** öffnen, aufmachen; (*z klucza*) aufschließen; ~ **książkę** ein Buch aufschlagen **2.** (*posiedzenie*) eröffnen; ~ **testament** ein Testament eröffnen; ~ **konto** sich *D* ein Konto eröffnen **II.** *vr* ~ **się** sich öffnen
otworzyć *vt pf* → **otwierać**; **drzwi się otworzyły** die Tür ging auf
otwór *m* Öffnung *f*; **stać otworem** offen stehen (**dla każdego** für jedermann)
owa *pron* → **ów**
owad *m* Insekt *n*
owadobójczy *adj*: **środek** ~ Insektizid *n*
owalny *adj* oval
owca *f* Schaf *n*; *figur.* **czarna** ~ das schwarze Schaf
owczarek *m* Schäferhund *m*
owies *m* Hafer *m*
owiewka *f mot.* Ausstellfenster *n*
owo *pron* → **ów**
owoc *m* Frucht *f*; (*zbiorowo*) **~e** *pl* Obst *n*; **~e południowe** Südfrüchte *fpl*; *figur.* **zakazany** ~ verbotene Früchte
owocow|y *adj* Obst-, Frucht-; **wino ~e** Obstwein *m*; **sok ~y** Fruchtsaft *m*
owszem *adv* allerdings, jawohl
ozdoba *f* Schmuck *m*; *figur.* Zierde *f*
oziębi|ać I. *vt* abkühlen **II.** *vr* **~ać się** kalt werden; **~ło się** es ist kalt geworden
oziębić *vt pf* → **oziębiać**
oznaczać *vt* **1.** bestimmen (*a. chem.*) **2.** (*wyznaczać*) festsetzen, angeben **3.** (*znaczyć*) bezeichnen
oznaczyć *vt pf* → **oznaczać**
oznaka *f* Zeichen *n*, Anzeichen *n*; (*cecha*) Kennzeichen *n*; (*symptom*) Symptom *n*
oznakowany *adj* markiert; ~ **szlak** Wanderweg *m*
ożenić *pf* **I.** *vt* verheiraten **II.** *vr* ~ **się** sich verheiraten, heiraten (**z dziewczyną** ein Mädchen); → **żenić**

Ó

ósemk|a *f* **1.** Acht *f*; **jechać ~ą** mit der Acht fahren **2.** (*łódź regatowa*) Achter *m*
ósmy I. *num* der achte; **jest ósma godzina** es ist acht Uhr **II. 1.** *m* (*dzień*) der Achte; **dziś jest** ~ heute ist der Achte; **ósmego marca** am achten März **2. ósma** *f* (*godzina*): **jest ósma** es ist acht; **o ósmej** um acht; **punkt ósma** Punkt acht
ów, owa, owo *pron* jener, jene, jenes; **ten i ów** dieser und jener; **to i owo** dies und jenes, manches; **ni z tego, ni z owego** mir nichts, dir nichts, ohne besonderen Grund; **w owym czasie** zu jenem Zeitpunkt
ówczesny *adj* damalig; **w ~ch warunkach** unter den damaligen Umständen
ówdzie *adv*: **tu i** ~ hier und da

P

pach|a *f anat.* Achselhöhle *f*; **pod ~ą** unter dem Arm

pachnie|ć *vi* riechen, duften; **tu ~ kawą** es riecht hier nach Kaffee

pacierz *m* Gebet *n*; **zmówić ~** das Gebet sprechen

pacjent *m* Patient *m*

pacjentka *f* Patientin *f*

paczk|a *f* Paket *n*; **nadać ~ę** ein Paket aufgeben; **otrzymać ~ę** eine Paketsendung erhalten

padaczka *f med. ugs.* Fallsucht *f*

pada|ć *vi* **1.** regnen; **~ (deszcz)** es regnet; **~ śnieg** es schneit; **~ grad** es hagelt **2.** fallen

pagórek *m* Hügel *m*

pająk *m* Spinne *f*

pajęczyna *f* Spinngewebe *n*

pakować I. *vt* packen, einpacken **II.** *vr* **~ się** packen

pakt *m* Pakt *m*; **~ o nieagresji** Nichtangriffspakt *m*; **zawierać ~** einen Pakt ab|schließen

pakuły *mpl* Werg *n*

pakunek *m* Gepäckstück *n*

palacz *m* **1.** Raucher *m* **2.** (*w kotłowni*) Heizer *m*

palarnia *f* **1.** Brennerei *f*; **~ kawy** Kaffeebrennerei *f* **2.** (*pokój*) Rauchzimmer *n*

palący I. *adj* brennend (*a. figur.*) **II.** *m* Raucher *m*; **dla ~ch** (*napis*) Raucher *pl*

palec *m* (*u ręki*) Finger *m*; (*u nogi*) Zehe *f*; **~ serdeczny** Ringfinger *m*; **~ wskazujący** Zeigefinger *m*; **mały ~** kleiner Finger; **chodzić na palcach** auf den Zehenspitzen gehen; *figur.* **patrzeć przez palce** durch die Finger sehen

palić I. *vi* brennen; **pali się** es brennt; **~ w piecu** heizen **II.** *vt, vi* (*tytoń*) rauchen **III.** *vr* **~ się** brennen

paliwo *n* **1.** *phys.* Brennstoff *m*; **~ płynne** flüssiger Brennstoff **2.** *mot.* Kraftstoff *m*

palma *f* Palme *f*; **~ daktylowa** Dattelpalme *f*; **~ kokosowa** Kokospalme *f*; *figur.* **~ zwycięstwa** die Palme des Siegers

palto *n* Wintermantel *m*

pałac *m* Palais *n*, Palast *m*; **~ kultury** Kulturpalast *m*

pałka *f* Knüppel *m*; **~ gumowa** Gummiknüppel *m*

pamiątk|a *f* **1.** (*przedmiot*) Andenken *n*, Souvenir *n* **2.** (*wspomnienie*) Erinnerung *f*; **na ~ę** zur Erinnerung (**czegoś** an etw)

pamię|ć ['pamʲɛ̃tɕ] *f* Gedächtnis *n*; **niezawodna ~ć** zuverlässiges Gedächtnis; **miejsce ~ci** Gedenkstätte *f*

pamięta|ć *vt* denken (**o czymś** an etw); (*przypominać sobie*) sich erinnern (**o czymś** an etw); **~j o mnie** denke an mich; **czy ~ pan jeszcze?** wissen Sie noch?, erinnern Sie sich noch?

pamiętnik *m* **1.** Tagebuch *n* **2.** (*do wpisywania się*) Poesiealbum *n* **3. pamiętniki** *pl* (*wspomnienia*) Memoiren *pl*

pan *m* **1.** Herr *m*; **~ domu** Hausherr *m*; **~ młody** Bräutigam *m*; **starszy ~** ein älterer Herr; **Pan Bóg** der liebe Gott; **być ~em sytuacji** Herr der Lage sein **2.** (*forma grzecznościowa*) Sie

panaceum *n* Allheilmittel *n*

pancern|y *adj* Panzer-; bepanzert; **dywizja ~a** Panzerdivision *f*

pani *f* **1.** Frau *f*; **~ domu** Hausfrau *f*; **panie i panowie!** meine Damen und Herren! **2.** (*forma grzecznościowa*) Sie; **proszę, niech ~ wejdzie!** bitte kommen Sie herein!

panienka *f* Fräulein *n*

pann|a *f* **1.** Fräulein *n*; **~a młoda** Braut *f*; **ona jeszcze jest ~ą** sie ist noch ledig <unverheiratet> **2. Panna** *astr.* Jungfrau *f*

panowa|ć *vi* herrschen (**nad kimś** über jn); (*o władcy*) *a.* regieren; **~ła grobowa cisza** es herrschte Totenstille; **~ć nad sobą** sich beherrschen; *mot.* **~ć nad samochodem** das Auto im Griff haben

pantera *f* Panther *m*, Panter *m*

pantof|el *m* **1.** Pantoffel *m*; **~el domowy** Hausschuh *m*; *figur.* **trzymać męża pod ~lem** den Mann unter dem Pantoffel haben; **być pod ~lem** unter dem Pantoffel stehen **2.** (*but*) Schuh *m*

pantomi|ma *f* (*-y*) Pantomime *f*; **~miczny** pantomimisch

panując|y I. *adj* herrschend; **~e zło** das herrschende Übel **II.** *m* Herrscher *m*

pański *adj* **1.** herrschaftlich, vornehm **2.** (*forma grzecznościowa*) Ihr; **~ ojciec** Ihr (Herr) Vater

państw|o *n* **1.** Staat *m*; **~o kościelne** Kirchenstaat *m*; **obywatel ~a** Staatsbürger *m* **2.** (*forma grzecznościowa*) Sie; Damen und

Herren; **proszę ~a!** meine Damen und Herren! **~o X** Frau und Herr X; **~o młodzi** Brautpaar *n*

państwow|y *adj* staatlich; Staats-; **godło ~e** Hoheitszeichen *n*

papier *m* **1.** Papier *n*; **~ do pisania** Schreibpapier *n*; **~ pakowy** Packpapier *n*; **~ prezentowy** Geschenkpapier *n*; **~ rysunkowy** Zeichenpapier *n*; **zawinąć w ~** in Papier einschlagen **2.** (*dokument*) Schriftstück *n*; Papier *n*; **~y wartościowe** Wertpapiere *pl*

papieros *m* Zigarette *f*; **~y z filtrem** <**bez filtra**> Zigaretten mit <ohne> Filter; **palić ~y** Zigaretten rauchen

papierośnica *f* Zigarettenetui *n*

papież *m* Papst *m*

papryka *f* Paprika *m*

papuga *f* Papagei *m*

papużka *f* Wellensittich *m*

par|a[1] *f* (*wodna*) Dampf *m*; **całą** <**pełną**> **~ą** mit Volldampf

para[2] *f* Paar *n*; **~ małżeńska** Ehepaar *n*; **~ młoda** Brautpaar *n*; **~ butów** ein Paar Schuhe; **~mi** paarweise

parafia *f* Pfarrei *f*, Pfarramt *n*

parafina *f* Paraffin *n*

paraliż *m med.* Lähmung *f*; **~ dziecięcy** Kinderlähmung *f*

parapet *m* (*okna*) Fensterbank *f*

parasol *m* Schirm *m*; **~ od deszczu** Regenschirm *m*; **~ od słońca** Sonnenschirm *m*

parawan *m* Wandschirm *m*, spanische Wand

parę *num* (ein) paar; **~ razy** ein paar Mal

park *m* Park *m*; **~ samochodowy** Fahrzeugpark *m*; **~ narodowy** Nationalpark *m*

parkiet *m* Parkett *n*, Parkettboden *m*; (*do tańca*) Tanzfläche *f*

parking *m* Parkplatz *m*; (*budynek*) Parkhaus *n*; **~ (nie)strzeżony** (un)bewachter Parkplatz; **~ podziemny** Tiefgarage *f*

parkować *vt* parken

parkowani|e *n* Parken *n*; **zakaz ~a** Parkverbot *n*

parlament *m* Parlament *n*; **gmach ~u** Parlamentsgebäude *n*

parny *adj* schwül

parować *vi* dampfen

parte|r *m* **1.** Erdgeschoss *n*; Parterre *n*; **na ~rze** im Erdgeschoss **2.** (*w teatrze*) Parkett *n*

parti|a *f* **1.** Partei *f*; **należeć do ~i** einer Partei angehören **2.** Partie *f*; **~a szachów** Schachpartie *f* **3.** *handl.* **~a towaru** Posten *m*, Partie *f*

partner *m* Partner *m* (*a. sport.*); *handl.* Kontrahent *m*; **~ do tańca** Mittänzer *m*

partnerka *f* Partnerin *f*

party *n* Party *f*

partyjny I. *adj* Partei- **II.** *m* Parteimitglied *n*

partyzant *m* Partisan *m*

parzyst|y *adj* gerade; **liczba ~a** gerade Zahl

pas *m* **1.** Gurt *m*, Gürtel *m*; (*wojskowy*) Koppel *f*; *mot.* **~ bezpieczeństwa** Sicherheitsgurt *m*; **zapiąć ~y (bezpieczeństwa)** sich anschnallen **2.** (*pasmo*) Streifen *m*; **~ ruchu** Fahrspur *f* **3.** (*talia*) Taille *f*

pasażer *m* Passagier *m*, Fahrgast *m*, *lot.* Fluggast *m*; *figur.* **~ na gapę** Schwarzfahrer *m*, *flug.*, *naut.* blinder Passagier

pasek *m* **1.** Gürtel *m*, Riemen *m*; *mot.* **~ klinowy** Keilriemen *m* **2.** (*pasmo*) Streifen *m*; **w paski** gestreift

pasierb *m* Stiefsohn *m*

pasja *f* Leidenschaft *f*, Sucht *f*; *rel.* Passion *f*

pasmo *n* Streifen *m*; **~ włosów** Haarsträhne *f*; **~ górskie** Gebirgskette *f*; *mot.* **~ ruchu** Fahrspur *f*, Fahrstreifen *m*

pasować *vi* passen (**do czegoś** zu etw)

pasta *f* Paste *f*; **~ do zębów** Zahnpasta *f*; **~ do butów** Schuhcreme *f*; **~ do podłogi** Bohnerwachs *n*

pasteryzowany *adj* pasteurisiert

pasterz *m* Hirt *m*

pastor *m* Pastor *m*

pastować *vt*: **~ podłogę** den Fußboden bohnern

pastwisko *n* Weide *f*

pastylka *f* Tablette *f*

pasza *f* Futter *n*, Viehfutter *n*; **~ zielona** Grünfutter *n*; **~ treściwa** Kraftfutter *n*

paszport *m* Pass *m*, Reisepass *m*

pasztet *m* Pastete *f*

paść[1] **I.** *vt* weiden; **~ krowy** Kühe hüten **II.** *vr* **~ się** weiden, grasen

paść[2] *vi pf* → **padać 2.**

patelnia *f* Bratpfanne *f*, Pfanne *f*

patent *m* Patent *m*

patriota [patri'ɔta] *m* Patriot *m*

patriotyzm [patri'ɔtɨzm] *m* Patriotismus *m*

patrol *m* Patrouille *f*, Streife *f*; **~ policyjny** Polizeistreife *f*

patrzeć *vi* ansehen, sehen, *ugs.* gucken; *figur.* **~ na kogoś z góry** jn über die Schulter ansehen

pauza *f* Pause *f*
paw *m* Pfau *m*
pawilon *m* Pavillon *m*
pawlacz *m* Hängeboden *m*
paznokieć *m* Fingernagel *m*; (*u nogi*) Zehennagel *m*
październik [pa'ʑdʑɛrɲik] *m* Oktober *m*; **w ~u** im Oktober
październikowy *adj* Oktober-
pączek *m* **1.** *bot.* Knospe *f*; **wypuszczać ~ki** Knospen treiben <bekommen> **2.** *kulin.* Krapfen *m*, Pfannkuchen *m*, Berliner *m*
pchać I. *vt* stoßen; (*posuwać*) schieben **II.** *vr* **~ się** (*tłoczyć się*) drängeln, sich drängen
pchła *f* Floh *m*
pchnąć *vt pf* → **pchać**; (*przebić*) stechen; **~ sztyletem** erdolchen
pchnięcie *n* Stoß *m*; **~ nożem** Messerstich m; *sport.* **~ kulą** Kugelstoßen *n*
pech *m* Pech *n*; **mieć ~a** Pech haben
pedagog *m* Pädagoge *m*
pedał *m* Pedal *n*; *mot.* **~ przyspiesznika** <*ugs.* **gazu**> Gaspedal *n*; **~ sprzęgła** Kupplungspedal *n*; **~ hamulca** Bremspedal *n*; **nacisnąć na ~ gazu** auf das Gaspedal treten; **wcisnąć ~ gazu do końca** <*ugs.* **do dechy**> das Gaspedal ganz durchtreten
pediatra *m* Kinderarzt *m*
pejzaż *m* Landschaft *f*
peleryna *f* Umhang *m*, Cape *n*
pełen *adv* → **pełny**
pełnia *f*: **~a Księżyca** Vollmond *m*; **w ~** völlig; **w ~ doceniać** voll würdigen
pełno *adv* voll; **~ kwiatów** voll Blumen
pełno- *w złożeniach* voll-
pełnokrwisty *adj* vollblütig
pełnoletni *adj* volljährig
pełnomocnictwo *n* Vollmacht *f*; **nieograniczone ~o** uneingeschränkte Vollmacht; **udzielić ~a** Vollmacht geben
pełnomocnik *m* Bevollmächtigte *m*
pełny *adj* voll; **~a szklanka** ein volles Glas; **~a twarz** volles Gesicht; **mieć ~e ręce roboty** alle Hände voll zu tun haben; **z ~ym utrzymaniem** Vollpension *f*
pełzać *vi* kriechen
penicylina *f* Penicillin *n*
pensja *f* Gehalt *n*; **pobierać stałą ~ę** ein festes Gehalt haben; **podwyższyć ~e** die Gehälter erhöhen
perfumy *pl* Parfüm *n*
perfumeria *f* Parfümerie *f*
pergamin *m* Pergament *n*
perliczka *f* Perlhuhn *n*
perła *f* Perle *f*; **~ hodowlana** Zuchtperle *f*; **sznur pereł** Perlenschnur *f*
peron *m* Bahnsteig *m*
perski *adj* persisch; **~ dywan** Perserteppich *m*, Perser *m*
personalny *adj* personal, Personal-; **dane ~e** Personalien *pl*
personel *m* Personal *n*; **~ obsługujący** Bedienungspersonal *n*; **~ latający** Flugpersonal *n*
perspektywa *f* Perspektive *f*
pertraktacje *pl* Verhandlungen *pl*
peruczka *f* (*męska*) Toupet *n*
peruka *f* Perücke *f*
peryferie *fpl* Peripherie *f*, Stadtrand *m*; **na ~ach miasta** *o.* am Stadtrand
pestka *f* Kern *m*; Stein *m*
perz *m bot.* Quecke *f*
perzyna *f*: **obrócić coś w ~ę** etw in Schutt und Asche legen
pesymista *m* Pessimist *m*
pet *m ugs.* Kippe *f*
petent *m* Antragsteller *m*; Petent *m*
pewien[1] *adj* gewiss; **~ pan** ein gewisser Herr
pewien[2] *adv* sicher; **jestem ~, że …** ich bin (mir) sicher, dass …
pewnie *adv* gewiss, wohl, sicher; **on ~ już nie przyjdzie** er wird (wohl) nicht mehr kommen
pewność *f* Gewissheit *f*, Sicherheit *f*; **~ć siebie** Selbstvertrauen *n*; **z ~cią** sicherlich, vermutlich
pewny *adj* gewiss; (*bezpieczny*) sicher; **nic ~ego** nichts Gewisses; **~y siebie** selbstbewusst; **co ~e, to ~e** sicher ist sicher; **być ~ym sukcesu** seines Erfolges sicher sein; **na ~o** bestimmt
pęcherz *m* Blase *f*; **~ moczowy** Harnblase *f*; **~yk** *m* (*na ciele*) Pustel *f*
pęczek *m* Bündel *n*; **~ rzodkiewek** ein Bund Radieschen
pędzel *m* Pinsel *m*
pędzić *vt vi* **1.** treiben, jagen **2.** (*gnać*) rasen, rennen
pęk *m* Bund, Bündel *n*; **~ kluczy** Schlüsselbund *n*
pękać *vi* **1.** bersten, platzen; (*mur*) Risse bekommen; *figur.* **~ ze śmiechu** sich krumm lachen; **~ ze złości** vor Zorn kochen **2.** (*zerwać się*) springen
pęknąć ['pɛ̃kɔ̃tɕ] *vi pf* platzen, springen;

opona ~ła der Reifen ist geplatzt; **~ła struna** die Saite sprang; → **pękać**
pępek *m anat.* Nabel *m*
pęseta *f* Pinzette *f*
pętla *f* Schlinge *f*; (*zakręt*) Schleife *f*; **~ tramwajowa** Straßenbahnschleife *f*
piać *vi* krähen; **kogut pieje** der Hahn kräht
piana *f* Schaum *m*
pianino *n* Pianino *n*, Klavier *n*
pianista *m* Pianist *m*
pianistka *f* Pianistin *f*
piasek *m* Sand *m*; **~ lotny** Flugsand *m*
piaskowiec *m* Sandstein *m*
piąt|ek *m* Freitag *m*; **w ~ek** am Freitag; **w ~ki** freitags; **Wielki Piątek** Karfreitag *m*
piątka *f* Fünf *f*
piąt|y *num* der fünfte; **jedna ~a litra** ein fünftel Liter
pici|e *n* Trinken *n*; **woda do ~a** Trinkwasser *n*
pić *vt, vi* trinken; **~ mi się chce** ich habe Durst; **~ za czyjeś zdrowie** auf js Wohl trinken
pie|c[1] *vt, vi* (*chleb*) backen; (*mięso*) braten; *figur.* brennen, sengen
piec[2] *m* Ofen *m*; **kaflowy ~** Kachelofen *m*; **~ hutniczy** Hochofen *m*
piechota *f* Infanterie *f*
piecyk *m* kleiner Ofen; **~ elektryczny** Heizgerät *n*
pieczarka *f* Champignon *m*
pieczątk|a *f* Stempel *m*; **przyłożyć ~ę** den Stempel drücken
pieczeń *f* Braten *m*; **~ wołowa** Rindsbraten *m*; **~ wieprzowa** Schweinebraten *m*
pieczęć *f* Siegel *n*, Petschaft *n*; **przyłożyć ~** das Siegel anbringen; **złamać ~** das Siegel brechen
pieczony *adj* gebacken; gebraten; Brat-
pieg *m* Sommersprosse *f*
piekarnia *f* Bäckerei *f*
piekarz *m* Bäcker *m*
pielęgniarka *f* Krankenschwester *f*
pielęgnować *vt* pflegen
pielgrzymka *f* Pilgerfahrt *f*, Wallfahrt *f*
pieluszka *f* Windel *f*; **~ jednorazowa** Wegwerfwindel *f*
pieniądz *m* (*moneta*) Geldstück *n*; **~e** *pl* Geld *n*; **fałszywe ~e** falsches Geld; **drobne ~e** Kleingeld *n*; **~e papierowe** Papiergeld *n*; **kupić za ciężkie ~e** für ein Heidengeld kaufen; **zmienić ~e** Geld wechseln; **być przy ~ach** bei Kasse <bei Geld> sein; **wydawać ~e** Geld ausgeben; **fałszować <sprzeniewierzać> ~e** Geld fälschen <unterschlagen>
pień *m* Stamm *m*; **~ drzewa** Baumstamm *m*; *figur.* **wyciąć w ~** niedermetzeln, *ugs.* niedermachen
pieprz *m* Pfeffer *m*
piernik *m* Lebkuchen *m*, Pfefferkuchen *m*
pierogi *pl* Teigtaschen *pl*; **~ z serem** Taschen mit Käsefüllung
pier|ś *f* **1.** Brust *f*; **bić się w ~si** sich an die Brust schlagen **2. ~si** *pl* (*kobiety*) Brüste *pl*, Busen *m*
pierścień ['ṗɛrçtçɛɲ] *m* Ring *m*
pierścionek *m* Ring *m*; **~ zaręczynowy** Verlobungsring *m*; **nosić ~ na palcu** einen Ring am Finger tragen
pierwotnie *adv* ursprünglich
pierwotn|y *adj* ursprünglich, ur-; **~e znaczenie** die ursprüngliche Bedeutung
pierwszeństw|o *n* Vorrang *m*; *mot.* **~o przejazdu** Vorfahrt *f*; **udzielić ~a nadjeżdżającym z przeciwka!** dem Gegenverkehr Vorrang gewähren! **ulica z ~em przejazdu** Vorfahrtsstraße *f*
pierwsz|y I. *adj* der erste; **~y z brzegu**, **~y lepszy** der erste beste; **z ~ej ręki** aus erster Hand; **po raz ~y** zum ersten Mal; **~y raz słyszę!** nicht, dass ich wüsste!, nie gehört! **II.** *m* Erste *m*; **~ego** (*danego miesiąca*) am Ersten
pierze *n* Federn *fpl*
pierzyna *f* Federbett *n*
pies *m* Hund *m*; **żyć jak ~ z kotem** wie Hund und Katze leben
piesek *m* Hündchen *n*
pieszczot|a *f* Liebkosung *f*; **~y** *pl* Zärtlichkeiten *pl*
pieszo *adv* zu Fuß; **iść <przyjść> ~** zu Fuß gehen <kommen>
pieszy *m* Fußgänger *m*; **przejście dla ~ch** Fußgängerübergang *m*, Fußgängerüberweg *m*; **droga dla ~ch** Fußweg *m*, Gehweg *m*
pieścić *vt* liebkosen
pieśń *f* **1.** Lied *n* **2.** *lit.* Gesang *m*
pietruszka *f* (*natka*) Petersilie *f*; (*korzeń*) Petersilienwurzel *f*
pięcio- *w złożeniach* fünf-, Fünf-
pięciobój *m sport.* Fünfkampf *m*
pięciokąt *m* Fünfeck *n*
pięciokrotny *adj* fünfmalig
pięcioletni *adj* fünfjährig

pięcioro *num* fünf; **~ dzieci** fünf Kinder
pięciu *num* fünf; **było nas ~ (chłopców)** wir waren fünf (Jungen)
pięć *num* fünf; **~ razy ~** fünf mal fünf
pięćdziesiąt [pε̃'dʑeɕɔ̃t] *num* fünfzig
pięćdziesiąty *num* der fünfzigste
pięćset *num* fünfhundert
pięknie *adv* wunderschön
piękn|o *n* Schöne *n*, Schönheit *f*; **mieć poczucie ~a** ein Gefühl für das Schöne haben
piękność *f* Schönheit *f* (*a. kobieta*)
piękn|y *adj* schön; **literatura ~a** die schöne Literatur; **sztuki ~e** die schönen Künste; **pewnego ~ego dnia** eines schönen Tages; **prawić ~e słówka** schöntun, *ugs.* Süßholz raspeln; *figur.* **płeć ~a** das schöne Geschlecht
pięściarz *m sport.* Boxer *m*
pięść *f* Faust *f*; **zaciśnięta ~** geballte Faust; *ugs.* **pasuje jak ~ do nosa** das passt wie die Faust aufs Auge
pięta *f* Ferse *f*
piętnasty *num* der fünfzehnte
piętnaście *num* fünfzehn
pięt|ro *n* Stockwerk *n*, Stock *m*, Etage *f*; **na którym ~rze?** in welchem Stock(werk)? **na drugim ~rze** zwei Treppen hoch, im zweiten Stock
piętrowy *adj* einstöckig; **-piętrowy** (*w złożeniach*) -geschossig; *np.* **dwu~** zweigeschossig
pigułka *f* Pille *f*; **~ antykoncepcyjna** Anti-Baby-Pille *f*, *ugs.* die Pille; *figur.* **gorzka ~** eine bittere Pille
pijak *m* Trinker *m*, Säufer *m*
pijan|y *adj* betrunken, trunken; **po ~emu** in trunkenem Zustand
pilnie *adv* **1.** fleißig; **uczyć się ~** fleißig lernen **2.** dringend, eilig; **~ potrzebny** dringend nötig
pilnik *m* Feile *f*; **~ do paznokci** Nagelfeile *f*
pilno *adv*: **~ mu** er hat Eile, er hat es eilig
pilnować I. *vt* (*strzec*) bewachen (**czegoś** etw); wachen (**czegoś** über etw); (*uważać*) Acht geben (**czegoś** auf etw); **~ swoich interesów** seine Interessen wahren **II.** *vr* **~ się** sich in Acht nehmen
piln|y *adj* fleißig; (*palący*) dringend; **w ~ej sprawie** in dringender Angelegenheit
pilot *m* Pilot *m*; *naut.* Lotse *m*; (*urządzenie*) Fernbedienung *f*
piła *f* **1.** Säge *f*; **~ ręczna** Handsäge *f*; **~ tarczowa** Kreissäge *f* **2.** (*ryba*) Sägefisch *m*
piłka[1] *f* Ball *m*; **~ nożna** Fußball *m*, (*gra*) Fußballspiel *n*; **~ ręczna** Handball *m*, (*halowa*) Hallenhandball *m*
piłka[2] *f* kleine Säge, Handsäge *f*
piłkarz *m* Fußballspieler *m*, *ugs.* Fußballer *m*
piłować *vt* sägen; (*pilnikiem*) feilen
pincetka *f* Pinzette *f*
pineska, pinezka *f* Reißzwecke *f*
pingwin *m* Pinguin *m*
pion *m bud.* Lot *n*, Senkblei *n*
pionier *m* Pionier *m*; *figur. a.* Bahnbrecher *m*, Wegbereiter *m*
pionowy *adj* senkrecht
piorun *m* Blitzschlag *m*; **uderzył ~** der Blitz schlug ein; *ugs.* **~em** blitzschnell
piorunochron *m* Blitzableiter *m*
piosenka *f* Lied *n*, Song *m*
piosenkarka *f* Sängerin *f*
piosenkarz *m* Sänger *m*
pióro *n* Feder *f*; **~ do pisania** Schreibfeder *f*; **~ wieczne** Füllfederhalter *m*, *ugs.* Füller *m*
piramida *f* Pyramide *f*
pirat *m* Seeräuber *m*, Pirat *m*; (*porywacz samolotu*) Hijacker *m*, Luftpirat *m*; **~ drogowy** Verkehrsrowdy *m*
piro|- *chem.* Pyro-; **~ technik** *m* Pyrotechniker *m*, Feuerwerker *m*
pisać *vt, vi* schreiben (**do kogoś** an jn); **~ powieść** an einem Roman schreiben; **~ wiersze** Gedichte schreiben
pisanki *fpl* gemalte Ostereier
pisarka *f* Schriftstellerin *f*
pisarz *m* Schriftsteller *m*
pisemn|y *adj* schriftlich; **odpowiedź ~a** schriftliche Antwort
pisklę *n* Nestling *m*
pism|o *n* **1.** Schrift *f*; **charakter ~a** Handschrift *f*; **~o drukowane** (*litery*) Blockschrift *f*; **wyrobiony charakter ~a** eine ausgeschriebene Handschrift **2.** (*dokument*) Schreiben *n*, Schriftstück *n*; **Pismo Święte** die Heilige Schrift **3.** (*gazeta*) Zeitschrift *f*
pisownia *f* (*sposób pisania*) Schreibung *f*; (*ortografia*) Rechtschreibung *f*
pistolet *m* Pistole *f*; **~ automatyczny** Maschinenpistole *f*
piszcz|eć *vi* piepen
piśmienn|y *adj* Schreib-; **artykuły ~e** Schreibwaren *fpl*
piwiarnia *f* Bierstube *f*, Bierlokal *n*
piwnica *f* Keller *m*
piwo *n* Bier *n*; **~ jasne <ciemne>** helles <dunkles> Bier; **~ słodowe** Malzbier *n*

piżama *f* Schlafanzug *m*
plac *m* Platz *m*; **~ budowy** Baustelle *f*
placek *m* **1.** Kuchen *m*; **~ z kruszonką** Streuselkuchen *m*; **~ ze śliwkami** Pflaumenkuchen *m* **2. placki ziemniaczane** Kartoffelpuffer *mpl*
plakat *m* Plakat *n*
plam|a *f* Fleck *m*; **wywabić ~ę** einen Fleck entfernen; *figur.* **~a na honorze** Schandfleck *m*
plan *m* **1.** Plan *m*; **~ miasta** Stadtplan *m*; **~ lekcji** Stundenplan *m* **2.** *mal.* **na pierwszym ~ie** im Vordergrund; **na dalszym ~ie** (*w głębi*) im Hintergrund **3.** *archit.* Grundriss *m*
planeta *f astr.* Planet *m*
planować *vt* planen
planowy *adj* planmäßig, Plan-; **~ odjazd** fahrplanmäßige Abfahrt
plastelina *f* Plastilin *n*
plaster *m med.* Heftpflaster *n*, Pflaster *n*; **nałożyć ~ na ranę** jm ein Pflaster auf die Wunde kleben
plasterek *m* Scheibe *f*; **~ kiełbasy** eine Scheibe Wurst
plastik *m* Plastik *n*, Kunststoff *m*
plastyczn|y *adj* plastisch; **masa ~a** Kunststoff *m*; **operacja ~a** plastische Operation
plastyk *m* **1.** Kunstschaffende *m* (*Bildhauer, Maler, Grafiker*) **2.** *zob.* **plastik**
platan *m* Platane *f*
platyna *f* Platin *n*
plaż|a *f* Strand *m*; **na ~y** am Strand
plątać I. *vt* verwickeln, verflechten; (*mieszać, mylić*) verwechseln **II.** *vr* **~ się** sich verstricken; **~ się w kłamstwach** sich in Lügen verstricken
plebania *f* Pfarrhaus *n*, Pfarrei *f*
plecak *m* Rucksack *m*
plec|y *pl* Rücken *m*; **za jego ~ami** hinter seinem Rücken; **na ~ach** auf den Schultern
pleść *vt* (*wyplatać*) flechten, winden; *figur.* **~ głupstwa** dummes Zeug reden
pleśnieć *vi* schimmelig werden; schimmeln
pleśń *f* Schimmel *m*
plewy *pl* Spreu *f*
plik *m* **1.** Stoß *m*; **~ akt** Aktenstoß *m*; **~ gazet** ein Stoß Zeitungen **2.** *inform.* Datei *f*; **zapamiętać ~** eine Datei speichern
plomba *f* Plombe *f*; Zahnfüllung *f*
plotk|a *f* Klatsch *m*, Tratsch *m*; **rozpuszczać ~i** Klatsch verbreiten
plotkować *vi* tratschen
pluć *vi* spucken; speien
pluskać I. *vi* plätschern **II.** *vr* **~ się** plätschern
pluskiewka *f* Reißzwecke *f*
pluskwa *f* Wanze *f*
plusz *m* Plüsch *m*
płac|a *f* Lohn *m*; **podwyżka ~** Lohnerhöhung *f*
płacić *vt* zahlen; **~ gotówką** bar <in bar> zahlen; **~ z góry** im Voraus zahlen
płakać *vi* weinen (**nad kimś** über jn); **~ z radości** vor Freude weinen
płaski *adj* flach; eben
płaskorzeźba *f* Basrelief *n*, Flachrelief *n*
płaszcz *m* Mantel *m*; **~ od deszczu** Regenmantel *m*; **~ kąpielowy** Bademantel *m*; **nieprzemakalny ~** wasserdichter Mantel; **zarzucić ~ na ramiona** den Mantel umhängen; **włożyć ~** (**na siebie**) den Mantel anziehen; **zdjąć ~** den Mantel ablegen
płaszczy|zna *f* Fläche *f* (*a. mat.*), Ebene *f*; **na innej ~źnie** auf einer anderen Ebene
płat *m* **1.** *flug.* Tragfläche *f* **2.** *anat.* Lappen *m*; **~ skroniowy** Schläfenlappen *m*; **~ czołowy** Stirnlappen *m*
płatać *vt*: **~ figle** alberne Streiche verüben
płat|ek *m* Flocke *f*; **~ek śniegu** Schneeflocke *f*; **~ki owsiane** Haferflocken *fpl*; **~ki kukurydziane** Cornflakes *pl*
płatny *adj* fällig; (*wymagający opłaty*) kostenpflichtig, gebührenpflichtig
płeć *f* Geschlecht *n*; *figur.* **słaba ~** das schwache Geschlecht; **~ brzydka** das starke Geschlecht
płetwonurek *m* Froschmann *m*
płodny *adj* fruchtbar
płodzić *vt* zeugen
płomie|ń *m* Flamme *f*; **stać w ~niach** in Flammen stehen
płonąć *vi* brennen
płoszyć *vt* verscheuchen
płot *m* Zaun *m*
płotki *mpl sport.* Hürde *f*; **bieg przez ~** Hürdenlauf *m*
płótno *n* Leinwand *f* (*o. mal.*), Leinen *n*; **~ żaglowe** Segeltuch *n*; **~ krawieckie** Steifleinen *n*
płuc|a *npl* Lunge *f*; **zapalenie ~** Lungenentzündung *f*; **choroba ~** Lungenkrankheit *f*; **gruźlica ~** Lungentuberkulose *f*; **chory na ~a** lungenkrank
pług *m* Pflug *m*
płukać *vt* spülen

płyn *m* Flüssigkeit *f*; **w ~ie** flüssig; *mot.* **~ hamulcowy** Bremsflüssigkeit *f*; **~ chłodzący** <**do chłodnicy**> Kühlflüssigkeit *f*

płynąć *vi* **1.** schwimmen; **~ pod prąd** <**z prądem**> gegen den <mit dem> Strom schwimmen **2.** (*o wodzie*) fließen

płynnie *adv* fließend; **on mówi ~ po niemiecku** er spricht fließend Deutsch

płynny *adj* flüssig, fließend

płyta *f* Platte *f*; **~ kompaktowa** Compact Disc, *skrót* CD *f*

płytki *adj* (*niegłęboki*) seicht; (*płaski*) flach; **~ talerz** ein flacher Teller

pływaczka *f* Schwimmerin *f*

pływać *vi* schwimmen

pływak *m* Schwimmer *m*

pływalnia *f* Schwimmbad *n*; **kryta ~** Hallenschwimmbad *n*

po *praep* **1.** nach; **po urlopie** nach dem Urlaub; **po tobie** nach dir; **po kolei** der Reihe nach **2.** auf, in (herum); **chodzić po dachu** <**po pokoju**> auf dem Dach <im Zimmer> herumlaufen **3.** *handl.* zu, je; **po 40 euro** zu 40 Euro; **po 3 sztuki** je 3 Stück **4. po co?** wozu?; **po kogo idziesz?** wen holst du ab?; **po raz pierwszy** zum ersten Mal; **po pierwsze** erstens; **posłać po lekarza** den Arzt holen lassen **5.** (*w wyrażeniach przysłówkowych*) **czy umiesz po polsku?** verstehst du Polnisch?; **po potrąceniu** nach Abzug **6.** (*z czasownikiem*) **poznać po czymś** an etw erkennen

pobić I. *vt pf* schlagen; **~ rekord** einen Rekord brechen <schlagen>; **~ kogoś** jn zusammenschlagen **II.** *vr* **~ się** sich prügeln, handgemein werden

pobieżny *adj* flüchtig

pobliski *adj* nahe (gelegen)

pobliż|e: **w ~u** in der Nähe; **w ~u Wiednia** nahe bei Wien

pobłażliwy *adj* nachsichtig (**wobec kogoś** gegen jn)

pobocze *n* (*drogi*) Seitenstreifen *m*; **utwardzone** <**nieutwardzone**> **~** befestigter <unbefestigter> Seitenstreifen

pobory *pl* Gehalt *n*, Bezüge *mpl*

pobożny *adj* fromm

pobrać się *vr pf* heiraten

pobranie *n* Nachnahme *f*; **za ~m** mit <per> Nachnahme

pobrudzić *vt pf* → **brudzić**

pobyt *m* Aufenthalt *m*; **miejsce ~u** Aufenthaltsort *m*; **~ w celach naukowych** Studienaufenthalt *m*

pocałować *vt pf* einen Kuss geben (**kogoś** jm); → **całować**

pocałunek *m* Kuss *m*

pochlebca *m* Schmeichler *m*

pochlebstwo *n* Schmeichelei *f*

pochmurny *adj* wolkig, trübe

pochodnia *f* Fackel *f*

pochodzenie *n* Ursprung *m*; Herkunft *f*

pochodzić[1] *vi* **1.** abstammen, herkommen **2.** (*wynikać*) herrühren

pochodzić[2] *vi* (*sobie*) ein bisschen (herum)spazieren

pochować *vt pf* (*zmarłego*) bestatten

pochód *m* Umzug *m*, Vorbeimarsch *m*

pochwalić *vt pf* → **chwalić**

pochwa *f* Scheide *f* (*a. anat.*)

pochwał|a *f* Lob *n*; **zasłużyć na ~ę** Lob verdienen; **zasługujący na ~ę** lobenswert

pochyły *adj* schräg

pociąg *m* **1.** Zug *m*; **~ osobowy** Personenzug *m*; **~ pospieszny** Schnellzug *m*; **~ dalekobieżny** Fernzug *m*; **~ ekspresowy** Expresszug, Intercity, IC *m*; **~ bezpośredni** ein durchgehender Zug (**do Paryża** nach Paris); **~ towarowy** Güterzug *m*; **~ drogowy** Lastzug *m* **2.** (*popęd*) Trieb *m*; (*skłonność*) Neigung *f* (**do kogoś** zu jm), Hang *m* (**do muzyki** für Musik); **czuć do kogoś ~** sich zu jm hingezogen fühlen

pociągać *vt* ziehen; **~ ku sobie** an sich <zu sich> ziehen; **~ za sobą następstwa** Folgen nach sich ziehen; **~ farbą** anstreichen

pociągnąć *vt pf* → **pociągać, ciągnąć**; **~ do odpowiedzialności** zur Verantwortung ziehen

pocić się *vr* schwitzen

po ciemku *adv* im Finsteren

pocieszać I. *vt* trösten **II.** *vr* **~ się** sich trösten (**czymś** mit etw)

pocieszyć *vt pf* → **pocieszać**

pocisk *m* Geschoss *n*; **~ zdalnie kierowany** ferngesteuertes Geschoss; **wystrzelić ~** ein Geschoss abschießen

począ|ć *vt* anfangen, machen; **co ja mam teraz ~ć!** was soll ich jetzt anfangen <tun>!; **~wszy od …** ab <von … an>; **~wszy od godziny 10** ab 10 Uhr, von 10 Uhr an

począt|ek *m* Beginn *m*, Anfang *m*; **od** (**samego**) **~ku** von Anfang an; **na ~ek** für den Anfang; **na ~ku** zu Beginn, zu Anfang; **z ~ku** (*początkowo*) anfangs

początkowo *adv* anfänglich, anfangs
poczekać *vi* (ein bisschen) warten, abwarten, erwarten
poczekalnia *f* Warteraum *m*
poczęstować *vt pf* anbieten; **czy mogę ~ pana filiżanką kawy?** darf ich Ihnen (eine Tasse) Kaffee anbieten?
pocz|ta *f* **1.** Post *f*; **~ta głosowa** Mailbox *f*; **~tą** durch die Post; **~ta lotnicza** Luftpost *f*; **~tą lotniczą** mit Luftpost; **odwrotną ~tą** postwendend **2.** (*budynek*) Post *f*; Postamt *n*; **na ~cie** auf der Post
pocztow|y *adj* Post-; **skrzynka ~a** Briefkasten *m*
pocztówka *f* Postkarte *f*
poczuć *vt pf* → **czuć**
pod *praep* **1.** (*gdzie?, dokąd?*) unter; **~ stołem** unter dem Tisch; **~ stół** unter den Tisch; **~ gołym niebem** unter freiem Himmel **2.** (*kiedy*) gegen; **~ wieczór** gegen Abend **3.** (*przeciw*) gegen; **~ wiatr <prąd>** gegen den Wind <Strom> **4.** (*około*) bei; **~ Warszawą** bei <in der Nähe von> Warschau **5. ~ pretekstem** unter einem Vorwand; **~ karą** bei Strafe; **~ warunkiem, że ...** vorausgesetzt dass ...
podać *vt pf* → **podawać**
podanie *n* **1.** Gesuch *n*, Antrag *m*; **złożyć <wnieść> ~** ein Gesuch einreichen **2.** (*danych*) Angabe *f*
podarować *vt pf* → **darować**
podarty *adj* zerrissen
podarunek *m* Geschenk *n*
podatek *m* Steuer *f*; **~ dochodowy** Einkommenssteuer *f*; **~ od luksusu** Luxussteuer *f*; **~ od wynagrodzeń** Lohnsteuer *f*
podawać *vt* reichen; (*dane*) angeben; **~ do wiadomości** bekannt geben; **~ do stołu** servieren, auftragen; **~ z rąk do rąk** herumreichen
podaż *f* Angebot *n*
podbródek *m* Kinn *n*
podchmielić *vi*: **~ sobie** sich einen leichten Rausch antrinken
podcienia *pl* Laubengang *m*
podciśnienie *n* Unterdruck *m*
podczas I. *praep* während; **~ mojego pobytu** während meines Aufenthalts; **~ urlopu** im Urlaub **II.** *kj* **~ gdy dziecko śpi, mogę napisać list** während das Kind schläft, kann ich einen Brief schreiben
poddać *pf* **I.** *vt* übergeben (**miasto** eine Stadt); (*podsunąć*) eingeben, suggerieren **II.** *vr* **~ się** sich ergeben, sich unterwerfen, erliegen
poddasze *n* Dachgeschoss *n*, Dachstube *f*
poddawać *vt* → **poddać**
podejmować I. *vt* **1.** vornehmen, unternehmen; **~ kroki** Schritte tun, Maßnahmen treffen; **~ walkę** (immer) den Kampf aufnehmen **2.** (*gości*) bewirten **II.** *vr* **~ się** auf sich nehmen, unternehmen (**czegoś** etw)
podejrzany I. *adj* verdächtig (**o coś** eines Dinges) **II.** *m* Verdächtige *m*
podejrzewać *vt* verdächtigen (**o przestępstwo** eines Deliktes)
podejrzliwy [pɔdɛj'ʒʎivɨ] *adj* argwöhnisch, misstrauisch
podeprzeć *vt pf* → **podpierać**
podeptać *vt pf* → **deptać**; *figur.* mit Füßen treten
podeszwa *f* Sohle *f*; **~ buta** Schuhsohle *f*
podglądać *vt* heimlich beobachten
podjąć *vt pf* → **podejmować**
podjechać *vi* heranfahren
podjeść *vi pf*: **~ sobie** sich so richtig satt essen
podkładać *vt* unterlegen
podkładka *f mech.* Unterlegscheibe *f*
podkoszulek *m*, **podkoszulka** *f* Unterhemd *n*
podkowa *f* Hufeisen *n*
podkreślać *vt* unterstreichen; *figur. a.* betonen, hervorheben
podkreśli|ć *vt pf* → **podkreślać**; **mówca ~ł ...** der Redner betonte ...
podlać *vt pf* → **podlewać**
podlegać *vi* unterworfen sein, unterliegen; (*np. władzy*) unterstehen, unterstellt sein
podlewać *vt* begießen, gießen (**kwiaty** die Blumen)
podłoga *f* Fußboden *m*
podłość *f* Gemeinheit *f*, Niedertracht *f*
podłożyć *vt pf* → **podkładać**
podłużny *adj* länglich; **przekrój ~** Längsschnitt *m*
podły *adj* gemein, niederträchtig
podmiejsk|i *adj* vorstädtisch; **kolej ~a** Vorortbahn *f*
podniebienie *n* Gaumen *m*
podnieść *vt pf* → **podnosić**
podnosić I. *vt* **1.** heben, erheben, emporheben, hieven, hissen; **~ głowę** den Kopf heben **2.** (*podwyższać*) erhöhen; (*wzmagać*) steigern; **~ ceny <pensje>** Preise <die Gehälter> erhöhen **II.** *vr* **~ się 1.** sich erheben;

(*unosić się*) sich heben **2.** (*wzmagać się*) steigen
podnoszenie *n* Heben *n*; *sport.* **~ ciężarów** Gewichtheben *n*
podnośnik *m mot.* Wagenheber *m*
podoba|ć się *vr* gefallen; (**nie**) **~ mi się to** das gefällt mir (nicht); **nie ~ć się** missfallen
podobnie *adv* ähnlich, in ähnlicher Weise
podobno *adv* anscheinend; wie es heißt; **~ jest chory** er soll krank sein; man sagt, er sei krank
podobn|y *adj* ähnlich; **w ~y sposób** in ähnlicher Weise; **to do niego ~e** das sieht ihm ähnlich; *ugs.* **coś ~ego!** so was!; **nic ~ego** nichts dergleichen; **do czego to ~e!** das ist doch keine Art und Weise!
podoficer *m* Unteroffizier *m*
podpalać *vt* in Brand stecken
podpalić *vt pf* → **podpalać**; **~ dom** ein Haus in Brand stecken
podpierać I. *vt* stützen **II.** *vr* **~ się** sich stützen, abstützen
podpis *m* Unterschrift *f*; **złożyć swój ~** etw unterzeichnen
podpisać *vt pf* → **podpisywać**; **~ umowę** einen Vertrag unterschreiben, unterzeichnen
podpisywać *vt* unterschreiben
podporucznik *m* Leutnant *m*
podpowiadać *vt* vorsagen; *teatr.* soufflieren
podpowiedzieć *vt pf* → **podpowiadać**
podrabiać *vt* nachmachen; ver|fälschen
podręcznik *m* Handbuch, Lehrbuch *n*
podrobić *vt pf* → **podrabiać**; **~ podpis** eine Unterschrift nachmachen
podróż *f* Reise *f*; **~ handlowa** Geschäftsreise *f*; **~ służbowa** Dienstreise *f*; **~ naukowa** <**w celach naukowych**> Studienreise *f*; **~ poślubna** Hochzeitsreise *f*; **~ powrotna** Rückreise *f*; **~ zagraniczna** Auslandsreise *f*; **wyruszyć w ~** eine Reise antreten; **wyjechać w ~** verreisen; **szczęśliwej ~y!** glückliche Reise!
podróżn|y I. *adj* Reise-; **torba ~a** Reisetasche *f* **II.** *m* Reisende *m*
podróżować *vi* reisen (**koleją** mit der Bahn)
podrzeć *vt pf* zerreißen
podrzędn|y *adj* untergeordnet; *gram.* **zdanie ~e** Nebensatz *m*
podstawa *f* Grundlage *f*; *mat.* Grundlinie *f*; (*płaszczyzna*) Grundfläche *f*
podstawowy *adj* grundlegend, fundamental; Grund-; **~ błąd** grundsätzlicher Fehler, Kardinalfehler *m*
podstęp *m* List, Hinterlist *f*
podszew|ka *f* Futter *n*; **na ~ce** gefüttert
podświadomość *f* Unterbewusstsein *n*
podtrzymać *vt pf* → **podtrzymywać**
podtrzymywać *vt* halten, stützen; *figur.* (*utrzymywać*) aufrechterhalten
poduszka *f* Kissen *n*; **~ pod głowę** Kopfkissen *n*; *mot.* **~ powietrzna** Airbag *m*
podwiązka *f* Strumpfband *n*
podwieczorek *m* Vesperbrot *n*
podwijać *vt* (*rękawy*) aufrollen
podwinąć *vt pf* → **podwijać**
podwładny *m* Untergebene *m*
podwozie *n* Fahrgestell *n*, (*samolotu a.*) Fahrwerk *n*; **wciągnąć ~** das Fahrwerk einziehen
podwójn|y *adj* doppelt; Doppel-; **~e okno** Doppelfenster *n*
podwórz|e *n* Hof *m*; **na ~u** im Hof
podwyżka *f* Erhöhung *f*; **~ cen** Preiserhöhung *f*; **~ czynszu** Mieterhöhung *f*
podwyższać *vt* erhöhen, heraufsetzen; (*wzmagać*) steigern
podwyższyć *vt pf* → **podwyższać**
podzelować *vt pf* besohlen
podzia|ć się *vr pf* hingeraten, stecken; **gdzie on się ~ł?** wo steckt er (denn)?
podział *m* Teilung *f*, Einteilung *f*
podzielić *vt pf* → **dzielić**
podziemie [pɔd'ʑɛmʲɛ] *n* **1.** Kellergeschoss *n* **2.** *figur.* Untergrund *m*, Untergrundbewegung *f*
podziemn|y [pɔd'ʑɛmnɨ] *adj* unterirdisch; Untergrund-; **wybuchy** <**eksplozje**> **~e** unterirdische Explosionen; **kolej ~a** Untergrundbahn, U-Bahn *f*; **organizacja ~a** Untergrundorganisation *f*
podziękować *vi pf* sich bedanken (**komuś za coś** bei jm für etw)
podziwiać *vt* bewundern
poeta *m* Dichter *m*, Poet *m*
poetka *f* Dichterin *f*
poetyczny *adj* poetisch, poesievoll
poezja *f* Poesie *m*, Dichtung *f*
pogadać *vi* ein wenig plaudern
pogadanka *f* kleiner Vortrag (*im Rundfunk*)
pogarda *f* Verachtung *f*; **~ śmierci** Todesverachtung *f*
pogardliwy *adj* verächtlich
pogardzać *vi* → **gardzić**

pogarszać I. *vt* verschlimmern, verschlechtern **II.** *vr* ~ **się** sich allmählich verschlechtern
pogląd *m* Anschauung *f*, Ansicht *f*, Gesinnung *f*; ~ **na świat** Weltanschauung *f*; **reprezentować** <**wyrazić**> ~ die Ansicht vertreten
pogłaskać *vt pf* → **głaskać**
pognieść *vt pf* zerknittern, zerknüllen
pogoda *f* Wetter *n*; (*ładna*) schönes Wetter; **słoneczna** <**niepewna**> ~ sonniges <unbeständiges> Wetter; **jaka będzie ~?** was werden wir für Wetter haben?, wie wird das Wetter?
pogodny *adj* heiter (*a. figur.*)
pogodzić I. *vt pf* aussöhnen, versöhnen **II.** *vr* ~ **się** sich aussöhnen <versöhnen>; ~ **się z czymś** sich in etw fügen <ergeben>, sich mit etw abfinden
pogorszyć *pf* **I.** *vt* → **pogarszać II.** *vr* ~ **się** sich verschlechtern
pogotowi|e *n* Bereitschaftsdienst *m*, Notdienst *m*; **~e ratunkowe** Rettungsdienst *m*, Notarzt *m*; **górskie ~e ratunkowe** Bergwacht *f*; **stać w ~u** in Bereitschaft stehen
pogrzeb *m* Begräbnis *n*
poić *vt* zu trinken geben, tränken
pojazd *m* Fahrzeug *n*; ~ **mechaniczny** Kraftfahrzeug *n*; ~ **gąsienicowy** Raupenfahrzeug *n*; ~ **kosmiczny** Raumschiff *n*
pojąć *vt pf*; → **pojmować**; ~ **za żonę** zur Frau nehmen
pojechać *vi pf* hinfahren, wegfahren
pojedynczo *adv* einzeln
pojedyncz|y *adj* einzeln, einfach; *gram.* **liczba ~a** Einzahl *f*, Singular *m*
pojemnik *m* Behälter *m*, Container *m*
pojemność *f* **1.** Fassungsvermögen *n*; ~ (**skokowa**) **silnika** Hubraum *m* **2.** *phys.* Kapazität *f*, Volumen *n*; ~ **akumulatora** Batteriekapazität *f*
pojęci|e *n* Begriff *m*; (*wyobrażenie*) Ahnung *f*; **wyrobić sobie ~e o czymś** sich einen Begriff von etw machen; **nie mieć ~a** keine Ahnung haben
pojmować *vt* (*rozumieć*) begreifen, fassen; (*ujmować*) auffassen (**błędnie** falsch)
pojutrze *adv* übermorgen
pokarm *m* Nahrung *f*, (*mleko*) Muttermilch *f*, Milch *f*
pokazać I. *vt pf* zeigen, sehen lassen; **pokaż!** zeig' mal!, lass sehen! **II.** *vr* ~ **się** zum Vorschein kommen
pokazywać *vt* → **pokazać**
pokład *m* **1.** Schicht *f*, *berg.* Flöz *n*; ~ **węgla** Kohlenflöz *n* **2.** *naut.* Deck *n*; ~ **statku** Schiffsdeck *n*
pokojowy *adj* **1.** Zimmer- **2.** (*nastawiony pokojowo*) friedlich **3.** (*dotyczący pokoju*) Friedens-; **traktat** ~ Friedensvertrag *m*
pokojówka *f* Zimmermädchen *n*
pokolenie *n* Generation *f*
pokonać *vt pf* (*zmóc*) bewältigen; (*przezwyciężyć*) überwinden
pokonywać *vt* → **pokonać**
pokój *m* **1.** Frieden *m*; **utrzymać** <**ocalić**> ~ den Frieden erhalten <retten>; **zawrzeć** ~ Frieden schließen **2.** Zimmer *n*; ~ **sypialny** Schlafzimmer *n*
pokrewieństwo *n* Verwandtschaft *f*
pokrowiec *m* Schonbezug *m*
pokrótce *adv* kurz, in Kürze
po kryjomu *adv* insgeheim, heimlich
pokrywa *f* Deckel *m*; Haube *f*; ~ **silnika** Motorhaube *f*
pokrywka *f* Deckel *m*; ~ **garnka** Topfdeckel *m*
pokrzywa *f* Brennnessel *f*
pokrzyżować *vt pf* kreuzen, durchkreuzen; ~ **czyjeś** <**komuś**> **plany** jm einen Strich durch die Rechnung machen
pokus|a *f* Versuchung *f*; **oprzeć się** <**ulec**> **~ie** der Versuchung widerstehen <unterliegen>
pokutować *vi* büßen
pokwitować *vt pf* → **kwitować**
pokwitowanie *n* Quittung *f*; ~ **odbioru** Empfangsschein *m*
Polak *m* Pole *m*; **jestem ~iem** ich bin Pole
pol|e *n* **1.** Feld *n*; **~e bitwy** Schlachtfeld *n*; **~e widzenia** Blickfeld *n*; **~e magnetyczne** magnetisches Feld; **~e namiotowe** Zeltplatz *m*; **~e uprawne** Acker *m*; **uprawiać ~e** das Feld bebauen; **na białym ~u** im weißen Feld **2.** (*dziedzina*) Feld *n*, Gebiet *n*; **na ~u nauki** auf dem Gebiet der Wissenschaft
polec *vi pf* (*w bitwie*) fallen
polecać *vt* empfehlen
polecić *vt pf* (*zlecić*) beauftragen (**komuś coś** jn mit etw); → **polecać**
polecieć *vi* hinfliegen; (*pobiec*) hinlaufen; → **lecieć**
polecony *adj* empfohlen; **list** ~ Einschreibebrief *m*; (**po**)**proszę jako ~!** per Einschreiben bitte!

polega|ć *vi* **1.** ruhen, beruhen; **można na nim ~ć** man kann sich auf ihn verlassen **2.** bestehen; **na czym to ~?** worin besteht das?

polewaczka *f* Gießkanne *f*; **~ uliczna** Sprengwagen *m*

polewać *vt* begießen, bespritzen

polędwica *f* Lendenstück *n*; (*wędlina*) Lachsschinken *m*

policja *f* Polizei *f*; **~ tajna** Geheimpolizei *f*; **~ kryminalna** Kriminalpolizei *f*; **~ kolejowa** Bahnpolizei *f*

policjant *m* Polizeibeamte *m*, Polizist *m*

policjantka *f* Polizistin *f*

policzek *m* Backe *f*, Wange *f*; (*uderzenie*) Ohrfeige *f*; **wymierzyć komuś ~** jm eine Ohrfeige geben

poligon *m mil.* Übungsgelände *n*; **~ doświadczalny** Versuchsgelände *n*

poligraficzny *adj* Druck-; **przemysł ~** Druckindustrie *f*

politechnika *f* (poly)technische Hochschule, Technische Universität

polityczny *adj* politisch

polityk *m* Politiker *m*

polityk|a *f* Politik *f*; **~a gospodarcza** Wirtschaftspolitik *f*; **~a wewnętrzna** Innenpolitik *f*; **~a zagraniczna** Außenpolitik *f*; **uprawiać ~ę** eine Politik betreiben; **wycofać się z ~i** sich ganz aus der Politik zurückziehen

polka *f mus.* Polka *f*

Polka *f* Polin *f*

poln|y *adj* Feld-; **prace <roboty> ~e** Feldarbeiten *fpl*; **kwiatek ~y** Feldblume *f*

polonez *m* Polonäse *f*, Polonaise *f*

polonista *m* Polonist *m*

polonistyka *f* Polonistik *f*

polować *vi* jagen

polowanie *n* Jagd *f*; **~ z nagonką** Treibjagd *f*; **z sokołami** Falkenjagd *f*

polsk|i *adj* polnisch; **język ~i** das Polnische, die polnische Sprache, Polnisch *n*; **po ~u** (auf) Polnisch, polnisch; **mówić po ~u** Polnisch sprechen

polszczyzna *f* Polnisch *n*, die polnische Sprache

polubić *vt pf* lieb gewinnen

połamać *vt pf* (alles nacheinander) zerschlagen

połączenie *n* Verbindung *f*; *ebw.*, *tel.* Anschluss *m*, (*pociąg*) Anschlusszug *m*

połączyć (się) *vt pf* (sich) anschließen, verbinden; → **łączyć**

połknąć *vt pf* → **połykać**

połow|a *f* **1.** Hälfte *f*; **w ~ie drogi** auf halbem Weg; **do ~y** zur Hälfte, halb; **podzielić po ~ie** halbpart machen **2.** (*środek*) Mitte *f*; **w ~ie września** Mitte September **3.** *sport.* Halbzeit *f*; **pierwsza <druga> ~a meczu** die erste <zweite> Halbzeit

położenie *n* Lage *f*; **wejść w czyjeś ~** sich in js Lage versetzen

położna *f* Hebamme *f*

położyć *vt pf* hinlegen, legen; **~ czemuś kres** einer Sache ein Ende machen; **~ trupem** niederstrecken

połów *m* Fang *m*; **~ ryb** Fischfang *m*

południ|e *n* **1.** *geogr.* Süden *m*; **na ~e** in den Süden; **na ~u** im Süden; **ku ~owi** südwärts; **na ~e od ...** südlich von ... **2.** (*pora*) Mittag *m*; **w ~e** am Mittag

południowowschodni *adj* südöstlich, Südost-

południowozachodni *adj* südwestlich, Südwest-

południow|y *adj* **1.** südlich, Süd-; südländisch; **~a część** südlicher Teil; **~y zachód** Südwesten *m*; **~y wschód** Südosten *m*; **wiatr ~y** Südwind, Süd *m* **2.** mittäglich; Mittags-; **~a przerwa** die mittägliche Pause; **~a pora** Mittagsstunde *f*

połykać *vt* schlucken, hinunterschlucken

pomadka *f*: **~ do ust** Lippenstift *m*

pomagać *vi* helfen, beistehen (**komuś** jm)

pomalować *vt pf* anstreichen

pomału *adv* langsam, nach und nach

pomarańcza *f* Apfelsine *f*, Orange *f*

pomarańczowy *adj* **1.** Apfelsinen-, Orangen-; **sok ~** Orangensaft *m* **2.** (*kolor*) orange(farben)

pomidor *m* Tomate *f*

pomidorow|y *adj* Tomaten-; **zupa ~a** Tomatensuppe *f*

pomieszać *vt pf* (*zmieszać*) vermischen, vermengen; (*wprowadzić nieład*) durcheinander bringen; → **mieszać**

pomieszczenie *n* Raum *m*; **~ dla pasażerów** (*w środkach komunikacji*) Fahrgastraum *m*

pomiędzy *praep* zwischen; (*wśród*) unter

pomija|ć *vt* (*przeoczyć*) übersehen; (*abstrahować*) absehen (**coś** von etw); **~ć milczeniem** mit Schweigen übergehen; **~jąc to** abgesehen davon

pomimo *praep* trotz; **~ to <tego>** trotzdem

pominąć *vt pf* → **pomijać**
pomnożyć *vt pf* → **mnożyć**
pomnik *m* Denkmal *n*
pomoc *f* Hilfe *f*, Beistand *m*; **pierwsza ~** erste Hilfe; **~ drogowa** Abschleppdienst *m*; **udzielać ~y** Hilfe <Beistand> leisten; **przyjść z ~ą** zu Hilfe kommen
pomocnik *m* Gehilfe *m*
pomóc *vi pf* → **pomagać**
pompa *f* **1.** Pumpe *f*; **~ ssąca** Saugpumpe *f*; **~ tłocząca** Druckpumpe *f*; **~ wodna** Wasserpumpe *f*; **~ olejowa** Ölpumpe *f*; **~ paliwowa** <**benzynowa**> Kraftstoffpumpe *f*, Benzinpumpe *f* **2.** *ugs.* (*ulewa*) Schauer *m*, Platzregen *m*
pompka *f* kleine Pumpe; **~ do roweru** Luftpumpe *f*
pompować *vt* pumpen
pomylić *pf* **I.** *vt* verwechseln **II.** *vr* **~ się** → **mylić się**
pomyłk|a *f* Irrtum *m*; (*przeoczenie*) Versehen *n*; **przez ~ę** versehentlich; **~a w druku** Druckfehler *m*
pomysł *m* Idee *f*, Einfall *m*; **dobry ~** eine gute Idee, ein glücklicher Einfall; **mieć dobre ~y** gute Einfälle haben
pomyśleć *vt vi* (ein wenig) nachdenken, überlegen; → **myśleć**
ponad *praep* über, über … weg; (*więcej niż*) mehr als
ponadto *adv* darüber hinaus, obendrein
poniedziałek *m* Montag *m*; **w ~ wieczorem** am Montagabend
ponieważ *kj* weil, da
poniżać I. *vt* erniedrigen, herabwürdigen **II.** *vr* **~ się** sich erniedrigen
poniżej I. *praep* unterhalb **II.** *adv* unten, weiter unten
ponosić *vt* **1.** eine Zeit lang tragen **2. ~ konsekwncje** die Folgen tragen; **~ winę za coś** die Schuld an etw. tragen
ponownie *adv* abermals, wiederholt
ponury *adj* düster, finster
pończoch|a *f* Strumpf *m*; **~y damskie** Damenstrümpfe *mpl*
po omacku *adv* (herum)tappend
popadać[1] *vi* → **popaść**
popadać[2] *vi pf* (*o deszczu, śniegu*) ein wenig regnen <schneien>
poparci|e *n* Unterstützung *f*, Vorschub *m*; **udzielić komuś ~a** jn unterstützen, jm Vorschub leisten
popaść *vi pf* geraten (**w biedę** in Not)
popchnąć *vt pf a. mot.* anschieben
popełniać *vt* verüben (**przestępstwa** Delikte)
popełnić *vt pf* begehen (**grzech**, **błąd** eine Sünde, einen Irrtum); → **popełniać**
popielaty *adj* aschgrau
popielniczka *f* Aschenbecher *m*
popierać *vt* unterstützen; fördern
popiersie *n* Büste *f*, Brustbild *n*
popiół *m* Asche *f*
popołudnie *n* Nachmittag *m*
popołudniowy *adj* Nachmittags-; **koncert ~** Nachmittagskonzert *n*
popraw|a *f* Besserung *f*; **życzę ~y zdrowia!** gute Besserung!
poprawiać *vt* korrigieren; verbessern
poprawić *vt pf* → **poprawiać**; *ugs.* **~ (sobie) włosy** <**krawat**> sich *D* das Haar <den Schlips> zurechtlegen <zurechtrücken>
poprawnie *adv* richtig, korrekt
po prostu *adv* einfach, ohne weiteres
poprzecznie *adv* quer
poprzeć *vt pf* → **popierać**
poprzedni *adj* vorig, früher
poprzednio *adv* früher, vorher
poprzez *praep* durch, hindurch
popsuć *vt pf* → **psuć**
popychać *vt* wiederholt vorwärts schieben; → **popchnąć**
por[1] *m bot.* Porree *m*
por[2] *m anat.* Pore *f*
pora *f* Zeit *f*, Stunde *f*; **~ roku** Jahreszeit *f*; **~ spoczynku** Raststunde *f*; **o tej** <**jakiej**> **porze** um diese <welche> Zeit; **w porę** zu gelegener Zeit; (*na czas*) rechtzeitig; **do tej pory** bisher
porabia|ć *vi*: **co ~sz?** wie geht es dir?, was machst du?
porad|a *f* Rat *m*, Ratschlag *m*; **udzielać komuś ~** jm Ratschläge erteilen
poradnia *f* Beratungsstelle *f*
poradz|ić *vt pf* raten; (*pomóc*) helfen; **nic ci nie ~ę** ich kann dir nicht helfen; **~ić sobie z czymś** mit etw fertig werden; **nie umieć sobie ~ić** sich nicht zu helfen wissen
poranek *m* (früher) Morgen *m*; (*impreza przedpołudniowa*) Matinee *f*
porcelana *f* Porzellan *n*
porcja *f* Portion *f*, Ration *f*, Partie *f*, Satz *m*
poręcz *f* (*np. schodów*) Geländer *n*
pornografia *f* Pornografie *f*

pornograficzn|y *adj* pornografisch; Porno-; **literatura ~a** Pornoliteratur *f*
poronienie *n* Fehlgeburt *f*
porozumieć się *vr pf* → **porozumiewać się**
porozumieni|e *n* Verständigung *f*, Einverständnis *n*; **dojść do ~a** Einverständnis <Einigung> erzielen; **w pełnym ~u** in vollem Einvernehmen
porozumiewać się *vr* sich verständigen; (*uzgodnić*) sich einig werden, sich einigen
poród *m* Geburt *f*; **przedwczesny ~** Frühgeburt *f*
porównać *vt pf* → **porównywać**
porównani|e *n* Vergleich *m*; **w ~u z czymś** im Vergleich zu <mit> etw; **bez ~a** unvergleichlich
porównywać *vt* vergleichen
port *m* Hafen *m*; **~ lotniczy** Flughafen *m*; **~ morski** Seehafen *m*; **zawijać do ~u** einen Hafen anlaufen
portal *m archit.* Portal *n*; (*internetowy*) Internetportal *n*
portfel *m* Brieftasche *f*; (*ministra*) Portefeuille *n*
portier *m* Portier *m*
portiernia *f* Portierloge *f*
portmonetka *f* Geldbeutel *m*
portow|y *adj* Hafen-; **miasto ~e** Hafenstadt *f*
portret *m* Porträt *n*; **~ własny** Selbstbildnis, Selbstporträt *n*
Portugalczyk *m* Portugiese *m*
portugalski *adj* portugiesisch
portyk *m archit.* Portikus *m*
porucznik *m* Oberleutnant *m*
poruszać I. *vt* **1.** bewegen **2.** *figur.* (*wzruszać*) rühren, bewegen **3.** (*napomykać*) berühren, streifen **II.** *vr* **~ się** sich bewegen; sich rühren
poruszyć *vt pf* → **poruszać**
porysować *pf* **I.** *vt* eine Zeit lang zeichnen **II.** *vr* **~ się** Risse bekommen (haben)
porywać *vt* **1.** (wiederholt) rauben, entführen **2.** (*pociągać za sobą*) fortschleppen **3.** *figur.* (*np. słuchaczy*) hinreißen
porząd|ek *m* Ordnung *f*; **~ek dzienny** Tagesordnung *f*; **być na ~ku dziennym** an der Tagesordnung sein; **~ek alfabetyczny** alphabetische Reihenfolge; **dla ~ku** ordnungshalber; (**nie**) **być w ~ku** (nicht) in Ordnung sein; **robić ~ek** Ordnung machen; **zaprowadzić ~ek** Ordnung schaffen; **doprowadzić do ~ku** in Ordnung bringen; **przywołać do ~ku** zur Ordnung rufen
porządkować *vt* ordnen, in Ordnung bringen, regeln
porządny *adj* ordentlich, anständig
porzeczka *f* Johannisbeere *f*
porzucać *vt* ein paar Mal werfen; → **porzucić**
porzucić *vt pf* (*opuścić*) verlassen, im Stich lassen
posad|a *f* Stellung *f*, Stelle *f*; **ubiegać** <**starać**> **się o ~ę** sich um eine Stellung bewerben; **objąć ~ę** eine Stellung antreten
posadzić *vt pf* **1.** setzen **2.** (*rośliny*) (an)pflanzen
posądzać *vt* jn in Verdacht haben, verdächtigen
posąg *m* Statue *f*, Standbild *n*
poselstwo *n* Gesandtschaft *f*
poseł *m* Gesandte *m*; (*do parlamentu*) Abgeordnete *m*
posiadać *vt* besitzen
posiedzenie *n* Sitzung *f*; **~ plenarne** Plenarsitzung *f*; **otworzyć** <**odbyć**, **zamknąć**, **odroczyć**> **~** die Sitzung eröffnen <abhalten, schließen, vertagen>
posił|ek *m* **1.** Mahlzeit *f* **2. ~ki** *pl mil.* Hilfstruppen *pl*
posłać *vt pf* → **posyłać**
posłaniec *m* Bote *m*, Eilbote *m*; **~ pocztowy** Postbote *m*
posłanka *f* (*do parlamentu*) Abgeordnete *f*
posługiwać się *vr* sich bedienen (*+G*), benutzen (etw)
posłuszeństw|o *n* Gehorsam *m*; **bezwarunkowe ~o** bedingungsloser Gehorsam; **odmówić ~a** den Gehorsam verweigern
posłuszny *adj* gehorsam, folgsam
posłużyć *pf* **I.** *vt* eine Zeit lang dienen **II.** *vr* **~ się** → **posługiwać się**
posmarować *vt pf* beschmieren; → **smarować**
posolić *vt pf* → **solić**
pospieszny *adj* eilig; Eil-; **pociąg ~** Schnellzug *m*
pospolity *adj* gewöhnlich; gemein
post *m* **1.** Fasten *n* **2.** (*dzień*) Fasttag *m*
postać[1] *f* Gestalt *f*
postać[2] *vi pf* (eine Zeit lang) stehen
postanawiać *vt* beschließen
postanowić *vt pf* → **postanawiać**
postarać się *vr pf* sorgen (**o coś** für etw); (*wystarać się*) besorgen (**o coś** etw)

postawić *vt pf* hinstellen, aufstellen; **~ na swoim** seinen Standpunkt durchsetzen
postąpić *vi pf* → **postępować 1., 3.**
postęp *m* Fortschritt *m*; **osiągnąć ~** einen Fortschritt erzielen; **robić ~y** Fortschritte machen
postępować *vi* **1.** (*posuwać się*) fortschreiten, vorwärts kommen **2.** (*robić postępy*) Fortschritte machen **3.** *figur.* (*zachowywać się*) handeln
postępowanie *n* **1.** (*posuwanie się*) Fortschreiten *n*, Vorrücken *n* **2.** (*działanie*) Handeln *n*, Handlungsweise *f* **3.** (*procedura*) Verfahren *n*
postój *m* **1.** (*miejsce postoju*) Parkplatz *m*; **~ taksówek** Taxistand *m* **2.** (*okres*) Aufenthalt *m*; **pociąg ma dwie minuty postoju** der Zug hat zwei Minuten Aufenthalt
posunąć *vt pf* → **posuwać**
posuwać I. *vt* vorrücken, vorwärts schieben **II.** *vr* **~ się** weiterkommen, vorrücken; *mil.* vordringen; *figur.* treiben (**za daleko** es zu weit)
posyłać *vt* schicken, senden; **~ po coś** nach etw schicken, etw holen lassen; **~ za kimś** jm nachschicken
poszczególny *adj* einzeln
poszewka *f* Kissenüberzug *m*
poszkodowany I. *adj* geschädigt **II.** *m* Geschädigte *m*
poszukać *vt pf* **1.** eine Zeit lang suchen **2.** (*znaleźć*) aussuchen, finden
poszuk|iwać *vt* dringend suchen, zu finden versuchen; (*policyjnie*) fahnden (**kogoś** nach jm); **~uje się specjalistów** Spezialisten sind gesucht
poszukiwanie *n* (*policyjne*) Fahndung *f* (**kogoś** nach jm)
poszwa *f* Bettüberzug *m*
pościel *f* Bettzeug *n*
poślizg *m mot.* (*kół przednich*) Schieben *n*; (*kół tylnych*) Schleudern *n*; **opanować ~** das Schleudern fangen; **jechać z ~iem sprzęgła** die Kupplung schleifen lassen
poślizgnąć się *vr pf* ausgleiten; *figur.* einen Fehltritt machen
pośmiać się *vr* ein wenig lachen
pośpiech *m* Eile *f*; **w ~u** in (aller) Eile
pośpieszny *adj* → **pospieszny**
pośrednik *m* Vermittler *m*
pośrednio *adv* indirekt
poświadczać *vt* bestätigen, bescheinigen; (*uwierzytelnić*) beglaubigen
poświadczyć *vt pf* → **poświadczać**
poświęcać I. *vt* **1.** *rel.* weihen **2.** *figur.* opfern **3.** (*czas, książkę*) widmen **II.** *vr* **~ się** sich auf|opfern, (*oddawać się*) sich widmen
poświęcić *vt pf* → **poświęcać**
pot *m* Schweiß *m*; **zlany ~em** in Schweiß gebadet; **zimny ~** kalter Schweiß
potem *adv* nachher, dann
potęga *f* **1.** Macht *f* **2.** *mat.* Potenz *f*
potępiać *vi* verdammen; *figur.* (*czyn*) verurteilen
potępić *vt pf* → **potępiać**
potężny *adj* mächtig, machtvoll; *figur.* (*ogromny*) gewaltig
potok *m* **1.** Bach *m*, Gebirgsbach *m*; **rwący ~** Sturzbach *m* **2.** *figur.* Strom *m*, Fluss *m*
potrafić *vi* (*móc*) können, wissen zu ...; (*zdołać*) im Stande sein, vermögen
potraktować *vt pf* → **traktować**
potraw|a *f* Speise *f*, Gericht *n*; **spis ~** Speisekarte *f*; **ulubiona ~a** Leibgericht *n*
potrącać *vt* **1.** stoßen, anstoßen **2.** (*pieniądze*) abziehen
potrącić *vt pf* → **potrącać**
po trochu *adv* nach und nach, allmählich; (*trochę*) ein wenig
potrzeb|a I. *f* **1.** Bedarf *m*, Bedürfnis *n*; **w miarę ~y** je nach Bedarf; **bez ~y** unnötig; **w razie ~y** im Bedarfsfall **2.** *figur.* Not *f*; **~a naturalna** Notdurft *f* **II.** *praed* man braucht; **nie ~a** es ist nicht nötig; **~a nam** wir brauchen, wir haben ... nötig
potrzebn|y *adj* nötig; **to jest mi ~e** ich habe es nötig, ich brauche es
potrzebować *vt* (*mieć potrzebę*) brauchen, nötig haben; (*wymagać*) bedürfen (+*G*)
potrzymać *vt pf* eine Zeit lang halten
potwierdzać I. *vt* bestätigen; (*zapewniać*) bekräftigen **II.** *vr* **~ się** sich bestätigen, bestätigt werden
potwierdzenie *n* Bestätigung *f*; (*zapewnienie*) Bekräftigung *f*
potwierdzić *vt pf* → **potwierdzać**
pouczający *adj* lehrreich
poufny *adj* vertraulich
powag|a *f* **1.** Ernst *m*; **z całą ~ą** allen Ernstes **2.** (*godność*) Würde *f*; **z ~ą** würdevoll **3.** (*osoba*) Größe *f*
poważnie *adv* ernst; **traktować ~** ernst behandeln; **mówię ~** ich sage es im Ernst; **~ chory** ernstlich krank
poważn|y *adj* ernst, ernsthaft; **~a mina** ei-

ne ernste Miene; **~e dzieło** ernstes Werk; **~e straty** empfindliche Verluste; **~a sytuacja** ernste Lage; **~y człowiek** ernsthafter Mann; **~e zamiary** ernsthafte Absichten; **w ~ym stanie** in anderen Umständen

powiada|ć *vi* sagen; **~ją** man sagt

powiat *m* Landkreis *m*

powidła *pl*: **~ śliwkowe** Pflaumenmus *n*

powiedzeni|e *n* Ausdruck *m*, Redewendung *f*; **co masz do ~a?** was hast du zu sagen?

powiedz|ieć *vt pf* sagen, meinen; **~ mu …** sage ihm …

powieka *f* Augenlid *n*

powierzać *vt* anvertrauen (**komuś coś** jm etw), betrauen

powierzchnia *f* Oberfläche *f*, Fläche *f*; **~ uprawna** Anbaufläche *f*; **~ mieszkalna** Wohnfläche *f*

powierzchowny *adj* oberflächlich

powierzyć *vt pf* → **powierzać**

powieść się *vr pf* gelingen

powiesić I. *vt* aufhängen, hängen (**na czymś** an etw) **II.** *vr* **~ się** sich aufhängen, sich erhängen

powieściopisarz *m* Romanschriftsteller *m*

powieść *f* Roman *m*; **~ historyczna** <**satyryczna**> historischer <satirischer> Roman

powieść się *vr pf* gelingen; *ugs.* klappen; **nie ~** misslingen

powietrz|e *n* Luft *f*, Wetter *n*; **zaczerpnąć ~a** Luft schöpfen; **wysadzić w ~e** in die Luft sprengen

powiększać I. *vt* **1.** vergrößern (**zdjęcia** Aufnahmen) **2.** (*pomnażać*) vermehren **3.** (*rozszerzać*) erweitern **4.** (*wzmagać*) steigern **II.** *vr* **~ się 1.** sich vergrößern <vermehren> **2.** (*wzmagać się*) steigen, sich steigern

powiększeni|e *n* Vergrößerung *f*, Vermehrung *f*, Steigerung *f*; **dać do ~a** vergrößern lassen

powiększyć *vt pf* → **powiększać**

powinien: **on ~** er soll(te); **~em** ich soll(te); **~eś** du soll(te)st

powinowa|ctwo *n* Verschwägerung *f*; **~ty** verschwägert

powitać *vt pf* begrüßen, jm willkommen heißen

powitanie *n* Begrüßung *f*

powodować I. *vt* verursachen; (*sprawić*) veranlassen **II.** *vr* **~ się** sich leiten lassen (**czymś** von etw)

powodzenie *n* Glück *n*; (*sukces*) Erfolg *m*

powodzić się *vr* ergehen, gehen; → **powieść się**

powoli *adv* langsam; (*stopniowo*) allmählich, nach und nach

powolny *adj* langsam; (*stopniowy*) allmählich

pow|ód *m* Grund *m*; (*pobudka*) Beweggrund *m*; (*okazja*) Anlass *m*; **z ~odu** aus Anlass, anlässlich, wegen; **z jego ~odu** seinetwegen; **z tego ~odu** aus diesem Grunde; **bez ~odu** ohne Grund; **z ~odu choroby** wegen Erkrankung; **nie bez ~odu** nicht ohne Grund; **ze zrozumiałych ~odów** begreiflicherweise, aus nahe liegenden Gründen

powódź *f* Überschwemmung *f*, Hochwasser *n*, Flut *f*

powój *m bot.* Winde *f*

powracać *vi* zurückkehren, wiederkehren, zurückkommen

powrotn|y *adj* Rück-; **droga ~a** Rückreise *f*, Rückweg *m*; **w drodze ~ej** auf der Rückfahrt <Rückreise>

powrócić *vt pf* → **powracać**; **powrócimy jeszcze do tego** wir werden noch darauf zurückkommen <zu sprechen kommen>

powr|ót *m* Rückkehr *f*; **~ót do domu** Heimkehr *f*; **z ~otem** zurück

powróz *m* Strick *m*, Strang *m*

powstać *vi pf* **1.** entstehen **2.** (*wstać*) sich erheben **3.** (*zbuntować się*) sich erheben

powstanie *n* **1.** Entstehung *f* **2.** (*narodowe*) Aufstand *m*

powstawać *vi* → **powstać**

powstrzymać *vt pf* → **powstrzymywać**; **nie móc się ~ od śmiechu** sich vor Lachen nicht (mehr) halten können

powstrzymywać [pɔfstʃɨ'mɨvatɕ] **I.** *vt* aufhalten (**coś** etw); abhalten (**od czegoś** von etw) **II.** *vr* **~ się** sich enthalten

powszechny *adj* allgemein; **~ obowiązek służby wojskowej** allgemeine Wehrpflicht; **strajk ~** Generalstreik *m*

powszedni *adj* alltäglich; **dzień ~** Alltag *m*, (*roboczy*) Wochentag *m*; **w dni ~e** werktags

powtarzać I. *vt* wiederholen; **~ za kimś** jm nachsagen **II.** *vr* **~ się 1.** sich wiederholen **2.** (*powracać*) wiederkehren

powtórzyć *vt pf* → **powtarzać**

powyżej I. *praep* oberhalb, über **II.** *adv* oben

poza[1] *f* Pose *f*, Haltung *f*; **wygodna ~** eine bequeme Haltung
poza[2] *praep* außerhalb; **~ domem** außer Hause, außerhalb des Hauses; **~ tobą** außer dir; **~ tym** außerdem, im Übrigen
poza- *w złożeniach* außer-
pozaeuropejski *adj* außereuropäisch
pozbyć się *vr pf* → **pozbywać się**
pozbywać się *vr* loswerden (**kogoś** jn)
pozdrawiać *vt* → **pozdrowić**
pozdrowić *vt pf* grüßen, begrüßen
pozdrowieni|e *n* Gruß *m*; **serdeczne ~a z …** herzliche Grüße aus …
poziom *m* Niveau *n*; **światowy ~** Weltniveau *n*
poziomica *f* Wasserwaage *f*
poziomka *f* Walderdbeere *f*
poziomy *adj* waagerecht
pozłacany *adj* vergoldet
poznać *pf* **I.** *vt* → **poznawać II.** *vr* **~ się na kimś** jn durchschauen
poznani|e *n* **1.** Kennenlernen *n*, Erkennung *f*; **nie do ~a** unkenntlich **2.** *philo.* Erkenntnis *f*
poznawać I. *vt* kennen lernen (**kogoś** jn); erkennen (**kogoś po głosie** jn an der Stimme) **II.** *vr* **~ się** einander kennen lernen, Bekanntschaft machen (**z kimś** mit jm), bekannt werden
pozorny *adj* scheinbar; Schein-; **~ problem** Scheinproblem *n*
pozostać *vi pf* → **pozostawać**
pozostały *adj* übrig, restlich
pozostawać *vi* bleiben; (*przebywać*) verbleiben
pozować *vi* Modell stehen <sitzen>
poz|ór *m* **1.** Schein *m*, Anschein *m*; **z ~oru** scheinbar; **dla ~oru** zum Schein; **~ory mylą** der Schein trügt **2.** (*pretekst*) Vorwand *m*; **pod ~orem** unter dem Vorwand
pozwalać *vi* erlauben, gestatten; **~ sobie** sich *D* erlauben
pozwolenie *n* Erlaubnis *f*; **zapytać o ~** um Erlaubnis bitten
pozwolić *vi pf* → **pozwalać**; **pozwól mi iść <pójść>!** lass mich gehen!
pozytyw *m fot.* Positiv *m*
pozytywny *adj* positiv
pożar *m* Brand *m*; **~ wybucha <rozszerza się>** der Brand bricht aus <greift um sich>
pożądan|y *adj* erwünscht, wünschenswert; (*taki, jaki chce się mieć*) gewünscht
pożegnać *vt pf* → **żegnać**
pożegnani|e *n* Abschied *m*; **na ~e** zum Abschied; **przy ~u** beim Abschied
pożyczać *vt* leihen, borgen (**od kogoś** bei <von> jm)
pożyczk|a *f* Anleihe *f*, Darlehen *n*; **~a państwowa** Staatsanleihe *f*; **zaciągnąć ~ę** eine Anleihe <ein Darlehen> aufnehmen
pożyczyć *vt pf* → **pożyczać**
pożyteczny *adj* nützlich
pożywienie *n* Nahrung *f*
pożywny *adj* nahrhaft
pójść *vi pf* → **iść**
póki *kj* solange; **~ tchu w piersiach** solange ich lebe <atme>
pół *unv.* halb; **~ kilo** ein halbes Kilo; **za ~ godziny** in einer halben Stunde; **dwa i ~** zweieinhalb
pół- *w złożeniach* halb-, Halb-
półbut *m* Halbschuh *m*
półfinał *m sport.* Halbfinale *n*
półgodzinny *adj* halbstündig
półka *f* Fach, Brett *n*; **~ na książki** Bücherbrett *n*
półkol|e *n* Halbkreis *m*; **w kształcie ~a** halbkreisförmig
półkolisty *adj* halbkreisförmig
półksiężyc *m* Halbmond *m*
półkula *f* Halbkugel *f*, Hemisphäre *f*
półmisek *m* Schüssel *f*
północ *f* **1.** *geogr.* Norden *m*; **na ~** nach Norden, nordwärts; **na ~ od …** nördlich von …; **na ~y** im Norden **2.** (*pora*) Mitternacht *f*; **o ~y** um Mitternacht
północnowschodni *adj* nordöstlich, Nordost-
północnozachodni *adj* nordwestlich, Nordwest-
północny *adj* nördlich, Nord-
półprzewodnik *m* Halbleiter *m*
półrocze *n* Halbjahr *n*
półsierota *m, f* Halbwaise *f*
półświatek *m* Halbwelt *f*
półtora *adv* eineinhalb; **~ raza większy niż …** eineinhalbmal so groß wie …
półwysep *m* Halbinsel *f*
póty *kj* solange
później *adv kompar* später; **na ~** für später
późno *adv* spät; **za ~** zu spät
późnobarokowy *adj* spätbarock
późnogotycki *adj* spätgotisch
późnoromański *adj* spätromanisch
późn|y *adj* spät; **~e owoce** spätes Obst; **~ą nocą** zu später Nacht

pra- *w złożeniach* ur-; Ur-
prababka [pra'bapka] *f* Urgroßmutter *f*
prac|a *f* Arbeit *f*; **wykonywać ~ę** die Arbeit verrichten; **zabrać się do ~y** sich an die Arbeit machen
pracochłonny *adj* arbeitsaufwändig
pracodawca *m* Arbeitgeber *m*
pracoholik *m* Workaholic *m*
pracować *vi* arbeiten (**nad czymś** an etw)
pracownia *f* (*artystyczna*) Atelier *n*
pracownica *f* (*biurowa*) Angestellte *f*; (*fizyczna*) Arbeiterin *f*
pracownik *m* Angestellte *m*; (*pracobiorca*) Arbeitnehmer *m*; (*fizyczny*) Arbeiter *m*
prać *vt* (*bieliznę*) (Wäsche) waschen
pradziadek *m* Urgroßvater *m*
pragnąć *vt* wünschen, begehren (**czegoś** etw)
pragnienie *n* **1.** Durst *m*; **mieć ~** Durst haben **2.** *figur.* Wunsch *m*
praktyczny *adj* praktisch
praktyka *f* Praxis *f*
pralka *f* Waschmaschine *f*; **~ automatyczna** Waschautomat *m*
pralnia *f* (*domowa*) Waschküche *f*; (*publiczna*) Wäscherei *f*
pranі|e *n* **1.** (*czynność*) Waschen *n*; **dać do ~a** in die Wäsche geben **2.** (*prane rzeczy*) Wäsche *f*; **powiesić <rozwiesić> ~e** die Wäsche aufhängen; *figur.* **~e pieniędzy** Geldwäsche *f*
praojciec *m* Urvater *m*, Urahn *m*
prapremiera *f* Uraufführung *f*
pras|a *f* **1.** Presse *f*; **przedstawiciel ~y** Pressevertreter *m* **2.** *techn.* Presse *f*; **~a drukarska** Druckpresse *f*
prasować *vt* bügeln
prastary *adj* uralt
prawda *f* Wahrheit *f*; **szczera ~** die lautere Wahrheit; **czy to ~?** ist das wahr?; **to ~** das ist wahr; **~?** nicht wahr?, oder?
prawdopodobny *adj* wahrscheinlich
prawdziwek *m* Steinpilz *m*
prawdziwy *adj* wahr; (*niepodrabiany*) echt
prawica *f* (*ręka*) die rechte Hand, Rechte *f* (*a. polit.*)
prawie *adv* fast, beinahe; **~ nie** kaum
prawnuczka *f* Urenkelin *f*
prawnuk *m* Urenkel *m*
prawn|y *adj* rechtlich; (*ustawowy*) gesetzlich, Rechts-; **opieka ~a** Rechtsschutz *m*; **osoba ~a** Rechtsperson *f*
prawo *n* **1.** Recht *n* (**do czegoś** auf etw); **~ narodów <międzynarodowe>** Völkerrecht *n*; **~ cywilne** Bürgerrecht *n*; **~ miejskie** Stadtrecht *n* **2.** (*ustawa*) Gesetz *n* **3.** (*roszczenie*) Anspruch *m*; **~ do pracy** das Recht auf Arbeit; **rościć sobie do czegoś ~** auf etw Anspruch erheben **4. ~ jazdy** Führerschein *m*
praworządność *f* Gesetzlichkeit *f*, Rechtssicherheit *f*
praworządn|y *adj* Rechts-; **państwo ~e** Rechtsstaat *m*
prawosławny *adj* (russisch-)orthodox
prawoskrzydłowy *m sport.* Rechtsaußen *m*
praw|y *adj* **1.** recht; **~a ręka** die rechte Hand; **po ~ej ręce** rechter Hand; **~e skrzydło** der rechte Flügel; **na ~o** rechts (**od nas** von uns); **w ~o** nach rechts; **w ~o zwrot!** rechtsum!
prąd *m* **1.** Strom *m*; **~ stały** Gleichstrom *m*; **~ zmienny** Wechselstrom *m*; **~ trójfazowy** Dreiphasenstrom *m* **2.** (*nurt*) Strom *m*, Strömung *f*; **pod ~** gegen den Strom; **z ~em** mit dem Strom; *figur.* **~ umysłowy** geistige Strömung
prądnica *f* Lichtmaschine *f*
precz *adv* weg, fort, *ugs.* nieder; **~ z nim!** weg mit ihm! (*na dwór*) hinaus mit ihm! (*usunąć, zrzucić go*) nieder mit ihm!
prefabrykat *m* Fertigteil *m*
preliminarz *m* Voranschlag *m*; **~ budżetowy** Haushaltsvoranschlag *m*
premedytacj|a *f juris.* Vorsätzlichkeit *f*; **z ~ą** vorsätzlich
premia *f* Prämie *f*
premier *m* Ministerpräsident *m*, Premierminister *m*
premiera *f* Premiere *f*, Erstaufführung *f*
prenumerować *vt* abonnieren
presj|a *f* Druck *m*; **ustąpić pod ~ą** dem Druck weichen; **wywierać ~ę** Druck ausüben
prestiż *m* Prestige *n*, Image *n*
prestiżow|y *adj* Prestige-; **sprawa ~a** eine Prestigefrage
pretekst *m* Vorwand *m*; **pod ~em** unter dem Vorwand <Deckmantel>; **szukać ~u** einen Vorwand suchen
pretensj|a *f* Anspruch *m*, Forderung *f*; **mieć <rościć sobie> ~e** Anspruch haben <erheben> (**do czegoś** auf etw)
prezen|t *m* Geschenk *n*; **~t urodzinowy**

Geburtstagsgeschenk *n*; **w ~cie** als Geschenk, geschenkt
prezes *m* Präsident *m*, Vorsitzende *m*
prezydent *m* Staatspräsident *m*; **~ miasta** Oberbürgermeister *m*
prezydium *n* Präsidium *n*
prędki *adj* geschwind, schnell
prędko *adv* schnell, rasch; (*niedługo*) bald
prędkość *f* Geschwindigkeit *f*; **~ początkowa** Anfangsgeschwindigkeit *f*; *mot.* **~ zalecana** Richtgeschwindigkeit *f*; **~ jazdy** Fahrgeschwindigkeit *f*
prędzej *adv kompar* schneller; (*wcześniej*) früher; (*raczej*) vielmehr, eher; **~ czy później** früher oder später, über kurz oder lang; **im ~, tym lepiej** je eher desto besser
pręt *m* (*witka*) Rute *f*, Gerte *f*; (*metalowy*) Stab *m*, Stange *f*
problem *m* Problem *n*, (ungelöste) wissenschaftliche Frage
proboszcz *m* Pfarrer *m*
procent *m* Prozent *n*; Quote *f*; Prozentsatz *m*; **~y** *pl* (*odsetki*) Zinsen *mpl*; **na trzy ~** zu drei Prozent; **pożyczać pieniądze na ~** Geld auf Zinsen leihen
proces *m* **1.** Vorgang *m*, Prozess *m*; **~ chemiczny** chemischer Prozess **2.** *juris.* Prozess *m*, Rechtsstreit *m*; **~ karny** Strafprozess *m*
procesja *f* Prozession *f*
proch *m* **1.** Pulver *n*; *figur.* **beczka ~u** Pulverfass *n* **2. ~y** *pl* (*po kremacji*) Asche *f*
producent *m* Erzeuger *f*, Hersteller *m*
produkcj|a *f* Produktion *f*, Herstellung *f*; Bau *m*; **~a dzienna** Tagesproduktion *f*; **~a roczna** Jahresproduktion *f*; **~a seryjna** Serienproduktion *f*, Serienbau *m*; **~a taśmowa** Fließbandproduktion *f*; *mot.* **rok ~i** Baujahr *n*
produkcyjny *adj* Produktions-
produkować *vt* produzieren, herstellen, erzeugen
produkt *m* Produkt *n*, Erzeugnis *n*
proekologiczny *adj* umweltfreundlich
profesor *m* Professor *m*; **~ uniwersytetu** Universitätsprofessor *m*
profil *m* Profil *n*; **z ~u** im Profil
program *m* Programm *n*, Plan *m*; **według ~u** laut Programm, nach dem Programm; **~ polityczny** politisches Programm; **~ teatralny** Spielplan *m*; **~ telewizyjny** Fernsehsendung *f*, (*w gazecie*) Fernsehprogramm *n*; *rad.* **~ dnia** Sendefolge *f*
programista *m* Programmierer *m*
programować *vt* programmieren
projekcja *f* Projektion *f*; *film.* Vorführung *f*
projekt *m* Projekt *n*, Entwurf *m*; **~ ustawy** Gesetzentwurf *m*; **zrobić ~** einen Plan entwerfen
projektor *m* Projektor *m*
prokurator *m* Staatsanwalt *m*; **~ generalny** Generalstaatsanwalt *m*
prom *m* Fähre *f*; **~ samochodowy** Autofähre *f*; **~ kosmiczny** Raumfähre *f*
promieniotwórczy *adj* radioaktiv
promieniowanie *n* Strahlung *f*; **~ kosmiczne** kosmische Strahlung
promie|ń *m* **1.** Strahl *m*; **~nie słoneczne** Sonnenstrahlen *pl*; **~nie rentgenowskie** Röntgenstrahlen *pl*; **~nie kosmiczne** kosmische Strahlen **2.** *mat.* Radius *m*; Halbmesser *m*
promocj|a *f* **1.** Promotion *f* **2.** *schul.* Versetzung *f*; **nie otrzymać ~i** sitzen bleiben **3.** *handl.* Sonderaktion *f*
propaganda *f* Propaganda *f*
proponować *vt* vorschlagen
proporcjonalny *adj* proportional; **wprost <odwrotnie> ~** direkt <umgekehrt> proportional
propozycj|a *f* Vorschlag *m*; **na jego ~ę** auf seinen Vorschlag; **wysunąć <przyjąć> ~ę** einen Vorschlag machen <annehmen>
prorok *m* Prophet *m*
pro|sić *vt* **1.** bitten (**o coś** um etw); **~szę bardzo!** bitte sehr <schön>! **~szę usiąść!** wollen Sie Platz nehmen! **2.** (*do siebie*) laden, einladen
prosię *n* Ferkel *n*
proso *n* Hirse *f*
prost|o *adv* **1.** gerade; **trzymać się ~o** sich gerade halten **2.** (*na wprost*) geradeaus **3. po ~u** einfach, ohne weiteres
prostokąt *m* Rechteck *n*
prostokątny *adj* rechteckig
prostopadły *adj* vertikal, senkrecht
prostota *f* Einfachheit *f*, Schlichtheit *f*
prostować *vt* gerade machen; *figur.* (*sprostować*) berichtigen
prost|y *adj* **1.** gerade; **linia ~a** gerade Linie; Gerade *f*; **kąt ~y** rechter Winkel **2.** (*łatwy*) einfach
prostytutka *f* Prostituierte *f*
proszek *m* **1.** Pulver *n*; **~ do prania** Waschpulver *n* **2.** Tablette *f*; **~ od bólu głowy** Kopfschmerztablette *f*

prośb|a *f* Bitte *f*; (*pisemna*) Bittschrift *f*, Gesuch *n*; **na jego ~ę** auf seine Bitte

protest *m* Protest *m*; **złożyć ~** Protest einreichen

protestant *m* Protestant *m*

protestować *vi* protestieren (**przeciw czemuś** gegen etw)

proteza *f* Prothese *f*

protokół *m* Protokoll *n*; **spisać ~** ein Protokoll aufnehmen

prototyp *m* Prototyp *m* (*o. mot.*, *flug.*)

prowadzić I. *vt* führen; **~ dalej** fortführen **II.** *vr* **~ się** sich aufführen

prowiant *m* Proviant *m*

prowincja *f* Provinz *f*

prowizoryczny *adj* provisorisch

prowokacja *f* Provokation *f*

proza *f* Prosa *f*

prób|a *f* **1.** Probe *f*; **~a generalna** Generalprobe *f*; *mot.* **~a krwi** Blutprobe *f*; **wystawiać kogoś na ~ę** jn auf die Probe stellen; *chem.* **pobrać ~ę** eine Probe nehmen **2.** (*doświadczenie*) Versuch *m*, Experiment *n*; **~y z bronią jądrową** Kernwaffenversuche *mpl*; **na ~ę** versuchsweise

próbka *f* Muster *n*

próbować *vt* **1.** versuchen, probieren; **~ uciec** zu entfliehen versuchen **2.** (*skosztować*) kosten, versuchen

prócz *praep* außer; **~ mnie** außer mir; **~ tego** außerdem

próg *m* Schwelle *f*; **na <u> progu** an der Schwelle

próżnia *f* Vakuum *n*; Leere *f*, Luftleere; **~ię** ins Leere

próżność *f* Eitelkeit *f*

próżnować *vi* nichts tun, müßig gehen

próżny *adj* **1.** eitel **2.** (*daremny*) vergeblich **3.** (*pusty*) leer

Prusak *m* Preuße *m*

pruski *adj* preußisch; *archit.* **mur ~** Fachwerk *n*

prychać *vi* (*o kocie*) fauchen

prymas *m* Primas *m*

prymitywny *adj* primitiv

prymulka *f bot.* Primel *f*

pryskać *vi* spritzen, sprühen

prysnąć *vi pf* → **pryskać**

prysznic *m* Dusche *f*; (*sitko*) Brause *f*; **pod ~em** unter der Dusche; **wziąć ~** (sich) duschen

prywatn|y *adj* privat, Privat-; **prawo ~e** Privatrecht *n*; **życie ~e** Privatleben *n*

prze- *w złożeniach* durch-, Durch-, über-, Über-, vorbei-, Vorbei-

przebaczać *vt* (wiederholt) vergeben, verzeihen

przebaczyć *vt pf* → **przebaczać**

przebić *vt pf* → **przebijać**

przebiec *vi*, *vt pf* → **przebiegać**

przebiegać I. *vi* verlaufen, vor sich gehen **II.** *vt* durchlaufen, durchrennen

przebiegły *adj* schlau, durchtrieben

przebierać I. *vt* (*zmieniać ubranie*) umziehen **II.** *vr* **~ się** sich verkleiden; (*zmieniać odzież*) sich umziehen

przebijać I. *vt* **1.** durchstechen, durchbohren **2.** *kart.* übertrumpfen **II.** *vi* (*przeświecać*) durchschimmern

przeb|ój *m* Hit *m*; **lista ~ojów** Hitliste *f*

przebrać *vt pf* → **przebierać**

przebudowa *f* Umbau *m*

przebudzenie *n* Erwachen *n*, Aufwachen *n*

przebyć *vt pf* (*drogę*) zurücklegen; **~ chorobę** eine Krankheit durchmachen <durchgemacht haben>

przebywać *vi* sich aufhalten, verweilen

przeceniać *vt* **1.** (*za wysoko cenić*) überschätzen **2.** (*towary*) die Preise reduzieren

przecenić *vt pf* → **przeceniać**

przecenion|y *adj* preisgemindert; **towary ~e** preisgesenkte Waren; Sonderangebot *n*

przechadzk|a *f* Spaziergang *m*; **pójść na ~ę** einen Spaziergang machen, spazieren gehen

przechodzić *vi* vorbeigehen, passieren; (*przekroczyć*) überschreiten; (*przemijać*) vorübergehen; (*na czyjąś stronę*) überlaufen; **~ przez ulicę** über die Straße gehen; **~ na kogoś** auf jn übergehen; **~ z rąk do rąk** von Hand zu Hand gehen

przechować *vt pf* → **przechowywać**

przechowalnia *f* Aufbewahrung *f*; **~ bagażu** Gepäckaufbewahrung *f*

przechowywać *vt* aufbewahren; (*ukrywać*) versteckt halten

przeciąć *vt pf* → **przecinać**

przeciąg *m* Zugluft *f*, Zug *m*; **jest ~** es zieht

przeciągać I. *vt* durchziehen, (*na drugą stronę*) hinüberziehen, (*na tę stronę*) herüberziehen **II.** *vr* **~ się** sich recken; (*ciągnąć się*) sich in die Länge ziehen

przeciągnąć *vt pf* → **przeciągać**

przecież *adv* ja, doch; **~ wiesz** du weißt es ja; **to ~ jasne** das ist doch klar

przeciętnie *adv* durchschnittlich, im Durchschnitt
przeciętny *adj* durchschnittlich
przecinać I. *vt* durchschneiden **II.** *vr* **~ się** (*o liniach, ulicach*) sich schneiden, sich kreuzen
przecinek *m* Komma *n*
przeciw *praep* gegen, wider; (*kierunek*) entgegen; **~ niemu** gegen ihn; **~ temu** dagegen; **za i ~** das Für und Wider
przeciw- *w złożeniach* Gegen-, entgegen-
przeciwieństw|o *n* Gegensatz *m*; **w ~ie do czegoś** im Gegensatz zu etw
przeciwko *praep* gegen; → **przeciw**
przeciwlotniczy *adj*: **schron ~** Luftschutzraum *m*
przeciwnatarcie *n* Gegenangriff *m*
przeciwnie *adv* im Gegenteil
przeciwnik *m* Widersacher *m*
przeciwny *adj* entgegengesetzt; **w ~m kierunku** in entgegengesetzte Richtung; **jestem temu ~** ich bin dagegen
przeciwstawiać I. *vt* gegenüberstellen, entgegensetzen **II.** *vr* **~ się** sich entgegensetzen, entgegentreten
przeciwstawić *vt pf* → **przeciwstawiać**
przeciwwskazania *npl med.* Gegenanzeigen *fpl*, Kontrindikationen *fpl*
przeczenie *n* Verneinung *f*, Negation *f*
przecznica *f* Querstraße *f*
przeczuwa|ć *vt* ahnen; **~łem, że dojdzie do tego** ich habe geahnt, dass es einmal so kommt; **on to ~ł** er ahnte das; **~ć niebezpieczeństwo** Gefahr wittern
przeczyć *vi* verneinen, leugnen; **nie będę ~** ich will nicht leugnen
przeczytać *vt pf* durchlesen, auslesen, zu Ende lesen
przed *praep* vor; **~ tobą** vor dir; **~ siebie** vor sich hin
przed- *w złożeniach* Vor-, vor-
przede *praep* → **przed**; **~e mną** vor mir; **~ wszystkim** vor allem <allen Dingen>
przedkładać *vt* vorlegen, unterbreiten
przedłożyć *vt pf* → **przedkładać**
przedłużać I. *vt* verlängern **II.** *vr* **~ się** sich verlängern, sich in die Länge ziehen
przedmieście *n* Vorstadt *f*
przedmiot *m* Gegenstand *m*, Objekt *n*; *schul.* Lehrfach *n*; **~ użytkowy <codziennego użytku>** Gebrauchsgegenstand *m*
przedmowa *f* Vorwort *n*
przedni *adj* vorder-, Vorder-; **~a noga** Vorderfuß *m*, Vorderbein *n*
przedostatni *adj* der vorletzte, der zweitletzte
przedpokój *m* Vorraum *m*
przedpołudnie *n* Vormittag *m*
przedpołudniowy *adj* Vormittags-
przedruk *m* Nachdruck *m*; Reprint *m*
przedrzeźniać *vt* nachäffen
przedsiębiorstwo *n* Unternehmen *n*, Firma *f*; **~ budowlane** Bauunternehmen *n*
przedsprzedaż *f* Vorverkauf *m*; **~ biletów** Kartenvorverkauf *m*; **kupić w ~y** im Vorverkauf kaufen
przedstawiać I. *vt* **1.** vorstellen **2.** (*wyobrażać*) darstellen **3.** (*kogoś komuś*) vorstellen **II.** *vr* **~ się** sich darstellen; (*komuś*) sich vorstellen
przedstawiciel *m* Vertreter *m*; **główny ~** Hauptvertreter *m*
przedstawić *vt pf* → **przedstawiać**
przedstawienie *n* **1.** *teatr.* Vorstellung *f* **2.** (*wyobrażenie*) Darstellung *f* **3.** (*opis*) Schilderung *f*
przedszkole *n* Kindergarten *m*
przedtem *adv* vorher, vormals, zuvor; **jak nigdy ~** wie nie zuvor
przedterminowy *adj* vorfristig
przedwcześnie *adv* vorzeitig
przedwczoraj *adv* vorgestern
przedwiośnie *n* Vorfrühling *m*
przedyskutować *vt pf* erörtern, durchdiskutieren
przedział *m* **1.** Abteil *n*; **~ dla palących** Raucherabteil *n*; **~ dla niepalących** Nichtraucherabteil *n* **2.** *a.* **~ek** (*we włosach*) Scheitel *m*
przegląd *m* **1.** (*wgląd, zestawienie*) Übersicht *f* **2.** *mot.* Überholung *f*; **~ techniczny** technische Überwachung
przeglądać I. *vt* durchsehen; **~ książkę** ein Buch durchblättern, im Buch blättern **II.** *vr* **~ się** sich besehen (**w lustrze** im Spiegel)
przegrać *vt pf* → **przegrywać**
przegrywać *vt* **1.** (wiederholt) verlieren, verspielen (**pieniądze** Geld) **2.** *mus.* abspielen (**płyty** Schallplatten) **3.** (*na instrumencie*) durchspielen
przegrzewa|ć się *vr mot.* heiß laufen; **silnik się ~** der Motor läuft heiß
przegub *m* Gelenk *n*; **~ ręki** Handgelenk *n*
przegubowiec *m mot.* Gelenkfahrzeug *n*
przejaśniać się *vr meteor.* aufklaren

przejaw *m* Erscheinungsform *f*
przejazd *m* **1.** Durchfahrt *f*, Überfahrt *f*; **~em** auf der Durchreise **2.** *mot.* Übergang *m*; **~ kolejowy** Bahnübergang *m*
przejąć *vt pf* → **przejmować**
przejechać *pf* **I.** *vt* (*kogoś*) überfahren **II.** *vi* durchfahren, durchreisen; **~ obok kogoś** dabei sein an jm vorbeizufahren **III.** *vr* **~ się** eine Spazierfahrt machen, ein wenig fahren
przejeżdżać *vi* durchfahren, durchreisen, sich auf einer Durchreise befinden; **~ obok kogoś** dabei sein an jm vorbeifahren
przejmować I. *vt* übernehmen; (*przyswoić sobie*) sich *D* aneignen **II.** *vr* **~ się** (*brać do serca*) sich *D* zu Herzen nehmen (**czymś** etw); *ugs.* **nie ~ się** sich *D* keine Sorgen machen
przejrzeć *vt pf*: **~ kogoś** jn durchschauen; → **przeglądać**
przejrzyst|y *adj* **1.** durchsichtig; **~a gra** durchsichtiges Spiel **2.** (*łatwy do przejrzenia*) übersichtlich; durchschaubar
przejście *n* Durchgang *m*, Übergang *m*; **~ przez jezdnię** (*oznaczone*) Zebraweg *m*; **~ dla pieszych** Fußgängerüberweg *m*
przejść *pf* **I.** *vi* → **przechodzić II.** *vr* **~ się** einen Spaziergang machen
przekaz *m* Anweisung *f*; **~ pocztowy** Postanweisung *f*
przekazać *vt pf* → **przekazywać**
przekazywać *vt* überweisen; (*przenosić*) übertragen
przeklinać I. *vt* verfluchen, verwünschen **II.** *vi* fluchen, schimpfen
przekład *m* Übersetzung *f*; **wierny ~** originalgetreue Übersetzung
przekładać *vt* **1.** (*gdzie indziej*) umlegen **2.** *mech.* übertragen **3.** (*tłumaczyć*) übersetzen
przekładnia *f*: *mot.* **~ biegów** Gangschaltung *f*
przekona|ć *vt*, *a.* *vr* (**się** sich) *pf* → **przekonywać**; **sam się pan ~** Sie werden es selbst einsehen <erfahren>
przekonywać I. *vt* überzeugen; (*namawiać*) überreden **II.** *vr* **~ się** sich überzeugen
przekraczać *vt* überschreiten, übertreten
przekreślać *vt* durchstreichen; *figur.* (*niweczyć*) durchkreuzen
przekreślić *vt pf* → **przekreślać**
przekręcać *vt* verdrehen; (*klucz*) umdrehen; (*kurek*) aufdrehen
przekręcić *vt pf* → **przekręcać**
przekroczyć *vt pf* → **przekraczać**
przekształcać I. *vt* umformen, umwandeln **II.** *vr* **~ się** sich verwandeln
przelecieć *vi pf* (*obok*) vorbeifliegen
przelew *m fin.* Überweisung *f*
przeliczać *vt* **1.** nachzählen **2.** (*na inne wartości*) umrechnen
przeliczeni|e *n* Umrechnung *f*; **w ~u** umgerechnet
przeliczyć I. *vt pf* → **przeliczać II.** *vr* **~ się** sich verrechnen (*a. figur.*)
przelot *m* Durchflug, Flug *m*; **~ ptaków** Vogelzug *m*
przelotn|y *adj* **1.** Zug-; **ptak ~y** Zugvogel *m* **2.** (*chwilowy*) flüchtig; **~e spojrzenie** ein flüchtiger Blick
przeludnienie *n* Übervölkerung *f*
przeładować *vt pf* **1.** (*na coś innego*) umladen **2.** (*przeciążyć*) überladen, überlasten
przełączać *vt* umschalten
przełącznik *m techn.* Schalter *m*; **~ główny** Hauptschalter *m*
przełączyć *vt pf* → **przełączać**
przełęcz *f* (*górska*) Pass *m*
przełknąć *vt pf* → **przełykać**
przełożony *m* Vorgesetzte *m*
przełożyć *vt pf* → **przekładać**
przełykać *vt* (hinunter)schlucken
przemarsz *m* Vorbeimarsch *m*
przemarznąć [pʃɛ'marznɔ̃tɕ] *vi* durchfrieren, erfrieren
przemawiać *vi* **1.** eine Ansprache <Rede> halten, sprechen **2.** (*do przekonania*) zu überzeugen versuchen (**komuś** jn)
przemęczenie *n* Übermüdung *f*
przemiana *f* Umwandlung *f*; **~ materii** Stoffwechsel *m*
przemijać *vi* vergehen, vorbeigehen, vorübergehen
przeminąć *vi pf* → **przemijać**
przemoc *f* Gewalt *f*; **ulec ~y** der Gewalt erliegen; **~ą** gewaltsam, mit Gewalt
przemoknąć *vi* durchnässt werden; **~ do suchej nitki** keinen trockenen Faden am Leibe haben
przemówić *vi pf* **1.** → **przemawiać 2.** (*odezwać się*) zu sprechen beginnen, den Mund auftun; (*zagadnąć*) anreden (**do kogoś** jn)
przemówienie *n* Rede *f*, Ansprache *f*; **~ w telewizji** Fernsehansprache *f*; **wygłaszać ~** eine Rede <Ansprache> halten
przemysł *m* Industrie *f*; **~ lekki** Leicht-

industrie *f*; ~ **ciężki** Schwerindustrie *f*; ~ **włókienniczy** Textilindustrie *f*; ~ **kluczowy** Schlüsselindustrie *f*; ~ **chemiczny** chemische Industrie; ~ **artystyczny** Kunstgewerbe *n*

przemysłow|y *adj* industriell; Industrie-; **wyroby ~e** Industrieerzeugnisse *npl*; **towary ~e** Industriewaren *fpl*

przemyśleć *vt pf* durchdenken, überdenken, überlegen

przemyt *m* Schmuggel *m*

przenieść *vt pf* → **przenosić**

przenigdy *adv* nimmer, nie und nimmer

przenocować *vi* übernachten, schlafen; **możesz ~ u nas** du kannst bei uns schlafen

przenosić I. *vt* **1.** übertragen; (*przesuwać*) verlegen **2.** (*w inny stan*) versetzen **II.** *vr* ~ **się** (*przeprowadzać się*) umziehen; (*przesiedlić się*) umsiedeln

przenośnie *adv* bildlich, übertragen

przenośny *adj* **1.** transportabel **2.** (*na kogoś*) übertragbar **3.** übertragen, bildlich; **w znaczeniu ~m** im übertragenen Sinn

przeoczyć *vt pf* übersehen, sich versehen

przepadać *vi* **1.** verfallen; (*ginąć*) verloren gehen; (*znikać*) verschwinden (**bez śladu** spurlos)

przepal|ić się *vr* durchbrennen; **~ona żarówka** eine durchgebrannte Birne

przepaść[1] *f* Abgrund *f*, Schlund *m*; (*szczelina*) Kluft *f*; *figur.* **ogromna ~** unüberbrückbare Kluft

przepaść[2] *vi pf* verfallen; (*zginąć*) verloren gehen; durchfallen; ~ **na egzaminie** durchfallen, *ugs.* durchfliegen; → **przepadać 1.**

przepełniony *adj* überfüllt; (*np. plaża*) überlaufen; *figur.* erfüllt; ~ **wdzięcznością** dankerfüllt

przepiękny *adj* wunderschön, bildschön

przepiórka *f orn.* Wachtel *f*

przepis *m* **1.** Vorschrift *f* **2.** (*recepta*) Verschreibung *f* **3.** *juris.* Bestimmung *f*; **~y wykonawcze** Ausführungsbestimmungen *fpl* **4.** Kochrezept *n*

przepisać *vt pf* → **przepisywać**

przepisywać *vt* (*odpisać*) abschreiben; (*na nowo*) umschreiben; *med.* verschreiben

przepowiadać *vt* voraussagen, vorhersagen; (*prorokować*) prophezeien

przepowiedzieć *vt pf* → **przepowiadać**

przepracować I. *vt* durcharbeiten **II.** *vr* ~ **się** sich überarbeiten <überanstrengen>

przeprasza|ć *vt* um Entschuldigung <Verzeihung> bitten; **~m!** entschuldigen <verzeihen> Sie!

przeprosić *vt pf* → **przepraszać**; *vr* **~ć się** (*pogodzić się*) sich aussöhnen

przeprowadzać I. *vt* durchführen; ~ **porównania** Vergleiche anstellen **II.** *vr* ~ **się** umziehen

przeprowadzić *vt pf* → **przeprowadzać**

przeprowadzka *f* Umzug *m* (**do nowego mieszkania** in eine neue Wohnung)

przepuklina *f med.* Leistenbruch *m*

przepustka *f* Passierschein *m*

przepustowość *f* Kapazität *f*

przerabiać *vt* **1.** umarbeiten, ummachen; (*w produkcji*) verarbeiten **2.** *schul.* durchnehmen

przerażenie *n* Entsetzen *n*

przerdzewiały *adj* durchgerostet

przerębel *f* Eisloch *n*

przerobić *vt pf* → **przerabiać**

przeróbk|a *f* **1.** Umarbeitung *f* **2.** (*ubrania*) Änderung *f*; **dać do ~i** ändern lassen

przerw|a *f* Pause *f*; (*przerwanie*) Unterbrechung *f*; **bez ~y** ohne Unterbrechung, ununterbrochen; *sport.* **do ~y** in der ersten Halbzeit; **po ~ie** in der zweiten Halbzeit

przerwać *vt pf* → **przerywać**; ~ **komuś** (**w pół słowa**) jm ins Wort fallen

przerywacz *m*: *mot.* ~ **zapłonu** Unterbrecher *m*

przerywać *vt* **1.** (*np. tamę*) durchbrechen; (*pracę*) einstellen **2.** (*zakłócać*) unterbrechen

przerzut *m med.* Metastase *f*

przesada *f* Übertreibung *f*

przesadzać I. *vt* umpflanzen, verpflanzen **II.** *vi* (*w słowach*) übertreiben

przesąd *m* (*uprzedzenie*) Vorurteil *n*; (*zabobon*) Aberglaube *m*

przesiadać się *vr* umsteigen (**w coś** in etw)

przesiadk|a *f* Umsteigen *n*; **bilet z ~ą** Umsteigekarte *f*, *ugs.* Umsteiger *m*

przesiąść się *vr pf* → **przesiadać się**

przeskakiwać *vt* hinüberspringen, (*o iskrze*) überspringen

przeskoczyć *vt pf* → **przeskakiwać**

przesłać *vt pf* → **przesyłać**

przesłona *f fot.* Blende *f*

przesłuchanie *n* Verhör *n*, Vernehmung *f*

przesłyszeć się *vr pf* sich verhören

przespać I. *vt* verschlafen **II.** *vr* **~ się** sich aufs Ohr legen, ein Schläfchen machen

przesta|ć *vi pf* aufhören; **~ło padać** es hörte auf zu regnen

przestarzały *adj* veraltet

przestawać *vi* **1.** (allmählich) aufhören **2.** (**z kimś** mit jm) sich abgeben

przestawiać I. *vt* umstellen **II.** *vr* **~ się** sich umstellen (**na coś** auf etw)

przestawić *vt pf* → **przestawiać**

przestępca *m* Straftäter *m*, Verbrecher *m*

przestępczość [pʃɛ'stɛ̃ptʃɔɕtɕ] *f* Kriminalität *f*; **~ zorganizowana** organisierte Kriminalität; **~ gospodarcza** Wirtschaftskriminalität *f*

przestępny *adj*: **rok ~** Schaltjahr *n*

przestępstwo *n* Delikt *n*, Straftat *f*; **popełnić ~** eine Straftat <ein Delikt> begehen

przestraszy|ć I. *vt* erschrecken; **~ł mnie** er hat mich erschreckt **II.** *vr* **~ć się** erschrecken; **~łem się** ich erschrak

przestrzec *vt pf* → **przestrzegać**

przestrzegać *vt* **1.** warnen (**kogoś** jn) **2.** (*stosować się*) befolgen (**czegoś** etw)

przestrze|ń *f* Raum *m*; **~ń powietrzna** Luftraum *n*; **~ń kosmiczna** Weltraum *m*; **badanie ~ni kosmicznej** Weltraumforschung *f*

przesunąć *vt pf* → **przesuwać**

przesuwać *vt* verschieben

przesyłać *vt* übersenden

przesyłka *f* Sendung *f*

przeszkadza|ć *vi* **1.** stören (**komuś** jn); **nie ~m panu?** störe ich Sie? **niech pan sobie nie ~** lassen Sie sich nicht stören **2.** (*utrudniać*) hindern (**komuś** jn)

przeszkod|a *f* **1.** Hindernis *n*; **pokonać** <**usunąć**> **~ę** ein Hindernis überwinden <beseitigen> **2.** *sport.* Hindernis *n*; **bieg z ~ami** Hindernislauf *m*

przeszkodzić *vi pf* (gerade noch) verhindern (können); → **przeszkadzać**

przeszło *adv* mehr als, über

przeszłość *f* Vergangenheit *f*

przeszły *adj* vergangen

prześcieradło *n* (Bett)laken *n*, Betttuch *n*

prześcignąć *vt pf* überholen, überholt haben, übertreffen

prześlad|ować *vt* verfolgen; **~uje mnie myśl** der Gedanke verfolgt mich

prześwietlać *vt* röntgen; durchleuchten

prześwietlenie *n* **1.** Durchleuchtung *f*; **iść na ~** sich röntgen lassen **2.** *fot.* Überbelichtung *f*

prześwietlić *vt pf* **1.** → **prześwietlać**; **dać się ~** sich röntgen lassen **2.** *fot.* überbelichten

przetłumaczyć *vt pf* übersetzen; (*ustnie*) dolmetschen

przetwarzanie *n* Verarbeitung *f*; *mat.* **elektroniczne ~ informacji** <**danych**> elektronische Datenverarbeitung, EDV *f*

przewaga *f* **1.** Übergewicht *n* **2.** (*przemoc*) Übermacht *f* **3.** (*wyższość*) Überlegenheit *f*

przeważając|y *adj* überwiegend; **~a większość** die überwiegende Mehrheit; **w ~ej większości wypadków** in den meisten Fällen, meist

przeważnie *adv* vorwiegend, meistens

przewidywać *vt* voraussehen, vorhersehen, vorausahnen

przewidzieć *vt pf* → **przewidywać**

przewiercić *vt* durchbohren

przewietrzyć *vt pf* durchlüften

przewieźć *vt pf* → **przewozić**

przewodniczący *m* Vorsitzende *m*

przewodnik *m* **1.** (*osoba*) Fremdenführer *m* **2.** (*książka*) Reiseführer *m* **3.** *el.* Leiter *m*; **dobry** <**zły**> **~** guter <schlechter> Leiter

przewozić *vt* hinüberfahren, hinüberbringen, herüberbringen; (*transportować*) befördern

przewód *m* **1.** *el.* Leitung *f*; **~ elektryczny** elektrische Leitung; *mot.* **~ paliwowy** <**benzynowy**> Benzinleitung *f* **2.** *anat.* Kanal *m*, Weg *m*; **~ pokarmowy** Verdauungsapparat *m*

przewracać I. *vt* **1.** umkippen **2.** (*na drugą stronę*) umwenden **3.** (*kogoś*) werfen (**na ziemię** zu Boden), umstoßen **II.** *vr* **~ się** umkippen, umfallen; (*z boku na bok*) sich wälzen

przewrócić *vt pf* umkippen; → **przewracać**; **~ się na lewy bok** sich (im Schlaf) auf die Linke Seite drehen

przewrót *m* Umwälzung *f*, Umsturz *m*; **~ społeczny** soziale Umwälzung

przez *praep* **1.** durch; **~ to** dadurch; **~ miasto** durch die Stadt **2.** (*jak długo*) hindurch, lang; **~ dwie godziny** zwei Stunden lang; **~ cały czas** die ganze Zeit hindurch; **~ zimę** den Winter über **3.** (*na zewnątrz*) hinaus; **~ okno** zum Fenster hinaus **4.** (*w stronie biernej*) von, durch; **kochany ~ nas** von uns geliebt **5.** (*via*) über, via; **lecieć do Waszyngtonu ~ Frankfurt** nach Washington über Frankfurt fliegen **6.** (*z powodu*)

-wegen, -halber; **~ to** deswegen; **~ niego** seinetwegen **7.** (*ponad*) über; **~ rzekę** <**góry**> über den Fluss <die Berge>
przeze *praep* → **przez**; **~ mnie** meinetwegen, durch mich
przeziębiać się *vr* sich (immer wieder) erkälten
przeziębić się *vr pf* sich *D* eine Erkältung zuziehen, sich erkälten
przeziębienie *n* Erkältung *f*
przeziębiony *adj* erkältet
przeznaczeni|e *n* **1.** Bestimmung *f*; **miejsce ~a** Bestimmungsort *m* **2.** Fatum *n*, Los *n*, Schicksal *n*
przezorny *adj* vorsorglich, vorsichtig
przezrocze *n* Diapositiv *n*, Dia *n*
przezroczysty *adj* durchsichtig
przeżegnać się *vr pf* sich bekreuzigen
przeżuwać *vt* wiederkauen
przeżycie *n* **1.** Erlebnis *n* **2.** (*przetrwanie*) Überleben *n*
przeżyć *pf* **I.** *vt* erleben **II.** *vi* (*przetrwać*) überleben, am Leben bleiben **III.** *vr* **~ się** sich überleben <überlebt haben>
przeżywać *vt* → **przeżyć**
przędza *f* Garn *n*
przędzalnia *f* Spinnerei *f*
przód *m* Vorderteil *m*; *mot. a.* Front *f*; **~ okrętu** Bug *m*; **z** <**od**> **przodu** von vorn; **w** <**na**> **przodzie** im Vorderteil; **na przedzie** an der Spitze
przy *praep* bei, an; (*koło*) neben; **mieć pieniądze ~ sobie** Geld bei sich *D* haben; **~ oknie** am Fenster; **~ życiu** am Leben; **~ tym** dabei; **~ czym** wobei; **mieszkać ~ ulicy Warszawskiej** in der Warschauer Straße wohnen
przy- heran-, an-, herbei-
przybić *vt, vi pf* → **przybijać**
przybiec *vi pf* → **przybiegać**
przybiegać *vi* herbeilaufen, herbeirennen; herbeigelaufen kommen
przybijać I. *vt* annageln, anschlagen **II.** *vi naut.* anlegen
przybliżeni|e *n* Annäherung *f*; **w ~u** annähernd
przybory *pl* -zeug *n*; **~ do pisania** Schreibzeug *n*; **~ do golenia** Rasierzeug *n*; **~ do szycia** Nähzeug *n*
przybycie *n* Ankommen *n*, Ankunft *f*
przybyć *vi pf* ankommen, eintreffen
przybywa|ć *vi* **1.** ankommen, eintreffen **2.** zunehmen; **księżyca ~** der Mond nimmt zu; **wody ~** das Wasser steigt
przychodnia *f* Ambulanz *f*, Poliklinik *f*
przychodzi|ć *vi* kommen (**do domu** nach Hause; **na świat** zur Welt; **do siebie** zu sich; **do głowy** in den Sinn; **za późno** zu spät; **na czas** zur rechten Zeit); **pociąg ~ ...** der Zug kommt ...
przycisk *m* Drücker *m*
przyciskać *vt* drücken (**do swojej piersi** an seine Brust); **~ guzik** auf den Knopf drücken
przycisnąć *vt pf* einmal drücken; → **przyciskać**
przyczepa *f* Anhängewagen *m*, Anhänger *m*; **~ kempingowa** Wohnwagen *m*
przyczepka *f* (*motocykla*) Beiwagen *m*
przyczyn|a *f* Ursache *f*; (*powód*) Grund *m*; **~a i skutek** Ursache und Wirkung; **z jakiej ~y** aus welchem Grunde; (**nie**) **bez ~y** (nicht) ohne Grund
przyczynić się *vr pf* beitragen (**do czegoś** zu etw)
przyda|ć się *vr pf* zustatten kommen, nützlich sein; **to mi się** (**bardzo**) **~** das kann ich gut gebrauchen; **to mi się na nic nie ~** das kann ich nicht brauchen; **to by mi się ~ło** das könnte ich brauchen
przydatny *adj* brauchbar; **być ~m** von Nutzen sein
przydomek *m* Beiname *m*
przydzielać *vt* zuteilen
przydzielić *vt pf* → **przydzielać**
przyglądać się *vr* zusehen, zuschauen; (*uważnie*) betrachten; **~ się obrazowi** ein Bild betrachten
przygnębiony *adj* niederschlagen, deprimiert
przygoda *f* Abenteuer *n*
przygotować *vt pf* → **przygotowywać**
przygotowani|e *n* Vorbereitung *f*; **w ~u** in Vorbereitung; **czynić ~a** Vorbereitung treffen; **bez ~a** aus dem Stegreif
przygotowany *adj* vorbereitet; (*na wszystko*) gefasst
przygotowywać I. *vt* vorbereiten **II.** *vr* **~ się** sich vorbereiten (**do czegoś** auf etw)
przyimek *m gram.* Präposition *f*, Verhältniswort *n*
przyjaci|el *m* Freund *m*; **mój ~el** ein Freund von mir; **bliscy ~ele** dicke Freunde; **jesteśmy ~ółmi** wir sind befreundet <gute Freunde>
przyjaciółka *f* Freundin *f*
przyjazd *m* Ankunft *f*, Eintreffen *n*

przyjaźń *f* Freundschaft *f*; **zawrzeć ~** Freundschaft schließen
przyj|ąć *vt pf* → **przyjmować**; **wniosek został ~ęty** der Antrag wurde angenommen
przyjechać *vi pf* ankommen, (an)gekommen sein
przyjemnie *adv* angenehm; **bardzo mi ~ (poznać Pana)!** sehr angenehm!
przyjemnoś|ć *f* Annehmlichkeit *f*, Vergnügen *n*; **z ~cią** mit Vergnügen
przyjemny *adj* angenehm
przyjeżdżać *vi* im <am> Kommen sein; wiederholt kommen
przyjęcie *n* **1.** Empfang *m* **2.** (*np. na członka*) Aufnahme *f* **3.** (*akceptacja*) Annahme *f*
przyjm|ować *vt* **1.** empfangen; **kiedy on ~uje?** wann hat er Sprechstunden? **2.** (*np. do szkoły*) aufnehmen **3.** (*aprobować*) annehmen
przyjrzeć się *vr pf* sich *D* etw angesehen haben
przyjść *vi pf* ankommen, angekommen sein
przykleić *vt pf* → **przyklejać**
przyklejać I. *vt* ankleben, anleimen **II.** *vr* **~ się** festkleben, hängen bleiben
przykład *m* **1.** Beispiel *n*; **na ~** zum Beispiel; **świecić ~em** mit gutem Beispiel vorangehen; **iść za ~em** dem Beispiel folgen **2.** (*wzór*) Vorbild *n*; **brać z kogoś ~** sich *D* ein Beispiel an jm nehmen **3. dla ~u** (*ku przestrodze*) zum Vorbild
przykro *adv* unangenehm; **~ mi** es tut mir Leid
przykrość *f* Unannehmlichkeit *f*; **sprawić komuś ~** jn kränken
przykry *adj* unangenehm
przykryć *vt pf* → **przykrywać**
przykrywać I. *vt* bedecken, zudecken **II.** *vr* **~ się** sich zudecken
przylądek *m* Kap *n*
przylega|ć *vi* eng anliegen; **~jący** eng anliegend
przyległy *adj* anliegend, angrenzend; **w ~m pokoju** im anliegenden Zimmer
przylot *m flug.* Anflug *m*, Ankunft *f*
przymiarka *f* Anprobe *f*
przymierzać *vt* (*odzież*) anprobieren
przymierzalnia *f* Ankleideraum *m*, Anprobe *f*
przymierzyć *vt pf* → **przymierzać**
przymiotnik *m gram.* Adjektiv *n*, Eigenschaftswort *n*
przymknąć *vt pf* → **przymykać**
przymocować *vt pf* befestigen, anbringen
przymrozek *m* leichter Frost; **przygruntowy ~** Bodenfrost *m*
przymusow|y *adj* Zwangs-; **praca ~a** Zwangsarbeit *f*; *flug.* **~e lądowanie** Notlandung *f*
przymykać *vt* andrücken, leicht <halb> schließen; *figur.* **~ oczy** ein Auge zudrücken
przynajmniej *adv* wenigstens
przynieść *vt pf* → **przynosić**
przynosić *vt* holen; bringen; **~ stratę <szczęście>** Verlust <Glück> bringen; **~ z powrotem** zurückbringen
przypadać *vi* zufallen (**komuś** jm); entfallen (**na kogoś** auf jn); fallen, treffen (**na poniedziałek** auf Montag); **~ do gustu** Gefallen finden
przypad|ek *m* Fall *m* (*a. gram.*); (*traf*) Zufall *m*; **w tym ~ku** in diesem Fall; **od ~ku do ~ku** von Fall zu Fall; **~kiem** zufälligerweise
przypadkowo *adv* zufällig, durch Zufall, zufälligerweise
przypalać *vt* (*potrawę*) anbrennen
przypalić *vt pf* → **przypalać**
przypaść *vi pf* → **przypadać**
przypiąć *vt pf* → **przypinać**
przypinać *vt* (*sprzączką*) anschnallen; (*szpilką*) anstecken
przypomina|ć I. *vt* **1.** erinnern (**coś, o czymś** an etw); in Erinnerung rufen; **~ć sobie** sich erinnern (**coś** an etw) **2.** (*być podobnym*) ähneln, ähnlich sein (**kogoś** jm) **II.** *vr* **~ć się**: **~ mi się** ich erinnere mich
przypomnieć *vt pf* → **przypominać**
przyprawa *f* Gewürz *n*; Würze *f*
przyprowadzić *vt pf* herholen
przypuszczać *vt, vi* **1.** vermuten **2.** (*zakładać*) annehmen
przypuszczalnie *adv* vermutlich
przypuścić *vt, vi pf* → **przypuszczać 2.**: **przypuśćmy, że ...** angenommen, dass ..., gesetzt den Fall, dass ...
przyroda *f* Natur *f*
przyrodnik *m* Naturforscher *m*
przyrost *m* Zuwachs *m*; **~ naturalny** Bevölkerungszuwachs *m*
przyrząd *m* (*narzędzie*) Instrument *n*, Werkzeug *n*; (*urządzenie*) Vorrichtung *f*

przyrządzać *vt* bereiten, zubereiten
przyrządzić *vt pf* → **przyrządzać**
przyrzec *vt pf* → **przyrzekać**
przyrzekać *vt* versprechen, zusagen
przysiad *m* Kniebeuge *f*; **zrobić kilka ~ów** ein paar Kniebeugen machen
przysiąc *vt pf* → **przysięgać**
przysięg|a *f* Eid *m*, Schwur *m*; **pod ~ą** eidlich; **składać ~ę** einen Eid schwören; **złamać ~ę** seinen Eid brechen
przysięgać *vt* schwören; **~ wierność** Treue schwören; **~ na konstytucję** auf die Verfassung schwören
przysłać *vt pf* → **przysyłać**
przysłowie *n* Sprichwort *n*
przysłówek *m gram.* Adverb *n*, Umstandswort *n*
przysłuchiwać się *vr* zuhören
przysługiwać *vi* zustehen
przyspieszać *vt* beschleunigen
przyspieszenie *n mot.* Beschleunigung *f*; *mot. a.* Gas *n*; **dać maksymalne ~** Vollgas geben
przystan|ek *m* Haltestelle *f*; **~ek tramwajowy** Straßenbahnhaltestelle *f*; **~ek na żądanie** Bedarfshaltestelle *f*; **na ~ku** an der Haltestelle
przystań *f* Anlegestelle *f*
przystawka *f kulin.* Vorspeise *f*
przystąpić *vt pf* → **przystępować**
przystąpienie *n* Beitritt *m* (**do czegoś** zu etw); herangehen; **~ do Unii Europejskiej** EU-Beitritt *m*; Eintritt *m*
przystępny *adj* **1.** (*łatwy*) leicht verständlich **2.** (*o cenie*) erschwinglich
przystępować *vi* **1.** herantreten (**do czegoś** an etw); herangehen **2.** (*dołączyć się*) hinzutreten
przystojny *adj* hübsch, gut aussehend; **~ mężczyzna** ein gut aussehender Mann
przystosować *pf* **I.** *vt* anpassen (**do warunków** den Verhältnissen) **II.** *vr* **~ się** sich anpassen
przyswoić *vt* **sobie** sich *D* zu Eigen machen (**coś** etw)
przysyłać *vt* zusenden, zuschicken
przyszłoś|ć *f* Zukunft *f*; **w ~ci** in Zukunft; künftig; **na ~ć** für die Zukunft
przyszł|y *adj* künftig, zukünftig; (*nadchodzący*) kommend; (*najbliższy*) nächst; **w ~ą niedzielę** nächsten Sonntag; *gram.* **czas ~y** Futur *n*
przyszyć *vt pf* → **przyszywać**
przyszywać *vt* annähen
przytaczać *vt* anführen, zitieren
przytakiwać *vi* zunicken, ja sagen
przytoczyć *vt pf* → **przytaczać**
przytomność *f* Bewusstsein *n*; **~ umysłu** Geistesgegenwart *f*; **stracić ~** das Bewusstsein verlieren; **odzyskać ~** wieder zur Besinnung kommen
przytomny *adj*: **być ~m** bei Sinnen <Besinnung, Bewusstsein> sein
przytulać I. *vt* an sich drücken **II.** *vr* **~ się** sich schmiegen (**do kogoś** an jn)
przytulić *vt pf* → **przytulać**
przytulny *adj* gemütlich
przywiązać *vt pf* → **przywiązywać**
przywiązany *adj* **1.** angebunden **2.** *figur.* (*oddany*) zugetan, anhänglich; **być ~m do kogoś** an jm hängen, jm zugetan sein
przywiązywać I. *vt* anbinden; *figur.* binden, ketten (**do siebie** an sich) **II.** *vr* **~ się do kogoś** jn lieb gewinnen, Neigung zu jm fassen
przywieźć *vt pf* → **przywozić**; **~ ze sobą** mit sich bringen
przywitać I. *vt* begrüßen **II.** *vr* **~ się z kimś** jn (mit Händedruck) begrüßen, jm guten Tag sagen
przywozić *vt* herbeifahren, herbringen; (*importować*) einführen
przywóz *m* Einfuhr *f*; **~ towarów** Wareneinfuhr *f*
przywyknąć *vi pf* sich gewöhnen (**do czegoś** an etw)
przyznać *pf* **I.** *vt* zugeben, einräumen; **~ rację** <**słuszność**> Recht geben **II.** *vr* **~ się** gestehen (**do czegoś** etw); **~ się do winy** sich schuldig bekennen, die Schuld gestehen
przyznawać *vt* → **przyznać**
przyzwoity *adj* anständig; (*solidny*) solid(e)
przyzwyczaić *vt pf* → **przyzwyczajać**
przyzwyczajać I. *vt* (allmählich) gewöhnen (**do czegoś** an etw) **II.** *vr* **~ się** sich (allmählich) gewöhnen
przyzwyczajenie *n* Gewohnheit *f*
pseudonim *m* Pseudonym *n*
psiakrew! *int* verflucht!, Donnerwetter!
pstrąg *m* Forelle *f*
psuć I. *vt* verderben (*a. figur.*); *ugs.* kaputt machen **II.** *vr* **~ się** verderben; *ugs.* kaputtgehen
psychiatra *m* Psychiater *m*
psychiczn|y *adj* psychisch, geistig; Geistes-; **choroba ~a** Geisteskrankheit *f*

psycholog *m* Psychologe *m*
psychologia *f* Psychologie *f*
psychoza *f* Psychose *f*
pszczelarz *m* Imker *m*
pszczoła *f* Biene *f*
pszenica *f* Weizen *m*
pszenn|y *adj* Weizen-; **mąka ~a** Weizenmehl *n*
ptak *m* Vogel *m*; **~ drapieżny** Greifvogel *m*; **~ śpiewający** Singvogel *m*
publicysta *m* Publizist *m*
publiczność *f* Publikum *n*, Öffentlichkeit *f*
publiczn|y *adj* öffentlich; **dobro ~e** das öffentliche Wohl
publikować *vt* veröffentlichen, publizieren
puch *m* Daunen *fpl*
puchacz *m orn.* Uhu *m*
puchar *m* Pokal *m*; *sport.* **zawody o ~** Pokalspiel *n*; **~ przechodni** Wanderpokal *m*
puchnąć *vi* an|schwellen, aufschwellen
pucz *m* Putsch *m*
pudel *m* Pudel *m*
pudełko *n* Schachtel *f*; **~ zapałek** eine Schachtel Streichhölzer
puder *m* Puder *m*
pudło *n* **1.** große Schachtel **2.** *ugs.* (*chybiony strzał*) Fehlschuss *m*
pudrować I. *vt* pudern **II.** *vr* **~ się** sich pudern
pukać *vi* pochen, klopfen (**do drzwi** an die Tür)
puknąć *vi pf* (einmal) klopfen, (einmal) tippen
pulower *m* Pullover *m*
pulpit *m* Pult *n*
puls *m* Puls *m*; **zbadać komuś ~** jm den Puls fühlen
pulsować *vi* pulsieren (*a. figur.*)
pułapka *f* Falle *f* (*a. figur.*); **~ na myszy** Mäusefalle *f*
pułk *m* Regiment *n*; **~ piechoty** Infanterieregiment *n*
pułkownik *m* Oberst *m*
pumeks *m* Bimsstein *m*
punkt *m* Punkt *m*; **~ wrzenia** Siedepunkt *m*; **~ zamarzania** Gefrierpunkt *m*; *sport.* **~ karny** Strafpunkt *m*; *figur.* **~ widzenia** Gesichtspunkt *m*, Standpunkt *m*; **~ zwrotny** Wendepunkt *m*; **na punkcie** in puncto (**stroju** Kleidung)
punktualny *adj* pünktlich
pustka *f* Leere *f*
pustułka *f orn.* Turmfalke *m*
pust|y *adj* leer; **~e miejsce** Leerstelle *f*
pustynia *f* Wüste *f*
puszcza *f* Urwald *m*; Waldkomplex *m*
puszczać I. *vt* lassen, loslassen; **~ w ruch** in Bewegung setzen; in Gang bringen; **~ latawca** den Drachen steigen lassen **II.** *vi* (*o kolorze*) abfärben
puszczyk *m orn.* Steinkauz *m*
puszka *f* Dose *f*, Blechdose *f*, Büchse *f*; **~ konserw** Konservendose *f*
puścić *vt pf* → **puszczać**
puzon *m* Posaune *f*
pycha *f* Hochmut *m*
pył *m* Staub *m*
pysk *m* Schnauze *f*
pyszny *adj* **1.** hochmütig **2.** (*wspaniały*) herrlich, prima, super
pytać *vt* (*vr* **się**) fragen (**o kogoś** nach jm)
pytanie *n* Frage *f*; **zadać <postawić> ~** eine Frage stellen <aufwerfen>; **odpowiedzieć na ~** auf eine Frage antworten

R

rabarbar *m* Rhabarber *m*
rabat *m* Rabatt *m*; **udzielić** (**trzy procent**) **~u** (drei Prozent) Rabatt gewähren
rabin *m* Rabiner *m*
rabować *vt, vi* rauben, plündern
rabunkowy *adj* Raub-; **napad ~** Raubüberfall *m*
rachować *vt* (*liczyć*) rechnen
rachunek *m* Rechnung *f*; **~ bieżący** laufende Rechnung; **wystawić** <**pokryć**> **~** eine Rechnung ausstellen <begleichen>; **~ wynosi** die Rechnung beträgt <macht>
racj|a *f* **1.** Recht *n*; **mieć ~ę** Recht haben; **przyznać ~ę** Recht geben **2.** (*uzasadnienie*) Grund *m*; **z jakiej ~i?** aus welchem Grund?
raczej *adv* (*prędzej*) eher; (*lepiej*) lieber; (*w przeciwieństwie*) vielmehr
raczy|ć *vi* gefälligst wollen, belieben; **Pan ~ żartować** Sie belieben zu scherzen
rad[1] *m chem.* Radium *n*
rad[2] *adj tylko w orzeczniku* froh, zufrieden; **~ nierad** wohl oder übel
rad|a *f* **1.** (*zespół*) Rat *m*; **Rada Ministrów** Ministerrat *m*; **Rada Bezpieczeństwa** Sicherheitsrat *m*; **~a zakładowa** Betriebsrat *m*; **~a nadzorcza** Aufsichtsrat *m* **2.** (*porada*) Rat(schlag) *m*; **udzielać ~** Ratschläge erteilen; *ugs.* **na to nie ma ~y** da hilft nichts, da ist nichts zu machen; **dać czemuś ~ę** mit etw fertig werden
radar *m* Radar *m, n*; (*urządzenie*) Funkmessgerät *n*, Radargerät *n*
radi|o *n* **1.** (*radiofonia*) Rundfunk *m*, Radio *n* **2.** (*aparat*) Radioapparat *m*, Radio *n*, Rundfunkempfänger m; **~o samochodowe** Autoradio *n*; **przez ~o** im Radio; **słuchać ~a** Radio hören; **nastawić** <**wyłączyć**> **~o** das Radio einschalten <ausschalten>
radioaktywny *adj* radioaktiv
radioaparat *m* Rundfunkgerät *n*, Radioapparat *m*
radiolokacja *f* Funkortung *f*
radioodbiornik *m* Rundfunkempfänger *m*
radiosłuchacz *m* Radiohörer *m*, Hörer *m*
radiostacja *f* Rundfunkstation *f*; (*nadajnik*) Sender *m*
radoś|ć *f* Freude *f*; **z ~cią** mit Freude; **sprawić ~ć** Freude bereiten; **nie posiadać się z ~ci** außer sich vor Freude sein
radzić I. *vt* raten (**komuś** jm); **~ sobie** sich *D* zu helfen wissen **II.** *vi* (*obradować*) beraten (**nad czymś** über etw) **III.** *vr* **~ się** Rat suchen
rafineria *f* Raffinerie *f*
raj *m* Paradies *n*
rajd *m sport.* Rallye *f, n*
rajstopy *pl* Strumpfhose *f*
rak *m* **1.** Krebs *m* (*a. med.*) **2. Rak** *astr.* Krebs *m*
rakiet|a *f* **1.** *sport.* Schläger *m*; **~a tenisowa** Tennisschläger *m* **2.** *mil.* Rakete *f*; **wystrzelić ~ę** eine Rakete abschießen <starten>
ram|a *f* Rahmen *m*; **~a okienna** Fensterrahmen *m*; **~a obrazu** Bildrahmen *m*; **wstawić** <**oprawić**> **w ~ę** einrahmen; *figur.* **w ~ach umowy** im Rahmen des Abkommens
ramiączko *n* **1.** (*u bielizny*) Träger *m* **2.** (*wieszak*) Kleiderbügel *m*
rami|ę *n* **1.** (*ręka*) Arm *m*; **wziąć w ~iona** in die Arme schließen **2.** (*bark*) Schulter *f*, Achsel *f*; **~ę przy ~eniu** Schulter an Schulter; **wzruszyć ~onami** die Achsel <mit den Achseln> zucken
ran|a *f* Wunde *f*; **~a goi się** die Wunde heilt; *ugs.* **~y boskie!** du liebe Zeit!
randk|a *f* Stelldichein *n*, Rendezvous *n*; **umówić się na ~ę** ein Rendezvous verabreden
ranek *m* Morgen *m*
ranga *f* Rang *m*, Grad *m*
ranić *vt* verwunden, verletzen (*a. figur.*)
ranny[1] *adj* **1.** morgendlich **2.** (*wczesny*) frühzeitig
ranny[2] **I.** *adj* verwundet, verletzt; **zostać ~m** verwundet werden **II.** *m* Verwundete, Verletzte *m*
rano I. *n* Morgen *m*; **co ~** jeden Morgen **II.** *adv* morgens, am Morgen; **dzisiaj ~** heute früh <Morgen>; **jutro ~** morgen früh; **wcześnie ~** frühmorgens, am frühen Morgen
raport *m* Bericht *m*; **złożyć ~** einen Bericht erstatten
rasa *f* Rasse *f*
rasow|y *adj* Rasse(n)-; **~y pies** Rassehund *m*; **nienawiść ~a** Rassenhass *n*
rat|a *f* Rate *f*, Teilzahlung *f*, **kupować**

<**sprzedawać**> **na ~y** auf Raten kaufen <verkaufen>; **spłacać ~ami** in Raten abzahlen
ratować I. *vt* retten **II.** *vr* **~ się** sich retten
ratun|ek *m* Rettung *f*; **bez ~ku** rettungslos; **spieszyć na ~ek** zu Hilfe eilen; **~ku!** Hilfe!
ratunkow|y *adj* Rettungs-; **koło ~e** Rettungsring *m*; **pas ~y** Rettungsgürtel *m*; **pogotowie ~e** Rettungsdienst *m*
ratusz *m* Rathaus *n*
ratyfikować *vt* ratifizieren
raz I. *m* Mal *n*; **ostatnim ~em** das letzte Mal; **po ~ pierwszy** zum ersten Mal; **innym ~em** ein andermal; **kilka ~y** mehrere Male, mehrmals; **w ~ie gdyby** falls; **w ~ie potrzeby** im Notfall, nötigenfalls; **w każdym ~ie** auf jeden Fall, jedenfalls; **w żadnym ~ie** auf keinen Fall, keinesfalls; **od ~u** sofort, auf der Stelle; **pewnego ~u** einmal; **za każdym ~em** jedesmal; **ani ~u** keinmal; **w najlepszym ~ie** bestenfalls; **w najgorszym ~ie** schlimmstenfalls; **tym ~em** diesmal; **dwa ~y dwa** zwei mal zwei **II.** *adv* einmal; **~ na tydzień** einmal in der Woche; **~ na zawsze** ein für allemal
razem *adv* zusammen; (*wspólnie*) gemeinsam; (*łącznie*) insgesamt; **~ z nim** gemeinsam mit ihm; **wszystko ~** alles zusammen, alles in allem
razić *vt* (*o świetle*) blenden
rąbać *vt* hacken, hauen; **~ drzewo** Holz hacken
rdza *f* Rost *m*
rdzewieć *vi* rosten
reagować *vi* reagieren
reakcja *f* Reaktion *f* (*o. w polityce*)
reaktor *m* Reaktor *m*; **~ jądrowy** Kernreaktor *m*; **~ atomowy** Atomreaktor *m*
realizm *m* Realismus *m*
realizować *vt* verwirklichen, realisieren; (*czek*) einlösen
realny *adj* real
recenzja *f* (*drukowana*) Rezension *f*; (*ocena*) Beurteilung *f*; (*opinia*) Gutachten *n*; **~ książki** Buchbesprechung *f*, Rezension *f*
recept|a *f med.* Rezept *n*, Verschreibung *f*; **bez ~y** rezeptfrei; **tylko na ~ę** verschreibungspflichtig
recital *m* Recital *n*, Rezital *n*
recytować *vt* rezitieren, vortragen; (*wypowiedzieć szybko*) hersagen
redaktor *m* Redakteur *m*; **~ naczelny** Chefredakteur *m*
redukcja *f* Reduktion *f*; (*ograniczenie*) Einschränkung *f*; (*obniżenie*) Herabsetzung *f*; Abbau *m* (**miejsc pracy** von Arbeitsplätzen); Kürzung *f* (**wydatków** der Ausgaben)
referat *m* **1.** Referat *n* **2.** (*odczyt*) Vortrag *m* **3.** (*wydział*) Dezernat *n*
reflektor *m* Scheinwerfer *m*; **~ halogenowy** Halogenscheinwerfer *m*
reforma *f* Reform *f*; **~ oświaty** Schulreform *f*
regał *m* Regal *n*
regaty *pl* Regatta *f*; **~ wioślarskie** Ruderregatta *f*
regionalny *adj* regional
regularny *adj* regelmäßig, *mil.* regulär
regulator *m techn.* Regler *m*
regulować *vt* regulieren, regeln
reguł|a *f* Regel *f*; **z ~y** in der Regel
rejent *m* Notar *m*
rekin *m* Hai *m*, Haifisch *m*
reklama *f* Werbung *f*, Reklame *f*
reklamacj|a *f* Reklamation *f*, Beanstandung *f*; **zgłaszać ~ę** eine Ware beanstanden
reklamista *m* Werbetexter *m*
reklamować *vt* **1.** werben (**coś** für etw) **2.** (*zgłaszać reklamację*) eine Ware beanstanden
rekord *m* Rekord *m*; **pobić** <**ustanowić**> **~** einen Rekord schlagen <aufstellen>
rekrut *m* Rekrut *m*
rektor *m* Rektor *m*
relacja *f* **1.** (*powiązanie*) Relation *f*, Beziehung *f*, Wechselbeziehung *f* **2.** (*sprawozdanie*) Bericht *m*
religia *f* Religion *f*
religijny *adj* religiös; (*pobożny*) fromm
remanent *m* Inventur *f*, (Waren-)Bestand *m*, Bestandsaufnahme *f*
remis *m sport.* Unentschieden *n*; **gra zakończyła się ~em** das Spiel endete mit einem Unentschieden
remont *m* (gründliche) Reparatur *f*, Renovierung *f*
rencista *m* Rentner *m*
renesans *m* Renaissance *f*
renesansow|y *adj* Renaissance-; **budowla ~a** Renaissancebau *m*
renifer *m* Rentier *n*
renkloda *f* Reneklode *f*, Reineclaude *f*
renomowany *adj* renommiert
renta *f* Rente *f*; **~ starcza** Altersrente *f*
reorganizacja *f* Reorganisierung *f*

repertuar *m* Repertoire *n*; *teatr.* Spielplan *m*
reporter *m* Reporter *m*
reprezentacja *f* Vertretung *f*, Repräsentation *f*
reprezentacyjny *adj* repräsentativ
reprezentować *vt* repräsentieren
republika *f* Republik *f*; *hist.* ~ **weimarska** Weimarer Republik *f*
resor *m mot.* Feder *f*
respekt *m* Respekt *m*; **czuć ~ dla kogoś** Respekt vor jm haben
restauracja *f* Restaurant *n*, Gaststätte *f*
reszta *f* **1.** Rest *m*, das Übrige **2.** (*pozostali*) die Übrigen
retoromański *adj* rätoromanisch; **język ~** Rätoromanisch *n*
reumatyzm *m* Rheuma *n*, Rheumatismus *m*
rewers *m* **1.** Revers *m* **2.** (*biblioteczny*) Bestellzettel *m*
rewia *f* Revue *f*; Schau *f*; ~ **mody** Modeschau *f*
rewizja *f* **1.** Revision *f*, Überprüfung *f* **2.** (*przeszukanie*) Durchsuchung *f*; ~ **osobista** Leibesvisitation *f*
rewizyta *f* Gegenbesuch *m*
rewolucja *f* Revolution *f*, Umwälzung *f*
rewolwer *m* Revolver *m*
rezerwa *f* Reserve (*o. mil.*) *f*; *figur. a.* Zurückhaltung *f*
rezerwować *vt* reservieren; (*odłożyć*) zurücklegen; (*zamówić*) vorbestellen; (*np. lot*) buchen; (*zająć*) freihalten
rezerwowy I. *adj* Reserve-, Ersatz- **II.** *m sport.* Ersatzmann *m*
rezultat *m* Ergebnis, Resultat *n*; (*sukces*) Erfolg *m*; **bez ~u** erfolglos, ergebnislos
rezydencja *f* Residenz *f*, Wohnsitz *m*
rezygnować *vi* verzichten (**z czegoś** auf etw)
reżim, reżym *m* Regime *n*
reżyser *m* Regisseur *m*; ~ **teatralny** Theaterregisseur *m*
reżyserować *vt* die Regie haben <führen>
ręcznik *m* Handtuch *n*; ~ **kąpielowy** Badetuch *n*; ~ **frotté** Frottierhandtuch *n*; ~ **papierowy** Papierhandtuch *n*
ręczn|y *adj* Hand-; **robota ~a** Handarbeit *f*
ręka *f* Hand *f*; **lewa <prawa> ~** linke <rechte> Hand; **po lewej ręce** linker Hand; **z pierwszej <drugiej> ręki** aus erster <zweiter> Hand; **pod ręką** bei der Hand; ~ **w rękę** Hand in Hand; **z ręki do ręki** von Hand zu Hand; **ręką** mit der Hand; **na własną rękę** auf eigene Faust; **podać rękę** die Hand reichen; **opuścić ręce** die Hände fallen lassen; **zacierać ręce** sich *D* die Hände reiben; **pocałować kogoś w rękę** jm die Hand küssen; **myć ręce** sich *D* die Hände waschen
rękaw *m* Ärmel *m*
rękawica, rękawiczka *f* **1.** Handschuh *m* **2.** (*jednopalcowa* Faust-)Handschuh *m*; **zdjąć rękawiczki** die Handschuhe ausziehen
rękojeść *f* Griff *m*
rękopis *m* Handschrift *f*
RFN-owski *adj* bundesdeutsch
ring *m sport.* Ring *m*
robak *m* Wurm *m*
robi|ć I. *vt* machen; (*czynić*) tun; **~ć długi** Schulden machen; **co ty tu ~sz?** was machst du hier? **II.** *vr* **~ć się** werden; ~ **się zimno <ciepło, późno, ciemno>** es wird kalt <warm, spät, dunkel>; ~ **mi się niedobrze** mir wird übel
robocz|y *adj* Arbeits-; Werk-; **dzień ~y** Werktag *m*; Arbeitstag *m*; **w dni ~e** werktags
robot|a *f ugs.* Arbeit *f*; **brać <wziąć> się do ~y** sich an die Arbeit machen; *mot.* **~y na drodze** Baustelle *f*
robotnica *f* Arbeiterin *f*
robotnik *m* Arbeiter *m*; ~ **rolny** Landarbeiter *m*; ~ **zatrudniony w przemyśle** Industriearbeiter *m*; ~ **wykwalifikowany** Facharbeiter *m*
rocznic|a *f* Jahrestag *m*; **z okazji ~y** anlässlich des Jahrestages
rocznie *adv* jährlich
rocznik *m* **1.** Jahrgang *m* **2.** (*książka*) Jahrbuch *n*
roczny *adj* **1.** Jahres-; ~ **dochód** Jahreseinkommen *n* **2.** (*jednoroczny*) einjährig
rodak *m* Landsmann *m*; *pl* **rodacy** Landsleute *pl*
rodzaj *m* **1.** *biol.* Gattung *f* **2.** (*ród*) Geschlecht *n*; ~ **ludzki** Menschengeschlecht *n* **3.** *gram.* ~ **męski <żeński, nijaki>** männliches <weibliches, sächliches> Geschlecht **4. tego ~u** derartig; **wszelkiego ~u** allerhand, allerlei
rodzajnik *m gram.* Artikel *m*; ~ **(nie) określony** der (un)bestimmte Artikel
rodzeństwo *n* Geschwister *pl*
rodzice *pl* Eltern *pl*

rodzić I. *vt, vi* gebären; (*o glebie, drzewach*) tragen **II.** *vr* ~ **się** geboren werden

rodzin|a *f* Familie *f* (*a. biol.*); **członek ~y** Familienangehörige *m*

rodzinn|y *adj* Familien-; **grono ~e** Familienkreis *m*; **kraj ~y** Heimatland *n*; **miasto ~e** Heimatstadt *f*; **dom ~y** Vaterhaus *n*

rodzynek *m* Rosine *f*

rogalik *m* Hörnchen *n*

rok *m* (*pl* **lata**) Jahr *n*; **Nowy Rok** Neues Jahr; (*dzień*) Neujahrstag *m*; ~ **kalendarzowy** Kalenderjahr *n*; ~ **szkolny** Schuljahr *n*; ~ **studiów** Studienjahr *n*; **bieżącego ~u** laufenden <dieses> Jahres; **co ~ < ~u>** alljährlich; **za ~** nach <in> einem Jahr; **na drugi <przyszły> ~** im nächsten <kommenden> Jahr; **dwa lata temu** vor zwei Jahren; **ubiegłego <zeszłego> ~u** vergangenen Jahres, voriges Jahr

rokoko *n* Rokoko *n*

rokokow|y *adj* Rokoko-; **meble ~e** Rokokomöbel *pl*

rol|a[1] *f* Rolle *f*; **grać <odgrywać> ~ę** eine Rolle spielen

rola[2] *f* (*pole*) Acker *m*

rolnictwo *n* Landwirtschaft *f*

rolniczy *adj* landwirtschaftlich, Landwirtschafts-, Agrar-

rolnik *m* Landwirt *m*, Bauer *m*

roln|y *adj* Agrar-; **produkty ~e** Agrarprodukte *npl*

romans *m* **1.** (*powieść*) Liebesroman *m* **2.** (*miłostka*) Liebschaft *f*, Liebesaffäre *f* **3.** *mus.* Romanze *f*

romantyzm *m lit.* Romantik *f*

romański *adj* romanisch; **styl** ~ Romanik *f*

rondo *n* **1.** (*kapelusza*) Krempe *f* **2.** *mus.* Rondo *n* **3.** (*skrzyżowanie*) Kreuzung mit Kreisverkehr

ropa *f* **1.** Erdöl *n* **2.** *med.* Eiter *m*

rosa *f* Tau *m*

Rosjanin *f* Russe *m*

Rosjanka *f* Russin *f*

rosnąć *vi* wachsen; (*o cieście*) aufgehen

rosół *m* Brühe *f*, Fleischbrühe *f*

rosyjski *adj* russisch

roślina *f* Pflanze *f*

rowe|r *m* Fahrrad *n*; **~r górski** Mountainbike *n*; **jechać ~rem <na ~rze>** Rad fahren; **jeżdżę na ~rze** ich fahre Rad

rozbić *vt pf* **I.** *vt* zerschlagen, zerschmettern; (*bank*) sprengen; (*atom*) zertrümmern **II.** *vr* ~ **się** zerschellen, sich zerschlagen

rozbierać I. *vt* (*z ubrania*) ausziehen; (*maszynę*) auseinandernehmen; zerlegen; (*dom*) abbrechen **II.** *vr* ~ **się** (*całkiem*) sich entkleiden; (*np. z płaszcza*) ablegen

rozbijać → **rozbić**

rozbitek *m* Schiffbrüchige *m*

rozbrojenie *n* (*państwa*) Abrüstung *f*; (*osoby*) Entwaffnung *f*

rozbudować *vt pf* ausbauen

rozbudowywać *vt* im Ausbauen begriffen sein

rozchodzić się *vr* **1.** (*o ludziach*) auseinander gehen; (*o drogach*) auseinander laufen, ausbreiten **2.** (*zrywać*) sich trennen; sich scheiden lassen

rozciąć *vt pf* → **rozcinać**

rozciągać I. *vt* ausdehnen **II.** *vr* ~ **się** sich ausdehnen, sich erstrecken

rozciągnąć się *vr pf* → **rozciągać**

rozcieńczać *vt* verdünnen

rozcieńczyć *vt pf* → **rozcieńczać**

rozcinać *vt* aufschneiden, durchschneiden, zerhauen; (*na kawałki*) zerhacken

rozczarować I. *vt pf* enttäuschen **II.** *vr* ~ **się** sich enttäuschen

rozczarowanie *n* Enttäuschung *f*

rozdać *vt pf* → **rozdawać**

rozdawać *vt* verschenken; (*rozdzielać*) verteilen

rozdroż|e *n* Scheideweg *m*; **na ~u** am Scheideweg (*a. figur.*)

rozdwojenie *n* Halbierung *f*

rozdział *m* **1.** (*książki*) Kapitel *n* **2.** (*rozdzielanie*) Verteilung *f*

rozdzielać *vt* **1.** (*oddzielać*) trennen, scheiden **2.** (*dzielić*) verteilen, teilen

rozdzielić *vt pf* → **rozdzielać**

rozdzierać *vt* zerreißen

rozebrać *vt pf* → **rozbierać**

rozedrzeć *vt pf* → **rozdzierać**

rozejm *m* Waffenstillstand *m*

rozejrzeć się *vr pf* → **rozglądać się**

rozejść się *vr pf* → **rozchodzić się**

rozerwać I. *vt pf* → **rozrywać II.** *vr* ~ **się** (*zabawić się*) sich zerstreuen

roześmiać się *vr pf* auflachen

rozglądać się *vr* Umschau halten (**za czymś** nach etw); sich umsehen (**po świecie** in der Welt)

rozgniewać I. *vt* erbosen, aufbringen **II.** *vr* ~ **się** bös(e) werden

rozgrywka *f* Auseinandersetzung *f*; *sport.* Kampf *m*, Wettkampf *m*

rozgrza|ć *vt, o. vr* (**się** sich) *pf* → **rozgrzewać**; **~łem się** mir ist warm (heiß) geworden

rozgrzewać I. *vt* erwärmen **II.** *vr* **~ się** sich erwärmen

rozjaśniać I. *vt* erhellen, aufhellen **II.** *vr* **~ się** hell werden; *figur.* sich aufheitern

rozjaśnić *vt pf* → **rozjaśniać**

rozkaz *m* Befehl *m*; **~ dzienny** Tagesbefehl *m*; **dać <wydać, otrzymać, dostać> ~** einen Befehl geben <erlassen, empfangen, bekommen>; **wykonać ~** einen Befehl ausführen; **~!, wedle ~u!** zu Befehl!

rozkazać *vt pf* → **rozkazywać**

rozkazywać *vt* befehlen

rozkład *m* **1.** Zersetzung *f*; (*rozłożenie*) Einteilung *f* **2. ~ jazdy** Fahrplan *m*; **~ godzin <lekcji>** Stundenplan *m*

rozkładać *vt chem., figur.* zersetzen; (*na części*) zerlegen

rozkosz *f* Wonne *f*; (*radość*) Freude *f*, Vergnügen *n*; **z ~ą** mit größtem Vergnügen

roskoszny *adj* entzückend, wonnig

rozkoszować się *vr* genießen (**czymś** etw)

rozlać *vt pf* → **rozlewać**

rozlecieć się *vr pf* (*na kawałki*) zerfallen, in Stücke gehen

rozlewać I. *vt* vergießen, verschütten **II.** *vr* **~ się** sich ergießen

rozładować *vt pf* entladen; **~ statek** ein Schiff löschen; *figur.* **~ napięcie** die Spannung vermindern

rozładowany *adj el.* entladen; *mot.* **akumulator jest ~** die Batterie ist leer

rozłąka *f* Trennung *f*

rozłożyć *vt pf* → **rozkładać**

rozłupać *vt pf* spalten, (*orzech*) aufknacken

rozmawiać *vi* sprechen (**z kimś** mit jm), sich unterhalten (**o czymś** über etw)

rozmiar *m* **1.** Größe *f* (*o. ubrania*); **jaki ~?** welche <in welcher> Größe? **2.** *figur.* Ausmaß *n*; Umfang *m*; **~ katastrofy** das Ausmaß des Unglücks

rozmnażać się *vr* sich vermehren, sich fortpflanzen

rozmnożyć się *vr pf* → **rozmnażać się**

rozmowa *f* Gespräch *n*, Unterhaltung *f*

rozmowny *adj* gesprächig

rozmówc|a *m* Gesprächspartner *m*; *rad., tv.* **moim ~ą dzisiaj jest ...** mein Gesprächspartner ist heute ...

rozmówić się *vr pf* sich besprechen, Rücksprache nehmen

rozmrozić *vt pf* entfrosten

rozmyślać *vi* nachdenken (**o <nad> czymś** über etw), nachsinnen

roznieść *vt pf* → **roznosić**

roznosić *vt* austragen, herumtragen; (*rozprzestrzeniać*) verbreiten

rozpacz *f* Verzweiflung *f*; **w ~y** in Verzweiflung; **z ~y** vor <aus> Verzweiflung

rozpaczać *vi* verzweifeln

rozpad *m* Zerfall *m*; **~ jądra atomowego** Atomkernzerfall *m*

rozpadać się[1] *vr* **1.** zerfallen **2.** (*rozłazić się*) aus den Fugen gehen

rozpadać się[2] *vr pf* (*o deszczu*) erst recht anfangen zu regnen, sich einregnen

rozpakować *vt pf* auspacken

rozpakowywać *vt* am Auspacken sein

rozpalać *vt* entzünden; (*rozognić*) entflammen; **~ ogień** Feuer anmachen

rozpalić *vt pf* → **rozpalać**

rozpaść się *vr pf* → **rozpadać się**[1]

rozpędzać *vt* auseinander treiben, auseinander jagen

rozpędzić I. *vt pf* → **rozpędzać II.** *vr* **~ się** auf Touren kommen

rozpętać *vt* entfesseln

rozpłakać się *vr pf* in Tränen ausbrechen

rozpocząć *vt pf* → **rozpoczynać**

rozpoczynać I. *vt* anfangen, beginnen (**od czegoś** mit etw); (*zabrać się*) in Angriff nehmen **II.** *vr* **~ się** beginnen

rozporządzać *vi* verfügen (**czymś** über etw), zur Verfügung haben (**czymś** etw)

rozporządzenie *n* Verordnung *f*; **~ wykonawcze** Durchführungsverordnung *f*

rozpościerać I. *vt* ausbreiten **II.** *vr* **~ się** sich ausbreiten, sich ausdehnen

rozpowszechniać I. *vt* verbreiten **II.** *vr* **~ się** sich verbreiten

rozpowszechnić *vt pf* → **rozpowszechniać**

rozpoznać *vt pf* → **rozpoznawać**

rozpoznawać *vt* erkennen, wieder erkennen; *med.* diagnostizieren

rozprawa *f* Verhandlung *f*; (*sądowa*) Gerichtsverhandlung *f*; (*naukowa*) Abhandlung *f*

rozprzestrzeniać się [rɔspʃɛ'stʃɛɲatɕ ɕɛ̃] *vr* um sich greifen, sich verbreiten

rozpuszczać I. *vt* **1.** (*np. masło*) zerlassen, zergehen lassen **2.** (*rozpieszczać*) verwöhnen **3. ~ włosy** die Haare aufmachen **II.** *vr* **~ się** zergehen; (*np. w wodzie*) sich lösen

rozpuścić *vt pf* → **rozpuszczać**

rozpuszczony *adj* **1.** (*o włosach*) aufgelöst, aufgemacht **2.** (*rozpieszczony*) verwöhnt

rozróżniać *vt* unterscheiden; (*nie mieszać*) auseinander halten

rozróżnić *vt pf* → **rozróżniać**

rozrusznik *m* **1.** *mot.* Anlasser *m*, Starter *m* **2.** *med.* **~ serca** Herzschrittmacher *m*

rozrywać *vt* zerreißen, auseinander reißen, (*w kawałki*) in Stücke reißen

rozrywka *f* Unterhaltung *f*, Zeitvertreib *m*

rozrywkowy *adj* unterhaltend, Unterhaltungs-; **program ~** Unterhaltungsprogramm *n*

rozrzucać *vt* auseinander werfen; *figur.* (*pieniądze*) verschwenden

rozrzucić *vt pf* → **rozrzucać**

rozrzutny *adj* verschwenderisch

rozsądek *m* Vernunft *f*; **zdrowy ~** gesunder Menschenverstand

rozsądny *adj* vernünftig, verständnisvoll

rozstać się *vr pf* → **rozstawać się**

rozstanie *n* Scheiden *n*, Auseinandergehen *n*, Trennung *f*

rozstawać się *vr* auseinander gehen; (*na stałe*) scheiden (**ze sobą** von jm), sich trennen (**ze sobą** voneinander)

rozstrzelać *vt pf* erschießen, füsilieren

rozstrzelony [rɔsstʃɛ'lɔnɨ] *adj* **~ druk** Sperrdruck *m*

rozstrzygać [rɔs'stʃɨgatɕ] *vt* entscheiden (**o czymś** über etw)

rozstrzygający [rɔsstʃɨga'jɔ̃tsɨ] *adj* entscheidend, ausschlaggebend

rozstrzygnąć *vt pf* → **rozstrzygać**

rozsypać *vt pf* → **rozsypywać**

rozsypywać *vt* verschütten; (*rozsiewać*) streuen, zerstreuen

rozszerzać I. *vt* (*poszerzać*) verbreitern, breiter machen; (*szerzyć*) verbreiten; (*rozciągać dalej*) ausdehnen **II.** *vr* **~ się** breiter werden, sich erweitern; *figur.* sich verbreiten, um sich greifen

rozszerzyć *vt pf* → **rozszerzać**

roztargniony *adj* zerstreut

roztopić *vt pf* schmelzen lassen; (*masło*) zerlassen, zergehen lassen

roztopiony *adj* geschmolzen; (*masło*) zerlassen

rozum *m* Verstand *m*; **chłopski ~** gesunder Menschenverstand

rozumie|ć I. *vt* verstehen; (*pojmować*) begreifen; **co przez to ~sz?** was verstehst du darunter? **jak pan to ~?** wie meinen Sie das? **II.** *vr* **~ć się** sich verstehen; **ma się ~ć!** selbstverständlich!

rozumować *vi* logisch folgern, folgerichtig denken

rozważać *vt* erwägen, überlegen

rozważania *npl* Überlegungen *fpl*

rozważny *adj* bedacht, behutsam

rozważyć *vt pf* → **rozważać**

rozwiązać *vt pf* → **rozwiązywać**

rozwiązanie *n* **1.** (*zagadki*) Lösung *f* **2.** (*np. jakiejś instytucji*) Auflösung *f* **3.** (*poród*) Entbindung *f*

rozwiązywać *vt* **1.** lösen (**zadanie** eine Aufgabe) **2.** (*związek*) auflösen

rozwidni|ć się *vr pf* hell werden; **~ło się** es wurde hell

rozwiedziony *m* Geschiedene *m*

rozwieść się *vr pf* → **rozwodzić się 2.** **rozwieźć** *vt pf* → **rozwozić**

rozwijać I. *vt* entfalten, entwickeln; (*papier*) entrollen; **~ działalność** eine Tätigkeit entfalten **II.** *vr* **~ się** sich entfalten <entwickeln>; **świetnie się ~** gedeihen

rozwinąć *vt pf* → **rozwijać**

rozwodnik *m* Geschiedene *m*

rozwodz|ić się *vr* **1.** ausführlich eingehen (**nad czymś** auf etw), sich ausbreiten (**nad czymś** über etw) **2.** (*brać rozwód*) sich scheiden lassen; **oni się ~ą** sie sind im Scheiden begriffen

rozwolnienie *n* Durchfall *m*

rozwód *m* Scheidung *f*; **wziąć ~** sich scheiden lassen

rozwódka *f* Geschiedene *f*

rozwój *m* Entwicklung *f*

rozzłościć I. *vt ugs.* aufbringen **II.** *vr* **~ się** zornig werden; in Wut <Zorn> geraten

ród *m* **1.** *ugs.* (*rodzina*) Sippe *f* **2.** (*rodzaj*) Geschlecht *n*; **~ ludzki** Menschengeschlecht *n* **3.** (*dynastia*) Stamm *m*

róg *m* **1.** Horn *n*; **zagrać na rogu** das Horn blasen **2.** (*narożnik*) Ecke *f*; **na rogu** an der Ecke; **za rogiem ulicy** um die Straßenecke

rój *m* Schwarm *m*; **~ pszczół** Bienenschwarm *m*

rów *m* Graben *m*

równać I. *vt* gleichen, gleich machen; (*niwelować*) planen, nivellieren **II.** *vr* **~ się** gleichkommen, heranreichen; *mat.* **równa się ...** (ist) gleich ...

równie *adv* ebenso, genauso; ~ **dobrze** genauso gut
również *adv* ebenfalls
równik *m* Äquator *m*
równina *f* Ebene *f*, Flachland *n*
równo- *w złożeniach* gleich-, Gleich-
równoboczny *adj* gleichseitig
równocześnie *adv* gleichzeitig, zugleich
równoległy *adj* parallel, gleichlaufend
równomierny *adj* gleichmäßig
równoramienny *adj* gleichschenklig
równość *f* Gleichheit *f*
równouprawnienie *n* Gleichberechtigung *f*; (*zrównanie*) Gleichstellung *f*
równowag|a *f* Gleichgewicht *n*; **stracić ~ę** sein Gleichgewicht verlieren, aus dem Gleichgewicht kommen; **odzyskać ~ę** das Gleichgewicht wiedergewinnen
równy *adj* gleich; (*gładki*) eben; (*niezmienny*) gleich bleibend; (*dorównujący*) ebenbürtig
róż *m* Rouge *n*
róża *f* Rose *f*
różaniec *m rel.* Rosenkranz *m*
różnic|a *f* Unterschied *m*, Differenz *f*; **~a zdań** Meinungsverschiedenheit *f*; **bez ~y** ohne Unterschied
różnić się *vr* **1.** sich unterscheiden (**między sobą** untereinander, voneinander) **2.** (*odbiegać*) abweichen (**od czegoś** von etw)
różnie *adv* verschieden, unterschiedlich
różnorodny *adj* verschiedenartig, vielfältig
różn|y *adj* verschieden, unterschiedlich; (*zmienny*) wechselnd; **~ego rodzaju** allerlei; vielerlei
różowy *adj* rosa, rosig
rtęć *f* Quecksilber *n*
ruch *m* **1.** Bewegung *f*; (*pociągnięcie*) Zug *m*; **bez ~u** bewegungslos, unbeweglich; **wprawić w ~** in Bewegung setzen **2.** (*komunikacja*) Verkehr *m*; **~ uliczny** <**drogowy**> Straßenverkehr *m*; **~ kolejowy** Eisenbahnverkehr *m*; **~ dalekobieżny** Fernverkehr *m*; **~ podmiejski** <**lokalny**> Nahverkehr *m*; **~ wahadłowy** Pendelverkehr *m*
ruchliwy *adj* (*o ulicy*) belebt, verkehrsreich
ruchom|y *adj* beweglich; **schody ~e** Rolltreppe *f*
ruda *f* Erz *n*; **~ żelaza** Eisenerz *n*
rud|y *adj* rotblond; (*człowiek*) rothaarig; **~e włosy** rotes Haar
rufa *f naut.* Heck *n*
ruin|a *f* **1.** Ruine *f*, Trümmer *pl*; **~y zamku** Burgruine *f* **2.** *figur.* (*np. o człowieku, gospodarce*) Ruin *m*
rum *m* Rum *m*
rumianek *m* Kamille *f*
rumienić się *vr* erröten, rot werden; **~ się po uszy** bis über die Ohren rot werden
rumsztyk *m* Rumpsteak *n*
Rumun *m* Rumäne *m*
rumuński *adj* rumänisch
runda *f sport.* Runde *f*
rura *f* Rohr *n*; **~ odpływowa** Abflussrohr *n*; *mot.* **~ wydechowa** Auspuffrohr *n*
rurka *f* Röhrchen *n*
ruszać I. *vt* (*poruszać*) bewegen (**rękami** die Hände); (*dotykać*) berühren, anrühren **II.** *vi* (*wyruszać*) losfahren; sich in Bewegung setzen; *ugs.* **ruszajmy!** machen wir uns auf die Socken! **III.** *vr* **~ się** sich rühren, sich bewegen
rusztowanie *n* Baugerüst *n*
ruszyć *vt pf* → **ruszać**
rwać *vt* (*zrywać*) pflücken; (*rozrywać*) (zer)reißen
ryb|a *f* **1.** Fisch *m*; **łowić ~y** Fische fangen, (*na wędkę*) angeln **2. Ryby** *astr.* Fische *pl*
rybak *m* Fischer *m*
rybołówstwo *n* Fischerei *f*
rycerz *m* Ritter *m*
rycina *f druk.* Abbildung *f* (*Buch-*) Illustration *f*; **z ~mi** bebildert
ryczeć *vi* brüllen; *mot.* donnern
rydz *m* Reizker *m*
rygiel *m* Riegel *m*
ryj *m* Rüssel *m*
ryknąć *vi pf* aufbrüllen; **~ na kogoś** jn anbrüllen
rym *m* Reim *m*
rymarz *m* Sattler *m*
rymować się *vr* reimen (**ze sobą** aufeinander)
ryn|ek *m* **1.** Markt *m*; **~ek światowy** Weltmarkt *m*; **~ek wewnętrzny** Binnenmarkt *m* **2.** (*plac*) Markt *m*, Marktplatz *m*; **stary ~ek** Alter Markt; **mieszkać w** <**na**> **~ku** am Markt wohnen
rynn|a *f* Rinne *f*, Traufe *f*; **~a dachowa** Dachrinne *f*; *figur.* **wpaść z deszczu pod ~ę** vom Regen in die Traufe kommen
rys *m* Zug *m*; **~ twarzy** Gesichtszug *m*; **~ charakteru** Charakterzug *m*
rysa *f* Riss *m*

rysować I. *vt* zeichnen **II.** *vr* **~ się 1.** sich abzeichnen **2.** (*o ścianie*) Risse bekommen
rysownik *m* (technischer) Zeichner *m*
rysunek *m* Zeichnung *f*; **~ węglem** Kohlenzeichnung *f*; **~ odręczny** Skizze *f*, Entwurf *m*
ryś *m* Luchs *m*
rytm *m* Rhythmus *m*, Takt *m*; **w ~ie na trzy czwarte** im Dreivierteltakt
rytmicznie *adv* rhythmisch
rywal *m* Nebenbuhler *m*, Rivale *m*
ryzyk|ować *vt* riskieren; **~ując** auf die Gefahr hin
ryż *m* Reis *m*
rzadki *adj* selten; (*niegęsty*) dünn, (*płyn*) dünnflüssig
rzadko *adv* selten; (*niegęsto*) dünn
rząd^1 *m* Reihe *f*; **w pierwszym rzędzie** in erster Reihe, *figur.* (*głównie*) in erster Linie
rząd^2 *m polit.* Regierung *f*; **utworzyć ~** eine Regierung bilden
rządow|y *adj* Regierungs-; **komisja ~a** Regierungskommission *f*; **koalicja ~a** Regierungskoalition *f*
rządzić *vt* regieren (**państwem** den Staat); (*władać*) herrschen (**kimś** über jn)
rzec *vt pf* sagen
rzecz *f* Sache *f*, Ding *n*; **stan ~y** Sachverhalt *m*; **to nie moja ~** das ist nicht meine Sache; **do ~y!** zur Sache!; **w gruncie ~y** im Grunde (genommen)
rzecznik *m* -sprecher *m*; **~ rządu** Regierungssprecher *m*; **~ prasowy** Pressesprecher *m*
rzeczowy *adj* sachlich; **dowód ~** Beweisstück *n*
rzeczoznawca *m* Sachverständige *m*, Experte *m*
rzeczpospolita *f* Republik *f*; **Rzeczpospolita Polska** Republik Polen
rzeczywistoś|ć *f* Wirklichkeit *f*; **w ~ci** in Wirklichkeit; **odpowiadać ~ci** der Wirklichkeit entsprechen, mit der Wirklichkeit übereinstimmen
rzeczywisty *adj* wirklich; (*faktyczny*) tatsächlich
rzeczywiście *adv* wirklich, in der Tat
rzek|a *f* Fluss *m*; (*wielka*) Strom *m*; **w dół ~i** flussabwärts, stromabwärts; **w górę ~i** flussaufwärts, stromaufwärts; **nad ~ą** am Fluss
rzekomo *adv* angeblich
rzemieślnik *m* Handwerker *m*
rzemiosło *n* Handwerk *n*; **~ artystyczne** Kunstgewerbe *n*, Kunsthandwerk *n*
rzepa *f* weiße Rübe
rzepak *m* Raps *m*
rzesza *f* **1.** (*gromada*) Schar *f*, Haufen *m* **2.** *hist.* **Rzesza Niemiecka** Deutsches Reich
rzetelny *adj* rechtschaffen, solide
rzeźba *f* (*sztuka*) Bildhauerkunst *f*, Bildhauerei *f*; (*przedmiot*) Skulptur *f*, Figur *f*; (*w drewnie*) Schnitzerei *f*, Schnitzwerk *n*
rzeźbiarz *m* Bildhauer *m*
rzeźbić *vt* meißeln, (*w drewnie*) schnitzen, (*w kamieniu*) hauen
rzeźnia *f* Schlachthof *m*
rzeźnik *m* Fleischer *m*
rzęsa *f* **1.** Wimper *f* **2.** *bot.* Wasserlinse *f*
rzodkiewka *f* Radieschen *n*
rzucać I. *vt* **1.** werfen **2.** (*porzucić*) verlassen **II.** *vr* **~ się** sich stürzen, sich werfen (**na kogoś** auf jn)
rzucić *vt pf* → **rzucać**
rzut *m* (*jednorazowy*) Wurf *m*; (*rzucanie*) Werfen *n*; *sport.* **~ dyskiem** Diskuswerfen *n*; **~ oszczepem** Speerwerfen *n*; **~ młotem** Hammerwerfen *n*; **~ karny** (*w piłce nożnej*) Strafstoß *m*, Elfmeter *m*; **~ wolny** Freistoß *m*; **~rożny** Eckstoß *m*; *figur.* **na pierwszy ~ oka** auf den ersten Blick
Rzymianin *m* Römer *m*
rzymski *adj* römisch
rzymskokatolicki *adj* römischkatholisch
rżeć *vi* wiehern
rżnięt|y ['rʒɲε̃tɨ] *adj* (*szlifowany*) geschliffen; **~e szkło** geschliffenes Glas

S

sabotaż *m* Sabotage *f*
sad *m* Obstgarten *m*
sadzić *vt* pflanzen; stecken; **~ ziemniaki** Kartoffeln legen
saksofon *m* Saxofon *n*
sala *f* Saal *m*; **~ balowa** Ballsaal *m*; **~ przyjęć** Empfangsraum *m*; **~ kongresowa** Kongresshalle *f*; **~ posiedzeń** Sitzungssaal *m*; **~ wykładowa** Hörsaal *m*; **w sali** im Saal
salaterka *f* Salatschüssel *f*
salceson *m* Presswurst *f*
saldo *n* Saldo *m*; (*kwota*) Saldobetrag *m*
salon *m* Salon *m*; **~ fryzjerski** Friseursalon *m*; **~ samochodowy** (*np. paryski*) Automobilausstellung *f*
salutować *vi* salutieren
sałata *f* Kopfsalat *m*
sałatka *f* Salat *m*; **~ jarzynowa** Gemüsesalat *m*
sam, sama, samo *pron* selbst, selber; (*bez towarzystwa*) allein; **jestem ~** ich bin allein; **zrobię to ~** ich will es selbst machen; **~ z siebie** von selbst; **ten ~** derselbe; **ta ~a** dieselbe; **to ~o** dasselbe; **tak ~o** ebenso, genauso; **taki ~** der gleiche; **w ~ą porę** wie gerufen, zur rechten Zeit
samica, samiczka *f* Weibchen *n*
samiec *m* Männchen *n*
samo *pron* → **sam**
samo- *w złożeniach* Selbst-; selbst-
samobójczy *adj* selbstmörderisch
samobójstwo *n* Selbstmord *m*; **popełnić ~** Selbstmord begehen
samoch|ód *m* Auto *n*, Wagen *m*; **~ód ciężarowy** Lastwagen, *ugs.* Laster, Lkw *m*; **~ód dostawczy** Lieferwagen *m*; **~ód osobowy** Personenwagen, Pkw *m*; **~ód kombi** Kombiwagen *m*; **~ód wyścigowy** Rennwagen *m*, Rennauto *n*; **~ód sportowy** (*wersja sportowa*) Sportauto *n*; **~ód średniej klasy** Mittelklassewagen *m*; **~ód używany** Gebrauchtwagen *m*; **~ód po wypadku** (*który miał wypadek*) Unfallwagen *m*; **prowadzić ~ód** den Wagen <das Auto> führen <fahren>; **jechać ~odem** mit dem Auto fahren
samodzielny *adj* selbsständig, selbständig
samolot *m* Flugzeug *n*; **~ odrzutowy** Düsenflugzeug *n*; **~ komunikacyjny** Verkehrsflugzeug *n*, Verkehrsmaschine *f*; **~ pasażerski** Passagierflugzeug *n*; **~ wojskowy** Militärflugzeug *n*; **~ myśliwski** Jagdflugzeug *n*, *ugs.* Jäger *m*; *mot.* (**uwaga na**) **przelatujące ~y!** Flugbetrieb!
samoobsługa [samɔɔp'sŭuga] *f* Selbstbedienung *f*
samoobsługowy [samɔɔpsŭugɔvɨ] *adj*: **sklep ~** Selbstbedienungsladen *m*, (*napis*) Selbstbedienung *f*
samotność *f* Einsamkeit *f*
samotny *adj* einsam; (*nieżonaty, niezamężna*) ledig, allein stehend
samouczek *m* Lehrbuch zum Selbstunterricht
samowola *f* Willkür *f*
samowystarczalny *adj* autark
sanatorium *n* Sanatorium *n*; **~ dziecięce** Kindersanatorium *n*
sandacz *m* Zander *m*
sandał *m* Sandale *f*
sandałowiec *m bot.* Sandelbaum *m*
sandałow|y *adj*: **drzewo ~e** Sandelholz *n*
saneczkarz *m* Rodler *m*
sanie *pl* (großer) Schlitten *m*
sanitariaty *pl* sanitäre Anlagen
sanitariusz *m a. mil.* Sanitäter *m*
sank|i *pl* Schlitten *m*, Rodelschlitten *m*; **jeździć na ~ach** Schlitten fahren, rodeln
saper *m* Pionier *m*
sardynka *f* Sardine *f*
sarkofag *m* Sarkophag *m*
sarna *f* (*gatunek*) Reh *n*; (*samica*) Geiß *f*
satelita *m* Satellit *m*; **~ Ziemi** Erdsatellit *m*; **sztuczny ~** künstlicher Satellit
satyra *f* Satire *f*
sąd *m* **1.** Gericht *n*, Gerichtshof *m*; **~ karny** Strafgericht *n*; **~ doraźny** Standgericht *n*; **Sąd Najwyższy** der Oberste Gerichtshof; **Sąd Ostateczny** das Jüngste Gericht; **~ honorowy** Ehrengericht *n*; **przed ~em** vor Gericht **2.** (*zdanie*) Urteil *n*; (*ocena*) Beurteilung *f*; **wydać ~ o czymś** ein Urteil über etw fällen
sądz|ić I. *vt* urteilen (**kogoś** über jn) **II.** *vi* (*przypuszczać*) glauben, halten (**o czymś** von etw); **~ę, że tak** ich glaube ja
sąsiad *m* Nachbar *m*
sąsiadka *f* Nachbarin *f*
sąsiedni *adj* benachbart; Nachbar-; (*przyległy*) anliegend, anstoßend

scen|a *f teatr.* Bühne *f*, (*deski*) Bretter *npl*; (*część sztuki*) Szene *f*, Auftritt *m*; *figur.* **zrobić komuś ~ę** jm eine Szene machen
scenariusz *m* Drehbuch *n*
schab| *m* Kotelettstück *n* (vom Schwein); **kotlet ~owy** Schweineschnitzel *n*
scharakteryzować *vt pf* charakterisieren
schlebiać *vi* schmeicheln
schludny *adj* reinlich, sauber
schnąć *vi* trocknen, trocken werden
schod|y *pl* Treppe *f*; **~y w górę** Aufgang *m*; **~y w dół** Abgang *m*; **kręcone ~y** Wendeltreppe *f*; **~y ruchome** Rolltreppe *f*, Fahrtreppe *f*; **po ~ach w górę** die Treppe hinauf, treppauf; **po ~ach w dół** die Treppe hinab, treppab
schodzić I. *vi* (*od mówiącego*) hinabsteigen; (*do mówiącego*) herabsteigen; **~ z drogi** aus dem Weg gehen; (*upływać*) vergehen **II.** *vr* **~ się** zusammenkommen, sich versammeln
schować *pf* **I.** *vt* verstecken, verbergen; **~ do kieszeni** einstecken **II.** *vr* **~ się** sich verbergen, sich verstecken
schron *m* Bunker *m*; **~ przeciwlotniczy** Luftschutzraum *m*
schronisko *n* Herberge *f*, Hütte *f*; **~ turystyczne** Touristenheim *n*; **~ młodzieżowe** Jugendherberge *f*
schwycić *vt pf* ergreifen, anfassen
schylać I. *vt* (*głowę*) neigen **II.** *vr* **~ się** sich bücken, sich niederbücken
schylić *vt pf* → **schylać**
scyzoryk *m* Taschenmesser *n*
seans *m film.* Vorstellung *f*, **~ nocny** Spätvorstellung *f*
secesja *f archit. u.ä.* Jugendstil *m*
sedno *n* Kern *m* (der Sache); **trafić w ~** ins Schwarze treffen, den Nagel auf den Kopf treffen
sejm *m* Sejm *m*
sekre|t *m* Geheimnis *n*; **w ~cie** im Geheimen, im Vertrauen; **powierzyć komuś ~t** jm ein Geheimnis anvertrauen
sekretariat *m* Sekretariat *n*; **Sekretariat Stanu** Staatssekretariat *n*
sekretarka *f* Sekretärin *f*, **automatyczna ~** automatischer Anrufbeantworter
sekretarz *m* Sekretär *m*; **~ generalny** Generalsekretär *m*
seks *m* Sex *m*
seksowny *adj ugs.* sexy
seksualny *adj* sexual-, sexuell
sekta *f* Sekte *f*
sekund|a *f* Sekunde *f*; **~ę!** Augenblick (bitte)!
seler *m* Sellerie *m*, *f*
semestr *m* Semester *n*; **~ zimowy** Wintersemester *m*
semicki *adj* semitisch
sen *m* **1.** Schlaf *m*; **przed snem** vor dem Schlafengehen; **zapaść w ~** in Schlaf versinken; **jak we śnie** wie im Traum **2.** (*marzenie senne*) Traum *m*; Traumgesicht *n*; **mieć ~** träumen; **tłumaczyć <wykładać> sny** Träume deuten <auslegen>
senat *m* Senat *m*
senator *m* Senator *m*
senn|y *adj* **1.** schläfrig; (*zaspany, w półśnie*) schlaftrunken **2.** Traum-; **~a mara** Traumgesicht *n*, Traumbild *n*
sens *m* Sinn *m*; **bez ~u** ohne Sinn, sinnlos; **w tym ~ie** in diesem Sinne; **to nie ma ~u** das hat doch keinen Sinn
sensacj|a *f* Sensation *f*, Aufsehen *n*; **wywołać ~ę** Aufsehen erregen
seplenić *vi* lispeln
ser *m* Käse *m*; **~ szwajcarski** Schweizer Käse; **~ topiony** Schmelzkäse *m*
Serb *m* Serbe *m*
serbski *adj* serbisch
serc|e *n* Herz *n*; **z ręką na ~u** Hand aufs Herz; **z ciężkim <lekkim> ~em** schweren <leichten> Herzens; **z całego ~a** von Herzen gern; **brać sobie coś do ~a** sich etwas zu Herzen nehmen; **~e bije <wali> jak młotem** das Herz schlägt <hämmert>; **~e mnie boli** mir tut das Herz weh (*a. figur.*)
serdecznie *adv* herzlich
serdeczny *adj* herzlich
serdelek *m* Knackwurst *f*, Bockwurst *f*
seria *f* Serie *f*
serio *adv*: **na ~** im Ernst; **czy pan to mówi na ~?** ist es Ihr Ernst?
sernik *m* Käsekuchen *m*
serpentyna *f* (*szosa górska*) Serpentine *f*; (*ciasny zakręt*) Haarnadelkurve *f*
serweta *f* (*na stół*) Tischtuch *n*
serwetka *f* Serviette *f*
serwis *m* **1.** Service *n*; **~ do kawy** Kaffeeservice *n* **2.** Service *m*, *n* (*o. mot*); **~ prasowy** Pressedienst *m*
setka *f* **1.** Hundert *f* **2.** *ugs. handl.* (*materiał*) Ganzwolle *f* **3.** *ugs.* (*alkoholu*) hundert Gramm Wodka

sezon *m* Saison *f*; **~ urlopowy** Urlaubssaison *f*; **~ w pełni** Hochsaison *f*; **~owiec** *m* Saisonarbeiter *m*

sędzia *m praw.* Richter *m*; *sport.* Schiedsrichter *m*; **~ pokoju** Friedensrichter *m*; **~ śledczy** Untersuchungsrichter *m*

sęp *m* Geier *m*

sfałszować *vt pf* → **fałszować**

sfera *f* Sphäre *f*, Bereich *m*; **~ interesów** Interessenbereich *m*; **~ wpływów** Einflusszone *f*, Einflusssphäre *f*

sfotografować *vt pf* ein Foto machen

sfrustrowany *adj* frustriert

siać *vt* säen

siadać *vi* sich setzen (**na czymś** auf etw), sich niedersetzen; **~ do stołu** sich zu Tisch setzen; **~ na konia** aufs Pferd steigen

siano *n* Heu *n*; **suszyć ~** Heu machen

sianokosy *pl* Heuernte *f*

siarka *f* Schwefel *m*

siatka *f* **1.** (kleines) Netz *n*; **gęsta ~** ein engmaschiges Netz; **~ druciana** Maschendraht *m* **2.** *sport. ugs.* Volleyball *m*

siatkarz *m sport.* Volleyballer *m*

siatkówk|a *f* **1.** *sport.* Volleyball *m*; **grać w ~ę** Volleyball spielen **2.** *anat.* Netzhaut *f*

siebie *pron* sich (selbst); **przyjść do ~** wieder zu sich kommen

sieczka *f* Häcksel *m*, *n*

sieć *f* Netz *n*; **~ rybacka** Fischnetz *n*; **~ elektryczna** Stromnetz *n*; **~ kolejowa** Eisenbahnnetz *n*; **~ autostrad** Autobahnnetz *n*; **~ sklepów** Ladenkette *f*

siedem *num* sieben

siedemdziesiąt *num* siebzig

siedemdziesiąty *num* der siebzigste

siedemnastka *f* Siebzehn *f*

siedemnasty *num* der siebzehnte

siedemnaście *num* siebzehn

siedemset *num* siebenhundert

siedzenie *n* **1.** (*czynność*) Sitzen *n*; (*miejsce*) Sitz *m*; **podnoszone ~** Klappsitz *m* **2.** *ugs.* Gesäß *n*

siedzieć *vi* sitzen; *mot. ugs.* **~ komuś na ogonie** jm im Nacken sitzen

siekan|y *adj* gehackt; Hack-; **mięso ~e** Gehacktes, Hackfleisch *n*

siekiera *f* Axt *f*

siennik *m* Strohsack *m*

sień *f* Hausflur *m*, Diele *f*

sierota *m*, *f* Waise *m*, *f*, Waisenkind *n*

sierp *m* Sichel *f*; **~ księżyca** Mondsichel *f*

sierpień *m* August *m*; **w sierpniu** im August

sierść *f* Haar *n* (der Tiere)

siew *m* Saat *f*

siewnik *m* Sämaschine *f*

siewn|y *adj* Saat-; **ziarno ~e** Saatgut *n*

się *pron* sich; **myć ~** sich waschen; **myję ~** ich wasche mich; **chmurzyć ~** sich bewölken, sich mit Wolken bedecken

sięgać *vi* **1.** reichen (**do pasa** bis an den Gürtel) **2.** langen (**ręką po coś** mit der Hand nach etw)

sięgnąć *vi pf* reichen; **~ do kieszeni** in die Tasche langen; **jak okiem ~** soweit das Auge reicht; → **sięgać 2.**

sikor(k)a *f* Meise *f*; **~ modra** Blaumeise *f*

silnik *m* Motor *m*; **~ spalinowy** Verbrennungsmotor *m*; **~ wysokoprężny** Dieselmotor *m*; **~ czterosuwowy** Viertaktmotor *m*; **~ (umieszczony) z przodu** Frontmotor *m*; **~ (umieszczony) z tyłu** Heckmotor *m*

siln|y *adj* **1.** stark; kräftig; **~y jak koń** stark wie ein Bär; **~y wiatr** kräftiger Wind; **~a wola** fester Wille **2.** (*gwałtowny*) heftig; **~y ból** heftiger Schmerz

sił|a *f* **1.** Kraft *f*; **~a woli** Willenskraft *f*; **~y zbrojne** Streitkräfte *pl*; **~a nabywcza** Kaufkraft *f*; **~a dośrodkowa** Zentripetalkraft *f*; **~a odśrodkowa** Zentrifugalkraft *f*; **wspólnymi ~ami** mit vereinten Kräften **2.** (*przemoc*) Gewalt *f*; **~ą** mit Gewalt

siłownia *f* **1.** (*elektrownia*) Kraftwerk *n* **2.** *sport.* Fitnesscenter *n*, Fitnessstudio *n*

siniak, siniec *m* blauer Fleck

siod|ło *n* Sattel *m*; **trzymać się mocno w ~le** fest im Sattel sitzen (*a. figur.*)

siostra *f* **1.** Schwester *f*; **~ zakonna** Ordensschwester *f* **2.** (*pielęgniarka*) Krankenschwester *f*

siostrzenica *f* Nichte *f*

siostrzeniec *m* Neffe *m*

siódemka *f* Sieben *f*

siódmy *adj* der siebte

sitko *n* (kleines) Sieb *n*; **~ do kawy** Kaffeesieb *n*; **~ do herbaty** Teesieb *n*

sito *n* Sieb *n*

siwy *adj* (*włosy*) grau, weiß; (*człowiek*) grauhaarig

skafander *m* **1.** (*nurka*) Taucherglocke *f*, Taucheranzug *m* **2.** (*kurtka*) Anorak *m*

skakać *vi* springen; (*podskakiwać*) hüpfen

skanalizowany kanalisiert

skała *f* Fels *m*; **~ morska** Klippe *f*

skandal *m* Skandal *m*; **to ~!** das ist ein Skandal!

skarb *m* Schatz *m*; ~ **kultury** Kunstschatz *m*; *fin.* ~ **państwa** Fiskus *m*
skarbonka *f* Sparbüchse *f*; (*do składania ofiar*) Opferstock *m*
skarg|a *f* Klage *f*; **wnieść ~ę** eine Klage einreichen
skarpeta, skarpetka *f* Socke *f*
skarżyć I. *vt* klagen (**o coś** auf etw) **II.** *vr* ~ **się** sich beklagen, klagen (**na coś** über etw)
skasować *vt* **1.** kassieren **2.** (*np. bilet*) entwerten **3.** löschen; ~ **nagranie dźwiękowe** eine Tonaufzeichnung löschen; *inform.* ~ **plik** eine Datei löschen
skazany *pp* verurteilt; **został ~ na 5 lat więzienia** er wurde zu 5 Jahren Gefängnis verurteilt; ~ **na siebie samego** auf sich selbst angewiesen
skąd *adv* woher, von wo; ~ **przybywasz?** woher kommst du?, *ugs.* wo kommst du her?; ~ **o tym wiesz?** woher weißt du das?; **nie wiem** ~ ich weiß nicht woher
skąpy *adj* knapp, spärlich, karg; ~ **w słowach** wortkarg
skierować *pf* **I.** *vt* richten **II.** *vr* ~ **się** sich richten
sklep *m* Laden *m*, Geschäft *n*; ~ **spożywczy** Lebensmittelgeschäft *n*
skleroza *f med.* Sklerose *f*
skład *m* **1.** Lager *n*, Magazin *n*; ~ **towarów** Warenlager *n*; **mieć na składzie** auf Lager haben **2.** (*np. rządu*) Zusammensetzung *f*; **w ~ delegacji wchodzą …** der Delegation gehören … an; **wchodzić w ~ czegoś** einen Bestandteil von etw bilden, zu etw gehören **3.** *druk.* Satz *m*; **w ~zie** im Satz
składać I. *vt* **1.** (*razem*) zusammenlegen, (*łączyć*) zusammensetzen **2.** (*wyładować*) abladen **3.** *druk.* setzen **4.** ~ **egzamin** eine Prüfung ablegen, geprüft werden **II.** *vr* ~ **się 1.** sich zusammensetzen, bestehen (**z czegoś** aus etw) **2.** (*trafiać się*) sich fügen; **dobrze się składa!** das fügt sich gut!
składka *f* (*na jakiś cel*) Sammlung *f*, (*członkowska*) Beitrag *m*
składnik *m* Bestandteil *m*
skłamać *vi pf* (einmal) lügen <gelogen haben>
skłonność *f* (*inklinacja*) Neigung *f*, (*sentyment*) Neigung *f*, Zuneigung *f*, Hang *m* (**do kogoś** für jn, zu jm)
skłonny *adj* geneigt; **jestem ~ …** ich bin nicht abgeneigt …
skoczek *m sport.* Springer *m*; (*skaczący wzwyż*) Hochspringer *m*; ~ **narciarski** Skispringer *m*
skocznia *f* (*trampolina*) Trampoline *f*; ~ **narciarska** Sprungschanze *f*
skoczyć *vi pf* springen, einen Sprung machen
skok *m* Sprung *m*; ~ **w dal** Weitsprung *m*; ~ **wzwyż** Hochsprung *m*; ~ **o tyczce** Stabhochsprung *m*; **~i narciarskie** Skispringen *n*; **~ami** sprunghaft
skomplikowany *adj* kompliziert, verwickelt
skompromitować *pf* **I.** *vt* blamieren **II.** *vr* ~ **się** sich blamieren
skonać *vi pf* den Geist aufgeben
skończyć *pf* **I.** *vt* beenden; zu Ende machen; ~ **z czymś** einer Sache ein Ende machen <setzen, bereiten> **II.** *vr* ~ **się** enden, zu Ende sein
skoro *kj* nachdem, da; ~ **tak, to …** dann also …; ~ **świt** beim Tagesanbruch
skoroszyt *m* Schnellhefter *m*
Skorpion *m astr.* Skorpion *m*
skorupa *f* **1.** (*naczynia*) Scherbe *f*; Schale *f* **2.** Kruste *f*; ~ **ziemska** Erdkruste *f*, Erdrinde *f*
skorzystać *vi* **1.** ausnutzen, benützen; ~ **z okazji** die Gelegenheit wahrnehmen **2.** (*posłużyć się*) Gebrauch machen (**z czegoś** von etw)
skosić *vt pf* mähen; abmähen
skośn|y *adj* schräg, schief; **~e oczy** Schlitzaugen *npl*
skowronek *m* Lerche *f*
skóra *f* **1.** *anat.* Haut *f* **2.** (*futerko*) Fell *n*; ~ **barania** Schaffell *n* **3.** (*wyprawiona*) Leder *n*; ~ **na podeszwy** Sohlenleder *n*; **świńska** ~ Schweinsleder *n*
skórka *f* **1.** (*zwierzęca*) Fell *n* **2.** (*owocu*) Schale *f*, Pelle *f* **3.** (*chleba*) Kruste *f*, Rinde *f*
skórzan|y *adj* ledern; Leder-; **wyroby ~e** Lederwaren *fpl*
skracać *vt* kürzen, verkürzen; (*np. słowo*) abkürzen
skraść *vt pf* wegstehlen
skreślać *vt* streichen
skreślić *vt pf* **1.** streichen, gestrichen haben **2.** (*napisać*) flüchtig hinschreiben <aufsetzen>
skręcać I. *vt* **1.** drehen **2.** (*wić*) winden **II.** *vi* einbiegen (**w przecznicę** in eine Querstraße) **III.** *vr* ~ **się** (*wić się*) sich winden (**z bólu** vor Schmerz)

skręcić *vt pf* → **skręcać**
skręt *m* **1.** Kurve *f*, Biegung *f* **2.** *med.* **~ kiszek** Darmverschlingung *f*
skrobać *vt* **1.** schaben **2.** (*drapać*) kratzen
skromność *f* Bescheidenheit *f*; (*bezpretensjonalność*) Anspruchslosigkeit *f*
skromn|y *adj* bescheiden; (*bezpretensjonalny*) anspruchslos; (*o jedzeniu*) einfach, frugal; **~e zasoby** spärliche Vorräte
skroni|e *fpl anat.* Schläfen *fpl*; **na ~ach** an den Schläfen
skrócić *vt pf* → **skracać**
skrót *m* **1.** Abkürzung *f* **2.** (*skrócenie*) Kürzung *f*
skrytka *f* Schließfach *n*; **~ pocztowa** Post(schließ)fach *n*
skryty *adj* verborgen, versteckt; (*człowiek*) verschlossen
skrzeczeć *vi* krächzen
skrzep *m med.* Thrombose *f*, Embolus *m*
skrzydł|o *n* **1.** Flügel *m*; *poet.* Fittich *m*; **trzepotać <bić> ~ami** mit den Flügeln schlagen **2.** *mil.* Flanke *f*
skrzynia *f* Kasten *m*, Kiste *f*; (*mebel*) Truhe *f*; *mot.* **~ biegów** Schaltgetriebe *n*; **automatyczna ~ biegów** Automatikgetriebe *n*
skrzynka *f* (kleiner) Kasten *m*; **~ pocztowa** Briefkasten *m*
skrzypc|e *pl* Geige *f*, Violine *f*; **pierwsze ~e** die erste Geige (*a. figur.*); **grać na ~ach** Geige spielen
skrzypek *m* Geiger *m*, Violinist *m*
skrzypieć *vi* (*drzwi, wóz*) knarren, (*piasek, śnieg*) knirschen
skrzywdzić *vt pf* ein Unrecht zufügen (**kogoś** jm)
skrzywić *vt pf* → **krzywić**
skrzyżowanie *n* Kreuzung *f*; **~ dróg** Straßenkreuzung *f*
skupiać I. *vt* (*gromadzić*) sammeln; (*łączyć*) vereinigen; (*koncentrować*) konzentrieren **II.** *vr* **~ się** sich sammeln, sich konzentrieren (**wokół czegoś** um etw); **~ się na czymś** sich auf etw konzentrieren
skupić *vt pf* → **skupiać**
skurcz *m med.* Krampf *m*
skuteczny *adj* (*mający działanie*) wirksam, *figur.* wirkungsvoll; (*przynoszący sukces*) erfolgreich
skut|ek *m* **1.** Wirkung *f*; **~ki** *pl* Auswirkungen *fpl* **2.** (*następstwo*) Folge *f*; **na ~ek tego** infolge davon; **na ~ek czego** infolgedessen **3.** (*rezultat*) Erfolg *m*, Resultat *n*

skwaśnieć *vi pf* sauer werden
slawistyka *f* Slawistik *f*
slogan *m* Slogan *m*; **~ reklamowy** Werbeslogan *m*
słabo *adv* schwach; (*nie bardzo*) gering
słabość *f* Schwäche *f*, Schwachheit *f*; (*skłonność*) Neigung *f*, Schwäche *f*; **mieć do kogoś ~** eine Schwäche für jn haben
słaby *adj* schwach; (*niewielki*) gering
sława *f* Ruhm *m*; (*opinia*) Ruf *m*; **światowa ~** Weltruhm *m*
sławny *adj* berühmt; (*słynący*) bekannt; **zrobić się <stać się> ~m** berühmt werden; **~ na cały świat** weltberühmt, weltbekannt
słodki *adj* süß (*a. figur.*)
słodycz *f* Süßigkeit *f*, Süßware *f*; *figur.* Süße *f*, Lieblichkeit *f*
słodz|ić *vt* süß machen, süßen; (*cukrem*) zuckern; **nie ~ony** ungesüßt
słodzik *m* Süßstoff *m*
słoik *m* Glas *n*; (*np. do przetworów*) Weckglas *n*
słoma *f* Stroh *n*
słomianka *f* Strohmatte *f*
słomian|y *adj* aus Stroh; Stroh-; **kapelusz ~y** Strohhut *m*; *figur.* **~y ogień** Strohfeuer *n*; **~a wdowa** Strohwitwe *f*
słomka *f* Strohhalm *m*
słonecznik *m* Sonnenblume *f*
słonina *f* Speck *m*; **~ niesolona** grüner Speck
słony *adj* (*zasolony*) salzig; (*osolony*) gesalzen
słoń *m* Elefant *m*
słońce *n* Sonne *f*; *figur.* **jasne jak ~** sonnenklar
słowacki *adj* slowakisch
Słowak *m* Slowake *m*
Słoweniec *m* Slowene *m*
słoweński *adj* slowenisch
Słowianin *m* Slawe *m*
słowiański *adj* slawisch
słowik *m* Nachtigall *f*; **~ śpiewa <kląska>** die Nachtigall schlägt
słownie *adv* in Worten
słownik *m* Wörterbuch *n*; **~ podręczny** Handwörterbuch *n*
słow|o *n* Wort *n*; **~o honoru** Ehrenwort *n*; **~o w ~o** Wort für Wort; **jednym ~em** mit einem Wort; **innymi ~y** mit anderen Worten; **dotrzymać ~a** das Wort halten
słów|ko *n* Wort *n*, Wörtchen *n*; **uczyć się ~ek** Vokabeln lernen

słuch *m* Gehör *n*, Gehörsinn *m*; **stracić ~** das Gehör verlieren
słuchacz *m* Hörer *m*; Zuhörer *m*
słuchać *vi*, *vt* **1.** hören, anhören; **~ radia** Radio hören **2.** (*być posłusznym*) **~ kogoś** auf jn hören; gehorchen (**kogoś** jm)
słuchawka *f* Kopfhörer *m*
słuchowisko *n rad.* Hörspiel *n*
sługa *m* Diener *m*
słup *m* **1.** Stange *f*, Pfahl *m*; **~ telegraficzny** Telegrafenstange *f* **2.** Pfeiler *m*; (*kolumna*) Säule *f*; **~ ogłoszeniowy** Anschlagsäule *f*
słupek *m* (kleiner) Pfahl *m*; **~ rtęci** Quecksilbersäule *f*
słusznie *adv* richtig, mit Recht; **~!** stimmt!
słuszność *f*: **mieć ~** Recht haben
słuszny *adj* recht, richtig; (*sprawiedliwy*) gerecht
służąca *f* Dienstmädchen *n*
służący *m* Diener *m*
służb|a *f* **1.** Dienst *m*; **~a wojskowa** Militärdienst *n*; **na ~ie** im Dienst; **na ~ę** in Dienst; **pełnić ~ę** Dienst haben <tun> **2.** (*ludzie*) Dienerschaft *f*
służbow|y *adj* dienstlich; Dienst-; **pokój ~y** Dienstraum *m*; **delegacja ~a** Dienstreise *f*
służy|ć *vi* dienen (**w wojsku** beim Militär, *ugs.* beim Bund); **do czego to ~?** wozu dient das?; **czym mogę (panu) ~ć?** womit kann ich (Ihnen) dienen?
słychać *vi* man hört; **nic nie ~** es ist nichts zu hören; **jak ~ ...** wie verlautet ...; *ugs.* **co ~?** was gibt's Neues?, wie geht's?
słynąć *vi* berühmt sein (**z czegoś** für etw)
słynny *adj* berühmt, namhaft
słysz|eć *vi*, *vt* hören (**dobrze** gut, **słabo** schwer); **on słabo ~y** er ist schwerhörig
smaczny *adj* schmackhaft, lecker, (*o winie, piwie*) süffig
smak *m* **1.** Geschmack *m*; **być bez ~u** nach nichts schmecken **2.** (*zmysł*) Geschmacksinn *m*
smakołyk *m* Leckerbissen *m*
smakować *vi* schmecken
smalec *m* Schmalz *n*
smarować *vt* **1.** schmieren; streichen (**chleb masłem** Butter aufs Brot) **2.** (*bazgrać, rysować*) schmieren
smarowanie *n mot.* Schmierung *f*
smażyć *vt* braten
smoczek *m* Schnuller, Lutscher; (*na butelkę*) Sauger *m*
smog *m* Smog *m*
smoking *m* Smoking *m*
smoła *f* Teer *m*, Pech *n*; **czarny jak ~** pechschwarz
smukły *adj* schlank
smutny *adj* traurig, betrübt (**z powodu czegoś** über etw)
smyczek *m* Bogen *m*; **~ do skrzypiec** Violinbogen *m*
snajper *m* Scharfschütze *m*, Heckenschütze *m*
snob *m* Snob *m*
snop *m* Garbe *f*; *figur.* **~ promieni** Strahlenbündel *n*; **~ światła** Lichtkegel *m*
snopowiązałka *f* Mähbinder, Selbstbinder *m*
sobą *pron*: **ze ~** mit sich; **przed ~** vor sich; **mieć coś poza ~** etw hinter sich *D* haben
sobie *pron*: **w ~** in sich; **mieć przy ~** bei sich haben <führen>; **pójść ~** weggehen, fortgehen; **nie mogę ~ wyobrazić tego** ich kann mir das nicht vorstellen
sobot|a *f* Samstag *m*, Sonnabend *m*; **w ~ę** am Samstag; **co ~ę, w każ-dą ~ę** samstags, sonnabends; **Wielka Sobota** Karsamstag *m*
socjalistyczny *adj* sozialistich
socjalizm *m* Sozialismus *m*
socjaln|y *adj* sozial; **polityka ~a** Sozialpolitik *f*; **świadczenia ~e** Sozialleistungen *fpl*
soczewka *f* Linse *f* (*a. anat.*)
soda *f* Soda *f*
sodow|y *adj* Soda-; **woda ~a** Sodawasser *n*
sojusz *m* Bündnis *n*; **~ atlantycki** Atlantikpakt *m*
sojusznik *m* Verbündete(r) *f*, *m*; (*aliant*) Alliierte(r) *f*, *m*
sok *m* Saft *m*; **~ wiśniowy** Kirschsaft *m*; **~ jabłkowy** Apfelsaft *m*; **~ grejpfrutowy** Grapefruitsaft *m*; **~ pomarańczowy** Orangensaft *m*
solić *vt* salzen
solidarność *f* Solidarität *f*
solidn|y *adj* solide; ehrlich; (*rzetelny*) gediegen; **~a wiedza** gediegene Kenntnisse
solista *m* Solist *m*
solniczka *f* Salzstreuer *m*
solony *adj* gesalzen
sonata *f* Sonate *f*; **~ na fortepian <fortepianowa>** Klaviersonate *f*
sonda *f* Sonde *f* (*Z. med.*); **~ kosmiczna** Raumsonde *f*
sopran *m* **1.** Sopran *m* **2.** (*śpiewaczka*) Sopransängerin *f*

sos *m* Soße *f*
sosna *f* Kiefer *f*
sowa *f* Eule *f*
sójka *f orn.* Eichelhäher *m*
sól *f* Salz *n*; ~ **kuchenna** Kochsalz *n*; ~ **spożywcza** Speisesalz *n*, Tafelsalz *n*
spacer *m* (*pieszy*) Spaziergang *m*, (*pojazdem*) Spazierfahrt *f*, (*konno*) Spazierritt *m*; **iść** <**pójść**> **na** ~ einen Spaziergang machen, spazieren gehen
spacerować *vi* spazieren
spać *vi* schlafen; **iść** ~ schlafen gehen; **położyć się** ~ zu Bett gehen, sich ins Bett legen; **chce mi się** ~ ich bin schläfrig <müde>
spadać *vi* **1.** (*na dół*) herunterfallen, hinunterfallen; herabstürzen, hinabstürzen **2.** (*obniżać się*) sinken, fallen
spad|ek *m* **1.** *mot.* (*np. drogi*) Gefälle *n* **2.** (*obniżka*) Sinken *n*, Rückgang *m*; **gwałtowny ~ek** Sturz *m* **3.** (*spuścizna*) Erbe *n*; **dostać w ~ku** erben
spadochron *m* Fallschirm *m*; **skok na ~ie** Fallschirmsprung *m*
spadochroniarz *m mil.* Fallschirmjäger *m*; *sport.* Fallschirmspringer *m*
spadzisty *adj* abschüssig, steil
spalać *vt* verbrennen
spalanie *n mot.* Verbrennung *f*
spalić *pf* **I.** *vt* (*dom*) niederbrennen **II.** *vr* ~ **się** verbrannt werden, (*o domu*) niederbrennen; → **spalać**
spaść *vi pf* → **spadać**
spawacz *m* Schweißer *m*
spawać *vt* schweißen
specjalista *m* Spezialist *m*, Experte *m*; (*lekarz*) Facharzt *m*
specjalność *f* (*kierunek*) Fachrichtung *f*
specjalny *adj* speziell, besonder-; Sonder-; **wysłannik** ~ Sonderberichterstatter *m*
spełniać I. *vt* erfüllen; (*stosować się*) nachkommen (**rozkaz** einem Befehl) **II.** *vr* ~ **się** sich erfüllen, in Erfüllung gehen
spełnić *vt pf* → **spełniać**
spełznąć *vi pf* (*o tkaninie*) verschießen; *figur.* ~ **na niczym** scheitern, misslingen, *ugs.* schief gehen, ins Wasser fallen
speszony *adj* verlegen, verwirrt
spędzać *vt* **1.** (*razem*) zusammentreiben **2.** *med.* abtreiben **3.** (*czas*) verbringen, vertreiben; ~ **noce na czytaniu** die Nächte mit Lesen zubringen
spędzić *vt pf* → **spędzać**
spiąć *vt pf* → **spinać**
spichlerz, spichrz *m* Speicher *m*
spiczasty *adj* spitz auslaufend
spieszyć I. *vi* eilen; ~ **dokądś** hineilen; ~ **za kimś** jm nacheilen **II.** *vr* ~ **się 1.** sich sputen, sich beeilen, es eilig haben **2.** (*o zegarze*) vorgehen
spięcie *n*: *el.* **krótkie** ~ Kurzschluss *m*
spiker *m* Ansager *m*
spinacz *m* Büroklammer *f*
spinać *vt* zusammenheften, (*szpilką*) anstecken, (*haczykiem*) zuhaken
spinka *f* Nadel *f*; ~ **do włosów** Haarnadel *f*; ~ **do krawata** Krawattennadel *f*; ~ **do mankietu** Manschettenknopf *m*
spirala *f* Spirale *f*
spirytus *m* Spiritus *m*, Alkohol *m*; *ugs.* Sprit *m*; ~ **skażony** denaturierter <vergällter> Alkohol
spis *m* **1.** (*wykaz*) Verzeichnis *n*; (*inwentaryzacja*) Aufnahme *f*; ~ **inwentarza** Inventaraufnahme *f* **2.** (*rejestracja*) Erfassung *f*; -zählung *f*; ~ **ludności** Volkszählung *f*; (*wykaz*) Einwohnerverzeichnis *n*
spisek *m* Verschwörung *f*, Komplott *n*; **knuć** ~ ein Komplott schmieden
spiżarnia *f* Vorratskammer *f*, Speisekammer *f*
spleśniały *adj* schimmelig
spłacać *vt* abzahlen, zurückzahlen
spłacić *vt pf* → **spłacać**
spłatać *vt*: ~ **figla** einen Streich spielen
spocić się *vr pf* schwitzen, ins Schwitzen kommen
spocon|y *adj* schwitzig; **~e ręce** schwitzige Hände
spoczynek *m* Ruhe *f*
spod *kj* unter … hervor; ~ **szafy** unter dem Schrank hervor
spodek *m* Untertasse *f*
spodenki *pl* Höschen *n*, Hose *f*; ~ **gimnastyczne** Turnhose *f*; ~ **kąpielowe** Badehose *f*
spodnie *pl* Hose *f*
spodziewać się *vr* hoffen (**czegoś** auf etw); (*oczekiwać*) erwarten (**czegoś** etw)
spokojny *adj* ruhig; (*cichy*) still; **bądź** ~ (*nie martw się*) sei unbesorgt; **może pan być** ~ Sie können unbesorgt sein
spok|ój *m* Ruhe *f*, (*niezakłócony*) Frieden *m*; **~ój ducha** Gemütsruhe *f*; **daj mi ~ój, zostaw mnie w ~oju** lass mich in Frieden <in Ruhe>; **daj temu ~ój** lass es sein

społeczeństwo *n* Gesellschaft *f*; **~ konsumpcyjne** Konsumgesellschaft *f*
społeczn|y *adj* gesellschaftlich, sozial; **ubezpieczenia ~e** Sozialversicherung *f*; **opieka ~a** Sozialfürsorge *f*
spomiędzy *praep* zwischen ... hervor, unter ... hervor
sponad *praep* über ... hervor, von über
sponsorować *vt* sponsern
sporny *adj* strittig, umstritten; **~ problem** eine strittige Frage
sport *m* Sport *m*; **~ masowy** Massensport *m*; **~ zimowy** Wintersport *m*; **uprawiać ~** Sport treiben; *ugs.* **dla ~u** als Sport
sportowiec *m* Sportler *m*
sportow|y *adj* sportlich; Sport-; **impreza ~a** Sportveranstaltung *f*; **po ~emu** sportlich
sportsmenka *f* Sportlerin *f*
sporządzać *vt* (*wykonać*) anfertigen; (*wystawić, np. dokument*) ausfertigen; **~ protokół** ein Protokoll aufnehmen
sporządzić *vt pf* → **sporządzać**
sposobnoś|ć *f* Gelegenheit *f*; **nie pominąć żadnej ~ci** sich keine Gelegenheit entgehen lassen
sposób *m* Art und Weise; Weise *f*; **~ życia** Lebensweise *f*; **~ użycia** Gebrauchsanweisung *f*; **w jaki ~?** auf welche <in welcher> Weise?; **w ten** <**taki**> **~** auf diese Weise
spostrzec *vt pf* → **spostrzegać**
spostrzegać *vt* wahrnehmen; (*zauważać*) bemerken; (*orientować się*) merken; (*ujrzeć*) erblicken; (*przekonać się*) einsehen
spośród *praep* unter ... hervor; von; **kto ~ was?** wer von euch?
spotkać *vt pf* → **spotykać**
spotkanie *n* Zusammenkunft *f*; (*zejście się*) Begegnung *f*; *sport.* Treffen *n*, Spiel *n*; **~ międzypaństwowe** Länderkampf *m*; *sport.* **~ towarzyskie** Freundschaftsspiel *n*; *polit.* **~ na szczycie** <**na najwyższym szczeblu**> Gipfeltreffen *n*
spotykać I. *vt* **1.** treffen, antreffen, begegnen (**kogoś** jm) **2.** (*przytrafiać się*) widerfahren, zustoßen **II.** *vr* **~ się** sich treffen, sich begegnen
spowie|dź *f rel.* Beichte *f*; **pójść do ~dzi** beichten gehen
spowodować *vt* verursachen; (*dostarczyć okazji*) veranlassen; (*wyzwolić*) auslösen
spoza *kj* hinter ... hervor
spożycie *n* Verbrauch *m*, Konsum *m* (**artykułów żywnościowych** an Lebensmitteln); **nadmierne ~ alkoholu** der übermäßige Konsum von Alkohol
spożywcz|y *adj* Nahrungs-, Lebensmittel-; **artykuły** <**środki**> **~e** Lebensmittel *npl*; **dział ~y** Lebensmittelabteilung *f*
spód *m* **1.** Unterteil *m*; **na spodzie** unten **2.** (*halka*) Unterrock *m*
spódnica, spódniczka *f* Damenrock *m*
spójnik *m gram.* Konjunktion *f*
spółdzielnia *f* Genossenschaft *f*; **~ mieszkaniowa** Wohnungsbaugenossenschaft *f*
spółka *f* Gesellschaft *f*; **~ akcyjna** Aktiengesellschaft *f*; **~ z ograniczoną odpowiedzialnością** Gesellschaft mit beschränkter Haftung
spóźniać się *vr* sich verspäten, zu spät kommen; (*o zegarze*) nachgehen
spóźnić się *vr pf* → **spóźniać się**
spragniony *adj* **1.** durstig **2.** (*żądny*) begierig (**czegoś** nach etw)
spraw|a *f* **1.** Sache *f*, Angelegenheit *f*; **~a honorowa** Ehrensache *f*; **w tej ~ie** in dieser Angelegenheit; **to moja ~a** das ist meine Sache **2.** (*kwestia*) Frage *f*; *juris.* (*w są-dzie*) Gerichtsstreit, Prozess *m*
sprawdzać I. *vt* **1.** nachprüfen, überprüfen; **~ pocztę (elektroniczną)** E-Mails abrufen **2.** (*kontrolować*) prüfen, kontrollieren; *mot.* **~ ciśnienie w ogumieniu** den Reifendruck prüfen; **~ poziom oleju** den Ölstand prüfen **II.** *vr* **~ się** sich bewahrheiten, sich bestätigen
sprawdzenie *n mot.* Prüfung *f*, Kontrolle *f*
sprawdzić *vt pf* → **sprawdzać**
sprawiedliwoś|ć *f* Gerechtigkeit *f*; **w imię ~ci** im Namen der Gerechtigkeit; **oddać komuś ~ć** jm Gerechtigkeit widerfahren lassen
sprawiedliwy *adj* gerecht
sprawność *f* Fitness *f*; **ogólna ~** die allgemeine Fitness
sprawny *adj* fit; *mot.* **samochód (technicznie) ~** ein betriebssicherer Wagen
sprawozdanie *n* Bericht *m*; **~ roczne** Jahresbericht *m*; **składać ~** einen Bericht erstatten
spray *m* Spray *n*
sprężarka *f* Kompressor *m*
sprężyn|a *f* Sprungfeder *f*, Feder *f*; *figur.* **poruszyć wszystkie ~y** Himmel und Erde in Bewegung setzen
sprinter *m* Sprinter *m*, Kurzstreckenläufer *m*

sprostować *vt pf* berichtigen
sprowadzać I. *vt* zurückführen (**do czegoś** auf etw); (*importować*) einführen, importieren **II.** *vr* **~ się 1.** zurückzuführen sein (**do czegoś** auf etw) **2.** (*wprowadzać się*) einziehen (**do nowego mieszkania** in eine neue Wohnung)
sprowadzić *vt pf* → **sprowadzać**
spróbować *vt pf* **1.** einmal versuchen <probieren>, einen Versuch <eine Probe> machen **2.** (*skosztować*) kosten (**czegoś** von etw)
spróchniały *adj* morsch
spryskiwacz *m*: *mot.* **~ szyby** Scheibenwascher *m*
sprytny *adj* clever, gewitzt, pfiffig
sprzączka *f* Schnalle *f*
sprzątaczka *f* Putzfrau *f*
sprzątać *vt* **1.** (*pokój*) aufräumen; (*ze stołu*) abräumen **2.** (*zbiory*) einbringen
sprzątnąć *vt pf* → **sprzątać**
sprzeciwiać się *vr* widersprechen; (*przeciwstawiać się*) sich widersetzen
sprzeciwić się *vr pf* → **sprzeciwiać się**
sprzeczka *f* Wortwechsel, Wortstreit *m*
sprzecznoś|ć *f* Widerspruch *m*; **być w ~ci z ...** im Widerspruch zu ... stehen
sprzeczny *adj* widersprechend, widerspruchsvoll; -widrig; **~ z konstytucją** verfassungswidrig
sprzed *kj* **1.** (*przestrzennie*) vor ... los <weg> **2.** (*czasowo*) vor ... stattgefunden <entstanden usw.>, von vor; **~ 20 lat** von vor 20 Jahren
sprzedać *vt pf* → **sprzedawać**
sprzedawać *vt* verkaufen
sprzedawca *m* Verkäufer *m*
sprzedaż *f* Verkauf *m*; **na ~** zu verkaufen
sprzęgło ['spʃɛ̃ŭgɔ] *n mot.* Kupplung *f*; **wycisnąć ~** auskuppeln; **puścić ~** einkuppeln
sprzęt *m* **1.** Gerät *n*, (*domowy*) Einrichtungsgegenstand *m* **2.** (*zbiorowo o.*) Geräte *npl*; **~ sportowy** Sportgeräte *npl*
sprzyjać *vi* günstig sein, förderlich sein; **nie ~** ungünstig sein
spuchnięty *adj* (an)geschwollen
spuszczać *vt* **1.** herablassen, hinablassen, herunterlassen, hinunterlassen, senken (**głowę** den Kopf); *figur.* **nie ~ kogoś z oka** jn im Auge behalten **2.** (*z łańcucha*) loslassen, loskoppeln
spuścić *vt pf* → **spuszczać**; **~ wzrok** <**oczy**> den Blick <die Augen> senken
spytać *vt pf* → **pytać**
srebrn|y *adj* silbern; Silber-; **moneta ~a** Silbermünze *f*; *figur.* **~e wesele** silberne Hochzeit
srebro *n* Silber *n*; **żywe ~** (*rtęć*) Quecksilber *n*; *figur.* **ta dziewczyna to żywe ~** das Mädchen ist das reine Quecksilber
sroka *f* Elster *f*
ssać *vt* saugen; lutschen (**coś** etw, an etw)
stacja *f* **1.** Station *f*, *ebw.* **~ rozrządowa** Rangierbahnhof *m*; **~ kolejowa** Eisenbahnstation *f*; **~ paliwowa** <**benzynowa**> Tankstelle *f*; **~ radiowa** Rundfunkstation *f*, Sender *m*; **~ telewizyjna** Fernsehsender *m* **2.** (*obserwatorium*) Warte *f*; **~ ornitologiczna** Vogelwarte *f* **3. ~ orbitalna** <**międzyplanetarna**> Raumstation *f*
stacyjka *f mot.* Zündanlage *f*, Zündung *f*
stać *vi* stehen; (*bez ruchu*) stillstehen; **~ na posterunku** Posten stehen; **~ w kolejce** anstehen; *naut.* **~ na kotwicy** vor Anker liegen; **~!** halt!
stać się *vr pf* geschehen; geworden sein
stadion *m* Stadion *n*; **~ piłkarski** Fußballstadion *n*
stado *n* Herde *f*; Rudel *n*; **~ wilków** ein Rudel Wölfe; Schwarm *m*; **~ ptaków** Vogelschar *f*, Vogelschwarm *m*
stajnia *f* Pferdestall *m*
stal *f* Stahl *m*; **~ nierdzewna** rostfreier Stahl; **~ szlachetna** Edelstahl *m*
stale *adv* ständig, dauernd; (*w sposób ciągły*) kontinuierlich
stalow|y *adj* **1.** aus Stahl; Stahl-; **drut ~y** Stahldraht *m* **2.** *figur.* stählern, eisern; **~e nerwy** stählerne Nerven **3.** (*kolor*) stahlblau
stały *adj* fest; (*ciągły*) ständig; (*utrzymujący się*) anhaltend; **~ gość** Stammgast *m*
stamtąd *adv* von dort, dorther
stan *m* **1.** Zustand, Stand *m*; **~ wody** Wasserstand *m*; **~ wyjątkowy** Ausnahmezustand *m*; **~ oblężenia** Belagerungszustand *m*; **~ rzeczy** der Stand der Dinge; **w tym ~ie rzeczy** unter diesen Umständen; **nie jestem w ~ie ...** ich bin außer Stande <nicht im Stande> **2.** (*państwo*) Staat *m*; **Stany Zjednoczone** die Vereinigten Staaten **3.** (*talia*) Taille *f* **4.** *figur.* **odmienny ~** Schwangerschaft *f*; **być w odmiennym ~ie** in anderen Umständen sein
stanąć *vi pf* **1.** sich stellen; **~ na czele** sich an die Spitze stellen **2.** (*zatrzymać się*) ste-

hen bleiben, Halt machen **3.** (*zjawić się*) erscheinen
stanik *m* (*biustonosz*) Büstenhalter *m*, BH *m*
stanowczy *adj* entschieden; (*nieugięty*) entschlossen
stanowić *vt* bilden; (*wynosić*) betragen, ausmachen
stanowisko *n* (*np. administracyjne*) Posten *m*; *mot.* ~ **kontrolne** Prüfstand *m*
starać się *vr* **1.** (*dbać*) sorgen (**o kogoś** für jn; **o to** dafür) **2.** (*dążyć*) anstreben; (*trudzić się*) sich bemühen, sich Mühe geben; ~ **się o pracę** Anstellung suchen; ~ **się o posadę** sich um eine Stellung bewerben
staranny *adj* sorgfältig
starosta *m* (*naczelnik powiatu*) Landrat *m*
starość *f* Alter *n*
starożytność *f* Altertum *n*, Antike *f*
starożytny *adj* antik, alt
start *m* Start *m*
startować *vi* starten (*a. sport.*), am Start sein
staruszek *m* Alte *m*
staruszka *f* Alte *f*
star|y *adj* **1.** alt; **to ~a sprawa** das ist eine alte Geschichte **2.** (*czerstwy*) altbacken
starzec *m* Greis *m*; **dom starców** Altenheim *n*, Altersheim *n*
starzeć się *vr* alt werden, altern
statek *m* Schiff *n*; ~ **handlowy** Handelsschiff *n*; ~ **pasażerski** Passagierschiff *n*; ~ **kosmiczny** Raumschiff *n*; **wsiąść na** ~ sich einschiffen
statua *f* Statue *f*; **Statua Wolności** Freiheitsstatue *f*
staw *m* **1.** *anat.* Gelenk *n* **2.** (*sadzawka*) Teich *m*
stawać I. *vi* **1.** sich stellen; ~ **na głowie** sich auf den Kopf stellen **2.** (*zatrzymywać się*) stehen bleiben, Halt machen **II.** *vr* ~ **się** werden
stawiać I. *vt* **1.** stellen; ~ **na równi z czymś** einer Sache gleichstellen **2.** (*stawkę*) (ein)setzen **3.** (*wznosić*) errichten, erbauen; **II.** *vr* ~ **się** (*zgłaszać się*) sich einfinden
stawić się *vr pf* → **stawiać się**
staż *m* (*pracy*) Dienstalter *n*
stąd I. *adv* von hier aus; **ni ~, ni zowąd** mir nichts, dir nichts; unvermittelt **II.** *kj* (*dlatego*) daher
stearyna *f* Stearin *n*
stek *m* Steak *n*
stempel *m* Stempel *m*
stenografia *f* Kurzschrift *f*, Stenografie *f*
step[1] *m* Steppe *f*
step[2] *m* (*taniec*) Stepp *m*
ster *m* Ruder *n*, Steuer *n*; *figur.* **u ~u** am Ruder
sternik *m* Steuermann *m*
sterować *vt* steuern; **zdalnie** ~ fernsteuern; ~ **samolotem** das Flugzeug steuern
stękać *vi* stöhnen
stęp *m*: **jechać ~a** (im) Schritt reiten <fahren>
stęskniony [stẽ'skɲɔnɨ] *adj* sehnsuchtsvoll; voller Sehnsucht (**za czymś** nach etw)
stłuc *vt pf* (*zbić*) zerbrechen
sto *num* (ein)hundert
stocznia *f* Werft *f*
stodoła *f* Scheune *f*
stoisko *n* Stand *m*; ~ **wystawowe** Ausstellungsstand *m*
stok *m* Abhang *m*
stokrotka *f* Gänseblümchen *n*
stolarnia *f* Tischlerwerkstatt *f*, Tischlerei *f*
stolarz *m* Tischler *m*
stolec *m* Stuhlgang *m*, Stuhl *m*
stolica *f* Hauptstadt *f*
stolik *m* kleiner Tisch *m*; **nocny** ~ Nachttisch *m*
stołek *m* Hocker *m*
stołówka *f* Mensa *f*; ~ **akademicka** Studentenmensa *f*
stonka *f*, ~ **ziemniaczana** Kartoffelkäfer *m*
stonoga *f* Kellerassel *f*
stop *m* (*metalurgia*) Legierung *f*
stop|a *f* Fuß *m* (*o. miara*); *figur.* **~a życiowa** Lebensstandard *m*; **na wolnej ~ie** auf freiem Fuß; **od stóp do głów** von Kopf bis Fuß; **u stóp** zu Füßen
stoper *m* Stoppuhr *f*
stop|ień *m* **1.** Grad *m*; **30 ~ni ciepła** 30 Grad Wärme **2.** (*szczebel*) Stufe *f*; *figur.* **do pewnego ~nia** zu einem gewissen Grade; **w pewnym ~niu** gewissermaßen **3.** *mil.* Rang *m*, Dienstgrad *m*
stopniowo *adv* (*stopniami*) stufenweise; (*z wolna*) allmählich, nach und nach
stos *m* (*książek*) Stoß *m*; (*do spalenia*) Scheiterhaufen *m*; *anat.* ~ **pacierzowy** Wirbelsäule *f*; ~ **atomowy** Atomreaktor *m*
stosować I. *vt* anwenden **II.** *vr* ~ **się** gebraucht werden; (*przestrzegać*) beobachten (**do czegoś** etw), befolgen (**do czegoś** etw)

stosownie *adv*: **~ do tego** dementsprechend

stosown|y *adj* geeignet, angemessen, passend; **w ~ej porze** zu gelegener Stunde

stosun|ek *m* **1.** Verhältnis *n*; **panujące ~ki** die herrschenden Zustände **2. ~ki** *pl* Beziehungen *fpl*; **~ki dyplomatyczne** diplomatische Beziehungen; **nawiązać ~ki** in Beziehung treten, Beziehungen anknüpfen **3.** (*kopulacja*) Beischlaf *m*, Geschlechtsverkehr *m*

stosunkowo *adv* verhältnismäßig, vergleichsweise

stóg *m* Schober *m*; **~ siana** Heuschober *m*

stół *m* Tisch *m*; **przy stole** (*do jedzenia*) am Tisch; **poda(wa)ć do stołu** auftragen; **siadać przy stole** sich an den Tisch setzen; **sprzątnąć ze stołu** (den Tisch) abdecken, abräumen

strach *m* Angst *f*, Schrecken *m*; **~ na wróble** Vogelscheuche *f*

stracić *vt pf* **1.** verlieren; **~ okazję** die Gelegenheit verpassen; **~ przytomność** das Bewusstsein verlieren; *figur.* **~ głowę** den Kopf verlieren **2.** (*skazańca*) hinrichten

strajk *m* Streik *m*, Ausstand *m*; **dziki ~** wilder Streik; **~ głodowy** Hungerstreik *m*; **~ protestacyjny** Proteststreik *m*; **~ powszechny** Generalstreik *m*; **przystąpić do ~u**, **rozpocząć ~** in den Streik <Ausstand> treten, die Arbeit niederlegen

strajkować *vi* streiken

straszny *adj* furchtbar, schrecklich, (*brzydki*) hässlich

straszy|ć I. *vi* (*o duchach*) spuken; **~** es spukt **II.** *vt* schrecken, erschrecken

strat|a *f* Verlust *m*, Einbuße *f*; **ponieść ciężkie ~y** schwere Verluste erleiden

strawić *vt pf* verdauen

straż *f* Wache *f*; **~ przednia** Vorhut *f*; **~ pożarna** Feuerwehr *f*; **pod ~ą** unter Bewachung; **pełnić ~** Wache halten <stehen>; **stać na ~y czegoś** über etw wachen

strażak *m* Feuerwehrmann *m*

strażnik *m* Wächter *m*

strącić *vt* hinabstürzen, hinunterstürzen; *flug.* zum Absturz bringen

strefa *f* Zone *f*, Region; **~ wpływów** Einflussbereich *m*; **~ wolnocłowa** Freihandelszone *f*

stres *m* Stress *m*

streszczenie *n* Inhaltsangabe *f*, (*na koniec referatu*) Zusammenfassung *f*

striptease, striptiz *m* Striptease *n*, *ugs.* Strip *m*

striptizerka *m* Striptänzerin *f*, *ugs.* Stripperin *f*

stroić I. *vt* **1.** (*instrumenty*) stimmen **2.** (*ozdabiać*) schmücken **II.** *vr* **~ się** sich putzen, sich schmücken

stromy *adj* steil, abschüssig

stron|a *f* **1.** Seite *f*; **odwrotna ~a** Kehrseite *f*; **z jednej ~y** einerseits; **z drugiej ~y** ander(er)-seits; **z tej ~y, po tej ~ie** diesseits, an dieser Seite; **po tamtej ~ie, z tamtej ~y** jenseits; **po naszej ~ie** auf unserer Seite; **wewnętrzna ~a dłoni** Handfläche *f*; **w tę <odwrotną> ~ę** in diese <entgegengesetze> Richtung **2.** (*kierunek*) Richtung *f* **3.** *juris.* Partei *f*

stronnictwo *n* Partei *f*; Union *f*

stronniczy *adj* parteiisch

stronnik *m* Anhänger *m*

stróż *m* Wächter *m*; **nocny ~** Nachtwächter *m*; **anioł ~** Schutzengel *m*

strucla *f* Strudel *m*

strugać *vt* schnitzeln; (*skrobać*) schaben

strumień *m* **1.** (*rzeczka*) Bach *m* **2. ~ wody** Wasserstrahl *m*

strun|a *f* Saite *f*; **~a skrzypiec** Violinsaite *f*; **~y głosowe** Stimmbänder *npl*

struś *m orn.* Strauß *m*

strych *m* Dachboden *m*

stryj *m* Onkel *m* (väterlicherseits)

strzał *m* Schuss *m*; **oddać ~** einen Schuss abgeben; **~ w dziesiątkę** Volltreffer *m*

strzała *f* Pfeil *m*; **szybki jak ~** pfeilschnell

strzałka *f* Pfeil *m*

strzec I. *vt* hüten, behüten **II.** *vr* **~ się** sich hüten, sich in Acht nehmen (**kogoś** vor jm)

strzelać *vi* schießen

strzelec *m* **1.** Schütze *m*; **~ wyborowy** Scharfschütze *m* **2.** *sport.* (*bramki*) Torschütze *m* **3. Strzelec** *astr.* Schütze *m*

strzelić *vi pf* einen Schuss abgeben; *sport.* **~ bramkę** ins Tor hinein schießen, ein Tor schießen

strzyc I. *vt* scheren; Haare schneiden (**kogoś** jm); **~ owce** Schafe scheren **II.** *vr* **~ się** sich *D* die Haare schneiden lassen

strzykawka *f* Injektionsspritze *f*

stu- *w złożeniach* hundert-

student *m* Student *m*

studentka *f* Studentin *f*

studia *pl* Studium *n*; **~ zaoczne** Fernstudium *n*; **~ dzienne** Direktstudium *n*; **zapisać**

się na ~ sich immatrikulieren; **dostać się na ~** immatrikuliert <ins Studium aufgenommen> werden, zum Hochschulstudium zugelassen werden
studiować *vt* studieren
studnia *f* Brunnen *m*, Ziehbrunnen *m*
stukać *vt* klopfen (**do drzwi** an die Tür)
stulecie *n* (*wiek*) Jahrhundert *n*; (*rocznica*) Hundertjahrfeier *f*
stuletni *adj* hundertjährig
stwarzać *vt* schöpfen, schaffen; **~ pozory** etw zum Schein tun
stwierdzać *vt* feststellen; konstatieren; (*sprawdzać*) nachprüfen
stwierdzić *vt pf* → **stwierdzać**
stworzenie *n* **1.** Schöpfung *f*, Erschaffung *f* **2.** (*istota żyjąca*) Lebewesen *n*
stworzyć *vt pf* → **stwarzać**
styczeń *m* Januar *m*
stygnąć *vi* kühl <kalt> werden
stykać się *vr* **1.** (*dotykać się*) sich berühren **2.** (*być w kontakcie*) verkehren **3.** (*graniczyć*) angrenzen (**z czymś** an etw)
styl *m* Stil *m*; **~ gotycki** <**romań-ski**> gotischer <romanischer> Stil; **~ budownictwa** Baustil *m*; **~ barokowy** Barockstil *m*; *sport.* (*w pływaniu*) **~ wolny** <**dowolny**> Freistil *m*; **~ grzbietowy** Rückenschwimmen *n*
stypendium *n* Stipendium *n*
stypendysta *m* Stipendiat *m*
sublokator *m* Untermieter *m*
subtelny *adj* subtil, feinfühlig
sucharek *m* Zwieback *m*
suchoty *pl* Schwindsucht *f*
suchy *adj* trocken
sufit *m* Zimmerdecke *f*
sufler *m* Souffleur *m*, Vorsager *m*
suka *f* Hündin *f*
sukces *m* Erfolg *m*; **odnieść ~** einen Erfolg erzielen
sukienka *f* Kleid *n*, Kleidchen *n*; **~ letnia** Sommerkleid *n*
suknia *f* Kleid *n*; **~ wieczorowa** Abendkleid *n*
sukno *n* Tuch *n*
sum *m* Wels *m*
suma *f* Summe *f*; (*kwota*) Betrag *m*
sumieni|e *n* Gewissen *n*; **czyste ~e** reines Gewissen; **wyrzuty ~a** Gewissensbisse *pl*; **z czystym ~em** mit gutem Gewissen; **bez ~a** gewissenlos
sumienny *adj* gewissenhaft
supełek *m* Knoten *m*; **zawiązać ~** einen Knoten knüpfen (**na chusteczce** ins Taschentuch)
super *adj*, *adv ugs.* super
supermarket *m* Supermarkt *m*
surogat *m* Ersatz *m*, Surrogat *n*; **~ kawy** Kaffeeersatz *m*
surowiec *m* Rohstoff *m*
surowy *adj* (*niegotowany*) roh; (*srogi*) streng; hart; (*nieokrzesany*) roh
surówka *f* **1.** *kulin.* Rohkost *f* **2.** (*żelaza*) Roheisen *n*
suszarka *f*: **~ do włosów** Haartrockner *m*; **~ do bielizny** Wäschetrockner *m*
suszon|y *adj* getrocknet, gedörrt, Dörr-; **~e owoce** Dörrobst *n*
suszyć I. *vt* trocknen; dörren **II.** *vr* **~ się** trocknen, trocken werden
sutanna *f* Soutane *f*
suterena *f* Kellergeschoss *n*
suwak *m* **1.** Rechenschieber *m* **2.** (*zamek*) Reißverschluss *m*
sweter *m* (*pulower*) Pullover *m*; **~ zapinany** Strickjacke *f*
swędz|ić ['sfẽdʑitɕ] *vi* jucken; **~ą mnie plecy** es juckt mich der <am> Rücken
swobodny *adj* (*wolny*) frei; (*nieskrępowany*) ungezwungen, zwanglos; (*otwarty*) freimütig
swój, swoja, swoje *pron poss* sein; mein, dein, sein, unser, euer, ihr; sein eigen; **zabierz swoją książkę** nimm dein Buch mit; **mieć swój dom** sein eigenes Haus <Heim> haben; **robić swoje** das Seine tun; **swego czasu** seinerzeit; **po swojemu** auf seine <eigene> Art
syczeć *vi* zischen
sygnalizacja *f* Signalisierung *f*; *mot.* **~ świetlna** Ampel *f*
sygnał *m* Signal *n*, Zeichen *n*; *mot.* Hupe *f*; **~ dźwiękowy** Signalton *m*; **ostrzegawczy ~ reflektorem** Lichthupe *f*
sylwestrow|y *adj*: **noc ~a** Silvesternacht *f*
sylwetka *f* Silhouette *f*
symbol *m* Symbol *n*, Sinnbild *n*; (*uosobienie*) Inbegriff *m*; **stać się ~em** zum Inbegriff werden
symetryczny *adj* symmetrisch
symfonia *f* Sinfonie *f*, Symphonie *f*
sympati|a *f* Sympathie *f*; **darzyć kogoś ~ą** für jn Symphatie empfinden
sympatyczny *adj* sympathisch
syn *m* Sohn *m*
synagoga *f* Synagoge *f*

synowa *f* Schwiegertochter *f*
syntetyczny *adj* synthetisch
syp|ać I. *vt* schütten; (*rzucać*) streuen (**kwiatki** Blumen) **II.** *vi* sprühen; **~ać iskrami** Funken sprühen; **śnieg ~ie** es schneit
sypia|ć *vi* (gewöhnlich) schlafen; **on długo ~** er pflegt lange zu schlafen
sypialnia *f* Schlafzimmer *n*
syrena *f* Sirene *f*; **~ fabryczna** Fabriksirene *f*; **~ okrętowa** Schiffssirene *f*
syrop *m* Sirup *m*
syryjski *adj* syrisch
system *m* System *n*; **~ nerwowy** Nervensystem *n*
systematyczny *adj* systematisch
sytuacj|a *f* Situation *f*, Lage *f*; **~a polityczna** politische Lage; **~a meteorologiczna** Wetterlage *f*; **w tej ~i** in dieser Lage; **w każdej ~i** in allen Situationen
syt|y *adj* satt; **najeść się do ~a** sich satt essen
szabla *f* Säbel *m*
szachista *m* Schachspieler *m*
szachownica *f* Schachbrett *n*
szach|y *pl* Schachspiel *n*; **partia ~ów** eine Partie Schach; **grać w ~y** Schach spielen
szacunek *m* Achtung *f*, Respekt *m*
szafa *f* Schrank *m*; **~ na ubrania** Kleiderschrank *m*; **~ w ścianie** Wandschrank *m*
szafka *f* Schrank *m*; Schränkchen *n*; **~ na buty** Schuhschrank *m*
szajka *f* Bande *f*; **~ złodziejska** Diebesbande *f*
szal *m* Schal *m*
szaleć *vi* toben, rasen
szaleństwo *n* Wahnsinn *m*, Wahnwitz *m*; (*obłęd*) Irrsinn *m*
szalony *adj* rasend, wahsinnig
szampan *m* Champagner *m*
szanować *vt* achten; respektieren
szanowny *adj* geehrt
szansa *f* Chance *f*
szantaż *m* Erpressung *f*
szarfa *f* Schärpe *f*
szarlotka *f* Apfelkuchen *m*
szarotka *f* Edelweiß *n*
szar|y *adj* grau; **~a godzina** Dämmerstunde *f*; **~y człowiek** Alltagsmensch *m*; **~y dzień** grauer Alltag
szatan *m* Satan *m*, Teufel *m*
szatnia *f* Garderobe *f*, Kleiderablage *f*
szatniarka *f* Garderobenfrau *f*
szatyn *m* Braunhaarige *m*

szczaw *m* Sauerampfer *m*
szczebel *m* Sprosse *f*
szczebiotać *vi* zwitschern
szczególnie *adv* besonders
szczególn|y *adj* besonder-; (*swoisty*) eigenartig; **nic ~ego** nichts Besonderes
szczegół *m* Einzelheit *f*; **~y** *pl* (*bliższe dane*) nähere Angaben, Näheres; **w ~ach** im Detail; **wdawać się w ~y** auf Einzelheiten eingehen
szczegółowy *adj* detailliert; (*obszerny*) ausführlich
szczekać *vi* bellen, kläffen; **~ na kogoś** jn anbellen
szczelny *adj* dicht; (*nie przepuszczający powietrza*) luftdicht
szczepieni|e *n* Impfung *f*; **~a ochronne** <**profilaktyczne**> Schutzimpfung *f*
szczer|y *adj* aufrichtig, offen; **~e złoto** reines <pures> Gold
szczerze *adv* aufrichtig; **~ mówiąc** offen <ehrlich> gesagt
szczęści|e ['ʃtʃɛ̃ɕtɕɛ] *n* Glück *n*; **na ~e** zum Glück, glücklicherweise; **na los ~a** auf gut Glück
szczęśliwy [ʃtʃɛ̃'ɕʎivɨ] *adj* glücklich (**z powodu czegoś** über etw)
szczotka *f* Bürste *f*; **~ do ubrań** Kleiderbürste *f*; **~ do zębów** Zahnbürste *f*; **~ do szorowania** Scheuerbürste *f*, Schrubber *m*
szczupak *m* Hecht *m*
szczupł|y *adj* hager, schlank; (*niewielki*) dürftig, spärlich; **~e środki** kärgliche Mittel
szczur *m* Ratte *f*
szczypać *vt* kneifen, zwicken
szczypce *pl* Kneifzange *f*
szczypiorek *m* Schnittlauch *m*
szczyt *m* **1.** Gipfel *m*, Spitze *f*; (*wierzchołek*) Wipfel *m*; (*domu*) Giebel *m*; **~ górski** Berggipfel *m*; **~ komunikacyjny** Stoßzeit *f*; *figur.* **to już ~ wszystkiego** das ist die Höhe **2.** *polit.* (*spotkanie*) Gipfeltreffen *n*, *ugs.* Gipfel *m*
szef *m* Chef *m*
szefowa *f* Chefin *f*
szeleścić *vi* rauschen, säuseln, rascheln
szelki *fpl* Hosenträger *m*
szepnąć *vt pf* → **szeptać**
szeptać *vt* flüstern (**do ucha** ins Ohr)
szereg *m* Reihe *f*; **~ imprez** eine Reihe von Veranstaltungen
szeregowiec *m* gemeiner Soldat
szermierka *f sport.* Fechten *n*, Fechtkunst *f*

szerok|i *adj* breit; (*obszerny*) weit; **to ~a dziedzina** das ist ein weites Feld
szeroko *adv* weit; **~ otwarty** weit geöffnet; **~ rozgałęziony** weit verzweigt
szerokość *f* Breite *f*; **~ geograficzna** geografische Breite
szerszy *adj kompar* → **szeroki**
szerzyć I. *vt* verbreiten **II.** *vr* **~ się** sich verbreiten, um sich greifen
szesnastka *f* Sechzehn *f*
szesnasty *num* der sechzehnte
szesnaście *num* sechzehn
sześcienny *adj* kubisch; Kubik-; **metr ~** Kubikmeter *n*
sześcio- *w złożeniach* sechs-
sześcioletni *adj* sechsjährig
sześć *num* sechs
sześćdziesiąt [ʃɛɕ'dʑɛɕɔ̃t] *num* sechzig
sześćdziesiąty *num* der sechzigste
sześćset *num* sechshundert
szew *m* Naht *f*
szewc *m* Schuster *m*
szkarlatyna *f* Scharlachfieber *n*
szkic *m* Skizze *f*, Entwurf *m*
szkielet *m* Skelett *n*; (*kościec*) Gerippe *n*
szklanka *f* Glas *n*
szkł|o *n* **1.** Glas *n*; **~o powiększające** Vergrößerungsglas *n*; **huta ~a** Glashütte *f* **2.** *ugs.* **~a kontaktowe** Kontaktlinsen *pl*
szkock|i *adj* schottisch; **~a krata** Schottenkaro *n*
szkod|a I. *f* **1.** Schaden *m*; **~a materialna** Sachschaden *m*; **wyrzą-dzić ~ę** Schaden anrichten <zufügen>; **ponieść ~ę** Schaden erleiden **2.** (*brak korzyści*) Nachteil *m*; **ponieść ~ę** Nachteil haben, benachteiligt werden **II.** *adv* **~a!** schade!; **jaka ~a!** wie schade!; *ugs.* **~a gadać** schade um jedes Wort
szkodliwy *adj* schädlich; **~ dla zdrowia** gesundheitsschädlich
szkodzi|ć *vi* schaden; **nic nie ~** (das) schadet nichts; **~ć komuś** jn schädigen
szkolny *adj* Schul-; **budynek ~** Schulgebäude *n*; **rok ~** Schuljahr *n*
szkoła *f* **1.** Schule *f*; **~ podstawowa** Grundschule *f*; **~ wyższa** Hochschule *f*; **~ zawodowa** Fachschule *f*; **chodzić do szkoły** in die <zur> Schule gehen, die Schule besuchen **2.** *figur.* (*kierunek*) Schule *f*
szkopuł *m* Hindernis *n*, Klippe *f*
Szkot *m* Schotte *m*
szlaban *m* (*zapora*) Schlagbaum *m*, Schranke *f*
szlachetny *adj* **1.** edel; **metal ~** Edelmetall *n*; **kamień ~** Edelstein *m* **2.** (*człowiek*) edelmütig, edel
szlafrok *m* Morgenrock *m*, Schlafrock *m*
szlagier *m* Schlager *m*
szlak *m* Straße *f*, Weg *m*; **~ handlowy** Handelsstraße *f*; **oznakowany ~ turystyczny** markierter Wanderweg
szlifować *vt* schleifen
szlochać *vi* schluchzen
szmink|a *f* Schminke *f*; **~ do ust** Lippenstift *m*; **zmyć ~ę** abschminken
sznur *m* **1.** Schnur *f*; **~ pereł** Perlenschnur *f* **2.** (*linka*) Leine *f*; **~ do bielizny** Wäscheleine *f*
sznurek *m* Bindfaden *m*
sznurowadła *npl* Schnürsenkel *mpl*, Senkel *mpl*
sznycel *m* Schnitzel *n*; **~ wiedeński** Wiener Schnitzel
szofer *m* Chauffeur *m*, Schofför *m*, (Kraft-) Fahrer *m*
szopa *f* Schuppen *m*
szorować *vt* scheuern, schrubben
szorstki *adj* rau; (*o zachowaniu*) barsch, schroff
szorty *pl* Shorts *pl*
szosa *f* Landstraße *f*
szóstka *f* Sechs *f*
szósty *num* der sechste
szpak *m* Star *m*
szpara *f* Spalt *m*
szparagi *mpl* Spargel *mpl*
szpiczasty *adj* spitz (auslaufend)
szpieg *m* Spion *m*
szpik *m anat.* Mark *n*
szpilk|a *f* **1.** Nadel *f*; **~a do włosów** Haarnadel *f*; **~a z łepkiem** Stecknadel *f* **2. ~i** *pl* (*pantofle*) Stöckelschuhe *mpl*
szpinak *m* Spinat *m*
szpital *m* Krankenhaus *n*; **~ polowy** Feldlazarett *n*
szprot *m*, **szprotka** *f* Sprotte *f*
szprycha *f* Speiche *f*
szron *m* Reif *m*
sztab *m mil.* Stab *m*; **Sztab Generalny** Generalstab *m*
sztaba *f* Barren *m*
sztafeta *f sport.* Staffellauf *m*; (*drużyna*) Staffel *f*
sztalugi *pl* Staffelei *f*
sztandar *m* Fahne *f*
sztuczn|y *adj* **1.** künstlich; Kunst-; **~y**

jedwab Kunstseide *f*; **~e ognie** Wunderkerzen *fpl* **2.** (*afektowany*) gekünstelt, affektiert
sztuk|a *f* **1.** Kunst *f*; **~i plastyczne** die bildenden Künste; **~a ludowa** Volkskunst *f* **2.** (*dramat*) Stück *n*; **~a sceniczna** Bühnenstück *n* **3.** (*jeden przedmiot*) Stück *n*; **po dwie ~i** je zwei Stück
szturm *m* Sturm *m*, Ansturm *m*; **~em** im Sturm
sztygar *m* Steiger *m*
sztywny *adj* **1.** steif **2.** *figur.* (*napuszony*) gespreizt
szubienica *f* Galgen *m*
szuflada *f* Schublade *f*, Schubfach *n*
szukać *vt* suchen (**czegoś** etw, nach etw)
szumieć *vi* rauschen; (*wiatr*) sausen
szwagier *m* Schwager *m*
szwagierka *f* Schwägerin *f*
Szwajcar *m* Schweizer *m*
szwajcarski *adj* schweizerisch
Szwed *m* Schwede *m*
szwedzki *adj* schwedisch; **stół** <**bufet**> **~** kaltes Büfett
szyb *m* Schacht *m*
szyb|a *f* Scheibe *f*; **~a okienna** Fensterscheibe *f*; *mot.* **przednia ~a** Frontscheibe *f*, Windschutzscheibe *f*; **tylna ~a** Heckscheibe *f*; **zapotniałe ~y** beschlagene Fenster
szybki *adj* schnell; (*niezwłoczny*) rasch
szybko *adv* schnell; (*niezwłocznie*) rasch, unverzüglich
szybkościomierz *m* Tachometer *m*, *n*, *ugs.* Tacho *m*
szybkość *f* Schnelligkeit *f*; (*prędkość*) Geschwindigkeit *f*
szybowiec *m* Segelflugzeug *n*, Gleiter *m*
szybownik *m sport.* Gleitflieger *m*
szyć *vt* nähen
szydzić *vi* spotten (**z kogoś** über jn), verspotten, verhöhnen (**z kogoś** jn)
szyj|a *f* Hals *m*; **na łeb, na ~ę** Hals über Kopf; **rzucić się komuś na ~ę** sich jm an den Hals werfen
szyk *m* Eleganz *f*, Schick *m*; **z ~iem** schick
szyld *m* Schild *n*
szyna *f* Schiene *f*
szynka *f* Schinken *m*
szynow|y *adj* Schienen-; **komunikacja ~a** Schienenverkehr *m*; **pojazd ~y** Schienenfahrzeug *n*
szyszka *f* Zapfen *m*

Ś

ścian|a *f* Wand *f*; **wisieć na ~ie** an der Wand hängen; **powiesić na ~ie** an die Wand hängen
ściąć *vt pf* → **ścinać**
ściąga(wka) *f schul.* Spickzettel *m*
ściągać *vt* **1.** (*razem*) zusammenziehen **2. ~ na dół** herunterziehen, herabziehen **3.** (*zdejmować*) abstreifen (**rękawiczki** die Handschuhe) **4. ~ podatki** die Steuern erheben <eintreiben> **5.** (*w szkole*) abschreiben
ściągnąć *vt pf* → **ściągać**
ściemniać się *vr* dunkel werden
ściemnić się *vr pf* → **ściemniać się**
ścierka *f* Wischtuch *n*; **~ do kurzu** Staubtuch *n*; **~ do podłogi** Scheuerlappen *m*, Putzlappen *m*
ścierp|nąć *vi pf*: **~ła mi noga** das Bein ist mir eingeschlafen
ścieżka *f* Pfad *m*, Fußweg *m*; **~ dla rowerów** Radweg *m*
ścigać I. *vt* verfolgen, fahnden; **~ listem gończym** <**sądownie**> steckbrieflich <gerichtlich> verfolgen **II.** *vr* **~ się** um die Wette laufen
ścinać I. *vt* (*drzewo*) fällen **II.** *vr* **~ się** (*gęstnieć*) gerinnen
ściskać I. *vt* zusammendrücken; (*serdecznie*) umarmen; **~ czyjąś rękę** jm die Hand drücken **II.** *vr* **~ się** sich umarmen, sich *D* in den Armen liegen
ścisł|y *adj* genau, strikt, präzis(e); (*bliski*) eng; **~y przepis** eine genaue Vorschrift; **~y związek** enge Verbindung; **~a dieta** strenge Diät
ścisnąć *vt pf* (*razem*) zusammendrücken; (*rękę*) drücken
ściśle *adv* streng, genau; **~ biorąc** streng genommen
ślad *m* Spur *f*; **~ stopy** Fußstapfen *m*; **bez ~u** spurlos; **ani ~u** keine Spur; *figur.* **iść czyimiś ~ami** <**w czyjeś ~y**> in js Fußstapfen treten
śląski *adj* schlesisch
śledzić *vt* nachspüren (**kogoś** jm); *figur.* verfolgen (**tok wydarzeń** den Gang der Ereignisse)
śledź *m* Hering *m*
ślepnąć *vi* blind werden, ganz allmählich erblinden
ślepo *adv* blind; **~ oddany** blind ergeben, treu; **na ~** blindlings
ślepy *adj* blind
śliczny *adj* wunderschön, bildschön, entzückend
ślimak *m* Schnecke *f*
ślina *f* Speichel *m*
śliski *adj* glitschig, rutschig, glatt; *figur.* (*nieprzyzwoity*) schlüpfrig
śliwa *f* Pflaumenbaum *n*
śliwka *f* Pflaume *f*
ślizgać się *vr* gleiten, dahingleiten; rutschen
ślizgawka *f* Rutschbahn *f*; (*lodowisko*) Eisbahn *f*
ślub *m* **1.** Trauung *f*, Ehe *f*; **~ cywilny** Zivilehe *f*; **~ kościelny** kirchliche Trauung; **wziąć ~** sich trauen lassen, heiraten **2.** (*zakonny*) Gelübde *n*, Ordensgelübde *n*
ślusarz *m* Schlosser *m*
śluza *f* Schleuse *f*
śmiać się *vr* lachen (**z kogoś** über jn); **~ się ukradkiem** versteckt lachen; **~ się w kułak** sich ins Fäustchen lachen; **~ mi się chce** ich muss lachen
śmiał|y *adj* kühn; (*ryzykowny*) gewagt; **to wydaje mi się zbyt ~e** das scheint mir zu gewagt
śmiech *m* Lachen *n*; **wybuchnąć ~em** auflachen; **nie móc powstrzymać się od ~u** sich vor Lachen nicht halten können
śmieci *pl* Müll *m*
śmieciarka *f* Müllwagen *m*
śmie|ć *vi* wagen, sich getrauen; **nie ~m** ich wage es nicht, ich getraue es mir nicht
śmierć *f* Tod *m*
śmierteln|y *adj* **1.** tödlich; Sterbe-; **~a rana** eine tödliche Wunde **2.** (*nie żyjący wiecznie*) sterblich
śmieszny *adj* lächerlich
śmietana *f* Sahne *f*, Rahm *m*; **kwaśna ~** saure Sahne, Crème fraîche [krɛm'frɛʃ] *f*; **bita ~** Schlagsahne *f*
śmietanka *f*: **~ do kawy** Kaffeesahne *f*
śmietnik *m* Mülltonne *f*, Müllcontainer *m*
śmigło *n* Propeller *m*
śmigłowiec *m* Hubschrauber *m*
śniadanie *n* Frühstück *n*; **na ~** zum Frühstück; **jeść ~** frühstücken
śnić się *vi* (*vr*) träumen; **śniłeś mi się** ich

habe von dir geträumt; **śniło mi się** mir träumte
śnieg *m* Schnee *m*; **pada ~** es schneit
śpiący I. *p* schlafend **II.** *adj* schläfrig; **jestem ~** ich bin schläfrig
śpieszyć się *vr* es eilig haben
śpiew *m* Gesang *m*; *figur.* **łabędzi ~** Schwanengesang *m*
śpiewaczka *f* Sängerin *f*; **~ koloraturowa** Koloratursängerin *f*; **~ operowa** Opernsängerin *f*
śpiewać *vt*, *vi* singen
śpiewak *m* Sänger *m*
śpiwór *m* Schlafsack *m*
średni *adj* **1.** mittler; Mittel-; **pan w ~m wieku** ein Herr mittleren Alters; **wieki ~e** Mittelalter *n*; *sport.* **~ dystans** Mittelstrecke *f* **2.** (*nie najlepszy*) mittelmäßig
średnik *m* Semikolon *n*
średnio *adv* (*niezbyt dobrze*) mittelmäßig; (*przeciętnie*) durchschnittlich, im Durchschnitt
średniodystansowiec *m sport.* Mittelstreckenläufer *m*
średnioterminowy *adj* mittelfristig
średniowiecze *n* Mittelalter *n*
środa *f* Mittwoch *m*
środ|ek *m* **1.** Mittel *n*; **~ek leczniczy** Heilmittel *n*; **~ek uspokajający** Beruhigungsmittel *n*; **~ki (masowego) przekazu** Massenmedien, Medien *npl* **2.** (*centrum*) Mitte *f*; **w ~ku** in der Mitte, inmitten; (*wewnątrz*) drinnen; **do ~ka** hinein, herein **3.** (*posunięcie*) Maßnahme, Maßregel *f*; **~ek ostrożności** Vorsichtsmaßnahme *f*
środowisko *n* Milieu, Umfeld *n*; **~ naturalne** Umwelt *f*
śródlądow|y *adj*: **żegluga ~a** Binnenschifffahrt *f*
śródmieście *n* Stadtzentrum *n*, City *f*
śruba *f* Schraube *f*; **~ okrętowa** Schiffsschraube *f*
śrubokręt *m* Schraubenzieher *m*
świadectwo *n* Zeugnis *n*; **~ dojrzałości** Reifezeugnis *n*
świadek *m* Zeuge *m*; **~ naoczny** Augenzeuge *m*
świadomość *f* Bewusstsein *n*; **stracić ~** das Bewusstsein verlieren
świadomy *adj* **1.** bewusst; **~ czyn** eine bewusste Handlung <Tat> **2.** (*umyślny*) absichtlich, vorsätzlich
świat *m* Welt *f*; **cały ~** die ganze Welt; **na świecie** in der Welt; **przyjść na ~** das Licht der Welt erblicken; **wydać na ~** zur Welt bringen; **kraje Trzeciego Świata** die Dritte Welt, Entwicklungsländer *npl*
światełko *n* (kleines) Licht *n*; *mot.* **~ kontrolne** Kontrolllicht *n*
światło *n* Licht *n*; **~ księżyca** Mondschein *m*; **zapalić ~** Licht machen <*el.* anknipsen>
światopogląd *m* Weltanschauung *f*
światow|y *adj* Welt-; **~ej sławy** von Weltruf, weltberühmt; **~a dama** Weltdame *f*
świder *m* Bohrer *m*
świeca *f* Kerze *f*; *mot.* Zündkerze f; **~ woskowa** Wachskerze *f*
świeci|ć I. *vi* leuchten, scheinen; **słońce ~** die Sonne scheint; **~ć latarką** mit der Taschenlampe leuchten **II.** *vr* **~ć się** (*palić się*) brennen; (*błyszczeć*) leuchten, glänzen
świecznik *m* Leuchter *m*
świergotać *vi* zwitschern
świerk *m* Fichte *f*
świetlica *f* Gemeinschaftsraum *m*
świetlówka *f* Leuchtstoffröhre *f*
świetnie *adv* herrlich, ausgezeichnet, glänzend; **~ zdać egzamin** eine Prüfung glänzend bestehen
świeżo *adv* frisch; (*dopiero co*) neu; **~ mianowany** neu ernannt; **~ upieczony** frisch gebacken
śwież|y *adj* frisch; **~y chleb** frisches Brot; **~a bielizna** frische Wäsche
święcić [çfẽtçitç] *vt* weihen; **~ tryumfy** Triumphe feiern
święcie *adv* (*mocno*) fest; **~ przekonany** fest überzeugt (**o czymś** von etw)
święt|o *n* (*uroczystość*) Fest *n*, Festtag *m*; **~o ludowe** Volksfest *n*; (*dzień świąteczny*) Feiertag *m*; **w ~a** an Feiertagen, feiertags
święt|y I. *adj* heilig; *ugs.* **na ~ty nigdy** am Nimmerleinstag; **(mój) ~ej pamięci ojciec** (mein) seliger Vater **II.** *m* Heilige *m*; **na Wszystkich Świętych** zu Allerheiligen, am Allerheiligen(tag)
świnia *f* (*gatunek*) Schwein *n*; (*maciora*) Sau *f*; **dzika ~** Wildschwein *n*
świństwo *n* Schweinerei *f*; *ugs.* **zrobić komuś ~** jm böse <übel> mitspielen
świt *m* Morgengrauen *n*, Tagesanbruch *m*; **o świcie** bei Tagesanbruch, beim <im> Morgengrauen

T

ta *pron* → **ten**
taba|czkowy tabakfarben, gelbbraun
tabak|a *f* Schnupftabak *m*; **zażywać ~i** Tabak schnupfen; *ugs.* **ciemny jak ~ w rogu** dumm geboren, nichts dazugelernt
tabela *f* Tabelle *f*
tabletk|a *f* Tablette *f*; **zażyć ~ę** eine Tablette nehmen
tablic|a *f* Tafel *f*; **biała ~** weiße Tafel; **pisać na ~y** an die Tafel schreiben; **~a ścienna** Wandtafel *f*; **~a miejscowości** Ortstafel *f*; **~a pamiątkowa** Gedenktafel *f*; *mot.* **~a rejestracyjna** Nummernschild *n*, (amtliches) Kennzeichen *n*; **~a rozdzielcza** Armaturenbrett *n*
tabliczka *f* (kleine) Tafel *f*; **~ czekolady** Schokoladentafel *f*; **~ mnożenia** das Einmaleins
tabor *m* Fuhrpark *m*, Fahrzeugpark *m*
taboret *m* Hocker *m*, Schemel *m*
tabun *m* (Pferde-)Herde *f*
taca *f* Tablett *n*
taczka *f*, **taczki** *pl* Schubkarren *m*
taj|ać *vi* tauen, (*topnieć*) schmelzen; **~e** es taut
tajemnic|a *f* Geheimnis *n*; **~a służbowa** Dienstgeheimnis *n*; **w ~y** insgeheim, im Geheimen; **zdradzić ~ę** ein Geheimnis verraten
tajemniczy *adj* geheimnisvoll, mysteriös
tajn|y *adj* geheim; **~a policja** Geheimpolizei *f*; **~e głosowanie** geheime Abstimmung; **ściśle ~e!** streng geheim!
tak I. *adv* so, auf diese Weise; **~ czy ~** sowieso; **~ czy inaczej** so oder so; **~ samo** ebenso, genauso; **~ … jak** so … wie; **~ zwany** so genannt; **i ~ dalej** und so weiter, und so fort **II.** (*partykuła twierdząca*) ja; **~ jest!** jawohl!; **ależ ~** aber ja, selbstverständlich; **czy ~?** nicht wahr?, oder?; **no ~, ale …** gewiss, aber …
taka *pron* solche, eine solche, so eine; → **taki**
taki, taka, takie *pron* solcher, solche, solches, so ein, so eine, so ein, so; **w ~ sposób** in dieser <auf diese> Weise; **~ duży** so groß; *ugs.* **~ drań!** so ein Lump <Schuft>!; **~ sam …** ein identischer …; **kto to ~?** wer ist das?
takie *pron* solch ein, ein solches, so ein; → **taki**
taksówka *f* Taxi *n*, *ugs.* Taxe *f*
taksówkarz *m* Taxifahrer *m*
takt *m* Takt *m*; *figur. o.* Taktgefühl *n*, Feingefühl *n*; **wybijać ~** den Takt schlagen; **nie wypadać z ~u** den Takt halten, im Takt bleiben
taktowny *adj* taktvoll; rücksichtsvoll; **być ~m** viel Takt haben
także *adv* auch, ebenfalls
talar *m* Talar *m*
talent *m* Talent *n*, Begabung *f*; **mieć ~** (*do czegoś*) begabt sein
talerz *m* Teller *m*; **płytki** <**głęboki**> **~** flacher <tiefer> Teller
talia *f* (*pas*) Taille *f*; **~ kart** ein Spiel Karten
talizman *m* Talisman *m*
tam *adv* (*miejsce*) da, dort; (*kierunek*) dorthin, dahin; **tu i ~** hier und da; **raz tu, raz ~** bald hier, bald dort; **kto ~?** wer (ist) da?; **~ i z powrotem** hin und zurück; **chodzić ~ i z powrotem** auf und ab gehen
tama *f* Damm *m*
tamta *pron* → **tamten**
tamtejszy *adj* dortig
tamten, tamta, tamto *pron* jener, jene, jenes; der <die, das> dort; **tamten świat** Jenseits *n*; **z tamtej strony, po tamtej stronie** jenseits
tamtędy *adv* dort lang
tamto *pron* → **tamten**
tamże *adv* ebenda
tancerka *f* Tänzerin *f*
tancerz *m* Tänzer *m*, Balletttänzer *m*; (*partner*) Mittänzer *m*; **świetny ~** ein wahrer Meistertänzer
tandet|a *f* Trödel *m*; Schund *m*, Ramsch (ware *f*) *m*, Trödelmarkt *m*; **~ny** wertlos, minderwertig
tango *n* Tango *m*
tani *adj* billig, preisgünstig; **śmiesznie ~** spottbillig
taniec *m* Tanz *m*; **~ ludowy** Volkstanz *m*; **(po)prosić do tańca** zum Tanz bitten <auffordern>
tanieć *vi* billiger werden
tańczyć *vi vt* tanzen
tapczan *m* Bettcouch *f*, Schlafcouch *f*
tapeta *f* Tapete *f*
tapicerka *f* Polsterung *f*; *mot.* **~ drzwi** Türverkleidung *f*

tapirować *vt* toupieren (**włosy** das Haar)
taras *m* Terrasse *f*
tarcz|a *f* **1.** *hist.*, *mil.* Schild *m* **2.** (*strzelnicza*) Schießscheibe *f*; **~a zegarowa** Zifferblatt *n*; **~a księżyca** Mondscheibe *f*; **strzelać do ~y** nach der Scheibe schießen
targ *m* **1.** Markt *m* **2. ~i** *pl* Messe *f*; **~i międzynarodowe** internationale Messe; **~i książki** Buchmesse *f*
targać *vt* reißen, zerren
targować się *vr* handeln, feilschen (**o coś** um etw)
targowisko *n* Handelsplatz *m*
tarka *f* (*kuchenna*) Raspel *f*
tartak *m* Sägewerk *n*, Sägemühle *f*
tart|y *adj* gerieben; **bułka ~a** Paniermehl *n*; **ser ~y** geriebener Käse
tarzać się *vr* sich rollen, sich wälzen; **~ ze śmiechu** sich vor Lachen wälzen, krummlachen
tasak *m* Hackmesser *n*
tasiemka *f* Bändchen *n*, (*gumowana*) Gummiband *n*
tasować *vt*: **~ karty** Karten mischen
taśma *f* Band *n*, Streifen *m*; *el.* **~ izolacyjna** Isolierband *n*; **~ magnetofonowa <dźwiękowa>** Tonband *n*; **~ ruchoma** Fließband *n*; **~ wideo** Videoband *n*
taśmówka *f* Bandsäge *f*
tata, tatuś *m* Papa *m*, Vati *m*
tatar *m kulin.* Tatar(beefsteak) *n*
tatuaż *m* Tätowierung *f*
tchórz [txuʃ] *m zool.* Iltis *m*; *figur.* Feigling *m*, Angsthase *m*
tchórzliwy [txu'ʒʎivɨ] *adj* feig(e)
teatr *m* Theater *n*, Schauspielhaus *n*; **~ objazdowy** Wandertheater *n*; **~ lalek** Marionettentheater *n*; **chodzić do ~u** das Theater besuchen; **iść do ~u** ins Theater gehen
techniczny *adj* technisch; **pod względem ~m** technisch
technik|a *f* Technik *f*; **opanować ~ę** die Technik meistern
teczka *f* Aktentasche *f*, Aktenmappe *f*
tek|a *f* Aktenmappe *f*, Aktentasche *f*; Portfeuille *n*; *figur.* **~a ministra** Portfeuille *n*; **minister bez ~i** Minister ohne Portfeuille
tekst *m* Text *m*
tekstylia *pl* Textilwaren *fpl*
tekstylny *adj* textil; Textil-; **przemysł ~** Textilindustrie *f*
tektura *f* Pappe *f*, Karton *m*
telefon *m* **1.** (*urządzenie*) Telefon *n*, Fernsprecher *m*; **~ komórkowy** Mobiltelefon, Handy *n*, *schweiz.* Natel *n*; **~ wewnętrzny** Apparat *m*; **rozmawiać przez ~** telefonieren (**z kimś** mit jm); **~ (jest) zajęty** die Nummer ist besetzt **2.** (*do kogoś*) Anruf *m*
telefoniczn|y *adj* telefonisch, Fernsprech-; Telefon-; **aparat ~y** Fernsprechapparat *m*; **automat ~y** Münztelefon *n*; (*na karty*) Kartentelefon *n*; **rozmowa ~a** Telefongespräch *n*, Telefonat *n*; **kabina ~a** Telefonzelle *f*
telefonistka *f* Telefonistin *f*
telefonować *vi* telefonieren (**do kogoś** mit jm), anrufen (**do kogoś** jn)
telegazeta *f* Videotext *m*
telegram *m* Telegramm *n*
tele|stacja *f* Fernsehsender *m*; **~technika** *f* Fernmeldetechnik *f*; **~transmisja** *f* Übertragungstechnik *f*; Fernsehübertragung *f*
telewidz *m* Fernsehzuschauer *m*
telewizja *f* Fernsehen *n*; **~ kolorowa** Farbfernsehen *m*
telewizor *m* Fernseher *m*; **~ turystyczny** Tragfernseher *m*
temat *m* Thema *n*; **~ rozmowy** Gesprächsgegenstand *m*; **mówić <pisać> na ~ czegoś** über etw sprechen <schreiben>; **odbiec od ~u** vom Thema abkommen
temperament *m* Temperament *n*; **człowiek z ~em** temperamentvoller Mensch
temperatur|a *f* Temperatur *f*; **wysoka <niska, podwyższona> ~a** hohe <niedrige, erhöhte> Temperatur; **~a pokojowa** Zimmertemperatur *f*; **~a wrzenia** Siedetemperatur *f*; **mieć ~ę** Fieber haben
temperować *vt* spitzen (**ołówek** einen Bleistift)
tempo *n* Tempo *n*; **zwiększyć ~** das Tempo erhöhen
ten, ta, to *pron* dieser, diese, dieses; der, die, das (hier); **~, który** derjenige, welcher <der>; **ten sam**, **ta sama**, **to samo** derselbe, dieselbe, dasselbe; **~, kto** wer; **(z) tym** damit; **na to <tym>** darauf; **pod to <tym>** darunter; **między tym <to>** dazwischen; **przez to** dadurch; **przeciw temu** dagegen; **za to** dafür; **przed tym** davor; **za tym** dahinter; **ponad tym <to>** darüber (hinaus); **tym razem** diesmal; **tymi słowami <słowy>** mit diesen Worten; **dnia tego i tego** den soundsovielten; **w tych dniach** dieser Tage; **do tego** dazu, obendrein; **to i**

owo dies und jenes; **co ty na to?** was sagst <meinst> du dazu?; **co pan o tym myśli?** was halten Sie davon?; **w tym samym czasie** zu gleicher Zeit; **jedno i to samo** eins und dasselbe; **pięć lat temu** vor fünf Jahren
tenis *m* Tennis *n*; **~ na trawie** Lawntennis *n*, Lawn-Tennis *n*; **~ stołowy** Tischtennis *n*; **grać w ~a** Tennis spielen
tenor *m* Tenor *m*, Tenorstimme *f*; (*śpiewak*) Tenor, Tenorsänger *m*
teoretyczn|y *adj* theoretisch; **chemia ~a** theoretische Chemie
teori|a *f* Theorie *f*, Lehre *f*; **~a poznania** Erkenntnistheorie *f*; **~a względności** Relativitätstheorie *f*; **wysunąć ~ę** eine Theorie aufstellen
teraz *adv* jetzt; **aż do ~** bis jetzt; **od ~** von jetzt an
teraźniejsz|ość *f* Gegenwart *f*; **~y** gegenwärtig, jetzig
teren *m* Gelände *n*, Terrain *n*; *figur.* Gebiet *n*; **~ walki** Kampfgelände *n*; **~ fabryki** Fabrikgelände *n*; *mot.* **~ zwartej zabudowy** geschlossene Ortschaft; **być (gdzieś) na ~ie** (im großen Gelände, Gebäude) unterwegs sein
termin *m* Termin *m*, Frist *f*; **~ zapłaty** Zahlungsfrist *f*; **długi <krótki> ~** lange <kurze> Frist; **przedłużyć ~** die Frist verlängern; **po upływie ~u** nach abgelaufener Frist; **~ upływa** die Frist läuft ab
terminarz, ~yk *m* Terminkalender *m*
termometr *m* Thermometer *n*
termos *m* Thermosflasche *f*
termostat *m* Thermostat *m*
terpentyna *f* Terpentin *n*
terytorium *n* Territorium *n*; Gebiet *n*; **~ państwowe** Hoheitsgebiet *n*
test *m* Test *m*
testament *m* Testament *n*; **spisać ~** sein Testament machen; **otworzyć ~** das Testament eröffnen
teściowa *f* Schwiegermutter *f*
teść *m* Schwiegervater *m*
teściowie *pl* Schwiegereltern *pl*
też *adv* auch
tęcz|a *f* Regenbogen *m*; **patrzeć w kogoś jak w ~ę** jn voller Bewunderung ansehen
tędy *adv* hier lang, hier vorbei; da hinaus
tęgi *adj* (*gruby*) dick, beleibt; (*dzielny*) tüchtig; (*silny*) fest, stark; **~ mróz** starker Frost
tępak *m* Trottel *m*, Schwachkopf *m*
tępić *vt* zu vertilgen versuchen; bekämpfen
tępy *adj* stumpf; *figur.* (*głupawy*) stumpfsinnig; **mieć ~ słuch** schwerhörig sein; **patrzeć ~m wzrokiem** ins Leere <stumpf vor sich hin> starren
tęsknić *vi* sich sehnen, Sehnsucht haben (**za kimś** nach jm)
tęsknot|a *f* Sehnsucht *f*; **~a za ojczyzną** Heimweh *n*; **umierać z ~y** vor Sehnsucht (fast) vergehen
tętnica *f* Schlagader *f*, Pulsader *f*
tętno *n* Puls(schlag) *m*; **(z)mierzyć komuś ~** jm den Puls messen
tkacz *m* Weber *m*
tkać *vt* (*tkaninę*) weben
tkanin|a *f* Gewebe *n*; Stoff *m*; **~a wełniana** Wollstoff *m*; **~y** *pl* Textilien *pl*
tkanka *f* Gewebe *n*
tkliwy *adj* zärtlich
tlen *m* Sauerstoff *m*
tlić się *vr* glimmen
tło *n* Hintergrund, Grund *m*; **na tym tle** vor diesem Hintergrund
tłoczyć I. *vt* drücken, pressen; (*drukować*) drucken **II.** *vr* **~ się** sich drängen, drängeln
tłok *m* Gedränge *n*; *mech.* Kolben *m*
tłuc *vt* **1.** zerschlagen; **~ kamienie** Steine klopfen **2.** *ugs.* (*bić*) schlagen, prügeln
tłum *m* Menge *f*, Menschenmenge *f*; **~em** haufenweise, scharenweise
tłumacz *m* Übersetzer *m*; Dolmetscher *m*
tłumaczenie *n* (*na język obcy*) Übersetzung *f*, (*ustne*) Dolmetschen *n*; (*wyjaśnienie*) Erklärung *f*; (*wykładnia*) Auslegung, Deutung *f*
tłumaczyć I. *vt* **1.** (*pisemnie*) übersetzen (**z francuskiego <na francuski>** aus dem Französischen <ins Französische>); (*ustnie*) dolmetschen **2.** (*zagadnienie*) erklären **II.** *vr* **~ się** sich erklären; (*usprawiedliwiać się*) sich entschuldigen
tłumik *m* *mech.* Schalldämpfer *m*
tłusty *adj* fett, (*przetłuszczony*) fettig; **~ druk** Fettdruck *m*
tłuszcz *m* Fett *n*
to I. *pron* das, dies, das hier, es; → **ten II.** (*zastępuje łącznik*: **jest**): **grunt to zdrowie** Hauptsache, man ist gesund
toalet|a *f* **1.** (*strój*) Toilette *f* **2.** (*ubieranie się*) Anziehen *n*; **nie móc ukończyć ~y** mit dem Anziehen nicht fertig werden (können) **3.** (*wc*) Toilette *f*

toaletow|y *adj* Toiletten-; **papier ~y** Toilettenpapier *n*; **woda ~a** Eau de toilette, Toilettenwasser *n*

toast *m* Toast *m*, Trinkspruch *m*; **wznieść ~** einen Trinkspruch ausbringen

tobie *pron pers D* dir; → **ty**

toczak *m* Schleifstein *m*

toczy|ć I. *vt* **1.** *mech.* drechseln **2.** (*po ziemi*) rollen, wälzen **3.** (*szlifować*) schleifen **II.** *vr* **~ć się** (sich) rollen; **walka ~ się nadal** der Kampf dauert an; **akcja ~ się ...** die Handlung spielt ...

tok *m* Gang *m*, Lauf *m*, Verlauf *m*; **być w (pełnym) ~u** in vollem Gange sein; **w ~u rozmowy** im Laufe des Gesprächs

tokarka *f* Drehbank *f*

tokarz *m* Dreher *m*

tolerować *vt* dulden, tolerieren

tom *m* Band *m*

tomisko *n* Wälzer *m*, Schinken *m*

ton *m* Ton *n*, Klang *m*; *figur.* **być w dobrym ~ie** zum guten Ton gehören; **nadawać ~** tonangebend sein

tona *f* Tonne *f*

tonąć *vi* (*o statku*) versinken, untergehen; (*o człowieku*) am Ertrinken sein; *ugs.* absacken

topić I. *vt* **1.** ertränken, ersäufen **2.** (*metal*) schmelzen **II.** *vr* **~ się** ertrinken, am Ertrinken <dem Ertrinken> nahe sein

topnie|ć *vi* schmelzen, zergehen; *figur.* **pieniądze <zapasy> ~ją** Geld <Vorrat> schwindet <geht aus>

topola *f* Pappel *f*, Pappelbaum *m*; **biała ~** Silberpappel *f*

topór *m* Beil *n*

tor *m* **1.** (*bieżnia*) Bahn *f*; *mot.* **~ doświadczalny** Versuchsbahn *f*; **~ wyścigowy** Rennbahn *f* **2.** *ebw.* Gleis *n*; **ślepy ~** totes Gleis

torba *f* Tasche *f*; **~ podróżna** Reisetasche *f*; **~ myśliwska** Jagdtasche *f*; **~ na zakupy** Einkaufstasche *f*, Tragetasche *f*

torebka *f* **1.** Tüte *f*; **~ cukierków** eine Tüte Bonbons **2.** (*damska*) Handtasche *f*

torf *m* Torf *m*

torpeda *f* Torpedo *m*

tort *m* Torte *f*

totalizator *m* Totalisator *m*, Toto *n*; **~ sportowy** Sporttoto *n*

totolot|ek *m ugs.* Toto *n*; **wygrać w ~ka** im Toto gewinnen

towar *m* Ware *f*; **~y** *pl* Waren *fpl*, Güter *npl*; **~ eksportowy** Exportartikel *m*; **~y konsumpcyjne** Konsumgüter *npl*

towarowy *adj* Waren-, Güter-, Fracht-; **pociąg ~** Güterzug *m*; **statek ~** Frachtschiff *n*; **dom ~** Kaufhaus *n*; **znak ~** Warenzeichen *n*

towarzysk|i *adj* gesellig; (*stosowany w towarzystwie*) gesellschaftlich; **człowiek ~i** geselliger Mensch; **formy ~ie** Umgangsformen *fpl*; **gra ~a** Gesellschaftsspiel *n*

towarzystw|o *n* **1.** Gesellschaft *f*; **dotrzymywać komuś ~a** jm Gesellschaft leisten **2.** (*organizacja*) Verein *m*, Gesellschaft *f*; **~o ubezpieczeniowe** Versicherungsgesellschaft *f*

towarzysz *m* Gefährte *m*; (*osoba towarzysząca*) Begleiter *m*; **~ podróży** Reisegefährte *m*; **~ zabawy** Spielgefährte, Spielkamerad *m*; **~ życia** Lebensgefährte *m*

tracić *vt* verlieren; **~ pieniądze** Geld verlieren <verprassen, verschleudern>; *figur.* **~ głowę** den Kopf verlieren, aus dem Häuschen sein

tradycyjny *adj* traditionell, herkömmlich

trafiać I. *vt*, *vi* treffen; **~ do celu** das Ziel <ins Schwarze> treffen; **na chybił trafił** aufs Geratewohl, auf gut Glück **II.** *vr* **~ się** (*zdarzać się*) vorkommen

trafić *vt*, *vi pf* → **trafiać**

trafn|y *adj* treffend, richtig; **~y strzał** Treffer *m*, Volltreffer *m*; **~a odpowiedź** richtige Antwort

tragarz *m* Gepäckträger *m*

tragedia *f* Tragödie *f*; *teatr. o.* Trauerspiel *n*

traktor *m* Traktor *m*, Schlepper *m*; **~ gąsienicowy** Raupenschlepper *m*

traktować I. *vt* behandeln; **~ poważnie** ernst nehmen **II.** *vi* behandeln (**o czymś** etw), handeln (von etw)

tramwaj *m* Straßenbahn *f*

tramwajowy *adj* Straßenbahn-; **przystanek ~** Straßenbahnhaltestelle *f*

tran *m* Lebertran *m*

transformator *m* Transformator *m*

transfuzja *f* Transfusion *f*, -übertragung *f*; **~ krwi** Blutübertragung *f*

transmisja *f* **1.** *rad.* Übertragung *f*; **~ z teatru** Theaterübertragung *f*; **~ telewizyjna** Fernsehübertragung *f* **2.** *techn.* Transmission *f*; *mech.* Triebwelle *f*

transmitować *vt rad.* übertragen

transparent *m* Spruchband *n*, Transparent *n*

transplantacja *f med.* Transplantation *f*,

Verpflanzung *f*; ~ **serca** Herztransplantation *f*
transport *m* Transport *m*, Beförderung *f*; (*komunikacja*) Verkehrswesen *n*
trasa *f* Route *f*; ~ **podróży** Reiseroute *f*
tratować *vt* trampeln
tratwa *f* Floß *n*
trawa *f* Gras *n*
trawić *vt* **1.** verdauen; *figur.* (*o ogniu*) verzehren; ~ **czas na czymś** die Zeit mit etw hinbringen **2.** *techn.* ätzen
trawnik *m* Rasen *m*; Grünanlage *f*
trąba *f* **1.** Tuba *f*; ~ **powietrzna** Windhose *f*; Wirbelwind *m* **2.** (*słonia*) Rüssel *m*
trąbić *vi* **1.** blasen, trompeten **2.** *ugs.* (*pić*) saufen
trąb|ka *f* Trompete *f*; **grać na ~ce** Trompete blasen
trącać I. *vt* stoßen, (leicht) anstoßen **II.** *vr* ~ **się** anstoßen; ~ **się kieliszkami** mit jm anstoßen
trener *m* Trainer *m*, Coach *m*
trenerka *f* Trainerin *f*
trening *m* Training *n*
trenować *vi* trainieren
tresować *vt* dressieren, abrichten
tresowan|y *adj* dressiert; **~e zwierzę** ein dressiertes Tier
treść *f* Inhalt, Gehalt *m*; **zasadnicza** ~ Hauptinhalt *m*
triumf *m zob.* **tryumf**
trochę *adv* ein bisschen, ein wenig, etwas; ~ **inny** etwas anders; **ani** ~ ganz und gar nicht
trociny *pl* Sägemehl *n*
trojaczki *mpl* Drillinge *pl*
troje *num* drei; → **trzy**
trolejbus *m* Oberleitungsomnibus *m*, Obus *m*
trombita *f* Alphorn *n*
tron *m* Thron *m*; **następca ~u** Thronfolger, Kronprinz *m*; **wstąpić na** ~ den Thron besteigen
tropikaln|y *adj* tropisch; Tropen-; **kraje ~e** Tropen *pl*; **klimat ~y** tropisches Klima
trosk|a *f* **1.** Sorge *f*; **pełen ~i** voller Sorgen **2.** (*zmartwienie*) Besorgnis *f*, Kummer *m*
troskliwość *f* Sorgfalt *f*
troskliwy *adj* sorgfältig
troszczyć się *vr* sorgen, Sorge tragen (**o coś** für etw)
trotuar *m* Bürgersteig *m*
trój- *w złożeniach* drei-, Drei-
trójbój *m* Dreikampf *m*
trójka *f* Drei *f*
trójkąt *m* Dreieck *n*
trójkątny *adj* dreieckig
trójskok *m sport.* Dreisprung *m*
trójwymiarowy *adj* dreidimensional
trucizn|a *f* Gift *n*; **zażyć ~ę** Gift nehmen
trud *m* Mühe *f*, Mühsal *f*; **z ~em** schwer, mit Mühe (und Not); **to daremny** ~ das ist vergebliche Mühe
trudnić się *vr* sich beschäftigen, sich befassen (**czymś** mit etw); ~ **się hodowlą bydła** Viehzucht treiben
trudno *adv* schwer, schwierig; ~ **uchwytny** schwer zu (er)fassen, schwer greifbar; **no ~!** da kann man nichts machen!; ~ **przewidzieć** es ist nicht abzusehen
trudnoś|ć *f* Schwierigkeit *f*; **z ~cią** mit Mühe; **sprawiać ~ć** Schwierigkeiten bereiten, schwer fallen
trudny *adj* schwer, schwierig; ~ **do odgadnięcia** schwer zu erraten
trujący *adj* giftig, Gift-; **gaz** ~ Giftgas *n*; **grzyb** ~ Giftpilz *m*
trumna *f* Sarg *m*
trup *m* Leiche *f*, Leichnam *m*; **blady jak** ~ leichenblass; **paść ~em** das Leben lassen; **położyć ~em** töten, umbringen
truskawka *f* Gartenerdbeere *f*, Erdbeere *f*
trwa|ć *vi* dauern, anhalten; **~ć nadal** fortdauern; **obrady ~ją** die Debatte dauert an
trwały I. *adj* dauerhaft, haltbar; (*pogoda*) andauernd; ~ **pokój** ein dauerhafter Frieden **II. trwała** *f* Dauerwelle *f*
trwonić *vt* verschwenden, vergeuden
tryb *m* **1.** Art und Weise, Stil *m*; ~ **życia** Lebensweise *f*; **iść zwykłym ~em** seinen alten Gang gehen **2.** *gram.* Modus *m*; ~ **oznajmujący** Indikativ *m*
trybuna *f* **1.** (*na stadionie*) Tribüne *f* **2.** (*do przemówień u.ä.*) Rednerbühne *f*
trykot *m* Trikot *m*, *n*
tryska|ć *vi* (*o wodzie*) sprudeln, hervorströmen; (*o źródle*) springen; (*o iskrach*) sprühen; *figur.* **~ć zdrowiem** von Gesundheit strotzen; **~jący zdrowiem** gesundheitsstrotzend
tryumf *m* Triumph *m*; **z ~em** triumphierend
trzaskać *vi* krachen, knattern; ~ **z bicza** mit der Peitsche knallen
trzasnąć *vi pf* (einmal) krachen, knallen; ~ **drzwiami** die Tür zuwerfen; → **trzaskać**
trząść [tʃɔ̃ɕtɕ] **I.** *vt*, *vi* schütteln, rütteln;

~ głową den Kopf schütteln; **wóz trzęsie** der Wagen schüttelt **II.** *vr* **~ się 1.** zittern (**ze strachu** vor Angst) **2.** (*o ziemi*) beben
trzcin|a ['tʃtçina] *f* Rohr *n*, Schilfrohr *n*; **~y** *pl* (*nad wodą*) Röhricht *n*; **~a bambusowa** Bambusrohr *n*; **~a cukrowa** Zuckerrohr *n*
trzeba *impers* man muss, es ist nötig; **~ było** man musste, es war nötig; **~ przyznać, że ...** es muss zugegeben werden, dass ...; **tego jeszcze było ~!** das fehlte noch!; **nie ~** (es ist) nicht nötig
trzeci *num* der dritte; **po raz ~** zum dritten Mal; **~a część** ein Drittel; **część ~a** dritter Teil; **jedna ~a litra** ein drittel Liter
trzeć *vt* reiben
trzepać *vt* klopfen; *figur. ugs.* (*gadać*) plappern
trzepotać *vt* (*vr* **się**) flattern; **~ się** *o.* zappeln
trzeszczeć *vi* (*o ogniu*) knistern, prasseln; (*o schodach*) knarren
trzewik *m* Schuh *m*
trzeźwieć *vi* (wieder) nüchtern werden, ernüchtern
trzeźwy *adj* nüchtern; *figur.* besonnen, nüchtern
trzęsienie *n*: **~ ziemi** Erdbeben *n*
trzmiel *m* Hummel *f*
trzonek *m* Stiel *m*; Griff *m*
trzustka *f* Bauchspeicheldrüse *f*
trzy *num* drei
trzy- *w złożeniach* drei-, Drei-
trzydniowy *adj* dreitägig
trzydziesty *num* der dreißigste
trzydzieści *num* dreißig
trzymać I. *vt* halten (**kogoś za rękę** jn bei der Hand) **II.** *vr* **~ się** sich halten; *mot.* **~ się drogi** <**jezdni**> gute Straßenlage haben; **~ się!** festhalten!; **trzymaj się prosto!** halte dich gerade!
trzynastka *f* Dreizehn *f*; **feralna ~** die böse Dreizehn
trzynasty *num* der dreizehnte
trzynaście *num* dreizehn
trzypiętrowy *adj* dreistöckig
trzysta *num* dreihundert
tu *adv* (*wskazanie miejsca*) hier; (*wskazanie kierunku*) hierher, her; **tu i tam** hier und da <dort>; **tu i ówdzie** hier und da; *meteor.* strichweise, stellenweise; **chodź no tu!** komm mal her!
tuba *f* Sprachrohr *n*; *mus.* Tuba *f*
tucznik *m* Mastschwein *n*
tulić I. *vt* umarmen, an sich drücken **II.** *vr* **~ się** sich anschmiegen <schmiegen> (**do kogoś** an jn)
tulipan *m* Tulpe *f*
tunel *m* Tunnel *m*; **~em** durch den Tunnel
tupać *vi* (mehrmals) mit dem Fuß stampfen
tupnąć *vi pf* ein Mal mit dem Fuß stampfen; → **tupać**
turbina *f* Turbine *f*
tureck|i *adj* türkisch, Türken-; **łaźnia ~a** türkisches Bad
Turek *m* Türke *m*
turniej *m* Turnier *n*
turysta *m* Tourist *m*
turystyczn|y *adj* Touristen-, Reise-; **atrakcja ~a** Touristenattraktion *f*
turystyka *f* Fremdenverkehr *m*, Tourismus *m*, Touristik *f*
tusz *m* **1.** Tusche *f* **2.** (*prysznic*) Dusche *f*
tutaj *adv* (*wskazanie miejsca*) hier; (*wskazanie kierunku*) hierher
tutejszy *adj* hiesig
tuzin *m* Dutzend *n*
tuż *adv* dicht bei <an>; **~ obok mnie** (ganz) dicht neben mir
tward|y *adj* **1.** hart, fest; **~y jak kamień** steinhart; **~y sen** fester Schlaf; **~e życie** hartes Leben; **jajko na ~o** hart gekochtes Ei **2.** *figur.* (*człowiek*) hart, unbeugsam
twaróg *m* Quark *m*
twarz *f* Gesicht *n*; **być do ~y** zu Gesicht stehen, gut stehen; **uderzyć kogoś w ~** jm eine Ohrfeige geben, jn ins Gesicht schlagen; **rysy ~y** Gesichtszüge *pl*
twierdza *f* Festung *f*
twierdz|ić *vt* behaupten; **~ą ...** es wird behauptet ...
twoja, twoje *pron poss* → **twój**
tworzyć I. *vt* (*stanowić*) bilden; (*stwarzać*) schaffen, kreieren **II.** *vr* **~ się** sich bilden, entstehen
tworzywo *n* Stoff *m*; **~ sztuczne** Kunststoff *m*
twój, twoja, twoje *pron poss* dein, deine, dein
twórca *m* Schöpfer *m*
twórczość *f* Schaffen *n*; **~ artystyczna** künstlerisches Schaffen
twórczy *adj* kreativ, schöpferisch; Schöpfer-
ty *pron pers* du; **być z kimś na ty** jn duzen, sich mit jm duzen
tycz|ka *f* Stab *m*; *sport.* **skok o ~ce** Stabhochsprung *m*, Stabhochspringen *n*

tyć *vi* dicker werden, fett werden
tydzień *m* Woche *f*; **Wielki Tydzień** Karwoche *f*; **co ~** jede Woche, wöchentlich; **co drugi ~** alle zwei Wochen; **za ~** in <nach> einer Woche; **od tygodnia** seit einer Woche
tyfus *m* Typhus *m*
tygodnik *m* Wochenschrift *f*; **~ ilustrowany** Illustrierte *f*
tygodniowo *adv* wöchentlich, pro Woche
tygodniowy *adj* wöchentlich; (*jednotygodniowy*) einwöchig
tygrys *m* Tiger *m*
tykać *vi* (*o zegarze*) ticken
tyle *adv* so viel; **~ razy** so viele Male; **~ ..., ile ...** so viel ... wie ...; **trzy razy ~** dreimal so viel; **~ samo** genauso viel, ebenso viel
tylko I. *adv* nur, lediglich; **~ co** soeben **II.** *kj* (*lecz*) sondern; **nie ty, ~ on** nicht du, sondern er
tyln|y *adj* der hintere; Hinter-; **~a noga** Hinterbein *n*
tylo|godzinny stundenlang; **~krotny** mehrmalig; **~letni** mehr-, langjährig
tył *m* hinterer Teil; **w tyle, z ~u** hinten; **od ~u** von hinten; **w ~** <**do ~u**> nach hinten, zurück; **~em** rückwärts
tym I. *pron* → **ten II.** *adv* umso, desto; **~ lepiej** umso besser; **im więcej, ~ lepiej** je mehr, desto <je> besser; **~ bardziej, że ...** umsomehr als ...; **im prędzej, ~ lepiej** je eher, desto besser <desto lieber>
tymczasem I. *kj* indessen **II.** *adv* (*na razie*) vorläufig; inzwischen
tymczasowy *adj* provisorisch, vorläufig
tynk *m* Putz *m*, Verputz *m*
typ *m* Typ *m*; *mot.* **~ karoserii** Bauart *f*; **tego ~u** von diesem Typ; *figur.* **ludzie tego ~u** Leute von diesem Schlag; **podejrzany ~** ein verdächtiges Individuum
typować *vt* tippen
typowy *adj* typisch
tyraliera *f* (Schützen-)Linie *f*
tyran *m* Tyrann *m*
tysiąc I. *num* tausend, eintausend **II.** *m* Tausend *n*; **~ami** zu Tausenden
tysiąclecie *n* Jahrtausend, Millennium *n*
tytan *m* Titan *m*
tytoń *m* Tabak, Rauchtabak *m*
tytuł *m* Titel *m*; **pod ~em** mit <unter> dem Titel; **nadać ~** einen <den> Titel verleihen
tytułow|y *adj* Titel-; **karta ~a** Titelblatt *n*
typ *m* Typ(us) *m*

U

u *praep* bei, an; **u nas** bei uns; **u drzwi** an der Tür; **u Goethego** bei Goethe; **u siebie** (*w domu*) zu Hause; **palec u nogi** Zehe *f*
uaktywniać *vt* aktivieren
ubawić się *vr pf* sich recht amüsiert haben
ubezpieczać I. *vt* versichern, (*zabezpieczać*) sicherstellen **II.** *vr* **~ się na wypadek kradzieży** sich gegen Diebstahl versichern
ubezpieczenie *n*: *mot.* **~ od odpowiedzialności cywilnej** Haftpflichtversicherung *f*; **~ autocasco** Kaskoversicherung *f*
ubezpieczyć *vt pf* → **ubezpieczać**
ubić *vt pf* → **ubijać**; **~ interes** ein Geschäft machen <abschließen>
ubiec *vt pf* **1.** zuvorkommen (**kogoś** jm) **2.** (*przebiec*) durchlaufen
ubiegać się *vr* sich bewerben, sich bemühen (**o coś** um etw)
ubiegły *adj* vergangen, vorig; **w ~m roku** im vergangenen Jahr, voriges Jahr
ubierać I. *vt* (*kogoś*) anziehen **II.** *vr* **~ się** sich anziehen; (*nosić się*) sich kleiden
ubijać *vt* feststampfen; **~ pianę** zu Schaum schlagen
ubikacja *f* Toilette *f*
ubiór *m* (*garderoba*) Kleidung *f*
ubliżać *vi* beleidigen, verletzen (**komuś** jn)
ubliżyć *vi pf* → **ubliżać**
uboczle *n*: **na ~u** abseits; **położony na ~u** abseits gelegen
uboczn|y *adj* Neben-; **~a** Nebensache *f*; **~e zajęcie** Nebenbeschäftigung *f*; **produkt ~y** Nebenprodukt *n*
ubogi I. *adj* arm (**w coś** an etw), bedürftig **II.** *m* Arme *m*, (*żebrak*) Bettler *m*
ubolewać *vi* bedauern (**nad kimś** jn, **nad czymś** etw)
ubóstwiać *vt* vergöttern
ubóstwo *n* Armut *f*; **~ myślowe** Gedankenarmut *f*
ubrać *vt pf* → **ubierać**
ubrani|e *n* (*odzież*) Kleidung *f*, Kleider *npl*; (*garnitur*) Anzug *m*; **nie mieć nic do ~a** nichts anzuziehen haben
ubrudzić *vt pf* beschmutzen, dreckig machen
ubyć *vi pf* → **ubywać**
ubywa|ć *vi* **1.** abnehmen; **księżyca ~** der Mond nimmt ab; **zapasów ~** die Vorräte werden knapp <gehen aus>; **~ć na wadze** an Gewicht verlieren **2.** (*wody w rzece*) sinken
ucho *n* **1.** (*pl* **uszy**) Ohr *n*; **~ środkowe** Mittelohr *n*; **na ~** ins Ohr; **po uszy, powyżej uszu** bis über die Ohrenspitzen; **nadstawiać uszu** die Ohren spitzen; **puszczać mimo uszu** nicht beachten, in den Wind schlagen; **słuchać jednym uchem** mit halbem Ohr hinhören; **być głuchym na jedno ~** auf einem Ohr taub sein **2.** (*pl* **ucha**) Henkel *m* **3.** **~ igielne** Nadelöhr *n*
uchodzi|ć *vi* **1.** → **ujść 2.** (*wypadać*) sich schicken, sich ziemen; **nie ~** es ziemt <schickt> sich nicht **3.** (*o rzece*) münden, sich ergießen
uchwalać *vt* → **uchwalić**
uchwalić *vt pf* verabschieden (**ustawę** ein <das> Gesetz)
uchwał|a *f* Beschluss *m*; (*uchwalenie*) Beschlussfassung *f*; **podjąć** <**powziąć**> **~ę** einen Beschluss fassen
uchwycić *vt pf* ergreifen, auffassen
uchwyt *m* Griff *m*
uchwytny *adj* greifbar, handfest; (*osiągalny*) erreichbar; *ugs.* **czy jest pan dzisiaj ~?** sind Sie heute erreichbar <zu erreichen>?
uciąć *vt pf* abschneiden; **~ rozmowę** ein Gespräch (unvermittelt) abbrechen
uciążliwy [utçɔ̃'ʒʎivɨ] *adj* beschwerlich
uciec *pf* **I.** *vi* → **uciekać II.** *vr* **~ się** Zuflucht nehmen (**do kogoś, czegoś** zu jm, zu etw)
ucieczk|a *f* Flucht *f*; Ausbruch *m* **w czasie ~i** auf der Flucht; **rzucić się do ~i** die Flucht ergreifen; *mil.* **zmusić do ~i** in die Flucht schlagen
uciekać *vi* flüchten, fliehen, davonlaufen
uciekinier *m* Flüchtling; (*przestępca*) Flüchtige *m*; (*o dziecku, kolarzu*) Ausreißer *m*
ucieszyć I. *vt* erfreuen; Freude machen (**kogoś** jm) **II.** *vr* **~ się** Freude haben, erfreut sein (**z czegoś** über etw)
ucinać *vt* am Abschneiden sein
ucisk *m* Druck *m*; (*uciskanie*) Bedrückung *f*, Bedrängnis *f*
uciskać *vt* (*uwierać*) drücken; (*ciemiężyć*) bedrücken, unterdrücken
ucisz|ać I. *vt* zur Ruhe mahnen, (*uspokajać*) beruhigen, (*koić*) beschwichtigen **II.** *vr*

~ać się still werden; **~yło się** es ist still geworden, (*o wietrze*) es ist windstill geworden, der Wind hat sich gelegt
uciszyć *vt pf* → **uciszać**
uczciwy *adj* ehrlich, redlich
uczelnia *f* Hochschule *f*
uczennica *f* Schülerin *f*, Auszubildende *f*
uczeń *m* Schüler *m*; (*w rzemiośle*) Lehrling *m*, (*oficjalnie*) Auszubildende *m*, *ugs.* Azubi *m*
uczesać *vt pf* (*vr*) (**się** sich) gekämmt haben; → **czesać**
uczesanie *n* Frisur *f*
uczestniczyć *vi* sich beteiligen, beteiligt sein (**w czymś** an etw)
uczestnik *m* Teilnehmer *m*
uczęszczać [u'tʃɛ̃tʃatɕ]*vi* besuchen (**do szkoły** die Schule)
uczony I. *adj* gelehrt **II.** *m* Gelehrte *m*
uczta *f* Festessen *n*, Gastmahl *n*
uczucie *n* Gefühl *n*, Empfindung *f*; **przykre ~** Missbehagen *n*; **niejasne ~** ein dunkles Gefühl; **~ wstydu** <**żalu**> das Gefühl der Scham <Reue>; **z mieszanymi uczuciami** mit gemischten Gefühlen; **z ~m** mit Gefühl
uczulenie *n med.* Allergie *f*
uczulony *adj* allergisch (**na** gegen)
uczyć I. *vt* lehren, unterrichten (**kogoś** jn), Unterricht erteilen (**kogoś** jm); (*wpajać*) beibringen (**kogoś** jm) **II.** *vr* **~ się** lernen (**od kogoś** von jm); **~ się francuskiego** Französisch lernen; **~ się czytać** <**grać na fortepianie**> lesen <Klavier spielen> lernen
uczynić *vt pf* → **czynić**
uczynny *adj* hilfsbereit, gefällig
udać *pf* **I.** *vt* → **udawać I. II.** *vr* **~ się 1.** (*powieść się*) gelingen; **nie ~ się** misslingen, schief gehen **2.** (*pójść*) sich begeben; (*zwrócić się*) sich wenden (**do kogoś** an jn); **~ się na spoczynek** sich zur Ruhe begeben
udany *adj* gelungen
udar *m* Schlaganfall *m*; Schlag *m*; **~ serca** Herzschlag *m*; **~ słoneczny** Sonnenstich *m*
udawać I. *vt* sich stellen; vorspiegeln, vortäuschen; **~ głuchego** sich taub stellen; (*naśladować*) nachahmen **II.** *vr* **~ się** → **udać II.**
udarny *adj* schlagfest
uderzać *vi*, *vt* (*bić*) schlagen; (*rzucać się w oczy*) auffallen, in die Augen springen
uderzyć *vi pf* (*o piorunie*) einschlagen; **~ na alarm** Lärm <Alarm> schlagen; *vgl.* **uderzać**
udo *n* Oberschenkel *m*
udoskonalić *vt pf* → **doskonalić**
udowadniać *vt* beweisen, nachweisen; (*wykazać*) erweisen
udowodnić *vt pf* → **udowadniać**
udusić *vt pf* erdrosseln, erwürgen
uduszenie *n* Erdrosselung *f*; **~ się** Erstickung *f*, Ersticken *n*
udzia|ł *m* **1.** (*uczestniczenie*) Teilnahme *f* (**w czymś** an etw); **brać w czymś ~ł** an etw teilnehmen, sich an etw beteiligen **2.** *handl.* Anteil *m*; (*akcja*) Aktie *f*; **mieć ~ł w zysku** am Gewinn Anteil haben; **przypaść w ~le** zuteil werden
udzielać *vt* **1.** erteilen; **~ informacji** Auskunft erteilen; **~ rady** <**głosu**> einen Rat <das Wort> erteilen; **~ lekcji** Unterricht erteilen, Stunden geben **2.** (*udostępniać*) zukommen lassen, zuteil werden lassen **3.** (*przyznawać*) gewähren
udzielić *vt pf* → **udzielać**
ufać *vi* trauen (**komuś** jm)
ufarbować *vt pf* färben
ugotowany *adj* gar
ugór *m* Brache *f*, Brachfeld *n*; **le-żeć ugorem** brachliegen
ugrupowanie *n* Gruppierung *f*
ujawniać I. *vt* enthüllen, zum Vorschein bringen, an den Tag legen **II.** *vr* **~ się** zu Tage treten
ujawnić *vt pf* → **ujawniać**
ująć *pf* **I.** *vt* **1.** fassen; **złodzieja ujęto** der Dieb wurde gefasst **2.** (*krótko w słowach*) zusammenfassen; (*zjednać*) einnehmen, gewinnen (**sobie kogoś** jn für sich) **II.** *vr* **~ się** sich annehmen (**za kimś** js), sich einsetzen, eintreten (**za kimś** für jn)
ujemny *adj* negativ; abfällig; (*szkodliwy*) abträglich; **bilans ~** passive Bilanz
ujęcie *n* (*pochwycenie*) Ergreifung *f*; (*schwytanie*) Festnahme *f*; (*rejestracja*) Erfassung *f*; (*wersja*) Fassung *f*
ujm|ować I. *vt* **1.** fassen, (*krótko*) zusammenfassen; **~ując krótko** zusammenfassend **2.** (*zjednywać*) einnehmen, gewinnen (**sobie kogoś** jn für sich) **II.** *vr* **~ować się** sich annehmen (**za kimś** js)
ujmujący *adj* einnehmend, ansprechend
ujrzeć *vt pf* erblicken; **~ światło dzienne** das Licht der Welt erblicken

ujście *n* (*rzeki*) Mündung *f*
ujść *vi* entrinnen, entgehen (**niebezpieczeństwu** einer Gefahr)
ukarać *vt pf* bestrafen
ukazać *vt pf* → **ukazywać**
ukazywać I. *vt* zeigen; (*wskazywać*) hinweisen (**coś** auf etw) **II.** *vr* ~ **się** erscheinen, (*o książce o.*) herauskommen
ukąsić *vt pf* (*o psie, żmii*) beißen; (*o owadach*) stechen
układ *m* **1.** (*system*) System *n*; -werk *n*; *mot.* ~ **chłodzenia** Kühlsystem *n*; ~ **wydechowy** Auspuffsystem *n*; ~ **napędowy** Triebwerk *n*; **Układ Słoneczny** Sonnensystem *n* **2.** (*pakt*) Pakt *m*, Vertrag *m*; ~ **o pomocy** Beistandspakt *m*; **zawrzeć** ~ einen Vertrag <Pakt> schließen; *polit.* ~ **sił** Kräfteverhältnis *n*
układać I. *vt* (*porządkując*) zurechtlegen, ordnen; (*komponować*) komponieren, dichten **II.** *vr* ~ **się** (*paktować*) unterhandeln, verhandeln (**co do czegoś** über etw); (*kłaść się*) sich hinlegen
ukłon *m* **1.** (*pozdrowienie*) Gruß *m* **2.** (*skłonienie się*) Verbeugung *f*
ukłonić się *vr pf* (*pozdrowić*) grüßen (**komuś** jn)
ukochany I. *adj* innig geliebt **II.** *m* Geliebte *m*; Schatz *m*
ukończyć *vt pf* beenden, abschließen, fertig bringen
ukos *m*: **na** ~ schräg, querdurch; **z ~a** scheel (**patrzeć na kogoś** jn ansehen)
ukośny *adj* schräg
ukradkiem *adv* verstohlen
ukradkow|y *adj* verstohlen; **~e spojrzenie** verstohlener Blick
Ukrainiec *m* Ukrainer *m*
ukraiński *adj* ukrainisch; **barszcz** ~ Borschtsch *m*
ukraść *vt pf* stehlen, gestohlen haben
ukryć *vt pf* → **ukrywać**
ukrywać I. *vt* verstecken, verbergen; ~ **w sobie** in sich bergen; (*taić*) verhehlen; Hehl machen (**coś** aus etw) **II.** *vr* ~ **się** sich verbergen, sich verstecken; (*nie pokazywać się*) sich verborgen halten
ul *m* Bienenstock *m*
ulatniać się *vr* sich verflüchtigen, (*wyparować*) verdunsten; *figur.*, *ugs.* (*zwiać*) sich aus dem Staub machen
ulec *vi pf* erliegen, unterliegen; ~ **zniszczeniu** zerstört werden; ~ **wypadkowi** einen Unfall erleiden
uleczalny *adj* heilbar
ulegać *vi* erliegen, unterliegen; ~ **wpływom** beeinflusst werden, unter dem Einfluss stehen; **nie ulega wątpliwości** es unterliegt keinem Zweifel; *vgl.* **ulec**
uległy *adj* nachgiebig, fügsam
ulepszać *vt* verbessern; (*udoskonalać*) vervollkommnen
ulepszyć *vt pf* → **ulepszać**
ulewa *f* Platzregen *m*, Schauer *m*
ulewny *adj*: ~ **deszcz** (anhaltender) starker Regen
ulg|a *f* **1.** Erleichterung *f*; (*zmniejszenie bólu*) Linderung *f*; **doznać ~i** eine Erleichterung empfinden, sich erleichtert fühlen **2.** (*zniżka*) Ermäßigung *f*; **~a podatkowa** Steuervergünstigung *f*
ulgowy *adj* ermäßigt, verbilligt
ulic|a *f* Straße *f*; **~a przelotowa** Durchfahrtstraße *f*; **~a szybkiego ruchu** <**ekspresowa**> Schnellstraße *f*; **~a z pierwszeństwem przejazdu** Vorfahrtsstraße *f*; **na~y** auf der Straße; **mieszkać przy** <**na**> **~y ...** in der ... Straße wohnen; **iść ~ą** eine Straße entlanggehen; **chodzić ~ami** <**po ~ach**> durch die Straßen gehen
uliczka *f* Gasse *f*; **ślepa** ~ Sackgasse *f*
uliczny *adj* Straßen-; **ruch** ~ Straßenverkehr *m*; **wypadek** ~ Verkehrsunfall *m*
ulokować I. *vt pf* unterbringen; (*pieniądze*) anlegen **II.** *vr* ~ **się** unterkommen, Unterkunft finden; (*znaleźć miejsce*) Platz finden
ulotka *f* Flugblatt *n*
ulotnić się *vr pf* → **ulatniać się**
ultimatum *n* Ultimatum *n*
ultra- *w złożeniach* ultra-, Ultra-
ultrakrótki *adj* ultrakurz
ultraprawicowy *adj* rechtsradikal
ulubieniec *m* Liebling *m*
ulubion|y *adj* beliebt, Lieblings-; **~a książka** Lieblingsbuch *n*; **~a potrawa** Leibgericht *n*
ułam|ek *m* **1.** *mat.* Bruchzahl *f*, Bruch *m*; **~ek dziesiętny** Dezimalbruch *m* **2.** (*fragment*) Bruchstück *n*, Bruchteil *m*; **w ~ku sekundy** im Bruchteil einer Sekunde
ułaskawiać *vt* zu begnadigen pflegen
ułaskawić *vt pf* begnadigen; *vgl.* **ułaskawiać**
ułatwi|ać *vt* erleichtern; (*upraszczać*) vereinfachen; begünstigen; **~enie** *n* Erleichterung *f*; Vereinfachung *f*
ułatwić *vt pf* → **ułatwiać**

ułomny I. *adj* gebrechlich **II.** *m* Körperbehinderte *m*
ułożyć *vt pf* → **układać**
umacniać I. *vt* befestigen; *figur.* festigen, stärken (**przyjaźń** die Freundschaft) **II.** *vr* ~ **się** *figur.* sich festigen
umarły I. *adj* (*zmarły*) verstorben; (*nieżywy*) tot **II.** *m* Tote *m*
umarzać *vt* → **umorzyć**
umawiać się *vr* sich verabreden; (*uzgadniać*) vereinbaren; ausmachen
umeblowany *adj* möbliert
umiar *m* Maß *n*; **z ~em** mit Maß; **zachowywać ~** Maß halten
umiarkowany *adj* gemäßigt; **klimat ~** gemäßigtes Klima
umieć *vt* können; (*potrafić*) wissen zu ..., verstehen zu ...; **~ pływać** schwimmen können; **~ po niemiecku** Deutsch (sprechen) können; **~ przemawiać** zu reden verstehen; **~ żyć <milczeć>** zu leben <schweigen> wissen; **umie pan(i) po niemiecku?** verstehen Sie deutsch?
umierać *vi* sterben, im Sterben liegen; *figur.* **~ ze strachu <z tęsknoty>** vor Angst <Sehnsucht> vergehen <sterben>
umierający *adj* sterbend; **on jest ~** er liegt im Sterben
umieszczać *vt* unterbringen; (*postawić*) hinstellen, hinsetzen; (*położyć*) hinlegen; (*zamieszczać*) einrücken (**w gazecie** in eine Zeitung)
umieścić *vt pf* → **umieszczać**
umocnić *vt pf* → **umacniać**
umocnieni|e *n* Befestigung; **~a** *npl archit.* Befestigungsanlage *f*
umorzyć *vt pf* amortisieren, tilgen; *juris.* niederschlagen, einstellen
umow|a *f* Vertrag *m*; Abkommen *n*; **~a zbiorowa** Tarifvertrag *m*; **~a kooperacyjna** Kooperationsabkommen *n*; **~a kupna <kupna–sprzedaży>** Kaufvertrag *m*; **~a kulturalna** Kulturabkommen *n*; **zgodnie z ~ą** laut Vertrag; **zawrzeć <unieważnić> ~ę** einen Vertrag schließen <für ungültig erklären>; **zerwać ~ę** den Vertrag brechen
umożliwiać *vt* ermöglichen, möglich machen
umożliwić *vt pf* → **umożliwiać**
umówić się *vr pf* → **umawiać się**; **być umówionym** eine Verabredung haben
umrzeć *vi pf* sterben
umyć *vt pf* → **myć**
umysł *m* Intellekt, Geist *m*; **przytomność ~u** Geistesgegenwart *f*
umysłow|y *adj* geistig, Geistes-; **choroba ~a** Geisteskrankheit *f*; **praca ~a** geistige Arbeit, Kopfarbeit *f*
umyślnie *adv* vorsätzlich, absichtlich, mit Absicht; (*specjalnie*) speziell, eigens
umywalka *f* Waschbecken *n*
unia *f* Union *f*; **Unia Europejska** die Europäische Union
unieruchamiać *vt* → **unieruchomić**
unieruchomić *vt pf* zum Stillstand bringen; (*sparaliżować*) lahm legen; (*maszynę*) außer Betrieb setzen, abstellen
unieszczęśliwiać *vt* → **unieszczęś-liwić**
unieszczęśliwić [uɲɛʃʧɛ̃'ɕʎivitɕ] *vt pf* unglücklich machen
unieść *pf* **I.** *vt* zu heben <tragen> vermögen; **~ w górę** hochheben, in die Höhe heben **II.** *vr* **~ się** hochgehen; **~ się w powietrze** auffliegen, in die Luft steigen
unieważniać *vt* → **unieważnić**
unieważnić *vt pf* für ungültig <für null und nichtig> erklären
uniewinniać *vt* → **uniewinnić**
uniewinnić *vt pf juris.* freisprechen; (*usprawiedliwić*) rechtfertigen
uniezależniać *vt* → **uniezależnić**
uniezależnić *pf* **I.** *vt* unabhängig <selbst(st)ändig> machen, selbst(st)ändig werden lassen **II.** *vr* **~ się** sich unabhängig machen, sich verselbst(st)ändigen
unikać *vt* meiden; vermeiden (**kogoś** jn)
unikalny *adj* einmalig; einzigartig
uniknąć *vt pf* vermeiden; (*ujść*) entgehen, entrinnen; **~ kary** einer Strafe entgehen
uniwersalny *adj* universal, (*wielozadaniowy*) universell
uniwersyte|t *m* Universität *f*; **Uniwersytet Warszawski** Universität Warschau; **Uniwersytet Humboldta** Humboldt-Universität *f*; **~t radiowy** Funkuniversität *f*; **na <w> ~cie** an <in> der Universität
unosić I. *vt* (*podnosić*) heben, hochheben **II.** *vr* **~ się** (*w powietrze*) auffliegen; **~ się w powietrzu** (in der Luft) schweben; *figur.* (*gniewem*) (leicht) aufbrausen, zornig hochfahren
unowocześnić *vt pf* modernisieren
uodpornić *vt pf* abhärten, widerstandsfähig machen; *med.* immunisieren
uogólniać *vt* verallgemeinern

uogólnić *vt pf* → **uogólniać**

upadać *vi* → **upaść**

upad|ek *m* Fall *m*; Sturz *m*; (*podupadnięcie*) Niedergang *m*; (*rozkład*) Verfall *m*, Verkommen *n*; **przywieść do ~ku** zu Fall bringen

upajać się *vr* sich berauschen, sich ergötzen, sich weiden (**czymś** an etw)

upał *m* Hitze *f*; **straszny ~** niederdrückende Hitze, Affenhitze *f*

upaństwowić *vt pf* verstaatlichen, nationalisieren

uparty *adj* starrsinnig; halsstarrig, eigensinnig, trotzig

upaść *vi pf* fallen, stürzen; *figur.* sinken; **~ na kolana** auf die Knie sinken

upewnić *pf* **I.** *vt* vergewissern **II.** *vr* **~ się** sich vergewissern

upić *pf* **I.** *vt* **1.** (*troszkę odpić*) antrinken **2.** (*kogoś*) betrunken machen **II.** *vr* **~ się** sich betrinken, sich berauschen

upierać się *vr* starrsinnig <halsstarrig> sein; **~ się przy czymś** sich auf etw versteifen, auf etw hartnäckig bestehen

upiększać *vt* verschönern, schöner machen; (*idealizować*) beschönigen

upiększyć *vt pf* → **upiększać**

upijać **I.** *vt* (immer wieder) betrunken machen **II.** *vr* **~ się** sich immer wieder betrinken

upiór *m* Gespenst *n*

upływ *m* Ablauf, Verlauf *m*; **po ~ie <przed ~em> terminu** nach <vor> Ablauf der Frist; **po ~ie dwóch miesięcy** nach Verlauf von zwei Monaten; **~ krwi** Blutverlust *m*

upływać *vi* verfließen, verstreichen, vergehen; (*o terminie*) ablaufen

upodobani|e *n* Belieben *n*; **według ~a** nach Belieben

upokarzać **I.** *vt* demütigen **II.** *vr* **~ się** sich demütigen

upominek *m* Andenken *n*, Souvenir *n*

uporać się *vr pf* fertig werden (**z czymś** mit etw), schaffen (**z czymś** etw)

uporczywy *adj* hartnäckig

uporządkować *vt pf* → **porządkować**

uposażenie *n* Lohn *m*, Besoldung *f*

upoważniać *vt* bevollmächtigen, autorisieren; *figur.* (*stanowić podstawę*) berechtigen

upoważnić *vt pf* → **upoważniać**

upoważnienie *n* Vollmacht *f*, Ermächtigung *f*

upowszechniać *vt* Allgemeingut werden lassen

upowszechnić *vt pf* → **upowszechniać**

upór *m* Eigensinn *m*, Trotz *m*

upraszczać *vt* vereinfachen

uprawa *f* (*czynność*) Bebauen *n*, Bestellung *f*; (*zajęcie*) Bau *m*, Anbau *m*; **~ zboża** Getreidebau *m*; **~ roli** Ackerbau *m*

uprawiać *vt* **1.** (*rolę*) bebauen, bestellen **2.** (*wykonywać*) treiben, betreiben; **~ sport** Sport treiben

uprawić *vt pf* → **uprawiać 1.**

uprawn|y *adj* Anbau-; **ziemia ~a** Anbaufläche *f*, Ackerland *n*

uprościć *vt pf* → **upraszczać**

uprząż ['upɔ̃ʃ] *f* Pferdegeschirr *n*

uprzeć się *vr pf* → **upierać się**

uprzedzać **I.** *vt* (*ubiec*) zuvorkommen (**kogoś** jm); (*antycypować*) vorgreifen; (*ostrzegać*) warnen **II.** *vr* **~ się** leicht voreingenommen sein (**do kogoś** gegen jn)

uprzedze|nie *n* Voreingenommenheit *f*, Vorurteil *n*; **bez ~ń** vorurteilslos, ohne Voreingenommenheit, (*bezstronnie*) unparteiisch

uprzedzić *vt pf* → **uprzedzać**

uprzejmość *f* Höflichkeit *f*; **uprzedzająca ~** Zuvorkommenheit *f*

uprzejmy *adj* höflich; (*uprzedzająco grzeczny*) zuvorkommend

uprzemysłowienie *n* Industrialisierung *f*

uprzyjemniać *vt* angenehm machen

uprzyjemnić *vt pf* → **uprzyjemniać**

upudrować *vt pf* → **pudrować**

upuszczać *vt* (*na ziemię*) (mehrmals) fallen lassen

upuścić *vt pf* fallen lassen

uradowany *adj* (hoch)erfreut, freudestrahlend

uran *m* Uran *n*

uratować *vt pf* erretten; **tonącego zdołano ~** der Ertrinkende konnte (noch) gerettet werden

urbanistyka *f* Städtebau *m*

urlop *m* Urlaub *m*; **~ wychowawczy** Erziehungsurlaub *m*; **być na ~ie** auf <in> Urlaub sein, beurlaubt sein

urlopowicz *m* Urlauber *m*

urna *f* Urne *f*; **~ wyborcza** Wahlurne *f*

uroczy *adj* bezaubernd, verführerisch

uroczystość *f* (*Abschieds-*, *Trauer-*)Feier *f*, Feierlichkeit *f*, Fest *n*

uroczysty *adj* feierlich, Fest-

uroda *f* Schönheit *f*

urodzaj *m* gute Ernte

urodzajn|y *adj* fruchtbar; **~a ziemia** ein fruchtbarer Boden; **~y rok** ein fruchtbares Jahr, ein gutes Erntejahr
urodzeni|e *n* Geburt *f*; **data ~a** Geburtsdatum *n*
urodzić I. *vt* gebären **II.** *vr* **~ się** geboren werden <sein>
urodziny *pl* Geburtstag *m*; **na ~** zum Geburtstag
urok *m* Anmut *f*; Zauber *m*, Reiz *m*; **być pod ~iem** bezaubert <berückt> sein
urosnąć *vi pf* gewachsen sein
urozmaiceni|e *n* Abwechslung *f*; **dla ~a** zur Abwechslung
uruchomić *vt pf* **1.** betätigen, in Betrieb setzen, in Gang bringen (**maszynę** eine Maschine) **2.** (*otworzyć*) eröffnen
urwać *vt pf* → **urywać**
urywać I. *vt* abreißen, abbrechen, wegreißen **II.** *vr* **~ się** abgerissen <abgebrochen> werden; (*o rozmowie*) stocken
urywek *m* Bruchstück *n*, Fragment *n*
urząd *m* Amt *n*; **~ celny** Zollamt *n*; **~ pocztowy** Postamt *n*; **~ stanu cywilnego** Standesamt *n*; **piastować <sprawować> ~** ein Amt bekleiden <ausüben>
urządzać I. *vt* veranstalten; (*mieszkanie*) einrichten **II.** *vr* **~ się** sich einrichten
urządzeni|e *n* (*zorganizowanie*) Veranstaltung *f*; (*domu*) Einrichtung *f*; (*przyrządy*) Vorrichtung *f*; (*instalacja*) Anlage *f*
urządzić *vt pf* → **urządzać**
urzędniczka *f* Beamtin *f*, Angestellte *f*
urzędnik *m* Beamte *m*, Angestellte *m*; **~ państwowy** Staatsbeamte *m*
urzędowani|e *n*: **godziny ~a** Amtsstunden *pl*, Parteienverkehr *m*
urzędowo *adv* amtlich; (*oficjalnie*) offiziell
urzędowy *adj* amtlich, Amts-
usamodzielniać I. *vt* selbst(st)ändig machen, verselbst(st)ändigen **II.** *vr* **~ się** selbst(st)ändig werden
usamodzielnić się *vt pf* → **usamodzielniać się**
usiąść *vi pf* sich setzen, sich niedersetzen
usłuchać *vt pf* gehorchen (**kogoś** jm), hören (**kogoś** auf jn)
usługi *fpl* Dienstleistungen *fpl*
usługiwać *vi* aufwarten; dienen; bedienen (**komuś** jn)
usłużny *adj* dienstfertig, dienstbereit
usłyszeć *vt pf* hören, vernehmen
usmażyć *vt pf* → **smażyć**
usnąć *vi pf* einschlafen
uspokajać I. *vt* beruhigen **II.** *vr* **~ się** sich beruhigen, ruhig werden
uspokoić *vt pf* → **uspokajać**
usposobienie *n* Gemütsart *f*, Temperament *n*
usprawiedliwiać I. *vt* rechtfertigen **II.** *vr* **~ się** sich rechtfertigen, sich entschuldigen
usprawiedliwić *vt pf* → **usprawiedliwiać**
usprawniać *vt* zweckmäßiger gestalten, rationalisieren
usta *pl* Mund *m*; (*wargi*) Lippen *fpl*; **z ust do ust** von Mund zu Mund; **być na ~ch wszystkich** in aller Munde sein; **pocałować kogoś w ~** jn auf den <jm den> Mund küssen
usta|ć *vi pf* (*przestać*) aufhören; **deszcz ~ł** der Regen hat aufgehört; **wiatr ~ł** der Wind hat sich gelegt
ustalać → **ustalić**
ustalić *pf* **I.** *vt* (*termin*) festsetzen, festlegen; (*określić*) bestimmen; (*fakty*) feststellen **II.** *vr* **~ się** sich festsetzen, üblich werden; (*o pogodzie*) beständig werden
ustanawiać *vt* → **ustanowić**
ustanowić *vt pf* (*określać*) bestimmen; (*rekord*) aufstellen; (*wyznaczać*) einsetzen, ernennen
ustaw|a *f* Gesetz *n*; **projekt ~y** Gesetzesvorlage *f*; **uchwalić ~ę** ein Gesetz verabschieden; **~a wchodzi w życie** ein Gesetz tritt in Kraft; **~a obowiązuje <jest w mocy>** das Gesetzt ist in Kraft
ustawać *vi* allmählich aufhören; (*o wietrze*) sich legen
ustawiać I. *vt* (mehrmals) aufstellen, dabei sein aufzustellen **II.** *vr* **~ się** (*w kolejce*) anstehen, sich anstellen
ustawić *vt pf* aufstellen; (*nastawić właściwie*) einstellen; *mot.* **~ światła** (**reflektorów**) die Scheinwerfer einstellen; *vgl.* **ustawiać**
ustawienie *n* Einstellung *f*; *mot.* **~** (**momentu**) **zapłonu** Zündzeitpunkt-Einstellung *f*; **~ kół** Radeinstellung *f*
ustawiony *adj* eingestellt
ustawowy *adj* gesetzlich
ustąpić *vi pf* (*miejsca*) Platz machen; (*wycofać się*) zurücktreten; **~ ze stanowiska** von seinem Posten zurücktreten
ustęp *m* **1.** (*w tekście*) Absatz *m*, Abschnitt *m* **2.** (*toaleta*) Toilette *f*, Klo *n*
ustępować *vi* (*pod jakimś względem*) in

etw nachstehen, unterlegen sein, zurücktreten; *vgl.* **ustąpić**

ustępstw|o *n* Zugeständnis *n*; **~a** *pl* Konzessionen *pl*

ustnik *m* Mundstück *n*

ustn|y *adj* **1.** mündlich **2.** *anat.* Mund-; **jama ~a** Mundhöhle *f*, Mundraum *m*

ustosunkować się *vr pf* sich äußern, Stellung nehmen (**do czegoś** zu etw)

ustrój *m* **1.** (*organizm*) Wesen *n*; (*żywy*) Lebewesen *n* **2.** *polit.* Ordnung *f*, Form *f*; **~ społeczny** Gesellschaftsordnung *f*, Gesellschaftsform *f*; **~ państwowy** <**państwa**> Staatsform *f*, Staatsordnung *f*

usunąć *vt pf* → **usuwać**

ususzyć *vt pf* getrocknet haben

usuwać I. *vt* entfernen, beseitigen; (*znieść*) abschaffen; (*szkody*) beheben; **~ na bok** zur Seite schieben **II.** *vr* **~ się** (*wycofać się*) sich zurückziehen

usypiać I. *vt* einschläfern; (*dziecko*) einlullen **II.** *vi* am Einschlafen sein

uszczelka *f techn.* Dichtung *f*; (*krążek*) Verdichtungsring *m*

uszczelnić *vt pf* abdichten

uszczęśliwiać [uʃtʧɛ̃'ɕʎivʲatɕ] *vt* glücklich machen; (*sprawiać radość*) beglücken

uszczęśliwić *vt pf* → **uszczęśliwiać**

uszczypnąć [u'ʃɔ̃ʧɨptɕ] *vt pf* (einmal) kneifen, zwicken

uszko *n* kleines Ohr, Öhrchen *n*; (*naczynia*) kleiner Henkel; **~ igły** Nadelöhr *n*

uszkodzenie *n* Beschädigung *f*; (*ciała*) Verletzung *f*; (*defekt*) Defekt *m*; **~ mechaniczne** mechanische Beschädigung

uszkodzić *vt pf* beschädigen; (*skaleczyć*) verletzen

uszkodzony *adj* beschädigt, defekt

uszyć *vt pf* (fertig) nähen

uścisk *m* Druck *m*; (*w objęciach*) Umarmung *f*; **~ dłoni** Händedruck *m*

uściskać *vt pf* umarmen

uścisnąć *vt pf* drücken (**rękę** die Hand)

uśmiech *m* Lächeln *n*

uśmiechać się *vr* lächeln (**na coś** über etw); **~ przez łzy** unter Tränen lächeln; **~ do kogoś** jn anlächeln

uśmiechnąć się *vr pf* (einmal) lächeln; → **uśmiechać się**

uśmierzać *vt* (*koić*) lindern; (*zgnieść*) unterdrücken

uśmierzyć *vt pf* → **uśmierzać**

uśpić *vt pf* einschläfern, einlullen

uświadamiać *vt*: **~ sobie coś** sich *D* eines Dinges bewusst werden

uświadomić *vt pf* → **uświadamiać**

uświadomiony *adj* (*pouczony*) aufgeklärt; (*świadomy*) bewusst

utalentowany *adj* begabt; **bardzo** <**wysoce**> **~** hoch begabt, hochbegabt

utarty *adj* (*tarty*) gerieben; (*utorowany*) gebahnt; (*zwykły*) üblich, alt; *figur.* **~ szlak** gewohnte Bahnen; **~ zwyczaj** alter Brauch; **~ zwrot** stehende Redewendung, Phraseologismus *m*

utkwić *vi pf* haften bleiben; (*w pamięci*) sich einprägen

utleniać się *vr* oxidieren

utonąć *vi pf* (*utopić się*) ertrinken; (*zatonąć*) versinken; → **tonąć**

utopić I. *vt* ertränken **II.** *vr* **~ się** ertrinken

utracić *vt pf* (ganz) verlieren, einbüßen

utrudniać *vt* erschweren, schwierig machen

utrudnić *vt pf* → **utrudniać**

utrwalacz *m fot.* Fixiersalz *n*

utrwalać *vt fot.* fixieren; aufzeichnen, festhalten; *figur.* (*wzmacniać*) stärken, festigen

utrwalić *vt pf* → **utrwalać**

utrzymać I. *vt pf* erhalten; (*zachować*) aufrechterhalten (können) **II.** *vr* **~ się** sich erhalten, sich aufrechterhalten (können)

utrzymani|e *n* Erhaltung *f*, Aufrechterhaltung *f*; **koszty ~a** Lebenshaltungskosten *pl*

utrzym|ywać I. *vt* erhalten; (*nie puścić*) halten können; (*żywić*) ernähren; (*zachowywać*) aufrechterhalten; (*twierdzić*) behaupten; **on ~uje, że go widział** er will ihn gesehen haben **II.** *vr* **~ywać się** sich halten, sich erhalten

utworzyć *pf* **I.** *vt* bilden **II.** *vr* **~ się** sich bilden, entstehen

utwór *m* Kunstwerk *n*, Werk *n*, Stück *n*; **~ muzyczny** Musikstück *n*; **~ dramatyczny** Bühnenstück, Drama *n*; **~ poetycki** Dichtung *f*; **~ literacki** literarisches Kunstwerk

uwag|a *f* **1.** Aufmerksamkeit *f*; **skierować ~ę na coś** die Aufmerksamkeit auf etw richten <lenken>; **zwrócić czyjąś ~ę na coś** jn auf etw aufmerksam machen; **zwraca ~ę** es fällt auf, es springt in die Augen; **~a!** Achtung! **2.** (*spostrzeżenie*) Bemerkung *f*; (*adnotacja*) Vermerk *m*; (*uwzględnienie*) Beachtung *f*; **wziąć coś pod ~ę** einer Sache Beachtung schenken, etw berücksichtigen; **nie brać pod ~ę** außer Betracht <Acht> lassen

uwalniać *vt* → **uwolnić**
uważać I. *vi* (*być uważnym*) aufpassen, aufmerksam sein; (*pilnować*) Acht geben **II.** *vt* (*mniemać*) meinen, glauben; **~ kogoś za bohatera** jn für einen Helden halten, jn als einen Helden betrachten
uważny *adj* aufmerksam
uwertura *f* Ouvertüre *f*
uwędzić *vt pf* → **wędzić**
uwiązać *vt pf* anbinden
uwielbiać *vt* anbeten
uwierać *vt* (*cisnąć*) drücken
uwierzyć *vi* glauben, zu glauben beginnen (**komuś w coś** jm an etw); Glauben schenken (**komuś** jm)
uwieść *vt pf* verführt haben
uwikłać się *vr pf* sich verstricken
uwodziciel *m* Verführer *m*
uwodzić *vt* verführen, zu verführen suchen
uwolnić *pf* **I.** *vt* befreien, freigeben **II.** *vr* **~ się** sich befreien; (*oderwać się*) sich loslösen
uwzględniać *vt* berücksichtigen; (*brać pod uwagę*) in Betracht ziehen, beachten; **nie ~** unberücksichtigt lassen; außer Acht lassen, übergehen
uwzględnić *vt pf* → **uwzględniać**
uzależniać *vt* abhängig machen
uzależnić *vt pf* → **uzależniać**
uzasadniać *vt* begründen (**czymś** mit etw)
uzasadnić *vt pf* → **uzasadniać**
uzbroić *vt pf* aufrüsten; (*wyposażyć*) ausrüsten
uzbrojenie *n* (*czynność*) Aufrüstung *f*; (*wyposażenie*) Ausrüstung *f*
uzda *f* Zaum *m*
uzdolniony *adj* begabt
uzdrowisko *n* Kurort *m*; Bad *n*
uzgodnić *vt* (*ustalić*) vereinbaren
uziemienie *n rad.* Erdung *f*
uznać *vt pf a. polit.* anerkennen; **~ (nowe) państwo** einen Staat anerkennen; **~ za winnego** für schuldig erklären
uzupełniać I. *vt* → **uzupełnić II.** *vr* **~ się** sich <einander> ergänzen
uzupełnić *vt pf* vervollständigen, ergänzen; *mot.* nachfüllen; **~ płyn hamulcowy** die Bremsflüssigkeit nachfüllen
uzyskać *vt pf* gewinnen; (*osiągnąć*) erlangen, erzielen
uzyskan|y *adj* erzielt; **~e wyniki** die erzielten Ergebnisse
użyci|e *n* **1.** Gebrauch *m*; **sposób ~a** (*przepis*) Gebrauchsanweisung *f* **2.** (*zastosowanie*) Gebrauch *m*, Anwendung *f*; **wyjść z ~a** außer Gebrauch kommen
użyć *vt pf* → **używać**
użyteczny *adj* nützlich, nutzbar, brauchbar
użyt|ek *m* **1.** Gebrauch *m*; **zrobić z czegoś ~ek** von etw Gebrauch machen **2.** (*eksploatacja*) Benutzung *f*; **oddać coś do ~ku** der Benutzung übergeben, (*drogę*) dem Verkehr übergeben
użytkownik *m* Benutzer *m*; **~ drogi** Straßenbenutzer *m*
używać *vt* gebrauchen, benutzen; (*stosować*) verwenden, anwenden; (*wprowadzać do akcji*) einsetzen; (*zażywać*) genießen (**swobody** die Freiheit)
użyźniać [u'ʒiʑɲatɕ] *vt* fruchtbar machen; (*nawozem*) düngen
użyźnić *vt pf* → **użyźniać**

W

w, we *praep* **1.** (*gdzie?*) in; **w mieś-cie** in der Stadt; **w domu** zu Hause, (*w budynku*) im Haus; **w tobie** in dir; **we mnie** in mir **2.** (*kiedy?*) an, auf, in, zu; **w lecie <zimie>** im Sommer <Winter>; **w czasie** in der Zeit; **w ciągu** im Laufe; **w piątek** am Freitag; **we wtorek** am Dienstag; **w porę** rechtzeitig; **w podróży** auf der Reise **3.** (*dokąd?*) in; **w las** in den Wald; **w lewo <prawo>** nach links <rechts>; **w górę** hoch, in die Höhe, hinauf; **w dół** nach unten, hinunter; **w tył** nach hinten, zurück **4. w celu** zwecks; **w ten sposób** in dieser <auf diese> Weise; **w kratkę** kariert; **w linie** liniert; **dzień w dzień** Tag für Tag; **we dnie** bei Tag; **w czasie** (*podczas*) während

w-, we- *w złożeniach* Ein-, ein-; Hinein-, hinein-; Herein-, herein-; *np.* **wmieszać się** *vr* sich einmischen; **wchodzić** *vi* hereinkommen, hineingehen

wabi|ć I. *vt* locken (**obietnicami** mit Versprechungen) **II.** *vr* **~ć się** hören auf; **ten pies ~ się Hektor** der Hund hört auf den Namen Hektor

wachlarz *m* Fächer *m*; *figur.* (*krąg*) Kreis *m*; **~ zagadnień** Fragenkreis *m*

wada *f* Fehler *m*, Defekt *m*, Mangel *m*; **~ serca** Herzfehler *m*

wafel *m* Waffel *f*

wag|a *f* **1.** Waage *f*; **~a dziesiętna** Dezimalwaage *f* **2.** (*ciężar*) Gewicht *n*; *sport.* **~a ciężka** Schwergewicht *n*; **~a lekka** Leichtgewicht *n*; **~a kogucia** Bantamgewicht *n*; **~a piórkowa** Federgewicht *n*; **na ~ę** nach Gewicht; *figur.* **przywiązywać ~ę do czegoś** Gewicht auf etw legen **3. Waga** *astr.* Waage *f*

wagarować *vi* die Schule schwänzen

wagon *m* Eisenbahnwagen *m*, Wagen *m*, Wagon *m*; **~ towarowy** Güterwagen *m*; **~ sypialny** Schlafwagen *m*; **~ restauracyjny** Speisewagen *m*

wahać się *vr* schwanken, unschlüssig sein

wahadło *n* Pendel *n*

wahadłowiec *m* (*prom kosmiczny*) Shuttle *m*, Raumfähre *f*

wakacje *pl* Ferien *pl*; **wyjechać na ~** in die Ferien fahren

walc *m* Walzer *m*

walczyć *vi* kämpfen (**z kimś**, **przeciw komuś** gegen jn); **~ o coś** um etw kämpfen; **~ za coś** für etw kämpfen

walec *m* **1.** Walze *f*; **~ drogowy** Straßenwalze *f* **2.** *mat.* Zylinder *m*

walerianow|y *adj* Baldrian-; **krople ~e** Baldriantropfen *mpl*

walet *m kart.* Bube *m*

walić I. *vi*, *vt* (*bić*) hauen, (*pukać*) poltern, hämmern **II.** *vr* **~ się** (*w gruzy*) zusammenzustürzen, einzustürzen drohen

walizka *f* Handkoffer *m*, Koffer *m*

walka *f* Kampf *m*; **~ wręcz** Nahkampf *m*; **~ powietrzna** Luftkampf *m*; **~ uliczna** Straßenkampf *m*; **~ o byt** Kampf ums Dasein; **~ wyzwoleńcza** Freiheitskampf *m*, Befreiungskampf *m*

waln|y *adj* general; Voll-; **~e zgromadzenie** Vollversammlung *f*

waltornia *f* Waldhorn *n*

waluta *f* Währung *f*

wał *m* **1.** Wall *m*, Deich *m*; **~ ochronny** Schutzwall *m*; **~ przeciwpowodziowy** Hochwasserdamm *m* **2.** *mech.* Welle *f*; *mot.* Kurbelwelle *f*

wałek *m* **1.** (kleine) Rolle *f*; **~ do ciasta** Nudelholz *n*; **~ do włosów** Lockenwickler *m* **2.** *mot.* Welle *f*; **~ rozrządu** Nockenwelle *f*

wanilia *f* Vanille *f*

wanna *f* Wanne *f*; **~ do kąpieli** Badewanne *f*; *mot.* **~ olejowa** Ölwanne *f*

wapno *n* Kalk *m*; **~ (nie)gaszone** (un)gelöschter Kalk

warcaby *pl* Damespiel *n*; **grać w ~** Dame spielen

warczeć *vi* knurren; (*o silniku*) surren, brummen

warga *f* Lippe *f*; (*u zwierząt*) Lefze *f*; **górna ~** Oberlippe *f*; **dolna ~** Unterlippe *f*

wariat *m* Verrückte *m*

warkocz *m* Zopf *m*

warstwa *f* Schicht, Lage *f*; **~ ludności** Bevölkerungsschicht *f*

warszawianin, *ugs.* **warszawiak** *m* Warschauer *m*

warsztat *m* **1.** Werkstatt *f*, Werkstätte *f*; **~ naprawczy** Reparaturwerkstatt *f* **2.** (*ława stolarska*) Werkbank *f*

wart *adj* wert; (*godzien*) würdig

war|ta *f* Wache *f*; **pełnić ~tę, stać na ~cie** Wache haben <halten>

warto *impers* (es ist) wert; **nie ~ mówić** es ist nicht der Rede wert; **czy ~?** lohnt das?
wartościow|y *adj* wertvoll, Wert-; **przedmiot ~y** Wertgegenstand *m*; **przesyłka ~a** Wertsendung *f*; **papiery ~e** Wertpapiere *pl*
wartość *f* Wert *m*
wartownik *m* Wachmann *m*, Wächter *m*
warun|ek *m* Bedingung *f*, Voraussetzung *f*; (*okoliczność*) Umstand *m*; **pod ~kiem** unter der Bedingung; **stworzyć ~ki** Voraussetzungen schaffen; **w tych <takich> ~kach** unter diesen <solchen> Umständen; **pod żadnym ~kiem** unter keinen Umständen; **w ~kach nieważkości** in der Schwerelosigkeit; **~ki życiowe** Lebensverhältnisse *npl*
warzywa *npl* Gemüse *n*; **młode ~** junges Gemüse
wasz, wasza, wasze *pron poss* euer, eure, euer
wat *m* Watt *n*
wata *f* Watte *f*
waza *f* Vase *f*; **~ do zupy** Suppenschüssel *f*, Suppenterrine *f*
wazelina *f* Vaseline *f*
wazon *m* Blumenvase *f*
ważka *f* (*owad*) Libelle *f*
ważny *adj* wichtig; (*mający ważność obiegową*) gültig
waży|ć I. *vt* wägen, wiegen; (*rozważać*) erwägen **II.** *vi* (*mieć wagę*) wiegen; **ile ~sz?** wie viel wiegst du? **III.** *vr* **~ć się** sich wiegen
wąchać *vt* riechen (**coś** an etw)
wąs *m* **1.** *o. pl* **~y** Schnurrbart *m* **2.** (*rośliny*) *zw. pl* Ranken *fpl*
wąsiki *mpl* (*kota*) Schnurrhaare *npl*
wąski *adj* schmal; (*ciasny*) eng
wątpić [võitç] *vi* zweifeln; **~ w coś** etw bezweifeln, an etw zweifeln
wątpliwoś|ć *f* Zweifel *m*; **mieć ~ci** Zweifel hegen <haben>; **nie ulega ~ci** es unterliegt keinem Zweifel, es besteht kein Zweifel darüber
wątpliwy [võt'pʎivɨ] *adj* zweifelhaft; (*problematyczny*) fraglich, fragwürdig
wątroba *f* Leber *f*
wątrobianka *f* Leberwurst *f*
wąż *m* **1.** *zool.* Schlange *f*; **~ jadowity** Giftschlange *f* **2.** Schlauch *m*; **~ gumowy** Gummischlauch *m*
wbić *vt pf* → **wbijać**
wbijać *vt* schlagen, treiben (**w ścianę** in die Wand); *figur.* **~ w pamięć** dem Gedächtnis einprägen
wbiec *vi pf* hereingelaufen sein
wbiegać *vi* hereingelaufen kommen, hereinrennen
wbrew *praep* gegen, entgegen; trotz; **~ wszystkiemu** trotz allem; **~ prawu** widerrechtlich; **~ przewidywaniom** wider Erwarten
wcale *adv* gar; **~ nie** gar nicht, durchaus nicht
wchodzić *vi* **1.** hineingehen, hereingehen; *figur.* hineinpassen; **do tego pudełka wchodzi sześć jajek** in diese Schachtel passen sechs Eier hinein **2.** hereinkommen; **proszę, niech pan wejdzie!** bitte, kommen Sie herein; **~ na górę** hochgehen, (*do mówiącego*) hochkommen, heraufkommen **3.** *juris.* **~ w życie** in Kraft treten
wciąż *adv* immer, dauernd
wcierać *vt* einreiben
wcięcie *n* Einschnitt *m*; Taille *f*
wcisnąć *vt pf*: *mot.* **~ pedał gazu do końca** <*ugs.* **do dechy**> das Gaspedal (ganz) durchtreten
wczasowicz *m* Feriengast *m*
wczasowy *adj* Ferien-; **dom ~** Ferienheim *n*, Erholungsheim *n*
wczasy *pl* Erholungszeit *f*; (*miejsce*) Ferienplatz *m*
wczesnogotycki *adj* frühgotisch
wczesnośredniowieczny [fʧɛsnɔçrɛdɲɔ'vʲɛʧnɨ] *adj* frühmittelalterlich
wczesn|y *adj* früh, zeitig; **~e ziemniaki** Frühkartoffeln *fpl*; **~ym rankiem** frühmorgens, am frühen Morgen
wcześnie *adv* früh, frühzeitig; **jak najwcześniej** möglichst früh, möglichst bald
wcześniej *adv kompar* früher
wczoraj *adv* gestern; **od ~** seit gestern; **począwszy od ~** von gestern an
wczorajszy *adj* gestrig; (*z wczoraj*) von gestern
wdać się *vr pf* **1. ~ się w kogoś** nach jm geraten **2.** → **wdawać się**
wdawać się *vr* sich einlassen (**w coś** auf <in> etw)
wdech *m* Einatmung *f*; Atemzug *m*
wdowa *f* Witwe *f*; *ugs.* **słomiana ~** Strohwitwe *f*
wdowiec *m* Witwer *m*
wdrapać się *vr pf* erklettern, erklimmen

wdrapywać się *vr* (wiederholt) klettern <emporklettern>
wdychać *vt* einatmen
wdzięcznie *adv* dankbar; (*z wdziękiem*) anmutig, anmutsvoll
wdzięczność ['vdʑɛ̃tʃnɔɕtɕ] *f* Dankbarkeit *f*, Dank *m*
wdzięczny *adj* **1.** dankbar; **być ~m** dankbar <zu Dank verpflichtet> sein **2.** (*pełen wdzięku*) anmutsvoll, reizend
wdzięk *m* Anmut *f*, Grazie *f*, Charme *m*; **~i kobiece** weibliche Reize; **z ~iem** mit Charme; **mieć ~** Charme haben
we *praep* → **w**
według *praep* **1.** nach, zufolge; **~ mnie** meiner Ansicht nach **2.** (*zgodnie z*) laut, gemäß; **~ umowy** laut Vereinbarung <Vertrag>
wejście *n* **1.** (*czynność*) Eintritt *m*, Betreten *n*; **~ wzbronione!** Eintritt verboten <nicht gestattet>!; **~ na teren budowy** Betreten des Bauplatzes <Baugeländes>; *figur.* **~ w życie ustawy** das In-Kraft-Treten des Gesetzes **2.** (*np. drzwi*) Eingang *m*; (*w górę*) Aufgang *m*; (*do pojazdu*) Einstieg *m*
wejść *vi pf* → **wchodzić**
weksel *m handl.* Wechsel *m*; **wystawić <podpisać, zaakceptować, zaprotestować> ~** einen Wechsel ausstellen <unterschreiben, akzeptieren, protestieren>
welon *m* Schleier *m*
wełn|a *f* Wolle *f*; **czysta ~a** reine Wolle; **~a czesankowa** Kammgarnwolle *f*; **z ~y** wollen, aus Wolle
wełnian|y *adj* wollen, Woll-; **tkanina ~a** Wollgewebe *n*
weneryczn|y *adj* Geschlechts-; **choroby ~e** Geschlechtskrankheiten *fpl*
wentyl *m* Ventil *n*
wentylacja *f* Lüftung *f*, Ventilation *f*
wentylator *m* Lüfter *m*, Ventilator *m* (*a. mot.*)
weranda *f* Veranda *f*
wersja *f lit.* Version *f*, Lesart *f*; Fassung *f*; *mot.* **~ sportowa** Sportausführung *f*
wesele *n* Hochzeit *f*; **srebrne <złote> ~** silberne <goldene> Hochzeit; **mieć ~** Hochzeit feiern
wesoły *adj* fröhlich, lustig
westchnąć *vi pf* einen Seufzer ausstoßen
westchnienie *n* Seufzer *m*
wesz *f* Laus *f*
weterynarz *m* Tierarzt *m*
wewnątrz *adv* innen, drinnen; (*na przestrzeni, w ramach*) innerhalb; **~ domu** im Innern des Hauses; **do ~** nach innen; **z ~** von innen; **~ miasta** innerhalb der Stadt
wewnątrz- ['vɛvnɔ̃tʃ] *w złożeniach* inner-
wewnętrzn|y [vɛ'vnɛ̃tʃnɨ] *adj* **1.** inner; inner-, Innen-; **choroby ~e** innere Krankheiten; **polityka ~a** Innenpolitik *f*; **Ministerstwo Spraw Wewnętrznych** Innenministerium *n* **2.** (*krajowy*) inländisch, Binnen-; **handel ~y** Binnenhandel *m*
wezwać *vt pf* → **wzywać**
wezwani|e *n* Aufforderung *f*; **bez ~a** unaufgefordert
węch *m* Geruch *m*, Geruchssinn *m*
wędk|a *f* Angel *f*; **łowić ~ą <na ~ę>** angeln
wędliny *fpl* Wurstwaren *fpl*; **pokrojone ~** Aufschnitt *m*
wędrować *vi* wandern
wędzić I. *vt* räuchern **II.** *vr* **~ się** geräuchert werden
węgiel *m* **1.** Kohle *f*; **~ kamienny** Steinkohle *f*; **~ brunatny** Braunkohle *f*; **~ drzewny** Holzkohle *f* **2.** (*rysowniczy*) Kohlenstift *m* **3.** *chem.* Kohlenstoff *m*
Węgier *m* Ungar *m*
węgierski *adj* ungarisch
węglowodór *m chem.* Kohlenwasserstoff *m*
węglow|y *adj* Kohlen-; **zagłębie ~e** Kohlenbecken *n*; **pył ~y** Kohlenstaub *m*
węgorz *m* Aal *m*; **~ wędzony** Räucheraal *m*; **śliski jak ~** aalglatt
węszyć *vt* schnuppern, wittern; *figur.* schnüffeln
węzeł *m* Knoten *m* (*o. naut.*); **zawiązać ~** einen Knoten binden <schlingen>
wgniecenie *n mot.* Beule *f*, Verbeulung *f*, (leichter) Blechschaden *m*
wiać I. *vi* wehen; *ugs.* (*uciekać*) sich aus dem Staub(e) machen, ausreißen **II.** *vt* (*czyścić*) worfeln, schwingen (**ziarno** Getreide, Korn)
wiadomo *impers* **1.** bekannt; **jak ~** wie bekannt; **~, że** bekanntlich **2.** (*oczywiście*) klar, gewiss
wiadomoś|ć *f* **1.** (*informacja*) Nachricht *f*; *rad.* **podajemy ~ci** wir bringen Nachrichten **2.** (*wiedza*) Kenntnis *f*; **do ~ci** zur Kenntnis(nahme); **przyjąć coś do ~ci** etw zur Kenntnis nehmen
wiadomy *adj* bekannt; (*omawiany*) bewusst

wiadro *n* Eimer *m*
wiadukt *m* Viadukt *m, n*; (*nad doliną*) Talbrücke *f*; (*nad torem*) Überführung *f*
wianek *m* Kränzchen *n*, Kranz *m*
wiano *n* Mitgift *f*
wiara *f* Glaube *m*; **~ w Boga** Glaube an Gott; **ślepa ~** blinder Glaube; **w dobrej wierze** in gutem Glauben
wiarygodny *adj* glaubwürdig
wiatr *m* Wind *m*; **~ porywisty** böiger Wind; **~ zachodni** Westwind *m*; **~ boczny** Seitenwind *m*; **szybki jak ~** windschnell
wiatraczek *m* Ventilator *m*
wiatrak *m* Windmühle *f*
wiatrówka *f* (*strzelba*) Luftgewehr *n*; (*odzież*) Windjacke *f*
wiązać I. *vt* binden; (*razem*) zusammenbinden **II.** *vr* **~ się** sich binden
wiązka *f* Bündel *n*
wice- *w złożeniach* Vize-; stellvertretend
wiceminister *m* stellvertretender Minister
wiceprezydent *m* Vizepräsident *m*
wicher *m* Sturmwind *m*
widać *tylko inf* **1. być ~** sichtbar sein, zu sehen sein; **samolot ~ jeszcze** das Flugzeug ist noch sichtbar; **~ go z daleka** man sieht ihn von weitem; **nie ~ go już** er ist nicht mehr zu sehen **2.** (*widocznie*) offenbar, man sieht; **~ nie miał innego wyjścia** offenbar hatte er keinen anderen Ausweg; **jak ~** wie man sieht **3.** (*wynikać*) erhellen, ersichtlich sein
widelec *m* Gabel *f*
wideo *n* Video *n*
wideokaseta *f* Videokassette *f*
wideoklip *m* Videoclip *m*
widlasty gabelförmig, gegabelt
widły *pl* Gabel *f*
widmo *n* **1.** Gespenst *n* **2.** *phys.* Spektrum *n*
widno *adv* hell; **~ już** es ist schon hell
widocznie *adv* wahrscheinlich; offensichtlich; (*coraz bardziej*) zusehends
widoczność *f* Fernsicht *f*; *meteor.* **dobra ~** gute Fernsicht <Sicht>
widoczny *adj* (*widzialny*) sichtbar; (*jasny*) offenkundig, klar
widok *m* Ansicht *f*; (*roztaczający się*) Ausblick *m*; (*ujrzenie*) Anblick *m*; **kartka z ~iem** Ansichtskarte *f*; **na jej ~** bei ihrem Anblick; *figur.* **~i na przyszłość** (gute) Aussichten
widownia *f teatr.* Zuschauerraum *m*; *figur.* Schauplatz *m*
widywać I. *vt* öfters sehen **II.** *vr* **~ się** öfters treffen (**z kimś** jn), öfters zusammenkommen (mit jm)
widz *m* Zuschauer *m*
widzeni|e *n* (*czynność*) Sehen *n*; **do ~a!** auf Wiedersehen!; **punkt ~a** Gesichtspunkt *m*; **znać kogoś z ~a** jn vom Sehen kennen
widzieć I. *vt* **1.** sehen; **widziałem go biegnącego** <**jak biegł**> ich sah ihn rennen **2.** (*dopatrywać się*) erblicken **II.** *vr* **~ się** sich <einander> sehen
wiec *m* Kundgebung *f*
wieczn|y *adj* ewig; **~e pióro** Füllhalter *m*, *ugs.* Füller *m*
wiecz|ór *m* **1.** Abend *m*; **pod ~ór** gegen Abend; **~orem** abends, am Abend; **dziś ~orem** heute Abend; **co ~ór** jeden Abend **2.** (*uroczystość*) Soiree *f*, Abendveranstaltung *f*
wiedeński *adj* Wiener
wiedz|a *f* Wissen *n*; (*wiadomości*) Kenntnisse *fpl*; **bez mojej ~y** ohne mein Mitwissen
wiedzieć *vt* wissen; **czy ja wiem?** was weiß ich?
wiejsk|i *adj* ländlich; Land-; (*dotyczący wioski*) Dorf-; **~i obyczaj** ländliche Sitte; **ludność ~a** Landbevölkerung *f*; **młodzież ~a** Dorfjugend *f*
wiek *m* **1.** (*stulecie*) Jahrhundert *n*; (*epoka*) Zeitalter *n*; **~ atomu** <**atomowy**> Atomzeitalter *n* **2.** (*życia*) Alter *n*; **w ~u lat 20** im Alter von 20 Jahren
wieko *n* Deckel *m*
wielbiciel *m* Verehrer *m*
wielbłąd ['vɛlbŭɔ̃t] *m* Kamel *n*; **~ dwugarbny** zweihöckriges Kamel, Trampeltier *n*
wielce *adv* (*bardzo*) sehr; (*wysoce*) höchlich
wiele *adv* viel; **~ razy** vielmals, mehrmals; **~ kobiet** <**dziewczyn, książek**> viele Frauen <Mädchen, Bücher>
Wielkanoc *f* Ostern *pl*; **na ~** zu Ostern
wielki *adj* groß; **~ człowiek** ein großer Mann; **~ uczony** ein großer Gelehrter; **Wielki Tydzień** Karwoche *f*; **Wielki Czwartek** Gründonnerstag *m*; **Wielki Piątek** Karfreitag *m*; **Wielka Sobota** Karsamstag *m*
wielko- *w złożeniach* Groß-, groß-, Hoch-, hoch-
wielkoduszność *f* Großmut, Hochherzigkeit *f*

wielkomiejski *adj* großstädtisch; Großstadt-
wielkopolski *adj* großpolnisch
wielkoś|ć *f* Größe *f*; **naturalnej ~ci** in natürlicher Größe; **posąg naturalnej ~ci** eine lebensgroße Statue; **drugi co do ~ci** der zweitgrößte
wielo- *w złożeniach* Viel-, viel-, Mehr-, mehr-
wielobarwny *adj* mehrfarbig; **druk ~** Mehrfarbendruck *m*
wielojęzyczny *adj* mehrsprachig
wielokąt *m* Vieleck *n*
wielokrotnie *adv* mehrmals
wielokrotny *adj* mehrfach
wieloletni *adj* langjährig
wielonarodowy *adj* multinational
wielopiętrowy *adj* mehrstöckig
wieloryb *m* Wal *m*
wielostopniow|y *adj* Mehrstufen-; **rakieta ~a** Mehrstufenrakete *f*
wielośladowy *adj mot.* mehrspurig
wieloznaczny *adj* mehrdeutig
wielu *adv* viele; **~ mężczyzn <lekarzy, nauczycieli>** viele Männer <Ärzte, Lehrer>
wieniec *m* Kranz *m*; **~ laurowy** Lorbeerkranz *m*; **upleść ~** einen Kranz flechten <winden>
wieńcow|y *adj*: *med.* **naczynia ~e** Herzkranzgefäße *pl*
wieprzowina *f* Schweinefleisch *n*
wieprzowy *adj* Schweins-, Schweine-; **kotlet ~** Schweinskotelett *n*
wiercić *vt* bohren
wiernoś|ć *f* Treue *f*; **dochować <dotrzymać> ~ci** Treue halten <bewahren>
wiern|y I. *adj* treu; **pozostać ~ym** treu bleiben; **~a pamięć** treues Gedächtnis; **~y przekład** wortgetreue Übersetzung **II.** *m* Gläubige *m*
wiersz [vɛʃx] *m* **1.** (*utwór*) Gedicht *n* **2.** (*rym*) Vers *m*; **~ biały** Blankvers *m* **3.** (*linijka*) Zeile *f*
wiertarka *f* Bohrmaschine *f*
wiertło *n* Bohrer *m*
wierzba *f* (*biała* Silber-)Weide *f*; **~ płacząca** Trauerweide *f*
wierzch *m* Oberteil *n*, *m*; **na ~(u)** zuoberst; **po ~u** (*powierzchownie*) oberflächlich
wierzyciel *m* Gläubiger *m*
wierzyć *vi* glauben (**w coś**, **w kogoś** an etw, an jn; **komuś** jm); **~ w siebie** (**samego**) an sich (selbst) glauben; **~ na słowo** aufs Wort glauben
wieszać *vt* hängen; (*powiesić*) aufhängen; **~ na ścianie** an die Wand hängen
wieszak *m* Kleiderbügel *m*
wieś *f* **1.** (*wioska*) Dorf *n*; **we wsi** im Dorf **2.** (*teren*) Land *n*; **żyć na wsi** auf dem Lande leben; **jechać na ~** aufs Land fahren
wietrzyć *vt* wittern; (*mieszkanie*) lüften
wiewiórka *f* Eichhörnchen *n*
wieźć *vt* fahren; **~ kogoś** jn fahren
wieża *f* Turm *m*; **~ ciśnień** Wasserturm *m*; **~ ratuszowa** Rathausturm *m*; **~ kościelna** Kirchturm *m*; **~ z kopułą** Kuppelturm *m*; **~ zachodnia** Westturm *m*
wieżowiec *m* Hochhaus *n*
wieżyczka *f archit.* Türmchen *n*
więc *kj* also; (*tym samym*) somit; (*przeto*) folglich
więcej *adv kompar* mehr; **~ niż** mehr als; **o wiele ~** weit mehr; **mniej ~** ungefähr; **mniej lub ~** mehr oder weniger
więdnąć *vi* welken, welk werden
większoś|ć *f* Mehrheit *f*; **~ć głosów** Stimmenmehrheit *f*; (*np. z nas*) die Mehrzahl *f*, die meisten; **w ~ci wypadków** meist, meistens; **~ć robotników** die meisten Arbeiter; **~ć czasu** die meiste Zeit
większ|y *adj kompar* größer; **~y niż <od>** größer als; **po ~ej części** meistens, meistenteils; → *o.* **duży**, **wielki**
więzienie *n* Gefängnis *n*
więzień *m* Strafgefangene *m*, Häftling *m*
wigili|a *f* **1.** (*przeddzień*) Vorabend *m*; **w ~ę** am Vorabend **2. Wigilia** der Heilige Abend, Weihnachtsabend *m*
wikariusz *m* Hilfsgeistliche *m*
wilczyca *f* Wölfin *f*
wilga *f* Pirol *m*, Goldamsel *f*
wilgo|ć *f* Feuchtigkeit *f*, Nässe *f*; **chronić przed ~cią!** vor Nässe schützen!
wilgotność *f* Feuchtigkeit(sgehalt *m*) *f*; *meteor.* Feuchte *f*
wilgotny *adj* feucht
wilk *m* Wolf *m*
willa *f* Villa *f*
win|a *f* Schuld *f*; **ponosić ~ę** die Schuld tragen, schuld sein; **~a spada na mnie** die Schuld fällt auf mich <liegt bei mir>; **to moja <twoja> ~a** das ist meine <deine> Schuld
winda *f* Fahrstuhl *m*; **~ czynna <nieczynna>** Fahrstuhl in <außer> Betrieb

winiarnia *f* Weinlokal *n*, Weinstube *f*

winien I. *adj* **1.** (*winny*) schuld; **ty jesteś temu ~** du bist daran schuld **2.** (*dłużny*) schuldig **3.** (*powinien*) soll, hat zu ...; **~em** ich soll <habe zu ...> **II.** *n handl.* Soll *n*

winny[1] *adj* Wein-; **ocet ~** Weinessig *m*

winny[2] *adj* schuld (**czegoś** an etw); (*dłużny*) schuldig; **być ~m** schuldig sein, schulden; → **winien I.**

wino *n* Wein *m* (*roślina i napój*); **~ białe** Weißwein *m*; **~ czerwone** Rotwein *m*; **~ gronowe** Traubenwein *m*; **~ musujące** Sekt *m*; **grzane ~** Glühwein *m*

winogrono *n* Weintraube *f*, Wein *m*

wiolonczela *f* Violoncello *n*, Cello *n*

wiosenn|y *adj* frühlingshaft, Frühlings-; **dzień ~y** Frühlingstag *m*; Frühjahrs-; **targi ~e** Frühjahrsmesse *f*

wioska *f* Dorf *n*

wiosło *n* Ruder *n*, (Boots-)Riemen *m*; (*nie umocowane*) Paddel *n*; **~ do odpychania** Stechpaddel *n*; **~ kajakowe** Doppelpaddel *n*

wiosłować *vi* rudern

wiosn|a *f* Frühling *m*, Frühjahr *n*; **~ą, na ~ę** im Frühling <Frühjahr>; **nadchodzi ~a** der Frühling kommt

wirówka *f* Zentrifuge *f*, Schleuder *f*

wirtualny *adj* virtuell

wirus *m* Virus *n* (*m*)

wisieć *vi* hängen (**na czymś** an etw); *figur.* **~ na włosku** an einem Haar hängen

wiśnia *f* (*owoc*) Sauerkirsche *f*; (*drzewo*) Kirschbaum *m*

wiśniowy *adj* **1.** Kirsch-; **sok ~** Kirschsaft *m* **2.** (*kolor*) kirschfarben

wiśniówka *f* Kirschlikör *m*

witać I. *vt* begrüßen, willkommen heißen; **serdecznie witamy!** herzlich willkommen! **II.** *vr* **~ się** begrüßen (**z kimś** jn), „guten Tag" sagen (**z kimś** jm)

witamina *f* Vitamin *n*

witraż *m* Glasfenster *n*, Glasmalerei *f*

wiwat *m* Hoch *n*, Hochruf *m*; **~!** hoch!, vivat!

wiza *f* Visum *n*; **~ wjazdowa** Einreisevisum *n*; **~ tranzytowa** <**przejazdowa**> Durchreisevisum *n*

wizyt|a *f* Besuch *m*; **z ~ą** zu Besuch; **złożyć ~ę** einen Besuch abstatten

wizytówka *f* Visitenkarte *f*, Karte *f*

wjazd *m* Einfahrt *f*; (*do obcego kraju*) Einreise *f*

wjechać *vi pf* → **wjeżdżać**

wjeżdżać *vi* einfahren; (*konno*) einreiten; (*do kraju*) einreisen

wklęsł|y *adj* konkav; **zwierciadło ~e** Hohlspiegel *m*

wkład *m* (*wpłacony*) Einlage *f*; (*przyczynek*) Beitrag *m*; (*do długopisu*) Mine *f*

wkładać *vt* **1.** hineinlegen; (*wetknąć*) stecken; **~ do kieszeni** in die Tasche stecken, einstecken **2.** (*ubranie*) anziehen

wkręcać *vt* eindrehen; **~ śrubę** (hin)einschrauben

wkręcić *vt pf* → **wkręcać**

wkrótce *adv* bald, demnächst

wlać *vt pf* → **wlewać**

wlatywać *vi* hineinfliegen, hereinfliegen, einfliegen; (*wbiegać*) hineinrennen, hereinrennen; (*wpadać*) hineinstürzen

wlec I. *vt* schleppen **II.** *vr* **~ się** sich schleppen; (*długo*) sich hinziehen

wlecieć *vi pf* → **wlatywać**

wlew *m* (*paliwa*) Einfüllstutzen *m*

wlewać *vt* hineingießen, eingießen, hineinschütten

wleźć *vi pf* → **włazić**; **~ na drzewo** einen Baum erklettern

w lot *adv* flugs

władać *vi* (*mieć władzę*) herrschen; **~ językiem** eine Sprache beherrschen

władca *m* Machthaber *m*, Herrscher *m*; *scherz.* **pan i ~** (*o mężu*) Herr und Gebieter

władz|a *f* **1.** Macht *f*; Gewalt *f*; **objęcie ~y** Machtübernahme *f*; **dojść do ~y** zur Macht gelangen; **objąć** <**przechwycić**> **~ę** die Macht übernehmen <ergreifen>; **mieć ~ę** Macht haben (**nad kimś** über jn); **~a nad światem** Weltherrschaft *f*; *polit.* **rozdział ~** die Teilung der Gewalten **2.** (*organ*) Behörde *f*; **~e administracyjne** Verwaltungsbehörde *f*

włamanie *n* Einbruch *m*; **kradzież z ~m** Einbruchsdiebstahl *m*

włamywacz *m* Einbrecher *m*

własnoręczny *adj* eigenhändig

własność *f* **1.** Eigentum *n*; **~ prywatna** Privateigentum *n*; **cudza ~** fremdes Eigentum **2.** (*właściwość*) Eigenschaft *f*

własn|y *adj* eigen, Eigen-; **na ~ą rękę** auf eigene Faust; **na ~e oczy** mit eigenen Augen; **miłość ~a** Eigenliebe *f*; **~y kąt** eigenes Heim

właściciel *m* Eigentümer *m*, Besitzer *m*; **~ domu** Hausbesitzer *m*

właściwie *adv* eigentlich, an sich; (*poprawnie*) richtig

właściwość *f* (*cecha*) Eigenheit *f*; (*kompetencja*) Zuständigkeit *f*
właściwy *adj* eigentlich; (*cechujący*) eigen; (*odpowiedni*) richtig, entsprechend; (*kompetentny*) zuständig; **we ~m czasie na ~m miejscu** zur richtigen Zeit am richtigen Platz
właśnie *adv* eben, gerade
włazić *vi* (*wdrapywać się*) klettern (**na drzewo** auf einen Baum)
włączać *vt* **1.** *el.* einschalten **2.** (*dopuścić*) mit einbeziehen **3.** (*uwzględniać*) mit berücksichtigen
włącznie ['vũɔ̃ʧɲɛ] *adv* einschließlich; **do jutra ~** bis morgen einschließlich
włączyć *vt pf* → **włączać**
włos *m* Haar *n*; **~y** *pl* (die) Haare, (das) Haar; **o ~** um Haaresbreite, um ein Haar; (**szczotkować**) **pod ~** gegen den Strich (bürsten); **z ~em** mit dem Strich
włoski *adj* italienisch; **koper ~** Fenchel *m*; **makaron ~** Makkaroni *pl*; **orzech ~** Walnuss *f*
włoszczyzna *f* Suppengemüse, Suppengrün *n*
włożyć *vt pf* → **wkładać**
włókno *n* Faser *f*; **~ sztuczne** Kunstfaser *f*
wmawiać *vt* einreden, weismachen; glauben machen (**komuś** jn)
wmieszać się *vr pf* sich einmischen
wmówić *vt pf* → **wmawiać**
wnet *adv* (*wkrótce*) bald
wnętrz|e *n* **1.** Innere *n*; **~e kościoła** Kircheninnere *n*; **~e samochodu** Wageninnere *n*; **do ~a** hinein, herein, nach innen; **z ~a** heraus, von innen **2.** Innen-; **architektura ~** Innenarchitektur *f*
wnętrzności *pl* Eingeweide *pl*
Wniebowstąpienie *n* Christi Himmelfahrt *f*
Wniebowzięcie *n* Mariä Himmelfahrt *f*
wnieść *vt pf* → **wnosić**
wnikać *vi* eindringen, dringen (**w coś** in etw); **~ w szczegóły** auf Einzelheiten eingehen
wniknąć *vi pf* → **wnikać**
wnios|ek *m* **1.** Antrag *m*; **postawić** <**przedłożyć**> **~ek** einen Antrag stellen <einreichen, einbringen> **2.** (*konkluzja*) Schluss *m*, Schlussfolgerung *f*; **dojść do ~ku** zu dem Schluss <der Ansicht> kommen; **wyciągnąć ~ek** den Schluss ziehen
wniosk|ować *vi* schließen, schlussfolgern; (*rozumować*) folgern; **~ując z tego ...** danach zu urteilen ...
wnosić *vt* hineintragen, hereintragen; (*przedkładać*) einbringen, unterbreiten; (*sądzić*) schließen, urteilen
wnuczka *f* Enkelin *f*
wnuk *m* Enkel *m*
wobec *praep* (*w stosunku*) gegenüber; (*biorąc pod uwagę*) angesichts; **~ ciebie** dir gegenüber; **~ tego faktu** angesichts dieser Tatsache; **~ tego, że ...** in Anbetracht dessen, dass ...
wod|a *f* **1.** Wasser *n*; **~a do picia** Trinkwasser *n*; **~a sodowa** Sodawasser *n*; **~a mineralna** Mineralwasser *n*; **~a destylowana** destilliertes Wasser; **~a kolońska** Kölnischwasser *n*; **~a święcona** Weihwasser *n* **2.** **~y** *pl* Gewässer *npl*; **~y terytorialne** Hoheitsgewässer *pl*
Wodnik *m astr.* Wassermann *m*
wodnopłatowiec *m* Wasserflugzeug *n*
wodn|y *adj* Wasser-; **droga ~a** Wasserstraße *f*; **sport ~y** Wassersport *m*; **farba ~a** Wasserfarbe *f*
wodo- *w złożeniach* Wasser-
wodociąg *m* Wasserleitung *f*
wodolecznictwo *n* (*nauka*) Wasserheilkunde *f*; (*kuracja*) Wasserkur *f*
wodomierz *m* Wasserzähler *m*
wodorow|y *adj* Wasserstoff-; **bomba ~a** Wasserstoffbombe *f*
wodospad *m* Wasserfall *m*
wodoszczelny *adj* wasserdicht
wodotrysk *m* Springbrunnen *m*
wodować *vi flug.* wassern
wodór *m chem.* Wasserstoff *m*
w ogóle *adv* überhaupt
wojenny *adj* Kriegs-; **okręt ~** Kriegsschiff *n*; **sąd ~** Kriegsgericht *n*
województwo *n* Woiwodschaft *f*
wojn|a *f* Krieg *m*; **~a światowa** Weltkrieg *m*; **~a wyzwoleńcza** Befreiungskrieg *m*; **zimna ~a** der kalte Krieg; **na ~ie** im Krieg; **wypowiedzieć ~ę** den Krieg erklären
wojsk|o *n* Militär *n*; **w ~u** beim Militär; *flug.* **~a desantowe** Luftlandetruppen *fpl*
wojskow|y I. *adj* Militär-, militärisch; **służba ~a** Wehrdienst *m*; **obowiązek służby ~ej** Wehrpflicht *f*; **po ~emu** militärisch **II.** *m* Militär *m*
wokoło, wokół *adv* ringsum, ringsherum
wol|a *f* Wille *m*; **silna** <**słaba**> **~a** starker <schwacher> Wille; **dobra ~a** guter Wille; **ostatnia ~a** letzter Wille; **mimo ~i** unwillkürlich, ungewollt

wol|eć *vi* (*faworyzować*) vorziehen; (*bardziej lubić*) lieber wollen <haben>; **~ę zostać tutaj** ich will lieber hier bleiben
wolno[1] *adv* (*powoli*) langsam; (*swobodnie*) frei
wolno[2] *impers* es ist erlaubt; **nie ~** es ist nicht erlaubt <nicht gestattet>; **nie ~ ci tego robić** du darfst es nicht tun
wolność *f* Freiheit *f*; **~ słowa** Redefreiheit *f*; **~ prasy** Pressefreiheit *f*; **wypuścić na ~** freilassen, auf freien Fuß setzen
woln|y *adj* **1.** frei; **~y czas** Freizeit *f*; **~y zawód** freier Beruf; **z ~ej ręki** aus freier Hand; **~y od opłat** gebührenfrei; **droga ~a!** Straße frei! **2.** (*powolny*) langsam
wolt *m* Volt *n*
wołać *vt, vi* rufen; **~ na kogoś** jn herbeirufen
wołowina *f* Rindfleisch *n*
woń *f* Geruch *m*, Duft *m*
worek *m* Sack *m*
wosk *m* Wachs *n*
wozić *vt* (wiederholt) fahren, hinbringen
wódka *f* Schnaps *m*, Wodka *m*
wódz *m* Führer *m*; (*strateg*) Feldherr *m*; (*dowodzący*) Befehlshaber *m*
wół *m* Ochs *m*
wówczas *adv* (*w przeszłości*) damals, dann; (*potem*) dann, da
wóz *m* Wagen *m* (*a. mot.*); **~ chłopski** Bauernwagen *m*
wózek *m* Wägelchen *n*; **~ dziecięcy** Kinderwagen *m*
wpadać *vi* (*o rzece*) sich ergießen, münden; *vgl.* **wpaść**
wpaść *vi pf* **1.** hineinfallen, fallen (**w coś, do czegoś** in etw); (*wbiegać*) hineinstürzen, hereinstürzen; stürzen (**do pokoju** ins Zimmer); **~ w ręce** in die Hände fallen **2.** (*popaść*) geraten; **~ w złość** <**we wściekłość**> in Wut <Zorn> geraten **3.** *figur.* (*mieć niepowodzenie*) hereinfallen **4.** **~ na myśl** <**na pomysł**> auf den Gedanken <die Idee> kommen
wpatrywać się *vr* aufmerksam betrachten, anstarren (**w kogoś** jn)
wpierw *adv* erst, zuerst; (*dawniej*) früher
wpisać *vt pf* → **wpisywać**
wpisywać I. *vt* einschreiben; (*rejestrować*) eintragen **II.** *vr* **~ się** sich eintragen
wpłacać *vt* (regelmäßig) einzahlen (**na książeczkę oszczędnościową** auf das Sparbuch)
wpłacić *vt pf* → **wpłacać**
wpław *adv*: **przepłynąć rzekę ~** hinüberschwimmen
wpłynąć *vi pf* **1.** zu beeinflussen vermögen (**na kogoś** jn), Einfluss gewinen **2.** *naut.*, *fin.* einlaufen
wpływ *m* Einfluss *m*; **mieć** <**zyskać**> **~ na kogoś** Einfluss auf jn haben <gewinnen>; **wywierać silny ~** einen großen Einfluss ausüben
wpływać *vi* (*o statku*) einlaufen (**do portu** in den Hafen); (*o wodzie*) hereinfließen, einströmen; (*oddziaływać*) beeinflussen (**na kogoś** jn)
w poprzek *adv* quer (**czegoś** über etw)
wpół *adv* halb; **~ do trzeciej** halb drei; **objąć kogoś ~** jn um die Hüfte <Taille> fassen
wpraw|a *f* Übung *f*, Fertigkeit *f*; (*doświadczenie*) Erfahrung *f*; **mieć ~ę** Übung haben
wprawdzie *adv* zwar, allerdings, wohl
wprawiać I. *vt* (*zęby, szyby*) einsetzen; *figur.* versetzen, setzen; **~ w ruch** in Gang <in Betrieb> setzen **II.** *vr* **~ się** (*nabierać wprawy*) sich üben
wprawić *vt pf* → **wprawiać**
wprost *adv* **1.** (*bezpośrednio*) direkt; **~ odwrotnie** genau umgekehrt; **~ proporcjonalny** <**proporcjonalnie**> direkt proportional; **~ do** <**z**> **Warszawy** direkt nach <aus> Warschau **2.** (*niemal*) geradezu; **to ~ okropne** das ist geradezu schauderhaft **3.** (*prosto*) gerade(aus)
wprowadzać *vt* langsam <stufenweise> einführen; → **wprowadzić**
wprowadzić *pf* **I.** *vt* **1.** einführen; **~ w błąd** irreführen, irreleiten **2.** hineinbringen; *figur.* **~ w czyn** <**życie**> in die Tat umsetzen **II.** *vr* **~ się** einziehen (**do mieszkania** in eine Wohnung)
wpuszczać *vt* langsam <wiederholt> einlassen <hereinlassen>
wpuścić *vt pf* hereinlassen; **~ świeże powietrze** frische Luft einlassen
wracać *vi* zurückkehren, zurückkommen; (*powtarzać się*) wiederkehren; **~ do zdrowia** (allmählich) gesunden, gesund werden; **~ do domu** heimkehren, nach Hause kommen
wrak *m* Wrack *n*
wraz *adv* samt; zusammen mit; **~ z całym narodem** samt dem ganzen Volk

wrażenie *n* **1.** Eindruck *m*; **wywierać ~** Eindruck machen, beeindrucken; **być pod ~m** beeindruckt sein **2.** *psychol.* Empfindung *f*

wrażliwość *f* Sensibilität *f*

wrażliwy *adj* empfindlich, sensibel; *mot.* **~ na wiatr boczny** empfindlich gegen Seitenwind

wreszcie *adv* endlich; schließlich

wręczyć *vt pf* überreichen, einhändigen; (*pismo*) übergeben

wrodzony *adj* angeboren

wrogi *adj* feindselig; (*nieprzyjacielski*) feindlich

wrona *f* Krähe *f*; **~ siwa** Nebelkrähe *f*

wrotki *pl* Rollschuhe *mpl*

wróbel *m* Sperling *m*, Spatz *m*

wrócić *vi pf* zurück (gekommen) sein; → **wracać**

wróg *m* Feind *m*; **śmiertelny ~** Todfeind *m*, Erzfeind *m*

wróżka *f* Wahrsagerin *f*, (*wróżąca z kart*) Kartenlegerin *f*

wrzątek *m* siedendes Wasser

wrzeć *vi* sieden; kochen

wrzesień *m* September *m*

wrzos *m bot.* Heidekraut *n*, Erika *f*

wrzód *m* Geschwür *n*, Abszess *m*, *n*

wrzucić *vt pf* einwerfen, hineinwerfen

wsadzić *vt pf* hineinstecken, stecken

wschodni *adj* östlich, Ost-; **część ~a** der östliche Teil

wschodzić *vi* aufgehen (*o. o zasiewach*)

wsch|ód *m* **1.** Aufgang *m*; **~ód słońca** Sonnenaufgang *m* **2.** Osten *m*; **na ~ód od ...** östlich von ...; **ku ~odowi** ostwärts; **ze ~odu** vom <aus dem> Osten; **od ~odu** vom Osten her; **na ~odzie** im Osten

wsiadać *vi* (*np. do pociągu*) einsteigen; **~ na statek** sich einschiffen

wsiąść *vi pf* → **wsiadać**

wskazówka *f* **1.** Zeiger *m*; **~ minutowa** Minutenzeiger *m* **2.** *figur.* Anleitung *f*, Tipp *m*

wskaźnik *m mot.* Anzeiger *m*; *econ.* Kennziffer *f*

wskutek *praep* infolge; **~ tego** infolgedessen; **~ czego** infolge dessen

wspaniałomyślny *adj* edelmütig, großmütig

wspaniały *adj* prächtig, prachtvoll; (*znakomity*) glanzvoll, herrlich

wspominać *vt* erwähnen, andeuten (**o czymś** etw)

wspomnieć *vt pf* → **wspominać**

wspólnie *adv* gemeinsam

wspólnota *f* Gemeinschaft *f*

wspólny *adj* gemeinsam

współ- *w złożeniach* Mit-, mit-

współautor *m* Mitautor *m*, Koautor *m*

współczesny **I.** *adj* zeitgenössisch; (*nowoczesny*) modern; (*jednoczesny*) gleichzeitig **II.** *m* Zeitgenosse *m*

współczucie *n* Mitleid *n*, Mitgefühl *n*; (*z powodu nieszczęścia*) Anteilnahme *f*

współczuć *vi* Mitleid empfinden; bemitleiden (**komuś** jn)

współdziałać *vi* mitwirken

współdziałanie *n* Zusammenwirken *n*

współistnienie *n* Koexistenz *f*, Nebeneinanderbestehen *n*

współmałżonek *m* Ehepartner *m*

współmieszkaniec *m* Mitbewohner *m*

współodpowiedzialny *adj* mitverantwortlich

współpracować *vi* zusammenarbeiten

współpracownik *m* Mitarbeiter *m*

współudzia|ł *m* Mitwirkung *f*, Beteiligung *f*; **przy ~le** unter Mitwirkung

współzawodnictwo *n* Wettbewerb *m*

współżycie [fspuŭ'ʒɨtçɛ] *n* Zusammenleben *n*; (*obcowanie*) Umgang *m*

wstać *vi pf* auf sein; → **wstawać**

wstawać *vi* aufstehen; (*podnieść się z miejsca*) sich erheben

wstawić *pf* **I.** *vt* hineinstellen, stellen; (*wprawiać*) einsetzen **II.** *vr* **~ się** eintreten, sich einsetzen (**za kimś** für jn); *ugs.* (*upić się*) sich betrinken

wstąpić *vi pf* (*gdzieś*) hereintreten; (*wpaść*) vorbeikommen (**do kogoś** bei jm); (*przystąpić*) beitreten, eintreten; **~ do związku** dem Bund beitreten

wstążka ['fstɔ̃ʃka] *f* Band *n*, Bändchen *n*

wstecz *adv* rückwärts

wsteczny *adj* **1.** rückläufig; Rückwärts-; *mot.* **~ bieg** Rückwärtsgang *m* **2.** *figur.* rückschrittlich, reaktionär

wstęga *f* (breites und längeres) Band *n*

wstęp *m* **1.** Eintritt *m*; **karta ~u** Eintrittskarte *f*; **~ wolny** Eintritt frei **2.** (*dostęp*) Zutritt *m*; **swobodny ~** freier <ungehinderter> Zutritt **3.** (*do książki*) Einleitung *f*

wstępować *vi* eintreten; → **wstąpić**

wstręt *m* Abscheu *m*, Widerwille *m*; (*obrzydzenie*) Ekel *m*; **ze ~em** mit Widerwillen; **budzić ~** Widerwillen erregen

wstrętny *adj* abscheulich; (*obrzydliwy*) ekelhaft; (*nieznośny*) widerlich; *abw.* **~ typ** widerlicher Typ

wstrzymać ['fstʃɨmatɕ] *vt pf* zurückhalten, anhalten; → **wstrzymywać**

wstrzymywać [fstʃɨ'mɨvatɕ] **I.** *vt* zurückhalten, zurückzuhalten versuchen; (*zatrzymywać*) anhalten, anzuhalten versuchen **II.** *vr* **~ się** sich enthalten (*np.* **od picia** des Trinkens)

wstyd *m* Scham *f*; **uczucie ~u** Schamgefühl *n*; **to ~!** das ist eine Schande!; **zrobić** <**przynieść**> **komuś ~** jn blamieren; **nie możesz mi zrobić ~u!** du kannst mich nicht blamieren!

wstydzić się *vr* sich schämen (**czegoś** vor etw; **z jakiegoś powodu** wegen eines Dinges; **za kogoś** für jn)

wszcząć *vt* einleiten; *juris.* **~ dochodzenie** ein <das> Ermittlungsverfahren einleiten, ein Verfahren anstrengen (**przeciw komuś** gegen jn)

wszech- *w złożeniach* all-, All-

wszechobecny *adj* allgegenwärtig

wszechstronny *adj* allseitig

wszechświat *m* Weltall *n*, Universum *n*, Kosmos *m*

wszelki *adj* **1.** jeder, jeglich **2.** (*różny*) allerlei

wszędzie *adv* überall

wszyscy *adj* alle; **~ żołnierze** alle Soldaten

wszystek *adj* all, alle, alles

wszystk|o (*w funkcji rzeczownikowej*) alles; **po|mimo ~o** trotz allem; **przede ~im** vor allem, vor allen Dingen; **~o jedno** einerlei, ganz egal

wściec się *vr* tollwütig werden; → **wściekać się**

wściekać się *vr* (*szaleć*) wüten; in Wut geraten

wściekły *adj* wütend

wśród *praep* unter, inmitten, mitten in; **~ nas** unter uns

wtedy *adv* dann; (*wówczas*) damals

wtem *adv* plötzlich, da

wtenczas *adv* damals, da

wtor|ek *m* Dienstag *m*; **we ~ek** am Dienstag; **we ~ki** dienstags

wtrącać I. *vt* einschieben, einschalten (**uwagę** eine Bemerkung); (*do więzienia*) werfen **II.** *vr* **~ się** sich einmischen, sich mengen; **~ się do rozmowy** sich ins Gespräch einmischen

wtrącić *vt pf* → **wtrącać**

wtyczka *f* Stecker *m*

wuj, wujek *m* Onkel *m*

wulgarny *adj* vulgär, derb

wulkan *m* Vulkan *m*

wy *pron pers* ihr

wy- *w złożeniach* hinaus-, heraus-, aus-, hervor-

wybaczyć *vt pf* verzeihen; vergeben

wybi|ć *pf* **I.** *vt* ausschlagen, ausstoßen; **~ć szybę** das Fenster einwerfen <einschlagen>; **~ła ósma** es hat acht Uhr geschlagen **II.** *vr* **~ć się** emporkommen, sich hervortun

wybiec *vi pf* hinausrennen, herausrennen

wybiegać *vi* → **wybiec**

wybierać I. *vt* wählen; **~ numer** eine Nummer wählen **II.** *vr* **~ się w drogę** sich auf den Weg machen

wybitny *adj* hervorragend; (*charakterystyczny*) hervorstechend

wyblaknąć *vi pf* verblassen, verschießen

wyboist|y *adj* holprig; **~a ulica** eine holprige Straße

wyborcz|y *adj*: **kampania ~a** Wahlkampf *m*; **komisja ~a** Wahlausschuss *m*

wybój *m* (*na* <*w*> *jezdni*) Schlagloch *n*

wyb|ór *m* **1.** Auswahl *f*; **bogaty ~ór** eine reiche Auswahl **2.** (*wybranie*) Wahl *f*; **dokonać ~oru** die Wahl treffen **3. ~ory** *pl* Wahlen *fpl*

wybrać *pf* → **wybierać**

wybredny *adj* wählerisch

wybrzeże [vɨ'bʒɛʒɛ] *n* (*brzeg*) Küste *f*; (*okręg nadbrzeżny*) Küstenstreifen *m*, Küstenstrich *m*

wybuch *m* Ausbruch *m*; (*eksplozja*) Explosion *f*; **~ atomowy** Atomexplosion *f*

wybuch|nąć *vi pf* ausbrechen; **wojna ~ła** der Krieg brach aus; *figur.* **~nąć płaczem** <**śmiechem**> in Tränen <Gelächter> ausbrechen

wychodzi|ć *vi* **1.** hinausgehen, herausgehen; **~ć z domu** das Haus verlassen; **~ć z użycia** außer Gebrauch kommen; **~ć z mody** langsam aus der Mode kommen; *ugs.* **to na jedno ~** das kommt auf dasselbe hinaus **2.** (*ukazywać się*) erscheinen, herauskommen

wychować *vt pf* → **wychowywać**

wychowanek *m* Pflegesohn *m*

wychowanie *n* Erziehung *f*; **dobre ~** Wohlerzogenheit *f*, gute Manieren

wychowany *adj* erzogen; **dobrze ~** wohlerzogen

wychowywać I. *vt* erziehen, aufziehen **II.** *vr* ~ **się** erzogen werden

wychylać się *vr* hinauslehnen; **nie ~ się!** nicht hinauslehnen!

wyciąć *vt pf* → **wycinać**

wyciąg *m* Auszug *m*; (*winda*) Aufzug *m*; ~ **narciarski** Skilift *m*; ~ **krzesełkowy** Sessellift *m*

wyciągać *vt* dabei sein herauszuziehen; *vgl.* **wyciągnąć**

wyciągnąć *pf* **I.** *vt* herausziehen; (*wydobyć*) hervorholen; *figur.* ~ **wniosek** einen Schluss ziehen **II.** *vr* ~ **się** (*odpoczywając*) alle viere von sich strecken

wyciec *vi pf* → **wyciekać**

wycieczk|a *f* Ausflug *m*; (*grupowa*) Gesellschaftsreise *f*; Gruppenreise *f*; **piesza ~a** Wanderung *f*; **~a turystyczna** Touristenreise *f*; **wyjechać na ~ę** einen Ausflug machen

wycieczkowicz *m* Ausflügler *m*

wyciekać *vi* ausrinnen, ausfließen

wycieraczka *f* Fußmatte *f*, Abtreter *m*; ~ **samochodowa** Scheibenwischer *m*

wycierać I. *vt* abwischen, auswischen; ~ **nos** sich *D* die Nase putzen; ~ **nogi!** Füße abtreten!; ~ **gumką** ausradieren **II.** *vr* ~ **się** (*obsuszać się*) sich abtrocknen

wycinać *vt* herausschneiden, ausschneiden; (*wyrąbywać*) abholzen

wycisnąć *vt pf* auspressen

wycofać *vt pf* → **wycofywać**

wycofywać I. *vt* zurückziehen; (*cofnąć, np. zamówienie*) rückgängig machen, stornieren **II.** *vr* ~ **się** sich zurückziehen, *mil.* abziehen

wyczerpać *pf* **I.** *vt* → **wyczerpywać II.** *vr* ~ **się** alle sein

wyczerpywać I. *vt* ausschöpfen; erschöpfen **II.** *vr* ~ **się** alle werden; sich erschöpfen

wyczucie *n* Intuition *f*, Gefühl *n*, Sinn *m*, Einfühlungsgabe *f*; Fingerspitzengefühl *n*

wyczuć *vt pf* → **wyczuwać**

wyczuwać *vt* herausfühlen; spüren, empfinden; **dać się ~** spürbar werden, sich bemerkbar machen

wyczyn *m* (Höchst-)Leistung *f*, Rekord *m*; **bohaterski ~** Heldentat *f*, Glanzstück *n*, Kunststück *n*

wyczyścić *vt pf* ausputzen, abputzen, reinigen; ~ **szczotką** abbürsten

wyć *vi* heulen

wydać *pf* **I.** *vt* → **wydawać II.** *vr* ~ **się** (*wyjść na jaw*) entdeckt werden; an den Tag kommen

wydajność *f* Produktivität *f*; ~ **pracy** Arbeitsproduktivität *f*

wydanie *n* Ausgabe *f*, Auflage *f*; ~ **nowe, poprawione** neue, verbesserte Ausgabe; (*czynność*) Herausgabe *f*; (*np. przestępcy*) Auslieferung *f*

wydarzenie *n* Vorfall *m*

wydarzyć się *vr pf* sich ereignen, vorfallen

wydat|ek *m* Ausgabe *f*, Auslage *f*; (*koszty*) Kosten *pl*; **ponosić ~ki** die Kosten tragen

wydawać I. *vt* ausgeben; (*książkę, resztę pieniędzy*) herausgeben; (*przestępcę*) ausliefern; ~ **okrzyki** Schreie ausstoßen **II.** *vr* ~ **się** scheinen; **wydaje się ...** es scheint ...

wydawca *m* Verleger *m*

wydawnictwo *n* Verlag *m*; (*publikacja*) Veröffentlichung *f*

wydech *m* Ausatmung *f*; *mot.* Auspuff *m*

wydma *f* Düne *f*

wydobycie *n* Abbau *m*, Gewinnung *f*, Förderung *f*; ~ **węgla** Kohlenförderung *f*

wydobyć *vt pf* → **wydobywać**

wydobywać I. *vt* hervorholen; herausbekommen; *berg.* fördern, gewinnen **II.** *vr* ~ **się** hervorkommen

wydostać *vt* herausbekommen

wydra *f* Fischotter *m*

wydruk *m inform.* Ausdruck *m*

wydrukować *vt pf* drucken; *inform.* ausdrucken

wydrzeć *vt pf* ausreißen; (*z rąk*) entreißen; → **wydzierać**

wydział *m* Abteilung *f*, Sektion *f*, Dezernat *n*; (*szkoły wyższej*) Fakultät *f*; ~ **filozoficzny** die philosophische Fakultät

wydzielać *vt* austeilen; (*racjonować*) rationieren; *physio.* ausscheiden

wydzierać *vt* ausreißen, reißen (**z rąk** aus den Händen)

wydzierżawić *vt pf* pachten (**od kogoś** von jm); verpachten (**komuś** an jn)

wygasać *vi* (allmählich) erlöschen; *figur.* verlöschen; (*termin*) ablaufen

wygasnąć *vi pf* erloschen sein; → **wygasać**

wygląd *m* Aussehen *n*; (*czyjś*) Äußere *n*

wyglądać *vi* **1.** hinaussehen, heraussehen; (*spod czegoś*) hervorgucken **2.** (*mieć wygląd*) aussehen; **dobrze ~** gut aussehen

wygłosić *vt pf*: ~ **mowę <przemówienie>** eine Rede <Ansprache> halten

wygoda *f* Bequemlichkeit *f*, Komfort *m*

wygodny *adj* bequem; komfortabel

wygrać *vt pf* gewinnen; → **wygrywać**

wygrywać *vt* (wiederholt) gewinnen; **~ na loterii** in der Lotterie (immer wieder) gewinnen; (*na instrumencie*) spielen

wygwizdać *vt pf* auspfeifen

wyjaśniać I. *vt* erläutern; klar machen; klären, aufklären; **II.** *vr* **~ się** auf|geklärt <klargestellt> werden

wyjaśnić *vt pf* → **wyjaśniać**

wyjazd *m* (*odjazd*) Abreise *f*; (*np. za granicę*) Ausreise *f*; (*brama, droga wyjazdowa*) Ausfahrt *f*

wyją|ć *vt pf* → **wyjmować**; **~wszy** ausgenommen

wyjąt|ek *m* **1.** (*od reguły*) Ausnahme *f*; **bez ~ku** ausnahmslos, ohne Ausnahme; **z ~kiem ...** ausgenommen ... **2.** (*urywek*) Auszug *m*

wyjątkowo *adv* ausnahmsweise; **~ trudny** außerordentlich schwer

wyjątkowy *adj* **1.** Ausnahme-; **stan ~** Ausnahmezustand *m* **2.** (*jedyny*) einmalig, einzigartig

wyjechać *vi pf* ausfahren, ausgefahren sein; verreisen, verreist sein; → **wyjeżdżać**

wyjeżdżać *vi* (*z bramy*) hinausfahren, herausfahren; (*w podróż*) verreisen, abreisen; **~ za granicę** ins Ausland gehen

wyjmować *vt* herausnehmen; (*wydobywać*) hervorholen

wyjrzeć *vi pf* → **wyglądać 1.**

wyjście *n* (*odejście*) Weggang *m*; (*np. drzwi*) Ausgang *m*; (*w pojazdach*) Ausstieg *m*; *figur.* (*z sytuacji*) Ausweg *m*

wyjść *vi pf*: **~ na dobre** (*być korzystnym*) zugute kommen (**komuś** jm); → **wychodzić**

wykaz *m* Verzeichnis *n*, Liste *f*; (*zestawienie*) Aufstellung *f*, Zusammenstellung *f*

wyklucz|yć *vt pf* ausschließen, (*znosić*) aufheben; (*z organizacji*) ausstoßen; **~one!** ausgeschlossen!

wykład *m* Vorlesung *f*

wykładać *vt, vi* herauslegen; (*mieć wykłady*) lesen, Vorlesungen halten

wykładnik *m mat.* Exponent *m*

wykładowca *m*: **~ szkoły wyższej** <**uniwersytecki**> Hochschullehrer *m*

wykładzina *f* (*podłogowa*) Bodenbelag *m*

wykoleić się *vr pf* entgleisen; (*o człowieku*) auf die schiefe Bahn geraten

wykolejenie (się) *n* Entgleisung *f*

wykonać *vt pf* ausführen; (*wypełnić*) erfüllen; (*ukończyć*) fertig stellen; **~ wyrok** ein Urteil vollstrecken

wykonalny *adj* durchführbar, machbar

wykonanie *n* Ausführung *f*; (*załatwienie*) Erledigung *f*; (*wyroku*) Vollstreckung *f*

wykonawca *m juris.* Vollstrecker *m*; **~ testamentu** Testamentsvollstrecker *m*

wykonywać *vt* ausführen; (*praktykować*) ausüben; (*załatwiać*) erledigen

wykończ|yć *vt pf* vollenden, fertig stellen; *ugs.* **~ony** schachmatt, am Boden zerstört

wykopaliska *npl* Ausgrabungen *fpl*

wykopki *pl* Kartoffelernte *f*

wykorzystać *vt pf* → **wykorzystywać**; **~ okazję** die Gelegenheit nutzen

wykorzystywać *vt* ausnutzen; (*spożytkować*) auswerten

wykręcać *vt* → **wykręcić**

wykręcić *pf* **I.** *vt* herausdrehen; (*rękę*) verrenken; (*wyżąć*) auswringen, wringen **II.** *vr* **~ się** *ugs.* (*wymigać się*) sich drücken (**od czegoś** von <vor> etw)

wykroczenie *n juris.* Vergehen *n*

wykrój *m* Ausschnitt *m*

wykryć *vt pf juris. a.* aufklären (**kradzież** einen Diebstahl); → **wykrywać**

wykrywać *vt* aufdecken, ausfindig machen, entdecken

wykrzyknik *m* (*słowo*) Empfindungswort *n*, Interjektion *f*; (*znak*) Ausrufezeichen *n*

wykształcenie [vɨkʃtaŭ'tsɛɲɛ] *n* Bildung *f*, Ausbildung *f*; **~ ogólne** Allgemeinbildung *f*; **wyższe ~** Hochschulbildung *f*

wykształcony *adj* gebildet

wykupić *vt pf* lösen; (*skupować*) aufkaufen; (*weksel*) einlösen

wykwalifikowany *adj* qualifiziert, (aus)gelernt; **robotnik ~** gelernter Arbeiter

wylać I. *vt pf* ausgießen, ausschütten; (*przelewać*) vergießen **II.** *vi* (*o rzece*) austreten, aus den Ufern treten

wylądować *vt pf* gelandet sein

wylecz|yć *vt pf* auskurieren; **jestem ~ony** ich bin wiederhergestellt

wylew *m*: *med.* **mieć ~** (**do mózgu**) einen (apoplektischen) Schlaganfall haben

wyliczać *vt* aufzählen; herzählen; (*obliczać*) ausrechnen

wyliczyć *vt pf* → **wyliczać**

wylot *m* (*otwór*) Öffnung *f*; *figur.* **na ~** durch und durch

wyładować *pf* **I.** *vt* entladen, ausladen; (*statek*) löschen **II.** *vr* **~ się** sich entladen

wyładowanie *n el.* Entladung *f*

wyłączać *vt* ausschalten, abschalten; (*maszynę, radio*) abstellen; (*wykluczać*) ausschließen

wyłącznie *adv* ausschließlich

wyłącznik *m* Schalter *m*

wyłączyć *vt pf* → **wyłączać**

wyłożyć *vt pf* herauslegen

wymagać *vt* fordern, verlangen; erfordern

wymagania *pl* Anforderungen *pl*

wymarzony *adj* ersehnt, erwünscht; (*doskonały*) ideal

wymawiać I. *vt* **1.** *fonet.* aussprechen **2.** (*składać wymówienie*) kündigen **3.** (*wypominać*) vorhalten **II.** *vr* ~ **się** Ausreden vorbringen, Ausflüchte machen

wymeldować I. *vt* abmelden **II.** *vr* ~ **się** sich abmelden

wymian|a *f* **1.** Austausch *m*; (*niewłaściwie zakupionego towaru*) Umtausch *m*; **~a zdań** Meinungsaustausch *m*; **~a doświadczeń** Erfahrungsaustausch *m* **2.** Wechsel *m*; *mot.* **~a koła** Radwechsel *m*; **~a oleju** Ölwechsel *m*; **~a pieniędzy** Geldwechsel *m*; **kantor ~y (walut)** Wechselstube *f*

wymiar *m* Ausmaß *n*, Dimension *f*

wymiatać *vt* auskehren, ausfegen

wymieniać *vt* austauschen; (*zamieniać się*) tauschen; (*zmieniać*) wechseln; ~ **pieniądze** Geld wechseln; (*zastępować*) ersetzen; (*wyliczać*) aufzählen; (*wzmiankować*) erwähnen, nennen; (*niewłaściwy towar*) umtauschen

wymienić *vt pf mot. a.* auswechseln; ~ **żarówkę** eine Birne auswechseln; → **wymieniać**

wymierzać *vt* abmessen, vermessen

wymierzyć *vt pf* aufs Korn nehmen (**do kogoś** jn); (*odmierzyć*) abmessen, vermessen; *figur.* ~ **policzek** <**cios**> eine Ohrfeige <einen Schlag> versetzen; ~ **karę** eine Strafe verhängen (**komuś** über jn)

wymieść *vt pf* → **wymiatać**

wymijać *vt* ausweichen

wymijająco *adv* ausweichend; **odpowiedzieć ~** ausweichend antworten

wyminąć *vt pf* → **wymijać**

wymiotować *vi* erbrechen, sich übergeben

wymowa *f fonet.* Aussprache *f*; (*retoryka*) Redekunst *f*

wymówk|a *f* **1.** Ausrede *f* **2.** (*zarzut*) Vorhaltung *f*; **robić komuś ~i** jm Vorhaltungen machen

wymusić *vt pf* erzwingen; *mot.* ~ **pierwszeństwo przejazdu** die Vorfahrt nicht beachten

wymuszenie *n juris.* Erzwingung *f*

wymyślać *vt* **1.** ausdenken, erdenken **2.** (*zmyślać*) erfinden **3.** (*besztać*) beschimpfen (**komuś** jn)

wymyślić *vt pf* → **wymyślać 1., 2.; musimy coś ~** wir müssen uns etw einfallen lassen

wynagradzać *vt* belohnen, vergüten; (*wyrównać*) entschädigen, ersetzen; ~ **komuś stratę** jn schadlos halten, für den Schaden aufkommen

wynagrodzenie *n* Belohnung *f*, Entgelt *n*; (*pieniężne*) Lohn *m*; ~ **szkód** Schaden(s)ersatz *m*

wynagrodzić *vt pf* → **wynagradzać**

wynająć *vt pf* → **wynajmować**

wynajmować *vt* mieten (**od kogoś** von jm); vermieten (**komuś** jm)

wynalazek *m* Erfindung *f*

wynaleźć *vt pf* erfinden, eine Erfindung machen

wynieść *vt pf* → **wynosić**

wynik *m* **1.** Ergebnis, Resultat *n*; **końcowy ~** Endergebnis *n* **2.** (*sukces*) Erfolg *m*; **osiągnąć** <**mieć**> **dobre ~i** gute Erfolge erzielen <zu verzeichnen haben> **3.** (*skutek*) Folge *f*; **w ~u czego** infolge dessen

wynika|ć *vi* **1.** sich ergeben; **z tego ~** daraus folgt **2.** (*powstawać*) hervorgehen **3.** (*być widocznym*) erhellen, zu ersehen sein

wyniknąć *vi pf* → **wynikać**

wynos: **na ~** außer Haus, über die Straße

wynosić *vt* hinaustragen, heraustragen; (*opiewać*) betragen; sich belaufen (**100 euro** auf 100 Euro)

wynurzyć się *vr pf* auftauchen

wyobrazić *vt pf* → **wyobrażać**

wyobraźni|a *f* Einbildungskraft *f*, Fantasie *f*, Phantasie *f*; **mieć bujną ~ę** (*zmyślać*) eine blühende Fantasie haben

wyobrażać *vt* darstellen; ~ **sobie** sich *D* vorstellen; (*pomyśleć*) sich *D* denken

wypaczać *vt figur.* entstellen, verdrehen

wypaczyć *vt pf* → **wypaczać**

wypada|ć *vi* herausfallen, ausfallen; (*pędem wybiec*) herausstürzen; (*przypadać*) fallen (**w niedzielę** auf Sonntag); *figur.* (*być stosownym*) sich geziemen, sich ziemen, anstehen; **mnie nie ~** mir steht es nicht an; **nie ~** es ziemt <schickt> sich nicht

wypadanie *n* Ausfall *m*; **~ włosów** Haarausfall *m*
wypad|ek *m* **1.** Fall *m*; **na ~ek** für den Fall; **na wszelki ~ek** für alle Fälle; **w żadnym ~ku** keinesfalls, auf keinen Fall **2.** (*nieszczęście, katastrofa*) Unfall *m*; **~ek uliczny** Verkehrsunfall *m*; **~ek samochodowy** Autounfall *m*; **ulec ~kowi** verunglücken; **doszło do ~ku** es hat sich ein Unfall ereignet; **zginąć w ~ku** tödlich verunglücken
wypaść *vi pf* → **wypadać**
wypchać *vt pf* ausstopfen
wypełniać I. *vt* (*napełniać*) füllen, anfüllen; (*formularz*) ausfüllen; (*spełniać*) erfüllen, vollziehen; **~ obowiązki** die Pflichten erfüllen; **~ rozkazy** die Befehle vollziehen **II.** *vr* **~ się** sich füllen, sich anfüllen; (*spełniać się*) sich erfüllen
wypełnić *vt pf* → **wypełniać**
wypędzać *vt* hinaustreiben; (*przepędzić*) hinausjagen, verjagen, vertreiben
wypędzeni *pl hist.* Vertriebene *pl*
wypędzić *vt pf* → **wypędzać**
wypić *vt pf* austrinken, ausleeren
wypluć *vt pf* ausspucken
wypłacać *vt* auszahlen
wypłacić *vt pf* → **wypłacać**
wypłata *f* Auszahlung *f*, Zahlung *f*
wypłynąć *vi pf* → **wypływać**
wypływać *vi* herausfließen, hervorströmen; (*wytryskać*) entspringen, hervorquellen; *figur.* (*wynikać*) hervorgehen
wypocząć *vi pf* ausruhen, sich erholen; *vgl.* **wypoczywać**
wypoczynek *m* Ruhe *f*, Erholung *f*
wypoczywać *vi* ruhen, rasten; (*wracać do sił*) sich erholen
wypogadzać się *vr* langsam aufklaren (*a. figur. o twarzy*)
wypogodzić się *vr pf* aufklaren
wyposażenie *n* Ausstattung *f*; *mot.* **~ dodatkowe** Extras *pl*
wyposażyć *vt pf* ausstatten, ausrüsten
wypowiadać *vt* → **wypowiedzieć**
wypowiedzieć I. *vt pf* aussprechen, aussagen; (*złożyć wymówienie*) kündigen, aufkündigen; **~ wojnę** den Krieg erklären **II.** *vr* **~ się** sich aussprechen, sich äußern; (*zająć stanowisko*) Stellung nehmen (**o czymś** zu etw)
wypowiedź *f* Aussage *f*, Äußerung *f*; (*oświadczenie*) Erklärung *f*
wypożyczać *vt* **1.** ausleihen, leihen, borgen (**od kogoś** von jm); entleihen (**z biblioteki** aus der Bibliothek) **2.** leihen, verleihen (**komuś** jm)
wypożyczalnia *f* Ausleihe *f*, Verleih *m*; **~ książek** Leihbücherei *f*; **~ sprzętu sportowego** Verleih für Sportgeräte; **~ kaset wideo** Videothek *f*
wypracowanie *n* **1.** (*czynność*) Ausarbeitung *f* **2.** (*np. szkolne*) Aufsatz *m*, schriftliche Arbeit
wyprać *vt pf* auswaschen
wyprasować *vt pf* ausbügeln gerade biegen; → **prasować**
wyprawa *f* **1.** *mil.* Feldzug *m*; **~ naukowa** wissenschaftliche Expedition **2.** (*ślubna*) Aussteuer *f*
wyprawiać *vt* (*garbować*) gerben; (*urządzać*) veranstalten, feiern
wyprodukować *vt pf* → **produkować**
wyprostować *vt pf* → **prostować**
wyprowadzić I. *vt pf* hinausführen, herausführen; ausführen; *figur.* **~ z równowagi** aus dem Gleichgewicht bringen **II.** *vr* **~ się** ausziehen; **wyprowadzili się** sie sind verzogen
wyprowadzka *f* Auszug *m*
wypróbować *vt pf* ausprobieren, erproben
wyprzedać *vt pf* ausverkaufen
wyprzedaż *f* Ausverkauf *m*
wypukły *adj* konvex, erhaben; *druk.* **~ druk** Hochdruck *m*
wypuścić *vt pf* herauslassen, hinauslassen, auslassen
wyrabiać *vt* herstellen, produzieren; (*formować*) bilden, ausbilden
wyrachowany *adj abw.* berechnend
wyratować *vt pf* retten (können), erretten
wyraz *m* **1.** (*słowo*) Wort *n* **2.** Ausdruck *m*; **bez ~u** ausdruckslos; **dać ~** Ausdruck verleihen
wyrazić *vt pf* → **wyrażać**
wyraźnie *adv* deutlich; ausdrücklich
wyraźny *adj* deutlich; ausdrücklich
wyrażać I. *vt* ausdrücken **II.** *vr* **~ się** sich ausdrücken, sich äußern
wyrażenie *n* Wortverbindung *f*, Redewendung *f*
wyręczać *vt* ersetzen; einspringen (**kogoś** für jn)
wyręczyć *vt pf* → **wyręczać**
wyrobić *vt pf* → **wyrabiać**
wyrok *m* Urteil *n*; (*orzeczenie sądowe*) Urteilsspruch *m*; **~ śmierci** Todesurteil *n*;

~ uniewinniający Freispruch *m*; **wydać ~** ein Urteil fällen
wyrostek *m* **1.** Halbwüchsige *m* **2.** *anat.* **~ robaczkowy** Wurmfortsatz *m*
wyrozumiały *adj* nachsichtig; **być ~m dla kogoś** mit jm Nachsicht haben
wyr|ób *m* (*czynność*) Herstellung *f*, Produktion *f*; (*przedmiot*) Erzeugnis *n*, Produkt *n*; **~oby przemysłowe** Industrieerzeugnisse *npl*, Industriewaren *fpl*
wyróżniać I. *vt* unterscheiden; (*preferować*) bevorzugen; (*odznaczać*) auszeichnen **II.** *vr* **~ się** sich auszeichnen (**czymś** durch etw); (*wybijać się*) abstechen
wyróżnić *vt pf* → **wyróżniać I.**
wyruszać *vi* aufbrechen, ziehen, sich auf den Weg machen
wyruszyć *vi pf* → **wyruszać**
wyrwać I. *vt pf* (*z rąk*) entreißen (**komuś coś** jm etw); → **wyrywać II.** *vr* **~ się** sich befreien
wyrywać I. *vt* herausreißen, ausreißen; **~ ząb** einen Zahn ziehen; (*wyszarpywać*) ausraufen **II.** *vr* **~ się** sich losreißen, (*uwalniać się*) sich befreien <zu befreien suchen>
wyrzec się *vr pf* → **wyrzekać się**
wyrzekać się *vr* sich lossagen (**czegoś** von etw)
wyrzucać *vt* **1.** hinauswerfen, herauswerfen, werfen; **~ za burtę** über Bord werfen **2.** (*robić wymówki*) vorhalten, vorwerfen, Vorwürfe machen
wyrzucić *vt pf* → **wyrzucać 1.**
wyrzut *m* (*zarzut*) Vorwurf *m*; **~y sumienia** Gewissensbisse *pl*; **czynić <robić> ~y** Vorwürfe machen
wyrzutnia *f mil.* Abschussrampe *f*; **~ rakietowa** Raketenabschussrampe *f*
wysadzić *vt pf* sprengen (**w powietrze** in die Luft); aussetzen (**na wyspie** auf einer Insel)
wyschnąć *vi pf* austrocknen, trocken (geworden) sein
wysiadać *vi* aussteigen
wysiąść *vi pf* → **wysiadać**
wysił|ek *m* Anstrengung *f*; **z największym ~kiem** mit äußerster Anstrengung, unter Aufgebot aller Kräfte
wyskakiwać *vi* hinausspringen (**przez okno** zum Fenster); herausspringen
wyskoczyć *vi pf* → **wyskakiwać**
wysłać *vt pf* → **wysyłać**
wysłannik *m*: **specjalny ~** ein Sonderbeauftragter
wysoce *adv* hoch-; höchst-; **~ prawdopodobny** höchstwahrscheinlich; **~ uradowany** hocherfreut
wysoki *adj* hoch; **~e napięcie** Hochspannung *f*; **w ~m stopniu** in hohem Grade <Maße>; **~ urzędnik** ein hoher Beamter; **najwyższy czas** höchste Zeit; **najwyższe piętro** das oberste Stockwerk
wysoko *adv* hoch; **~ cenić** hoch schätzen
wysokogatunkowy *adj* Qualitäts-; **towar ~** Qualitätsware *f*
wysokoś|ć *f* Höhe *f*; **w ~ci 200 euro** in Höhe von 200 Euro
wyspa *f* Insel *f*
wyspać się *vr pf* sich ausschlafen, genug geschlafen haben
wysportowany *adj* durchtrainiert
wyssany *pp*: **~ z palca** glatt erfunden
wystarać się *vr pf* besorgen, verschaffen (**o coś** etw)
wystarczać *vi* genügen, ausreichen, hinreichen, reichen
wystarczająco *adv* ausreichend, hinlänglich
wystarczyć *vi pf* → **wystarczać**
wystartować *vi pf* starten
wystaw|a *f* **1.** Ausstellung *f*; **~a obrazów** Gemäldeausstellung *f* **2.** (*sklepowa*) Auslage *f*, Schaufenster *n*; **na ~ie** in der Auslage
wystawać *vi* ausragen, hervorragen
wystawca *m* Aussteller *m*
wystawić *vt pf* ausstellen; **~ rachunek** eine Rechnung ausstellen; (*wynieść*) herausstellen, hinausstellen; (*zbudować*) errichten, bauen; *teatr.* aufführen
wystąpić *vi pf* → **występować**
występ *m teatr.* Auftritt *m*; Auftreten *n*; **~ gościnny** Gastspiel *n*; **mieć ~y gościnne** gastieren
występować *vi* auftreten (*o. teatr.*); (*z czegoś*) hinaustreten, heraustreten
wystraszy|ć I. *vt pf* aufschrecken, erschrecken; **~łem go** ich erschreckte ihn; (*spłoszyć*) verscheuchen **II.** *vr* **~ć się** erschrecken; **~łem się** ich erschrak
wystrój *m archit.* Ausstattung *f*
wystrzał *m* Schuss *m*; **~ armatni** Kanonenschuss *m*
wystrzelić *vt, vi pf* einen Schuss abgeben, abschießen; **~ z łuku <karabinu>** den Bo-

gen <das Gewehr> abschießen; ~ **satelitę** einen Satelliten starten
wystygnąć *vi pf* erkalten, kalt werden <geworden sein>
wysunąć *vt pf* **1.** herausschieben, hinausschieben; (*wytknąć*) herausstecken, hervorstecken; ~ **naprzód** vorschieben **2.** *figur.* aufstellen, erheben, vorbringen; ~ **żądania** Forderungen erheben
wysuszyć *vt pf* austrocknen, trocknen lassen, ausdörren
wysyłać *vt* absenden, abschicken
wysypać *vt pf* → **wysypywać**
wysypka *f med.* Ausschlag *m*
wysypisko *n* (*śmieci*) Mülldeponie *f*, Müllkippe *f*
wysypywać I. *vt* ausschütten, verschütten, ausstreuen **II.** *vr* ~ **się** sich ausschütten, sich austreuen
wyszkolenie *n* Ausbildung *f*
wyszukać *vt pf* aussuchen, ausfindig machen, auffinden
wyściełać, wyściełać *vt* auspolstern
wyścig *m* Wettrennen *n*; Wettlauf *m*; ~ **z czasem** ein Wettlauf mit der Zeit; **~i konne** Pferderennen *n*; **~i samochodowe** Autorennen *n*; **~i motocyklowe** Motorradrennen *n*
wyścigow|y *adj* Renn-; **koń ~y** Rennpferd *n*; **samochód ~y** Rennauto *n*; **łódź ~a** Rennboot *n*; **tor ~y** Rennbahn *f*
wyśmiać *vt pf* → **wyśmiewać**
wyśmiewać *vt* auslachen, verlachen
wyświetlać *vt* (*wyjaśniać*) aufhellen; (*film*) vorführen
wyświetlić *vt pf* → **wyświetlać**
wytarty *adj* fadenscheinig (*a. figur.*)
wytchnąć *vi pf* (sich) verschnaufen, ausruhen
wytłumaczyć *vt pf* erklären, klarmachen; (*wyłożyć*) auslegen, deuten
wytrawny *adj* (*wino*) trocken
wytrwać *vi pf* ausharren, aushalten
wytrwały *adj* ausdauernd
wytrych *m* Dietrich *m*
wytrzeźwieć [vɨˈtʃɛʑvʲɛtɕ] *vi pf* wieder nüchtern werden <geworden sein>
wytrzymać *vt pf* aushalten; (*znosić*) ertragen; (*przetrwać*) durchhalten; (*próbę*) bestehen
wytrzymałość *f* Festigkeit *f*; (*trwałość*) Haltbarkeit *f*, Dauerhaftigkeit *f*
wytrzymały *adj* fest; (*wytrwały*) ausdauernd; (*nie niszczący się*) verschleißfest, haltbar
wytwarzać I. *vt* erzeugen, herstellen; (*stwarzać*) schaffen **II.** *vr* ~ **się** sich herausbilden
wytworny *adj* vornehm, elegant, fein
wytworzyć *vt pf* → **wytwarzać**
wytwór *m* Erzeugnis *n*, Produkt *n*
wytwórnia *f* Produktionsstätte *f*, Fabrik *f*
wywalczyć *vt pf* erkämpfen, erringen
wyważać *vt* (*koła*) auswuchten; *figur.* ~ **otwarte drzwi** offene Türen einrennen
wyważony *adj mot.* ausgewuchtet
wyważyć *vt pf*: *mot.* ~ **koło** ein Rad <einen Reifen> auswuchten; **kazać** ~ (*dać do wyważenia*) auswuchten lassen
wywiad *m* **1.** (*np. prasowy*) Interview *n*; **udzielić ~u** ein Interview erteilen **2.** Geheimdienst *m*; ~ **polityczny** <**wojskowy**> der politische <militärische> Geheimdienst
wywierać *vt* ausüben (**wpływ** Einfluss); ~ **wrażenie** Eindruck machen
wywiesić *vt pf* aushängen; ~ **flagę** eine Flagge hissen
wywietrzyć *vt pf* auslüften, durchlüften
wywieźć *vt pf* → **wywozić**
wywołać *vt pf* → **wywoływać**
wywoływacz *m fot.* Entwickler *m*
wywoływać *vt* herausrufen; *figur.* (*powodować*) hervorrufen, auslösen
wywozić *vt* hinausfahren, fortbringen; (*eksportować*) ausführen
wywóz *m* Ausfuhr *f*
wywracać I. *vt* (*do góry dnem*) (wiederholt) umkippen; (*przewracać*) umwerfen, umstoßen **II.** *vr* ~ **się** umfallen
wywrotka *f* Kippwagen *m*, Kipper *m*
wywrotowiec *m* Umstürzler *m*
wywrócić *vt pf* einmal umkippen, umwerfen; *vgl.* **wywracać**
wywrzeć *vt pf* → **wywierać**
wyzdrowieć *vi pf* genesen, gesund werden
wyznaczać *vt* (*termin*) ansetzen, anberaumen, bestimmen
wyznaczyć *vt pf* → **wyznaczać**
wyznać *vt pf* bekennen, gestehen
wyznanie *n* (*przyznanie się*) Bekenntnis *n*, Eingeständnis *n*; *rel.* Konfession *f*
wyznawać *vt* bekennen, gestehen; *rel.* sich bekennen (**wiarę** zum Glauben); (*czcić*) verehren
wyzwać *vt pf* herausfordern (**na pojedynek** zum Zweikampf)

wyzwanie *n* Herausforderung *f*
wyzwolenie *n* Befreiung *f*
wyzysk *m* Ausbeutung *f*
wyzyskać *vt pf* benutzen, ausnutzen, nutzbar machen
wyzyskiwacz *m* Ausbeuter *m*
wyzyskiwać *vt* ausnutzen, nutzbar machen; (*kogoś*) ausbeuten
wyżąć *vt pf* → **wyżymać**
wyżej *adv kompar* **1.** → **wysoko** höher, oben **2.** (*w tekście*) **~ wymieniony** oben erwähnt
wyżeł *m* Vorstehhund *m*
wyższoś|ć ['viʃʃɔɕtɕ] *f* Überlegenheit *f*; **poczucie ~ci** Überlegenheitsgefühl *n*; (*zaleta*) Vorzug *m*
wyższ|y ['viʃʃɨ] *adj kompar* → **wysoki** höher; **szkoła ~a** Hochschule *f*
wyżymać *vt* aus|wringen
wyżywienie *n* Ernährung *f*, Kost *f*
wzajemnie *adv* gegenseitig, einander; (*nawzajem*) gleichfalls
wzajemn|y *adj* gegenseitig, wechselseitig; **~e oddziaływanie** Wechselwirkung *f*
w zamian *adv* (*za*) für, gegen; **~ za to** dafür, im Gegenzug; (*zamiast*) statt, anstatt
wzbogacać I. *vt* bereichern, reicher machen; anreichern (**witaminami** mit Vitaminen) **II.** *vr* **~ się** reich(er) werden, sich bereichern
wzbogacić *vt pf* → **wzbogacać**
wzbronion|y *adj* untersagt, verboten; **wejście ~e!** Eintritt <Zutritt> verboten!
wzdłuż [vzdŭuʃ] *praep* entlang, längs; **~ ulicy** die Straße entlang; **~ i wszerz** kreuz und quer
wzdychać *vi* seufzen
wzejść *vi pf* → **wschodzić**
wzgl|ąd *m* **1.** Rücksicht *f*; **mieć ~ąd na coś** auf etw Rücksicht nehmen; **bez ~ędu** ohne Rücksicht; **ze ~ędu na coś** aus Rücksicht auf etw **2.** (*okoliczności*) Hinsicht *f*, Anbetracht *f*; **ze ~ędu na to** in Anbetracht dessen; **ze ~ędu na ciebie** deinetwegen; **pod tym ~ędem** in dieser Hinsicht; **pod każdym ~ędem** in jeder Hinsicht; **pod ~ędem** hinsichtlich **3.** (*przyczyna*) Grund *m*; **ze ~ędów zdrowotnych** aus Krankheitsgründen
względem *praep* gegenüber, bezüglich
względnie I. *adv* relativ, vergleichsweise **II.** *kj* beziehungsweise
względny *adj* relativ; (*stosunkowy*) verhältnismäßig
wzgórze ['vzguʒɛ] *n* Anhöhe *f*
wziąć *vt pf* nehmen; → **brać**
wzmacniać I. *vt* verstärken, stärken, festigen **II.** *vr* **~ się** (*nabierać sił*) erstarken; (*umacniać się*) sich festigen
wzmiankować *vt* erwähnen
wzmocnić *vt pf* → **wzmacniać**
wznak *adv*: **na ~** rücklings; **upaść na ~** auf den Rücken fallen
wzniesienie *n* (*np. drogi*) Steigung *f*
wznieść *vt pf* → **wznosić**
wznosić *vt* (*budować*) errichten, aufbauen; (*w górę*) empor|heben; **~ toast** einen Trinkspruch ausbringen
wznowienie *n* (*podjęcie na nowo*) Wiederaufnahme *f*; (*nakładu*) Neuauflage *f*
wzorowy *adj* **1.** mustergültig; Muster-; **~ uczeń** Musterschüler *m* **2.** (*przykładny*) vorbildlich
wzór *m* Muster *n*; (*do naśladowania*) Vorbild *n*; *mat.* Formel *f*
wzrastać *vi* anwachsen, aufwachsen; (*zwiększać się*) zunehmen; (*podnosić się*) sich erhöhen, steigen
wzrok *m* Sehvermögen *n*, Sehkraft *f*, Augen *npl*; **mieć dobry <słaby> ~** gute <schlechte> Augen haben; **stracić ~** das Augenlicht <Sehvermögen> verlieren
wzrosnąć *vi pf* → **wzrastać**
wzrost *m* (*człowieka*) Wuchs *m*
wzruszać *vt* rühren; bewegen; **~ ramionami** mit den Achseln zucken
wzruszony *adj* gerührt, bewegt
wzruszyć *pf* **I.** *vt* → **wzruszać II.** *vr* **~ się** gerührt sein
wzwyż [vzvɨʃ] *adv* hoch, in die Höhe; **skok ~** Hochsprung *m*

Z

z I. *praep* **1.** aus, von; **z pokoju** aus dem Zimmer; **nikt z nas** niemand von uns; **ze mnie** aus mir; **z czego?** woraus?; **ze strachu** aus Furcht; **z radości** vor Freude; **zwidzenia** vom Sehen; **z tego** daraus, davon; **z żelaza** aus <von> Eisen; **z roku na rok** von Jahr zu Jahr; **z urzędu** von Amts wegen **2.** mit; **z nim** mit ihm; **ze mną** mit mir; **z czym?** womit?; **z tym** damit; **z radością** mit Freude; **z powrotem** zurück; **z wyjątkiem ...** mit Ausnahme von ... **II.** *adv* (*około*) etwa, ungefähr, an; **z godzinę** etwa eine Stunde; **ze 100 osób** ungefähr <an> 100 Personen
za I. *praep* **1.** (*z tyłu*) hinter; **za domem** hinter dem Haus; **za dom** hinter das Haus; **iść za kimś** jm nachgehen; **krok za krokiem** Schritt für Schritt, schrittweise **2.** (*w zamian*) für; **za trzy franki** für drei Franken; **za co?** wofür?; **za to** dafür; **za niego** für ihn **3.** (*czasowo*) in, nach; **za dwa tygodnie** in zwei Wochen **4.** (*jako*) als, für; **uważać za słuszne** (es) für richtig halten **5. za wszelką cenę** um jeden Preis; **za pomocą** mithilfe; **co za?** was für (ein)?; **co to za człowiek?** was ist das für ein Mann?; **co za szczęście!** welch ein Glück!; **nie ma za co!** gern geschehen!, keine Ursache!; **za i przeciw** für und wider **II.** *adv* (*zbyt*) zu, allzu; **za duży** zu groß; **za mało** zu wenig
zaadresować *vt pf* adressieren, mit Anschrift versehen
zaangażowany *adj* engagiert
zaatakować *vt pf* überfallen, angreifen; → **atakować**
zabarwienie *n* Färbung *f*
zabaw|a *f* **1.** Unterhaltung *f*, Vergnügen *n*; **~a taneczna** Tanzveranstaltung *f*; **dobrej ~y!** viel Vergnügen <Spaß>! **2.** (*gra*) Spiel *n*; **~a w ciuciubabkę** Blindekuhspiel *n*
zabawiać I. *vt* unterhalten **II.** *vr* **~ się** sich unterhalten, sich amüsieren
zabawić *pf* **I.** *vt* → **zabawiać II.** *vi* (*pobyć*) sich aufhalten, eine Zeit lang bleiben **III.** *vr* **~ się** → **zabawiać się**
zabawk|a *f* Spielzeug *n*; **~i** *pl* Spielsachen *fpl*, (*towary*) Spielwaren *fpl*
zabawny *adj* lustig, ulkig
zabezpieczać *vt* sichern, sicherstellen
zabezpieczyć *vt pf* → **zabezpieczać**
zabić *pf* **I.** *vt* **1.** töten, totschlagen, erschlagen **2.** (*gwoździami*) vernageln **II.** *vr* **~ się** (*zginąć*) ums Leben kommen; (*popełnić samobójstwo*) sich *D* das Leben nehmen
zabieg *m med.* Kurmittel *n*; **~ chirurgiczny** operativer Eingriff; *figur.* **~i** *pl* Bemühungen *fpl*
zabiegać *vi* sich bemühen (**o coś** um etw)
zabierać I. *vt* (*brać*) wegnehmen, nehmen; **~ czas** Zeit in Anspruch nehmen; (*zajmować*) einnehmen, wegnehmen (**wiele miejsca** viel Platz <Raum>) **II.** *vr* **~ się** sich anschicken (**do czegoś** zu etw); **~ się do pracy** sich an die Arbeit machen
zabłądzić *vi pf* sich verirren, sich verlaufen; (*jadąc pojazdem*) sich verfahren
zabłysnąć *vi pf* aufblitzen; (*o żarówce*) aufleuchten; (*o ogniu*) auflodern, aufflackern
zaboleć *vt pf* zu schmerzen anfangen, einen Moment schmerzen
zabójstwo *n* Totschlag *m*, Tötung *f*
zabrać *vt pf* → **zabierać**
zabraknąć *vi pf* fehlen
zabraniać *vt* untersagen, verbieten
zabronić *vt pf* → **zabraniać**
zabrudzić *vt pf* dreckig machen; → **brudzić**
zabrzmieć *vi pf* ertönen, erschallen
zabudowania *npl* Gebäude *npl*; **~ klasztorne** Klostergebäude *npl*
zaburzenie *n* Störung *f* (*a. rad.*); Verstimmung *f*
zabytek *m* Denkmal *n*; **~ sztuki** Kunstdenkmal *n*, Kunstschatz *m*; **~ architektury** Baudenkmal *n*
zachęcać *vt* ermuntern, anregen, animieren, anspornen
zachęta *f* Ermunterung *f*; (*bodziec*) Ansporn *m*; (*namowa*) Zureden *n*
zachłysnąć się *vr pf* sich verschlucken
zachmurzenie *n* Bewölkung *f*
zachmurzyć się *vr pf* sich bewölken, sich mit Wolken überziehen; sich verfinstern (*a. figur.*)
zachodni *adj* **1.** westlich; West-; **wiatr ~** westlicher Wind, Westwind *m* **2.** (*dotyczący krajów zachodnich*) *o.* abendländisch
zachodnioniemiecki *adj* westdeutsch
zachodzi|ć *vi* (*o słońcu*) untergehen;

(*dojść*) gelangen, kommen; (*zdarzać się*) vorkommen; (*istnieć*) bestehen; (*powstawać*) entstehen, eintreten; ~ **potrzeba** es ist nötig; **zaszło nieporozumienie** es entstand ein Missverständnis

zachorować *vi pf* erkranken, krank werden (**na coś** an einer Krankheit)

zachować *pf* **I.** *vt* erhalten **II.** *vr* ~ **się** (erhalten) bleiben; **zachowany** (*nie zniszczony*) erhalten

zachowywać I. *vt* bewahren; (*utrzymywać*) erhalten; ~ **pozory** den Schein wahren; (*przestrzegać*) beobachten **II.** *vr* ~ **się** (*postępować*) sich benehmen, sich aufführen

zach|ód *m* **1.** Westen *m*; **na ~odzie** im Westen; **na ~ód** nach Westen; **ku ~odowi** westwärts; **na ~ód od** westlich von **2.** Untergang *m*; **~ód słońca** Sonnenuntergang *m*; **o ~odzie słoń-ca** bei Sonnenuntergang **3. ~ody** *pl* Mühe *f*, Bemühungen *fpl*

zachrypnięty *adj* heiser

zachwiać *pf* **I.** *vt* ins Wanken bringen, wankend <schwankend> machen; (*wstrząsnąć*) erschüttern **II.** *vr* ~ **się** ins Wanken <Schwanken> kommen

zachwycać I. *vt* entzücken, bezaubern **II.** *vr* ~ **się** entzückt sein (**czymś** von etw); (*entuzjazmować się*) sich begeistern (**czymś** für etw)

zachwycający *adj* entzückend, hinreißend

zachwycić *vt pf* → **zachwycać**

zachwycony *adj* entzückt (**czymś** von etw)

zaciąć się *vr pf* → **zacinać się**; (*nożem*) sich schneiden (**w palec** in den Finger); (*uprzeć się*) sich verbeißen

zaciemniać *vt* verdunkeln

zaciemnić *vt pf* → **zaciemniać**

zacieśniać I. *vt* einengen; enger schließen (*a. figur.*); enger knüpfen **II.** *vr* ~ **się** (immer) enger werden

zacieśnić *vt pf* → **zacieśniać**

zacinać się *vr* (*o zamku*) klemmen

zacisk *m techn.* Klemme *f*; *mot.* ~ **akumulatora** Kabelklemme *f*

zaciskać *vt* zusammenpressen, zusammendrücken; ~ **pięści** die Fäuste zusammenballen; *figur.* ~ **pasa** den Riemen enger schnallen

zacisnąć *vt pf* → **zaciskać**

zacofany *adj* rückständig

zaczaić się *vr pf ugs.* sich auf die Lauer legen, lauern

zaczarować *vt pf* verzaubern, verhexen

zacząć *vt pf* anfangen; *vgl.* **zaczynać**

zaczerwienić się *vr pf* rot werden, erröten

zaczynać I. *vt* langsam anfangen <beginnen> (**od czegoś** mit etw); (*zabierać się do czegoś*) in Angriff nehmen **II.** *vr* ~ **się** beginnen; losgehen

zaćma *f med.* grauer Star, Katarakt(a) *f*

zaćmienie *n* Finsternis *f*; ~ **Słońca** Sonnenfinsternis *f*; **całkowite** <**częściowe**> ~ **Słońca** totale <partielle> Sonnenfinsternis; ~ **Księżyca** Mondfinsternis *f*

zadać *vt pf* → **zadawać**

zadani|e *n* Aufgabe *f*; **~e arytmetyczne** Rechenaufgabe *f*; **mieć za ~e** die Aufgabe haben; **wywią-zać się z ~a** die Aufgabe erfüllen

zadatek *m* Anzahlung *f*

zadawać I. *vt* aufgeben (**lekcje** Hausarbeiten); ~ **pytania** Fragen stellen; ~ **sobie trud** sich *D* Mühe geben; ~ **ciosy** Schläge versetzen **II.** *vr* ~ **się** sich einlassen <abgeben> (**z kimś** mit jm)

zadecydować *vt pf* entscheiden (**o czymś** über etw)

zadomowić się *vr pf* heimisch werden, sich einleben

zadowalać I. *vt* zufrieden stellen, befriedigen **II.** *vr* ~ **się** sich begnügen, sich abfinden (**czymś** mit etw)

zadowolenie *n* Zufriedenheit *f*; **z prawdziwym ~m** mit Genugtuung

zadowolić *vt pf* → **zadowalać**

zadowolony *adj* zufrieden (**z czegoś** mit etw); **jestem ~ z ciebie** ich bin mit dir zufrieden; (*zaspokojony*) zufrieden gestellt; **być ~m** (*cieszyć się*) froh sein

zadraśnięcie *n* Ritzwunde *f*

zadrżeć *vi pf* erbeben; → **drżeć**

zaduch *m* Stickluft *f*

Zaduszki *pl* Allerseelen *n*; **na ~** zu Allerseelen

zadymka *f* Schneetreiben *n*, Schneegestöber *n*

zadyszany *adj* keuchend, atemlos

zadziwiający *adj* erstaunlich

zadzwonić *vt* (*zatelefonować*) anrufen; **zadzwoń do mnie** rufe mich an

zagadka *f* Rätsel *n*

zagadkowy *adj* rätselhaft

zagadnąć *vt pf* anreden

zagadnienie *n* Problem *n*, (wissenschaftliche) Frage *f*

zagęszczenie *n* Verdichtung *f*

zaginąć *vi pf* verloren gehen, verschollen sein

zaginiony *adj mil.* vermisst; (*o kim słuch zaginął*) verschollen; (*zagubiony*) verloren gegangen

zaglądać *vi* hereinsehen; *figur. ugs.* ~ **do kieliszka** zu tief ins Glas gucken <schauen>

zagłada *f* Vernichtung *f*

zagłębie *n* Becken *n*; ~ **węglowe** Kohlenbecken *n*

zagłówek *m mot.* Kopfstütze *f*

zagłuszać *vt* übertönen; (*przekrzyczeć*) überschreien; *rad.* stören

zagłuszyć *vt pf* → **zagłuszać**

zagniewany *adj* erzürnt, zornig

zagoić się *vr pf* vernarben, vernarbt sein

zagospodarować *vt pf* (wirtschaftlich) einrichten, erschließen

zagotować I. *vt pf* aufkochen (lassen) **II.** *vr* ~ **się** aufkochen

zagrać *vt* aufspielen, vorspielen

zagranic|a *f* Ausland *n*; **z ~y** aus dem <vom> Ausland

zagraniczn|y *adj* **1.** ausländisch; **gość ~y** ausländischer Gast; **podróż ~a** Auslandsreise *f* **2.** auswärtig; Außen-; **sprawy ~e** auswärtige Angelegenheiten *fpl*; **handel ~y** Außenhandel *m*

zagrażać *vt* bedrohen, gefährden (**pokojowi** den Frieden); (*grozić*) drohen

zagroda *f* (*zagrodzenie*) Verschlag *m*, Gehege *n*; (*chłopska*) Bauernhof *m*

zagrozić *vt pf* → **zagrażać**

zagrzać *vt pf* → **zagrzewać**; *vr* ~ **się** *techn.* heißlaufen

zagrzewać *vt* **1.** anwärmen, erwärmen **2.** *figur.* anfeuern

zahamować *vt pf* bremsen, abbremsen; → **hamować**

zahartowany *adj* abgehärtet

zaimek *m gram.* Fürwort *n*, Pronomen *n*; ~ **osobowy** Personalpronomen *n*; ~ **dzierżawczy** Possesivpronomen *n*

zaimponować *vt pf* → **imponować**

zainteresowanie *n* Interesse *n*

zajazd *m* Gasthof *m*, Motel *n*

zając *m* Hase *m*; **pieczeń z ~a** Hasenbraten *m*

zajączek *m diminu.* (kleiner) Hase *m*, Häschen *n*; ~ **wielkanocny** Osterhase *m*

zająć *vt pf* → **zajmować**

zajechać *vi pf* (*podjechać*) vorfahren; (*dostać się*) hinkommen, ankommen

zajezdnia *f* Depot *n*

zajęcie *n* **1.** Beschäftigung *f*; ~ **uboczne** Nebenbeschäftigung *f* **2.** (*obsadzenie*) Besetzung *f*, Einnahme *f* **3.** *juris.* Pfändung *f* **4.** (*zainteresowanie*) Interesse *n*

zajęt|y *adj* **1.** beschäftigt; (*obsadzony*) besetzt; **wszystko ~e** alles besetzt, belegt **2.** (*zaabsorbowany*) beansprucht

zajmować I. *vt* (*obsadzać*) besetzen; *mil.* einnehmen; (*zatrudniać*) beschäftigen (**czymś** mit etw); (*absorbować*) in Anspruch nehmen; (*zabierać*) einnehmen, wegnehmen (**dużo miejsca** viel Platz <Raum>); (*interesować*) interessieren **II.** *vr* ~ **się** sich beschäftigen, sich befassen (**czymś** mit etw)

zajmujący *adj* interessant, spannend

zajrzeć *vi pf* einen Blick werfen (**do pokoju** in das Zimmer); → **zaglądać**

zajście *n* **1.** (*wydarzenie*) Zwischenfall *m*, Vorfall *m* **2.** (*dokądś*) Hinkommen *n*

zajść *vi pf* hinkommen, erreichen; (*zdarzyć się*) vorfallen; ~ **w ciążę** schwanger werden; **daleko** ~ es weit bringen; *vgl.* **zachodzić**

zakaz *m* Verbot *n*; *mot.* ~ **ruchu wszelkich pojazdów** Verkehrsverbot für Fahrzeuge aller Art; ~ **wjazdu** Einfahrtsverbot *n*; ~ **wyprzedzania** Überholverbot *n*; ~ **zatrzymywania** Halteverbot *n*; ~ **postoju** <**parkowania**> Parkverbot *n*

zakazać *vt pf* → **zakazywać**

zakazany *adj* verboten, untersagt

zakazywać *vt* verbieten, untersagen

zakaźn|y *adj* ansteckend; **choroba ~a** ansteckende Krankheit

zakażenie *n* Ansteckung *f*

zakąska *f* Vorgericht *n*, Vorspeise *f*

zakleszczyć się *vr pf* (*np. drzwi samochodu*) klemmen

zakład *m* **1.** Anstalt *f*, Betrieb *m*, Geschäft *n*, Werk *n*; ~ **pogrzebowy** Beerdigungsinstitut *n* **2.** Wette *f*; **iść** <**pójść**> **o** ~ eine Wette abschließen

zakładać I. *vt* **1.** anlegen; (*zamocować*) anbringen; (*instalacje*) legen **2.** (*na siebie*) anziehen; ~ **kapelusz** <**okulary**> den Hut <die Brille> aufsetzen **3.** (*ufundować*) stiften **4.** (*zorganizować*) gründen **II.** *vr* ~ **się** wetten

zakładnik *m* Geisel *f*

zakłopotany *adj* verlegen
zakłócać *vt* stören (*o. rad.*)
zakłócenie *n* Störung *f*; **~ ruchu drogowego** <**komunikacji**> Verkehrsstörung *f*
zakłócić *vt pf* → **zakłócać**
zakochać się *vr pf* sich verlieben (**w kimś** in jn)
zakochany *adj* verliebt
zakodować *vt pf* enkodieren, verschlüsseln
zakon *m rel.* Orden *m*
zakonnica *f* Nonne *f*; (*siostra*) Schwester *f*
zakonnik *m* Mönch *m*; (*brat*) Bruder *m*
zakończenie *n* Schluss *m*, Abschluss *m*; **na ~** zum Schluss
zakończyć I. *vt pf* zum Abschluss bringen, beenden **II.** *vr* **~ się** enden, schließen; → **kończyć**
zakopać *vt pf* vergraben, verscharren
zakraplać *vt* einträufeln
zakratowany *adj* vergittert
zakres *m* Kreis *m*, Bereich *m*, Umfang *m*; **w pełnym ~ie** in vollem Umfang; *ugs.* **we własnym ~ie** in eigener Regie; *rad.* **~ fal** Wellenlänge *f*
zakręcać *vt* zudrehen, abdrehen
zakręcić *vt pf* → **zakręcać**
zakręt *m* Kurve *f*, (*lekki*) Biegung *f*; *mot.* **na ~cie** in der Kurve; **ścinać ~ty** die Kurven schneiden
zakrętka *f Schraubverschluss m*
zakroplić *vt pf* → **zakraplać**
zakryć *vt pf* → **zakrywać**
zakrystia *f* Sakristei *f*
zakrywać *vt* (*okrywać*) bedecken; (*przykrywać*) zudecken
zakup *m* Ankauf *m*; Einkauf *m*; **robić ~y** Einkäufe machen, (*większe*) Anschaffungen machen
zakwitnąć *vi pf* aufblühen, erblühen
zalakować *vt pf* versiegeln
zalecać I. *vt* empfehlen **II.** *vr* **~ się** werben (**do kobiety** um eine Frau)
zalecić *vt pf* → **zalecać I.**
zaledwie *adv* kaum; (*tylko*) lediglich
zalepiać *vt* zukleben
zalepić *vt pf* → **zalepiać**
zalet|a *f* Vorzug, Vorteil *m*; **~y i wady** Vor- und Nachteile
zależ|eć *vi* **1.** abhängen, abhängig sein (**od kogoś** von jm) **2.** daran liegen; **bardzo mi na tym ~y** es liegt mir viel daran
zależnie *adv* je nachdem
zależn|y *adj* abhängig; *gram.* **zdanie ~e** Nebensatz *m*
zaliczać I. *vt* zählen, rechnen (**do czegoś** zu etw); (*uwzględniać*) anrechnen **II.** *vr* **~ się** gezählt <gerechnet> werden (können)
zaliczenie *n* **1.** (*pocztowe*) Nachnahme *f*; **za ~m** per Nachnahme **2.** (*np. ćwiczeń, wykładu*) Testat *n*
zaliczka *f* Vorschuss *m*
zaliczyć *vt pf* → **zaliczać**
zalotny *adj* kokett
zaludnieni|e *n* (*czynność*) Bevölkerung *f*; (*liczba ludności*) Bevölkerung *f*; **gęstość ~a** Bevölkerungsdichte *f*
załadować *vt pf* verladen; (*na statek*) einschiffen
załamać się *vr pf* → **załamywać się**
załamywać się *vr* zusammenbrechen; (*walić się*) einstürzen
załatwiać I. *vt* erledigen; (*u kogoś*) ausrichten; (*kogoś*) abfertigen **II.** *vr* **~ się** *physio.* seine Notdurft verrichten
załatwić *vt pf* → **załatwiać**
załączeni|e *n*: **w ~u** anbei, als <in der> Anlage
załącznik *m* Anlage *f*
załoga *f* (*obsada*) Besatzung *f*; (*np. fabryki*) Belegschaft *f*; (*drużyna*) Mannschaft *f*; **~ statku** Schiffsmannschaft *f*
założyć *vt pf* → **zakładać**
zamach *m* Anschlag *m*, Attentat *n*; **~ terrorystyczny** Terroranschlag *m*; **~ na życie** Mordanschlag *m*; **~ stanu** Staatsstreich, Putsch *m*; **za jednym ~em** auf einen Schlag
zamarzać [za'mar-zatɕ] *vi* einfrieren, zufrieren
zamarznąć [za'mar-znɔ̃tɕ] *pf* **1.** → **zamarzać 2.** (*na śmierć*) erfrieren
zamawiać *vt* bestellen
zamek *m* **1.** Schloss *n*; **~ do drzwi** Türschloss *n* **2.** (*budowla*) Schloss *n*, Burg *f*; **~ książęcy** Fürstenschloss *n*
zameldować *pf* **I.** *vt* anmelden **II.** *vr* **~ się** sich anmelden
zamężna *adj* verheiratet; **kobieta ~** eine verheiratete Frau
zamiana *f* Tausch *m*, (*np. omyłkowa*) Vertauschung *f*; (*np. towarów*) Umtausch *m*
zamiar *m* Absicht *f*; **mieć ~** die Absicht haben; **nie mieć złych ~ów** keine bösen Absichten haben

zamiast *praep* statt, anstatt; **~ tego** stattdessen; **~ mnie** an meiner statt
zamiatać *vt* kehren, fegen
zamieć *f* Schneegestöber *n*
zamieniać I. *vt* wechseln; tauschen (**na coś innego** gegen etw anderes); (*wymieniać*) umtauschen; (*przez pomyłkę*) vertauschen **II.** *vr* **~ się** tauschen; (*przemieniać się*) sich verwandeln (**w coś** zu etw)
zamienić *vt pf* → **zamieniać**
zamierza|ć *vt* beabsichtigen, vorhaben; **co ~sz?** was hast du vor?
zamierzyć się *vr pf* ausholen
zamieszać *vt pf* umrühen; (*uwikłać*) verwickeln (**kogoś w coś** jn in etw)
zamieszanie *n* Verwirrung *f*, Durcheinander *n*
zamieszczać *vt* inserieren, einrücken (**w gazecie** in eine Zeitung)
zamieszkały *adj* (*zaludniony*) bewohnt; (*mieszkający*) wohnhaft (**w Salzburgu** in Salzburg)
zamieścić *vt pf* → **zamieszczać**
zamieść *vt pf* → **zamiatać**
zamknąć *vt pf* → **zamykać**
zamknięty *adj* geschlossen, zu, (*na zamek*) verschlossen
za młodu *adv* im Jugendalter; in meinen <seinen> jungen Jahren
zamocować *vt pf* befestigen
zamordować *vt pf* ermorden
zamorski *adj* überseeisch; Übersee-; **w krajach ~ch** in Übersee
zamożny *adj* wohlhabend, vermögend
zamówić *vt pf* → **zamawiać**
zamówienie *n* Bestellung *f*, Auftrag *m*; **na ~** auf Bestellung; **złożyć ~** einen Auftrag geben, eine Bestellung machen; **cofnąć ~** einen Auftrag rückgängig machen, eine Bestellung stornieren
zamsz *m* Sämischleder *n*
zamykać I. *vt* schließen, zumachen, zuschlagen; (*kogoś*) einsperren; (*kończyć*) abschließen; (*zastawiać*) versperren **II.** *vr* **~ się** sich verschließen
zamyślać I. *vt* beabsichtigen, vorhaben **II.** *vr* **~ się** nachdenklich werden
zamyślić się *vr pf* → **zamyślać się**
zanadto *adv* zu sehr, zu stark; *ugs.* **nie ~** nicht allzu sehr, nicht besonders
zanieczyszczać [zaɲɛˈʧɨʃʧatɕ] *vt* verunreinigen, beschmutzen
zanieczyszczenie *n* Verschmutzung *f*; **~ środowiska (naturalnego)** Umweltverschmutzung *f*
zanieczyścić *vt pf* → **zanieczyszczać**
zaniedbać *vt pf* vernachlässigen; (*przeoczyć*) versäumen
zaniedbany *adj* vernachlässigt; (*zapuszczony*) verwahrlost
zaniedbywać *vt* (ständig) vernachlässigen, versäumen
zaniepokoić *vt pf* → **niepokoić**
zanieść *vt pf* → **zanosić**
zanikać *vi* schwinden, im Schwinden begriffen sein
zaniknąć *vi pf* schwinden, geschwunden sein
zanim *adv* bevor, ehe
zanosić *vt* hintragen, nach … tragen, hinbringen
zanotować *vt pf* → **notować**
zanurzać I. *vt* eintauchen **II.** *vr* **~ się** eintauchen, untertauchen
zanurzyć *vt pf* → **zanurzać**
zaopatrywać *vt* versorgen, versehen, beliefern (**w towary** mit Waren)
zaopatrzenie *n* Versorgung *f*
zaopatrzyć *vt pf* → **zaopatrywać**
zaostrzać I. *vt* (*ostrzyć*) scharf machen; (*temperować*) spitzen; *figur.* (*wzmacniać*) verschärfen, zuspitzen **II.** *vr* **~ się** *figur.* sich zuspitzen, sich verschärfen
zaostrzyć *vt pf* → **zaostrzać**
zapach *m* Duft *m*, Geruch *m*; **przyjemny ~** Wohlgeruch *m*
zapada|ć I. *vi* einfallen, einsinken; **~ć w sen** in Schlaf versinken; **noc ~** die Nacht bricht ein **II.** *vr* **~ć się** einfallen, einsinken; (*o budowli*) einstürzen
zapakować *vt pf* einpacken, verpacken; (*spakować*) zusammenpacken
zapalać I. *vt* anzünden; **~ ogień** Feuer anmachen <machen>; **~ światło** Licht machen **II.** *vr* **~ się** entflammen; (*zabłysnąć*) aufleuchten; *figur.* entflammen, sich begeistern (**do czegoś** für etw)
zapalenie *n* Anzünden *n*, Entzünden *n*; *med.* Entzündung *f*; **~ płuc** Lungenentzündung *f*; **~ gardła** Halsentzündung *f*
zapalić *vt pf* → **zapalać**
zapalniczka *f* Feuerzeug *n*
zapalony *adj figur.* begeistert
zapał *m* Eifer *m*, Begeisterung *f*, Elan *m*
zapałka *f* Streichholz *n*, (*oficjalna nazwa*) Zündholz *n*

zapamiętać *vt pf* sich merken, (im Gedächtnis) behalten, beherzigen; **dobrze ~** sich *D* einprägen
zaparzać *vt* aufbrühen, aufgießen
zaparzyć *vt pf* → **zaparzać**
zapas *m* Vorrat *m*; **w ~ie** vorrätig, in Reserve; **na ~** auf Vorrat
zapasow|y *adj* Reserve-; *mot.* **koło ~e** Reserverad *n*
zapasy *pl* **1.** → **zapas 2.** *sport.* Ringen *n*, Ringkampf *m*
zapaść *vi pf* → **zapadać**
zapatrywanie *n* Ansicht *f*
zapełniać I. *vt* füllen, auffüllen **II.** *vr* **~ się** sich (allmählich) füllen, voll werden
zapełnić się *vr pf* voll (geworden) sein; → **zapełniać**
zapewne *adv* gewiss, sicherlich; (*chyba*) wohl, hoffentlich
zapewniać *vt* versichern, die Versicherung geben (**kogoś** jm); (*zabezpieczyć*) sichern, sicherstellen
zapewnić *vt pf* → **zapewniać**
zapewniony *adj* (*pewny*) gesichert
zapiąć *vt pf* → **zapinać**
zapięcie *n* (*klamra*) Schnalle *f*
zapinać *vt* zuknöpfen; (*na sprzączkę*) zuschnallen; **~ na haczyk** zuhaken
zapisać *vt pf* → **zapisywać**
zapisywać I. *vt* (*notować*) aufschreiben; (*wciągać na listę*) eintragen; **~ na dobro** gutschreiben; (*np. do szkoły*) einschulen; (*całą kartkę*) voll schreiben; (*lekarstwo*) verschreiben, verordnen **II.** *vr* **~ się** sich einschreiben <eintragen> lassen
zaplanować *vt pf* einplanen
zapłacić *vt pf* → **płacić**
zapłata *f* Bezahlung *f*, Zahlung *f*; (*wynagrodzenie*) Lohn *m*
zapłon *m mot.* Zündung *f*
zapobiec *vi pf* → **zapobiegać**
zapobiegać *vi* vorbeugen, verhüten; (*uniemożliwiać*) verhindern (**czemuś** etw)
zapominać *vt* immer wieder vergessen (**o czymś** etw)
zapomnieć I. *vt pf* **1. ~ zabrać z domu** zu Hause liegen <stehen, hängen> lassen **2.** (*to, co się umiało*) verlernen; nicht mehr wissen **II.** *vr* **~ się** sich vergessen; (*wzajemnie*) einander vergessen
zapor|a *f* Sperre *f*, Staudamm *m*, Talsperre *f*; *mot.* Schranke *f*; **~y** (*na przejeździe*) Schranken *fpl*
zapotrzebowanie *n* Bedarf *m* (**na coś** an etw); (*zamówienie*) Bestellung *f*
zapowiadać I. *vt* ansagen (*a. rad.*), ankündigen **II.** *vr* **~ się** versprechen; **dobrze się ~** Erfolg versprechen
zapowiedzieć *vt pf* → **zapowiadać**
zapowiedź *f* Durchsage *f*, Ansage *f* (*a. rad.*), Ankündigung *f*; (*ślubna*) Aufgebot *n*
zapoznać *vt pf* → **zapoznawać**
zapoznawać I. *vt* bekannt machen **II.** *vr* **~ się** bekannt werden (**z kimś** mit jm), kennen lernen (**z kimś** jn)
zapraszać *vt* häufig einladen
zaprawa *f* **1.** (*murarska*) Mörtel *m* **2.** (*ćwiczenie*) Training *n*, Übung *f*
zaprosić *vt pf* einladen (**na coś, do czegoś** zu etw)
zaproszenie *n* Einladung *f*
zaprotestować *vt pf* → **protestować**
zaprowadzić *vt pf* führen, hinführen; (*np. zmiany*) einführen
zaprzeczyć *vt pf* verneinen, leugnen; **nie da się ~** es lässt sich nicht leugnen
zapuszczać *vt* **1.** (*np. w ziemię*) einsenken **2.** (*głęboko sięgać*) tief hineingreifen **3.** (*zaniedbać*) verwahrlosen **4. ~ włosy** Haare wachsen lassen; **~ brodę** den Bart stehen lassen **5.** *mot.* **~ silnik** den Motor anlassen
zapuszczony *adj* (*zaniedbany*) verwahrlost
zapuścić *vt pf* → **zapuszczać**
zapytać *vt pf* → **pytać**
zarabiać *vt* verdienen; (*mieć zysk*) profitieren; (*ciasto*) anrühren (den Teig)
zaraz *adv* gleich, sogleich
zaraza *f* Seuche *f*, Pest *f*
zarazek *m* Krankheitserreger *m*
zarazem *adv* zugleich
zarazić *pf* **I.** *vt* anstecken, infizieren **II.** *vr* **~ się** angesteckt werden (**czymś** mit etw)
zaraźliwy *adj* ansteckend
zardzewiały *adj* rostig; (*przerdzewiały*) korrodiert, verrostet
zareagować *vt pf* reagieren (**na coś** auf etw)
zarezerwować *vt pf* buchen, reservieren
zaręczony *adj* verlobt
zaręczyny *pl* Verlobung *f*
zarobek *m* Verdienst *m*; (*regularna płaca*) Lohn *m*
zarobić *vt pf* → **zarabiać**
zarost *m* Bartwuchs *m*
zarozumiały *adj* eingebildet, hochmütig, überheblich

zarówno *adv* ebenso; **~ to, jak tamto** sowohl dies als auch jenes
zarumienić się *vr pf* erröten
zarys *m* **1.** (*krótkie przedstawienie*) Abriss *m*; (*szkic*) Skizze *f* **2.** (*kontury*) Kontur *f*, Umrisse *mpl*
zarysowanie *n* (*np. karoserii*) Schramme *f*
zarząd *m* Vorstand *m*; (*zarządzanie*) Verwaltung *f*
zarządzać *vt* **1.** (*rządzić*) verwalten **2.** (*wydawać zarządzenia*) anordnen, verordnen
zarządzenie *n* Anordnung *f*
zarządzić *vt pf* → **zarządzać 2.**
zarzucać *vt* **1.** (*robić zarzuty*) vorwerfen; (*oskarżać*) zur Last legen **2.** (*poniechać*) unterlassen **3.** (*zasypywać*) überschütten
zarzucić *vt pf* → **zarzucać**
zarzut *m* Vorwurf *m*; **bez ~u** tadellos, einwandfrei; **czynić** <**stawiać**> **~y** Vorwürfe machen
zasa|da *f* **1.** Grundsatz *m*, Prinzip *n*; **w ~dzie** im Grunde, eigentlich; (*z reguły*) in der Regel; **ustanowić ~dę** zum Prinzip <Grundsatz> erheben **2.** *chem.* Base *f*, Alkali *n*
zasadniczo *adv* im Prinzip, grundsätzlich; (*w istocie*) im Grunde (genommen)
zasadniczy *adj* grundsätzlich, prinzipiell
zasadzk|a *f* Hinterhalt *m*; (*pułapka*) Falle *f*; *mot.* **~a radarowa** Radarfalle *f*; **zrobić ~ę na kogoś** jm einen Hinterhalt legen; **wpaść w ~ę** in einen Hinterhalt fallen <geraten>; **wciągnąć w ~ę** in eine Falle locken
zasięg *m* Reichweite *f*, Radius *m*; **w ~u ręki** (*pod ręką*) in Reichweite
zasiłek *m* Beihilfe *f*; **~ chorobowy** Krankengeld *n*; **~ dla bezrobotnych** Arbeitslosengeld *n*
zaskarżyć *vt pf* verklagen
zaskoczenie *n* Überraschung *f*, Überrumpelung *f*
zaskoczyć *pf* **I.** *vt* überraschen, überrumpeln **II.** *vi mot.* anspringen
zasłaniać I. *vt* verhüllen; (*zakrywać*) verdecken, (*np. okno*) verhängen, (*widok*) verstellen, im Licht stehen **II.** *vr figur.* **~ się czymś** etwas als Vorwand benutzen
zasłona *f* Vorhang *m*
zasłonić *vt pf* → **zasłaniać**
zasług|a *f* Verdienst *n*; **jego ~ą jest ...** ihm gebührt das Verdienst ...
zasługiwać *vt* verdienen (**na pochwałę** Lob); **~ na wzmiankę** verdienen erwähnt zu werden
zasłużony *adj* verdient
zasłużyć *pf* **I.** *vt* verdienen **II.** *vr* **~ się** sich verdient machen
zasmucić *pf* **I.** *vt* traurig machen <stimmen> **II.** *vr* **~ się** traurig werden
zasnąć *vi pf* einschlafen; (*umrzeć*) entschlafen; *vgl.* **zasypiać**
zaspa *f*, **~ śnieżna** Schneeverwehung *f*, Schneewehe *f*
zaspać *vi pf* (sich) verschlafen; → **zasypiać 2.**
zaspany *adj* schlaftrunken
zaspokajać *vt* befriedigen; (*głód*) stillen; (*wierzyciela*) abfinden; **~ potrzeby** den Bedarf decken
zaspokoić *vt pf* → **zaspokajać**
zastać *vt pf* finden, antreffen, vorfinden; (*przyłapać*) ertappen, erwischen
zastanawiać I. *vi* zu bedenken geben; auffallen **II.** *vr* **~ się** nachdenken (**nad czymś** über etw), sich *D* überlegen (**nad czymś** etw)
zastanowić *vi pf* → **zastanawiać**
zastaw *m* Pfand *n*; **pod ~** auf Pfand; **wykupić ~** das Pfand einlösen
zastąpić *vt pf* → **zastępować**
zastąpieni|e *n*: **nie do ~a** unersetzlich
zastępca *m* Stellvertreter *m*
zastępować *vt* vertreten; ersetzen (**czymś** durch etw); (*zmieniać*) ablösen; (*kogoś chwilowo*) für jn einspringen
zastosować *vt pf* anwenden, verwenden; → **stosować**
zastrajkować *vi pf* in den Streik <Ausstand> treten; → **strajkować**
zastrzec *vt pf* → **zastrzegać**
zastrzegać *vt* sich *D* vorbehalten
zastrzelić I. *vt pf* totschießen, niederschießen **II.** *vr* **~ się** sich erschießen
zastrzeże|nie [zastʃɛ'ʒɛɲɛ] *n* Vorbehalt *m*; (*wątpliwość*) Bedenken *n*; **bez ~ń** vorbehaltlos; **z tym ~niem** mit dem Vorbehalt <der Einschränkung>
zastrzyk *m* Injektion *f*, Einspritzung *f*, *ugs.* Spritze *f*
zasuw|a *f* Riegel *m*; **zamknąć na ~ę** den Riegel vorschieben
zasypać *vt pf* → **zasypywać**
zasypiać *vi* **1.** am Einschlafen sein **2.** (*często*) zu verschlafen pflegen

zasypywać *vt* verschütten, zuschütten; (*obsypać*) überschütten, überhäufen (*a. figur.*)

zaszczyt *m* Ehre *f*; **mieć ~** die Ehre haben; **przynosić ~** zur Ehre gereichen

zaszkodzić *vt pf* schaden, übel bekommen; → **szkodzić**

zaszyć *vt pf* → **zaszywać**

zaszywać *vt* zunähen; (*wszywać*) einnähen

zaś *kj* aber, demgegenüber

zaślepiony *adj* verblendet

zaśmiać się *vr pf* auflachen

zaśpiewać *vt pf* vorsingen

zaświadczenie *n* Bescheinigung *f*

zataczać się *vr* taumeln, torkeln

zatapiać I. *vt* versenken (**statki** Schiffe) **II.** *vr* **~ się** sich versenken, sich vertiefen (**w rozmyślaniach** in Betrachtungen)

zatarg *m* Konflikt *m*, Streit *m*

zatem *kj* folglich, somit, also

zatka|ć *vt pf* → **zatykać**; **~ło mnie** mir ist der Atem stehen geblieben, ich war atemlos

zatkany *adj* (*np. otwór*) verstopft

zatoczyć się *vr pf* → **zataczać się**

zatoka *f naut.* Bucht *f*, Golf *m*; *meteor.* Ausläufer *m*

zatonąć *vi pf* versinken

zatopić *vt pf* → **zatapiać**

zator *m* (*na drodze*) Verkehrsstauung *f*, Stau *m*

zatrucie *n* Vergiftung *f*

zatruć *vt pf* → **zatruwać**; **~ się** sich vergiften

zatruwać I. *vt* vergiften; *figur.* vergällen **II.** *vr* **~ się** sich vergiften

zatrudniać I. *vt* beschäftigen; (*przyjąć do pracy*) anstellen, einstellen **II.** *vr* **~ się** sich beschäftigen

zatrudnić *vt pf* anstellen; → **zatrudniać**

zatrzask ['zatʃask] *m* (*przy odzieży*) Druckknopf *m*; (*zamek*) Schnappschloss *n*

zatrzymać *vt pf* → **zatrzymywać**

zatrzymywać I. *vt* **1.** anhalten, stoppen; (*powstrzymywać*) aufhalten, zurückhalten **2.** (*nie oddawać*) behalten, zurückhalten **II.** *vr* **~ się** Halt machen, halten; (*stawać*) stehen bleiben

zatwardzenie *n* Stuhlverstopfung *f*

zatyczka *f techn.* (*zawleczka*) Splint *m*; (*korek*) Stöpsel *m*

zatykać *vt* verstopfen, zustopfen

zaufać *vi pf* Vertrauen fassen, anvertrauen; → **ufać**

zaufani|e *n* Vertrauen *n*; **kwestia ~a** Vertrauensfrage *f*; **darzyć kogoś ~em** jm Vertrauen schenken; **cieszyć się ~em** das Vertrauen genießen

zaułek *m* Gasse *f*, Winkel *m*; *figur.* **ślepy ~** Sackgasse *f*

zauważać *vt* gewahr werden (**coś** eines Dinges); bemerken (*o. zrobić uwagę*)

zauważyć *vt pf* → **zauważać**

zawadzać *vt* im Wege stehen, hindern; (*o coś*) anstoßen

zawahać się *vr pf* eine Weile unschlüssig sein

zawalić się *vr pf* einstürzen

zawał *m*, **~ serca** Herzinfarkt *m*

zawartoś|ć *f* Gehalt *m*, Inhalt *m*; **o ~ci** -haltig; **o ~ci złota ...** von ... Goldgehalt

zawczasu *adv* beizeiten, früh genug

zawdzięczać [za'vdʑɛ̃ʧatɕ] *vt* verdanken; zu verdanken haben

zawiadamiać *vt* mitteilen (**kogoś** jm), benachrichtigen, verständigen (jn)

zawiadomić *vt pf* → **zawiadamiać**

zawias *f* Angel *f*; **~ u drzwi** Türangel *f*

zawiązać *vt pf* → **zawiązywać**

zawiązywać *vt* (*zamykać*) zubinden; (*węzeł*) knüpfen, schlingen

zawieja *f* Schneegestöber *n*

zawierać *vt* **1.** schließen, eingehen; **~ umowę** einen Vertrag schließen **2.** (*w sobie*) enthalten, in sich einschließen

zawieszenie *n* **1.** *techn.* Aufhängung *f*; *mot.* **~ kół** Radaufhängung *f* **2. ~ broni** Waffenruhe *f*, Waffenstillstand *m* **3.** (*w czynnościach*) Suspendierung *f*

zawieść *pf* **I.** *vt* **1.** versagen **2.** (*rozczarować*) enttäuschen **3.** (*zaprowadzić*) hinfahren, hinbringen **II.** *vr* **~ się** sich enttäuscht fühlen <sehen>

zawieźć *vt pf* → **zawozić**

zawijać I. *vt* (*pakować*) einwickeln; (*owijać*) umwickeln **II.** *vi* **~ do portu** einen Hafen anlaufen

zawiły *adj* verwickelt; (*niejasny*) unklar, undeutlich

zawinąć *vt pf* → **zawijać**

zawistny *adj* neidisch (**o coś**, **z jakiegoś powodu** auf etw, wegen eines Dinges)

zawiść *f* Neid *m*

zawleczka *f techn.* Splint *m*

zawodniczka *f* Aktive *f*, Sportlerin *f*; Wettkämpferin *f*

zawodnik *m* Aktive *m*, Sportler *m*; Wettkämpfer *m*

zawodowiec *m* Profi *m*, Professional *m* (*a. sport.*)
zawodow|y *adj* beruflich, berufsmäßig; *a. sport.* professional; Berufs-, Profi-; **wykształcenie ~e** Berufsausbildung *f*
zawody *pl sport.* Wettkampf *m*; **~ pływackie** Wettschwimmen *n*; **~ jeździeckie** Reitturnier *n*
zawodzić *vt* **1.** jammern, laut klagen **2.** (*odmawiać posłuszeństwa*) versagen
zawołać *vt pf* (*przywołać*) herbeirufen; (*zakrzyknąć*) ausrufen
zaworek *m* (kleines) Ventil *n*; **~ dętki** Reifenventil *n*
zawozić *vt* hinfahren, hinbringen; bringen (**do ...** nach ...)
zawód *m* **1.** Beruf *m*, Fach *n*; **wolny ~** freier Beruf; **z zawodu** von Beruf **2.** (*rozczarowanie*) Enttäuschung *f*; **sprawić komuś ~** jn enttäuschen
zawór *m techn.* Ventil *n*
zawracać I. *vi*, *vt* umkehren, *mot. a.* wenden
zawrotny *adj* schwindelnd, Schwindel erregend; **w ~m tempie** in einem Schwindel erregenden Tempo
zawrócić *vi pf* → **zawracać**
zawrzeć *vt pf* → **zawierać**
zawstydzić *pf* **I.** *vt* beschämen **II.** *vr* **~ się** schamrot werden
zawsze *adv* stets, immer; **na ~** für immer; **raz na ~** ein für alle Mal; **~ to lepiej ...** immerhin ist es besser ...
zazdrosny *adj* neidisch; eifersüchtig (**o kogoś** auf jn)
zazdrościć [za'zdrɔɕtɕitɕ] *vt* **1.** beneiden (**komuś czegoś** jn um etw) **2.** (*nie życzyć*) missgönnen **3.** (*być zazdrosnym*) eifersüchtig sein
zazdrość ['zazdrɔɕtɕ] *f* Eifersucht *f*
zaziębiać się *vr* sich (oft) erkälten
zaziębić się *vr pf* sich erkälten; sich *D* eine Erkältung holen
zaziębienie *n* Erkältung *f*
zaziębiony *adj* erkältet
zaznaczać I. *vt* erwähnen, bemerken, andeuten; (*robić znaki*) anmerken **II.** *vr* **~ się** sich bemerkbar <geltend> machen
zaznaczyć *vt pf* → **zaznaczać**
zazwyczaj *adv* gewöhnlich, normalerweise; **~ śpi o tej porze** um diese Zeit pflegt er zu schlafen
zażalenie *n* Beschwerde *f*, Klage *f*; **złożyć ~** eine Beschwerde einreichen
zażądać *vt pf* → **żądać**
zażywać *vt* **1.** genießen **2.** (*lekarstwo*) einnehmen
ząb *m* Zahn *m*; **~ trzonowy** Mahlzahn *m*, Backenzahn *m*; **~ mleczny** Milchzahn *m*; **~ mądrości** Weisheitszahn *m*; **ból zębów** Zahnschmerzen *mpl*; **szczotka do zębów** Zahnbürste *f*; **wyrwać ~** den <einen> Zahn ziehen
zbadać *vt* erforschen, durchforschen, untersuchen; → **badać**
zbawca *m* Lebensretter *m*, Retter *m*
Zbawiciel *m* Erlöser *m*
zbędny *adj* (*niepotrzebny*) unnötig, entbehrlich; (*zbywający*) überflüssig, überschüssig
zbiec *pf* **I.** *vi* **1.** (*w dół*) herunterrennen, herablaufen **2.** (*uciec*) entfliehen, flüchtig werden, entlaufen **II.** *vr* **~ się 1.** zusammenlaufen **2.** (*spotkać się*) zusammentreffen **3.** (*o tkaninach*) einlaufen, eingehen
zbieg *m* **1.** Flüchtling *m*, *ugs.* Ausreißer *m* **2.** Zusammentreffen *n*; **~ okoliczności** das Zusammentreffen <die Verknüpfung> der Umstände **3.** (*miejsce przecięcia*) Schnittpunkt *m*; **u ~u ...** am Schnittpunkt ...
zbiegać I. *vi* herunterlaufen, hinabrennen (**po schodach** die Treppe) **II.** *vr* **~ się 1.** zusammenlaufen; (*spotykać się*) zusammentreffen; (*o liniach*) konvergieren **2.** (*o tkaninie*) eingehen, einlaufen
zbieracz *m* Sammler *m*; **~ znaczków** Briefmarkensammler *m*; **~ autografów** Autogrammjäger *m*
zbierać I. *vt* sammeln; (*gromadzić*) versammeln; (*zrywać*) pflücken; (*podnosić*) aufheben **II.** *vr* **~ się** sich versammeln, zusammenkommen, sich sammeln; (*na posiedzenie*) zusammentreten
zbiornica *f* Sammelstelle *f*
zbiornik *m* Behälter, Tank *m*; **~ retencyjny** Speicherbecken *n*; **~ paliwa** (*bak*) Benzintank, Kraftstofftank *m*
zbiorow|y *adj* kollektiv, Kollektiv-; **bezpieczeństwo ~e** kollektive Sicherheit
zbiór *m* **1.** Sammlung *f*; **~ książek** Büchersammlung *f* **2.** (*żniwo*) Ernte *f*; **~ owoców** Obsternte *f*
zbiórk|a *f* **1.** Versammlung *f*; **miejsce ~i** Sammelplatz *m*, Treffpunkt *m* **2.** (*pieniędzy*) Sammlung *f*
zbliżać I. *vt* annähern, näher rücken **II.** *vr* **~ się** sich nähern, näher rücken; (*podejść*)

näher treten (**do kogoś** jm); (*o terminie u.ä.*) heranrücken, bevorstehen
zbliżenie *n* **1.** Annäherung *f* **2.** *film.* Großaufnahme *f*
zbliżyć *vt pf* → **zbliżać**
zbocze *n* Abhang *m*; ~ **góry** Berghang *m*
zboże *n* Getreide *n*
zbrodni|a *f* schweres Verbrechen; **~a przeciw ludzkości** ein Verbrechen gegen die Menschlichkeit; **popełnić ~ę** ein Verbrechen begehen
zbrodniarz *m* Schwerverbrecher *m*; ~ **wojenny** Kriegsverbrecher *m*
zbroić I. *vt* aufrüsten, rüsten **II.** *vr* ~ **się** sich rüsten
zbrojeni|e *n* Aufrüsten *n*, Rüsten *n*; **~a atomowe** Atomrüsten *n*; **wyścig zbrojeń** Wettrüsten *n*
zbrojny *adj* bewaffnet; **opór** ~ bewaffneter Widerstand
zbudzić *vt pf* → **budzić**
zburzyć *vt pf* zerstören; (*wyburzyć*) abreißen
zbutwiały *adj* morsch
zbyt[1] *m handl.* Absatz *m*; ~ **towarów** Warenabsatz *m*; **rynek ~u** Absatzmarkt *m*; **znajdować** ~ Absatz finden
zbyt[2] *adv* allzu, zu; ~ **wiele** <**dużo**> zu viel
zbyteczny *adj* überflüssig; **być ~m** überflüssig sein, sich erübrigen
zbytek *m* (*nadmiar*) Überfluss *m*; (*luksus*) Luxus *m*
zbytnio *adv* zu sehr, allzu sehr
zdać *pf* **I.** *vt* ablegen; ~ **egzamin** eine Prüfung (erfolgreich) bestehen; ~ **sprawozdanie** einen Bericht erstatten **II.** *vr* ~ **się** sich verlassen (**na kogoś** auf jn)
z dala *adv* von fern, von weitem
zdalnie *adv* fern-, Fern-; ~ **kierowany** ferngesteuert; ~ **obsługiwać** (*np. pilotem*) fernbedienen
zdanie *n* **1.** *gram.* Satz *m*; ~ **główne** Hauptsatz *m*; ~ **złożone** komplexer Satz **2.** (*pogląd*) Meinung *f*, Ansicht *f*; **moim ~m** meiner Meinung <Ansicht> nach
zdarci|e *n*: *ugs.* **to samochód nie do ~a** dieses Auto <dieser Wagen> ist nicht umzubringen <nicht kaputt zu kriegen>
zdarza|ć się *vr* sich öfters ereignen, passieren; ~ **się** das <es> kommt vor
zdarzenie *n* Vorfall *m*, Ereignis *n*
zdarzyć się *vr pf* ein Mal passieren
zdatny *adj* tauglich
zdawać I. *vt* ablegen; ~ **egzamin** sich einer Prüfung unterziehen; ~ **sobie sprawę z tego** sich *D* darüber klar <im Klaren> sein **II.** *vr* ~ **się 1.** scheinen; **zdaje się** es scheint **2.** sich verlassen (**na kogoś** auf jn); *vgl.* **zdać**
z (dawien) dawna von alters her
zdążyć *vi pf* **1.** rechtzeitig kommen, zurechtkommen (**na pociąg** zum Zug); **nie ~** zu spät kommen, etw versäumen **2.** (*uporać się*) schaffen
zdechnąć *vi pf* → **zdychać**
zdecydować *vt pf* → **decydować**
zdecydowanie I. *n* Entschlossenheit *f* **II.** *adv* entschieden, dezidiert
zdecydowany *adj* entschieden; (*stanowczy*) entschlossen
zdejmować *vt* herunternehmen; (*kapelusz*) abnehmen; (*ubranie*) ausziehen, ablegen
zdenerwować się *vr pf* sich aufregen, in Aufregung geraten
zdenerwowany *adj* aufgeregt
zderzak *m* Anschlag *m*, (*bufor*) Puffer *m*; (*u samochodu*) Stoßstange *f*; ~ **tylny** <**przedni**> die hintere <vordere> Stoßstange
zderzenie *n* Zusammenstoß *m*; *mot.* ~ **czołowe** frontaler Zusammenstoß
zderzyć się *vr pf* zusammenstoßen, zusammenrasseln
zdjąć *vt pf* → **zdejmować**
zdjęcie *n* Aufnahme *f*, Foto *n*, Bild *n*
zdobycie *n* Eroberung *f*
zdobycz *f* Beute *f*; (*osiągnięcie*) Errungenschaft *f*
zdobyć *vt pf* **I.** *vt* erobern; (*łup*) erbeuten; (*uzyskać*) erzielen, erringen; (*szczyt*) erklimmen **II.** *vr* ~ **się** sich aufraffen <aufschwingen> (**na coś** zu etw)
zdolność *f* Fähigkeit *f*; (*zdatność*) Tauglichkeit *f*; (*utalentowanie*) Begabung *f*; (*wydajność*) Kapazität *f*; ~ **produkcyjna** Produktionskapazität *f*
zdolny *adj* fähig (**do czegoś** zu etw); (*utalentowany*) begabt; (*zdatny*) tauglich
zdoła|ć *vt pf* vermögen, im Stande sein; (eben noch) können; **tonącego ~no uratować** der Ertrinkende konnte (noch) gerettet werden
zdrada *f* **1.** Verrat *m* **2.** (*niewierność*) Untreue *f*
zdradliwy verräterisch
zdradzać *vt* (immer wieder) verraten; un-

treu werden (**kogoś** jm); (*żonę*, *męża*) betrügen

zdradzić *vt pf* ein Mal verraten <betrügen>

zdrajca *m* Verräter *m*

zdrętwieć ['zdrɛ̃tfɛtɕ] *vi pf* erstarren, starr werden (**z zimna** vor Kälte); (*o kończynach*) einschlafen

zdrowi|e *n* Gesundheit *f*; **szkodliwy dla ~a** gesundheitsschädlich; **tryskający ~em** gesundheitsstrotzend; **ze względu na ~e** gesundheitshalber; **wypić za czyjeś ~e** auf js Wohl trinken <anstoßen>; **na ~e!** pros(i)t!, zum Wohl!, (*gdy ktoś kichnie*) Gesundheit!

zdrowy, zdrów *adj* gesund; *ugs.* **~ jak rydz** kerngesund

zdrój *m* **1.** Quelle *f*; **~ leczniczy** Heilquelle *f* **2.** (*miejscowość*) Kurort *m*

zdrzemnąć się *vr pf* einschlummern, ein Schläfchen machen

zdrów *adj* → **zdrowy**

zdumieć *vt pf* → **zdumiewać**

zdumiewać I. *vt* verblüffen, stutzig machen, wundernehmen **II.** *vr* **~ się** staunen, erstaunen

zdumiony *adj* erstaunt, verwundert; **być ~m** sich wundern (**czymś** über etw), erstaunt sein

zdychać *vi* krepieren, verenden

zdyszany *adj* atemlos

zdziwić *vt pf* in Staunen versetzen

ze → **z**

zebra *f* Zebra *n*; (*pasy na ulicy*) Zebrastreifen *m*

zebrać *vt pf* → **zbierać**

zebranie *n* **1.** Versammlung *f* **2.** (*zbieranie*) Sammlung *f*

zegar *m* Uhr *f*; **~ ścienny** Wanduhr *f*; **~ słoneczny** Sonnenuhr *f*

zegarek *m* (kleine) Uhr *f*; **~ na rękę** Armbanduhr *f*; **nastawić ~** die Uhr stellen; **nakręcić ~** die Uhr aufziehen; **~ spieszy się** <**spóźnia się**> die Uhr geht vor <geht nach>

zegarmistrz *m* Uhrmacher *m*

zejść *vi pf* **1.** (*umrzeć*) sterben **2.** → **schodzić**

zelówka *f* Schuhsohle *f*; **~ skórzana** Ledersohle *f*

zemdleć *vi pf* in Ohnmacht fallen, ohnmächtig werden

zemsta *f* Rache *f*

zemścić się *vr pf* → **mścić się**

zepsuć *vt pf* → **psuć**

zepsuty *adj* defekt; *ugs.* kaputt; *figur.* (*moralnie*) verdorben

zero *n* Null *f*

zerwać *vt pf* **I.** *vt* herunterreißen, reißen; (*kwiaty*, *owoce*) pflücken; (*rozerwać*) zerreißen; *figur.* (*wypowiedzieć*) abbrechen (**stosunki** die Beziehungen); **~ z czymś** mit etw brechen **II.** *vr* **~ się** (*z miejsca*) aufspringen; (*wzlecieć*) auffliegen, aufflattern; (*ze snu*) auffahren; (*o burzy*, *wietrze*) sich erheben, aufkommen

zespół *m* **1.** (*ludzi*) Kollektiv *n*, Team *n*; **~ fachowców** ein Team von Fachleuten **2.** *teatr.*, *archit.* Ensemble *n*

zeszły *adj* vorig, vergangen; **w ~m tygodniu** vorige Woche

zeszyt *m* Heft *n*

zewnątrz ['zɛvnɔ̃tʃ] *adv* außen; **z ~** von außen; **na ~** (*stan*) draußen, (*ruch*) nach außen, hinaus, heraus

zewnętrznie *adv* äußerlich

zewnętrzn|y *adj* Außen-; der äußere; **~a strona** Außenseite *f*; **do użytku ~ego** für den äußerlichen Gebrauch

zewsząd *adv* von überall her, von allen Seiten

zez *m* Schielauge *n*; **mieć ~a** schielen

zeznać *vt pf* → **zeznawać**

zeznanie *n* Aussage *f*, Zeugnis *n*; **~ świadka** Zeugenaussage *f*

zeznawać *vt* aussagen, eine Aussage machen

zezwalać *vi* erlauben, genehmigen

zezwolić *vi pf* → **zezwalać**

zgadnąć *vi pf* → **zgadywać**

zgadywać *vt* raten, erraten

zgadza|ć się *vr* sich gut vertragen (**ze sobą** miteinander); (*być zgodnym*) übereinstimmen; (*przychylić się*) zustimmen (**na coś** einer Sache); **~ się!** es stimmt!

zga|sić *vt pf* erlöschen, (*np. papierosa*) ausmachen; **~ś światło!** mach das Licht aus!

zgasnąć *vi pf* **1.** erlöschen, verlöschen, ausgehen; *mot.* (*o silniku*) aussetzen, *ugs.* absterben **2.** *figur.* (*umrzeć*) dahinscheiden

zgiąć *vt pf* **1.** → **zginać 2.** knicken; **zgięte ręce** geknickte Arme

zgięty *adj* (*skrzywiony*) verbogen

zginać I. *vt* biegen; (*kolana*) beugen **II.** *vr* **~ się 1.** sich biegen (lassen) **2.** (*skłaniać się*) sich beugen

zginąć *vi pf* verloren gegangen sein
zgłaszać I. *vt* melden, anmelden **II.** *vr* ~ **się** sich melden
zgłosić *vt pf* → **zgłaszać**
zgnić *vt pf* verfaulen
zgnieść *vt pf* zusammendrücken; (*zmiąć*) zerknittern, zerknüllen
zgniły *adj* faul, verfault
zgod|a *f* Eintracht *f*; Übereinstimmung *f*; (*harmonia*) Einklag *m*; (*przyzwolenie*) Zustimmung *f*, Einverständnis *n*; **osiągnąć ~ę** Übereinstimmung erzielen; **za ~ą** mit Zustimmung; **~a!** einverstanden!
zgodnie *adv* übereinstimmend, im Einvernehmen; ~ **z** gemäß; -gemäß; laut; ~ **z zawiadomieniem** laut <gemäß> der Mitteilung; ~ **z konstytucją** verfassungsgemäß; ~ **z prawdą** wahrheitsgemäß; ~ **z ruchem wskazówek zegara** im Uhrzeigersinn
zgodny *adj* **1.** (*niekłótliwy*) verträglich; (*jednej opinii*) einig, einhellig **2.** (*oparty na czymś*) -gemäß; ~ **z ustaleniami** vereinbarungsgemäß
zgodzić się *vr pf* → **zgadzać się**
zgorszenie *n* Anstoß *m*; **wywołać** ~ Anstoß erregen
zgrabn|y *adj* **1.** schlank, wohlproportioniert; **ona jest ~a** sie hat eine gute <schlanke> Figur **2.** (*zręczny*) geschickt
zgromadzenie *n* Versammlung *f*; ~ **ogólne** Vollversammlung *f*; **Zgromadzenie Narodowe** Nationalversammlung *f*
z grubsza *adv* annähernd, in groben Umrissen
zgryźliwy *adj* sehr boshaft
zgrzytać *vi* knirschen (**zębami** mit den Zähnen)
zgubić *pf* **I.** *vt* verlieren; (*kogoś*) zu Grunde richten **II.** *vr* ~ **się** (*np. w tłumie*) sich verirren, sich verlaufen
zgwałcić *vt pf* vergewaltigen
ziajać *vi* hecheln; **pies ziaje** der Hund hechelt
ziarno *n* Korn *n*
zieleniec *m* Grünanlage *f*
zieleń *f* Grün *n*
zielony *adj* grün; **Zielone Świątki** Pfingsten *pl*; *polit.* **Zieloni** *pl* die Grünen
ziemia *f* Erde *f*; (*grunt*) Boden *m*, Erdboden *m*; (*kraina*) Land *n*; ~ **obiecana** das gelobte Land
ziemniaczan|y *adj* Kartoffel-; **zupa ~a** Kartoffelsuppe *f*; **stonka ~a** Kartoffelkäfer *m*
ziemniak *m* Kartoffel *f*; **~i w mundurkach** Pellkartoffeln *fpl*
ziemsk|i *adj* **1.** Erd-; **skorupa ~a** Erdrinde *f* **2.** (*doczesny*) irdisch
ziewać *vi* gähnen
ziewnąć *vi pf* → **ziewać**
zięć ['ʑɛ̃tɕ] *m* Schwiegersohn *m*
zima *f* Winter *m*; **~ą**, **w ~ie** im Winter; **na ~ę** für den Winter
zimno[1] *n* Kälte *f*
zimno[2] *adv* kalt; **jest** ~ es ist kalt; **jest mi ~**, ~ **mi** ich friere, mich friert
zimn|y *adj* kalt; *figur.* **~a krew** kaltes Blut; **~y jak lód** eiskalt
zimowy *adj* winterlich; Winter-; **miesiąc** ~ Wintermonat *m*; **płaszcz** ~ Wintermantel *m*
zioło *n* Kraut *n*; ~ **lecznicze** Heilkraut *n*
zjawiać się *vr* erscheinen
zjawić się *vr pf* → **zjawiać się**
zjawisko *n* Erscheinung *f*, Phänomen *n*; ~ **fizyczne** Naturerscheinung *f*
zjazd *m* **1.** Kongress *m*, Tag *m*; ~ **partii** Parteikongress *m*, Parteitag *m* **2.** (*zjeżdżanie, droga*) Ausfahrt *f*; ~ **z autostrady** Ausfahrt von der Autobahn
zjechać *vi pf* → **zjeżdżać**
zjednoczenie *n* Vereinigung *f*; (*ponowne*) Wiedervereinigung *f*
zjednoczony *adj* vereint, vereinigt, verbunden; **Narody Zjednoczone** die Vereinten Nationen; **Stany Zjednoczone** die Vereinigten Staaten
zjeść *vt pf* aufessen, aufgegessen haben
zjeżdżać *vi* herunterfahren, hinabfahren; ~ **z drogi** aus dem Weg fahren
zlać *vt pf* → **zlewać**
zlecenie *n* Auftrag *m*, Order *f*
zleceniobiorca *m* Beauftragte *m*
zleceniodawca *m* Auftraggeber *m*
zlepiać I. *vt* zusammenleimen, zusammenkleben **II.** *vr* ~ **się** kleben, zusammenkleben
zlew *m* Ausguss *m*
zlewać I. *vt* **1.** (*razem*) zusammengießen, zusammenschütten **2.** (*odlewać*) abgießen **II.** *vr* ~ **się** (*o rzekach*) zusammenströmen
zlewozmywak *m* Spüle *f*, Spülbecken *n*
zliczać *vt* zusammenzählen; zusammenrechnen
zliczyć *vt pf* → **zliczać**
zlikwidować *vt pf* → **likwidować**
zlot *m* Treffen *n*; ~ **młodzieży** Jugendtreffen *n*
złamać *vt pf* brechen

złamanie *n* Bruch *m*; **~ nogi** Beinbruch *m*; *figur.* **~ słowa** Wortbruch *m*
złapać *vt pf* fangen, ertappen
złazić *vi* herunterklettern
złączyć *vt pf* → **łączyć**
zło *n* Übel *n*; Übelstand *m*; **~ konieczne** ein notwendiges Übel; **brać za złe** übel nehmen
złodziej *m* Dieb *m*; **~ kieszonkowy** Taschendieb *m*
złom *m* Alteisen *n*, Schrott *m*
złomowisko *n* Schrottplatz *m*
złościć ['zŭɔçtçitç] **I.** *vt* ärgern **II.** *vr* **~ się** sich ärgern
złość *f* Ärger *m*, Zorn *m*
złośliwy *adj* boshaft, böswillig; *med.* bösartig
złot|o *n* Gold *n*; **sztabka ~a** Goldbarren *m*; **ze ~a** aus Gold
złotówka *f* Einzlotystück *n*
złot|y I. *adj* golden, Gold-; **~a moneta** Goldmünze *f*; *figur.* **~e gó-ry** goldene Berge **II.** *m* Zloty *m*
złoż|e *n* Vorkommen *n*; **~a węgla** Kohlenvorkommen *n*
złożony *adj* **1.** zusammengesetzt; **wyraz ~** Zusammensetzung *f* **2.** (*skomplikowany*) kompliziert, komplex
złożyć *vt pf* → **składać**
złudzenie *n* Täuschung *f*, Illusion *f*
zły *adj* (*niedobry*) schlecht; (*gniewny*) böse; (*straszny*) arg
zmarły I. *adj* verstorben, gestorben **II.** *m* Verstorbene *m*
zmarnować *pf* **I.** *vt* verderben, vergeuden; **~ okazję** die Gelegenheit verpassen **II.** *vr* **~ się** verkommen
zmarszczka *f* Runzel *f*; (*bruzda*) Falte *f*
zmarszczyć *vt pf* → **marszczyć**
zmartwić *vt pf* → **martwić**
zmartwiony *adj* bekümmert (**czymś** über etw)
Zmartwychwstanie *n rel.* Auferstehung *f*
zmarznąć ['zmarznɔ̃tç] *vt pf* **1.** durchfrieren **2.** → **marznąć**
zmęczenie *n* Müdigkeit *f*; **~ wiosenne** Frühjahrsmüdigkeit *f*
zmęczony *adj* müde, ermüdet; abgespannt
zmęczyć *pf* **I.** *vt* müde machen **II.** *vr* **~ się** müde werden, ermüden; **~ się chodzeniem** sich müde laufen <gehen>
zmiana *f* (*modyfikacja*) Änderung *f*; (*przerzucenie się na coś innego*) Wechsel *m*; (*przekształcenie*) Wandel *m*; (*urozmaicenie*) Abwechslung *f*; (*przemiana*) Veränderung *f*; *mot.* **~ pasma ruchu** Fahrstreifenwechsel *m*
zmieniać I. *vt* ändern, verändern; (*przekształcać*) umwandeln, verwandeln; (*rozmieniać*) wechseln; **~ pieniądze** Geld wechseln **II.** *vr* **~ się** sich ändern; (*zluzować się*) sich ablösen, einander ablösen
zmienić *vt pf* → **zmieniać**
zmienny *adj* wechselnd; (*niestały*) unbeständig; *mat.*, *meteor.* veränderlich
zmierzch *m* Abenddämmerung *f*
zmierzyć *vt pf* → **mierzyć**
zmieszać *pf* **I.** *vt* vermischen; (*pomieszać*) vermengen **II.** *vr* **~ się** sich vermischen; *figur.* verlegen werden
zmieścić *pf* **I.** *vt* fassen **II.** *vr* **~ się** hineingehen, Platz finden
zmniejszać I. *vt* kleiner machen; (*pomniejszać*) verkleinern; (*ograniczać*) vermindern; (*uszczuplać*) verringern **II.** *vr* **~ się** (immer) kleiner werden, sich vermindern, abnehmen
zmniejszyć *vt pf* → **zmniejszać**
zmoknąć *vi pf* nass werden
zmrok *m* Dämmerstunde *f*; **o ~u** in der Dämmerstunde, bei Dämmerung
zmusić *vt pf* → **zmuszać**
zmuszać *vt* zwingen; nötigen
zmuszony *adj* gezwungen, genötigt; **czuć się ~m** sich gezwungen <genötigt> sehen
zmyć *vt pf* → **zmywać**
zmysł *m* **1.** Sinn *m* (*o. dar*); **~ słuchu** Gehörsinn *m* **2. ~y** (*rozum*) *pl* Sinne *mpl*, Verstand *m*; *ugs.* **czyś ty ~y postradał?** bist du bei <von> Sinnen?; **dostać pomieszania ~ów** den Verstand verlieren, wahnsinnig werden
zmyślać *vt* ersinnen, erfinden; (*kłamać o.*) fabeln
zmyślony *adj* frei erfunden
zmywacz *m* Abwaschmittel *n*; **~ do paznokci** Nagellackentferner *m*
zmywać *vt* wegwaschen, wegspülen; (*naczynia*) abwaschen, abspülen
zmywarka *f* Geschirrspüler *m*, Geschirrspülmaschine *f*
znaczek *m* Briefmarke *f*, Marke *f*; **~ skarbowy** Gebührenmarke *f*
znaczeni|e *n* **1.** Bedeutung *f*; **bez ~a** bedeutungslos, belanglos; **mieć duże ~e** von Bedeutung sein; **to nie ma ~a** das hat nichts

zu bedeuten **2.** (*sens*) Sinn *m*; **w najszerszym ~u** im weitesten Sinn
znacznie *adv* erheblich, beträchtlich; **~ mniejszy** erheblich geringer
znaczny *adj* beträchtlich, bedeutend
znaczy|ć *vt* bedeuten; **to ~** das heißt
znać I. *vt* kennen; **dać ~** Bescheid geben **II.** *vr* **~ się 1.** (*wzajemnie*) einander kennen, sich kennen **2.** sich verstehen (**na czymś** auf etw)
znajdować I. *vt* finden **II.** *vr* **~ się** sich befinden; (*odszukać*) gefunden werden; (*spotykać się*) sich finden
znajomość *f* Bekanntschaft *f*; (*przedmiotu*) Kenntnis *f*; **~ ludzi** Menschenkenntnis *f*; **zawrzeć ~** Bekanntschaft machen
znajomy I. *adj* bekannt **II.** *m* Bekannte *m*
znak *m* Zeichen *n*; *mot.* **~ drogowy** Verkehrszeichen *n*, (*tablica*) Verkehrsschild *n*; **~i drogowe nakazu i zakazu** Vorschriftszeichen *npl*; **~i informacyjne** Hinweise *mpl*; **pod ~iem** im Zeichen; **dać ~** ein Zeichen geben
znakomity *adj* vorzüglich, ausgezeichnet
znalazca *m* Finder *m*
znaleźć *vt pf*: **umieć się ~** sich zu benehmen wissen; → **znajdować**
znamię *n* Muttermal *n*
znany *adj* bekannt; **dobrze ~** wohl bekannt; **~ pisarz** ein bekannter Schriftsteller
znawca *m* Kenner *m*
znicz *m* (*nagrobny*) Grablicht *n*; **~ olimpijski** olympisches Feuer
znieczulenie *n* Betäubung *f*, Anästhesie *f*; **~ miejscowe** örtliche Betäubung, Lokalanästhesie *f*
zniekształcić [zɲɛˈkʃtaṷtɕitɕ] *vt pf* verunstalten; (*zeszpecić, wypaczyć*) entstellen, verzerren
znienacka *adv* urplötzlich, unversehens
zniesieni|e *n* Abschaffung *f*, Aufhebung *f*; **nie do ~a** unerträglich
zniesławienie *n juris.* Diffamierung *f*
znieść *vt pf* → **znosić**
zniewaga *f* Beleidigung *f*
znikać *vi* verschwinden, am Verschwinden sein
znikąd *adv* von nirgend, nirgendwoher
zniknąć *vi pf* verschwinden, verschwunden sein
zniszczony *adj* abgenutzt, abgetragen; (*chodzeniem*) abgetreten
zniszczyć *vt pf* → **niszczyć**
zniżka *f* Abbau *m*, Herabsetzung *f* (*np. cen*); (*ulga*) Ermäßigung *f*
znosić *vt* (*na dół*) heruntertragen; (*uchylać*) aufheben, abschaffen; (*cierpliwie*) ertragen, erdulden; **nie ~** nicht leiden können (**kogoś** jn)
znowu, znów *adv* wieder
znudzić *vt pf* → **nudzić**
znudzony *adj* gelangweilt; (*mający dosyć*) überdrüssig
zobaczy|ć *pf* **I.** *vt* sehen; (*ujrzeć*) erblicken; (*zajrzeć, poszukać*) nachsehen; **~my!** wir wollen sehen! **II.** *vr* **~ć się** sich erblicken; (*wzajemnie*) sich wieder sehen
zobowiązani|e *n* **1.** Verpflichtung *f*; **podjąć ~e** eine Verpflichtung übernehmen <eingehen>; **wykonać ~e** die Verpflichtung erfüllen **2.** (*związanie*) Verbindlichkeit *f*; **bez ~a** (*niewiążąco*) unverbindlich
zoologia *f* Zoologie *f*, Tierkunde *f*
zoologiczny *adj* zoologisch; **ogród ~** Tierpark *m*, zoologischer Garten, ZOO *m*
zorganizować *vt pf* → **organizować**
zorientować *pf* **I.** *vt* orientieren, unterweisen **II.** *vr* **~ się** sich orientieren, sich unterrichten; (*poznać, zauważyć*) bemerken
zorientowany *adj* orientiert, im Bilde; **być ~m** *o.* Bescheid wissen
zorza *f* -rot *n*; -licht *n*; **~ poranna** Morgenrot *n*; **~ wieczorna** Abendrot *n*; **~ polarna** Nordlicht *n*
zostać *vi pf* → **zostawać**
zostawać *vi* **1.** bleiben; (*nie wsiadać*) zurückbleiben; (*w tyle*) zurückbleiben **2.** (*przebywać*) sich aufhalten, verbleiben **3.** (*zbywać*) übrig bleiben **4.** (*stawać się*) werden
zostawić *vt pf* **1.** lassen; **~ na boku** beiseite lassen; **zostaw mnie w spokoju!** lass mich in Frieden! **2.** (*nie tknąć*) stehen lassen **3.** (*po sobie*) hinterlassen **4.** (*nie zabrać*) zurücklassen **5.** (*puścić*) verlassen, im Stich lassen **6.** (*nie poruszać*) sein lassen
zranić *vt pf* → **ranić**
zrastać się *vr* (langsam od. wiederholt) zusammenwachsen; *figur.* (*związać się*) verwachsen
zraz *m kulin.* Schnitzel *n*
zrealizować *vt pf* → **realizować**
zresztą *adv* übrigens, im Übrigen
zrezygnować *vi pf* → **rezygnować**
zręczny *adj* geschickt (*a. figur.*), gewandt
zrobić *vi pf* → **robić**

zrosnąć się *vr pf* zusammengewachsen sein; → **zrastać się**

zrozumiały *adj* verständlich; (*wytłumaczalny*) begreiflich

zrozumieć *vt pf* → **rozumieć**

zrywać → **zerwać**

zrzędny ['zʒɛ̃dnɨ] *adj* griesgrämig, mürrisch, nörglerisch

zrzucać *vt* herunterwerfen, hinunterwerfen; (*z siebie*) abwerfen, abschütteln (**jarzmo** das Joch); (*na kogoś innego*) abwälzen (**z siebie** von sich); (*strącać*) stürzen

zrzucić *vt pf* → **zrzucać**

zsiadać I. *vi* absteigen, absitzen **II.** *vr* ~ **się** (*ścinać się*) gerinnen

zsiadł|y *adj* geronnen, dick; **~e mleko** dicke Milch, Dickmilch *f*, Sauermilch *f*

zsiąść *vi pf* → **zsiadać**

zsyp *m*: ~ **do śmieci** Müllschlucker *m*

zszyć *vt pf* → **zszywać**

zszywać *vt* zusammennähen

zuchwały *adj* keck, frech; (*odważny*) tollkühn

zupa *f* Suppe *f*; ~ **grochowa** Erbsensuppe *f*; ~ **jarzynowa** Gemüsesuppe *f*; ~ **pomidorowa** Tomatensuppe *f*

zupełnie *adv* ganz, vollauf; (*całkowicie*) völlig

zupełny *adj* völlig; (*bez reszty*) restlos

zużycie *n* **1.** Verbrauch *m*; ~ **paliwa** <**benzyny**> Kraftstoffverbrauch *m*, Benzinverbrauch *m*; ~ **prądu** Stromverbrauch *m* **2.** (*zniszczenie*) Abnutzung *f*; (*proces i stopień zniszczenia*) Verschleiß *m*; ~ **opony** Reifenverschleiß *m*

zużyć *vt pf* → **zużywać**

zużyty *adj* verbraucht; *mot.*, *techn.* verschlissen

zużywać I. *vt* **1.** verbrauchen **2.** (*zniszczyć*) abnützen, (*noszeniem*) abtragen **II.** *vr* ~ **się** sich verbrauchen, sich abnutzen

zwalczać I. *vt* bekämpfen; (*pokonywać*) überwinden, bewältigen **II.** *vr* ~ **się** einander bekämpfen

zwalczanie *n* Bekämpfung *f*; ~ **hałasu** Lärmbekämpfung *f*

zwalczyć *vt pf* → **zwalczać I.**

zwalniać *vt* (*pracowników*) entlassen; (*na wolność*) freilassen, auf freien Fuß setzen; (*bieg*) verlangsamen

zwałowisko *n*: ~ **śmieci** Müllkippe *f*

zwany *adj* genannt; **tak** ~ so genannt

zwarcie[1] *n el.* Kurzschluss *m*

zwarcie[2] *adv* geschlossen

zwariowany *adj* verrückt

zwart|y *adj* geschlossen; *archit.* **~a zabudowa** geschlossene Bebauung

zważa|ć *vi* (*uważać*) achten, Acht geben; (*uwzględniać*) beachten; **nie ~jąc na to** dessen ungeachtet

zważy|ć *pf* **I.** *vt* wiegen, abwiegen; *figur.* (*rozważyć*) bedenken, überlegen; **jeżeli ~my, jeżeli ~ć, jeżeli się ~ ...** wenn man bedenkt, dass... **II.** *vr* **~ć się** sich wiegen (lassen)

zwężenie *n* Verengung *f*; ~ **jezdni!** verengte Fahrbahn!

zwiastun *m film.*, *tv* Trailer *m*

związać *vt pf* → **związywać**; ~ **się** sich binden

związany *adj* gebunden; *figur.* verbunden

związ|ek *m* **1.** Zusammenhang *m*; **w ~ku z tym** in diesem Zusammenhang; (*połączenie*) Verbindung *f*, Verknüpfung *f* **2.** (*organizacja*) Bund *m*, Verband *m*; **~ek państw** Staatenbund *m*; **~ek zawodowy** Gewerkschaft *f* **3.** (*zrzeszenie*) Vereinigung *f*, Verein *m*, Gemeinschaft *f*; **~ek sportowy** Sportgemeinschaft *f* **4.** *chem.* Verbindung *f*

związkowiec *m* Gewerkschaftler *m*

związkow|y *adj* **1.** Gewerkschafts-; **działacz ~y** Gewerkschaftsfunktionär *m* **2.** (*federacyjny*) Bundes-; **republika ~a** Bundesrepublik *f*

związywać *vt* binden; (*razem*) zusammenbinden; (*połączyć*) verbinden, vereinigen; (*kogoś*) festbinden

zwichnąć *vt pf* verrenken, verstauchen

zwiedzać *vt* besichtigen, besuchen

zwiedzić *vt pf* → **zwiedzać**

zwiedzający *m* Besucher *m*

zwierciadło *n* Spiegel *m*

zwierzchnik ['zvɛʃxɲik] *m* Vorgesetzte *m*

zwierzę *n* **1.** Tier *n*; ~ **domowe** Haustier *n*; ~ **drapieżne** Raubtier *n*, Bestie *f*; *mot.* **Uwaga na ~ta!** a) (*domowe*) Tiere! b) (*dzikie*) Wildwechsel! *m* **2.** *figur.* (*o człowieku*) Bestie *f*

zwierzyna *f* Wild *n*

zwiesić *pf* **I.** *vt* herunterhängen; hängen lassen (**głowę** den Kopf) **II.** *vr* ~ **się** herabhängen

zwieźć *vt pf* → **zwozić**

zwiększać I. *vt* vergrößern; (*podwyższać*) steigern, erhöhen; (*pomnażać*) vermehren **II.** *vr* ~ **się** sich erhöhen, steigen

zwiększyć *vt pf* → **zwiększać**

zwięzły *adj* knapp, gedrängt, kompakt; (*krótki*) kurz gefasst
zwijać I. *vt* aufwickeln, aufspulen; **~ namioty** die Zelte abbrechen **II.** *vr* **~ się** sich zusammenrollen; (*z bólu*) sich winden
zwinąć *vt pf* → **zwijać**
zwinny *adj* flink, geschickt
zwisać *vi* herabhängen
zwlekać *vt, vi* zögern, zaudern
zwłaszcza *adv* namentlich, besonders; **~ że** zumal (da)
zwłok|a *f* Aufschub *m*, Verzug *m*, Verzögerung *f*; **bez ~i** ohne Verzug, unverzüglich; **nie cierpieć ~i** keinen Aufschub dulden
zwłoki *pl* Leiche *f*, Leichnam *m*
zwolenni|k *m* Anhänger *m*; **~cy** *pl* Anhängerschaft *f*
z wolna *adv* allmählich, nach und nach; langsam
zwolnić *vt pf* → **zwalniać**
zwolnienie *n* (*uwolnienie*) Befreiung *f*; (*pracownika*) Entlassung *f*; (*wypuszczenie*) Freilassung *f*; (*kroku*) Verlangsamung *f*
zwołać *vt pf* einberufen (**zebranie** eine Versammlung); (*krzykiem*) zusammenrufen
zwoływać *vt* → **zwołać**
zwozić *vt* zusammenfahren; (*zbiory*) einbringen
zwój *m* Windung *f*
zwracać I. *vt* **1.** (*kierować*) richten, lenken; **~ czyjąś uwagę na coś** js Aufmerksamkeit auf etw lenken; **~ uwagę** (*podkreślać*) hinweisen (**na to** darauf) **2.** (*oddawać*) zurückgeben; (*odsyłać*) zurückschicken; (*wydatki*) zurückerstatten **3.** (*wymiotować*) erbrechen **II.** *vr* **~ się** sich richten, sich wenden (**do kogoś** an jn)
zwrot *m* Wendung *f* (*o. językowy*); **utarty ~** Phraseologismus *m*, idiomatische Wendung
zwrotka *f* Strophe *f*
zwrotnica *f ebw.* Weiche *f*
zwróci|ć *vt pf*: **~ło moją uwagę ...** es ist mir aufgefallen ...; → **zwracać**
zwycięstwo *n* Sieg *m*; **odnieść ~** den <einen> Sieg erringen <davontragen>
zwyciężać *vt, vi* siegen; (*kogoś*) besiegen
zwyciężyć *vt, vi pf* → **zwyciężać**
zwyczaj *m* Sitte *f*, Brauch *m*; **stare ~e** alte Bräuche; (*nawyk*) Gewohnheit *f*; **być w ~u** üblich sein
zwyczajny *adj* gewöhnlich; **profesor ~** ordentlicher Professor, Ordinarius *m*
zwykle *adv* gewöhnlich; **jak ~** wie gewöhnlich <üblich>
zwykły *adj* gewöhnlich; (*tradycyjny*) üblich; (*prosty*) einfach
zwyżka *f handl.* Steigerung *f*, Preiserhöhung *f*
zygzak *m* Zickzack *m*; **~iem** im Zickzack
zysk *m* Profit *m*, Ertrag *m*; (*korzyść*) Nutzen *m*; **czysty ~** Reinertrag *m*
zza *praep* von hinten her, hinter ... hervor
zżyć się *vr pf* (*zaprzyjaźnić się*) gute Freunde werden, sich (gut) zusammenleben

Ź

źle *adv* schlecht; **~ usposobiony** schlecht gelaunt; (*niedobrze*) übel, unwohl; **~ się czuć** (*ogólnie*) sich unwohl fühlen; **nie tak ~** nicht so schlimm *m* **mieć ~ w glownie** nicht ganz richtig im Kopf sein
źrebak *m*, **źrebię** *n* Fohlen *n*
źrebna *adj*: **~ klacz** eine trächtige Stute
źrenica *f* Pupille *f*
źródł|o ['ʑrudŭɔ] *n* Quelle *f* (*a. figur.*); **~o mineralne** Mineralquelle *f*; **~o lecznicze** Heilquelle *f*; *figur.* **z pewnego ~a** aus zuverlässiger Quelle

Ż

żaba *f* Frosch *m*
żaden *pron* kein, kein Einziger; **~ z nas** keiner von uns
żag|iel *m* Segel *n*; *figur.* **zwinąć ~le** die Segel streichen
żaglowiec *m* Segelschiff *n*
żaglow|y *adj* Segel-; **łódź ~a** Segelboot *n*; **płótno ~e** Segeltuch *n*
żaglówka *f* Segelboot *n*
żakiet *m* Jackett *n*, Jacke *f*
żal *m* (*za grzechy*) Reue *f*; (*ubolewanie*) Bedauern *n*; (*po stracie*) Schmerz *m*, Herzeleid *n*; (*smętek*) Wehmut *f*; (*skarga*) Klage *f*; **mieć ~ do kogoś** einen Groll auf jn haben; **~ mi** ich bedauere, es tut mir wirklich Leid; **~ mi go** er dauert mich
żaluzja *f* Rollladen *m*, Jalousie *f*
żałob|a *f* Trauer *f* (*o. strój*); **chodzić w ~ie** in Trauer <in Schwarz> gehen
żałobn|y *adj* Trauer-; **marsz ~y** Trauermarsch *m*; **msza ~a** Totenmesse *f*
żałować *vt* bedauern, bemitleiden, beklagen; (*odczuwać skruchę*) bereuen; (*skąpić*) vorenthalten
żarłoczny *adj* gefräßig
żarówka *f* Glühlampe *f*, Glühbirne *f*
żart *m* Scherz *m*; **w ~ach** scherzweise; **~em** im Scherz; **bez ~ów** Scherz beiseite!
żartować *vi* scherzen; **ja nie żartuję!** im Ernst!
żądać *vt* fordern, verlangen
żądanie *n* Forderung *f* (**czegoś** auf etw); (*domaganie się*) Verlangen *n*; **przystanek na ~** Bedarfshaltestelle *f*
żądło ['ʒɔ̃dŭɔ] *n* Stachel *m*
że *kj* dass; **dlatego ~** deshalb weil
żeberko *n* **1.** Rippe *f* **2.** *kulin.* Rippchen *n*
żebrać *vi* betteln
żebrak *m* Bettler *m*
żebro *n* Rippe *f*
żeby *kj* dass; (*z formą osobową czasownika*) damit; (*z bezokolicznikiem*) um ... zu; **~ powiedzieć** um zu sagen; **~m** dass ich, damit ich; **~ś** dass du, damit du
żeglarstwo *n* Segelsport *m*
żegluga *f* Schifffahrt *f*; **~ morska** Seeschifffahrt *f*; **~ śródlądowa** Binnenschifffahrt *f*
żegnać I. *vt* verabschieden **II.** *vr* **~ się 1.** sich verabschieden, Abschied nehmen (**z kimś** von jm) **2.** (*przeżegnać się*) sich bekreuzigen
żel *m* Gel *n*
żelatyna *f* Gelatine *f*
żelazko *n* Bügeleisen *n*
żelazn|y *adj* **1.** eisern; Eisen-; *teatr.*, *figur.* **~a kurtyna** der eiserne Vorhang **2.** *figur.* (*silny*) eisern, stählern; **~a ręka** eiserne Hand; **~e zdrowie** eiserne Gesundheit
żelazo *n* Eisen *n*
żelazobeton, żelbet *m* Stahlbeton *m*
żenić I. *vt* (seinen Sohn) verheiraten **II.** *vr* **~ się** heiraten (**z dziewczyną** ein Mädchen)
żeński *adj* weiblich
żłobek *m* Krippe *f*; (*dla niemowląt*) Kinderkrippe *f*
żłób [ʒŭup] *m* Krippe *f*, Pferdekrippe *f*
żmija *f* Kreuzotter *f*, Viper *f*
żniwa *npl* Ernte *f*, Erntezeit *f*
żniwiarka *f* Schnitterin *f*; (*maszyna*) Getreidemäher *m*
żniwiarz *m* Schnitter *m*
żołąd|ek *m* Magen *m*; **ból ~ka** Magenschmerz *m*
żołądź ['ʒɔŭɔ̃tɕ] *f* Eichel *f*
żołnierz *m* Soldat *m*; (*wojskowy*) Militär(angehörige) *m*
żona *f* Frau, Gattin *f*; **moja ~** meine Frau; **pańska ~** Ihre Gattin <Frau>; **mąż i ~** Eheleute *pl*
żonaty I. *adj* verheiratet **II.** *m* verheirateter Mann
żółć [ʒuŭtɕ] *f* **1.** Galle *f* **2.** (*kolor*) Gelb *n*
żółknąć ['ʒuŭknɔ̃tɕ] *vi* gelb werden
żółtaczka *f med.* Gelbsucht *f*
żółtko *n* Eigelb *n*, Dotter *m*, *n*
żółty *adj* gelb
żółw *m* Schildkröte *f*
żrący *adj* beißend, ätzend
żreć *vt* fressen
żubr *m* Wisent *m*
żuć *vt* kauen; (*przeżuwać*) wiederkauen
żuraw *m* **1.** *orn.* Kranich *m* **2.** (*dźwig*) Kran *m*; **studnia z ~iem** Ziehbrunnen *m*
żurawina *f bot.* Moosbeere *f*
żurnal *m* Modezeitschrift *f*, Modejournal *n*
żużel *m* Schlacke *f*; *sport.* (*tor żużlowy*) Schlackenbahn *f*
żwir *m* Kies *m*, großkörniger Sand
życi|e *n* **1.** Leben *n*; **przy ~u** am Leben;

przez całe ~e zeitlebens; **przez całe moje ~e** in meinem ganzen Leben; **tryb ~a** Lebensweise *f*; **ujść z ~em** das nackte Leben retten **2.** (*być*) Dasein *n*, Existenz *f*; *figur.*, *praw.* **wchodzić w ~e** in Kraft treten
życiorys *m* Lebenslauf *m*
życiow|y *adj* Lebens-; (*nie oderwany*) lebensnah, lebensnotwendig; **warunki ~e** Lebensbedingungen *fpl*
życzeni|e *n* Wunsch *m*; **według ~a** nach Wunsch; (*składane*) Glückwunsch *m*
życzliwie *adv* wohlwollend, wohl gemeint
życzliwy *adj* wohlwollend, wohlgesinnt
życzy|ć *vi* wünschen; **czego pan sobie ~?** was wünschen Sie?
żyć *vi* leben; **~ nadal** fortleben
Żyd *m* Jude *m*
żydowski *adj* jüdisch; **język ~** Jiddisch *n*
Żydówka *f* Jüdin *f*
żylak *m* Krampfader *f*
żyletka *f* Rasierklinge *f*
żyła *f* Ader *f*, Vene *f*; **~ złota** Goldader *f*
żyłka *f* (kleine) Ader *f* (*a. figur.*); (*włókno*) Faser *f*; (*u wędki*) Schnur *f*
żyrafa *f* Giraffe *f*
żyrandol *m* Kronleuchter *m*
żyrować *vt* bürgen
żytni *adj* Roggen-; **chleb ~** Roggenbrot *n*
żyto *n* Roggen *m*
żywic|a *f* Harz *n*; **~ syntetyczna** Kunstharz *n*; **wydzielać ~ę** harzen
żywić I. *vt* ernähren; (*utrzymywać*) erhalten; *figur.* hegen; **~ nadzieję** die Hoffnung hegen **II.** *vr* **~ się** sich ernähren (**czymś** mit <von> etw)
żywio|ł *m* Element *n*; **w swoim ~le** in seinem Element
żywiołow|y *adj* **1.** elementar; Elementar-; **siła ~a** Elementarkraft *f*; **klęska ~a** Naturkatastrophe *f* **2.** (*spontaniczny*) spontan
żywnościowy *adj* (*dotyczący wyżywienia*) Ernährungs-; **problem ~** Ernährungsfrage *f*
żywność *f* (*pożywienie*) Nahrung *f*, Lebensmittel *npl*; (Tier-)Futter *n*
żywo *adv* (*szybko*) rasch, flott; (*spontanicznie*) lebhaft; *tv.* **na ~** live; **transmitować na ~** live übertragen
żywopłot *m* Hecke *f*
żywy *adj* **1.** lebend, lebendig; **na wpół ~** halb tot; **handel ~m towarem** Menschenhandel, Mädchenhandel *m* **2.** (*ożywiony*) lebhaft
żyzn|y *adj* fruchtbar; **~a ziemia** fruchtbare Erde

Deutsch – Polnisch

A

Aal *m* **-(e)s, -e** węgorz *m*
ab I. *adv* **1.** (*örtlich*) **auf und ab** w górę i w dół, tam i z powrotem; **Hut ab!** chapeau bas! **2.** (*zeitlich*) **von heute ab** od dziś (*począwszy*); **ab und zu** od czasu do czasu **3. der Knopf ist ab** guzik się oberwał **II.** *praep* **ab Berlin** od Berlina (*począwszy*); **ab Werk** loco fabryka
abändern *vt* zmieni(a)ć; przerabiać (**ein Kleid** sukienkę)
Abart *f* **-, -en** odmiana *f* (rośliny)
Abbau *m* **-(e)s** rozbiórka *f*; demontaż *m*; *berg.* eksploatacja *f*; (*Entlassung*) redukcja *f*; obniżka *f* (**der Preise** cen)
abbauen *vt* demontować (rusztowania); obniżać, stopniowo znosić
abbeißen* *vt* odgryzać
abberufen* *vt* odwoł(yw)ać; **den Botschafter ~** odwołać ambasadora
abbestellen *vt* odwoł(yw)ać zamówienie
abbiegen* *vi s* skręcać, zbaczać
Abbild *n* **-(e)s, -er** odbicie *n*, podobizna *f*
Abbildung *f* **-, -en** rycina *f*, ilustracja *f*; **ein Buch mit ~en** książka z ilustracjami
Abbitte *f*: **~ leisten** <**tun**> prosić o wybaczenie, przepraszać
abblenden *vt fot.* da(wa)ć przesłonę; *mot.* z|gasić reflektory
Abblendlicht *n* **-(e)s, -er** *mot.* światło mijania
abbrechen* I. *vt* odłam(yw)ać; zrywać (**Beziehungen** stosunki); z|burzyć (**ein Gebäude** budynek); (*unterbrechen*) przer(y)wać **II.** *vi s* odłam(yw)ać się
abbremsen *vt* za|hamować
abbrennen* *vi s* spalać się; **die Kerze ist abgebrannt** świeca się wypaliła
abbröckeln I. *vt* odrywać (po kawałku), ukruszyć **II.** *vi s* odpryskiwać
Abbruch *m* **-(e)s, Abbrüche** (*Unterbrechung*) zerwanie *n*, przerwanie *n*; (*Niederreißen*) rozbiórka *f*; (*Schaden*) szkoda *f*, uszczerbek *m*
abbürsten *vt* o|czyścić szczotką
abdanken *vi* poda(wa)ć się do dymisji; abdykować
abdecken *vt* odkry(wa)ć; **den Tisch ~** sprzątać ze stołu
abdichten *vt* uszczelniać (okno)
abdrehen I. *vt* zakręcać; zamykać; **das Gas ~** zakręcić gaz **II.** *vi* (*o. s*) *flug.* zmieni(a)ć kurs
Abdruck *m* **-(e)s, -e** odbitka *f*, kopia *f*, przedruk; (*in Wachs*) odcisk *m*
Abend *m* **-s, -e** wieczór *m*; **am ~, des ~s** wieczorem; **Guten** <**guten**> **~** dobry wieczór; **zu ~ essen** jeść kolację; **der Heilige ~** Wigilia (Bożego Narodzenia)
Abendbrot *n* **-(e)s** kolacja *f*
Abenddämmerung *f* **-, -en** zmierzch *m*
Abendessen *n* **-s, -** kolacja *f*
Abendkleid *n* **-(e)s, -er** suknia wieczorowa
abend|ländisch *adj* zachodni
Abendmahl *n* **-(e)s, -e** wieczerza *f*
abends *adv* wieczorem
Abendstudium *n* **-s, ...ien** studia wieczorowe
Abenteuer *n* **-s, -** przygoda *f*
Abenteuerfilm *m* **-(e)s, -e** film przygodowy
abenteuerlich *adj* awanturniczy
Abenteuerroman *m* **-s, -e** powieść przygodowa
aber I. *kj* lecz, ale; jednak; **oder ~** albo też; **~ ja!** ależ tak! **II.** *adv*: **~, ~** no, no; **tausend und ~ tausend** niezliczone tysiące
Aberglaube *m* **-ns, -n** zabobon *m*, przesąd *m*
abermals *adv* ponownie, znowu
abfahren* *vi s* odjeżdżać; odpływać; **wann fährt der Zug ab?** kiedy odjeżdża pociąg?
Abfahrt *f* **-, -en** odjazd *m*, wyjazd *m*; (*Talfahrt*) zjazd *m*
Abfahrtslauf *m* **-(e)s, ...läufe** *sport.* bieg zjazdowy
Abfahrt(s)signal *n* **-s, -e** sygnał odjazdu
Abfahrtszeit *f* **-, -en** czas odjazdu
Abfall *m* **-(e)s, Abfälle** odpadki *npl*, odpady *npl*; (*von Speisen*) resztki *npl*; **radioaktive Abfälle** odpady radioaktywne
Abfalleimer *m* **-s, -** kubeł na odpadki
abfallen* *vi s* odpadać (*np.* tynk); opadać (*o terenie*)
abfällig *adj* lekceważący, nieprzychylny
abfangen* *vt* wyłap(yw)ać, łapać, przechwytywać, przejmować (**Briefe** listy)
abfassen *vt* (*schreiben*) na|pisać, z|redagować
abfertigen *vt* odprawi(a)ć (**Reisende** podróżnych); załatwi(a)ć (**Kunden** klientów)

Abfertigung *f* **-, -en** wysyłka *f*; odprawa *f*
abfeuern *vt* wystrzelić, odpalić
abfinden*, **sich** *vr* zadowalać się (**mit einer Sache** czymś); pogodzić się (z czymś)
Abfindung *f* **-, -en** odszkodowanie *n*; (*Rücktrittsgeld*) odstępne *n*
abfliegen* **I.** *vi s* odlatywać **II.** *vt* oblatywać (obszar)
Abflug *m* **-(e)s, Abflüge** odlot *m*, start *m*
Abfluss *m* **-es, Abflüsse** odpływ *m*; wypływ *m*; (*Graben*) ściek *m*
abfragen *vt* odpytać, przepytać (**Vokabeln** słówka)
abfrieren* *vi s*: **die Füße sind ihm abgefroren** odmroził sobie nogi
abführen I. *vt* wyprowadzać; odprowadzać (*np.* spaliny); (*vom Wege*) sprowadzać **II.** *vi med.* przeczyszczać
Abführmittel *n* **-s, -** *med.* środek przeczyszczający
Abgabe *f* **-, -n** wydanie *n*, oddanie *n*; (*Steuer*) podatek *m*
Abgang *m* **-(e)s, Abgänge** odejście *n*; odjazd *m*; *handl.* zbyt *m*; **nach ~ von der Kasse** po odejściu od kasy
Abgase *pl* spaliny *npl*
Abgasrohr *n* **-(e)s, -e** rura wydechowa
abgeben* **I.** *vt* odda(wa)ć; wyda(wa)ć (oświadczenie) **II.** *vr* **sich ~** zajmować się (**mit einer Sache** czymś); zadawać się (**mit j-m** z kimś)
abgedroschen *adj* oklepany, banalny
abgefahren → **abfahren**; *adj* zużyty (**der Reifen** opona); wykorzystany, zużyty (**die Monatskarte** bilet miesięczny)
abgegriffen *adj* wytarty, zużyty; (*abgedroschen*) oklepany, banalny
abgehärtet → **abhärten**; *adj* zahartowany
abgehen* *vi s* odchodzić; odjeżdżać (**der Zug** pociąg); odpływać (**das Schiff** statek)
abgekürzt → **abkürzen**; *adj* skrócony
abgelaufen → **ablaufen**; *adj* ubiegły, miniony
abgelegen *adj* odległy; leżący na uboczu
abgemacht → **abmachen**; *adj* załatwiony, ustalony; **~!** zgoda!
abgeneigt *adj* nieprzychylny (**j-m** komuś); **ich bin nicht ~** jestem skłonny
Abgeordnete(r) *f, m* **-n, -n** poseł *m*, posłanka *f*
Abgeordnetenhaus *n* **-es, ...häuser** Izba Posłów *f*
abgeschmackt *adj* niesmaczny (dowcip)
abgesehen → **absehen**; *adj* **von einer Sache ~** pominąwszy coś, abstrahując od czegoś
abgespannt → **abspannen**; *adj* wyczerpany, znużony
abgestanden → **abstehen**; *adj* zwietrzały (piwo)
abgestumpft → **abstumpfen**; *adj* otępiały; nieczuły
abgewinnen* *vt* wygr(yw)ać, uzysk(iwa)ć (**j-m etw** coś od kogoś)
abgewöhnen, sich *vr* odzwyczajać się (**etw, von einer Sache** od czegoś)
abgezehrt *adj* wychudły, mizerny
Abglanz *m* **-es** odblask *m*, odbicie *n*
Abgott *m* **-(e)s, Abgötter** bożyszcze *m*, bóstwo *n*
Abgrund *m* **-(e)s, Abgründe** przepaść *f*, otchłań *f*
Abguss *m* **-es, Abgüsse** odlew *m*
abhacken *vt* odrąb(yw)ać
abhaken *vt* odfajkować (**die Namen in einer Liste** nazwiska na liście)
abhalten* *vt* powstrzym(yw)ać (**von einer Sache** od czegoś); odby(wa)ć (**eine Sitzung** posiedzenie)
abhandeln *vt* wytargować (**etw j-m** coś od kogoś)
abhanden *adv*: **~ kommen** zaginąć, zgubić się, zawieruszyć się
Abhandlung *f* **-, -en** rozprawa *f*, dysertacja *f*, traktat *m*
Abhang *m* **-(e)s, Abhänge** stok *m*, zbocze *n*; **am ~ des Berges** na zboczu góry
abhängen I. *vt* zdejmowai (**das Bild** obraz); odczepi(a)ć (**den Wagen** wagon) **II.** *vi** zależeć; **das hängt davon ab** to zależy od tego
abhängig *adj* zależny (**von j-m, einer Sache** od kogoś, czegoś)
abhärten *vt* za|hartować
abhauen *vi s* (**haute ab, abgehauen**) *ugs.* zwiać; **hau ab!** zjeżdżaj!
abheben* *vt* zdejmować; podejmować (**Geld** pieniądze)
Abhilfe *f* **-, -n** środek zaradczy *m*; **für etw ~ schaffen** zaradzić czemuś
abholen *vt* przychodzić (**j-n** po kogoś); **ich werde Sie ~** przyjdę po pana
Abitur *n* **-s, -e** matura *f*; **das ~ bestehen** zdać maturę
Abiturient *m* **-en, -en** maturzysta *m*
abkommandieren *vt* odkomenderować

Abkommen *n* **-s, -** umowa *f*, układ *m*; **ein ~ treffen** zawrzeć umowę
abkratzen I. *vt* zdrap(yw)ać **II.** *vi s posp.* (*sterben*) wykorkować
abkühlen *vt* o|studzić, o|chłodzić
Abkühlung *f* **-** ochłodzenie *n*
abkürzen *vt* skracać (słowo)
Abkürzung *f* **-, -en** skrót *m*
abladen* *vt* wyładow(yw)ać
ablassen* I. *vt* wypuszczać (**Wasser** wodę); **vom Preise ~** opuszczać z ceny **II.** *vi* odstępować (**von einer Sache** od czegoś)
Ablauf *m* **-(e)s, Abläufe** odpływ *m*; (*Verlauf*) tok, przebieg *m*; **vor ~ einer Woche** przed upływem tygodnia
ablaufen* I. *vi s* upływać, przemijać (**die Frist** termin); **alles ist gut abgelaufen** wszystko dobrze się skończyło; **die Uhr ist abgelaufen** zegarek stanął **II.** *vt*: **die Läden ~** biegać po sklepach; **sich die Beine nach einer Sache ~** nabiegać się za czymś
Ableben *n* **-s** zgon *m*, śmierć *f*
ablecken *vt* obliz(yw)ać, zliz(yw)ać
ablegen *vt* **1.** zdejmować; **legen Sie bitte ab!** proszę zdjąć płaszcz! **2.** zdawać, składać; **eine Prüfung ~** składać egzamin; **Rechenschaft über etw ~** zda(wa)ć sprawę z czegoś
ablehnen *vt* odrzucać (propozycję)
Ableitungsrohr *n* **-(e)s, -e** rura odprowadzająca
ablenken *vt* odwracać (czyjąś uwagę)
ablesen* *vt* odczyt(yw)ać (przemowę)
ableugnen *vt* zaprzeczać (czemuś), wypierać się (czegoś)
abliefern *vt* dostarczać, dostawiać, oddać (towar)
ablösen *vt* odłączać, oddzielać (**von einer Sache** od czegoś); zmieni(a)ć, z|luzować (**Posten** posterunki)
abmachen *vt* odczepi(a)ć (**von einer Sache** od czegoś), zdejmować (z czegoś); **etw mit j-m ~** uzgodnić coś z kimś
Abmachung *f* **-, -en** umowa *f*, ustalenie *n*, uzgodnienie *n*
abmagern *vi* s|chudnąć
abmarschieren *vi s* odmaszerow(yw)ać, wyruszyć
abmelden *vt* wymeldow(yw)ać, odmeldow(yw)ać
Abmeldung *f* **-, -en** wymeldowanie *n*
abmessen* *vt* odmierzać
abmontieren *vt* z|demontować, rozbierać
Abnahme *f* **-, -n** odbiór *m*; (*Verminderung*) ubytek *m*, spadek *m*
abnehmen* I. *vt* (*herunternehmen*) zdejmować; **den Hörer ~** odebrać (telefon); (*wegnehmen*) odbierać; *handl.* kupować, brać towar **II.** *vi* (*sich vermindern*) zmniejszać się, uby(wa)ć; (*abmagern*) s|chudnąć
Abnehmer *m* **-s, -** odbiorca *m*
Abneigung *f* **-, -en** niechęć *f* (**gegen j-n** do kogoś), antypatia *f*
abnutzen, abnützen *vt* zuży(wa)ć; *techn.* ścierać
Abonnement *n* **-s, -s** *o.* **-e** prenumerata *f*, abonament *m*
abonnieren *vt* za|abonować, za|prenumerować
Abordnung *f* **-, -en** delegacja *f*
abprallen *vi* odbi(ja)ć się (**von einer Sache** od czegoś)
abraten* *vi* odradzać (**j-m von einer Sache** coś komuś)
abrechnen I. *vt* (*abziehen*) odliczać **II.** *vi* rozliczać się (**mit j-m** z kimś)
Abrechnung *f* **-, -en** obrachunek *m*, rozliczenie *n*
abreiben* *vt* ścierać, zetrzeć
Abreise *f* **-** odjazd *m*, wyjazd *m*; **fertig zur ~** gotowy do odjazdu
abreisen *vi s* odjeżdżać
abreißen* I. *vt* odrywać; przer(y)-wać (**den Faden** nitkę); zrywać (**ein Kalenderblatt** kartkę z kalendarza); z|burzyć (**das Gebäude** budynek) **II.** *vi s* ur(y)wać się
abrichten *vt* wy|ćwiczyć, wy|tresować
Abriss *m* **-es, -e** zarys *m*, szkic *m*
abrunden *vt* zaokrąglać (cenę)
Abrüstung *f* **-** rozbrojenie *n*; **allgemeine ~** powszechne rozbrojenie
Absage *f* **-, -n** odmowa *f*
absagen *vt* odmawiać; odwoł(yw)ać
absägen *vt* odpiłow(yw)ać (konar)
Absatz *m* **-es, Absätze** obcas *m*; (*Alinea*) ustęp *m*, akapit *m*; (*an der Treppe*) podest *m*; *handl.* zbyt *m*; *geol.* osad *m*
abschaffen *vt* usuwać, znosić; pozbyć się
abschalten *vt* wyłączać, odłączać
abschätzen *vt* oceni(a)ć (szkodę)
Abscheu *m* **-s** wstręt *m*, obrzydzenie *n*
abschicken *vt* wys(y)łać (list)
Abschied *m* **-(e)s, -e** pożegnanie *n*; **von j-m ~ nehmen** pożegnać się z kimś
Abschiedsbesuch *m* **-(e)s, -e** wizyta pożegnalna

Abschiedsfeier *f* **-, -n** uroczystość pożegnalna
abschirmen *vt* osłaniać
Abschlag *m* **-(e)s, Abschläge** (*Preissenkung*) opust *m*; (*Rate*) rata *f*; **auf ~ kaufen** kupować na raty
abschlagen* *vt* odbi(ja)ć (**den Ball** piłkę); (*abhauen*) odrąbać; odpierać (**den Angriff** atak); (*verweigern*) odrzucić (czyjąś prośbę)
abschlägig *adj* odmowny
Abschleppdienst *m* **-(e)s, -e** *mot.* służba holownicza
abschleppen *vt* holować
Abschleppseil *n* **-(e)s, -e** linka holownicza
abschließen* *vt* zamykać; (*beenden*) s|kończyć; zawierać (**den Vertrag** układ)
Abschluss *m* **-es, Abschlüsse** zakończenie *n*; zawarcie *n* (**eines Vertrages** umowy)
abschmecken *vt kulin.* doprawić, przyprawić
abschneiden* *vt* odcinać, obcinać; ukroić; o|strzyc (**Haare** włosy)
Abschnitt *m* **-(e)s, -e** odcinek *m*; (*Kapitel*) rozdział *m*, ustęp *m*
abschrauben *vt* odśrubow(yw)ać; odkręcić
abschrecken *vt* odstraszać; **die Nudeln ~** przelać makaron zimną wodą
abschreckend *adj* odstraszający
abschreiben* *vt* przepisać, odpis(yw)ać; (*abrechnen*) potrącać
Abschrift *f* **-, -en** odpis *m*, kopia *f*
abschüssig *adj* stromy
abschütteln *vt* strząsać, zrzucać, strzepywać (**den Staub** kurz)
abschwächen *vt* osłabi(a)ć, umniejszać
absehbar *adj* dający się przewidzieć; **in ~er Zeit** niebawem, wkrótce
absehen* *vi, vt* **1.** przewidzieć **2.** zrezygnować, pomijać (**von einer Sache** coś)
abseits I. *adv* na uboczu, opodal **II.** *praep mit G* z dala od czegoś, obok czegoś
absenden* *vt* wys(y)łać (paczkę)
Absender *m* **-s, -** nadawca *m*
absetzen I. *vt* odstawi(a)ć, zdejmować (okulary); (*verkaufen*) sprzed(aw)ać **II.** *vr* **sich ~** *chem.* osadzać się; *mil.* cofać się
Absicht *f* **-, -en** zamiar *m*, zamysł *m*; **mit ~** umyślnie
absichtlich *adj* umyślny, zamierzony, nieprzypadkowy
absolut *adj* bezwzględny, absolutny
absolvieren *vt* ukończyć (szkołę)
absperren *vt* zamykać, (*Weg*) zagradzać
abspielen, sich *vr* rozgrywać się; wydarzyć się, mieć miejsce
absprechen* *vt* (*nicht anerkennen*) odmawiać; (*verabreden*) omawiać, uzgadniać
abspringen* *vi s* (*herunter*) zeskakiwać; (*zur Seite*) odskakiwać; (*absplittern*) odłup(yw)ać się, odpadać
abspülen *vt* spłuk(iw)ać
abstammen *vi s* pochodzić (**von j-m** od kogoś)
Abstammung *f* **-, -en** pochodzenie *n*
Abstand *m* **-(e)s, Abstände 1.** odległość *f*, odstęp *m*; **von einer Sache ~ nehmen** z|rezygnować z czegoś **2.** (*Zahlung*) odstępne *n*
abstatten *vt*: **einen Besuch ~** składać wizytę
abstauben *vt* odkurzać (meble)
Abstecher *m* **-s, -** wycieczka *f*, wypad *m*; *figur.* dygresja *f*
abstehen* *vi s* odstawać; **~de Ohren** odstające uszy
absteigen* *vi s* schodzić; (*vom Pferd*) zsiadać; **in einem Hotel ~** zatrzymać się w hotelu
abstellen *vt* odstawi(a)ć; (*ausschalten*) wyłączać
abstempeln *vt* o|stemplować (znaczki)
absterben* *vi s* obumierać
Abstieg *m* **-(e)s, -e 1.** zejście *n* **2.** upadek *m* (**einer Kultur** kultury), degradacja *f*
abstimmen I. *vt* stroić, *rad.* dostrajać, nastawi(a)ć **II.** *vi* gło-sować (**über etw** nad czymś)
Abstimmung *f* **-, -en** głosowanie *n*; **zur ~ bringen** podda(wa)ć pod głosowanie
Abstinenz *f* **-** abstynencja *f*
Abstinenzler *m* **-s, -** abstynent *m*
abstoßen* **I.** *vt* odtrącać; (*abgeneigt machen*) zrażać **II.** *vi h, s*: **vom Ufer ~** odbi(ja)ć od brzegu
abstoßend *adj* odpychający, odrażający
abstumpfen *vt* stępi(a)ć
Absturz *m* **-es, Abstürze** upadek *m*; runięcie *n* (**eines Flugzeugs** samolotu)
abstürzen *vi s* spadać; runąć (*o samolocie*)
absurd *adj* absurdalny, bezsensowny
Abszess *m* **-es, -e** wrzód *m*, ropień *m*
Abtei *f* **-, -en** opactwo *n*
Abteil *n* **-(e)s, -e** przedział *m* (w wagonie)
Abteilung *f* **-, -en** oddział *m*, wydział *m*; dział *m*
abtippen *vt* przepis(yw)ać (na maszynie)
abtragen* *vt* zbierać (**vom Tisch** ze stołu);

(*niederreißen*) rozbierać, z|burzyć; znosić (**Kleider** odzież)
Abtransport *m* **-(e)s, -e** wywiezienie *n*
Abtreibung *f* **-, -en** aborcja *f*
abtrennen *vt* odłączać, oddzielać; odpru(wa)ć
abtreten* **I.** *vt* odstępować (**j-m** komuś) **II.** *vi s* odchodzić; wy-cierać; **sich die Füße ~** wytrzeć nogi
abtrocknen I. *vt* o|suszyć **II.** *vi s* obsychać
abtun* *vt* **1.** zdjąć (*np.* okulary) **2.** zbyć kogoś, potraktować lekceważąco
abwägen* *vt* rozważać
abwandern *vi s* wy|emigrować
abwarten *vt* poczekać (na coś)
abwärts *adv* w dół
Abwasch *m* -(e)s, zmywanie naczyń
abwaschbar *adj* zmywalny
abwaschen* *vt* myć, zmy(wa)ć (naczynia), obmy(wa)ć
Abwasser *n* **-s, Abwässer** ścieki *pl*
Abwechslung *f* **-, -en** odmiana *f*; **zur ~** dla urozmaicenia
abwechseln *vi* zmieni(a)ć
abwechselnd *adv* na przemian
Abwehr *f* **-** obrona *f*; kontrwywiad *m*
abweichen* *vi s* zbaczać (**von einer Sache** z czegoś); (*sich unterscheiden*) różnić się (od czegoś)
abweisen* *vt* odprawi(a)ć; odpierać; **eine Bitte ~** odrzucać prośbę
abwenden I. *vt* zapobiegać (czemuś) **II.** *vr* **sich ~** odwracać się (**von einer Sache** od czegoś)
Abwertung *f* **-, -en** dewaluacja *f*
abwesend *adj* nieobecny
Abwesenheit *f* **-** nieobecność *f*; **in meiner ~** w czasie mojej nieobecności
abwickeln I. *vt* **1.** odwijać (kabel) **2.** (*erledigen*) przeprowadzić; **ein Geschäft ~** finalizować transakcję **II.** *vr* **sich ~** rozwijać się, przebiegać
abwiegen* *vt* odważyć, zważyć
abwischen *vt* wycierać
abzählen *vt* odliczać; **an den Fingern ~** liczyć na palcach
Abzahlung *f* **-, -en** spłata *f*, rata *f*
Abzeichen *n* **-s, -** odznaka *f*, znak *m*; odznaczenie *n*
abzeichnen, sich *vr* zaryso(wy)wać się
abziehen* **I.** *vt* ściągać, zdejmować; (*von einer Summe*) odejmować, potrącać; *fot.* robić odbitki **II.** *vi s* odchodzić
abzielen *vi* zmierzać (**auf etw** do czegoś)
Abzug *m* **-(e)s, Abzüge 1.** *mil.* spust *m* **2.** odwrót *m*, odejście *n* **3.** potrącenie *n* (**vom Lohn** z wynagro-dzenia) **4.** *fot.* odbitka *f*
abzüglich *praep mit G* po potrąceniu czegoś, z potrąceniem
Achillessehne *f* **-, -n** *anat.* ścięgno Achillesa, pięta achillesowa
Achse *f* **-, -n** oś *f*
Achsel *f* **-, -n** bark *m*, ramię *n*; **die ~n zucken** wzruszać ramionami
Achselhöhle *f* **-, -n** pacha *f*
acht *num* osiem; **halb ~** (w)pół do ósmej; **heute über ~ Tage** od dziś za tydzień
Acht *f* **-** baczność *f*, uwaga *f*; **sich vor j-m in ~ nehmen** mieć się na baczności przed kimś; **etw außer ~ lassen** nie zwracać uwagi na coś, pomijać coś; **~ geben** uważać (**auf j-n**, **auf etw** na kogoś, na coś)
achtbar *adj* czigodny, zacny
achteckig *adj* ośmiokątny
achte *num* ósmy
Achtel *n* **-s, -** ósma część, jedna ósma *f*
achten I. *vt* poważać, szanować **II.** *vi* zważać (**auf etw** na coś)
Achterbahn *f* **-, -en** kolejka górska (*w wesołym miasteczku*)
achthundert *num* osiemset
achtlos *adj* niedbały, nieuważny
achtsam *adj* uważny, staranny
achttausend *num* osiem tysięcy
Achtstundentag *m* **-(e)s, -e** ośmiogodzinny dzień pracy
Achtung *f* **-** uwaga *f*, *mil.* baczność *f*; (*Ehrfurcht*) szacunek *m*, poważanie *n*
achtungsvoll *adv* pełen szacunku; z poważaniem
achtzehn *num* osiemnaście
achtzehnte *num* osiemnasty
achtzig *num* osiemdziesiąt
achtzigste *num* osiemdziesiąty
ächzen *vi* jęczeć, stękać
Acker *m* **-s, Äcker** rola
Ackerbau *m* **-(e)s** rolnictwo *m*, uprawa roli
Ackerland *n* **-(e)s** ziemia orna
ackern I. *vt* z|orać **II.** *vi ugs.* harować
adaptieren *vt* adaptować
addieren *vt* doda(wa)ć; sumować
Addition *f* **-, -en** dodawanie *f*
Adel *m* **-s** szlachta *f*; arystokracja *f*
Ader *f* **-, -n** żyła *f*
adieu [a'djq:] *int* żegnaj!, bądź zdrów!
Adler *m* **-s, -** orzeł *m*

Admiral *m* **-s, -e** *o.* **...räle** admirał *m*
adoptieren *vt* adoptować (**ein Kind** dziecko), przysposobić
Adoptivkind *n* **-(e)s, -er** dziecko przybrane <adoptowane>
Adresse *f* **-, -n** adres *m*; **die ~ lautet** adres brzmi
Advent *m* **-(e)s** adwent *m*
Affe *m* **-n, -n** małpa *f*
Afrikaner *m* **-s, -** Afrykańczyk *m*
Afrikanerin *f* **-, -nen** Afrykanka *f*
afrikanisch *adj* afrykański
Afroamerikaner *m* **-s, -** Afroamerykanin *m*
After *m* **-s, -** odbyt *m*
Agent *m* **-en, -en** agent *m*
Agentur *f* **-, -en** agencja *f*
Agglomeration *f* **-, -en** skupisko *n*, aglomeracja *f*
Aggression *f* **-, -en** agresja *f*
agieren *vi* działać
Agrarpolitik *f* **-** polityka rolna
Agrarreform *f* **-, -en** reforma rolna
Agrarwirtschaft *f* **-** gospodarka rolna
ägyptisch *adj* egipski
Ahle *f* **-, -n** szydło *n*
Ahne *m* **-n, -n** przodek *m*, pradziad *m*
ähneln *vi* być podobnym (**j-m** do kogoś)
ahnen *vt* przeczuwać; **nichts ~d** niczego nie przeczuwając
ähnlich *adj* podobny (**j-m** do ko-goś)
Ähnlichkeit *f* **-, -en** podobieństwo *n*
Ahnung *f* **-, -en** przeczucie *n*; **(ich habe) keine ~!** nie mam pojęcia!
ahnungslos *adv* nie przeczuwając niczego
Ahorn *m* **-s, -e** klon *m*
Ähre *f* **-, -n** kłos *m*
Aids [eɪdz] *n* **-** aids *m*
aidskrank *adj* chory na aids
Aidskranke *m* **-n, -n** chory na aids
Akademie *f* **-, -n** akademia *f*; **~ der Wissenschaften** Akademia Nauk
Akazie *f* **-, -n** akacja *f*
akkreditieren *vt* akredytować
Akkreditiv *n* **-s, -e** akredytywa *f*
Akku *m* **-s, -s, Akkumulator** *m* **-s, -en** akumulator *m*
Akkusativ *m* **-s, -e** *gram.* biernik *m*, czwarty przypadek
Akt *m* **-(e)s, -e** akt *m*; odsłona *f*
Akte *f* **-, -n** akt *m*, dokument *m*
Aktenmappe, **Aktentasche** *f* **-, -n** teczka
Aktie ['aktsjə] *f* **-, -n** akcja *f*; **die ~n steigen** akcje rosną
Aktiengesellschaft *f* **-, -en** spółka akcyjna
Aktienpaket *n* **-(e)s, -e** pakiet akcji
Aktion *f* **-, -en** akcja *f*; **in ~ treten** rozpoczynać działanie
Aktionär *m* **-s, -e** akcjonariusz *m*
aktiv *adj* aktywny, czynny
Aktivist *m* **-en, -en** aktywista *m*, działacz *m*
aktuell *adj* aktualny, obecny
akut *adj med.* ostry; **~e Frage** palące zagadnienie
Akzent *m* **-(e)s, -e** akcent *m*
Alarm *m* **-(e)s, -e** alarm *m*; **~ schlagen** bić na alarm
Alarmanlage *f* **-, -n** urządzenie alarmowe
Alarmbereitschaft *f* **-** stan pogotowia
albern *adj* niedorzeczny, głupi; *ugs.* **~es Zeug schwatzen** gadać głupstwa
Album *n* **-s, Alben** album *m*
Alge *f* **-, -n** wodorost *m*
Alkohol *m* **-s, -e** alkohol *m*
alkoholfrei *adj* bezalkoholowy
Alkoholmissbrauch *m* **-(e)s** nadużywanie alkoholu
Alkoholspiegel *m* **-s** poziom <zawartość> alkoholu we krwi
Alkoholtest *m* **-(e)s, -s** *o.* **-e** test na obecność alkoholu we krwi
Alkoholverbot *n* **-(e)s, -e** zakaz spożywania alkoholu; prohibicja
all *adj* wszystek, wszelki; **~e Tage** codziennie; **~e drei Tage** co trzy dni; co trzeci dzień; **für ~e Fälle** na wszelki wypadek; **in ~er Eile** w największym pośpiechu; **in ~er Frühe** z samego rana; **~es in ~em** wszystko razem wziąwszy; **vor ~er Augen** na oczach wszystkich; **~es aussteigen!** wszyscy wysiadają! *ugs.* **das Geld ist ~e** pieniądze się skończyły
All *n* **-s** wszechświat *m*
Allee *f* **-, Alleen** aleja *f*
allein I. *adj* sam (jeden); **~ ste-hend** samotny, niezamężna, nie-żonaty **II.** *adv* tylko, jedynie **III.** *kj* lecz, ale
allemal *adv* **1.** zawsze, za każdym razem **2.** *ugs.* oczywiście, naturalnie
allenfalls *adv* najwyżej, maksymalnie
allerart *adj* wszelkiego rodzaju, wszelaki
allerbest *adj* najlepszy; **am ~en** najlepiej
allerdings *adv* wprawdzie; niewątpliwie, oczywiście
Allergie *f* **-, -n** alergia *f*
allergisch *adj* alergiczny; uczuleniowy; uczulony (**gegen** na)

allerhand *adj*: **das ist ja ~** to niesłychane
Allerheiligen (*n*) - Wszystkich Świętych
allerlei *adj* wszelaki, rozmaity
allerletzt *adv*: **zu ~** na samym końcu
allerliebst *adj* przemiły; **am ~en** najchętniej
allernächst *adj* najbliższy
Allerseelen (*n*) -, **Allerseelentag** *m* **-(e)s** Dzień Zaduszny, Zaduszki *pl*
allerseits *adv* zewsząd
alles → **all**
allgemein *adj* ogólny, powszechny; **im Allgemeinen** w ogóle, ogólnie biorąc
Allgemeinheit *f* - ogół *m*
Allianz *f* **-, -en** przymierze *n*, sojusz *m*
Alliierte(r) *f*, *m* **-n, -n** sprzymierzeniec *m*, sojusznik *m*
alljährlich *adj* coroczny, doroczny
allmächtig *adj* wszechmocny
allmählich *adj* stopniowy, powolny
allseitig *adj* wszechstronny; **eine ~e Bildung** wszechstronne wykształcenie
Alltag *m* **-(e)s** dzień powszedni
alltäglich *adj* codzienny; *figur.* powszedni
allzu *adv* zanadto, zbyt; **~ viel** za dużo, zbyt dużo; **~ gut** za dobrze, zbyt dobrze; **~ früh** zbyt wcześnie
Alm *f* **-, -en** hala *f*, pastwisko górskie
Almosen *n* **-s, -** jałmużna *f*
Alphabet *n* **-(e)s, -e** alfabet *m*
alpin *adj* alpejski
als *kj* **1.** gdy, skoro; **sobald ~ möglich** gdy tylko będzie możliwe; **~ ob, ~ wenn** jak gdyby **2.** jako; **~ Ausländer** jako cudzoziemiec **3.** (*Vergleich*) niż, aniżeli; **größer ~** większy niż; **sowohl ... ~ auch ...** zarówno ..., jak i ...; **umso mehr ~** tym bardziej że; **nichts ~ Wasser** tylko woda
also I. *kj* więc **II.** *adv* tak więc, przeto, w ten sposób
alt *adj* stary; **er ist drei Jahre ~** ma trzy lata; **in ~en Zeiten** za dawnych czasów
Altar *m* **-(e)s, Altäre** ołtarz *m*
altbacken *adj* czerstwy
Altbau *m* **-(e)s, -ten** stare budownictwo
Alte(r) *f*, *m* **-n, -n** *ugs.* stary *m*, stara *f*
Altenheim *n* **-(e)s, -e** dom starców, dom opieki
Alter *n* **-s, -** starość *f*; (*Lebenszeit*) wiek *m*; **im ~ von zehn Jahren** w wieku dziesięciu lat; **gleichen ~s** w tym samym wieku
altern *vi s* ze|starzeć się
Altersgenosse *m* **-n, -n** rówieśnik *m*
Altersversicherung *f* **-, -en** ubezpieczenie na starość
Altertum *n* **-s** starożytność *f*, antyk *m*
altertümlich *adj* **1.** starożytny **2.** starodawny, staromodny
Altkanzler *m* **-s, -** były kanclerz
altmodisch *adj* staromodny, staroświecki
Altpapier *n* **-s** makulatura *f*
Altstadt *f* - Stare Miasto
Altweibersommer *m* **-s** babie lato
Alufolie ['alufoːljə] *f* **-, -n** *ugs.* folia aluminiowa
am = **an dem**; **am Abend** wieczorem; **am Sonntag** w niedzielę; **am Tage** w dzień, za dnia; **am 1. Juni** pierwszego czerwca; **am besten** najlepiej
Amateur *m* **-s, -** amator *m*
Amboss *m* **-es, -e** kowadło *n*
ambulant *adj* ambulatoryjny
Ambulanz *f* **-, -en** ambulans *m*; ambulatorium *n*
Ameise *f* **-, -n** mrówka *f*
Ameisenhaufen *m* **-s, -** mrowisko *n*
Amerikaner *m* **-s, -** Amerykanin *m*
Amerikanerin *f* **-, -nen** Amerykanka *f*
amerikanisch *adj* amerykański
Ampel *f* **-, -n** (*Verkehrsampel*) sygnał świetlny (na skrzyżowaniu ulic)
Ampulle *f* **-, -n** ampułka *f*
Amsel *f* **-, -n** kos *m*
Amt *n* **-(e)s, Ämter** urząd *m*, funkcja *f*; **von ~s wegen** z urzędu; (*Dienststellung*) posada *f*
amtieren *vi* urzędować
amtlich *adj* urzędowy
Amtsenthebung *f* - zdjęcie z urzędu
amtstierärztlich *adj*: **~es Zeugnis** urzędowe świadectwo weterynaryjne
Amtsvorsteher *m* **-s, -** naczelnik urzędu
amüsant *adj* zabawny
amüsieren, sich *vr* zabawi(a)ć się
an I. *praep* **1.** *mit D* (*wo?*) na, przy, nad; **an der Wand** na ścianie; **an mir** na mnie; **an der Oder** nad Odrą; **an Ort und Stelle** na miej-scu; **an dem Haus vorbei** obok domu **2.** *mit A* (*wohin?*) do, nad, na; **an das Fenster** do okna; **an den See** nad jezioro; **ein Brief an mich** list do mnie; **an die Wand lehnen** opierać o ścianę **3.** *mit D* (*wann?*) w; na; **an diesem Sonntag** w tę niedzielę; **an der Zeit** na czasie **4.** *mit D* (*Beziehung*) **reich an einer Sache** bogaty w coś; **es fehlt an einer Sache** brak cze-

gоś; **krank an Grippe** chory na grypę; **es ist an mir** kolej na mnie **5. an die 20 Euro** około 20 euro; **an j-n denken** myśleć o kimś; **an (und für) sich** w gruncie rzeczy, właściwie **II.** *adv* **von nun an** odtąd, od tej chwili

analog *adj* analogiczny

Ananas *f* **-, -** *o.* **-se** ananas *m*

anbahnen *vt* zapoczątkować, nawiązać

anbauen *vt* **1.** dobudować (*np.* garaż) **2.** uprawi(a)ć (zboże)

Anbaufläche *f* **-, -n** powierzchnia uprawna

anbei *adv* w załączeniu

anbeißen* **I.** *vt* nadgryzać, nadgryźć **II.** *vi* brać (*o rybach*)

anbelangen *vt* dotyczyć; **was mich anbelangt** jeśli chodzi o mnie

anbeten *vt* ubóstwiać, uwielbiać

Anbetracht: in ~ dessen ze względu na to

anbieten* *vt* za|ofiarować; oferować, za|proponować; **darf ich Ihnen eine Tasse Kaffee ~?** czy mogę panu zaproponować filiżankę kawy?

anbinden* *vt* przywiąz(yw)ać (**an etw** do czegoś)

Anblick *m* **-(e)s, -e** widok *m*

anblicken *vt* spoglądać (na kogoś, coś)

anbrechen* **I.** *vt* napocząć; nadłamać **II.** *vi s* zaczynać się, nastawać; **der Tag bricht an** dnieje; **die Nacht bricht an** zapada noc

anbrennen* **I.** *vi s* (*~ lassen*) przypalać się **II.** *vt* (*Feuer anmachen*) zapalać

anbringen* *vt* (*befestigen*) przymocow(yw) ać; **eine Beschwerde ~** składać skargę

Anbruch *m* **-(e)s** nastanie, początek; **bei ~ des Tages** o świcie

Andacht *f* **-, -en 1.** nabożeństwo *n* **2.** *sing* skupienie *n*

andauern *vi* trwać; **das schöne Wetter dauerte an** utrzymywała się piękna pogoda

Andenken *n* **-s** pamiątka; **zum ~** na pamiątkę; (*Gegenstand*) upominek

ander- *adj* inny, drugi; **einer nach dem anderen** jeden za drugim; **ein ~es Mal** innym razem; **unter ~em** między innymi; **am ~en Tage** nazajutrz, następnego dnia

anderenfalls, andernfalls *adv* w przeciwnym razie, inaczej

andererseits *adv* z drugiej strony

ändern *vt* zmieni(a)ć, odmieni(a)ć; **ein Kleid ~** przerabiać sukienkę

anders *adv* inaczej; **~ werden** zmieni(a)ć się; **~artig** odmienny

anderswo *adv* gdzie indziej

andersrum *adv* odwrotnie

anderthalb *num* półtora; **~ Stunden** półtorej godziny

Änderung *f* **-, -en** zmiana *f*, przeróbka *f*

andeuten *vt* da(wa)ć do zrozumienia, napomykać

Andeutung *f* **-, -en** aluzja *f*

Andrang *m* **-(e)s** natłok *m*, ścisk *m*

aneignen *vt* przywłaszczać (**sich** sobie); przyswajać (**sich** sobie)

Aneignung *f* **-** przywłaszczenie *f*

Anekdote *f* **-, -n** anegdota *f*

anekeln *vt* budzić w kimś obrzydzenie <wstręt>

anerkennen* *vt* uzna(wa)ć, akcep-tować

Anerkennung *f* **-** uznanie *f*; **in ~ seiner Verdienste** w uznaniu jego zasług

anfahren* **I.** *vi s* ruszać z miejsca (*o pojazdach*) **II.** *vt* potrącać, najeżdżać (na kogoś); (*anschreien*) wrzeszczeć (na kogoś)

Anfahrt *f* **-, -en** przyjazd *m*; (*Weg*) dojazd *m*, podjazd *m*

Anfall *m* **-(e)s, Anfälle** (*Überfall*) napaść *f*; atak *m* (**einer Krankheit** choroby)

Anfang *m* **-(e)s, Anfänge** początek *m*; **am ~, zu ~** z początku; **von ~ an** od (samego) początku

anfangen* **I.** *vt* zaczynać, rozpoczynać; **was fangen wir nun an?** co my teraz poczniemy? **II.** *vi* zaczynać się, rozpoczynać się

Anfänger *m* **-s, -** początkujący *m*, nowicjusz *m*

anfangs *adv* od początku

Anfangsbuchstabe *m* **-ns, -n** pierwsza litera, inicjał

anfassen *vt* chwytać, ujmować

anfertigen *vt* sporządzać, z|robić; uszyć (**ein Kleid** sukienkę)

anfeuchten *vt* zwilżać

anfliegen* **I.** *vi s* przylatywać **II.** *vt* **den Flughafen ~** brać kurs na lotnisko

Anforderung *f* **-, -en** wymaganie *n*, żądanie *n*, zapotrzebowanie *n*

Anfrage *f* **-, -n** zapytanie *n*, interpelacja *f*

anfragen *vi* s|pytać (**bei j-m nach einer Sache** kogoś o coś)

anfreunden, sich *vr* **1.** zaprzyjaźnić się **2.** oswoić się (**mit einem Gedanken** z myślą)

anführen *vt* przewodzić (*komuś*); (*erwähnen*) przytaczać, za|cytować

Anführer *m* **-s, -** wódz, przywódca *m*

Anführungszeichen *n* **-s, -** cudzysłów *m*

Angabe *f* **-, -n** (*Bekanntgabe*) poda(wa)nie *n*; (*Auskunft*) informacja *f*; **nähere ~n** bliższe dane; (*Aussage*) zeznanie *n*; *sport.* zagrywka *f*, serw *m*
angeben* **I.** *vt* poda(wa)ć; wymieniać; **den Ton ~** nada(wa)ć ton **II.** *vi kart.* zagrywać; przechwalać się
angeblich *adj* rzekomy; **er ist ~ krank** podobno jest chory
angeboren *adj* wrodzony
Angebot *n* **-(e)s, -e** oferta *f*, propozycja *f*; podaż *f*
angebracht → **anbringen**; *adj* celowy, odpowiedni, na miejscu
angeheitert *adj* podochocony, podchmielony, pod gazem
angehen* *vt* **1.** (*zu brennen, leuchten beginnen*) zapalić się, zaświecić **2.** (*anwachsen*) przyjąć się (*o roślinach*) **3.** (*betreffen*) obchodzić, dotyczyć; **das geht mich nichts an** to mnie nie obchodzi
Angehörige(r) *f, m* **-n, -n** (*Verwandter*) krewny *m*, krewna; członek, należący do …
Angeklagte(r) *f, m* **-n, -n** oskarżony *m*, oskarżona *f*
Angel *f* **-, -n** wędka *f*; (*Türangel*) zawias *m*
Angelegenheit *f* **-, -en** sprawa *f*, interes *m*
Angelgerät *n* **-(e)s, -e** sprzęt wędkarski
Angelleine *f* **-, -n** żyłka wędkarska
angeln *vt* łowić ryby na wędkę
Angelrute *f* **-, -n** wędzisko
Angelschein *m* **-(e)s, -e** karta wędkarska
angemessen *adj* odpowiedni, stosowny; **~er Preis** umiarkowana cena
angenehm *adj* przyjemny, miły; **sehr ~!** bardzo mi miło!
angesehen *adj* poważany
Angesicht *n* **-(e)s, -er** oblicze *n*, twarz *f*; **j-n von ~ kennen** znać kogoś z widzenia
angesichts *praep mit G* wobec, w obliczu
Angestellte(r) *f, m* **-n, -n** urzędnik *m*, pracownik *m*, urzędniczka *f*, pracownica *f*
angewiesen → **anweisen**; *adj* **auf etw ~** zdany na coś
angewöhnen *vt* przyzwyczajać (**j-m etw** kogoś do czegoś)
Angewohnheit *f* **-, -en** przyzwyczajenie *n*; **üble ~** nałóg
angezeigt → **anzeigen**; *adj* wskazany; **für ~ halten** uważać za wskazane
Angina *f* **-, …nen** *med.* angina *f*
Angler *m* **-s, -** wędkarz *m*
angreifen* *vt* ujmować, chwytać; (*berühren*) dotykać; (*anstrengen*) nadwerężać; (*überfallen*) za|atakować
Angreifer *m* **-s, -** agresor *m*, napastnik *m*
Angriff *m* **-(e)s, -e** natarcie *n*, atak *m*
angriffslustig *adj* zaczepny; napastliwy
angst *adj*: **mir ist ~ (und bange)** boję się
Angst *f* **-, Ängste** strach *m*, obawa *f* (**vor einer Sache** przed czymś); **~ haben** bać się; **~ um etw haben** bać się o coś; **vor ~** ze strachu
ängstigen I. *vt* zatrważać **II.** *vr* **sich ~** obawiać się
ängstlich *adj* bojaźliwy, trwożliwy
anhaben* *vt* mieć na sobie
anhalten* **I.** *vt* zatrzym(yw)ać; przytrzym(yw)ać; **den Atem ~** wstrzym(yw)ać oddech; **zu einer Sache ~** zachęcać do czegoś **II.** *vi* zatrzym(yw)ać się, stawać; (*dauern*) trwać; **bei j-m um etw ~** starać się u kogoś o coś
anhaltend → **anhalten**; *adj* nieustający, długotrwały (**Frost** mróz)
Anhalter *m*: **per ~ reisen** podróżować autostopem
Anhaltspunkt *m* **-(e)s, -e** punkt zaczepienia, podstawa *f*
anhand *praep mit G* na podstawie (czegoś)
Anhang *m* **-(e)s, Anhänge** dodatek *m*; (*zu einem Buch*) suplement *m*; (*Anhängerschaft*) zwolennicy *mpl*
anhängen *vt* zawieszać (**an etw** na czymś); doczepiać (do czegoś)
Anhänger *m* **-s, - 1.** zwolennik *m*, stronnik *m* **2.** przyczepa *f* **3.** (*Schmuckstück*) wisiorek *m*
Anhängeschloss *n* **-es, …schlösser** kłódka *f*
Anhänglichkeit *f* **-** przywiązanie *n*
Anhängsel *n* **-s, -** wisiorek *m*, brelok *m*; *figur.* dodatek *m*
anhäufen *vt* na|gromadzić (zapasy)
anheften *vt* przypinać
anheim: **j-m ~ fallen** przypadać komuś w udziale
Anhöhe *f* **-, -n** wzgórze *n*, pagórek *m*
anhören *vt* słuchać (czegoś), przysłuchiwać się (czemuś)
Ankauf *m* **-(e)s, Ankäufe** skup *m*; kupno *n*, zakup *m*; (*das Angekaufte*) sprawunek *m*
ankaufen *vt* zakupić, naby(wa)ć
Anker *m* **-s, -** kotwica *f*; **vor ~ gehen** stawać na kotwicy; **vor ~ liegen** stać na kotwicy; **~ werfen** zarzucat kotwicę

Anklage *f* **-, -n** oskarżenie *n*; **unter ~ stehen** być oskarżonym

anklagen *vt* oskarżać (**wegen eines Dinges** o coś)

Ankläger *m* **-s, -** oskarżyciel *m*

Anklang *m*: **~ finden** spot(y)kać się z uznaniem

ankleben *vt* przylepi(a)ć (**an etwas** do czegoś)

ankleiden I. *vt* ub(ie)rać **II.** *vr* **sich ~** ub(ie)rać się

anklicken *vt, vi inform.* kliknąć

anklopfen *vi* za|pukać (**an die Tür** do drzwi)

anknüpfen *vt* przywiąz(yw)ać (**an etw** do czegoś); nawiąz(yw)ać; **Beziehungen ~** nawiązywać stosunki

ankommen* *vi s* przyb(yw)ać, przychodzić; (*mit Wagen*) przyjeżdżać; (*mit Flugzeug*) przylatywać; **es kommt darauf an, ob ...** to zależy od tego, czy...

Ankömmling *m* **-s, -e** przybysz *m*

ankündigen *vt* zapowiadać, oznajmi(a)ć

Ankunft *f* **-** przybycie *n*, przyjście *n*, nadejście *n*; (*mit Wagen*) przyjazd *m*; (*mit Flugzeug*) przylot *m*

Anlage *f* **-, -n** (*Begabung*) uzdolnienie *n* (**zu einer Sache** do czegoś); (*Neigung*) skłonność *f*; (*von Kapital*) lokata *f*, inwestycja *f*; (*Grünfläche*) park *m*, zieleniec *m*; (*Einrichtung*) instalacja *f*; (*Werk*) zakład *m*; (*Beilage*) załącznik *m*; **als ~** w załączeniu

Anlass *m* **-es, Anlässe** (*Grund*) powód *m* (**zu einer Sache** do czegoś); **auf ~** z inicjatywy; (*Gelegenheit*) sposobność; **aus ~** z okazji

anlassen* *vt* puszczać w ruch, uruchamiać (**den Motor** silnik); nie zdejmować (**den Mantel** płaszcza); nie wyłączać (**das Licht** światła)

Anlasser *m* **-s, -** starter *m*, rozrusznik *m*

anlässlich *praep mit G* z okazji czegoś

Anlauf *m* **-(e)s, Anläufe** rozpęd *m*, rozbieg *m*; rozruch *m*

anlaufen* **I.** *vi s* przybiegać; (*Schwung nehmen*) nab(ie)rać rozpędu; (*beschlagen*) zachodzić parą <mgłą>; z|matowieć **II.** *vt*: *naut.* **einen Hafen ~** zawijać do portu

anlegen I. *vt* nakładać, wkładać (**Kleider** odzież); zakładać (**einen Garten** ogród); podkładać (**Feuer** ogień); lokować (**Geld** pieniądze) **II.** *vi naut.* przybijać do brzegu

Anlegestelle *f* **-, -n** przystań *f*

anlehnen, sich *vr* opierać się (**an etw** o coś)

Anleihe *f* **-, -n** pożyczka *f*, kredyt *m*

Anleitung *f* **-, -en** instrukcja *f*, wskazówki *fpl*

Anliegen *n* **-s, -** (ważna) sprawa *f*, prośba *f*

anliegend I. *adj* sąsiedni; załączony (*np. pismo*); obcisły (**das Kleid** sukienka) **II.** *adv* w załączeniu

anmachen *vt* przymocow(yw)ać, przyczepi(a)ć; (*zubereiten*) przyprawi(a)ć; zapalać (**das Licht** światło); rozniecać (**Feuer** ogień)

anmaßend *adj* zarozumiały, wyniosły

anmelden I. *vt* zgłosić, za|meldować **II.** *vr* **sich ~** zgłaszać się, zameldować się

Anmeldeformular *n* **-s, -e** formularz meldunkowy

Anmeldepflicht *f* **-** obowiązek zameldowania, zadeklarowania

Anmeldung *f* **-, -en** zameldowanie *n*, zgłoszenie *n*

Anmerkung *f* **-, -en** uwaga *f*; (*Fußnote*) przypis *m*

Anmut *f* **-** wdzięk *m*, powab *m*

anmutig *adj* powabny, uroczy

annähen *vt* przyszy(wa)ć (guzik)

annähernd *adv* w przybliżeniu

Annäherung *f* **-, -en** zbliżenie *n*

Annahme *f* **-, -n** przyjmowanie *n*, przyjęcie *n*; (*Vermutung*) przypuszczenie *n*

annehmbar *adj* (możliwy) do przyjęcia

annehmen* **I.** *vt* przyjmować; **Gestalt ~** przyb(ie)rać postać; (*vermuten*) sądzić, przypuszczać; **angenommen, dass ...** przyjąwszy, że ... **II.** *vr* **sich ~** ujmować się (**j-s** za kimś)

Annonce [a'nɔ̃:sə] *f* **-, -n** ogłoszenie *n*, anons *m*

annullieren *vt* unieważni(a)ć, anulować

anonym *adj* anonimowy

Anorak *m* **-s, -s** wiatrówka *f*, skafander *m*

Anordnung *f* **-, -en** (*Verfügung*) zarządzenie *n*; rozkaz *m*; (*Verteilung*) układ *m*, rozmieszczenie *n*

anpacken *vt* chwytać, chwycić

anpassen I. *vt* dopasow(yw)ać (**einer Sache** do czegoś) **II.** *vr* **sich ~** dostosować się

anpreisen* *vt* zachwalać, zalecać

Anprobe *f* **-, -n** przymiarka *f*

anprobieren *vt* przymierzać

anraten* *vt* radzić, zalecać

Anrecht *n* **-(e)s, -e** prawo *n* (**auf etw** do czegoś)
anreden *vt* przemawiać (do kogoś), zwracać się (do kogoś)
anregen *vt* pobudzać, zachęcać (**zu einer Sache** do czegoś)
Anregung *f* **-, -en** zachęta *f*; **auf seine ~ hin** z jego inicjatywy
Anreise *f* **-, -n** przyjazd *m*
Anreiz *m* **-es, -e** podnieta *f*, bodziec *m*
Anrichte *f* **-, -n** kredens *m*, bufet *m*
anrichten *vt* **1.** przygotow(yw)ać, przyrządzać (jedzenie) **2.** (*verursachen*) s|powodować; **einen Schaden ~** wyrządzać szkodę
Anruf *m* **-(e)s, -e** rozmowa telefoniczna; **warte auf meinen ~!** czekaj na mój telefon!
Anrufbeantworter *m* **-s, -** automatyczna sekretarka
anrufen* *vt* (*telefonisch*) zatelefonować (**j-n** do kogoś); **um Hilfe ~** wzywać pomocy
anrühren *vt* **1.** dotykać (czegoś) **2.** *kulin.* rozczyniać (ciasto)
ans = **an das**; **~ Tageslicht kommen** wyjść na światło dzienne
ansagen *vt* zapowiadać
Ansager *m* **-s, -** konferansjer *m*; spiker radiowy <telewizyjny>
ansammeln *vt* na|gromadzić, zgromadzić
ansässig *adj* osiadły
Ansatz *m* **-es, Ansätze** nasadka *f*, przedłużacz *m*; osad *m*
anschaffen *vt* naby(wa)ć; sprawić sobie
anschauen *vt* oglądać (coś), patrzyć (na coś); **j-n aufmerksam ~** popatrzeć na kogoś uważnie
anschaulich *adj* poglądowy, obrazowy
Anschauung *f* **-, -en** (*Meinung*) zapatrywanie *n*, opinia *f*; (*Vorstellung*) wyobrażenie (**von einer Sache** o czymś)
Anschein *m* **-(e)s** pozór *m*; **allem ~ nach** najwidoczniej
anschicken, sich *vr* zab(ie)rać się (**zu einer Sache** do czegoś)
Anschlag *m* **-(e)s, Anschläge** (*Attentat*) zamach; (*Plakat*) plakat, obwieszczenie
Anschlagbrett *n* **-(e)s, -er** tablica ogłoszeń
anschlagen* *vt* przybić; **eine Bekanntmachung ~** wywiesić ogłoszenie
anschließen* **I.** *vt* przyłączać **II.** *vr* **sich ~** dołączać się (**j-m** do kogoś)
Anschluss *m* **-es, Anschlüsse** przyłączenie *n* (**an etw** do czegoś); *telkom.*, *ebw.* połączenie *n*; **der Zug hat guten ~** pociąg ma dogodne połączenie; *ugs.* **~ suchen** szukać znajomości
anschmiegen, sich *vr* przytulać się
anschnallen *vt* przypas(yw)ać, przymocow(yw)ać paskiem; **sich ~** zapiąć pasy (*w samochodzie*, *w samolocie*)
anschnauzen *vt ugs.* ofuknąć, z|besztać
anschreien* *vt* krzyczeć, wrzeszczeć (**j-n** na kogoś)
Anschrift *f* **-, -en** adres *m*
anschwellen* *vi s* s|puchnąć; wzbierać (*o wodzie*)
ansehen* *vt* patrzeć (na coś), przypatrywać się (czemuś); **sieh mal an!** popatrz no!; **das kann ich nicht mehr ~** nie mogę na to patrzeć
Ansehen *n* **-s** (*Achtung*) znaczenie *n*, poważanie *n*
ansehnlich *adj* znaczny, okazały
ansetzen I. *vt* przykładać, przystawi(a)ć (**an etw** do czegoś); (*festsetzen*) ustalić **II.** *vi* zab(ie)rać się (**zu einer Sache** do czegoś); **zur Landung ~** podchodzić do lądowania
Ansicht *f* **-, -en 1.** widok *m*; (*Anschauen*) obejrzenie *n*; **zur ~** do przejrzenia **2.** (*Meinung*) zdanie *n*, pogląd *m*; **meiner ~ nach** moim zdaniem
Ansichtskarte *f* **-, -n** widokówka *f*
ansiedeln I. *vt* osiedlać **II.** *vr* **sich ~** osiedlać się
Ansiedlung *f* **-, -en** osada *f*, osiedle *m*
anspannen *vt* **1.** napinać, naprężać; **alle Kräfte ~** wytężać wszystkie siły **2. Pferde ~** zaprzęgać konie
anspielen *vi sport.* rozpocząć grę (*np.* w piłkę); *kart.* zagrywać; **auf etw ~** czynić aluzje do czegoś
Anspielung *f* **-, -en** aluzja *f*
Ansporn *m* **-(e)s** zachęta *f*, bodziec *m*
Ansprache *f* **-, -n** przemowa *f*; **eine ~ halten** przemawiać
ansprechen* *vt* zagadywać (**j-n** kogoś); zwracać się do kogoś
Anspruch *m* **-(e)s, Ansprüche** pretensja, roszczenie; **auf etw ~ erheben** rościć sobie pretensje do czegoś; **das nimmt viel Zeit in ~** to wymaga wiele czasu; **darf ich Ihre Hilfe in ~ nehmen?** czy mogę skorzystać z pana pomocy?
anspruchslos *adj* skromny, bezpretensjonalny
anspruchsvoll *adj* wymagający

Anstalt *f* **-, -en** zakład *m* (wychowawczy, leczniczy)
Anstand *m* **-(e)s** przyzwoitość *f*; dobre obyczaje
anständig *adj* przyzwoity, porządny
anstarren *vt* wlepi(a)ć wzrok, gapić się
anstatt I. *praep mit G* zamiast (**eines Dinges** czegoś); **~ meiner** zamiast mnie **II.** *kj* **er sah fern ~ zu lernen** oglądał telewizję, zamiast się uczyć
anstecken I. *vt* przypinać (**an etw** do czegoś); nasadzać (na coś); zapalić (świecę) **II.** *vr* **sich ~** zarażać się
ansteckend *adj* zaraźliwy, zakaźny
Ansteckung *f* **-, -en** zarażenie *n*; zakażenie *n*
anstehen* *vi* stać w kolejce (**nach einer Sache** po coś)
ansteigen* *vi s* wznosić się, podnosić się (*np.* o wodzie)
anstellen I. *vt* (*anlehnen*) przystawi(a)ć; (*zur Arbeit*) za|angażować; zatrudni(a)ć; (*tun*) z|robić; **was hast du angestellt?** coś ty narobił? **II.** *vr* **sich ~** stawać w kolejce
Anstellung *f* **-, -en** (za)angażowanie *n* (pracownika); (*Stelle*) posada *f*; **eine feste ~ haben** mieć stałą pracę
Anstieg *m* **-(e)s, -e** wznoszenie się *n*; wzrost *m*; **der ~ der Kosten** wzrost kosztów; **der ~ des Wassers** przybór *m*
anstiften *vt* (*verursachen*) s|powodować; (*überreden*) nakłaniać, namawiać (**zu einer Sache** do czegoś)
anstimmen *vt* za|intonować (**ein Lied** pieśń)
Anstoß *m* **-es, Anstöße** inicjatywa *f* (**zu einer Sache** czegoś); **~ nehmen** gorszyć się (**an einer Sache** czymś); **~ erregen** wywołać zgorszenie
anstoßen* **I.** *vt* uderzać (o coś), potrącać; *sport.* **den Ball ~** rozpoczynać grę **II.** *vi* uderzać się, zawadzać (**an etw** o coś); (*mit den Gläsern*) trącać się kieliszkami
anstößig *adj* gorszący
anstreichen* *vt* po|malować; zakreślić (**in einem Buch** w książce); **die Fehler rot ~** zaznaczyć błędy na czerwono
anstrengen, sich *vr* wysilać się, zadawać sobie trud
anstrengend *adj* męczący, forsowny
Anstrengung *f* **-, -en** wysiłek *m*, trud *m*
Anstrich *m* **-(e)s, -e 1.** pomalowanie *m*; powłoka *f* **2.** *sing przen.* wygląd *m*, pozór *m*
Ansturm *m* **-(e)s** atak *m*, szturm *m*; (*Andrang*) natłok *m*
Ansuchen *n* **-s, -** prośba *f*, podanie *n*
Anteil *m* **-(e)s, -e** udział *m*; **~ haben an einer Sache** partycypować w czymś; **~ nehmen an j-s Unglück** współczuć komuś w nieszczęściu
Anteilnahme *f* **-** współczucie *n*
Antenne *f* **-, -n** antena *f*
Antibabypille [anti'be:bipılə] *f* **-, -n** *ugs.* pigułka antykoncepcyjna
Antiblockiersystem *n* **-s, -e** *mot.* ABS; **ein Wagen mit ~** samochód z ABS-em
antik *adj* antyczny, starożytny; **die ~e Kultur** kultura antyczna
Antilope *f* **-, -n** antylopa *f*
Antiquariat *n* **-(e)s, -e** antykwariat *m*
Antiquität *f* **-, -en** antyk *m*, przedmiot zabytkowy
Antrag *m* **-(e)s, Anträge** wniosek *m*, propozycja *f*; (*Heiratsangebot*) oświadczyny *pl*
Antragsteller *m* **-s, -** wnioskodawca *m*
antreffen* *vt* zasta(wa)ć (**bei der Arbeit** przy pracy)
antreten* **I.** *vi s* ustawi(a)ć się w szeregu, zbierać się **II.** *vt* rozpoczynać; **eine Reise ~** udawać się w podróż; **ein Amt ~** obejmować urząd; **ein Motorrad ~** zapuszczać motocykl
Antrieb *m* **-(e)s, -e** popęd *m*, bodziec *m*; inicjatywa *f*; *techn.* napęd *m*
Antriebswelle *f* **-, -n** wał napędowy
Antritt *m* **-(e)s** rozpoczęcie (podróży); **~ eines Amtes** objęcie urzędu
Antrittsrede *f* **-, -n** mowa inauguracyjna
antun* *vt* **1.** wyświadczyć; wyrządzać (**j-m etw** komuś coś) **2.** (*bezaubern*) oczarować
Antwort *f* **-, -en** odpowiedź *f*; **eine abschlägige ~** odpowiedź odmowna
antworten *vi* odpowiadać (**auf eine Frage** na pytanie)
anvertrauen I. *vt* powierzać (**j-m etw** komuś coś) **II.** *vr* **sich ~** zwierzać się (**j-m** komuś)
Anwalt *m* **-(e)s, Anwälte** adwokat *m*; rzecznik *m*
Anwaltskanzlei *f* **-, -en** kancelaria adwokacka
Anwärter *m* **-s, -** kandydat *m*
anweisen* *vt* (*anleiten*) pouczać; (*auftragen*) polecać (*komuś*); (*zuteilen*) przydzielać; **einen Platz ~** wskaz(yw)ać miejsce; przekaz(yw)ać (**Geld** pieniądze)

Anweisung *f* **-, -en** (*Anleitung*) pouczenie *n*, instrukcja *f*; (*Auftrag*) polecenie *n*; (*Geldanweisung*) przekaz *m*
anwenden* *vt* uży(wa)ć, za|stosować
Anwendung *f* **-, -en** użycie *n*, stosowanie *n*; **unter ~ von Kraft** przy użyciu siły
anwerben* *vt* werbować; **Freiwillige ~** werbować ochotników
Anwesen *n* **-s, -** posiadłość *f*, gospodarstwo *n*
anwesend *adj* obecny
Anwesenheit *f* **-** obecność
Anwesenheitsliste *f* **-, -n** lista obecności
anwidern *vt* wzbudzać odrazę (**j-n** w kimś)
Anzahl *f* **-** ilość *f*, liczba *f*
anzahlen *vt* zadatkować, wpłacać pierwszą ratę
Anzahlung *f* **-, -en** zadatek *m*, zaliczka *f*
Anzeichen *n* **-s, -** oznaka *f*
Anzeige *f* **-, -n** doniesienie *n*; zawiadomienie *n*; (*Annonce*) ogłoszenie *n*, anons *m*
Anzeigelampe *f* **-, -n** lampa sygnalizacyjna
anzeigen *vt* ogłaszać, oznajmiać; donieść na kogoś
anziehen* **I.** *vt* (*an sich ziehen*) przyciągać; pociągać; wdzi(ew)ać, wkładać; **die Schuhe ~** włożyć buty; ub(ie)rać (**j-n** kogoś); (*anspannen*) naciągać; **die Bremse ~** zaciągnąć hamulec; **eine Schraube ~** przykręcać śrub(k)ę **II.** *vr* **sich ~** ubierać się; **sich warm ~** ubrać się ciepło
anziehend → **anziehen**; *adj* pociągający, atrakcyjny
Anziehungskraft *f* **-** siła przyciągania
Anzug *m* **-(e)s, Anzüge** garnitur *m*; **der ~ sitzt schlecht** garnitur źle leży
anzüglich *adj* dwuznaczny, nieprzyzwoity
anzünden *vt* zapalać (**ein Streichholz** zapałkę)
apart *adj* uroczy; w dobrym guście, szykowny, gustowny
Apfel *m* **-s, Äpfel** jabłko *n*; **ein saurer ~** kwaśne jabłko
Apfelbaum *m* **-(e)s, ...bäume** jabłoń *f*
Apfelsaft *m* **-(e)s, ...säfte** sok jabłkowy
Apfelsine *f* **-, -n** pomarańcza *f*
Apfelstrudel *m* **-s, -** strudel z jabłkami
Apfelwein *m* **-(e)s, -e** jabłecznik
Apostel *m* **-s, -** apostoł *m*
Apotheke *f* **-, -n** apteka *f*
Apotheker *m* **-s, -** aptekarz *m*
Apparat *m* **-(e)s, -e** aparat *m*, przyrząd *m*; **am ~!** przy telefonie!
appellieren *vi* apelować (**an j-n** do kogoś)
Appetit *m* **-(e)s, -e** apetyt *m*; **guten ~!** smacznego!
appetitlich *adj* apetyczny
applaudieren *vi* oklaskiwać (**j-m** kogoś)
Applaus *m* **-es, -e** aplauz *m*, oklaski *pl*
Aprikose *f* **-, -n** morela *f*
April *m* **-(s)** kwiecień *m*
Aquarell *n* **-s, -e** akwarela *f* (*obraz*)
Aquarellfarbe *f* **-, -n** akwarela (*farba*)
Aquarium *n* **-s, ...ien** akwarium *n*
Äquator *m* **-s** równik *m*
Ära *f* **-, Ären** era *f*
Araber *m* **-s, -** Arab *m*
arabisch *adj* arabski
Arbeit *f* **-, -en** praca *f*, robota *f*; **viel ~ haben** mieć dużo pracy; (*Mühe*) trud *m*; (*Beruf*) zatrudnienie *n*; **eine ~ suchen** szukać pracy
arbeiten *vi* pracować (**an einer Sache** nad czymś)
Arbeiter *m* **-s, -** robotnik *m*, pracownik *m*
Arbeiterin *f* **-, -nen** robotnica *f*, pracownica *f*
Arbeitgeber *m* **-s, -** pracodawca *m*
Arbeitnehmer *m* **-s, -** pracobiorca *m*
arbeitsam *adj* pracowity
Arbeitsamt *n* **-(e)s, ...ämter** biuro pośrednictwa pracy
Arbeitsanzug *m* **-(e)s, ...anzüge** ubranie robocze
arbeitsfähig *adj* zdolny do pracy
Arbeitskraft *f* **-, ...kräfte** siła robocza
Arbeitslohn *m* **-(e)s, ...löhne** wynagrodzenie za pracę
arbeitslos *adj* bezrobotny
Arbeitslose(r) *f*, *m* **-n, -n** bezrobotny *m*, bezrobotna *f*
Arbeitslosengeld *n* **-(e)s** zasiłek dla bezrobotnych
Arbeitslosigkeit *f* **-** bezrobocie *n*
Arbeitsstätte *f* **-, -n** miejsce pracy
Arbeitstag *m* **-(e)s, -e** dzień roboczy, dniówka
Arbeitszeit *f* **-, -en** czas pracy
Archipel *m* **-s, -e** archipelag *m*
Architektur *f* **-** architektura *f*
Archiv *n* **-s, -e** archiwum *n*
arg *adj* **1.** zły; **im ärgsten Falle** w najgorszym razie **2.** *ugs.* (*groß*) wielki
Ärger *m* **-s** gniew *m*, złość *f* (**über etw** z jakiegoś powodu); (*Verdruss*) zmartwienie *n*, przykrość *f*

ärgerlich *adj* zły, rozzłoszczony; przykry, irytujący; **wie ~!** jak nieprzyjemnie!
ärgern I. *vt* złościć, irytować **II.** *vr* **sich ~** gniewać się, złościć się (**über j-n** na kogoś)
Ärgernis *n* **-ses, -se** zgorszenie *n*; (*Verdruss*) przykrość *f*
arglistig *adj* chytry, podstępny
Arithmetik *f* **-** arytmetyka *f*
arm *adj* biedny, ubogi (**an einer Sache** w coś); **~ werden** z|ubożeć
Arm *m* **-(e)s, -e 1.** ramię *n*, ręka *f*; **j-n in die ~e nehmen** objąć kogoś; **unter dem ~** pod pachą; **ein ~ voll** naręcze **2.** (*Abzweigung*) odnoga *f*
Armaturenbrett *n* **-(e)s, -er** *mot.* tablica rozdzielcza
Armband *n* **-(e)s, ...bänder** bransoletka *f*
Armbanduhr *f* **-, -en** zegarek na rękę
Armbinde *f* **-, -n** opaska *f*; (*Verband*) temblak *m*
Armee *f* **-, -n** armia *f*, wojsko *n*
Ärmel *m* **-s, -** rękaw *m*
ärmellos *adj* bez rękawów
Armlehne *f* **-, -n** poręcz (fotela)
ärmlich *adj* mizerny, nędzny
armselig *adj* biedny, nędzny
Armstuhl *m* **-(e)s, ...stühle** fotel
Armut *f* **-** bieda *f*, ubóstwo *n*; **in ~ leben** żyć w ubóstwie
Aroma *n* **-s, ...men** *o.* **-s** zapach *m*, aromat *m*
Arrest *m* **-(e)s, -e** areszt *m*
arrogant *adj* arogancki
Arsch *m* **-(e)s, Ärsche** *vulg.* tyłek *m*
Art *f* **-, -en 1.** rodzaj *m*; (*Weise*) sposób *m*; **auf diese ~** w ten sposób **2.** (*Wesen*) usposobienie *n*, charakter *m*
artig *adj* grzeczny (*o dziecku*); **sei ~!** bądź grzeczny!
Artikel *m* **-s, -** artykuł *m*; rozdział *m*; (*Ware*) towar *m*; *gram.* rodzajnik *m*
Artillerie *f* **-, -n** artyleria *f*
Artischocke *f* **-, -n** karczoch *m*
Arznei *f* **-, -en** lekarstwo *n*
Arzt *m* **-es, Ärzte** lekarz *m*; **zum ~ gehen** iść do lekarza
Ärztin *f* **-, -nen** lekarka *f*
ärztlich *adj* lekarski
As *n* **-ses, -se** as *m*
Asche *f* **-** popiół *m*; **zu ~ werden** obracać się w proch
Aschenbecher *m* **-s, -** popielniczka
Aschenbrödel *n* **-s** Kopciuszek
Aschermittwoch *m* **-(e)s** Popielec *m*
Asiat *m* **-en, -en** Azjata *m*
asiatisch *adj* azjatycki
Asphalt *m* **-(e)s, -e** asfalt *m*
aß → **essen**
Ass *n* **-es, -e** *kart.* as *m*
Ast *m* **-(e)s, Äste** gałąź *f*, konar *m*
ästhetisch *adj* estetyczny
Asyl *n* **-s, -e** schronisko dla bezdomnych; azyl *m*
Atelier [atəl'je:] *n* **-s, -s** pracownia *f* (artysty), studio *n*, atelier *n*
Atem *m* **-s** oddech *m*, dech *m*; **außer ~** bez tchu; **~ holen** nab(ie)rać tchu, zaczerpnąć powietrza
Atembeschwerden *pl* duszność *f*, duszności *pl*
atemlos *adj* zadyszany, bez tchu; **~e Stille** grobowa cisza
Atempause *f* **-, -n** krótka przerwa
Atemwege *pl* drogi oddechowe
Atemzug *m*: **in einem ~** jednym tchem
Äther *m* **-s** eter *m*
Atlas[1] *m* **-** *o.* **-ses, -se** *o.* **Atlanten** atlas *m*
Atlas[2] *m* **-** *o.* **-ses, -se** (*Stoff*) atłas *m*
atmen *vi, vt* oddychać; **tief ~** głęboko oddychać
Atmosphäre *f* **-, -n** atmosfera *f* (*o. phys.*)
Atmung *f* **-** oddychanie *n*; **künstliche ~** sztuczne oddychanie
Atom *n* **-s, -e** atom *m*
atomar *adj* atomowy
atombetrieben *adj* o napędzie atomowym
Atomkern *m* **-(e)s, -e** jądro atomu
Atomkraftwerk *n* **-(e)s, -e** elektrownia atomowa
Atomsprengkopf *m* **-(e)s, ...köpfe** głowica jądrowa
Atomtest *m* **-(e)s, -s** *o.* **-e** próba nuklearna
Atom-U-Boot *m* **-(e)s, -e** łódź podwodna o napędzie atomowym
Atomwaffe *f* **-, -n** broń atomowa
atomwaffenfrei *adj*: **~e Zone** strefa bezatomowa
Atomzertrümmerung *f* **-** rozbicie atomu
Attentat *n* **-(e)s, -e** zamach *m*; **ein ~ verüben** dokonać zamachu
Attentäter *m* **-s, -** zamachowiec *m*
Attest *n* **-(e)s, -e** zaświadczenie *n*; **ärztliches ~** świadectwo lekarskie
ätzen *vt* wytrawi(a)ć
auch *kj* także; też, również; **nicht nur ... sondern ~** nie tylko ..., lecz także ...; **so-**

wohl ... als ~ zarówno ..., jak i ...; **wenn ~** chociaż; **was ~** cokolwiek; **wer ~** ktokolwiek
auf I. *praep* **1.** *mit D* (*wo?*) na; **~ dem Bahnhof** na dworcu; *figur.* **~ der Stelle** natychmiast **2.** *mit A* (*wohin?*) **~ eine Party gehen** iść na przyjęcie; **~s Zimmer bringen** przynieść do pokoju **3.** (*zeitlich*) **~ ein Jahr** na rok **4.** (*Art und Weise*) **~ Deutsch** po niemiecku; **~ einmal** naraz; **~ diese Art** w ten sposób; **~ jeden Fall** z pewnością; **~ dein Wohl!** za twoje zdrowie! **alle bis ~ einen** wszyscy z wyjątkiem jednego; **~ Wiederhören** do usłyszenia **II.** *adv* **~ und ab** w górę i w dół, tam i z powrotem; **die Tür ist ~** drzwi są otwarte; **ich bin schon ~** już wstałem
aufatmen *vi* odetchnąć
Aufbau *m* **-(e)s** budowa *f*; (*Wiederaufbau*) odbudowa *f*; struktura *f*
aufbauen *vt* budować, wznosić, opierać (na czymś)
aufbewahren *vt* przechow(yw)ać
Aufbewahrung *f* **-** przechowanie *n*; przechowalnia *f*
aufbieten* *vt*: **alle Kräfte ~** wytężać wszystkie siły
aufblasen* *vt* nadymać, nadmuchiwać
aufbleiben* *vi s* nie spać, czuwać; (*offen bleiben*) pozosta(wa)ć otwartym
aufblühen *vi s* rozkwitać
aufbrechen* **I.** *vt* wyłam(yw)ać (**eine Tür** drzwi) **II.** *vi s* wyruszać; **zu einer Expedition ~** wyruszać na wyprawę
aufbringen* *vt* **1.** wystarać się; zdobyć coś; **Geduld ~** zdobyć się na cierpliwość **2.** (*erzürnen*) rozgniewać (**j-n** kogoś); (*aufwiegeln*) podburzać (**gegen j-n** przeciw komuś)
Aufbruch *m* **-(e)s** wymarsz *m*, odjazd *m*
aufdecken *vt* odkry(wa)ć, wykry(wa)ć; (*zum Essen*) nakry(wa)ć (*do stołu*)
aufdrängen, sich *vr* narzucać się
aufdrehen *vt* (*öffnen*) odkręcać (**den Wasserhahn** kran); (*aufziehen*) nakręcać (**die Uhr** zegar)
aufdringlich *adj* natrętny
Aufdringling *m* **-s, -e** natręt *m*
Aufdruck *m* **-(e)s, -e** nadruk *m*
aufeinander *adv* jeden na drugim, jeden za drugim; **~ folgen** następować po sobie
Aufenthalt *m* **-(e)s, -e** pobyt; postój; **ohne ~** bez zatrzymywania się
Aufenthaltsgenehmigung *f* **-, -en** zezwolenie na pobyt
Aufenthaltsort *m* **-(e)s, -e** miejsce pobytu
aufessen* *vt* zjadać; **die ganze Portion ~** zjeść całą porcję
auffahren* *vi s* **1.** najeżdżać (**auf etw** na coś); (*vorfahren*) podjeżdżać **2.** zerwać się (**aus dem Schlaf** ze snu)
Auffahrt *f* **-, -en** wjazd *m*; podjazd *m*
auffallen* *vi s* zwracać (na siebie) uwagę; rzucać się w oczy (**j-m** komuś); **unangenehm ~** robić niemiłe wrażenie
auffallend → **auffallen**; *adj* zwracający uwagę, uderzający
auffangen* *vt* chwytać, łapać (piłkę)
auffassen *vt* pojmować, rozumieć
Auffassung *f* **-** zapatrywanie *n*, zdanie *n*
auffordern *vt* prosić (o zrobienie czegoś); (*einladen*) zapraszać; prosić do tańca
Aufforderung *f* **-, -en** wezwanie *n*, zaproszenie *n*
auffrischen *vt* odświeżać; uzupełniać (zapas)
aufführen I. *vt teatr.* wystawi(a)ć; (*anführen*) podawać (przykłady) **II.** *vr* **sich ~** zachow(yw)ać się
Aufführung *f* **-, -en** przedstawienie *n*; (*Benehmen*) zachowanie się
auffüllen *vt* napełni(a)ć, uzupełniać
Aufgabe *f* **-, -n 1.** zadanie *n*; **eine verantwortungsvolle ~** odpowiedzialne zadanie; **~n** *pl* zadania (domowe); **~n machen** odrobić zadania **2.** nadanie *n* (**eines Briefes** listu); rezygnacja *f* (z czegoś)
Aufgabeschein *m* **-(e)s, -e** kwit nadawczy *m*
Aufgang *m* **-(e)s, ...gänge** wejście *n*; wschód *m* (**der Sonne** słońca)
aufgeben* *vt* **1.** nada(wa)ć (**einen Brief** list) **2.** (*als Schularbeit*) zadawać; **j-m ein Rätsel ~** zada(wa)ć komuś zagadkę **3.** (*verzichten*) z|rezygnować (z czegoś); (*nicht weitermachen*) poddać się
aufgeblasen → **aufblasen**; *adj* nadęty
Aufgebot *n* **-(e)s, -e 1.** (*von Verlobten*) zapowiedzi *pl* **2.** zmasowane siły (**von Polizeikräften** policji)
aufgebracht → **aufbringen**; *adj* rozgniewany, zdenerwowany (**über etw** czymś)
aufgehen* *vi s* **1.** wschodzić (o słońcu) **2.** (*sich öffnen*) otwierać się **3.** (*aufkeimen*) wschodzić (o nasionach) **4.** (*sich widmen*) żyć czymś, poświęcać się; **in der Arbeit ~**

żyć pracą **5.** rosnąć (*o cieście*); **in Flammen ~** spłonąć
aufgeklärt → **aufklären**; *adj* oświecony, światły
aufgelegt *adj*: **gut ~** w dobrym humorze
aufgeregt *adj* zdenerwowany
Aufguss *m* **-es, Aufgüsse** napar *m*
aufhaben* *vt ugs.* mieć zadane; **viel in Deutsch ~** mieć dużo zadane z niemieckiego; być otwartym (o sklepie); **eine Mütze ~** mieć czapkę na głowie
aufhalten* **I.** *vr* **sich ~** zatrzym(yw)ać się, przebywać **II.** *vt* powstrzymać, zatrzymać
aufhängen *vt* za|wieszać, powiesić
Aufhänger *m* **-s, -** wieszak *m* (przy ubraniu)
aufheben* *vt* podnosić; (*aufbewahren*) przechow(yw)ać; **gut aufgehoben** pod dobrą opieką; (*abschaffen*) znosić, uchylać; (*beenden*) za|kończyć; **die Sitzung ~** zakończyć posiedzenie
aufheitern I. *vt* rozweselać **II.** *vr* **sich ~** wypogadzać się; **das Wetter heitert sich auf** wypogadza się
aufhetzen *vt* podburzać
aufholen *vt* doganiać; **eine Verspätung ~** nadrobić opóźnienie
aufhören *vi* przesta(wa)ć; kończyć (się); **da hört (sich) alles auf!** tego już za wiele!
Aufkauf *m* **-(e)s, Aufkäufe** skup *m*
aufklären I. *vt* wyjaśni(a)ć (**j-n über etw** komuś coś), po|informować (kogoś o czymś); uświadomić (**sein Kind** dziecko) **II.** *vr* **sich ~** wypogadzać się
aufkleben *vt* nalepi(a)ć
aufkochen I. *vt* zagotować; przygrzewać **II.** *vi* zagotować się
aufkommen* *vi s* (*entstehen*) powsta(wa)ć, pojawić się (*np.* wątpliwości), wyłaniać się; odpowiadać (**für etw** za coś)
aufladen* *vt* załadow(yw)ać; *figur.* **j-m etw ~** obarczać kogoś czymś
Auflage *f* **-, -n** nakład *m*, wydanie *n*; **die erste ~ eines Buches** pierwsze wydanie książki
Auflauf *m* **-(e)s, ...läufe** zbiegowisko *n*; (*Speise*) suflet *m*
auflegen *vt* nakładać; wykładać; **den Telefonhörer ~** odłożyć słuchawkę
auflehnen, sich *vr* z|buntować się (**gegen j-n** przeciw komuś)
auflesen* *vt* pozbierać (*np.* skorupy); *ugs.* złapać (infekcję)
aufleuchten *vi* za|błysnąć
auflockern *vt* rozluźni(a)ć
auflösen I. *vt* rozwiązywać (*np.* umowę); rozpuszczać (**das Salz** sól); rozpląt(yw)ać (**den Knoten** węzeł) **II.** *vr* **sich ~** rozwiąz(yw)ać się; rozpuszczać się; rozpadać się (**in Bestandteile** na części)
Auflösung *f* **-** rozwiązanie *n*, rozwikłanie *n*; (*Zerfall*) rozkład *m*
aufmachen *vt* otwierać (drzwi); rozpinać (**den Mantel** płaszcz)
Aufmachung *f*: **in großer ~** okazale, z pompą
aufmarschieren *vi s* wmaszerować, ustawiać się
aufmerksam *adj* uważny; uprzejmy (**gegen j-n** wobec kogoś); **ich mache Sie darauf ~** zwracam na to pana uwagę
Aufmerksamkeit *f* **-, -en 1.** *sing* uwaga *f*; **j-m große ~ schenken** poświęcać komuś dużo uwagi **2.** drobiazg *m*, drobny prezent
aufmuntern *vt* zachęcać
Aufnahme *f* **-, -n 1.** przyjęcie *n*; podjęcie *n* (**der Arbeit** pracy); spisanie *n* (**eines Protokolls** protokołu) **2.** *fot.* fotografia *f*, zdjęcie *n* **3.** *mus.* nagranie *n*
Aufnahmeprüfung *f* **-, -en** egzamin wstępny
aufnehmen* *vt* **1.** podnosić (z podłogi); podejmować (**Arbeit** pracę); przyjąć (do siebie); **die Verbindung ~** nawiąz(yw)ać kontakt **2.** nagrać; **eine Schallplatte ~** nagrać płytę **3.** (*eintreten lassen*) przyjmować (**in die Schule** do szkoły) **4.** (*aufschreiben*) zapisać; **ein Protokoll ~** spis(yw)ać protokół **5.** (*fassen*) po|mieścić **6.** *fot.* s|fotografować
aufopfern, sich *vr* poświęcać się
aufpassen *vt* uważać (**auf etw** na coś), pilnować
aufprallen *vi s* zderzać się (**auf etw** z czymś)
aufpumpen *vt* napompować (oponę)
aufraffen, sich *vr* zdobywać się (**zu einer Sache** na coś); zrywać się; zbierać siły
aufräumen *vt* sprzątać; **mit einer Sache ~** zrobić z czymś porządek
aufrechnen *vt* policzyć, zaliczać
aufrecht *adj* prosty; (*redlich*) rzetelny
aufrechterhalten* *vt* utrzym(yw)ać, zachow(yw)ać
aufregen I. *vt* wzburzać, z|denerwować **II.** *vr* **sich ~** denerwować się; *ugs.* oburzać się

Aufregung *f* **-, -en** irytacja *f*, zdenerwowanie *n*
aufreiben* *vt* **1.** ścierać, rozcierać; **sich die Haut ~** zetrzeć sobie skórę **2.** (*erschöpfen*) wyczerpywać, wyniszczać
aufreißen* **I.** *vt* rozrywać (*np.* list); (*öffnen*) otwierać gwałtownie (drzwi) **II.** *vi s* rozedrzeć się, rozpruć się
aufrichten *vt* podnosić; (*bauen*) wznosić
aufrichtig *adj* szczery, rzetelny; **etwas ~ bedauern** szczerze ubolewać nad czymś
Aufruf *m* **-(e)s, -e** odezwa *f*, wezwanie *n*
aufrufen* *vt* wzywać; **einen Schüler ~** wywoływać ucznia; *juris.* **Zeugen ~** wzywać świadków
Aufruhr *m* **-s** rozruchy *pl*
aufrüsten *vi* zbroić się
aufs = **auf das**; **~ Neue** na nowo; **~ Äußerste** w najwyższym stopniu
aufsässig *adj* krnabrny
Aufsatz *m* **-es, ...sätze** (*Artikel*) wypracowanie; rozprawa
aufschieben* *vt* odkładać, odraczać
Aufschlag *m* **-(e)s, ...schläge** uderzenie *n*; (*am Kleidungsstück*) wyłóg *m*; (*zum Preis*) narzut *m*; *sport.* serwis *m*
aufschlagen* **I.** *vt* otwierać; **ein Buch ~** otworzyć książkę; **ein Zelt ~** rozbijać namiot; **sich das Knie ~** rozbić sobie kolano **II.** *vi s, h* uderzyć (**auf etw** o coś)
aufschließen* *vt* otwierać (drzwi domu)
Aufschluss *m* **-es, ...schlüsse** wyjaśnienie *n*, informacja *f*
aufschlussreich *adj* pouczający, umożliwiający zrozumienie
aufschneiden* **I.** *vt* rozkrajać; rozciąć **II.** *vi figur.* przesadzać
aufschnellen *vi s* podskoczyć
Aufschnitt *m* **-(e)s** wędliny (pokrojone)
aufschnüren *vt* rozsznurow(yw)ać (**Schuhe** buty)
Aufschrei *m* **-(e)s, -e** okrzyk *m* (**der Freude** radości)
aufschreiben* *vt* napisać, zapis(yw)ać
Aufschrift *f* **-, -en** napis *m*
Aufschub *m* **-(e)s, ...schübe** zwłoka *f*, odroczenie *n*; **ohne ~** bezzwłocznie
Aufschwung *m* **-(e)s, ...schwünge** rozkwit *m*; *figur.* wzlot *m*
Aufsehen *n* **-s** sensacja *f*; **~ erregen** wzbudzać sensację
Aufseher *m* **-s, -** dozorca *m*
aufsetzen *vt* **1.** wkładać, nakładać (**den Hut** kapelusz; **die Brille** okulary) **2.** nastawić (**Teewasser** wodę na herbatę) **3.** na|pisać, sformułować (**einen Brief** list)
Aufsicht *f* **-** nadzór *m*, dozór *m*
Aufsichtsrat *m* **-(e)s, ...räte** rada nadzorcza, **~pflicht** *f* obowiązek nadzoru
Aufsichtsratsvorsitzende(r) *f, m* **-n, -n** przewodniczący rady nadzorczej
aufspannen *vt*: **den Regenschirm ~** otwierać parasol
aufspeichern *vt* na|gromadzić
aufsperren *vt pot.* otwierać (szeroko)
aufspringen* *vi s* podskoczyć; (*sich öffnen*) otwierać się raptownie
Aufstand *m* **-(e)s, ...stände** powstanie *n*; **einen ~ hervorrufen** wzniecić powstanie
Aufständische *m* **-n, -n** powstaniec *m*
aufstapeln *vt* ułożyć w stos (*np.* gazety)
aufstecken *vt* upinać (**das Haar** włosy); zatknąć (**eine Fahne** flagę)
aufstehen* *vi s* wsta(wa)ć, podnosić się
aufsteigen* *vi s* wsiąść (na rower); wznosić się, wzlatywać; wzbi(ja)ć się; **ein Gewitter steigt auf** burza nadciąga
aufstellen *vt* postawić, ustawi(a)ć; **eine Kandidatur ~** postawić kandydaturę; **eine Liste ~** zestawić listę
Aufstieg *m* **-(e)s, -e** wejście *n* pod górę; wzniesienie się *n* (**in die Luft** w powietrze); wzrost *m* (**der Lebensverhältnisse** stopy życiowej); awans *m*
aufstöbern *vt* wyszperać, wyszukać; wytropić, wykry(wa)ć
aufstoßen* *vi* **1.** *s* uderzyć się (**auf etw** o coś) **2.** *s, h* odbijać się; **das Essen ist ihr aufgestoßen** jedzenie się jej odbiło
aufsuchen *vt* od|szukać; (*besuchen*) odwiedzać
Auftakt *m* **-(e)s, -e** (*Beginn*) wstęp *m*, początek *m*; *mus.* przedtakt *m*
auftanken *vt, vi* uzupełni(a)ć zapas paliwa; zatankować
auftauchen *vi s* wynurzać się; *figur.* pojawić się nagle
auftauen **I.** *vt* topić; odmrażać **II.** *vi s* od|tajać (*a. figur.*)
aufteilen *vt* rozdzielić, podzielić
Auftrag *m* **-(e)s, ...träge** polecenie *n*, nakaz *m*; (*Bestellung*) zlecenie, zamówienie; **in ~ geben** zlecać, zamawiać
auftragen* *vt* nakładać (maść), nanosić; (*servieren*) poda(wa)ć do stołu; **j-m etw ~** zlecać coś komuś

Auftraggeber *m* **-s, -** zleceniodawca *m*
auftreiben* *vt* wzdymać, rozdymać; (*aufwirbeln*) wznosić; *ugs.* (*finden*) wystarać się o coś, wytrzasnąć coś
auftrennen *vt* rozpru(wa)ć (**eine Naht** szew)
auftreten* *vi s* **1.** stąpać, kroczyć; występować (**gegen etw** przeciwko czemuś); **auf der Bühne ~** występować na scenie **2.** (*auftauchen*) pojawiać się
Auftritt *m* **-(e)s, -e** występ *m* (aktora); *teatr.* scena *f*, odsłona *f*
auftun* **I.** *vt* otwierać **II.** *vr* **sich ~** otwierać się; (*sich bilden*) tworzyć się
aufwachen *vi s* z|budzić się
aufwachsen* *vi s* wzrastać, rosnąć
Aufwand *m* **-(e)s** (*Einsatz*) nakład *m*; koszty *pl*; (*Verschwendung*) zbytek *m*
aufwärmen **I.** *vt* odgrzewać (zupę) **II.** *vr* **sich ~** *sport.* rozgrzewać się
aufwärts *adv* w górę
Aufwasch *m* **-(e)s** zmywanie *n*
aufwecken *vt* z|budzić
Aufwendungen *pl* nakłady *pl*, wydatki *pl*
aufwickeln *vt* nawijać (sznurek); *ugs.* **sich die Haare ~** nakręcić włosy na wałki
aufwiegeln *vt* podburzać
aufwiegen* *vt* z|równoważyć
aufwirbeln *vt* wzbi(ja)ć (w powietrze)
aufwischen *vt* ścierać, wycierać (coś rozlanego)
aufzählen *vt* wyliczać
aufzeichnen *vt* na|rysować; (*notieren*) za|notować; nagrać (**eine Sendung** audycję, zapisać)
aufziehen* **I.** *vt* nakręcać (**die Uhr** zegar); naciągać (**Saiten** struny); rozpinać (**Segel** żagle); (*großziehen*) wy|hodować; wychow(yw)ać; *ugs.* **j-n ~** nab(ie)rać kogoś **II.** *vi s* nadciągać; **ein Gewitter zieht auf** nadciąga burza
Aufzug *m* **-(e)s, ...züge** dźwig *m*, winda *f*; *teatr.* odsłona *f*, akt *m*; (*Aufmachung*) strój *m*
Auge *n* **-s, -n** **1.** oko *n*; **braune ~n** brązowe oczy; **unter vier ~n** w cztery oczy; **mit bloßem ~** gołym okiem; **so weit das ~ reicht** jak daleko wzrok sięga **2.** oko *n* (**auf der Fleischbrühe** na rosole) **3.** *bot.* oczko *n*, pączek *m*
Augenarzt *m* **-es, ...ärzte** okulista *m*
Augenblick *m* **-(e)s, -e** chwila *f*, mgnienie oka; **im letzten ~** w ostatniej chwili
augenblicklich *adv* (*gegenwärtig*) chwilowo; (*sofort*) natychmiast
Augenbraue *f* **-, -n** brew *f*
Augenlid *n* **-(e)s, -er** powieka *f*
Augentropfen *pl* krople do oczu
Augenzeuge *m* **-n, -n** naoczny świadek
August *m* **-(e)s** *o.* **-** sierpień *m*
Auktion *f* **-, -en** licytacja *f*, aukcja *f*
aus **I.** *praep mit D* **1.** (*Richtung*) **~ dem Fenster sehen** patrzeć przez okno; **~ dem Haus gehen** wychodzić z domu **2.** (*Herkunft*) **~ Graz stammen** pochodzić z Grazu; **~ der Jugendzeit** z lat młodzieńczych **3.** (*Ursache*) **~ diesem Grunde** z tego powodu; **~ Furcht** z obawy, ze strachu **4.** (*Beschaffenheit*) **ein Ring ~ Gold** pierścionek ze złota **II.** *adv* **von da ~** stąd; **das Licht ist ~** światło zgasło; **von mir ~** jeśli o mnie chodzi; **der Unterricht ist ~** lekcje się skończyły **~ und vorbei** koniec i bomba
Aus *n* **-** *sport.* aut *m*
ausarbeiten *vt* wypracow(yw)ać; dopracować, dokończyć
Ausatmen *n* **-s** wydech *m*
Ausbau *m* **-(e)s** rozbudowa *f*, wymontowanie *n*, adaptacja *f*
ausbauen *vt* wymontować; (*erweitern*) rozbudow(yw)ać, poszerzać; (*umgestalten*) przebudować
ausbedingen *vt* (**bedang aus, ausbedungen**) zastrzegać (**sich** sobie)
ausbessern *vt* naprawi(a)ć, reperować
ausbeuten *vt* eksploatować (**Bodenschätze** bogactwa naturalne); wyzysk(iw)ać (**Menschen** ludzi); wykorzystywać (**j-s Gutmütigkeit** czyjąś dobroć)
ausbilden *vt* wy|kształcić (**zum Lehrer** na nauczyciela); szkolić; (*entwickeln*) doskonalić, rozwijać
ausbitten* *vt* żądać, domagać się
ausbleiben* *vi s* nie stawi(a)ć się (*o osobach*); **die Gäste blieben aus** goście nie przyszli; nie następować (*o zjawiskach*); **das kann nicht ~** to musi nastąpić; (*aussetzen*) ustać
Ausblick *m* **-(e)s, -e** widok *m*
ausbooten *vt* **1.** wysadzać na ląd **2.** *ugs.* pozbyć się (konkurencji)
ausbrechen* **I.** *vt* wyłamać; wyburzyć, przebić (**ein Fenster** okno); uciekać (*np.* z więzienia) **II.** *vi s* wybuchać (*np.* panika); rozpęt(yw)ać się; **in Tränen ~** wybuchnąć płaczem

ausbreiten I. *vt* rozpościerać; rozciągać; rozkładać **II.** *vr* **sich ~** rozprzestrzeniać się (ogień); rozciągać się; rozwodzić się (**über etw** nad czymś)

ausbrennen* **I.** *vt* wypalać **II.** *vi s* wypalać się (*np.* świeca); spalić się doszczętnie

Ausbruch *m* **-(e)s, ...brüche** wybuch *m* (**des Krieges** wojny, **Vulkans** wulkanu)

ausbügeln *vt* wyprasować, rozprasować

ausbürsten *vt* wy|szczotkować

Ausdauer *f* **-** wytrwałość *f*

ausdauernd *adj* wytrwały, wytrzymały

ausdehnen I. *vt* rozciągać, rozszerzać **II.** *vr* **sich ~** rozciągać się, rozprzestrzeni(a)ć się

Ausdehnung *f* **-, -en** obszar *m*, zasięg *m*; (*Vergrößerung*) rozszerzenie *n*, rozciągnięcie *n*

ausdenken* *vt* wymyślić

ausdrehen *vt* z|gasić, wyłączyć (**Gas** gaz)

Ausdruck[1] *m* **-(e)s, ...drücke 1.** wyrażenie *n*, wyraz *m* **2.** (*Aussagekraft*) wyraz *m*, uczucie *n*

Ausdruck[2] *m* **-(e)s, -e** wydruk *m*

ausdrucken *vt* wydrukować (*a. inform.*)

ausdrücken I. *vt* wyciskać (sok); zgasić (papierosa); wypowiadać (**Gedanken** myśli) **II.** *vr* **sich ~** wyrażać się, wysławiać się

ausdrücklich *adj* wyraźny

auseinander *adv* rozdzielnie, oddzielnie; **~ fallen** rozpadać się; **~ gehen** rozchodzić się; **~ nehmen** rozbierać (na części); **~ reißen** rozdzierać, rozrywać; **~ setzen** wytłumaczyć, wyjaśni(a)ć; **sich ~ setzen** rozmówić się (**mit j-m** z kimś); dyskutować; **~ treiben** rozpędzić; **~ treten** rozstępować się

auserlesen *adj* wybrany; (*vorzüglich*) wyborowy

ausfahren* **I.** *vi s* wypływać (**aus dem Hafen** z portu), wyjeżdżać **II.** *vt*: **das Fahrwerk ~** wypuszczać podwozie

Ausfahrt *f* **- 1.** wyjazd; **die ~ frei halten** (wyjazd) nie parkować **2.** wypłynięcie **3.** przejażdżka

Ausfahrtstraße *f* **-, -n** arteria wylotowa

ausfallen* *vi s* wypadać (*o włosach*); przestać funkcjonować; **gut ~** uda(wa)ć się

ausfegen *vt* wymiatać, zamiatać

Ausfertigung *f* **-** wystawienie *n*, sporządzenie *n*; **zweite ~** duplikat, kopia; **in doppelter ~** w dwóch egzemplarzach, z kopią

ausflippen *vi s ugs.* **1.** tracić panowanie, wpadać w złość **2.** szaleć z radości <zachwytu>

Ausflucht *f* **-, ...flüchte** wybieg *m*, wykręt *m*, wymówka *f*

Ausflug *m* **-(e)s, ...flüge** wycieczka *f*

Ausflügler *m* **-s, -** wycieczkowicz *m*, turysta *m*

Ausflugsort *m* **-(e)s, -e** miejscowość wycieczkowa

ausfragen *vt* wypyt(yw)ać (**nach einer Sache** o coś)

Ausfuhr *f* **-, -en** wywóz *m*, eksport *m*

ausführen *vt* wyprowadzać (psa na spacer); wywozić (**Waren** towary); zrealizować (**einen Plan** plan); wykon(yw)ać (**einen Auftrag** zlecenie); (*darlegen*) wywodzić

Ausfuhrgenehmigung *f* **-, -en** zezwolenie na wywóz, licencja eksportowa

ausführlich *adj* obszerny, szczegółowy, wyczerpujący

Ausfuhrverbot *n* **-(e)s** zakaz wywozu

Ausfuhrzoll *m* **-(e)s, ...zölle** cło wywozowe, eksportowe

ausfüllen *vt* zapełni(a)ć; wypełniać (**ein Formular** formularz)

Ausgabe *f* **-, -n** wydawanie *n*; wydatek *m*; wydanie *n* (**eines Buches** książki)

Ausgang *m* **-(e)s, ...gänge 1.** wyjście *n*; **am ~ warten** czekać przy wyjściu; *mil.* **~ haben** być na przepustce **2.** (*Ende*) zakończenie *n*; schyłek *m*

Ausgangspunkt *m* **-(e)s, -e** punkt wyjścia

Ausgangsposition *f* **-, -en** pozycja wyjściowa

ausgeben* **I.** *vt* wyda(wa)ć (bilety); **Geld ~** wydawać pieniądze **II.** *vr* **sich ~** poda(wa)ć się (**für j-n** za kogoś)

ausgebrannt → **ausbrennen**; *adj* wypalony

ausgedehnt → **ausdehnen**; *adj* rozległy

ausgeglichen → **ausgleichen**; *adj* wyrównany, zrównoważony

ausgehen* *vi s* wychodzić; iść na kolację <na tańce, do lokalu>; wypadać (**Haare** włosy); puszczać (*o kolorze*); z|gasnąć (**das Licht** światło); (*zu Ende gehen*) kończyć się; **auf etw ~** zmierzać do czegoś

ausgehungert *adj* wygłodzony, zgłodniały

ausgelassen *adj* swawolny, rozbrykany; (*lustig*) wesoły

ausgenommen *kj* z wyjątkiem

ausgerechnet → **ausrechnen**; *adv* właśnie, akurat

ausgeschlossen → **ausschließen**; *adj* wykluczony, nie do pomyślenia

ausgesprochen → **aussprechen**; *adj* wyraźny, oczywisty; szczególny
ausgestattet → **ausstatten**; *adj* wyposażony, wyekwipowany
ausgewogen *adj* wyważony, zrównoważony, rozważny
ausgezeichnet → **auszeichnen**; *adj* znakomity, wyborny
ausgiebig *adj* obfity; wydajny
ausgießen* *vt* wyl(ew)ać
Ausgleichsgetriebe *n* **-s, -** *mot.* dyferencjał *m*
ausgleichen* *vt* wyrówn(yw)ać (różnice); łagodzić (konflikty)
Ausgrabung *f* **-, -en** wykopalisko *n*
Ausguck *m* **-(e)s, -e** (*Stelle*) punkt obserwacyjny; *naut.* obserwator *m*, oko *n*
ausgucken *vt ugs.* wypatrywać (**nach j-m** kogoś)
Ausguss *m* **-es, ...güsse** zlew *m*
aushalten* **I.** *vt* wytrzym(yw)ać, znosić **II.** *vi* wytrwać
aushändigen *vt* wręczać (dokumenty)
ausharren *vi* wytrwać; **bis zum Ende ~** wytrwać do końca
ausheben* *vt* kopać (rów); wybierać (ziemię)
aushelfen* *vi* pomagać; **j-m mit hundert Euro ~** pożyczyć komuś sto euro
Aushilfe *f* **-, -n** pomoc *f*; (*Person*) siła pomocnicza, pomoc domowa
aushöhlen *vt* wydrążyć
ausholen *vi* (*zum Schlag*) zamierzyć się; zamachnąć się
aushülsen *vt* wyłusk(iw)ać (groch)
aushungern *vt* wygłodzić
auskennen*, sich *vr* orientować się, wyzna(wa)ć się (**in einer Sache** w czymś)
auskommen* *vi s* żyć w zgodzie (**mit j-m** z kimś); (*fertig werden*) poradzić sobie; **mit seinem Gehalt ~** wyżyć z pensji
auskramen *vt ugs.* opróżni(a)ć (**eine Schublade** szufladę); wygrzebać
auskratzen *vt* wyskrobać, wydrap(yw)ać
auskugeln *vt*: **sich den Arm ~** zwichnąć sobie rękę
auskühlen *vt* wy|studzić
Auskunft *f* **-, ...künfte** informacja *f*; **eine ~ einholen** zasięgnąć informacji; **über etw ~ geben** udzielać informacji o czymś
Auskunftsbüro *n* **-s, -s**, **Auskunftsstelle** *f* **-, -n** biuro informacyjne, informacja
auslachen *vt* wyśmi(ew)ać
ausladen* *vt* wyładow(yw)ać
Auslage *f* **-, -n** (*Schaufenster*) wystawa *f*; (*Ausgabe*) wydatek *m*
Ausland *n* **-(e)s** zagranica *f*; **im ~** za granicą; **ins ~** za granicę
Ausländer *m* **-s, -** cudzoziemiec *m*, obcokrajowiec *m*
Ausländerin *f* **-, -nen** cudzoziemka *f*
ausländisch *adj* zagraniczny, cudzoziemski; **~e Waren** zagraniczne towary
Auslandsreise *f* **-, -n** podróż za granicę
Auslandsvertretung *f* **-, -en** przedstawicielstwo na zagranicę
Auslandsware *f* **-, -n** towar pochodzenia zagranicznego
auslassen* **I.** *vt* (*übergehen*) opuszczać, pomijać; (*ablassen*) wypuszczać (parę); przedłużyć, poszerzyć (rękawy); **seinen Ärger an j-m ~** wyładować na kimś złość **II.** *vr* **sich ~** rozwodzić się (**über etw** nad czymś)
Auslauf *m* **-(e)s, ...läufe 1.** *sport.* wybieg *m* **2.** *sing* ruch na świeżym powietrzu
auslaufen* *vi s* wypływać, wyciekać (*o wodzie*); wypływać (*o statku*)
ausleeren *vt* wylać; opróżnić (wiadro)
auslegen *vt* (*zur Schau*) wykładać, wystawi(a)ć; **für j-n Geld ~** wyłożyć za kogoś pieniądze; (*deuten*) wy|tłumaczyć, z|interpretować, objaśni(a)ć
Ausleihestelle *f* **-, -n** wypożyczalnia *f*; wypożyczenie *n*
ausleihen* *vt* wypożyczyć
Auslese *f* **-** wybór *m*, selekcja *f*
ausliefern *vt* wyda(wa)ć (*np.* uciekiniera)
auslöschen *vt* wy|gasić; wymaz(yw)ać, skreślać
auslosen *vt* wylosować
auslösen *vt* (*loskaufen*) wykupywać; (*hervorrufen*) wywoływać (reakcję); *fot.* wyzwalać; (*betätigen*) uruchamiać
Auslöser *m* **-s, -** *fot.* wyzwalacz *m*
auslüften *vt* wy|wietrzyć; przewietrzyć
ausmachen *vt* z|gasić (**das Licht** światło); (*betragen*) wynosić; **wie viel macht das aus?** ile to wynosi?; uzgadniać (**mit j-m** z kimś); **einen Termin ~** uzgodnić termin
ausmalen, sich *vr* wyobrażać sobie
Ausmarsch *m* **-(e)s, ...märsche** wymarsz *m*, wyruszenie *n*
Ausmaß *n* **-es, -e** wymiar *m*, rozmiar *m*; **im geringen ~** na małą skalę
ausmerzen *vt* wytępić (**Ungeziefer** robactwo)

ausmessen* *vt* wy|mierzyć
Ausnahme *f* **-, -n** wyjątek *m*; **eine ~ machen** zrobić wyjątek; **mit ~ von ...** z wyjątkiem ...; **ohne ~** bez wyjątku
Ausnahmezustand *m* **-(e)s** stan wyjątkowy; **den ~ erklären** ogłosić stan wyjątkowy
ausnahmsweise *adv* wyjątkowo
ausnehmen* *vt* wypatroszyć (**ein Huhn** kurę); *ugs.* oskubać kogoś
ausnutzen, ausnützen *vt* wykorzyst(yw)ać (sytuację); zużytko(wy)wać
auspacken *vt* wypakow(yw)ać, wygadać, rozpakowywać (**die Geschenke** prezenty); *ugs.* wygadać
ausplaudern *vt* wygadać, zdradzić
ausplündern *vt* obrabować; s|plądrować
auspolstern *vt* wyściełać
auspressen *vt* wyciskać (**den Saft** sok)
ausprobieren *vt* wy|próbować (*np.* lekarstwo)
Auspuff *m* **-(e)s, -e** *mot.* wydmuch *m*, wydech *m*
Auspuffrohr *n* **-(e)s, -e** rura wydechowa
Auspufftopf *m* **-(e)s, -e** *mot.* tłumik *m*
ausquartieren *vt* wykwaterować
ausradieren *vt* wycierać (gumką)
ausrauben *vt* obrabować (mieszkanie)
ausräumen *vt* usunąć, wyprzątnąć; *ugs.* sprzątnąć, ukraść; (*leeren*) opróżni(a)ć
ausrechnen *vt* wyliczać, obliczać, wyrachować, wykalkulować
Ausrede *f* **-, -n** wymówka *f*; **eine faule ~** wykręt
ausreden I. *vt* wyperswadować (**j-m** komuś) **II.** *vr* **sich ~** wymówić się
ausreichen *vi* wystarczać, starczać
Ausreise *f* **-, -n** wyjazd *m* (opuszczenie kraju)
Ausreisegenehmigung *f* **-** zezwolenie na wyjazd za granicę
ausreißen* **I.** *vt* wyr(y)wać (chwasty) **II.** *vi s ugs.* uciec, dać nogę
ausrenken *vt* zwichnąć; **sich den Arm ~** zwichnąć bark
ausrichten *vt* wyprostow(yw)ać, wyrówn(yw)ać; przekaz(yw)ać (**einen Gruß** pozdrowienie); **nichts ~** nic nie wskórać
ausrollen *vt* rozwałkować (**den Teig** ciasto); rozwinąć (**den Teppich** dywan)
ausrotten *vt* wytępić (**Ungeziefer** robactwo)
Ausruf *m* **-(e)s, -e** (o)krzyk *m*
Ausrufezeichen *n* **-s** wykrzyknik *m*
ausruhen *vi*, **sich ~** *vr* wypoczywać (**von einer Sache** po czymś)
ausrupfen wyskub(yw)ać
ausrüsten I. *vt* wyekwipować, wyposażyć (**mit einer Sache** w coś) **II.** *vr* **sich ~** wyekwipować się (**für die Reise** do podróży)
Ausrüstung *f* **-** ekwipunek, wyposażenie, uzbrojenie
ausrutschen *vi s* poślizgnąć się
Aussaat *f* **-, -en** wysiew *m*, zasiew *m*
Aussage *f* **-, -n** wypowiedź *f*, relacja *f*; zeznanie *n*
aussagen *vt* wypowiadać; zezna(wa)ć (**vor Gericht** przed sądem)
Aussagesatz *m* **-es, ...sätze** zdanie oznajmujące
ausschalten *vt* wyłączać (**den Strom** prąd); wy|eliminować (**j-n** kogoś)
Ausschank *m* **-(e)s** wyszynk *m*
Ausschau *f*: **~ halten** rozglądać się (**nach j-m** za kimś, **nach einer Sache** za czymś)
ausscheiden* *vi s* odchodzić, ustępować; **aus dem Dienst ~** odejść ze służby; **aus einem Verein ~** występować ze związku; (*wegfallen*) odpadać; *chem.* wydzielać
Ausscheidung *f* **-, -en 1.** *sport.* eliminacja *f* **2.** *pl* wydaliny *pl*
Ausscheidungsspiel *n* **-(e)s, -e** mecz eliminacyjny
ausschiffen *vt* wysadzać na ląd
ausschlafen* *vt* wyspać się
Ausschlag *m* **-(e)s** *med.* wysypka; **~ bekommen** dostać wysypki; **den ~ geben** mieć decydujące znaczenie, rozstrzygnąć
ausschlaggebend *adj* decydujący
ausschließen* *vt* wyłączać, wykluczać; **das ist ausgeschlossen** to wykluczone
ausschließlich *adv* wyłącznie
Ausschluss *m* **-es** wykluczenie *n*, wyłączenie *n*
ausschmücken *vt* przyozdabiać, upiększać
ausschneiden* *vt* wykrawać, wycinać
Ausschnitt *m* **-(e)s, -e** wycięcie *n*; (*am Kleid*) dekolt *m*; (*Teil*) wycinek *m*
ausschöpfen *vt* wyczerpać; **alle Möglichkeiten ~** wyczerpać wszystkie możliwości
ausschreiben* *vt* wypis(yw)ać; wystawi(a)ć (**eine Rechnung** rachunek); rozpis(yw)ać (**Wahlen** wybory)
Ausschreitung *f* **-, -en** wykroczenie *n*, eksces *m*
Ausschuss *m* **-es, ...schüsse 1.** komisja *f*, komitet *m* **2.** *sing* (*Ware*) towar wybrakowany

ausschütten *vt* wysyp(yw)ać, rozsypać; wyl(ew)ać

Ausschweifung *f* **-, -en** rozpusta *f*, wybryk *m*

aussehen* *vi* wyglądać; **krank ~** wyglądać na chorego; **es sieht nach einem Gewitter aus** zanosi się na burzę

Aussehen *n* **-s** wygląd *m*; **dem ~ nach** z wyglądu

außen *adv* zewnątrz; **nach ~ (hin)** na zewnątrz

aussenden* *vt* wys(y)łać (ekspedycję)

Außenhandel *m* **-s** handel zagraniczny

Außenminister *m* **-s, -** minister spraw zagranicznych

Außenministerium *n* **-s, ...ien** Ministerstwo Spraw Zagranicznych

Außenseite *f* **-, -n** strona zewnętrzna

Außenseiter *m* **-s, -** autsajder *m*, outsider *m*

Außenstelle *f* **-, -n** filia *f*, ekspozytura *f*

Außenstürmer *m* **-s, -** *sport.* napastnik skrzydłowy

außer I. *praep mit D* (*außerhalb*) poza czymś, na zewnątrz czegoś; **~ Sicht** poza zasięgiem wzroku; **~ Dienst** w stanie spoczynku; **~ Betrieb sein** być nieczynnym; **~ Acht lassen** nie brać pod uwagę; **~ Atem** zadyszany; **ich bin ~ mir vor Freude** nie posiadam się z radości **II.** *kj* (*ausgenommen*) (o)prócz; **~ dass, ~ wenn ...** chyba że ...

äußer- *adj* zewnętrzny; **eine ~e Verletzung** powierzchowna rana

außerdem *adv* ponadto, oprócz tego

Äußere *n* **-n** powierzchowność *f*

außerehelich *adj* pozamałżeński

außergewöhnlich *adj* nadzwyczajny; **ein ~er Umstand** nadzwyczajna okoliczność

außerhalb I. *praep mit G* poza czymś; **~ der Stadt** poza miastem **II.** *adv* na zewnątrz; **von ~ kommen** przyby(wa)ć spoza miejscowości

äußerlich *adj* zewnętrzny; (*oberflächlich*) powierzchowny

äußern I. *vt* wypowiadać (swoje zdanie) **II.** *vr* **sich ~** objawi(a)ć się (**in einer Sache** w czymś); wypowiadać się (**über etw** o czymś); **sich zu einer Sache ~** wypowiedzieć się na jakiś temat

außerordentlich *adj* nadzwyczajny

äußerst I. *adj* najdalszy, ostateczny; **der ~e Preis** ostateczna cena; **im ~en Falle** w najgorszym razie; **aufs Äußerste** w najwyższym stopniu **II.** *adv* nader, nadzwyczaj; **~ gefährlich** nadzwyczaj niebezpiecznie

außerstande *adv*: **~ sein** nie być w stanie, nie móc

Äußerung *f* **-, -en** oświadczenie, wypowiedź; (*Ausdruck*) wyraz

aussetzen I. *vt* **1.** wysadzać, porzucać; **ein Kind ~** porzucić dziecko **2. der Sonne ~** wystawi(a)ć na słońce; **einer Gefahr ~** narażać na niebezpieczeństwo **3.** (*unterbrechen*) przer(y)wać, zawieszać (**die Verhandlungen** rokowania) **4.** wyznaczać (**eine Belohnung** nagrodę) **5.** wytykać (**an j-m** komuś) **II.** *vi* usta(wa)ć; **das Herz setzte aus** serce przestało pracować **III.** *vr* **sich ~** narażać się (**einer Sache** na coś)

Aussicht *f* **-, -en** widok *m*; **~ auf Erfolg** perspektywa sukcesu; **j-m etw in ~ stellen** obiec(yw)ać komuś coś

aussichtslos *adj* beznadziejny, bez widoków, bezcelowy

Aussichtsturm *m* **-(e)s, ...türme** wieża widokowa

aussichtsvoll *adj* obiecujący

Aussiedler *m* **-s, -** wysiedleniec *m*

aussöhnen, sich *vr* po|godzić się, pojednać się

aussortieren *vt* wysortować

ausspannen I. *vt* rozpinać (siatkę); wyprzęgać (**Pferde** konie) **II.** *vi* odpocząć, zrelaksować się; **von der Arbeit ~** odpocząć <oderwać się> od pracy

ausspielen *vt kart.* zagrywać, wychodzić, (*ausschalten*) ogrywać

Aussprache *f* **-, -en 1.** *sing* wymowa *f*; **eine gute ~ haben** mieć dobrą wymowę **2.** wymiana zdań, rozmowa *f* (**mit j-m** z kimś)

aussprechen* *vt* wymawiać; (*äußern*) wyrażać, wypowiadać (*sich* się); (**einen Wunsch** życzenie)

ausspucken *vt* splunąć, wyplu(wa)ć

ausspülen *vt* wy|płukać (**ein Glas** szklankę); przepłukać (**die Wäsche** bieliznę)

Ausstand *m* **-(e)s** strajk *m*; **in den ~ treten** zastrajkować

ausstatten *vt* wyekwipować, zaopatrzyć (**mit einer Sache** w coś); wyposażyć, urządzić

Ausstattung *f* **-, -en** wyposażenie *n*; ekwipunek *m*; *teatr.* oprawa sceniczna

ausstehen* **I.** *vt* wytrzym(yw)ać, znosić (**Schmerzen** ból); **ich kann ihn nicht ~** nie mogę go znieść **II.** *vi* brakować; **die Ant-**

wort steht noch aus nie ma jeszcze odpowiedzi
aussteigen* *vi s* wysiadać; **aus dem Zug ~** wysiadać z pociągu; **alles ~!** wszyscy wysiadają!
ausstellen *vt* wystawi(a)ć; **einen Pass ~** wystawić paszport
Aussteller *m* **-s, -** wystawca *m*
Ausstellung *f* **-, -en** wystawa *f*; **eine ~ eröffnen** otworzyć wystawę
Ausstellungsgelände *n* **-s, -** teren wystawowy
Ausstellungsstück *n* **-(e)s, -e** eksponat *m*
aussterben* *vi s* wymierać
ausstopfen *vt* wyp(y)chać (**ein Kissen** poduszkę)
ausstoßen* *vt* wyrzucać; (*von sich geben*) wydawać (z siebie)
ausstrahlen *vt* promieniować; *rad.*, *tv.* nadawać; *figur.* **Zufriedenheit ~** promieniować zadowoleniem
ausstrecken I. *vt* wyciągać, rozciągać **II.** *vr* **sich ~** rozciągać się (**auf dem Sofa** na kanapie)
ausstreuen *vt* rozsyp(yw)ać; rozsiewać (**Gerüchte** pogłoski)
ausströmen *vi*, *vt s* wypływać, wydzielać (**Wärme** ciepło); wydobywać się; uchodzić (*o gazach*)
aussuchen *vt* wyszuk(iw)ać; **hast du dir etwas Schönes ausgesucht?** znalazłeś dla siebie coś ładnego?
Austausch *m* **-(e)s** zamiana *f*, wymiana *f*
austauschen *vt* zamieni(a)ć (**gegen etw** na coś); wymieniać
austeilen *vt* rozda(wa)ć (**Post** korespondencję)
Auster *f* **-, -n** ostryga *f*
austoben, sich *vr* wyszumieć się, wyszaleć się
austragen* *vt* roznosić (**Briefe** listy); **einen Kampf ~** stoczyć walkę; *sport.* **ein Wettspiel ~** rozegrać mecz
austreten* I. *vt* zadeptać, wydeptać; rozchodzić (**neue Schuhe** nowe buty) **II.** *vi s* występować (**aus einer Partei** z partii); *ugs.* **ich muss mal ~** muszę wyjść (do toalety)
austrinken* *vt* wypi(ja)ć (*np.* kawę)
Austritt *m* **-(e)s, -e** wystąpienie *n* (z organizacji)
austrocknen I. *vt* wy|suszyć **II.** *vi s* wy|schnąć
ausüben *vt* wykonywać (**einen Beruf** zawód); **ein Amt ~** sprawować urząd; **Einfluss ~** wywierać wpływ
Ausverkauf *m* **-(e)s, ...käufe** wyprzedaż *f*
ausverkaufen *vt* wyprzed(aw)ać; **die Vorstellung ist ausverkauft** wszystkie bilety na przedstawienie są sprzedane
Auswahl *f* **-** wybór *m*; **eine große ~ an Damenwäsche** duży wybór damskiej bielizny
auswählen *vt* wyb(ie)rać; **ausgewählte Werke** dzieła wybrane
Auswanderer *m* **-s, -** emigrant *m*, wychodźca *m*
auswandern *vi s* emigrować
auswärtig *adj* zamiejscowy; (*ausländisch*) zagraniczny; **Auswärtiges Amt** Ministerstwo Spraw Zagranicznych (*w RFN*)
auswärts *adv* (na) zewnątrz; (*nicht zu Hause*) poza domem; **von ~** z zewnątrz; z zagranicy
auswaschen* *vt* wymy(wa)ć, przemy(wa)ć; przeprać (**Wäsche** bieliznę)
Auswechselbank *f* **-, ...bänke** *sport.* ławka rezerwowych
auswechseln *vt* wymieni(a)ć (*zastąpić innym*)
Ausweg *m* **-(e)s, -e** wyjście *n* (z sytuacji)
ausweglos *adj* bez wyjścia
ausweichen* *vi s* ustępować (**j-m** komuś); (*zu entgehen versuchen*) starać się uniknąć; wy|mijać (**einem Wagen** samochód); **rechts ~!** wymijać z prawej strony!
Ausweis *m* **-es, -e** legitymacja *f*
ausweisen* I. *vt* wydalać (**eine unerwünschte Person** niepożądaną osobę); (*zeigen*) wykaz(yw)ać; (*legitimieren*) wy|legitymować **II.** *vr* **sich ~** wy|legitymować się
Ausweispapiere *pl* dokumenty osobiste
auswendig *adv* na pamięć; **etw ~ lernen** nauczyć się czegoś na pamięć
auswerten *vt* wykorzyst(yw)ać, zużytkować, analizuwać
auswischen *vt* zetrzeć (kurz); powycierać, wytrzeć (**das Glas** szklankę)
auswringen* *vt* wyżymać, wykręcać (**die Wäsche** bieliznę)
auszahlen I. *vt* wypłacać (pensje); spłacić (wspólników) **II.** *vr* **sich ~** opłacać się
auszeichnen I. *vt* odznaczyć, wyróżnić **II.** *vr* **sich ~** odznaczać się (**durch etw** czymś)
Auszeichnung *f* **-, -en** odznaczenie *n*, wyróżnienie *n*
ausziehen* I. *vt* wyciągać; rozsuwać (**den**

Tisch stół); zdejmować (**das Kleid** sukienkę); rozebrać (**das Baby** dziecko) **II.** *vi s* wyprowadzać się; wyruszać (**zur Jagd** na polowanie) **III.** *vr* **sich ~** rozbierać się
Auszug *m* **-(e)s, ...züge** (*aus einer Wohnung*) wyprowadzka *f*; (*Extrakt*) wyciąg *m*; wyciąg z konta
auszupfen *vt* wyskubać, wyrwać
Auto *n* **-s, -s** samochód *m*, auto *n*; **~ fahren** umieć prowadzić (samochód)
Autobahn *f* **-, -en** autostrada *f*
Autobahnraststätte *f* **-, -n** restauracja przy autostradzie
Autobahnzubringer *m* **-s, -** droga dojazdowa do autostrady
Autobus *m* **-ses, -se** autobus *m*
Autodidakt *m* **-en, -en** samouk *m*
Autofahrer *m* **-s, -** kierowca *m*
Autofahrt *f* **-** jazda samochodem
Autofriedhof *m* **-(e)s, ...höfe** cmentarzysko samochodów
Autogramm *n* **-s, -e** autograf *m*
Autokarte *f* **-, -n** mapa samochodowa
Autokennzeichen *n* **-s, -** numer rejestracyjny samochodu
Autoknacker *m* **-s, -** włamywacz samochodowy
Automat *m* **-en, -en** automat *m*
Automatikgetriebe *n* **-s, -** *mot.* automatyczna skrzynia biegów
automatisch *adj* automatyczny
Automobilindustrie *f* **-** przemysł samochodowy
Autor *m* **-s, -en** autor *m*
Autorennen *n* **-s, -** wyścigi samochodowe
autorisieren autoryzować
autoritär *adj* dyktatorski
Autorität *f* **-, -en** autorytet *m*
Autorschaft *f* **-, -en** autorstwo *n*
Autoschlüssel *m* **-s, -** kluczyk samochodowy
Autounfall *m* **-(e)s, ...unfälle** wypadek samochodowy
Autoverleih *m* **-(e)s, -e** wynajem samochodów
Autowerkstatt *f* **-, ...stätten** warsztat naprawy samochodów
Avocado *f* **-, -s** awokado *n*
Axt *f* **-, Äxte** siekiera *f*
azurblau *adj* lazurowy(-wo), błękitny

B

Baby ['be:bi] *n* **-s, -s** niemowlę *n*; małe dziecko
Bach *m* **-(e)s, Bäche** potok *m*, strumyk *m*
Backbord *n* **-(e)s** bakburta *f*, lewa burta (*statku*)
Backe[1] *f* **-, -n** policzek *m*
Backe[2] *f* **-, -n** *ugs.* pośladek *m*
backen* *vt* u|piec; (*in Fett*) u|smażyć
Backenknochen *m* **-s, -** kość policzkowa
Backenzahn *m* **-(e)s, ...zähne** ząb trzonowy
Bäcker *m* **-s, -** piekarz *m*
Bäckerei *f* **-, -en** piekarnia *f*
Bäckerladen *m* **-s, ...läden** sklep z pieczywem
Backhand ['bækhænt] *f* **-, -s,** *m* **-(s), -s** *sport.* bekhend *m*
Bad *n* **-(e)s, Bäder** kąpiel *f*; (*Zimmer*) łazienka *f*; (*Ort*) uzdrowisko *n*, zdrój *m*
Badeanzug *m* **-(e)s, ...anzüge** kostium kąpielowy
Badehose *f* **-, -n** kąpielówki *pl*
Badekappe *f* **-, -n** czepek kąpielowy
Bademantel *m* **-s, ...mäntel** płaszcz kąpielowy
baden I. *vt* kąpać **II.** *vi* wy|kąpać się
Badeort *m* **-(e)s, -e** kąpielisko *n*
Badesachen *pl* przybory do kąpieli
Badestrand *m* **-(e)s, ...strände** plaża *f*
Badetuch *n* **-(e)s, ...tücher** ręcznik kąpielowy
Badewanne *f* **-, -n** wanna *f*
Badezimmer *n* **-s, -** łazienka *f*
Bagger *m* **-s, -** koparka, pogłębiarka
Bahn *f* **-, -en** droga *f*; (*Eisenbahn*) kolej *f*; (*Straßenbahn*) tramwaj *m*; (*eines Planeten*) orbita *f*; *sport.* tor *m*, bieżnia *f*; (*Fahrbahn*) jezdnia *f*; **zur ~ gehen** iść na dworzec
Bahndamm *m* **-(e)s, ...dämme** nasyp kolejowy
bahnen *vt* u|torować (drogę)
Bahnhof *m* **-(e)s, ...höfe** dworzec *m* (kolejowy)
Bahnhofshalle *f* **-, -n** hala dworcowa
Bahnhofsrestaurant *n* **-s, -s** restauracja dworcowa
Bahnhofsvorsteher *m* **-s, -** zawiadowca stacji
Bahnschranke *f* **-, -n** zapora kolejowa, szlaban *m*
Bahnsteig *m* **-(e)s, -e** peron *m*
Bahnübergang *m* **-(e)s, ...gänge** przejście przez tory; przejazd kolejowy; **unbeschrankter ~** niestrzeżony przejazd kolejowy
Bahnwärter *m* **-s, -** dróżnik kolejowy
Bahre *f* **-, -n** nosze *pl*
Bai *f* **-, -en** zatoka *f*
bald I. *adv* wkrótce, wnet; **möglichst ~** jak najprędzej; **~ darauf** wkrótce potem **II.** *kj* **~ dieses, ~ jenes** to to, to owo
baldig *adj* rychły, prędki; **auf ~es Wiedersehen** do rychłego zobaczenia
Baldriantropfen *pl* krople walerianowe
Balken *m* **-s, -** belka *f*
Balkon *m* **-s, -s** *o.* **-e** balkon *m*
Ball[1] *m* **-(e)s, Bälle** piłka *m*; **~ spielen** grać w piłkę
Ball[2] *m* **-(e)s, Bälle** bal *m*; **zum ~ gehen** iść na bal
Ballen *m* **-s, -** bela *f*
Ballett *n* **-(e)s, -e** balet *m*
Ballon *m* **-s, -s** *o.* **-e** balon *m*
Ballspiel *n* **-(e)s, -e** gra w piłkę
Ballungsgebiet *n* **-(e)s, -e** aglomeracja *f*
baltisch *adj* bałtycki
Banane *f* **-, -n** banan *m*
band → **binden**
Band[1] *m* **-(e)s, Bände** tom *m*
Band[2] *n* **-(e)s 1.** *pl* **Bänder** wstęga *f*, wstążka *f*; (*Zwirnband*) tasiemka *f*; (*Tonband*) taśma magnetofonowa *f* **2.** *pl* **~e** więzy *pl*
Bandage [ban'da:ʒə] *f* **-, -n** bandaż *m*, opatrunek *m*
Bande *f* **-, -n** banda *f*, szajka *f*
bändigen *vt* poskramiać
bange *adv*: **mir ist ~ vor ihm** boję się go; **mir ist ~ um ihn** boję się o niego
Bank[1] *f* **-, Bänke** ława *f*, ławka *f*; **(alle) durch die ~** wszyscy bez wyjątku
Bank[2] *f* **-, -en** bank *m*; **Geld auf der ~ haben** mieć pieniądze w banku
Bankkonto *n* **-s, ...ten** konto bankowe
Bankleitzahl *f* **-, -en** numer rozliczeniowy oddziału banku
Banknote *f* **-, -n** banknot *m*
bankrott *adj* zbankrutowany
Banner *n* **-s, -** chorągiew *f*, bandera *f*
Bantamgewicht *n* **-(e)s** *sport.* waga koguca

bar *adj* gotówkowy; **~es Geld** gotówka; **in ~ bezahlen** płacić gotówką
Bar *f* **-, -s** bar *m*; **an der ~ sitzen** siedzieć przy barze
Bär *m* **-en, -en** niedźwiedź *m*; **der Große ~** Wielka Niedźwiedzica
Baracke *f* **-, -n** barak *m*
barbarisch *adj* barbarzyński
barfuß *adj* bosy
Bargeld *n* **-(e)s** gotówka *f*
Barke *f* **-, -n** barka *f*, łódź *f*
barmherzig *adj* miłosierny
Barock *n, m* **-s** barok *m*
Barometer *n* **-s, -** barometr; **das ~ zeigt auf heiter** barometr idzie na pogodę
Barren *m* **-s, -** *sport.* poręcze *pl*
Barriere [bar'jɛːrə] *f* **-, -n** bariera *f*
barock *adj* barokowy
barsch *adj* szorstki, nieuprzejmy
Barsch *m* **-(e)s, -e** okoń *m*
barst → **bersten**
Bart *m* **-(e)s, Bärte** zarost *m*, broda *f*
Base *f* **-, -n** *chem.* zasada *f*
basieren *vi* bazować (**auf einer Sache** na czymś), opierać się (na czymś)
Basis *f* **-, Basen** baza *f*, podstawa *f*
Baskenmütze *f* **-, -n** beret *m*
Basketball *m* **-(e)s** *sport.* koszykówka *f*
Basketballspieler *m* **-s, -** *sport.* koszykarz *m*
Bass *m* **-es, Bässe** *mus.* bas *m*; kontrabas *m*
Bast *m* **-(e)s, -e** łyko *n*
basta *int ugs.* dosyć, starczy
basteln *vt, vi* majsterkować
bat → **bitten**
Batist *m* **-(e)s, -e** batyst *m*
Batterie *f* **-, -n** bateria *f*; akumulator *m*; **eine ~ aufladen** naładować akumulator
Bau *m* **-(e)s, -ten 1.** *sing* budowa *f* **2.** (*Gebäude*) budynek *m*, gmach *m*
Bauch *m* **-(e)s, Bäuche** brzuch *m*; **mir tut der ~ weh** brzuch mnie boli
Bauchfell *n* **-(e)s, -e** otrzewna *f*
Bauchweh *n* **-(e)s** *ugs.* ból brzucha
Baude *f* **-, -n** schronisko *n* (w górach)
Baudenkmal *n* **-(e)s, ...mäler** zabytek architektoniczny
bauen *vt* budować, wznosić; (*anbauen*) uprawiać
Bauer[1] *m* **-n, -n** chłop *m*, rolnik *m*; (*Schachspiel*) pionek *m*; *kart.* walet *m*
Bauer[2] *n, m* **-s, -** klatka *f* (dla ptaków)
Bäuerin *f* **-, -nen** chłopka *f*
Bauernhof *m* **-(e)s, ...höfe** zagroda *f* (wiejska)
baufällig *adj* grożący zawaleniem
Baugenossenschaft *f* **-, -en** spółdzielnia budowlana
Baum *m* **-(e)s, Bäume** drzewo
baumeln *vi* dyndać; **die Beine ~ lassen** machać nogami
bäumen, sich *vr* stawać dęba
Baumstamm *m* **-(e)s, ...stämme** pień drzewa
Baumwolle *f* **-** bawełna *f*
Baustelle *f* **-, -n** plac budowy
Bauunternehmen *n* **-s, -** przedsiębiorstwo budowlane
Bauwesen *n* **-s** budownictwo *n*
bayerisch ['baɪərɪʃ] *adj* bawarski
Bazillus *m* **-, ...llen** bakcyl *m*
beabsichtigen *vt* zamierzać; **das war nicht beabsichtigt** to nie było zamierzone
beachten *vt* zważać (na coś), przestrzegać (przepisów)
beachtlich *adj* zasługujący na uwagę, znaczny
Beachtung *f* **-** uwaga *f*, wzgląd *m*
Beamte *m* **-n, -n** urzędnik *m*
Beamtin *f* **-, -nen** urzędniczka *f*
beängstigen *vt* niepokoić
beanspruchen *vt* **1.** domagać się (odszkodowania) **2.** wymagać (dużo miejsca)
beanstanden *vt* za|kwestionować; *handl.* zgłaszać reklamację
Beanstandung *f* **-, -en** reklamacja *f*
beantragen *vt* składać wniosek (o coś); za|proponować
beantworten *vt* odpowiadać (**etw** na coś)
bearbeiten *vt* opracow(yw)ać; (*bebauen*) uprawi(a)ć
beaufsichtigen *vt* nadzorować
beauftragen *vt* zlecić (**j-n mit einer Sache** komuś coś)
bebauen *vt* zabudow(yw)ać; **ein Acker ~** uprawi(a)ć rolę
Bebauung *f* **-, -en** zabudowa *f*
beben *vi* trząść się, drżeć
Becher *m* **-s, -** kubek *m*; kielich *m*, puchar *m*
Becken *n* **-s, -** (*Schüssel*) misa *f*; miednica *f*; (*Wasserbehälter*) zbiornik *m*, basen *m*; *anat.* miednica *f*
bedacht → **bedenken**; *adj* rozważny; **auf etw ~ sein** mieć coś na względzie

bedächtig *adj* rozważny; baczny
bedanken, sich *vr* po|dziękować *n* (**bei j-m für etw** komuś za coś)
Bedarf *m* **-(e)s** zapotrzebowanie *n* (**an einer Sache** na coś); **nach <bei> ~** w miarę potrzeby
Bedarfshaltestelle *f* **-, -n** przystanek na żądanie
bedauerlich *adj* godny pożałowania
bedauern *vt* żałować (**j-n wegen eines Dinges** kogoś z powodu czegoś); **ich bedauere!** niestety nie!, przykro mi!
bedauernswert *adj* godny pożałowania
bedecken *vt* nakry(wa)ć; zakry(wa)ć; **bedeckter Himmel** zachmurzone niebo
bedenken* *vt* mieć na uwadze, rozważać
Bedenken *n* **-s, -** wątpliwość *f*, skrupuł *m*
bedenkenlos *adj* bez skrupułów; bez zastrzeżeń
bedenklich *adj* wzbudzający wątpliwości, niepewny; **~e Lage** krytyczne położenie
bedeuten *vt* znaczyć; **was soll das ~?** co to ma znaczyć?
bedeutend → **bedeuten**; *adj* znaczny; (*hervorragend*) wybitny
Bedeutung *f* **-, -en** znaczenie *n*; **nichts von ~** nic ważnego
bedienen I. *vt* obsługiwać (**j-n** kogoś), usługiwać (komuś) **II.** *vr* **sich ~** posługiwać się (**eines Dinges** czymś); **~ Sie sich!** proszę się poczęstować!
Bedienung *f* **-, -en** obsługa *f*
Bedienungsgeld *n* **-(e)s** należność za obsługę, napiwek
Bedingung *f* **-, -en** warunek *m*; **unter keiner ~** w żadnym wypadku
bedingungslos *adj* bezwarunkowy
bedrängen *vt* napastować; (*plagen*) dręczyć
bedrohen *vt* zagrażać (**j-n mit einer Sache** komuś czymś)
bedrücken *vt* uciskać; (*betrüben*) trapić, przygnębiać
bedürfen *vi* potrzebować (**eines Dinges** czegoś)
Bedürfnis *n* **-ses, -se** potrzeba *f* (*np.* spokoju)
Bedürfnisanstalt *f* **-, -en** ustęp (publiczny)
Beefsteak ['bi:fste:k] *n* **-s, -s** befsztyk
beehren *vt* zaszczycić (**mit einer Sache** czymś)
beeilen, sich *vr* śpieszyć się; **beeile dich!** pośpiesz się!
beeindrucken *vt* wywierać wrażenie (**j-n** na kimś)
beeinflussen *vt* wpływać (na kogoś)
beeinträchtigen *vt* przynosić uszczerbek (komuś), s|krzywdzić (kogoś); **j-n in seinem Recht ~** naruszyć czyjeś prawa
beenden *vt* s|kończyć; **ein Gespräch ~** skończyć rozmowę
beendigen *vt* → **beenden**
beerdigen *vt* pochować (zmarłego)
Beerdigung *f* **-, -en** pogrzeb *m*
Beere *f* **-, -n** jagoda *f*
Beet *n* **-(e)s, -e** grządka *f*
Beete *f* → **Bete**
befahl → **befehlen**
befahrbar *adj* nadający się do ruchu kołowego
befahren* *vt* jeździć (**eine Straße** po drodze); **eine Strecke ~** kursować na odcinku
befassen, sich *vr* zajmować się (**mit einer Sache** czymś)
Befehl *m* **-(e)s, -e** rozkaz *m*
befehlen* *vt* rozkaz(yw)ać; polecać
Befehlshaber *m* **-s, -** dowódca *m*
befestigen *vt* umocow(yw)ać; (*stärken*) umacniać; *mil.* ufortyfikować
befeuchten *vt* zwilżać
befiehlt → **befehlen**
Befinden *n* **-s** stan zdrowia, samopoczucie *n*
befinden*, sich *vr* znajdować się, być; **sich in guten Händen ~** być w dobrych rękach
beflecken *vt* po|plamić
beflissen *adj* nadgorliwy; **um etw ~** dbały o coś
befolgen *vt* stosować się (do czegoś); przestrzegać; **eine Anordnung ~** przestrzegać zarządzenia
befördern *vt* przewozić, transportować; (*aufrücken lassen*) awansować
befragen *vt* zapyt(yw)ać, pytać (**wegen eines Dinges**, **nach einer Sache**, **um <über> etw** o coś); **einen Arzt ~** po|radzić się lekarza
befreien *vt* uwalniać (**von einer Sache** od czegoś)
Befremden *n* **-s** (przykre) zdziwienie *n*
befreunden, sich *vr* zaprzyjaźnić się (**mit j-m** z kimś)
befreundet *adj* zaprzyjaźniony
befriedigen *vt* zadowalać; **j-s Ansprüche ~** zaspokoić czyjeś wymagania
befristet *adj* ograniczony terminem, na czas określony

Befugnis *f* **-, -se** uprawnienie *f*, upoważnienie *f* (**zu einer Sache** do czegoś), kompetencja *f*
befürchten *vt* obawiać się, lękać się (czegoś)
Befürchtung *f* **-, -en** obawa *f*
befürworten *vt* popierać (*np.* wniosek)
begabt *adj* zdolny; uzdolniony
Begabung *f* **-, -en** zdolności *fpl*, talent *m*
begann → **beginnen**
begeben*, **sich** *vr* uda(wa)ć się (*dokądś*); **sich zur Ruhe** ~ udać się na spoczynek
Begebenheit *f* **-, -en** zdarzenie *n*
begegnen *vi s* spot(y)kać (**j-m** kogoś)
Begegnung *f* **-, -en** spotkanie *n*
begehen* *vt* obchodzić (święto); popełni(a)ć; **einen Fehler** ~ popełnić błąd
begehren *vt* pożądać, pragnąć
begehrenswert *adj* pożądany
begeistern, sich *vr* zapalać się (**für etw** do czegoś), zachwycać się (czymś); entuzjazmować się
Begeisterung *f* **-** entuzjazm *m*
Begierde *f* **-, -n** pożądanie *n*
begießen* *vt* pol(ew)ać; **Blumen** ~ podl(ew)ać kwiaty
Beginn *m* **-(e)s** początek *m*; **zu** ~ z początku; **von ~ an** od początku
beginnen* **I.** *vi* zaczynać się **II.** *vt* zaczynać
beglaubigen *vt* uwierzytelni(a)ć
begleichen* *vt*: **eine Rechnung** ~ za|płacić rachunek
begleiten *vt* **1.** towarzyszyć (**j-n** komuś); **j-n nach Hause** ~ odprowadzić kogoś do domu **2.** akompaniować
Begleiter *m* **-s, -** towarzysz *m*; akompaniator *m*
Begleitschein *m* **-(e)s, -e** list przewozowy
Begleitung *f* **-** towarzyszenie (komuś), towarzystwo *n*; akompaniament *m*
beglich → **begleichen**
beglücken *vt* uszczęśliwi(a)ć (**mit einer Sache** czymś)
beglückwünschen *vt* po|winszować (komuś); **j-n zu seinem Erfolg** ~ po|gratulować komuś sukcesu
begnadigen *vt* ułaskawi(a)ć
Begnadigung *f* **-, -en** ułaskawienie *f*
begnügen, sich *vr* zadowalać się (**mit einer Sache** czymś)
begraben* *vt* po|grzebać (zmarłego)
Begräbnis *n* **-ses, -se** pogrzeb *m*
begreifen* *vt* pojmować, z|rozumieć
begreiflich *adj* zrozumiały
begrenzen *vt* ograniczać
begrenzt *adj* ograniczony
Begriff *m* **-(e)s, -e** pojęcie *n*, wyobrażenie *n*; **im ~ sein, etwas zu tun** zabierać się właśnie do czegoś
begründen *vt* zakładać; (*beweisen*) uzasadni(a)ć
Begründung *f* **-, -en** założenie *n*; (*Beweis*) uzasadnienie *n*
begrüßen *vt* przy|witać; powitać; **j-n feierlich** ~ przywitać kogoś uroczyście
Begrüßung *f* **-, -en** przywitanie *n*, powitanie *n*
begünstigen *vt* faworyzować; **j-n** ~ sprzyjać komuś
begutachten *vt* za|opiniować
Begutachter *m* **-s, -** opiniodawca *m*, rzeczoznawca *m*
behaart *adj* owłosiony
behaglich *adj* przytulny, miły
behalten* *vt* zachować, zatrzymać; **im Gedächtnis** ~ zapamiętać
Behälter *m* **-s, -** zbiornik *m*, pojemnik *m*
behandeln *vt* po|traktować (kogoś), obchodzić się (z kimś); *med.* leczyć; **sich ~ lassen** leczyć się
Behandlung *f* **-** traktowanie *n*; *med.* leczenie *n*
beharrlich *adj* wytrwały, uporczywy; ~ **schweigen** uporczywie milczeć
behaupten I. *vt* **1.** (*überzeugt sagen*) twierdzić **2.** utrzym(yw)ać (**seine Stellung** pozycję) **II.** *vr* **sich** ~ utrzymywać się
Behauptung *f* **-, -en** twierdzenie *n*
beheben* *vt* naprawi(a)ć; usuwać; **einen Schaden** ~ usunąć <naprawić> szkodę
Beheizung *f* **-** ogrzewanie *n*
Behelf *m* **-(e)s, -e** środek zastępczy <pomocniczy>
behelfsmäßig *adj* prowizoryczny, tymczasowy, pomocniczy
behelligen *vt* niepokoić kogoś, naprzykrzać się komuś
beherbergen *vt* przyjmować w gościnę, przenocować (kogoś)
beherrschen I. *vt* panować (nad czymś); **eine Sprache** ~ opanować język **II.** *vr* **sich** ~ opanować się
beherzt *adj* odważny, dzielny
behilflich *adj* pomocny; **j-m ~ sein** pomagać komuś
behindern *vt* przeszkadzać, zakłócać

behindert *adj* upośledzony, niepełnosprawny *med.*
Behinderte(r) *f, m* **-n, -n** niepełnosprawny *m*, niepełnosprawna *f*
Behörde *f* **-, -n** władza *f*; urząd *m*
behördlich *adj* urzędowy
behüten *vt* strzec; u|chronić (**vor einer Sache** przed czymś); **Gott behüte!** broń Boże!
behutsam *adj* ostrożny
bei *praep mit D* **1.** (*wo?*) koło (czegoś), przy (czymś); **~ der Brücke** przy moście; **~ Tisch** przy stole; **~ mir** przy mnie, (*zu Hause*) u mnie; **~ uns** u nas; **~ der Hand** pod ręką; **~ der Hand nehmen** brać za rękę **2.** (*wann?*) podczas (czegoś), przy (czymś); **~ Tage** za dnia; **~ Nacht** w nocy; **~ Abgang des Zuges** przy odjeździe pociągu; **~ schlechtem Wetter** przy złej pogodzie **3.** (*Umstand*); **~m ersten Blick** na pierwszy rzut oka; **~ Strafe** pod karą; **~ vollem Verstand** przy zdrowych zmysłach; **~ weitem besser** dużo lepiej
beibehalten* *vt* zachow(yw)ać
beibringen* *vt* **1.** (*lehren*) **j-m etw ~** nauczyć kogoś czegoś **2.** (*mitteilen*) powiedzieć, przekazać **3.** (*vorlegen*) przedkładać, dostarczać
Beichte *f* **-, -n** spowiedź *f*
beichten *vt, vi* spowiadać się (**etw** z czegoś)
beide *num* obaj, obie, oboje; **~s** jedno i drugie; **eins von ~n** jedno z dwojga; **alle ~** obaj, obie, oboje
beiderseits *adv* obustronnie
beieinander *adv* razem, obok siebie; *ugs.* **gut ~ sein** być zdrowym, dobrze się czuć
Beifahrer *m* **-s, -** pomocnik kierowcy; pasażer *m* (na motocyklu)
Beifahrersitz *m* **-es, -e** fotel pasażera
Beifall *m* **-(e)s** poklask *m*, oklaski *pl*, uznanie *n*, aplauz *m*; **j-m ~ spenden** <**klatschen**> oklaskiwać kogoś
beifügen *vt* załączać, doda(wa)ć
beige [be:ʃ] *adj* beżowy
Beigeschmack *m* **-(e)s** posmak *m*
Beihilfe *f* **-, -n** pomoc *f*; (*Geld*) zapomoga *f*
Beil *n* **-(e)s, -e** topór *m*; toporek *m*
Beilage *f* **-, -n** załącznik *m*; dodatek *m*; *kulin.* dodatki do drugiego dania
beiläufig *adv* mimochodem, ubocznie; *austr.* (*etwa*) około
beilegen *vt* **1.** dołączać (**einer Sache** do czegoś); **einer Sache Wert ~** przypis(yw)ać znaczenie czemuś **2.** (*schlichten*) za|łagodzić (konflikt)
Beileid *n* **-(e)s** współczucie *n*, wyrazy współczucia
beiliegend *adv* w załączeniu
beim = **bei dem**; **es bleibt alles beim Alten** wszystko zostaje po staremu
beimessen* *vt* przypis(yw)ać (znaczenie)
Bein *n* **-(e)s, -e 1.** noga *f*; **sich auf die ~e machen** wyruszać w drogę **2.** (*Knochen*) kość *f*
beinahe *adv* prawie, niemal
Beiname *m* **-ns, -n** przydomek *m*
Beinbruch *m* **-(e)s, ...brüche** złamanie nogi; **Hals- und ~** złam kark!
Beiprogramm *n* **-s, -e** dodatek filmowy
Beirat *m* **-(e)s, ...räte** komitet *m*, rada *f*
beisammen *adv* razem; **~ sein** spędzać razem czas
Beisein *n*: **im ~** w obecności
beiseite *adv* (*wo?*) na boku; (*wohin?*) na bok; **Scherz ~** żarty na bok
Beispiel *n* **-(e)s, -e** przykład *m*; **zum ~** na przykład
beispiellos *adj* bezprzykładny
beißen* **I.** *vt* u|gryźć, kąsać **II.** *vi* gryźć; palić; **in einen Apfel ~** ugryźć jabłko; **in den Augen ~** szczypać w oczy
beistehen* *vi* pomagać (**jm** komuś) (w biedzie)
Beistrich *m* **-(e)s, -e** przecinek *m*
Beitrag *m* **-(e)s, Beiträge** przyczynek *m*; (*Geld*) składka *f*
beitragen* *vt, vi* przyczyni(a)ć się (**zu einer Sache** do czegoś)
beitreten* *vi s*: **einem Verein ~** przystąpić do związku
Beitritt *m* **-(e)s, -e** przystąpienie *n*
beiwohnen *vi* uczestniczyć (**einer Sache** w czymś)
bejahen *vt* przytakiwać
bejahrt *adj* w podeszłym wieku
bekämpfen *vt* zwalczać
bekannt *adj* znany; znajomy; **allgemein ~** popularny; **j-n mit j-m ~ machen** zapoznać kogoś z kimś; **mit j-m ~ sein** znać się z kimś; **~ geben** ogłaszać, poda(wa)ć do wiadomości
Bekannte(r) *f, m* **-n, -n** znajomy *m*, znajoma *f*
Bekanntgabe *f* zapowiedź *f*
bekanntlich *adv* jak wiadomo

Bekanntmachung *f* **-, -en** ogłoszenie *n*

Bekanntschaft *f* **-, -en** znajomość *f*; **es freut mich, Ihre ~ zu machen** miło mi pana poznać

bekennen* **I.** *vt* przyznać, wyznać (prawdę) **II.** *vr* **sich ~** przyzna(wa)ć się (**zu einer Sache** do czegoś)

Bekenntnis *n* **-ses, -se** wyznanie *n*; **ein ~ tun** złożyć zeznanie

beklagen I. *vt* opłakiwać **II.** *vr* **sich ~** uskarżać się (**über etw** na coś)

bekleiden *vt* ub(ie)rać

bekommen* **I.** *vt* otrzym(yw)ać; dost(a-w)ać; **Angst ~** przestraszyć się **II.** *vi s*: **j-m gut ~** wychodzić komuś na zdrowie

bekömmlich *adj* (lekko) strawny

beköstigen *vt* stołować, żywić

bekräftigen *vt* potwierdzać, utwierdzać

bekreuzigen, sich *vr* przeżegnać się

bekümmern, sich *vr* za|troszczyć się (**um etw** o coś)

beladen* *vt* obładować, obciążać

Belag *m* **-(e)s, Beläge 1.** warstwa *f*, powłoka *f*; *med.* nalot *m* **2.** (*Aufschnitt*) wędlina *f*; **Brotschnitten mit ~** kanapki z wędliną

belagern *vt* oblegać

Belang *m* **-(e)s, -e** znaczenie *n*, ważność *f*; **nichts von ~** nic szczególnego

belanglos *adj* bez znaczenia, nieistotny

belasten *vt* obciążać

belästigen *vt* naprzykrzać się (**j-n** komuś), napastować (kogoś)

Belastung *f* **-, -en** obciążenie; **zulässige ~** dopuszczalne obciążenie

belaufen*, sich *vr* wynosić; opiewać

beleben *vt* ożywi(a)ć

Beleg *m* **-(e)s, -e** dowód *m*; kwit *m*

belegen *vt* **1.** (*bedecken*) wykładać, wyłożyć; **den Boden mit Fliesen ~** wyłożyć podłogę kafelkami; **belegte Brötchen** kanapki; **belegte Zunge** obłożony język **2.** (*reservieren*) zająć **3.** (*beweisen*) udokumentować (wydatki) **4.** (*auferlegen*) nałożyć (*np.* cło), obłożyć (karą)

Belegschaft *f* **-, -en** załoga *f* (fabryki)

belehren *vt* pouczać (**über etw** o czymś)

beleibt *adj* otyły

beleidigen *vt* obrażać

Beleidigung *f* **-, -en** zniewaga *f*, obraza *f*

beleuchten *vt* oświetlać

Beleuchtung *f* **-** oświetlenie *f*

Beleuchtungsanlage *f* **-, -n** instalacja oświetleniowa

belichten *vt fot.* naświetlać

Belichtungsmesser *m* **-s, -** *fot.* światłomierz

belieben *vi* raczyć, zechcieć; **wie es Ihnen beliebt** jak pan sobie życzy

Belieben *n*: **nach ~** do woli, według uznania, według upodobania

beliebig *adj* dowolny; **jeder Beliebige** pierwszy lepszy

beliebt → **belieben**; *adj* lubiany, popularny (**bei j-m** przez kogoś)

beliefern *vt* dostarczać (**j-n mit einer Sache** komuś czegoś), zaopatrywać (kogoś w coś)

Belieferung *f* **-, -en** dostawa *f*

bellen *vi* szczekać

Belobigung *f* **-, -en** pochwała *f*

belohnen *vt* wynagradzać (**für etw** za coś)

Belohnung *f* **-, -en** nagroda *f*; **als ~ für ...** w nagrodę za ...

belügen* *vt* okłam(yw)ać

Belustigung *f* **-, -en** rozrywka *f*, zabawa *f*

bemächtigen, sich *vr* zawładnąć (**eines Dinges** czymś)

bemalen *vt* po|malować

bemerkbar *adj* dostrzegalny, widoczny

bemerken *vt* zauważać; (*sagen*) nadmieni(a)ć

bemerkenswert *adj* godny uwagi

Bemerkung *f* **-, -en** uwaga *f*

bemitleiden *vt* współczuć (**j-n** komuś), litować się (nad kimś)

bemittelt *adj* zamożny

bemühen, sich *vr* trudzić się; starać się (**um etw** o coś)

Bemühung *f* **-, -en** wysiłek *m*; (*Bestreben*) staranie *n*

benachbart *adj* sąsiedni

benachrichtigen *vt* zawiadamiać (**j-n von einer Sache** kogoś o czymś)

benachteiligen *vt* s|krzywdzić; **er fühlt sich benachteiligt** czuje się pokrzywdzony

Benehmen *n* **-s** zachowanie się *n*, postępowanie *n*; sprawowanie *n*

benehmen*, sich *vr* zacho(wy)wać się, sprawować się

beneiden *vt* zazdrościć (**j-n um etw** komuś czegoś)

beneidenswert *adj* godny pozazdroszczenia

Bengel *m* **-s, -** *o.* **-s** urwis *m*, smarkacz *m*, smyk *m*

benommen *adj* oszołomiony; otępiały

benötigen *vt* potrzebować (czegoś)
benutzen, benützen *vt* uży(wa)ć (czegoś), posługiwać się (czymś); **die Gelegenheit ~** korzystać ze sposobności
Benutzung *f* - uży(tko)wanie *n*, korzystanie *n* (z czegoś)
Benutzungsgebühr *f* **-, -en** opłata za korzystanie (z czegoś)
Benzin *n* **-s, -e** benzyna *f*
Benzinanzeiger *m* **-s, -** *mot.* wskaźnik paliwa
Benzinkanister *m* **-s, -** kanister
Benzintank *m* **-s, -s** bak, zbiornik paliwa
Benzinverbrauch *m* **-(e)s** zużycie benzyny
beobachten *vt* (*betrachten*) obserwować; (*einhalten*) przestrzegać, zacho(wy)wać
Beobachter *m* **-s, -** obserwator *m*
Beobachtung *f* **-, -en** obserwacja *f*
bequem *adj* wygodny; **es sich ~ machen** rozgościć się
Bequemlichkeit *f* **-, -en** wygoda *f*, komfort *m*; **eine Wohnung mit allen ~en** mieszkanie z wszystkimi wygodami
beraten* **I.** *vt* doradzać (**j-n** komuś) **II.** *vi* obradować (**über etw** nad czymś)
Beratung *f* **-, -en 1.** *sing* doradztwo *n* **2.** narada *f*
Beratungsstelle *f* **-, -n** poradnia *f*
berauben *vt* obrabować (**eines Dinges** z czegoś)
berauschen I. *vt* upajać **II.** *vr* **sich ~** upić się; *figur.* upajać się
berechnen *vt* obliczać, s|kalkulować
berechtigen *vt* uprawni(a)ć (**zu einer Sache** do czegoś)
berechtigt → **berechtigen**; *adj* uprawniony, uzasadniony
beredt *adj* wymowny, elokwentny
Bereich *m* **-(e)s, -e** zakres *m*, zasięg *m*; **der ~ des Rundfunks** zasięg radiostacji
bereichern, sich *vr* wzbogacać się (**an einer Sache** na czymś)
Bereifung *f* **-, -en** *mot.* ogumienie *n*, opony
bereisen *vt*: **ein Land ~** podróżować po kraju
bereit *adj* gotowy; **sich ~ erklären** wyrażać gotowość
bereiten *vt* przygotow(yw)ać; zgotować; (*verursachen*) sprawi(a)ć
bereitmachen, sich *vr* przygotow(yw)ać się (**zu einer Sache** do czegoś)
bereits *adv* już
Bereitschaft *f* - gotowość *f*
Bereitschaftsdienst *m* **-(e)s, -e** pogotowie *n* (ratunkowe, techniczne *u.ä.*)
bereitstellen *vt* przygoto(wy)wać; stawiać do dyspozycji
bereitwillig *adj* chętny
bereuen *vt* żałować (czegoś)
Berg *m* **-(e)s, -e** góra *f*; **über ~ und Tal** przez góry i doliny
bergab(wärts) *adv* z góry na dół; **~ gehen** schodzić z góry
Bergarbeiter *m* **-s, -** górnik *m*
bergauf *adv* do góry, pod górę; **~ steigen** wspinać się pod górę
Bergbau *m* **-(e)s** górnictwo *m*
Bergbewohner *m* **-s, -** góral *m*
Bergführer *m* **-s, -** przewodnik *m* (wysoko)górski
bergig *adj* górzysty
Bergkuppe *f* **-, -n** wierzchołek góry
Bergmann *m* **-(e)s, ...leute** górnik *m*
Bergrettungsdienst *m* **-(e)s, -e** górskie pogotowie ratunkowe
Bergsteigen *n* **-s** wspinaczka (górska)
Bergsteiger *m* **-s, -** taternik *m*, alpinista *m*
Bergwerk *n* **-(e)s, -e** kopalnia *f*
Bericht *m* **-(e)s, -e** sprawozdanie *n*, relacja *f*
berichten *vt*, *vi* donosić (**etw, über etw** o czymś), zda(wa)ć sprawę (z czegoś), relacjonować (coś)
Berichterstatter *m* **-s, -** sprawozdawca *m*, reporter *m*, korespondent *m*
berichtigen *vt* s|prostować, korygować
Berliner[1] *m* **-s, -** berlińczyk *m*
Berliner[2] *m* **-s, -** pączek *m*
Bernstein *m* **-(e)s, -e** bursztyn *m*
bersten* *vi s* pękać
berüchtigt *adj* osławiony, o złej opinii
berücksichtigen *vt* uwzględn(ia)ć, brać pod uwagę
Beruf *m* **-(e)s, -e** zawód *m*; **was sind Sie von ~?** kim pan jest z zawodu?
berufen* **I.** *vt* powoł(yw)ać (**zu einer Sache** do czegoś) **II.** *vr* **sich ~** powoł(yw)ać się (**auf j-n** na kogoś)
beruflich *adj* zawodowy
Berufsausbildung *f* - wykształcenie zawodowe
Berufsschule *f* **-, -n** szkoła zawodowa
berufstätig *adj* pracujący zawodowo
Berufung *f* **-, -en** powołanie się *n* (**auf etw** na coś); (*Appellation*) apelacja *f*
beruhen *vi* polegać (**auf einer Sache** na czymś)

beruhigen *vt* uspokajać (**sich** się)
Beruhigungsmittel *n* **-s, -** *med.* środek uspokajający
berühmt *adj* sławny, słynny
berühren *vt* dotykać (czegoś); (*erwähnen*) poruszać (jakąś sprawę); **es berührt mich unangenehm** to mnie razi
besänftigen *vt* uspokajać; uśmierzać
besaß → **besitzen**
Besatz *m* **-es, Besätze** obrębek *m*, obszycie *n*, lamówka *f*
Besatzung *f* **-, -en** załoga *f*; okupacja *f*
beschädigen *vt* uszkadzać
beschaffen *vt* wystarać się (o coś); **es ist nicht zu ~** tego nie można dostać
Beschaffenheit *f* **-** stan *m*; właściwość *f*, cecha *f*
beschäftigen I. *vt* zatrudni(a)ć **II.** *vr* **sich ~** zajmować się (**mit einer Sache** czymś)
Beschäftigung *f* **-, -en** zajęcie *n*, zatrudnienie *n*
beschäftigungslos *adj* bez zajęcia
beschämen *vt* zawstydzać
Bescheid *m* **-(e)s, -e** odpowiedź *f*; (*Auskunft*) informacja *f*; **ich weiß ~** wiem, orientuję się; **~ geben** poinformować
bescheiden *adj* skromny
Bescheidenheit *f* **-** skromność *f*
bescheinigen *vt* zaświadczać
Bescheinigung *f* **-, -en** zaświadczenie *n*, pokwitowanie *n*
bescheren *vt*, *vi* (po)darować (na gwiazdkę), obdarow(yw)ać
beschimpfen *vt* z|wymyślać
Beschlag *m* **-(e)s, Beschläge** obicie *n*; okucie *n*
Beschlagnahme *f* **-, -n** konfiskata *f*
beschlagnahmen *vt* konfiskować
beschleunigen *vt* przyśpieszać
Beschleunigung *f* **-** przyśpieszenie *n*
beschließen* *vt* **1.** postanawiać; **ein Gesetz ~** uchwalać ustawę **2.** (*beenden*) zakończyć
Beschluss *m* **-es, Beschlüsse** uchwała *f*; postanowienie
beschmieren *vt* po|smarować; (*beschmutzen*) po|brudzić
beschmutzen *vt* po|brudzić
beschneiden* *vt* obrzynać, obcinać; (*schmälern*) okrawać
beschönigen *vt* upiększać (słowami)
beschränken I. *vt* ograniczać **II.** *vr* **sich ~** ograniczać się (**auf etw** do czegoś)
beschränkt *adj* ograniczony (umysłowo)
beschreiben* *vt* opis(yw)ać
Beschreibung *f* **-, -en** opis *m*
beschuldigen *vt* obwini(a)ć (**eines Dinges** o coś)
beschützen *vt* ochraniać
Beschwerde *f* **-, -n** dolegliwość *f*; (*Klage*) skarga *f*, zażalenie *n*
Beschwerdebuch *n* **-(e)s, ...bücher** książka zażaleń
beschweren I. *vt* obciążać **II.** *vr* **sich ~** skarżyć się (**über j-n** na kogoś)
beschwerlich *adj* uciążliwy
beschwichtigen *vt* uspokajać, łagodzić
beschwindeln *vt* oszuk(iw)ać
beschwipst *adj ugs.* podchmielony
beschwören* *vt* zaklinać, błagać (**j-n** kogoś); przywoływać (przeszłość)
beseitigen *vt* usuwać
Besen *m* **-s, -** miotła *f*
besessen → **besitzen**; *adj* opętany
besetzen *vt* obsadzać, zajmować; **einen Platz ~** za|rezerwować miejsce; **alles besetzt** wszystkie miejsca zajęte
besichtigen *vt* oglądać, zwiedzać
Besichtigung *f* **-, -en** oglądanie *n*, zwiedzanie *n*; (*Untersuchung*) oględziny *pl*
besiedeln *vt* zasiedlać
besiegeln *vt* przypieczętować
besiegen *vt* zwyciężać, pokonać
besinnen*, sich *vr* zastanawiać się; **sich anders ~** rozmyślić się; **sich auf etw ~** przypominać sobie coś
besinnungslos *adj* nieprzytomny
Besitz *m* **-es** posiadanie *n*; (*Besitztum*) posiadłość *f*, własność *f*; **etw im ~ haben** posiadać coś
besitzen* *vt* posiadać, mieć
Besitzer *m* **-s, -** posiadacz *m*, właściciel *m*
besoffen *adj ugs.* pijany
besohlen *vt* pod|zelować
besonder- *adj* szczególny, specyficzny; **~e Merkmale** znaki szczególne; **im Besonderen** w szczególności
Besonderheit *f* **-, -en** osobliwość *f*
besonders *adv* szczególnie, specjalnie; zwłaszcza
besonnen → **besinnen**; *adj* rozważny
besorgen *vt* **1.** (*beschaffen*) kupić, postarać się o coś, załatwić coś; **etwas zum Essen ~** kupić coś do jedzenia **2.** (*erledigen*) załatwić, wykonać (zlecenie) **3.** (*sich um j-n, etw kümmern*) opiekować się (kimś, czymś)

besorgt → **besorgen**; *adj* zatroskany (**um etw** z powodu czegoś)
Besorgung *f* **-, -en** załatwienie *n*; (*Einkauf*) sprawunek *m*, zakup *m*
besprechen* *vt* omawiać
Besprechung *f* **-, -en** omówienie *n*, recenzja *f*; (*Konferenz*) konferencja *f*, narada *f*
bespritzen *vt* oprysk(iw)ać
besser → **gut** *adj* lepszy; *adv* lepiej; **um so ~** tym lepiej; **es geht mir ~** czuję się lepiej; lepiej mi się powodzi
Besserung *f* **-** poprawa *f*, polepszenie *n*; **gute ~!** (życzę) szybkiego powrotu do zdrowia!
best → **gut** *adj* najlepszy; **am ~en** najlepiej; **der erste Beste** pierwszy lepszy
Bestand *m* **-(e)s, Bestände 1.** *sing* (*das Bestehen*) trwałość *f*, ciągłość *f* **2.** (*Vorrat*) stan *m*, zapas *m*
beständig *adj* trwały, stały
Bestandteil *m* **-(e)s, -e** część składowa, składnik *m*
bestätigen *vt* potwierdzać
Bestätigung *f* **-, -en** potwierdzenie *n*
bestechen* *vt* przekupywać
Bestechung *f* **-, -en** łapówka *f*
Besteck *n* **-(e)s, -e** przybory *pl*, sztućce *pl*
bestehen* **I.** *vt* przetrwać, przetrzymać; **eine Prüfung ~** zda(wa)ć egzamin **II.** *vi* składać się (**aus einer Sache** z czegoś); (*existieren*) istnieć; żądać, domagać się; obstawać (**auf einer Sache** przy czymś)
besteigen* *vt* wchodzić (na coś); **den Berg ~** wejść <wspiąć się> na górę
bestellen *vt* zamawiać; **j-n ~** wezwać kogoś; **Kinokarten ~** zamówić bilety do kina
Bestellkarte *f* **-, -n** formularz zamówienia
Bestellung *f* **-, -en** zamówienie *f*
bestenfalls *adv* w najlepszym razie
bestens *adv* (jak) najlepiej; **er ist ~ unterrichtet** jest świetnie poinformowany
bestimmen *vt* **1.** określać, oznaczać; **etw für j-n ~** przeznaczać coś dla kogoś; **j-n zum Nachfolger ~** ustanawiać kogoś następcą **2.** (*entscheiden*) z|decydować (**über etw** o czymś)
bestimmt I. *adj* określony, oznaczony; (*sicher*) pewny **II.** *adv* z pewnością, na pewno
Bestimmung *f* **-, -en 1.** *sing* określenie *n*, cel *m*; (*Berufung*) przeznaczenie *n* **2.** postanowienie *n*, przepis *m*
Bestimmungsort *m* **-(e)s, -e** miejsce przeznaczenia
Bestleistung *f* **-, -en** najlepszy wynik, rekord
bestrafen *vt* u|karać
bestrahlen *vt med.* napromieniować, naświetlać
Bestreben *n* **-s** dążenie *n*
bestrebt *adj*: **~ sein** starać się
bestreichen* *vt* po|smarować (*np.* chleb)
bestreiten* *vt* zaprzeczać (czemuś); (*bezahlen*) **Kosten ~** pokry(wa)ć koszty
bestreuen *vt* posyp(yw)ać
bestürzt *adj* przerażony
Besuch *m* **-(e)s, -e** wizyta *f*; **j-m einen ~ machen** złożyć komuś wizytę; **~ haben** mieć gości
besuchen *vt* odwiedzać; **die Schule ~** uczęszczać do szkoły
Besucher *m* **-s, -** gość *m*, odwiedzający *m*; uczęszczający *m*
Besuchszeit *f* **-, -en** godziny przyjęć; (*im Museum*) godziny zwiedzania
besudeln *vt* pobrudzić, zbrukać
betätigen I. *vt* uruchamiać **II.** *vr* **sich ~** działać, być czynnym (*o człowieku*)
betäuben *vt* ogłuszać; *med.* usypiać, znieczulać
Bete *f* **-, -n**: **Rote Bete** buraczki *pl*
beteiligen, sich *vr* uczestniczyć (**bei, an einer Sache** w czymś)
Beteiligung *f* **-, -en** uczestnictwo *n*, udział *m*
beten *vi* modlić się
beteuern *vt* usilnie zapewni(a)ć (o czymś)
Beton *m* **-s, -s** beton *m*
betonen *vt* kłaść nacisk (na coś), za|akcentować (coś)
Betonung *f* **-, -en** nacisk *m*, akcent *m*
betören oczarow(yw)ać
Betracht *m*: **in ~ ziehen** brać pod uwagę; **in ~ kommen** wchodzić w grę
betrachten *vt* przypatrywać się (czemuś); **j-n schweigend ~** przyglądać się komuś w milczeniu; **als etw ~** uważać za coś; **j-n als Betrüger ~** uważać kogoś za oszusta
beträchtlich *adj* znaczny; pokaźny (**eine Summe** suma)
Betrag *m* **-(e)s, Beträge** suma *f*, kwota *f*
betragen* **I.** *vt* wynosić; **wie viel beträgt die Rechnung?** na ile opiewa rachunek? **II.** *vr* **sich ~** zachow(yw)ać się
Betragen *n* **-s** zachowanie się *n*
betrauen *vt* powierzać (**j-n mit einer Sache** komuś coś)

betreffen* *vt* dotyczyć; **das betrifft mich nicht** to mnie nie dotyczy

betreffs *praep mit G* odnośnie do (czegoś)

betreiben* *vt* zajmować się (czymś), uprawiać (coś); **ein Handwerk ~** trudnić się rzemiosłem

betreten*[1] *vt* wstępować, wchodzić (**etw** do czegoś, na coś)

betreten[2] *adj* zakłopotany, speszony

Betrieb *m* **-(e)s, -e 1.** ruch *m*; **außer ~** nieczynny; **in ~ setzen** uruchamiać **2.** (*Anlage*) zakład *m*, fabryka *f*

Betriebsrat *m* **-(e)s, ...räte** rada zakładowa

betrinken*, sich *vr* upi(ja)ć się

betroffen → **betreffen**; *adj* zmieszany

betrog → **betrügen**

betrübt *adj* zasmucony

Betrug *m* **-(e)s** oszustwo *n*; **einen ~ begehen** popełnić oszustwo

betrügen* *vt* oszuk(iw)ać; zdradzać (żonę, męża)

Betrüger *m* **-s, -** oszust *m*

betrunken → **betrinken**; **~ sein** być pijanym

Bett *n* **-(e)s, -en 1.** łóżko *n*; **das ~ machen** słać łóżko; **das ~ hüten** leżeć (z powodu choroby); **ich gehe zu ~** idę spać **2.** koryto *n* (rzeki)

Bettdecke *f* **-, -n** kołdra *f*

betteln *vi* żebrać

bettlägerig *adj* obłożnie chory

Bettlaken *n* **-s, -** prześcieradło *n*

Bettler *m* **-s, -** żebrak *m*

Betttuch *n* **-(e)s, ...tücher** prześcieradło *f*

Bettvorleger *m* **-s, -** dywanik *m* (przed łóżko)

Bettwäsche *f* **-** bielizna pościelowa

Bettzeug *n* **-(e)s** *ugs.* pościel *f*

Beuge *f* **-, -n** *sport.* skłon *m*

beugen I. *vt* zgiąć (rękę), ugiąć (kolana) **II.** *vr* **sich ~** skłonić się; pochylić się

Beule *f* **-, -n 1.** guz *m* **2.** wgniecenie *n*

beunruhigen [bə'unruːɪgən] **I.** *vt* niepokoić (**j-n** kogoś) **II.** *vr* **sich ~** niepokoić się (**wegen einer Sache** z powodu czegoś)

beurlauben [bə'uːrlaubən] *vt* urlopować, udzielić urlopu

beurteilen [bə'urtaɪlən] *vt* osądzać

Beute *f* **-** zdobycz *f*, łup *m*

Beutel *m* **-s, -** worek *m*; (*Geldtasche*) sakiewka *f*, portmonetka *f*

Bevölkerung *f* **-, -en** ludność *f*

bevollmächtigen *vt* upoważni(a)ć, upełnomocni(a)ć

Bevollmächtigte(r) *f*, *m* **-n, -n** pełnomocnik *m*

bevor *kj* zanim

bevormunden *vt*: **j-n ~** nakazywać komuś (co ma robić), decydować za kogoś

bevorstehen* *vi* zanosić się (na coś); nadchodzić, zbliżać się; **das Weihnachtsfest steht bevor** nadchodzą święta Bożego Narodzenia

bevorzugen *vt* faworyzować; woleć; dawać pierwszeństwo

bewachen *vt* pilnować; **bewachter Bahnübergang** przejazd strzeżony

Bewachung *f* **-, -en** straż *f*, ochrona *f*

bewaffnen *vt* uzbrajać

bewahren *vt* zachow(yw)ać; u|chronić (**j-n vor Krankheit** kogoś przed chorobą); **Gott bewahre!** broń Boże!

bewähren, sich *vr* sprawdzić się; wytrzym(yw)ać próbę

bewährt → **bewähren**; *adj* wypróbowany

Bewährungsfrist *f* **-, -en** *juris.* zawieszenie *n*

bewältigen *vt* pokon(yw)ać (coś), podołać (czemuś)

bewandert *adj* biegły (**auf einem Gebiet** w jakiejś dziedzinie)

bewässern *vt* nawadniać

bewegen[1] **I.** *vt* po|ruszać (**ein Bein** nogą); **bewegte See** wzburzone morze; (*rühren*) wzruszać **II.** *vr* **sich ~** po|ruszać się

bewegen*[2] *vt* nakłaniać (**zu einer Sache** do czegoś)

Beweggrund *m* **-(e)s, ...gründe** motyw *m*

beweglich *adj* ruchomy

Bewegung *f* **-, -en 1.** ruch *m*; **eine plötzliche ~** nagły ruch; **der Zug setzte sich in ~** pociąg ruszył **2.** *figur.* (*Rührung*) wzruszenie *n*

Beweis *m* **-es, -e** dowód *m*; **zum ~ dessen** na dowód tego

beweisen* *vt* udowadniać (coś); dowodzić (czegoś)

bewerben*, sich *vr* zabiegać (**um etw** o coś), starać się o pracę

Bewerbung *f* staranie się o pracę; podanie o pracę

bewilligen *vt* zezwalać (na coś)

Bewilligung *f* **-, -en** zezwolenie *n*

bewirken *vt* s|powodować

bewirten *vt* u|gościć, po|częstować

bewirtschaften *vt* zagospodarować
bewog → **bewegen**
Bewohner *m* **-s, -** mieszkaniec *m*
bewohnt *adj* zamieszkały
bewölkt *adj* zachmurzony
Bewölkung *f* **-** zachmurzenie *f*
bewundern *vt* podziwiać
Bewunderung *f* **-** podziw *m*
bewusst *adj* świadomy; **sich eines Dinges ~ sein** być świadomym czegoś; **soviel mir ~ ist** o ile mi wiadomo
bewusstlos *adj* nieprzytomny
Bewusstlosigkeit *f* **-** brak przytomności
Bewusstsein *n* **-s** świadomość *f*, przytomność *f*
bezahlen *vt* za|płacić
Bezahlung *f* **-** zapłata *f*
bezaubern *vt* oczarow(yw)ać
bezeichnen *vt* oznaczać, określać
bezeichnend → **bezeichnen**; *adj* znamienny, typowy
Bezeichnung *f* **-, -en** oznaczenie *n*; określenie *n*
bezeigen *vt* okaz(yw)ać (współczucie)
beziehen* **I.** *vt* (*einziehen*) wprowadzać się (do czegoś); powlekać (**das Bett** pościel); pobierać (**Rente** rentę); sprowadzać (**Waren** towary) **II.** *vr* **sich ~** odnosić się (**auf etw** do czegoś); (*sich berufen*) powoływać się (na coś)
Beziehung *f* **-, -en** wzgląd *m*; związek *m*; stosunek *m*; zależność *f*; **in jeder ~** pod każdym względem
beziehungsweise *adv* względnie, albo
Bezirk *m* **-(e)s, -e** okręg *m*, powiat *m*, rejon *m*; dzielnica *f*
Bezug *m* **-(e)s, Bezüge 1.** (*Überzug*) powłoczka *f*, pokrowiec *m* **2.** *sing* (*von Waren*) sprowadzenie *n*, nabycie *n* **3. Bezüge** *pl* pobory *pl* **4.** (*Beziehung*) wzgląd *m*; **auf etw ~ nehmen** powoływać się na coś; **in ~ auf etw** odnośnie do czegoś
bezüglich I. *adj* odnośny **II.** *praep mit G* odnośnie do, co się tyczy (czegoś)
Bezugsperson *f* **-, -en** bliska osoba
Bezug(s)schein *m* **-(e)s, -e** talon *m*, kwit *m*; bon *m*
bezwecken *vt* zmierzać (do czegoś)
bezweifeln *vt* powątpiewać (o czymś)
bezwingen* **I.** *vt* pokon(yw)ać, zmóc **II.** *vr* **sich ~** za|panować nad sobą
BH [be'ha:] *m* **-s, -s** biustonosz *m*
Bibel *f* **-, -n** Biblia *f*
Biber *m* **-s, -** bóbr *m*
Biberratte *f* **-, -n** nutria *f*
Bibliothek *f* **-, -en** biblioteka *f*
bieder *adj* poczciwy
biegen* **I.** *vt* zginać, przeginać **II.** *vi s* **um die Ecke ~** skręcać w inną ulicę
biegsam *adj* giętki
Biegung *f* **-, -en** wygięcie *n*; (*eines Weges*) zakręt *m*
Biene *f* **-, -n** pszczoła *f*
Bienenhonig *m* **-s, -e** miód pszczeli
Bienenstock *m* **-(e)s, ...stöcke** ul *m*
Bier *n* **-(e)s, -e** piwo *n*; **ein Glas ~** jedno piwo; **~flasche** *f* butelka do piwa
Bierdose *f* **-, -n** puszka do piwa
Bierflasche *f* **-, -n** butelka do piwa
Bierkeller *m* **-s, -, Bierstube** *f* **-, -n** piwiarnia
Bierkrug *m* **-(e)s, ...krüge** kufel
bieten* **I.** *vt* ofiarować, da(wa)ć; oferować; **die Stirn ~** stawi(a)ć czoło **II.** *vr* **sich ~** nadarzać się; przedstawi(a)ć się (*o widoku*)
Bilanz *f* **-, -en** bilans *m*
Bild *n* **-(e)s, -er** obraz *m*; zdjęcie *n*; **im ~e sein** być zorientowanym
Bildband *m* **-(e)s, ...bände** album *m*
Bildbericht *m* **-(e)s, -e** fotoreportaż *m*
bilden *vt* u|tworzyć; **~de Künste** sztuki plastyczne; (*Bildung geben*) wy|kształcić
Bilderbuch *n* **-(e)s, ...bücher** książka z obrazkami
Bilderrätsel *n* **-s, -** rebus *m*
Bildhauer *m* **-s, -** rzeźbiarz *m*
bildhübsch *adj* śliczny
Bildreporter *m* **-s, -** fotoreporter *m*
Bildröhre *f* **-, -n** kineskop *m*
Bildsäule *f* **-, -n** posąg *m*
Bildschirm *m* **-(e)s, -e** ekran *m* (telewizora, monitora); **vor dem ~ sitzen** siedzieć przed telewizorem
Bildung *f* **-** kształtowanie *n*; (*Schaffung*) (u)tworzenie *n*; wykształcenie *n*
Bildungswesen *n* **-s** oświata *f*
Bildwand *f* **-, ...wände** ekran *m* (kinowy)
Billard ['biljart] *n* **-s, -e** bilard *m*
billig *adj* tani; **~es Essen** tanie jedzenie
billigen *vt* za|aprobować
bin → **sein**
Binde *f* **-, -n** opaska *f*, przepaska *f*; (*Verband*) bandaż *m*
Bindehaut *f* **-** *med.* spojówka *f*
binden* *vt* **1.** z|wiązać; zawiązać (szalik); **sich ein Tuch um den Kopf ~** zawiązać

chustkę na głowie **2.** przywiąz(yw)ać (**an etw** do czegoś) **3.** oprawi(a)ć (**ein Buch** książkę) **4. sich gebunden fühlen** czuć się zobowiązanym

Bindfaden *m* **-s, ...fäden** sznurek *m*

Bindung *f* **-, -en** powiązania, związek *m*; (*am Ski*) wiązanie *n*

binnen *praep mit G, D* **~ eines Jahres <einem Jahr>** w ciągu roku

Binnenschifffahrt *f* **-, -en** żegluga śródlądowa <rzeczna>

Biografie, Biographie *f* **-, -n** biografia *f*

Biokost *f* **-** żywność ekologiczna

Biologie *f* **-** biologia *f*

Birke *f* **-, -n** brzoza *f*

Birkhahn *m* **-(e)s, ...hähne** cietrzew *m*

Birnbaum *m* **-(e)s, ...bäume** grusza *f*

Birne *f* **-, -n 1.** gruszka *f* **2.** (*Glühbirne*) żarówka *f* **3.** *ugs.* łepetyna *f*, łeb *m*

birst → bersten

bis I. *praep mit A* **1.** (*örtlich*) do, aż do; **~ da** do tego miejsca; **~ hierher** dotąd; **~ dahin** aż tam; **~ an die Grenze** do granicy; **~ wohin?** dokąd? **2.** (*zeitlich*) do, aż do; **~ dahin** do tego czasu; **~ jetzt** dotychczas, do tej chwili; **~ auf weiteres** na razie, aż do odwołania; **~ wann?** do kiedy? **II.** *kj* aż, dopóki nie; **ich warte, ~ du kommst** zaczekam, dopóki nie przyjdziesz

Bischof *m* **-s, Bischöfe** biskup *m*

bisher *adv* dotychczas

bisherig *adj* dotychczasowy

Biskuit [bɪs'kvit] *n, m* **-(e)s, -s** *o.* **-e** biszkopt *m*; sucharek *m*

bislang *adv* dotychczas

biss → beißen

Biss *m* **-es, -e** ukąszenie *n*

bisschen *adv* trochę; **ein ~** trochę, nieco

Bissen *m* **-s, -** kęs *n*, kąsek *n*; przekąska *f*

bissig *adj* kąśliwy; *figur.* uszczypliwy; **ein ~er Hund** zły pies

Bisswunde *f* **-, -n** rana od ukąszenia

bist → sein

bisweilen *adv* czasami

Bitte *f* **-, -n** prośba *f*

bitten* *vt* po|prosić (**um etw** o coś); **vergeblich um etw ~** daremnie o coś prosić; **wie bitte?** co proszę?

bitter *adj* gorzki; **~e Mandeln** gorzkie migdały; **~e Kälte** przejmujące zimno

bitterkalt *adj* przeraźliwe zimno

Bitterkeit *f* **-** gorycz *f*

Blähung *f* **-, -en** wzdęcie *n*

blamieren, sich *vr* s|kompromitować się

blank *adj* (*glänzend*) lśniący; (*rein*) czysty; (*nackt*) goły

Blase *f* **-, -n** pęcherz *m*

blasen* **I.** *vt* **die Trompete ~** trąbić **II.** *vi* dmuchać, dąć

Blasinstrument *n* **-(e)s, -e** instrument dęty

Blaskapelle *f* **-, -n** orkiestra dęta

blass *adj* blady

Blatt *n* **-(e)s, Blätter** liść *m*; (*Zettel*) kartka *f*; (*Zeitung*) gazeta *f*

Blätterteig *m* **-(e)s, -e** ciasto francuskie

blau *adj* niebieski; błękitny; **ein ~er Fleck** siniec; **ein ~es Auge** podbite oko

Blaubeere *f* **-, -n** czarna jagoda

Blech *n* **-(e)s, -e** blacha *f*; *figur.* **~ reden** pleść głupstwa

Blechschaden *m* **-s, ...schäden** *mot., ugs.* stłuczka *f*

Blei *n* **-(e)s, -e** ołów *m*

Bleibe *f* **-** *ugs.* mieszkanie *n*; nocleg *m*

bleiben* *vi s* po|zostawać; **wo bleibt er?** gdzie on się podziewa?; **~ lassen** zaniechać (*czegoś*)

bleich *adj* blady

bleichen *vt* wybielać, odbarwi(a)ć

Bleifrei *n* **-s** benzyna bezołowiowa

Bleistift *m* **-(e)s, -e** ołówek *m*

Bleistiftspitzer *m* **-s, -** temperówka *f*

Blende *f* **-, -n** *fot.* przesłona *f*

blenden *vt* oślepi(a)ć; **das Licht blendet mich** światło mnie razi

blendend → blenden; *adj* olśniewający

Blick *m* **-(e)s, -e** spojrzenie *n*; **auf den ersten ~** na pierwszy rzut oka

blickdicht *adj* nieprzezroczysty (**eine Strumpfhose** rajstopy)

blicken *vt* spoglądać, patrzeć (**auf j-n, nach j-m** na kogoś); **rings um sich ~** rozglądać się dookoła

Blickfeld *n* **-(e)s, -er** pole widzenia

blieb → bleiben

blies → blasen

blind *adj* ślepy, niewidomy; **~er Passagier** pasażer na gapę; **~ werden** o|ślepnąć

Blinddarm *m* **-(e)s, ...därme** wyrostek robaczkowy

Blinde(r) *f, m* **-n, -n** niewidomy *m*, niewidoma *f*

Blindenschrift *f* **-** pismo Braille'a

Blindgänger *m* **-s, -** *mil.* niewypał *m*

Blindheit *f* **-** ślepota *f*

blinken *vi* migać; dawać sygnały świetlne

Blinker *m* **-s, -** *mot.* kierunkowskaz *m*, migacz *m*
Blinkleuchte *f* **-, -n** *mot.* migacz *m*
Blinklichtanlage *f* **-, -n** *ebw.* sygnalizacja świetlna (*na przejeździe*)
blinzeln *vi* mrugać
Blitz *m* **-es, -e** błyskawica *f*, piorun *m*; **so schnell wie der ~** tak szybko jak strzała
Blitzableiter *m* **-s, -** odgromnik *m*, piorunochron *m*
blitz(e)blank *adj ugs.* lśniący czystością, czyściutki
blitzen *vi* błyskać się; **es blitzt** błyska się; błyszczeć
Blitzlicht *n* **-(e)s, -er** *fot.* światło błyskowe
Block *m* **-(e)s 1.** *pl* **Blöcke** blok *m*, kloc *m*, bryła *f* **2.** *pl* **Blöcke** (*Zeichenblock*) blok rysunkowy; (*Notizblock*) notes *m* **3.** *pl* **-s** kwartał domów
Blockschrift *f* **-** pismo blokowe
blöde *adj* głupkowaty, niedorzeczny
Blödsinn *m* **-(e)s** idiotyzm *m*, głupstwo *n*
blond *adj* blond
blondieren *vt* u|tlenić (*włosy*)
bloß I. *adj* goły **II.** *adv* (*nur*) tylko, jedynie
bloßstellen *vt* obnażać; *figur.* z|demaskować, kompromitować
blühen *vi* kwitnąć
Bluejeans, Blue Jeans ['blu:dʒi:ns] *pl* dżinsy *pl*
Blume *f* **-, -n** kwiat *m*; **eine exotische ~** egzotyczny kwiat
Blumenbeet *n* **-(e)s, -e** kwietnik *m*
Blumengeschäft *n* **-(e)s, -e** kwiaciarnia *f*
Blumenkohl *m* **-(e)s** kalafior *m*
Blumenladen *m* **-s, ...läden** → **Blumengeschäft**
Blumenstrauß *m* **-es, ...sträuße** bukiet *m*
Blumentopf *m* **-(e)s, ...töpfe** doniczka *f*
Bluse *f* **-, -n** bluzka *f*; bluza *f*
Blut *n* **-(e)s** krew *f*; **ein Tropfen ~** kropla krwi
blutarm *adj* anemiczny
Blutarmut *f* **-** anemia *f*
Blutdruck *m* **-(e)s** *med.* ciśnienie krwi
Blüte *f* **-, -n** kwiat *m*; *figur.* rozkwit *m*
bluten *vi* krwawić
Bluterguss *m* **-es, ...ergüsse** wylew krwi
Blutgefäß *n* **-es, -e** naczynie krwionośne
Blutgruppe *f* **-, -n** grupa krwi
blutig *adj* krwawy
Blutprobe *f* **-, -n** próba krwi (na zawartość alkoholu)
Blutspende *f* **-, -n** krwiodawstwo
blutstillend *adj* tamujący krwawienie
Blutung *f* **-, -en** krwawienie *n*, krwotok *m*
Bluntuntersuchung *f* **-, -en** *med.* analiza krwi
Blutvergiftung *f* **-, -en** zakażenie krwi
Blutwurst *f* **-, ...würste** kaszanka *f*
Bö *f* **-, -en** porywisty wiatr; *naut.* szkwał *m*
Bob, Bobsleigh *m* **-s, -s** bobslej *m*
Bobbahn *f* **-, -en** tor bobslejowy
Bock *m* **-(e)s, Böcke** *zool.* kozioł *m*, baran *m*; *sport.* kozioł *m*
Bocksprung *m* **-(e)s, ...sprünge** *sport.* skok przez kozła
Bockwurst *f* **-, ...würste** serdelek *m*
Boden *m* **-s, Böden** ziemia *f*, grunt *m*; (*Erdart*) gleba *f*; (*eines Gefäßes*) dno *n*; (*Fußboden*) podłoga *f*; (*Dachboden*) strych *m*
Bodenbelag *m* **-(e)s, ...beläge** wykładzina podłogowa
Bodenfrost *m* **-(e)s, ...fröste** przymrozek przygruntowy
bodenlos *adj* bezdenny
bodenständig *adj* rodzimy
Bodybuilder ['bodibɪldɛ(r)] *m* **-s, -** kulturysta *m*
Bodybuilding ['bodibɪldɪŋ] *n* **-s** kulturystyka *f*
bog → **biegen**
Bogen *m* **-s, -** łuk *m*; (*Papierbogen*) arkusz *m*; (*Geigenbogen*) smyczek *m*
Bohne *f* **-, -n** fasola *f*; ziarnko *n* (kawy)
Bohnenkaffee *m* **-s** kawa ziarnista
bohnern *vt* froterować
bohren *vt*, *vi* wy|wiercić; *ugs.* dłubać
Bohrer *m* **-s, -** świder *m*
Boje *f* **-, -n** boja *f*, pława *f*
Bolzen *m* **-s, -** bolec *m*, sworzeń *m*
Bombe *f* **-, -n** bomba *f*
Bomber *m* **-s, -** bombowiec *m*
Bonbon [bɔŋ'bɔŋ] *m*, *n* **-s, -s** cukierek *m*
Boot *n* **-(e)s, -e** łódź *f*, łódka *f*, czółno *n*
Bord *m* **-(e)s, -e** pokład *m* (*o.* samolotu); (*Schiffsrand*) burta *f*; **an ~** na pokładzie; **an ~ gehen** wsiadać na statek
Bordkarte *f* **-, -n** karta pokładowa
borgen *vt* pożyczać
Börse *f* **-, -n** giełda *f*
Borste *f* **-, -n** szczecina *f*
bösartig *adj* złośliwy
böse *adj* zły; **auf j-n ~ werden** rozgniewać się na kogoś; **seien Sie nicht ~** niech się pan nie gniewa

Böschung *f* **-, -en** skarpa *f*
boshaft *adj* złośliwy; **eine ~e Bemerkung** złośliwa uwaga
Boshaftigkeit *f* **-, -en 1.** *sing* złośliwość *f*, sarkazm *m* **2.** *pl* złośliwości *fpl*
Boss *m* **-es, -e** szef *m*, boss *m*
bot → **bieten**
botanisch *adj* botaniczny; **~er Garten** ogród botaniczny
Bote *m* **-n, -n** posłaniec *m*, goniec *m*
Botschaft *f* **-, -en** wiadomość *f*; (*diplomatische Vertretung*) ambasada *f*
Botschafter *m* **-s, -** ambasador *m*
Bouillon [bul'jɔŋ] *f* **-, -s** bulion *m*
Boutique [bu'tiːk] *f* **-, -n** butik *m*
boxen *vi* boksować (się)
Boxer *m* **-s, -** bokser *m* (*o.* pies)
brach → **brechen**
Brachfeld *n* **-(e)s, -er** ugór *m*, odłóg *m*
brachliegen *vi* leżeć odłogiem
brachte → **bringen**
Brand *m* **-(e)s, Brände** pożar *m*; **in ~ geraten** zapalić się; **in ~ stecken** podpalić
brandneu *adj* nowiutki
Brandstätte *f* **-, -n** pogorzelisko *n*
Brandstifter *m* **-s, -** podpalacz *m*
Brandung *f* **-, -en** przybój *m*
Brandwunde *f* **-, -n** rana z oparzenia
brannte → **brennen**
Branntwein *m* **-(e)s, -e** wódka *f*
braten* *vt* piec; (*schmoren*) smażyć
Braten *m* **-s, -** pieczeń *f*
Brathähnchen *n* **-s, -** kurczę pieczone
Bratkartoffeln *pl* smażone kartofle
Bratpfanne *f* **-, -n** brytfanna *f*
Bratwurst *f* **-, ...würste** kiełbasa smażona
Brauch *m* **-(e)s, Bräuche** zwyczaj *m*; **nach altem ~** starym zwyczajem
brauchbar *adj* zdatny; (*nützlich*) użyteczny
brauchen *vt* **1.** (*nötig haben*) potrzebować (czegoś); **~ Sie noch etwas?** potrzeba panu jeszcze czegoś?; **es braucht nicht gleich zu sein** nie musi być zaraz **2.** (*anwenden*) uży(wa)ć
Braue *f* **-, -n** brew *f*
Brauerei *f* **-, -en** browar *m*
braun *adj* brunatny, brązowy; **~e Augen** piwne oczy; **~ gebrannt** opalony
Braunkohle *f* **-, -n** węgiel brunatny
Brause *f* **-, -n 1.** natrysk *m* **2.** sitko polewaczki
brausen *vi* szumieć, huczeć; (*brodeln*) kipieć; (*sausen*) pędzić, gnać
Braut *f* **-, Bräute** narzeczona *f*, panna młoda *f*; **~jungfer** druhna *f*
Bräutigam *m* **-s, -e** narzeczony *m*, pan młody *m*
Brautpaar *n* **-(e)s, -e** narzeczeni *pl*, państwo młodzi
brav *adj* dzielny; zacny; (*artig*) grzeczny
brechen* **I.** *vt* z|łamać; pobić (**einen Rekord** rekord); przer(y)wać (**sein Schweigen** milczenie) **II.** *vi* **1.** *s* z|łamać się; (*durchdringen*) przebi(ja)ć się **2.** zrywać (**mit j-m** z kimś) **3.** (*erbrechen*) z|wymiotować
Brechmittel *n* **-s, -** środek wymiotny
Brechreiz *m* **-es, -e** mdłości *pl*
Brechstange *f* **-, -n** łom *m*
Brei *m* **-(e)s, -e** papka *f*; *kulin.* kaszka *f*
breit *adj* szeroki; **weit und ~** wszędzie (wokół); **sich ~ machen** rozsiadać się wygodnie; *vulg.* rozwalać się
Breite *f* **-, -n** szerokość *f*
Breitwandfilm *m* **-(e)s, -e** film szerokoekranowy
Bremse *f* **-, -n** hamulec *m*
bremsen *vi*, *vt* za|hamować
Bremslicht *n* **-(e)s, -er** światło stopu
Bremspedal *n* **-s, -e** pedał hamulcowy
Bremsweg *m* **-(e)s, -e** droga hamowania
brennbar *adj* palny
brennen* **I.** *vt* palić; wypalać(**Ziegel** cegły); (*schmerzen*) piec, szczypać, parzyć **II.** *vi* **1.** palić się; **es brennt!** pali się! **2.** prażyć (*o słońcu*)
brennend → **brennen**; *adj* palący; **~er Schmerz** piekący ból
Brenner *m* **-s, - 1.** palnik *m* **2.** nagrywarka płyt kompaktowych
Brennnessel *f* **-, -n** pokrzywa *f*
Brennstoff *m* **-(e)s, -e** paliwo *n*
Brennweite *f* **-, -n** *fot.* ogniskowa *f*
Brett *n* **-(e)s, -er** deska *f*
Brettspiel *n* **-(e)s, -e** gra planszowa
Brezel *f* **-, -n** obwarzanek *m*, precel *m*
bricht → **brechen**
Brief *m* **-(e)s, -e** list; **eingeschriebener ~** list polecony
Briefbogen *m* **-s, -** arkusz papieru listowego
Briefkasten *m* **-s, ...kästen** skrzynka pocztowa
Briefmarke *f* **-, -n** znaczek pocztowy
Briefmarkensammler *m* **-s, -** filatelista *m*
Briefpapier *n* **-s, -e** papier listowy

Brieftasche *f* **-, -n** portfel *m*
Briefträger *m* **-s, -** listonosz *m*, doręczyciel *m*
Briefumschlag *m* **-(e)s, ...umschläge** koperta *f*
Briefwechsel *m* **-s, -** korespondencja *f*
briet → **braten**
Brille *f* **-, -n** okulary *pl*
Brimsen(käse) *m* **-s, -** *austr.* ser owczy, bryndza *f*
bringen* *vt* przynosić; (*mit Wagen*) przywozić; odprowadzić, zaprowadzić; (*abtransportieren*) odnosić; odwozić; **auf die Umlaufbahn ~** wprowadzić na orbitę; **in Einklang ~** uzgodnić; **in Ordnung ~** uporządkować; **in Umlauf ~** puszczać w obieg; **in Verlegenheit ~** wprawi(a)ć w zakłopotanie; **zur Kenntnis ~** poda(wa)ć do wiadomości; **zur Sprache ~** poruszać; **zum Stehen ~** zatrzymać; **zur Welt ~** urodzić; **j-n um etw ~** pozbawić kogoś czegoś
Brise *f* **-, -n** *naut.* bryza *f*
britisch *adj* brytyjski
bröckeln *vi, vt* kruszyć (się); **das Brot bröckelt** chleb kruszy się
Brocken *m* **-s, -** okruch *m*, odłamek *m*
brodeln *vi* kipieć
Brombeere *f* **-, -n** jeżyna *f*
Bronchitis *f* zapalenie oskrzeli
Bronze ['brɔ̃:sɛ] *f* **-, -n** brąz *m*
Brosche *f* **-, -n** broszka *f*
Broschüre *f* **-, -n** broszura *f*
Brot *n* **-(e)s, -e** chleb *m*
Brötchen *n* **-s, -** bułka *f*; **belegtes ~** kanapka *f*
Brotlaib *m* **-(e)s, -er** bochenek chleba
Brotscheibe, **Brotschnitte** *f* **-, -n** kromka chleba
Bruch *m* **-(e)s, Brüche** złamanie *n*; *figur.* (*Zerwürfnis*) rozłam *m*; *med.* przepuklina *f*; *mat.* ułamek *m*
Bruchstück *n* **-(e)s, -e** fragment *m*
Bruchteil *m* **-(e)s, -e** część *f*
Bruchzahl *f* **-, -en** ułamek *m*
Brücke *f* **-, -n** most *m*
Bruder *m* **-s, Brüder** brat *m*
brüderlich *adj* braterski
Brüderschaft *f* **-** braterstwo *n*
Brühe *f* **-, -n** rosół *m*
brühen *vt* zaparzyć (herbatę)
brüllen *vi* wrzeszczeć, ryczeć
brummen *vi* **1.** mruczeć, gderać, mamrotać **2.** warczeć (*o silniku*)
brünett *adj* ciemnowłosy
Brunnen *m* **-s, -** studnia *f*; (*Quelle*) źródło *n*
Brunst *f* **-, Brünste** ruja *f*
brüsk *adj* szorstki
Brust *f* **-, Brüste 1.** pierś *f*; **eine breite ~** szeroka pierś **2.** pierś *f* (kobieca)
brüsten, sich *vr* chełpić się
Brustkorb *m* **-(e)s, ...körbe** klatka piersiowa
Brüstung *f* **-, -en** balustrada *f*
Brustwarze *f* **-, -n** brodawka piersi
brüten *vi* głowić się (**über einer Sache** nad czymś), medytować; **eine ~de Hitze** tropikalny upał
Bruttoeinkommen *n* **-s, -** dochód brutto
Bube *m* **-n, -n** *kart.* walet *m*
Buch *n* **-(e)s, Bücher** książka *f*; **ein ~ ausleihen** wypożyczyć książkę
Buchbinder *m* **-s, -** introligator *m*
Buche *f* **-, -n** buk *m*
buchen *vt* za|księgować; za|rezerwować (bilet lotniczy)
Bücherei *f* **-, -en** biblioteka *f*
Buchhalter *m* **-s, -** księgowy *m*
Buchhaltung *f* **-** księgowość *f*
Buchhandlung *f* **-, -en** księgarnia *f*
Buchmacher *m* **-s, -** bukmacher *m*
Büchse *f* **-, -n** puszka *f*; (*Jagdgewehr*) strzelba *f*, fuzja *f*
Büchsenfleisch *n* **-(e)s** mięso z puszki, konserwa mięsna
Büchsenöffner *m* **-s, -** otwieracz do puszek
Buchstabe *m* **-ns, -n** litera *f*
buchstabieren *vt* sylabizować, literować
buchstäblich *adj* dosłowny
Bucht *f* **-, -en** zatoka *f*
Buckel *m* **-s, -** garb *m*
bücken, sich *vr* schylać się
Bude *f* **-, -n** buda *f*; rudera *f*; *ugs.* mieszkanie *n*, pokój *m*; (*Laden*) *ugs.* lokal *m*, sklep *m*
Budget [by'dʒe:] *n* **-s, -s** budżet *m*
Büfett [by'fe:] *n* **-(e)s, -s** *o.* **-e** bufet *m*, kredens *m*
Büffel *m* **-s, -** bawół *m*
Bug *m* **-(e)s, -e** dziób *m* (statku)
Bügel *m* **-s, -** wieszak *m*; (*Steigbügel*) strzemię *n*
Bügeleisen *n* **-s, -** żelazko *n*
Bügelfalte *f* **-, -n** kant *m* (*u spodni*)
bügelfrei *adj* nie mnący się, nie wymagający prasowania

bügeln *vt* prasować
Bühne *f* **-, -n** scena *f*
buk → **backen**
Bukett *n* **-s, -s** *o.* **-e** aromat *m*
Bulle *m* **-n, -n** **1.** byk *m* **2.** *ugs.* gliniarz *m*
Bummel *m* **-s, -** *ugs.* przechadzka *f*
bummeln *vi s ugs.* spacerować bez celu
Bummelzug *m* **-(e)s, ...züge** *ugs.* (powolny) pociąg osobowy
Bund[1] *m* **-(e)s, Bünde** związek *m*, sojusz *m*
Bund[2] *n* **-(e)s, -e** wiązka *f*; pęk *m*
Bündel *n* **-s, -** wiązka *f*; tłumoczek *m*, zawiniątko *n*
Bundesgenosse *m* **-n, -n** sprzymierzeniec
Bundesrepublik *f* **-, -en** republika federalna <związkowa>
bündig *adj*: **kurz und ~** krótko i węzłowato
Bündnis *n* **-ses, -se** przymierze *n*
Bungalow ['buŋgalo:] *m* **-s, -s** bungalow
bunt *adj* kolorowy; (*abwechslungsreich*) urozmaicony
Buntstift *m* **-(e)s, -e** kolorowy ołówek, kredka *f*
Bürde *f* **-, -n** ciężar *m*; *figur.* brzemię *n*
Burg *f* **-, -en** zamek *m*, gród *m*
bürgen *vi* ręczyć (**für j-n** za kogoś)
Bürger *m* **-s, -** obywatel *m*; mieszczanin *m*
bürgerlich *adj* mieszczański; obywatelski; **Bürgerliches Gesetzbuch** kodeks cywilny
Bürgermeister *m* **-s, -** burmistrz *m*
Bürgersteig *m* **-(e)s, -e** chodnik *m*
Bürgschaft *f* **-, -en** gwarancja *f*, poręczenie *n*
Büro *n* **-s, -s** biuro *n*
Büroklammer *f* **-, -n** spinacz *m*
Bursche *m* **-n, -n** chłopak *m*, wyrostek *m*
Bürste *f* **-, -n** szczotka *f*
bürsten *vt* czyścić szczotką, szczotkować
Bus *m* **-ses, -se** autobus; **mit dem ~** autobusem
Busch *m* **-(e)s, Büsche** krzak *m*; (*Gebüsch*) zarośla *pl*
Büschel *n* **-s, -** pęk *m*; wiązka *f*; kosmyk *m*
Busen *m* **-s, -** piersi kobiece, biust *m*
Busenfreund *m* **-(e)s, -e** serdeczny przyjaciel
büßen *vt* od|pokutować
bußfertig *adj* skruszony
Busserl *n* **-s, -(n)** *austr. ugs.* całus *m*
Bußgeld *n* **-(e)s, -er** grzywna *f*
Büste *f* **-, -n** popiersie *n*; (*Brust*) piersi *pl*, biust *m*
Büstenhalter *m* **-s, -** biustonosz *m*
Butter *f* **-** masło *n*
Butterbrot *n* **-(e)s, -e** chleb z masłem; **belegtes ~** kanapka
Butterdose *f* **-, -n** maselniczka *f*
Buttergebäck *n* **-(e)s** herbatniki *pl*
Buttermilch *f* **-** maślanka *f*
Byte [baɪt] *n* **-(s), -(s)** bajt *m*

C

Café [ka'fe:] *n* **-s, -s** kawiarnia *f*
Camcorder *m* **-s, -** kamera wideo *f*
campen [kɛmpn] *vi* biwakować, obozować
Camping ['kɛmpiŋ] *n* **-s** biwakowanie *n*, obozowanie *n*
Campinghäuschen *n* **-s, -** domek kempingowy
Campingplatz *m* **-es, ...plätze** kemping *m*
Campus ['kampus] *m* **-, -** kampus *m*
Cappuccino [kapu'tʃi:nĭ] *m* **-(s), -(s)** cappuccino
CD [tse:'de] *f* **-, -(s)** płyta kompaktowa, CD
CD-Brenner *m* **-s, -** nagrywarka płyt kompaktowych
CD-Player [tse:'depleiɛ] *m* **-s, -** odtwarzacz płyt kompaktowych
CD-ROM *f* **-, -(s)** CD-ROM
Chamäleon *n* **-s, -s** kameleon *m*
Champagner [ʃam'panjə] *m* **-s, -** szampan *m*
Champignon ['ʃampinjɔŋ] *m* **-s, -s** pieczarka *f*
Champion ['tʃɛmpiən] *m* **-s, -s** czempion *m*
Chance ['ʃɑŋsə] *f* **-, -n** szansa *f*
Chaos *n* **-** chaos *m*
Charakter *m* **-s, -e** charakter *m*
Charaktereigenschaft *f* **-, -en** cecha charakteru
charakteristisch *adj* charakterystyczny
Chassis [ʃa'si:] *n* **-, -** podwozie *n*
chatten [tʃetn] *vi inform.* czatować
Chauffeur [ʃɔ'fø:r] *m* **-s, -e** szofer *m*, kierowca *m*
Chaussee [ʃo'se:] *f* **-, -n** szosa *f*
Chef [ʃɛf] *m* **-s, -s** szef *m*
Chemie *f* **-** chemia *f*
Chemiker *m* **-s, -** chemik *m*
chemisch *adj* chemiczny
Chicorée ['ʃikore:] *m* **-s,** *f* **-** cykoria *f*
Chilene [tʃɪ'le:nə] *m* **-n, -n** Chilijczyk *m*
Chinese *m* **-n, -n** Chińczyk *m*
chinesisch *adj* chiński
Chip [tʃɪp] *m* **-s, -s** **1.** żeton *m* **2.** *kulin. pl* chipsy *pl* **3.** chip *m* (*elektronika*)
Chlor *n* **-s** chlor *m*
Chor *m* **-(e)s, Chöre** chór *m*
Christ *m* **-en, -en** chrześcijanin *m*
Christbaum *m* **-(e)s, ...bäume** *reg.* choinka *f*
Christentum *n* **-s** chrześcijaństwo *n*
christlich *adj* chrześcijański
Chromosom *n* **-s, -en** chromosom *m*
Chronik *f* **-, -en** kronika *f*
chronisch *adj* chroniczny; **eine ~e Krankheit** choroba przewlekła
chronologisch *adj* chronologiczny
Computer [kɔm'pju:ter] *m* **-s, -** komputer
Computerausdruck *m* **-(e)s, -e** wydruk komputerowy
computerisieren *vt* komputeryzować
Computervirus *m* **-, ...viren** *inform.* wirus komputerowy
Couch [kautʃ] *f* **-, -s** *o.* **-en** kanapa *f*
Cousin [ku'zɛ̃:] *m* **-s, -s** kuzyn *m*
Cousine [ku'zi:nə] *f* **-, -n** kuzynka *f*
Creme *f* **-, -s** krem *m*
Cursor ['kø:rsər] *m* **-s, -s** *inform.* kursor *m*
Cutter ['katər] *m* **-s, -** *film.* montażysta *m*

D

da I. *adv* **1.** (*hier*) tu, oto; **bis da** dotąd; **von da an** odtąd **2.** (*dort*) tam; **wer da?** kto tam?; **da sein** być obecnym **II.** *kj* ponieważ, skoro
dabei *adv* przy tym
dableiben* *vi s* zosta(wa)ć (na miejscu)
Dach *n* **-(e)s, Dächer** dach *m*
Dachboden *m* **-s, ...böden** strych *m*
Dachs *m* **-es, -e** borsuk *m*
dachte → denken
dadurch *adv* przez to
dafür *adv* na to, za to, w zamian; **ich bin ~** jestem za tym; **ich kann nichts ~** to nie moja wina
dagegen I. *adv* przeciw temu; (*im Vergleich*) w porównaniu z tym **II.** *kj* natomiast, zaś
daheim *adv* w domu; (*im Land*) w (swoim) kraju
daher I. *kj* przeto, więc **II.** *adv* stąd, stamtąd
dahin *adv* tam, w tamto miejsce; **bis ~** do tego miejsca; (*zeitlich*) do tego czasu

dahinauf *adv* tędy (w górę)
dahinaus *adv* tędy (na zewnątrz)
dahinein *adv* tędy (do wewnątrz)
dahinter *adv* za tym, z tyłu; **wir werden ~ kommen** dowiemy się, co się za tym kryje
dahinüber *adv* tędy (na drugą stronę)
dahinunter *adv* tędy (w dół)
dalassen *vt ugs.* pozostawi(a)ć
damals *adv* wtedy
Dame *f* **-, -n** dama *f*, pani *f*; (*w szachach*) królowa; **~ spielen** grać w warcaby
Damenbinde *f* **-, -n** podpaska higieniczna
Damenfriseur ['da:mənfrɪzø:r] *m* **-s, -e** fryzjer damski
damit I. *adv* tym, z tym; **her ~ !** daj(cie) to! **II.** *kj* aby, żeby
Damm *m* **-(e)s, Dämme** grobla *f*, tama *f*; *ebw.* nasyp *m*; jezdnia *n*; (*Hafendamm*) molo ochronne *n*
dämmern *vi*: **es dämmert 1.** świta **2.** zmierzcha się
Dämmerung *f* **-** półmrok *m*; (*abends*) zmierzch *m*; (*morgens*) brzask *m*, świt *m*
Dampf *m* **-(e)s, Dämpfe** para *f*; **mit ~ betreiben** napędzać parą
Dampfbügeleisen *m* **-s, -** żelazko parowe
dampfen *vi* parować, dymić
dämpfen *vt* przy|tłumić; przyćmi(ewa)ć (**das Licht** światło); *kulin.* dusić
Dampfer *m* **-s, -** parowiec *m*
Dämpfer *m* **-s, -** tłumik *m*
danach *adv* potem, następnie; (*demgemäß*) według tego
Däne *m* **-n, -n** Duńczyk *m*
daneben *adv* obok tego, oprócz tego; **dicht ~** tuż obok
Dänin *f* **-, -nen** Dunka *f*
dänisch *adj* duński
dank *praep mit G, D* dzięki (**j-m** komuś)
Dank *m* **-(e)s** podziękowanie *n*; **besten ~** dziękuję bardzo; **Gott sei ~ !** dzięki Bogu!
dankbar *adj* wdzięczny
danken *vi* dziękować; **danke schön!** bardzo dziękuję!
dann *adv* wtedy, wówczas; (*später*) potem
daran *adv* przy tym, na tym; **nahe ~** blisko tego; **~ denken** myśleć o tym; **es liegt mir ~** zależy mi na tym
darankommen* *vi s*: **jetzt kommst du daran** teraz na ciebie kolej
darauf *adv* na tym; na to; **es kommt ~ an** to zależy; (*später*) potem; **den Tag ~** nazajutrz
daraufhin *adv* na to, następnie
daraus *adv* z tego
darbieten* **I.** *vt* ofiarow(yw)ać **II.** *vr* **sich ~** nadarzyć się; przedstawiać się (**ein Anblick** widok)
darf → **dürfen**
darin *adv* w tym; wewnątrz; w środku
darlegen *vt* wyjaśni(a)ć, objaśni(a)ć
Darlehen *n* **-s, -** pożyczka *f*; **ein ~ aufnehmen** zaciągnąć pożyczkę
Darm *m* **-(e)s, Därme** jelito *n*, *ugs.* kiszka *f*
Darmkatarrh *m* **-s, -e** *med.* nieżyt jelit
darstellen *vt* przedstawi(a)ć, opis(yw)ać
Darsteller *m* **-s, -** aktor *m*, odtwórca *m*
Darstellerin *f* **-, -nen** aktorka *f*
Darstellung *f* **-, -en** przedstawienie (*czegoś*) *n*; (*Schilderung*) opis *m*
darüber *adv* nad tym; ponad to; o tym; **ich lache ~** śmieję się z tego; **~ hinaus** ponadto
darum *adv* **1.** o to; **es handelt sich ~** chodzi o to **2.** (*deshalb*) dlatego, z tego powodu
darunter *adv* **1.** pod tym; pod to; **was versteht er ~ ?** co on przez to rozumie? **2.** (*unter einer Anzahl*) w tym, w tej liczbie
das → **der**
Dasein *n* **-s** istnienie *n*, byt *m*
Daseinskampf *m* **-(e)s** walka o byt
dass *kj* że, aby, (a)żeby; **so ~ ...** tak że ...
Datei *f* **-, -en 1.** *inform.* baza danych, plik *m* **2.** kartoteka *f*
Daten *pl* dane *pl*
Datenbank *f* **-, -en** bank danych
Datenschutz *m* **-es** ochrona danych
Datenverarbeitung *f* **-** przetwarzanie danych
Dativ *m* **-s, -e** *gram.* celownik *m*, trzeci przypadek
Dattel *f* **-, -n** daktyl *m*
Datum *n* **-s, ...ten** data *f*
Dauer *f* **-** trwanie *n*; **auf die ~** na dłuższy czas
dauerhaft *adj* trwały
Dauerkarte *f* **-, -n** karta abonamentowa; bilet okresowy
Dauerlauf *m* **-(e)s, ...läufe** bieg długodystansowy
dauern *vi* trwać
Dauerwelle *f* **-, -n** trwała ondulacja
Dauerwurst *f* **-, ...würste** sucha kiełbasa
Daumen *m* **-s, -** wielki palec, kciuk *m*
Daune *f* **-, -n** puch *m*
Daunenbett *n* **-(e)s, -en** pierzyna *f*
davon *adv* z tego, stąd; o tym

davonfahren* *vi s* odjeżdżać
davongehen* *vi s* odejść
davonkommen* *vi s* ujść (niebezpieczeństwu)
davonmachen, sich *vr ugs.* zabrać się, wynieść się, odejść
davor *adv* przed tym; przed to
dazu *adv* do tego; (*überdies*) nadto; **noch ~** w dodatku
dazugehören *vi* przy|należeć (do czegoś)
dazutun* *vt ugs.* dodać, dołożyć
dazwischen *adv* (*zwischen dem*) między tym; (*zwischen das*) między to
dazwischenkommen* *vi s*: **wenn nichts dazwischenkommt** jeśli nic nie przeszkodzi
Debatte *f* **-, -n** dyskusja *f*
Deck *n* **-(e)s, -s** pokład *m*
Decke *f* **-, -n 1.** przykrycie *n*; kołdra *f*, koc *m* **2.** (*Tischdecke*) obrus *m* **3.** (*Zimmerdecke*) sufit *m*; strop *m* **4.** (*Straßendecke*) nawierzchnia *f*
Deckel *m* **-s, -** pokryw(k)a *f*; wieko *n*
decken *vt* przykry(wa)ć; pokry(wa)ć; nakry(wa)ć
Deckmantel *m* **-s, ...mäntel** pozór *m*, pretekst *m*
Deckname *m* **-ns, -n** pseudonim *m*, nazwisko zakodowane
defekt *adj* uszkodzony
Defekt *m* **-(e)s, -e** defekt *m*, uszkodzenie *n*, wada *f*
Defizit *n* **-s, -e** niedobór *m*, deficyt *m*
Degen *m* **-s, -** szpada *f*
dehnbar *adj* elastyczny
dehnen *vt* rozciągać
Deich *m* **-(e)s, -e** grobla *f*, wał przeciwpowodziowy
Deichsel *f* **-, -n** dyszel *m*
dein, deine, dein, *pl* **deine** *pron poss* twój, twoja, twoje, *pl* twoi, twoje
deiner *pron pers G* → **du**
deinerseits *adv* z twojej strony
deinetwegen *adv* z twojego powodu
Dekagramm *n* **-s, -e** dekagram *m*
Dekan *m* **-s, -e** dziekan *m*
Deklaration *f* **-, -en** deklaracja *f*
deklarieren *vt* ogłosić; deklarować
Dekolleté, Dekolletee [dekol'te:] *n* **-s, -s** dekolt *m*
dekorieren *vt* u|dekorować, ozdabiać
Dekret *n* **-(e)s, -e** dekret *m*
delegieren *vt* wy|delegować
Delikatesse *f* **-, -n** smakołyk *m*, przysmak *m*
Delikatessengeschäft *n* **-(e)s, -e** delikatesy *pl* (*sklep*)
Delikt *n* **-(e)s, -e** wykroczenie *m*
Delle *f* **-, -n** wgniecenie *f*
dementsprechend *adv* odpowiednio do tego, zgodnie z tym
demgemäß *adv* → **dementsprechend**
demnach *adv* zgodnie z tym; (*folglich*) a więc
demnächst *adv* wkrótce
Demokratie *f* **-, -n** demokracja *f*
demokratisch *adj* demokratyczny
demolieren *vt* z|demolować
Demonstration *f* **-, -en** demonstracja
demonstrieren *vt* demonstrować (**gegen etw** przeciw czemuś); pokazywać
demoralisieren *vt* demoralizować
Demut *f* **-** pokora *f*
demütig *adj* pokorny
demzufolge *adv zob.* **demnach**
Denkart *f* **-, -en** mentalność *f*; sposób myślenia
denken* *vi, vt* **1.** po|myśleć; **ich denke daran** myślę o tym; **was denkst du darüber?** co o tym sądzisz? **etw von j-m ~** myśleć coś o kimś **2.** (*beabsichtigen*) zamierzać
Denkmal *n* **-s, ...mäler** pomnik *m*; zabytek *m*
Denkmalschutz *m* **-es** ochrona zabytków
Denkschrift *f* **-, -en** memoriał *m*, memorandum *n*
denkwürdig *adj* pamiętny
denn *kj* bo, bowiem, ponieważ; (*verstärkend*) **wer ~?** któż więc?; **wo ist er ~?** gdzież on jest?; (*vergleichend*) **mehr ~ je** więcej niż kiedykolwiek; (*einräumend*) **es sei ~ , dass ...** chyba że ...
dennoch *kj* mimo to
Deodorant *n* **-s, -s** *o.* **-e** dezodorant *m*
Deponie *f* **-, -n** wysypisko *n* (śmieci)
deponieren *vt* z|deponować (**bei der Bank** w banku)
Deportation *f* **-, -en** deportacja *f*
deportieren *vt* deportować
Depression *f* **-, -en** depresja *f*
der, die, das, *pl* **die 1.** *rodz. okr.* **der Hund** pies; **die Blume** kwiat; **das Kind** dziecko; **die Eltern** rodzice **2.** *pron* ten, ta, to; *pl* ci, te; który, która, które; *pl* którzy, które
derart *adv* tego rodzaju; (*so sehr*) tak dalece

derb *adj* mocny, krzepki; (*grob*) rubaszny
derjenige, diejenige, dasjenige, *pl* **diejenigen** *pron dem* ten, ta, to, *pl* ci, te
derselbe, dieselbe, dasselbe, *pl* **dieselben** *pron dem* ten sam, ta sama, to samo, *pl* ci sami, te same
derzeit *adv* obecnie, teraz
derzeitig *adj* obecny, teraźniejszy
Desaster *n* **-s, -** nieszczęście *n*, katastrofa *f*
desgleichen *adv* tak samo, również
deshalb *kj* dlatego
Desinfektion *f* **-, -en** dezynfekcja *f*
desinfizieren *vt* dezynfekować, odkażać
Dessert *n* **-s, -s** deser *m*
desto *adv* tym; **~ besser** tym lepiej; **je ... ~ ...** im ... tym ...
deswegen *adv* z tego powodu, dlatego
deuten I. *vt* interpretować **II.** *vi* **auf etw ~** wskaz(yw)ać na coś
deutlich *adj* wyraźny, zrozumiały
deutsch *adj* niemiecki, **die ~e Sprache** język niemiecki; **der Brief ist ~ geschrieben** list jest napisany po niemiecku
Deutsch *n* **-(s)** język niemiecki; **etwas auf ~ sagen** powiedzieć coś po niemiecku; **wie heißt das auf ~?** jak to się nazywa po niemiecku?; **er versteht kein ~** (on) nie rozumie po niemiecku
Deutsche(r) *f*, *m* **-n, -n** Niemiec *m*, Niemka *f*
Devise *f* **-, -n** (*Losung*) dewiza *f*
Devisen *pl* dewizy *pl*
Dezember *m* **-(s)** grudzień *m*
Dezernat *n* **-(e)s, -e** wydział *m* (w policji, administracji)
dezimal *adj* dziesiętny
Dezimalbruch *m* **-(e)s, ...brüche** ułamek dziesiętny
Dia *n* **-s, -s** przezrocze *n*
Diabetiker *m* **-s, -** diabetyk *m*
Diagnose *f* **-, -n** diagnoza *f*
Diamant *m* **-en, -en** diament *m*
Diapositiv *n* **-s, -e** → **Dia**
Diät *f* **-, -en** dieta *f*; **~ halten** przestrzegać diety
diätetisch *adj* dietetyczny
dich *pron pers A* → **du**
dicht *adj* gęsty; (*undurchlässig*) szczelny; **~ am Rande** tuż przy brzegu <na skraju>
Dichter *m* **-s, -** poeta *m*
Dichtung[1] *f* **-** poezja *f*; wiersze *pl*
Dichtung[2] *f* **-, -en** *techn.* uszczelnienie *n*, uszczelka *f*
dick *adj* **1.** gruby; **~ werden** utyć **2.** gęsty, zawiesisty; **~e Milch** zsiadłe mleko
Dickdarm *m* **-(e)s, ...därme** jelito grube
dickfellig *adj ugs.* gruboskórny
Dickicht *n* **-s, -e** gęstwina *f*
die → **der**
Dieb *m* **-(e)s, -e** złodziej *m*
Diebstahl *m* **-(e)s, ...stähle** kradzież *f*
Diele *f* **-, -n** (*Fußbodenbrett*) deska podłogowa; (*Flur*) sień *f*
dienen *vi* służyć, usługiwać; **zu einer Sache ~** służyć do czegoś; **womit kann ich ~?** czym mogę służyć?
Diener *m* **-s, -** sługa *m*, służący *m*
Dienst *m* **-(e)s, -e** służba *f*; usługa *f*, przysługa *f*; **~ habend** dyżurny; **der ~ habende Offizier** oficer dyżurny
Dienstag *m* **-(e)s, -e** wtorek *m*
Dienstälteste *m* **-n, -n** najstarszy rangą <stopniem>
dienstfertig *adj* usłużny
Dienstgrad *m* **-(e)s, -e** stopień służbowy
Dienstleistungen *pl* usługi *pl*
dienstlich *adj* służbowy; (*amtlich*) urzędowy
Dienstreise *f* **-, -n** podróż służbowa
Dienststelle *f* **-, -n** biuro *n*, urząd *m*
Dienststunden *pl* godziny urzędowe
dies → **dieser**
dieser, diese, dieses (dies), *pl* **diese** *pron* ten, ta, to, *pl* ci, te; **dieses Monats** tego <bieżącego> miesiąca
diesjährig *adj* tegoroczny
diesmal *adv* tym razem
diesseits *adv* z tej strony (**eines Dinges** czegoś)
Dietrich *m* **-s, -e** wytrych *m*
Differenz *f* **-, -en** różnica *f*; (*Unstimmigkeit*) nieporozumienie *n*
digital *adj* cyfrowy
diktieren *vt* po|dyktować
Dill *m* **-s, -e** koper(ek) *m*
Ding *n* **-(e)s, -e** rzecz, przedmiot; **vor allen ~en** przede wszystkim; **guter ~e** dobrej myśli; *ugs.* **armes ~** biedactwo
dingfest: **j-n ~ machen** aresztować <zamknąć> kogoś
Dioxid *n* **-s, -e** dwutlenek *m*
Diplom *n* **-s, -e** dyplom *m*
Diplomat *m* **-en, -en** dyplomata *m*
Diplomingenieur [di'plo:mɪnʒenjø:r] *m* **-s, -e** inżynier dyplomowany
dir *pron pers D* → **du**

direkt *adj* bezpośredni
Direktion *f* **-, -en** dyrekcja *f*
Direktor *m* **-s, -en** dyrektor *m*
Direktübertragung *f* **-, -en** bezpośrednia transmisja
Dirigent *m* **-en, -en** dyrygent *m*
Diskette *f* **-, -n** dyskietka *f*
Diskettenlaufwerk *n* **-(e)s, -e** *inform.* napęd dyskietek
Diskjockey ['dɪskdʒoke:] *m* **-s, -s** dyskdżokej *m*
Disko *f* **-, -s** → **Diskothek**
Diskoroller *m* **-s, -** łyżworolka *f*
Diskothek *f* **-, -en** dyskoteka *f*
Diskriminierung *f* **-, -en** dyskryminacja *f*
Diskus *m* **-** *o.* **-ses, ...ken** *o.* **-se** dysk *m*
Diskussion *f* **-, -en** dyskusja *f*; **etw zur ~ stellen** poddać coś pod dyskusję
Diskuswerfen *n* **-s** rzut dyskiem
diskutieren *vi* dyskutować (**über etw** nad czymś), rozprawiać (o czymś)
Distanz *f* **-, -en** odległość *f*
Distel *f* **-, -n** oset *m*
Disziplin *f* **-, -en** dyscyplina *f*
divers *adj* różny
dividieren *vt mat.* dzielić
Division *f* **-, -en 1.** *mat.* dzielenie *n* **2.** *mil.* dywizja *f*
doch I. *kj* jednak, lecz **II.** *adv* jednak, przecież; **~!** ależ tak!; **komm ~!** przyjdźże!
Dock *n* **-s, -s** dok *m*; **schwimmendes ~** dok pływający
Dohle *f* **-, -n** kawka *f*
Doktor *m* **-s, -en** doktor *m*, *ugs.* lekarz *m*
Doktorgrad *m* **-(e)s, -e** stopień doktora
Dokument *n* **-(e)s, -e** dokument *m*
Dokumentarfilm *m* **-(e)s, -e** film dokumentalny
Dolch *m* **-(e)s, -e** sztylet *m*
dolmetschen *vt*, *vi* tłumaczyć (ustnie)
Dolmetscher *m* **-s, -** tłumacz *m* (ustny)
Dom *m* **-(e)s, -e** katedra *f*
Donner *m* **-s** grzmot *m*
donnern *vi* **1.** grzmieć; **es donnert** grzmi **2.** huczeć (*o silnikach*); poruszać się z hukiem
Donnerstag *m* **-(e)s, -e** czwartek *m*
Donnerwetter! *int* cholera!, psiakrew!
doof *adj ugs.* głupi
dopen *vt*, *vi* używać środków dopingujących
Doping *n* **-s, -s** doping *m*
Doppel *n* **-s, - 1.** duplikat *m* (pisma, dokumentu) **2.** *sport.* gra podwójna, debel *m*
Doppelbett *n* **-(e)s, -en** łóżko małżeńskie
Doppelgänger *m* **-s, -** sobowtór *m*
Doppelpunkt *m* **-(e)s, -e** dwukropek *m*
Doppelspiel *n* **-(e)s, -e** *sport.* → **Doppel 2.**
doppelt *adj* podwójny; **~ so viel** dwa razy tyle
Doppelzentner *m* **-s, -** cetnar metryczny, kwintal *m*
Doppelzimmer *n* **-s, -** pokój dwuosobowy
Dorf *n* **-(e)s, Dörfer** wieś *f*
Dorfbewohner *m* **-s, -** mieszkaniec wsi
Dorn *m* **-(e)s, -en** cierń *m*, kolec *m*
dörren *vt* suszyć
Dorsch *m* **-(e)s, -e** dorsz *m*
dort *adv* tam; **~ entlang** tamtędy; **von ~** stamtąd
dorther *adv* stamtąd
dorthin *adv* tam, w tamtą stronę
dorthinaus *adv* tamtędy
dortig *adj* tamtejszy
Dose *f* **-, -n** puszka *f*; konserwa w puszce
dösen *vi* drzemać
Dosenbier *n* **-(e)s, -e** piwo puszkowe
Dosenöffner *m* **-s, -** otwieracz do puszek
Dosis *f* **-, Dosen** dawka *f*
Dotter *m*, *n* **-s, -** żółtko *n*
Dozent *m* **-en, -en** docent *m*
Drache *m* **-n, -n** smok *m*
Drachen *m* **-s, - 1.** latawiec *m* **2.** (*Fluggerät*) lotnia *f*
Drachenfliegen *n* **-s** lotniarstwo *n*
Draht *m* **-(e)s, Drähte** drut *m*
Drahtseilbahn *f* **-, -en** kolej linowa
Drahtzaun *m* **-(e)s, ...zäune** płot z siatki drucianej
Drama *n* **-s, ...men** dramat *m*
dran → **daran**; *ugs.* **du bist jetzt ~** teraz twoja kolej
drang → **dringen**
Drang *m* **-(e)s** pęd *m*, dążenie *n* (**nach einer Sache** do czegoś)
drängen I. *vt* przynaglać, nalegać (na kogoś); **auf die Fahrbahn ~** spychać na jezdnię; **zu einer Sache ~** naglić do czegoś **II.** *vr* **sich ~** tłoczyć się
drauf → **darauf**
draus → **daraus**
draußen *adv* na zewnątrz; (*nicht im Hause*) na dworze; (*außerhalb der Stadt*) poza miastem, w terenie; **von ~** z zewnątrz
drechseln *vt* toczyć (na tokarce)
Dreck *m* **-(e)s** *ugs.* błoto *n*; (*Schmutz*) brud *m*; śmiecie *pl*; głupstwo *n*, *vulg.* gówno *n*

dreckig *adj* brudny
Drehbuch *n* **-(e)s, ...bücher** scenariusz *m* (filmowy)
Drehbühne *f* **-, -n** scena obrotowa
drehen I. *vt* kręcić; (*wenden*) obracać, odwracać; **einen Film ~** kręcić film **II.** *vr* **sich ~** kręcić się
Drehstift *m* **-(e)s, -e** ołówek automatyczny
Drehtür *f* **-, -en** drzwi obrotowe
Drehung *f* **-, -en** obrót *m*
Drehzahl *f* **-, -en** liczba obrotów
drei *num* trzy; **~ viertel** trzy czwarte
Drei *f* **-, -en** trójka *f*
dreidimensional *adj* trójwymiarowy
Dreieck *n* **-(e)s, -e** trójkąt *m*; **ein spitzwinkliges ~** trójkąt ostrokątny
dreieckig *adj* trójkątny
dreierlei *adj* trojaki
dreifach *adj* potrójny
dreihundert *num* trzysta
dreijährig *adj* trzyletni
Dreikampf *m* **-(e)s, ...kämpfe** *sport.* trójbój *m*; trójmecz *m*
Dreikönigsfest *n* **-(e)s, -e** Trzech Króli
dreimal *adv* trzy razy
Dreisprung *m* **-(e)s, ...sprünge** *sport.* trójskok *m*
dreißig *num* trzydzieści
dreist *adj* zuchwały
dreitausend *num* trzy tysiące
dreiteilig *adj* trzyczęściowy
Dreiviertelstunde *f* **-, -n** trzy kwadranse *m*
dreizehn *num* trzynaście
dreizehnte *num* trzynasty
dreschen* *vt* **1.** wy|młócić; **Getreide ~** młócić zboże **2.** pobić; **sich ~** pobić się
dressieren *vt* tresować
Dressur *f* **-, -en** tresura *f*
driften *vi s* dryfować
drin → **darin**
dringen* *vi s* przenikać (**durch etw** przez coś); nalegać (**auf etw** na coś)
dringend *adj* pilny; **~ bitten** nalegać
Drink *m* **-(s), -s** drink *m*
drinnen *adv* wewnątrz, w środku (pomieszczenia)
drischt → **dreschen**
dritte *num* trzeci; **zu dritt** we trzech, w trójkę; **die Dritte Welt** Trzeci Świat
Drittel *n* **-s, -** trzecia część
drittens *adv* po trzecie
Droge *f* **-, -n** narkotyk *m*; **unter ~n stehen** znajdować się pod wpływem narkotyków
drogenabhängig *adj* uzależniony (od narkotyków)
Drogerie *f* **-, -n** drogeria *f*
drohen *vi* grozić
dröhnen *vi* dudnić, huczeć
Drohung *f* **-, -en** groźba *f*
drollig *adj* ucieszny; pocieszny
drosch → **dreschen**
Droschke *f* **-, -n** dorożka *f*
drüben *adv* po tamtej stronie; **von ~** z tamtej strony
drüber → **darüber**
Druck[1] *m* **-(e)s, Drücke** ciśnienie *n*, ucisk *m*; (*Händedruck*) uścisk *m*; (*Einfluss*) nacisk *m*; presja *f*; **~ ausüben** wywierać presję
Druck[2] *m* **-(e)s, -e** druk *m*; **ein alter ~** starodruk
Druckbuchstabe *m* **-ns, -n** litera drukowana
drucken *vt* wy|drukować; **Bücher ~** drukować książki
drücken *vt* ściskać, uścisnąć; **j-m die Hand ~** uścisnąć komuś rękę; **auf den Knopf ~** nacisnąć guzik
drückend → **drücken**; *adj* uciążliwy, przygniatający; **eine ~e Hitze** nieznośny upał
Drucker *m* **-s, - 1.** drukarz *m* **2.** *inform.* drukarka *f*
Druckerei *f* **-, -en** drukarnia *f*
Druckfehler *m* **-s, -** błąd drukarski
Drucksache *f* **-, -n** druk *m*, akcydens *m*
drum → **darum**
drunten *adv* tam na dole
drunter *adv ugs.* → **darunter**; **~ und drüber** w największym nieładzie
Drüse *f* **-, -n** gruczoł *m*
Dschungel *m* **-s, -** dżungla *f*
du *pron pers* ty
ducken, sich *vr* s|kulić się, przykucnąć
Duell [du'ɛl] *n* **-s, -e** pojedynek *m*
Duft *m* **-(e)s, Düfte** (przyjemny) zapach *m*, woń *f*
duften *vi* pachnieć; **nach Parfüm ~** pachnieć perfumami
duftig *adj* wonny
dulden *vt* znosić, tolerować
dumm *adj* głupi
Dummheit *f* **-, -en** głupota *f*, głupstwo *n*
Dummkopf *m* **-(e)s, ...köpfe** głupek *m*
dumpf *adj* (*moderig*) stęchły, duszny; (*gedämpft*) głuchy
Düne *f* **-, -n** wydma *f*

dunkel *adj* ciemny; **es wird ~** ściemnia się
dunkelblau *adj* granatowy
dunkelhaarig *adj* ciemnowłosy
dunkelhäutig *adj* ciemnoskóry
Dunkelheit *f* - ciemność *f*
dünn *adj* cienki; rzadki
Dunst *m* **-(e)s, Dünste** para *f*, opar *m*; *ugs.*
dunsten *vi* parować
dünsten *vt kulin.* dusić
Dunstglocke *f* **-, -n** smog *m*
dunstig *adj* parny, zadymiony
durch I. *praep mit A* przez; **~ den Wald** przez las; **das ganze Jahr ~** przez cały rok **II.** *adv* **~ und ~** na wskroś, całkowicie
durchaus *adv* koniecznie; (*völlig*) zupełnie; **~ nicht** bynajmniej
durchblättern *vt* przewertować
Durchblutung *f* **-, -en** ukrwienie *n*
durchbrechen* *vt* **1.** przełamać, złamać **2.** przebić, wybić
durchbrechen* *vt* przełamać, przerwać (blokadę)
durchbrennen* *vi s* **1.** przepalić się (*o bezpieczniku*) **2.** *ugs.* uciec, nawiać
durchbrochen *adj* ażurowy
Durchbruch *m* **-(e)s, ...brüche** przełom *m*
durchdenken* *vt* przemyśleć
durchdrehen I. *vt* zemleć, przekręcić przez maszynkę **II.** *vi ugs.* zwariować
durchdringen* *vt* przenikać
durcheinander *adv* w nieładzie
Durcheinander *n* **-s** bałagan *m*
Durchfahrt *f* **-, -en** przejazd *m*
Durchfahrtsstraße *f* **-, -n** ulica przelotowa
Durchfall *m* **-(e)s, ...fälle** rozwolnienie *n*, biegunka *f*
durchfallen* *vi s* **1.** przelatywać (**durch etw** przez coś) **2.** *ugs.* oblać (egzamin); (*keinen Erfolg haben*) zrobić klapę
durchführen *vt* przeprowadzać, prowadzić
Durchgang *m* **-(e)s, ...gänge** przejście *n*; **kein ~ !, ~ verboten!** przejście wzbronione!
durchgeben* *vt* przekaz(yw)ać; **per Telefon ~** przekazać telefonicznie
durchgehen* *s* **I.** *vi* **1.** przechodzić; **~der Zug** pociąg bezpośredni **2.** (*fliehen*) uciekać; (*von Pferden*) ponieść (*o koniach*) **II.** *vt* przeglądać (książkę)
durchkommen* *vi s* przedostawać się; przechodzić; przejeżdżać
durchlassen* *vt* przepuszczać
durchlesen* *vt* przeczytać
durchleuchten *vt* prześwietlać
Durchleuchtung *f* **-, -en** prześwietlenie *n*
durchlöchern *vt* prze|dziurawić
durchmachen *vt*: **viel ~** wiele przejść
Durchmesser *m* **-s, -** średnica *f*
durchnässen *vt* przemoczyć
Durchreise *f* **-, -n** przejazd *m*; **auf der ~** przejazdem
Durchreisevisum *n* **-s, ...sa** *o.* **...sen** wiza tranzytowa
Durchsage *f* **-, -n** komunikat
Durchschlag *m* **-(e)s, ...schläge 1.** kopia **2.** (*Sieb*) durszlak
durchschneiden* *vt* przecinać, przekrawać
Durchschnitt *m* **-(e)s, -e** przekrój *m*; (*Mittelwert*) przeciętna *f*
durchschnittlich *adv* przeciętnie
Durchschnittseinkommen *n* **-s, -** przeciętne wynagrodzenie
durchsehen* *vt* przeglądać
durchsetzen I. *vt* przeprowadzać, przeforsować (*np.* reformę) **II.** *vr* **sich ~** postawić na swoim
durchsichtig *adj* przezroczysty, przejrzysty
durchsieben *vt* przesiać (mąkę)
durchstreichen* *vt* **1.** przekreślić (słowo) **2.** (*passieren*) przetrzeć przez sito
durchsuchen *vt* przeszuk(iw)ać, z|rewidować
Durchsuchung *f* **-, -en** przeszukanie *n*, rewizja *f*
durchtrainiert *adj* wysportowany
durchziehen* **I.** *vt* przeciągać; przewlekać (**den Faden** nitkę) **II.** *vi s* (*durchmarschieren*) przemaszerować
Durchzug *m* **-(e)s, ...züge 1.** przemarsz *m* (oddziałów) **2.** (*Luftzug*) przeciąg *m*
dürfen* *vi*: **ich darf** wolno mi; **darf ich bitten?** (czy) mogę prosić?; **man darf nicht** nie można, nie wolno
durfte → dürfen
dürftig *adj* nędzny, biedny
dürr *adj* suchy; (*mager*) chudy
Durst *m* **-(e)s** pragnienie *n*; **ich habe ~** chce mi się pić
durstig *adj* spragniony
Dusche *f* **-, -n** natrysk *m*, prysznic *m*
duschen *vi* brać prysznic
Düse *f* **-, -n** dysza *f*
Düsenflugzeug *n* **-(e)s, -e** odrzutowiec *m*
düster *adj* posępny, ponury
Dutzend *n* **-s, -e** tuzin *m*
duzen *vt* mówić komuś „ty"
Dynamik *f* - dynamika *f*

E

Ebbe *f* **-, -n** odpływ *m*

eben[1] *adj* równy, płaski; **~es Land** równina; **ein ~er Weg** równa droga

eben[2] *adv* właśnie, dopiero co

Ebene *f* **-, -n** równina *f*; *geom.* płaszczyzna *f*; **auf hoher ~** na wysokim szczeblu

ebenerdig *adj* parterowy

ebenfalls *adv* również

Ebenholz *n* **-es** heban *m*

ebenso *adv* tak samo; **~ viel** tyle samo; **~ wenig** równie mało; **~ gut** równie dobrze

Eberesche *f* **-, -n** jarzębina *f*

ebnen *vt* wyrówn(yw)ać, wygładzać

Echo *n* **-s, -s** echo *n*

Echse *f* **-, -n** jaszczurka *f*

echt *adj* **1.** prawdziwy; autentyczny; **~e Perlen** prawdziwe perły **2.** trwały; **~e Farben** trwałe kolory

Eckball *m* **-(e)s, ...bälle** *sport.* korner *m*

Ecke *f* **-, -n** róg *m*; **um die ~** za rogiem; (*Winkel*) kąt *m*

Eckfenster *n* **-s, -** okno narożne

Eckhaus *n* **-es, ...häuser** dom narożny

eckig *adj* kanciasty; *figur.* niezgrabny

Eckplatz *m* **-es, ...plätze** miejsce w rogu

edel *adj* szlachetny; **edle Weine** wyborne wina

Edelstein *m* **-(e)s, -e** kamień szlachetny

Edelweiß *n* **-(es), -e** szarotka *f*

Efeu *m* **-s** bluszcz *m*

effektiv *adj* istotny, faktyczny; skuteczny

Effektivität *f* **-** efektywność *f*, skuteczność *f*

effektvoll *adj* efektowny

egal *adj* jednakowy, równy; **es ist mir ~** wszystko mi jedno

egalitär *adj* egalitarny

Egel *m* **-s, -** pijawka *f*

Egge *f* **-, -n** brona *f*

Egoismus *m* **-** egoizm *m*

egoistisch *adj* samolubny, egoistyczny

ehe *kj* zanim, nim

Ehe *f* **-, -n** małżeństwo *n* (związek)

Ehebruch *m* **-(e)s, ...brüche** zdrada małżeńska

Ehefrau *f* **-, -en** małżonka *f*, żona *f*

Ehegatte *m* **-n, -n** małżonek *m*, mąż *m*

Eheleute *pl* małżonkowie *pl*

ehelich *adj* małżeński, ślubny

ehemalig *adj* były, dawny

ehemals *adv* niegdyś, dawniej, ongiś

Ehemann *m* **-(e)s, ...männer** małżonek *m*, mąż *m*

Ehepaar *n* **-(e)s, -e** małżeństwo *n*, para małżeńska

eher *adv* (*früher*) wcześniej, prędzej; (*mehr*) raczej

Ehering *m* **-(e)s, -e** obrączka *f*

ehestens *adv* najwcześniej

Ehestreit *m* **-(e)s, -e** kłótnia małżeńska

ehrbar *adj* godny szacunku, zacny

Ehre *f* **-, -n 1.** honor *n*, godność *f*; **die ~ einer Familie** honor rodziny **2.** honor *m*, zaszczyt *m*; **es war <ist> mir eine (große) ~** to dla mnie (wielki) zaszczyt

ehren *vt* czcić, zaszczycać

ehrenamtlich *adj* honorowy

Ehrendoktor *m* **-s, -en** doktor honoris causa

Ehrenmann *m* **-(e)s, ...männer** człowiek honoru

Ehrenmitglied *n* **-(e)s, -er** członek honorowy

Ehrenplatz *m* **-es, ...plätze** miejsce honorowe

Ehrenwort *n* **-(e)s, -e** słowo honoru

ehrerbietig *adj* uniżony, pokorny

Ehrfurcht *f* **-** głęboki szacunek, cześć *f*

Ehrgeiz *m* **-es** ambicja *f*

ehrgeizig *adj* ambitny

ehrlich *adj* uczciwy, rzetelny

Ehrlichkeit *f* **-** uczciwość *f*, rzetelność *f*

ehrlos *adj* bez honoru, bez czci; nikczemny

Ehrlosigkeit *f* **-** brak honoru; nikczemność *f*

Ehrung *f* **-** uczczenie *n*

ehrwürdig *adj* czcigodny

Ei *n* **-(e)s, -er** jaj(k)o *n*; **weich gekochtes ~** jajko na miękko

Eiche *f* **-, -n** dąb *m*

Eichel *f* **-, -n** żołądź *m*; *kart.* trefl *m*

Eichhörnchen *n* **-s, -** wiewiórka *f*

Eid *m* **-(e)s, -e** przysięga *f*; **einen ~ ablegen** składać przysięgę; **unter ~ aussagen** zeznawać pod przysięgą

Eidechse *f* **-, -n** jaszczurka *f*

Eidotter *m*, *n* **-s, -** żółtko *n*

Eierbecher *m* **-s, -** kieliszek do jaj

Eierfrucht *f* **-, ...früchte** bakłażan *m*

Eierkuchen *m* **-s, -** omlet *m*

Eierstock *m* **-(e)s, ...stöcke** *med.* jajnik *m*

Eifer *m* **-s** gorliwość *f*, zapał *m*

Eifersucht *f* **-** zazdrość *f*; **aus ~** z zazdrości
eifersüchtig *adj* zazdrosny (**auf etw** o coś)
eifrig *adj* gorliwy
Eigelb *n* **-s, -** żółtko
eigen *adj* własny; **j-m ~** właściwy komuś
eigenartig *adj* osobliwy, swoisty
Eigengebrauch *m*: **zum ~** do własnego użytku
eigenhändig *adj* własnoręczny; **~e Unterschrift** własnoręczny podpis
Eigenheim *n* **-(e)s, -e** własny dom
eigenmächtig *adj* samowolny
eigennützig *adj* interesowny, samolubny
eigens *adv* umyślnie, szczególnie, specjalnie, wyłącznie
Eigenschaft *f* **-, -en** właściwość *f*, cecha *f*; **in seiner ~ als ...** w charakterze ...
Eigensinn *m* **-(e)s** upór; **im ~ verharren** trwać w uporze
eigensinnig *adj* uparty
eigentlich I. *adj* właściwy **II.** *adv* właściwie
Eigentor *n* **-(e)s, -e** *sport.* bramka samobójcza
Eigentum *n* **-s** własność *f*
Eigentümer *m* **-s, -** właściciel *m*
eigentümlich *adj* osobliwy, dziwny
Eigentumswohnung *f* **-, -en** mieszkanie własnościowe
eigenwillig *adj* samowolny; (*eigensinnig*) uparty
eignen, sich *vr* nada(wa)ć się (**zu einer Sache** do czegoś)
Eignungsprüfung *f* **-, -en** egzamin kwalifikacyjny
Eilbote *m* **-n, -n** goniec *m*
Eilbrief *m* **-(e)s, -e** list ekspresowy
Eile *f* **-** pośpiech *m*; **ich habe ~** spieszę się
Eileiter *m* **-s, -** *med.* jajowód *m*
eilen *vi h, s* spieszyć (się); **eilt!** pilne!
Eilgut *n* **-(e)s, ...güter** przesyłka ekspresowa
eilig *adj* pospieszny; **ich habe es ~** spieszy mi się
eiligst *adv* jak najszybciej
Eilzug *m* **-(e)s, ...züge** pociąg przyspieszony
Eimer *m* **-s, -** wiadro *n*; **es gießt wie aus ~n** leje jak z cebra
ein, eine, ein I. *rodz. nieokr.*: **~ Mann** mężczyzna; **~e Frau** kobieta; **~ Haus** dom; **~ jeder** każdy; **was für ~e Freude!** cóż za radość! **II.** *num* jeden, jedna, jedno; **es war ~ Uhr** była pierwsza (godzina) **III.** *pron* ktoś; **einer von ihnen** ktoś z nich; **das freut ~en** to (człowieka) cieszy
einander *adv* wzajemnie; **~ die Hand geben** podać sobie ręce
einatmen *vi, vt* oddychać, wdychać
Einbahnstraße *f* **-, -n** ulica jednokierunkowa
Einband *m* **-(e)s, ...bände** oprawa *f*; okładka *f*
einbauen *vt* wbudować
einberufen* *vt* powoł(yw)ać; zwoł(yw)ać
Einberufung *f* **-, -en** powołanie do wojska
einbeziehen* *vt* włączać, wliczać
einbiegen* *vi s*: **in eine Straße ~** skręcać w ulicę
einbilden, sich *vr* wyobrażać sobie, roić sobie
Einbildung *f* **- 1.** wyobraźnia *f*, fantazja **2.** zarozumiałość *f*
Einbildungskraft *f* **-** wyobraźnia *f*
Einblick *m* **-(e)s, -e** wgląd *m*
einbrechen* *vi s* **1.** włam(yw)ać się; **in unser Haus ist eingebrochen worden** włamano się do naszego domu **2.** załam(yw)ać się (*o lodzie*) **3. die Nacht bricht ein** zapada noc
Einbrecher *m* **-s, -** włamywacz *m*
Einbruch *m* **-(e)s, ...brüche** włamanie *n*; wtargnięcie *n* (**des Feindes** wroga); **mit ~ der Nacht** z nadejściem nocy
einbüßen *vt* postradać, stracić
eincremen nakremować *vt*
eindeutig *adj* jednoznaczny
eindringen* *vi s* wdzierać się; wtargnąć
eindringlich *adj* usilny, dobitny; żarliwy
Eindringling *m* **-s, -e** intruz *m*
Eindruck *m* **-(e)s, ...drücke** wrażenie *n*; **~ auf j-n machen** zrobić <wywrzeć> na kimś wrażenie
eindrücken *vt* wtłaczać, wciskać
eindrucksvoll *adj* robiący wrażenie, przejmujący
eine → ein
eineinhalb *num* jeden i pół, półtora
einengen *vt* krępować, zawężać
einer → ein III.
einerlei *adj* jednakowy; **das ist mir ~** wszystko mi jedno
einerseits *adv* z jednej strony
einfach I. *adj* **1.** pojedynczy; **eine ~e Fahrkarte** bilet w jedną stronę **2.** (*leicht verständlich*) łatwy, prosty; (*schlicht*) prosty **II.** *adv* po prostu

einfädeln *vt* nawlekać; *figur.* za|inicjować
einfahren* **I.** *vi s* wjeżdżać **II.** *vt mot.* docierać (**einen Wagen** samochód)
Einfahrt *f* **-, -en** wjazd *m*
Einfall *m* **-(e)s, ...fälle** najazd *m*, inwazja *f*; (*Idee*) pomysł *m*
einfallen* *vi s* **1.** (*einstürzen*) za|walić się **2.** (*eindringen*) wtargnąć **3.** (*in den Sinn kommen*) przychodzić do głowy; **ihr Name fällt mir nicht ein** nie mogę sobie przypomnieć jej nazwiska
einfallsreich *adj* pomysłowy
Einfalt *f* **-** naiwność *f*, głupota *f*
einfältig *adj* naiwny; (*albern*) głupi
Einfamilienhaus *n* **-es, ...häuser** dom jednorodzinny
einfarbig *adj* jednobarwny
Einfassung *f* **-, -en** oprawa *f*; obramowanie *n*
einfetten *vt* natłuszczać
einfinden*, sich *vr* z|jawić się (**bei j-m** u kogoś)
einflößen *vt* wzbudzać; **j-m Mut ~** doda(wa)ć komuś odwagi
Einfluss *m* **-es, Einflüsse** wpływ *m*
einflussreich *adj* wpływowy
einflüstern *vt* podszept(yw)ać
einförmig *adj* jednostajny, monotonny
einfrieren* **I.** *vi s* zamarzać **II.** *vt* zamrażać; **Fleisch ~** zamrozić mięso
einfühlen, sich *vr* wczuć się
Einfuhr *f* **-** przywóz *m*, import *m*
einführen *vt* wprowadzać; (*importieren*) przywozić, importować
Einfuhrerlaubnis *f* **-, -se, Einfuhrgenehmigung** *f* **-, -en** zezwolenie na przywóz
Einfuhrverbot *n* **-(e)s, -e** zakaz przywozu
Einfuhrzoll *m* **-(e)s, ...zölle** cło przywozowe, importowe
Eingabe *f* **-, -n 1.** podanie *n*, petycja *f* **2.** *sing* wprowadzanie danych (*do komputera*); wprowadzone dane
Eingang *m* **-(e)s, ...gänge 1.** wejście *n*; **~ verboten!**, **kein ~!** wstęp wzbroniony! **2.** nadejście *n* (**einer Sendung** przesyłki)
Eingangstür *f* **-, -en** drzwi wejściowe
eingebildet *adj* zarozumiały
eingeboren *adj* tubylczy, krajowy
Eingebung *f* **-, -en** natchnienie *n*
eingehen* *s* **I.** *vi* **1.** (*ankommen*) nadchodzić; **auf Einzelheiten ~** wnikać w szczegóły; **auf etw ~** z|godzić się na coś **2.** (*zugrunde gehen*) zamierać; **der Baum geht ein** drzewo usycha **3.** (*Stoff*) zbiegać się **II.** *vt* zgadzać się (na coś); **Verpflichtungen ~** podejmować zobowiązania; **eine Wette ~** zakładać się
eingehend → **eingehen**; *adj* szczegółowy
Eingemachte *n* **-n** przetwory z owoców
eingenommen → **einnehmen**; *adj* **für j-n ~** przyjaźnie usposobiony wobec kogoś; **gegen j-n ~** uprzedzony do kogoś
eingeschrieben → **einschreiben**; *adj*: **~er Brief** list polecony
Eingeständnis *n* **-ses, -se** przyznanie się *n*, wyznanie *n*
eingestehen* *vt* przyzna(wa)ć się, wyznawać; **eine Schuld ~** przyznać się do winy
Eingeweide *pl* wnętrzności *pl*
eingießen* *vt* nal(ew)ać, wl(ew)ać
eingleisig *adj* jednotorowy
eingliedern *vt* wcielać, włączać
eingraben* *vt* zakop(yw)ać
eingreifen* *vi* wkroczyć, interweniować; **die Polizei musste ~** musiała interweniować policja
Eingriff *m* **-(e)s, -e** *med.* zabieg *m*; operacja *f*; (*Einschreiten*) ingerencja *f*
einhaken: sich bei j-m ~ wziąć kogoś pod rękę
Einhalt *m*: **j-m ~ gebieten** powstrzymać kogoś
einhalten* *vt* dotrzym(yw)ać (**ein Versprechen** przyrzeczenia); utrzymywać; **die vorgeschriebene Geschwindigkeit ~** utrzymywać przepisową prędkość
Einhaltung *f* **-, -en** dotrzymanie *n*
einhändigen *vt* wręczać, doręczać
einheimisch *adj* rodzimy; miejscowy, krajowy
Einheimische *m* **-n, -n** krajowiec *m*, tubylec *m*
Einheit *f* **-, -en** jedność *f*; *mil.* jednostka *f*
einheitlich *adj* jednolity
einheizen *vi* na|palić (w piecu)
einholen *vt* **1.** doganiać; nadrabiać **2.** zasięgać (**Rat** rady) **3.** ściągać (**die Segel** żagle)
einhundert *num* sto
einig *adj* zgodny; **über etw ~ werden** zgodzić się co do czegoś
einige *pron* **1.** *sing* pewien; **in ~r Zeit** za jakiś czas **2.** *pl* niektórzy, kilka; **~ hundert** kilkaset; **~ dreißig** trzydzieści kilka; **~ Mal** kilkakrotnie
einigen, sich *vr* po|godzić się; **sich auf den Preis ~** uzgodnić cenę

einigermaßen *adv* poniekąd
Einigkeit *f* **-** jedność *f*, zgoda *f*
einjagen *vt*: **j-m einen Schrecken ~** napędzić komuś strachu
einjährig *adj* jednoroczny
Einkauf *m* **-(e)s, ...käufe** kupno *n*, zakup *m*, sprawunek *m*
einkaufen *vt* robić zakupy; zakupić; **~ gehen** iść na zakupy
Einkaufstasche *f* **-, -n** torba na zakupy
Einkaufswagen *m* **-s, -** wózek (w supermarkecie)
einklammern *vt* ujmować w nawias(y)
Einklang *m*: **etw in ~ bringen** uzgodnić coś
einkochen *vi* wekować
Einkommen *n* **-s, -** dochód *m*
einkreisen *vi* otaczać
Einkünfte *pl* dochody *mpl*, wpływy *mpl*
einladen* *vt* zapraszać (**zu einer Sache** do czegoś, na coś)
Einladung *f* **-, -en** zaproszenie *n*
Einlage *f* **-, -n** wkładka *f*, wstawka *f*; (*Geld*) wkład *m*
einlassen* **I.** *vt* wpuszczać; napuszczać **II.** *vr* **sich ~** wda(wa)ć się (**auf etw** w coś); zada(wa)ć się (**mit j-m** z kimś)
Einlasskarte *f* **-, -n** karta wstępu
einlaufen* *vi s* zajeżdżać, nadchodzić; wpływać; (*eingehen*) zbiegać się
einlegen *vt* **1.** włożyć; włączyć (bieg) **2.** *kulin.* marynować **3. Protest ~** protestować (**gegen etw** przeciwko czemuś)
einleiten *vt* wprowadzać (**in etw** w coś); wdrażać
Einleitung *f* **-, -en** wstęp *m*
einlenken *vi* **1.** *s* skręcać (**nach rechts** w prawo) **2.** ustąpić, być skłonnym do kompromisu
einleuchten *vi* być jasnym, być zrozumiałym (**j-m** dla kogoś); **das leuchtet mir ein** to (jest) dla mnie zrozumiałe
einleuchtend → **einleuchten**; *adj* jasny, przekonywający
einliefern *vt* dostarczać, dostawi(a)ć
einlösen *vt* wykupywać; dotrzym(yw)ać (**Versprechen** obietnicy)
einmachen *vt* zawekować
einmal *adv* raz, pewnego razu; **auf ~** naraz, nagle; **nicht ~** nawet nie; **noch ~ so viel** drugie tyle; **denk nur ~!** pomyśl tylko!
Einmaleins *n* **-** tabliczka mnożenia
Einmalhandtuch *n* **-(e)s, ...tücher** ręcznik papierowy
einmalig *adj* jednorazowyi niepowtarzalny
einmarschieren *vi s* wkroczyć; wmaszerować
einmischen, sich *vr* w|mieszać się (**in etw** w coś)
einmütig *adj* jednomyślny
einnähen *vt* wszyć, zaszyć
Einnahme *f* **-, -n** przychód *m*, wpływ *m*
einnehmen* *vt* przyjmować; za|inkasować (**Geld** pieniądze); z|jeść (**das Mittagessen** obiad); zaży(wa)ć (**eine Arznei** lekarstwo); zajmować (**Platz** miejsce); zdoby(wa)ć (**eine Stadt** miasto)
einpacken *vt* za|pakować
einprägen *vt* wyryć; *figur.* wpajać (**j-m** komuś); **das wird sich meinem Gedächtnis ~** będę to pamiętać
einprogrammieren *vt* zaprogramować
einquartieren *vt* zakwaterować
einräumen *vt* przyzn(aw)ać (**ein Recht** prawo)
einrechnen *vt* wliczyć
einreden *vt* wmawiać (**j-m** komuś)
einregnen *vi*: **es hat sich eingeregnet** rozpadało się
einreiben* *vt* wcierać (maść)
einreichen *vt* składać; **Beschwerde ~** wnosić zażalenie
einreihen *vt* zaszeregować, włączać; **sich ~** stanąć; ustawić się (w kolejce), włączyć się do szeregu
Einreiher *m* **-s, -** jednorzędówka *f*
einreihig *adj* jednorzędowy
Einreise *f* **-, -n** wjazd *m* (*do jakiegoś kraju*)
Einreisegenehmigung *f* **-, -en** zezwolenie na wjazd
einreisen *vi* wjeżdżać
Einreisevisum *n* **-s, ...sa** *o.* **...sen** wiza wjazdowa
einreißen* *vt* **1.** z|burzyć (**ein Haus** dom) **2.** naderwać (papier)
einrichten *vt* **1.** urządzać (mieszkanie) **2.** *med., techn.* nastawi(a)ć
Einrichtung *f* **-, -en** urządzenie *n*; **die sanitären ~en** urządzenia sanitarne
eins[1] *num* jeden; **halb ~** wpół do pierwszej
eins[2] *adv*: **mit ~** nagle
Eins *f* **-, -en 1.** jedynka *f* **2.** (*Zeugnisnote*) bardzo dobry (*stopień*)
einsam *adj* samotny; **sich ~ fühlen** czuć się samotnym
Einsamkeit *f* **-** samotność *f*
Einsatz *m* **-es, ...sätze 1.** użycie *n* (*np.* od-

działów policji); **im freiwilligen ~** ochotniczo **2.** (*im Spiel*) stawka *f*; **den ~ erhöhen** podnieść stawkę **3.** (*Pfand*) kaucja *f* **4.** (*am Kleid*) wstawka *f*
einsatzbereit *adj* gotowy do akcji <działania>
einschalten *vt* włączać; **den zweiten Gang ~** wrzucić drugi bieg
einschätzen *vt* o|szacować, oceniać
einschenken *vt* nal(ew)ać
einschiffen, sich *vr* zaokrętować się, wsiadać na statek
einschlafen* *vi s* zasypiać
einschläfern *vt* uśpić, usypiać
einschlagen* **I.** *vt* wbi(ja)ć (**einen Nagel** gwóźdź); wybi(ja)ć (**eine Scheibe** szybę); zawijać (**in Papier** w papier); **eine Richtung ~** ob(ie)rać kierunek **II.** *vi* uderzać, tłuc (**auf j-n** kogoś)
einschlägig *adj* odnośny
einschließen* *vt* zamykać; (*umzingeln*) otaczać; (*einbegreifen*) obejmować; **Bedienung eingeschlossen** łącznie z obsługą
einschließlich *praep mit G* włącznie; łącznie; **~ der Verpflegung** łącznie z utrzymaniem
einschmeicheln, sich *vr* przypochlebiać się, wkradać się w łaski
einschmieren *vt ugs.* na|smarować
einschmuggeln *vt* przemycać (narkotyki)
einschneiden* **I.** *vt* nacinać, *kulin.* pokroić **II.** *vi* wrzynać się
einschneidend *adj* radykalny
Einschnitt *m* **-(e)s, -e** cięcie *m*; wycięcie *m*
einschränken *vt* ograniczać
Einschränkung *f* **-, -en** ograniczenie *n*
einschrauben *vt* wkręcać
Einschreib(e)brief *m* **-(e)s, -e** list polecony
einschreiben* *vt* wpis(yw)ać, zapis(yw)ać; **Einschreiben** *n* **-s, -, Einschreibesendung** *f* **-, -en** przesyłka polecona
einschreiten* *vi s* interweniować, wkraczać
einschüchtern *vt* za|straszyć, onieśmielać
einsehen* *vt* zaglądać (do czegoś); (*verstehen*) pojmować, z|rozumieć
einseifen *vt* namydlać
einseitig *adj* jednostronny
einsenden* *vt* nadsyłać
einsetzen **I.** *vt* **1.** wstawi(a)ć (szyby), wprawi(a)ć **2.** (*aufwenden*) uży(wa)ć; **all seine Kräfte ~** użyć wszystkich sił **3.** za|angażować **II.** *vr* **sich ~** wstawi(a)ć się (**für j-n** za kimś)
Einsicht *f*: **zur ~** do wglądu
einspannen *vt* zaprzęgać (konie)
einsperren *vt* zamykać
Einspritzung *f* **-, -en** zastrzyk *m*
Einspruch *m* **-(e)s, ...sprüche** sprzeciw *m*, protest *m*; **~ erheben** wnieść protest
einspurig *adj* jednotorowy; **~es Fahrzeug** pojazd jednośladowy
einst *adv* niegdyś, kiedyś
einstecken *vt* wkładać, wetknąć; s|chować, wziąć ze sobą
einsteigen* *vi s* wsiadać; **in den Zug ~** wsiadać do pociągu
einstellen **I.** *vt* **1.** (*einordnen*; *abstellen*) ustawić; odstawić **2.** (*aufhören*) przer(y)wać (**die Produktion** produkcję) **3.** za|angażować (pracowników) **4.** nastawi(a)ć (**einen Apparat** aparat) **II.** *vr* **sich ~** (*eintreten*) wystąpić, pojawić się
Einstellung *f* **-, -en 1.** stosunek *m* (**zu einer Sache** do czegoś), postawa (wobec czegoś) **2.** (*Indienstnahme*) zaangażowanie *n*, zatrudnienie *n*
Einstich *m* **-(e)s, -e** ukłucie *n*
Einstieg *m* **-(e)s, -e** wejście *n*; właz *m*
einstimmig *adj* jednogłośny
Einstimmigkeit *f* **-** jednogłośność *f*
einstöckig *adj* jednopiętrowy
einströmen *vi s* wlewać się, wpływać, napływać
einstürzen *vi s* za|walić się, runąć
eintauschen *vt* zamieni(a)ć (**gegen etw** na coś)
einteilen *vt* po|dzielić (**in etw** na coś)
Einteilung *f* **-, -en** podział *m*
eintönig *adj* monotonny
Eintopf *m* **-(e)s, ...töpfe, Eintopfgericht** *n* **-(e)s, -e** *kulin.* eintopf *m*
Eintracht *f* **-** zgoda *f*
einträchtig *adj* zgodny
Eintrag *m* **-(e)s, ...träge** zapis *m*
eintragen* *vt* przynosić (**Gewinn** zysk); zapis(yw)ać (**in eine Liste** na listę)
einträglich *adj* intratny, zyskowny
einträufeln *vt* zakroplić
eintreffen* *vi s* przyby(wa)ć; **verspätet ~** przybyć z opóźnieniem
Eintreffen *n* **-s, -** przybycie *n*
eintreten* *vi s* **1.** wstępować; **bitte, treten Sie ein!** proszę wejść! **2.** ujmować się (**für j-n** za kimś) **3.** (*geschehen*) zdarzyć się, nastać, nastąpić
eintrichtern *vt ugs.* wbijać do głowy

Eintritt *m* **-(e)s, -e** wejście *n*, wstęp *m*; (*Beginn*) nastanie *n*, nadejście *n*
Eintrittsgeld *n* **-(e)s, -er** opłata za wstęp
Eintrittskarte *f* **-, -n** bilet wstępu
einverleiben *vt* **1.** wcielać, włączać **2.** *scherz.* pochłaniać, zjadać
Einvernehmen *n* **-s** porozumienie *n*, zgoda *f*; **sich mit j-m ins ~ setzen** porozumieć się z kimś
einverstanden *adj*: **~ sein** zgadzać się (**mit j-m, mit einer Sache** z kimś, z czymś)
Einverständnis *n* **-ses** zgoda *f*, porozumienie *n*
einwachsen* *vi s* wrosnąć
Einwand *m* **-(e)s, ...wände** sprzeciw *m*, zastrzeżenie *n*; **keine Einwände haben** nie mieć zastrzeżeń
Einwanderer *m* **-s, -** imigrant *m*
Einwanderung *f* **-, -en** imigracja *f*
einwandfrei *adj*, *adv* bez zarzutu; nienaganny; bez wątpienia
einwärts *adv* do wewnątrz <środka> (**gebogen** wgięty)
einwechseln *vt* wymieni(a)ć (**Dollars gegen Franken** dolary na franki szwajcarskie)
Einwegflasche *f* **-, -n** butelka jednorazowa
Einwegglas *n* **-es, ...gläser** kubek jednorazowy
einweihen *vt rel.* poświęcić; **j-n in etw ~** wtajemniczać kogoś w coś
einwenden* *vt* oponować; **ich habe nichts dagegen einzuwenden** nie mam nic przeciwko temu
Einwendung *f* **-, -en** sprzeciw *m*, zastrzeżenie *f*
einwerfen* *vt* wrzucać; wybi(ja)ć (**eine Fensterscheibe** szybę)
einwickeln *vt* zawijać (**in etw** w coś)
einwilligen *vi* zgadzać się (**in etw** na coś)
Einwilligung *f* **-, -en** zgoda *f*, pozwolenie *n*
einwirken *vi* oddziaływać
Einwohner *m* **-s, -** mieszkaniec *m*
Einwohnerin *f* **-, -nen** mieszkanka *f*
Einwohnermeldeamt *n* **-(e)s, ...ämter** urząd meldunkowy
Einwohnerzahl *f* **-, -en** liczba mieszkańców
Einwurf *m* **-(e)s, ...würfe 1.** wrzucenie *n* **2.** otwór *m* (do wrzucania)
Einzahl *f* **-, -en** *gram.* liczba pojedyncza
einzahlen *vt* wpłacać
Einzahlung *f* **-, -en** wpłata *f*
Einzel *n* **-s, -** *sport.* gra pojedyncza, singel *m*
Einzelfall *m* **-(e)s, ...fälle** odosobniony przypadek
Einzelgänger *m* **-s, -** samotnik *m*, odludek *m*
Einzelhandel *m* **-s** handel detaliczny
Einzelhaus *n* **-es, ...häuser** dom wolno stojący
Einzelheit *f* **-, -en** szczegół *m*
Einzeller *m* **-s, -** jednokomórkowiec *m*
einzeln *adj* pojedynczy, poszczególny; **im Einzelnen** w szczególności
Einzelzimmer *n* **-s, -** pokój jednoosobowy
einziehen* **I.** *vt* wciągać (brzuch); ściągać (podatki); zasięgać (**Erkundigungen** informacji) **II.** *vi s*: **in eine Wohnung ~** wprowadzić się do mieszkania
einzig *adj* jedyny; **kein Einziger** ani jeden; **~ und allein** jedynie
einzigartig *adj* jedyny w swoim rodzaju; znakomity
Einzug *m* **-(e)s, ...züge** wjazd *m*; wprowadzenie się *n*, wejście *n*
Eis *n* **-es 1.** lód *m*; **~ laufen** jeździć na łyżwach **2.** (*Speise*) lody *pl*; **~ am Stiel** lody na patyku
Eisbahn *f* **-, -en** ślizgawka *f*; tor łyżwiarski
Eisbär *m* **-en, -en** niedźwiedź polarny
Eisbein *n* **-(e)s, -e** *kulin.* golonka *f*
Eisberg *m* **-(e)s, -e** góra lodowa
Eisbrecher *m* **-s, -** lodołamacz *m*
Eisdiele *f* **-, -n** lodziarnia *f*
Eisen *n* **-s** żelazo; **~ schmieden** kuć żelazo
Eisenbahn *f* **-, -en** kolej *f* (*środek komunikacji*)
Eisenbahner *m* **-s, -** kolejarz *m*
Eisenbahnfähre *f* **-, -n** prom kolejowy
Eisenbahnübergang *m* **-(e)s, ...gänge** przejazd kolejowy
Eisenbahnverkehr *m* **-s** komunikacja kolejowa
Eisenbahnwagen *m* **-s, -** wagon kolejowy
Eisenerz *n* **-es, -e** ruda żelaza
Eisenhütte *f* **-, -n** huta żelaza
eisern *adj* żelazny
Eishockey *n* **-s** hokej na lodzie
Eishockeymannschaft *f* **-, -en** drużyna hokejowa
eisig *adj* lodowaty
Eiskaffee *m* **-s** kawa mrożona
eiskalt *adj* lodowaty, bardzo zimny
Eiskunstlauf *m* **-(e)s** jazda figurowa na lodzie

Eislauf *m* **-(e)s** jazda na łyżwach
Eisscholle *f* **-, -n** kra *f*
Eiszapfen *m* **-s, -** sopel lodu
Eiszeit *f* **-** epoka lodowcowa
eitel *adj* próżny, zarozumiały
Eitelkeit *f* **-** próżność *f*
Eiter *m* **-s** *med.* ropa *f*
Eitergeschwür *n* **-(e)s, -e** czyrak *m*
eitern *vi* ropieć
Eiweiß *n* **-es, -e** białko *n* (*a. chem.*)
Eiweißstoff *m* **-(e)s, -e** *chem.* białko *n*
Eizelle *f* **-, -n** komórka jajowa
Ejakulation *f* **-, -en** ejakulacja *f*
ekelhaft *adj* wstrętny, obrzydliwy
ekeln, sich *vr* brzydzić się (**vor einer Sache** czegoś)
elastisch *adj* elastyczny
Elch *m* **-(e)s, -e** łoś *m*
Elefant *m* **-en, -en** słoń *m*
elegant *adj* elegancki
Eleganz *f* **-** elegancja *f*
Elektriker *m* **-s, -** elektryk *m*
elektrisch *adj* elektryczny; **~es Licht** światło elektryczne
Elektrizität *f* **-** elektryczność *f*
Elektrizitätswerk *n* **-(e)s, -e** elektrownia *f*
Elektroherd *m* **-(e)s, -e** kuchenka elektryczna
Elektronik *f* **-** elektronika *f*
elektronisch *adj* elektroniczny; **~e Datenverarbeitung** elektroniczne przetwarzanie danych
Elektrotechniker *m* **-s, -** elektrotechnik *m*
Element *n* **-(e)s, -e** element *m*; żywioł *m*; *chem.* pierwiastek *m*; *el.* ogniwo *n*
elend *adj* marny, nędzny
Elend *n* **-(e)s** nędza *f*, bieda *f*
elf *num* jedenaście
Elf *f* **-, -en** jedenastka *f*; drużyna piłkarska
Elfer *m* **-s, -** *sport. ugs.* rzut karny
elfte *num* jedenasty
eliminieren *vt* eliminować
Elite *f* **-, -n** elita *f*
Ellenbogen *m* **-s, -** łokieć *m*
Elster *f* **-, -n** sroka *f*
elterlich *adj* rodzicielski
Eltern *pl* rodzice *pl*
Email [e'ma:j] *n* **-s, -s** emalia
E-Mail ['i:me:l] *f* **-, -s 1.** poczta elektroniczna, e-mail *m* **2.** wiadomość przesłana pocztą elektroniczną, e-mail *m*
E-Mail-Adresse *f* **-, -n** adres poczty elektronicznej <e-mailowy>
Emaille [e'ma:j, e'malja] *f* **-, -n** → **Email**
Emblem *n* **-s, -e** emblemat *m*
Embryo *m* **-s, -s** *o.* **-nen** embrion *m*
emigrieren *vi s* emigrować
empfahl → **empfehlen**
empfand → **empfinden**
Empfang *m* **-(e)s, ...fänge** przyjęcie *f*; (*einer Sendung*) odbiór *m*
empfangen* *vt* **1.** przyjmować; **j-n kühl ~** przyjąć kogoś chłodno **2.** (*bekommen*) odbierać
Empfänger *m* **-s, -** odbiorca *m*; adresat *m*; *rad.* odbiornik *m*
empfänglich *adj* wrażliwy, czuły
empfängnisverhütend *adj* antykoncepcyjny; **~e Mittel** środki antykoncepcyjne
Empfangsbestätigung *f* **-, -en** potwierdzenie odbioru
empfehlen* **I.** *vt* zalecać, polecać; za|rekomendować **II.** *vr* **sich ~** po|żegnać się; **es empfiehlt sich** zaleca się, jest pożądane
Empfehlung *f* **-, -en** polecenie *n*, zalecenie *n*
Empfehlungsschreiben *n* **-s, -** list polecający
empfiehlt → **empfehlen**
empfinden* *vt* odczu(wa)ć; **Schmerz ~** odczuwać ból
empfindlich *adj* wrażliwy (**gegen etw** na coś); (*schmerzhaft*) dotkliwy
Empfindlichkeit *f* **-** wrażliwość *f*
empfing → **empfangen**
empor *adv* do góry, w górę
empören I. *vt* oburzać **II.** *vr* **sich ~** oburzać się (**gegen etw** na coś)
Empörung *f* **-, -en** oburzenie *n*; (*Aufstand*) bunt *m*
emsig *adj* pilny, skrzętny, wytrwały
Ende *n* **-s, -n** koniec *m*; **~ Mai** w końcu maja; **letzten ~s** ostatecznie; **am ~** na koniec, wreszcie; **zu ~ sein** skończyć się; **kein ~ nehmen** nie kończyć się
enden *vi* s|kończyć się; **die Vorstellung endet um 10 Uhr** przedstawienie kończy się o dziesiątej
Endergebnis *n* **-ses, -se** końcowy wynik
endgültig *adv* ostatecznie
endlich *adv* nareszcie
endlos *adj* nie kończący się
Endspiel *n* **-(e)s, -e** *sport.* finał *m*, mecz finałowy
Endspurt *m* **-(e)s, -e** *sport.* finisz *m*
Endstation *f* **-, -en** stacja końcowa

Endung *f* **-, -en** końcówka *f*
Energie *f* **-, -n** energia *f*
Energiebedarf *m* **-(e)s** zapotrzebowanie energetyczne
Energiequelle *f* **-, -n** źródło energii
energiesparend *adj* energooszczędny
Energieversorgung *f* **-** zaopatrzenie w energię
energisch *adj* energiczny
eng *adj* wąski; ciasny; **~e Beziehungen** bliskie stosunki; **~ verwandt** blisko spokrewniony; **im ~eren Sinn** w węższym znaczeniu
Enge *f* **-, -n** ciasnota *f*
Engel *m* **-s, -** anioł *m*
Engländer *m* **-s, - 1.** Anglik *m* **2.** *techn.* klucz francuski
Engländerin *f* **-, -nen** Angielka *m*
englisch *adj* angielski
Englisch *n* **-(s)** język angielski
Engpass *m* **-es, ...pässe** zwężenie *n* (drogi), przesmyk *m*; *econ.* wąskie gardło
Enkel *m* **-s, -** wnuk *m*
Enkelin *f* **-, -nen** wnuczka *f*
enorm *adj* ogromny, olbrzymi
Ensemble [ãˈsãːb(ə)l] *n* **-s, -s** zespół *m*
entarten *vi s* wyrodzić się
entbehren *vt* nie mieć (czegoś); **etw ~ können** (móc) obyć się bez czegoś
entbehrlich *adj* zbyteczny
Entbindung *f* **-, -en** poród *m*
Entbindungsstation *f* **-, -en** oddział położniczy
entdecken *vt* odkry(wa)ć
Entdecker *m* **-s, -** odkrywca *m*
Entdeckung *f* **-, -en** odkrycie *n*
Entdeckungsreise *f* **-, -n** wyprawa <ekspedycja> odkrywcza
Ente *f* **-, -n** kaczka *f*
enteignen *vt* wywłaszczać
Enteignung *f* **-, -en** wywłaszczenie *n*
Entenbraten *m* **-s, -** pieczona kaczka
enterben *vt* wydziedziczyć
entfachen *vt* rozniecać (pożar); rozpętać (kłótnię)
entfallen* *vi s* **1.** wypadać, wymykać się (**den Händen** z rąk) **2.** wypaść z pamięci
entfalten I. *vt* rozwijać; rozkładać **II.** *vr* **sich ~** rozwinąć się (**die Blüte** kwiat)
entfernen I. *vt* oddalać (**von einer Sache** od czegoś); (*beseitigen*) usuwać (**die Flecken** plamy) **II.** *vr* **sich ~** oddalać się, odchodzić
entfernt → **entfernen**; *adj* odległy, daleki
Entfernung *f* **-, -en** odległość *f*; (*Entfernen*) usunięcie *n*; oddalenie się *n*
entfesseln *vt* rozpęt(yw)ać
entflammbar *adj* palny zapalczywy; **leicht ~** łatwo palny
entfliehen* *vi s* uchodzić, uciekać
entfremden, sich *vr* stawać się obcym; wyobcować się
Entfremdung *f* **-, -en** wyobcowanie *n*
entführen *vt* uprowadzać, por(y)-wać; **ein Flugzeug ~** uprowadzić samolot
Entführer *m* **-s, -** porywacz *m*
Entführung *f* **-, -en** uprowadzenie *n*
entgegen *praep mit D* wbrew (czemuś); w kierunku, ku
entgegengehen *vi s* wyjść naprzeciw
entgegengesetzt *adj* odwrotny, przeciwny
entgegenkommen* *vi s*: **j-m ~** iść komuś naprzeciw; *figur.* iść komuś na rękę
Entgegenkommen *n* **-s** uprzejmość *f*; łaskawość *f*
entgegenkommend → **entgegenkommen**; *adj* uprzejmy, łaskawy
entgegennehmen* *vt* przyjmować (przesyłkę)
entgegnen *vi* odpowiadać
Entgelt *n* **-(e)s, -e** zapłata *n*, rekompensata *n*; **gegen ~** za opłatą; **ohne ~** bezpłatnie
entgelten* *vt* od|płacić, wynagrodzić
entgleisen *vi s* wykolejać się (*o pociągu*)
enthalten* I. *vt* zawierać **II.** *vr* **sich ~** powstrzym(yw)ać się, wstrzymać się
enthaltsam *adj* wstrzemięźliwy
enthüllen *vt* odsłaniać, wyjawi(a)ć
entkalken *vt* odwapnić
entkommen* *vi s* uchodzić, uciekać
entkorken *vt* odkorkować (**eine Flasche** butelkę)
entkräften *vt* osłabi(a)ć, wycieńczać
entladen* *vt* wyładow(yw)ać, rozładow(yw)ać
Entladung *f* **-, -en** wyładowanie *n*, rozładowanie *n*
entlang I. *praep mit A* wzdłuż; **den Fluss ~** wzdłuż rzeki **II.** *adv* **am Weg ~** wzdłuż drogi
entlassen* *vt* zwalniać, zwolnić; odprawić
entlaufen* *vi s* uciec, zbiec
entleeren *vt* opróżni(a)ć (*np.* popielniczkę); **sich ~** wypróżnić się
entlegen *adj* odległy
entmutigen *vt* zniechęcać, zrażać
entnehmen* *vt* wyjmować; (*urteilen*) wnioskować (z czegoś)

entreißen* *vt* wyr(y)wać
entrichten *vt* uiszczać, za|płacić (**eine Gebühr** opłatę)
entrüsten *vt* oburzać (**sich** się)
Entsafter *m* **-s, -** sokowirówka *f*
entsagen *vi* wyrzekać się (**einer Sache** czegoś), z|rezygnować (z czegoś)
Entschädigung *f* **-, -en** odszkodowanie *n*
entscheiden* **I.** *vt* rozstrzygać (**über etw** o czymś) **II.** *vr* **sich ~** z|decydować się (**für etw** na coś)
entscheidend *adj* decydujący
Entscheidung *f* **-, -en** rozstrzygnięcie *n*, decyzja *f*, postanowienie; **die ~ ist gefallen** decyzja zapadła
entschieden *adj* stanowczy
entschließen*, sich *vr* z|decydować się (**zu einer Sache** na coś)
entschlossen *adj* zdecydowany; **~es Handeln** zdecydowane działanie
Entschluss *m* **-es, ...schlüsse** postanowienie *n*, decyzja *f*; **einen ~ fassen** podjąć decyzję
entschuldigen I. *vt* usprawiedliwi(a)ć; (*verzeihen*) wybaczać; **~ Sie, bitte!** przepraszam! **II.** *vr* **sich ~** usprawiedliwi(a)ć się (**bei j-m wegen eines Dinges** *G* przed kimś z powodu czegoś)
Entschuldigung *f* **-, -en** usprawiedliwienie *n*, wybaczenie *n*; **ich bitte um ~** proszę mi wybaczyć
Entsetzen *n* **-s** przerażenie *n*
entsetzen, sich *vr* przerazić się; **entsetzt sein** być przerażonym
entsetzlich *adj* okropny
entsinnen*, sich *vr* przypominać sobie (**eines Dinges** coś)
entsorgen *vt* usunąć (substancje odpadowe, śmieci)
entspannen, sich *vr* odprężać się
entsprechen* *vi* odpowiadać (oczekiwaniom, być zgodnym); **einem Wunsch ~** spełni(a)ć życzenie
entsprechend → **entsprechen**; *adj* odpowiedni
entstehen* *vi s* powsta(wa)ć
Entstehen *n* **-s** powsta(wa)nie *n*, tworzenie się
entstellen *vt* zniekształcać
enttäuschen *vt* rozczarow(yw)ać
Enttäuschung *f* **-, -en** rozczarowanie *n*, zawód *m*
entwaffnen *vt* rozbrajać
entweder *kj*: **~ ... oder ...** albo ... albo ...
entweichen* *vi s* uciekać; (*ausströmen*) ulatniać się
entwenden* *vt* u|kraść
entwerfen* *vt* za|projektować, na|szkicować, wy|koncypować
entwerten *vt* **1.** dewaluować; obniżać wartość **2.** s|kasować (**den Fahrschein** bilet)
entwickeln I. *vt* rozwijać; opracowywać; *fot.* wywoł(yw)ać **II.** *vr* **sich ~** rozwijać się
Entwickler *m* **-s, -** *fot.* wywoływacz *m*
Entwicklung *f* **-, -en** rozwój *m*
Entwicklungsland *n* **-(e)s, ...länder** kraj rozwijający się
entwischen *vi s ugs.* uchodzić, wymykać się (**j-m** komuś)
Entwurf *m* **-(e)s, ...würfe** projekt *m*, szkic *m*
entziehen* *vt* zabrać, wycofać; **j-m den Führerschein ~** zabrać komuś prawo jazdy
Entziehungskur *f* **-, -en** kuracja odwykowa
entziffern *vt* odcyfrow(yw)ać
entzücken *vt* zachwycać
Entzücken *n* **-s** zachwyt *m*
entzückend *adj* czarujący, zachwycający
entzünden I. *vt* zapalać, wzniecać **II.** *vr* **sich ~** zapalać się
Entzündung *f* **-, -en** zapalenie *n*; *techn.* zapłon *m*
entzwei: **~ sein** potłuc się, rozbić się
entzweibrechen* *vt* przełam(yw)ać, z|łamać się
Enzyklopädie *f* **-, -n** encyklopedia *f*
Enzym *n* **-s, -e** enzym *m*
Epidemie *f* **-, -n** epidemia *f*
Epoche *f* **-, -n** epoka; **~ machend** epokowy
er *pron pers* on; **er ist wieder gesund** on jest znów zdrowy
Erachten *n* **-s** zdanie *n*, mniemanie *n*; **meines ~s, meinem ~ nach** moim zdaniem
erbarmen, sich *vr* z|litować się (**j-s** nad kimś)
erbärmlich *adj* żałosny; (*verächtlich*) podły
erbarmungslos *adj* bezlitosny
erbauen *vt* z|budować
Erbe 1. *m* **-n, -n** spadkobierca *m* **2.** *n* **-s** spadek *m*, dziedzictwo *n*
erben *vt* o|dziedziczyć (**von <nach> j-m** po kimś)
erbittert *adj* zażarty, zacięty; (*verärgert*) rozgoryczony

Erbitterung *f* - rozgoryczenie *n*, irytacja
erbleichen *vi s* z|blednąć
erblich *adj* dziedziczny
Erblichkeit *f* - dziedziczność *f*
erblicken *vt* spostrzegać, ujrzeć
erblinden *vi s* o|ślepnąć
erblühen *vi s* rozkwitnąć
erbrechen*, **sich** *vr* z|wymiotować
Erbschaft *f* **-, -en** spadek *m*
Erbse *f* **-, -n** groch *m*; **grüne ~n** zielony groszek
Erbsensuppe *f* **-, -n** grochówka *f*
Erdarbeiten *pl* roboty ziemne
Erdbeben *n* **-s, -** trzęsienie ziemi
Erdbeere *f* **-, -n** truskawka *f*
Erdboden *m* **-s** ziemia *f*, grunt *m*
Erde *f* **-, -n** ziemia *f*; gleba *f*; Ziemia *f*
erden *vt* uziemi(a)ć
Erdgas *n* **-es** gaz ziemny
Erdgeschoss *n* **-es, -e** parter *m*
Erdkugel *f* **-, -n 1.** kula ziemska **2.** globus *m*
Erdkunde *f* - geografia *f*
Erdnuss *f* **-es, ...nüsse** orzech ziemny
Erdöl *n* **-(e)s** ropa naftowa
Erdölleitung *f* **-, -en** rurociąg naftowy
erdreisten, sich *vr* ośmielać się; mieć czelność
erdrücken *vt* zgniatać, z|dusić; *figur.* przygniatać
Erdteil *m* **-(e)s, -e** część świata, kontynent *m*
Erdung *f* **-, -en** uziemienie *n*
ereignen, sich *vr* zdarzać się
Ereignis *n* **-ses, -se** zdarzenie *n*
Erektion *f* **-, -en** erekcja *f*
erfahren*[1] *vt* dowiadywać się (*czegoś, o czymś*); (*erleben*) dozna(wa)ć, doświadczać (*czegoś*)
erfahren[2] → **erfahren**[1]; *adj* doświadczony
Erfahrung *f* **-, -en** doświadczenie *n*; **aus eigener ~** z własnego doświadczenia
erfassen *vt* ujmować; (*verstehen*) z|rozumieć
erfinden* *vt* wynaleźć, wymyślić; **frei erfunden** zmyślony
Erfinder *m* **-s, -** wynalazca *m*
Erfindung *f* **-, -en** wynalazek *m*
Erfolg *m* **-(e)s, -e** skutek *m*; sukces *m*; **~ haben** odnieść sukces
erfolglos *adj* bezskuteczny
erfolgreich *adj* skuteczny
erforderlich *adj* potrzebny
erfordern *vt* wymagać (*np.* wysiłku)
Erfordernis *n* **-ses, -se** potrzeba *f*, wymóg *m*
erforschen *vt* z|badać
erfreuen I. *vt* u|radować (**j-n mit einer Sache** kogoś czymś) **II.** *vr* **sich ~** cieszyć się (**an einer Sache** czymś)
erfreulich *adj* radosny; (*günstig*) pomyślny
erfrieren* *vi s* zamarznąć; przemarznąć
erfrischen *vt* orzeźwi(a)ć, odświeżać
Erfrischung *f* **-, -en** orzeźwienie *n*; (*Getränk*) napój orzeźwiający
Erfrischungsraum *m* **-(e)s, ...räume** bufet *m*
erfüllen I. *vt* spełniać (**eine Bitte** prośbę); wykon(yw)ać (**einen Plan** plan) **II.** *vr* **sich ~** spełni(a)ć się
Erfüllung *f* **-, -en** spełnienie *n*
ergänzen *vt* uzupełni(a)ć; **einen Satz ~** uzupełnić zdanie
Ergänzung *f* **-, -en** uzupełnienie *n*, dodatek *m*
ergeben*[1] **I.** *vt* wykaz(yw)ać; da(wa)ć w rezultacie **II.** *vr* **sich ~** (*folgen*) wynikać; oddawać się (jakiemuś zajęciu); podda(wa)ć się (**j-m** komuś)
ergeben[2] → **ergeben**[1]; *adj* oddany; (*demütig*) uległy
Ergebnis *n* **-ses, -se** wynik *m*; **als ~ der Verhandlungen** w wyniku rokowań
ergiebig *adj* wydajny; intratny (**Geschäft** interes)
ergrauen *vi s* o|siwieć
ergreifen* *vt* schwytać; **Maßnahmen ~** przedsiębrać środki; **das Wort ~** zab(ie)rać głos
ergreifend → **ergreifen**; *adj* wzruszający, przejmujący
ergriffen → **ergreifen**; *adj* wzruszony; przejęty
ergründen *vt* zgłębi(a)ć, dociekać (czegoś); **die Ursache ~** zbadać przyczynę
erhaben *adj* **1.** (*herausragend*) wypukły **2.** (*weihevoll*) wzniosły
erhalten*[1] **I.** *vt* otrzym(yw)ać; dostawać; (*bewahren*) zachow(yw)ać **II.** *vr* **sich ~** utrzym(yw)ać się
erhalten[2] → **erhalten**[1]; *adj* utrzymany; **gut ~** w dobrym stanie
erhältlich *adj* (możliwy) do nabycia; **das Buch ist nicht mehr ~** tej książki nie można już nabyć
erhängen, sich *vr* powiesić się
erheben* **I.** *vt* **1.** podnosić (rękę) **2.** pobie-

rać (opłaty) **II.** *vr* **sich ~ 1.** wsta(wa)ć; **sich vom Stuhl ~** wstać z krzesła **2.** podnosić się; wznosić się
erheblich *adj* znaczny
erheitern *vt* rozweselać, rozbawić
erhellen *vt, vi* **1.** rozjaśni(a)ć **2.** wyjaśniać
erhitzen *vt* podgrzać, rozgrzać
erhöhen *vt* podwyższać; **erhöhte Geschwindigkeit** zwiększona szybkość
Erhöhung *f* **-, -en 1.** podwyżka *f* (cen) **2.** (*Hügel*) wzniesienie *n*
erholen, sich *vr* **1.** przychodzić do siebie (**von einer Sache** po czymś); **sich von einem Schreck ~** ochłonąć z przerażenia **2.** (*ausruhen*) wypoczywać, odpoczywać
erholsam *adj* sprzyjający wypoczynkowi
Erholung *f* **-** wypoczynek; poprawa zdrowia
Erholungsort *m* **-(e)s, -e** miejscowość wypoczynkowa
Erika *f bot.* wrzos *m*
erinnern I. *vt* przypominać (**j-n an etw** komuś coś, o czymś) **II.** *vr* **sich ~** przypominać sobie (**an etw**, **eines Dinges** coś)
Erinnerung *f* **-, -en 1.** wspomnienie *n*; **in ~ bringen** przypominać **2.** (*Andenken*) pamiątka *f*; **zur ~** na pamiątkę
erkälten, sich *vr* przeziębi(a)ć się
Erkältung *f* **-, -en** przeziębienie *n*
erkennen* *vt* pozna(wa)ć, rozpozna(wa)ć (**an einer Sache** po czymś)
erkenntlich *adj*: **sich ~ zeigen** odwdzięczyć się
Erkenntnis *f* **-, -se 1.** *sing* poznanie *n* **2.** zrozumienie *n*; przekonanie *n*
Erkennungszeichen *n* **-s, -** znak rozpoznawczy
Erker *m* **-s, -** wykusz *m*
erklären I. *vt* wyjaśni(a)ć; objaśni(a)ć; (*aussagen*) oświadczać; (*kundmachen*) ogłaszać; **für etw ~** uzna(wa)ć za coś **II.** *vr* **sich einverstanden ~** wyrazić zgodę
Erklärung *f* **-, -en** objaśnienie *n*; (*Deklaration*) oświadczenie *n*; **eine ~ abgeben** składać oświadczenie
erklingen* *vi s* zabrzmieć
erkranken *vi s* zachorować (**an Grippe** na grypę)
erkundigen, sich *vr* dowiadywać się (**nach j-m**, **nach einer Sache** o kogoś, o coś)
erlangen *vt* osiągać, uzyskać; **Gehör ~** znajdować posłuch
Erlass *m* **-es, -e** rozporządzenie *n*; dekret *m*
erlauben *vt* pozwalać; **~ Sie?** pozwoli pan(i)? **es ist nicht erlaubt** nie wolno
Erlaubnis *f* **-** pozwolenie *n*; **(ich) bitte um ~** proszę o pozwolenie
Erläuterung *f* **-, -en** objaśnienie *n*, komentarz *m*
Erle *f* **-, -n** olcha *f*
erleben *vt* doczekać się (czegoś); (*erfahren*) zazna(wa)ć (czegoś); przeżywać (coś)
Erlebnis *n* **-ses, -se** przeżycie *n*; przygoda *f*
erledigen *vt* **1.** załatwi(a)ć; **einen Auftrag ~** wykon(yw)ać zlecenie **2.** *ugs.* załatwić kogoś
Erledigung *f* **-, -en** załatwienie *n* (czegoś)
erleichtern *vt* ułatwi(a)ć, ulżyć (w czymś)
erleiden* *vt* dozna(wa)ć (**eine Enttäuschung** zawodu), ponosić (**einen Verlust** stratę)
erlernen *vt* wyuczyć się (*np.* rzemiosła)
erlesen *adj* wyszukany, wyborny
erlischt → **erlöschen**
erlogen *adj* zmyślony
Erlös *m* **-es, -e** kwota uzyskana ze sprzedaży; dochód *m*
erlosch → **erlöschen**
erlöschen* *vi s* z|gasnąć
erlösen *vt* wybawi(a)ć, uwalniać
Ermächtigung *f* **-, -en** upoważnienie *n*
Ermahnung *f* **-, -en** upomnienie *n*, nagana *f*
Ermäßigung *f* **-, -en** zniżka *f*
Ermessen *n* **-s** uznanie *n*; zdanie *n*; sąd *m*; **nach meinem ~** moim zdaniem, według mnie
ermitteln *vt* wykry(wa)ć; prowadzić dochodzenie
Ermittlung *f* **-, -en** wykrywanie *n*; śledztwo *n*, dochodzenie *n*
ermöglichen *vt* umożliwi(a)ć
ermorden *vt* zamordować
ermüden *vt* z|męczyć
ermüdend *adj* męczący, nużący
Ermüdung *f* **-** zmęczenie *n*, znużenie *n*
ermuntern *vt* dodawać odwagi, zachęcać
ermutigen *vt* doda(wa)ć odwagi (komuś)
ernähren *vt* karmić, odżywiać; wy|żywić
Ernährer *m* **-s, -** żywiciel *m*
Ernährung *f* **-** odżywianie *n*; wyżywienie *n*; dieta *f*
ernennen* *vt* mianować
Ernennung *f* **-, -en** nominacja *f*, mianowanie *n*
erneuern *vt* odnawiać; (*wiederholen*) ponawiać; (*auswechseln*) wymieni(a)ć, zmieniać

erneut *adj* ponowny
erniedrigen *vt* **1.** poniżyć **2.** (*vermindern*) obniżyć
ernst *adj* poważny; **etw ~ nehmen** brać coś na serio
Ernst *m* **-es** powaga *f*; **ich sage das in vollem ~** mówię to zupełnie poważnie
ernsthaft I. *adj* poważny, szczery **II.** *adv* poważnie, szczerze, serio
Ernte *f* **-, -n** żniwa *pl*; (*Ertrag*) zbiór *m*, plon *m*; **eine gute ~** urodzaj
Erntedankfest *n* **-(e)s, -e** dożynki *pl*
ernten *vt* zbierać (*np.* ziemniaki)
erobern *vt* zdoby(wa)ć
eröffnen *vt* otwierać (posiedzenie); rozpoczynać (dyskusję)
Eröffnung *f* **-, -en** otwarcie *n*
erörtern *vt* roztrząsać, rozważać
erpressen *vt* szantażować
Erpresser *m* **-s, -** szantażysta *m*
Erpressung *f* **-, -en** szantaż *m*
erproben *vt* wy|próbować
erquicken *vt* pokrzepi(a)ć; orzeźwiać
erraten* *vt* zgadywać
erregen *vt* podniecać; wywoł(yw)ać; **Aufsehen ~** wzbudzić sensację
Erregung *f* **-** zdenerwowanie *n*, podniecenie *n*
erreichbar *adj* osiągalny
erreichen *vt* **1.** do|sięgać (czegoś); **j-n zu Hause ~** zastać kogoś w domu **2.** (*im Laufen*) doganiać; **den Zug ~** zdążyć na pociąg **3.** (*erlangen*) osiągać; **sein Ziel ~** osiągnąć swój cel
errichten *vt* wznosić, wybudować; zakładać, utworzyć
erringen* *vt* wywalczyć; **die Mehrheit ~** zdobyć większość
erröten *vi s* za|rumienić się
Errungenschaft *f* **-, -en** osiągnięcie *n*, zdobycz *f*
Ersatz *m* **-es** zastępstwo *n*; (*Entschädigung*) odszkodowanie; **~ verlangen** żądać odszkodowania
Ersatzdienst *m* **-(e)s, -e** służba zastępcza
Ersatzmittel *n* **-s, -** namiastka *f*, surogat *m*
Ersatzreifen *m* **-s, -** opona zapasowa
Ersatzteil *n*, *m* **-(e)s, -e** część zapasowa
erscheinen* *vi s* **1.** zjawi(a)ć się **2.** ukaz(yw)ać się (*np.* gazeta) **3.** *figur.* (*scheinen*) wyda(wa)ć się
Erscheinung *f* **-, -en** zjawienie się *n*, ukazanie się *n*; (*Phänomen*) zjawisko *n*
erschießen* *vt* zastrzelić, rozstrzelać
erschlaffen *vi s* zwiotczeć
erschlagen* *vt* zabi(ja)ć
erschließen* *vt* otwierać, udostępni(a)ć; **wirtschaftlich ~** zagospodarow(yw)ać
erschöpfen *vt* wyczerp(yw)ać; **das Thema ~** wyczerpać temat
erschöpft *adj* wyczerpany, wycieńczony
erschrak → **erschrecken**[2]
erschrecken[1] *vt* przestraszyć; **erschrecke mich nicht!** nie strasz mnie!
erschrecken*[2] *vi s* przestraszyć się (**vor j-m** kogoś, **über etw** czegoś)
erschrickt → **erschrecken**[2]
erschrocken → **erschrecken**[2]; *adj* przestraszony, przerażony
erschüttern *vt* zachwiać; wstrząsnąć (**j-n** kimś)
erschweren *vt* utrudni(a)ć
erschwinglich *adj* osiągalny, dostępny
ersehen* *vt* wy|wnioskować (**aus einer Sache** z czegoś); **daraus ist zu ~** widać z tego
ersetzen *vt* zastępować; wynagradzać (**den Schaden** szkodę)
ersichtlich *adj* widoczny
ersparen *vt* za|oszczędzać; **erspartes Geld** oszczędności
Ersparnisse *pl* oszczędności *pl*
erst *adv* najpierw; (*nicht eher*) dopiero; **~ dann** dopiero wówczas; **~ recht** tym bardziej
erstarren *vi s* zastygnąć; z|drętwieć
erstatten *vt* zwracać (wydatki), wynagradzać; **j-m Bericht ~** składać komuś sprawozdanie
Erstaufführung *f* **-, -en** premiera *f*
erstaunen *vi s* zdumie(wa)ć się, z|dziwić się (**über etw** czymś)
Erstaunen *n* **-s** zdumienie *n*
erstaunlich *adj* zadziwiający
erste *num* pierwszy; **das ~ Mal** pierwszy raz; **~ Hilfe** pierwsza pomoc; **fürs Erste** (*zuerst*) po pierwsze, (*vorläufig*) na razie; **der ~ Beste** pierwszy lepszy
erstehen* **I.** *vt* naby(wa)ć, kupować **II.** *vi s* powstawać
erstens *adv* po pierwsze
ersticken I. *vi s* u|dusić się **II.** *vt* za|dusić; stłumić (**Feuer** ogień)
erstklassig *adj* pierwszorzędny
erstrecken, sich *vr* rozciągać się (**über** <**auf**> **etw** na coś)

ersuchen *vt* zwracać się z (oficjalną) prośbą, apelować
ertappen *vt* z|łapać (**bei einer Sache** na czymś)
erteilen *vt* da(wa)ć; **Auskunft ~** udzielać informacji; **Unterricht ~** uczyć
Ertrag *m* **-(e)s, Erträge** plon *m*; (*Gewinn*) dochód *m*
ertragen* *vt* znosić (coś męczącego, nieprzyjemnego)
erträglich *adj* znośny
ertränken I. *vt* topić **II.** *vr* **sich ~** utopić się
ertrinken* *vi s* u|tonąć
Ertrinkende(r) *f, m* **-n, -n** tonący *m*, tonąca *f*
erwachen *vi s* o|budzić się (*a. figur.*)
erwachsen *adj* dorosły
Erwachsene(r) *f, m* **-n, -n** dorosły *m* dorosła *f*
erwägen* *vt* rozważać
erwähnen *vt* wspominać; napomknąć
erwärmen *vt* ogrz(ew)ać
erwarten *vt* oczekiwać, czekać (na kogoś); **ein Kind ~** spodziewać się dziecka
erwecken *vt* wzbudzać (zaufanie)
erweisen* I. *vt* wyświadczać (**einen Dienst** przysługę) **II.** *vr* **sich ~** okaz(yw)ać się; **es hat sich erwiesen** okazało się
erweitern *vt* rozszerzać
erwerben* *vt* naby(wa)ć; zdobywać
erwidern *vt* odpowiadać odwzajemni(a)ć; **j-s Besuch ~** rewizytować kogoś; **einen Gruß ~** odkłonić się
erwischen *vt* **1.** przyłapać (**bei einer Sache** na czymś) **2.** z|łapać; dopaść
erwünscht *adj* pożądany
erwürgen *vt* udusić
erzählen *vt* opowiadać
Erzählung *f* **-, -en** opowiadanie *n*
erzeugen *vt* wytwarzać
Erzeugnis *n* **-ses, -se** produkt *m*, wyrób *m*
erziehen* *vt* wychow(yw)ać; **ein gut erzogenes Kind** dobrze wychowane dziecko
Erziehung *f* **-** wychowanie *n*
erzielen *vt* osiągać; **einen Erfolg ~** osiągnąć sukces
erzwingen* *vt* wymuszać
es I. *pron pers* ono **II.** *impers*: **es ist spät** jest późno; **es regnet** pada deszcz; **es lebe ...** niech żyje ...
Esel *m* **-s, -** osioł *m*
eskortieren *vt* eskortować
Espresso *m* **-(s), -s** *o.* **...ssi** kawa espresso
essbar *adj* jadalny
essen* *vt* jeść; **zu Mittag ~** jeść obiad; **zu Abend ~** jeść kolację
Essen *n* **-s, -** jedzenie *n*; posiłek *m*
Essig *m* **-s** ocet *m*
Essiggurke *f* **-, -n** korniszon *m*
Esswaren *pl* artykuły spożywcze
Esszimmer *n* **-s, -** jadalnia *f*
Etage [e'ta:ʒə] *f* **-, -n** piętro *n*
Etappe *f* **-, -n** etap *m*
Etat [e'ta:] *m* **-s, -s** budżet państwa
Etikett *n* **-(e)s, -e(n)** *o.* **-s** nalepka *f*, etykietka *f*
etwa *adv* około, mniej więcej; (*vielleicht*) może
etwas *pron* **1.** co, coś; **ich muss ~ essen** muszę coś zjeść; **so ~!** coś takiego! **2.** (*ein wenig*) trochę, nieco
euch *pron pers D, A* → **ihr**[1]
euer[1], **eu(e)re, euer,** *pl* **eu(e)re** *pron poss* wasz, wasza, wasze, *pl* wasi, wasze
euer[2] *pron pers G* → **ihr**[1]
Eule *f* **-, -n** sowa *f*
Euro *m* **-s, -s** euro *n*
Europäer *m* **-s, -** Europejczyk *m*
europäisch *adj* europejski; **Europäische Union** Unia Europejska
Euter *n* **-s, -** wymię *n*
evangelisch *adj* ewangelicki
Evangelium *n* **-s, ...ien** ewangelia *f*
eventuell *adv* ewentualnie
ewig *adj* wieczny
Ewigkeit *f* **-** wieczność *f*
exakt *adj* dokładny; precyzyjny
Examen *n* **-s, -** egzamin *m*
Exemplar *n* **-s, -e** egzemplarz *m*
Exil *n* **-s, -e** wygnanie *n*
Existenz *f* **-, -en** egzystencja *f*, byt *m*
existieren *vi* egzystować, istnieć
exotisch *adj* egzotyczny
Experiment *n* **-(e)s, -e** eksperyment *m*
Experte *m* **-n, -n** ekspert *m*, rzeczoznawca *m*
explodieren *vi s* eksplodować, wybuchnąć
Explosion *f* **-, -en** wybuch *m*, eksplozja *f*
Export *m* **-(e)s** wywóz *m*, eksport *m*
exportieren *vt* wywozić
extra *adv* osobno; (*besonders*) specjalnie
Extrakt *m* **-(e)s, -e** ekstrakt *m*, wyciąg *m*
extrem *adj* krańcowy; skrajny
Extremsport *m* **-(e)s** sporty ekstremalne
exzellent *adj* znakomity, wyśmienity
exzentrisch *adj* ekscentryczny
Exzess *m* **-es, -e** eksces *m*, wyskok *m*

F

Fabel *f* **-, -n** bajka *f*
fabelhaft *adj* bajeczny, fantastyczny
Fabrik *f* **-, -en** fabryka *f*; **in einer ~ arbeiten** pracować w fabryce
Fabrikat *n* **-(e)s, -e** wyrób (fabryczny), produkt *m*
Fach *n* **-(e)s, Fächer 1.** zawód *m*, fach *m*; dziedzina *f* **2.** (*eines Schrankes*) półka *f*; przegródka *f*
Facharzt *m* **-(e)s, ...ärzte** lekarz specjalista
Fächer *m* **-s, -** wachlarz *m*
Fachfrau *f* **-, -en** specjalistka *f*, kobieta fachowiec
Fachgebiet *n* **-(e)s, -e** branża *f*, specjalność *f*
Fachkenntnisse *pl* wiedza fachowa
Fachmann *m* **-(e)s, ...leute** fachowiec *m*, specjalista *m*
fachmännisch *adv* fachowo
Fachwerk *n* **-(e)s, -e** mur pruski
Fackel *f* **-, -n** pochodnia *f*
fade *adj* mdły, bez smaku; *ugs.* nudny, bez polotu
Faden *m* **-s, Fäden** nić *f*, nitka *f*
fähig *adj* zdatny, zdolny (**zu einer Sache** do czegoś)
Fähigkeiten *pl* zdolności *fpl*, umiejętności *fpl*
fahl *adj* blady, bezbarwny
fahnden *vi* poszukiwać, ścigać (**nach j-m** kogoś)
Fahne *f* **-, -n** chorągiew *f*, sztandar *m*
Fahrausweis *m* **-es, -e** bilet *m* (kolejowy, autobusowy)
Fahrbahn *f* **-, -en** jezdnia *f*, tor *m*
Fahrdienstleiter *m* **-s, -** dyżurny ruchu
Fähre *f* **-, -n** prom *m*
fahren* **I.** *vi s* jechać, jeździć; **mit der Bahn ~** jechać <podróżować> pociągiem; **aufs Land ~** jechać na wieś; **Auto ~** prowadzić samochód; **Rad ~** jechać rowerem; **erster Klasse ~** podróżować pierwszą klasą; **wann fährt der Zug nach Chur?** kiedy odjeżdża pociąg do Chur? **II.** *vt* jeździć (czymś); przewozić; **j-n zur Bahn ~** zawozić kogoś na dworzec; **den Wagen in die Garage ~** odstawić samochód do garażu
Fahrer *m* **-s, -** kierowca *m*, szofer *m*; motorniczy *m*
Fahrerflucht *f* **-** ucieczka kierowcy z miejsca wypadku
Fahrersitz *m* **-es, -e** siedzenie kierowcy
Fahrgast *m* **-(e)s, ...gäste** pasażer *m*
Fahrgeld *n* **-(e)s, -er** opłata za przejazd
Fahrgestell *n* **-(e)s, -e** podwozie *n*
Fahrkarte *f* **-, -n** bilet *m* (kolejowy, autobusowy)
Fahrkartenschalter *m* **-s, -** kasa biletowa
fahrlässig *adj* niedbały; *juris.* nieumyślny
Fahrlehrer *m* **-s, -** *mot.* instruktor jazdy
Fahrplan *m* **-(e)s, ...pläne** rozkład jazdy
fahrplanmäßig *adj* przewidziany w rozkładzie jazdy, planowy
Fahrpreis *m* **-es, -e** opłata za przejazd
Fahrrad *n* **-(e)s, ...räder** rower *m*
Fahrschein *m* **-(e)s, -e** bilet *m* (kolejowy, autobusowy)
Fährschiff *n* **-(e)s, -e** prom *m*
Fahrschule *f* **-, -n** szkoła <nauka> jazdy
Fahrstuhl *m* **-(e)s, ...stühle** winda *f*, dźwig *m*
Fahrt *f* **-, -en** jazda; (*Reise*) podróż; **auf der ~ nach Berlin** w drodze do Berlina; **gute ~!** szerokiej drogi!
Fährte *f* **-, -n** trop *m*
Fahrverbot *n* **-(e)s, -e** zakaz prowadzenia pojazdów mechanicznych
Fahrwasser *n* **-s, -** tor wodny
Fahrwerk *n* **-(e)s, -e** *flug.* podwozie *n*
Fahrzeit *f* **-, -en** czas jazdy
Fahrzeug *n* **-(e)s, -e** pojazd *m*
Fahrzeugbrief *m* **-(e)s, -e** *mot.* karta pojazdu
Fakultät *f* **-, -en** wydział *m*
Falke *m* **-n, -n** sokół *m*
Fall *m* **-(e)s, Fälle 1.** spadanie *n*, opadanie *n*; upadek *m* **2.** (*Angelegenheit*) przypadek *m*, wypadek *m*; **für alle Fälle** na wszelki wypadek; **auf keinen ~** w żadnym razie; **im ~e, dass ...** jeżeli ... **3.** *juris.* sprawa **4.** *med.* przypadek
Falle *f* **-, -n** pułapka *f*
fallen* *vi s* u|padać, spadać; **zu Boden ~** spaść na podłogę; **in die Augen ~** rzucać się w oczy; **in Ohnmacht ~** ze|mdleć; **auf den Sonntag ~** przypadać na niedzielę; **es fällt mir schwer** to przychodzi mi z trudem; **~ lassen** a) upuścić b) zaniechać (czegoś), porzucać (coś)

fällen *vt* ścinać (drzewa); **ein Urteil ~** wyda(wa)ć wyrok
fällig *adj* płatny (weksel); należny
Fallreep *n* **-(e)s, -e** *naut.* trap *m*
falls *kj* jeżeli, gdyby
Fallschirm *m* **-(e)s, -e** spadochron *m*
falsch *adj* fałszywy; (*fehlerhaft*) błędny; *tel.* **~ verbunden!** pomyłka!
fälschen *vt* podrabiać; s|fałszować
Falschgeld *n* **-(e)s, -er** s|fałszowane pieniądze, podrobiony pieniądz
Fälschung *f* **-, -en** fałszerstwo *n*; falsyfikat *m*
Faltboot *n* **-(e)s, -e** kajak składany
Falte *f* **-, -n** fałd *m*, fałda *f*; (*im Gesicht*) zmarszczka *f*
falten *vt* składać; **die Stirn ~** marszczyć czoło
Faltenrock *m* **-(e)s, ...röcke** spódnica w fałdy
Falter *m* **-s, -** motyl *m*
familiär *adj* rodzinny; (*vertraulich*) poufały
Familie [fa'mi:ljə] *f* **-, -n** rodzina *f*; **eine ~ gründen** założyć rodzinę
Familienfeier *f* **-, -n** uroczystość rodzinna
Familienmitglied *n* **-(e)s, -er** członek rodziny
Familienname *m* **-ns, -n** nazwisko *n*
Familienstand *m* **-(e)s** stan cywilny
Fan [fɛn] *m* **-s, -s** fan *m*
fand → **finden**
fangen* *vt* z|łapać, s|chwytać; **Fische ~** łowić ryby
Fangen *n* **-s** berek *m*
Fantasie *f* **-** fantazja *f*, wyobraźnia *f*
fantastisch *adj* fantastyczny
Farbe *f* **-, -n** barwa *f*, kolor *m*; (*Farbstoff*) farba *f*
färben *vt* za|barwić, za|farbować
Farbfernseher *m* **-s, -** telewizor kolorowy
Farbfilm *m* **-(e)s, -e** film kolorowy
farbig *adj* kolorowy, barwny
Farbige(r) *f*, *m* **-n, -n** kolorowy *m*, kolorowa *f*
farblos *adj* bezbarwny
Farbstoff *m* **-(e)s, -e** barwnik *m*
Färbung *f* **-, -en** zabarwienie *n*
Farn *m* **-(e)s, -e** paproć *f*
Fasan *m* **-(e)s, -e** *o.* **-en** bażant *m*
Fasching *m* **-s, -e** *o.* **-s** karnawał *m*
Faschismus *m* **-** faszyzm *m*
Faser *f* **-, -n** włókno *n*; **synthetische ~** włókno syntetyczne
Fass *n* **-es, Fässer** beczka *f*; **Bier vom ~** piwo z beczki
Fassbier *n* **-(e)s, -e** piwo beczkowe
fassen I. *vt* **1.** chwytać, ujmować; **j-n bei der Hand ~** wziąć kogoś za rękę; **einen Entschluss ~** z|decydować się; **Mut ~** odważyć się **2.** (*in sich aufnehmen*) po|mieścić; obejmować **3.** *figur.* (*verstehen*) pojmować **II.** *vr* **sich ~** opanow(yw)ać się; **sich kurz ~** streszczać się
Fassung *f* **-, -en 1.** (*Einfassung*) oprawa *f* **2.** oprawka *f* (okularów) **3.** (*Formulierung*) wersja *f*, ujęcie *n* **4.** *sing figur.* równowaga *f*; **j-n aus der ~ bringen** wyprowadzić kogoś z równowagi
Fassungsvermögen *n* **-s** pojemność *f* (*np.* zbiornika)
fast *adv* prawie, niemal
fasten *vi* pościć
Fastnacht *f* **-** ostatki *pl* (*w karnawale*)
Faszination *f* **-** fascynacja *f*
faul *adj* leniwy; (*verdorben*) zgniły, popsuty
Fäule *f* **-** zgnilizna *f*
Faulheit *f* **-** lenistwo *n*
faulig *adj* zgniły
Faulpelz *m* **-es, -e** *ugs.* leń *m*
Faust *f* **-, Fäuste** pięść *f*
Fausthandschuh *m* **-(e)s, -e** rękawica z jednym palcem
Fax *n* **-, -(e)** faks *m*
Februar *m* **-(s)** luty *m*
fechten* *vi* uprawiać szermierkę
Fechten *n* **-s** szermierka *f*
Feder *f* **-, -n** pióro *n*; sprężyna *f*, resor *m*
Federball *m* **-(e)s** *sport.* badminton *m*, kometka *f*
Federbett *n* **-(e)s, -en** pierzyna *f*
Federgewicht *n* **-(e)s** *sport.* waga piórkowa
Federung *f* **-, -en** *mot.* resorowanie *n*
Fee *f* **-, -n** wróżka *f*
fegen *vt* zamiatać; zmiatać
fehl *adv*: **~ am Platz** nie na miejscu
Fehlbetrag *m* **-(e)s, ...beträge** niedobór *m*
fehlen *vi* brakować; **was fehlt ihm?** co mu dolega?
Fehler *m* **-s, -** wada *f*; (*Versehen*) błąd *m*
fehlerfrei *adj* bezbłędny
fehlerhaft *adj* wadliwy, wykazujący usterki <wady>
fehlschlagen* *vi* chybi(a)ć; *figur.* nie uda(-wa)ć się
Fehlstart *m* **-(e)s, -s** *sport.* falstart *m*

Feier *f* **-, -n** uroczystość *f*; święto *n*; uroczysty obchód

feierlich *adj* uroczysty; **ein ~er Augenblick** uroczysta chwila

feiern *vt, vi* święcić, obchodzić; świętować

Feiertag *m* **-(e)s, -e** święto *n*; **ein gesetzlicher ~** święto ustawowe

feig(e) *adj* tchórzliwy

Feige *f* **-, -n** figa *f*

Feigling *m* **-s, -e** tchórz *m*

Feile *f* **-, -n** pilnik *m*

fein *adj* **1.** drobny; (*zart*) delikatny **2.** elegancki; **~e Sitten** wykwintne maniery; **das ist ~** to świetnie

Feind *m* **-(e)s, -e** nieprzyjaciel *m*, wróg *m*

feindlich *adj* wrogi, nieprzyjazny

Feindschaft *f* **-, -en** wrogość *f*

Feinkostgeschäft *n* **-(e)s, -e** delikatesy *pl* (*sklep*)

Feinmechanik *f* **-** mechanika precyzyjna

Feinschmecker *m* **-s, -** smakosz *m*

Feld *n* **-(e)s, -er 1.** pole *n*; **das ~ bestellen** uprawiać pole; **die Felder des Schachbretts** pola szachownicy; **elektrisches ~** pole elektryczne **2.** *sport.* peleton *m*

Feldblume *f* **-, -n** kwiat polny

Feldflasche *f* **-, -n** manierka *f*

Feldstecher *m* **-s, -** lornetka polowa

Feldweg *m* **-(e)s, -e** droga polna

Felge *f* **-, -n** *mot.* felga *f*

Fell *n* **-(e)s, -e** skóra *f* (*zwierzęcia*); skórka *f*, futro *n*, sierść *f*; **ein dickes ~ haben** być gruboskórnym

Fels *m* **-** skała *f*

Felsen *m* **-s, -** skała *f*, głaz *m*

Fenster *n* **-s, -** okno *n*; **ein ~ zur Straße** okna na ulicę

Fensterbank *f* **-, ...bänke** parapet *m*

Fensterladen *m* **-s, ...läden** okiennica *f*

Fensterplatz *m* **-es, ...plätze** miejsce przy oknie

Fensterrahmen *m* **-s, -** rama okienna

Fensterscheibe *f* **-, -n** szyba *f*

Ferien ['fe:rjən] *pl* wakacje *pl*; urlop *m*; **die ~ im Gebirge verbringen** spędzić wakacje <urlop> w górach

Ferienheim *n* **-(e)s, -e** dom wczasowy

Ferienlager *n* **-s, -** obóz wakacyjny

Ferienpläne *pl* plany wakacyjne <urlopowe>

Ferienreise *f* **-, -n** podróż wakacyjna

Ferkel *n* **-s, -** prosię *n*

fern *adj* daleki; **von ~ beobachten** obserwować z daleka

ferner I. *adv* dalej **II.** *kj* (*außerdem*) ponadtor, poza tym

fernerhin *adv* nadal

ferngelenkt *adj* zdalnie kierowany

Ferngespräch *n* **-(e)s, -e** rozmowa telefoniczna międzymiastowa

Fernglas *n* **-es, ...gläser** lornetka *f*

Fernlicht *n* **-(e)s, -er** *mot.* światło długie

Fernschreiber *m* **-s, -** dalekopis *m*

Fernsehapparat *m* **-(e)s, -e** telewizor *m*

fernsehen* *vi* oglądać telewizję

Fernsehen *n* **-s** telewizja *f*

Fernseher *m* **-s, -** *ugs.* telewizor *m*; telewidz *m*

Fernsehserie *f* **-, -n** serial telewizyjny

Fernsehsender *m* **-s, -** telewizyjna stacja nadawcza

Fernsehspot *m* **-s, -s** telewizyjny film reklamowy

Fernsehübertragung *f* **-, -en** transmisja telewizyjna

Fernsprecher *m* **-s, -** telefon *m*

Fernsteuerung *f* **-, -en** zdalne sterowanie

Fernstudium *n* **-s, ...ien** studia zaoczne

Fernverkehr *m* **-s** ruch dalekobieżny

Fernzug *m* **-(e)s, ...züge** pociąg dalekobieżny

Ferse *f* **-, -n** pięta *f*

fertig *adj* gotowy; **das Essen ist schon ~** jedzenie jest już gotowe; **~ bringen** skończyć; **~ machen** a) skończyć, dokończyć b) wykończyć (kogoś)

fertigen *vt* sporządzać

Fessel *f* **-, -n** więzy *pl*, pęta *pl*

fesselnd *adj* zajmujący

fest *adj* stały; mocny; **~er Schlaf** twardy sen; **~ überzeugt** głęboko przekonany; **~ angestellt** zatrudniony na stałe

Fest *n* **-(e)s, -e** święto *n*, uroczystość *f*

festbinden* *vt* u|wiązać; przywiąz(yw)ać

Festessen *n* **-s, -** uroczysta kolacja, uroczysty obiad

festhalten* **I.** *vt* **1.** przytrzym(yw)ać **2.** utrwalić, uwiecznić **II.** *vi* trwać przy czymś **III.** *vr* **sich ~** trzymać się (**an j-m** kogoś, **an einer Sache** czegoś)

Festland *n* **-(e)s, ...länder** ląd *m*, kontynent *m*

festlich *adj* świąteczny; (*feierlich*) uroczysty

festmachen *vt* umocow(yw)ać

festnehmen* *vt* uwięzić, aresztować

Festplatte *f* **-, -n** *inform.* dysk twardy
Festplattenlaufwerk *n* **-(e)s, -e** *inform.* napęd dysku twardego
festsetzen *vt* ustalać (*np.* ceny)
festsitzen* *vi* ugrzęznąć <utknąć> w miejscu, utkwić
Festspiele *pl* festiwal *m*
feststehen* *vi* być pewnym <ustalonym>; **es steht fest, dass ...** jest pewne, że ...
feststellen *vt* ustalić (**j-s Personalien** czyjeś personalia); stwierdzać
Feststellung *f* **-, -en** stwierdzenie *n*
Festung *f* **-, -en** twierdza *f*
Fete *f* **-, -n** *ugs.* impreza *f*
fett *adj* tłusty; **~es Fleisch** tłuste mięso
Fett *n* **-(e)s, -e** tłuszcz; **pflanzliche ~e** tłuszcze roślinne
fettarm *adj* niskotłuszczowy
Fetzen *m* **-s, -** strzęp *m*; łachman *m*
feucht *adj* wilgotny
Feuchte *f* **-** wilgoć *f*
Feuer *n* **-s, -** ogień *m*; (*Brand*) pożar *m*; **~ fangen** zapalić się; *figur.* zachwycić się
feuerfest *adj* ogniotrwały
feuergefährlich *adj* łatwo zapalny
Feuerlöscher *m* **-s, -** gaśnica *f*
Feuerwehr *f* **-** straż pożarna
Feuerwerk *n* **-(e)s, -e** sztuczne ognie
Feuerzeug *n* **-(e)s, -e** zapalniczka *f*
feurig *adj* ognisty
ficht → **fechten**
Fichte *f* **-, -n** świerk *m*
Fieber *n* **-s** gorączka *f*; **hohes ~ haben** mieć wysoką gorączkę
fieberhaft *adj* gorączkowy
fiebersenkend *adj*: **ein ~es Mittel** środek obniżający gorączkę
fiel → **fallen**
Figur *f* **-, -en 1.** figura *f*; **eine gute ~ haben** mieć dobrą figurę **2.** (*Gestalt*) postać *f*
Filiale *f* **-, -n** filia *f*
Film *m* **-(e)s, -e 1.** film *m*; **einen ~ drehen** nakręcić film **2.** film *m*, błona fotograficzna; **den ~ entwickeln** wywołać film **3.** cienka warstwa
Filmregisseur [fɪlmreʒiːsøːr] *m* **-s, -e** reżyser filmowy
Filmstar *m* **-(e)s, -s** gwiazda filmowa
Filter *m*, *n* **-s, -** filtr *m*
Filz *m* **-es, -e** pilśń *f*, filc *m*
Finale *n* **-s, -** finał *m*
finanziell [fɪnan'tsjɛl] *adj* finansowy
finden* *vt* **1.** znajdować, znaleźć; **nach Hause ~** trafić do domu; **Arbeit ~** znaleźć pracę **2.** uważać, sądzić; **gut ~** uzna(wa)ć za dobre; **~ Sie nicht?** nie sądzi pani?, **wie ~ Sie das?** jak się to panu podoba?
Finderlohn *m* **-(e)s** znaleźne *n*
fing → **fangen**
Finger *m* **-s, -** palec *m* (ręki)
Fingerhut *m* **-(e)s, ...hüte** naparstek *m*
Fingernagel *m* **-s, ...nägel** paznokieć *m*
Fink *m* **-en, -en** zięba *f*
Finne *m* **-n, -n** Fin *m*
finnisch *adj* fiński
finster *adj* ciemny; ponury; **~ werden** ściemni(a)ć się
Finte *f* **-, -n** podstęp *m*; *sport.* zwód *m*
Firmenzeichen *n* **-s, -** znak firmowy
Fisch *m* **-(e)s, -e** ryba
Fischbraterei *f* **-, -en** smażalnia ryb
fischen *vt*, *vi* łowić ryby
Fischer *m* **-s, -** rybak *m*
Fischerboot *n* **-(e)s, -e** łódź rybacka
Fischereiwesen *n* **-s** rybołówstwo *n*
Fischfang *m* **-(e)s** rybactwo *n*
Fischotter *m* **-s, -** wydra *f*
fit *adj* w dobrej formie (fizycznej)
Fitnesscenter *n* **-s, -** siłownia *f*
fix *adj* **1.** stały; **~e Kosten** koszty stałe **2.** *ugs.* szybki, zręczny
fixen *vi* *ugs.* szprycować się, ćpać
Fixer *m* **-s, -** ćpun *m*
fixieren *vt* utrwalać (*o. fot.*)
flach *adj* płaski; płytki (talerz)
Fläche *f* **-, -n** płaszczyzna *f*; powierzchnia *f*
Flachland *n* **-(e)s** równina *f*
Flachs *m* **-es** len *m*
flackern *vi* migotać (*o świecy*)
Flagge *f* **-, -n** flaga *f*
Flamme *f* **-, -n** płomień *m*
Flanell *m* **-s, -e** flanela
Flasche *f* **-, -n** butelka *f*; **eine ~ Wein** butelka wina
flau *adj* słaby; ospały, apatyczny
flechten* *vt* **1.** pleść, zaplatać **2.** wyplatać (koszyki)
Fleck *m* **-(e)s, -e, Flecken** *m* **-s, -** plama *f*; **ein blauer ~** siniec
fleckig *adj* poplamiony
Fledermaus *f* **-, ...mäuse** nietoperz *m*
flehen *vi* błagać (**um etw** o coś)
Fleisch *n* **-(e)s 1.** mięso *n*; **das ~ braten** <**dünsten**> smażyć <dusić> mięso **2.** ciało *n*; miąższ owocu

Fleischbrühe *f* **-, -n** rosół *m*, bulion *m*
Fleischer *m* **-s, -** rzeźnik *m*
Fleischgericht *n* **-(e)s, -e** danie mięsne
fleischlos *adj* bezmięsny
Fleischwolf *m* **-(e)s, ...wölfe** maszynka do mięsa
Fleiß *m* **-es** pilność; **mit ~** pilnie
fleißig *adj* pilny; **~ lernen** pilnie się uczyć
flicht → **flechten**
flicken *vt* za|łatać
Flicken *m* **-s, -** łata *f*
Flieder *m* **-s, -** *bot.* bez *m*
Fliege *f* **-, -n** mucha *f*
fliegen* **I. 1.** *vi s* latać, lecieć **2.** *ugs.* wylecieć (*np.* ze szkoły) **II.** *vt* **1.** pilotować samolot **2.** transportować
Fliegenpilz *m* **-es, -e** muchomor *m*
Flieger *m* **-s, -** lotnik *m*
fliehen* *vi s* uciekać; **ins Ausland ~** uciec za granicę
Fließband *n* **-(e)s, ...bänder** taśma produkcyjna
fließen* *vi s* płynąć
fließend → **fließen**; *adj* płynny; **~es Wasser** bieżąca woda; **~ Deutsch sprechen** mówić płynnie po niemiecku
flink *adj* zwinny
Flinte *f* **-, -n** strzelba *f*, fuzja *f*
Flitterwochen *pl* miodowy miesiąc
flocht → **flechten**
Flocke *f* **-, -n** płatek *f* (śniegu, kukurydziany), kosmyk *m*
flog → **fliegen**
floh → **fliehen**
Floh *m* **-(e)s, Flöhe** pchła *f*
floss → **fließen**
Floß *n* **-es, Flöße** tratwa *f*
Flöte *f* **-, -n** flet *m*
flott *adj* **1.** szybki; (*gewandt*) żwawy **2.** (*schick, hübsch*) szykowny, elegancki, ładny
Flotte *f* **-, -n** flota *f*
Fluch *m* **-(e)s, Flüche** przekleństwo *n*
fluchen *vi* kląć; przeklinać; złorzeczyć; **auf <über> etw ~** kląć na coś
Flucht *f* **-** ucieczka; **die ~ ergreifen** rzucić się do ucieczki
flüchten *vi s* uciec, uciekać; **vor einem Hund ~** uciekać przed psem
flüchtig *adj* pobieżny
Flüchtling *m* **-s, -e** zbieg; uchodźca
Flug *m* **-(e)s, Flüge** lot *m*; **der ~ zum Mond** lot na Księżyc
Flugbegleiter *m* **-s, -** steward *m*
Flugblatt *n* **-(e)s, ...blätter** ulotka *f*
Flügel *m* **-s, - 1.** skrzydło *n* (ptaka, samolotu) **2.** fortepian *m*
Flügelmann *m* **-(e)s, ...männer** *o.* **...leute** *sport.* skrzydłowy *m*
Fluggast *m* **-(e)s, ...gäste** pasażer samolotu
Flughafen *m* **-s, ...häfen** port lotniczy, lotnisko *m*
Fluglinie *f* **-, -n** linia lotnicza
Flugobjekt *n* **-(e)s, -e** obiekt latający; **unbekanntes ~** UFO
Flugpassagier [flu:kpasa'ʒi:r] *m* **-s, -e** pasażer samolotu
Flugplan *m* **-(e)s, ...pläne** rozkład lotów
Flugplatz *m* **-es, ...plätze** lotnisko *n*
Flugpost *f* **-** poczta lotnicza
flugs *adj* szybko
Flugschein *m* **-(e)s, -e, Flugticket** *n* **-s, -s** bilet lotniczy
Flugverbindung *f* **-, -en** połączenie lotnicze
Flugverkehr *m* **-s** komunikacja lotnicza
Flugwesen *n* **-s** lotnictwo *n*
Flugzeit *f* **-, -en** czas przelotu
Flugzeug *n* **-(e)s, -e** samolot; **mit dem ~ reisen** podróżować samolotem
Flugzeugträger *m* **-s, -** lotniskowiec *m*
Flunder *f* **-, -n** flądra *f*
Flur *m* **-(e)s, -e** korytarz *m*
Fluss *m* **-es, Flüsse 1.** rzeka *f*; **im ~ baden** kąpać się w rzece **2.** *figur.* tok *m*; **im ~e des Gesprächs** w trakcie rozmowy
flussabwärts *adv* z biegiem rzeki
flussaufwärts *adv* w górę rzeki
flüssig *adj* płynny, ciekły
Flüssigkeit *f* **-, -en** płyn *m*, ciecz *f*
Flussschifffahrt *f* **-** żegluga rzeczna
flüstern *vt* szeptać
Flut *f* **-, -en** *naut.* przypływ *m*; *figur.* powódź *f*; potok (**von Tränen** łez)
focht → **fechten**
föderal, *adj* związkowy, federalny
Fohlen *n* **-s, -** źrebię *n*
Föhn *m* **-(e)s, -e 1.** fen *m* (*wiatr*) **2.** suszarka do włosów
Folge *f* **-, -n** następstwo *n*; skutek *m*, konsekwencja *f*; kolejność *f*; seria *f*; ciąg *m*; **in rascher ~** szybko po sobie; **zur ~ haben** pociągać za sobą, powodować; **eine ~ von Bildern** seria zdjęć
folgen *vi* **1.** *s* iść (**j-m** za kimś); **j-s Rat ~** posłuchać czyjejś rady; następować (**auf**

etw po czymś); **Fortsetzung folgt** ciąg dalszy nastąpi; **daraus folgt** z tego wynika **2.** *figur.* słuchać (kogoś)

folgendermaßen *adv* następująco

folgern *vt* wnioskować

Folgerung *f* **-, -en** wniosek *m*

folgsam *adj* posłuszny

foltern *vt* torturować

förderlich *adj* korzystny, pomocny

fordern *vt* żądać, wymagać; domagać się (**sein Recht** swoich praw)

fördern *vt* **1.** *berg.* wydobywać (**Kohle** węgiel) **2.** popierać (**j-n** kogoś, **etw** coś)

Forderung *f* **-, -en** żądanie *f*, wymóg *m*

Förderung *f* **-, -en 1.** poparcie *n*, popieranie *n* **2.** *berg.* wydobycie *n*

Forelle *f* **-, -n** pstrąg *m*

Form *f* **-, -en 1.** forma *f*, kształt *m* **2.** (*Verhaltensweise*) zachowanie się *n*, maniery *fpl* **3.** *sport.* kondycja *f*, forma *f*

Formalität *f* **-, -en** formalność *f*

Format *n* **-(e)s, -e** format *m*

Formel *f* **-, -n** formuła *f*; utarty zwrot; *chem.* wzór *m*

formell *adj* formalny

formen *vt* kształtować; formować; (*bilden*) tworzyć

förmlich I. *adj* formalny **II.** *adv* formalnie, wprost, wręcz

Formular *n* **-s, -e** formularz *m*, blankiet *m*

forschen *vi* **1.** (intensywnie) poszukiwać (**nach j-m** kogoś) **2.** badać, prowadzić badania

Forschung *f* **-, -en** badanie *n*, dociekanie *n*; **wissenschaftliche ~en** badania naukowe

Forschungsreise *f* **-, -n** wyprawa <ekspedycja> naukowa

Forst *m* **-(e)s, -e(n)** las *m*, teren zalesiony

Förster *m* **-s, -** leśniczy *m*

Forsthaus *n* **-es, ...häuser** leśniczówka *f*

Forstwesen *n* **-s** leśnictwo *n*

fort *adv* **1.** dalej; **in einem ~** bez ustanku; **und so ~** i tak dalej **2.** (*weg*) precz; **ich muss ~** muszę iść; **er ist ~** nie ma go, wyszedł

fortbilden, sich *vr* kształcić się dalej, dokształcać się

fortbleiben* *vi s* nie przyby(wa)ć

fortbringen* *vt* usuwać, wynosić; wywozić; odwozić

fortfahren* *vi s* odjeżdżać; kontynuować (**mit einer Sache** coś)

fortgehen* *vi s* odchodzić

fortlaufen* *vi s* uciekać

fortpflanzen, sich *vr* **1.** rozmnażać się **2.** rozchodzić się (*o świetle, dźwięku*)

fortschaffen *vt* usuwać

fortschreiten* *vi s* postępować (*np. o chorobie*); robić postępy

Fortschritt *m* **-(e)s, -e** postęp *m* (**der Technik** techniki), postępy *pl*; **gute ~e machen** robić duże postępy

fortschrittlich *adj* postępowy

fortsetzen *vt* kontynuować

Fortsetzung *f* **-, -en** ciąg dalszy, kontynuacja *f*

fortwährend *adj* ustawiczny, ciągły

fossil *adj* kopalny

Foto *n* **-s, -s** zdjęcie, fotografia

Fotoapparat *m* **-(e)s, -e** aparat fotograficzny

Fotograf *m* **-en, -en** fotograf *m*

Fotografie *f* **-, -n** zdjęcie *n*, fotografia *f*

fotografieren *vt* s|fotografować

Fotokopie *f* **-, -n** fotokopia *f*

Fracht *f* **-, -en** fracht *m*, ładunek *m*

Frachtbrief *m* **-(e)s, -e** list przewozowy

frachtfrei *adv* wolny od opłat za przewóz

Frachtschiff *n* **-(e)s, -e** frachtowiec *m*

Frage *f* **-, -n 1.** pytanie *n*, zapytanie *n*; **auf eine ~ antworten, eine ~ beantworten** odpowiadać na pytanie **2.** problem *m* **3. in ~ kommen** wchodzić w rachubę; **in ~ stellen** zakwestionować

Fragebogen *m* **-s, -** kwestionariusz *m*

fragen *vt* za|pytać; (**nach j-m, nach einer Sache** o kogoś, o coś); **es fragt sich, ob ...** pytanie, czy ...; **j-n um Rat ~** pytać <prosić> o radę

Fragezeichen *n* **-s, -** pytajnik *m*, znak zapytania

fraglich *adj* **1.** wątpliwy **2.** dany, ten, o którym mowa

Franc [frãː] *m* **-, -s** *hist.* frank *m* (francuski, belgijski)

Franken *m* **-s, -** frank *m* (szwajcarski)

Frankfurter *f* **-, -** (*Würstchen*) parówka *f*

frankieren *vt* o|frankować

Franzose *m* **-n, -n** Francuz *m*

Französin *f* **-, -nen** Francuzka *f*

französisch *adj* francuski

fraß → **fressen**

Frau *f* **-, -en 1.** kobieta *f*, niewiasta *f*; żona *f*; **eine verheiratete ~** kobieta zamężna **2.** pani *f*; **~ Schulz** pani Schulz

Frauenarzt *m* **-es, ...ärzte** ginekolog *m*
Frauenzimmer *n* **-s, -** *ugs.* babsko *n*, baba *f*
Fräulein *n* **-s, -** panna *f*
frech *adj* bezczelny, zuchwały
frei *adj* wolny; swobodny; wakujący; bezpłatny; **ein ~es Zimmer** wolny pokój; **Eintritt ~** wstęp bezpłatny; **unter ~em Himmel** pod gołym niebem; **im Freien** na świeżym powietrzu, na dworze
Freibad *n* **-(e)s, ...bäder** otwarta pływalnia
Freiexemplar *n* **-s, -e** egzemplarz gratisowy (*książki, gazety*)
Freigepäck *n* **-(e)s** bagaż wolny od opłaty
freihaben* *vi ugs.* mieć wolne
Freihandelszone *f* **-, -n** strefa wolnego handlu
Freiheit *f* **-, -en** wolność *f*
Freiheitsstrafe *f* **-, -n** kara pozbawienia wolności
Freikarte *f* **-, -n** bilet bezpłatny
Freikörperkultur *f* **-** naturyzm *m*
freilassen* *vt* uwalniać; **j-n gegen eine Kaution ~** zwolnić kogoś za kaucją
Freilauf *m* **-(e)s** *mot.* bieg jałowy
freilich *adv* jednak; naturalnie, zapewne
Freilichtbühne *f* **-, -n** teatr letni
freisprechen* *vt* uniewinniać
Freispruch *m* **-(e)s, ...sprüche** wyrok uniewinniający
Freistoß *m* **-es, ...stöße** *sport.* rzut wolny
Freitag *m* **-(e)s, -e** piątek *m*
Freizeit *f* **-** czas wolny
freiwillig *adj* dobrowolny
fremd *adj* obcy; cudzy; **~es Eigentum** cudza własność
Fremde(r) **1.** *f*, *m* **-n, -n** obcy *m*, gość *m*, cudzoziemiec *m*; obca *f*, przyjezdna *f*, cudzoziemka *f* **2.** *f* **-** (*Ausland*) obczyzna *f*
Fremdenbuch *n* **-(e)s, ...bücher** książka meldunkowa (*w hotelu*)
Fremdenführer *m* **-s, -** przewodnik *m*
Fremdenverkehr *m* **-s** ruch turystyczny
Fremdenzimmer *n* **-s, -** pokój gościnny (*do wynajęcia*)
fremdgehen* *vi s ugs.* zdradzać (współmałżonka)
Fremdsprache *f* **-, -n** język obcy
fremdsprachig *adj* obcojęzyczny
Fremdwort *n* **-(e)s, ...wörter** słowo obcego pochodzenia
Fresse *f* **-, -n** *vulg.* pysk *m*, gęba *f*
fressen* *vi, vt* żreć, pożerać (*o zwierzętach*); *vulg.* żreć (*o człowieku*)
Freude *f* **-, -n** radość *f*; **außer sich vor ~ sein** szaleć z radości
freuen I. *vt* cieszyć; **das freut mich sehr** to mnie bardzo cieszy **II.** *vr* **sich ~** cieszyć się (**über etw** z czegoś, **auf etw** na coś)
Freund *m* **-(e)s, -e 1.** przyjaciel *m*; **ein ~ von mir** mój przyjaciel **2.** przyjaciel *m*, chłopak *m*, partner *m*; **sie kam mit ihrem ~** przyszła ze swoim chłopakiem
Freundin *f* **-, -nen 1.** przyjaciółka *f* **2.** przyjaciółka *f*, dziewczyna *f*
freundlich *adj* **1.** uprzejmy; **seien Sie so ~ ...** niech pan będzie tak uprzejmy ... **2.** (*anmutig*) miły, przyjemny
Freundlichkeit *f* **-, -en** uprzejmość *f*
Freundschaft *f* **-, -en** przyjaźń *f*; **mit j-m ~ schließen** zawrzeć z kimś przyjaźń
freundschaftlich *adj* przyjazny
Frieden *m* **-s 1.** pokój *m*; **~ schließen** zawierać pokój **2.** spokój *m*
Friedenskonferenz *f* **-, -en** konferencja pokojowa
Friedensnobelpreis *m* **-es, -e** Pokojowa Nagroda Nobla
Friedensvertrag *m* **-(e)s, ...verträge** traktat pokojowy
Friedhof *m* **-(e)s, ...höfe** cmentarz *m*
friedlich *adj* **1.** pokojowy; **~e Koexistenz** pokojowa koegzystencja **2.** spokojny
frieren* *vi* **1.** marznąć; **mich friert (es)** zimno mi; **es friert** jest mroźno, mróz bierze **2.** *s* zamarzać
Frikadelle *f* **-, -n** kotlet mielony
Frikassee *n* **-s, -s** potrawka *f*
frisch *adj* świeży; **auf ~er Tat ertappen** przyłapać na gorącym uczynku; **~ gestrichen** świeżo malowane; **es ist ziemlich ~** jest dość chłodno
Friseur [fri'zø:r] → **Frisör**
Friseurin [fri'zø:rin] *f* **-, -nen** → **Frisöse**
frisieren *vt* u|czesać
Frisör *m* **-s, -e** fryzjer *m*
Frisöse *f* **-, -n** fryzjerka *f*
frisst → **fressen**
Frist *f* **-, -en** termin *m*; **die ~ ist abgelaufen** termin upłynął
Frisur *f* **-, -en** fryzura *f*, uczesanie *n*
froh *adj* wesoły, radosny; **ich bin ~, dass ...** jestem rad, że ...; **Frohe Weihnachten!** Wesołych Świąt Bożego Narodzenia! **Frohe Ostern!** Wesołych Świąt Wielkanocnych!
fröhlich *adj* wesoły, radosny
fromm *adj* pobożny

Frömmigkeit *f* - pobożność *f*
Fronleichnam *m* **-(e)s** Boże Ciało
frontal *adj* frontalny, czołowy; **ein ~er Zusammenstoß** zderzenie czołowe
Frontantrieb *m* **-(e)s, -e** *mot.* przedni napęd
fror → **frieren**
Frosch *m* **-(e)s, Frösche** żaba *f*
Froschmann *m* **-(e)s, ...männer** płetwonurek *m*
Frost *m* **-(e)s, Fröste** mróz *m*
Frostbeule *f* **-, -n** odmrożenie *n*
frösteln *vi* mieć dreszcze (*z zimna, ze zmęczenia*); **mich fröstelt (es)** mam dreszcze
frostig *adj* mroźny
Frostschutzmittel *n* **-s, -** *mot.* środek przeciw zamarzaniu
Frottierhandtuch *n* **-(e)s, ...tücher** ręcznik frotté
Frucht *f* **-, Früchte** owoc *m*
fruchtbar *adj* urodzajny
Fruchtbonbon *m, n* **-s, -s** cukierek owocowy
fruchtlos *adj* bezowocny
Fruchtsaft *m* **-(e)s, ...säfte** sok owocowy
Fruchtwein *m* **-(e)s, -e** wino owocowe
früh I. *adj* wczesny; **~ aufstehen** wcześnie wstawać **II.** *adv*: **heute ~** dziś rano; **Montag ~** w poniedziałek rano
Frühe *f*: **in aller ~** wczesnym rankiem
früher *adv* wcześniej; (*einst*) dawniej; **~ oder später** wcześniej czy później
Frühling *m* **-s, -e** wiosna *f*; **ein später ~** późna wiosna; **im ~** na wiosnę, wiosną
Frühstück *n* **-s, -e** śniadanie *n*; **zum ~ Kaffee trinken** pić kawę do śniadania
frühstücken *vi* jeść śniadanie
Frühzug *m* **-(e)s, ...züge** ranny pociąg
Fuchs *m* **-es, Füchse** lis *m*
fühlen I. *vt* odczuwać, czuć; (*befühlen*) dotykać; **den Puls ~** badać puls **II.** *vr* **sich ~** czuć się; **wie ~ Sie sich?** jak się pan czuje?
fuhr → **fahren**
führen I. *vt, vi* prowadzić; wieść; **Verhandlungen ~** prowadzić pertraktacje; **einen Hund an der Leine ~** prowadzić psa na smyczy; **Beschwerde über etw ~** składać zażalenie z powodu czegoś; **den Vorsitz ~** przewodniczyć; **das führt zu nichts** to do niczego nie prowadzi **II.** *vr* **sich ~** sprawować się
Führer *m* **-s, -** wódz *m*, przywódca *m*; (*Fremdenführer*) przewodnik *m*; (*Reisehandbuch*) przewodnik *m* (*książka*)
Führerschein *m* **-(e)s, -e** prawo jazdy; **den ~ machen** zrobić prawo jazdy
Führung *f* **-, -en 1.** prowadzenie *n*, kierowanie *n*; kierownictwo *n*; **die ~ übernehmen** obejmować kierownictwo; *sport.* **in ~ gehen** obejmować prowadzenie **2.** (*Betragen*) zachow(yw)anie się *n*, sprawowanie się *n* **3.** (*Besichtigung*) oprowadzanie *n* (**durch das Schloss** po zamku)
Fülle *f* - obfitość *f*; **in Hülle und ~** pod dostatkiem
füllen *vt* napełni(a)ć (**mit einer Sache** czymś); nadziewać, faszerować; **einen Zahn ~** zaplombować ząb
Füller *m* **-s, -** wieczne pióro
Füllung *f* **-, -en 1.** farsz *m*, nadzienie *m* **2.** *med.* plomba *f*
Fund *m* **-(e)s, -e** odkrycie *n*
Fundbüro *n* **-s, -s** biuro rzeczy znalezionych
Fundsache *f* **-, -n** przedmiot znaleziony
fünffach *num* pięciokrotny
fünf *num* pięć
fünfhundert *num* pięćset
Fünfkampf *m* **-(e)s, ...kämpfe** *sport.* pięciobój *m*
fünfte *num* piąty
Fünftel *n* **-s, -** piąta część, jedna piąta
fünfzehn *num* piętnaście
fünfzehnte *num* piętnasty
fünfzig *num* pięćdziesiąt
fünfzigste *num* pięćdziesiąty
Funk *m* **-s** radio *n*, radiokomunikacja *f*
Funke *m* **-ns, -n, Funken** *m* **-s, -** iskra *f*
funken I. *vt* przekaz(yw)ać drogą radiową **II.** *vi ugs.* funkcjonować
Funkspruch *m* **-(e)s, ...sprüche** radio(tele)gram *m*
Funkstreifenwagen *m* **-s, -** radiowóz policyjny
Funktion *f* **-, -en 1.** funkcja *f*, czynność *f* **2.** obowiązek *m*, stanowisko *n*; **eine verantwortungsvolle ~** odpowiedzialna funkcja
Funktionär *m* **-s, -e** funkcjonariusz *m*
funktionieren *vi* funkcjonować
für *praep mit A* dla, za, na; **~ dich** dla ciebie; **an und ~ sich** samo przez się, właściwie; **etw ~ vernünftig halten** uważać coś za rozsądne; **ein Mittel ~ Husten** lekarstwo na kaszel; **~ 20 Euro** za 20 euro; **~ zwei Tage verreisen** wyjechać na dwa dni; **Tag ~**

Tag dzień w dzień; **ein ~ alle Mal** raz na zawsze; **was ist das ~ ein Wort?** co to za słowo?; **~ einen Ausländer spricht er gut Polnisch** jak na cudzoziemca mówi dobrze po polsku
Furche *f* **-, -n** bruzda *f*; zmarszczka *f*
Furcht *f* **-** strach *m*, obawa *f*, lęk *m*; **in ständiger ~ leben** żyć w ciągłym lęku
furchtbar *adj* straszny; **eine ~e Kälte** straszne zimno
fürchten I. *vt* obawiać się (czegoś) **II.** *vr* **sich ~** obawiać się (**vor einer Sache** czegoś); bać się; **er fürchtet sich vor dem Hund** on boi się psa
fürchterlich *adj* straszny, straszliwy
furchtlos *adj* nieustraszony
furchtsam *adj* bojaźliwy
fürs = für das; **~ Erste reicht es** na razie wystarczy
Fürsorge *f* **- 1.** opieka *f* **2.** opieka społeczna *f*; zasiłek *m*; **von der ~ leben** żyć z zasiłku
Fürst *m* **-en, -en** książę *m*
Fürstentum *n* **-s, ...tümer** księstwo *n*
Fürstin *f* **-, -nen** księżna *f*
Furunkel *m*, *n* **-s, -** czyrak *m*
Fuß *m* **-es, Füße 1.** stopa *f* (*o. miara*) **2.** noga *f*; **große Füße haben** mieć duże nogi <stopy>; **zu ~** pieszo; **am ~e des Berges** u podnóża góry
Fußabstreifer *m* **-s, -** wycieraczka *f*
Fußball *m* **-(e)s** piłka nożna; **~ spielen** grać w piłkę nożną
Fußballmannschaft *f* **-, -en** drużyna piłki nożnej
Fußballmeisterschaft *f* **-, -en** mistrzostwa w piłce nożnej
Fußballplatz *m* **-es, ...plätze** boisko *n*
Fußballspiel *n* **-(e)s, -e** mecz piłki nożnej
Fußballspieler *m* **-s, -** piłkarz *m*
Fußballverein *m* **-(e)s, -e** klub piłkarski
Fußboden *m* **-s, ...böden** podłoga *f*
Fußbodenbelag *m* **-(e)s, ...beläge** wykładzina podłogowa
Fußbremse *f* **-, -n** hamulec nożny
Fußgänger *m* **-s, -** pieszy *m*, piechur *m*
Fußgängerübergang *m* **-(e)s, ...gänge** przejście dla pieszych
Fußhebel *m* **-s, -** pedał *m*
Fußtritt *m* **-(e)s, -e** kopnięcie *n*, kopniak *m*
Fußweg *m* **-(e)s, -e** ścieżka dla pieszych; chodnik *m*
Futter[1] *n* **-s** pasza; pokarm
Futter[2] *n* **-s, -** podszewka *f*; wykładzina *f*
Futteral *n* **-s, -e** futerał *m*
füttern[1] *vt* karmić (**die Tiere** zwierzęta);
füttern[2] *vt* dawać podszewkę; **gefütterte Handschuhe** ocieplone rękawiczki
futuristisch *adj* futurystyczny

G

gab → **geben**

Gabe *f* **-, -en 1.** dar *m* **2.** *sing* talent *m*

Gabel *f* **-, -n** widelec *m*; widły *pl*;

Gabelstapler *m* **-s, -** wózek widłowy

Gabelung *f* **-, -en** rozwidlenie *n*

gaffen *vi* gapić się

gähnen *vi* **1.** ziewać **2.** zionąć, rozwierać się (*o przepaści*)

Galavorstellung *f* **-, -en** przedstawienie galowe

Galaxie *f* **-, -n** galaktyka *f*

Galerie *f* **-, -n** galeria *f*

Galle *f* **-, -n** żółć *f*

Gallenblase *f* **-, -n** *med.* pęcherzyk <woreczek> żółciowy

Galopp *m* **-s, -s** *o.* **-e** galop *m*

galt → **gelten**

gammelig *adj ugs.* spleśniały, nieświeży

Gämse *f* **-, -n** kozica *f*

Gang[1] *m* **-(e)s, Gänge** chód *m*; krok *m*; pójście *n*; *mot.* bieg *m*; (*Speise*) danie *n*; *sport.* runda *f*; (*Korridor*) korytarz *m*; **in ~ setzen** puszczać w ruch; **in vollem ~e** w pełnym biegu

Gang[2] *f* **-, -s** gang *m*, banda *f*

gängig *adj* chodliwy

Gangschaltung *f* **-, -en** *mot.* zmiana biegów

Gans *f* **-, Gänse** gęś *f*; **die ~ schnattert** gęś gęga

ganz *adj*, *adv* cały; (*vollständig*) zupełny; zupełnie; **im Großen und Ganzen** w ogóle

Ganze *n* **-n** całość

gänzlich *adj* zupełny

ganztägig *adj* całodzienny

gar[1] *adj* ugotowany; upieczony; usmażony

gar[2] *adv* wcale, całkiem; **~ nichts** nic a nic; **sonst ~ nichts** nic ponadto; **~ zu sehr** zanadto

Garage [ga'ra:ʒə] *f* **-, -n** garaż *m*

Garantie *f* **-, -n** gwarancja *f*, poręka *f*

Garantiezeit *f* **-, -en** okres gwarancyjny

garantieren *vt*, *vi* gwarantować (**etw** coś), ręczyć (**für etw** za coś)

Garantieschein *m* **-(e)s, -e** karta gwarancyjna

Garbe *f* **-, -n** snop *m* (zboża)

Garde *f* **-, -n** gwardia *f*

Garderobe *f* **-, -n 1.** *sing* ubranie *n*, garderoba *f* **2.** szatnia *f*

Garderobenfrau *f* **-, -en** szatniarka *f*

Garderobenmarke *f* **-, -n** numerek (*w szatni*)

Gardine *f* **-, -n** firanka *f*

gären* *vi h, s* fermentować; **der Saft ist gegoren** sok sfermentował

Garn *n* **-(e)s, -e** przędza *f*, nić *f*

garnieren *vt* przyb(ie)rać, garnirować

Garnitur *f* **-, -en** zestaw *m*, komplet *m*

garstig *adj* niegrzeczny, nieznośny; brzydki, wstrętny

Garten *m* **-s, Gärten** ogród *m*

Gartenbau *m* **-(e)s** ogrodnictwo *n*

Gartenhaus *n* **-es, ...häuser** pawilon *m* (*w ogrodzie*), altana *f*

Gärtner *m* **-s, -** ogrodnik *m*

Gärtnerei *f* **-, -en** zakład ogrodniczy

Gärung *f* **-, -en** fermentacja *f*

Gas *n* **-es, -e** gaz; **mit ~ kochen** gotować na gazie; *mot.* **~ geben** dodać gazu

gasartig *adj* w postaci gazu

Gasflasche *f* **-, -n** butla gazowa

Gashahn *m* **-(e)s, ...hähne** kurek od gazu

Gasherd *m* **-(e)s, -e** kuchenka gazowa

Gaskocher *m* **-s, -** kocher *m*

Gaspedal *n* **-s, -e** *mot.* pedał gazu

Gaspistole *f* **-, -n** pistolet gazowy

Gasse *f* **-, -n** uliczka *f*, zaułek *m*

Gast *m* **-(e)s, Gäste 1.** gość *m*; **zu ~ sein** być w gościnie **2.** gość *m*, klient *m*

Gastarbeiter *m* **-s, -** robotnik cudzoziemski

Gästezimmer *n* **-s, -** pokój gościnny

gastfreundlich *adj* gościnny

Gastfreundschaft *f* **-** gościnność *f*

Gastgeber *m* **-s, -** gospodarz *m*, pan domu

Gasthaus *n* **-es, ...häuser** gospoda *f*, restauracja *f*

Gasthof *m* **-(e)s, ...höfe** zajazd *m*, gospoda *f*

Gastspiel *n* **-(e)s, -e** występ gościnny

Gaststätte *f* **-, -n** restauracja *f*

Gastwirt *m* **-(e)s, -e** właściciel gospody <restauracji>

Gastwirtschaft *f* **-, -en** gospoda *f*, oberża *f*

Gaswerk *n* **-(e)s, -e** gazownia *f*

Gaszähler *m* **-s, -** gazomierz *m*, licznik gazu

Gatte *m* **-n, -n** mąż *m*, małżonek *m*

Gattin *f* **-, -nen** żona *f*, małżonka *f*

Gattung *f* **-, -en** gatunek *m*, rodzaj *m*
Gaul *m* **-(e)s, Gäule** szkapa *f*, chabeta *f*
Gaumen *m* **-s, -** podniebienie *n*
Gauner *m* **-s, -** oszust *m*, łotr *m*; *ugs.* kombinator *m*, spryciarz *m*
Gebäck *n* **-(e)s, -e** pieczywo cukiernicze; ciastka *pl*
gebar → **gebären**
Gebärde *f* **-, -n** gest *m*
gebären* *vt* u|rodzić; **geboren werden** urodzić się
Gebärmutter *f* **-, ...mütter** *med.* macica *f*
Gebäude *n* **-s, -** budynek *m*, budowla *f*, gmach *m*
geben* *vt* da(wa)ć; (*reichen*) poda(wa)ć; **j-m die Hand ~** podać komuś rękę; **auf die Post ~** nada(wa)ć na poczcie; **sich Mühe ~** zada(wa)ć sobie trud; **was wird im Theater gegeben?** co grają w teatrze?; **j-m Recht ~** przyzna(wa)ć komuś rację; **j-m Unterricht ~** uczyć kogoś; **es gibt** jest, są, znajduje się, bywa; **was gibt es zu essen?** co jest do jedzenia?; **was gibt es Neues?** co nowego?; **es gibt ein Gewitter** będzie burza
Gebet *n* **-(e)s, -e** modlitwa *f*
gebiert → **gebären**
Gebiet *n* **-(e)s, -e 1.** obszar *m*, ziemia *f*; terytorium *n* **2.** (*Bereich*) dziedzina *f*; **auf dem ~ ...** w dziedzinie ...
gebieten* *vt* nakaz(yw)ać
gebildet → **bilden**; *adj* wykształcony
Gebirge *n* **-s, -** góry *pl*; **ins ~ fahren** jechac w góry
gebirgig *adj* górzysty
Gebirgskette *f* **-, -n** łańcuch górski
Gebiss *n* **-es, -e** uzębienie *n*; sztuczna szczęka
Gebläse *n* **-s, -** *techn.* dmuchawa *f*
geblümt *adj* w kwiatki (*np.* suknia)
geboren → **gebären**
geborgen *adj* bezpieczny, pewny; **sich ~ fühlen** czuć się bezpiecznie
gebot → **gebieten**
Gebot *n* **-(e)s, -e** nakaz *m*; zasada *f*; przykazanie *n*
Gebotszeichen *n* **-s, -** drogowy znak nakazu
gebraten → **braten**; *adj* u|pieczony, u|smażony
Gebrauch *m* **-(e)s, Gebräuche 1.** *sing* użytek *m*, użycie *n*; **Sachen zum persönlichen ~** przedmioty osobistego użytku **2.** (*Sitte*) obyczaj *m*, zwyczaj *m*
gebrauchen *vt* uży(wa)ć
gebräuchlich *adj* używany, zwykły; przyjęty, będący w zwyczaju
Gebrauchsanweisung *f* **-, -en** sposób <instrukcja> użycia
Gebrauchsartikel *m* **-s, -** artykuł codziennego użytku
Gebrauchtwagen *m* **-s, -** używany samochód
Gebrechen *n* **-s, -** ułomność *f*, wada *f*
gebrechlich *adj* ułomny; słaby, wątły
gebrochen → **brechen**; *adj* załamany (*o człowieku*); łamany; **~es Deutsch** łamana niemczyzna
Gebrüder *pl* bracia *mpl*
Gebrüll *n* **-(e)s** ryk *m*; krzyk *m*; płacz *m*
Gebühr *f* **-, -en** należność *f*, taksa *f*; **über ~** ponad miarę
gebührend *adj* odpowiedni, należyty
gebührenfrei *adj* wolny od opłaty
gebührenpflichtig *adj* podlegający opłacie
Geburt *f* **-, -en 1.** poród *m* **2.** *sing* (*das Geborenwerden*) narodziny *pl*; **er ist von ~ (an) taub** jest głuchy od urodzenia **3.** (*Abstammung*) urodzenie *n*; **von ~** z pochodzenia
Geburtenkontrolle *f* **-** kontrola urodzin
Geburtenzuwachs *m* **-es** przyrost naturalny
gebürtig *adj* rodem (**aus ...** z ...)
Geburtsdatum *n* **-s, ...ten** data urodzenia
Geburtsjahr *n* **-(e)s, -e** rok urodzenia
Geburtsort *m* **-(e)s, -e** miejsce urodzenia
Geburtstag *m* **-(e)s, -e** urodziny *pl*; **j-m zum ~ gratulieren** składać komuś życzenia urodzinowe
Geburtstagskind *n* **-(e)s, -er** solenizant *m*
Geburtsurkunde *f* **-, -n** metryka urodzenia
Gebüsch *n* **-(e)s, -e** zarośla *pl*
Gedächtnis *n* **-ses, -se** pamięć *f*
Gedanke *m* **-ns, -n** myśl *f*; pomysł *m*
Gedankenaustausch *m* **-(e)s** wymiana poglądów
gedankenlos *adj* bezmyślny
Gedankenstrich *m* **-(e)s, -e** myślnik *m*
Gedärm *n* **-(e)s, -e** wnętrzności *pl*, jelita *pl*
Gedeck *n* **-(e)s, -e** nakrycie *n* (stołowe)
gedeihen* *vi s* rozwijać się, rosnąć
gedenken* **I.** *vi* wspominać (**j-s** kogoś) **II.** *vt* zamierzać; **was ~ Sie zu tun?** co pan(i) zamierza uczynić?
Gedenkfeier *f* **-, -n** uroczyste obchody (*dla uczczenia pamięci*)

Gedenkminute *f* **-, -n** minuta milczenia
Gedenkstätte *f* **-, -n** miejsce pamięci
Gedenktafel *f* **-, -n** tablica pamiątkowa
Gedicht *n* **-(e)s, -e** wiersz *m*, poemat *m*
gediegen *adj* czysty, szczery (złoto); (*solid*) solidny
gedieh → **gedeihen**
Gedränge *n* **-s** tłok *m*, ścisk *m*
gedrückt *adj* przygnębiony
Geduld *f* **-** cierpliwość *f*; **die ~ verlieren** stracić cierpliwość
gedulden, sich *vr* być cierpliwym; **wollen Sie sich ~** zechce pan(i) zaczekać
geduldig *adj* cierpliwy
gedurft → **dürfen**
geehrt → **ehren**; *adj* szanowny; **Sehr ~e Frau ...** Szanowna Pani ...
geeignet → **eignen, sich**; *adj* stosowny, odpowiedni
Gefahr *f* **-, -en** niebezpieczeństwo *n*; **~ laufen** narażać się na niebezpieczeństwo; **auf eigene ~** na własne ryzyko
gefährden *vt* narażać na niebezpieczeństwo (**j-s Gesundheit** czyjeś zdrowie)
Gefahrenstelle *f* **-, -n** miejsce niebezpieczne (w ruchu drogowym)
Gefahrenzone *f* **-, -n** teren zagrożony
gefährlich *adj* niebezpieczny; **eine ~e Kurve** niebezpieczny zakręt
gefahrlos *adj* bezpieczny
Gefälle *n* **-s, -** spad(ek) *m*, pochyłość *n*
gefallen* *vi* s|podobać się; **wie gefällt es Ihnen hier?** jak się panu tu podoba?; **sich etw ~ lassen** znosić coś, godzić się na coś
Gefallen[1] *m* **-s, -** uprzejmość, przysługa; **j-m einen ~ tun** wyświadczyć komuś przysługę
Gefallen[2] *n* **-s** upodobanie *n*; **~ an einer Sache finden** znajdować w czymś upodobanie
Gefallene(r) *f*, *m* **-n, -n** poległy *m* (*o żołnierzu*)
gefällig *adj* uprzejmy, uczynny; (*angenehm*) miły; **Tee ~?** czy pan(i) życzy sobie herbaty?
Gefälligkeit *f* **-, -en 1.** *sing* grzeczność *f* **2.** (*Dienst*) przysługa *f*
gefälligst → **gefällig**; *adv ugs.* łaskawie; **nehmen Sie ~ Platz!** zechce pan(i) usiąść
Gefangene(r) *f*, *m* **-n, -n** więzień *m*; (*Kriegsgefangener*) jeniec *m*
Gefangenenlager *n* **-s, -** obóz jeniecki
Gefängnis *n* **-ses, -se** więzienie *n*
Gefängnisstrafe *f* **-, -n** kara więzienia
Gefäß *n* **-es, -e** naczynie *n*, pojemnik *m*
gefasst → **fassen**; *adj* opanowany; (*bereit*) przygotowany; **auf alles ~ sein** być przygotowanym na wszystko
Gefecht *n* **-(e)s, -e** potyczka *f*
Geflügel *n* **-s** drób *m*; **kein ~ essen** nie jeść drobiu
Geflüster *n* **-s** szepty *pl*, szeptanie *n*
Gefolge *n* **-s, -** świta *f*, orszak *m*
gefragt → **fragen**; *adj* poszukiwany; wzięty
gefräßig *adj* żarłoczny
gefrieren* *vi* zamarzać
Gefrierfach *n* **-(e)s, ...fächer** zamrażalnik *m*
Gefrierfleisch *n* **-(e)s** mięso mrożone
Gefühl *n* **-s, -e** uczucie *n*; poczucie *n* (**für etw** czegoś); czucie *n*
gegebenenfalls *adv* w danym razie, ewentualnie
gegen *praep mit A* **1.** (*wider*) przeciw(ko), wbrew (komuś, czemuś); **das ist ~ die Abmachung** to jest wbrew umowie; **ein Mittel ~ Schnupfen** środek przeciw katarowi **2.** (*Richtung*) ku (czemuś) **3.** (*zeitlich*) o|koło; **~ vier (Uhr)** koło czwartej (godziny); **~ Abend** pod wieczór **4.** (*gegenüber*) dla, wobec, względem (kogoś) **5.** (*für*) **~ bar** za gotówkę, gotówką; **~ Nachnahme** za pobraniem **6.** (*im Vergleich zu*) w porównaniu (z kimś, z czymś)
Gegenbesuch *m* **-(e)s, -e** rewizyta *f*
Gegend *f* **-, -en** okolica; **die ganze ~** cała okolica, wszyscy mieszkańcy
Gegendienst *m* **-(e)s, -e** usługa wzajemna
gegeneinander *adv* przeciw sobie, jeden przeciw drugiemu
Gegenlichtblende *f* **-, -n** osłona przeciwsłoneczna
Gegenmittel *n* **-s, -** antidotum *n*
Gegensatz *m* **-es, ...sätze** przeciwieństwo *n*; (*Widerspruch*) sprzeczność *f*; **im ~ zu ...** w przeciwieństwie do ...
gegensätzlich *adj* przeciwny, sprzeczny
gegenseitig *adj* wzajemny
Gegenseitigkeit *f* **-, -en** wzajemność *f*
Gegenstand *m* **-(e)s, ...stände** przedmiot *m*; temat *m*
Gegenteil *n* **-(e)s, -e** przeciwieństwo *n*; **ganz im ~** wręcz przeciwnie
gegenüber I. *praep mit D* naprzeciw; **~ der Post** naprzeciw poczty; wobec (**j-m** kogoś) **II.** *adv* naprzeciwko

Gegenverkehr *m* **-s** ruch z przeciwnej strony
Gegenwart *f* **-** teraźniejszość *f*; (*Anwesenheit*) obecność; *gram.* czas teraźniejszy
gegenwärtig *adj* obecny; **die ~e Lage** aktualna sytuacja
Gegenwert *m* **-(e)s** równowartość *f*, ekwiwalent *m*
Gegner *m* **-s, -** przeciwnik *m*
Gehackte *n* **-n** mięso siekane, mielone
Gehalt[1] *m* **-(e)s, -e** zawartość *f*, treść *f*
Gehalt[2] *n* **-(e)s, Gehälter** uposażenie *n*, płaca *f*; **ein festes ~** stała pensja
Gehaltserhöhung *f* **-, -en** podwyżka pensji
gehässig *adj* złośliwy, kąśliwy, uszczypliwy
Gehäuse *n* **-s, -** obudowa *f*
gehbehindert *adj* upośledzony ruchowo
Gehege *n* **-s, -** wybieg w zoo
geheim *adj* tajny; **im Geheimen** potajemnie; **~ halten** utrzym(yw)ać w tajemnicy
Geheimdienst *m* **-(e)s, -e** tajna służba, wywiad *m*
Geheimfach *n* **-(e)s, ...fächer** skrytka *f*
Geheimnis *n* **-ses, -se** tajemnica *f*, sekret *m*
geheimnisvoll *adj* tajemniczy
gehen* *vi s* iść, od|chodzić; (*sich begeben*) uda(wa)ć się; **zur** <**in die**> **Schule ~** chodzić do szkoły; **wann geht der Zug?** kiedy odchodzi pociąg?; **hier geht kein Weg** tędy nie prowadzi żadna droga; **an die Arbeit ~** przystępować do pracy; **auf die Nerven ~** działać na nerwy; **aus dem Weg ~** schodzić z drogi; **ins Konzert ~** iść na koncert; **in Erfüllung ~** spełni(a)ć się; **in Stücke ~** rozpadać się; **vor Anker ~** zarzucać kotwicę; **vor sich ~** dziać się; **zu Bett ~** iść spać; **zu Ende ~** kończyć się; **zugrunde ~** z|ginąć; **wie geht es dir?** jak ci się powodzi?, jak się miewasz?; **worum geht es hier?** o co tu chodzi?
Gehen *n* **-s** *sport.* chód *m*
Gehilfe *m* **-n, -n** czeladnik *m*
Gehirn *n* **-(e)s, -e** mózg *m*
Gehirnerschütterung *f* **-, -en** *med.* wstrząs mózgu
gehoben → **heben**; *adj* podniosły; uroczysty; **eine ~e Stellung** wysokie stanowisko
Gehöft *n* **-(e)s, -e** zagroda *f*
Gehölz *n* **-es, -e** zarośla *pl*; (*Wäldchen*) lasek *m*
Gehör *n* **-(e)s** słuch *m*; **das ~ verlieren** stracić słuch
gehorchen *vi* u|słuchać (**j-m** kogoś), być posłusznym
gehören I. *vi* należeć (**j-m** do kogoś); (*zählen*) zaliczać się; **wem gehört der Koffer?** czyja to walizka?; **das Buch gehört in den Schrank** miejsce książki jest w szafie; **dazu gehört viel Geld** do tego trzeba dużo pieniędzy **II.** *vr* **sich ~**: **es gehört sich** wypada
Gehörfehler *m* **-s, -** wada słuchu
gehorsam *adj* posłuszny
Gehorsam *m* **-s** posłuszeństwo *n*; **blinder ~** ślepe posłuszeństwo
Gehörsinn *m* **-(e)s** zmysł słuchu, słuch *m*
Geier *m* **-s, -** sęp *m*
Geige *f* **-, -n** skrzypce *pl*; **~ spielen** grać na skrzypcach
Geigenbogen *m* **-s, ...bögen** smyczek *m*
Geiger *m* **-s, -** skrzypek *m*
Geigerin *f* **-, -nen** skrzypaczka *f*
geil *adj* **1.** lubieżny, pożądliwy **2.** *ugs.* obłędny, fantastyczny
Geisel *f* **-, -n** zakładnik *m*; **j-n als ~ nehmen** wziąć kogoś jako zakładnika
Geiselnahme *f* **-, -n** wzięcie zakładników
Geist[1] *m* **-(e)s** (*Verstand*) umysł *m*; (*Scharfsinn*) polot *m*
Geist[2] *m* **-(e)s, -er 1.** umysł *m*, intelekt *m* (*o człowieku*) **2.** duch *m*; *rel.* **der Heilige ~** Duch Święty **3.** (*Spuk*) upiór *m*, zjawa *f*, duch *m*
Geisterfahrer *m* **-s, -** kierowca jadący (autostradą) pod prąd
geistesabwesend *adj* roztargniony, nieobecny (duchem)
Geistesgegenwart *f* **-** przytomność umysłu
geisteskrank *adj* umysłowo chory
Geisteskrankheit *f* **-, -en** choroba umysłowa
geistesschwach *adj* organiczony (umysłowo)
Geisteswissenschaften *pl* nauki humanistyczne
geistig *adj* duchowy; niematerialny; (*intellektuell*) umysłowy
geistlich *adj* duchowny; religijny
Geistliche *m* **-n, -n** duchowny *m*, ksiądz *m*
geistreich *adj* pomysłowy, dowcipny
Geiz *m* **-es** skąpstwo
geizig *adj* skąpy
Gejammer *n* **-s** biadolenie *n*, lament *m*
Gekicher *n* **-s** *ugs.* chichotanie *n*, chichy *pl*
Gel *n* **-s, -e** żel *m*

Gelächter *n* **-s** śmiech *m*
Gelage *n* **-s, -** biesiada *f*
gelähmt → **lähmen**; *adj* sparaliżowany
Gelände *n* **-s, -** teren *m*, okolica *f*
Geländefahrzeug *n* **-(e)s, -e** pojazd terenowy
Geländelauf *m* **-(e)s, ...läufe** bieg na przełaj, bieg dystansowy (*Ski* Schi)
Geländer *n* **-s, -** poręcz *f*, balustrada *f*
gelang → **gelingen**
gelangen *vi s* dochodzić, docierać; **ans Ziel ~** dotrzeć do celu
gelassen → **lassen**; *adj* opanowany, spokojny
geläufig *adj* (ogólnie) znany; biegły, płynny; **~ Deutsch sprechen** mówić płynnie po niemiecku
gelaunt *adj*: **gut <schlecht> ~** w dobrym <złym> humorze
gelb *adj* żółty
Gelbsucht *f* **-** *med.* żółtaczka *f*
Geld *n* **-(e)s, -er 1.** *sing* pieniądze *pl*; **~ abheben** podjąć pieniądze; **~ einzahlen** wpłacić pieniądze; **für bares ~** za gotówkę **2. öffentliche Gelder** pieniądze publiczne
Geldanweisung *f* **-, -en** przekaz pieniężny
Geldausgabeautomat, Geldautomat *m* **-en, -en** bankomat *m*
Geldbeutel *m* **-s, -** portmonetka *f*
Geldschein *m* **-(e)s, -e** banknot *m*
Geldstrafe *f* **-, -n** grzywna *f*
Geldstück *n* **-(e)s, -e** moneta *f*
Geldumtausch *m* **-(e)s** wymiana pieniędzy <walut>
Gelee [ʒe'le:] *n*, *m* **-s, -s 1.** galaretka owocowa **2.** galareta *f*; **Fisch in ~** ryba w galarecie
gelegen → **liegen**; *adj* położony; (*passend*) dogodny, stosowny
Gelegenheit *f* **-, -en** sposobność *f*, okazja *f*; **die ~ nutzen** skorzystać z okazji
Gelegenheitsarbeit *f* **-, -en** praca dorywcza
Gelegenheitskauf *m* **-(e)s, ...käufe** kupno okazyjne
gelegentlich *adv* przy sposobności
Gelehrte(r) *f*, *m* **-n, -n** uczony *m*, uczona *f*
Geleit *n* **-(e)s, -e** konwój *m*, eskorta *f*; osłona *n*
geleiten *vt* odprowadzać, eskortować
Geleitwort *n* **-(e)s, -e** słowo wstępne
Gelenk *n* **-(e)s, -e** staw *m*, przegub *m*
Gelenkentzündung *f* **-** zapalenie stawów
Gelenkwelle *f* **-, -n** *techn.* wał przegubowy, *ugs.* kardan *m*
Geliebte(r) *f*, *m*, **-n, -n** kochanek *m*, kochanka *f*; ukochany *m*, ukochana *f*
gelingen* *vi s* uda(wa)ć się, powieść się
gelten* *vt*, *vi* mieć <posiadać> wartość; znaczyć, mieć znaczenie, obowiązywać, być ważnym; **das gilt ihm** to dotyczy jego; **das gilt nicht** to się nie liczy; **etw ~ lassen** godzić się na coś, uznawać coś
Geltung *f* **-** znaczenie *n*
Gemahl *m* **-(e)s, -e** małżonek *m*
Gemahlin *f* **-, -nen** małżonka *f*
Gemälde *n* **-s, -** obraz *m*, malowidło *n*
Gemäldegalerie *f* **-, -n** galeria obrazów
gemäß I. *praep mit D* według (czegoś), zgodnie (z czymś), stosownie (do czegoś) **II.** *adj* stosowny, odpowiedni
gemäßigt *adj* umiarkowany; **~e Zone** strefa umiarkowana
gemein *adj* **1.** zwykły, pospolity; (*einfach*) prosty; (*gemeinsam*) wspólny; **das ~e Wohl** dobro ogólne **2.** (*grob*) ordynarny; (*niederträchtig*) podły, nikczemny; **das ist eine ~e Lüge** to podłe kłamstwo
Gemeinde *f* **-, -n** gmina *f*
Gemeindevorsteher *m* **-s, -** naczelnik gminy
Gemeinheit *f* **-** nikczemność *f*, podłość *f*
gemeinnützig *adj* społecznie użyteczny
gemeinsam *adj* wspólny; **~e Interessen** wspólne zainteresowania
Gemeinschaft *f* **-, -en** wspólnota *f*, związek *m*
gemeinschaftlich *adj* wspólny
gemessen *adj* dostojny, stateczny (**Schritt** krok); powściągliwy (**Benehmen** zachowanie)
Gemisch *n* **-(e)s, -e** mieszanka *f*, mieszanina *f*
gemischt *adj* mieszany; *sport.* **~es Doppel** mikst
Gemüse *n* **-s, -** jarzyna *f*, warzywo *n*; **~ anbauen** uprawiać jarzyny
Gemüsegarten *m* **-s, ...gärten** ogród warzywny
gemustert *adj* wzorzysty
Gemüt *n* **-(e)s, Gemüter** usposobienie *n*; umysł *m*; **ein heiteres ~** wesołe usposobienie
gemütlich *adj* przytulny; miły, przyjemny
Gen *n* **-s, -e** gen *m*
genas → **genesen**

genau I. *adj* dokładny, ścisły; **auf die Minute ~** co do minuty **II.** *adv* dokładnie, właśnie; **~ das wollte ich sagen** właśnie to chciałem powiedzieć
Genauigkeit *f* - dokładność *f*
genauso *adv* tak samo
Genehmigung *f* -, **-en** pozwolenie *n*
geneigt *adj*: **zu einer Sache ~ sein** skłaniać się do czegoś
General *m* **-s, -e** *o.* ...**räle** generał *m*
Generaldirektor *m* **-s, -en** dyrektor naczelny, dyrektor generalny
Generalkonsulat *n* **-(e)s, -e** konsulat generalny
Generalstab *m* **-(e)s, ...stäbe** sztab generalny
Generation *f* -, **-en** pokolenie *n*, generacja *f*
genesen* *vi* wyzdrowieć
Genetik *f* - genetyka *f*
Genforschung *f* -, **-en** badania w dziedzinie genetyki
genial *adj* genialny
Genick *n* **-(e)s, -e** kark *m*
Genie [ʒe'ni:] *n* **-s, -s** geniusz *m*
genieren [ʒe'ni:rən], **sich** *vr* wstydzić się, krępować się (**vor j-m** kogoś)
genießbar *adj* nadający się do jedzenia
genießen* *vt* spożywać, jadać; rozkoszować się, upajać się; **nicht zu ~** nie do jedzenia; **guten Ruf ~** cieszyć się dobrą sławą
Genitiv *m* **-s, -e** *gram.* dopełniacz *m*, drugi przypadek
genoss → **genießen**
Genosse *m* **-n, -n** towarzysz *m*
Genossenschaft *f* -, **-en** stowarzyszenie *n*; (*Kooperative*) spółdzielnia *f*
genug *adv* dosyć, dość; wystarczająco
genügen *vi* wystarczać
genügend → **genügen**; *adj* dostateczny (*a. schul.*); wystarczający
Genugtuung *f* - zadośćuczynienie *n*, satysfakcja *f*
Genuss *m* **-es, Genüsse 1.** *sing* spożywanie *n*, spożycie *n* (**von Alkohol** alkoholu) **2.** (*Vergnügen*) przyjemność *f*, rozkosz *f*
Genussmittel *npl* używki *fpl*
geöffnet → **öffnen**; *adj* otwarty
Geografie, **Geographie** *f* - geografia *f*
Geologie *f* - geologia *f*
Geometrie *f* - geometria *f*
Gepäck *n* **-(e)s** bagaż *m*; **das ~ aufgeben** nadać bagaż
Gepäckabfertigung *f* - odprawa bagażu
Gepäckablage *f* -, **-n** półka na bagaż
Gepäckaufbewahrung *f* -, **-en** przechowalnia bagażu
Gepäckaufgabe *f* - nadawanie bagażu
Gepäckausgabe *f* - wydawanie bagażu
Gepäckkontrolle *f* -, **-n** kontrola bagażu
Gepäckschein *m* **-(e)s, -e** kwit bagażowy
Gepäckträger *m* **-s, -** (*am Rad*) bagażnik *m*
Gepäckwagen *m* **-s, -** wagon bagażowy
gepflegt → **pflegen**; *adj* (wy)pielęgnowany; wytworny, elegancki, zadbany
gepolstert *adj* wyściełany
gerade[1] *adj* parzysty (**Zahl** liczba)
gerade[2] **I.** *adj* **1.** prosty; **eine ~e Linie** linia prosta; **steh ~!** stój prosto! **2.** (*aufrichtig*) szczery, prawy **II.** *adv* właśnie; **er ist ~ gekommen** właśnie przyszedł
Gerade *f* -, **-n** (linia) prosta *f*; *sport.* **eine linke ~** lewy prosty
geradeaus *adv* prosto (przed siebie)
geradeso *adv* tak samo
geradezu *adv* wprost, wręcz
Gerät *n* **-(e)s, -e** sprzęt *m*, przyrząd *m*; (*Werkzeug*) narzędzie *n*
geraten* *vi s* **1.** dosta(wa)ć się, wpadać; **aneinander ~** zderzać się; **in Streit ~** posprzeczać się; **in Vergessenheit ~** pójść w zapomnienie **2.** (*gelingen*) uda(wa)ć się
Geratewohl *n*: *ugs.* **aufs ~** na los szczęścia, na chybił trafił
geräuchert → **räuchern**; *adj* wędzony; **~er Aal** węgorz wędzony
geräumig *adj* obszerny (*np.* mieszkanie)
Geräusch *n* **-(e)s, -e** szum *m*; szmer *m*, szelest *m*
geräuschlos *adj* bezszelestny, cichy
gerben *vt* wy|garbować
Gerber *m* **-s, -** garbarz *m*
gerecht *adj* sprawiedliwy; **ein ~es Urteil** sprawiedliwy wyrok
Gerechtigkeit *f* - sprawiedliwość *f*
Gerede *n* **-s** gadanie *n*; plotki *fpl*
Gericht[1] *n* **-(e)s, -e** sąd; **vor ~ aussagen** zeznawać przed sądem
Gericht[2] *n* **-(e)s, -e** (*Speise*) potrawa *f*, danie *n*
gerichtlich *adj* sądowy, sądownie
Gerichtshof *m* **-(e)s, ...höfe** trybunał, sąd; **Oberster ~** Sąd Najwyższy
gerieben → **reiben**; *adj ugs.* chytry, cwany
gering *adj* mały, nieznaczny; **nicht im Geringsten** ani trochę, bynajmniej; **~ schätzen** lekceważyć

geringfügig *adj* błahy, nieznaczny

geringschätzig *adj* lekceważący

gerinnen *vi s* krzepnąć (*o krwi*); zwarzyć się (*o mleku*)

Germanistik *f* - germanistyka *f*

gern *adv* chętnie; **j-n ~ haben** lubić kogoś; **trinken Sie ~ Bier?** lubi pan(i) piwo?; **ich möchte ~** chciałbym

Gerste *f* - jęczmień *m*

Gerstenkorn *n* **-(e)s, ...körner** *med.* jęczmień

Geruch *m* **-(e)s, Gerüche 1.** zapach *m*, woń *f*; **übler ~** odór, fetor **2.** *sing* (*Sinn*) powonienie *n*, węch *m*

Gerücht *n* **-(e)s, -e** pogłoska *f*

Gerümpel *n* **-s** graty *mpl*, rupiecie *mpl*

Gerüst *n* **-(e)s, -e** rusztowanie *n*

gesalzen → **salzen**; *adj* solony; *ugs.* słony (**Preise** ceny)

gesamt *adj* cały, wszystek

Gesamteindruck *m* **-(e)s, ...eindrücke** ogólne wrażenie

Gesamtgewicht *n* **-(e)s** ciężar całkowity <brutto>

Gesamtwert *m* **-(e)s** ogólna wartość

Gesandte(r) *f*, *m* **-n, -n** poseł *m*

Gesandtschaft *f* **-, -en** poselstwo

Gesang *m* **-(e)s** śpiew *m*

Gesangunterricht *m* **-s** lekcje <nauka> śpiewu

Gesäß *n* **-es, -e** *anat.* siedzenie *n*

Gesäßbacke *f* **-, -n** pośladek *m*

Geschädigte(r) *f*, *m* **-n, -n** poszkodowany *m*, poszkodowana *f*

Geschäft *n* **-(e)s, -e 1.** interes *m*, sprawa; **mit j-m ~e machen** robić z kimś interesy **2.** (*Unternehmen*, *Firma*) firma *f*, przedsiębiorstwo *n*; (*Laden*) sklep *m*

geschäftlich *adj* handlowy, służbowy

Geschäftsfreund *m* **-(e)s, -e** klient *m*; partner handlowy

Geschäftsführer *m* **-s, -** kierujący <zarządzający> firmą

Geschäftsleitung *f* **-, -en** kierownictwo firmy

Geschäftsmann *m* **-(e)s, ...leute** handlowiec *m*, kupiec *m*

Geschäftsreise *f* **-, -n** podróż w interesach<służbowa>

Geschäftsschluss *m* **-es** zamknięcie biura <sklepu>

Geschäftsstelle *f* **-, -n** biuro *n*, agentura *f*

Geschäftsstraße *f* **-, -n** ulica handlowa

Geschäftsträger *m* **-s, -** chargé d'affaires

geschäftstüchtig *adj* obrotny

Geschäftsviertel *n* **-s, -** dzielnica handlowa

Geschäftszweig *m* **-(e)s, -e** branża *f*

geschah → **geschehen**

geschehen* *vi s* dziać się, sta(wa)ć się; **was ist ~?** co się stało?; **das geschieht dir recht** dobrze ci tak

gescheit *adj* rozumny, mądry; rozsądny

Geschenk *n* **-(e)s, -e** podarunek *m*; **ein ~ überreichen** wręczyć prezent

Geschichte *f* **-, -n** (*Wissenschaft*) historia, dzieje; (*Erzählung*) opowieść, historia; **eine spannende ~** pasjonująca historia; *ugs.* (*Begebenheit*) przygoda; (*Sache*) sprawa; **eine üble ~** przykra sprawa <historia>

Geschick[1] *n* **-(e)s, -e** przeznaczenie *n*, los *m*; **ein tragisches ~** tragiczny los

Geschick[2] *n* **-(e)s** (*Gewandtheit*) zręczność *f*

geschickt → **schicken**; *adj* zgrabny; zręczny; zwinny

geschieden → **scheiden**

geschieht → **geschehen**

Geschirr *n* **-(e)s, -e 1.** naczynie *n* **2.** *sing* (*Gesamtheit der Gefäße und Geräte*) naczynia *pl* **3.** (*Pferdegeschirr*) uprząż *f*

Geschirrspülmaschine *f* **-, -n** zmywarka *f*

Geschlecht *n* **-(e)s, -er 1.** płeć *f* **2.** *gram.* rodzaj *m* **3.** (*Stamm*) ród *m*

Geschlechtskrankheit *f* **-, -en** choroba weneryczna

Geschlechtstrieb *m* **-(e)s** popęd seksualny

Geschlechtsverkehr *m* **-s** stosunek (seksualny)

geschlossen → **schließen**; *adj* zamknięty; zwarty (**Reihen** szeregi)

Geschmack *m* **-(e)s, Geschmäcke 1.** smak *m* **2.** *sing* zmysł smaku; gust *m*

geschmacklos *adj* bez smaku; bez gustu; *figur.* niesmaczny

geschmackvoll *adj* gustowny; **sich ~ kleiden** ubierać się gustownie

geschmeidig *adj* miękki, miły w dotyku; *figur.* zręczny

Geschöpf *n* **-(e)s, -e** stworzenie *n*, istota *f*

Geschoss *n* **-es, -e 1.** pocisk *m* **2.** (*Stockwerk*) piętro *n*

Geschrei *n* **-s** krzyk *m*, krzyki *pl*, wrzawa *f*

Geschütz *n* **-es, -e** działo

geschützt → **schützen**; *adj* chroniony

Geschwader *n* **-s, -** *naut.*, *flug.* eskadra *f*

Geschwätz *n* **-es** gadanie *n*; plotki *pl*
geschwätzig *adj* gadatliwy
geschwind *adj* prędki, szybki
Geschwindigkeit *f* **-, -en** szybkość *f*, prędkość *f*; **die ~ beträgt 90 Stundenkilometer** prędkość wynosi 90 km/h
Geschwindigkeitsbegrenzung *f* **-, -en** ograniczenie prędkości
Geschwindigkeitsgrenze *f* **-, -n** maksymalna dopuszczalna prędkość
Geschwindigkeitsmesser *m* **-s, -** tachometr *m*, prędkościomierz *m*
Geschwister *n* **-s, - 1.** *pl* rodzeństwo *n* **2.** jedno z rodzeństwa
geschwollen → **schwellen**; *adj* spuchnięty, obrzmiały
Geschworene(r) *f, m* **-n, -n** przysięgły *m*
Geschwulst *f* **-, Geschwülste** nowotwór *m*, guz *m*; **eine bösartige ~** nowotwór złośliwy
Geschwür *n* **-s, -e** wrzód *m*
Geselle *m* **-n, -n** czeladnik *m*
gesellen, sich *vr* przyłączać się (**zu j-m** do kogoś)
gesellig *adj* towarzyski
Gesellschaft *f* **-, -en 1.** społeczeństwo *n* **2.** (*Zusammensein*) towarzystwo *n*; **j-m ~ leisten** dotrzym(yw)ać komuś towarzystwa; **~ haben** mieć gości **3.** (*Vereinigung*) spółka *f*
Gesellschaftler *m* **-s, -** udziałowiec *m*, wspólnik *m*
gesellschaftlich *adj* społeczny, kolektywny; towarzyski
Gesellschaftsordnung *f* **-, -en** ustrój społeczny
Gesellschaftsreise *f* **-, -n** wycieczka grupowa
Gesellschaftsspiel *n* **-s, -e** gra towarzyska
Gesellschaftswissenschaften *pl* nauki społeczne
Gesetz *n* **-es, -e** ustawa *f*; reguła *f*, zasada *f*, prawo *n*; **ein ~ erlassen** wydać ustawę
Gesetzblatt *n* **-(e)s, ...blätter** dziennik ustaw
Gesetzbuch *n* **-(e)s, ...bücher** kodeks *m*
Gesetzgeber *m* **-s, -** ustawodawca *m*
gesetzlich *adj* ustawowy
gesetzwidrig *adj* niezgodny <sprzeczny> z prawem
Gesicht *n* **-(e)s, -er** twarz *f*, oblicze *n*, mina *f*
Gesichtscreme [gə'zɪçtskreːm] *f* **-, -s** krem do twarzy
Gesichtsfarbe *f* **-, -n** cera *f*
Gesichtspunkt *m* **-(e)s, -e** punkt widzenia
Gesinnung *f* **-, -en** usposobienie *n*; (*Denkweise*) przekonania *spl*, nastawienie *n*
gesondert *adj* osobny; oddzielny
gesotten → **sieden**; *adj* gotowany; **~es Fleisch** gotowane mięso
Gespann *n* **-(e)s, -e** zaprzęg *m*; *figur.* para *f* (*ludzi*)
gespannt → **spannen**; *adj* **1.** ciekawy, pełen oczekiwania; **auf etw ~ sein** być czegoś ciekawym **2.** napięty
Gespenst *n* **-(e)s, -er** duch *m*, widmo *n*
gespenstig, gespenstisch *adj* upiorny, niesamowity
gesperrt → **sperren**; *adj* zamknięty
Gespräch *n* **-(e)s, -e** rozmowa *f*; **sich an einem ~ beteiligen** uczestniczyć w rozmowie
gesprächig *adj* rozmowny
Gespür *n* **-s** zmysł *m*, wyczucie *n*
Gestalt *f* **-, -en** postać *f*, kształt *m*; osoba *f*; **eine bedeutende ~** znacząca <ważna> postać
gestalten *vt* u|kształtować
Gestaltung *f* **-, -en** kształtowanie *n*
Geständnis *n* **-ses, -se** przyznanie się *n*, wyznanie *n*
Gestank *m* **-(e)s** smród *m*; zaduch *m*
gestatten *vt* pozwalać (**etw** na coś); umożliwiać
Geste *f* **-, -n** gest *m*
gestehen* *vt* przyzna(wa)ć się (**etw** do czegoś), wyznać (prawdę)
Gestell *n* **-(e)s, -e** podstawa *f*, stojak *m*, stelaż *m*; (*Brillengestell*) oprawka okularów
gestern *adv* wczoraj; **~ Abend** wczoraj wieczorem
gestickt → **sticken**; *adj* haftowany
Gestirn *n* **-(e)s, -e** gwiazda *f*, ciało niebieskie
gestohlen → **stehlen**; *adj* skradziony
gestreift → **streifen**; *adj* prążkowany, w paski
gestrickt → **stricken**; *adj* dziany, zrobiony na drutach
gestrig *adj* wczorajszy
Gestüt *n* **-(e)s, -e** stadnina *f*
Gesuch *n* **-(e)s, -e** podanie *n*, prośba *f*
gesund *adj* zdrowy; **~ werden** wyzdrowieć; **ein ~es Klima** zdrowy klimat

Gesundheit *f* - zdrowie *n*; **das schadet der ~** to szkodzi zdrowiu; **auf j-s ~ trinken** pić czyjeś zdrowie
gesundheitsschädlich *adj* szkodliwy dla zdrowia
Gesundheitswesen *n* **-s** służba zdrowia
Getränk *n* **-(e)s, -e** napój *m*; **ein kaltes ~** zimny napój
Getreide *n* **-s, -** zboże *n*
getrennt → **trennen**; *adj* oddzielny rozdzielny, odrębny
getreu *adj* wierny
Getriebe *n* **-s, -** przekładnia *f*, tryby *mpl*
getrost *adv* spokojnie, bezpiecznie
getupft *adj* w cętki, w kropki
geübt → **üben**; *adj* wprawny
Gewächs *n* **-es, -e 1.** roślina *f* **2.** (*Geschwulst*) narośl *f*, nowotwór *m*
Gewächshaus *n* **-es, ...häuser** szklarnia *f*
gewagt → **wagen**; *adj* ryzykowny
Gewähr *f* - gwarancja *f*; rękojmia *f*, poręka *f*
gewähren *vt* przyznawać, udzielać; **j-m etw ~** zezwalać komuś na coś
gewährleisten *vt* ręczyć, gwarantować
Gewalt *f* **-, -en 1.** *sing* siła *f*, przemoc *f*; **mit ~** przemocą **2.** (*Macht*) władza *f*, moc *f*
Gewaltanwendung *f* **-, -en** użycie siły
gewaltig *adj* potężny; (*groß*) ogromny
gewalttätig *adj* brutalny
Gewand *n* **-(e)s, Gewänder** szata *f*, strój *m*
gewandt → **wenden**; *adj* zwinny, obrotny; zręczny
gewann → **gewinnen**
Gewässer *n* **-s, -** woda *f*, wody *pl* (*rzeka, staw usw.*); **stehendes ~** woda stojąca
Gewebe *n* **-s, - 1.** tkanina *f* **2.** *biol.* tkanka *f*; **~ verpflanzen** przeszczepiać tkanki
Gewehr *n* **-(e)s, -e** karabin *m*
Geweih *n* **-(e)s, -e** poroże *n*, rogi *pl*
Gewerbe *n* **-s, -** przemysł *m* (drobny); (*Handwerk*) rzemiosło *n*
Gewerbegebiet *n* **-(e)s, -e** teren przemysłowy
Gewerkschaft *f* **-, -en** związek zawodowy
Gewerkschafter *m* **-s, -** związkowiec *m*
Gewerkschaftsbund *m* **-(e)s, ...bünde** federacja związków zawodowych
gewesen → **sein**; *adj* były
Gewicht *n* **-(e)s, -e 1.** *sing* waga *f*, ciężar *m*; **das spezifische ~** ciężar właściwy; *figur.* **auf etw ~ legen** przykładać do czegoś wagę **2.** ciężarki *pl*, odważniki *pl*
Gewichtheben *n* **-s** *sport.* podnoszenie ciężarów
Gewinde *n* **-s, -** *techn.* gwint *m*
Gewinn *m* **-(e)s, -e 1.** zysk *m*; (*beim Spiel*) wygrana **2.** *sing* korzyść *f*
gewinnen* **I.** *vt* **1.** wygr(yw)ać (*np.* mecz); (*erlangen*) u|zysk(iw)ać; **j-n für sich ~** zjedn(yw)ać sobie kogoś; **den Eindruck ~** odnosić wrażenie, **Überzeugung ~** nab(ie)rać **2.** *berg.* wydoby(wa)ć **II.** *vi* zysk(iw)ać; **an Boden ~** rozprzestrzeniać się
gewiss I. *adj* pewien, jakiś; (*sicher*) pewny (**des Sieges** zwycięstwa) **II.** *adv* z pewnością, na pewno, niewątpliwie
Gewissen *n* **-s, -** sumienie *n*; **ein reines ~ haben** mieć czyste sumienie
gewissenhaft *adj* sumienny
Gewissensbisse *pl* **-es, -e** wyrzuty sumienia
gewissermaßen *adv* poniekąd, do pewnego stopnia
Gewissheit *f* - pewność *f*; **~ über etw haben** mieć pewność w jakiejś sprawie
Gewitter *n* **-s, -** burza *f*; **ein ~ zieht auf** burza nadchodzi <nadciąga>
gewöhnen I. *vt* przyzwyczajać (**an etw** do czegoś) **II.** *vr* **sich ~** przyzwyczajać się
Gewohnheit *f* **-, -en** zwyczaj *m*, nawyk *m*
gewohnheitsmäßig *adv* zwykle, z przyzwyczajenia
Gewohnheitstrinker *m* **-s, -** alkoholik *m*
gewöhnlich I. *adj* zwykły; (*gemein*) pospolity **II.** *adv* zazwyczaj
gewohnt *adj* przyzwyczajony; **etw ~ sein** być do czegoś przyzwyczajonym
Gewöhnung *f* - przyzwyczajenie *n*
Gewölbe *n* **-s, -** sklepienie *n*
gewünscht → **wünschen**; *adj* pożądany
gewürfelt *adj* **1.** w kratkę **2.** pokrojony w kostkę
Gewürz *n* **-es, -e** korzenie *pl*, przyprawa *f*; **ein scharfes ~** ostra przyprawa
Gezwitscher *n* **-s** szczebiot ptaków
gezwungen → **zwingen**; *adj* wymuszony, sztuczny
gibt → **geben**
Gicht *f* - artretyzm *m*
Gier *f* - żądza *f*, niepohamowane pragnienie
gierig *adj* chciwy (**nach einer Sache**, **auf etw** czegoś); łapczywy
gießen* *vt, vi* lać, nal(ew)ać; odlewać (**eine Glocke** dzwon); **es gießt** leje (deszcz)
Gießkanne *f* **-, -n** konewka *f*

Gift *n* **-(e)s, -e** trucizna *f*

giftig *adj* trujący, jadowity

Giftschlange *f* **-, -n** wąż jadowity

gilt → **gelten**

ging → **gehen**

Gipfel *m* **-s, -** szczyt *m*; wierzchołek *m*

Gipfelkonferenz *f* **-, -en** konferencja na szczycie

Gipsverband *m* **-(e)s, ...verbände** *med.* opatrunek gipsowy

Giraffe *f* **-, -n** żyrafa *f*

Gitarre *f* **-, -n** gitara *f*

Gitter *n* **-s, -** krata *f*; *ugs.* **hinter ~n sitzen** siedzieć w więzieniu

Glanz *m* **-es** połysk *m*, blask *m*

glänzen *vi* błyszczeć, lśnić

glänzend → **glänzen**; *adj* błyszczący; *figur.* świetny

Glas *n* **-es, Gläser 1.** *sing* szkło *n* **2.** (*Gefäß*) szklanka *f*, kieliszek *m*; słoik *m* **3.** (*Fernglas*) lornetka *f* **4.** *pl* (*Brille*) okulary *pl*

Gläschen *n* **-s, -** szklaneczka *f*; kieliszek *m*

Glaser *m* **-s, -** szklarz *m*

Glashütte *f* **-, -n** huta szkła

Glasperle *f* **-, -n** koralik szklany

Glasscheibe *f* **-, -n** szyba *f*

Glasscherbe *f* **-, -n** kawałek <odłamek> szkła

Glastür *f* **-, -en** oszklone drzwi

glatt *adj* gładki, równy; (*glitschig*) śliski; (*mühelos*) gładko, bez komplikacji; **es ist alles ~ verlaufen** wszystko poszło gładko

Glatteis *n* **-es** gołoledź *f*

glätten *vt* wy|gładzić *f*

Glatze *f* **-, -n** łysina *f*

Glaube *m* **-ns 1.** wiara *f* (**an etw** w coś); **j-m ~n schenken** u|wierzyć komuś **2.** (*Religion*) religia *f*, wyznanie *n*

glauben *vi*, *vt* u|wierzyć (**j-m, an etw** komuś, w coś); myśleć, sądzić; **ich glaube, es regnet** wydaje mi się, że pada deszcz

glaubhaft *adj* wiarygodny

gläubig *adj* wierzący; ufny

Gläubige(r) *f*, *m* **-n, -n** wierny *m*, wierzący *m*, wierna *f*, wierząca *f*

Gläubiger *m* **-s, -** wierzyciel *m*

glaubwürdig *adj* wiarygodny

gleich I. *adj* jednaki, jednakowy; **zur ~en Zeit** równocześnie; **drei und zwei ist ~ fünf** trzy plus dwa równa się pięć; **~ viel** tyle samo; **~ lautend** równobrzmiący; **ganz ~** obojętnie; **es ist uns ~** jest nam wszystko jedno **II.** *adv* (*sofort*) zaraz; (*dicht bei*) tuż przy; **er kommt ~** on zaraz przyjedzie; **~ am Fenster** tuż przy oknie

gleichaltrig *adj* w równym wieku

gleichartig *adj* jednakowy

gleichberechtigt *adj* równouprawniony

Gleichberechtigung *f* **-** równouprawnienie *n*

gleichen* *vi* równać się (**j-m** komuś), być podobnym (do kogoś)

gleichfalls *adv* również, także; **danke, ~!** dziękuję, nawzajem!

Gleichgewicht *n* **-s 1.** równowaga *f* **2.** (*Gelassenheit*) opanowanie *n*, równowaga *f*

gleichgültig *adj* obojętny

Gleichheit *f* **-** równość *f*

gleichmäßig *adj* równomierny

Gleichmut *m* **-(e)s** spokój *m* (ducha)

Gleichstrom *m* **-(e)s** prąd stały

Gleichung *f* **-, -en** *mat.* równanie *n*

gleichwertig *adj* równoważny

gleichzeitig *adj* równoczesny

Gleis *n* **-es, -e** tor *m* (*kolejowy*); **ein totes ~** ślepy tor; **der Zug fährt vom ~ 4 ab** pociąg odjeżdża z toru czwartego

Gleitboot *n* **-(e)s, -e** ślizgacz *m*

gleiten* *vi s* szybować; ślizgać się; wyśliznąć się, **aus der Hand ~** wyślizgiwać

Gleitschutz *m* **-es** *mot.* zabezpieczenie przeciwślizgowe

Gletscher *m* **-s, -** lodowiec *m*

glich → **gleichen**

Glied *n* **-(e)s, -er 1.** (*beweglicher Körperteil*) członek *m*; **das männliche ~** członek męski **2.** (*Kettenglied*) ogniwo *f*; człon *m*

glimmen* *vi* tlić się; jarzyć się

glitschig *adj* śliski

glitt → **gleiten**

glitzern *vi* błyszczeć

Glocke *f* **-, -n** dzwon *m*, dzwonek *m* (*o. u drzwi*); **etw an die große ~ hängen** rozgłosić <roztrąbić> coś

Glockenturm *m* **-(e)s, ...türme** dzwonnica *f*

glomm → **glimmen**

Glück *n* **-(e)s** szczęście; **zum ~** na szczęście; **viel ~!** powodzenia!; *berg.* **~ auf!** szczęść Boże!

glücken *vi s* poszczęścić się, uda(wa)ć się

glücklich *adj* szczęśliwy; **~e Reise!** szczęśliwej podróży!

glücklicherweise *adv* na szczęście

Glückwunsch *m* **-(e)s, ...wünsche** gratulacje *pl*, powinszowania *pl*; **herzlichen ~!** serdeczne gratulacje!; **~ zum Geburtstag** życzenia z okazji urodzin

Glühbirne *f* **-, -n** żarówka *f*

glühen I. *vi* żarzyć się; *figur.* płonąć, pałać **II.** *vt* prażyć, rozpalać (*do czerwoności*)

Glühlampe *f* **-, -n** żarówka *f*

Glühwein *m* **-(e)s, -e** wino grzane

Glut *f* **-, -en** żar *m*

Gnade *f* **-, -n** łaska *f*

gnädig *adj* łaskawy

Gold *n* **-(e)s** złoto *n*

golden *adj* złoty; **eine ~e Kette** złoty łańcuszek

Goldschmied *m* **-(e)s, -e** złotnik *m*

Golf[1] *m* **-(e)s, -e** zatoka *f*

Golf[2] *n* **-s** *sport.* golf *m*

gönnen *vt* nie zazdrościć (**j-m etw** komuś czegoś), życzyć (komuś czegoś); **sich nichts ~** odmawiać sobie wszystkiego

gor → **gären**

goss → **gießen**

Gosse *f* **-, -n** ściek *m*, rynsztok *m*

gotisch *adj* gotycki

Gott *m* **-es, Götter 1.** *sing* Bóg *m*; **der liebe ~** Pan Bóg; **~ sei Dank!** dzięki Bogu!; **~ bewahre!** broń Boże!; **um ~es willen!** na miłość boską!, na Boga! **2.** bóstwo *n*, bóg *m*

Gottesdienst *m* **-(e)s, -e** nabożeństwo *n*

Göttin *f* **-, -nen** bogini *f*

göttlich *adj* boski, boży

Grab *n* **-(e)s, Gräber** grób

graben* *vt* kopać; ryć, wyryć

Graben *m* **-s, Gräben** rów *m*; okop *m*

Grabmal *n* **-s, ...mäler** nagrobek *m*

Grad *m* **-(e)s, -e 1.** (*Maßeinheit*) stopień *m*; **zehn ~ über <unter> Null** dziesięć stopni powyżej <poniżej> zera **2.** (*Rang*) stopień naukowy <oficerski> **3.** (*Stärke, Abstufung*) stopień *m* (*np.* oparzenia)

Graf *m* **-en, -en** hrabia *m*

Gräfin *f* **-, -nen** hrabina *f*

Gramm *n* **-s, -e** gram *m*

Grammatik *f* **-, -en** gramatyka *f*

Gras *n* **-es, Gräser** trawa *f*; **~ mähen** kosić trawę

grässlich *adj* okropny, obrzydliwy

Gräte *f* **-, -n** ość *f*

gratis *adv* bezpłatnie

gratulieren *vi* składać życzenia; **j-m zum Geburtstag ~** złożyć komuś życzenia urodzinowe

grau *adj* szary; siwy (**Haare** włosy); **~meliert** szpakowaty

Gräuel *m* **-s, -** okropność *f*

grauen *vi*: **es graut mir vor ...** ogarnia mnie strach przed ...

Grauen *n* **-s, -** strach *m*, zgroza *f*; **~erregend** wzbudzający strach

grauenhaft *adj* straszny, przerażający

Graupen *pl* krupy *pl*; kasza *f*

Graupensuppe *f* **-, -n** krupnik *m*

grausam *adj* okrutny; *ugs.* okropny, straszny, nieznośny

greifbar *adj* namacalny, dotykalny; uchwytny, konkretny

greifen* *vt, vi* chwytać, ujmować; **einen Dieb ~** schwytać złodzieja; **nach einer Sache ~** sięgnąć po coś; **um sich ~** szerzyć się (**das Feuer** ogień)

Greis *m* **-es, -e** starzec *m*

grell *adj* ostry (**das Licht** światło); krzyczący, jaskrawy (**die Farbe** kolor)

Grenze *f* **-, -n** granica *f*; **die ~ überschreiten** przekroczyć granicę

grenzen *vi* graniczyć (**an etw** z czymś)

grenzenlos *adj* bezgraniczny

Grenzgebiet *n* **-(e)s, -e** pogranicze *n*, strefa graniczna

Grenzkontrolle *f* **-, -n** kontrola graniczna

Grenzstation *f* **-, -en** stacja graniczna

Grenzübergang *m* **-(e)s, ...übergänge** przejście graniczne; przekroczenie granicy

Grenzverkehr *m* **-s** ruch graniczny

griechisch *adj* grecki; **die ~e Sprache** język grecki

Grieß *m* **-es, -e** grysik *m*, kaszka manna

griff → **greifen**

Griff *m* **-(e)s, -e** trzonek *m*, uchwyt *m* (*np.* walizki); (*Zupacken*) chwyt; **ein rascher ~** szybki chwyt

griffig *adj* poręczny

Grille *f* **-, -n** świerszcz *m*; *figur.* kaprys

Grimasse *f* **-, -n** grymas *m*

grimmig *adj* wściekły; zażarty; (*streng*) srogi

Grippe *f* **-, -n** grypa *f*; **an ~ erkrankt sein** zachorować na grypę

Grippeepidemie *f* **-, -n** epidemia grypy

grob *adj* **1.** (*nicht fein*) gruby; **~ gemahlener Kaffee** grubo zmielona kawa; (*nicht genau*) **in ~en Umrissen** w ogólnych zarysach **2.** (*schlimm, arg*) ciężki; poważny; **ein ~er Fehler** ciężki błąd **3.** (*unhöflich*) ordynarny; **~e Worte** ordynarne słowa

Grobheit *f* **-, -en** impertynencja *f*
grollen *vi* żywić urazę (**j-m** do kogoś); gniewać się
groß *adj* **1.** wielki, duży; **~ schreiben** pisać dużą literą **2.** (*erwachsen*) dorosły; **mein ~er Bruder** mój starszy brat **3.** (*hoch*) wysoki; **wie ~ bist du?** ile masz wzrostu? **4.** (*beträchtlich*) duży, znaczny; **im Großen und Ganzen** wszystko razem wziąwszy, w ogóle
großartig *adj* wspaniały, znakomity
Größe *f* **-, -n 1.** (*Dimension*) wielkość *f*; wysokość *f* (**eines Betrages** kwoty); wysokość *f*, wzrost *m* **2.** (*Norm bei Kleidern, Schuhen*) rozmiar **3.** *mat.*, *phys.* wielkość *f*, wartość *f* **4.** *figur.* wielkość *f*, szlachetność *f*
Großeltern *pl* dziadkowie *pl*
Großhandel *m* **-s** hurt *m*
Großmacht *f* **-, ...mächte** (wielkie) mocarstwo *n*
großmütig *adj* wspaniałomyślny
Großmutter *f* **-, ...mütter** babka *f*
Großstadt *f* **-, ...städte** wielkie miasto
großstädtisch *adj* wielkomiejski
größtenteils *adv* przeważnie
Großvater *m* **-s, ...väter** dziadek *m*
grub → **graben**
Grube *f* **-, -n** dół *m*; (*Bergbau*) kopalnia *f*
grübeln *vi* rozmyślać (**über etw** nad czymś), medytować
Gruft *f* **-, Grüfte** grobowiec *m*, krypta *f*
grün *adj* zielony; niedojrzały; **~er Salat** (zielona) sałata
Grünanlage *f* **-, -n** zieleniec *m*, skwer *m*
Grund *m* **-(e)s, Gründe 1.** *sing* (*Boden*) grunt *m*, ziemia *f*; dno *n* (**des Meeres** morza) **2.** *sing* (*Hintergrund*) tło *n* **3.** (*Ursache*) przyczyna *f*, powód *m*; **nicht ohne ~** nie bez powodu; *figur.* **im ~e genommen** w gruncie rzeczy
gründen *vt* zakładać; **eine Familie ~** założyć rodzinę
Gründer *m* **-s, -** założyciel *m*
Grundgesetz *n* **-es, -e** konstytucja, ustawa zasadnicza (*w RFN*)
Grundlage *f* **-, -n** podstawa *f*, fundament *m*
gründlich *adj* gruntowny, dokładny
grundlos *adj* bezpodstawny
Grundsatz *m* **-es, Grundsätze** zasada *f*
grundsätzlich *adj* zasadniczy
Grundschule *f* **-, -n** szkoła podstawowa
Grundstein *m* **-(e)s, -e** kamień węgielny
Grundstoff *m* **-(e)s, -e 1.** *chem.* pierwiastek *m* **2.** (*Rohstoff*) surowiec *m*
Grundstück *n* **-(e)s, -e** nieruchomość *f*; działka *f*
Gründung *f* **-, -en** założenie *n*
Gruppe *f* **-, -n** grupa *f*; zespół *m*
Gruppenreise *f* **-, -n** wycieczka *f* (zbiorowa)
Gruß *m* **-es, Grüße** pozdrowienia *pl* (**an j-n** dla kogoś); **mit freundlichem ~** łączę pozdrowienia
grüßen *vt* pozdrawiać; **~ Sie ihn bitte von mir** proszę pozdrowić go ode mnie
gucken *vi ugs.* patrzeć się, zaglądać
Gulasch *n*, *m* **-(e)s, -e** *o.* **-s** gulasz *m*
gültig *adj* ważny
Gültigkeit *f* **-** ważność *f*
Gummi[1] *m*, *n* **-s** guma *f*
Gummi[2] *m* **-s, -s** gumka do wycierania
Gummiband *n* **-(e)s, ...bänder** tasiemka gumowa, *ugs.* gumka *f*
Gunst *f* **-** łaska *f*, życzliwość *f*; względy *pl*; **zu meinen ~en** na moją korzyść
günstig *adj* korzystny, sprzyjający; **~e Umstände** korzystne okoliczności
Gurke *f* **-, -n** ogórek *m*
Gurkensalat *m* **-(e)s, -e** mizeria *f*
Gurt *m* **-(e)s, -e** pas *m*; **sich mit einem ~ anschnallen (im Auto, im Flugzeug)** zapiąć pas (w samochodzie, samolocie)
Gürtel *m* **-s, -** pas(ek) *m* (*np.* do spodni); (*Zone*) pas *m*, strefa *f*
gut *adj* dobry; **~en Abend** dobry wieczór; **~e Nacht** dobranoc; **~en Morgen**, **~en Tag** dzień dobry; **~e Reise** szczęśliwej podróży; **zu ~er Letzt** na sam koniec; **kurz und ~** krótko i węzłowato; **so ~ wie nichts** prawie nic
Gut *n* **-(e)s, Güter 1.** majątek *m*; posiadłość ziemska **2.** (*Ware*) towar *m*
Gutachten *n* **-s, -** ekspertyza *f*, opinia *f*
Güte *f* **- 1.** dobroć; **haben Sie die ~** niech pan będzie tak dobry; *ugs.* **(ach) du meine <liebe> ~!** o (mój) Boże!, o rany! **2.** (*Beschaffenheit*) jakość, gatunek
Güterbahnhof *m* **-(e)s, ...höfe** dworzec towarowy
Güterwagen *m* **-s, -** wagon towarowy
Guthaben *n* **-s, -** należność *f*; konto *n*
gütig *adj* dobrotliwy, dobry; łaskawy (**zu j-m** dla kogoś)
gutmütig *adj* dobroduszny, łagodny
Gutschein *m* **-(e)s, -e** bon *m*
gutschreiben* *vt* zapis(yw)ać na dobro
Gymnastik [gym'nastɪk] *f* **-** gimnastyka *f*

H

Haar *n* **-(e)s, -e** włos *m*, włosy *pl*, *m*; *zool.* sierść *f*; *bot.* włosek *m*; **aufs ~** bardzo dokładnie
Haarbürste *f* **-, -n** szczotka do włosów
Haarfarbe *f* **-, -n** kolor włosów
Haarklammer *f* **-, -n** spinka do włosów
Haarnadel *f* **-, -n** szpilka do włosów
Haarspange *f* **-, -n** (ozdobna) spinka do włosów
haarsträubend *adj* straszny, niesłychany, szokujący
Haartrockner *m* **-s, -** suszarka do włosów
Haarwasser *n* **-s, ...wässer** płyn do włosów
haben* **I.** *vt* mieć; **ich hätte gern** chciałbym; **was ist hier zu ~?** co tu można kupić <dostać>? **II.** *czasownik pomocniczy do tworzenia czasów przeszłych złożonych, nie tłumaczony na język polski*; **sie hat es schon gemacht** ona już to zrobiła
Habgier *f* **-** chciwość *f*, pazerność *f*
Habicht *m* **-s, -e** jastrząb *m*
hacken *vt* rąbać, siekać
Hackfleisch *n* **-(e)s** mięso siekane, mielone
Hafen *m* **-s, Häfen** port *m*
Hafenstadt *f* **-, ...städte** miasto portowe
Hafer *m* **-s** owies *m*
Haferbrei *m* **-(e)s, -e** owsianka *f*, kleik owsiany
Haferflocken *pl* płatki owsiane
Haff *n* **-(e)s, -s** *o.* **-e** *geogr.* zalew *m*
Haft *f* **-** areszt *m*
haften[1] *vi* **1.** być przyklejonym **2.** przylepiać się (**an einer Sache** do czegoś)
haften[2] *vi juris.* odpowiadać (**für etw** za coś)
Häftling *m* **-s, -e** więzień *m*, aresztant *m*
Haftpflichtversicherung *f* **-, -en** ubezpieczenie od odpowiedzialności cywilnej
Haftung *f* **-** odpowiedzialność *f*; **Gesellschaft mit beschränkter ~** spółka z ograniczoną odpowiedzialnością
Hagel *m* **-s** grad
hageln *vi*: **es hagelt** pada grad *m*
hager *adj* chudy, wychudzony
Hahn *m* **-(e)s, Hähne 1.** kogut *m* **2.** *techn.* kurek *m*, kran *m*
Hai, Haifisch *m* **-(e)s, -e** rekin *n*
Hain *m* **-(e)s, -e** gaj *m*
häkeln *vt*, *vi* szydełkować
Haken *m* **-s, -** hak *m*, haczyk *m*; *sport.* cios sierpowy
Hakenkreuz *n* **-es, -e** swastyka *f*
halb *adj* **1.** pół, połowa; **eine ~e Stunde** pół godziny; **~ zwölf** wpół do dwunastej; **~ so viel** o połowę mniej **2.** połowiczny
Halbdunkel *n* **-s** półmrok *m*
halber *praep mit G* dla, z powodu, ze względu na coś
Halb-, Stiefgeschwister *pl* rodzeństwo przyrodnie
Halbinsel *f* **-, -n** półwysep *m*
Halbjahr *n* **-(e)s, -e** półrocze *n*
halbjährig *adj* półroczny
halbjährlich *adj* co pół roku
Halbkreis *m* **-es, -e** półkole *n*
halblaut *adv* półgłosem
Halbmond *m* **-(e)s, -e** półksiężyc *m*
Halbschuh *m* **-(e)s, -e** półbut *m*
halbwegs *adv* jako tako; prawie
Halbzeit *f* **-, -en** *sport.* połowa gry; przerwa *f* (po 1. połowie)
half → **helfen**
Hälfte *f* **-, -n** połowa *f*
Halle *f* **-, -n** hala *f*; sala *f*; (*im Hotel*) hol *m*
Hallenbad *n* **-(e)s, ...bäder** kryta pływalnia
Halm *m* **-(e)s, -e** źdźbło *n*
Hals *m* **-es, Hälse** szyja *f*; (*Gurgel*) gardło *n*; (*eines Gefäßes*) szyjka *f*
Halsausschnitt *m* **-(e)s, -e** dekolt *m*
Halsband *n* **-(e)s, ...bänder** (*für Tiere*) obroża
Halsentzündung *f* **-, -en** zapalenie gardła
Halskette *f* **-, -n** łańcuszek na szyję; naszyjnik *m*
Hals-Nasen-Ohren-Arzt *m* **-es, ...-Ärzte** laryngolog *m*
Halsschmerzen *pl* ból gardła
Halstuch *n* **-(e)s, ...tücher** apaszka *f*
halt *int* stój!
Halt *m* **-(e)s, -e 1.** *sing* (*Stütze*) podpora *f*; **den ~ verlieren** stracić oparcie **2.** postój *m*; **~ machen** zatrzymać się
haltbar *adj* trwały; (*fest*) mocny
halten* **I.** *vt* trzymać; **an <bei> der Hand ~** trzymać za rękę; **Diät ~** przestrzegać diety; **Ordnung ~** utrzym(yw)ać porządek; **einen Vortrag ~** mieć wykład; **sein Wort ~** dotrzym(yw)ać słowa; **etw von j-m ~** sądzić

coś o kimś; **j-n für etw ~** uważać kogoś za coś **II.** *vi* zatrzym(yw)ać się **III.** *vr* **sich ~** trzymać się; **sich bereit ~** być w pogotowiu; **sich rechts ~** trzymać się prawej strony

Haltestelle *f* **-, -n** przystanek *m*

Halteverbot *n* **-(e)s, -e** zakaz zatrzymywania się

Haltung *f* **-** postawa *f*; *figur.* zachowanie *n*

Hammel *m* **-s, -** baran *m* (*a. figur.*)

Hammelfleisch *n* **-(e)s** baranina *f*

Hammer *m* **-s, Hämmer** młot(ek) *m*

Hammerwerfen *n* **-s** *sport.* rzut młotem

Hampelmann *m* **-(e)s, ...männer** pajac *m* (*zabawka*)

Hand *f* **-, Hände** ręka *f*, dłoń *f*; **linker ~** na lewo; **an ~ von Beispielen** na przykładach; **j-m bei einer Sache an die ~ gehen** iść komuś na rękę; **eine ~ voll Kirschen** garść wiśni; **bei der ~ haben** mieć pod ręką; **~ in ~** ręka w rękę

Handarbeit *f* **-, -en 1.** *sing* ręczna robota **2.** robótka ręczna

Handball *m* **-(e)s, ...bälle** *sport.* piłka ręczna, szczypiorniak *m*

Handbremse *f* **-, -n** hamulec ręczny

Handbuch *n* **-(e)s, ...bücher** podręcznik

Handcreme ['hantkre:m] *f* **-, -s** krem do rąk

Händedruck *m* **-(e)s, ...drücke** uścisk dłoni

Handel *m* **-s** handel *m*

handeln *vi* **1.** handlować (**mit einer Sache** czymś) **2.** (*wirken*) działać **3.** (*verfahren*) postępować; **worum handelt es sich?** o co chodzi?

Handelsabkommen *n* **-s, -** umowa handlowa

Handelsmarke *f* **-, -n** znak towarowy

Handelsvertrag *m* **-(e)s, ...verträge** układ handlowy

Handelsvertretung *f* **-, -en** przedstawicielstwo handlowe

Handfläche *f* **-, -n** dłoń *f*

handgemacht *adj* ręcznie robiony

Handgepäck *n* **-(e)s** bagaż ręczny

handgeschrieben *adj* napisany ręcznie

handgreiflich *adj* namacalny

Handgriff *m* **-(e)s, -e 1.** ruch ręki **2.** (*Griff*) rączka *f*, uchwyt *m*

Handhabe *f* **-, -n** punkt zaczepienia; podstawa *f*

handhaben *vt* posługiwać się czymś; stosować (przepisy)

Handkuss *m* **-es, ...küsse** ucałowanie ręki; *ugs.* **mit ~** chętnie, z pocałowaniem ręki

Händler *m* **-s, -** handlarz *m*

handlich *adj* poręczny, wygodny

Handlung *f* **-, -en** działanie *n*, akcja *f*; (*Tat*) czyn *m*, postępek *m*; (*Geschäft*) sklep *m*

Handpflege *f* **-** pielęgnacja rąk, (*Maniküre*) manikiur *m*

Handrücken *m* **-s, -** grzbiet dłoni

Handschrift *f* **-, -en** pismo *n*; charakter pisma *m*; (*Schriftstück*) rękopis *m*

handschriftlich *adj* pisany ręcznie

Handschuh *m* **-(e)s, -e** rękawiczka *f*

Handtasche *f* **-, -n** torebka (damska) *f*

Handtuch *n* **-(e)s, ...tücher** ręcznik *m*

Handwerk *n* **-(e)s, -e** rzemiosło *n*; **ein ~ treiben** trudnić się rzemiosłem

Handwerker *m* **-s, -** rzemieślnik *m*

Handy ['hændi] *n* **-s, -s** telefon komórkowy, komórka *f*

Hanf *m* **-(e)s** konopie *pl*

Hang *m* **-(e)s, Hänge 1.** stok *m* **2.** *sing* skłonność *f* (**zu einer Sache** do czegoś)

Hängelampe *f* **-, -n** lampa wisząca

Hängematte *f* **-, -n** hamak *m*

hängen[*1] *vi* wisieć; **an j-m <etw> ~** być przywiązanym do kogoś <czegoś>

hängen[2] *vt* (**hängte, gehängt**) wieszać (**an etw** na czymś); **über die Schulter ~** przewieszać przez ramię

Happen *m* **-s, -** *ugs.* kęs *m*

harmlos *adj* nieszkodliwy; niewinny

harmonisch *adj* harmoniczny

Harn *m* **-(e)s, -e** mocz *m*

Harnblase *f* **-, -n** pęcherz moczowy

harren *vi* oczekiwać, czekać (**auf j-n, etw** na kogoś, coś)

hart *adj* twardy; **~ werden** s|twardnieć; **~ gekochte Eier** jajka na twardo

Hartgeld *n* **-(e)s** bilon *m*

hartnäckig *adj* uparty

Harz *n* **-es, -e** żywica *f*

Hase *m* **-n, -n** zając *m*; *kulin.* **falscher ~** pieczeń rzymska *f*

Haselnuss *f* **-, ...nüsse** orzech laskowy

Hass *m* **-es** nienawiść *f*

hassen *vt* nienawidzić

hassenswert *adj* podły

hässlich *adj* brzydki

Hast *f* **-** pośpiech *m*

hastig *adj* spieszny, szybki

hat → haben

hatte → haben

Haube *f* **-, -n 1.** czepek *m* **2.** *mot.* maska *f*
Hauch *m* **-(e)s, -e** (*Windhauch*) powiew *m*
hauen* **I.** *vt* (**haute, gehauen**) **1.** z|bić **2.** *ugs.* wbić (gwóźdź) **II.** *vi* **1.** (**haute, hieb**) walić (**gegen, auf etw** w coś) **2.** (**hieb,** *ugs.* **haute**) uderzać (**mit einer Waffe** bronią) **III.** *vr* **sich ~** *ugs.* bić się
Haufen *m* **-s, -** kupa *f*, stos *m*; tłum *m*
häufen, sich *vr* mnożyć się; na|gromadzić się (**in der Zeit**) powtarzać się
häufig *adj* częsty; **am ~sten** najczęściej
Haupt *n* **-(e)s, Häupter** głowa *f*; **das ~ der Familie** głowa rodziny
Hauptbahnhof *m* **-(e)s, ...höfe** dworzec główny
Haupteingang *m* **-(e)s, ...gänge** główne wejście
Hauptmann *m* **-(e)s, ...leute** kapitan *m*
Hauptpostamt *n* **-(e)s, ...ämter** poczta główna
Hauptrolle *f* **-, -n** *teatr., film.* główna rola
Hauptsache *f* **-, -n** najważniejsza rzecz
hauptsächlich *adv* głównie
Hauptstadt *f* **-, ...städte** stolica *f*
Hauptstraße *f* **-, -n** główna ulica
Haus *n* **-es, Häuser 1.** dom *m*; **im ~** w domu; **nach ~e** do domu; **zu ~** (u siebie) w domu; **wo ist er zu ~e?** skąd on jest?, gdzie (on) mieszka? **2.** (*Parlament*) izba *f*
Hausarzt *m* **-es, ...ärzte** lekarz domowy
Hausaufgabe *f* **-, -n** *schul.* praca domowa
Häuschen *n* **-s, -** domek *m*
Hausfrau *f* **-, -en** pani domu, gospodyni *f*
Haushalt *m* **-(e)s, -e 1.** gospodarstwo domowe **2.** budżet państwowy
Hausherr *m* **-n, -en** pan domu; gospodarz *m* (domu); (*Besitzer*) właściciel domu
häuslich *adj* domowy; (*gern zu Hause*) domatorski
Hausmeister *m* **-s, -** dozorca *m*
Hausnummer *f* **-, -n** numer domu
Hausschlüssel *m* **-s, -** klucz do domu
Hausschuhe *pl* pantofle domowe, kapcie *pl*
Haut *f* **-, Häute** skóra *f*; (*Obsthaut*) skórka *f*; (*Milchhaut*) kożuszek *m*
Hautcreme ['hautkre:m] *f* **-, -s** krem *m* (*kosmetyczny*)
Hautpflege *f* **-** pielęgnacja skóry
Hebamme *f* **-, -n** położna *f*, akuszerka *f*
Hebel *m* **-s, -** dźwignia *f*
heben* **I.** *vt* podnosić **II.** *vr* **sich ~** podnieść się, **einen ~** golnąć jednego
Hecht *m* **-(e)s, -e** *icht.* szczupak *m*
Heck *n* **-(e)s, -e** *o.* **-s** rufa *f*; tył *m* (samochodu); ogon *m* (samolotu)
Hecke *f* **-, -n** żywopłot *m*
Heckenrose *f* **-, -n** *bot.* dzika róża
Heckmotor *m* **-s, -en** *mot.* silnik umieszczony w tylnej części pojazdu
Hecktür *f* **-, -en** *mot.* drzwi z tyłu pojazdu
heda! *Int.* hej tam!
Heer *n* **-(e)s, -e 1.** armia *f*; wojska lądowe **2.** (*große Menge*) mnóstwo *n*
Hefe *f* **-, -n** drożdże *pl*
Hefekuchen *m* **-s, -** placek drożdżowy
Heft *n* **-(e)s, -e** zeszyt *m*
heften *vt* spinać, przypinać (**an etw** do czegoś); (*annähen*) przy|fastrygować
heftig *adj* silny (ból); gwałtowny, porywczy, wybuchowy
Heftpflaster *n* **-s, -** przylepiec *m*, leukoplast *m*, plaster opatrunkowy
Heide[1] *m* **-n, -n** poganin *m*
Heide[2] *f* **-, -n 1.** *sing bot.* wrzos *m* **2.** wrzosowisko *n*
Heidekraut *n* **-(e)s** *bot.* wrzos *m*
Heidelbeere *f* **-, -n** (czarna) jagoda, (borówka) czernica *f*
heikel *adj* drażliwy, delikatny
heil *adj* zdrowy; (*ganz*) cały, nieuszkodzony
Heil *n* **-(e)s** (*Erlösung*) zbawienie *n*; (*Gesundheit*) zdrowie *n*; (*Glück*) szczęście *n*; **~!** cześć!, czołem!, niech żyje!
Heilanstalt *f* **-, -en** lecznica *f*
heilen I. *vt* wy|leczyć (**von einer Krankheit** z choroby) **II.** *vi s* wy|zdrowieć, za|goić się
heilig *adj* święty; **Heiliger Abend** Wigilia *f*
Heiligtum *n* **-s, ...tümer 1.** świętość *f*, relikwia *f* **2.** (*Stätte*) świątynia *f*
Heilkunde *f* **-** medycyna *f*
Heilmittel *n* **-s, -** środek leczniczy
Heilquelle *f* **-, -n** źródło lecznicze
Heilung *f* **-** wy|leczenie się; zagojenie się; zdrowienie
heim *adv* do domu
Heim *n* **-(e)s, -e 1.** *sing* dom *m* (rodzinny), ognisko domowe **2.** schronisko *n*
Heimat *f* **-** kraj rodzinny, ojczyzna *f* (*a. figur.*)
Heimatland *n* **-(e)s, ...länder** kraj ojczysty
heimatlos *adj* bez ojczyzny
heimisch *adj* miejscowy; rodzimy
Heimkehr *f* **-** powrót do domu (z podróży)
heimkehren *vi s* wracać do domu (po długiej nieobecności)

heimlich *adj* (po)tajemny, skryty
heimtückisch *adj* podstępny, zdradziecki
Heimweh *n* **-(e)s** nostalgia *f*, tęsknota za domem
Heirat *f* **-, -en** (*von Männern*) ożenek *m*; (*von Frauen*) zamążpójście *n*
heiraten I. *vt* poślubi(a)ć **II.** *vi* (*von Männern*) o|żenić się; (*von Frauen*) wychodzić za mąż
heiser *adj* ochrypły, zachrypnięty
Heiserkeit *f* **-** chryp(k)a *f*
heiß *adj* gorący; **mir ist ~** gorąco mi
heißen* **I.** *vi* **1.** nazywać się; **wie ~ Sie?** jak się pan(i) nazywa? **2.** (*bedeuten*) znaczyć; **wie heißt das auf Deutsch?** jak to jest po niemiecku? **II.** *vt* na|kazać; (*bezeichnen*) naz(y)wać; **j-n willkommen ~** witać kogoś
Heißwasserspeicher *m* **-s, -** bojler *m*
heiter *adj* pogodny
heizen *vt* ogrzewać; na|palić (**einen Ofen** w piecu)
Heizkörper *m* **-s, -** grzejnik *m*, kaloryfer *m*
Heizkraftwerk *n* **-(e)s, -e** elektrociepłownia *f*
Heizlüfter *m* **-s, -** termowentylator *m*
Heizung *f* **-, -en** ogrzewanie *m* (pomieszczeń)
Hektar *n*, *m* **-s, -e** hektar *m*
Hektik *f* **-** pośpiech *m*
Hektoliter *m*, *n* **-s, -** hektolitr *m*
Held *m* **-en, -en** bohater *m*
Heldentat *f* **-, -en** czyn bohaterski
helfen* **1.** *vi* pomagać, pomóc; **sich zu ~ wissen** umieć sobie radzić **2.** *impers* **es hilft nichts** nic nie pomoże
Helfer *m* **-s, -** pomocnik *m*
hell *adj* jasny, widny; **~(er) werden** rozjaśni(a)ć się
Helm *m* **-(e)s, -e** hełm *m*; kask *m*
Hemd *n* **-(e)s, -en** koszul(k)a *f*; podkoszulek *m*
Hemdbluse *f* **-, -n** bluzka koszulowa
hemmen *vt* za|hamować
Hengst *m* **-(e)s, -e** ogier *m*
Henkel *m* **-s, -** ucho *n*, uszko *n*, uchwyt *m*
Henne *f* **-, -n** kura *f*
her *adv* tu; **kommen Sie ~!** niech pan(i) przyjdzie!; **von außen ~** z zewnątrz; **hin und ~** tu i tam, tam i z powrotem; **seit <von> alters ~** od dawna; **es ist lange ~** dawno temu
herab *adv* na dół, w dół; **von oben ~** z góry na dół
herabblicken *vi* spoglądać z góry
herabsetzen *vt* obniżać, zmniejszać (ceny); *figur.* dyskredytować
heran *adv* tu (*bliżej*); **näher ~!** proszę bliżej!
herauf *adv* na górę, w górę
heraus *adv* z wewnątrz; **~!** precz!
herausbringen* *vt* **1.** wynosić (**j-m etw** komuś coś) **2.** wprowadzać na rynek; promować, lansować **3.** wydobywać (dźwięk)
herausfinden* **I.** *vt* stwierdzić, ustalić (fakty) **II.** *vi* trafić do wyjścia
herausgeben* *vt* wyda(wa)ć (pieniądze, książki); **auf zehn Euro ~** wydać (resztę) z dziesięciu euro
Herausgeber *m* **-s, -** wydawca *m*
herauskommen* *vi s* **1.** wychodzić (*o. książki*) **2.** wynikać
herausnehmen* *vt* wyjmować
herausreißen* *vt* wyr(y)wać (rośliny)
herausstellen I. *vt* **1.** wystawi(a)ć **2.** uwypuklać **II.** *vr*: **es stellte sich heraus, dass...** okazało się, że...
heraussuchen *vt* wyszuk(iw)ać; wybierać (**aus einer Sache** spośród czegoś)
herausziehen* *vt* wyciągać
herb *adj* cierpki (*a. figur.*); wytrawny (*o winie*)
herbei *adv* tu (w tę stronę)
Herberge *f* **-, -n** schronisko *n*
herbringen* *vt* przynosić; przyprowadzać, przywozić
Herbst *m* **-(e)s, -e** jesień *f*
herbstlich *adj* jesienny
Herd *m* **-(e)s, -e** piec kuchenny, kuchenka *f* (*elektryczna, gazowa*); *figur.* ognisko zapalne
Herde *f* **-, -n** stado *n*
herein *adv* do wewnątrz, do środka; **~!** wejść!; **darf ich ~?** czy mogę wejść?
hereinkommen* *vi s* wchodzić (**in etw** do czegoś)
hereinlassen* *vt ugs.* wpuszczać (**j-n** kogoś)
hergeben* *vt* da(wa)ć, po|da(wa)ć, ofiarować; **gib her!** daj to!, pokaż!
hergebracht *adj* tradycyjny, utarty
Hering *m* **-s, -e** śledź *m* (*o. do namiotu*)
herkommen* *vi s* **1.** przychodzić; **komm her!** chodź tu! **2.** wywodzić się, pochodzić
herkömmlich *adj* zwyczajowy, konwencjonalny
Herkunft *f* **-** pochodzenie *n*
herleiten *vt* wywodzić, pochodzić (**aus dem Griechischen** z greki)

Herr *m* **-n, -en** pan *m*; ~ **Doktor!** panie doktorze!; **meine ~en!** panowie!
herrenlos *adj* bezpański
Herrentoilette ['hɛrəntoalɛtə] *f* **-, -n** toaleta męska
herrichten *vt* przygotowywać, szykować
herrlich *adj* wspaniały, wyborny (*o pogodzie, jedzeniu*)
Herrschaft *f* **-, -en 1.** *sing* władza *f*, panowanie *n* (**über j-n** nad kimś) **2.** *pl* (*Anrede*) państwo *n*; **meine ~en!** proszę państwa!, panie i panowie!
herrschen *vi* rządzić, panować (**über j-n** nad kimś)
herstellen *vt* **1.** (*erzeugen*) wytwarzać **2.** przywrócić (równowagę)
Hersteller *m* **-s, -** producent *m*
herüber *adv* tu, w tę stronę
herum *adv* wokół; **um uns ~** dookoła nas; **rings ~** dookoła; **um die Ecke ~** za narożnikiem
herumfahren* *vi s*: *ugs.* **in der Stadt ~** jeździć po mieście
herumführen I. *vt* oprowadzać(po muzeum); przebiegać (**um etw** wokół czegoś) **II.** *vi* prowadzić
herumgehen* *vi s*: **in der Stadt ~** chodzić po mieście
herumlaufen* *vi s ugs.* biegać naokoło (**um etw** czegoś)
herunter *adv* na dół, w dół
herunterfallen* *vi s* spadać
herunterkommen* *vi s* schodzić (po schodach)
hervor *adv* na zewnątrz; spoza
hervorgehen* *vi* wynikać; **daraus geht hervor, dass ...** z tego wynika, że ...
hervorheben* *vt* podkreślać; uwydatniać
hervorragend *adj* wybitny, znakomity
hervorrufen* *vt* wywoł(yw)ać (piosenkarza); *figur.* wzbudzać (współczucie)
Herz *n* **-ens, -en** serce *n*; **von ganzem ~en** z całego serca
Herzanfall *m* **-(e)s, ...anfälle** atak serca
Herzklopfen *n* **-s** bicie serca
herzlich I. *adj* serdeczny **II.** *adv* serdecznie; **~ gern** bardzo chętnie
herzlos *adj* nieczuły, bez serca
Herzog *m* **-s, Herzöge** książę *m*
Herzschlag *m* **-(e)s, ...schläge 1.** bicie serca **2.** *med.* atak serca
Herzschrittmacher *m* **-s, -** *med.* rozrusznik *m*
Hetze *f* **- 1.** pośpiech *m* **2.** *abw.* nagonka *f*
Heu *n* **-(e)s** siano *n*
Heuchelei *f* **-** obłuda *f*
heucheln *vt* udawać (współczucie)
heulen *vi* wyć; (*weinen*) płakać (z bólu)
Heuschnupfen *m* **-s** katar sienny
heute *adv* dziś, dzisiaj; **von ~ an** od dziś; **~ in acht Tagen** od dziś za tydzień
heutig *adj* dzisiejszy, teraźniejszy
heutzutage *adv* obecnie
Hexe *f* **-, -n** czarownica *f*, wiedźma *f* (*a. figur.*)
hieb → hauen
Hieb *m* **-(e)s, -e** uderzenie *n*, cios *m*
hielt → halten
hier *adv* tu, tutaj; **von ~ aus** stąd; **weit von ~** daleko stąd; **~ bleiben** po|zostać (tu)
hierher *adv* tu, w tę stronę; **bis ~** dotąd
hiermit *adv* tym, przez to; (*in einem Brief*) niniejszym
hiervon *adv* stąd, z tego; (*darüber*) o tym
hierzu *adv* do tego
hieß → heißen
Hilfe *f* **-, -n 1.** *sing* pomoc *f*; **(zu) ~!** na pomoc!, pomocy!; **mit ~** przy pomocy; za pomocą **2.** (*Hilfskraft*) pomoc domowa
hilflos *adj* bezradny; nieporadny
hilfsbereit *adj* uczynny, pomocny
Hilfskraft *f* **-, ...kräfte** siła pomocnicza
Hilfsmittel *n* **-s, -** środek pomocniczy
hilft → helfen
Himbeere *f* **-, -n** malina *f*
Himmel *m* **-s** niebo *n*; **am ~** na niebie; **unter freiem ~** pod gołym niebem
Himmelsrichtung *f* **-, -en** strona świata
himmlisch *adj* niebiański; (*wunderbar*) wspaniały; wyborny
hin *adv* tam, w tamtą stronę; **wo gehen Sie ~?** dokąd pan(i) idzie?; **~ und her** <**zurück**> tam i z powrotem, bez celu; **~ und wieder** od czasu do czasu
hinab *adv* na <w> dół
hinauf *adv* na <w> górę, pod górę, do góry
hinauffahren* *vi s* po|jechać do góry <w górę>
hinaufgehen* *vi s* **1.** wchodzić na górę **2. mit dem Preis ~** podnosić cenę **3.** *ugs.* rosnąć (*np. o czynszu*)
hinaufsteigen* *vi s* wspinać się
hinaus *adv* na zewnątrz; **~ (mit dir)!** wynoś się!; **zur Tür ~** za drzwi
hinausgehen* *vi s* wychodzić na zewnątrz; **über etw ~** przekraczać coś

hinauslehnen, sich *vt* wychylać się
hinauswerfen* *vt* wyrzucać
hinbringen* *vt* zanosić; (*begleiten*) zaprowadzić
hindern *vt* przeszkadzać (**bei einer Sache** w czymś); uniemożliwiać (**j-n an einer Sache** komuś coś)
Hindernis *n* **-ses, -se** przeszkoda *f*
hindurch *adv* poprzez
hinein *adv* do wnętrza <środka>
hineingehen* *vi s* wchodzić
hineinlegen *vt* wkładać z powrotem
hinfahren* **I.** *vi s* po|jechać (**zu j-m** do kogoś) **II.** *vt* zawozić
Hinfahrt *f* **-, -en** jazda do …
hinführen I. *vt* za|prowadzić (**zu j-m** do kogoś) **II.** *vi*: **zu etw ~** do|prowadzić do czegoś
hing → **hängen**
Hingabe *f* **-** poświęcenie *n* (się)
hingegen *kj* natomiast
hingehen* *vi s* iść (**zu j-m** do kogoś); (*vergehen*) przemijać
hinken *vi* kuleć, utykać
hinlänglich *adv* dostatecznie
hinlegen I. *vt* kłaść, położyć **II.** *vr* **sich ~** położyć się spać
Hinreise *f* **-, -n** podróż *f* (w tamtą stronę)
hinsehen* *vi* spoglądać (tam)
hinsetzen I. *vt* sadzać (osobę) **II.** *vr* **sich ~** siadać
Hinsicht *f* **-** wzgląd *m*; **in dieser ~** pod tym względem
hinsichtlich *praep mit G* w związku z
hinstellen I. *vt* **1.** stawiać; odstawiać **2. j-n <etw> als etw ~** przedstawić kogoś <coś> jako kogoś <coś> **II.** *vr* **sich ~** stanąć (**vor j-m** przed kimś)
hinten *adv* z tyłu, w tyle; **nach ~** w tył, do tyłu; **von ~** z tyłu, od końca
hinter *praep* **1.** (*wo?*) za, poza; **~ dir** za tobą **2.** (*wohin?*) za, poza; **stell das ~ ihn** postaw to za nim
hinter- *adj* tylny
hintereinander *adv* jeden po <za> drugim, kolejno
Hintergrund *m* **-(e)s, …gründe 1.** tło *n*; **vor dem ~** na tle **2.** *pl figur.* kulisy *pl*
hinterlassen* *vt* po|zostawiać (po sobie)
hinterlistig *adj* podstępny
Hinterrad *n* **-(e)s, …räder** tylne koło
hintun* *vt ugs.* położyć, postawić; **wo soll ich das ~?** gdzie to mam położyć <postawić>?
hinüber *adv* na drugą stronę
hinübergehen* *vi s* przechodzić (*na drugą stronę*)
Hin- und Rückflug *m* **-(e)s, …flüge** lot *m* tam i z powrotem
hinunter *adv* na dół, w dół
hinunterfallen* *vi s* spadać; **die Treppe ~** spaść ze schodów
hinuntergehen* *vi s* schodzić (*na dół*)
Hinweis *m* **-es, -e** wskazówka *f*; odnośnik *m*
hinweisen* *vi* wskaz(yw)ać (**j-n auf etw** komuś na coś)
hinzu *adv* ponadto, prócz tego
hinzufügen *vt* doda(wa)ć, dołączać (**einer Sache** do czegoś)
hinzukommen* *vi s* dochodzić, przyłączać się
Hirn *n* **-(e)s, -e** mózg *m*; *kulin.* móżdżek *m*
Hirse *f* **-** proso *n*
Hirt *m* **-en, -en** pasterz *m*
historisch *adj* historyczny
Hit *m* **-(s), -s** przebój *m*
Hitze *f* **-** upał *m*, gorąco *n*
Hitzschlag *m* **-(e)s, …schläge** udar słoneczny
HNO-Arzt *m* **-es, …-Ärzte** laryngolog *m*
hob → **heben**
Hobby *n* **-s, -s** hobby *n*
hoch *adj* wysoki; **wie ~ ist der Preis?** jaka jest cena?; **hohe See** pełne morze; **er lebe ~!** niech żyje!
Hoch *n* **-s, -s** wyż *n* (baryczny), obszar wysokiego ciśnienia
hochachtungsvoll *adj* z poważaniem
Hochhaus *n* **-es, …häuser** wieżowiec *m*
Hochleistungssport *m* **-(e)s** sport wyczynowy
hochmütig *adj* butny, wyniosły
Hochschule *f* **-, -n** wyższa uczelnia
Hochspannung *f* **-, -en** wysokie napięcie
höchst *adv* nadzwyczaj; **~ selten** bardzo rzadko
höchst- *adj* najwyższy, maksymalny; **es ist ~e Zeit …** najwyższy czas …
höchstens *adv* najwyżej, nie więcej niż
Höchstgeschwindigkeit *f* **-, -en** maksymalna szybkość <prędkość> *f*
Höchstleistung *f* **-, -en** maksymalna wydajność; (*Rekord*) rekord *m*
Hochwasser *n* **-s, -** powódź *f*
hochwertig *adj* wysokiej jakości
Hochzeit *f* **-, -en** wesele *n*

Hochzeitsreise *f* **-, -n** podróż poślubna
hocken *vi* **1.** siedzieć w kucki **2.** *ugs.* (*sitzen*) przesiadywać
Hocker *m* **-s, -** taboret *m*
Hof *m* **-(e)s, Höfe 1.** podwórze *n*, dziedziniec *m*, podwórko *n* **2.** (*Bauernhof*) zagroda *f* **3.** (*Fürstenhof*) dwór *m*
hoffen *vt*, *vi* mieć nadzieję, spodziewać się (**auf etw** czegoś)
hoffentlich *adv* zapewne, prawdopodobnie; **er wird ~ kommen** mam nadzieję, że przyjdzie
Hoffnung *f* **-, -en** nadzieja *f*; **die ~ nicht aufgeben** nie tracić nadziei
hoffnungslos *adj* beznadziejny
höflich *adj* uprzejmy
Höhe *f* **-, -n 1.** wysokość *f* **2.** (*Anhöhe*) wzniesienie *n*
Höhepunkt *m* **-(e)s, -e** szczyt *m*, punkt kulminacyjny (*np.* wieczoru)
hohl *adj* pusty; spróchniały
Höhle *f* **-, -n** jaskinia *f*, grota *f*; (*eines Tieres*) nora *f*
Hohn *m* **-(e)s** szyderstwo *n*, kpiny *pl*
höhnisch *adj* szyderczy
holen *vt* przynosić (*coś*); iść (*po coś*); **j-n ~** iść po kogoś, przyprowadzić kogoś; (*mit Wagen*) przywozić kogoś; **aus der Tasche ~** wyciągać z kieszeni; **j-n ~ lassen** posłać po kogoś; **sich** *D* **einen Schnupfen ~** nabawić się kataru
Holländer *m* **-s, -** Holender *m*
holländisch *adj* holenderski
Hölle *f* **-** piekło *n*
holprig *adj* wyboisty; nieporadny (w mowie)
Holz *n* **-es, Hölzer** drewno *n*
hölzern *adj* drewniany; niezdarny
Honig *m* **-s, -e** miód *m*
Honorar *n* **-s, -e** honorarium *n*
Hopfen *m* **-s** chmiel *m*
hörbar *adj* słyszalny
horchen *vi* nasłuchiwać (**an der Tür** pod drzwiami)
hören I. *vt* słuchać, u|słyszeć; **schwer ~** źle słyszeć, niedosłyszeć **II.** *vi ugs.* u|słuchać (**auf j-n** kogoś)
Hörer *m* **-s, - 1.** słuchacz *m* **2.** *techn.* słuchawka *f*
Hörerin *f* **-, -nen** słuchaczka *f*
Horizont *m* **-(e)s, -e** horyzont *m*
horizontal *adj* poziomy, horyzontalny
Hormon *n* **-s, -e** hormon *m*
Horn *n* **-(e)s, Hörner** róg *m*
Hörnchen *n* **-s, -** rogalik *m*, rożek *m*
Hornhaut *f* **-, ...häute 1.** *anat.* rogówka *f* **2.** odcisk *m* (na stopie)
Horoskop *n* **-s, -e** horoskop *m*
Hörsaal *m* **-(e)s, ...säle** sala wykładowa
Hörspiel *n* **-(e)s, -e** słuchowisko *n*
Hort *m* **-(e)s, -e** świetlica *f* (dla dzieci)
Hose *f* **-, -n** spodnie *pl*
Hotel *n* **-s, -s** hotel *m*
Hotelzimmer *n* **-s, -** pokój w hotelu
hübsch *adj* ładny; *figur.* spory
Hubschrauber *m* **-s, -** helikopter *m*, śmigłowiec *m*
Huf *m* **-(e)s, -e** kopyto *n*
Hüfte *f* **-, -n** *anat.* biodro *n*
Hügel *m* **-s, -** pagórek *m*, wzgórze *n*
Huhn *n* **-(e)s, Hühner** kura *f*; kurczak *m*
Hühnerauge *n* **-s, -n** nagniotek *m*
Hülle *f* **-, -n** powłoka *f*, osłona *f*; **in ~ und Fülle** pod dostatkiem, w bród
Hülse *f* **-, -n** łuska *f*; (*Schote*) strączek *m*; (*Zigarettenhülse*) gilza *f*, tutka *f*
human *adj* ludzki, humanitarny
Hummel *m* **-s, -** trzmiel *m*
Hummel *m* **-s, -** homar *m*
Humor *m* **-s** humor *m*
Hund *m* **-(e)s, -e** pies *n*
hundert *num* sto; **einige ~** kilkaset
hundertste *num* setny
hunderttausend *num* sto tysięcy
Hundewetter *n* **-s** pogoda pod psem
Hündin *f* **-, -nen** suka *f*
Hunger *m* **-s** głód *m*; **~ haben** być głodnym
hungern *vi* głodować
hungrig *adj* głodny, zgłodniały
Hupe *f* **-, -n** klakson *m*
hupen *vi mot.* za|trąbić, da(wa)ć sygnał (klaksonem)
hüpfen *vi s* podskakiwać, skakać
husten *vi* za|kaszleć, kasłać
Husten *m* **-s** kaszel *m*
Hustensaft *m* **-(e)s, ...säfte** syrop na kaszel
Hut *m* **-(e)s, Hüte** kapelusz *m*
hüten I. *vt* strzec, pilnować; **das Bett ~** pozostawać w łóżku **II.** *vr* **sich ~** wystrzegać się (**vor j-m** kogoś, **vor einer Sache** czegoś)
Hütte *f* **-, -n** chata *f*, buda *f*; (*Werk*) huta *f*
hygienisch [hyg'je:nɪʃ] *adj* higieniczny
Hymne ['hymnə] *f* **-, -n** hymn *m*
Hypothek [hypo'te:k] *f* **-, -en** hipoteka *f*

I

i *int* fe; **i wo** <**bewahre**>**!** ależ gdzie tam!
ich *pron pers* ja; **~ bin Lehrer** jestem nauczycielem
Icon ['aikɛn] *n* **-s, -s** *inform.* ikona *f*
ideal *adj* idealny
Ideal *n* **-s, -e** ideał *m* (**an etw** czegoś)
idealisieren *vt* wy|idealizować
Idealist *m* **-en, -en** idealista
idealistisch *adj* idealistyczny
Idee *f* **-, -n** idea *f*; (*Einfall*) pomysł *m*
ideell *adj* ideowy
identifizieren I. *vt* stwierdzać tożsamość; z|identyfikować **II.** *vr* **sich ~** identyfikować się, utożsamiać się (**mit einer Sache** z czymś)
identisch *adj* identyczny
Identität *f* **-** tożsamość *f* (*o. mat.*)
ideologisch *adj* ideologiczny
Idiot *m* **-en, -en** idiota *m*
idiotensicher *adj ugs. scherz.* prosty <łatwy> w obsłudze
idiotisch *adj ugs.* idiotyczny
Idol *n* **-s, -e** idol *m*, bożyszcze *n*
idyllisch [i'dylɪʃ] *adj* idylliczny, sielankowy
Igel *m* **-s, -** *zool.* jeż *m*
ignorieren *vt* z|ignorować
ihm *pron pers D* → **er, es**
ihn *pron pers A* → **er**
ihnen *pron pers D pl* → **sie 3.**
Ihnen *pron pers D pl* → **Sie 1.**
ihr[1] *pron pers pl* wy
ihr[2] *pron pers D sing* → **sie 1.**
ihr[3]**, ihre, ihr,** *pl* **ihre** *pron poss* **1.** *sing* jej **2.** *pl* ich
Ihr *pron poss* (*forma grzecznościowa*) pana, pani, pański, panów, pań, państwa
ihrer *pron pers G sing i pl* → **sie 1., 3.**
Ihrer *pron pers G* → **Sie 1.**
ihrerseits *adv* z jej strony
Ihrerseits *adv* (*forma grzecznościowa*) z pana <pani, państwa, pańskiej> strony
illegal *adj* nielegalny
Illusion *f* **-, -en** iluzja *f*
illustrieren *vt* z|ilustrować (*a. figur.*)
Illustrierte *f* **-n, -n** czasopismo ilustrowane
im = **in dem**; **im März** w marcu
imaginär *adj* urojony, imaginacyjny
Imbiss *m* **-es, -e** przekąska *f*
Imbissstube *f* **-, -n** bar przekąskowy, bufet *m*
imitieren *vt* imitować, naśladować
Imker *m* **-s, -** pszczelarz *m*
immer *adv* **1.** zawsze, wciąż **2.** coraz; **~ besser** coraz lepiej
immerfort *adv* bezustannie
immerhin *adv* bądź co bądź
immerzu *adv* ciągle, ustawicznie
Immigrant *m* **-en, -en** imigrant *m*
Immobilien [ɪmo'biːljən] *pl* nieruchomości *pl, f*
immun *adj med.* odporny (*a. figur.*)
Immunität *f* **- 1.** odporność *f* **2.** *juris.* immunitet *m*
Immunsystem *n* **-s, -e** system immunologiczny
Imperativ *m* **-s, -e** *gram.* tryb rozkazujący
imperialistisch *adj* imperialistyczny
impfen *vt* za|szczepić (**gegen etw** przeciw czemuś)
Impfschein *m* **-(e)s, -e** świadectwo szczepienia
Impfstoff *m* **-(e)s, -e** szczepionka *f*
Impfung *f* **-, -en** szczepienie *n*
Import *m* **-(e)s** import *m*
importieren *vt* importować
improvisieren *vi, vt* za|improwizować
impulsiv *adj* impulsywny
imstande *adv*: **~ sein, etw zu tun** być w stanie <móc> coś zrobić
in *praep* **1.** *mit D* (*wo?*) w; **in der Sonne** w słońcu; **in unserer Mitte** wśród nas; **in Polen** w Polsce; **in Masuren** na Mazurach; **in der Parkstraße wohnen** mieszkać na <przy> ulicy Parkowej **2.** *mit A* (*wohin?*) do; **in die Stadt** do miasta **3.** *mit D* (*wann?*) w, za; **in dieser Zeit** w tym czasie; **in aller Frühe** wczesnym rankiem; **in einer Woche** za tydzień; w ciągu tygodnia **4. in dieser Art** w tym rodzaju
inbegriffen *adv* włącznie; **Bedienung ~** łącznie z obsługą
indem *kj* kiedy, podczas gdy
Inder *m* **-s, -** Hindus *m*
indessen I. *adv* tymczasem **II.** *kj* kiedy, podczas gdy
Index *m* **-(e)s, -e** *o.* **Indizes 1.** indeks *m*, spis *m*; *rel., figur.* **auf dem ~ stehen** być na indeksie **2.** *pl* **Indizes** *mat., econ.* wskaźnik *m*
Indianer *m* **-s, -** Indianin *m*

indianisch *adj* indiański
indirekt *adj* pośredni; *gram.* **~e Rede** mowa zależna
indisch *adj* indyjski
indiskret *adj* niedyskretny
Individualität *f* - indywidualność *f*
individuell *adj* indywidualny
Individuum [ɪndi'viːduum] *n* **-s, ...duen** indywiduum *n* (*o. abw.*)
Indiz *n* **-es, -ien 1.** *juris.* poszlaka *f* **2.** oznaka *f*
Indizienprozess *m* **-es, -e** *juris.* proces poszlakowy
indonesisch *adj* indonezyjski
Industrie *f* **-, -n** przemysł *m*
Industriegebiet *n* **-(e)s, -e** okręg przemysłowy; dzielnica przemysłowa
industriell *adj* przemysłowy
Industriezweig *m* **-(e)s, -e** gałąź przemysłu
ineinander *adv* jedno w drugie
Infarkt *m* **-(e)s, -e** *med.* zawał *m*
Infektion *f* **-, -en** zakażenie *n*
Infinitiv *m* **-s, -e** *gram.* bezokolicznik *m*
infizieren *vt* zarażać, zakażać
Inflation *f* **-, -en** inflacja *f*
Info *n* **-s, -s** *ugs.* informacja *f*; ulotka informacyjna
infolge *praep mit G* wskutek, z powodu; **~ von Missverständnissen** na skutek nieporozumień
infolgedessen *kj* wskutek tego
Informant *m* **-en, -en** informator *m*
Informatik *f* - informatyka *f*
Informatiker *m* **-s, -** informatyk *m*
Information *f* **-, -en** informacja *f*
Informationsbüro *n* **-s, -s** biuro informacyjne
Informationsstand *m* **-(e)s, ...stände** informacja *f*, punkt informacyjny
informieren *vt* po|informować
Ingenieur [ɪnʒen'jøːr] *m* **-s, -e** inżynier *m*
Inhaber *m* **-s, -** właściciel *m*, posiadacz *m*
Inhaberpapier *n* **-s, -e** *fin.* papier wartościowy na okaziciela
Inhalt *m* **-(e)s, -e 1.** treść *f* (listu); zawartość *f* (**eines Pakets** paczki) **2.** *mat.* powierzchnia *f*, pojemność *f*
Inhaltsangabe *f* **-, -n** streszczenie *n*; podanie zawartości *f*
Inhaltsverzeichnis *n* **-ses, -se** spis treści <rzeczy>
Initiale *f* **-, -n** inicjał *m*
Initiative *f* **-, -n** inicjatywa *f*; **(in einer Sache) die ~ ergreifen** przejąć inicjatywę (w jakiejś sprawie)
Injektion *f* **-, -en** zastrzyk *m*, iniekcja *f*
injizieren *vt*: **j-m etw ~** wstrzyknąć komuś coś, wstrzykiwać
Inka *m* **-(s), -(s)** Inka *m*
inklusive I. *praep mit G* w|łącznie; **~ der Verpflegung** łącznie z utrzymaniem **II.** *adv* w|łącznie
Inland *n* **-(e)s** kraj (rodzinny); wnętrze kraju; **im ~** w kraju
inländisch *adj* krajowy
inmitten I. *praep mit G geho.* pomiędzy, wśród; **er saß ~ der Schüler** siedział wśród uczniów **II.** *adv mit* **von** wśród; **die Schule liegt ~ von Parkanlagen** szkoła jest położona w parku
innen *adv* wewnątrz; **nach ~** do wnętrza
Innenministerium *n* **-s, ...ien** Ministerstwo Spraw Wewnętrznych
Innenstadt *f* **-, ...städte** śródmieście *n*
inner- *adj* wewnętrzny
Innere *n* **-n** wnętrze *n* (*o. człowieka*); **im ~(e)n der Insel** w głębi wyspy
innerhalb I. *praep mit G* wewnątrz, w (obrębie czegoś); **~ eines Jahres** w ciągu roku; **~ des Gartens** w ogrodzie **II.** *adv mit* **von 1.** w (obrębie czegoś); **~ von Bonn** w obrębie Bonn **2.** w ciągu; **~ von zwei Jahren** w ciągu dwóch lat
innerlich *adj* wewnętrzny; *figur.* głęboki
innig *adj* serdeczny
Input *m, n* **-s, -s** *inform.* dane wejściowe *pl*
ins = **in das**; **ins Kino gehen** iść do kina
Insasse *m* **-n, -n** pasażer *m*; (*eines Heims*) współ|mieszkaniec *m*, pensjonariusz *m*; (*eines Gefängnisses*) więzień *m*; (*einer Anstalt*) wychowanek *m*
insbesondere *adv* szczególnie, zwłaszcza
Inschrift *f* **-, -en** (*na budynku*) napis *m*; inskrypcja *f*
Insekt *n* **-(e)s, -en** owad *m*
Insektenbekämpfungsmittel *n* **-s, -** środek owadobójczy
Insel *f* **-, -n** wyspa *f*
Inselgruppe *f* **-, -n** archipelag *m*
Inserat *n* **-(e)s, -e** ogłoszenie *n*, anons *m*
insgesamt *adv* ogółem, łącznie
insofern *kj* jeśli, jeżeli, o ile
inspizieren *vt* dokonać inspekcji
Installateur [ɪnstala'tøːr] *m* **-s, -e** instalator *m*

Installation *f* **-, -en** instalacja *f*
instand *adv*: **~ halten** utrzym(yw)ać w dobrym <należytym> stanie; **~ setzen** naprawi(a)ć
inständig *adj* gorliwy, usilny
Instanz *f* **-, -en** instancja *f* (*o. juris.*)
Instinkt *m* **-(e)s, -e** instynkt *m*; wyczucie *n*
instinktiv *adj* instynktowny
Institut *n* **-(e)s, -e** instytut *m*
Instruktion *f* **-, -en** wskazówka *f*; instrukcja *f*; **laut ~** zgodnie z instrukcją
Instrument *n* **-(e)s, -e 1.** *mus.* instrument *m*; **ein ~ stimmen** nastroić instrument **2.** *techn.* przyrząd *m*, narzędzie *n*; **optische ~e** przyrządy optyczne
instrumental *adj* instrumentalny
inszenieren *vt* za|inscenizować
intakt *adj* nie uszkodzony; sprawny
Integration *f* **-, -en** integracja *f* (**in Europa** w Europie)
integrieren *vt* z|integrować
intellektuell *adj* intelektualny
Intellektuelle *m* **-n, -n** intelektualista *m*
intelligent *adj* inteligentny
Intelligenz *f* **-** inteligencja *f*
Intensität *f* **-** intensywność *f*
intensiv *adj* intensywny
Intensivstation *f* **-, -en** oddział intensywnej opieki medycznej
interaktiv *adj* interaktywny
Intercity *m* **-s, -s, Intercityzug** *m* **-(e)s, ...züge** (pociąg) InterCity
interessant *adj* interesujący, ciekawy, zajmujący
Interesse *n* **-s, -n 1.** *sing* (*Anteilnahme*) zainteresowanie *n*; **haben Sie dafür ~?** interesuje się pan(i) tym? **2.** *pl* zainteresowania *pl* **3.** interes *m*, korzyść *f*
interessieren, sich *vr* interesować się (**für etw** czymś)
intern *adj* **1.** wewnętrzny, poufny **2.** *med.* wewnętrzny; **die ~e Station** oddział chorób wewnętrznych, *ugs.* interna *f*
Internat *n* **-(e)s, -e** internat *m*
international *adj* międzynarodowy
Internet *n* **-s** *inform.* Internet *m*; **im ~ surfen** surfować po Internecie
Internist *m* **-en, -en** internista *m*
interpretieren *vt* z|interpretować, objaśnić
Interview [ɪntɛrˈvjuː] *n* **-s, -s 1.** wywiad *m* (dla mediów) **2.** (*Befragung*) ankieta *f*
interviewen [ɪntɛrˈvjuːən] *vt* przeprowadzać wywiad
intim *adj* intymny, osobisty
Intimsphäre *f* **-, -n** prywatność *f*
intolerant *adj* nietolerancyjny
intrigieren *vi* intrygować (**gegen j-n** przeciwko komuś)
Invalide *m* **-n, -n** inwalida *m*
Invasion *f* **-, -en** *mil.* inwazja *f* (*o. med., figur.*)
Inventar *n* **-s, -e** ruchomość *f*, inwentarz *m*, mienie *n*
Inventur *f* **-, -en** inwentaryzacja *f*, remanent *m*
investieren *vt* za|inwestować
inzwischen *adv* tymczasem
Ion *n* **-s, -en** *chem., phys.* jon *m*
i-Punkt *m* **-(e)s, -e** kropka nad i (*a. figur.*)
Iraker *m* **-s, -, Iraki** *m* **-(s), -(s)** Irakijczyk *m*
irakisch *adj* irakijski
Ire *m* **-n, -n** Irlandczyk *m*
irgend: wenn ~ möglich jeśli to tylko możliwe
irgendein *pron* jakiś, pewien
irgendetwas *pron* cokolwiek, co
irgendjemand *pron* ktokolwiek, ktoś
irgendwann *adv* kiedyś
irgendwas *pron ugs.* cokolwiek, coś
irgendwer *pron* ktoś
irgendwie *adv* w jakiś sposób, jakoś
irgendwo *adv* gdziekolwiek, gdzieś
irgendwoher *adv* skądkolwiek, skądś
irgendwohin *adv* dokądkolwiek; dokądś
Iris *f* **-** *anat.* tęczówka *f*
ironisch *adj* ironiczny
irre *adj* **1.** błędny **2.** (*geisteskrank*) obłąkany **3.** *ugs.* obłędny
irreführen *vt* wprowadzać w błąd
irren, sich *vr* po|mylić się (**in einer Sache** w czymś)
Irrsinn *m* **-(e)s** obłęd *m*
irrsinnig *adj* obłąkany; *ugs.* obłędny
Irrtum *m* **-s, ...tümer** pomyłka *f*, błąd *m*; **Sie sind im ~** pan się myli
irrtümlich *adj* błędny, omyłkowy
Islam *m* **-(s)** islam *m*
islamisch *adj* islamski
isolieren *vt* izolować
Isolierung *f* **-, -en** izolacja *f*
Israeli *m* **-(s), -s** Izraelczyk *m*
israelisch *adj* izraelski
isst → essen
ist → sein
Italiener [italˈjeːnər] *m* **-s, -** Włoch *m*
italienisch [[italˈjeːnɪʃ] *adj* włoski

J

ja *adv* **1.** tak; **aber ja!** ależ tak!; **ja sagen** zgadzać się **2.** (*doch*) przecież; **tu das ja nicht!** tylko tego nie rób!
Jacht *f* **-, -en** jacht *m*
Jacke *f* **-, -n** kurtka *f*; żakiet *m*, marynarka *f*
Jackett [ʒa'kɛt] *n* **-s, -s** marynarka męska
Jagd *f* **-, -en 1.** polowanie *n* (**auf** na) **2.** (*Verfolgung*) pogoń *f*
Jagdflugzeug *n* **-(e)s, -e** samolot myśliwski, myśliwiec *m*
Jagdgewehr *n* **-(e)s, -e** strzelba myśliwska, fuzja *f*
Jagdhund *m* **-(e)s, -e** pies myśliwski
Jagdschein *m* **-(e)s, -e** karta łowiecka
jagen I. *vt* **1.** polować (**Hasen** na zające) **2.** (*verfolgen*) ścigać **II.** *vi* **1.** *s* po|pędzić **2.** polować (**mit der Flinte** z fuzją)
Jäger *m* **-s, -** myśliwy *m*
jäh *adj* **1.** nagły **2.** (*steil*) stromy
Jahr *n* **-(e)s, -e** rok *m*; **im ~e 2002** w roku 2002; **vor drei ~en** przed trzema laty; **er ist zehn ~e alt** (on) ma dziesięć lat
jahrelang *adv* latami
Jahresanfang *m* **-(e)s** początek roku
Jahreseinkommen *n* **-s, -** roczny dochód
Jahresende *n* **-s** koniec roku
Jahreshälfte *f* **-, -n** półrocze *n*
Jahreskarte *f* **-, -n** bilet roczny
Jahrestag *m* **-(e)s, -e** rocznica *f*
Jahreszeit *f* **-, -en** pora roku
Jahrgang *m* **-(e)s, ...gänge** rocznik *m*
Jahrhundert *n* **-s, -e** stulecie *n*, wiek *m*
Jahrhundertwende *f* **-, -n** przełom wieków
jährlich *adj* roczny; (*alljährlich*) coroczny; **zweimal ~** dwa razy w roku
Jahrmarkt *m* **-(e)s, ...märkte** jarmark *m*, targ *m*
Jahrtausend *n* **-s, -e** tysiąclecie *n*
Jahrzehnt *n* **-s, -e** dziesięciolecie *n*
jähzornig *adj* porywczy, zapalczywy
jaja *int ugs.* tak, tak
Jalousie [ʒalu'zi:] *f* **-, -n** żaluzja *f*
Jammer *m* **-s** lament *m*; rozpacz *f*, żal *m*
jämmerlich *adj* żałosny, nędzny
jammern *vi* narzekać (**über etw** na coś)
jammerschade *adj* wielka szkoda
Januar *m* **-(s)** styczeń *m*
Japaner *m* **-s, -** Japończyk *m*
japanisch *adj* japoński
Jargon [ʒar'gɔ̃:] *m* **-s, -s** żargon *m*
Jasmin *m* **-s, -e** jaśmin *m*
Jastimme *f* **-, -n** głos „za"
jauchzen *vi* pokrzykiwać (z radości)
jaulen *vi* (*o psie*) skowyczeć, skomleć
jawohl *adv* tak jest, owszem (*o. mil.*)
Jazz [dʒʏs] *m* **-** jazz *m*, dżez *m*
Jazzband ['dʒɛsbɛnt] *f* **-, -s, -kapelle** *f* **-, -n** zespół jazzowy
je I. *adv* **1.** po, co; **je drei Jahre** co trzy lata; **je zwei Eier** po dwa jaja **2.** (*jemals*) kiedykolwiek **3. je nach: je nach Größe** zależnie od wielkości **II.** *kj*: **je mehr**, **desto besser** im więcej, tym lepiej
Jeans [dʒi:ns] *f* **-, -** dżinsy *pl*, *m*
jedenfalls *adv* w każdym razie
jeder, jede, jedes, *pl* **jede** *pron* każdy, każda, każde, *pl* wszyscy, wszystkie; **auf jeden Fall** na wszelki wypadek; **jede 10 Minuten** co 10 minut; **jedes Mal** zawsze, za każdym razem
jedermann *pron* każdy, wszyscy
jederzeit *adv* o każdej porze
jedes → **jeder**
jedoch *adv* jednak(że)
jemals *adv* kiedykolwiek
jemand *pron* ktoś
jener, jene, jenes, *pl* **jene** *pron* tamten, tamta, tamto, *pl* tamci, tamte
jenseits *praep mit G* z tamtej strony (**eines Dinges** czegoś)
Jenseits *n* **-** tamten świat, zaświaty *pl*
Jesuit *m* **-en, -en** *rel.* jezuita *m*
Jet [dʒʏt] *m* **-(s), -s** odrzutowiec *m*
Jeton [ʒʏ'tʝ:] *m* **-s, -s** żeton *m* (do gry)
jetzig *adj* teraźniejszy, obecny; **in ~er Zeit** w obecnych czasach
jetzt *adv* teraz, obecnie; **bis ~** dotychczas; **von ~ an** odtąd
jeweils *adv* każdorazowo
jiddisch *adj* żydowski
Job [dʒop] *m* **-s, -s** praca *f*
Jod *n* **-(e)s** jod *m*
jodeln *vi* jodłować
Joga *m*, *n* → **Yoga**
joggen ['dʒɔgən] *vi* uprawiać jogging
Jogging ['dʒɔgɪŋ] *n* **-s** jogging *m*
Joghurt, Jogurt *m*, *n* **-(s)** jogurt *m*
Johannisbeere *f* **-, -n** porzeczka *f*
Jolle *f* **-, -n** jol *m*

jordanisch *adj* jordański
Joule [dʒu:l] *n* **-(s), -** *phys.* dżul *m*
Journal [ʒurna'l] *n* **-s, -e** dziennik, (*Mode*) żurnal
Journalist [ʒurna'lɪst] *m* **-en, -en** dziennikarz *m*
Joystick ['dʒɔɪstɪk] *m* **-s, -s** *inform.* dżojstik *m*, joystick *m*
Jubel *m* **-s** radość *f*; entuzjazm *m*
jubeln *vi* wydawać radosne okrzyki
Jubilar *m* **-s, -e** jubilat *m*
Jubiläum *n* **-s, ...äen** jubileusz *m*; **~ feiern** obchodzić jubileusz
jucken *vi, vt* swędzić
Jude *m* **-n, -n** Żyd *m*
Jüdin *f* **-, -nen** Żydówka *f*
jüdisch *adj* żydowski
Judo *n* **-(s)** dżudo *n*
Jugend *f* **- 1.** młodość *f* **2.** (*junge Leute*) młodzież *f*
jugendfrei *adj* dozwolony dla młodzieży
Jugendherberge *f* **-, -n** schronisko młodzieżowe
jugendlich *adj* **1.** młodzieńczy; **mit ~er Begeisterung** z młodzieńczym zapałem **2.** młodociany
Jugendliche *m* **-n, -n** młoda osoba; **für ~ verboten** zakazany dla młodzieży
Jugoslawe *m* **-n, -n** *hist.* Jugosłowianin *m*
jugoslawisch *adj hist.* jugosłowiański
Juli *m* **-(s)** lipiec *m*
jung *adj* młody
Junge[1] *m* **-n, -n** chłopiec *m*, chłopak *m*
Junge[2] *n* **-n, -n** *zool.* młode *n*; szczenię *n*, pisklę *n*
jungenhaft *adj* chłopięcy
jüngferlich *adj* staropanieński
Jungfrau *f* **-, -en 1.** dziewica *f* **2.** *astr.* Panna *f*
jungfräulich *adj* dziewiczy (*a. figur.*)
Junggeselle *m* **-n, -n** kawaler *m*, człowiek nieżonaty
jüngst *adv* niedawno
Juni *m* **-(s)** czerwiec *m*
Jupiter *m* **-s** *astr.* Jowisz *m*
Jurist *m* **-en, -en** prawnik *m*
juristisch *adj* prawny, prawniczy
Jury [ʒy'ri:] *f* **-, -s** jury *n*
Justiz *f* **-** sądownictwo *n*
Juwel *n, m* **-s, -en** klejnot *m*
Juwelier *m* **-s, -e** jubiler *m*
Jux *m* **-es, -e** kawał *m*

K

Kabarett *n* **-s, -s** *o.* **-e** kabaret *m*
Kabel *n* **-s, -** kabel *m*, przewód *m*
Kabelfernsehen *n* **-s** telewizja kablowa
Kabeljau *m* **-s, -e** *o.* **-s** dorsz *m*
Kabine *f* **-, -n** kabina *f*
Kabinett *n* **-s, -e** *polit.* gabinet *m*
Kachel *f* **-, -n** kafel(ek) *m*
Kadaver *m* **-s, -** padlina *f*, ścierwo *n*
Kader *m* **-s, -** kadra *f* (*o. sport.*)
Käfer *m* **-s, -** chrząszcz *m*
Kaff *n* **-s, -s** *o.* **-e** *ugs.* dziura *f*, pipidówka *f*
Kaffee, Kaffee *m* **-s** kawa *f*; **~ mit Milch** kawa z mlekiem
Kaffeehaus *n* **-es, ...häuser** *austr.* kawiarnia *f*
Kaffeekanne *f* **-, -n** dzbanek do kawy
Kaffeeklatsch *m* **-(e)s** *ugs.* pogaduszki przy kawie
Kaffeelöffel *m* **-s, -** łyżeczka do kawy
Kaffeemaschine *f* **-, -n** ekspres do kawy
Kaffeemühle *f* **-, -n** młynek do kawy
Kaffeesahne *f* **-** śmietanka do kawy
Kaffeesatz *m* **-es, ...sätze** fusy *pl*
Käfig *m* **-s, -e** klatka *f* (*np. dla ptaków*)
kahl *adj* łysy; goły, nagi (*o drzewie, górze, wnętrzu*); **~ geschoren** ostrzyżony na łyso
kahlköpfig *adj* łysy
Kahn *m* **-(e)s, Kähne** łódka *f*; (*Lastschiff*) barka *f*
Kai *m* **-s, -s** nabrzeże *n*, bulwar *m*
Kaiser *m* **-s, -** cesarz *m*
Kaiserin *f* **-, -nen** cesarzowa *f*
kaiserlich *adj* cesarski
Kaiserreich *n* **-(e)s, -e** cesarstwo *n*
Kaiserschnitt *m* **-(e)s, -e** *med.* cesarskie cięcie
Kajak *m* **-s, -s** kajak *m*; **~ fahren** pływać kajakiem
Kajüte *f* **-, -n** kajuta *f*, kabina *f*
Kakao *m* **-s** kakao *n* (*ziarno, napój*)
Kakerlak *m* **-s** *o.* **-en, -en** karaluch *m*
Kaktus *m* **-** *o.* **-ses, ...teen** *o.* **-se** kaktus *m*
Kalb *n* **-(e)s, Kälber** cielę *n*
Kalbfleisch *n* **-(e)s** cielęcina *f*
Kalbshachse *f* **-, -n** gicz cielęca
Kalender *m* **-s, -** kalendarz *m*
Kalenderjahr *n* **-(e)s, -e** rok kalendarzowy
Kalium *n* **-s** potas *m*
Kalk *m* **-(e)s** wapno *n*
Kalkstein *m* **-(e)s** wapień *m*
Kalkulation *f* **-, -en** kalkulacja *f*
kalkulieren *vi, vt* wy|kalkulować, skalkulować, obliczyć
kalkweiß *adj* blady jak ściana
Kalorie [kalo'riː] *f* **-, -n** kaloria *f*
kalorienarm *adj* niskokaloryczny
kalt *adj* zimny; **~ werden** o|stygnąć
kaltblütig *adj* **1.** zachowujący zimną krew **2.** *zool.* zimnokrwisty
Kälte *f* **-** zimno *n*; *figur.* oziębłość *f*
kaltherzig *adj* nieczuły, bez serca
Kaltwasser *n* **-s** zimna woda
Kalzium *n* **-s** wapń *m*
kam → **kommen**
Kamel *n* **-(e)s, -e** wielbłąd *m*; *ugs. abw.* dureń *m*
Kamera *f* **-, -s** kamera *f*; aparat fotograficzny *m*
Kamerad *m* **-en, -en** kolega *m* (z klasy, pracy), towarzysz *m* (z wojska)
Kameradschaft *f* **-** koleżeństwo *n*
kameradschaftlich *adj* koleżeński
Kameramann *m* **-(e)s, ...männer** *o.* **...leute** operator filmowy
Kamille *f* **-** rumianek *m*
Kamin *m* **-s, -e 1.** kominek *m* **2.** *reg.* (*Schornstein*) komin *m*
Kamm *m* **-(e)s, Kämme 1.** grzebień *m* (*o. koguci*) **2.** (*Bergrücken*) grzbiet górski
kämmen *vt* u|czesać (się)
Kammer *f* **-, -n 1.** spiżarnia *f*, schowek *m* **2.** *techn., anat.* komora *f* **3.** izba *f* (parlamentu)
Kammermusik *f* **-** muzyka kameralna
Kampagne [kam'panjə] *f* **-, -n** kampania *f*
Kampf *m* **-(e)s, Kämpfe** walka *f* (*o. sport., figur.*); **der ~ um die Macht** walka o władzę
kämpfen *vi* walczyć (**um, für etw** o coś; **gegen j-n, etw** przeciwko komuś, czemuś)
Kampfer *m* **-s** kamfora *f*
Kämpfer *m* **-s, -** bojownik *m*; *sport.* zawodnik *m*, (*Ringkämpfer*) zapaśnik *m*
kämpferisch *adj* wojowniczy; bojowy
Kampfrichter *m* **-s, -** *sport.* sędzia *m*
kampieren *vi* obozować
Kanadier *m* **-s, - 1.** Kanadyjczyk *m* **2.** *sport.* kanadyjka *f*
kanadisch *adj* kanadyjski
Kanal *m* **-s, Kanäle** kanał *m*
Kanalisation *f* **-, -en** kanalizacja *f*

kanalisieren *vt* s|kanalizować
Kanarienvogel [ka'na:rjənfo:gəl] *m* **-s, ...vögel** kanarek *m*
Kandidat *m* **-en, -en** kandydat *m*
Kandidatur *f* **-, -en** kandydatura *f*
kandidieren *vi* kandydować (**für ein Amt** do objęcia jakiegoś urzędu)
kandiert *adj* kandyzowany; **~e Früchte** kandyzowane owoce
Kandiszucker *n* **-s** cukier kandyzowany
Känguru *n* **-s, -s** kangur *m*
Kaninchen *n* **-s, -** królik *m*
Kanister *m* **-s, -** kanister *n*
kann → **können**
Kanne *f* **-, -n 1.** dzbanek *m* **2.** bańka *f* (*np. na mleko*)
kannst → **kennen**
kannte → **kennen**
Kanone *f* **-, -n** działo *n*; armata *f*
Kante *f* **-, -n** kant *m*; krawędź *f*
Kantine *f* **-, -n** stołówka *f*; kantyna *f*
Kanton *m* **-s, -e** kanton *m*
Kanu *n* **-s, -s** kanoe *n*, kanu *n*
Kanüle *f* **-, -n** *med.* **1.** igła do strzykawki *f* **2.** rurka *f* (odprowadzająca)
Kanzel *f* **-, -n 1.** ambona *f* (*o. jag.*) **2.** (*im Flugzeug*) kabina *f*
Kanzlei *f* **-, -en** kancelaria *f*
Kanzler *m* **-s, -** kanclerz *m*
Kap *n* **-s, -s** przylądek *m*
Kapazität *f* **-, -en 1.** zdolność produkcyjna **2.** *sing* pojemność *f* **3.** (*Experte*) specjalista *m*
Kapelle[1] *f* **-, -n** kaplica *f*
Kapelle[2] *f* **-, -n** *mus.* kapela *f*, zespół muzyczny
Kapellmeister *m* **-s, -** kapelmistrz *m*
Kapital *n* **-s, -e** *o.* **-ien** kapitał *m*
Kapitalismus *m* **-** kapitalizm *m*
Kapitalist *m* **-en, -en** kapitalista *m*
kapitalistisch *adj* kapitalistyczny
Kapitän *m* **-s, -e 1.** kapitan statku; **~ zur See** komandor *m* **2.** *sport.* kapitan drużyny
Kapitel *n* **-s, -** rozdział *m* (książki)
Kapitulation *f* **-, -en** kapitulacja *f*
kapitulieren *vi* s|kapitulować (*a. figur.*)
Kaplan *m* **-s, Kapläne** wikariusz *m*; kapelan *m*
Kappe *f* **-, -n 1.** czapka *f* **2.** pokryw(k)a *f*
Kapsel *f* **-, -n 1.** *farm.* kapsułka *f* **2.** *bot.* komora nasienna *f*
kaputt *adj* **1.** zepsuty, zniszczony **2.** (*müde*) wycieńczony, wykończony
kaputtgehen* *vi s ugs.* zepsuć się
kaputtmachen *vt ugs.* z|niszczyć
Kapuze *f* **-, -n** kaptur *m*
Karaffe *f* **-, -n** karafka *f*
Karambolage [karambo'la:ʒə] *f* **-, -n** *ugs.* karambol *m*, zderzenie *n*
Karamell [kara'mɛl] *m* **-s** karmel *m*
Karamellbonbon [kara'mɛlbɔ̃'bɔ̃] *m*, *n* **-s, -s** karmelek *m*
Karate *n* **-(s)** karate *n*
Karateka *m* **-(s), -(s)** karateka *m*
Karawane *f* **-, -n** karawana *f*
Kardinal *m* **-s, ...näle** kardynał *m* (*o. ptak*)
Kardinalzahl *f* **-, -en** liczba główna
Kardiologe *m* **-n, -n** kardiolog *m*
Karfreitag *m* **-(e)s, -e** *rel.* Wielki Piątek
karg *adj* skromny, skąpy; **~ mit Worten** lakoniczny
kariert *adj* kratkowany; w krat(k)ę
Karies ['ka:riɛs] *f* **-** *med.* próchnica zębów *f*
karitativ *adj* charytatywny
Karneval *m* **-s, -e** *o.* **-s** karnawał *m*
Karosserie *f* **-, -n** karoseria *f*, nadwozie *n*
Karotte *f* **-, -n** karotka *f*, marchew(ka) *f*
Karpfen *m* **-s, -** karp *m*
Karre *f* **-, -n**, **Karren** *m* **-s, -** taczka *f*
Karriere [ka'rjɛ:rə] *f* **-, -n** kariera *f*
Karsamstag *m* **-(e)s, -e** *rel.* Wielka Sobota
Karte *f* **-, -n 1.** kartka *f* (papieru) (*o. sport.*) **2.** (*Postkarte*) kart(k)a pocztowa **3.** (*Fahrkarte, Eintrittskarte*) bilet **4.** (*Landkarte*) mapa **5.** (*Speisekarte*) jadłospis **6.** (*Spielkarte*) karta; **~n spielen** grać w karty
Kartei *f* **-, -en** kartoteka *f*
Kartenspiel *n* **-(e)s, -e 1.** gra w karty **2.** talia kart
Kartentelefon *n* **-s, -e** automat telefoniczny na kartę
Kartenvorverkauf *m* **-(e)s** przedsprzedaż biletów
Kartoffel *f* **-, -n** kartofel *m*, ziemniak *m*
Kartoffelchips *pl* chipsy *pl*, *m*
Kartoffelkäfer *m* **-s, -** stonka ziemniaczana
Kartoffelmehl *n* **-s** mąka kartoflana <ziemniaczana>
Kartoffelpuffer *m* **-s, -** placek kartoflany
Kartoffelsalat *m* **-(e)s, -e** sałatka kartoflana
Karton *m* **-s, -s** karton *m* (*o. pudełko*) *n*
Karussell *n* **-s, -s** *o.* **-e** karuzela *f*
Karwoche *f* **-, -en** *rel.* Wielki Tydzień
Käse *m* **-s, -** ser *n*
Käsebrot *n* **-(e)s, -e** kanapka z serem

Käsekuchen *m* **-s, -** sernik *m*

Kaserne *f* **-, -n** koszary *n*

Kasino *n* **-s, -s** kasyno *n* (*o.* gry); klub *m*

Kaskoversicherung *f* **-, -en** autocasco

Kasperle *n, m* **-s, -** kukiełka *f*

Kasse *f* **-, -n 1.** kasa *f*; *ugs.* **bei ~ sein** mieć forsę **2.** *ugs.* kasa oszczędności **3.** kasa chorych

Kassenzettel *m* **-s, -** paragon *m*

Kasserolle *f* **-, -n** rondel *m*

Kassette *f* **-, -n 1.** kaseta *f* **2.** kasetka *f*, szkatułka *f*

Kassettenrekorder *m* **-s, -** magnetofon kasetowy

kassieren *vt* za|inkasować

Kassierer *m* **-s, -** kasjer *m*

Kassiererin *f* **-, -nen** kasjerka *f*

Kastanie [kas'taːnjə] *f* **-, -n** kasztan *m* (*o. owoc*)

Kästchen *n* **-s, -** kasetka *f*

Kasten *m* **-s, Kästen 1.** skrzynia *f*, skrzynka *f* **2.** *austr.* szafa *f*

Kasus *m* **-, -** *gram.* przypadek *m*

Katalog *m* **-(e)s, -e** katalog *m*; **etw nach dem ~ kaufen** kupić coś z katalogu

Katalysator *m* **-s, -en** *mot.* katalizator *m*

katapultieren *vi* katapultować się

Katarr, Katarrh *m* **-s, -e** *med.* katar *m*, nieżyt *m*

Katastrophe *f* **-, -n** katastrofa *f*, klęska *f*

Katechismus *m* **-, ...men** katechizm *m*

Kategorie *f* **-, -n** kategoria *f*

Kater[1] *m* **-s, -** kot *m* (*samiec*), kocur *m*

Kater[2] *m* **-s, -** *ugs.* kac *m*

Kathedrale *f* **-, -n** katedra *f*

Katholik *m* **-en, -en** katolik *m*

katholisch *adj* katolicki

Katholizismus *m* **-** katolicyzm *m*

Kätzchen *n* **-s, - 1.** kotek *m* **2.** *pl* bazie *fpl*

Katze *f* **-, -n** kot *m* (*o. drapieżny*)

Katzenauge *n* **-s, -n** światło odblaskowe

Katzensprung *m*: *ugs.* **nur ein ~** bardzo blisko

kauen *vi, vt* żuć, pogryźć; obgryzać (**an den Nägeln** paznokcie)

Kauf *m* **-(e)s, Käufe** kupno *n*; zakup(y) *n*

Kaufangebot *n* **-(e)s, -e** oferta kupna

kaufen *vt* kupować, robić zakupy

Käufer *m* **-s, -** nabywca, klient

Kaufhaus *n* **-(e)s, ...häuser** dom towarowy

Kaufmann *m* **-(e)s, ...leute** handlowiec *m*, kupiec *m*

Kaufpreis *m* **-es, -e** cena kupna

Kaufsucht *f* **-** nałóg kupowania

Kaugummi *m, n* **-s, -s** guma do żucia

kaum *adv* z trudem, ledwo; **das ist ~ möglich** to chyba niemożliwe; **es ist ~ zu glauben** trudno uwierzyć

Kautschuk *m* **-s, -e** kauczuk *m*

keck *adj* śmiały, zuchwały

Kefir *m* **-s** kefir *m*

Kegel *m* **-s, - 1.** stożek *m* (*o. mat.*) **2.** (*zum Spielen*) kręgiel *m*

Kegelbahn *f* **-, -en** kręgielnia *f*

kegeln *vi* grać w kręgle

Kehle *f* **-, -n** gardło *n*; **aus voller ~ singen** śpiewać na cały głos

Kehlkopf *m* **-(e)s, ...köpfe** *anat.* krtań *f*

kehren[1] *vi, vt* zamiatać

kehren[2] **I.** *vt* (*wenden*) obracać, wywracać **II.** *vr* **sich ~** obracać się (**gegen j-n, etw** przeciw komuś, czemuś)

Kehricht *m* **-s** śmieci *pl. m*

Kehrreim *m* **-(e)s, -e** refren *m*

Kehrseite *f* **-, -n** odwrotna strona

Keil *m* **-(e)s, -e** klin *m*

Keim *m* **-(e)s, -e 1.** *bot.* kiełek *m*, zarodek *m* **2.** zarazek *m* **3.** *figur.* zalążek *m*; **etw im ~ ersticken** stłumić coś w zarodku

keimfrei *adj* jałowy, nie zakażony

kein, keine, kein, *pl* **keine** *pron* żaden, żadna, żadne, *pl* żadni, żadne; **er hat ~ Geld** on nie ma pieniędzy; **~ Mensch** nikt

keinesfalls *adv* w żadnym razie, na pewno nie, pod żadnym warunkiem

keineswegs *adv* wcale nie

keinmal *adv* ani razu

keins *pron* żaden

Keks *m, n* **-(es), -(e)** herbatnik *m*

Kelch *m* **-(e)s, -e** kielich *m*

Keller *m* **-s, -** piwnica *f*; suterena *f*

Kellergeschoss *n* **-es, -e** suterena *f*

Kellner *m* **-s, -** kelner *m*

Kellnerin *f* **-, -nen** kelnerka *f*

kennen* *vt* znać; **~ lernen** poznawać (**j-n** kogoś), zapoznawać się (**etw** z czymś); **ich freue mich, Sie ~ zu lernen** cieszę się, że pana poznałem

Kenner *m* **-s, -** znawca *m*

Kenntnis *f* **-, -se 1.** *sing* znajomość rzeczy; wiedza *f*; **etw zur ~ nehmen** przyjąć coś do wiadomości **2.** *pl* umiejętności; wiadomości

Kennzeichen *n* **-s, - 1.** znak rozpoznawczy <szczególny> (**im Gesicht** na twarzy) **2.** *mot.* numer rejestracyjny

kennzeichnen I. *vt* **1.** o|znakować (towar) **2.** znamionować, charakteryzować **II.** *vr* **sich ~** charakteryzować się (**durch etw** czymś)
Keramik *f* - ceramika *f*
Kerl *m* **-(e)s, -e** *ugs.* facet *m*
Kern *m* **-(e)s, -e 1.** pestka *f* **2.** (*Zentrum*) sedno *n* (rzeczy), jądro *n* (*o. phys.*)
Kernkraftwerk *n* **-(e)s, -e** elektrownia atomowa
Kernphysik *f* - fizyka jądrowa
Kerze *f* **-, -n** świeca *f*
Kessel *m* **-s, -** czajnik *m*; kocioł *m*
Ketschup, Ketchup ['kɛtʃap] *m, n* **-(s), -s** keczup *m*
Kette *f* **-, -n** łańcuch *m* (*a. figur.*), łańcuszek *m*
Kettenraucher *m* **-s, -** nałogowy palacz
keuchen *vi* dyszeć, sapać
Keule *f* **-, -n 1.** pałka *f*, maczuga *f* **2.** *kulin.* udko *n*; udziec *m*
keusch *adj* czysty, niewinny
kichern *vi* chichotać
kicken I. *vi* grać w piłkę **II.** *vt* kopnąć
kidnappen ['kitnɛpən] *vt* porwać, uprowadzić
Kiebitz *m* **-es, -e 1.** *orn.* czajka *f* **2.** *kart. ugs.* kibic *m*
Kiefer[1] *f* **-, -n** sosna *f*
Kiefer[2] *m* **-s, -** *anat.* szczęka *f*
Kiel *m* **-(e)s, -e** *naut.* stępka *f*, kil *m*
Kiemen *fpl* skrzela *pl, n*
Kilo *n* **-s, -(s)** *ugs.* kilo *n*
Kilobyte ['kilobaɪt] *n* **-(s), -(s)** kilobajt *m*
Kilogramm *n* **-s, -e** kilogram *m*
Kilometer *m* **-s, -** kilometr *m*
Kilometerzähler *m* **-s, -** *mot.* licznik kilometrów
Kind *n* **-(e)s, -er** dziecko *n*; **j-n von ~ auf <an> kennen** znać kogoś od dziecka
Kinderarzt *m* **-es, ...ärzte** pediatra *m*
Kindergarten *m* **-s, ...gärten** przedszkole *n*, **~alter** *n* wiek przedskolny
Kindergärtnerin *f* **-, -nen** przedszkolanka *f*
Kinderkrippe *f* **-, -n** żłobek *m* (dla dzieci)
kinderleicht *adj* bardzo łatwy
kinderlos *adj* bezdzietny
Kindermädchen *n* **-s, -** opiekunka do dziecka
Kinderwagen *m* **-s, -** wózek dziecięcy
Kindheit *f* - dzieciństwo *n*
kindisch *adj* dziecinny, niemądry
kindlich *adj* dziecięcy
Kinn *n* **-(e)s, -e** podbródek *m*, broda *f*
Kino *n* **-s, -s** kino *n*
Kinogänger *m* **-s, -** kinoman *m*
Kinokarte *f* **-, -n** bilet do kina
Kiosk *m* **-(e)s, -e** kiosk *m*
Kippe *f* **-, -n** *ugs.* pet *m*
kippen I. *vt* przechylać, wywracać **II.** *vi s* wywracać się
Kirche *f* **-, -n** kościół *m*
Kirchendiener *m* **-s, -** kościelny *m*
Kirchweih *f* **-, -en** odpust *m*
Kirsche *f* **-, -n** czereśnia *f*; wiśnia *f*
Kissen *n* **-s, -** poduszka *f*
Kissenbezug *m* **-(e)s, ...bezüge** powłoczka *f*, poszewka *f*
Kiste *f* **-, -n** skrzynia *f*, skrzynka *f*
kitschig *adj* kiczowaty, tandetny
Kitt *m* **-(e)s, -e** kit *m*
Kittel *m* **-s, -** kitel *m*, fartuch *m*
kitzeln *vi, vt* łaskotać, łachotać; łechtać
Klage *f* **-, -n 1.** skarga *f* (**über j-n** na kogoś) **2.** żalenie się, biadanie **3.** *juris.* oskarżenie (**gegen j-n** przeciwko komuś); **eine ~ einreichen** wnieść skargę
klagen *vi* **1.** narzekać, skarżyć się (**über j-n, etw** na kogoś, coś) **2.** skarżyć, pozwać (**gegen j-n** kogoś)
Kläger *m* **-s, -** *juris.* powód *m*
kläglich *adj* żałosny, opłakany
Klammer *f* **-, -n 1.** klamra *f*; zapinka *f*; klamerka *f* (do bielizny) **2.** *gram.* nawias *m*
Klammeraffe *m* **-n, -n** *inform. ugs.* małpa *f*
klammern I. *vt* przypinać, spinać **II.** *vr* **sich ~** czepiać się (**an etw** czegoś)
klang → **klingen**
Klang *m* **-(e)s, Klänge 1.** (*Ton*) dźwięk *m* **2.** brzmienie *n* (**einer Stimme** głosu)
Klappbett *n* **-(e)s, -en** łóżko składane
Klappe *f* **-, -n 1.** klapa *f*, przykryw(k)a *f* **2.** *vulg.* gęba *f*
klappen *vi* **1.** klapać, stukać, uderzać **2.** być w porządku, udać się
Klapper *m* **-s, -** grzechotka *f*
klappern *vi* klekotać, klapać; grzechotać
Klappstuhl *m* **-(e)s, ...stühle** krzesło składane
Klaps *m* **-es, -e** *ugs.* klaps *m*
klar *adj* **1.** jasny, zrozumiały; **sich über etw ~ sein** zdawać sobie z czegoś sprawę **2.** (*durchsichtig*) przezroczysty **3.** czysty (niebo) **4.** (*deutlich*) wyraźny; **j-m etw ~ machen** wyjaśniać coś komuś
Kläranlage *f* **-, -n** oczyszczalnia ścieków

klären *vt* wyjaśniać (**sich** się)
Klarheit *f* - jasność *f*, przejrzystość *f*; klarowność
klarlegen *vt* wyjaśniać (**ein Problem** problem)
klarmachen *vt naut.* klarować
klarstellen *vt ugs.* wyjaśni(a)ć, (wy)tłumaczyć
klasse *adj ugs.* super
Klasse *f* **-, -n** klasa *f*
Klassenarbeit *f* **-, -en** praca klasowa
Klassenbuch *n* **-(e)s, ...bücher** dziennik klasowy
klassifizieren *vt* s|klasyfikować
Klassik *f* - klasyka *f*
klassisch *adj* klasyczny
Klatsch *m* **-(e)s** plotki *pl*, *f*
klatschen *vi*, *vt* **1.** klaskać; **j-m Beifall ~** oklaskiwać kogoś **2.** *ugs.* plotkować (**über etw, j-n** o czymś, kimś)
klatschhaft *adj* lubiący, plotkować
klatschnass *adj ugs.* mokruteńki
Klaue *f* **-, -n 1.** pazur *m*, szpon *m*; racica *f* **2.** *sing ugs.* bazgroły *pl*
klauen *vi*, *vt ugs.* u|kraść
Klaviatur *f* **-, -en** klawiatura *f*
Klavier *n* **-s, -e** pianino *n*, fortepian *m*; **~ spielen** grać na fortepianie
Klavierkonzert *n* **-s, -e** koncert fortepianowy
Klavierspieler *m* **-s, -** pianista *m*
Klebeband *n* **-(e)s, ...bänder** taśma klejąca
kleben *vt*, *vi* przylepiać (się)
Klebstoff *m* **-(e)s, -e** klej *m*
Klebstreifen *m* **-s, -** taśma klejąca
Klee *m* **-s** koniczyna *f*
Kleid *n* **-(e)s, -er 1.** suknia *f*, sukienka *f* **2.** *pl* odzież *f*
kleiden I. *vt* pasować **II.** *vr* **sich ~** ub(ie)rać się
Kleiderbügel *m* **-s, -** wieszak *m*, ramiączko *n* (do ubrania)
Kleiderbürste *f* **-, -n** szczotka (do ubrania)
Kleiderschrank *m* **-(e)s, ...schränke** szafa na ubrania
Kleiderständer *m* **-s, -** wieszak *m* (stojący)
kleidsam *adj* twarzowy; **eine ~e Frisur** twarzowa fryzura
Kleidung *f* - ubranie *n*, odzież *f*
klein *adj* **1.** mały (*a. figur.*), nieduży; **~er machen** zmniejszać **2.** młody; **von ~ auf** od dziecka
Kleinbildkamera *f* **-, -s** *fot.* aparat małoobrazkowy
Kleinbus *m* **-ses, -se** mikrobus *m*
Kleingarten *m* **-s, ...gärten** ogródek działkowy
Kleingeld *n* **-(e)s** drobne (pieniądze)
Kleinigkeit *f* **-, -en** drobnostka *f*; drobiazg *m*
Kleinkind *n* **-(e)s, -er** małe dziecko (3–6 lat)
kleinlich *adj abw.* małostkowy; drobiazgowy
Kleinod *n* **-(e)s, -e** *o.* **...nodien** klejnot *m*
Kleinschreibung *f* - pisownia małą literą
Kleinstadt *f* **-, ...städte** miasteczko *n*
kleinstädtisch *adj* małomiasteczkowy
Kleinwagen *m* **-s, -** samochód małolitrażowy
Kleister *m* **-s, -** klej *m*
Klempner *m* **-s, -** blacharz *m*
klettern *vi s* wspinać się
Kletterpflanze *f* **-, -n** pnącze *n*, roślina pnąca
Klettverschluss, Klettenverschluss *m* **-es, ...verschlüsse** rzep *m* (*zapięcie*)
klicken *vi* pstrykać; *inform.* klikać
Klima *n* **-s, -ta** *o.* **...mate** klimat *m*
Klimaanlage *f* **-, -n** urządzenie klimatyzacyjne, klimatyzacja *f*
klimatisch *adj* klimatyczny
Klinge *f* **-, -n** ostrze; klinga *f*; brzeszczot *m*
Klingel *f* **-, -n** dzwonek *m*
klingeln *vi* za|dzwonić; **es klingelt** ktoś dzwoni
klingen* *vi* **1.** dzwonić (dzwony), brzęczęć (kieliszki) **2.** dźwięczeć
Klinik *f* **-, -en** klinika *f*, lecznica *f*
klinisch *adj* kliniczny
Klinke *f* **-, -n** klamka *f*
Klipp *m* **-s, -s** klips *n*
Klippe *f* **-, -n** skała podwodna *f*, rafa *f*
klirren *vi* brzęczeć
Klischee *n* **-s, -s 1.** *druk.* klisza *f* **2.** naśladownictwo *n*
Klo *n* **-s, -s** *ugs.* ubikacja *f*
klonen *vt* s|klonować
klopfen I. *vi* **1.** pukać; **an die Tür ~** pukać do drzwi **2.** (*pochen*) bić **II.** *vt* wbi(ja)ć (gwóźdź); **den Teppich ~** wy|trzepać dywan
Klosett *n* **-s, -s** *ugs.* ubikacja *f*
Klosettbecken *n* **-s, -** sedes *m*, muszla klozetowa *f*
Kloß *m* **-es, Klöße** kluska *f* (okrągła), knedel *m*

Kloster *n* **-s, Klöster** klasztor *m*
Klotz *m* **-es, Klötze 1.** kloc *m*, kłoda *f* **2.** (*Bauklotz*) klocek *m*
Klub *m* **-s, -s** klub *m*
Kluft *f* **-, Klüfte** szczelina *f*, rozpadlina *f*; *figur.* przepaść *f*
klug *adj* mądry; rozsądny
Klumpen *m* **-s, -** brył(k)a *f*, grudka *f*
Knabe *m* **-n, -n** chłopiec *m*
knacken I. *vt* zgniatać, łupać (**Nüsse** orzechy) **II.** *vi* trzaskać, skrzypieć
Knackwurst *f* **-, ...würste** serdelek *m*
Knall *m* **-(e)s, -e** huk *m*, trzask *m*
knallen *vi*, *vt* trzasnąć (z bicza), huknąć
Knallkörper *m* **-s, -** petarda *f*
knapp *adj* **1.** niewystarczający; **meine Zeit ist ~** mam mało czasu; **mit ~er Not** z biedą, ledwo **2.** (*eng*) obcisły
Knäuel *m*, *n* **-s, -** kłębek *m*
knautschen *vt* z|gnieść, z|miąć
knebeln *vt* za|kneblować
kneifen* *vt* szczypać, uszczypnąć
Kneifzange *f* **-, -n** obcęgi *pl*
Kneipe *f* **-, -n** *ugs.* knajpa *f*
kneten *vt* zagniatać (ciasto); lepić (z plasteliny)
Knetmasse *f* **-** plastelina *f*
knicken *vt* łamać (gałęzie); z(a)ginać
knicksen *vi* dygnąć
Knie *n* **-s, - 1.** kolano *n* **2.** *techn.* kolan(k)o *n*
knien [*o.* kni:n] **I.** *vi* klęczeć **II.** *vr* **sich ~** u|klęknąć
Kniestrumpf *m* **-(e)s, ...strümpfe** podkolanówka *f*
kniff → kneifen
Kniff *m* **-(e)s, -e 1.** zagięcie *n* **2.** *figur.* podstęp *m*
knipsen *vt* **1.** prze|dziurkować (**Fahrkarten** bilety) **2.** *o. vi* (*aufnehmen*) pstrykać, s|fotografować
Knirps *m* **-es, -e** malec *m*, smyk *m*
knirschen *vi* skrzypieć; chrzęścić; **mit den Zähnen ~** zgrzytać zębami
knistern *vi* szeleścić (**mit dem Papier** papierem); trzaskać
knitterfrei *adj* niemnący się
knittern *vi* z|miąć się, z|gnieść się
Knoblauch *m* **-(e)s** czosnek *m*
Knöchel *m* **-s, -** kostka *f* (*np. u nogi*)
Knochen *m* **-s, -** kość *f*
Knochenbruch *m* **-(e)s, ...brüche** złamanie kości
Knödel *m* **-s, -** *austr.* kluska *f*, knedel *m*
Knopf *m* **-(e)s, Knöpfe 1.** guzik *m* **2.** przycisk *m*, *ugs.* guzik; **auf den ~ drücken** nacisnąć guzik
knöpfen *vt* zapinać (na guziki); przypinać (kaptur)
Knopfloch *n* **-(e)s, ...löcher** dziurka (do guzika)
Knorpel *m* **-s, -** *anat.* chrząstka *f*
Knospe *f* **-, -n** pączek *m*, pąk *m*
Knoten *m* **-s, - 1.** węzeł *m*, supeł(ek) *m* **2.** *med.* guz *m* **3.** *naut.* węzeł *m*
knotig *adj* sękaty
Knotenpunkt *m* **-(e)s, -e** węzeł (komunikacyjny), punkt węzłowy
knüpfen *vt* związać, przy|wiązać
Knüppel *m* **-s, -** pałka *f*
Knüppelschaltung *f* **-, -en** *mot.* przekładnia biegów
knurren *vi* **1.** warczeć (*o psie*); *figur.* burczeć (*w brzuchu*) **2.** gderać, burczeć
knusprig *adj* chrupiący, chrupki (**Brötchen** bułeczki)
k.o. 1. *sport.* znokautowany **2.** *ugs.* wyczerpany
Koalition *f* **-, -en** koalicja *f*
Koch *m* **-(e)s, Köche** kucharz *m*
Kochbuch *n* **-(e)s, ...bücher** książka kucharska
kochen I. *vi*, *vt* u|gotować **II.** *vi* gotować się
Kocher *m* **-s, -** kocher *m*; kuchenka turystyczna
Köchin *f* **-, -nen** kucharka *f*
Kochplatte *f* **-, -n** płytka kuchenna; maszynka elektryczna
Kochtopf *m* **-(e)s, ...töpfe** garnek *m*
Köder *m* **-s, -** przynęta *f*
Koffein *n* **-s** kofeina *f*
koffeinfrei *adj* bezkofeinowy
Koffer *m* **-s, -** waliz(k)a *f*
Kofferkuli *m* **-s, -s** wózek bagażowy
Kofferradio *n* **-s, -s** radioodbiornik turystyczny
Kofferraum *m* **-(e)s, ...räume** *mot.* bagażnik *m*
Kognak ['konjak] *m* **-s, -s** koniak *m*
Kohl *m* **-(e)s** kapusta *f*
Kohle *f* **-, -n** węgiel *m*
Kohlenbergwerk *n* **-(e)s, -e** kopalnia węgla
Kohlensäure *f* **-, -n** kwas węglowy
Kohlenstoff *m* **-(e)s** *chem.* węgiel *m*
Kohlepapier *n* **-s, -e** kalka maszynowa

Kohlrabi *m* **-(s), -(s)** kalarepa *f*
Kohlroulade *f* **-, -n** *kulin.* gołąbek *m*
Kohlrübe *f* **-, -n** brukiew *f*
koitieren *vi* spółkować (**mit j-m** z kimś)
Koje *f* **-, -n** koja *f*; *ugs. scherz.* łóżko *n*
Kokain *n* **-s** kokaina *f*
kokett *adj* zalotny, kokieteryjny
Kokosnuss *m* **-es, ...nüsse** orzech kokosowy *m*
Koks *m* **-es, -e** koks *m*
Kolben *m* **-s, - 1.** kolba *f* **2.** *mot.* tłok *m*
Kolik *f* **-, -en** *med.* kolka *f*
Kollaps *m* **-es, -e** *med.* zapaść *f*
Kolleg *n* **-s, -s 1.** wykład *m* (na uczelni) **2.** liceum wieczorowe *n*
Kollege *m* **-n, -n** kolega *m* (z pracy)
kollegial *adj* **1.** koleżeński (zachowanie) **2.** kolegialny
Kollegin *f* **-, -nen** koleżanka *f* (z pracy)
Kollekte *f* **-, -n** kolekta *f* (w kościele)
Kollektion *f* **-, -en** kolekcja *f*
kollektiv *adj* kolektywny
Kollision *f* **-, -en** kolizja *f*
Kolloquium *n* **-s, ...ien 1.** kolokwium *n* **2.** sympozjum *n*, seminarium *n*
Kölnischwasser *n* **-s** woda kolońska
Kolonie *f* **-, -n** kolonia *f*
Kolonne *f* **-, -n** kolumna *f*
kolossal *adj* kolosalny, ogromny
Kombination *f* **-, -en** kombinacja *f*
Kombiwagen *m* **-s, -** samochód kombi
Kombizange *f* **-, -n** kombinerki *f*
Komet *m* **-en, -en** kometa *f*
komfortabel *adj* komfortowy
Komik *f* **-** komizm *m*
Komiker *m* **-s, -** komik *m*
komisch *adj* **1.** komiczny, śmieszny **2.** (*seltsam*) dziwny
komischerweise *adv ugs.* dziwnym zbiegiem okoliczności
Komitee *n* **-s, -s** komitet *m*
Komma *n* **-s, -s** *o.* **-ta** przecinek *m*
Kommandant *m* **-en, -en** komendant *m*, dowódca *m*
kommandieren I. *vt* dowodzić, komenderować (w wojsku) **II.** *vi* komenderować, rządzić (kimś)
Kommando *n* **-s, -s 1.** *sing* dowództwo *n* **2.** (*Befehl*) komenda *f* **3.** (*Abteilung*) oddział *m*
Kommandobrücke *f* **-, -n** mostek kapitański
kommen* *vi s* przyby(wa)ć; (*zu Fuß*) przychodzić, nadchodzić; (*per Bahn*) przyjeżdżać, nadjeżdżać; (*mit dem Flugzeug*) przylatywać; **ich komme gleich!** już idę!; **wie komme ich nach München?** jak dojadę do Monachium?; **j-n ~ lassen** sprowadzić kogoś, posłać po kogoś; **abhanden ~** zaginąć; **wie kommt es, dass ...?** jak to się dzieje, że ...?; **ich komme an die Reihe** kolej na mnie; **aus der Fassung ~** s|tracić panowanie nad sobą; **aus der Mode ~** wychodzić z mody; **in Frage ~** wchodzić w rachubę; **wieder zu sich ~** dojść do siebie
kommend → **kommen**; *adj* nadchodzący, przyszły
Kommentar *m* **-s, -e** komentarz *m*
kommentieren *vt* s|komentować
kommerziell *adj* komercyjny
Kommission *f* **-, -en** komisja *f*; **eine ständige ~** stała komisja
Kommunikation *f* **-** komunikacja *f*, porozumiewanie się *n*
Kommunion *f* **-, -en** komunia *f*
Kommunismus *m* **-** komunizm *m*
Kommunist *m* **-en, -en** komunista *m*
kommunistisch *adj* komunistyczny
Komödie *f* **-, -n** komedia *f*
kompakt *adj* zwarty, kompaktowy
Kompanie *f* **-, -n 1.** spółka *f*, towarzystwo *pl* **2.** *mil.* kompania *f*
Kompass *m* **-es, -e** kompas *m*
kompatibel *adj* kompatybilny
Kompendium *n* **-s, ...ien** kompendium *n*
kompetent *adj* kompetentny
Kompetenz *f* **-, -en** kompetencja *f*
komplett *adj* kompletny
Komplikation *f* **-, -en** komplikacja *f* (*o. med.*)
kompliziert *adj* skomplikowany
Komplott *n* **-(e)s, -e** spisek *m*, zmowa *f*
Komponente *f* **-, -n** komponent *m*, składnik *m*
Komponist *m* **-en, -en** kompozytor *m*
Komposition *f* **-, -en** kompozycja *f*
Kompott *n* **-(e)s, -e** gęsty kompot z owocami
Kompresse *f* **-, -n** kompres *m*, okład *m*
Kompromiss *m* **-es, -e** kompromis *m*
kompromittieren *vt* s|kompromitować (**j-n** kogoś)
Kondensmilch *f* **-** mleko skondensowane
Kondition *f* **-, -en 1.** *sing* kondycja *f* **2.** *pl* (*Bedingungen*) warunki *pl*
Konditorei *f* **-, -en** cukiernia *f*

Kondom *n, m* **-s, -e** kondom *m*
Konfekt *n* **-(e)s, -e 1.** czekoladki *f, pl*, pralinki *f, pl* **2.** *austr.* herbatniki *f, pl*
Konfektion *f* **-** konfekcja *f*
Konferenz *f* **-, -en** konferencja *f*; **eine ~ einberufen** zwołać konferencję
Konfession *f* **-, -en** *rel.* wyznanie *n*
konfessionslos *adj* bezwyznaniowy
Konfirmation *f* **-, -en** *rel.* konfirmacja *f*
konfiszieren *vt* s|konfiskować
Konfitüre *f* **-, -n** konfitura *f*
Konflikt *m* **-(e)s, -e** konflikt *m*
Konföderation *f* **-, -en** konfederacja *f*
konfrontieren *vt* **1.** s|konfrontować **2.** postawić kogoś w jakiejś sytuacji; **j-n (mit) einem Problem ~** postawić kogoś przed problemem
konfus *adj* zmieszany, zakłopotany
Kongress *m* **-es, -e** kongres *m*
König *m* **-s, -e** król *m* (*o. w kartach, szachach*)
Königin *f* **-, -nen** królowa *f*
königlich *adj* królewski (*a. figur.*)
Königreich *n* **-(e)s, -e** królestwo *n*
konkret *adj* realny; konkretny
Konkurrent *m* **-en, -en** konkurent *m*
Konkurrenz *f* **-, -en 1.** *sing* konkurencja *f*, rywalizacja *f* **2.** *sport.* konkurencja, dyscyplina *f*
konkurrieren *vi* konkurować, współzawodniczyć (**mit j-m** z kimś)
Konkurs *m* **-es, -e** *juris.* upadłość *f*
können* *vt* **1.** umieć; **~ Sie Deutsch?** czy mówi pan po niemiecku? **2.** móc; **was kann ich dafür?** cóż ja na to poradzę?
konnte → können
Konsequenz *f* **-, -en** konsekwencja *f*, następstwo *n*
konservativ *adj* konserwatywny
Konserve *f* **-, -n** konserwa *f*
Konservendose *f* **-, -n** puszka konserw
konservieren *vt* za|konserwować
Konservierungsmittel *n* **-s, -** środek konserwujący
Konsonant *m* **-en, -en** spółgłoska *f*
konstant *adj* stały (-le)
Konstitution *f* **-, -en 1.** *med., chem.* konstytucja *f*, budowa *f* **2.** *polit.* konstytucja *f*
konstruieren *vt* s|konstruować
Konstruktion *f* **-, -en** konstrukcja *f*
konstruktiv *adj* konstruktywny
Konsul *m* **-s, -n** konsul *m*
konsularisch *adj* konsularny; **das ~e Korps** korpus konsularny
Konsulat *n* **-(e)s, -e** konsulat *m*
konsultieren *vt* s|konsultować się
Konsum *m* **-s** spożycie *n*, konsumpcja *f*
Konsument *m* **-en, -en** konsument *m*
Konsumgüter *pl* artykuły konsumpcyjne
Kontakt *m* **-(e)s, -e 1.** kontakt *m* **2.** *el.* styk *m*
Kontaktlinsen *pl* soczewki kontaktowe
Kontinent *m* **-(e)s, -e** kontynent *m*
Konto *n* **-s, ...ten** *o.* **-s** konto *n*, rachunek *m*; **auf j-s ~ buchen** zapisać na czyjś rachunek
Kontrakt *m* **-(e)s, -e** kontrakt *m*, umowa *f*
Kontrollabschnitt *m* **-(e)s, -e** odcinek kontrolny
Kontrolle *f* **-, -n** kontrola *f*, nadzór *m*
kontrollieren *vt* s|kontrolować
konventionell *adj* konwencjonalny
Konversation *f* **-, -en** konwersacja *f*
konvertieren I. *vi h, s* zmieniać wyznanie **II.** *vt inform.* konwertować
Konzentrationslager *n* **-s, -** obóz koncentracyjny
Konzept *n* **-(e)s, -e** szkic *m*, zarys (tekstu) *m*
Konzert *n* **-(e)s, -e** koncert *m* (**für Klavier** na fortepian)
Konzertsaal *m* **-(e)s, ...säle** sala koncertowa
koordinieren *vt* koordynować
Kopf *m* **-(e)s, Köpfe 1.** głowa *f*; łeb *m*; **aus dem ~** z pamięci **2.** główka, łebek **3.** (*Anfang*) nagłówek *m*
Kopfball *m* **-(e)s, ...bälle** *sport.* główka *f*
Kopfbedeckung *f* **-, -en** nakrycie głowy
Kopfhörer *m* **-s, -** słuchawki *pl, f*
Kopfkissen *n* **-s, -** poduszka *f*
kopflos *adj* bez głowy, paniczny
Kopfsalat *m* **-(e)s, -e** sałata *f*
Kopfschmerzen *pl* ból głowy
Kopfschmerztablette *f* **-, -n** proszek od bólu głowy
Kopfsteinpflaster *n* **-s** kocie łby
Kopfstütze *f* **-, -n** *mot.* zagłówek *m*
Kopftuch *n* **-(e)s, ...tücher** chust(k)a na głowę
Kopfweh *n* **-(e)s** *ugs.* ból głowy
Kopie *f* **-, -n** kopia *f* (*a. inform.*); *fot.* odbitka *f*
kopieren *vt* s|kopiować (*a. inform.*); kserować

Kopierer *m* **-s, -, Kopiergerät** *n* **-(e)s, -e** ksero *n*, kserokopiarka *f*
Korb *m* **-(e)s, Körbe** kosz(yk) *m*
Korbball *m* **-(e)s** *sport.* koszykówka *f*
Kord *m* **-(e)s, -e** *o.* **-s** sztruks *m*
koreanisch *adj* koreański
Korken *m* **-s, -** korek *m*; zatyczka *f*
Korkenzieher *m* **-s, -** korkociąg *m*
Korn *n* **-(e)s, Körner 1.** ziarnko *n*; ziarno *n* **2.** *sing* zboże; żyto
Kornblume *f* **-, -n** chaber *m*
Körper *m* **-s, - 1.** ciało *n* **2.** *mat.* bryła *f*
körperbehindert *adj* niepełnosprawny
Körpergröße *f* **-, -n** wzrost *m*
körperlich *adj* fizyczny, cielesny
Körperpflege *f* **-** pielęgnacja ciała
Körperschaft *f* **-, -en** korporacja *f*
korpulent *adj* korpulentny, zażywny
korrekt *adj* poprawny
Korrespondent *m* **-en, -en** korespondent *m*
Korrespondenz *f* **-** korespondencja *f*
korrespondieren *vi* korespondować (**mit j-m** z kimś)
Korridor *m* **-s, -e** korytarz *m*
korrigieren *vt* poprawi(a)ć
korrupt *adj* skorumpowany; przekupny
Korsett *n* **-s, -s** *o.* **-e** gorset *m* (*o. med.*)
koscher *adj* koszerny
Kosmetik *f* **-** kosmetyka *f* (*a. figur.*)
kosmetisch *adj* kosmetyczny
Kosmos *m* **-** kosmos *m*
Kost *f* **-** pożywienie *n*; **leichte ~** lekki pokarm
kostbar *adj* kosztowny
kosten[1] *vi* kosztować; **was kostet das?** ile to kosztuje?
kosten[2] *vt, vi* s|kosztować, s|próbować (potrawy)
Kosten *pl* koszt *m*, koszty *pl, m*; **auf meine ~** na mój koszt
kostenlos *adj* bezpłatny
köstlich *adj* wyśmienity, wyborny
Kostprobe *f* **-, -n** próbka *f*
kostspielig *adj* kosztowny, drogi
Kostüm *n* **-s, -e** kostium *m* (*o. teatralny*)
Kotelett *n* **-s, -s** kotlet z kością
Kotflügel *m* **-s, -** *mot.* błotnik *m*
Krabbe *f* **-, -n** krab *m*
Krach *m* **-(e)s, Kräche 1.** *sing* hałas; huk *m*, łomot *m* **2.** *ugs.* kłótnia *f* **3.** *ugs.* krach *m* (gospodarczy)
Kräcker *m* **-s, -** krakers *m*

kraft *praep mit G* na mocy
Kraft *f* **-, Kräfte** siła *f*, moc *f*; **in ~ treten** wejść w życie
Kraftaufwand *m* **-(e)s** wysiłek *m*
Kraftbrühe *f* **-, -n** bulion *m*
Kraftfahrer *m* **-s, -** kierowca *m* (zawodowy), szofer
Kraftfahrzeug *n* **-(e)s, -e** pojazd mechaniczny
Kraftfahrzeugbrief *m* **-(e)s, -e** karta pojazdu
kräftig *adj* silny, mocny; posilny
Kraftstoff *m* **-(e)s, -e** paliwo napędowe
Kraftwagen *m* **-s, -** samochód *m*
Kraftwerk *n* **-(e)s, -e** elektrownia *f*
Kragen *m* **-s, -** kołnierz(yk) *m*
Kragennummer *f* **-, -n** numer kołnierzyka
Krähe *f* **-, -n** wrona *f*
krähen *vi* piać
Kralle *f* **-, -n** pazur *m*, szpon *m*; *mot.* blokada koła *f*
Kram *m* **-(e)s** *ugs.* rupiecie *m*
Krampf *m* **-(e)s, Krämpfe** s|kurcz *m*
Krampfader *f* **-, -n** żylak *m*
krampfhaft *adj* **1.** kurczowy **2.** (*verbissen*) uporczywy
Kran *m* **-(e)s, Kräne** dźwig *m*, żuraw *m*
Kranich *m* **-s, -e** *zool.* żuraw *m*
krank *adj* chory (**an einer Grippe** na grypę); **~ werden** zachorować
Kranke(r) *f, m* **-n, -n** chory *m*, chora *f*
kränkeln *vi* **1.** być chorowitym **2.** podupadać (firma)
kränken *vt* urazić
Krankenhaus *n* **-es, ...häuser** szpital *m*
Krankenkasse *f* **-, -n** kasa chorych
Krankenschwester *f* **-, -n** pielęgniarka *f*
Krankenwagen *m* **-s, -** karetka pogotowia
krankhaft *adj* **1.** chorobliwy (zazdrość) **2.** chorobowy
Krankheit *f* **-, -en** choroba *f* (*a. figur.*)
kränklich *adj* chorowity
krankschreiben *vt* dać zwolnienie lekarskie
Kranz *m* **-es, Kränze** wieniec *m*, wianek *m*
Krapfen *m* **-s, -** *kulin.* pączek *m*
krass *adj* jaskrawy, rażący
kratzen *vi, vt* po|drapać, po|skrobać
kraus *adj* kręcony, kędzierzawy
Kraut *n* **-(e)s, Kräuter 1.** ziele *n*, zioła *pl* **2.** *sing reg.* kapusta *f*
Krawall *m* **-s, -e 1.** rozruchy *pl, m* **2.** *sing pot.* rozróba *f*

Krawatte *f* **-, -n** krawat *m*
kreativ *adj* kreatywny, twórczy
Krebs *m* **-es, -e 1.** *zool., med.* rak *m* **2.** *astr.* Rak *m*
Kredit *m* **-(e)s, -e** kredyt *m*
Kreditbrief *m* **-(e)s, -e** akredytywa *f*
Kreditkarte *f* **-, -n** karta kredytowa
Kreide *f* **-, -n** kreda *f*
kreidebleich *adj* blady jak kreda
Kreis *m* **-es, -e 1.** koło *n* (*o. mat.*) **2.** (*Bezirk*) powiat *m*, okręg *m*
Kreisbahn *f* **-, -en** orbita *f*
kreisen *vi* krążyć (**um etw** dookoła czegoś)
Kreisstadt *f* **-, ...städte** miasto powiatowe
Krem *f* **-, -s** krem *m*
Krempe *f* **-, -n** rondo *n* (kapelusza)
Kren *m* **-(e)s** *austr.* chrzan *m*
kreuz *adv*: **~ und quer** wzdłuż i wszerz
Kreuz *n* **-es, -e** krzyż *m* (*o. anat.*); **das Rote Kreuz** Czerwony Krzyż
kreuzen I. *vt* s|krzyżować; (*sich durchschneiden*) przecinać; po|krzyżować (**Pläne** plany) **II.** *vr* **sich ~** krzyżować się
Kreuzfahrt *f* **-, -en** rejs wycieczkowy
Kreuzotter *f* **-, -n** żmija zygzakowata
Kreuzritter *m* **-s, - 1.** Krzyżak *m* **2.** krzyżowiec *m*
Kreuzung *f* **-, -en 1.** skrzyżowanie *n* (ulic) **2.** *biol.* krzyżówka *f*
kreuzungsfrei *adj* bezkolizyjny
Kreuzworträtsel *n* **-s, -** krzyżówka *f*
Kreuzzug *m* **-(e)s, ...züge** wyprawa krzyżowa
kriechen* *vi* **1.** *s* pełzać, czołgać się **2.** *s, h* podlizywać się (**vor dem Direktor** dyrektorowi)
Kriechtier *n* **-(e)s, -e** gad *m*
Krieg *m* **-(e)s, -e** wojna *f* (*a. figur.*)
kriegen *vt ugs.* dosta(wa)ć
kriegerisch *adj* wojowniczy; (*militärisch*) zbrojny, wojenny
Krimi *m* **-(s), -(s)** *ugs.* kryminał *m* (powieść, film)
Kriminalität *f* **-** przestępczość *f*
Kriminalpolizei *f* **-** policja kryminalna
Kriminalroman *m* **-s, -e** powieść kryminalna
kriminell *adj* kryminalny
Kringel *m* **-s, - 1.** zawijas *m* **2.** *kulin.* ob(w)arzanek *m*
Krippe *f* **-, -n 1.** żłób *m* **2.** żłobek *m* (**für Kinder** dla dzieci)
Krise *f* **-, -n** kryzys *m*
Kristall -s, -e 1. *m* kryształ *m* **2.** *n* kryształ (*gatunek szkła*)
Kritik *f* **-, -en 1.** krytyka *f*, krytykowanie; **unter aller ~** poniżej wszelkiej krytyki **2.** krytyka, recenzja *f* (**über einen Film** filmu)
kritiklos *adj* bezkrytyczny
kritisch *adj* krytyczny
kritisieren *vt* **1.** s|krytykować **2.** recenzować, omawiać (*np. książkę*)
Kroate *m* **-n, -n** Chorwat *m*
kroatisch *adj* chorwacki
kroch → kriechen
Krokodil *n* **-s, -e** krokodyl *m*
Krone *f* **-, -n** korona *f*
Kronleuchter *m* **-s, -** żyrandol *m*
Kröte *f* **-, -n** ropucha *f*
Krücke *f* **-, -n 1.** kula *f*; **an ~n gehen** chodzić o kulach **2.** rączka *f* (*np. laski*)
Krug *m* **-(e)s, Krüge** dzban(ek) *m*
krumm *adj* krzywy; *figur.* pokrętny
krümmen I. *vt* s|krzywić, zginać **II.** *vr* **sich ~** zginać się; **sich vor Schmerzen ~** wić się z bólu
Krümmung *f* **-, -en** krzywizna *f*
Krüppel *m* **-s, -** kaleka *m*
Kruste *f* **-, -n** skorupa *f*; (*Brotkruste*) skórka *f*
Kubikmeter *m, n* **-s, -** metr sześcienny
Küche *f* **-, -n** kuchnia *f*
Kuchen *m* **-s, -** ciasto *n*, placek *m*
Kuckuck *m* **-s, -e** kukułka *f*; **zum ~!** do diabła!
Kugel *f* **-, -n 1.** kula *f*, kulka *f* **2.** kula ziemska
Kugellager *n* **-s, -** *techn.* łożysko kulkowe
kugeln *vt* toczyć; *figur.* **sich vor Lachen ~** pokładać się ze śmiechu
Kugelschreiber *m* **-s, -** długopis *m*
Kugelstoßen *n* **-s** *sport.* pchnięcie kulą
Kuh *f* **-, Kühe** krowa *f*; *figur.* **melkende ~** dojna krowa
kühl *adj* **1.** chłodny; **~ aufbewahren** przechowywać w chłodnym miejscu **2.** *figur.* oziębły, oschły
Kühlbox *f* **-, -en** lodówka turystyczna; torba termoizolacyjna
kühlen *vt* s|chłodzić
Kühler *m* **-s, - 1.** *techn.* chłodnica *f* **2.** pojemnik chłodzący
Kühlschrank *m* **-(e)s, ...schränke** lodówka *f*, chłodziarka *f*
Kühltruhe *f* **-, -n** zamrażarka *f*
Kühlung *f* **-** chłodzenie *n*

kühn *adj* śmiały, odważny
Kukuruz *m* **-(es)** *austr.* kukurydza *f*
kulant *adj handl.* dogodny
Kuli *m* **-s, -s** *ugs.* długopis *m*
kulinarisch *adj* kulinarny
Kult *m* **-(e)s, -e** kult *f*
Kultur *f* **-** kultura *f*
Kulturbeutel *m* **-s, -** kosmetyczka *f*
kulturell *adj* kulturalny
Kümmel *m* **-s** kminek *m*
Kummer *m* **-s** zmartwienie *n*; troska *f* (**um j-n, über j-n** o kogoś)
kümmerlich *adj* nędzny, marny
kümmern, sich *vr* martwić się, troszczyć się (**um etw** o coś)
Kumpel *m* **-s, - 1.** górnik *m* **2.** *ugs.* kumpel *m*
Kunde *m* **-n, -n** klient *n*, odbiorca *m*
Kundendienst *m* **-(e)s** obsługa klienta
Kundgebung *f* **-, -en** manifestacja *f*, demonstracja *f*
kundig *adj* doświadczony
kündigen I. *vt* wymawiać (**j-m die Wohnung** komuś mieszkanie) **II.** *vi* zwalniać z pracy (**j-m** kogoś)
Kündigung *f* **-, -en** wypowiedzenie *n*; **wöchentliche ~** wypowiedzenie tygodniowe
Kundin *f* **-, -en** klientka *f*
Kundmachung *f* **-, -en** *austr.* ogłoszenie *n*
Kundschaft *f* **-** klientela, klienci, odbiorcy
künftig I. *adj* przyszły **II.** *adv* w przyszłości
Kunst *f* **-, Künste** sztuka *f*; **die bildenden Künste** sztuki plastyczne
Kunstausstellung *f* **-, -en** wystawa *m* (dzieł sztuki)
Kunstfaser *f* **-, -n** włókno sztuczne <syntetyczne>
kunstfertig *adj* zręczny
Kunstgewerbe *n* **-s** rzemiosło artystyczne
Künstler *m* **-s, -** artysta *m*
Künstlerin *f* **-, -nen** artystka *f*
künstlerisch *adj* artystyczny
künstlich *adj* sztuczny
Kunstsammlung *f* **-, -en** kolekcja dzieł sztuki
Kunststoff *m* **-(e)s, -e** tworzywo sztuczne
Kunststück *n* **-(e)s, -e** sztu(cz)ka *f* (w cyrku)
kunstvoll *adj* kunsztowny, artystyczny
Kunstwerk *n* **-(e)s, -e** dzieło sztuki
Kupfer *n* **-s** miedź *m*
Kuppe *f* **-, -n** wierzchołek *m* (góry)
Kuppel *f* **-, -n** kopuła *f*
kuppeln *vt mot.* łączyć, sprzęgać
Kupplung *f* **-, -en** *mot.* sprzęgło *n*
Kur *f* **-, -en** kuracja *m*
Kurbel *f* **-, -n** korba *f*
Kürbis *m* **-ses, -se** dynia *f*
Kurfürst *m* **-en, -en** książę elektor *m*
Kurgast *m* **-(e)s, ...gäste** kuracjusz *m*
Kurhaus *n* **-es, ...häuser** dom zdrojowy
kurieren *vt* leczyć, kurować
Kurort *m* **-(e)s, -e** uzdrowisko *n*
Kurs *m* **-es, -e** kurs *m*
Kursbuch *n* **-(e)s, ...bücher** rozkład jazdy
Kurtaxe *f* **-, -n** opłata klimatyczna
Kurve *f* **-, -n** *mat.* krzywa *f*; *mot.* zakręt *m*
kurz *adj* **1.** krótki; **binnen ~em** wkrótce; **vor ~em** niedawno **2.** zwięzły; **~ und bündig** krótko węzłowato
Kurzarbeit *f* **-** skrócony czas pracy
kurzärm(e)lig *adj* z krótkimi rękawami
Kürze *f* **-** zwięzłość *f*; **in ~** wkrótce
kürzen *vt* skracać; zmniejszać (zarobki)
Kurzfilm *m* **-(e)s, -e** film krótkometrażowy
kurzfristig *adj* krótkoterminowy
kurzlebig *adj* krótkotrwały
kürzlich *adv* niedawno
Kurzschluss *m* **-es, ...schlüsse** *el.* zwarcie *n*, spięcie *n*
kurzsichtig *adj* krótkowzroczny (*a. figur.*)
Kurzstreckenlauf *m* **-(e)s, ...läufe** *sport.* bieg krótkodystansowy
Kurzstreckenläufer *m* **-s, -** sprinter *m*
kurzum *adv* krótko mówiąc, po prostu
Kurzwaren *pl* pasmanteria *f*
Kurzwelle *f* **-, -n** *rad.* fale krótkie
kuscheln, sich *vr* przytulać się (**an j-n** do kogoś)
Kuscheltier *n* **-(e)s, -e** przytulanka *f*, pluszowe zwierzątko
Kusine *f* **-, -n** kuzynka *f*
Kuss *m* **-es, Küsse** pocałunek *m*, całus *m*
küssen *vi, vt* po|całować; **j-n auf die Stirn ~** pocałować kogoś w czoło
Küste *f* **-, -n** wybrzeże *n*
Kutsche *f* **-, -n** powóz *m*
Kutter *m* **-s, -** kuter *m*
Kuvert *n* **-s, -s** koperta *f*
Kybernetik [kybɛr'ne:tɪk] *f* **-** cybernetyka *f*

L

Labor *n* **-s, -s** *o.* **-e** laboratorium *n*
Laborantin *f* **-, -nen** laborantka *f*
Laboratorium *n* **-s, ...ien** laboratorium *n*
Labyrinth [laby'rɪnt] *n* **-(e)s, -e** labirynt *m*
Lache *f* **-, -n** kałuża *f*
lächeln *vi* uśmiechać się
Lächeln *n* **-s** uśmiech *m*
lachen *vi* śmiać się (**über j-n, etw** z kogoś, czegoś)
Lachen *n* **-s** śmiech *m*
lächerlich *adj* śmieszny; **sich ~ machen** ośmieszać się
Lächerlichkeit *f* **-, -en 1.** *sing* śmieszność *f* **2.** drobnostka *f*, błahostka *f*
Lachs *m* **-es, -e** łosoś *m*
Lack *m* **-(e)s, -e** lakier *m*
lackieren *vt* lakierować
Lackschuhe *pl* lakierki *mpl*
laden[1*] *vi, vt* na|ładować (*o. el.*)
laden[2*] *vt* zapraszać (gości)
Laden *m* **-s, Läden 1.** sklep *m* **2.** (*Fensterladen*) okiennica *f*
Ladenschluss *m* **-es** godzina zamykania sklepów
Ladentisch *m* **-(e)s, -e** lada *f*
lädieren *vt* uszkodzić (mebel); skaleczyć, zranić
Ladung *f* **-, -en** ładunek *m*
lag → **liegen**
Lage *f* **-, -n 1.** położenie *n*; **die geographische ~ Polens** położenie geograficzne Polski **2.** (*Situation*) sytuacja *f* **3.** (*Schicht*) warstwa *f*
Lager *n* **-s, - 1.** obóz *m* **2.** (*Speicher*) skład *m*, magazyn *m* **3.** (*eines Tieres*) legowisko *n* **4.** *techn.* łożysko *n* **5.** *geol.* złoże *n*
lagern I. *vi* **1.** obozować **2.** znajdować się na składzie **II.** *vt* magazynować
lahm *adj* kulawy
lahmen *vi* kuleć
lähmen *vt* s|paraliżować, porazić
Lähmung *f* **-, -en** porażenie *n*
Laib *m* **-(e)s, -e** bochenek *m*
laichen *vi* składać ikrę
Laie *m* **-n, -n** laik *m*, niefachowiec *m*
laienhaft *adj* amatorski
Laken *n* **-s, -** prześcieradło *n*
Lamelle *f* **-, -n 1.** listewka *f* (*np.* żaluzji) **2.** *bot.* blaszka *f* (grzyba)
Lamm *n* **-(e)s, Lämmer** jagnię *n*, baranek *m*
Lampe *f* **-, -n** lampa *f*
Lampenfieber *n* **-s** trema *f*
Lampenschirm *m* **-(e)s, -e** abażur *m*
Lampion *m* **-s, -s** lampion *m*
Land *n* **-(e)s, Länder 1.** kraj *m*; **bei uns zu ~e** u nas w kraju **2.** *sing* ziemia *f*, grunt *m*; **ein Stück ~ kaufen** kupić kawałek ziemi **3.** *sing* (*Festland*) ląd *m*; **an ~ gehen** schodzić na ląd; **zu ~e und zu Wasser** na lądzie i na morzu **4.** *sing* wieś *f*; prowincja *f*; **auf dem ~e leben** mieszkać na wsi; **aufs ~ fahren** jechać na wieś
landen *vi s* wy|lądować (*a. figur.*)
Landeplatz *m* **-(e)s, ...plätze** lądowisko *n*
Länderkunde *f* **-** krajoznawstwo *n*
Länderspiel *n* **-(e)s, -e** zawody międzypaństwowe, mecz międzypaństwowy
landesüblich *adj* przyjęty
Landkarte *f* **-, -n** mapa *f*
Landkreis *m* **-es, -e** powiat *m*
landläufig *adj* powszechnie używany, utarty
ländlich *adj* wiejski
Landschaft *f* **-, -en** krajobraz *m*; *mal.* pejzaż *m*
Landsmann *m* **-(e)s, ...leute** rodak *m*, ziomek *m*
Landsmännin *f* **-, -nen** rodaczka *f*
Landstraße *f* **-, -n** szosa *f*; droga *f*
Landtag *m* **-(e)s, -e** landtag *m*, parlament krajowy (*w RFN*)
Landung *f* **-, -en 1.** lądowanie *n* **2.** desant *m*
Landungsbrücke *f* **-, -n** pomost *m*, molo *n*
Landweg *m* **-(e)s, -e** droga lądowa
Landwirt *m* **-(e)s, -e** rolnik *m*
Landwirtschaft *f* **-, -en 1.** *sing* rolnictwo *n* **2.** gospodarstwo rolne *n*
landwirtschaftlich *adj* rolniczy
Landzunge *f* **-, -n** cypel *m*
lang *adj* długi; **das Kleid länger machen** podłużyć sukienkę; **zwei Stunden ~** przez dwie godziny
langärm(e)lig *adj* z długim rękawem
lange *adv* długo; **wie ~** jak długo
Länge *f* **-** długość *f* (*o. geogr.*); **der ~ nach** wzdłuż
langen *ugs.* **I.** *vi* **1.** wy|starczać **2.** sięgać **II.** *vt* sięgać (**etw** po coś)
Längengrad *m* **-(e)s, -e** stopień długości geograficznej

Längenmaß *n* **-es, -e** miara długości
Langeweile *f* **-** nuda *f*; **aus ~** z nudów
langfristig *adj* długoterminowy
langhaarig *adj* długowłosy
langjährig *adj* długoletni
langlebig *adj* długowieczny
langlegen, sich *vr ugs.* wyciągnąć się (**nach dem Essen** po jedzeniu)
länglich *adj* podłużny
längs I. *praep mit G* wzdłuż **II.** *adv* wzdłuż
langsam I. *adj* po|wolny **II.** *adv* powoli, wolno
längst *adv* od dawna
Langstreckenlauf *m* **-(e)s, ...läufe** bieg długodystansowy
Langweile *f* → **Langeweile**
langweilen I. *vt* zanudzać, nudzić (**j-n mit einer Sache** kogoś czymś) **II.** *vr* **sich ~** nudzić się
langweilig *adj* nudny (**ein Film** film)
Langwelle *f* **-, -n** *rad.* fale długie
langwierig *adj* przewlekły
La-Ola *f* **-, -s, La-Ola-Welle** *f* **-, -n** *sport.* meksykańska fala
laotisch *adj* laotański
Lappalie [la'pa:ljə] *f* **-, -n** drobnostka *f*, bagatelka *f*
Lappe *m* **-n, -n** Lapończyk *m*
Lappen *m* **-s, -** szmata *f*, szmatka *f*
Laptop *m* **-s, -s** laptop *m*
Lärche *f* **-, -n** modrzew *m*
Lärm *m* **-s** hałas *m*, zgiełk *m*; **viel ~ um nichts** wiele hałasu o nic
lärmen *vi* hałasować
Larve *f* **-, -n** *zool.* larwa *f*
las → **lesen**
Laser ['le:zɛ(r)] *m* **-s, -** laser *m*
Laserdrucker *m* **-s, -** drukarka laserowa
lassen* **I.** *vt* I. pozostawiać; **j-n im Stich ~** opuszczać <porzucać> kogoś **2.** (*aus den Händen*) wypuszczać; **fallen ~** upuszczać **3.** *naut.* **vom Stapel** (**laufen**) **~** spuszczać na wodę **4.** (*zulassen*) pozwalać; **lass uns gehen!** chodźmy! **~ Sie uns weiterfahren** niech pan(i) pozwoli nam odjechać **5.** (*befehlen*) kazać; **etw machen ~** kazać coś zrobić; **j-n warten ~** kazać komuś czekać; **etw holen ~** pos(y)łać po coś **6.** (*unterlassen*) zaniechać, zaprzestać czegoś; **lass** (**das**)! daj (temu) spokój!, przestań! **7.** (*überlassen*) odda(wa)ć **II.** *vi* zaniechać (**von einer Sache** czegoś)
lässig *adj* niedbały, swobodny

Last *f* **-, -en** ciężar *m*; brzemię *n*
Lastauto *n* **-s, -s** ciężarówka *f*
lasten *vi* ciążyć (**auf j-m** na kimś)
Laster[1] *n* **-s, -** przywara *f*; nałóg *m*
Laster[2] *m* **-s, -** *ugs.* ciężarówka *f*
lästern *vi* obmawiać (**über j-n** kogoś); utyskiwać (**über etw** na coś)
lästig *adj* uciążliwy, dokuczliwy
Last(kraft)wagen *m* **-s, -** samochód ciężarowy
lateinisch *adj* łaciński
Latein *n* **-s** łacina *f*
Laterne *f* **-, -n** latarnia *f*
Latschen *m* **-s, -** kapeć *m*
Latte *f* **-, -n** deska *f*; *sport.* poprzeczka *f*
Latz *m* **-es, Lätze 1.** śliniak *m* **2.** (*an der Kleidung*) karczek *m*, klapa *f*
Latzhose *f* **-, -n** ogrodniczki *pl*
lau *adj* letni (*o wodzie, pogodzie*); **ein ~er Empfang** chłodne przyjęcie
Laub *n* **-(e)s** listowie *n*
Laubbaum *m* **-(e)s, ...bäume** drzewo liściaste
Laube *f* **-, -n** altana *f*
lauern *vi* czyhać, za|czaić się, czatować (**auf j-n** na kogoś)
Lauf *m* **-(e)s, Läufe 1.** *sing* bieg *m*, bieganie *n* **2.** *sport.* bieg *m* **3.** (*Ablauf*) przebieg *m*, upływ *m*; **im ~e der Woche** w ciągu tygodnia **4.** (*Gewehrlauf*) lufa *f* **5.** łapa *f*, kończyna zwierzęcia *f*
Laufbahn *f* **-, -en** kariera zawodowa
Laufbursche *m* **-n, -n** *abw.* goniec *m*
laufen* *vi* s I. biegać; chodzić (*o dziecku*); **Schlittschuh** <**Ski**> **~** jeździć na łyżwach <na nartach>; **Gefahr ~** narażać się na niebezpieczeństwo; *ugs.* **was für ein Film läuft heute?** jaki film dziś grają? **2.** (*in Gang sein*) chodzić, pracować **3.** płynąć (*np. o łzach*) **4.** toczyć się
laufend → **laufen**; *adj* bieżący; **am ~en Band** bez przerwy, non stop; **auf dem Laufenden sein** być na bieżąco
Läufer *m* **-s, - 1.** biegacz *m* **2.** (*im Schach*) goniec *m*, laufer *m* **3.** (*Teppich*) chodnik *m*
Laufmasche *f* **-, -n** oczko *n* (*w pończosze*)
Laufschritt *m*: **im ~** biegiem
Laufwerk *n* **-(e)s, -e** mechanizm napędowy; *inform.* napęd, stacja dysków
Laune *f* **-, -n 1.** *sing* humor *m*; **guter ~** w dobrym humorze **2.** (*Grille*) kaprys *m*
launisch *adj* kapryśny
Laus *f* **-, Läuse** wesz *f*

lauschen *vi* słuchać (uważnie) (**j-s Worten** czyichś słów); podsłuchiwać, nasłuchiwać (**an der Tür** pod drzwiami)
laut[1] *adj* głośny; hałaśliwy; **~ werden** nabrać rozgłosu
laut[2] *praep mit G* według
Laut *m* **-(e)s, -e 1.** (*Ton*) dźwięk *m* **2.** głoska *f*
lauten *vi* brzmieć
läuten *vi* za|dzwonić
lauter *adv* jedynie; **aus ~ Liebe** jedynie z miłości
Lautsprecher *m* **-s, -** głośnik *m*, megafon *m*
Lautstärke *f* **-** głośność *f*; natężenie dźwięku *n*
lauwarm *adj* letni
Lava *f* **-, Laven** lawa *f*
Lawine *f* **-, -n** lawina *f*
leasen [li:zn] *vt econ.* brać w leasing; wynajmować
leben *vi* żyć; **er lebe hoch!** niech żyje!; **lebe wohl!** bądź zdrów!
Leben *n* **-s, -** życie *n*; **sein ganzes ~ lang** przez całe życie
lebendig *adj* żywy
Lebensalter *n* **-s** wiek *m* (życia)
Lebensbedingungen *pl* warunki życia
Lebensdauer *f* **- 1.** długość życia **2.** trwałość (**des Materials** materiału)
Lebensgefahr *f*: **Achtung! ~!** uwaga! grozi śmiercią!
lebensgefährlich *adj* zagrażający życiu
Lebensgefährte *m* **-n, -n** partner życiowy
Lebenshaltungskosten *pl* koszty utrzymania
lebenslänglich *adj* dożywotni
Lebenslauf *m* **-(e)s, ...läufe** życiorys *m*
Lebensmittel *pl* artykuły żywnościowe
Lebensmittelgeschäft *n* **-(e)s, -e** sklep spożywczy
Lebensstandard *m* **-s** standard życia, stopa życiowa
Lebensunterhalt *m* **-(e)s** utrzymanie; **Kosten des ~s** koszty utrzymania
Lebensweg *m* **-(e)s, -e** droga życiowa
lebenswichtig *adj* niezbędny (do życia)
Leber *f* **-, -n** wątroba *f*
Lebewesen *n* **-s, -** (żywa) istota *f*
Lebewohl *n*: *geho.* **j-m ~ sagen** po|żegnać się z kimś
lebhaft *adj* żywy; **~er Verkehr** ożywiony ruch
Lebkuchen *m* **-s, -** piernik *m*
leblos *adj* martwy, nieżywy
leck *adj* nieszczelny
lecken *vi, vt* po|lizać
lecker *adj* smaczny
Leckerbissen *m* **-s, -** smakołyk *m*
Leder *n* **-s, -** skóra *f*
Lederhose *f* **-, -n** spodnie skórzane
Lederwaren *pl* galanteria skórzana
ledig *adj* (*Mann*) nieżonaty; (*Frau*) niezamężna
lediglich *adv* jedynie, tylko
leer *adj* pusty; próżny; **~es Gerede** czcza gadanina
Leere *f* **-** pustka *f*; próżnia *f*
leeren I. *vt* opróżni(a)ć **II.** *vr* **sich ~** pustoszeć
Leerlauf *m* **-(e)s** *mot.* bieg jałowy; **im ~** na biegu jałowym
Leerstelle *f* **-, -n** *inform.* spacja *f*, odstęp *m*
Leertaste *f* **-, -n** *inform.* klawisz spacji
legalisieren *vt* za|legalizować
legen I. *vt* kłaść, układać; **beiseite ~** odkładać (na bok); **Wert auf etw ~** przywiązywać wagę do czegoś; **Eier ~** znosić jajka **II.** *vr* **sich ~** kłaść się; **sich schlafen ~** iść spać; **der Sturm legt sich** burza się uspokaja
Legende *f* **-, -n** legenda *f* (*o. na mapie*)
legitim *adj* prawny; prawowity
legitimieren *vt* upoważnić (**j-n zu einer Sache** kogoś do zrobienia czegoś)
Lehm *m* **-(e)s** glina *f*
Lehne *f* **-, -n** oparcie *n* (*np. krzesła*)
lehnen I. *vt* opierać (**an, gegen etw** o coś) **II.** *vr* **sich ~** opierać się; **sich aus dem Fenster ~** wychylać się z okna
Lehnstuhl *m* **-(e)s, ...stühle** fotel *m*
Lehrbuch *n* **-(e)s, ...bücher** podręcznik *m*
Lehre *f* **-, -n 1.** nauka *f* (*o. zawodu*) **2.** (*Erfahrung*) nauczka *f*; **die ~ aus einer Sache ziehen** wyciągnąć z czegoś nauczkę **3.** (*Theorie*) teoria *f*, doktryna *f*
lehren *vt* nauczać, uczyć
Lehrer *m* **-s, -** nauczyciel *m*
Lehrerin *f* **-, -nen** nauczycielka *f*
Lehrgang *m* **-(e)s, ...gänge** kurs *m*
Lehrling *m* **-s, -e** uczący się zawodu, praktykant *m*
lehrreich *adj* pouczający
Lehrstuhl *m* **-(e)s, ...stühle** katedra *f* (**für Geschichte** historii)
Leib *m* **-(e)s, -er 1.** ciało *n* **2.** (*Bauch*) brzuch *m*
Leibeserziehung *f* **-** wychowanie fizyczne

Leibesübungen *pl* gimnastyka *f*
Leibesvisitation *f* **-, -en** rewizja osobista
Leibgericht *n* **-(e)s, -e** ulubiona potrawa
leiblich *adj* **1.** rodzony, własny **2.** (*körperlich*) cielesny
Leibwache *f* **-, -n** obstawa, ochrona
Leiche *f* **-, -n** zwłoki *pl*
leichenblass *adj* trupio blady
Leichenwagen *m* **-s, -** karawan *m*
leicht *adj* lekki; (*mühelos*) łatwy; **~ möglich** bardzo możliwe; **~ entzündlich** łatwo palny; **~ verdaulich** lekko strawny; **etw fällt j-m ~** coś komuś łatwo przychodzi
Leichtathletik *f* **-** lekkoatletyka *f*
leichtfertig *adj* lekkomyślny, płochy
Leichtgewicht *n* **-(e)s** *sport.* waga lekka
leichtgläubig *adj* łatwowierny
Leichtindustrie *f* **-, -n** przemysł lekki
Leichtsinn *m* **-(e)s** lekkomyślność *f*
leichtsinnig *adj* lekkomyślny
Leid *n* **-(e)s** cierpienie *n*, ból *m*; (*Unrecht*) krzywda *f*; **es tut mir ~** przykro mi; **er tut mir ~** żal mi go
leiden* **I.** *vt* (*dulden*) znosić **II.** *vi* cierpieć (**unter der Hitze** z powodu upału); **an Herzen ~** chorować na serce
Leiden *n* **-s, - 1.** dolegliwość *f* **2.** *pl* cierpienia *npl*
Leidenschaft *f* **-, -en** namiętność *f*, pasja *f*; **etw mit ~ tun** robić coś z pasją
leidenschaftlich *adj* namiętny; zapalony
leider *adv* niestety; **ich komme ~ nicht** niestety nie przyjdę
leidlich *adj* jaki taki, znośny
leihen* *vt* wy|pożyczać (**j-m** komuś, **sich** *D* **etw von j-m** coś od kogoś)
Leihgebühr *f* **-, -en** opłata za wypożyczenie
Leihwagen *m* **-s, -** wynajęty samochód
Leim *m* **-(e)s, -e** klej *m*
leimen *vt* sklejać, s|kleić
Lein *m* **-(e)s** len *m*
Leine *f* **-, -n** linka *f*; (*für Hunde*) smycz *f*
Leinen *n* **-s, -** płótno lniane
Leinwand *f* **-, ...wände** ekran *m* (w kinie)
leise *adj* **1.** cichy **2.** lekki; **ein ~r Wind** wietrzyk
leisten *vt* wykon(yw)ać; zdziałać; **einen Dienst ~** oddać przysługę; **j-m Gesellschaft ~** towarzyszyć komuś; **Hilfe ~** pomagać; **einen Schwur ~** składać przysięgę; **Widerstand ~** stawiać opór; **das kann ich mir nicht ~** na to nie mogę sobie pozwolić
Leistung *f* **-, -en 1.** osiągnięcie *n*, wyczyn *m* **2.** (*Ergiebigkeit*) wydajność *f*; moc *f* (**eines Motors** silnika) **3.** świadczenie *n* (**in Geld** w pieniądzach)
leistungsfähig *adj* sprawny; (*ausgiebig*) wydajny
Leistungssport *m* **-(e)s** sport wyczynowy
leiten *vt* prowadzić, kierować (czymś); *el.* przewodzić
Leiter[1] *m* **-s, -** kierownik *m*; *phys.* przewodnik *m*
Leiter[2] *f* **-, -n** drabina *f*
Leitlinie *f* **-, -n** linia przerywana (*na jezdni*)
Leitmotiv *n* **-s, -e** motyw przewodni
Leitung *f* **-, -en 1.** *sing* prowadzenie *n*; *ugs.* kierownictwo *n* **2.** *techn.* przewód *m*; wodociąg *m*; gazociąg *m*
Leitungswasser *n* **-s** woda z wodociągu
Lektion *f* **-, -en 1.** lekcja *f*, jednostka lekcyjna **2.** *figur.* nauczka *f*
Lektor *m* **-s, -en 1.** lektor *m* (języka obcego) **2.** redaktor *m* (w wydawnictwie)
Lektüre *f* **-, -n** lektura *f*
Lende *f* **-, -n 1.** *pl anat.* lędźwie *n* **2.** polędwica *f*
lenken *vt* s|kierować; prowadzić (**ein Auto** samochód)
Lenker *m* **-s, - 1.** kierowca *m* **2.** → **Lenkrad, Lenkstange**
Lenkrad *n* **-(e)s, ...räder** (*am Auto*) kierownica *f*
Lenkstange *f* **-, -n** (*Fahrrad*) kierownica *f*
Lerche *f* **-, -n** skowronek *m*
lernen *vi, vt* na|uczyć się; **auswendig ~** na|uczyć się na pamięć
Lernmittel *pl* pomoce do nauczania
Lesebuch *n* **-(e)s, ...bücher** czytanka *f*, wypisy *f*
lesen*[1] *vt* prze|czytać
lesen*[2] *vt* (*ernten*) zbierać
Leser *m* **-s, -** czytelnik *m*
leserlich *adj* czytelny
Lesesaal *m* **-(e)s, ...säle** czytelnia *f*
Lesezeichen *n* **-s, -n** zakładka *f*
Lesung *f* **-, -en 1.** czytanie *n* (w parlamencie) **2.** odczyt *m*
Lette *m* **-n, -n** Łotysz *m*
Letter *f* **-, -n** czcionka *f*
lettisch *adj* łotewski
Letzt *f*: **zu guter ~** na sam koniec
letzt- *adj* ostatni; *ugs.* **~en Endes** ostatecznie, **~e Woche** w ubiegłym
letztens *adv* niedawno; ostatecznie

Leuchte *f* **-, -n** lampa *f*

leuchten *vi* świecić (się); (*glänzen*) błyszczeć

Leuchter *m* **-s, -** świecznik *m*

Leuchtturm *m* **-(e)s, ...türme** latarnia morska

leugnen *vt* przeczyć, zaprzeczać (czemuś)

Leute *pl* ludzie *pl*; **kleine ~** prości ludzie

Leutnant *m* **-s, -s** podporucznik *m*

Lexikon *n* **-s, Lexika** leksykon *m*, słownik encyklopedyczny

libanesich *adj* libański

liberal *adj* liberalny

liberianisch *adj* liberyjski

libysch ['li:byʃ] *adj* libijski

licht *adj* **1.** rzadki (*np.* las) **2.** jasny

Licht *n* **-(e)s, -er 1.** *sing* światło *n* **2.** światło, lampa *f*; **~ (an)machen <ausmachen>** zapalać <gasić> światło

lichten, **sich** *vr* **1.** rozjaśni(a)ć się **2.** (*weniger werden*) przerzedzać się

Lichtjahr *n* **-(e)s, -e** rok świetlny

Lichtmaschine *f* **-, -n** *mot.* prądnica *f*

Lichtschalter *m* **-s, -** wyłącznik oświetlenia

Lichtsignal *n* **-s, -e** sygnał świetlny

Lichtung *f* **-, -en** polana *f*

Lid *n* **-(e)s, -er** powieka *f*

Lidschatten *m* **-s, -** cienie do powiek

lieb *adj* miły; **~er Freund!** drogi przyjacielu!; **sei so ~!** bądź tak uprzejmy!; **am ~sten** najchętniej; **~ gewinnen** pokochać, polubić; **~ haben** kochać, lubić, **mehr als dir ~ ist** więcej niż chciałbyś

Liebe *f* **-** miłość *f*

lieben *vt* kochać; lubić

liebenswert *adj* ujmujący

liebenswürdig *adj* miły, uprzejmy

Liebenswürdigkeit *f* **-** uprzejmość *f*

lieber → **gern** *adv* (*besser*) lepiej, raczej; **~ haben** woleć; **ich möchte ~** wolałbym; **~ spät als nie** lepiej późno niż wcale

liebevoll *adj* czuły; życzliwy

Liebhaber *m* **-s, - 1.** kochanek *m* **2.** (*Anhänger*) miłośnik *m*

liebkosen *vt* pieścić

lieblich *adj* przyjemny, miły (*np. widok*)

Liebling *m* **-s, -e** ulubieniec *m*

Lieblingsgericht *n* **-(e)s, -e** ulubiona potrawa

lieblos *adj* nieczuły, bez serca

Liebschaft *f* **-, -en** romans *m*

Lied *n* **-(e)s, -er** pieśń *f*, piosenka *f*

liederlich *adj* niedbały; niechlujny

lief → **laufen**

Lieferant *m* **-en, -en** dostawca *m*

lieferbar *adj* dostępny (*o towarze*)

liefern *vt* dostarczać

Lieferschein *m* **-(e)s, -e** dowód dostawy

Lieferung *f* **-, -en** dostarczenie *n*, dostawa *f*

Lieferwagen *m* **-s, -** samochód dostawczy

Liege *f* **-, -n** tapczan *m*

liegen* *vi reg. s* **1.** leżeć; **~ lassen** zostawi(a)ć, nie zab(ie)rać **2.** zależeć; **es liegt mir daran** zależy mi na tym; **woran liegt es?** od czego to zależy?

Liegestuhl *m* **-(e)s, ...stühle** leżak *m*

Liegewagen *m* **-s, -** wagon z kuszetkami

lieh → **leihen**

ließ → **lassen**

liest → **lesen**

Lift *m* **-(e)s, -e** *o.* **-s** winda *f*, dźwig; *m* wyciąg *m* (narciarski)

Liga *f* **-, Ligen** liga *f*

Likör *m* **-s, -e** likier *m*

lila *adj* lila, liliowy

Lilie ['li:ljə] *f*, **-, -n** *bot.* lilia *f*

Liliputaner *m* **-s, -** liliput *m*

Limit *n* **-s, -s** limit *m*

Limonade *f* **-, -n** lemoniada *f*

lind *adj* łagodny (klimat)

Linde *f* **-, -n** lipa *f*

lindern *vt* łagodzić, uśmierzać

Lineal *n* **-s, -e** linijka *f*

Linie ['li:ljə] *f* **-, -n** linia *f*; (*Verkehrsstrecke*) trasa *f*; *figur.* **in erster ~** w pierwszym rzędzie

lin(i)ieren *vt* po|liniować

link- *adj* lewy

Linke *f* **-n 1.** lewa ręka **2.** *polit.* lewica *f*

linkisch *adj* niezgrabny

links *adv* po lewej stronie, w lewo; **nach ~** na lewo; **von ~** z lewej strony

Linksaußen *m* **-, -** *sport.* lewoskrzydłowy *m*

Linkshänder *m* **-s, -** mańkut *m*

Linksverkehr *m* **-s** *mot.* ruch lewostronny

Linse[1] *f* **-, -n** soczewka *f*

Linse[2] *f* **-, -n** *bot.* soczewica *f*

Lippe *f* **-, -n** warga *f*

Lippenstift *m* **-(e)s, -e** szminka *f*, pomadka *f*

lispeln *vi* seplenić

List *f* **-, -en** podstęp *m*

Liste *f* **-, -n** lista *f*, wykaz *m*, spis *m*

listig *adj* podstępny, przebiegły

Litanei *f* **-, -en** *rel.* litania *f* (*a. figur.*)

Litauer *m* **-s, -** Litwin *m*

litauisch *adj* litewski
Liter *m, n* **-s, -** litr *m*
literarisch *adj* literacki
Literatur *f* **-** literatura *f*
Litfaßsäule *f* **-, -n** słup ogłoszeniowy
litt → leiden
Livesendung ['laɪfzɛnduŋ] *f* **-, -en** emisja *f* <program> na żywo
Lizenz *f* **-, -en** licencja *f*
Lkw *m* **-(s), -s** samochód ciężarowy
Lob *n* **-(e)s** pochwała *f*
loben *vt* po|chwalić
lobenswert *adj* godny pochwały
löblich *adj* chwalebny
Loch *n* **-(e)s, Löcher** dziura *f*; (*Höhle*) jama *f*
lochen *vt* prze|dziurkować
Locher *m* **-s, -** dziurkacz *m*
löch(e)rig *adj* dziurawy, z dziurami (*o serze*); przedziurkowany
Locke *f* **-, -n** lok *m*, kędzior *m*
locken *vt* z|wabić; nęcić
Lockenwickler *m* **-s, -** lokówka *f*, wałek *m*
locker *adj* **1.** luźny; **~es Gewebe** rzadka tkanina; **~es Brot** pulchny chleb **2.** swobodny (rozmowa)
lockern I. *vt* rozluźni(a)ć **II.** *vr* **sich ~** poluzować się
lockig *adj* kręcony
lodern *vi* buchać
Löffel *m* **-s, -** łyżka *f*; łyżeczka *f*
log → lügen
Loge ['loːʒɛ] *f* **-, -n** loża *f*
Loggia ['lɔdʒa] *f* **-, ...ien** lodżia *f*
logisch *adj* logiczny
Logo *m, n* **-s, -s** logo *n*
Lohn *m* **-(e)s, Löhne** płaca *f*, wynagrodzenie *n* (*a. figur.*)
Lohnabzug *m* **-(e)s, ...abzüge** potrącenie od wynagrodzeń
lohnen, **sich** *vr* opłacać się
Loipe *f* **-, -n** nartostrada *f*
lokal *adj* lokalny, miejscowy
Lokal *n* **-s, -e** lokal *m* (gastronomiczny)
Lokomotive *f* **-, -n** lokomotywa *f*
Lokomotivführer *m* **-s, -** maszynista *m*
Lolli *m* **-s, -s** *ugs.* lizak *m*
Lorbeer *m* **-s, -en** wawrzyn *m*, laur *m* (*a. figur.*)
los I. *adj* luźny; **der Knopf ist ~** guzik się odrywa; **was ist (denn) ~?** co się dzieje? **da ist etwas ~** tam sié coś dzieje **II.** *adv* **~!** naprzód!, jazda!
Los *n* **-es, -e 1.** los *m*; **das Große ~** główna wygrana **2.** (*Schicksal*) los *m*, przeznaczenie *n*
lösbar *adj* **1.** dający się rozwiązać **2.** (*löslich*) rozpuszczalny
losbinden *vt* odwiąz(yw)ać
Löschblatt *n* **-es, -blätter** bibuła *f*
löschen *vt* **1.** u|gasić (ogień); **Licht ~** zgasić światło **2.** (*streichen*) zmazać, zetrzeć; **Ton auf dem Tonband ~** skasować zapis na taśmie **Durst ~** ugasić
lose *adj* luźny; **~s Haar** rozpuszczone włosy
Lösegeld *n* **-(e)s, -er** okup *m*
lösen *vt* **1.** rozwiąz(yw)ać **2.** *chem.* rozpuszczać **3.** wy|kupić; **eine Fahrkarte ~** kupić bilet
losfahren* *vi s* odjeżdżać, ruszać
losgehen* *vi s* (*beginnen*) zaczynać się; **es geht los!** zaczyna się!
loslassen* *vt* wy|puszczać
löslich *adj* rozpuszczalny; **~er Kaffee** kawa rozpuszczalna
losmachen *vt ugs.* odłączać, odczepi(a)ć (*np.* łódź)
Losung *f* **-, -en** hasło *m*, dewiza *f*
Lösung *f* **-, -en 1.** rozwiązanie *n* **2.** (*Flüssigkeit*) roztwór *m*
Lösungsmittel *n* **-s, -** rozpuszczalnik *m*
loswerden* *vt s* pozby(wa)ć się; **Geld ~** pozbyć się pieniędzy
Lot *n* **-(e)s, -e** prostopadła *f*
lotrecht *adj* prostopadły
löten *vt* z|lutować
Lötkolben *m* **-s, -** lutownica *f*
Lotse *m* **-n, -n** *naut.* pilot *m*
Lotterie *f* **-, -n** loteria *f*
Lotto *n* **-s, -s** totolotek *m*
Lottoschein *m* **-(e)s, -e** kupon *m*
Löwe *m* **-n, -n 1.** *zool.* lew *m* **2.** *astr.* Lew *m*
Löwenanteil *m* **-(e)s, -e** *ugs.* lwia część
Löwin *f* **-, -nen** lwica *f*
Luchs *m* **-es, -e** ryś *m*
Lücke *f* **-, -n** luka *f*
lückenlos *adj* wyczerpujący (*np.* sprawozdanie)
lud → laden
Luft *f* **-** powietrze *n*; *figur.* **etw aus der ~ greifen** wyssać coś z palca
luftdicht *adj* hermetyczny
Luftdruck *m* **-(e)s** ciśnienie atmosferyczne
lüften *vi, vt* wy|wietrzyć
Luftfahrt *f* **-** lotnictwo *n*

Luftgewehr *n* **-(e)s, -e** wiatrówka *f* (*broń*)
Luftkissen *n* **-s, -** *mot.* poduszka powietrzna
Luftkissenfahrzeug *n* **-(e)s, -e** poduszkowiec *m*
Luftkurort *m* **-(e)s, -e** stacja klimatyczna
luftleer *adj* próżny
Luftmatratze *f* **-, -n** materac nadmuchiwany
Luftpirat *m* **-en, -en** porywacz samolotu
Luftpost *f* **-** poczta lotnicza
Luftpostbrief *m* **-(e)s, -e** list lotniczy
Luftschiff *n* **-(e)s, -e** sterowiec *m*
Luftstrom *m* **-(e)s, ...ströme** prąd powietrza
Lüftung *f* **-, -en 1.** *sing* wietrzenie *n* **2.** wentylacja *f*
Luftverschmutzung *f* **-** zanieczyszczenie powietrza
Luftzug *m* **-(e)s, ...züge** przeciąg *m*; przewiew *m*; powiew *m*
Lug *m*: **~ und Trug** oszukaństwo
Lüge *f* **-, -n** kłamstwo *n*
lügen* *vi* s|kłamać
Lügner *m* **-s, -** kłamca *m*
lügnerisch *adj* klamliwy
Luke *f* **-, -n** właz *m*
lukrativ *adj* lukratywny
Lümmel *m* **-s, -** łobuz(iak) *m*
Lump *m* **-en, -en** łajdak *m*
Lumpen *m* **-s, -** szmata *f*, łachman *m*
Lunge *f* **-, -n** płuco *n*
Lungenentzündung *f* **-, -en** zapalenie płuc
Lupe *f* **-, -n** lupa *f*
Lust *f* **-, Lüste 1.** ochota *f* (**auf etw** na coś), chęć (**zu einer Sache** do czegoś) **2.** radość *f* (**an einer Sache** z powodu czegoś)
lüstern *adj* lubieżny, pożądliwy
lustig *adj* wesoły
Lustspiel *n* **-(e)s, -e** *teatr.* komedia *f*
lutschen *vi*, *vt* ssać; lizać (lody)
Lutscher *m* **-s, - 1.** lizak *m* **2.** *ugs.* smoczek *m* (uspokajający)
luxemburgisch *adj* luksemburski
luxuriös *adj* luksusowy
Luxus *m* **-** luksus *m*, zbytek *m*
Lymphe *f* **-** limfa *f*
Lyrik ['ly:rɪk] *f* **-** liryka *f*

M

machbar *adj* wykonalny
machen *vt* z|robić, u|czynić; (*verursachen*) sprawi(a)ć, s|powodować; **das macht nichts** to nic nie szkodzi; **gemacht!** załatwione!, w porządku! **j-s Bekanntschaft ~** poznać kogoś; **j-n mit j-m bekannt ~** poznać kogoś z kimś, przedstawi(a)ć kogoś komuś; **das Bett ~** po|słać łóżko; **j-m das Haar ~** u|czesać kogoś; **Licht ~** zapalać światło; **j-n auf etw aufmerksam ~** zwracać komuś uwagę na coś; **möglich ~** umożliwi(a)ć; **rein ~** o|czyścić, posprzątać; **schmutzig ~** za|brudzić; **ungültig ~** unieważni(a)ć; **wie viel macht das?** ile to wynosi?, ile się należy?; **sich berühmt ~** wsławiać się; **sich an die Arbeit ~** zabrać się do roboty; **sich auf den Weg ~** wyruszać w drogę
Machenschaften *pl* knowania *npl*, machinacje *fpl*
Macht *f* **-, Mächte 1.** *sing* (*Kraft*) władza *f*, moc *f*, siła *f*; **an der ~** u władzy **2.** (*Gewalt*) mocarstwo *n*
Machthaber *m* **-s, -** władca *m*
mächtig *adj* (*gewaltig*) potężny; (*stark*) silny; (*umfangreich*) ogromny (*np.* masyw); **der deutschen Sprache ~** władający językiem niemieckim
machtlos *adj* bezsilny
Mädchen *n* **-s, -** dziewczyn(k)a *f*
Mädchenname *m* **-ns, -n 1.** imię *n* (żeńskie) **2.** nazwisko panieńskie
Mädel *n* **-s, -** *austr. ugs.* dziewczyna *f*
mag → mögen
Magazin *n* **-s, -e 1.** magazyn *m*, skład *m* **2.** (*Zeitschrift*) czasopismo *n*, magazyn *m* (*o. rad.*)
Magen *m* **-s, Mägen** *o.* **-** żołądek *m*
Magenbeschwerden *pl* dolegliwości żołądkowe
Magenschmerzen *pl* bóle żołądka
Magenverstimmung *f* **-** rozstrój żołądka
mager *adj* chudy, szczupły; **~ werden** chudnąć, (*Boden*) jałowy
magisch *adj* magiczny
Magister *m* **-s, -** magister *m*; **den ~ haben** mieć stopień magistra
Magistrat *m* **-(e)s, -e** urząd miejski
Magnesium *n* **-s** magnez *m*
Magnet *m* **-en** *o.* **-s, -e** magnes *m*
magnetisch *adj* magnetyczny
mähen *vt* s|kosić
Mahl *n* **-(e)s, -e** *o.* **Mähler** posiłek *m*
mahlen* *vt* ze|mleć
Mahlzeit *f* **-, -en** posiłek *m*; **~!** smacznego!, *ugs.* dzień dobry! (*w porze obiadu w pracy*)
Mähne *f* **-, -n** grzywa *f*
mahnen *vt* przypominać (**j-n an etw** komuś coś)
Mahnmal *n* **-(e)s, -e** pomnik *m* (ku przestrodze)
Mahnung *f* **-, -en** upomnienie *n*; monit *m*
Mai *m* **-(e)s** maj *m*
Maiglöckchen *n* **-s, -** konwalia *f*
Maikäfer *m* **-s, -** chrabąszcz
Mail [meɪl] *f* **-, -s** *inform. ugs.* mail *m*; **j-m eine ~ schicken** wysłać komuś mail
Mailbox *f* **-, -en** poczta głosowa
mailen ['meɪlən] *vi, vt* wysyłać pocztą elektroniczną, mailować
Mais *m* **-es** kukurydza *f*
Majestät *f* **-** majestat *m*
Majonäse *f* **-, -n** majonez *m*
Major *m* **-s, -e** major *m*
Majoran *m* **-s** majeranek *m*
Majorität *f* **-, -en** większość (głosów)
makaber *adj* makabryczny
Makedonier *m* **-s, -** Macedończyk *m*
makedonisch *adj* macedoński
makellos *adj* bez zarzutu, bez skazy
mäkeln *vi* grymasić, narzekać
Make-up ['meɪkap] *n* **-s, -s** makijaż *m*
Makkaroni *pl* makaron nitki
Makler *m* **-s, -** makler
Makrone *f* **-, -n** makaronik *m*, ciasteczko migdałowe
mal *adv* **1.** *ugs.* raz(y); **schau ~!** popatrz!; *ugs.* **noch ~** jeszcze raz **2.** *mat.* razy; **zwei ~ drei ist sechs** dwa razy trzy to sześć
Mal[1] *n* **-(e)s, -e** raz; **das erste <zum ersten> ~** po raz pierwszy; **ein anderes ~** innym razem; **kein einziges ~** ani razu; **mit einem ~(e)** naraz, nagle
Mal[2] *n* **-(e)s, -e** *o.* **Mäler** znamię *n*
malen *vt* na|malować
Maler *m* **-s, -** malarz *m*
Malerei *f* **-, -en 1.** *sing* malarstwo *n* **2.** obraz *m*, malowidło *n*
malerisch *adj* malowniczy
malnehmen* *vt* po|mnożyć

malträtieren *vt* maltretować, znęcać się
Malzbier *n* **-(e)s** piwo słodowe
Malzkaffee *m* **-s** kawa zbożowa
Mama, Mami *f* **-, -s** *ugs.* mama *f*, mamusia *f*
Mammut *n* **-s, -e** *o.* **-s** mamut *m*
man *pron*: **~ sagt** mówi się, mówią; **~ darf ...** wolno ...; **~ kann ...** można ...; **~ muss ...** trzeba ...; **~ soll ...** należy ...; **~ kauft dort billig** tam się tanio kupuje
Management ['mɛnɛdʒmənt] *n* **-s, -s** zarządzanie *n*
managen ['mɛnɛdʒn] *vt* **1.** *ugs.* zarządzać (firmą) **2. einen Sportler ~** być menedżerem sportowca
Manager ['mɛnɛdʒɛ(r)] *m* **-s, -** menedżer *m*
manch *pron*; niektóry; **~es Mal** nieraz
mancherlei *adj* różnorodny, rozmaity
manchmal *adv* nieraz, czasem
Mandarine *f* **-, -n** mandarynka *f*
Mandat *n* **-(e)s, -e** *polit.*, *juris.* mandat *m*
Mandel *f* **-, -n** migdał *m* (*anat.*, *owoc*)
Mangel[1] *m* **-s, Mängel 1.** *sing* brak *m* (**an einer Sache** czegoś) **2.** (*Fehler*) wada *f*
Mangel[2] *f* **-, -n** magiel *m*
mangelhaft *adj* wadliwy
mangeln *vi* brakować; **es mangelt mir an Geld** brak mi pieniędzy
mangels *praep mit G* w <z> braku
Manier *f* **-, -en 1.** *sing* maniera *f* (artysty) **2.** *pl* maniery *pl*; **er hat gute ~en** on umie się zachować
Maniküre *f* **-, -n 1.** manikiur *m*, manicure *n* **2.** manikiurzystka *f*
Mann *m* **-(e)s, Männer 1.** mężczyzna *m*; **sei ein ~!** bądź mężczyzną! **2.** człowiek *m* **3.** (*Ehemann*) mąż *m*
Männchen *n* **-s, -** *zool.* samiec *m*
Mannequin ['manɛkɛ̃] *n* **-s, -s** modelka *f*
männlich *adj* męski
Mannschaft *f* **-, -en 1.** załoga *f* (statku, samolotu) **2.** zespół *m* (współpracowników) **3.** *sport.* drużyna *f*
Manöver *n* **-s , - 1.** *mil.* manewry *mpl* **2.** manewr *m* (*a. figur.*)
Manschette *f* **-, -n 1.** mankiet *m* **2.** *techn.* kołnierz *m*, pierścień *m*
Manschettenknopf *m* **-(e)s, ...knöpfe** spinka do mankietów
Mantel *m* **-s, Mäntel 1.** płaszcz *m* **2.** *mot.* opona *f* **3.** *techn.* osłona *f*
manuell *adj* ręczny, manualny
Manuskript *n* **-(e)s, -e** maszynopis *m* (*o. na komputerze*); rękopis *m*, manuskrypt *m*
Mappe *f* **-, -n** teczka *f* (*o. tekturowa*); skoroszyt *m*
Märchen *n* **-s, -** bajka *f*, (*a. figur.*), baśń *f*
Margarine *f* **-** margaryna *f*
Marienkäfer *m* **-s, -** biedronka *f*
Marihuana *n* **-s** marihuana *f*
Marille *f* **-, -n** *austr.* morela *f*
Marine *f* **-, -n** *naut.* marynarka *f*
marineblau *adj* granatowy
marinieren *vt* za|marynować
Marionette *f* **-, -n** marionetka *f*
Mark[1] *f* **-, -** *hist.* marka *f*; **zwei ~** dwie marki
Mark[2] *n* **-(e)s 1.** szpik *m* **2.** *kulin.* przecier *m*
markant *adj* charakterystyczny
Marke *f* **-, -n 1.** znak firmowy **2.** (*Briefmarke*) znaczek *m* (pocztowy); **~n sammeln** zbierać znaczki **3.** (*Garderobenmarke*) numerek *m*; (*Spielmarke*) żeton *m*
Markensammlung *f* **-, -en** zbiór znaczków
Marketing *n* **-(s)** marketing *m*
markieren *vt* **1.** o|znaczyć, o|znakować **2.** (*vortäuschen*) udawać (**den Dummen** głupiego)
Markt *m* **-(e)s, Märkte 1.** (*Platz*) targ *m* **2.** rynek *m* **3.** *econ.* rynek *m* (zbytu)
Markthalle *f* **-, -n** hala targowa
Marktplatz *m* **-(e)s, ...plätze** rynek *m*
Marmelade *f* **-, -n** marmolada *f*, dżem *m*
Marmor *m* **-s, -e** marmur *m*
marokkanisch *adj* marokański
Marsch *m* **-(e)s, Märsche** marsz *m* (*o. mus.*); **sich in ~ setzen** wymaszerować
marschieren *vi* maszerować
März *m* **-(es)** marzec *m*
Masche *f* **-, -n** oczko *n* (*sieci*, *pończochy*)
Maschine *f* **-, -n** maszyna *f*; silnik *m*
maschinell *adj* maszynowy
Maschinengewehr *n* **-(e)s, -e** karabin maszynowy
maschinenlesbar *adj inform.* czytelny dla komputera
Masern *pl med.* odra *f*
Maske *f* **-, -n 1.** maska *f* **2.** (*Gesichtsmaske*) maseczka *f* (kosmetyczna)
maß → **messen**
Maß *n* **-es, -e 1.** miara *f*; **~ nehmen** brać miarę; **nach ~** według miary, na miarę; *figur.* **in hohem ~e** w dużej mierze **2.** wymiary *mpl* **3.** (*Maßstab*) miar(k)a *f*, centymetr *m* **4.** *figur.* (*Mäßigung*) umiar *m*
Massage [ma'sa:ʒə] *f* **-, -n** masaż *m*
Massaker *n* **-s, -** masakra *f*

Masse *f* **-, -n 1.** masa *f* **2.** (*große Menge*) mnóstwo, masa

Massenmedien *pl* środki masowego przekazu

Masseur [ma'sø:r] *m* **-s, -** masażysta *m*

maßgebend *adj* miarodajny

massieren *vi, vt* masować

mäßig *adj* umiarkowany; średni

mäßigen *vt* powściągać (**seinen Zorn** swój gniew)

massiv *adj* **1.** masywny **2.** poważny (zarzuty)

maßlos *adj* bez umiaru (**Zorn** gniew)

Maßnahme *f* **-, -n** sposób *m*, środek zaradczy

Maßstab *m* **-(e)s, ...stäbe** skala *f*, podziałka *f*; **im ~ ...** w skali ...

Mast *m* **-(e)s, -en** *o.* **-e** maszt *m*

Match [mɛtʃ] *n, m* **-(e)s, -s** *o.* **-e** *sport.* mecz *m*

Material *n* **-s, -ien** materiał *m*

materialistisch *adj* materialistyczny

Materie [ma'te:rjə] *f* **-** materia *f* (*a. figur.*)

materiell *adj* **1.** materialny **2.** (*materialistisch*) materialistyczny

Mathe *f* **-** *ugs.* matma *f*

Mathematik *f* **-** matematyka *f*

Matratze *f* **-, -n** materac *m*

Matrose *m* **-n, -n** marynarz *m*

Matsch *m* **-es** *ugs.* (błotnista) breja *f*

matt *adj* **1.** (*schwach*) słaby; (*müde*) zmęczony; (*lustlos*) przygaszony **2.** (*nicht spiegelnd*) matowy; **~ werden** matowieć

Matte *f* **-, -n** mata *f*

Matura *f* **-** *austr., schweiz.* matura *f*

Mauer *f* **-, -n** mur (*o. sport.*) *m*

mauern *vi, vt* wy|murować

Maul *n* **-(e)s, Mäuler** pysk *m*, morda *f* (*o. vulg.*)

Maulesel *m* **-s, -** muł *m*

Maulkorb *m* **-(e)s, ...körbe** kaganiec *m*

Maulwurf *m* **-(e)s, ...würfe** kret *m*

Maurer *m* **-s, -** murarz *m*

Maus *f* **-, Mäuse** mysz *f* (*a. inform.*)

Mausklick *m* **-s, -s** *inform.* kliknięcie myszy *n*

maximal *adj* maksymalny

Mayonnaise [majo'nɛ:zɛ] *f* → **Majonäse**

Mazedonier *m* **-s, -** Macedończyk *m*

mazedonisch *adj* macedoński

Mechanik *f* **-, -en 1.** *sing* mechanika *f* **2.** mechanizm

Mechaniker *m* **-s, -** mechanik *m*

mechanisch *adj* mechaniczny

Medaille [me'daljə] *f* **-, -n** medal *m* (**für etw** za coś)

Medien ['me:djən] *pl* (mass)media *npl*

Medikament *n* **-(e)s, -e** lekarstwo *n*, lek *m*

meditieren *vi* medytować (**über etw** nad czymś)

Medizin *f* **-, -en 1.** *sing* medycyna *f* **2.** *ugs.* lek *m*

medizinisch *adj* medyczny

Meer *n* **-(e)s, -e** morze *n* (*a. figur.*)

Meerenge *f* **-, -n** cieśnina *f*

Meeresfrüchte *pl* owoce morza

Meeresspiegel *m*: **über dem ~** nad poziomem morza

Meerrettich *m* **-s** chrzan *m*

Meerschweinchen *n* **-s, -** świnka morska

Meeting ['mi:tɪŋ] *n* **-s, -s** mityng *m*

Megabyte ['megabaɪt] *n* **-(s), -(s)** *inform.* megabajt *m*

Megafon, Megaphon *n* **-s, -e** megafon *m*

Mehl *n* **-(e)s, -e** mąka *f*

mehr I. *pron* więcej **II.** *adv* bardziej, więcej; **umso ~** tym bardziej; **nicht ~** już nie

mehrdeutig *adj* wieloznaczny

mehren *vt* mnożyć, powiększać

mehrer- *pron* kilka

mehrfach *adv* kilkakrotnie, wielokrotnie

mehrfarbig *adj* wielobarwny

Mehrheit *f* **-** większość *f*

mehrmalig *adj* kilkakrotny, niejednokrotny

mehrmals *adv* kilkakrotnie, wielokrotnie

mehrtägig *adj* kilkudniowy

Mehrwertsteuer *f* **-** podatek od wartości dodanej <VAT>

Mehrzahl *f* **- 1.** większość *f* **2.** *gram.* liczba mnoga *f*

meiden* *vt* unikać, wystrzegać się

Meile *f* **-, -n** mila *f*

mein, meine, mein, *pl* **meine** *pron poss* mój, moja, moje, *pl* moi, moje

meinen *vt, vi* myśleć, mniemać; **~ Sie?** tak pan(i) sądzi?; **was ~ Sie damit?** co pan(i) przez to rozumie?; **es gut mit j-m ~** dobrze komuś życzyć

meiner *pron pers G* → **ich**

meinerseits *adv* z mojej strony, ze swej strony

meinetwegen *adv* przeze mnie; *ugs.* **~!** niech (i tak) będzie!

Meinung *f* **-, -en** opinia *f*; **ich bin der ~, dass ...** sądzę, że ...; **meiner ~ nach** moim zdaniem

Meinungsforschung *f* - badanie opinii publicznej *n*
Meinungsumfrage *f* -, -n sondaż *m*, ankietowanie *n*
Meise *f* -, -n sikora *f*
Meißel *m* -s, - dłuto *n*
meist- *adj* najwięcej, największy
meistens *adv* najczęściej, przeważnie
Meister *m* -s, - **1.** majster *m* **2.** mistrz *m* (*o. sport.*)
meisterhaft *adj* mistrzowski
Meisterschaft *f* -, -en **1.** *sing* mistrzostwo *n*, kunszt *m* **2.** *sport.* mistrzostwo *n*; *pl* rozgrywki *fpl*, mistrzostwa *pl* **3.** *sing* mistrzostwo *n*, tytuł mistrzowski
Meisterwerk *n* -(e)s, -e arcydzieło *n*
melancholisch *adj* melancholijny
Meldeamt *n* -(e)s, ...ämter biuro meldunkowe
melden I. *vt* za|meldować; zawiadomić (**j-m etw** kogoś o czymś) **II.** *vr* **sich ~** zgłosić się, zameldować się
Meldepflicht *f* - obowiązek meldunkowy
Meldezettel *m* -s, - karta meldunkowa
Meldung *f* -, -en **1.** za|meldowanie *n* (się) **2.** (*Nachricht*) komunikat *m*, meldunek *m*
Melodie *f* -, -n melodia *f*
Melodrama *n* -s, ...men melodramat *m*
Melone *f* -, -n melon *m*
Menge *f* -, -n ilość *f*; (*Menschenmenge*) tłum *m*
Mensa *f* -, **Mensen** stołówka studencka
Mensch *m* -en, -en człowiek *m*; **kein ~** nikt
Menschenrechte *pl* prawa człowieka
Menschheit *f* - ludzkość *f*
menschlich *adj* ludzki
Menstruation *f* -, -en menstruacja *f*
Mentalität *f* - mentalność *f*
Menü *n* -s, -s menu *n* (*a. inform.*), jadłospis *m*; posiłek *m* (z kilku dań)
merkbar *adj* dostrzegalny
merken *vt* spostrzegać, zauważać; **sich etw ~** za|pamiętać sobie coś
merklich *adj* widoczny, wyraźny
Merkmal *n* -(e)s, -e znak *m* (szczególny); cecha *f*
merkwürdig *adj* osobliwy, dziwny
Messe[1] *f* -, -n msza *f*
Messe[2] *f* -, -n targi; *pl*; **eine ~ für Haushaltswaren** targi artykułów gospodarstwa domowego
messen[*] **I.** *vt* z|mierzyć, odmierzać **II.** *vi* mierzyć; **der Tisch misst zwei Meter in der Länge** stół ma 2 metry długości **III.** *vr* **sich ~** konkurować
Messer *n* -s, - nóż *m*
Messgerät *n* -(e)s, -e przyrząd pomiarowy
Messing *n* -s, -e mosiądz *m*
Metall *n* -s, -e metal *m*
Meter *m*, *n* -s, - metr *m*
Metermaß *n* -es, -e miar(k)a metrowa, centymetr *m*
Methode *f* -, -n metoda *f*
methodisch *adj* metodyczny (**Untersuchungen** badania)
Mettwurst *f* -, ...würste *kulin.* metka *f*
Metzger *m* -s, - *reg.* rzeźnik *m*
mich *pron pers A* → **ich**
mied → **meiden**
Mieder *n* -s, - **1.** gorset *m* (*o. ludowy*) **2.** (*BH*) stanik *m*, biustonosz *m*
Mief *m* -(e)s *ugs.* zaduch *m*
Miene *f* -, -n mina *f*, wyraz twarzy; **ohne eine ~ zu verziehen** nie drgnąwszy
mies *adj ugs.* kiepski, marny
Miete *f* -, -n czynsz *m*, komorne *n*; opłata za wynajem (auta)
mieten *vt* wynajmować
Mieter *m* -s, - najemca *m*, lokator *m*
Mietwagen *m* -s, - wynajęty samochód
Migräne *f* -, -n migrena *f*
Mikrobe *f* -, -n zarazek *m*
Mikrofon, Mikrophon *n* -s, -e mikrofon *m*
Mikroprozessor *m* -s, -en mikroprocesor *m*
Mikroskop *n* -s, -e mikroskop *m*
Mikrowelle *f* -, -n *ugs.* mikrofalówka *f*
Mikrowellengerät *n* -(e)s, -e, **Mikrowellenherd** *m* -(e)s, -e kuchenka mikrofalowa
Milch *f* - mleko *n*; **saure ~** zsiadłe mleko
Milchbar *f* -, -s koktajlbar *m*
Milchkaffee *m* -s kawa z mlekiem
Milchkanne *f* -, -n dzbanuszek do mleka
Milchmixgetränk *n* -(e)s, -e koktajl mleczny
Milchprodukte *pl* produkty mleczne, nabiał *m*
Milchreis *m* -es ryż na mleku
Milchschokolade *f* -, -n czekolada mleczna
Milchstraße *f* - Droga Mleczna
Milchsuppe *f* -, -n zupa mleczna
Milchzahn *m* -(e)s, ...zähne ząb mleczny
mild *adj* łagodny; (*nachsichtig*) pobłażliwy
mildern *vt* z|łagodzić

Milieu [mi'li̯øː] *n* **-s, -s** środowisko *n*
militant *adj* bojowy
Militär *n* **-s** wojsko *n*; **zum ~ gehen** iść do wojska
militärisch *adj* wojskowy
Militärpflicht *f* **-** obowiązek służby wojskowej
Milliarde *f* **-, -n** miliard *m*
Millimeter *m, n* **-s, -** milimetr *m*
Million *f* **-, -en** milion *m*
minder- *adj* mniejszy; (*weniger gut*) gorszy
Minderheit *f* **-** mniejszość *f*
minderjährig *adj* niepełnoletni, małoletni
minderwertig *adj* małowartościowy, pośledni
mindest- *adj* najmniejszy; **nicht im ~en** <**Mindesten**> wcale nie, bynajmniej; **zum ~en** <**Mindesten**> przynajmniej, co najmniej
mindestens *adv* przynajmniej
Mindestpreis *m* **-es, -e** najniższa cena
Mine *f* **-, -n 1.** *mil.* mina *f* **2.** wkład *m* (do ołówka, długopisu) **3.** kopalnia *f*
Mineral *n* **-s, -e** *o.* **-ien** minerał *m*
Mineralwasser *n* **-s, …wässer** woda mineralna
minimal *adj* minimalny
Minister *m* **-s, -** minister *m*
Ministerium *n* **-s, …ien** ministerstwo *n*
Ministerpräsident *m* **-en, -en** premier *m*
Ministerrat *m* **-(e)s, …räte** Rada Ministrów
Ministrant *m* **-en, -en** ministrant *m*
Minorität *f* **-** mniejszość *f*
Minuszeichen *n* **-s, -** *mat.* znak odejmowania
Minute *f* **-, -n** minuta *f*
minutenlang *adj* kilkuminutowy
Minze *f* **-, -n** mięta *f*
mir *pron pers D* → **ich**
mischen *vt* z|mieszać (**mit einer Sache** z czymś); **die Karten ~** tasować karty
Mischung *f* **-, -en** mieszanina *f*; mieszanka *f*
miserabel *adj* nędzny, marny
missachten *vt* z|lekceważyć, pogardzać
missbilligen *vt* nie pochwalać (czegoś)
Missbrauch *m* **-(e)s, …bräuche** nadużycie *n* (*np.* leków)
missbrauchen *vt* nadużywać (**j-s Vertrauen** czyjegoś zaufania)
Misserfolg *m* **-(e)s, -e** niepowodzenie *n*
missfallen* *vi* nie podobać się, nie odpowiadać
Missgeschick *n* **-(e)s, -e** niepowodzenie *n*, pech *m*
misshandeln *vt* źle się obchodzić, maltretować
Mission *f* **-, -en** misja *f*
misslang → **misslingen**
misslingen* *vi s* nie udać się
missmutig *adj* markotny
misst → **messen**
misstrauen *vi* nie dowierzać
misstrauisch *adj* nieufny
Missverständnis *n* **-es, -e** nieporozumienie *n*
missverstehen* *vt* źle z|rozumieć
Mist *m* **-(e)s 1.** nawóz *m*, gnój *m* **2.** *ugs.* głupstwo *n*
Mistel *f* **-, -n** jemioła *f*
mit *praep mit D* z; **~ ihm** z nim; **~ der Bahn** koleją; **~ zehn Jahren** mając 10 lat
mitarbeiten *vi* współpracować (**an einer Sache** nad czymś)
Mitarbeiter *m* **-s, -** współpracownik *m*
Mitbewerber *m* **-s, -** konkurent *m*
mitbringen* *vt* przynosić z sobą
miteinander *adv* razem, wspólnie
miterleben *vt* przeżywać z kimś
mitfahren* *vi s* po|jechać razem
mitfühlen *vi* współczuć (**mit j-m** komuś)
mitgeben *vt* da(wa)ć (**auf den Weg** na drogę)
Mitgefühl *n* **-(e)s** współczucie *n*
Mitglied *n* **-(e)s, -er** członek *m* (organizacji)
Mitgliedsbeitrag *m* **-(e)s, …beiträge** składka członkowska
Mitgliedskarte *f* **-, -n** karta członkowska
mitkommen* *vi s* **1.** przybywać <przychodzić> razem; (*mit Wagen*) przyjeżdżać razem; (*mitgehen*) iść razem; **komm mit!** chodź ze mną <z nami>! **2.** *figur. ugs.* nadążać
Mitleid *n* **-(e)s** litość (**mit j-m** nad kimś, dla kogoś)
mitmachen I. *vi, vt* brać udział, uczestniczyć (w czymś) **II.** *vt*: **viel ~** dużo przeżyć <przejść>
Mitmensch *m* **-en, -en** bliźni *m*
mitnehmen *vt* brać <zabierać> z sobą; (*erschöpfen*) z|męczyć
Mitreisende *m* **-n, -n** towarzysz podróży
mitschuldig *adj* współwinny (**an einer Sache** czegoś)
Mitschüler *m* **-s, -** kolega (szkolny)

Mitspieler *m* **-s, -** partner, współuczestnik gry
Mittag *m* **-s, -e** południe *n*; **(zu) ~ essen** jeść obiad
Mittagessen *n* **-s, -** obiad *m*
mittags *adv* w (każde) południe
Mittagspause *f* **-, -n** przerwa obiadowa
Mitte *f* **-, -n** środek *m*; **~ März** w połowie marca; **aus ihrer ~** spośród nich; **in der ~ der Stadt wohnen** mieszkać w centrum (miasta)
mitteilen *vt* oznajmi(a)ć, zawiadamiać, za|komunikować
Mitteilung *f* **-, -en** doniesienie *n*
Mittel *n* **-s, - 1.** środek *m* (*o. med.*) **(gegen, für etw** przeciw czemuś, na coś) **2.** *pl* środki *mpl* (finansowe)
Mittelalter *n* **-s** średniowiecze *n*
Mittelgewicht *n* **-(e)s** *sport.* waga średnia
mittelmäßig *adj* mierny, przeciętny, średni
Mittelpunkt *m* **-(e)s, -e** środek *m*, centrum *n* (*a. figur.*)
mittels *praep mit G* za pomocą
Mittelschule *f* **-, -n** szkoła średnia
Mittelwelle *f* **-, -n** *rad.* fale średnie
mitten *adv* pośrodku, wśród; **~ auf der Straße** na środku ulicy <drogi>; **~ unter ihnen** wśród nich
mittendrin *adv* pośrodku, w środku
mittendurch *adv* przez środek
Mitternacht *f* **-** północ *f*; **um ~** o północy
mitternachts *adv* o północy
mittler- *adj* **1.** środkowy **2.** przeciętny, średni; **~e Geschwindigkeit** średnia prędkość
mittlerweile *adv* tymczasem
Mittwoch *m* **-(e)s, -e** środa *f*; **am ~** w środę
mittwochs *adv* w środy
mitunter *adv* niekiedy, czasem
mitwirken *vi* współdziałać, brać udział **(bei <an> einer Sache** w czymś)
mixen *vt* z|mieszać, z|miksować
Möbel *n* **-s, -** mebel *m*
mobil *adj* **1.** ruchomy **(Besitz** własność); przenośny **(ein Labor** laboratorium) **2.** *ugs.* rześki
Mobilbox *f* **-, -en** poczta głosowa
Mobilfunk *m* **-s** telefonia komórkowa
Mobiltelefon *n* **-s, -e** telefon komórkowy
möblieren *vt* u|meblować; **möbliertes Zimmer** umeblowany pokój
mochte → **mögen**
Mode *f* **-, -n** moda *f*; **aus der ~ kommen** wyjść z mody
Modell *n* **-s, -e** model *m*, wzór *m*
Modem *m, n* **-s, -s** *inform.* modem *m*
Modenschau *f* **-** pokaz <rewia> mody
Moderator *m* **-s, -en** prezenter *m*
moderieren *vi, vt rad., tv* prowadzić program
modern *adj* **1.** nowoczesny, współczesny **2.** modny
modernisieren *vt* modernizować
Modezeitschrift *f* **-, -en** żurnal *m*
modisch *adj* modny
Modistin *f* **-, -nen** modystka *f*
Mofa *n* **-s, -s** motorynka *f*
mogeln *vi ugs.* oszukiwać
mögen* *vt* **I.** (*wollen*) chcieć; **ich möchte eine Tasse Tee** proszę o filiżankę herbaty; **ich möchte gern** chciałbym; **ich möchte lieber** wolałbym **2.** (*gern haben*) lubić; **ich mag ihn sehr** bardzo go lubię **3.** (*können*) **mag sein!** możliwe!; **wer mag das sein?** kto to może być?
möglich *adj* możliwy; **so schnell wie ~** jak najszybciej
Möglichkeit *f* **-, -en** możliwość *f*
möglichst *adv*: **~ schnell** jak najprędzej; *ugs.* **er tut sein Möglichstes** robi wszystko, co możliwe
Mohn *m* **-(e)s** mak *m*
Mohnkuchen *m* **-s, -** makowiec *m*
Möhre, *reg.* **Mohrrübe** *f* **-, -n** marchew(ka) *f*
Mokka *m* **-s** (kawa) mokka *f*
Mole *f* **-, -n** molo *n*
molk → **melken**
Molkerei *f* **-, -en** mleczarnia *f*
Molkereiprodukte *npl* nabiał *m*
Moment *m* **-(e)s, -e** chwila *f*, moment *m*; **(einen) ~, bitte!** chwileczkę!
momentan *adj* chwilowy
Momentaufnahme *f* **-, -n** zdjęcie migawkowe *n*
Monarchie *f* **-, -n** monarchia *f*
monarchistisch *adj* monarchistyczny
Monat *m* **-(e)s, -e** miesiąc *m*
monatelang *adv* (całymi) miesiącami
monatlich *adj* co|miesięczny
Monatskarte *f* **-, -n** bilet miesięczny
Mönch *m* **-(e)s, -e** mnich *m*, zakonnik *m*
Mond *m* **-(e)s, -e** księżyc *m*; *astr.* Księżyc *m*
Mondschein *m* **-(e)s** światło księżyca
Monegasse *m* **-n, -n** mieszkaniec Monako
monieren *vt* reklamować, kwestionować
Monitor *m* **-s, -e(n)** monitor *m* (*a. inform.*)

monogam *adj* monogamiczny
Monopol *n* **-s, -e** monopol *n* (**auf etw** na coś)
monoton *adj* monotonny
Monster *n* **-s, -** monstrum *n*, potwór *m*
Montag *m* **-(e)s, -e** poniedziałek *m*; **am ~** w poniedziałek
Montage [mɔn'ta:ʒə] *f* **-, -n** montaż *m*
montags *adv* w poniedziałki
Monteur [mɔn'tø:r] *m* **-s, -e** monter *m*
montieren *vt* z|montować
Monument *n* **-(e)s, -e** pomnik *m*
monumental *adj* monumentalny
Moor *n* **-(e)s, -e** bagno *n*
Moos *n* **-es, -e** mech *m*
Moped *n* **-s, -s** motorower
Moral *f* **-** moralność *f*
moralisch *adj* moralny
Morast *m* **-(e)s, -e** *o.* **Moräste** bagno *n*, trzęsawisko *n*
Mord *m* **-(e)s, -e** mord *m*, morderstwo *n*
Mörder *m* **-s, -** morderca *m*
morgen *adv* **1.** jutro **2.** rano; **heute ~** dzisiaj rano
Morgen *m* **-s, -** rano *n*, ranek *m*; **am frühen ~** wczesnym rankiem; **guten ~!** dzień dobry! (*rano*)
Morgendämmerung *f* **-, -en** świt *m*; **in der ~** o świcie
morgens *adv* rano, z rana
morgig *adj* jutrzejszy
Mosaik [moza'i:k] *n* **-s, -en** *o.* **-e** mozaika *f*
Moslem *m* **-s, -s** muzułmanin *m*
Most *m* **-(e)s, -e** moszcz *m*
Motel *n* **-s, -s** motel *m*
Motiv *n* **-s, -e** motyw *m*
motivieren *vt* u|motywować
Motor *m* **-s, -en** silnik *m*, motor *m*
Motorboot *n* **-(e)s, -e** motorówka *f*, łódź motorowa
Motorrad *n* **-(e)s, ...räder** motocykl *m*, *ugs.* motor
Motorradfahrer *m* **-s, -** motocyklista *m*
Motorroller *m* **-s, -** skuter *m*
Motte *f* **-, -n** mól *m*
Möwe *f* **-, -n** mewa *f*
Mücke *f* **-, -n** komar *m*
müde *adj* zmęczony; **~ werden** z|męczyć się, **nicht ~ werden** nie ustawać
Müdigkeit *f* **-** zmęczenie *n*
Müesli → **Müsli**
Mühe *f* **-, -n** trud *m*; **sich ~ geben** zadawać sobie trud
mühelos *adj* łatwy, bez trudu
Mühle *f* **-, -n** młyn *m*; (*Kaffeemühle*) młynek *m*
mühsam, mühselig *adj* mozolny, żmudny
Mulatte *m* **-n, -n** mulat *m*
Mulde *f* **-, -n** niecka *f*, zagłębienie *n*
Mull *m* **-(e)s, -e** gaza *f*
Müll *m* **-s** śmieci *m*, *pl*
Müllabfuhr *f* **-, -en** wywóz śmieci
Müllcontainer ['mylkɔnteɪnər] *m* **-s, -** pojemnik na śmieci
Mülldeponie *f* **-, -n** wysypisko śmieci
Mülleimer *m* **-s, -** kubeł na śmieci
Müller *m* **-s, -** młynarz *m*
Müllschlucker *m* **-s, -** zsyp na śmieci *m*
Mülltonne *f* **-, -n** duży pojemnik na śmieci
Müllverbrennungsanlage *f* **-, -n** spalarnia śmieci
Müllwagen *m* **-s, -** śmieciarka *f*
Multimedia *n* **-(s)** multimedia *mpl*
multimedial *adj* multimedialny
Multiplikation *f* **-, -en** *mat.* mnożenie *n*
multiplizieren *vt* po|mnożyć
Mumps *m* **-** *med.* świnka *f*
Mund *m* **-(e)s, Münder** usta *pl*
Mundart *f* **-, -en** narzecze *n*; gwara *f*; dialekt *m*
münden *vi h, s* uchodzić, wpadać (**in etw** do czegoś); zbiegać się
Mundharmonika *f* **-, -s** *o.* **...ken** organki *pl*, harmonijka *f*
Mundhöhle *f* **-, -n** jama ustna
mündig *adj* pełnoletni
mündlich *adj* ustny
Mundstück *n* **-(e)s, -e** (*einer Zigarette*) ustnik *m*
Mündung *f* **-, -en** (*eines Flusses*) ujście *n*; (*einer Straße*) wylot *m*
Mundwasser *n* **-s, ...wässer** woda do (płukania) ust
Munition *f* **-, -en** amunicja *f*
Münster *n* **-s, -** kościół katedralny *m*, tum *m*
munter *adj* żwawy, żywy; (*frisch*) rześki; **~ sein** być na nogach, nie spać
Münze *f* **-, -n** moneta *f*
Münzfernsprecher *m* **-s, -** automat telefoniczny na monety *f*
mürbe *adj* kruchy
murmeln *vi* mruczeć; szemrać (*o strumyku*)
murren *vi* narzekać, zrzędzić (**über etw** na coś); szemrać (**gegen etw** przeciwko czemuś)

mürrisch *adj* mrukliwy
Mus *n* **-es, -e** mus *m*; przecier *m*
Muschel *f* **-, -n 1.** muszla *f*, muszelka *f* **2.** *zool.* małż *m*
Muse *f* **-, -n** muza *f*
Museum [mu'ze:um] *n* **-s, Museen** muzeum *n*
Musical ['mju:zikl] *n* **-s, -s** musical *m*
Musik *f* **-** muzyka *f*
musikalisch *adj* **1.** muzyczny **2.** (*musikbegabt*) muzykalny
Musikautomat *m* **-en, -en** pozytywka *f*; szafa grająca *f*
Musikbox *f* **-, -en** szafa grająca *f*
Musiker *m* **-s, -** muzyk *m*
Musikfreund *m* **-(e)s, -e** meloman *m*
musizieren *vi* muzykować
Muskel *m* **-s, -n** mięsień *m*
muskulös *adj* muskularny
Müsli *n* **-s, -** musli *n*
Muslim *m* **-(s), -e** muzułmanin *m*
muss → **müssen**
Muße *f* **-** wolny czas; **in aller ~** w zupełnym spokoju
müssen* *vi* musieć; **man muss ...** trzeba ...
müßig *adj* bezczynny; (*unnütz*) daremny
musste → **müssen**
Muster *n* **-s, - 1.** wzór *m* **2.** (*Stoffmuster*) deseń *m* **3.** próbka *f* (**von einer Sache** czegoś)
mustern *vt* przyglądać się (czemuś); mierzyć wzrokiem
Musterschüler *m* **-s, -** wzorowy uczeń
Mut *m* **-(e)s** odwaga *f*, męstwo *n*; **guten ~es** w dobrym nastroju
Mutation *f* **-, -en** mutacja *f*
mutig *adj* odważny, śmiały
mutmaßen *vi* przypuszczać
Mutter[1] *f* **-, Mütter** matka *f* (**von vier Kindern** czworga dzieci); **eine werdende ~** przyszła matka; *figur.* **~ Natur** matka natura
Mutter[2] *f* **-, -n** *techn.* nakrętka *f*
Muttergottes *f* **-** *rel.* Matka Boska
mütterlich *adj* **1.** matczyny **2.** macierzyński
Muttermal *n* **-(e)s, -e** *med.* znamię *n* (barwnikowe)
Mutterschaft *f* **-** macierzyństwo *n*
Muttersprache *f* **-, -n** język ojczysty
Mutti *f* **-, -s** *ugs.* mama *f*
Mutwille *m* **-ns** złośliwość *f*
Mütze *f* **-, -n** czapka *f* (miękka)
Mythologie [mytolo'gi:] *f* **-** mitologia *f*

N

na *int ugs.* no; **na (ja) gut** no, dobrze już!; **na, so was!** no coś takiego!; **na und?** no i co? **na bitte!** no proszę!

Nabel *m* **-s, -** *anat.* pępek *m*

Nabelschnur *f* **-, ...schnüre** pępowina *f*

nach I. *praep mit D* **1.** (*Richtung*) do, ku; **~ Wien** do Wiednia; **~ links** na lewo **2.** (*Reihenfolge*) po, za; **~ Ihnen** po panu (pani); **der Reihe ~** po kolei **3.** (*gemäß*) według; **~ Gewicht** na wagę; **dem Anschein ~** z pozoru; **meiner Meinung ~** moim zdaniem **4. ~ j-m fragen** pytać o kogoś; **~ j-m schicken** pos(y)łać po kogoś **II.** *adv*: **~ und ~** stopniowo

nachäffen *vt* przedrzeźniać

nachahmen *vt* naśladować

Nachahmung *f* **-** naśladownictwo *n*

Nachbar *m* **-n, -n** sąsiad *m*

Nachbarin *f* **-, -nen** sąsiadka *f*

Nachbarland *n* **-(e)s, ...länder** sąsiedni kraj

Nachbarschaft *f* **-** sąsiedztwo *n*

nachdem I. *kj* skoro, gdy **II.** *adv*: **je ~** zależnie od okoliczności

nachdenken* *vi* zastanawiać się (**über etw** nad czymś)

nachdenklich *adj* zamyślony

Nachdruck[1] *m* **-(e)s, -e 1.** przedruk *m* **2.** dodruk *m*

Nachdruck[2] *m* **-(e)s** nacisk *m*

nachdrücklich *adv* dobitnie

nacheinander *adv* jeden za <po> drugim, po kolei

nachempfinden* *vt* wczuwać się (**j-m** w czyjąś sytuację)

nachfolgen *vi s* **1.** następować (**j-m** po kimś) **2.** naśladować (**j-m** kogoś)

Nachfolger *m* **-s, -** następca *m*

nachforschen *vi* badać, wnikać (**einer Sache** w coś)

Nachfrage *f* **-, -n** *handl.* popyt *m* (**nach einer Sache** na coś)

nachfragen *vi* zapyt(yw)ać, dopytywać się (**nach einer Sache** o coś)

nachfüllen *vt* dol(ew)ać, dopełni(a)ć

nachgeben* *vi* ustępować (**j-m** komuś)

Nachgebühr *f* **-, -en** dopłata *f*

nachgehen* *vi s* **1.** iść (**j-m** za kimś) **2.** zajmować się (**einer Sache** czymś) **3. die Uhr geht nach** zegarek się spóźnia

Nachgeschmack *m* **-(e)s** posmak *m*

nachgiebig *adj* ustępliwy

nachhelfen* *vi* do|pomagać

nachher *adv* potem, później; **bis ~!** na razie!

Nachhilfe, Nachhilfestunde *f* **-, -n, Nachhilfeunterricht** *m* **-(e)s** korepetycje *pl*

nachholen *vt* nadrabiać

Nachkomme *m* **-n, -n** potomek *m*

nachkommen* *vi s* **1.** przychodzić (później) (**j-m** po kimś) **2.** nadążać (**mit einer Sache** z czymś) **3.** spełniać; **einem Versprechen ~** dotrzymać przyrzeczenia

Nachlass *m* **-es, -e** *o.* **Nachlässe 1.** spuścizna *f* **2.** (*Preisnachlass*) zniżka *f*, rabat *m*

nachlassen* **I.** *vt*: **vom Preis ~** opuszczać z ceny **II.** *vi* słabnąć (*np. o deszczu*)

nachlässig *adj* niedbały

nachlaufen* *vi s* biec, podążać (**j-m** za kimś)

nachmachen *vt ugs.* **1.** naśladować (**j-m etw** kogoś w czymś) **2.** (*fälschen*) podrabiać

Nachmittag *m* **-s, -e** popołudnie *n*

nachmittags *adv* po południu

Nachnahme *f* **-, -n** pobranie *n*; **per ~** za pobraniem

Nachname *m* **-ns, -n** nazwisko *n*

nachprüfen *vt* sprawdzać, kontrolować

Nachricht *f* **-, -en** wiadomość *f*, informacja *f*

Nachrichtenagentur *f* **-, -en** agencja prasowa

nachrücken *vi s* posuwać się (**j-m** za kimś)

nachrüsten I. *vt* wyposażyć dodatkowo (*np. samochód*) **II.** *vi* dozbrajać się

nachsagen *vt* powtarzać (**j-m etw** coś za kimś)

Nachsatz *m* **-es, ...sätze** dopisek *m*

nachschicken *vt* dos(y)łać

nachschlagen* *vi, vt* sprawdzać (**in einem Buch** w książce)

Nachschlagewerk *n* **-(e)s, -e** kompendium *n*, poradnik *m*

Nachschrift *f* **-, -en** dopisek *m*, postscriptum *n*

nachsehen* **I.** *vi* po|patrzeć (**j-m** za kimś) **II.** *vi, vt* (*prüfen*) sprawdzać

nachsenden* *vt* dos(y)łać

Nachsicht *f* **-** wyrozumiałość *f*, pobłażliwość *f*

nachsichtig *adj* wyrozumiały

Nachspeise *f* **-, -n** deser *m*

Nachspiel *n* **-(e)s, -e** epilog *m*, zakończenie *n* (sztuki; sprawy)

nächst- → **nahe I.** *adj* następny, przyszły; **~es Mal** następnym razem **II.** *adv*: **am ~en** najbliżej

nächstbeste *adj*: **bei der ~n Gelegenheit** przy pierwszej lepszej okazji

Nächste(r) *f, m* **-n, -n** bliźni *m*

nachstellen *vt*: **die Uhr ~** cofać wskazówki zegar(k)a

nächstens *adv* wkrótce

Nacht *f* **-, Nächte** noc *f*; **bei ~** nocą; **gute ~!** dobranoc!

Nachtdienst *m* **-(e)s, -e** nocny dyżur

Nachteil *m* **-(e)s, -e** wada *f*; (*Schaden*) szkoda *f*, uszczerbek *m*; **im ~** w gorszej sytuacji

nachteilig *adj* niekorzystny

nächtelang *adj* nocami

Nachtfalter *m* **-s, -** ćma *f*

Nachtfrost *m* **-(e)s, ...fröste** nocny przymrozek

Nachthemd *n* **-(e)s, -en** koszula nocna

Nachtigall *f* **-, -en** słowik *m*

Nachtisch *m* **-(e)s** deser *m*

Nachtklub *m* **-s, -s** klub nocny

Nachtleben *n* **-s** nocne życie

nächtlich *adj* nocny

Nachtlokal *n* **-s, -e** nocny lokal

Nachtrag *m* **-(e)s, Nachträge** dodatek *m*, suplement *m*; (*zu einer Schrift*) dopisek *m*

nachträglich *adj* dodatkowy, późniejszy

nachts *adv* w nocy, nocą

Nachtschicht *f* **-, -en** nocna zmiana

Nachttarif *m* **-s, -e** taryfa nocna

Nachttisch *m* **-(e)s, -e** szafka nocna

Nachttopf *m* **-(e)s, ...töpfe** nocnik *m*

Nachweis *m* **-es, -e** dowód *m*, udowodnienie *n*

Nachwelt *f* **-** przyszłe pokolenia

Nachwirkung *f* **-, -en** skutek *m* (długotrwały)

Nachwort *n* **-(e)s, -e** posłowie *n*, epilog *m*

Nachwuchs *m* **-es** potomstwo *n*

nachzahlen *vt* dopłacać

nachzählen *vt* przeliczać, sprawdzać

Nachzahlung *f* **-, -en** dopłata *f*

Nachzügler *m* **-s, -** spóźnialski *m*, maruder *m*

Nacken *m* **-s, -** kark *m*

nackt *adj* nagi, goły

Nacktkultur *f* **-** nudyzm *m*

Nadel *f* **-, -n 1.** igła *f*; (*Stecknadel*) szpilka *f* (do włosów) **2.** *bot.* igła *f*, szpilka *f*

Nadelbaum *m* **-(e)s, ...bäume** drzewo iglaste <szpilkowe> *n*

Nagel *m* **-s, Nägel 1.** gwóźdź *m* **2.** (*Fingernagel*) paznokieć *m*

Nagelfeile *f* **-, -n** pilnik do paznokci

Nagellack *m* **-(e)s, -e** lakier do paznokci

nagelneu *adj ugs.* nowiutki, prosto z igły

nahe *adj* bliski; **~ am Bahnhof** blisko dworca; **~ liegende Gründe** łatwo zrozumiałe <oczywiste> powody; **j-m ~ stehen** być z kimś blisko <w zażyłych stosunkach>

Nähe *f* **-** bliskość *f*, pobliże *n*; **in der ~** w pobliżu

nahen *vi* zbliżać się (**j-m** do kogoś)

nähen *vt* u|szyć (**mit der Nähmaschine** na maszynie)

Näherin *f* **-, -nen** krawcowa *f*

nähern, sich *vr* zbliżać się, przybliżać się (**einer Sache** do czegoś)

nahezu *adv* prawie, niemal

nahm → **nehmen**

Nähmaschine *f* **-, -n** maszyna do szycia

nähren I. *vt* żywić (*a. figur.*) **II.** *vr* **sich ~** żywić się (**von einer Sache** czymś) **III.** *vi* być pożywnym

nahrhaft *adj* pożywny

Nahrung *f* **-** pożywienie *n*, pokarm *m* (*a. figur.*)

Nahrungsmittel *pl* żywność *f*, artykuły żywnościowe

Nährwert *m* **-(e)s, -e** wartość odżywcza

Naht *f* **-, Nähte** szew *m* (*o. med., techn.*)

Nahverkehr *m* **-s** komunikacja podmiejska *f*

Nähzeug *n* **-(e)s** przybory do szycia

naiv *adj* naiwny

Name *m* **-ns, -n** nazwisko *n*; (*Vorname*) imię *n* (*a. figur.*); (*von Sachen*) nazwa *f*; **in j-s ~n sprechen** mówić w czyimś imieniu; **j-n dem ~n nach kennen** znać kogoś z nazwiska

namens I. *adv* o nazwisku **II.** *praep mit G* (*im Auftrag von*) w imieniu

Namenstag *m* **-(e)s, -e** imieniny *n*

Namensvetter *m* **-s, -** imiennik *m*

namentlich I. *adj* imienny **II.** *adv* zwłaszcza, szczególnie

namhaft *adj* znaczny; wybitny

nämlich *adv* mianowicie

nannte → **nennen**

Napf *m* **-(e)s, Näpfe** (mała) miska *f*

Narbe *f* **-, -n** blizna *f*
Narkose *f* **-, -n** narkoza *f*
Narkotikum *n* **-s, ...ka** narkotyk *m*
Narr *m* **-en, -en** błazen *m*, głupiec *m*
närrisch *adj* błazeński, głupi; (*sonderbar*) śmieszny, zabawny
Narzisse *f* **-, -n** narcyz *m*; **gelbe ~** żonkil *m*
naschen *vi, vt* wyjadać (ukradkiem); **gern ~** łasować
Nase *f* **-, -n** nos *m*; *figur.* **der Zug fuhr mir vor der ~ weg** pociąg odjechał mi sprzed nosa
Nasenbluten *n* **-s** krwawienie z nosa
Nasenloch *n* **-(e)s, ...löcher** dziurka w nosie
Nasentropfen *pl* krople do nosa
naseweis *adj* ciekawski
nass *adj* **1.** mokry; **~ machen** z|moczyć **2.** deszczowy (pogoda)
Nässe *f* **-** wilgoć *f*
nasskalt *adj* zimny i dżdżysty
Natel *n* **-s, -s** *schweiz.* telefon komórkowy
Nation *f* **-, -en** naród *m*; **die Vereinten ~en** Narody Zjednoczone, ONZ
national *adj* narodowy
Nationalfarben *pl* barwy narodowe
Nationalfeiertag *m* **-(e)s, -e** święto narodowe
Nationalgericht *n* **-(e)s, -e** potrawa narodowa
Nationalhymne [natsjo'na:lhymnə] *f* **-, -n** hymn narodowy
Nationalismus *m* **-** nacjonalizm *m*
nationalistisch *adj* nacjonalistyczny
Nationalität *f* **-, -en** narodowość *f*
Nationalmannschaft *f* **-, -en** *sport.* drużyna narodowa, reprezentacja kraju
Nationalpark *m* **-s, -s** park narodowy
Nationaltracht *f* **-, -en** strój narodowy
Natrium *n* **-s** sód *m*
Natron *n* **-s** *chem.* soda oczyszczona
Natter *f* **-, -n** żmija *f*
Natur *f* **-, -en 1.** *sing* natura *f*, przyroda *f* **2.** (*Wesen*) usposobienie
Naturkunde *f* **-** przyrodoznawstwo *n*
natürlich I. *adj* naturalny **II.** *adv* naturalnie, oczywiście
Naturpark *m* **-s, -s** rezerwat przyrody
Naturschutz *m* **-es** ochrona przyrody
Naturschutzgebiet *n* **-(e)s, -e** rezerwat przyrody
Naturwissenschaften *pl* nauki przyrodnicze
Nazi *m* **-s, -s** *ugs. abw.* nazista *m*
ne *adv ugs.* nie
Nebel *m* **-s, -** mgła *f*
Nebelscheinwerfer *m* **-s, -** *mot.* reflektor przeciwmgłowy
neben *praep* **1.** *mit D* (*wo?*) obok, przy; **er wohnt ~ mir** on mieszka obok mnie **2.** *mit A* (*wohin?*) obok, przy; **etw ~ das Fenster stellen** postawić coś przy oknie **3.** *mit D* oprócz, poza; **~ ihm** oprócz niego
nebenan *adv* (tuż) obok
Nebenausgang *m* **-(e)s, ...ausgänge** boczne wyjście
nebenbei *adv*: **~ gesagt** nawiasem mówiąc
Nebenbeschäftigung *f* **-, -en** dodatkowe zajęcie
nebeneinander *adv* obok siebie; (*gleichzeitig*) jednocześnie
Nebeneingang *m* **-(e)s, ...eingänge** boczne wejście
Nebenfluss *m* **-es, ...flüsse** dopływ *m* (rzeki)
Nebengebäude *n* **-s, -** sąsiedni budynek
Nebenkosten *pl* koszty dodatkowe
Nebensache *f* **-, -n** rzecz uboczna, sprawa drugorzędna; **das ist ~** to nieważne
Nebensatz *m* **-es, ...sätze** zdanie podrzędne
Nebenstraße *f* **-, -n** boczna ulica
Nebenwirkung *f* **-, -en** działanie uboczne
Nebenzimmer *n* **-s, -** sąsiedni <przyległy> pokój
neblig *adj* mglisty
necken *vt* przekomarzać się (z kimś)
Neffe *m* **-n, -n** bratanek *m*, siostrzeniec *m*
negativ *adj* ujemny, negatywny
Negativ *n* **-s, -e** *fot.* negatyw *m*
Neger *m* **-s, -** *abw.* Murzyn *m*
nehmen* *vt* brać, wziąć; (*wegnehmen*) zab(ie)rać; **seine Medikamente ~** zażywać leki; **Abschied ~** po|żegnać się; **Platz ~** siadać, usiąść; **auf etw Rücksicht ~** mieć wzgląd na coś; **sich vor j-m in Acht ~** mieć się na baczności przed kimś; **von einer Sache Notiz ~** zwracać na coś uwagę; **im Ganzen genommen** wszystko razem wziąwszy; **im Grunde genommen** w gruncie rzeczy
Neid *m* **-(e)s** zawiść *f*
neiden *vt* zazdrościć (**j-m etw** komuś czegoś)
neidisch *adj* zawistny (**auf j-n, etw** o kogoś, coś)

neigen I. *vt* schylać **II.** *vi* skłaniać się (**zu einer Sache** do czegoś) **III.** *vr* **sich ~** nachylać się
Neigung *f* **-, -en 1.** pochyłość *f*, spadek *m* **2.** skłonność, upodobanie (**zu einer Sache** do czegoś) **3.** przychylność *f* (**zu j-m** komuś)
nein *adv* nie; **aber ~!** ależ nie!, nic podobnego!
Nelke *f* **-, -n** goździk *m*
nennen* **I.** *vt* **1.** naz(y)wać **2.** wymieni(a)ć (*np. imię*) **II.** *vr* **sich ~** nazywać się
nennenswert *adj* wart wzmianki
Neofaschismus *m* **-** neofaszyzm *m*
Neonazi *m* **-s, -s** neofaszysta *m*
Nerv *m* **-s, -en** nerw *m*
nervenberuhigend *adj* uspokajający
nervenkrank *adj* nerwowo chory
nervös *adj* nerwowy
Nervosität *f* **-** nerwowość *f*
Nessel *f* **-, -n** pokrzywa *f*
Nest *n* **-(e)s, -er** gniazdo *n*; (*Kleinstadt*) dziura *f*; *figur. ugs.* gniazdko *n* (*rodzinne*)
nett *adj* (*freundlich*) uprzejmy; (*angenehm*) miły; (*hübsch*) ładny; **das ist ~ von Ihnen** to ładnie z pana strony
Netz *n* **-es, -e** sieć *f* (*a. inform.*); siatka *f*
Netzhaut *f* **-, ...häute** *anat.* siatkówka *f*
neu I. *adj* nowy; (*frisch*) świeży; **aufs Neue** od nowa **II.** *adv* na nowo; niedawno
Neuankömmling *m* **-s, -e** nowo przybyły
neuartig *adj* nowoczesny, nowy
Neubau *m* **-(e)s, -ten** nowe budownictwo
neuerdings *adv* niedawno
Neuerscheinung *f* **-, -en** nowość wydawnicza
neugeboren *adj* nowo narodzony
Neugier *f* **-** ciekawość *f*
neugierig *adj* ciekawy (**auf etw** czegoś); **~ werden** zaciekawić się
Neuheit *f* **-, -en** nowość *f*
Neuigkeit *f* **-, -en** nowina *f*
Neujahr *n* **-(e)s, -e** Nowy Rok; **glückliches ~!** szczęśliwego Nowego Roku!
neulich *adv* niedawno
Neuling *m* **-s, -e** nowicjusz *m*
Neumond *m* **-(e)s** nów *m*
neun *num* dziewięć
neunhundert *num* dziewięćset
neunmalklug *adj* przemądrzały
neunte *num* dziewiąty
Neuntel *n* **-s, -** jedna dziewiąta
neunzehn *num* dziewiętnaście
neunzehnte *num* dziewiętnasty
neunzig *num* dziewięćdziesiąt
neunzigste *num* dziewięćdziesiąty
Neuordnung *f* **-, -en** reorganizacja *f*
neureich *adj* nowobogacki
Neurologe *m* **-n, -n** neurolog *m*
neutral *adj* neutralny
neutralisieren *vt* z|neutralizować (*a. chem.*)
Neuzeit *f* **-** czasy nowożytne
nicht *adv* nie; **~ mehr** już nie; **~ viel** niedużo; **~ nur ..., sondern auch ...** nie tylko ..., lecz także ...
Nichtachtung *f* **-** nieuszanowanie *n*, lekceważenie *n*
Nichte *f* **-, -n** siostrzenica *f*
nichtig *adj* błahy, marny; *juris.* (*ungültig*) nieważny
Nichtraucher *m* **-s, -** niepalący *m*
nichts *pron* nic; **weiter ~?** czy to wszystko?, nic więcej?; **das macht ~** nie szkodzi
Nichtschwimmer *m* **-s, -** osoba nie umiejąca pływać
nichtsdestoweniger *praep* niemniej, mimo to
Nichtzutreffende *n*: **~s streichen** niepotrzebne skreślić
Nickel *n* **-s** nikiel *m*
nicken *vi* kiwać <skinąć> głową
nie *adv* nigdy; **~ wieder** nigdy więcej
nieder *adj* niski; niższego stopnia
niederdrückend *adj* przygnębiający
Niedergang *m* **-(e)s** upadek *m*
niedergehen* *vi s* **1.** spaść (opad); zejść (lawina) **2.** wy|lądować
niedergeschlagen *adj figur.* przygnębiony
Niederlage *f* **-, -n** klęska *f*
Niederländer *m* **-s, -** Niderlandczyk *m*
niederländisch *adj* niderlandzki
niederlassen*, sich *vr* osiedlać się
Niederlassung *f* **-, -en** filia *f*; siedziba *f*
niederlegen *vt* kłaść, położyć
Niederschlag *m* **-(e)s, ...schläge** *chem.* osad *m*; *meteor.* opad *m*
niederschlagen* *vt* zwalić na ziemię, powalić; (*senken*) spuszczać
niedersetzen, sich *vr* siadać, u|siąść
niederträchtig *adj* podły
Niederung *f* **-, -en** nizina *f*
niederwerfen* *vt* powalić, zwalić z nóg; *figur.* zwyciężyć
niedlich *adj* milutki
niedrig *adj* niski

niemals *adv* nigdy
niemand *pron* nikt; **es ist ~ da** nie ma (tu) nikogo
Niere *f* **-, -n** nerka *f*; *pl kulin.* cynaderki *fpl*
nieseln *vi*: **es nieselt** mży
niesen *vi* kichać
Nikotin *n* **-s** nikotyna *f*
nimmt → **nehmen**
nirgends, **nirgendwo** *adv* nigdzie
Nische *f* **-, -n** wnęka *f*; *handl.* nisza *f*
Niveau [niˈvoː] *n* **-s, -s** poziom *m*
nix *adv ugs.* nic
nobel *adj* szlachetny; (*vornehm*) wytworny
noch I. *adv* jeszcze; **~ nicht** jeszcze nie **II.** *kj*: **weder ... ~ ...** ani ..., ani ...
nochmalig *adj* powtórny
nochmals *adv* jeszcze raz
Nominativ *m* **-s, -e** *gram.* mianownik *m*, pierwszy przypadek
Nonne *f* **-, -n** zakonnica *f*
Norden *m* **-s** północ *f*; **im ~** na północy; **im ~ von Berlin** na północ od Berlina
nordisch *adj* nordycki
nördlich *adj* północny; **~ von ...** na północ od ...
Nordpol *m* **-s, -e** biegun północny *m*
nordwestlich *adj* północnozachodni
nörgeln *vi* zrzędzić
Norm *f* **-, -en** norma *f*
normal *adj* normalny
normalerweise *adv* normalnie, zwykle
normalisieren I. *vt* z|normalizować **II.** *vr* **sich ~** znormalizować się
Norweger *m* **-s, -** Norweg *m*
norwegisch *adj* norweski
Not *f* **-, Nöte 1.** *sing* bieda *f*, nędza *f*; **mit knapper ~** z biedą, ledwo; **mit Mühe und ~** z trudem **2.** (*schwierige Lage*) trudność, opresja; **in Nöten** w kłopotach
Notar *m* **-s, -e** notariusz *m*
Notarztwagen *m* **-s, -** karetka pogotowia
Notausgang *m* **-(e)s, ...ausgänge** wyjście awaryjne
Notbremse *f* **-, -n** hamulec bezpieczeństwa
Notdurft *f* **-** potrzeba *f* (naturalna)
notdürftig *adj* prowizoryczny
Note *f* **-, -n 1.** *mus.* nuta *f* **2.** (*Banknote*) banknot *m* **3.** stopień *m*, ocena *f* (*a. schul.*, *sport.*) **4.** nota *f* (dyplomatyczna)
Notfall *m*: **im ~** w razie potrzeby
notieren *vt* za|notować
nötig *adj* potrzebny; **ich habe es nicht ~** nie potrzebuję tego
nötigen *vt* zmuszać, zniewalać (**j-n zu einer Sache** kogoś do czegoś)
Notiz *f* **-, -en** notatka *f* (*o. prasowa*); **sich** *D* **~en machen** notować
Notizblock *m* **-(e)s, -s** notatnik *m*
Notizbuch *n* **-(e)s, ...bücher** notes *m*
Notlage *f* **-, -n** krytyczna sytuacja; ciężkie położenie
Notruf *m* **-(e)s, -e** telefon alarmowy; wezwanie pomocy (telefoniczne)
Notrufnummer *f* **-, -n** numer <telefon> alarmowy
Notstand *m* **-(e)s, ...stände** stan zagrożenia; krytyczne położenie
Notverband *m* **-(e)s, ...verbände** prowizoryczny opatrunek
Notwehr *f* **-** obrona konieczna, samoobrona *f*
notwendig *adj* potrzebny, konieczny
Novelle *f* **-, -n** nowela *f*
November *m* **-(s)** listopad *m*
Nu *m*: **im ~** w mig
nüchtern *adj* **1.** czczy; **auf ~en Magen** na czczo **2.** (*nicht betrunken*) trzeźwy
Nudeln *pl* makaron
null *num* zero *n*; **~ Grad** zero stopni
Null *f* **-, -en** zero *n* (*a. figur.*); **unter ~** poniżej zera
Nulltarif *m*: **zum ~** za darmo (w komunikacji, telefonowaniu)
numerisch *adj* numeryczny
Nummer *f* **-, -n** numer *m*; liczba *f*; **laufende ~** bieżący numer
nummerieren *vt* numerować
Nummernschild *n* **-(e)s, -er** *mot.* tablica rejestracyjna
nun I. *adv* teraz; **von ~ an** od tej chwili **II.** *kj* więc
nunmehr *adv* teraz, od tej chwili
nur *adv* tylko
Nuss *f* **-es, Nüsse** orzech *m*
Nussknacker *m* **-s, -** dziadek do orzechów
Nusskuchen *m* **-s, -** ciasto orzechowe
nutzbar *adj* użyteczny; **~ machen** doprowadzać do stanu używalności
nutzen, nützen *vi* **1.** przydawać się (**j-m zu einer Sache** komuś na coś); **es nutzt nichts** to nic nie daje **2.** wykorzystywać
Nutzen *m* **-s** korzyść *f*; pożytek *m*
nützlich *adj* użyteczny, pożteczny; (*förderlich*) korzystny
nutzlos *adj* bezużyteczny; (*vergeblich*) daremny
Nutztier *n* **-(e)s, -e** zwierzę użytkowe

O

o *int* och; **o ja <nein>!** ależ tak <nie>!; **o weh!** ojej!

ob *kj* czy; **als ob** jakby; *ugs.* **(na) und ob!** a jakże!, oczywiście!

Obacht *f*: ~ **auf etw geben** pilnować czegoś, uważać

Obdach *n* **-(e)s** schronienie *n*

obdachlos *adj* bezdomny

oben *adv* na górze, u góry; **wie ~** jak wyżej

Ober *m* **-s, -** kelner *m*

ober- *adj* górny, wyższy; starszy

Oberarm *m* **-(e)s, -e** ramię *n*

Oberarzt *m* **-es, ...ärzte** ordynator *m*

Oberbefehlshaber *m* **-s, -** wódz naczelny

Oberbekleidung *f* **-** odzież wierzchnia

Oberdeck *n* **-s, -s** górny pokład

Oberfläche *f* **-, -n** powierzchnia *f*

oberflächlich *adj* powierzchowny, pobieżny

Obergeschoss *n* **-es, -e** piętro *n*

oberhalb *praep mit G* powyżej, nad

Oberhand *f*: **über j-n die ~ gewinnen** brać górę nad kimś

Oberhaupt *n* **-(e)s, ...häupter** głowa *f*, przywódca *m*

Oberhemd *n* **-(e)s, -en** koszula *f* (męska)

Oberin *f* **-, -nen** siostra przełożona *f*

Oberkörper *m* **-(e)s, -** górna część ciała <tułowia>

Oberleutnant *m* **-s, -s** porucznik *m*

Oberschenkel *m* **-s, -** udo *n*

Oberschicht *f* **-, -en** elita *f* (społeczeństwa)

Oberschule *f* **-, -n** szkoła średnia

Oberseite *f* **-, -n** wierzchnia strona

Oberst *m* **-en** *o.* **-s, -en** *o.* **-e** pułkownik *m*

Oberstleutnant *m* **-s, -s** podpułkownik *m*

obgleich *kj* chociaż

obig *adj* powyższy, wyżej wymieniony

Objekt *n* **-(e)s, -e 1.** obiekt *m*, przedmiot *m* (*np. badań*) **2.** *gram.* dopełnienie *n*

objektiv *adj* obiektywny

Objektiv *n* **-s, -e** obiektyw *m*

obligatorisch *adj* obowiązkowy

Obmann *m* **-(e)s, ...männer** *o.* **...leute** mąż zaufania

Obrigkeit *f* **-, -en** władza *f*, zwierzchność *f*

Observatorium *n* **-s, ...ien** obserwatorium *n*

observieren *vt* za|obserwować

Obsession *f* **-, -en** obsesja *f*

Obst *n* **-(e)s** owoce *mpl*

Obstbaum *m* **-(e)s, ...bäume** drzewo owocowe

Obstgarten *m* **-s, ...gärten** sad *m*

Obstkuchen *m* **-s, -** ciasto z owocami

obwohl *kj* chociaż, jakkolwiek

Ochse *m* **-n, -n** wół *m*

öde *adj* pusty; *figur.* nudny

oder *kj* **1.** czy **2.** albo; **entweder ... ~ ...** albo ..., albo ...

Ofen *m* **-s, Öfen** piec *m*

offen *adj* otwarty; **~ gesagt** szczerze mówiąc

offenbar *adj* widoczny, oczywisty, jawny

offenbaren *vt* ujawniać, wyjawiać

offenherzig *adj* szczery, otwarty

offenkundig, offensichtlich *adj* oczywisty, widoczny

offensiv *adj* ofensywny

öffentlich *adj* publiczny; **eine ~e Sitzung** otwarte posiedzenie

Öffentlichkeit *f* **-** publiczność *f*, ogół *m*; **mit einer Frage vor die ~ treten** postawić kwestię publicznie

offerieren *vt econ.* za|oferować

offiziell *adj* oficjalny; urzędowy

Offizier *m* **-s, -e** oficer *m*

offiziös *adj* półoficjalny; półurzędowy

öffnen *vt* otwierać

Öffnung *f* **-, -en** otwór *m*; (*Eröffnung*) otwarcie *n*

Öffnungszeiten *pl* godziny otwarcia

oft *adv* często

öfters *adv* częściej, niejednokrotnie

oftmals *adv* często

oh *int* ach

ohne *praep mit A* bez (**j-n** kogoś); **~ weiteres** a) bez problemu <kłopotu> b) bez namysłu, tak po prostu

ohnehin *adv* i tak, zresztą

Ohnmacht *f* **-, -en 1.** omdlenie *n*; **in ~ fallen** zemdleć **2.** bezsilność *f*

ohnmächtig *adj* I. zemdlony; **~ werden** zemdleć **2.** bezsilny

Ohr *n* **-(e)s, -en** ucho *n*; **ganz ~ sein** zamienić się w słuch

Öhr *n* **-(e)s, -e** ucho *n* (igielne)

Ohrenarzt *m* **-es, ...ärzte** laryngolog *m*

Ohrenschützer *pl* nauszniki *mpl*

ohrfeigen *vt* s|policzkować
Ohrring *m* **-(e)s, -e** kolczyk *m*
okay [o'ke:] *adj ugs.* okay, w porządku
Ökoladen *m* **-s, ...läden** sklep ze zdrową żywnością
Ökologie *f* **-** ekologia *f*
ökologisch *adj* ekologiczny
Ökonomie *f* **-** ekonomia *f*
ökonomisch *adj* ekonomiczny
Ökosystem *n* **-s, -e** ekosystem *m*
Oktober *m* **-(s)** październik *m*
Oktoberfest *n* **-(e)s, -e** święto piwa
ökumenisch *adj* ekumeniczny
Öl *n* **-(e)s, -e 1.** oliwa *f*; olej *m* (*o.* opałowy); olejek *m* **2.** ropa naftowa *f*
ölen *vt* na|oliwić
Ölfarbe *f* **-, -n** farba olejna
Ölgemälde *n* **-s, -** obraz olejny
Olive *f* **-, -n** oliwka *f*
Olivenöl *n* **-(e)s** oliwa *f* (z oliwek)
oll *adj reg.* stary
Ölstand *m* **-(e)s** *mot.* poziom oleju
Öltanker *m* **-s, -** tankowiec
Olympiade [olym'pja:də] *f* **-, -n** olimpiada *f*
olympisch [o'lympɪʃ] *adj* olimpijski; **die Olympischen Spiele** igrzyska olimpijskie
Oma *f* **-, -s** *ugs.* babcia *f*
Ombudsmann *m* **-(e)s, ...männer** rzecznik praw obywatelskich *m*
Omelett [ɔm'lɛt] *n* **-(e)s, -e** *o.* **-s** omlet *m*
Omnibus *m* **-ses, -se** autobus *m*
Onkel *m* **-s, -** wuj, stryj *m*
Opa *m* **-s, -s** *ugs.* dziadek *m*
Oper *f* **-, -n** opera *f*
Operation *f* **-, -en** operacja *f*
Operationssaal *m* **-(e)s, ...säle** sala operacyjna
Operette *f* **-, -n** operetka *f*
operieren *vi, vt* operować
Opernglas *n* **-es, ...gläser** lornetka *f* (teatralna)
Opfer *n* **-s, -** ofiara *f*; **zum ~ fallen** paść ofiarą
opfern I. *vt* ofiarow(yw)ać, składać w ofierze **II.** *vr* **sich ~** poświęcać się
opportunistisch *adj* oportunistyczny
Opposition *f* **-, -en** opozycja *f*
Optiker *m* **-s, -** optyk *m*
optimal *adj* optymalny
Optimismus *m* **-** optymizm *m*
Orange [o'raŋʒɛ] *f* **-, -n** pomarańcza *f*
Orchester *n* **-s, -** orkiestra *f*
Orden *m* **-s, - 1.** zakon *m* **2.** (*Auszeichnung*) order *m*, odznaczenie *n*
ordentlich *adj* porządny; przyzwoity; (*regelrecht*) należyty
ordinär *adj* ordynarny
ordnen *vt* u|porządkować
Ordner *m* **-s, - 1.** porządkowy *m*; *pl* służby porządkowe *fpl* **2.** segregator *m*
Ordnung *f* **- 1.** porządek *m*, ład *m*; (*Tätigkeit*) porządkowanie **2.** *biol.* rząd *m*
ordnungshalber *adv* dla porządku
Organ *n* **-s, -e** narząd *m*, organ *m* (*a. figur.*)
Organisation *f* **-, -en** organizacja *f*
organisch *adj* organiczny
organisieren *vt* z|organizować (*o. ugs.*)
Organismus *m* **-, ...men** organizm *m*
Orgel *f* **-, -n** organy *pl*
orientalisch *adj* orientalny
orientieren, sich *vr* z|orientować się (**über etw** w czymś)
Orientierungspunkt *m* **-(e)s, -e** punkt orientacyjny
Orientierungssinn *m* **-(e)s** zmysł orientacji
Original *n* **-s, -e** oryginał *m* (*a. figur.*)
originell *adj* oryginalny; (*eigenartig*) dziwaczny
Ort *m* **-(e)s, -e 1.** miejsce *n*; **an ~ und Stelle** na miejscu **2.** (*Ortschaft*) miejscowość *f*
orten *vt* z|lokalizować, umiejscowić
örtlich *adj* miejscowy, lokalny
ortsfremd *adj* obcy, przyjezdny, napływowy
Ortsname *m* **-ns, -n** nazwa miejscowości
ortsüblich *adj* odpowiadający miejscowym zwyczajom
Ortszeit *f* **-, -en** czas lokalny
Öse *f* **-, -n** uszko *n* (*metalowe*)
Osten *m* **-s** wschód *m*; **im ~** na wschodzie
Osterfest *n* **-(e)s, -e** Wielkanoc *f*
Osterhase *m* **-n, -n** zajączek wielkanocny
Ostern *n, pl* Wielkanoc *f*; **an <zu> ~** na Wielkanoc
Österreicher *m* **-s, -** Austriak *m*
Österreicherin *f* **-, -nen** Austriaczka *f*
österreichisch *adj* austriacki
Osterwoche *f* **-, -n** Wielki Tydzień
östlich *adj* wschodni; **~ von ...** na wschód od ...
out [aut] *adj ugs.* nie na czasie
oval *adj* owalny
Ovulation *f* **-, -en** owulacja *f*
Ozean *m* **-s, -e** ocean *m*
Ozon *n, m* **-s** ozon *m*

P

paar *num* kilka, parę; **nach ein ~ Wochen** po kilku tygodniach; **ein ~ Mal** kilka razy
Paar *n* **-(e)s, -e** para *f*; **das junge ~** młoda para; **ein ~ Schuhe** para butów
paarweise *adv* parami
pachten *vt* dzierżawić
Pack *m* **-(e)s, -e** paczka *f*, pakunek *m*
Päckchen *n* **-s, -** pacz(usz)ka *f*
packen *vt* **1.** s|chwytać **2.** (*einpacken*) za|pakować
Packen *m* **-s, -** plik *m* (gazet), paczka *f* (jednakowych rzeczy)
Packpapier *n* **-s, -e** papier pakowy
Packung *f* **-, -en 1.** opakowanie *n* **2.** *med.* okład *m*
pädagogisch *adj* pedagogiczny
Paddelboot *n* **-(e)s, -e** kajak *m*
paddeln *vi h, s* pływać kajakiem
paff *adj*: *ugs.* **~ sein** zdębieć, osłupieć
Paket *n* **-(e)s, -e 1.** (mała) paczka *f* **2.** opakowanie *n* **3.** pakiet akcji
pakistanisch *adj* pakistański
Pakt *m* **-(e)s, -e** *polit.* pakt *m*
paktieren *vi* paktować (**mit j-m** z kimś)
Palast *m* **-(e)s, Paläste** pałac *m*
Palme *f* **-, -n** palma *f*
Palmsonntag *m* **-(e)s, -e** Niedziela Palmowa
Pampelmuse *f* **-, -n** grejpfrut *m*
paniert *adj kulin.* panierowany
Panik *f* **-, -en** panika *f*
Panne *f* **-, -n** defekt *m* (*np.* pojazdu)
Pannendreieck *n* **-(e)s, -e** *mot.* trójkąt (bezpieczeństwa)
Panorama *n* **-s, ...men** panorama *f*
Pantoffel *m* **-s, -n** kapeć *m* (bez pięty)
Panzer *m* **-s, - 1.** pancerz *m* (*o. zool.*) **2.** (*Panzerwagen*) czołg *m*
Papa[1] *m* **-s, -s** *ugs.* tata *m*
Papa[2] *m* **-s** *rel.* papież *m*
Papagei *m* **-en** *o.* **-s, -en** papuga *f*
Papi *m* **-s, -s** *ugs.* tatuś *m*
Papier *n* **-s, -e 1.** papier *m* **2.** *pl* dokumenty *mpl* (osobiste) **3.** *fin.* papier wartościowy **4.** dokument *m*
Papiergeld *n* **-(e)s** banknoty *pl*
Papierkorb *m* **-(e)s, ...körbe** kosz na papiery
Papiertaschentuch *n* **-(e)s, ...tücher** chusteczka higieniczna
Pappbecher *m* **-s, -** kubek papierowy
Pappe *f* **-, -n** tektura *f*, karton *m*
Pappel *f* **-, -n** topola *f*
Paprika *m* **-s, -(s)** papryka *f*
parat *adj* przygotowany, pod ręką
Papst *m* **-(e)s, Päpste** papież *m*
päpstlich *adj* papieski
Parade *f* **-, -n** defilada *f*; parada *f*
Paradies *n* **-es, -e** raj *m*
paradiesisch *adj* rajski
Paragraf, Paragraph *m* **-en, -en** paragraf *m*
paraguayisch *adj* paragwajski
parallel *adj* równoległy
Parfüm *n* **-s, -e** *o.* **-s** perfumy *pl*
Parfümerie *f* **-, -n** perfumeria *f*
parfümieren *vt* perfumować (**sich** się)
Park *m* **-s, -s, Parkanlage** *f* **-, -n** park *m*
parken *vt* za|parkować
Parkett *n* **-s, -e 1.** parkiet *m* (*o.* giełda) **2.** *teatr.* parter *m*
Parkgebühr *f* **-, -en** opłata parkingowa
Parkhaus *n* **-es, ...häuser** garaż piętrowy
Parkleuchte *f* **-, -n** *mot.* światło postojowe
Parkplatz *m* **-es, ...plätze** parking *m*; **(un)bewachter ~** parking (nie)strzeżony
Parkuhr *f* **-, -en** parkometr *m*
Parkverbot *n* **-(e)s, -e** zakaz parkowania
Parlament *n* **-(e)s, -e** parlament *m*
parlamentarisch *adj* parlamentarny
Parlamentswahlen *pl* wybory parlamentarne
parodistisch *adj* parodystyczny
Parole *f* **-, -n** hasło *n*, parol *m*
Partei *f* **-, -en** partia *f*, stronnictwo *n*; **einer ~ angehören** należeć do partii
parteiisch *adj* stronniczy
parteilich *adj* partyjny
parteilos *adj* bezpartyjny
Parterre [par'tɛr] *n* **-s, -s** parter *m*
Partie *f* **-, -n 1.** (*Teil*) część *f* **2.** *handl.* partia *f* **3.** partyjka
Partisan *m* **-s** *o.* **-en, -en** partyzant *m*
Partner *m* **-s, -** partner *m*
Partnerschaft *f* **-, -en** partnerstwo *n*
partnerschaftlich *adj* partnerski
Party *f* **-, -s** party *n*, przyjęcie *n*
Pass *m* **-es, Pässe 1.** paszport *m* **2.** (*Gebirgspass*) przełęcz *n*
passabel *adj* możliwy (do zaakceptowania)

Passage [pa'sa:ʒɛ] *f* **-, -n 1.** pasaż *m* (handlowy) **2.** (*für Wagen*) przejazd *m*
Passagier [pasa'ʒi:r] *m* **-s, -e** pasażer *m*
Passamt *n* **-(e)s, ...ämter** biuro paszportowe
Passant *m* **-en, -en** przechodzień *m*
Passbild *n* **-(e)s, -er** zdjęcie paszportowe
passen I. *vi* I. pasować (**zu einer Sache** do czegoś); **das passt mir nicht** to mi nie odpowiada **2.** (*beim Kartenspiel*) pasować **II.** *vr* **sich ~**: *ugs.* **es passt sich nicht** nie uchodzi, nie wypada
passend *adj* odpowiedni, dopasowany
passieren I. *vt* **1.** przechodzić (*przez coś*); (*mit Wagen*) przejeżdżać (*przez coś*) **2.** *kulin.* przecierać **II.** *vi s* zdarzać się; **was ist hier passiert?** co tu się stało?
Passierschein *m* **-(e)s, -e** przepustka *f*
Passierstelle *f* **-, -n** przejście *n* (graniczne)
passioniert *adj* zapalony (wędkarz)
passiv *adj* pasywny
Passiv *n* **-s, -e** *gram.* strona bierna
Passkontrolle *f* **-, -n** kontrola paszportowa
Paste *f* **-, -n 1.** *kulin.* pasta *f* **2.** maść *f*, mazidło *n*
Pastete *f* **-, -n** pasztecik *m*; pasztet *m*
Pastille *f* **-, -n** pastylka *f*
Pastor *m* **-s, -e** pastor *m*
Pate *m* **-n, -n** ojciec chrzestny *m*
Patenkind *n* **-(e)s, -er** chrześniak *m*
patent *adj* setny, równy
Patent *n* **-(e)s, -e 1.** patent *m*; **ein ~ anmelden** złożyć wniosek patentowy **2.** patent *m*; **das ~ als Steuermann** patent sternika
Patient [pa'tsiɛnt] *m* **-en , -en** pacjent *m*
Patientin [pa'tsiɛntin] *f* **-, -nen** pacjentka *f*
Patin *f* **-, -en** matka chrzestna *f*
Patriot *m* **-en, -en** patriota *m*
patriotisch *adj* patriotyczny
Patron *m* **-s, -e** patron *m*
Patrone *f* **-, -n** nabój *m*
patschnass *adj ugs.* przemoczony do suchej nitki
pauschal *adj* ryczałtowy, łączny
Pauschale *f* **-, -n** ryczałt *m*
Pauschalreise *f* **-, -n** wycieczka *f* (z biurem podróży)
Pause *f* **-, -n** przerwa *f*, pauza *f* (*o. mus.*)
PC [pe: 'tse:] *m* **-(s), -(s)** pecet *m*
Pech *n* **-s 1.** smoła *f* **2.** (*Missgeschick*) pech *m*
Pechvogel *m* **-s, ...vögel** *ugs.* pechowiec *m*
Pedal *n* **-s, -e** pedał *m*
Pediküre *f* **-, -n 1.** *sing* pedikiur *m*, pedicure **2.** pedikiurzystka *f*
Pein *f* **-** męka *f*, męczarnia *f*
peinlich *adj* **1.** (*unangenehm*) przykry **2.** (*genau*) skrupulatny
Peitsche *f* **-, -n** bicz *m*, bat *m*
Pellkartoffeln *pl kulin.* ziemniaki w mundurkach
Pelz *m* **-es, -e** futro *n*
Pelzmütze *f* **-, -n** czapka futrzana
Pendel *n* **-s, -** wahadło *n*
Pendeluhr *f* **-, -en** zegar z wahadłem
Pendelverkehr *m* **-s** *mot.* ruch wahadłowy pojazdów
Penis *m* **-, -se** *o.* **Penes** penis *m*, prącie *n*
Penne *f* **-, -n** *ugs.* buda *f* (*o szkole*)
Pension [pɑŋzio:n] *f* **-, -en 1.** *sing* emerytura *f*; **in ~ sein** być na emeryturze **2.** (*Fremdenheim*) pensjonat *m* **3.** *sing* utrzymanie *n* (w pensjonacie)
Pensionär *m* **-s, -e 1.** emeryt *m* **2.** *reg.* pensjonariusz *m*
pensioniert *adj* emerytowany
per *praep mit A*: **~ Bahn** koleją; *handl.* **~ sofort** z natychmiastową dostawą
perfekt *adj* doskonały
perfid(e) *adj* perfidny
Periode *f* **-, -n** okres *m*
Peripherie *f* **-, -n** peryferie *pl*
Perle *f* **-, -n** perła *f*
Person *f* **-, -en** osoba *n*; osobistość *n*
Personal *n* **-s** personel *m*
Personalausweis *m* **-es, -e** dowód osobisty
Personalcomputer *m* **-s, -** komputer osobisty
Personalien [pɛrzo'na:ljən] *pl* dane osobowe
personell *adj* osobowy
Personenkraftwagen *m* **-s, -** samochód osobowy
Personenzug *m* **-(e)s, ...züge** pociąg osobowy
persönlich I. *adj* osobisty **II.** *adv* osobiście
Persönlichkeit *f* **-, -en 1.** *sing* osobowość *f* **2.** (*bedeutender Mensch*) osobistość *f*
Perspektive *f* **-, -n** perspektywa *f*
pessimistisch *adj* pesymistyczny
Petersilie [petər'zi:ljə] *f* **-** pietruszka *f*
Petroleum [pe'tro:leum] *n* **-s** nafta *f*; ropa naftowa
Petunie [pe'tu:njə] *f* **-, -n** petunia *f*

petzen *vi* skarżyć (nauczycielowi)
Pfad *m* **-(e)s, -e** ścieżka *f*
Pfadfinder *m* **-s, -** harcerz *m*
Pfahl *m* **-(e)s, Pfähle** pal *m*, kołek *m*
Pfand *n* **-(e)s, Pfänder** zastaw *m*; fant *m*
Pfänderspiel *n* **-(e)s, -e** gra z fantami
Pfandflasche *f* **-, -n** butelka zwrotna
Pfanne *f* **-, -n** patelnia *f*
Pfannkuchen *m* **-s, -** *kulin.* **1.** *reg.* pączek *m* **2.** *austr.* omlet *m*
Pfarrei *f* **-, -en 1.** parafia *f* **2.** probostwo *n*, plebania *f*
Pfarrer *m* **-s, -** proboszcz *m*
Pfarrkirche *f* **-, -n** kościół parafialny
Pfau *m* **-(e)s, -en** paw *m*
Pfeffer *m* **-s** pieprz *m*
Pfefferkuchen *m* **-s, -** piernik *m*
Pfefferminze *f* **-** *bot.* mięta pieprzowa
pfeffern *vt* po|pieprzyć
Pfefferstreuer *m* **-s, -** pieprzniczka *f*
Pfeife *f* **-, -n 1.** gwizdek *m* **2.** (*Tabakspfeife*) fajka *f*
pfeifen* *vi*, *vt* za|gwizdać
Pfeil *m* **-(e)s, -e 1.** strzała *f* **2.** strzałka *f*
Pfeiler *m* **-s, -** filar *m*
Pfennig *m* **-s, -e** *hist* fenig *m*
Pferd *n* **-(e)s, -e** koń *m*; **zu ~e** konno
Pferderennen *n* **-s, -** wyścigi konne
Pferdestärke *f* **-** *techn.* koń mechaniczny
pfiff → pfeifen
Pfifferling *m* **-s, -e** kurka *f* (*grzyb*)
pfiffig *adj* sprytny, przebiegły
Pfingsten *pl* Zielone Świątki
Pfirsich *m* **-s, -e** brzoskwinia *f*
Pflanze *f* **-, -n** roślina *f*
pflanzen *vt* za|sadzić
pflanzlich *adj* roślinny
Pflaster *n* **-s, - 1.** plaster *m* **2.** (*Straßenpflaster*) bruk *m*
Pflaume *f* **-, -n** śliwka *f*
Pflaumenkuchen *m* **-s, -** placek ze śliwkami
Pflege *f* **-** pielęgnowanie *n*, opieka *f*
pflegebedürftig *adj* wymagający opieki
Pflegeeltern *pl* rodzice zastępczy
Pflegeheim *n* **-(e)s, -e** dom opieki
pflegen *vt* pielęgnować; opiekować się (*kimś*); **wir ~ zu sagen: „...“** zazwyczaj mówimy: „...“
Pflegerin *f* **-, -nen** pielęgniarka *f*
Pflicht *f* **-, -en** obowiązek *m*
pflichtbewusst *adj* obowiązkowy
Pflichtbewusstsein *n* **-s** poczucie obowiązku
Pflichtfach *n* **-(e)s, ...fächer** przedmiot obowiązkowy (w szkole)
pflichtgemäß *adj* przepisowy, zgodny z przepisem
Pflichtversicherung *f* **-, -en** ubezpieczenie obowiązkowe
pflücken *vt* zrywać (owoce, kwiaty)
Pflug *m* **-(e)s, Pflüge** pług *m*
pflügen *vt* z|orać
Pforte *f* **-, -n** brama *f*; furtka *f*
Pförtner *m* **-s, -** portier *m*
Pfosten *m* **-s, -** słupek *m*
Pfote *f* **-, -n** łapa *f*
Pfropfen *m* **-s, -** korek *m*
Pfund *n* **-(e)s, -e** funt *m*
pfuschen *vi ugs.* knocić, partaczyć
Pfütze *f* **-, -n** kałuża *f*
Phantasie *f* **-** fantazja *f*
phantastisch *adj* fantastyczny
pharmazeutisch *adj* farmaceutyczny
Phase *f* **-, -n** faza *f*
Philatelist *m* **-en, -en** filatelista *m*
Philharmonie *f* **-, -n** filharmonia *f*
Philosoph *m* **-en, -en** filozof *m*
Philosophie *f* **-, -n** filozofia *f*
phlegmatisch *adj* flegmatyczny
Phosphor *m* **-s** fosfor *m*
photo-, **Photo- → foto-** , **Foto-**
Physik [fy'zɪ:k] *f* **-** fizyka *f*
physisch ['fy:zɪʃ] *adj* fizyczny
Pianist *m* **-en, -en** pianista *m*
Pickel *m* **-s, -** *med.* pryszcz *m*
picken *vt* dziobać
Picknick *n* **-s, -e** *o.* **-s** piknik *m*
piepen, piepsen *vi* piszczeć
Pier *m* **-s, -e** *o.* **-s** *naut.* pirs *m*
Pietät [pie'tɛ:t] *f* **-** pietyzm *m*; szacunek *m*
pikant *adj* pikantny (*a. figur.*)
Pilger *m* **-s, -** pielgrzym *m*
pilgern *vi s* pielgrzymować (**nach** do)
Pille *f* **-, -n** pigułka *f*; *ugs.* pigułka antykoncepcyjna
Pilot *m* **-en, -en** pilot *m* (samolotu)
Pilz *m* **-es, -e** grzyb *m*
Pilzsuppe *f* **-, -n** zupa grzybowa
pinkeln *vi ugs.* siusiać
Pinsel *m* **-s, -** pędzel *m*
Pinzette *f* **-, -n** pęseta *f*, pinceta *f*
Pionier *m* **-s, -e 1.** *mil.* saper *m* **2.** *figur.* pionier *m*
Pipi *n*: *ugs.* **~ machen** robić siusiu
Piste *f* **-, -n** szlak *m*, trasa *f*; (*Rollbahn*) pas startowy

Pistole *f* **-, -n** pistolet *m*
Pizza *f* **-, -s** pizza *f*
Pkw *m* **-(s), -s** samochód osobowy
Plafond [pla'fõ:] *m* **-s, -s** plafon *m*
plagen I. *vt* dręczyć, męczyć **II.** *vr* **sich ~** męczyć się
Plakat *n* **-(e)s, -e** plakat *m*
Plakatsäule *f* **-, -n** słup ogłoszeniowy
Plakette *f* **-, -n 1.** plakietka *f* **2.** medal pamiątkowy *m*
Plan *m* **-(e)s, Pläne** plan *m*
planen *vt* za|planować
Planet *m* **-en, -en** planeta *f*
Planke *f* **-, -n** belka *f*
planmäßig *adj* planowy
Planschbecken *n* **-s, -** brodzik dla dzieci
planschen *vi* pluskać się
plappern *vi* paplać
Plastik[1] *n* **-s** plastik *m*
Plastik[2] *f* **-, -en 1.** rzeźba *f* **2.** *sing* rzeźbiarstwo *n* **3.** *sing* plastyka *m* (*o. med.*)
Plastikgeld *n* **-(e)s** *ugs.* karta kredytowa
Plastiktüte *f* **-, -n** torba <torebka> plastikowa
Plastilin *n* **-s** plastelina *f*
plastisch *adj* **1.** plastyczny (masa) **2.** obrazowy
plätschern *vi* **1.** szemrać (*np.* strumyk) **2.** pluskać się
platt *adj* płaski; *ugs.* banalny
Platte *f* **-, -n 1.** płyta *f* (*o. mus.*), płytka *f* **2.** (*Schüssel*) półmisek *m*
Plattenspieler *m* **-s, -** adapter *m*, gramofon *n*
Plattform *f* **-, -en** platforma *f*
Plattfuß *m* **-es, ...füße** płaskostopie *n*
Platz *m* **-es, Plätze 1.** plac *m*; *sport.* boisko *n* **2.** miejsce *n*; **nehmen Sie ~!** proszę usiąść!
platzen *vi s* pękać
platzieren I. *vt* umiejscowić; zamieścić **II.** *vr* **sich ~** *sport.* plasować się
Platzkarte *f* **-, -n** miejscówka *f*
Platzkartenwagen *m* **-s, -** wagon z miejscówkami
Platzregen *m* **-s, -** ulewa *f*
Plauderei *f* **-, -en** pogawędka *f*
plaudern *vi* po|gawędzić
pleite *adj*: *ugs.* **~ sein** być zrujnowanym <bankrutem>
Plombe *f* **-, -n** plomba *f*
plombieren *vt* za|plombować
plötzlich I. *adj* nagły **II.** *adv* nagle
plump *adj* niezgrabny
plündern *vt* s|plądrować
Plural *m* **-s, -e** *gram.* liczba mnoga
Plus *n* **- 1.** *fin.* nadwyżka *f* **2.** plus *m* (*a. figur.*)
Pluszeichen *n* **-s, -** *mat.* (znak) plus *m*
pneumatisch *adj* pneumatyczny
Po *m* **-s, -s** *ugs.* pupa *f*, tyłek *m*
pochen *vi* bić (*o sercu*); *ugs.* pukać
Pocken *pl med.* ospa *f*
poetisch *adj* poetycki
Pokal *m* **-s, -e** puchar *m*
Pol *m* **-s, -e** biegun *m*
Pole *m* **-n, -n** Polak *m*
Police [po'li:sə] *f* **-, -n** polisa *f*
Poliklinik *f* **-, -en** przychodnia zdrowia
Polin *f* **-, -en** Polka *f*
Politik *f* **-** polityka *f*
Politiker *m* **-s, -** polityk *m*
politisch *adj* polityczny
Polizei *f* **-, -en** policja *f*
polizeilich *adv* policyjnie
Polizeirevier *n* **-s, -e 1.** komisariat *m* **2.** okręg policyjny
Polizeistreife *f* **-, -n** patrol policyjny
Polizist *m* **-en, -en** policjant *m*
Pollen *m* **-s, -** *bot.* pyłek *m*
polnisch *adj* polski; **die ~e Sprache** język polski; **miteinander ~ sprechen** rozmawiać ze sobą po polsku
Polnisch *n* **-(s)** język polski; **etw auf ~ sagen** powiedzieć coś po polsku
Polster *n* **-s, - 1.** tapicerka *f* **2.** poduszka *f* (*w meblach, w ubraniu*)
Polstermöbel *pl* meble tapicerowane
Polterabend *m* **-s, -e** wieczór kawalerski *m*
poltern *vi* hałasować
Pommes frites [pom 'frit] *pl* frytki *fpl*
Popmusik *f* **-, -en** muzyka pop
Popo *m* **-s, -s** *ugs.* pupa *f*, tyłek *m*
populär *adj* popularny
Pore *f* **-, -n** *anat.* por *m*
porös *adj* porowaty
Porree *m* **-s, -s** *bot.* por *m*
Portemonnaie [portmo'ne:] *n* **-s, -s** portmonetka *f*
Portier [pɔr'tje:] *m* **-s, -s** portier *m*
Portion *f* **-, -en** porcja *f*
Portmonee *n* → **Portemonnaie**
portionieren *vt* porcjować
Porto *n* **-s, -s** *o.* **...ti** porto *n*
portofrei *adj* wolny od opłaty pocztowej
portopflichtig *adj* podlegający opłacie pocztowej

Porträt *n* **-s, -s** *o.* **-e** portret *m*
Portugiese *m* **-n, -n** Portugalczyk *m*
portugiesisch *adj* portugalski
Porzellan *n* **-s** porcelana *f*
Position *f* **-, -en** pozycja *f*
positiv *adj* pozytywny
Posse *f* **-, -n** *teatr.* farsa *f*
Post *f* **-** poczta *f*; **per ~** pocztą; *inform.* **elektronische ~** poczta elektroniczna
Postamt *n* **-(e)s, ...ämter** urząd pocztowy
Postanweisung *f* **-, -en** przekaz pocztowy
Posten *m* **-s, - 1.** (*Anstellung*) stanowisko *n* **2.** *handl.* partia *f* **3.** posterunek *m* (policyjny)
Poster *n*, *m* **-s, -** plakat *m*, poster *m*
Postfach *n* **-(e)s, ...fächer** skrytka pocztowa
Postkarte *f* **-, -n** kartka pocztowa
postlagernd *adj* poste restante
Postleitzahl *f* **-, -en** kod pocztowy
Postsendung *f* **-, -en** przesyłka pocztowa
Postskript *n* **-(e)s, -e** postscriptum *n*
Poststempel *m* **-s, -** stempel pocztowy
postwendend *adv* niezwłocznie
Postwertzeichen *n* **-s, -** znaczek pocztowy
Potenz *f* **- 1.** potencja *f* **2.** *mat.* potęga *f*
Pracht *f* **-** przepych *m*
prächtig, **prachtvoll** *adj* wspaniały
Prädikat *n* **-(e)s, -e 1.** certyfikat *m* **2.** *spw.* orzeczenie *n*
prägen *vt* wy|tłoczyć
prägnant *adj* wyrazisty
prahlen *vi* przechwalać się (**mit einer Sache** czymś)
prahlerisch *adj* chłepkiwy
Praktikant *m* **-en, -en** praktykant *m*
Praktikum *n* **-s, ...ka** praktyka *f*, nauka zawodu
praktisch *adj* praktyczny
Praline *f* **-, -n** pralinka *f*, czekoladka nadziewana *f*
Prämie ['prɛːmjə] *f* **-, -n** premia *f*
Präparat *n* **-(e)s, -e** preparat *m*
Präservativ *n* **-s, -e** prezerwatywa *f*
Präsident *m* **-en, -en** prezydent *m*; (*Vorsitzender*) prezes *m*
Präsidium *n* **-s, ...ien 1.** prezydium *n* **2.** komenda policji *f*
prasseln *vi s* bębnić (*o deszczu*); trzaskać (*o ogniu*)
Praxis *f* **-, ...xen** praktyka *f* (*o. lekarska*)
präzis(e) *adj* dokładny, precyzyjny
predigen *vi*, *vt* wygłaszać kazanie
Predigt *f* **-, -en** kazanie *n*
Preis *m* **-es, -e 1.** cena *f*; **im ~e von zwei Euro** w cenie dwóch euro; **zum halben ~** za pół ceny; *figur.* **um jeden ~** za wszelką cenę **2.** (*Siegergewinn*) nagroda *f*
Preisausschreiben *n* **-s, -** konkurs *m*
Preiselbeere *f* **-, -n** borówka *f*
preisen* *vt* chwalić, wychwalać
Preisermäßigung *f* **-, -en** obniżka ceny
Preisfrage *f* **-, -n 1.** pytanie konkursowe **2.** *handl.* kwestia ceny
preisgeben* *vt* **1.** poświęcić; wyrzec się, zrezygnować **2.** zdradzić (tajemnicę)
Preisgericht *n* **-(e)s, -e** jury *n*
preisgünstig *adj* korzystny (zakup)
Preisliste *f* **-, -n** cennik *m*
Preisrichter *m* **-s, -** juror *m*; sędzia *m*
Preisträger *m* **-s, -** laureat *m*; zwycięzca *m*
preiswert *adj* niedrogi
Prellung *f* **-, -en** *med.* stłuczenie *n*
Premierminister [prəm'jeːministər] *m* **-s,-** premier *m*
Presse *f* **-** prasa *f*
Presseagentur *f* **-, -en** agencja prasowa
Pressekonferenz *f* **-, -en** konferencja prasowa
pressen *vt* **1.** wyciskać; tłoczyć (plastik); s|prasować **2.** przyciskać (**j-n an sich** kogoś do siebie); przecierać (przez sito)
Presskopf *m* **-(e)s** salceson *m*
preußisch *adj* pruski
prickeln *vi* **1.** szczypać **2.** (*jucken*) swędzić
pries → preisen
Priester *m* **-s, -** kapłan *m*
prima *adj* super, w najlepszym gatunku
Primel *f* **-, -n** *bot.* pierwiosnek *n*, prymulka *f*
primitiv *adj* prymitywny
Prinz *m* **-en, -en** książę *m*
Prinzessin *f* **-, -nen** księżniczka *f*
Prinzip *n* **-s, -ien** zasada *f*; **im ~** w zasadzie
prinzipiell [prɪntsi'pjɛl] *adj* zasadniczy
Prise *f* **-, -n** szczypta *f*
privat *adj* prywatny; osobisty
privatisieren *vt* s|prywatyzować
Privatleben *n* **-s, -** życie prywatne
pro *praep mit A*: **~ Woche** na tydzień, tygodniowo; **~ Stück** za sztukę
Probe *f* **-, -n 1.** próba *f*; **auf ~** na próbę **2.** (*Muster*) próbka *f*
Probefahrt *f* **-, -en** próbna jazda
probeweise *adv* na próbę
probieren *vt* s|próbować; wypróbowywać

Problem *n* **-s, -e** zagadnienie *n*, problem *m*
Produkt *n* **-(e)s, -e 1.** produkt *m* **2.** *mat.* iloczyn *m*
Produktion *f* **-, -en** produkcja *f*
produktiv *adj* produktywny
produzieren I. *vt* produkować **II.** *vr* **sich ~** *ugs.* popisywać się
Professor *m* **-en, -en** profesor *m*
Profi *m* **-s, -s 1.** *sport.* zawodowiec *m* **2.** profesjonalista *m*
Profil *n* **-s, -e 1.** profil *m* **2.** *techn.* bieżnik *m* (opony)
profilieren, sich *vr* specjalizować się
Profit *m* **-(e)s, -e** zysk *m*, korzyść *f*
profitieren *vi* mieć korzyść (**von einer Sache** z czegoś), profitować
Prognose *f* **-, -n** prognoza *f*, przewidywania *n*; *med.* rokowania *n*
Programm *n* **-s, -e** program *m* (*o. rad.*, *tv*, *inform.*)
programmieren *vt* **1.** *inform.* programować **2.** planować
Programmierer *m* **-s, -** programista *m*
progressiv *adj* progresywny
Projekt *n* **-(e)s, -e** projekt *m*
Projektor *m* **-s, -en** projektor *m*
Pro-Kopf-Einkommen *n* **-s, -** dochód na jednego mieszkańca
Promenade *f* **-, -n** promenada *f*
Promenadendeck *n* **-(e)s, -s** pokład spacerowy
Promille *n* **-(s), -** promil *m*
prominent *adj* wybitny
Prominenz *f* **-** prominencja *f*
Promotion *f* **-, -en** promocja *f*
prompt *adj* szybki
Pronomen *n* **-s, -** *gram.* zaimek *m*
propagieren *vt* propagować
Propeller *m* **-s, -** śmigło *n*
prophezeien *vt* prorokować, przepowiadać
Proportion *f* **-, -en** proporcja *f*
prosit *int* na zdrowie; **~ Neujahr!** szczęśliwego Nowego Roku!
Prosit *n* **-s** *ugs.* toast *m*
Prospekt *m* **-(e)s, -e** prospekt *m*
prost *int ugs.* → **prosit**
Prost *n* → **Prosit**
Prostituierte *f* **-n, -n** prostytutka *f*
Protein [prote'iːn] *n* **-s, -e** proteina *f*
Protektorat *n* **-s, -e** protektorat *m*
Protest *m* **-(e)s, -e** protest *m*
Protestant *m* **-en, -en** protestant *m*
protestantisch *adj* protestancki
protestieren *vi* za|protestować (**gegen etw** przeciw czemuś)
Prothese *f* **-, -n** proteza *f*
Protokoll *n* **-s, -e** protokół *n*
protokollieren *vt* protokołować
protzen *vi ugs.* chełpić się (**mit einer Sache** czymś)
Proviant *m* **-s** prowiant *m*
Provinz *f* **-, -en** prowincja *f*
Provision *f* **-, -en** prowizja *f*
provisorisch *adj* prowizoryczny
Prozedur *f* **-, -en** procedura *f*
Prozent *n* **-(e)s, -e** procent *m*; **fünf ~ Zinsen** pięć procent odsetek
Prozentsatz *m* **-es, ...sätze** *fin.* stopa procentowa
prozentual *adj* procentowy (udział)
Prozess *m* **-es, -e** proces *m*
Prozession *f* **-, -en** procesja *f*
Prozessor *m* **-s, -en** *inform.* procesor *m*
prüde *adj* pruderyjny
prüfen *vt* z|badać; sprawdzać; **einen Schüler ~** egzaminować ucznia
Prüfung *f* **-, -en** egzamin *m* (**in Deutsch** z niemieckiego); (*Untersuchung*) z|badanie *n*, sprawdzenie *n*
prügeln I. *vt* z|bić, dać lanie (**j-n** komuś) **II.** *vr* **sich ~** bić się
Prunk *m* **-(e)s** przepych *m*
psychisch ['psyːçɪʃ] *adj* psychiczny
psychologisch [psyçolo'giʃ] *adj* psychologiczny
Publikum *n* **-s** publiczność *f*
publikumswirksam *adj* chwytliwy
publizieren *vt* o|publikować
Pudding *m* **-s, -e** *o.* **-s** budyń *m*
pudelnass *adj ugs.* **~ sein** być przemokniętym do suchej nitki
Puder *m*, *n* **-s, -** puder *m*
Puderdose *f* **-, -n** puderniczka *f*
pudern *vt* przy|pudrować (**sich** się)
Puderquaste *f* **-, -n** puszek do pudru
Puderzucker *m* **-s** cukier puder
Puffer *m* **-s, -** zderzak *m*
Pulli *m* **-s, -s** *ugs.* sweterek *m*
Pullover *m* **-s, -** *pot* sweter *m* (przez głowę)
Puls *m* **-es, -e** puls *m*, tętno *n*
Pult *n* **-(e)s, -e** pulpit *m*
Pulver *n* **-s, - 1.** proszek *m* (*o. farm.*); **ein ~ gegen Bauchschmerzen** proszek na ból brzucha **2.** (*Schießpulver*) proch *m*
Pulverkaffee *m* **-s** kawa rozpuszczalna
Pumpe *f* **-, -n** pompa *f*

pumpen *vt* na|pompować
Pumps [pœmps] *m* **-, -** czółenko *n* (*but*)
Punkt *m* **-(e)s, -e** punkt *m*, kropka *f*; **~ für ~** szczegółowo; **~ vier** (**Uhr**) punktualnie o czwartej (godzinie)
pünktlich *adj* punktualny
Pünktlichkeit *f* **-** punktualność *f*
Punktsieg *m* **-(e)s, -e** zwycięstwo na punkty
Punsch *m* **-(e)s, -e** poncz *m*
Pupille *f* **-, -n** źrenica *f*
Puppe *f* **-, -n** lalka *f*
Puppentheater *n* **-s, -** teatr lalek <marionetek>
Püree *n* **-s, -s** piure *n*, purée *n*
purpurrot *adj* purpurowy
Purzelbaum *m* **-(e)s, ...bäume** koziołek *m*, fikołek *m*
purzeln *vi s* fiknąć koziołka
Pustel *f* **-, -n** *med.* pryszcz *m*
Pute *f* **-, -n** indyczka *f*
Putsch *m* **-es, -e** pucz *m*
Putz *m* **-es** tynk *m*
putzen *vt* czyścić, myć (**sich die Zähne** sobie zęby)
Putzfrau *f* **-, -en** sprzątaczka *f*
Putzlappen *m* **-s, -** ścierka *f*
Putzmittel *n* **-s, -** środek czystości
Puzzle ['paz(ɛ)l] *n* **-s, -s** puzzle
Pyjama [py'dʒa:ma] *m* **-s, -s** piżama *f*
Pyramide [pyra'mi:də] *f* **-, -n** piramida *f*; *mat.* ostrosłup *m*

Q

Quadrat *n* **-(e)s, -e** kwadrat *m*
Quai [ke:] *m*, *n* **-s, -s** nabrzeże *n*
quäken *vi* trzeszczeć (*np.* radio)
Qual *f* **-, -en** męczarnia *f*, udręka *f*
quälen *vt* męczyć, dręczyć
Quälgeist *m* **-(e)s, -er** męczydusza *f*
Qualifikation *f* **-, -en 1.** kwalifikacje zawodowe **2.** *sport.* rozgrywki kwalifikacyjne
qualifizieren *vt* za|kwalifikować (**sich** się) (**für etw** do czegoś)
qualifiziert *adj* **1.** wymagający kwalifikacji **2.** kompetentny
Qualität *f* **-, -en** jakość *f*
qualitativ *adj* jakościowy
Qualm *m* **-(e)s** dym *m*
Quantität *f* **-, -en** ilość *f*
Quarantäne [karan'tɛ:nə] *f* **-, -n** kwarantanna *f*
Quark *m* **-s** twaróg *m*
Quarkspeise *f* **-, -n** twarożek *m* (z dodatkami)
Quartier *n* **-s, -e** kwatera *f*, mieszkanie *n*
quasi *adv* niejako
Quatsch *m* **-(e)s** gadanina *f*; (*Unsinn*) bzdura *f*
Quecksilber *n* **-s** rtęć *f*
Quelle *f* **-, -n** źródło *n*
quer *adv* w poprzek; **kreuz und ~** wzdłuż i wszerz
querfeldein *adv* na przełaj
querköpfig *adj* uparty
Querschnitt *m* **-(e)s, -e** przekrój *m*
Querstraße *f* **-, -n** przecznica *f*
quetschen *vt* zgniatać; przygniatać (**den Finger** palec)
Quetschkartoffeln *pl* piure z ziemniaków
Quetschung *f* **-, -en** *med.* stłuczenie *n*
quieken *vi* kwiczeć, piszczeć
quietschen *vi* skrzypieć
quitt *adj*: **wir sind ~** jesteśmy kwita
quittieren *vt* po|kwitować
Quittung *f* **-, -en** pokwitowanie *n*, kwit *m*
Quiz [kvis] *n* **-, -** kwiz *m*, teleturniej *m*
Quote *f* **-, -n** udział procentowy
Quotient [kvotsi'ɛnt] *m* **-en, -en** *mat.* iloraz *n*

R

Rabatt *m* **-(e)s, -e** rabat *m*
Rabe *m* **-n, -n** kruk *m*
Rabiner *m* **-s, -** rabin *m*
Rache *f* **-** zemsta *f*
Rachen *m* **-s, -** gardło *n*, krtań *f*; (*Maul*) paszcza *f*
rächen I. *vt* pomścić **II.** *vr* **sich ~** ze|mścić się (**an j-m für etw** na kimś za coś)
rachsüchtig *adj* żądny zemsty
Rad *n* **-(e)s, Räder 1.** koło *n* **2.** (*Fahrrad*) rower *m*; **~ fahren** jeździć narowerze
Radar *m*, *n* **-s, -e** radar *m*
Radarkontrolle *f* **-, -n** kontrola radarowa
radeln *vi s ugs.* po|jechać rowerem
Radfahrer *m* **-s, -** rowerzysta *m*
Radfahrweg *m* → **Radweg**
radieren *vt*, *vi* wycierać, wymaz(yw)ać (gumką)
Radiergummi *m* **-s, -s** gum(k)a (do wycierania)
Radieschen *n* **-s, -** rzodkiewka *f*
radikal *adj* radykalny
Radio *n* **-s** radio *n*, radiofonia *f*; **~ hören** słuchać radia
radioaktiv *adj* radioaktywny
Radiorekorder *m* **-s, -** radiomagnetofon *m*
Radiowecker *m* **-s, -** radiobudzik *m*
Radler *m* **-s, -** *ugs.* rowerzysta *m*
Radrennen *n* **-s, -** wyścig kolarski
Radsport *m* **-(e)s** kolarstwo *n*
Radtour *f* **-, -en** wycieczka rowerowa
Radweg *m* **-(e)s, -e** ścieżka rowerowa
raffiniert *adj* wyrafinowany; (*o cukrze*) rafinowany
ragen *vi* wystawać, sterczeć
Rahm *m* **-(e)s** śmietan(k)a *f*
Rahmen *m* **-s, -** rama *f*
Rakete *f* **-, -n** rakieta *f*
Raketenflugzeug *n* **-(e)s, -e** samolot o napędzie rakietowym
Ramsch *m* **-(e)s** *ugs.* buble *mpl*
Rand *m* **-(e)s, Ränder** brzeg *m*, krawędź *f*; **außer ~ und Band sein** a) być rozbrykanym b) nie posiadać się np. z radości
rang → **ringen**
Rang *m* **-(e)s, Ränge** ranga *f*, stopień *m*; **ersten ~es** pierwszorzędny
rangieren [raŋ'ʒiːrɛn] **I.** *vt* przetaczać; *ugs.* ustawi(a)ć **II.** *vi* zajmować miejsce (**vor j-m** przed kimś)
Rangliste *f* **-, -n** ranking *m*, lista rankingowa
rann → **rinnen**
rannte → **rennen**
ranzig *adj* zjełczały
Rappen *m* **-s, -** centym *m*, rapp *m* (*schweiz.*)
Raps *m* **-es** *bot.* rzepak *m*
rar *adj* rzadki
Rarität *f* **-, -en** rzadkość *f*
rasch *adj* szybki, prędki
rascheln *vi* za|szeleścić
Rasen *m* **-s, -** trawnik *m*; murawa *f*
rasend *adj* szalony; (*wütend*) wściekły
Rasierapparat *m* **-(e)s, -e** maszynka do golenia
rasieren *vt* o|golić (**sich** się)
Rasierer *m* **-s, -** golarka *f*
Rasierklinge *f* **-, -n** żyletka *f*
Rasierpinsel *m* **-s, -** pędzel do golenia
Rasierschaum *m* **-(e)s** pianka do golenia
Rasierwasser *n* **-s, -** *o.* **...wässer** płyn po goleniu
Rasse *f* **-, -n** rasa *f*
Rassel *f* **-, -n** grzechotka *f*
rassistisch *adj* rasistowski
Rast *f* **-, -en** odpoczynek; **~ machen** odpoczywać
rasten *vi* odpoczywać, wypoczywać
Raststätte *f* **-, -n** parking *m* (przy autostradzie)
Rat *m* **-(e)s, Räte 1.** *sing* (*Ratschlag*) rada *f* **2.** (*Körperschaft*) rada *f*
Rate *f* **-, -n** rata; **in ~n** w ratach
raten* *vt*, *vi* po|radzić; doradzać (**zu einer Sache** coś); **ein Rätsel ~** zgadywać, rozwiązywać zagadkę
Ratenkauf *m* **-(e)s** kupno na raty
Ratgeber *m* **-s, - 1.** doradca *m* **2.** poradnik *m*
Rathaus *n* **-es, ...häuser** ratusz *m*
ratifizieren *vt* ratyfikować
rational *adj* racjonalny
rationalisieren I. *vt* racjonalizować **II.** *vi* przeprowadzać racjonalizację
rationell *adj* racjonalny
ratlos *adj* bezradny
ratsam *adj* wskazany, pożądany
Ratschlag *m* **-(e)s, Ratschläge** rada *f*, porada *f*
Rätsel *n* **-s, -** zagadka *f*

rätselhaft *adj* zagadkowy
Ratte *f* **-, -n** szczur *m*
rau *adj* szorstki, chropowaty; **~es Klima** ostry klimat
Raub *m* **-(e)s, -e** rabunek *m*, grabież *f*
rauben *vt* z|rabować
Räuber *m* **-s, -** bandyta *m*, zbój *m*
Raubtier *n* **-(e)s, -e** drapieżnik *m*
Raubüberfall *m* **-(e)s, ...fälle** napad rabunkowy
Rauch *m* **-(e)s** dym *m*
rauchen I. *vi* dymić **II.** *vt* za|palić; **Rauchen verboten!** palenie wzbronione!
Raucher *m* **-s, -** palacz *m*, palący *m*
Raucherabteil *n* **-(e)s, -e** przedział dla palących
räuchern *vt* u|wędzić
Rauchfleisch *n* **-(e)s** mięso wędzone
raufen *vi* bić się
Raum *m* **-(e)s, Räume 1.** (*Wohnraum*) pomieszczenie *n*, pokój *m* **2.** *sing* przestrzeń *f* **3.** (*Platz*) wolne miejsce
räumen *vt* **1.** opróżni(a)ć; **vom Tisch ~** sprzątać ze stołu **2.** (*verlassen*) opuszczać
Raumfähre *f* **-, -n** prom kosmiczny
Raumfahrer *m* **-s, -** astronauta *m*
Raumfahrt *f* **-** lot w kosmos
Raumflug *m* **-(e)s, ...flüge** lot kosmiczny
Raumschiff *n* **-(e)s, -e** statek kosmiczny
Raumstation *f* **-, -en** stacja kosmiczna
Raupe *f* **-, -n** gąsienica *f*
Raupenfahrzeug *n* **-(e)s, -e** pojazd gąsienicowy
Rausch *m* **-(e)s, Räusche** upojenie *n*; **er hat einen ~** jest podchmielony
rauschen *vi* szumieć (*o morzu, wietrze*); szemrzeć (*o wodzie*)
Rauschgift *n* **-(e)s, -e** narkotyk *m*
Rauschgiftsüchtige(r) *f, m* **-n, -n** narkoman *m*, narkomanka *f*
räuspern, sich *vr* chrząkać
reagieren *vi* za|reagować (**auf etw** na coś)
Reaktion *f* **-, -en** reakcja *f* (*a. chem.*)
Reaktor *m* **-s, -en** reaktor *m*
real *adj* realny
realisieren *vt* **1.** z|realizować **2.** (*erkennen*) uświadamiać sobie
realistisch *adj* realistyczny
Realschule *f* **-, -n** szkoła realna
Reanimation *f* **-, -en** reanimacja *f*
Rechen *m* **-s, -** *reg.* grabie *pl*
Rechenaufgabe *f* **-, -n** zadanie arytmetyczne
Rechenfehler *m* **-s, -** błąd rachunkowy
Rechenschaft *f* **-** sprawozdanie *n*; **zur ~ ziehen** pociągnąć do odpowiedzialności
rechnen *vt, vi* liczyć, rachować; **auf etw ~** liczyć na coś; **mit einer Sache ~** liczyć się z czymś
Rechner *m* **-s, -** kalkulator *m*
Rechnung *f* **-, -en** rachunek *m*; **in ~ stellen** wliczyć do rachunku; **über etw ~ ablegen** zda(wa)ć sprawę z czegoś; **einer Sache ~ tragen** uwzględni(a)ć coś
recht *adj* **1.** prawy; **~er Hand** na prawo **2.** (*passend*) właściwy; **zur ~en Zeit** na czas, we właściwym czasie; **das ist mir ~** odpowiada mi to **3.** (*richtig*) słuszny; **ganz ~!** zupełnie słusznie!; **nun erst ~** tym bardziej **4.** (*wahr*) prawdziwy; **eine ~e Freude** prawdziwa radość; **es geschieht dir ~** dobrze ci tak; **ich weiß nicht ~** nie bardzo wiem **5.** (*sehr*) bardzo; **~ schön** bardzo ładny; **~ gern!** bardzo chętnie!
Recht *n* **-(e)s, -e** prawo *n* (**auf etw** do czegoś); **von ~s wegen** prawnie; **mit ~** słusznie; **du hast ~** masz rację
Rechte *f* **-n 1.** prawa ręka **2.** *polit.* prawica *f*
Rechteck *n* **-(e)s, -e** czworokąt *m*
rechteckig *adj* prostokątny
rechtfertigen *vt* usprawiedliwi(a)ć (**sich** się)
rechtlich *adj* prawny
rechtmäßig *adj* prawowity
rechts *adv* po prawej stronie; na prawo; **~ fahren** jechać prawą stroną; **nach ~** w prawo; **von ~** z prawej strony
Rechtsanwalt *m* **-(e)s, ...anwälte** adwokat *m*
Rechtsaußen *m* **-s, -** *sport.* prawoskrzydłowy *m*
rechtschaffen *adj* uczciwy, prawy
Rechtschreibung *f* **-** ortografia *f*, pisownia *f*
Rechtshänder *m* **-s, -** praworęczny *m*
rechtskräftig *adj* prawomocny, obowiązujący
Rechtsverkehr *m* **-s** ruch prawostronny
rechtswidrig *adj* bezprawny
rechtzeitig *adj* w porę, na czas
Reck *n* **-(e)s, -e** *sport.* drążek *m*
Recycling [ri'saɪklɪŋ] *n* **-s** recykling *m*
Redakteur [redak'tø:r] *m* **-s, -e** redaktor *m*
Redaktion *f* **-, -en** redakcja *f*
Rede *f* **-, -n 1.** *sing* mowa *f*; **keine ~ davon!** nie ma mowy! **2.** (*Ansprache*) przemówienie *n*

reden *vi* rozmawiać, mówić (**über etw**, **von einer Sache** o czymś)
Redensart, Redewendung *f* **-, -en** zwrot *m*, fraza *f*, wyrażenie *n*; frazes *m*
redlich *adj* uczciwy, rzetelny
Redner *m* **-s, -** mówca *m*
redselig *adj* gadatliwy; rozmowny
reduzieren *vt* redukować
Reede *f* **-, -n** *naut.* reda *f*
reell *adj* realny
Referat *n* **-(e)s, -e** referat *m*
Referenzen *pl* referencje *fpl*
Reflektor *m* **-s, -en** reflektor *m*
Reflex *m* **-es, -e** refleks *m*, odblask *m*
Reform *f* **-, -en** reforma *f*
Reformhaus *n* **-es, ...häuser** sklep ze zdrową żywnością
reformieren *vt* reformować
Reformkost *f* **-** zdrowa żywność
Regal *n* **-s, -e** regał *m*
rege *adj* żywy, ruchliwy
Regel *f* **-, -n** reguła *f*; przepis *m*
regelmäßig *adj* regularny
regeln *vt* u|regulować
regelrecht *adj* prawidłowy
Regelung *f* **-, -en** regulacja *f*; uregulowanie *n*
regen, sich *vr* po|ruszać się
Regen *m* **-s** deszcz *m*
Regenbogen *m* **-s, -** tęcza *f*
Regenmantel *m* **-s, ...mäntel** płaszcz przeciwdeszczowy
Regenschauer *m* **-s, -** przelotny deszcz
Regenschirm *m* **-(e)s, -e** parasol *m*, parasolka *f*
Regenwetter *n* **-s** słota *f*
Regenwurm *m* **-(e)s, ...würmer** dżdżownica *f*
Regie [re'ʒiː] *f* **-** reżyseria *f*
regieren I. *vt* rządzić (*czymś*) **II.** *vi* rządzić, panować
Regierung *f* **-, -en** rząd *m*
Regierungssprecher *m* **-s, -** rzecznik rządu
Regiment *n* **-(e)s, -er** *mil.* pułk *m*
Region *f* **-, -en** region *m*, strefa *f*
Regisseur [reʒiː'søːr] *m* **-s, -e** reżyser *m*
Register *n* **-s, -** rejestr *m*; indeks *m* (w książce)
registrieren *vt* za|rejestrować
Regler *m* **-s, -** regulator *m* (głośności)
regnen *vi*: **es regnet** pada (deszcz)
regnerisch *adj* dżdżysty, deszczowy
regulieren *vt* u|regulować
Reh *n* **-(e)s, -e** sarna *f*
Rehabilitation *f* **-, -en** *med.* rehabilitacja *f*
rehabilitieren *vt med.* rehabilitować
Rehbock *m* **-(e)s, ...böcke** rogacz *m*
reiben* *vt* trzeć, rozcierać
Reibung *f* **-, -en** *phys.* tarcie *n*
reibungslos *adv* bez kłopotów
reich *adj* bogaty (**an einer Sache** w coś)
Reich *n* **-(e)s, -e** państwo *n*; Rzesza *f*
reichen I. *vt* poda(wa)ć **II.** *vi* **1.** sięgać (**nach einer Sache** po coś); **bis an etw** sięgać do czegoś **2.** (*ausreichen*) wystarczać
reichhaltig *adj* obfity (posiłek), bogaty (wybór)
reichlich I. *adj* obfity **II.** *adv ugs.* (*ziemlich*) dosyć; **~ kurz** zbyt krótko
Reichtum *m* **-s, ...tümer** bogactwo *n*
Reichweite *f* **-, -n** zasięg *m*
reif *adj* dojrzały; **~ werden** dojrze(wa)ć
Reif *m* **-(e)s** szron
reifen *vi* dojrzewać (*o ludziach, owocach*)
Reifen *m* **-s, -** *mot.* opona *f*
Reifenpanne *f* **-, -n** przebicie opony
Reifeprüfung *f* **-, -en** egzamin dojrzałości
Reihe *f* **-, -n** szereg *m*, rząd *m* (*np.* krzeseł); **der ~ nach** po kolei; **ich bin an der ~** kolej na mnie
Reihenfolge *f* **-, -n** kolejność *f*
Reiher *m* **-s, -** czapla *f*
Reim *m* **-(e)s, -e** rym *m*
rein *adj* czysty; **~ machen** o|czyścić; *ugs.* **~ gar nichts** nic a nic
reinigen *vt* o|czyścić
Reinigung *f* **-, -en** czyszczenie *n*
Reis *m* **-es** ryż *m*
Reise *f* **-, -n** podróż; **glückliche ~!** szczęśliwej podróży!
Reiseandenken *n* **-s, -** pamiątka z podróży
Reisebegleiter *m* **-s, -** pilot wycieczki
Reisebüro *n* **-s, -s** biuro podróży
reisefertig *adj* gotowy do podróży
Reisefieber *n* **-s** *ugs.* rajzefiber *m*
Reiseführer *m* **-s, -** przewodnik turystyczny (*o. książka*)
Reisegepäck *n* **-(e)s** bagaż podróżny
Reiseleiter *m* **-s, -** pilot wycieczki
reisen *vi s* podróżować; wyjechać, po|jechać (**nach** do)
Reisende(r) *f, m* **-n, -n** podróżny *m*, pasażer; podróżująca *f*, pasażerka *f*
Reisepass *m* **-es, ...pässe** paszport *m*

Reisepläne *pl* plany podróży
Reisescheck *m* **-s, -s** czek podróżny
Reisetasche *f* **-, -n** torba podróżna
Reiseverkehr *m* **-s** ruch turystyczny
Reiseziel *n* **-(e)s, -e** cel podróży
reißen* **I.** *vt* po|rwać; **an sich ~** zagarniać; **mit sich ~** por(y)wać ze sobą; **von sich ~** zrywać z siebie **II.** *vi s* (*zerreißen*) rwać się, ur(y)wać się **III.** *vr* **sich ~** rwać się do czegoś
reißend *adj* rwący, bystry; **~er Schmerz** rwący ból
Reißverschluss *m* **-es, ...verschlüsse** zamek błyskawiczny, suwak *m*
Reißzwecke *f* **-, -n** pluskiewka *f*
reiten* *vi s* jeździć konno
Reiter *m* **-s, -** jeździec *m*
Reithose *f* **-, -n** bryczesy *pl*
Reitsport *m* **-(e)s** jeździectwo *n*, hippika *f*
Reiz *m* **-es, -e 1.** bodziec *m*, podnieta *f* **2.** (*Zauber*) urok *m*, wdzięk *m*
reizen *vt* **1.** (*locken*) pociągać, nęcić; podniecać **2.** irytować, drażnić
reizend → **reizen**; *adj* czarujący, uroczy
Reklamation *f* **-, -en** reklamacja *f*
Reklame *f* **-, -n** reklama *f*
Reklameplakat *n* **-(e)s, -e** plakat reklamowy
reklamieren *vt, vi* reklamować
Rekord *m* **-(e)s, -e** rekord *m*; **einen ~ aufstellen** ustanowić rekord
Rekorder *m* **-s, - 1.** magnetofon kasetowy **2.** magnetowid *m*
Rekordhalter *m* **-s, -** rekordzista *m*
rekrutieren I. *vt* rekrutować, pozyskiwać (**Kandidaten** pracowników) **II.** *vr* **sich ~** rekrutować się (**aus** spośród)
relativ *adj* względny
Relief *n* **-s, -s** *o.* **-e** płaskorzeźba *f*
Religion *f* **-, -en** religia
religiös *adj* religijny; pobożny
Renaissance [rənɛ'sɑ̃:s] *f* **-** odrodzenie *n*, renesans *m*
Rennbahn *f* **-, -en** tor wyścigowy
Rennboot *n* **-(e)s, -e** łódź wyścigowa
rennen* *vi s* po|biec
Rennen *n* **-s, -** bieg *m*; (*Pferderennen*) wyścigi *mpl*
Rennfahrer *m* **-s, -** kierowca wyścigowy
Rennwagen *m* **-s, -** samochód wyścigowy
renommiert *adj* znany, renomowany
renovieren *vt* odnawiać, restaurować
rentabel *adj* rentowny, opłacalny
Rente *f* **-, -n** renta *f*
Rentier *n* **-(e)s, -e** ren *m*
rentieren, sich *vr* opłacać się
Rentner *m* **-s, -** rencista *m*
Reparatur *f* **-, -en** reperacja *f*, naprawa *f*
Reparaturwerkstatt *f* **-, ...stätten** warsztat samochodowy
reparieren *vt* z|reperować, naprawi(a)ć; **~ lassen** odda(wa)ć do naprawy
Reportage [repɔr'ta:ʒə] *f* **-, -n** reportaż *m*
Reporter *m* **-s, -** reporter *m*
repräsentativ *adj* pośredni; reprezentatywny; reprezentacyjny
Republik *f* **-, -en** republika *f*; **~ Polen** Rzeczpospolita Polska
Reservat *n* **-(e)s, -e** rezerwat *m*
Reserve *f* **-, -n** rezerwa *f*
Reserverad *n* **-(e)s, ...räder** koło zapasowe
reservieren *vt* za|rezerwować
Residenz *f* **-, -en** rezydencja *f*, siedziba *f*
resistent *adj biol.* odporny
Resonanz *f* **-, -en** rezonans *m* (*a. figur.*)
Respekt *m* **-(e)s** respekt *m*, szacunek *m*
respektieren *vt* respektować
Rest *m* **-(e)s, -e** reszta *f*, pozostałość *f*; resztka *f*
Restaurant [rɪstŏ'r':] *n* **-s, -s** restauracja *f*
restaurieren *vt* restaurować, odnawiać
restlich *adj* pozostały
restlos *adv* bez reszty
Resultat *n* **-(e)s, -e** wynik *m*
Resümee *n* **-s, -s 1.** streszczenie *n* **2.** wniosek *m*
retten *vt* u|ratować
Retter *m* **-s, -** ratownik *m*
Rettich *m* **-s, -e** rzodkiew *f*
Rettung *f* **-, -en** ratunek *m*, ocalenie *n*
Rettungsboot *n* **-(e)s, -e** łódź ratunkowa
Rettungsdienst *m* **-(e)s, -e** pogotowie ratunkowe
Rettungsring *m* **-(e)s, -e** koło ratunkowe
Rettungswagen *m* **-s, -** karetka pogotowia
retuschieren *vt* wy|retuszować
Reue *f* **-** skrucha *f*; żal *m*
revanchieren [revɑ̃:'ʃi:rən], **sich** *vr* rewanżować się (**bei j-m** komuś)
Revier *n* **-s, -e** rewir *m*, obwód *m*
Revision *f* **-, -en** rewizja *f*
Revolution *f* **-, -en** rewolucja *f*
Revolver *m* **-s, -** rewolwer *m*
Revue [re'vy:] *f* **-, -n** rewia *f*, pokaz *m*
Rezept *n* **-(e)s, -e 1.** recepta *f* **2.** przepis *m* (kulinarny)

rezeptpflichtig *adj* tylko na receptę
Rhabarber *m* **-s** *bot.* rabarbar *m*
Rhesusfaktor *m* **-s** czynnik Rh *m*
Rheuma *n* **-s** reumatyzm *m*
Rhythmus *m* **-, ...men** rytm *m*
richten I. *vt* **1.** nastawi(a)ć, regulować; **gerade ~** wyprostow(yw)ać **2.** s|kierować (**auf etw** na coś); **eine Bitte, Frage an j-n ~** zwracać się do kogoś z prośbą; **zugrunde ~** z|niszczyć **3.** (*ordnen*) u|porządkować; **das Bett ~** posłać łóżko **4. das Frühstück ~** przyrządzać śniadanie **II.** *vi* (*urteilen*) osądzać **III.** *vr* **sich ~** s|kierować się (**an j-n** do kogoś); **sich nach einer Sache ~** za|stosować się do czegoś
Richter *m* **-s, -** sędzia *m*
richtig *adj* właściwy, trafny; **die Uhr geht ~** zegar(ek) chodzi dobrze; **~!** słusznie!; **~ stellen** s|prostować
Richtlinie *f* **-, -n** wytyczna *f*, dyrektywa *f*
Richtung *f* **-, -en** kierunek *m*; **in ~ (auf) Bonn** w kierunku Bonn
Richtungsänderung *f* **-, -en** zmiana kierunku
Richtungsanzeiger *m* **-s, -** kierunkowskaz *m*
rieb → **reiben**
riechen* **I.** *vi*: **gut ~** pachnieć; **schlecht ~** cuchnąć **II.** *vt* wąchać; po|czuć
rief → **rufen**
Riegel *m* **-s, - 1.** zasuwa *f* **2.** baton *m*
Riemen *m* **-s, -** rzemień *m*; pasek *m*, *techn.* pas *m*
Riese *m* **-n, -n** olbrzym *m*
rieseln *vi* sączyć się; **es rieselt** mży (deszcz)
Riesenrad *n* **-(e)s, ...räder** diabelskie koło (w wesołym miasteczku)
Riesenslalom *m* **-s, -e** *sport.* slalom gigant
riesig *adj* olbrzymi, ogromny
riet → **raten**
Riff *n* **-(e)s, -e** rafa *f*
rigoros *adj* rygorystyczny
Rind *n* **-(e)s, -er** bydło *n*; bydlę *n*; wół *m*
Rinde *f* **-, -n** kora *f*; skórka *f* (chleba)
Rinderbraten *m* **-s, -** pieczeń wołowa
Rindfleisch *n* **-(e)s** wołowina *f*
Rindsuppe *f* **-, -n** *austr.* rosół *m*
Ring *m* **-(e)s, -e 1.** pierścień *m*, pierścionek *m* **2.** obwodnica *f* (**um den Stadtkern** wokół centrum)
Ringbuch *n* **-(e)s, ...bücher** segregator *m*
ringen* **I.** *vi* walczyć (**um etw** o coś) **II.** *vt* wykręcać, wyżymać
Ringkampf *m* **-(e)s, ...kämpfe** walka zapaśnicza, zapasy *n*
rings *adv* dookoła (**um etw** czegoś)
ringsherum *adv* → **ringsum**
Ringstraße *f* **-, -n** ulica okrężna, obwodnica *f*
ringsum *adv* naokoło, dookoła
Rinne *f* **-, -n** rynna *f*
rinnen* *vi s* ciec, płynąć; **die Zeit rinnt** czas upływa
Rinnstein *m* **-(e)s, -e** rynsztok *m*, ściek *m*
Rippchen *n* **-s, -** *kulin.* żeberko *n*
Rippe *f* **-, -n** żebro *n*
Rippenfell *n* **-(e)s, -e** opłucna *f*
Risiko *n* **-s, -s** *o.* **...ken** ryzyko *n*; **auf mein ~** na moje ryzyko
riskant *adj* ryzykowny
riskieren *vt* za|ryzykować
riss → **reißen**
Riss *m* **-es, -e** pęknięcie *n*; (*Schramme*) rysa *f*
rissig *adj* popękany
ritt → **reiten**
Ritter *m* **-s, -** rycerz *m*
ritterlich *adj* rycerski
Ritz *m* **-es, -e 1.** szpara *f* **2.** (*Schramme*) rysa *f*
Ritze *f* **-, -n** szpara *f*
ritzen *vt* za|drasnąć
rivalisieren *vi* rywalizowác
Rivale *m* **-n, -n** rywal *m*
Rizinusöl *n* **-(e)s** olej rycynowy
Roboter *m* **-s, -** robot *m*
robust *adj* mocny, trwały; krzepki
roch → **riechen**
Rock *m* **-(e)s, Röcke 1.** spódnica *f* **2.** marynarka męska
rodeln *vi h, s* jeździć na sankach
Roggen *m* **-s** żyto *n*
Roggenbrot *n* **-(e)s, -e** chleb żytni
roh *adj* **1.** surowy **2.** brutalny
Rohkost *f* **-** surówka *f*
Rohr *n* **-(e)s, -e** rura *f*
Röhre *f* **-, -n** rura *f*, rurka *f*; *rad.* lampa *f*
Rohstoff *m* **-(e)s, -e** surowiec *m*
Rokoko *n* **-s** rokoko *n*
Rollbahn *f* **-, -en** pas startowy (*samolotu*)
Rolldach *n* **-(e)s, ...dächer** *mot.* opuszczany dach
Rolle *f* **-, -n 1.** rola *f* (*o. teatr.*) **2.** rolka *f*, zwój *m*

rollen I. *vi s* po|toczyć się **II.** *vt* **1.** toczyć **2.** zwijać **III.** *vr* **sich ~** zwijać się; owijać się
Roller *m* **-s, -** hulajnoga *f*; (*Motorroller*) skuter *m*
Rollerskates ['ro:ləske:ts] *pl* łyżworolki *fpl*
Rollkragen *m* **-s, -** golf *m* (kołnierz)
Rollladen *m* **-s, ...läden** żaluzja *f*
Rollo *n* **-s, -s** roleta
Rollschuhe *pl* wrotki *pl*
Rollstuhl *m* **-(e)s, ...stühle** wózek inwalidzki
Rolltreppe *f* **-, -n** schody ruchome
Roma *pl* Romowie *pl*
Roman *m* **-s, -e** powieść *f*
Romantik *f* **-** romantyzm *m*
romantisch *adj* romantyczny
Römer *pl* Rzymianie *pl*
römisch *adj* rzymski
Röntgenaufnahme *f* **-, -n** zdjęcie rentgenowskie
rosa *adj* różowy
Rose *f* **-, -n** róża *f*
Rosenkohl *m* **-(e)s** brukselka *f*
Rosenmontag *m* **-s, -e** poniedziałek zapustny
rosig *adj* różowy
Rosine *f* **-, -n** rodzynek *m*
Ross *n* **-es, -e** *o.* **Rösser** rumak *m*, koń *m*
Rost[1] *m* **-(e)s** rdza *f*
Rost[2] *m* **-(e)s, -e** (*Gitter*) ruszt *m*; kratownica *f*
rosten *vi h, s* za|rdzewieć
rösten *vt* smażyć na ruszcie; palić (**Kaffee** kawę); przypiekać (**Brot** chleb)
rostfrei *adj* nierdzewny
rostig *adj* zardzewiały
Röstkartoffeln *pl* smażone ziemniaki
rot *adj* czerwony; **~es Haar** rude włosy; **~ werden** za|czerwienić się
Rot *n* **-s, - 1.** czerwień *f* **2.** czerwone światło *n*
Röteln *pl med.* różyczka *f*
rothaarig *adj* rudy, rudowłosy
Rotkäppchen *n* **-s** Czerwony Kapturek
Rotkohl *m* **-(e)s, Rotkraut** *n* **-(e)s** czerwona kapusta
Rotwein *m* **-(e)s, -e** czerwone wino
Roulade [ru'la:də] *f* **-, -n** rolada *f*
Route ['ru:tə] *f* **-, -n** marszruta *f*; trasa *f*
Routine [ru'ti:nə] *f* **-** rutyna *f*; wprawa *f*
Rübe *f* **-, -n** rzepa *f*; **rote ~** burak *m* (czerwony)
Ruck *m* **-(e)s, -e** szarpnięcie *n*, pchnięcie *n*
rücken I. *vt* posuwać; **näher ~** przysuwać **II.** *vi s* przesuwać się
Rücken *m* **-s, - 1.** plecy *pl* **2.** grzbiet *m* (g\'orski, ksiaz|.ki) **3.** (*Lehne*) oparcie *n*
Rückenlehne *f* **-, -n** oparcie *n* (krzesła)
Rückenmark *n* **-(e)s** rdzeń kręgowy
Rückenschwimmen *n* **-s** pływanie stylem grzbietowym
rückerstatten *vt* zwracać
Rückfahrkarte *f* **-, -n** bilet powrotny
Rückfahrt *f* **-, -en** podróż powrotna
Rückflug *m* **-(e)s, ...flüge** lot powrotny
Rückgabe *f* **-, -n** zwrot *m*
rückgängig *adj*: **etw ~ machen** unieważnić coś
Rückgrat *n* **-(e)s, -e** kręgosłup *n*
Rückhalt *m* **-(e)s** oparcie *n*, podpora *f* (**an j-m** w kimś)
Rückkehr *f* **-** powrót *m*
Rücklicht *n* **-(e)s, -er** *mot.* światło tylne
Rückreise *f* **-, -n** podróż powrotna
Rucksack *m* **-(e)s, ...säcke** plecak *m*
Rückseite *f* **-, -n** strona odwrotna
Rücksicht *f* **-, -en** wzgląd *m*; **~ auf etw nehmen** uwzględni(a)ć coś; **mit ~ auf j-n** ze względu na kogoś
rücksichtslos *adj* bezwzględny, bez skrupułów
rücksichtsvoll *adj* rozważny, taktowny
Rücksitz *m* **-es, -e** *mot.* tylne siedzenie
Rückspiegel *m* **-s, -** *mot.* lusterko wsteczne
Rückspiel *n* **-(e)s, -e** *sport.* mecz rewanżowy
rückständig *adj* zaległy; *figur.* zacofany
Rückstrahler *m* **-s, -** *mot.* światło odblaskowe, *ugs.* kocie oko
Rücktritt *m* **-(e)s, -e** ustąpienie *n*, dymisja *f*
Rücktrittbremse *f* **-, -n** hamulec pedałowy, torpedo *n*
rückwärts *adv* do tyłu, wstecz
Rückwärtsgang *m* **-(e)s, ...gänge** *mot.* wsteczny bieg
Rückweg *m* **-(e)s, -e** droga powrotna
rückwirkend *adj* działający wstecz
Rückzahlung *f* **-, -en** spłata *f* (kredytu)
Ruder *n* **-s, -** wiosło *n*; (*Steuer*) ster *m*
Ruderboot *n* **-(e)s, -e** łódź (wiosłowa)
Ruderer *m* **-s, -** wioślarz *m*
rudern *vi h, s* wiosłować
Ruderregatta *f* **-, ...tten** regaty wioślarskie
Ruf *m* **-(e)s, -e 1.** wołanie *n*, wzywanie *n*;

(*Schrei*) krzyk *m* **2.** (*Ansehen*) opinia *f*, reputacja *f*

rufen* *vt*, *vi* za|wołać; wezwać

Rufname *m* **-ns, -n** imię używane

Rufnummer *f* **-, -n** numer telefonu

Rufzeichen *n* **-s, -** *tel.* sygnał wywoławczy <„wolne“>

Rüge *f* **-, -n** nagana *f*

Ruhe *f* **- 1.** spokój *m* **2.** (*Rast*) odpoczynek *m*, wypoczynek *m* **3.** (*Gelassenheit*) opanowanie *n*

ruhelos *adj* niespokojny (czasy)

ruhen *vi* odpoczywać

Ruhestand *m* **-(e)s** emerytura *f*

Ruhetag *m* **-(e)s, -e** dzień wolny od pracy

ruhig *adj* spokojny; (*still*) cichy; **~ werden** uspokajać się

Ruhm *m* **-(e)s** sława *f*, chwała *f*

rühmen I. *vt* po|chwalić **II.** *vr* **sich ~** chełpić się (**eines Dinges** czymś)

ruhmlos *adj* niesławny

ruhmreich *adj* chlubny

Rührei *n* **-s** jajecznica *f*

rühren I. *vt* **1.** mieszać **2.** po|ruszać **3.** *figur.* wzruszać **II.** *vi* dotykać (**an etw** czegoś) **III.** *vr* **sich ~** ruszać się

rührend *adj* wzruszający

Ruhrgebiet *n* **-(e)s** *geogr.* Zagłębie Ruhry

Rührung *f* **-** wzruszenie *n*

Ruin *m* **-s** upadek *m*, bankructwo *n*

Ruine *f* **-, -n** ruiny *pl*; gruzy *pl*; *figur.* wrak *m* (*o człowieku*)

ruinieren *vt* z|rujnować, zniszczyć

Rum *m* **-s, -s** rum *m*

Rumäne *m* **-n, -n** Rumun *m*

rumänisch *adj* rumuński

Rummelplatz *m* **-es, ...plätze** wesołe miasteczko *n*, jarmark *m*

Rumpf *m* **-(e)s, Rümpfe 1.** tułów *m* **2.** kadłub *m* (**des Schiffes, Flugzeugs** statku, samolotu)

rund I. *adj* okrągły **II.** *adv* wokół; **~ 20 Euro** około dwudziestu euro; **~ um die Welt** dookoła świata

Rundblick *m* **-(e)s, -e** panorama *f*

Runde *f* **-, -n** okrążenie *n*; runda *f*

Rundfahrt *f* **-, -en** przejażdżka *f*

Rundflug *m* **-(e)s, ...flüge** (okrężny) lot (**über eine Stadt** nad miastem)

Rundfunk *m* **-s** radio *n*, radiofonia *f*

Rundfunkanstalt *f* **-** radiostacja *f*

Rundfunkempfänger *m* **-s, -, Rundfunkgerät** *n* **-(e)s, -e** odbiornik radiowy

Rundfunkgebühr *f* **-, -en** abonament radiowy

Rundfunkhörer *m* **-s, -** radiosłuchacz *m*

Rundfunksender *m* **-s, -** rozgłośnia radiowa

Rundfunksendung *f* **-, -en** audycja *f*

Rundfunksprecher *m* **-s, -** spiker *m* (*w radio*)

rundlich *adj* okrągły (*o twarzy*)

Rundreise *f* **-, -n** wycieczka objazdowa

Rundschau *f* **-, -en** przegląd *m*

Rundschreiben *n* **-s, -** okólnik *m*, pismo okólne

rundweg *adv* wprost, wyraźnie

Runkelrübe *f* **-, -n** burak pastewny

Runzel *f* **-, -n** zmarszczka *f*

runzelig *adj* pomarszczony

rüpelhaft *adj* chamski

rupfen *vt* skubać

ruppig *adj* chamski, gburowaty; potargany

Rüsche *f* **-, -n** falbanka *f*

Ruß *m* **-es** sadza *f*

Russe *m* **-n, -n** Rosjanin *m*

Rüssel *m* **-s, -** ryj *m*; (*bei Elefanten*) trąba *f*

Russin *f* **-, -nen** Rosjanka *f*

russisch *adj* rosyjski

rüsten *vi* zbroić się; przygotow(yw)ać się (**für den Krieg** do wojny)

rüstig *adj* krzepki

rustikal *adj* rustykalny

Rüstung *f* **-, -en** zbrojenie *n*

Rute *f* **-, -n** rózga *f*

Rutschbahn *f* **-, -en 1.** zjeżdżalnia *f* **2.** ślizgawka *f*

rutschen *vi s* ślizgać się, ześlizgiwać się, zsuwać się

rutschig *adj* śliski

rütteln *vt*, *vi* potrząsać, szarpać (**an einer Sache** czymś)

S

Saal *m* **-(e)s, Säle** sala *f*

Saat *f* **-, -en 1.** *sing* zasiew *m* **2.** (*Samen*) ziarno siewne

Saatgut *n* **-(e)s** nasiona *pl* (do siewu)

Sabbat *m* **-s, -e** *rel.* szabas *m*

sabbern *vi ugs.* ślinić się

Säbel *m* **-s, -** szabla *f*

sabotieren *vi, vt* sabotować

Sachbearbeiter *m* **-s, -** referent *m*

Sachbuch *n* **-(e)s, ...bücher** książka popularnonaukowa

Sache *f* **-, -n 1.** (*Angelegenheit*) sprawa *f*, kwestia *f*, problem *m*; **das ist eine andere ~** to inna <odrębna> sprawa; **zur ~!** do rzeczy! **2.** rzecz *f*, przedmiot *m*

Sachgebiet *n* **-(e)s, -e** dziedzina *f*

sachgemäß *adj* właściwy, odpowiedni

Sachkenntnis *f* **-, -se** znajomość rzeczy

sachkundig *adj* fachowy; kompetentny (**auf einem Gebiet** w jakiejś dziedzinie); rzetelny

Sachlage *f* **-** stan rzeczy

sachlich *adj* rzeczowy

sächlich *adj gram.* nijaki

Sachschaden *m* **-s, ...schäden** szkoda materialna

Sachse *m* **-n, -n** Saksończyk *m*

sächsisch *adj* saski; saksoński

sacht *adj* łagodny; (*leise*) cichy

Sachverhalt *m* **-(e)s, -e** stan faktyczny

Sachverständige *m* **-n, -n** rzeczoznawca *m*

Sack *m* **-(e)s, Säcke** wór *m*, worek *m*; **mit ~ und Pack** z całym dobytkiem

Sackgasse *f* **-, -n** ślepa uliczka, zaułek *m* (*a. figur.*)

Sadist *m* **-en, -en** sadysta *m*

säen *vi, vt* za|siać, wysiać

Safari *f* **-, -s** safari *n*

Safe [seɪf] *m* **-s, -s** sejf *m*

Safran *m* **-s** *bot.* szafran *m*

Saft *m* **-(e)s, Säfte** sok *m*

saftig *adj* soczysty; (*üppig*) bujny

Sage *f* **-, -n** legenda *f*, podanie *n*

Säge *f* **-, -n** piła *f*

Sägemehl *n* **-(e)s** trociny *pl*

sagen *vi, vt* **1.** mówić, powiadać; **man sagt** mówią; **bitte, ~ Sie mir** proszę mi powiedzieć; **was ~ Sie dazu?** co pan na to?; **etw zu ~ haben** mieć coś do powiedzenia; **was du auch nicht sagst!** co ty nie powiesz! **2.** mieć znaczenie; **viel ~d** wiele znaczący

sägen *vt, vi* prze|piłować

sagenhaft *adj* legendarny; *ugs.* niesłychany

Sägewerk *n* **-(e)s, -e** tartak *n*

sah → **sehen**

Sahne *f* **-** śmietan(k)a *f*; **saure ~** śmietana *f*

Sahnebonbon *m, n* **-s, -s** cukierek mleczny

sahnig *adj* kremowy

Saison [zɛ'zɔŋ] *f* **-, -s** *o.* **-en** sezon *m*

saisonbedingt [zɛ'zɔ:bədɪŋkt] *adj* sezonowy

Saite *f* **-, -n** struna *f*

Sakko *m* **-s, -s** męska marynarka

sakral *adj* sakralny

Sakrament *n* **-(e)s, -e** *rel.* sakrament *m*

Sakristei *f* **-, -en** zakrystia *f*

Salamander *m* **-s, -** *zool.* salamandra *f*

Salami *f* **-, -s** salami *n*

Salat *m* **-(e)s, -e** sałatka *f*; sałata *f* (głowiasta) *ugs.* bigos

Salatsoße *f* **-, -n** sos do sałaty <sałatek>

Salbe *f* **-, -n** maść *f*

Salbei *m* **-s** *bot.* szałwia *f*

Salbung *f* **-, -en** *rel.* namaszczenie *n*

Salmonellen *fpl* salmonella *f*

Salon [za'lɔŋ] *m* **-s, -s** salon *m*

salopp *adj* niedbały; swobodny (*o ubraniu*); pospolity (*o mówieniu*)

Salpetersäure *f* **-** kwas azotowy

Salto *m* **-s, -s** *o.* **Salti** salto *n*

salutieren *vi* za|salutować

Salz *n* **-es, -e** sól *f*

salzen* *vi, vt* po|solić

Salzgurke *f* **-, -n** kiszony ogórek

salzig *adj* słony

Salzkartoffeln *pl* ziemniaki gotowane

Salznapf *m* **-(e)s, ...näpfe** solniczka *f*

Salzsäure *f* **-** *chem.* kwas solny

Salzstange *f* **-, -n** *kulin.* słony paluszek

Salzstreuer *m* **-s, -** solniczka *f*

Samen *m* **-s, - 1.** nasiono *n* **2.** *sing anat.* sperma *f*

Sammelbestellung *f* **-, -en** zamówienie zbiorcze

sammeln *vt* zbierać (**Pilze** grzyby); kolekcjonować; gromadzić (**sich** się)

Sammler *m* **-s, -** zbieracz *m*, kolekcjoner *m*

Sammlung *f* **-, -en** zbiór *m*, kolekcja *f*; (*von Spenden*) zbiórka

Samstag *m* **-(e)s, -e** sobota *f*; **am ~** w sobotę
Samstagabend *m* **-s, -e** sobotni wieczór
samstags *adv* w soboty
samt *praep mit D* wraz
Samt *m* **-(e)s** aksamit *m*
sämtlich *adj* wszystek; **~es Eigentum** całe mienie
Sanatorium *n* **-s, ...ien** sanatorium *n*
Sand *m* **-(e)s, -e** piasek *m*
Sandale *f* **-, -n** sandał *m*
Sandbank *f* **-, ...bänke** mielizna *f*
sandig *adj* piaszczysty; zapiaszczony
Sandkasten *m* **-s, ...kästen** piaskownica *f*
Sandstein *m* **-(e)s, -e** piaskowiec *m*
sandte → **senden**
Sanduhr *f* **-, -en** klepsydra *f*
Sandwich ['zyntvitʃ] *n*, *m* **-(s), -(e)s** sandwicz *m*
sanft *adj* łagodny, delikatny; stonowany
sang → **singen**
Sänger *m* **-s, -** piosenkarz *m*, śpiewak *m*
sanieren *vt* **1.** restrukturyzować, modernizować (**einen Betrieb** zakład) **2.** *med.* wy|leczyć
sanitär *adj* sanitarny; **~e Anlagen** urządzenia sanitarne
Sanitäter *m* **-s, -** sanitariusz *m*
Sanitätswagen *m* **-s, -** ambulans *m*
sank → **sinken**
sann → **sinnen**
Saphir *m* **-s, -e** szafir *m*
Sardelle *f* **-, -n** *zool.* sardela *f*
Sardine *f* **-, -n** *zool.* sardynka *f*
Sarg *m* **-(e)s, Särge** trumna *f*
sarkastisch *adj* sarkastyczny
Sarkophag *m* **-(e)s, -e** sarkofag *m*
saß → **sitzen**
satanisch *adj* szatański, diabelski
Satellit *m* **-en, -en** satelita *m*
Satellitenschüssel *f* **-, -n** antena satelitarna
Satellitenstadt *f* **-, ...städte** satelita *m* (miasto)
Satire *f* **-, -n** satyra *f*
satirisch *adj* satyryczny
satt *adj* **1.** syty, najedzony; **sich ~ essen** najeść się (do syta); **ich habe es ~** mam tego dosyć **2.** (*o kolorze*) głęboki, nasycony
Sattel *m* **-s, Sättel** siodło *n*; siodełko *n*
sättigen *vt* **1.** na|sycić (**mit einer Sache** czymś) **2.** *figur.* zaspokoić (*np. ciekawość*)
sättigend *adj* sycący
Satz *m* **-es, Sätze 1.** *gram.* zdanie *n* **2.** (*Sprung*) skok *m*, sus *m* **3.** komplet *m*, zestaw *m* **4.** (*Niederschlag*) osad *m*; (*Kaffeesatz*) fusy *pl* **5.** *mus.* fraza *f*, część *f* **6.** *sport.* set *m* **7.** *druk.* skład *m*
Satzbau *m* **-(e)s** *gram.* składnia *f*
Satzteil *m* **-(e)s, -e** *gram.* część zdania
Satzung *f* **-, -en** statut *m*
Satzzeichen *n* **-s, -** *gram.* znak interpunkcyjny
Sau *f* **-, Säue** *o.* **-en** świnia *f* (*a. figur.*); maciora *f*
sauber *adj* czysty, schludny; (*ordentlich*) porządny
Sauberkeit *f* **-** czystość *f*; porządek *m*
säuberlich *adj* staranny
säubern *vt* oczyszczać, oczyścić, wyczyścić
Sauce ['zoːsɛ] *f* **-, -n** sos *m*
saudumm *adj ugs.* beznadziejnie głupi
sauer *adj* kwaśny (*a. mina*); **saure Milch** zsiadłe mleko; **saurer Regen** kwaśny deszcz; **~ werden** s|kwaśnieć
Sauerampfer *m* **-s** *bot.* szczaw *m*
Sauerbraten *m* **-s, -** *kulin.* pieczeń wołowa (z marynowanego mięsa)
Sauerei *f* **-, -en** *ugs.* świństwo *n*
Sauerkirsche *f* **-, -n** wiśnia *f*
Sauerkohl *m* **-(e)s, Sauerkraut** *n* **-(e)s** kapusta kiszona
säuerlich *adj* kwaskowaty; *figur.* skwaszony
Sauerstoff *m* **-(e)s** tlen *m*
Sauerteig *m* **-(e)s, -e** *kulin.* zaczyn *m*
saufen* *vt*, *vi* pić, chłeptać; *vulg.* (*o ludziach*) chlać
Säufer *m* **-s, -** *ugs.* pijak *m*
saugen* *vi*, *vt* ssać, wys(ys)ać
säugen *vt* karmić piersią
Sauger *m* **-s, -** smoczek *m* (na butelkę)
Säugetier *n* **-(e)s, -e** ssak *m*
Säugling *m* **-s, -e** niemowlę *n*
Säule *f* **-, -n** słup *m*, kolumna *f* (*a. mil.*); *mat.* prostopadłościan *m*
Säulengang *m* **-(e)s, ...gänge** kolumnada *f*, krużganek *m*
Saum *m* **-(e)s, Säume** obręb *m*, zakład *m*
säumig *adj* opieszały
Sauna *f* **-, -s** *o.* **...nen** sauna *f*
Säure *f* **-, -n** kwas *m*; kwaśność *f*
sausen *vi* **1.** szumieć, huczeć **2.** *s ugs.* mknąć, pędzić
Savanne *f* **-, -n** sawanna *f*
Saxofon, Saxophon *n* **-s, -e** saksofon *m*

S-Bahn *f* **-, -en** szybka kolej miejska

scannen ['skʏnɛn] *vt* ze|skanować

Scanner [skɛnər] *m* **-s, -** *inform.* skaner *m*

Schabe *f* **-, -n 1.** *zool.* karaluch *m* **2.** skrobak *m*

schaben *vt* ze|skrobać

Schaber *m* **-s, -** skrobak *m*

schäbig *adj* **1.** nędzny; znoszony **2.** (*geizig*) skąpy

Schablone *f* **-, -n** wzornik *m*, szablon *m* (*a. figur.*)

Schach *n* **-s, -s 1.** *sing* szachy *pl*; **eine Partie ~** partia szachów; **~ spielen** grać w szachy **2.** (*Stellung*) szach *m*

Schachbrett *n* **-(e)s, -er** szachownica *f*

schachern *vi* targować się (**um etw** o coś)

Schachfigur *f* **-, -en** figura szachowa; *figur.* pionek

Schachspieler *m* **-s, -** szachista *m*

Schacht *m* **-(e)s, Schächte** szyb *m*

Schachtel *f* **-, -n** pudełko *n*, pudło *n*; **eine ~ Zigaretten** paczka papierosów

schade *adv* szkoda; **wie ~!** jaka szkoda!; **~ um ihn** szkoda go

Schädel *m* **-s, -** *anat.* czaszka *f*

schaden *vi* za|szkodzić; **es schadet nichts** nic nie szkodzi

Schaden *m* **-s, Schäden** szkoda *f*; (*Beschädigung*) uszkodzenie *n*; (*Verlust*) strata *f*

Schadenersatz *m* **-es, ...ersätze** odszkodowanie *n*

Schadenfreude *f* **-, -n** radość z cudzego nieszczęścia

schadenfroh *adj* cieszący się z cudzego nieszczęścia, złośliwy

schadhaft *adj* uszkodzony; podniszczony

schädigen *vt* szkodzić (**j-n** komuś)

schädlich *adj* szkodliwy

Schädling *m* **-s, -e** szkodnik *m*

Schadstoff *m* **-(e)s, -e** substancja szkodliwa

Schaf *n* **-(e)s, -e** owca *f*

Schafbock *m* **-(e)s, ...böcke** baran *m*

Schäferhund *m* **-(e)s, -e** owczarek *m*

schaffen[1] **I.** *vt* **1.** (*herstellen*) z|robić, dokon(yw)ać; **Ordnung ~** zaprowadzić porządek **2.** (*befördern*) dostarczać, za|nosić; **aus dem Wege ~** usuwać z drogi; **zur Post ~** dostarczać na pocztę **3.** *ugs.* z|łapać (pociąg) **II.** *vi reg.* pracować

schaffen*[2] *vt* s|tworzyć (**ein Werk** dzieło)

Schaffner *m* **-s, -** konduktor *m*

Schafkäse *m* **-s** owczy ser

Schaft *m* **-(e)s, Schäfte 1.** trzonek *m*, uchwyt *m* **2.** *bot.* szypułka *f*

Schal *m* **-s, -s** *o.* **-e** szal *m*, szalik *m*

Schale[1] *f* **-, -n** (*Obstschale*) skórka *f*; (*Nussschale*) łupina *f*; (*Erbsenschale*) łuska *f*; (*Eierschale*) skorupka *f*

Schale[2] *f* **-, -n** (*Gefäß*) miseczka *f*, czarka *f*; (*Waagschale*) szal(k)a *f*

schälen I. *vt* ob(ie)rać; łuskać **II.** *vr* **sich ~** łuszczyć się

Schalentier *n* **-(e)s, -e** *zool.* skorupiak *m*

schalkhaft *adj* figlarny

Schall *m* **-(e)s, -e** dźwięk *m*; odgłos *m*

Schalldämpfer *m* **-s, -** tłumik *m*

schalldämmend *adj* dźwiękochłonny

schalldicht *adj* dźwiękoszczelny

schallen* *vi* za|dźwięczeć, rozbrzmiewać

Schallmauer *f* **-** bariera dźwięku; **~ durchbrechen** przekroczyć barierę dźwięku

Schallplatte *f* **-, -n** płyta gramofonowa

schalt → **schelten**

schalten *vt* włączać; podłączać

Schalter *m* **-s, - 1.** okienko *n*, kasa *f*; **am ~** w <przy> okienku **2.** *el.* wyłącznik *m*

Schaltgetriebe *n* **-s, -n** *mot.* skrzynia biegów, skrzynka przekładniowa

Schalthebel *m* **-s, -** *mot.* dźwignia zmiany biegów

Schaltjahr *n* **-(e)s, -e** rok przestępny

Schalttafel *f* **-, -n** tablica rozdzielcza

Schaltung *f* **-, -en 1.** *rad.* połączenie *n* **2.** *mot.* zmiana biegów

Scham *f* **-** wstyd *m* (**über etw** z powodu czegoś); (*Schamgefühl*) wstydliwość *f*

Schambein *n* **-(e)s, -e** *anat.* kość łonowa

schämen, sich *vr* wstydzić się (**wegen eines Dinges** czegoś; **vor j-m** przed kimś, **für j-n** za kogoś)

schamhaft *adj* wstydliwy

schamlos *adj* bezwstydny; bezczelny

schamponieren *vt* myć szamponem

Schande *f* **-** wstyd *m*, hańba *f*; **j-m ~ bringen** przynosić komuś wstyd

schänden *vt* s|profanować; z|gwałcić; z|hańbić, zniesławić

schändlich *adj* haniebny, nikczemny

Schanze *f* **-, -n** *sport.* skocznia *f*

Schar *f* **-, -en** gromada *f*, tłum *m*; stado *n*, chmara *f*

scharf *adj* **1.** ostry; **~ machen** wy|ostrzyć **2.** (*heftig*) silny, gwałtowny **3.** (*durchdringend*) bystry, wnikliwy **4.** (*gewürzt*) pikantny

Schärfe *f* - ostrość *f*; (*Härte*) surowość *f*
schärfen *vt* na|ostrzyć
scharfsinnig *adj* bystry, wnikliwy
Scharlach *m* **-s** *med.* szkarlatyna *f*, płonica *f*
Scharnier *n* **-s, -e** zawias *m*
scharren I. *vi* (*o zwierzętach*) grzebać; drapać (**an der Tür** w drzwi) **II.** *vt* wygrzeb(y-w)ać
Scharte *f* **-, -n** szczerba *f*
Schaschlik *m, n* **-s, -s** szaszłyk *m*
Schatten *m* **-s, -** cień *m*; **im ~ liegen** leżeć w cieniu
Schattenseite *f* **-, -n** zacieniona strona; *figur.* odwrotna strona medalu
Schattierung *f* **-, -en** odcień *m*
schattig *adj* cienisty
Schatz *m* **-es, Schätze** skarb *m* (*a. figur.*)
Schätzchen *n* **-s, -** *figur.* skarb *m*
schätzen I. *vt* **1.** szacować, oceni(a)ć **2.** (*achten*) cenić, poważać **II.** *vi* (*vermuten*) przypuszczać, sądzić
Schätzpreis *m* **-es, -e** cena szacunkowa
Schätzung *f* **-, -en** ocena *f*, oszacowanie *n*
schätzungsweise *adv* szacunkowo
Schau *f* **-, -en** pokaz *m*, wystawa *f*
Schaubild *n* **-(e)s, -er** wykres *m*
schauderhaft *adj* straszliwy, przerażający
schaudern *vi*: **es schaudert mir davor** strach mnie ogarnia przed tym
schauen *vi* patrzeć; **um sich ~** rozglądać się; **aus dem Fenster ~** wyglądać przez okno; **traurig ~** smutno spoglądać
Schauer *m* **-s, - 1.** dreszcz *m* **2.** (*Regenschauer*) przelotny deszcz *f*; ulewa *f*
schauerlich *adj* straszny, okropny
Schaufel *f* **-, -n** szufla *f*, łopata *f*; łopatka *f*
Schaufenster *n* **-s, -** witryna *f*, wystawa *f*
Schaufensterbummel *m* **-s, -** oglądanie wystaw sklepowych
Schaufensterpuppe *f* **-, -n** manekin *m*
Schaukasten *m* **-s, ...kästen** gablota *f*
Schaukel *f* **-, -n** huśtawka *f*
schaukeln I. *vt* kołysać **II.** *vi* po|huśtać się; po|kołysać się
Schaukelstuhl *m* **-(e)s, ...stühle** fotel na biegunach
schaulustig *adj* żądny sensacji, ciekawski
Schaulustige(r) *f, m* **-n, -n** gap *m*
Schaum *m* **-(e)s** piana *f* (*o. mydlana*)
schäumen *vi* pienić się
Schaumfestiger *m* **-s, -** pianka do włosów
Schaumwein *m* **-(e)s, -e** wino musujące
Schauplatz *m* **-es, ...plätze** miejsce wydarzeń, widownia
Schauprozess *m* **-es, -e** proces pokazowy
Schauspiel *n* **-(e)s, -e 1.** *teatr.* przedstawienie *n* **2.** widowisko *n*
Schauspieler *m* **-s, -** aktor *m*
Schauspielerin *f* **-, -nen** aktorka *f*
Scheck *m* **-s, -s** czek *m*
Scheckbuch *n* **-(e)s, ...bücher** książeczka czekowa
Scheckkarte *f* **-, -n** karta do bankomatu
Scheibe *f* **-, -n 1.** tarcza *f*; krążek *m* **2.** (*Glas*) szyba *f* **3.** (*Brotscheibe*) kromka *f*; (*Wurstscheibe*) plasterek *m*
Scheibenwischer *m* **-s, -** *mot.* wycieraczka *f*
Scheide *f* **-, -n** pochwa *f* (*o. anat.*)
scheiden* **I.** *vt* oddzielać, rozłączać; **Ehe ~** udzielać rozwodu **II.** *vr* **sich ~** rozłączyć się, rozejść się; **sich ~ lassen** brać rozwód **III.** *vi s* rozsta(wa)ć się (**von j-m** z kimś); **jemand ist**
geschieden ktoś jest rozwiedziony
Scheidung *f* **-, -en** rozwód *m*
Schein *m* **-(e)s, -e 1.** *sing* blask *m*; (*Licht*) światło *n*; **zum ~** na pozór **2.** (*Bescheinigung*) zaświadczenie *n* **3.** (*Geldschein*) banknot *m*
scheinbar *adj* pozorny
scheinen* *vi* **1.** świecić **2.** (*den Anschein haben*) zdawać się, sprawiać wrażenie; **mir scheint, dass ...** zdaje mi się, że ...
Scheinwerfer *m* **-s, -** reflektor *m* (*o. mot.*)
Scheiße *f* - *ugs.* gówno *n*; (*Blödsinn*) bzdury *fpl*
scheißen* *vi vulg.* srać
Scheit *n* **-(e)s, -e** polano *n*
Scheitel *m* **-s, - 1.** (*im Haar*) przedział(ek) *m* **2.** wierzchołek *m* (*o. mat.*)
scheitern *vi s* **1.** rozbić się (**an einer Sache** o coś) **2.** (*misslingen*) nie udać się
schelmisch *adj* szelmowski, filuterny
schelten* *vi, vt* z|ganić
Schema *n* **-s, -s** *o.* **-ta** schemat *m*, wzór *m*
Schemel *m* **-s, -** taboret *m*
Schenkel *m* **-s, - 1.** *anat.* udo *n* **2.** *mat.* ramię *n* (kąta)
schenken *vt* po|darować
Schenkung *f* **-, -en** darowizna *f*
Scherbe *f* **-, -n** skorupa *f*; **in ~n gehen** potłuc się
Schere *f* **-, -n** nożyczki *n*, nożyce *n*; *zool.* kleszcze *n*

scheren*[1] *vt* o|strzyc; przyciąć
scheren[2] **I.** *vt impers* obchodzić **II.** *vr* **sich ~** *ugs.* starać się, dbać (**um j-n, etw** o kogoś, coś); *ugs.* **scher dich zum Teufel!** idź do diabła!
Scherereien *pl ugs.* kłopoty *pl*
Scherz *m* **-es, -e** żart *m*, dowcip *m*; **im ~** żartem; **einen ~ machen** za|żartować
scherzen *vi ugs.* żartować (**über etw** z czegoś)
scherzhaft *adj* żartobliwy, zabawny
scheu *adj* bojaźliwy; (*schüchtern*) nieśmiały; **~ werden** s|płoszyć się
scheuen I. *vt* obawiać się (czegoś) **II.** *vr* **sich ~** obawiać się, lękać się (**vor einer Sache** czegoś)
Scheuerlappen *m* **-s, -** ścierka *f* (do podłogi, do szorowania)
scheuern *vt* wy|szorować
Scheune *f* **-, -n** stodoła *f*
Scheusal *n* **-s, -e** straszydło *n*
scheußlich *adj* obrzydliwy, wstrętny
Schi *m* → **Ski**
Schicht *f* **-, -en** warstwa *f*; (*Arbeiterschicht*) zmiana *f*, szychta *f*
Schichtarbeit *f* **-** praca na zmiany
schick *adj* elegancki
schicken I. *vt* wys(y)łać (**einen Brief** list); przesyłać (**Grüße** pozdrowienia) **II.** *vi* pos(y)łać (**nach j-m** po kogoś) **III.** *vr* **sich ~**: **es schickt sich nicht** nie wypada
schicklich *adj* stosowny, właściwy
Schicksal *n* **-s, -e** los *m*, przeznaczenie *n*
Schicksalsschlag *m* **-(e)s, ...schläge** cios losu
Schiebedach *n* **-(e)s, ...dächer** *mot.* dach odsuwany
schieben* *vt* posuwać, przesuwać
Schieber *m* **-s, - 1.** zasuw(k)a *f*, rygiel *m* **2.** *ugs.* (*Geschäftemacher*) spekulant *m*
Schiebetür *f* **-, -en** drzwi rozsuwane <przesuwne>
schied → **scheiden**
Schiedsrichter *m* **-s, -** sędzia (rozjemczy) *m* arbiter *m* (*o. sport.*)
schief I. *adj* **1.** krzywy, ukośny; **~e Ebene** równia pochyła **2.** *figur.* (*unrichtig*) niewłaściwy, opaczny **II.** *adv* krzywo; z ukosa, niechętnie; *ugs.* **~ gehen** nie udać się
Schiefer *m* **-s, -** *min.* łupek *m*
schielen *vi* zezować; **nach j-m <einer Sache> ~** zerkać na kogoś <coś>
schien → **scheinen**
Schienbein *n* **-(e)s, -e** *anat.* piszczel *m*, kość piszczelowa
Schiene *f* **-, -n** szyna *f*
schier *adv* prawie
schiert → **scheren**
schießen* *vt, vi* strzelać (**mit einem Gewehr** z broni)
Schiff *n* **-(e)s, -e 1.** statek *m*, okręt *m* **2.** (*Kirchenschiff*) nawa *f*
schiffbar *adj* spławny, żeglowny
Schiffbau *m* **-(e)s, -e** budowa okrętów
Schiffbruch *m*: **~ erleiden** rozbić się (*o statku*); *figur.* ponieść klęskę
Schiffbrüchige(r) *f, m* **-n, -n** rozbitek *m*
Schifffahrt *f* **-, Schiffsverkehr** *m* **-s** żegluga *f*
Schikane *f* **-, -n** szykana *f*
schikanieren *vt* szykanować
Schild[1] *m* **-(e)s, -e 1.** (*Schutzwaffe*) tarcza *f* **2.** osłona *f*
Schild[2] *n* **-(e)s, -er 1.** szyld *m*, wywieszka *f*; (*Türschild*) tabliczka *f* **2.** (*Preisschild*) etykietka *f*
Schilddrüse *f* **-, -n** *anat.* tarczyca *f*
schildern *vt* opis(yw)ać, przedstawiać
Schilderung *f* **-, -en** opis *m*
Schildkröte *f* **-, -n** *zool.* żółw *m*
Schilf *n* **-(e)s, -e** trzcina *f*; sitowie *n*
schillern *vi* mienić się, połyskiwać
Schilling *m* **-s, -e** *hist* szyling *m*
schilt → **schelten**
Schimmel *m* **-s, - 1.** pleśń *f* **2.** (*Pferd*) siwek *m*
schimmelig *adj* spleśniały; **~ werden** s|pleśnieć
schimmern *vi* połyskiwać
Schimpanse *m* **-n, -n** szympans *m*
schimpfen I. *vi, vt* z|wymyślać; narzekać **II.** *vi* pomstować (**auf etw, j-n** na coś, kogoś)
Schimpfwort *n* **-(e)s, ...wörter** obelżywe słowo
Schindel *f* **-, -n** gont *m*
schinden*, sich *vr* zamęczać się, zapracowywać się
Schinken *m* **-s, -** szynka *f*
Schinkenbrot *n* **-(e)s, -e** kanapka *f* z szynką
Schinkenspeck *m* **-(e)s** boczek *m*
Schirm *m* **-(e)s, -e** parasol *m*, parasolka *f*; (*Lampenschirm*) abażur *m*; (*Mützenschirm*) daszek u czapki; (*Bildschirm*) ekran *m*; (*Schutz*) osłona *f*
Schirmherr *m* **-n, -en** protektor *n*

Schirmmütze *f* **-, -n** czapka z daszkiem
schiss → scheißen
Schlacht *f* **-, -en** bitwa *f*
schlachten *vt* zarzynać, bić (bydło)
Schlachter *m* **-s, -** *reg.* rzeźnik *m*
Schlaf *m* **-(e)s** sen *m*; **etw bringt j-n um den ~** coś spędza komuś sen z powiek
Schlafanzug *m* **-(e)s, ...anzüge** piżama *f*
Schläfchen *n* **-s, -** drzemka *f*
Schläfe *f* **-, -n** *anat.* skroń *f*
schlafen* *vi* spać
schlaff *adj* wiotki, obwisły, luźny; *figur.* osłabiony
schlaflos *adj* bezsenny
Schlaflosigkeit *f* **-** bezsenność *f*
Schlafmittel *n* **-s, -** środek nasenny
schläfrig *adj* śpiący, senny
Schlafsack *m* **-(e)s, ...säcke** śpiwór *m*
Schlaftablette *f* **-, -n** tabletka nasenna
Schlafwagen *m* **-s, -** wagon sypialny, sliping *m*
Schlafzimmer *n* **-s, -** sypialnia *f*
Schlag *m* **-(e)s, Schläge 1.** uderzenie *n*, cios *m* (*o. losu*); (*des Herzens*) bicie *n* (serca); **~ 3 Uhr** punkt trzecia; **~ auf ~** raz za razem **2.** *el.* porażenie **3.** *ugs.* (*Schlaganfall*) udar *m* **4.** *ugs.* porcja *f*
Schlagader *f* **-, -n** tętnica *f*
Schlaganfall *m* **-(e)s, ...anfälle** udar *m*
schlagartig *adj* błyskawiczny, natychmiastowy
Schlagbohrer *m* **-s, -** *techn.* wiertarka udarowa
schlagen* **I.** *vt, vi* bić, uderzać; (*besiegen*) pobić, pokonać; **blutig ~** zbić do krwi; **es hat drei (Uhr) geschlagen** wybiła (godzina) trzecia; **in Stücke ~** rozbić na kawałki; **einen Rekord ~** pobić rekord; **das Herz schlägt** serce bije **II.** *vr* **sich ~** bić się (**um etw** o coś)
Schlager *m* **-s, -** przebój *m*, hit *m*
Schläger *m* **-s, -** rakieta *f* (do tenisa); kij *m* (hokejowy, golfowy)
Schlägerei *f* **-, -en** bijatyka *f*, bójka *f*
Schlagersänger *m* **-s, -** piosenkarz *m*
schlagfertig *adj* błyskotliwy; **eine ~e Antwort** cięta odpowiedź
Schlagloch *n* **-(e)s, ...löcher** wybój *m*
Schlagsahne *f* **-** bita śmietana
Schlagwort *n* **-(e)s, -e** *o.* **...wörter** hasło *n*, slogan *n*
Schlagzeile *f*; **-, -n** nagłówek *m* (w gazecie)
Schlagzeug *n* **-(e)s, -e** perkusja *f*
Schlamm *m* **-(e)s, -e** *o.* **Schlämme** muł *m*, błoto *n*
schlammig *adj* błotnisty; zabłocony
Schlampe *f* **-, -n** flejtuch *m*
schlampig *adj ugs.* niechlujny; bałaganiarski; (*Arbeit*) fuszerski
schlang → schlingen
Schlange *f* **-, -n** wąż *m*; *figur.* kolejka *f*; **~ stehen** stać w kolejce
schlank *adj* szczupły, wy|smukły
Schlankheitskur *f* **-, -en** kuracja odchudzająca
schlapp *adj* wykończony
Schlappe *f* **-, -n** porażka *f*
schlau *adj* przebiegły
Schlauch *m* **-(e)s, Schläuche** wąż *m* (gumowy); *mot.* dętka *f*
Schlauchboot *n* **-(e)s, -e** ponton *m*
schlauchlos *adj* bezdętkowy
Schlaufe *f* **-, -n** pętelka *f*; szlufka *f*; uchwyt *m* (*np. w tramwaju*)
schlecht *adj* zły; **mir ist ~** niedobrze mi
schleichen* **I.** *vi s* skradać się **II.** *vr* **sich ~** wymknąć się
Schleichwerbung *f* **-, -en** kryptoreklama *f*
schlecken *vi, vt* lizać (**am Eis** lody)
Schleie *f* **-, -n** *zool.* lin *m*
Schleier *m* **-s, -** woalka *f*; welon *m*
schleierhaft *adj*: **etw ist <bleibt> j-m ~** coś jest <pozostaje> dla kogoś zagadką
Schleife *f* **-, -n** kokarda *f*; pętla *f*, pętelka *f*
schleifen*1 *vt* o|szlifować; **das Messer ~** na|ostrzyć nóż
schleifen² *vt* ciągnąć, wlec
Schleim *m* **-(e)s, -e 1.** śluz *m* **2.** (*Brei*) kleik *m*
schleimig *adj* śluzowaty; (*eine Schnecke*) lepki; *figur.* obłudny
schlemmen *vi* biesiadować, ucztować
Schlemmer *m* **-s, -** smakosz *m*
schlendern *vi s* przechadzać się, spacerować (**durch den Park** po parku)
schlenkern *vt, vi* wymachiwać (rękami)
schleppen I. *vt* ciągnąć (za sobą), holować; (*tragen*) dźwigać **II.** *vr* **sich ~** wlec się
Schlepper *m* **-s, -** ciągnik *m*; holownik *m*
Schlepplift *m* **-(e)s, -e** *o.* **-s** wyciąg orczykowy
Schleppseil, Schlepptau *n* **-(e)s, -e** hol *m*, lina *f*
Schleuder *f* **-, -n 1.** proca *f* **2.** wirówka *f* (do bielizny)

schleudern I. *vt* **1.** rzucać **2.** odwirowywać **II.** *vi mot.* wpaść w poślizg
schleunigst *adv* natychmiast
Schleuse *f* **-, -n** śluza *f*
schlich → **schleichen**
schlicht *adj* prosty, skromny
schlichten *vt*: *figur.* **einen Streit ~** załagodzić spór
schlief → **schlafen**
schließen* **I.** *vt* **1.** *o. vr* (**sich** się) zamykać (**mit einem Schlüssel** na klucz); **in die Arme ~** obejmować **2.** (*beenden*) za|kończyć; **einen Vertrag ~** zawierać układ; **mit j-m Freundschaft ~** zaprzyjaźnić się z kimś **II.** *vi* **1.** zamykać się; **schlecht ~** nie domykać się **2.** wy|wnioskować (**aus einer Sache** z czegoś) **III.** *vr* **sich ~** zamykać się
Schließfach *n* **-(e)s, ...fächer** skrytka pocztowa; (*na dworcu*) skrytka na bagaż
schließlich *adv* ostatecznie, w końcu
Schließung *f* **-, -en** zamknięcie *f*, zakończenie *f* (**einer Konferenz** konferencji)
schliff → **schleifen**[1]
schlimm *adj* zły, niedobry
schlimmstenfalls *adv* w najgorszym razie
Schlinge *f* **-, -n** pętla *f*; temblak *m*
Schlingpflanze *f* **-, -n** *bot.* pnącze *n*
Schlips *m* **-es, -e** krawat *m*
Schlitten *m* **-s, -** sanie *pl*, sanki *pl*; **~ fahren** jeździć na sankach
schlittern *vi s* ślizgać się (po lodzie)
Schlittschuh *m* **-(e)s, -e** łyżwa *f*; **~ laufen** jeździć na łyżwach
Schlittschuhlaufen *n* **-s** łyżwiarstwo *n*
Schlittschuhläufer *m* **-s, -** łyżwiarz *m*
Schlitz *m* **-es, -e** rozcięcie *n*; rozporek *m*; (*für Münze*) otwór *m*; (*Spalt*) szpara *f*
schloss → **schließen**
Schloss *n* **-es, Schlösser** zamek *m* (*budowla, zamknięcie*)
Schlosser *m* **-s, -** ślusarz *m*
schlottern *vi* dygotać
Schlucht *f* **-, -en** wąwóz *m*, parów *m*
schluchzen *vi* szlochać, łkać
Schluchzer *m* **-s** szloch *m*
Schluck *m* **-(e)s, -e** łyk *m*, haust *m*
Schluckauf *m* **-s** czkawka *f*
schlucken *vt* po|łykać
schlug → **schlagen**
schlummern *vi* drzemać
schlüpfen *vi s* **1.** wymykać się (**aus der Hand** z ręki); wślizgiwać się (**in etw** gdzieś) **2.** wyklu(wa)ć się (z jaja)
Schlüpfer *m* **-s, -** majtki *pl*
schlüpfrig *adj* śliski; *figur.* dwuznaczny, nieprzyzwoity
Schlupfwinkel *m* **-s, -** kryjówka *f*
schlürfen *vi, vt* siorbać
Schluss *m* **-es, Schlüsse 1.** koniec *m*, zakończenie *n*; **am ~ der Vorstellung** na zakończenie spektaklu **2.** (*Folgerung*) wniosek *m*, konkluzja *f*; **zu einem ~ kommen** dojść do wniosku
Schlüssel *m* **-s, -** klucz *m* (*o. mus., techn., w podręczniku*)
Schlüsselloch *n* **-(e)s, ...löcher** dziurka od klucza
Schlüsselbein *n* **-(e)s, -e** *anat.* obojczyk *m*
Schlüsselbund *m, n* **-(e)s, -e** pęk kluczy
Schlussfolgerung *f* **-, -en** wniosek *m*
schlüssig *adj*: **sich über etw ~ werden** z|decydować się na coś
Schlusslicht *n* **-(e)s, -er** *mot.* światło tylne
Schlusspfiff *m* **-(e)s, -e** *sport.* końcowy gwizdek
Schlussverkauf *m* **-(e)s, ...verkäufe** wyprzedaż *f* (posezonowa)
Schmach *f* **-** *geho.* hańba *f*, wstyd *m*
schmächtig *adj* drobny (*o osobie*)
schmackhaft *adj* smaczny
schmähen *vt geho.* lżyć
schmählich *adj* haniebny
schmal *adj* **1.** wąski; **~er machen** zwężać **2.** (*karg*) szczupły
schmälern *vt* **1.** uszczuplać (**j-s Einkommen** czyjeś dochody) **2.** umniejszać (**j-s Verdienste** czyjeś zasługi)
Schmalz *n* **-es, -e** smalec *m*
schmalzig *adj figur.* ckliwy
Schmarotzer *m* **-s, -** *biol.* pasożyt *m* (*a. figur.*)
schmecken I. *vt* s|kosztować **II.** *vi* smakować (**j-m** komuś); **nach einer Sache ~** mieć posmak czegoś
Schmeichelei *f* **-, -en** pochlebstwo *n*
schmeichelhaft *adj* pochlebny
schmeicheln *vi* pochlebiać (**j-m** komuś)
Schmeichler *m* **-s, -** pochlebca *m*
schmeißen* *vt ugs.* ciskać, rzucać; **mit Geld um sich ~** szastać pieniędzmi
schmelzbar *adj* topliwy
schmelzen* **I.** *vt* topić, rozpuszczać **II.** *vi s* topnieć, rozpuszczać się
Schmelzkäse *m* **-s** ser topiony
Schmelzpunkt *m* **-(e)s, -e** temperatura topnienia

Schmerz *m* **-es, -en** ból *m*, boleść *f*
schmerzempfindlich *adj* wrażliwy na ból
schmerzen I. *vt, vi* za|boleć, dolegać; **mir <mich> schmerzt der Kopf** boli mnie głowa **II.** *vt* ubolewać
schmerzhaft *adj* bolesny; bolący
schmerzlich *adj* przykry, bolesny, dotkliwy
schmerzlindernd *adj* uśmierzający ból
schmerzlos *adj* bezbolesny
schmerzstillend *adj* przeciwbólowy
Schmerztablette *f* **-, -n** proszek przeciwbólowy
Schmetterling *m* **-s, -e** motyl *m*
Schmied *m* **-(e)s, -e** kowal *m*
schmieden *vt* wy|kuć; *figur.* **Pläne ~** snuć plany
schmiegen, sich *vr* tulić się (**an j-n** do kogoś)
Schmiere *f* **-, -n** smar *m*; maź *f*
schmieren *vt* na|smarować, posmarować; **die Butter aufs Brot ~** smarować chleb masłem
Schmiermittel *n* **-s, -** smar *m*
schmilzt → **schmelzen**
Schminke *f* **-, -n** szminka *f*, pomadka *f*
schminken *vt, vr* po|malować się (**aufdringlich** wyzywająco)
schmirgeln *vt* szlifować
Schmirgelpapier *n* **-s, -e** papier ścierny
schmiss → **schmeißen**
Schmöker *m* **-s, -** *ugs.* czytadło *n*
schmollen *vi* dąsać się, obrażać się (**mit j-m** na kogoś)
schmolz → **schmelzen**
Schmorbraten *m* **-s** pieczeń *f*
schmoren *vt* u|dusić (mięso)
Schmuck *m* **-(e)s** ozdoba *f*, dekoracja *f*; (*Schmucksachen*) biżuteria *f*
schmücken *vt* o|zdobić
Schmuggel *m* **-s** przemyt *m*
schmuggeln *vi, vt* przemycać
Schmuggler *m* **-s, -** przemytnik *m*
schmunzeln *vi* uśmiechać się lekko (**über etw** z jakiegoś powodu)
Schmutz *m* **-es** brud *m*
Schmutzfink *m* **-en, -en** *ugs.* brudas *m*
schmutzig *adj* **1.** brudny; **~ werden** zabrudzić się **2.** *figur.* nieprzyzwoity
Schnabel *m* **-s, Schnäbel** dziób *m*
Schnake *f* **-, -n** *reg.* komar *m*
Schnalle *f* **-, -n** sprzączka *f*, klamra *f*
schnappen *vi*: *ugs.* **nach Luft ~** łapać powietrze
Schnaps *m* **-es, Schnäpse** wódka *f*
Schnapsidee *f* **-, -n** *ugs.* zwariowany pomysł
schnarchen *vi* chrapać
schnaufen *vi* sapać, dyszeć
Schnauzbart *m* **-(e)s, ...bärte** wąsy *pl*
Schnauze *f* **-, -n** pysk *m*, morda *f* (*a. figur.*)
schnäuzen, sich *vr* wy|czyścić nos
Schnecke *f* **-, -n** ślimak *m*
Schneckentempo *n*: *ugs.* **im ~** w żółwim tempie
Schnee *m* **-s 1.** śnieg *m*; **es fällt ~** pada śnieg **2.** (*Eierschaum*) piana *f*
Schneeball *m* **-(e)s, ...bälle 1.** śnieżka *f* **2.** *bot.* kalina *f*
Schneedecke *f* **-, -n** pokrywa śnieżna
Schneeflocke *f* **-, -n** płatek śniegu
Schneeglätte *f* **-** gołoledź pośniegowa
Schneeglöckchen *n* **-s, -** przebiśnieg *m*, śnieżyczka
Schneekette *f* **-, -n** *mot.* łańcuch przeciwśnieżny *f*
Schneemann *m* **-(e)s, ...männer** bałwan *m*
Schneepflug *m* **-(e)s, ...pflüge** pług śnieżny, pług odśnieżny
Schneetreiben *n* **-s** zamieć śnieżna, śnieżyca *f*
Schneeverwehung *f* **-, -en** zaspa śnieżna
Schneid *m*: *ugs.* **~ haben** mieć tupet
Schneide *f* **-, -n** ostrze *n*; klinga *f*
schneiden* **I.** *vt, vi* po|krajać; po|ciąć; (*mähen*) s|kosić; obcinać (**Fingernägel** paznokcie); o|strzyc (**Haar** włosy) **II.** *vr* **sich ~ 1.** skaleczyć się, zaciąć się (**in den Finger** w palec) **2.** (*sich kreuzen*) s|krzyżować się, przecinać się
schneidig *adj* (*flott*) elegancki
Schneider *m* **-s, -** krawiec *m*
Schneidezahn *m* **-(e)s, ...zähne** *anat.* siekacz *m*
schneidig *adj* energiczny
schneien *vi*: **es schneit** śnieg pada
schnell *adj* szybki; **mach ~!** pośpiesz się!
Schnellhefter *m* **-s, -** skoroszyt *m*
Schnelligkeit *f* **-** szybkość *f*, prędkość *f*
Schnellimbiss *m* **-es, -e** bar szybkiej obsługi
Schnellkochtopf *m* **-(e)s, ...töpfe** szybkowar *m*
Schnellkurs *m* **-es, -e** kurs intensywny
schnelllebig *adj* krótkotrwały

Schnellreinigung *f* **-, -en** pralnia ekspresowa
schnellstens *adv* jak najszybciej
Schnellstraße *f* **-, -n** droga szybkiego ruchu
Schnellzug *m* **-(e)s, ...züge** pociąg pośpieszny
Schnickschnack *m* **-s** *ugs.* **1.** bibelot *m* **2.** (*Geschwätz*) paplanina *f*
schnippisch *adj* arogancki, impertynencki
Schnipsel *m, n* **-s, -** strzęp *m*, skrawek *m*
schnitt → **schneiden**
Schnitt *m* **-(e)s, -e 1.** cięcie *n*; **im ~** przeciętnie **2.** (*eines Kleides*) krój *m*
Schnitte *f* **-, -n** (*Brot*) kromka *f*, kanapka *f*
Schnittkäse *m* **-s** ser twardy (żółty)
Schnittlauch *m* **-(e)s** szczypiorek *m*
Schnittmuster *n* **-s, -** wykrój *m*, patron *m*
Schnittpunkt *m* **-(e)s, -e** punkt przecięcia
Schnittstelle *f* **-, -n** *inform.* interfejs *m*, złącze *n*
Schnitzel[1] *n* **-s, -** *kulin.* sznycel *m*
Schnitzel[2] *n, m* **-s, -** skrawek *m*
schnitzen *vi, vt* wy|rzeźbić (*w drewnie*)
Schnorchel *m* **-s, -** rurka do nurkowania
Schnörkel *m* **-s, -** zakrętas *m*
schnorren *vt, vi ugs.* wyłudzać, naciągać
schnüffeln *vi* węszyć
Schnuller *m* **-s, -** smoczek *m* (uspokajający)
Schnupfen *m* **-s, -** katar *m*; **sich den ~ holen** nabawić się kataru
schnuppe *adv*: *ugs.* **das ist mir ~** to jest mi obojętne
schnuppern *vi* obwąchiwać (**an einer Sache** coś)
Schnur *f* **-, Schnüre** sznur(ek) *m*; kabel *m*
schnüren *vt* zawiąz(yw)ać, obwiąz(yw)ać; zasznurow(yw)ać
schnurlos *adj* bezprzewodowy
Schnurrbart *m* **-(e)s, ...bärte** wąsy *pl*
Schnürschuh *m* **-(e)s, -e** but sznurowany
Schnürsenkel *m* **-s, -** sznurowadło *n*, sznurówka *f*
schob → **schieben**
Schock *m* **-(e)s, -s** szok *m*, wstrząs *m*
schockieren *vt* za|szokować
Schöffe *m* **-n, -n** ławnik *m*
Schokolade *f* **-, -n** czekolada *f*; **gefüllte ~** czekolada nadziewana
scholl → **schallen**
Scholle *f* **-, -n 1.** skiba *f*; **2.** *zool.* flądra *f*
schon *adv* już; **~ gut!** no, już dobrze!
schön *adj* ładny, piękny; **danke ~!** dziękuję bardzo!
schonen *vt* oszczędzać (**sich** siebie; **seine Kräfte** siły)
Schonfrist *f* **-, -en** okres ochronny
Schönheit *f* **-, -en** piękność *f*; piękno *n*
Schönheitsfehler *m* **-s, -** niewielki defekt (urody; towaru)
Schönheitsmittel *n* **-s, -** kosmetyk *m*
Schönheitsoperation *f* **-, -en** operacja plastyczna
Schönheitspflege *f* **-** kosmetyka *f*
Schonkost *f* **-** dieta *f*
Schonung *f* **-** ochranianie *n*, osłanianie *n*
Schonzeit *f* **-, -en** okres ochronny (zwierząt)
schöpfen *vt* czerpać, nabierać
Schöpfer *m* **-s, -** twórca *m*
schöpferisch *adj* twórczy; **~ veranlagt sein** być kreatywnym
Schöpfung *f* **-, -en** stworzenie *n*
schor → **scheren**
Schorf *m* **-(e)s, -e** strup *m*
Schornstein *m* **-(e)s, -e** komin *m*
Schornsteinfeger *m* **-s, -** kominiarz *m*
schoss → **schießen**
Schoß *m* **-es, Schöße** łono *n*; **die Hände in den ~ legen** siedzieć z założonymi rękami; **auf dem ~ sitzen** siedzieć na kolanach
Schoßhund *m* **-(e)s, -e** pies pokojowy
Schössling *m* **-s, -e** *bot.* pęd *m*
Schote *f* **-, -n** strąk *m*, strączek *m*
Schotte *m* **-n, -n** Szkot *m*
Schotter *m* **-s, -** szuter *m*, żwir *m*
schottisch *adj* szkocki
schräg *adj* ukośny; pochyły (*o dachu*)
Schrägstrich *m* **-(e)s, -e** ukośna kreska
Schramme *f* **-, -n** blizna *f*, szrama *f*; rysa *f*
Schrank *m* **-(e)s, Schränke** szafa *f*; szafka *f*
Schranke *f* **-, -n** bariera *f*, szlaban *m*
schrankenlos *adj* bezgraniczny
Schrankenwärter *m* **-s, -** dróżnik *m*
Schrankwand *f* **-, ...wände** regał *m*, meblościanka *f*
Schraube *f* **-, -n** śrub(k)a *f*
schrauben *vt* przyśrubow(yw)ać; *figur.* wyśrubować (ceny)
Schraubenschlüssel *m* **-s, -** klucz płaski
Schraubenzieher *m* **-s, -** śrubokręt
Schraubverschluss *m* **-es, ...verschlüsse** zakrętka
Schrebergarten *m* **-s, ...gärten** ogródek działkowy

Schreck *m* **-(e)s, -e** strach *m*, lęk *m*; przerażenie *n*; **j-m einen ~ einjagen** napędzić komuś stracha
schreckhaft *adj* bojaźliwy, lękliwy
schrecklich *adj* straszny, przeraźliwy
Schreckschuss *m* **-es, ...schüsse** strzał ostrzegawczy
Schrecksekunde *f* **-, -n** moment grozy
Schrei *m* **-(e)s, -e** krzyk *m*
Schreibblock *m* **-(e)s, ...blöcke** notatnik *m*
schreiben* *vi, vt* na|pisać (**an j-n** do kogoś)
Schreiben *n* **-s 1.** pisanie *n* **2.** (*Brief*) pismo *n*
schreibfaul *adj* leniwy do pisania
Schreibfehler *m* **-s, -** błąd ortograficzny
Schreibmaschine *f* **-, -n** maszyna do pisania
Schreibpapier *n* **-s, -e** papier do pisania
Schreibschutz *m* **-es** *inform.* ochrona przed zapisem
Schreibtisch *m* **-(e)s, -e** biurko *n*
Schreibung *f* **-, -en** pisownia *f*
Schreibwaren *pl* materiały piśmienne
Schreibweise *f* **-, -n 1.** pisownia *f* **2.** (*Schreibstil*) styl pisma
Schreibzeug *n* **-(e)s** przybory do pisania
schreien* *vi* krzyczeć, wołać; **aus vollem Hals ~** wrzeszczeć na całe gardło
Schreiner *m* **-s, -** *reg.* stolarz *m*
schreiten* *vi s* kroczyć
schrie → schreien
schrieb → schreiben
Schrift *f* **-, -en** pismo *n*
schriftlich *adj* pisemny
Schriftsteller *m* **-s, -** pisarz *m*, literat *m*
schrill *adj* ostry, przeraźliwy, przenikliwy
schritt → schreiten
Schritt *m* **-(e)s, -e** krok *m*; **~ für ~** krok po kroku; **im ~ fahren** jechać stępa
schroff *adj* stromy; *figur.* szorstki, ostry
Schrot *m, n* **-(e)s, -e** śrut *m*
Schrotbrot *n* **-(e)s, -e** chleb razowy
Schrott *m* **-(e)s** złom *m*
Schrottplatz *m* **-es, ...plätze** złomowisko *n*
schrumpfen *vi s* s|kurczyć się, marszczyć się; topnieć (**Vorräte** zapasy)
Schubkarren *m* **-s, -** taczka *f*
Schublade *f* **-, -n** szuflada *f*
Schubs *m* **-es, -e** *ugs.* kuksaniec *m*
schüchtern *adj* nieśmiały
schuf → schaffen
Schuft *m* **-(e)s, -e** *ugs.* łajdak *m*, drań *m*
schuften *vi ugs.* harować
Schuh *m* **-(e)s, -e** but *m*, bucik *m*
Schuhbürste *f* **-, -n** szczotka do butów
Schuhcreme ['ʃu:kre:m] *f* **-, -s** pasta do butów
Schuhgröße *f* **-, -n** numer buta
Schuhlöffel *m* **-s, -** łyżka do butów
Schuhmacher *m* **-s, -** szewc *m*
Schularbeiten *pl* prace domowe, zadane lekcje
Schulbank *f* **-, ...bänke** ław(k)a szkolna
Schulbuch *n* **-(e)s, ...bücher** podręcznik szkolny
schuld *adj*: **er ist daran ~** to jego wina
Schuld *f* **-, -en 1.** wina *f*; **~ an einer Sache tragen** być winnym czegoś **2.** (*Geldschuld*) dług *m*
schulden *vt* być dłużnym; (*verdanken*) zawdzięczać
Schuldgefühl *n* **-s, -e** poczucie winy
schuldig *adj* winny (**eines Verbrechens** przestępstwa); **sich ~ bekennen** przyznać się do winy
schuldlos *adj* niewinny
Schuldner *m* **-s, -** dłużnik *m*
Schule *f* **-, -n** szkoła *f*; **zur <in die> ~ gehen, die ~ besuchen** chodzić do szkoły
schulen *vt* szkolić; ćwiczyć; tresować
Schüler *m* **-s, -** uczeń *m*
Schülerausweis *m* **-es, -e** legitymacja szkolna
Schülerin *f* **-, -nen** uczennica *f*
Schülerzeitung *f* **-, -en** gazetka szkolna
Schulfach *n* **-(e)s, ...fächer** przedmiot szkolny
Schulferien *pl* ferie szkolne, wakacje *pl*
schulfrei *adj* wolny od nauki (szkolnej)
schulisch *adj* szkolny
Schuljahr *n* **-(e)s, -e** rok szkolny
Schulmedizin *f* **-** medycyna akademicka
Schulordnung *f* **-, -en** regulamin szkolny
Schulpflicht *f* **-** obowiązek szkolny
Schulter *f* **-, -n** bark *m*, ramię *n*
Schulterblatt *n* **-(e)s, ...blätter** *anat.* łopatka *f*
schulterfrei *adj* z odkrytymi ramionami
Schulung *f* **-, -en** prze|szkolenie *n*
Schulwesen *n* **-s** szkolnictwo *n*
schummeln *vi ugs.* oszukiwać; ściągać
schund → schinden
Schund *m* **-(e)s** szmira *f*; tandeta *f*
Schuppe *f* **-, -n 1.** łuska *f* **2.** *pl* łupież *m*

schuppen I. *vt* o|skrobać (**Fische** ryby) **II.** *vr* **sich ~** łuszczyć się
Schuppen *m* **-s, -** szopa *f*
schuppig *adj* łuskowaty
schürfen *vt*: **sich die Haut ~** otrzeć sobie skórę
Schurke *m* **-n, -n** łotr *m*
Schürze *f* **-, -n** fartuch *m*
Schuss *m* **-es, Schüsse 1.** strzał *m*; **ein ~ ins Tor** strzał w bramkę **2.** (*kleine Menge*) odrobina *f*
Schüssel *f* **-, -n** miska *f*, salaterka *f*
Schusswaffe *f* **-, -n** broń palna
Schuster *m* **-s, -** szewc *m*
Schutt *m* **-(e)s** gruz *m*
Schuttabladeplatz *m* **-es, ...plätze** śmietnisko *n*
Schüttelfrost *m* **-(e)s, ...fröste** dreszcze
schütteln I. *vt* trząść, potrząsać; wstrząsać, za|mieszać (**Flüssigkeit** płyn); **j-m die Hand ~** ściskać <uścisnąć> komuś rękę; **den Kopf ~** kiwać głową **II.** *vr* **sich ~** wzdragać się (**vor Ekel** z obrzydzenia)
schütten *vt* wy|sypać, wsyp(yw)ać, wl(ew)ać
Schutthaufen *m* **-s, -** kupa gruzu
Schutz *m* **-es** ochrona *f*, opieka *f*; **unter j-s ~ stehen** być pod czyjąś opieką
Schutzblech *n* **-(e)s, -e** błotnik *m*
Schutzbrille *f* **-, -n** okulary ochronne
Schütze *m* **-n, -n 1.** strzelec *m* **2.** *astr.* Strzelec *m*
schützen *vt* ochraniać, osłaniać (**vor j-m** przed kimś)
Schutzhelm *m* **-(e)s, -e** kask ochronny
Schutzimpfung *f* **-, -en** szczepienie ochronne
Schützling *m* **-s, -e** protegowany *m*
Schutzmaßnahme *f* **-, -n** środek ochronny; środek zapobiegawczy
Schutzschicht *f* **-, -en** warstwa ochronna
Schwabe *m* **-n, -n** szwab *m*
schwäbisch *adj* szwabski
schwach *adj* słaby; **~e Argumente** nieprzekonujące argumenty
Schwäche *f* **-, -n 1.** osłabienie *n* **2.** słabość *n* (**für j-n** do kogoś)
Schwächeanfall *m* **-(e)s, ...anfälle** zasłabnięcie *m*
schwächen *vt* osłabi(a)ć
schwächlich *adj* słabowity
schwachsinnig *adj* tępy, nierozgarnięty
Schwachstelle *f* **-, -n** słaby punkt
schwafeln *vt*, *vi* paplać, bredzić
Schwager *m* **-s, Schwäger** szwagier *m*
Schwägerin *f* **-, -nen** bratowa *f*, szwagierka *f*
Schwalbe *f* **-, -n** jaskółka *f*
schwamm → **schwimmen**
Schwamm *m* **-(e)s, Schwämme** gąbka *f*; (*Pilz*) grzyb *m* (*domowy*)
Schwan *m* **-(e)s, Schwäne** łabędź *m*
schwand → **schwinden**
schwang → **schwingen**
schwanger *adj* w ciąży, brzemienna
Schwangerschaft *f* **-, -en** ciąża *f*
schwanken *vi* **1.** wahać się **2.** chwiać się **3.** *s* zataczać się
Schwanz *m* **-es, Schwänze** ogon *m*
schwänzeln *vi* merdać ogonem
schwänzen *vi*, *vt ugs.* wagarować; **die Schule ~** chodzić na wagary
Schwarm *m* **-(e)s, Schwärme** (*Bienen*) rój *m*, (*Vögel*) stado *n*; (*Menschen*) gromada *f*; *figur.* bożyszcze *n*, idol *m*
schwärmen *vi* zachwycać się (**von einer Sache** czymś); **für j-n ~** przepadać za kimś
schwarz *adj* **1.** czarny; **~ sehen** być pesymistą **2.** nielegalny
Schwarzarbeit *f* **-** praca na czarno
Schwarzbrot *n* **-(e)s, -e** chleb razowy
schwarzfahren* *vi s* jechać na gapę <bez prawa jazdy>
schwatzen, schwätzen *vi* gadać; plotkować (**über etw** o czymś)
Schwätzer *m* **-s, -** gaduła *f*
Schwebebahn *f* **-, -en** kolejka wisząca <linowa>
Schwebebalken *m* **-s, -** *sport.* równoważnia *f*
schweben *vi h, s* unosić się (w powietrzu); **in Gefahr ~** być w niebezpieczeństwie
Schwede *m* **-n, -n** Szwed *m*
schwedisch *adj* szwedzki
Schwefel *m* **-s** siarka *f*
Schweif *m* **-(e)s, -e** ogon *m*
schweigen* *vi* milczeć
Schweigen *n* **-s** milczenie *n*
Schweigepflicht *f* **-** obowiązek zachowania tajemnicy
schweigsam *adj* milczący, małomówny
Schwein *n* **-(e)s, -e** świnia *f* (*a. figur.*); *posp.* **~ haben** mieć fart
Schweinebraten *m* **-s** pieczeń wieprzowa
Schweinefleisch *n* **-(e)s** wieprzowina *f*
Schweinehund *m* **-(e)s, -e** *ugs.* świnia *f*, drań *m*

Schweinerei *f* **-, -en** *ugs.* świństwo *n*

Schweiß *m* **-es** *ugs. m*

schweißen *vi, vt* spawać

Schweizer *m* **-s, -** Szwajcar *m*

Schweizerin *f* **-, -nen** Szwajcarka *f*

schweizerisch *adj* szwajcarski

Schwelle *f* **-, -n 1.** próg *m* (*w drzwiach*) **2.** podkład kolejowy **3.** *mot.* próg zwalniający

schwellen* *vi s* **1.** puchnąć **2.** wzbierać (*o rzece*)

Schwellung *f* **-, -en** obrzęk *m*

schwenken *vt* wywijać, powiewać (czymś)

schwer *adj* **1.** ciężki; **wie ~ ist er?** ile on waży? **2.** (*schwierig*) trudny; **ich höre ~** źle słyszę; **~ fallen** przychodzić z trudem (**j-m** komuś); **~ nehmen** brać <traktować> bardzo poważnie; **~ verdaulich** ciężko strawny; **~ verständlich** trudny do zrozumienia

Schwerelosigkeit *f* **-** *phys.* nieważkość *f*

schwerfällig *adj* ociężały

schwerhörig *adj* przygłuchy; **~ sein** źle słyszeć

Schwermut *f* **-** melancholia *f*

Schwerpunkt *m* **-(e)s, -e 1.** środek ciężkości **2.** główny punkt, centrum; **der ~ der Ausstellung war ...** głównym punktem wystawy był ...

Schwert *n* **-(e)s, -er** miecz *m*

Schwertlilie ['ʃveːrtliːljə] *f* **-, -n** *bot.* irys *m*, kosaciec *m*

Schwester *f* **-, -n** siostra *f*

schwieg → **schweigen**

Schwiegereltern *pl* teściowie *pl*

Schwiegermutter *f* **-, ...mütter** teściowa *f*

Schwiegersohn *m* **-(e)s, ...söhne** zięć *m*

Schwiegertochter *f* **-, ...töchter** synowa *f*

Schwiegervater *m* **-s, ...väter** teść *m*

Schwiele *f* **-, -n** odcisk *m*

schwierig *adj* trudny, skomplikowany

Schwierigkeit *f* **-, -en 1.** trudność *pl* **2.** *pl* trudności *fpl*, kłopoty *mpl*; **~en verursachen** sprawiać trudności

Schwierigkeitsgrad *m* **-(e)s, -e** stopień trudności

schwillt → **schwellen**

Schwimmbad *n* **-(e)s, ...bäder** pływalnia *f*

Schwimmbecken *n* **-s, -** basen (pływacki)

schwimmen* *vi h, s* pływać, płynąć (**auf dem <im> Wasser** po <w> wodzie)

Schwimmer *m* **-s, -** pływak *m*

Schwimmflosse *f* **-, -n** płetwa *f*

Schwimmhose *f* **-, -n** kąpielówki *pl*

Schwimmreifen *m* **-s, -** koło do pływania

Schwimmweste *f* **-, -n** kamizelka ratunkowa

Schwindel *m* **-s 1.** zawrót głowy; **~ erregend** zawrotny **2.** (*Betrug*) oszustwo *n*

schwindelfrei *adj* nie odczuwający zawrotu głowy

schwindelig *adj* → **schwindlig**

schwindeln *vi* oszukiwać; **mir schwindelt** kręci mi się w głowie

schwinden* *vi s geho.* zmniejszać się; maleć, niknąć; **die Kräfte ~** sił ubywa

schwindlig *adj*: **mir wird ~** kręci mi się w głowie

schwingen* **I.** *vt* wymachiwać, wywijać (*czymś*) **II.** *vr* **sich ~** wspinać się (**auf etw** na coś)

Schwips *m*: *ugs.* **einen ~ haben** być podchmielonym

schwitzen *vi* pocić się (*a. figur.*)

schwoll → **schwellen**

schwor → **schwören**

schwören* *vt, vi* przysięgać; **j-m Rache ~** poprzysiąc komuś zemstę

schwül *adj* duszny, parny

Schwule *m* **-n, -n** *ugs.* pedał *m*

Schwund *m* **-(e)s** zanik(anie) *n*

Schwung *m* **-(e)s, Schwünge 1.** rozmach *m*; rozpęd *m*; **in ~ setzen** wprawi(a)ć w ruch **2.** *sing figur.* werwa *f*, zapał *m*

Schwungbrett *n* **-(e)s, -er** trampolina *f*

schwungvoll I. *adj* pełen werwy, energiczny; zamaszysty **II.** *adv* z werwą <zapałem>

Schwur *m* **-(e)s, Schwüre** przysięga *f*; **einen ~ ablegen** złożyć przysięgę

Sciencefiction ['saɪɛns'fɪkʃɛn] *f* **-, -s** fantastyka *f*, science fiction

sechs *num* sześć

sechshundert *num* sześćset

sechste *num* szósty

Sechstel *n* **-s, -** jedna szósta

sechzehn *num* szesnaście

sechzehnte *num* szesnasty

sechzig *num* sześćdziesiąt

sechzigste *num* sześćdziesiąty

Secondhandladen ['sekənd'hændlaːdən] *m* **-s, ...läden** sklep z artykułami używanymi

Sediment *n* **-(e)s, -e** osad *m*

See[1] *m* **-s, -n** jezioro *n*

See[2] *f* **-, -n** morze *n*; **an der ~** nad morzem

Seebad *n* **-(e)s, ...bäder 1.** kąpiel w morzu **2.** (*Ort*) kąpielisko morskie

Seefisch *m* **-(e)s, -e** ryba morska

Seegang *m* **-(e)s** falowanie morza *n*; **hoher ~** wysoka fala
Seehund *m* **-(e)s, -e** foka *f*
Seeigel *m* **-s, -** jeżowiec *m*
Seeklima *n* **-s** klimat morski
seekrank *adv* cierpiący na chorobę morską
Seele *f* **-, -n 1.** dusza *f* **2.** (*Psyche*) psychika *f*
Seelsorge *f* **-** duszpasterstwo *n*
Seemann *m* **-(e)s, ...leute** marynarz *m*
Seemeile *f* **-, -n** mila morska
Seenplatte *f* **-, -n** pojezierze *n*
Seereise *f* **-, -n** podróż morska
Seerose *f* **-, -n** *bot.* nenufar *m*, grzybień *m*, lilia wodna
Seeschifffahrt *f* **-** żegluga morska
Seetang *m* **-s** wodorosty *mpl*
Seezunge *f* **-, -n** *zool.* sola *f*
Segel *n* **-s, -** żagiel *m*
Segelboot *n* **-(e)s, -e** żaglówka *f*
Segelfliegen *n* **-s** szybownictwo *n*
Segelflugzeug *n* **-(e)s, -e** szybowiec *m*
segeln *vi s* żeglować; (*in der Luft*) szybować
Segelschiff *n* **-(e)s, -e** żaglowiec *m*
Segelsport *m* **-(e)s** żeglarstwo *n*, jachting *m*
Segen *m* **-s, -** *rel.* błogosławieństwo *n* (*a. figur.*)
segnen *vt* po|błogosławić
sehen* **I.** *vt* **1.** widzieć; **etw ~ lassen** pokaz(yw)ać coś **2.** oglądać; **könnte ich das ~?** mógłbym to zobaczyć? **schlecht ~** niedowidzieć **II.** *vi* po|patrzeć; **sieh(e) da!** po|patrz!; **j-m ähnlich ~** być podobnym do kogoś **III.** *vr* **sich ~** widywać się
sehenswert, sehenswürdig *adj* godny zobaczenia <obejrzenia>
Sehenswürdigkeit *f* **-, -en** osobliwość *f*, rzecz godna zobaczenia
Sehfehler *m* **-s** wada wzroku
Sehne *f* **-, -n** *anat.* ścięgno *n*
sehnen, sich *vr* tęsknić (**nach j-m** za kimś); pragnąć (**nach einer Sache** czegoś)
Sehnsucht *f* **-, ...süchte** tęsknota (**nach j-m** za kimś), pragnienie (**nach einer Sache** czegoś)
sehnsüchtig *adj* stęskniony; spragniony
sehr *adv* bardzo; **zu ~** za bardzo, zanadto
sei → **sein**
seicht *adj* płytki (*o wodzie*); *figur.* powierzchowny
seid → **sein**
Seide *f* **-** jedwab *m*
seiden *adj* jedwabny
seidig *adj* jedwabisty
Seife *f* **-, -n** mydło *n*
Seifenschale *f* **-, -n** mydelniczka *f*
seifig *adj* namydlony; mydlany
Seil *n* **-(e)s, -e** lina *f*
Seilbahn *f* **-, -en** kolej(ka) linowa
sein*[1] **I.** *vi s* być; **hier ist kein Ausgang** tu nie ma wyjścia; **es ist mir kalt** zimno mi; **es sei denn, dass ...** chyba że ... **II.** *czasownik pomocniczy do tworzenia czasów przeszłych złożonych, nie tłumaczony na język polski*; **der Zug ist schon abgefahren** pociąg już odjechał
sein[2]**, seine, sein,** *pl* **seine** *pron poss* jego
Sein *n* **-s** byt *m*, istnienie *n*
seiner *pron pers G* → **er**
seinerseits *adv* z jego strony *oder* ze swej strony
seinerzeit *adv* swego czasu, niegdyś
seinetwegen *adv* przez niego, dla niego; ze względu na niego
seit I. *praep mit D* od; **~ einem Jahr** od roku; **~ langem** od dawna; **~ wann?** od kiedy?, odkąd? **II.** *kj* odkąd
seitdem I. *adv* od tego czasu **II.** *kj* odkąd, od czasu gdy
Seite *f* **-, -n 1.** strona *f* (*kierunek*); **nach allen ~n** na wszystkie strony **2.** (*eines Buches*) strona *f*, stronica *f* **3.** (*eines Körpers*) bok *m*; **von der ~ (her)** z boku; *figur.* **j-m zur ~ stehen** pomagać komuś
Seitenansicht *f* **-, -en 1.** widok z boku **2.** *inform.* widok strony
Seitenhieb *m* **-(e)s, -e** *ugs.* przytyk *m*
seitens *praep mit G* ze strony; **~ der Regierung** ze strony rządu
Seitenstechen *n* **-s** kłucie w boku, kolka *f*
Seitenstraße *f* **-, -n** boczna ulica
Seitenstreifen *m* **-s, -** pobocze *n*
seitlich *adj* boczny; z boku; od strony
Sekretär *m* **-s, -e** sekretarz *m*
Sekretariat *n* **-(e)s, -e** sekretariat *m*
Sekretärin *f* **-, -nen** sekretarka *f*
Sekt *m* **-(e)s, -e** wino musujące, szampan *m*
Sekte *f* **-, -n** sekta *f*
Sektor *m* **-s, -en** sektor *m*, dziedzina *f*
Sekunde *f* **-, -n** sekunda *f*
Sekundenzeiger *m* **-s, -** sekundnik *m*
selbst I. *pron* sam; **von ~** samorzutnie, samoczynnie; z własnej woli **II.** *adv* nawet
selbständig *adj* → **selbstständig**
Selbständigkeit *f* → **Selbstständigkeit**

Selbstauslöser *m* **-s, -** *fot.* samowyzwalacz *m*
Selbstbedienung *f* **-** samoobsługa *f*
Selbstbedienungsladen *m* **-s, ...läden** sklep samoobsługowy
Selbstbeherrschung *f* **-** samokontrola *f*
Selbstbestimmungsrecht *n* **-(e)s** prawo samostanowienia
selbstbewusst *adj* pewny siebie
Selbsterhaltungstrieb *m* **-(e)s, -e** instynkt samozachowawczy
Selbsthilfe *f* **-** samopomoc *f*
selbstklebend *adj* samoprzylepny
Selbstkritik *f* **-** samokrytyka *f*
Selbstlaut *m* **-(e)s, -e** samogłoska *f*
selbstlos *adj* bezinteresowny
Selbstmord *m* **-(e)s** samobójstwo *m*; **~ begehen** popełnić samobójstwo
Selbstporträt *n* **-s, -s** autoportret *m*
selbstsicher *adj* pewny siebie
selbstständig *adj* samodzielny; niezależny
Selbstständigkeit *f* **-** samodzielność *f*; niezależność *f*
selbsttätig *adj* samoczynny; automatyczny
Selbstunterricht *m*: **Handbuch für den ~** samouczek
selbstverständlich *adj* oczywisty
Selbstverteidigung *f* **-** samoobrona *f*
Selbstverwaltung *f* **-** samorząd *m*, autonomia *f*
Selbstverwirklichung *f* **-** samorealizacja *f*
Selbstwertgefühl *n* **-s** poczucie własnej wartości
selig *adj* błogi; *rel.* błogosławiony
Sellerie *m* **-s, -(s)** seler *m*
selten *adj* rzadki, sporadyczny
Seltenheit *f* **-, -en** rzadkość *f*; osobliwość *f*
Selters *n* **-, -** *reg.* woda sodowa
seltsam *adj* dziwaczny; (*ungewöhnlich*) niezwykły
Seltsamkeit *f* **-, -en** osobliwość *f*
Semester *n* **-s, -** semestr *m*
Seminar *n* **-s, -e** seminarium *n*
Semit *m* **-en, -en** semita *m*
Semmel *f* **-, -n** *reg.* bułka *f*
Senat *m* **-(e)s, -e 1.** senat *m* **2.** *praw.* trybunał *m*
Senator *m* **-s, -en** senator *m*
senden* **I.** *vt* pos(y)łać, wys(y)łać, przes(y)łać **II.** *o. vi rad.* nad(aw)ać
Sender *m* **-s, -** rozgłośnia *f*, stacja nadawcza; nadajnik *m*
Sendereihe *f* **-, -n** cykl audycji
Sendezeit *f* **-, -en** czas emisji; czas antenowy; **zur besten ~** w najlepszym czasie antenowym
Sendung *f* **-, -en** przesyłka *f*; *rad.* audycja *f*; program *m*
Senf *m* **-(e)s, -e** musztarda *f*
senken *vt* opuszczać, schylać; obniżać, z|niżac (ceny)
Senkfuß *m* **-es, ...füße** płaskostopie *n*
senkrecht *adj* pionowy; *mat.* prostopadły
Sense *f* **-, -n** kosa *f*
sensibel *adj* wrażliwy; czuły (na coś); drażliwy
Sensor *m* **-s, -en** czujnik *m*, sensor *m*
sentimental *adj* sentymentalny
separat *adj* oddzielny, osobny
Separatist *m* **-en, -en** separatysta *m*
September *m* **-(s)** wrzesień *m*
Sequenz *f* **-, -en** sekwencja *f*
Serbe *m* **-n, -n** Serb *m*
serbisch *adj* serbski
Serie ['zeːrjə] *f* **-, -n** seria *f*
seriell [zeː'rjɛl] *adj* seryjny (produkcja)
seriös *adj* poważny
Serum *n* **-s, Sera** *o.* **Seren** surowica *f*
Service[1] [zɛr'viːs] *n* **-(s), -** serwis *m* (stołowy)
Service[2] ['sœː(r)vis] *m, n* **-, -s** serwis *m*, obsługa *f*
servieren *vt* podawać (do stołu), serwować
Serviette [zɛr'vjɛtə] *f* **-, -n** serwet(k)a *f*
Servolenkung *f* **-, -en** wspomaganie kierownicy
Sesam *m* **-s, -s** sezam *m*
Sessel *m* **-s, -** fotel *m*; *austr.* krzesło *n*
Sessellift *m* **-(e)s, -e** *o.* **-s** wyciąg krzesełkowy
sesshaft *adj* osiadły
Set *m, n* **-s, -s** komplet *m*, zestaw *m*
Setzei *n* **-(e)s, -er** jajko sadzone
setzen I. *vt* **1.** sadzać; usadowić **2.** sadzić (**Pflanzen** rośliny) **3.** stawiać (**etw auf etw** coś na coś); **etw aufs Spiel ~** zaryzykować coś; **in Erstauen ~** zadziwi(a)ć; **in Gang ~** puszczać w ruch; **in Kraft ~** wprowadzać w życie **II.** *vi* (*springen*) skakać (**über etw** przez coś); **über einen Fluss ~** przeprawi(a)ć się przez rzekę **III.** *vr* **sich ~** siadać; **~ Sie sich** niech pan siada; **sich in Bewegung ~** ruszać z miejsca; **sich in Gefahr ~** narażać się na niebezpieczeństwo; **sich in Marsch ~** wyruszać; **sich mit j-m in Verbindung ~** po|łączyć się z kimś

Setzling *m* **-s, -e** *bot.* sadzonka *f*
Seuche *f* **-, -n** epidemia *f*, zaraza *f* (*a. figur.*)
seufzen *vi* westchnąć; wzdychać (**nach j-m** za kimś)
Seufzer *m* **-s, -** westchnienie *n*
Sex *m* **-(es)** seks *m*
Sexualleben *n* **-s, -** życie seksualne
sexuell *adj* seksualny
sexy *adj* seksowny
Shampoo [ʃɛm'pu: *o.* ʃam'pu:] *n* **-s, -s** szampon *m*
Shorts [ʃɔ:rts] *pl* szorty *pl*
Show [ʃo:] *f* **-, -s** show
sich *pron refl A* siebie, się; *D* sobie; **das ist eine Sache für ~** to inna sprawa
Sichel *f* **-, -n** sierp *m* (*o. księżyca*)
sicher I. *adj* pewny **II.** *adv* na pewno
sichergehen* *vi s* nie ryzykować
Sicherheit *f* **-, -en 1.** pewność *f* **2.** *sing* (*Gefahrlosigkeit*) bezpieczeństwo *n* **3.** *fin.* poręczenie *n*, zabezpieczenie *n*
Sicherheitsgurt *m* **-(e)s, -e** pas bezpieczeństwa; **den ~ anlegen** zapiąć pasy
Sicherheitsnadel *f* **-, -n** agrafka *f*
Sicherheitsrat *m* **-(e)s** *polit.* Rada Bezpieczeństwa
Sicherheitsschloss *n* **-es, ...schlösser** zamek zatrzaskowy (typu yale)
Sicherheitsventil *n* **-s, -e** wentyl bezpieczeństwa
sichern *vt* **1.** zabezpieczać (**vor einer Sache** przed czymś) (*a. inform., broń*) **2.** (*gewährleisten*) gwarantować
Sicherung *f* **-, -en 1.** *sing* zabezpieczenie *n* **2.** *el.* bezpiecznik *m*
Sicht *f* **- 1.** widok *m*; widoczność *f*; **außer ~** niewidoczny; **Land in ~** widać ląd; **auf lange ~** na dłuższą metę **2.** punkt widzenia
sichtbar *adj* widoczny; **~ werden** pojawi(a)ć się
sichtlich *adj* jawny, wyraźny, widoczny
Sichtverhältnisse *pl* widoczność *f*
Sichtvermerk *m* **-(e)s, -e** wiza *f*
Sichtweite *f*: **in ~** w zasięgu wzroku
sickern *vi s* sączyć się, kapać
sie *pron pers* **1.** *N* ona **2.** *A* ją **3.** *pl m* oni; *pl f, n* one **4.** *pl A m* ich; *plA f, n* je
Sie *pron pers* (*forma grzecznościowa*) I. pan, pani; *pl* państwo, panowie, panie; **haben ~ Zeit?** ma pan(i) czas?; **sprechen ~ alle Deutsch?** czy wszyscy państwo mówią po niemiecku? **2.** *A* pana, panią; *pl* panów, panie, państwa; **ich bitte ~, meine Damen und Herren** proszę państwa
Sieb *n* **-(e)s, -e** sito *n*
sieben[1] *vi, vt* **1.** przesiewać **2.** *figur.* robić odsiew
sieben[2] *num* siedem
siebenhundert *num* siedemset
Siebensachen *pl ugs.* manatki *pl*
siebte, siebente *num* siódmy
Siebtel *n* **-s, -** jedna siódma
siebzehn *num* siedemnaście
siebzehnte *num* siedemnasty
siebzig *num* siedemdziesiąt
siebzigste *num* siedemdziesiąty
siedeln *vi* osiedlać się
sieden* *vi* gotować się, kipieć
Siedepunkt *m* **-(e)s, -e** temperatura wrzenia (*chem*)
Siedlung *f* **-, -en** osiedle *n*
Sieg *m* **-(e)s, -e** zwycięstwo *n*
Siegel *n* **-s, -** pieczęć *f*
siegen *vi* zwyciężać (**über j-n** kogoś); wygrywać (z kimś)
Sieger *m* **-s, -** zwycięzca *m*
siegreich *adj* zwycięski
siezen *vt* zwracać się do kogoś po nazwisku, być na „pan/pani"
Signal *n* **-s, -e 1.** sygnał *m* (**zu einer Sache** czegoś) **2.** *ebw.* semafor *m*
signalisieren *vt* za|sygnalizować (**j-m etw** coś komuś)
Silbe *f* **-, -n** sylaba *f*, zgłoska *f*
Silbentrennung *f* **-** dzielenie wyrazów
Silber *n* **-s** srebro *n*
silbern *adj* srebrny; srebrzysty
Silizium *n* **-s** *chem.* krzem *m*
Silvester *m, n* **-s, -** Sylwester *m*
simpel *adj* prosty (*np.* zadanie); zwykły (*np.* dom)
Sims *n, m* **-es, -e** gzyms *m*
simultan *adj* symultaniczny (*o tłumaczeniu*)
sind → **sein**; **sie ~** są; **Sie ~** pan(i) jest
Sinfonie *f* **-, -n** symfonia *f*
singen* *vi, vt* za|śpiewać
Single[1] [siŋl] *f* **-, -s** singel *m* (*płyta*)
Single[2] [siŋl] *m* **-(s), -s** nieżonaty, niezamężna
Singular *m* **-s, -e** *gram.* liczba pojedyncza
sinken* *vi s* opadać; spadać
Sinn *m* **-(e)s, -e 1.** zmysł *m*; **bei ~en** przy zdrowych zmysłach **2.** *sing* poczucie czegoś; **keinen ~ für Humor haben** nie mieć po-

czucia humoru **3.** (*Bedeutung*) sens *m*; **ohne ~ und Verstand** bez sensu; **im ~e haben** zamierzać, planować
Sinnbild *n* **-(e)s, -er** symbol *m*
sinnen* *vi* zastanawiać się (**über etw** nad czymś)
Sinnesorgan *n* **-s, -e** narząd zmysłu
sinnlich *adj* zmysłowy
sinnlos *adj* bezsensowny; **~es Zeug reden** bredzić
sinnvoll *adj* sensowny
Sintflut *f* **-** potop *m*
Sippe *f* **-, -n** plemię *n*; *figur.* klan *m*
Sirene *f* **-, -n** syrena *f*
Sirup *m* **-s, -e** syrop *m*
Site [sait] *f* **-, -s** *inform.* strona *f* <witryna> internetowa
Sitte *f* **-, -n** obyczaj *m*, zwyczaj *m*; **etw ist ~** coś jest w zwyczaju
sittlich *adj* etyczny; moralny
Situation *f* **-, -en** sytuacja *n*, położenie *f*
Sitz *m* **-es, -e** miejsce *n* (*do siedzenia*), siedzenie *n*; (*Wohnsitz*) siedziba *f*
sitzen* *vi reg. s* **1.** siedzieć (*ugs. a. w więzieniu*) **2.** przesiadywać (gdzieś) **3.** mieć siedzibę **4.** (*passen*) leżeć, pasować **5. ~ bleiben** powtarzać klasę
Sitzplatz *m* **-es, ...plätze** miejsce siedzące
Sitzung *f* **-, -en** posiedzenie *n*; konferencja *f*
Skala *f* **-, ...len** *o.* **-s** skala *f*, podziałka *f*
Skandal *m* **-s, -e** skandal *m*; **es gibt einen ~** będzie awantura
skandinavisch *adj* skandynawski
Skateboard ['skeɪtbo:d] *n* **-s, -s** deskorolka *f*
Skelett *n* **-(e)s, -e** szkielet *m*
skeptisch *adj* sceptyczny
Ski [ʃi:] *m* **-s, -** *o.* **-er** narta *f*; **~ laufen** jeździć na nartach
Skianzug *m* **-(e)s, ...anzüge** kombinezon narciarski
Skibrille *f* **-, -n** gogle *f*
Skihose *f* **-, -n** spodnie narciarskie
Skiläufer *m* **-s, -** narciarz *m*
Skilehrer *m* **-s, -** instruktor jazdy na nartach
Skilift *m* **-(e)s, -e** *o.* **-s** wyciąg narciarski
Skipass *m* **-es, ...pässe** karnet *m*
Skischule *f* **-, -n** szkółka narciarska
Skispringen *n* **-s** skoki narciarskie
Skistock *m* **-(e)s, ...stöcke** kijek narciarski
Skizze *f* **-, -n** szkic *m*
skizzieren *vt* na|szkicować
Sklave *m* **-n, -n** niewolnik *m*
Skonto *n*, *m* **-s, -s** *o.* **...ti** *fin.* skonto *n*
Skorpion *m* **-s, -e 1.** *zool.* skorpion *m* **2.** *astr.* Skorpion *m*
Skrupel *pl* skrupuły
skrupellos *adj* bez skrupułów
Skulptur *f* **-, -en** rzeźba *f*; rzeźbiarstwo *n*
Slawe *m* **-n, -n** Słowianin *m*
Slip *m* **-s, -s** slipy *pl*; figi *pl*
Slogan ['slo:gən] *m* **-s, -s** slogan *m*
Slowake *m* **-n, -n** Słowak *m*
slowakisch *adj* słowacki
Slowene *m* **-n, -n** Słoweniec *m*
slowenisch *adj* słoweński
Smaragd *m* **-(e)s, -e** szmaragd *m*
Snack [snɛk] *m* **-s, -s** przegryzka *f*
so *adv* tak; **so schön, wie ...** tak piękny, jak ...; **so ein** taki; **so oder so** tak czy owak; **so genannt** tak zwany; **so weit** jak dalece; **so weit wie möglich** w miarę możliwości; **so viel** tyle; **noch einmal so viel** drugie tyle
sobald *kj* skoro tylko
Socke *f* **-, -n** skarpetka *f*
Sockel *m* **-s, -** cokół *m*
Sodawasser *n* **-s, ...wässer** woda sodowa
Sodbrennen *n* **-s** zgaga *f*
soeben *adv* właśnie, dopiero co
Sofa *n* **-s, -s** kanapa *f*
sofern *kj* o ile
soff → **saufen**
sofort *adv* natychmiast, zaraz
Sofortbildkamera *f* **-, -s** polaroid *m*
sofortig *adj* natychmiastowy
Softeis *n* **-es** lody z automatu
Softi *m* **-s, -s** *ugs.* mięczak *m*
Software ['softwɛ:r] *f* **-** *inform.* software, oprogramowanie
sog → **saugen**
Sog *m* **-(e)s, -e** ssanie *n*, wciąganie *n*, wir *m*; prąd *m* (**der Luft** powietrza)
sogar *adv* nawet
Sohle *f* **-, -n** podeszwa *f*
Sohn *m* **-(e)s, Söhne** syn *m*
Sojasoße *f* **-, -n** sos sojowy
solang(e) *kj* dopóki
Solarenergie *f* **-** energia słoneczna
Solarium *n* **-s, ...ien** solarium *n*
Solarzelle *f* **-, -n** bateria słoneczna
solch *pron* taki; **~ ein Problem** taki problem, **~er Art** tego rodzaju
Soldat *m* **-en, -en** żołnierz *m*

solid(e) *adj* solidny; porządny
solidarisch *adj* solidarny
Soll *n* **-(s), -(s) 1.** *fin.* strona „winien" **2.** norma *f* (pracy)
sollen* *vi*: **ich soll** powinienem; **was soll ich tun?** co mam zrobić?; **man soll** powinno się, należy; **er soll krank sein** podobno jest chory; **sollte das wahr sein?** czy to możliwe?
somit *kj* więc, zatem
Sommer *m* **-s, -** lato *n*; **im ~** w lecie; **des ~s** latem; **einen ~ lang** całe lato
Sommerferien ['zɔmərfeːrjən] *pl* wakacje *pl* (*letnie*)
sommerlich *adj* letni, jak w lecie
Sommerloch *n* **-(e)s, ...löcher** sezon ogórkowy
Sommerschlussverkauf *m* **-(e)s, ...verkäufe** letnia wyprzedaż
Sommersprossen *pl* piegi *pl*
Sommerzeit *f* **-, -en 1.** czas letni **2.** (*Sommer*) lato *n*
Sonate *f* **-, -n** *mus.* sonata *f*
Sonde *f* **-, -n** *med., techn.* sonda *f*
Sonderangebot *n* **-(e)s, -e** oferta specjalna, promocja *f*
sonderbar *adj* osobliwy, dziwny
Sonderberichterstatter *m* **-s, -** sprawozdawca specjalny
Sonderfall *m* **-(e)s, ...fälle** przypadek szczególny
Sondergenehmigung *f* **-, -en** zezwolenie specjalne
sonderlich *adj* szczególny
Sonderling *m* **-s, -e** ekscentryk *m*
Sondermüll *m* **-s** odpady szkodliwe dla środowiska
sondern¹ *kj* lecz, ale
sondern² *vt* oddzielać
Sonderpreis *m* **-es, -e** cena specjalna <promocyjna>
Sonderrecht *n* **-(e)s, -e** przywilej *m*; uprawnienia specjalne
Sonderschule *f* **-, -n** szkoła specjalna
Sonderzeichen *n* **-s, -** *techn., inform.* znak umowny
Sonett *m* **-(e)s, -e** *mus.* sonet *m*
Song *m* **-s, -s** song *m*; piosenka *f*
Sonnabend *m* **-s, -e** *reg.* sobota *f*
Sonne *f* **-, -n** słońce *n*; *astr.* Słońce *n*
sonnen, sich *vr* opalać się
Sonnenaufgang *m* **-(e)s, ...aufgänge** wschód słońca
Sonnenbad *n* **-(e)s, ...bäder** kąpiel słoneczna
Sonnenblume *f* **-, -n** *bot.* słonecznik *m*
Sonnenbrand *m* **-(e)s, ...brände** oparzenie słoneczne
Sonnenbrille *f* **-, -n** okulary słoneczne
Sonnenfinsternis *f* **-, -se** zaćmienie Słońca
sonnenklar *adj ugs.* jasne jak słońce
Sonnenschirm *m* **-(e)s, -e** parasol przeciwsłoneczny
Sonnenschutzcreme *f* **-, -s** krem ochronny do opalania
Sonnenstich *m* **-(e)s, -e** porażenie słoneczne
Sonnensystem ['zɔnənzysteːm] *n* **-s, -e** Układ Słoneczny
Sonnenuntergang *m* **-(e)s, ...gänge** zachód słońca
sonnig *adj* **1.** słoneczny **2.** pogodny (*o człowieku*)
Sonntag *m* **-(e)s, -e** niedziela *f*
sonntags *adv* w niedziele
Sonntagsruhe *f* **- 1.** odpoczynek niedzielny **2.** *handl.* wolne od pracy
sonst *adv* poza tym, jeszcze; (*gewöhnlich*) zwykle, zazwyczaj; (*andernfalls*) w przeciwnym razie; **~ niemand** nikt więcej; **~ noch etwas?** czy coś jeszcze?
sonstig *adj* pozostały
sooft *kj* zawsze gdy, ilekroć
Sorge *f* **-, -n 1.** zmartwienie *n*, troska *f* (**um j-n** o kogoś); **~n haben** mieć kłopoty **2.** troszczenie się, dbałość (**für j-n** o kogoś)
sorgen I. *vi* za|troszczyć się (**für j-n** o kogoś); starać się (**für etw** o coś) **II.** *vr* **sich ~** martwić się (**um j-n** o kogoś)
sorgenfrei *adj* bez trosk
sorgenvoll *adj* zatroskany, zmartwiony
sorgfältig *adj* staranny, troskliwy
sorglos *adj* **1.** beztroski **2.** (*unachtsam*) lekkomyślny, nieostrożny
Sorte *f* **-, -n** gatunek *m*, rodzaj *m*; **erste ~** pierwsza klasa
sortieren *vt* po|sortować (*a. inform.*)
Sortiment *n* **-(e)s, -e** asortyment *m*
sosehr *kj* chociaż
SOS [ɛs|oː'ɛs] *n* **-** (sygnał) SOS *m*
soso *adv* (*leidlich*) (ot) tak sobie; (*wirklich?*) doprawdy?
Soße *f* **-, -n** sos *m*
sott → **sieden**
soundso *adv*: **~ viel** tyle a tyle

Souvenir [zuvə'niːr] *n* **-s, -s** pamiątka *f*
soviel *kj*: **~ ich weiß** o ile wiem
soweit *kj* o ile
sowie *kj* i; jak również; (*sobald*) skoro tylko
sowieso *adv* tak czy owak
sowjetisch *adj hist* radziecki
sowohl *kj*: **~ ... als auch ...** zarówno ..., jak i ...
sozial *adj* socjalny; społeczny
Sozialdemokrat *m* **-en, -en** socjaldemokrata
Sozialhilfe *f* **-** pomoc społeczna
Sozialismus *m* **-** socjalizm *m*
Sozialist *m* **-en, -en** socjalista *m*
sozialistisch *adj* socjalistyczny
Sozialleistungen *pl* świadczenia socjalne
Sozialversicherung *f* **-, -en** ubezpieczenie społeczne
Sozialwohnung *f* **-, -en** mieszkanie kwaterunkowe
Soziologie *f* **-** socjologia *f*
sozusagen *adv* że tak powiem; (*gewissermaßen*) do pewnego stopnia, niejako
Spachtel *m* **-s, - 1.** szpachla *f* **2.** (*Masse*) szpachlówka *f*
Spaghetti *pl* spaghetti *n*
spähen *vi* wypatrywać, śledzić (**nach j-m** kogoś)
Spalier *n* **-s, -e** szpaler *m*
Spalt *m* **-(e)s, -e** szczelina *f*, szpara *f*
Spalte *f* **-, -n 1.** szczelina *f* **2.** *druk.* szpalta *f*
spalten* **I.** *vt* rozłup(yw)ać, rozszczepi(a)ć; (*teilen*) rozdzielać; **Holz ~** rąbać drzewo **II.** *vr* **sich ~** dzielić się; rozdwajać się (*o włosach*)
Spaltmaterial *n* **-s, -e** *phys.* materiał rozszczepialny
Spaltung *f* **-, -en** rozłupanie *n*; *figur.* rozłam *m*
Span *m* **-(e)s, Späne** wiór *m*, drzazga *f*
Spanferkel *n* **-s, -** prosię *n*
Spange *f* **-, -n** klamra *f*; sprzączka *f*
Spanier ['ʃpaːnjər] *m* **-s, -** Hiszpan *m*
spanisch *adj* hiszpański
spann → **spinnen**
Spanne *f* **-, -n 1.** *handl.* marża *f* **2.** (*Zeitspanne*) okres *m*
spannen *vt* naciągać; **den Bogen ~** napinać łuk
spannend → **spannen**; *adj* zajmujący, interesujący
Spannung *f* **-, -en** napięcie *n* (*a. figur., el.*); **mit ~** w napięciu
Sparbuch *n* **-(e)s, ...bücher** książeczka oszczędnościowa
Sparbüchse *f* **-, -n** skarbonka *f*
sparen *vt, vi* oszczędzać, za|oszczędzić (**auf, für etw** na coś; **an einer Sache** na czymś); **keine Mühe ~** nie szczędzić trudu
Spargel *m* **-s, -** szparag *m*
Spargelbohne *f* **-, -n** fasolka szparagowa
Sparkasse *f* **-, -n** kasa oszczędnościowa
Sparkonto *n* **-s, -s** konto oszczędnościowe
spärlich *adj* skąpy, nikły; (*dünn*) rzadki; **~e Mittel** skromne środki
Sparmaßnahme *f* **-, -n** środki oszczędnościowe
sparsam *adj* oszczędny
Spaß *m* **-es, Späße 1.** żart *m*; **~ beiseite!** żarty na bok!, bez żartów! **2.** *sing* przyjemność *f*, uciecha *f*; **das macht mir ~** to mnie bawi; **viel ~!** przyjemnej zabawy!
spaßen *vi* żartować (**mit j-m** z kimś)
spaßig *adj* zabawny
Spaßvogel *m* **-s, ...vögel** żartowniś *m*
spät *adj* późny; **wie ~ ist es?** która godzina? **~ in die Nacht** do późna w noc
Spätdienst *m* **-(e)s, -e** nocny dyżur
Spaten *m* **-s, -** łopata *f*, szpadel *m*
später *adv* później
spätestens *adv* najpóźniej
Spatz *m* **-en** *o.* **-es, -en** wróbel *m*
spazieren, spazieren gehen* *vi s* spacerować (**mit j-m** z kimś)
Spazierfahrt *f* **-, -en** przejażdżka *f*
Spaziergang *m* **-(e)s, ...gänge** przechadzka, spacer; **einen ~ machen** spacerować
Specht *m* **-(e)s, -e** dzięcioł *m*
Speck *m* **-(e)s, -e** słonina *f*
Spediteur [ʃpedi'tøːr] *m* **-s, -e** spedytor *m*
Spedition *f* **-, -en** spedycja *f*, wysyłka *f*; firma spedycyjna
Speer *m* **-(e)s, -e** dzida *f*, oszczep *m*
Speerwerfen *n* **-s** *sport.* rzut oszczepem
Speiche *f* **-, -n** szprycha *f*
Speichel *m* **-s** ślina *f*
Speicher *m* **-s, - 1.** magazyn *m*, spich(le)rz *m* **2.** duży pojemnik *m* **3.** *reg.* strych *m* **4.** *inform.* pamięć *f*
speichern *vt* **1.** z|magazynować **2.** *inform.* zapisywać (w pamięci)
speien* *vi* pluć
Speise *f* **-, -n** jedzenie *n*, pokarm *m*; (*Gericht*) potrawa *f*, danie *n*
Speisekammer *f* **-, -n** spiżarnia *f*
Speisekarte *f* **-, -n** jadłospis *n*

speisen I. *vi* posilać się; **zu Mittag ~** jeść obiad **II.** *vt* jeść; żywić; *techn.* zasilać

Speiseröhre *f* **-, -n** *anat.* przełyk *m*

Speisesaal *m* **-(e)s, ...säle** jadalnia *f*

Speisewagen *m* **-s, -** wagon restauracyjny

Spektakel *n* **-s, -** spektakl *n*

spekulieren *vi* **1.** spekulować (na giełdzie) **2.** *ugs.* liczyć (**auf etw** na coś)

Spende *f* **-, -n** ofiara *f*; datek *n*

spenden *vt* darować, ofiarować

Spender *m* **-s, -** dawca *m*; ofiarodawca *m*

spendieren *vt* za|fundować

Sperling *m* **-s, -e** wróbel *m*

Sperma *n* **-s, ...men** *o.* **-ta** sperma *f*

Sperre *f* **-, -n** blokada *f* (*o. konta*); zapora *f*, zagrodzenie *n*; (*Verbot*) zakaz *m*

sperren *vt* blokować, zamykać, zagradzać; (*zurückhalten*) wstrzymywać; *sport.* zawiesić, (*Telefon*) wyłączać

Sperrgebiet *n* **-(e)s, -e** obszar zamknięty

Sperrholz *n* **-es** sklejka *f*

Spesen *pl* wydatki służbowe *mpl*; diety *fpl*

spezial *adj* specjalny

Spezialgebiet *n* **-(e)s, -e** specjalność *f*

spezialisieren, sich *vr* wy|specjalizować się (**auf etw** w czymś)

Spezialisierung *f* **-, -en** specjalizacja *f*

Spezialist *m* **-en, -en** specjalista *m*

Spezialität *f* **-, -en** specjalność *f*

speziell *adj* specjalny, szczególny

spezifisch *adj* specyficzny

Sphäre *f* **-, -n** sfera *f*

spie → speien

Spiegel *m* **-s, - 1.** lustro *n*, lusterko *n* **2.** *med.* poziom *m* **3.** wziernik *m*

Spiegelbild *n* **-(e)s, -er** lustrzane odbicie

Spiegelei *n* **-(e)s, -er** *reg.* jaj(k)o sadzone

spiegeln I. *vi* lśnić **II.** *vt* **1.** *ugs.* odzwierciedlać **2.** *med.* wziernikować

Spiegelreflexkamera *f* **-, -s** *fot.* lustrzanka *f*

Spiel *n* **-(e)s, -e 1.** gra towarzyska, zabawa *f* **2.** *teatr.* utwór sceniczny **3.** *sport.* spotkanie *n*, mecz *m* **4.** *sing* (*eines Schauspielers*) gra *f*

Spielball *m* **-(e)s, ...bälle** piłka *f*

Spielbrett *n* **-(e)s, -er** plansza do gry

spielen *vt, vi* **1.** za|grać; **Fußball ~** grać w piłkę nożną **2.** bawić się **3.**(*darstellen*) grać, odgrywać **4.**(*schimmern*) mienić się

spielend *adv* z łatwością

Spieler *m* **-s, -** gracz *m*; *sport.* zawodnik *m*; aktor *m*

Spielerei *f* **-, -en** błahostka *f*

Spielfeld *n* **-(e)s, -er** boisko *n*

Spielfilm *m* **-(e)s, -e** film fabularny

Spielplan *m* **-(e)s, ...pläne** repertuar *m*

Spielplatz *m* **-es, ...plätze** plac zabaw

Spielraum *m* **-(e)s** swoboda działania <ruchów>

Spielregeln *pl* zasady <regulamin> gry

Spielsachen *pl* zabawki *fpl*

Spielzeit *f* **-, -en 1.** sezon teatralny **2.** *sport.* czas gry

Spielzeug *n* **-(e)s, -e** zabawka *f* (*a. figur.*)

Spieß *m* **-es, -e 1.** dzida *f* **2.** (*Bratspieß*) rożen *m*

spießig *adj ugs.* kołtuński

Spinat *m* **-(e)s** szpinak *m*

Spinne *f* **-, -n** pająk *m*

spinnen* *vt, vi* **1.** prząść **2.** *ugs.* pleść

Spinnennetz *n* **-es, -e** pajęczyna *f*

Spion *m* **-s, -e 1.** szpieg *m* **2.** judasz *m* (*w drzwiach*)

Spionage [ʃpio'na:ʒə] *f* **-** szpiegostwo *n*; **~ treiben** zajmować się szpiegostwem

spionieren *vi* wy|szpiegować; *figur.* węszyć

Spirale *f* **-, -n** spirala *f*

Spirituosen *pl* napoje alkoholowe

Spiritus *m* **-** spirytus *m*

spitz *adj* spiczasty; (*scharf*) ostry; *figur.* uszczypliwy

Spitzbube *m* **-n, -n** hultaj *m*; łajdak *m*

Spitze *f* **-, -n 1.** szpic *m*, (ostry) koniec *m*, czubek *m*; (*Bergspitze*) wierzchołek *m*, szczyt *m* **2.** (*einer Kolonne*) czołówka *f*, czoło *n*, przód *m*; **an der ~** na czele **3.** (*Gewebe*) koronka *f*

spitzen *vt* ostrzyć; **den Bleistift ~** za|temperować ołówek

Spitzengeschwindigkeit *f* **-, -en** prędkość maksymalna

Spitzenklasse *f* **-, -n** czołówka *f*; **etw ist ~** coś jest najlepszej jakości

Spitzenleistung *f* **-, -en** najwyższe osiągnięcie, wyczyn *m*

spitzenmäßig *adj ugs.* świetny, super

Spitzensportler *m* **-s, -** wyczynowiec *m*

spitzfindig *adj* wyrafinowany, przebiegły

Spitzname *m* **-ns, -n** przezwisko *n*, przydomek *m*

Splitter *m* **-s, -** (*Holz*) drzazga *f*; (*Glas*) odłamek *m*

splitter(faser)nackt *adj ugs.* golusieńki

splittern *vi s* rozpryskać się na kawałeczki

sponsern *vt* sponsorować

spontan *adj* spontaniczny

sporadisch *adj* sporadyczny
Spore *f* **-, -n** *biol.* zarodnik *m*
Sport *m* **-(e)s** sport *m*; **~ treiben** uprawiać sport
Sportbericht *m* **-(e)s, -e** sprawozdanie sportowe
Sportgerät *n* **-(e)s, -e** sprzęt sportowy
Sporthalle *f* **-, -n** hala sportowa; sala gimnastyczna
Sportlehrer *m* **-s, -** instruktor sportowy, trener *m*
Sportler *m* **-s, -** sportowiec *m*
Sportlerin *f* **-, -nen** sportsmenka *f*
sportlich *adj* sportowy; wysportowany
Sportplatz *m* **-es, ...plätze** boisko *n*; **auf den ~ gehen** pójść na boisko
Sportverein *m* **-(e)s, -e** klub <związek> sportowy
Spot [spot *o.* ʃpot] *m* **-s, -s** spot *m* (reklamowy)
Spott *m* **-(e)s** szyderstwo *n*, drwiny *fpl*
spottbillig *adj* śmiesznie tani
spotten, spötteln *vi* szydzić, wyśmiewać się (**über j-n** z kogoś)
spöttisch *adj* szyderczy, drwiący, kpiący
sprach → **sprechen**
Sprache *f* **-, -n** język *m*, mowa *f*; **etw zur ~ bringen** poruszyć jakiś temat
Sprachführer *m* **-s, -** rozmówki *pl*, poradnik językowy
Sprachkurs *m* **-es, -e** kurs językowy
sprachlich *adj* językowy
sprachlos *adj figur.* oniemiały
sprang → **springen**
Spray [ʃpreː *o.* spreː] *n*, *m* **-s, -s** spray *m*
sprayen [ˈʃpreɪən] *vt*, *vi* **1.** rozpylać spray (**Haar** na włosy; **gegen Ungeziefer** na insekty) **2.** malować <pisać> sprayem
Sprechanlage *f* **-, -n** domofon *m*
sprechen* *vt*, *vi*: **j-n ~** mówić z kimś; **ein Gebet ~** odmawiać modlitwę; **ein gutes Deutsch ~** mówić dobrze po niemiecku; **ist Herr X zu ~?** czy mogę mówić z panem X?, czy zastałem pana X?; **von j-m <über j-n> ~** mówić o kimś; **mit j-m über etw ~** rozmawiać z kimś o czymś
Sprecher *m* **-s, -** mówca *m*; (*der Regierung*) rzecznik *m*; (*einer Sache*) orędownik *m*; (*Speaker*) spiker *m*; prezenter *m*
Sprechstunde *f* **-, -n** godziny przyjęć (u lekarza, w szkole)
Sprechzimmer *n* **-s, -** pokój przyjęć; (*eines Arztes*) gabinet *m*
spreizen *vt* rozstawi(a)ć (palce); rozkraczać (nogi), rozpościerać (skrzydła)
sprengen *vt* **1.** rozsadzać; **in die Luft ~** wysadzać (*w powietrze*); *figur.* **die Bank ~** rozbić bank **2.** (*befeuchten*) skrapiać; **den Rasen ~** podlewać trawnik
Sprengladung *f* **-, -en** ładunek wybuchowy
Sprengstoff *m* **-(e)s, -e** materiał wybuchowy
Spreu *f* **-** plewy *pl*
spricht → **sprechen**
Sprichwort *n* **-(e)s, ...wörter** przysłowie *n*
Springbrunnen *m* **-s, -** fontanna *f*, wodotrysk *m*
springen* *vi s*, *h* **1.** skakać; **zur Seite ~** odskoczyć na bok **2.** (*bersten*) pękać
Springer *m* **-s, -** skoczek *m*
Sprit *m* **-(e)s 1.** spirytus *m* **2.** *ugs.* benzyna *f*
Spritze *f* **-, -n** *med.* strzykawka *f*; (*Injektion*) zastrzyk *m*
spritzen I. *vt* **1.** o|pryskać; **die Blumen ~** podlewać kwiaty; **gespritzter Wein** wino z wodą sodową **2.** wstrzykiwać **II.** *vi* bryzgać; tryskać
Spritzer *m* **-s, -** kilka kropli (płynu); odrobina *f*
spritzig *adj* **1.** błyskotliwy **2.** musujący **3.** zrywny
spröde *adj* **1.** kruchy, łamliwy (*np.* szkło) **2.** (*rau*) szorstki, spierzchnięty **3.** (*verschlossen*) nieprzystępny
Spross *m* **-es, -e 1.** pęd *m* **2.** (*Nachkomme*) potomek *m*
Sprosse *f* **-, -n** szczebel *m*
Sprössling *m* **-s, -e** potomek *m*, latorośl *f*
Sprotte *f* **-, -n** szprotka *f*
Spruch *m* **-(e)s, Sprüche** aforyzm *m*, sentencja *f*
spruchreif *adj* aktualny
Sprudel *m* **-s, - 1.** źródło *n* **2.** napój gazowany
sprudeln *vi* **1.** *s* tryskać **2.** musować (szampan)
sprühen I. *vi* **1.** tryskać **2. es sprüht** mży **II.** *vt* pryskać, rozpylać (perfumy)
Sprühregen *m* **-s** mżawka *f*
Sprung *m* **-(e)s, Sprünge 1.** skok *m*; *ugs.* **auf einen ~ vorbeikommen** wpaść na chwilę **2.** (*Riss*) rysa *f*, szczelina *f*
Sprungbrett *n* **-(e)s, -er** *sport.* trampolina *f*; odskocznia *f*

Sprungfeder *f* **-, -n** sprężyna *f*
sprunghaft *adj* **1.** nagły, gwałtowny (**eine Entwicklung** rozwój) **2.** niestały, niezrównoważony, bezładny
Sprungschanze *f* **-, -n** skocznia *f*
Sprungseil *n* **-(e)s, -e** skakanka *f*
Sprungturm *m* **-(e)s, ...türme** wieża *f* (do skoków)
Spucke *f* **-** *ugs.* ślina *f*
spucken *vt, vi ugs.* wy|pluć
spuken *vi*: **es spukt** straszy
Spule *f* **-, -n** szpulka *f*; *techn.* cewka *f*
Spüle *f* **-, -n** zlewozmywak *n*
spulen *vt* nawijać, przewijać
spülen *vt* prze|płukać, wypłukać; **das Geschirr ~** zmy(wa)ć naczynia
Spülmaschine *f* **-, -n** zmywarka *f*
Spülmittel *n* **-s, -** płyn do zmywania
Spülung *f* **-, -en 1.** płukanie *n* (*o. med.*) **2.** spłuczka *f*
Spulwurm *m* **-(e)s, ...würmer** *med.* glista ludzka
Spur *f* **-, -en 1.** ślad *m*; koleina *f*; trop *m*; **auf der ~** na tropie; **keine ~!** ani trochę! **2.** pas jezdni
spürbar *adj* wyczuwalny
spüren *vt* odczu(wa)ć, wyczu(wa)ć
Spurenelement *n* **-(e)s, -e** pierwiastek śladowy
spurlos *adv* bez śladu
Spurrillen *pl* koleiny *pl* (w asfalcie)
Spurt *m* **-(e)s, -s** finisz *m*
spurten *vi s* finiszować
sputen, sich *vr reg.* śpieszyć się
Staat *m* **-(e)s, -en 1.** państwo *n* **2.** stan *m* (*w USA*)
staatenlos *adj* bezpaństwowy
staatlich *adj* państwowy
Staatsakt *m* **-(e)s, -e** uroczystość państwowa, uroczysta akademia
Staatsangehörige(r) *f, m* **-n, -n** obywatel *m*, obywatelka *f* (państwa)
Staatsangehörigkeit *f* **-, -en** obywatelstwo *n*
Staatsanwalt *m* **-(e)s, ...anwälte** prokurator *m*
Staatsbeamte(r) *f, m* **-n, -n** urzędnik państwowy
Staatsbesuch *m* **-(e)s, -e** wizyta państwowa
Staatsbürger *m* **-s, -** obywatel *m* (państwa)
staatsfeindlich *adj* antypaństwowy
Staatshaushalt *m* **-(e)s, -e** budżet państwa
Staatsmann *m* **-(e)s, ...männer** mąż stanu
Staatsoberhaupt *n* **-(e)s, ...häupter** głowa państwa
Staatssekretär *m* **-s, -e** sekretarz stanu
Staatsstreich *m* **-(e)s, -e** zamach stanu
Stab *m* **-(e)s, Stäbe 1.** drążek *m*, pręt *m*; (*Stock*) kij *m*; (*Eisenstange*) sztaba *f*; *sport.* tyczka *f* **2.** *mil., figur.* sztab *m*
Stäbchen *n* **-s, -** pałeczka *f*
Stabhochsprung *m* **-(e)s, ...sprünge** *sport.* skok o tyczce
stabil *adj* stabilny
stabilisieren *vt* stabilizować (**sich** się)
stach → stechen
Stachel *m* **-s, -n** kolec *m*; (*Dorn*) cierń *m*; (*eines Insekts*) żądło *n*
Stachelbeere *f* **-, -n** agrest *m*
Stacheldraht *m* **-(e)s, ...drähte** drut kolczasty
stachelig *adj* kolczasty
Stadion *n* **-s, ...ien** stadion *m*
Stadium *n* **-s, ...ien** stadium *n*, faza *f*
Stadt *f* **-, Städte** miasto *n*
Stadtbewohner *m* **-s, -** mieszkaniec miasta
Stadtbezirk *m* **-(e)s, -e** dzielnica miasta
Städtchen *n* **-s, -** miasteczko *n*
Städtepartnerschaft *f* **-** partnerstwo miast
Stadtführung *f* **-, -en** oprowadzanie <wycieczka> po mieście
städtisch *adj* miejski
Stadtmauer *f* **-, -n** mury miejskie
Stadtmitte *f* **-, -n** centrum *n* (*miasta*), śródmieście *n*
Stadtplan *m* **-(e)s, ...pläne** plan miasta
Stadtrand *m* **-(e)s, ...ränder** peryferie *pl*
Stadtrat *m* **-(e)s, ...räte 1.** rada miejska **2.** (*Person*) radny miejski
Stadtrundfahrt *f* **-, -en** wycieczka autokarowa po mieście
Stadtteil *m* **-(e)s, -e, Stadtviertel** *n* **-s, -** dzielnica *f* (miasta)
Staffel *f* **-, -n 1.** *sport.* sztafeta *f* **2.** *flug.* eskadra *f*
Staffelei *f* **-, -en** sztalugi *fpl*
Staffellauf *m* **-(e)s, ...läufe** bieg sztafetowy
Stagnation *f* **-, -en** stagnacja *f*
stagnieren *vi* być w stanie stagnacji
stahl → stehlen
Stahl *m* **-(e)s, Stähle** *o.* **-e** stal *f*
stak → stecken
Stall *m* **-(e)s, Ställe** stajnia *f*; (*Kuhstall*)

obora *f*; (*Schweinestall*) chlew *n*; (*Hühnerstall*) kurnik *m*
Stamm *m* **-(e)s, Stämme 1.** pień *m* **2.** (*Volksstamm*) ród *m*
stammeln *vt, vi* bełkotać
stammen *vi s* pochodzić (**von j-m** od kogoś; **aus Polen** z Polski)
Stammgast *m* **-(e)s, ...gäste** stały gość, bywalec *n*
Stammtisch *m* **-(e)s, -e** stolik stałej klienteli
stampfen *vi* tupać; ubijać
stand → **stehen**
Stand *m* **-(e)s, Stände 1.** stan *m*; *figur.* **ich bin nicht im ~e** nie jestem w stanie, nie mogę **2.** (*Lage*) położenie *n*, sytuacja *f* **3.** *handl.* stoisko *n*; stragan *m*
standardisieren *vt* standaryzować
Standbild *n* **-(e)s, -er** posąg *m*, statua *f*
Ständer *m* **-s, -** stojak *m*; (*Kleiderständer*) wieszak stojący
Standesamt *n* **-(e)s, ...ämter** urząd stanu cywilnego
standesamtlich *adj*: **~ heiraten** zawierać ślub cywilny
standesgemäß *adj* stosowny (do zajmowanego stanowiska)
standfest *adj* stabilny; wytrzymały
standhaft *adj* (*fest*) stały, niewzruszony; (*beharrlich*) wytrwały
standhalten* *vi* wytrzym(yw)ać (**dem Ansturm** napór); nie ustępować
ständig *adj* **1.** stały (*np.* mieszkanie) **2.** ustawiczny, ciągły
Standlicht *n* **-(e)s, -er** *mot.* światła postojowe
Standort *m* **-(e)s, -e 1.** miejsce *n*, pozycja *f* **2.** (*eines Unternehmens*) siedziba *f*
Standpunkt *m* **-(e)s, -e** stanowisko *n*, punkt widzenia; **den richtigen ~ nehmen** zająć właściwe stanowisko
Standspur *f* **-, -en** pobocze *n*
Stange *f* **-, -n 1.** tyczka *f*, drąg *m*; (*einer Fahne*) drzewce *n* **2. eine ~ Zigaretten** karton papierosów
Stängel *m* **-s, -** łodyga *f*
stank → **stinken**
Stapel *m* **-s, -** stos *m* (równy)
Stapellauf *m* **-(e)s** *naut.* wodowanie *n*
stapeln I. *vt* układać w stos **II.** *vr* **sich ~** piętrzyć się
stapfen *vi s* brnąć (**durch den Schnee** w śniegu)
Star[1] *m* **-(e)s, -e** *zool.* szpak *n*
Star[2] *m* **-(e)s** *med.* jaskra *f*, zaćma *f*
Star[3] *m* **-s, -s** gwiazda *f* (filmu, piosenki, sportu)
starb → **sterben**
stark *adj* **1.** silny, mocny; *figur.* **~e Nerven haben** mieć mocne nerwy **2.** (*dick*) gruby, tęgi
Stärke *f* **-, -n 1.** *sing* siła *f*, moc *f*; **an ~ zunehmen** wzmóc się **2.** (*Umfang, Größe*) grubość *f* **3.** (*Wäschestärke*) krochmal *m*
stärken *vt* **1.** wzmacniać, pokrzepi(a)ć **2.** (*steifen*) na|krochmalić
Starkstrom *m* **-(e)s** prąd o wysokim napięciu
Stärkung *f* **-, -en 1.** wzmocnienie *n* (organizmu); umocnienie *n* **2.** (*Essen*) posiłek *m* (po wysiłku)
starr *adj* nieruchomy; (*steif*) sztywny; odrętwiały; (*unnachgiebig*) nieustępliwy
starren *vi* wpatrywać się, wlepiać wzrok (**auf j-n, etw** w kogoś, coś)
starrsinnig *adj* uparty
Start *m* **-(e)s, -s** start *m*; **beim ~** w czasie startu
Startbahn *f* **-, -en** *flug.* pas startowy
startbereit *adj* gotowy do startu
Startblock *m* **-(e)s, ...blöcke** *sport.* blok startowy
starten I. *vi s* wy|startować **II.** *vt* rozpoczynać (**eine Aktion** akcję)
Startschuss *m* **-es, ...schüsse** strzał startowy; *figur.* **den ~ für etw geben** dać sygnał do rozpoczęcia czegoś
Station *f* **-, -en 1.** stacja *f*, przystanek *m* **2.** (*Abteilung*) oddział *m* (szpitalny)
stationär *adj* stacjonarny
Stationsarzt *m* **-es, ...ärzte** ordynator *m*
Statist *m* **-en, -en** statysta *m*
Statistik *f* **-, -en** statystyka *f*
Stativ *n* **-s, -e** statyw *m*
statt *praep mit G* zamiast
Stätte *f* **-, -n** miejsce *n*
stattfinden* *vi* odbywać się
stattlich *adj* okazały; znaczny, duży
Statue *f* **-, -n** posąg *m*, statua *f*
Stau *m* **-(e)s, -e** zator *m*; korek *m* (uliczny)
Staub *m* **-(e)s, -e** pył *m*, kurz *m*
staubig *adj* zakurzony
Staublappen *m* **-s, -** szmatka do kurzu
Staubsauger *m* **-s, -** odkurzacz *m*
Staubzucker *m* **-s** cukier puder *m*

Staudamm *m* **-(e)s, ...dämme** zapora wodna
Staude *f* **-, -n** *bot.* bylina *f*
stauen, sich *vr* z|gromadzić się, s|tłoczyć się; (*von Wasser*) s|piętrzyć się
staunen *vi* dziwić się czemuś, zdumiewać się (**über etw** czymś)
Stauung *f* **-, -en** spiętrzenie *n*; (*Verkehrsstauung*) zator *m*
stechen* **I.** *vt* ukłuć; użądlić, ukąsić **II.** *vi* u|kłuć (się) (**in den Finger** w palec); **die Sonne sticht** słońce pali <przypieka>
Steckdose *f* **-, -n** kontakt *m*, gniazdko *n* (wtyczkowe)
stecken I. *vt* wtykać, wkładać (**die Hand in die Tasche** rękę do kieszeni); nasadzać (**an etw** na coś); przypinać do czegoś; **in Brand ~** podpalać **II.** *vi** tkwić; ugrzęznąć (gdzieś); **wo steckt er denn?** gdzież on jest?; **~ bleiben** utknąć
Steckenpferd *n* **-(e)s, -e** *figur.* konik *m*, hobby *n*
Stecker *m* **-s, -** *el.* wtyczka *f*
Stecknadel *f* **-, -n** szpilka *f*
Steg *m* **-(e)s, -e** mostek *m*, kładka *f*
stehen* *vi h, reg. s* **1.** stać; **die Tür steht offen** drzwi są otwarte; **hier steht geschrieben** tu napisano; **mit j-m gut ~** być z kimś w dobrych stosunkach; **außer Frage ~** nie ulegać wątpliwości; **in Verbindung ~** być w kontakcie **2.** (*passen*) być do twarzy (**j-m** ko-muś); **~ bleiben** zatrzym(y-w)ać się, stawać; **die Uhr ist ~ geblieben** zegar(ek) stanął; **~ lassen** pozostawiać, nie tykać
Stehlampe *f* **-, -n** lampa stojąca
stehlen* **I.** *vt* u|kraść **II.** *vr* **sich ~** wymknąć się (**aus dem Hause** z domu)
Stehplatz *m* **-es, ...plätze** miejsce stojące
steif *adj* sztywny (*a. figur.*); (*vor Kälte*) zdrętwiały; **~ werden** ze|-sztywnieć
steigen* *vi s* wznosić się, iść w górę, wzbi(-ja)ć się; (*höher werden*) podnosić się; **auf einen Berg ~** wspinać się na górę; **aus dem Bett ~** wstawać z łóżka; **aus dem Auto ~** wysiadać z samochodu; **ins Auto ~** wsiadać do samochodu; **zu Kopf ~** uderzać do głowy; **vom Pferde ~** zsiadać z konia
steigern *vt* **1.** podwyższać, zwiększać (**die Geschwindigkeit** prędkość) **2.** *gram.* stopniować
Steigung *f* **-, -en** wzniesienie *n*
steil *adj* **1.** stromy, spadzisty **2.** *ugs.* super
Stein *m* **-(e)s, -e 1.** kamień *m* (*a. szlachetny*) **2.** (*einer Frucht*) pestka *f*
Steinbock *m* **-(e)s, ...böcke 1.** *zool.* koziorożec **2.** *astr.* Koziorożec
Steinbruch *m* **-(e)s, ...brüche** kamieniołom
steinern *adj* kamienny
Steingut *n* **-(e)s** fajans
steinig *adj* kamienisty; *figur.* wyboisty
Steinkohle *f* **-, -n** węgiel kamienny
Steinobst *n* **-(e)s** owoce pestkowe
Steinpilz *m* **-es, -e** borowik
Steißbein *n* **-(e)s, -e** *anat.* kość ogonowa
Steißlage *f* **-, -n** *med.* ułożenie miednicowe
Stelle *f* **-, -n 1.** miejsce *n*; **an Ort und ~** na miejscu; **auf der ~** natychmiast; **an ~ von einer Sache** zamiast czegoś; **an deiner ~** na twoim miejscu **2.** (*Posten*) posada *f* **3.** (*Amt*) urząd *m*
stellen I. *vt* stawiać; **an j-n eine Frage ~** zada(wa)ć komuś pytanie; **die Uhr ~** nastawi(a)ć zegar(ek); **auf die Probe ~** podda(wa)ć próbie; **in Frage ~** za|kwestionować; **in Rechnung ~** zaliczać; **zur Schau ~** wystawi(a)ć na pokaz **II.** *vr* **sich ~** (*sich melden*) stawić się, zgłosić się; *figur.* udawać (**dumm** głupiego)
Stellenangebot *n* **-(e)s, -e** oferta pracy
stellenweise *adv* miejscami, tu i ówdzie
Stellung *f* **-, -en 1.** pozycja *f*; (*Lage*) położenie *n*; (*Haltung*) postawa *f*; *figur.* ranga *f*, status *m*; **zu einer Sache ~ nehmen** ustosunkować się do czegoś **2.** (*Anstellung*) posada *f* (**als Lehrer** nauczyciela)
Stellungnahme *f* **-, -n** zajęcie stanowiska, ustosunkowanie się *n* (**zu einer Sache** do czegoś)
Stellvertreter *m* **-s, -** zastępca *m*
Stelze *f* **-, -n** szczudło *n*
stemmen, sich *vr* opierać się (**gegen etw** o coś); *figur.* sprzeciwiać się czemuś
Stempel *m* **-s, -** pieczątka *f*, stempel *m*; (*geprägtes Zeichen*) cecha probiercza
stempeln *vt* o|stemplować
stenografieren, stenographieren *vt, vi* stenografować
Stenotypistin *f* **-, -nen** stenotypistka *f*
Steppdecke *f* **-, -n** kołdra *f*
Steppe *f* **-, -n** step *m*
sterben* *vi s* umierać (**an Krebs** na raka)
Sterbeurkunde [ˈʃtɛrbəuːrkundə] *f* **-, -n** akt zgonu
sterblich *adj* śmiertelny

stereo *adj* stereofoniczny

Stereoanlage *f* **-, -n** aparatura stereofoniczna

stereophon, stereofon *adj* stereofoniczny

stereotyp *adj* stereotypowy

steril *adj* **1.** sterylny (*a. figur.*) **2.** *biol., med.* bezpłodny

sterilisieren *vt* sterylizować

Stern *m* **-(e)s, -e** gwiazda *f* (*a. figur.*)

Sternbild *n* **-(e)s, -er** konstelacja *f*

Sternkunde *f* **-** astronomia *f*

Sternschuppe *f* **-, -n** meteor *m*

Sternwarte *f* **-, -n** obserwatorium astronomiczne

stetig *adj* ustawiczny, ciągły

stets *adv* stale, zawsze

Steuer[1] *f* **-, -n** podatek *m*

Steuer[2] *n* **-s, -** ster *m*; kierownica *f*; **am ~ sitzen** siedzieć za kierownicą

Steuerbord *n* **-(e)s** prawa burta

Steuererklärung *f* **-, -en** oświadczenie <zeznanie> podatkowe

steuerfrei *adj* nieopodatkowany

Steuerknüppel *m* **-s, -** drążek sterowniczy

Steuermann *m* **-(e)s, ...leute** sternik *m*

steuern I. *vt* sterować (**etw** czymś); prowadzić (**das Auto** samochód) **II.** *vi s* zmierzać

steuerpflichtig *adj* opodatkowany

Steuerrad *n* **-(e)s, ...räder** ster *m*; *mot.* kierownica *f*

Steuerung *f* **-, -en** urządzenie sterownicze; *mot.* kierowanie *n*, prowadzenie *n*

Steuerzahler *m* **-s, -** podatnik *n*

Stewardess ['stjuːə(r)dɛs] *f* **-, -en** stewardesa *f*

Stich *m* **-(e)s, -e 1.** ukłucie *n*; (*eines Insekts*) ukąszenie *n* **2.** (*beim Nähen*) ścieg *m* **3.** rycina *f* **4. j-n im ~ lassen** zostawi(a)ć kogoś na lodzie

stichhaltig *adj* uzasadniony, przekonujący

Stichprobe *f* **-, -n** badanie wyrywkowe, próbka losowa

sticht → **stechen**

Stichwort *n* **-(e)s, ...wörter** hasło *n* (słownikowe)

Stichwunde *f* **-, -n** rana kłuta

sticken *vt* wy|haftować, wyszy(wa)ć

Stickerei *f* **-, -en** haft *m*

stickig *adj* duszny (pomieszczenie); duszący (powietrze)

Stickoxid *n* **-(e)s** tlenek azotu

Stickstoff *m* **-(e)s** azot *n*

Stiefbruder *m* **-s, ...brüder** przyrodni brat

Stiefel *m* **-s, -** but z cholewką

Stiefmutter *f* **-, ...mütter** macocha *f*

Stiefmütterchen *n* **-s, -** *bot.* bratek *m*

Stiefschwester *f* **-, -n** przyrodnia siostra

Stiefsohn *m* **-(e)s, ...söhne** pasierb *m*

Stieftochter *f* **-, ...töchter** pasierbica *f*

Stiefvater *m* **-s, ...väter** ojczym *m*

stieg → **steigen**

Stieglitz *m* **-es, -e** *orn.* szczygieł *m*

stiehlt → **stehlen**

Stiel *m* **-(e)s, -e** uchwyt *m*, rączka *f*, trzonek *m*; (*Pflanzenstiel*) łodyga *f*; (*eines Apfels*) ogonek *m*

Stier *m* **-(e)s, -e 1.** byk *m* **2.** *astr.* Byk *m*

stieß → **stoßen**

Stift *m* **-(e)s, -e 1.** sztyft *m*, trzpień *m* **2.** (*Schreibstift*) pisak *m*

stiften *vt* **1.** zakładać; u|fundować **2.** *ugs.* **j-m etw ~** stawiać coś komuś **3.** siać (**Verwirrung** zamieszanie); **Brand ~** wzniecać pożar

Stiftung *f* **-, -en** fundacja *f*; datek *m*

Stil *m* **-(e)s, -e 1.** styl *m* **2.** *sing* (*Verhaltensweise*) sposób bycia

still *adj* **1.** cichy; (*schweigend*) milczący; **~ werden** ucichnąć; **im Stillen** po cichu, po kryjomu; nieruchomy; **halte ~!** nie ruszaj się! **2.** spokojny; **~es Wetter** bezwietrzna pogoda

Stille *f* **-** cisza *f*, spokój *m*; **in aller ~** w całkowitym spokoju

stillen *vt* karmić piersią (*a. vi*); **den Durst ~** u|gasić pragnienie; **den Hunger ~** zaspokajać głód; **den Schmerz ~** uśmierzać ból; **Blut ~** za|tamować krew

stillhalten* *vi* nie ruszać się

stilllegen *vt* unieruchomić, zatrzym(yw)ać

Stillschweigen *n* **-s** milczenie *n*

Stillstand *m* **-(e)s** bezruch *m*

stillstehen* *vi* nie poruszać się, nie funkcjonować; być unieruchomionym

Stimme *f* **-, -n** głos *m* (*a. w wyborach*)

stimmen I. *vt* **1.** na|stroić (**das Klavier** pianino) **2.** wprowadzić w jakiś nastrój; **j-n traurig ~** zasmucić kogoś **II.** *vi* **1.** głosować (**für etw** za czymś; **gegen etw** przeciwko czemuś) **2.** zgadzać się; **(das) stimmt!** zgadza się!; **da stimmt etwas nicht** tu jest coś nie w porządku **3.** być w jakimś nastroju; **gut <schlecht> gestimmt sein** być w dobrym <złym> nastroju

Stimmenthaltung *f* **-** wstrzymanie się od głosowania

Stimmrecht *n* **-(e)s, -e** prawo do głosowania
Stimmung *f* **-, -en** nastrój *m*; **(in) guter ~ sein** być w dobrym nastroju
stimmungsvoll *adj* nastrojowy
stinken* *vi* śmierdzieć, cuchnąć (**nach einer Sache** czymś)
Stipendium *n* **-s, ...ien** stypendium *n*
stirbt → **sterben**
Stirn *f* **-, -en** czoło *n*
stöbern *vi* szperać (**in einer Sache** w czymś)
Stock[1] *m* **-(e)s, Stöcke** kij *n*, laska *f*; **sich auf den ~ stützen** podeprzeć się laską; **am ~ gehen** chodzić o lasce
Stock[2] *m* **-(e)s, Stöcke** piętro *n*; **ich wohne im dritten ~ links** mieszkam na trzecim piętrze na lewo
stocken *vi* zatrzym(yw)ać się, ustawać
stockfinster *adj pot.* zupełnie ciemno
Stockung *f* **-, -en** zatrzymanie *n*, zastój *m*; (*im Verkehr*) zator *m*
Stockwerk *n* **-(e)s, -e** piętro *n*
Stoff *m* **-(e)s, -e 1.** materiał *m* (**für ein <zu einem> Kleid** na sukienkę) **2.** *chem.* substancja *f* **3.** temat *m*, materiał *m* (**zum Erzählen** do opowiadania)
Stoffwechsel *m* **-s, -** przemiana materii
stöhnen *vi* stękać, jęczeć
Stollen *m* **-s, -** sztolnia *f*, chodnik *m*
stolpern *vi s* potykać się (**über etw** o coś)
stolz *adj* dumny (**auf j-n, etw** z kogoś, czegoś)
Stolz *m* **-es** duma *f*; (*Hochmut*) pycha *f*
stoppen I. *vt* zatrzymać; mierzyć czas **II.** *vi* zatrzym(yw)ać się
Stopplicht *n* **-(e)s, -er** *mot.* światła stop
Stoppschild *n* **-(e)s, -er** znak stop
Stoppuhr *f* **-, -en** stoper *m*
Stöpsel *m* **-s, -** zatyczka *f*; *el.* wtyczka *f*
Storch *m* **-(e)s, Störche** bocian *m*
stören *vt* **1.** przeszkadzać (**j-n bei einer Sache** komuś w czymś); **störe ich?** nie przeszkadzam? **2.** *rad.* zakłócać
Störung *f* **-, -en** przeszkoda *f*; *rad.* zakłócenie *n*; (*Unterbrechung*) przerwanie *n*
Stoß *m* **-es, Stöße** pchnięcie *n*; uderzenie *n*, kopniak *m*; (*im Fußball*) rzut *m*
Stoßdämpfer *m* **-s, -** *mot.* amortyzator
stoßen* I. *vt ugs.* po|trącać (**mit der Hand** ręką); uderzać; (*schieben*) popychać; *sport.* podrzucać (*ciężary*); **von sich ~** odpychać od siebie; **zu Boden ~** przewracać **II.** *vi* **1.** (*rütteln*) podrzucać, trząść **2.** *s* natknąć się (**auf j-n** na kogoś); uderzyć (**gegen etw** o coś); **vom Ufer ~** odbić od brzegu; **zu j-m ~** przyłączyć się do kogoś
Stoßstange *f* **-, -n** *mot.* zderzak *m*
stottern I. *vi* jąkać się **II.** *vt* wyjąkać (**ein Wort** słowo)
strafbar *adj* karalny
Strafe *f* **-, -n** kara *f* (**für die Dummheit** za głupotę); (*Geldstrafe*) mandat *m*, grzywna *f*; **bei ~ verboten** zakazany pod karą
strafen *vt* u|karać (**für etw** za coś)
straff *adj* napięty, jędrny
Strafgericht *n* **-(e)s, -e** sąd karny
straflos *adj* bezkarny
Strafporto *n* **-s, -s** *o.* **...ti** dopłata *f*
Strafraum *m* **-(e)s, ...räume** *sport.* pole karne
Strafrecht *n* **-(e)s** prawo karne
Strafstoß *m* **-es, -e** *sport.* rzut karny
Straftat *f* **-, -en** przestępstwo *n*
Straftäter *m* **-s, -** przestępca *m*
Strafvollzug *m* **-(e)s, ...vollzüge** wykonanie kary
Strafzettel *m* **-s, -** mandat
Strahl *m* **-(e)s, -en** promień *m*; (*Wasserstrahl*) strumień *m*
strahlen *vi* świecić, promieniować; *figur.* promienieć (radością)
Strähne *f* **-, -n** kosmyk *m*; (*Garn*) pasmo *n*
stramm *adj* krzepki; (*straff*) wyprężony
Strand *m* **-(e)s, -e** *o.* **Strände** brzeg *m*, wybrzeże *n*; plaża *f*
stranden *vi s* osiąść na mieliźnie; *figur.* spełznąć na niczym
Strandkorb *m* **-(e)s, ...körbe** kosz plażowy
Strapaze *f* **-, -n** trud *m*
strapazieren *vt* niszczyć, zużywać, zdzierać (*np.* buty)
strapaziös *adj* męczący
Straße *f* **-, -n 1.** droga *f*; (*in der Stadt*) ulica *f*; **über die ~ gehen** przechodzić przez ulicę **2.** (*Meerenge*) cieśnina *f*
Straßenarbeiten *pl* roboty drogowe
Straßenbahn *f* **-, -en** tramwaj *m*; **mit der ~ fahren** jechać tramwajem
Straßenecke *f* **-, -n** róg ulicy; **an der ~** na rogu ulicy
Straßenkreuzung *f* **-, -en** skrzyżowanie *f*
Straßennetz *n* **-es** sieć dróg
Straßenrand *m* **-(e)s, ...ränder** pobocze *n*, skraj drogi

Straßenschild *n* **-(e)s, -er** tabliczka z nazwą ulicy

Straßensperre *f* **-, -n** zamknięcie ulicy

Straßenverkehr *m* **-s** ruch drogowy

Straßenverkehrsordnung *f* **-, -en** kodeks drogowy

sträuben, sich *vr* opierać się (**gegen etw** czemuś)

Strauch *m* **-(e)s, Sträucher** krzak *n*, krzew *m*

Strauß[1] *m* **-es, Sträuße** bukiet *m*; **ein ~ Rosen** bukiet róż

Strauß[2] *m* **-es, -e** *zool.* struś *m*

streben *vi* dążyć do czegoś, starać się (**nach einer Sache** o coś)

Streber *m* **-s, -** karierowicz *m*

strebsam *adj* gorliwy

Strecke *f* **-, -n 1.** odcinek *m* (drogi) **2.** (*Bahnlinie*) szlak *m*, trasa *f*, linia kolejowa

strecken I. *vt* wyciągać (**die Arme in die Höhe** ramiona w górę); **zu Boden ~** powalić na ziemię **II.** *vr* **sich ~** przeciągać się

Streich *m* **-(e)s, -e** *figur.* figiel *m*, kawał; **einen ~ spielen** spłatać figla

Streicheleinheiten *pl scherz.* porcja pieszczot <czułości>

streicheln *vt* po|głaskać, po|gładzić (**mit der Hand** ręką)

streichen* **I.** *vt* **1.** po|smarować **2.** po|malować; **frisch gestrichen** świeżo malowane **3.** (*ausstreichen*) wykreślać **4.** gładzić (**über den Kopf** po głowie) **II.** *vi s* włóczyć się, kręcić się (**um etw** wokół czegoś)

Streichholz *n* **-es, ...hölzer** zapałka *f*

Streichholzschachtel *f* **-, -n** pudełko zapałek

Streichorchester *n* **-s, -** orkiestra smyczkowa

Streife *f* **-, -n** patrol *m*

streifen I. *vt* musnąć; (*erwähnen*) napomykać; **die Ärmel in die Höhe ~** zakas(yw)ać rękawy **II.** *vi s* (*herumstreifen*) krążyć, włóczyć się

Streifen *m* **-s, -** pas *m*, pasmo *n*; (*Tuchstreifen*) pasek *m*, prążek *m*; (*Papierstreifen*) skrawek *m*; (*Film*) film *m*, taśma *f*

Streifenwagen *m* **-s, -** radiowóz, wóz patrolowy

Streik *m* **-(e)s, -e** strajk *m*; **in den ~ treten** rozpoczynać strajk *m*

streiken *vi* strajkować

Streit *m* **-(e)s, -e** spór *m*, kłótnia *f*; (*Kampf*) walka *f*; **einen ~ beginnen** wszcząć kłótnię

streiten* **I.** *vi* kłócić się, spierać się (**über etw** o coś); (*kämpfen*) walczyć **II.** *vr* **sich ~** kłócić się (**mit j-m** z kimś)

Streitkräfte *pl* siły zbrojne

streitsüchtig *adj* kłótliwy

streng *adj* **1.** srogi; (*hart*) ostry, surowy; **~ verboten** surowo wzbronione **2.** (*genau*) dokładny, ścisły; **~ genommen** ściśle biorąc

strengstens *adv* jak najściślej <najdokładniej>

Stress *m* **-es, -e** stres *m*; **unter ~ stehen** być w stresie

stressen *vt* stresować

stressfrei *adj* bezstresowy

stressig *adj* stresujący

streuen *vt* sypać, rozrzucać

Streuselkuchen *m* **-s, -** placek z kruszonką (*kulin*)

strich → **streichen**

Strich *m* **-(e)s, -e** kreska *m*, linia *f*, **gegen den ~** pod włos

Strichkode *m* **-s, -s** kod kreskowy

Strichpunkt *m* **-(e)s, -e** średnik *m*

Strick *m* **-(e)s, -e** postronek *m*, powróz *m*, sznur *m*; *ugs.* nicpoń *m*

stricken *vt*, *vi* robić na drutach

Strickjacke *f* **-, -n** sweter *m* (rozpinany)

Stricknadel *f* **-, -n** drut *m* (*do robót dzianych*)

Strickwaren *pl* wyroby dziane

strikt *adj* ścisły, dokładny

stritt → **streiten**

strittig *adj* sporny

Stroh *n* **-(e)s** słoma *f*

Strohhalm *m* **-(e)s, -e** słomka *f* (do picia)

Strohhut *m* **-(e)s, ...hüte** słomkowy kapelusz

Strohwitwe *f* **-, -n** *ugs.* słomiana wdowa

Strolch *m* **-(e)s, -e** włóczęga *m*

Strom *m* **-(e)s, Ströme 1.** rzeka *f*, strumień *m*; **gegen den ~ <mit dem ~> schwimmen** płynąć pod prąd <z prądem>; **es regnet in Strömen** leje jak z cebra **2.** (*Elektrizität*) prąd *m*; **der elektrische ~** prąd elektryczny

stromab(wärts) *adv* z prądem (rzeki)

stromauf(wärts) *adv* w górę rzeki, pod prąd

strömen *vi s* płynąć; lać się; **~der Regen** ulewa

Stromlinie *f* **-, -n** linia opływowa

stromlinienförmig *adj* o kształtach opływowych
Stromstärke *f* **-** natężenie prądu
Strömung *f* **-, -en** prąd *m* (wody); *figur.* kierunek *m*
Strophe *f* **-, -n** zwrotka *f*
Strudel *m* **-s, - 1.** wir *m* **2.** *kulin.* strudel *m*
Struktur *f* **-, -en** struktura *f*
Strumpf *m* **-(e)s, Strümpfe** pończocha *f*
Strumpfhose *f* **-, -n** rajstopy *pl*
struppig *adj* najeżony; (*ungepflegt*) rozczochrany; kudłaty
Stube *f* **-, -n** pokoik *m*
Stück *n* **-(e)s, -e 1.** sztuka *f*; (*Teil*) część *f*, kawał(ek) *m*; **ein ~ Brot** kawałek chleba; **in ~e gehen** rozbić się; **aus freien ~en** dobrowolnie **2.** *teatr.* sztuka *f*; *mus.* utwór *m*
Stückgut *n* **-(e)s, ...güter** drobnica
stückweise *adv* na sztuki; kawałkami
Student *m* **-en, -en** student *m* (**der Mathematik** matematyki)
Studentenheim *n* **-(e)s, -e** dom akademicki; *ugs.* akademik *n*
Studentin *f* **-, -nen** studentka *f*
Studie *f* **-, -n** studium *n*; (*Entwurf*) szkic *m*
Studienreise *f* **-, -n** podróż w celach naukowych
studieren *vt, vi* studiować (**an der Universität** na uniwersytecie)
Studium *n* **-s, ...ien** studium *n*, nauka *f*; studia *n*
Stufe *f* **-, -n 1.** stopień *m*, szczebel *m* **2.** poziom *m*; **auf gleicher ~ stehen** być na tym samym poziomie
Stuhl *m* **-(e)s, Stühle** krzesło *n*
Stuhlgang *m* **-(e)s, ...gänge** stolec *m*
stumm *adj* niemy, milczący
Stummel *m* **-s, -** szczątek *m*; (*Zigarettenstummel*) niedopałek *m*
stumpf *adj* tępy; **~er Winkel** kąt rozwarty; **~ machen** stępi(a)ć
stumpfsinnig *adj* apatyczny; jednostajny
Stunde *f* **-, -n 1.** godzina *f*; **in einer ~** za godzinę; **zu jeder ~** o każdej porze **2.** (*Unterrichtsstunde*) lekcja *f*
stunden *vt* odraczać
Stundengeschwindigkeit *f* **-, -en** prędkość na godzinę
Stundenkilometer *pl* kilometry na godzinę
stundenlang *adv* (całymi) godzinami
Stundenplan *m* **-(e)s, ...pläne** plan lekcji <zajęć>
stündlich *adv* co godzina
Stupsnase *f* **-, -n** zadarty nos
stur *adj* uparty
Sturm *m* **-(e)s, Stürme 1.** wichura *f*; (*Seesturm*) sztorm *m* **2.** (*Angriff*) szturm *m*; *sport.* atak *m*
stürmen I. *vi* **1.** dąć (*o wietrze*) **2.** pędzić, wpaść (**ins Zimmer** do pokoju) **II.** *vt* szturmować
Stürmer *m* **-s, -** *sport.* napastnik *m*
Sturmflut *f* **-, -en** gwałtowny przypływ
stürmisch *adj* burzliwy (*o pogodzie*); (*ungestüm*) gwałtowny
Sturz *m* **-es, Stürze** upadek *m*
stürzen I. *vt* wywracać; **nicht ~!** nie przewracać (do góry nogami)!; **ins Wasser ~** wrzucać do wody **II.** *vi s* upadać, spadać; wpadać (**ins Zimmer** do pokoju) **III.** *vr* **sich ~** rzucać się (**auf j-n** na kogoś); *figur.* **sich ins Unglück ~** wpędzić się w nieszczęście
Sturzhelm *m* **-(e)s, -e** kask *n*
Stute *f* **-, -n** klacz *f*, kobyła *f*
Stütze *f* **-, -n** podpora *f*
stutzen *vt* przycinać; **j-m die Haare ~** podciąć komuś włosy
stützen I. *vt* podpierać **II.** *vr* **sich ~** opierać się (**auf etw** na czymś)
stutzig *adj* zaskoczony, zdziwiony; **~ machen** zaskakiwać, zadziwi(a)ć
Stützpunkt *m* **-(e)s, -e** punkt oparcia, baza *f*
Styropor [ʃtyro'po:ɐ̯] *n* **-s** styropian *m*
subjektiv *adj* subiektywny
Suche *f* **-** poszukiwanie *n* (**nach einer Sache** czegoś)
suchen *vt, vi* szukać, poszukiwać (**etw, nach einer Sache** czegoś)
Sucher *m* **-s, -** *fot.* celownik *m*, wizjer *m*
Suchlauf *m* **-(e)s, ...läufe** *inform.* wyszukiwanie *n*
Sucht *f* **-, Süchte** *o.* **-en 1.** mania *f*, pasja *f*; **~ nach Geld** żądza pieniędzy **2.** uzależnienie *n*
süchtig *adj* uzależniony, nałogowy
Süchtige *m, f* **-n, -n** nałogowiec *m*
Süden *m* **-s** południe *n*; **im ~ von Europa** na południu Europy
Südfrüchte *pl* owoce południowe
südlich *adj* południowy; **~ von ...** na południe od ...
südöstlich *adj* południowowschodni
Südpol *m* **-s** biegun południowy
südwärts *adv* na południe, w kierunku południowym
südwestlich *adj* południowozachodni
süffig *adj* wyborny (*o winie*)

Sühne *f* **-, -n** pokuta *f*; (*Genugtuung*) zadośćuczynienie *n*
Sülze *f* **-, -n** galareta z mięsa
Summe *f* **-, -n** suma *f*, kwota *f*
summen I. *vt* nucić **II.** *vi* brzęczeć
Sumpf *m* **-(e)s, Sümpfe** bagno *n*
Sumpffieber *n* **-s** malaria *f*
sumpfig *adj* bagnisty
Sünde *f* **-, -n** grzech *n*; **eine ~ begehen** zgrzeszyć
Sündenbock *m* **-(e)s, ...böcke** *figur.* kozioł ofiarny
Sünder *m* **-s, -** grzesznik *m*
sündigen *vi* z|grzeszyć (**gegen etw** przeciwko czemuś)
Super, Superbenzin *n* **-s** benzyna wysokooktanowa
Supermarkt *m* **-(e)s, ...märkte** supermarket *m*
Suppe *f* **-, -n** zupa *f*
Suppengrün *n* **-s** włoszczyzna *f*
Suppenlöffel *m* **-s, -** łyżka wazowa
Suppenteller *m* **-s, -** głęboki talerz
Surfbrett *n* **-(e)s, -er** deska surfingowa
surfen ['zø:rfən] *vi h, s* surfować
Surfer *m* **-s, - 1.** osoba uprawiająca surfing <windsurfing> **2.** internauta *m*
Surfing *n* **-s** surfing *m*
surren *vi* brzęczeć
süß *adj* słodki
süßen *vt* o|słodzić
Süßigkeiten *pl* słodycze *pl*
Süßspeise *f* **-, -n** deser *m*
Süßstoff *m* **-(e)s, -e** słodzik *m*
Süßwaren *pl* słodycze *pl*
Süßwasser *n* **-s, -** wody słodkie
Sweatshirt ['svɛtʃœ:(r)t] *n* **-s, -s** bluza *f* (trykotowa)
Symbiose [zym'bi̯o:zə] *f* **-** *biol.* symbioza *f*
Symbol [zym'bo:l] *n* **-s, -e** symbol *m*
Sympathie [zympa'ti:] *f* **-, -n** sympatia *f*
Symphonie *f* → **Sinfonie**
Symptom [zymp'to:m] *n* **-s, -e** objaw *n*
synchron [zyn'kro:n] *adj* synchroniczny
synchronisieren [zynkroni'zi:rən] *vt* z|synchronizować
Syntax ['zyntaks] *f* **-, -en** *gram.* składnia *f*
synthetisch [zyn'te:tɪ] *adj* syntetyczny
Syphilis ['zy:filis] *f* **-** syfilis *m*, kiła *f*
System [zys'te:m] *n* **-s, -e** system *m*
systematisch [zyste'ma:tɪʃ] *adj* systematyczny
Szene *f* **-, -n** scena *f* (*a. teatr.*, *film.*)

T

Tabak *m* **-s** tytoń *m*
Tabelle *f* **-, -n** tabela *f* (*o. sport.*)
Tablett *n* **-(e)s, -s** *o.* **-e** taca *f*
Tablette *f* **-, -n** tabletka *f*
tabu *adj*: **~ sein** być tematem tabu <zakazanym>
Tachometer *m, n* **-s, -**, *ugs.* **Tacho** *m* **-s, -s** tachometr *m*, prędkościomierz *m*
Tadel *m* **-s, -** nagana *f*; krytyka *f*
tadellos *adj* nienaganny
tadeln *vt* z|ganić, skarcić
Tafel *f* **-, -n 1.** tablica *f* **2.** (*Platte*) tafla *f*; płyta *f* **3.** (*Tabelle*) tabela *f*
Tafelwasser *n* **-s, ...wässer** woda mineralna
Tafelwein *m* **-(e)s, -e** wino stołowe
Tag *m* **-(e)s, -e** dzień *m*; (*24 Stunden*) doba; **guten ~!** dzień dobry!; **den ganzen ~ (lang)** przez cały dzień; **jeden ~**, **alle ~e** codziennie; **den ~ vorher** poprzedniego dnia; **eines ~es** pewnego dnia; **bei ~e** za dnia; **in ein paar ~en** za kilka dni
Tagebuch *n* **-(e)s, ...bücher** pamiętnik *m*, dziennik *m*
Tagegeld *n* **-(e)s, -er** dieta *f* (*wynagrodzenie*)
tagelang *adv* całymi dniami
tagen *vi* (*beraten*) obradować
Tagesanbruch *m* **-(e)s, ...anbrüche** świt *m*
Tagescreme ['ta:gəskre:m] *f* **-, -s** krem na dzień
Tagesgericht *n* **-(e)s, -e** danie dnia (*w restauracji*)
Tageskarte *f* **-, -n 1.** karta dań (*w restauracji*) **2.** (*Fahrkarte*) bilet jednodniowy
Tageslicht *n* **-(e)s** światło dzienne
Tagesordnung *f* **-, -en** porządek obrad, porządek dzienny
Tageszeit *f* **-, -en** pora dnia; **zu jeder ~** o każdej porze dnia
Tageszeitung *f* **-, -en** gazeta *f*, dziennik *m*
täglich I. *adj* dzienny **II.** *adv* dziennie; **zweimal ~** dwa razy dziennie
tagtäglich *adj* codzienny
Tagung *f* **-, -en** konferencja *f*; posiedzenie *n*; zebranie *n*; obrady *pl*
Taille ['taljɛ] *f* **-, -n** talia *f*, pas *m*
Takt *m* **-(e)s, -e 1.** *sing* takt *m*, rytm *m*; *figur.* **den ~ angeben** grać pierwsze skrzypce, mieć decydujący głos **2.** *mus.* takt *m* **3.** *sing* takt *m*; **~ haben** być taktownym
Taktik *f* **-, -en** taktyka *f*
taktlos *adj* nietaktowny
taktvoll *adj* taktowny
Tal *n* **-(e)s, Täler** dolina *f*
Talent *n* **-(e)s, -e** talent *m*
talentiert *adj* utalentowany
Talg *m* **-(e)s** łój *m*
Talsperre *f* **-, -n** zapora wodna
Tampon *m* **-s, -s** tampon *m*
Tandem *n* **-s, -s** tandem *m*
Tank *m* **-s, -s** zbiornik *m*, bak *m*
tanken *vi, vt* za|tankować
Tanker *m* **-s, -** tankowiec *m*
Tanksäule *f* **-, -n** dystrybutor *n* (paliwa)
Tankstelle *f* **-, -n** stacja benzynowa
Tankwart *m* **-(e)s, -e** pracownik stacji benzynowej
Tanne *f* **-, -n** jodła *f*
Tannenbaum *m* **-(e)s, ...bäume 1.** jodła *f* **2.** (*Weihnachtsbaum*) *ugs.* choinka *f*
Tante *f* **-, -n** ciotka *f*
Tanz *m* **-es, Tänze 1.** taniec *m* **2.** *sing* tańce *pl*, zabawa *f*
tanzen *vt, vi* za|tańczyć; **gehen wir ~?** zatańczymy?
Tänzer *m* **-s, -** tancerz *m*
Tanzlokal *n* **-s, -e** lokal z dansingiem
Tapete *f* **-, -n** tapeta *f*
tapezieren *vt* wy|tapetować
tapfer *adj* dzielny
tappen *vi s* chodzić po omacku
Tarif *m* **-s, -e** taryfa *f*
tariflich *adj* taryfowy
tarnen *vt* za|maskować; *figur.* zatajać, ukrywać
Tasche *f* **-, -n 1.** kieszeń *f* **2.** (*Handtasche*) torba *f*, torebka *f*; (*Aktentasche*) teczka *f*
Taschenbuch *n* **-(e)s, ...bücher** wydanie kieszonkowe (*książki*)
Taschendieb *m* **-(e)s, -e** złodziej kieszonkowy
Taschengeld *n* **-(e)s, -er** kieszonkowe *n*
Taschenlampe *f* **-, -n** latarka *f*
Taschenmesser *n* **-s, -** scyzoryk *m*
Taschenrechner *m* **-s, -** kalkulator *m*
Taschentuch *n* **-(e)s, ...tücher** chustka <chusteczka> do nosa
Tasse *f* **-, -n** filiżanka *f*

Tastatur *f* **-, -en** klawiatura *f*
Taste *f* **-, -n** klawisz *m*
tasten *vi* szukać po omacku (**nach einer Sache** czegoś)
Tastentelefon *n* **-s, -e** telefon klawiszowy
tat → **tun**
Tat *f* **-, -en** czyn *m*, uczynek *m*; **in der ~** rzeczywiście
Täter *m* **-s, -** sprawca *m*
tätig *adj* czynny, aktywny
Tätigkeit *f* **-, -en** działalność *f*; zajęcie *n*
tatkräftig *adj* energiczny
tätowieren *vt* wy|tatuować
Tatsache *f* **-, -n** fakt *m*; **zur ~ werden** stać się faktem
tatsächlich *adj* faktyczny, rzeczywisty
Tatze *f* **-, -n** łapa *f* (zw. niedźwiedzia)
Tau[1] *m* **-(e)s** rosa *f*
Tau[2] *n* **-(e)s, -e** lina *f*; **am ~ klettern** wspinać się na linie
taub[*] *adj* głuchy; pusty (*o orzechu*)
Taube *f* **-, -n** gołąb *m*
taubstumm *adj* głuchoniemy
tauchen I. *vt* zanurzać **II.** *vi h, s* nurkować (**nach einer Sache** po coś)
Taucher *m* **-s, -** nurek *m*
Tauchsieder *m* **-s, -** grzałka *f* (*elektryczna*)
tauen *vi*: **es taut** taje, jest odwilż
Taufbecken *n* **-s, -** chrzcielnica *f*
Taufe *f* **-, -n 1.** *sing rel.* chrzest *m*; **ein Kind über die ~ halten <aus der ~ heben>** trzymać dziecko do chrztu **2.** chrzest *m* (statku)
taufen *vt* o|chrzcić
Taufname *m* **-ns, -n** imię chrzestne
taugen *vi* nada(wa)ć się; **er taugt nichts** nicpoń z niego
Taugenichts *m* **-(es), -e** nicpoń *n*, urwis *m*
tauglich *adj* zdatny (**zu einer Sache** do czegoś)
Taumel *m* **-s** odurzenie *n*, upojenie *n*; zawrót głowy
taumeln *vi s* zataczać się
Tausch *m* **-(e)s** wymiana *f*, zamiana *f*; **im ~ gegen ...** w zamian za ...
tauschen I. *vt* wymieni(a)ć, zamieni(a)ć (**etw gegen etw** coś na coś) **II.** *vi* zamieni(a)ć się (**mit j-m** z kimś)
täuschen I. *vt, vi* zwodzić; zawodzić; (*betrügen*) oszuk(iw)ać **II.** *vr* **sich ~** po|mylić się (**in j-m** co do kogoś)
tausend *num* tysiąc
Tausend[1] *f* **-, -en** (liczba) tysiąc *m*
Tausend[2] *n* **-s, -e** tysiąc *m*; **drei von ~** trzy promile
tausendfach *adj* tysiąckrotny
Tausendfüßer, Tausendfüßler *m* **-s, -** *zool.* stonoga
tausendste *num* tysięczny
Tauwetter *n* **-s, -** odwilż *f*
Taxe *f* **-, -n 1.** taksa *f* **2.** (*Taxi*) taksówka *f*
Taxi *n* **-s, -s** taksówka *f*
Taxifahrer *m* **-s, -** taksówkarz *m*
Taxistand *m* **-(e)s, ...stände** postój taksówek
Team [ti:m] *n* **-s, -s** zespół *m*, team *m*
Technik *f* **-** technika *f*
Techniker *m* **-s, -** technik *m*
technisch *adj* techniczny; **~e Hochschule** politechnika
Technologie *f* **-, -n** technologia *f*
Teddybär *m* **-en, -en** miś *m*
Tee *m* **-s** herbata *f*; napar *n*
Teegebäck *n* **-(e)s** herbatniki *mpl*
Teekanne *f* **-, -n** dzbanek do herbaty
Teelöffel *m* **-s, -** łyżeczka (do herbaty)
Teenager ['ti:neɪdʒɛ] *m* **-s, -** nastolatek *m*
Teer *m* **-(e)s** smoła *f*
Teich *m* **-(e)s, -e** staw *m*
Teig *m* **-(e)s, -e** ciasto *n* (surowe)
Teigwaren *pl* makarony *mpl*
Teil -(e)s, -e 1. *m* część *f* (całości); **zum ~** częściowo **2.** *m, n* (*Anteil*) udział *m* **3.** *n* część (samodzielna) *f*
teilbar *adj* podzielny
teilen *vt* po|dzielić (się) (**etw mit j-m** czymś z kimś)
teilhaben[*] *vi* mieć udział (**an einer Sache** w czymś)
Teilhaber *m* **-s, -** *handl.* wspólnik *m*
Teilnahme *f* **-, -n 1.** udział *m* (**an einer Sache** w czymś) **2.** współczucie *n* (**für j-n** dla kogoś)
teilnahmslos *adj* obojętny, apatyczny
teilnehmen[*] *vi* uczestniczyć (**an einer Sache** w czymś)
Teilnehmer *m* **-s, -** uczestnik *m*
teils *adv* częściowo
Teilung *f* **-, -en** podział *m*
teilweise *adv* częściowo
Teilzahlung *f* **-, -en** rata *f*; **auf ~ kaufen** kupować na raty
Teint [tɛ̃:] *m* **-s, -s** cera *f*
Telefon *n* **-s, -e** telefon *m*
Telefonbuch *n* **-(e)s, ...bücher** książka telefoniczna

telefonieren *vi* za|telefonować (**mit j-m** do kogoś)
telefonisch *adj* telefoniczny
Telefonkarte *f* **-, -n** karta telefoniczna
Telefonnummer *f* **-, -n** numer telefonu
Telefonzelle *f* **-, -n** kabina telefoniczna
telegrafieren *vt* za|telegrafować
telegrafisch *adj* telegraficzny
Telegramm *n* **-s, -e** telegram *m*
Teleobjektiv *n* **-s, -e** teleobiektyw *m*
Teleskop *n* **-s, -e** teleskop *m*
Teller *m* **-s, -** talerz *n*
Tempel *m* **-s, -** świątynia *f*
Temperament *n* **-(e)s, -e 1.** temperament *m* **2.** *sing* (*Schwung*) werwa *f*
Temperatur *f* **-, -en** temperatura *f*
Tempo *n* **-s 1.** *pl* **-s** tempo *n*, prędkość *f*; **~, ~!** tempo, tempo! **2.** *pl* **...pi** *mus.* tempo *n*
Tendenz *f* **-, -en** tendencja *f*
tendenziös *adj* tendencyjny
Tennis *n* **-** tenis *m*; **~ spielen** grać w tenisa
Tennisplatz *m* **-es, ...plätze** kort *m* (tenisowy)
Tennisschläger *m* **-s, -** rakieta *f* (tenisowa)
Tennisspieler *m* **-s, -** tenisista *m*
Tenor *m* **-s, Tenöre** tenor *m*
Teppich *m* **-s, -e** dywan *n*
Teppichboden *m* **-s, ...böden** wykładzina *f* (podłogowa)
Termin *m* **-s, -e** termin *m*; **einen ~ festsetzen** wyznaczyć termin
Terrain [tɛ'rɛ̃:] *n* **-s, -s** teren *m*
Terrasse *f* **-, -n** taras *m*
Territorium *n* **-s, ...ien** terytorium *n*
Terror *m* **-s** terror *m*
terrorisieren *vt* terroryzować
Test *m* **-(e)s, -s** *o.* **-e** test *m*, próba *f*, eksperyment *m*
Testament *n* **-(e)s, -e** testament *m*
testen *vt* testować
teuer *adj* drogi; **wie ~ ist das?** ile to kosztuje?
Teufel *m* **-s, -** diabeł *m*; *ugs.* **zum ~!** do diabła!
teuflisch *adj* diabelski
Text *m* **-(e)s, -e** tekst *m* (*o.* piosenki); libretto *n*
Textilindustrie *f* **-, -n** przemysł włókienniczy
Theater *n* **-s, -** teatr *n*
Theaterstück *n* **-(e)s, -e** sztuka *f*
Theke *f* **-, -n** bar *m*, lada *f*, bufet *n*
Thema *n* **-s, ...men** *o.* **-ta** temat *m*
Theologie *f* **-** teologia *f*
theoretisch *adj* teoretyczny
Theorie *f* **-, -n** teoria *f*
Therapeut *m* **-en, -en** terapeuta *m*
Therapie *f* **-, -n** terapia *f*
Thermalquelle *f* **-, -n** gorące źródło
Thermometer *n* **-s, -** termometr *m*
Thermosflasche *f* **-, -n** termos *m*
These *f* **-, -n** teza *f*; **eine ~ aufstellen** postawić tezę
Thron *m* **-(e)s, -e** tron *m*
Thronfolger *m* **-s, -** następca tronu
Thunfisch *m* **-(e)s, -e** tuńczyk *m*
tief *adj* głęboki; **~ in die Nacht hinein** do późna w nocy
Tief *n* **-s, -s** *meteor.* niż *n*
Tiefe *f* **-, -n 1.** głębokość *f* **2.** głębia *f*
Tiefebene *f* **-, -n** nizina *f*
Tiefenschärfe *f* **-** *fot.* głębia ostrości (*obiektywu*)
Tiefgarage *f* **-, -n** garaż podziemny
tiefgekühlt *adj* mrożony; **~es Obst** owoce mrożone, mrożonka owocowa
Tiefkühlfach *n* **-(e)s, ...fächer** zamrażalnik *m*
Tiefkühlkost *f* **-** mrożonki *pl*
Tiefkühltruhe *f* **-, -n** zamrażarka *f*
Tiefland *n* **-(e)s, ...länder** *o.* **-e** *geogr.* depresja *f*
Tiefpunkt *m* **-(e)s, -e** *figur.* dołek *m* (psychiczny)
Tier *n* **-(e)s, -e** zwierzę *n*
Tierarzt *m* **-es, ...ärzte** weterynarz *m*
Tiergarten *m* **-s, ...gärten** ogród zoologiczny
Tierkreiszeichen *n* **-s, -** znak zodiaku
Tierschutz *m* **-es** opieka nad zwierzętami
Tiger *m* **-s, -** tygrys *m*
tilgen *vt geho.* umarzać; **die Spuren seiner Tat ~** zacierać ślady swojego czynu
Tinte *f* **-, -n** atrament *m*
tippen I. *vi* **1.** lekko dotykać (**an etw** czegoś) **2.** grać w totka **II.** *vt*, *ugs. a. vi* pisać na maszynie
Tisch *m* **-(e)s, -e 1.** stół *m*; *figur.* **am runden ~ verhandeln** obradować przy okrągłym stole **2.** *bez rodzajnika* posiłek *m*; **bei ~ sein <sitzen>** jeść posiłek; **nach ~** po jedzeniu; **bitte, zu ~!** proszę do stołu!
Tischdecke *f* **-, -n** serweta *f*, obrus ozdobny

Tischlampe *f* **-, -n** lampa na stół
Tischler *m* **-s, -** stolarz *m*
Tischtennis *n* **-** tenis stołowy, ping–pong *m*
Tischtuch *n* **-(e)s, ...tücher** obrus *m*
Titel *m* **-s, -** tytuł *m*
Titelseite *f* **-, -n** strona tytułowa
Toast [to:st] *m* **-(e)s, -e** *o.* **-s 1.** toast *m* **2.** (*Brotschnitte*) tost *m*, grzanka *f*
toasten ['to:stn̩] *vt* przypiekać
toben *vi* szaleć
Tochter *f* **-, Töchter** córka *f*
Tod *m* **-(e)s** śmierć, zgon *n*
todernst *adj ugs.* śmiertelnie poważny
Todesanzeige *f* **-, -n** zawiadomienie o śmierci, nekrolog *m*
Todesopfer *pl* ofiary *pl* (*w ludziach*)
Todfeind *m* **-(e)s, -e** śmiertelny wróg
tödlich *adj* śmiertelny
todmüde *adj* wykończony
Todsünde *f* **-, -n** *rel.* grzech śmiertelny
Toilette [toa'lɛtə] *f* **-, -n** ubikacja *f*, toaleta *f*; **auf die <in die, zur> ~ gehen** pójść do ubikacji
Toilettenpapier [toa'lɛtənpapi:ər] *n* **-s, -e** papier toaletowy
tolerant *adj* tolerancyjny
toll *adj* niesamowity; szalony
Tollwut *f* **-** wścieklizna *f*
tolpatschig *adj* niezdarny
Tölpel *m* **-s, -** gamoń *m*
Tomate *f* **-, -n** pomidor *m*
Tomatenmark *n* **-(e)s** przecier *m* <koncentrat> pomidorowy
Tomatensuppe *f* **-, -n** zupa pomidorowa
Tomographie, Tomografie *f* **-, -n** tomografia *f*
Ton[1] *m* **-(e)s, Töne 1.** dźwięk *m* **2.** *sing* ton *m* **3.** (*Betonung*) akcent *m* **4.** (*Farbton*) odcień *m*
Ton[2] *m* **-(e)s** (*Erdart*) glina *f*
tonangebend *adj* nadający ton
Tonband *n* **-(e)s, ...bänder** taśma magnetofonowa
Tonbandgerät *n* **-(e)s, -e** magnetofon *m*
tönen I. *vi* rozbrzmiewać, dźwięczeć **II.** *vt* tonować (odcienie); farbować (włosy)
Tonleiter *f* **-, -n** *mus.* skala *f*, gama *f*
Tonne *f* **-, -n 1.** beczka *f*; pojemnik na śmieci **2.** (*Gewicht*) tona *f*
Topf *m* **-(e)s, Töpfe 1.** garnek *m* **2.** (*Blumentopf*) doniczka *f*
Topfblume *f* **-, -n** kwiat doniczkowy (kwitnący)
Töpferwaren *pl* wyroby garncarskie
topfit *adj ugs.* w znakomitej formie
Topfpflanze *f* **-, -n** roślina doniczkowa
Tor[1] *n* **-(e)s, -e 1.** brama *m*, wrota *pl* **2.** *sport.* bramka *f*; **ein ~ schießen** strzelić bramkę
Tor[2] *m* **-en, -en** *geho.* głupiec *m*
Torheit *f* **-, -en 1.** *sing* głupota *f* **2.** głupstwo *n*
töricht *adj* niemądry; bezsensowny
torkeln *vi h, s ugs.* zataczać się
Torte *f* **-, -n** tort *m*
Torwart *m* **-s, -e** *sport.* bramkarz *m*
tot *adj* **1.** martwy; umarły, zmarły **2.** bezużyteczny; **ein ~es Gleis** ślepy tor
total I. *adj* totalny **II.** *adv ugs.* kompletnie
töten *vt* zabi(ja)ć
Totengräber *m* **-s, -** grabarz *m*
Totenkopf *m* **-(e)s, ...köpfe** trupia czaszka
totlachen *vi ugs.* konać ze śmiechu
Toto *n*, *m* **-s, -s** totalizator *m*
totschlagen* *vt* zabi(ja)ć
totschweigen* *vt* przemilczać
toupieren *vt* tapirować
Tour [tu:r] *f* **-, -en 1.** (*Ausflug*) wycieczka *f*; (*Reise*) podróż *f* (**durch Europa** po Europie) **2.** trasa *f* **3.** *pl techn.* obroty *pl*
Tourismus [tu'rɪsmus] *m* **-** turystyka *f*
Tourist [tu'rɪst] *m* **-en, -en** turysta *m*
Touristenklasse *f* **-, -n** klasa turystyczna
Touristik [tu'rɪstɪk] *f* **-** turystyka *f*
touristisch *adj* turystyczny
toxisch *adj med.* toksyczny
Trab *m* **-(e)s** kłus *m*
Trabant *m* **-en, -en** satelita *m*
Tracht *f* **-, -en** strój *m* (ludowy)
trachten *vi* zabiegać o coś, dążyć (**nach einer Sache** do czegoś)
Tradition *f* **-, -en** tradycja *f*
traditionell *adj* tradycyjny
traf → **treffen**
Tragbahre *f* **-, -n** nosze *pl*
tragbar *adj* przenośny; *figur.* znośny
träge *adj* leniwy, gnuśny; (*langsam*) powolny; (*schläfrig*) ospały
tragen* **I.** *vt* **1.** nieść **2.** ponosić; **die Kosten ~** ponosić koszty **3.** nosić, chodzić w czymś; **das Haar kurz ~** nosić krótko ostrzyżone włosy **4.** nosić (**bei sich** przy sobie) **II.** *vi* **1.** owocować **2.** nieść, mieć zasięg **III.** *vr* **sich ~** nosić się
Träger *m* **-s, - 1.** tragarz *m*, (*Gepäckträger*) bagażowy *m* **2.** *techn.* dźwigar *m* **3.** (*am Kleid*) ramiączko *n*; (*Band*) szelki *fpl*

Tragetasche *f* **-, -n** reklamówka *f*; torba z rączką
tragisch *adj* tragiczny
Tragödie [tra'gø:djə] *f* **-, -n** tragedia *f*
Tragweite *f* **-, -n** zasięg *m*
Trainer ['trɛ:nər(ɪn)] *m* **-s, -** trener *m*
trainieren *vt, vi* trenować, ćwiczyć
Training *n* **-s, -s** trening *m*
Trainigsanzug *m* **-(e)s, ...anzüge** dres *m*
Traktor *m* **-s, -en** traktor *m*, ciągnik *n*
trampeln *vi* tupać
trampen *vi s* podróżować autostopem
Trampolin *n* trampolina *f*
Träne *f* **-, -n** łza *f*
tränen *vi* łzawić
Tränengas *n* **-es, -e** gaz łzawiący
trank → **trinken**
tränken *vt* **1.** na|poić **2.** (*imprägnieren*) nasycać (**mit einer Sache** czymś)
Transfer *m* **-s, -s** transfer *m*
Transformator *m* **-s, -en** transformator *m*
Transfusion *f* **-, -en** transfuzja *f*
Transistor *m* **-s, -en** tranzystor *m*
Transit *m* **-s, -e** tranzyt *m*
transparent *adj* przezroczysty
Transport *m* **-(e)s, -e** transport *m*
transportieren *vt* transportować
Transportmittel *n* **-s, -** środek transportu
Trapez *n* **-es, -e** trapez *n*
Trasse *f* **-, -n** trasa *f*
trat → **treten**
Trauben *pl* winogrona *pl*
trauen I. *vi* za|ufać, dowierzać (**j-m** komuś) **II.** *vt* da(wa)ć ślub; **sich ~ lassen** brać ślub **III.** *vr* **sich ~** odważyć się (**etw zu tun** coś zrobić)
Trauer *f* **-** żałoba *f* (**um j-n** z powodu kogoś)
Trauerfeier *f* **-, -n** uroczystość żałobna
trauern *vi* opłakiwać (**um j-n** kogoś); smucić się (**über etw** z powodu czegoś)
Trauerspiel *n* **-(e)s, -e** *teatr.* tragedia *f*
Traum *m* **-(e)s, Träume 1.** sen *m* **2.** (*Wunsch*) marzenie *n*
Trauma *n* **-s, ...men** *o.* **-ta** *med.* uraz *n*
Traumberuf *m* **-(e)s, -e** wymarzony zawód
träumen *vt, vi* **1.** śnić (**von j-m, einer Sache** o kimś, czymś) **2.** bujać w obłokach **3.** marzyć (**von einer Sache** o czymś)
träumerisch *adj* marzycielski
traumhaft *adj figur.* bajeczny
traurig *adj* smutny
Traurigkeit *f* **-** smutek *m*
Trauring *m* **-(e)s, -e** obrączka ślubna
Trauschein *m* **-(e)s, -e** akt ślubu
Trauung *f* **-, -en** ślub *m*
Trauzeuge *m* **-n, -n** świadek na ślubie
Treff *n* **-s, -s** *kart.* trefl *m*
treffen* **I.** *vi* trafi(a)ć **II.** *vt* **1.** (*begegnen*) spot(y)kać (**j-n zufällig** kogoś przypadkowo) **2.** trafi(a)ć (**in etw** w coś) **3.** utrafić **4.** dotknąć, urazić **5.** *w połączeniach*: **eine Auswahl ~** dokonać wyboru; **Maßnahmen ~** poczynić kroki; **eine Vereinbarung ~** zawrzeć porozumienie **III.** *vr* **sich ~** spotykać się (**mit j-m** z kimś); **das trifft sich gut** dobrze się składa
Treffen *n* **-s, -** spotkanie *n*
treffend *adj* trafny
Treffer *m* **-s, - 1.** celny strzał *m* **2.** (*Los*) wygrana *f*
Treffpunkt *m* **-(e)s, -e** miejsce spotkania
treiben* **I.** *vt* **1.** (*jagen*) pędzić, gnać; (*hinaustreiben*) wypędzać **2.** popędzać (**zu einer Sache** do czegoś) **3.** *techn.* napędzać, poruszać; **~de Kraft** siła napędowa **4.** *ugs.* zajmować się czymś; **Sport ~** uprawiać sport; *ugs.* **was treibt er?** co on porabia? **II.** *vi s* (*auf dem Wasser*) unosić się, dryfować
Treibgas *n* **-es, -e** gaz napędowy
Treibhaus *n* **-es, ...häuser** cieplarnia *f*
Treibhauseffekt *m* **-(e)s** efekt cieplarniany
Treibriemen *m* **-s, -** pas(ek) napędowy
Treibstoff *m* **-(e)s, -e** paliwo *n*
Trend *m* **-s, -s** trend *m*, tendencja *f*
trennbar *adj* rozdzielny
trennen I. *vt* rozdzielać, oddzielać (**von einer Sache** od czegoś); (*auftrennen*) rozpru(wa)ć **II.** *vr* **sich ~** rozsta(wa)ć się
Trennung *f* **-, -en** rozdzielenie *n*, rozłąka *f*; (*Abschied*) rozstanie się
Treppe *f* **-, -n** schody *pl*
Treppenhaus *n* **-es, ...häuser** klatka schodowa
Tresor *m* **-s, -e** sejf *m*
Tretboot *n* **-(e)s, -e** rower wodny
treten* **I.** *vt* **1.** kopnąć **2.** nacisnąć (**auf etw** coś) **II.** *vi* **1.** *s* stąpać; **ins Zimmer ~** wejść do pokoju; **zur Seite ~** odstępować na bok; **auf der Stelle ~** dreptać w miejscu; **bitte ~ Sie näher!** proszę bliżej! **2.** *s* wdepnąć (**in etw** w coś) **3.** rozpoczynać; **an etw ~** przystępować do czegoś; **mit j-m in Verbindung ~** nawiązać z kimś kontakt
treu *adj* wierny
Treue *f* **-** wierność *f*; lojalność *f*

Treuhänder *m* **-s, -** powiernik *m*
Tribüne *f* **-, -n** trybuna *f*
Trichter *m* **-s, -** lejek *m*
Trick *m* **-s, -s 1.** (*Kunstgriff*) sztuczka *f*, trik *m* **2.** wybieg *m*, podstęp *m*
Trickfilm *m* **-(e)s, -e** film animowany
trieb → **treiben**
Trieb *m* **-(e)s, -e 1.** instynkt *m*, popęd *m* (seksualny) **2.** (*von Pflanzen*) pęd *m*
Triebwerk *n* **-(e)s, -e** *mot.* zespół napędowy
triefen *vi* **1.** ociekać (**vor Schweiß** potem) **2.** *s* wyciekać (**aus, von einer Sache** z czegoś)
trifft → **treffen**
triftig *adj* ważki, uzasadniony; (*zwingend*) przekonywający
Trikot[1] [trɪ'ko:] *m* **-s, -s** (*Gewebe*) trykot *m*
Trikot[2] [trɪ'ko:] *n* **-s, -s** koszulka trykotowa; *sport.* **das gelbe ~** żółta koszulka
Trimm-dich-Pfad *m* **-(e)s, -e** ścieżka zdrowia
trinkbar *adj* pitny
trinken* *vt, vi* wy|pić; *ugs.* **einen ~** golnąć sobie jednego
Trinker *m* **-s, -** pijak *m*
Trinkgeld *n* **-(e)s, -er** napiwek *m*; **kein ~ annehmen** nie brać napiwków
Trinkhalle *f* **-, -n** pijalnia *f* (wód)
Trinkhalm *m* **-(e)s, -e** słomka do picia
Trinkspruch *m* **-(e)s, ...sprüche** toast *m*
Trinkwasser *n* **-s** woda pitna;
kein ~! woda niezdatna do picia!
Trio *n* **-s, -s** trio *n*
trippeln *vi s* po|dreptać
tritt → **treten**
Tritt *m* **-(e)s, -e 1.** krok *m* **2.** *sing* chód *m* **3.** (*Fußtritt*) kopniak *m*
Trittbrett *n* **-(e)s, -er** stopień (pojazdu)
Triumph *m* **-(e)s, -e** triumf *m*
triumphieren *vi* triumfować
trivial *adj* trywialny
trocken *adj* **1.** suchy **2.** (*herb*) wytrawny **3.** (*unfreundlich*) oschły
Trockenhaube *f* **-, -n** suszarka do włosów (*u fryzjera*)
Trockenheit *f* **-** susza *f*
trockenlegen *vt* **1.** osuszać **2.** przewijać (**ein Kind** dziecko)
Trockenmilch *f* **-** mleko w proszku
trocknen I. *vt* o|suszyć **II.** *vi s* wy|schnąć, wysychać
Trockner *m* **-s, -** suszarka *f*
Trödelmarkt *m* **-(e)s, ...märkte** targ ze starzyzną
trog → **trügen**
Trog *m* **-(e)s, Tröge 1.** koryto *n* **2.** *geol.* niecka *f*
Trommel *f* **-, -n** bęben *m*
trommeln *vi* bębnić
Trommler *m* **-s, -** dobosz *m*
Trompete *f* **-, -n** trąb(k)a *f*
Trompeter *m* **-s, -** trębacz *m*
Tropen *pl* kraje tropikalne, tropiki *pl*
Tropf *m* **-(e)s, -e** *med.* kroplówka *f*
tröpfeln *vi* **1.** kapać **2.** *s*: **es tröpfelt** kropi
tropfen *vi* **1.** kapać, ściekać **2.** *s*: **es tropft** kropi
Tropfen *m* **-s, - 1.** kropla *f* **2.** *pl* krople *pl* (lecznicze)
tropfenweise *adv* po kropli
Trophäe *f* **-, -n** trofeum *n*
tropisch *adj* tropikalny
Trost *m* **-(e)s** pociecha *f*; *iron.* **das ist ein schwacher ~** to słaba pociecha
trösten *vt* pocieszać (**sich** się)
tröstlich *adj* pocieszający
trostlos *adj* rozpaczliwy, niepocieszony
Trostpreis *m* **-es, -e** nagroda pocieszenia
Trottel *m* **-s, -** *ugs.* dureń *m*, idiota *m*
trotz *praep mit G, D* mimo (czegoś)
Trotz *m* **-es** przekora *f*; **etw aus ~ tun** robić coś z przekory; **zum ~** na przekór
trotzdem I. *adv* mimo to, jednak **II.** *kj* chociaż
trotzen *vi* **1.** robić na przekór **2.** stawi(a)ć czoło (**j-m** komuś)
trotzig *adj* przekorny; uparty
trübe *adj* **1.** mętny; matowy (*o szkle*) **2.** przytłumiony **3.** (*wolkig*) pochmurny **4.** (*bedrückt*) posępny, ponury
Trubel *m* **-s** ruch *m*, zgiełk *m*
trüben *vt* za|mącić
Trübsinn *m* **-(e)s** przygnębienie *n*, melancholia *f*
trug → **tragen**
trügen* *vt, vi* mylić, łudzić
trügerisch *adj* złudny, zwodniczy; (*verräterisch*) zdradliwy
Truhe *f* **-, -n** kufer *m*
Trümmer *pl* gruzy, ruiny *pl* (*a. figur.*); szczątki *pl*
Trumpf *m* **-(e)s, Trümpfe** atut *m* (*a. figur.*)
Trunk *m* **-(e)s** *geho.* trunek *m*
trunken *adj geho.* **1.** upojony (**von Wein** winem) **2.** oszołomiony

Trunkenheit *f* - nietrzeźwość *f*
Trunksucht *f* - alkoholizm *m*, pijaństwo *n*
trunksüchtig *adj* uzależniony od alkoholu
Trupp *m* **-s, -s** oddział *m* (*o. mil.*), grupa *f*
Truppe *f* **-, -n 1.** oddział *m*; **die ~n** wojsko **2.** *teatr.* trupa *f*
Truthahn *m* **-(e)s, ...hähne** indyk *m*
Tscheche *m* **-n, -n** Czech *m*
tschechisch *adj* czeski
tschüs, tschüss *int ugs.* cześć! (*na pożegnanie*)
T-Shirt ['ti:ʃɜ:t] *n* **-s, -s** T-shirt *n*, koszulka *f*
Tube *f* **-, -n** tubka *f*
Tuberkulose *f* **-, -n** *med.* gruźlica *f*
Tuch *n* **-(e)s 1.** *pl* **Tücher** płachta *f*, chusta, *f* (*Kopftuch*) chustka *f* **2.** *pl* **-e** *włók.* sukno *n*
tüchtig *adj* solidny
tückisch *adj* złośliwy; podstępny
Tugend *f* **-, -en** cnota *f*
Tulpe *f* **-, -n** *bot.* tulipan *n*
Tumor *m* **-s, -en** *med.* guz *m*, tumor *m*
Tümpel *m* **-s, -** bajorko *n*, kałuża *f*
tun* **I.** *vt* z|robić; u|czynić; **sein Möglichstes ~** robić wszystko, co tylko możliwe; **j-m Unrecht ~** s|krzywdzić kogoś; **er tut mir Leid** żal mi go **II.** *vi* **so ~, als ob ...** tak postępować, jak gdyby ...; **tu nur nicht so!** nie udawaj!
tunesisch *adj* tunezyjski
Tunke *f* **-, -n** sos *m*
Tunnel *m* **-s, -(s)** tunel *m*
Tüpfelchen *n* **-s, -** punkcik *m*, kropeczka *f*
Tupfen *m* **-s, -** groszek *m*, kropka *f*
Tür *f* **-, -en** drzwi *pl*
Turbine *f* **-, -n** *techn.* turbina *f*
turbulent *adj figur.* burzliwy, gwałtowny
Türgriff *m* **-(e)s, -e** klamka <uchwyt> u drzwi
Türke *m* **-n, -n** Turek *m*
türkis *adj* turkusowy
Türkis *m* **-es, -e** turkus *m*
türkisch *adj* turecki
Türklinke *f* **-, -n** klamka *f*
Turm *m* **-(e)s, Türme** wieża *f*
turnen *vi* gimnastykować się
Turnen *n* **-s** gimnastyka *f*
Turner *m* **-s, -** gimnastyk *m*
Turnhalle *f* **-, -n** sala gimnastyczna
Turnier *n* **-s, -e** turniej *m*
Turnschuhe *pl* obuwie sportowe
Türschwelle *f* **-, -n** próg *m* (drzwi)
Tusche *f* **-, -n** tusz *m*
tuscheln *vi, vt* szeptać
Tüte *f* **-, -n 1.** torebka *f* (papierowa, plastykowa) **2.** rożek *m* (do lodów)
Typ [ty:p] *m* **-s, -en 1.** typ *m* (*np.* samochodu) **2.** (*o człowieku*) typ *m*
typisch ['ty:pɪʃ] *adj* typowy (**für etw** dla czegoś)
Typus *m* **-, Typen → Typ 2.**
tyrannisieren [tyrani'zi:rən] *vt* tyranizować

U

U-Bahn *f* **-, -en** metro *n*

übel *adj* zły, niedobry; **mir ist ~** niedobrze mi, mdli mnie; **j-m etw ~ nehmen** mieć komuś coś za złe

Übel *n* **-s 1.** zło *n* **2.** (*Krankheit*) dolegliwość *f*

Übelkeit *f* **-, -en** mdłości *pl*

übellaunig *adj* w złym humorze <nastroju>

Übeltäter *m* **-s, -** złoczyńca *m*

üben *vt, vi* ćwiczyć; *sport.* trenować

über I. *praep* **1.** *mit D* (*wo?*) ponad, powyżej; **~ dem Meeresspiegel** nad poziomem morza; **~ dem Durchschnitt** ponad przeciętną **2.** *mit D* (*jenseits*) po drugiej stronie, za; **Mann ~ Bord** człowiek za burtą **3.** *mit A* (*wohin?*) ponad; (*hinüber*) na drugą stronę; przez; **~ Leipzig** przez Lipsk **4.** *mit A* (*zeitlich*) w czasie; **~ Monate** miesiącami; **heute ~ acht Tage** od dziś za tydzień **II.** *adv* **1.** (*mehr als*) ponad; **~ zehn Mark** ponad dziesięć marek; **Kinder ~ vierzehn Jahre** dzieci powyżej czternastu lat; **~ alles** ponad wszystko **2.** (*hindurch*) **den ganzen Tag ~** przez cały dzień **3. ~ und ~** zupełnie, od góry do dołu

überall *adv* wszędzie; **von ~** ze-wsząd

Überangebot *n* **-(e)s, -e** *handl.* nadpodaż *f*

überanstrengen I. *vt* forsować, przeciążać się (pracą) **II.** *vr* **sich ~** przemęczać się

überarbeiten I. *vt* przerabiać (tekst) **II.** *vr* **sich ~** przepracow(yw)ać się

überaus *adv* bardzo, nad wyraz, ze wszech miar

überbelichten *vt fot.* prześwietlać

überbevölkert *adj* przeludniony

überbieten* *vt* prześcigać; pobić (**einen Rekord** rekord)

Überbleibsel *n* **-s, -** *ugs.* pozostałość *f*, resztka *f*

Überblick *m* **-(e)s, -e** widok *m* (*na całość*); (*Übersicht*) przegląd *m* (**über etw** czegoś)

überbringen* *vt* przynosić, doręczać, odda(wa)ć

überdauern *vt* przetrwać

Überdosis *f* **-, ...dosen** *med.* przedawkowanie *n*

überdrüssig *adj* zniechęcony (**eines Dinges** do czegoś)

übereilt *adj* zbyt pospieszny, nieprzemyślany, pochopny

übereinander *adv* jeden nad <na> drugim

übereinkommen* *vi s* dochodzić do porozumienia

Übereinkommen *n* **-s, -** umowa *f*, porozumienie *n*

übereinstimmen *vi* zgadzać się (*o. o liczbach*)

überempfindlich *adj* przeczulony; *med.* nadwrażliwy (**gegen etw** na coś)

überfahren* *vt* przejechać (**j-n, etw** kogoś, coś)

Überfahrt *f* **-, -en** przejazd *m*, przeprawa *f*

Überfall *m* **-(e)s, ...fälle** napad (rabunkowy) *m*, najazd *m*

überfallen* *vt* napaść (**j-n** na kogoś)

überfliegen* *vt* przelecieć (nad czymś)

Überfluss *m* **-es** obfitość *f*, nadmiar *m* (**an einer Sache** czegoś)

überflüssig *adj* zbyteczny

überfluten *vt* zal(ew)ać (teren)

überfordern *vt* żądać za wiele

überführen *vt* przeprowadzać, przewozić

Überführung *f* **-, -en 1.** przetransportowanie *n* **2.** wiadukt *m*, przejazd *m*

überfüllt *adj* przepełniony

Übergabe *f* **-, -n 1.** oddanie *n*, przekazanie *n* (czegoś) **2.** *mil.* poddanie się *n*

Übergang *m* **-(e)s, ...gänge** przejście *n* (*a. figur.*); przejazd *m*

Übergangslösung *f* **-, -en** rozwiązanie tymczasowe

übergeben* **I.** *vt* odda(wa)ć, przekaz(yw)ać **II.** *vr* **sich ~** z|wymiotować

übergehen* *vi s* przechodzić (**zum Thema** do tematu)

übergehen* *vt* pomijać

Übergepäck *n* **-(e)s** nadbagaż *m*

Übergewicht *n* **-(e)s** nadwaga *f*; *figur.* przewaga *f* (**über j-n** nad kimś)

übergreifen* *vi* rozprzestrzeniać się (**auf etw** na coś)

Übergriff *m* **-(e)s, -e** ingerencja *f*

Übergröße *f* **-, -n** bardzo duży rozmiar

überhaupt *adv* w ogóle; **~ nicht** wcale

überheblich *adj* zarozumiały; arogancki

überhöht *adj* wygórowany

überholen I. *vt, vi* wyprzedzać **II.** *vt* dokonywać przeglądu (pojazdu)

Überholmanöver *n* **-s, -** manewr wyprzedzania

überholt *adj* przestarzały
Überholung *f* **-, -en** *mot.* przegląd techniczny
Überholverbot *n* **-(e)s, -e** zakaz wyprzedzania (pojazdów)
überhören *vt* niedosłyszeć
überladen* *vt* przeciążyć
Überladung *f* **-, -en** przeciążenie *n*
überlassen* *vt* odstępować, powierzać
überlasten *vt* przeciążać; przeładować (pojazd)
überlaufen* *vi s* **1.** przel(ew)ać się **2.** przechodzić (**zu j-m** na czyjąś stronę, do kogoś)
Überläufer *m* **-s, -** dezerter *m*
überleben *vt, vi* przeżyć
Überlebende *m, f* **-n, -n** osoba ocalała
Überlebenstraining [y:bər'le:bənstreɪnɪŋ] *n* **-s, -s** survival *m*
überlegen[1] *vt* zastanawiać się (**etw** nad czymś), rozważać coś
überlegen[2] *adj* przewyższający (**j-m** kogoś), lepszy od kogoś; **an Kraft ~** silniejszy
Überlegenheit *f* **-** wyższość *f*, przewaga *f*
Überlegung *f* **-, -en 1.** zastanawianie się *n* **2.** *pl* rozważania *npl*
überlisten *vt* przechytrzyć
überm *ugs.* = **über dem**
Übermacht *f* **-** przewaga *f*
Übermaß *n* **-es** nadmiar *m*
übermäßig *adj* nadmierny
Übermensch *m* **-en, -en** nadczłowiek *m*
übermitteln *vt* przekaz(yw)ać, przes(y)łać
übermorgen *adv* pojutrze
Übermüdung *f* **-** przemęczenie *n*
übermütig *adj* swawolny, niesforny
übernachten *vi* prze|nocować
Übernachtung *f* **-, -en** nocleg *m*
übernehmen* **I.** *vt* przejmować, obejmować; **eine Verpflichtung ~** wziąć na siebie zobowiązanie **II.** *vr* **sich ~** przeciążyć się
Überproduktion *f* **-** nadprodukcja *f*
überprüfen *vt* sprawdzać, przetestować
Überprüfung *f* **-, -en** sprawdzenie *n*
überqueren *vt*: **die Straße ~** przechodzić przez ulicę
überragen *vt* przewyższać (*a. figur.*)
überraschen *vt* zaskakiwać, sprawi(a)ć niespodziankę
Überraschung *f* **-, -en 1.** niespodzianka *f* **2.** *sing* zaskoczenie *n*
überreden *vt* namawiać (**zu einer Sache** do czegoś)
überreichen *vt* wręczać
überreif *adj* przejrzały
Überrest *m* **-(e)s, -e** pozostałość *f*
überrumpeln *vt* napadać znienacka, zaskakiwać
übers *ugs.* = **über das**; **~ Wetter reden** rozmawiać o pogodzie
Überschallgeschwindigkeit *f* **-** prędkość ponaddźwiękowa
überschätzen *vt* przeceniać (**j-n** kogoś)
Überschlag *m* **-(e)s, ...schläge** *sport.* przewrót *m*
überschreiten* *vt* przekraczać (granicę); naruszać (prawo)
Überschrift *f* **-, -en** tytuł *m*, napis *m*
überschüssig *adj* nadmierny
überschwänglich *adj* entuzjastyczny, wylewny
Überschwemmung *f* **-, -en** powódź *f*
Übersee *f*: **in ~** za oceanem; **nach ~** za oceanem
übersehen* *vt* **1.** obejmować wzrokiem **2.** (*nicht sehen*) przeoczyć
übersenden* *vt* przes(y)łać
übersetzen I. *vi s* przeprawiać się **II.** *vt* przeprawi(a)ć (na drugą stronę)
übersetzen *vi, vt* prze|tłumaczyć (**aus dem Deutschen ins Polnische** z niemieckiego na polski)
Übersetzer *m* **-s, -** tłumacz *m*
Übersetzung *f* **-, -en** przekład *m*, tłumaczenie *f*
Übersicht *f* **-, -en** przegląd *m*
übersichtlich *adj* przejrzysty
übersiedeln *vi s* przeprowadzać się
Übersiedlung *f* **-, -en** przeprowadzka *f*
überspringen* *vt* przeskakiwać
überstehen* *vt* przetrwać
übersteigen* *vt* przechodzić (przez coś); *figur.* przekraczać
überstimmen *vt* przegłosować
Überstunde *f* **-, -n** godzina nadliczbowa
übertönen *vt* zagłuszać
übertragbar *adj* przenośny; *med.* zakaźny
übertragen* **I.** *vt* **1.** przenosić chorobę **2.** powierzać (**j-m etw** komuś coś) **3.** *rad.* transmitować **4.** przekładać, tłumaczyć **II.** *vr* **sich ~** przenosić się (*o chorobie*)
Übertragung *f* **-, -en 1.** *rad., tv* transmisja *f* **2.** przeniesienie *n* **3.** (*einer Aufgabe*) powierzenie *n* **4.** (*Übersetzung*) przekład *m*
übertreffen* *vt* przewyższać (**j-n an einer Sache** kogoś pod względem czegoś)

übertreiben* *vt figur.* przesadzać
Übertreibung *f* - przesada *f*
übertreten* *vi s* przechodzić (**zu j-m** na czyjąś stronę)
übertreten* *vt* przekraczać; (*nicht einhalten*) naruszać
Übertretung *f* -, **-en** wykroczenie *n*
übertrieben *adj* przesadny
Übertritt *m* **-(e)s, -e** przejście *n* (**zu einer anderen Gruppe** do innej grupy)
übertrumpfen *vt* przebi(ja)ć atutem; *figur.* prześcigać (*kogoś*)
Übervölkerung *f* - przeludnienie *n*
überwachen *vt* dopilnować, kontrolować
überwältigen *vt* pokon(yw)ać, przemóc
überwältigend *adj* obezwładniający
überweisen* *vt* przekaz(yw)ać
Überweisung *f* -, **-en** przelew *m*, przekaz *m* (pieniężny)
überwiegend *adj* przeważający
überwinden* *vt* przezwyciężać (**sich** się)
überwintern *vi* prze|zimować
überzeugen *vt* przekon(yw)ać (**sich** się) (**von einer Sache** o czymś)
Überzeugung *f* -, **-en** przekonanie *n*, przeświadczenie *n*
überzuckern *vt* przesłodzić
Überzug *m* **-(e)s, ...züge** powłoka *f*; pokrowiec *m*; pokrycie *n*
üblich *adj* zwykły; **das ist so ~** taki jest zwyczaj
U-Boot *n* **-(e)s, -e** łódź podwodna
übrig *adj* pozostały; **alle ~en** wszyscy inni; **~ bleiben** pozosta-(wa)ć; **~ lassen** pozostawi(a)ć
übrigens *adv* zresztą
Übung *f* -, **-en 1.** ćwiczenie *n* **2.** *sing* wprawa *f* (**in einer Sache** w czymś)
Ufer *n* **-s, -** brzeg *m*; wybrzeże *n*
Ufo *n* **-(s), -s** UFO *n*
Uhr *f* -, **-en 1.** zegar *m*, zegarek *m* **2.** godzina *f*; **wie viel ~ ist es?** która (jest) godzina? **zwei ~ fünfzehn** druga piętnaście
Uhrband *n* **-(e)s, ...bänder** pasek do zegarka, bransoletka do zegarka
Uhrmacher *m* **-s, -** zegarmistrz *m*
Uhrzeit *f* - czas *m*
Uhu *m* **-s, -s** puchacz *m*
Ukrainer *m* **-s, -** Ukrainiec *m*
ukrainisch *adj* ukraiński
ulkig *adj* zabawny, pocieszny
Ulme *f* -, **-n** wiąz *m*
Ultrakurzwelle *f* -, **-n** *rad.* fale ultrakrótkie
Ultraschalltherapie *f* -, **-n** *med.* terapia ultradźwiękami
um I. *praep mit A* **1.** do(o)koła (**den Tisch** stołu); wokół (**ihn** niego); **um die Ecke** za rogiem **2.** (*wegen*) o; **schade um das Geld** szkoda pieniędzy; **um etw streiten** kłócić się o coś; **um die Wette** na wyścigi **3.** (*für*) za; **Zahn um Zahn** ząb za ząb; **um jeden Preis** za wszelką cenę **4.** (*pünktlich*) o; **um zwei** (**Uhr**) o drugiej (godzinie) **5.** (*ungefähr*) koło (**Ostern** Wielkanocy) **6.** (*vergleichend*) o; **um zwei Jahre älter** o dwa lata starszy **7. um ... willen** ze względu na ...; **um meinetwillen** dla mnie, ze względu na mnie; **um Gottes willen!** na miłość boską! **II.** *kj* **um zu** *mit inf* aby, żeby; **sie kam, um mir zu helfen** przyszła, żeby mi pomóc **III.** *adv ugs.* **um sein** mijać, kończyć się
umarbeiten *vt* przerabiać
umarmen *vt* obejmować, u|ściskać
Umarmung *f* -, **-en** objęcia *pl*, uścisk *m*
Umbau *m* **-(e)s, -e** *o.* **-ten** przebudowa *f*
umbauen *vt* przebudow(yw)ać
umbilden *vt* przekształcać
umbringen* *vt* zabi(ja)ć
umdrehen I. *vt* odwracać (**auf die andere Seite** na drugą stronę) **II.** *vr* **sich ~** odwracać się
Umdrehung *f* -, **-en** obrót *m*
umfahren* *vt* najechać (na coś)
umfahren* *vt* ominąć, objechać (przeszkodę)
umfallen* *vi s* przewracać się; *figur.* zmieni(a)ć front
Umfang *m* **-(e)s 1.** obwód *m* **2.** zakres *m*, rozmiar *m*
umfangreich *adj* obszerny
umfassen *vt* obejmować; (*enthalten*) zawierać, obejmować
Umfeld *n* **-(e)s, -er** otoczenie *n*
Umfrage *f* -, **-n** ankieta *f*
umfunktionieren *vt* przekształcać
Umgang *m* **-(e)s** obcowanie *n*, współżycie *n*
umgänglich *adj* towarzyski
Umgangsformen *pl* formy towarzyskie
Umgangssprache *f* - język potoczny
umgeben* *vt* otaczać
Umgebung *f* -, **-en** otoczenie *n*; (*Gegend*) okolica *f*
umgehen* *vi s* obchodzić się (**mit einer Sache** z czymś); **Gerüchte gehen um** krążą pogłoski; **mit j-m ~** przestawać z kimś
umgehen* *vt* obchodzić, omijać

umgehend *adv* natychmiast
Umgehungsstraße *f* **-, -n** obwodnica *f*
umgekehrt *adj* odwrotny
umgestalten *vt* przekształcać
umgucken, sich *vr ugs.* rozglądać się
umher *adv* dookoła, wokoło
umherblicken *vi* rozglądać się
umhergehen* *vi s* chodzić tu i tam, wałęsać się
umkehren I. *vt* odwracać **II.** *vi s* zawracać
umkippen I. *vi s* przewrócić się **II.** *vt* wywracać (do góry dnem)
umklammern *vt* obejmować, ściskać
umkleiden, sich *vr* przeb(ie)rać się
Umkleideraum *m* **-(e)s, ...räume** garderoba *f*; przebieralnia *f*
umkommen* *vi s* z|ginąć
Umkreis *m*: **im ~ von zwei Kilometern** w promieniu dwóch kilometrów
umladen* *vt* przeładow(yw)ać
Umlauf *m* **-(e)s** *ast., anat., fin.* obieg *m*
Umlaufbahn *f* **-, -en** orbita *f*
Umlaut *m* **-(e)s, -e** *gram.* **1.** *sing* przegłos *m* **2.** umlaut *m* (samogłoska ä, ö, ü)
umleiten *vt* skierować inną drogą
Umleitung *f* **-, -en** objazd *m*
umliegend *adj* okoliczny
umpacken *vt* przepakow(yw)ać
Umrahmung *f* **-, -en** obramowanie *n*
umrechnen *vt* przeliczać
Umrechnung *f* **-** przeliczenie *n*
Umrechnungskurs *m* **-es, -e** kurs (przeliczeniowy)
umringen *vt* otaczać
Umriss *m* **-es, -e** szkic *m*, zarys *m*
umrühren *vt, vi* prze|mieszać, zamieszać
Umsatz *m* **-es, Umsätze** *handl.* obrót *m*
Umsatzsteuer *f* **-, -n** podatek obrotowy
umschalten *vt* przełączać (**auf etw** na coś)
Umschalter *m* **-s, -** przełącznik *m*
umschauen, sich *vr* rozglądać się; oglądać się (**nach j-m** za kimś)
Umschlag *m* **-(e)s, Umschläge 1.** (*eines Buches*) okładka *f* **2.** (*eines Briefes*) koperta *f* **3.** *med.* okład *m*, kompres *m* **4.** mankiet *m* **5.** (*Wechsel*) zmiana *f*, zwrot *m*
umschlingen* *vt* obejmować (**j-n, etw** kogoś, coś)
umschreiben* *vt* przepis(yw)ać
umschreiben* *vt* opis(yw)ać
Umschulung *f* **-** przekwalifikowanie *n* (się)
umschütten *vt* przesyp(yw)ać; (*von Flüssigkeiten*) przel(ew)ać
Umschweife *pl*: **ohne ~** bez ceregieli
Umschwung *m* **-(e)s, Umschwünge** gwałtowna zmiana
umsehen*, sich *vr* rozglądać się (**nach einer Sache** za czymś); oglądać się (**nach j-m** za kimś)
umseitig *adj* drugostronny
Umsicht *f* **-** rozwaga *f*
umsiedeln I. *vt* przesiedlać **II.** *vi* przesiedlać się
umso: **~ mehr** tym bardziej; **je schneller, ~ besser** im szybciej, tym lepiej
umsonst *adv* **1.** za darmo **2.** (*vergebens*) daremnie
Umstand *m* **-(e)s, Umstände** okoliczność *f*; warunki; **unter Umständen** ewentualnie; **unter keinen Umständen** w żadnym razie <wypadku>; **ohne Umstände** bez ceregieli; **in anderen Umständen** w ciąży
umständlich *adj* drobiazgowy; kłopotliwy
umsteigen* *vi s* przesiadać się (w pociągu); **wo muss ich ~?** gdzie muszę się przesiąść?
umstellen I. *vt* przestawi(a)ć (**auf etw** na coś) **II.** *vr* **sich ~** przestawi(a)ć się
Umstellung *f* **-, -en** przestawienie się *n*
umstoßen* *vt* przewracać, wywracać
umstritten *adj* sporny
Umsturz *m* **-es, ...stürze** przewrót *m*, pucz *m*
umstürzen I. *vt* obalać, wywracać **II.** *vi s* wywracać się, runąć
Umtausch *m* **-(e)s** wymiana *f*
umtauschen *vt* wymieni(a)ć (**etw gegen etw** coś na coś)
Umtriebe *pl figur.* machinacje *pl*
Umwälzung *f* **-, -en** przewrót *m*; **soziale ~en** przemiany społeczne
umwechseln *vt* wymieni(a)ć, zmieni(a)ć
Umweg *m* **-(e)s, -e** objazd *m*, droga okrężna; **einen ~ machen** nadkładać drogi
Umwelt *f* **-** otoczenie *n*, środowisko *n*
umweltfreundlich *adj* przyjazny dla środowiska, proekologiczny
Umweltpolitik *f* **-** ekopolityka *f*
umweltschädlich *adj* zagrażający środowisku
Umweltschutz *m* **-es** ochrona środowiska
Umweltverschmutzung *f* **-** zanieczyszczenie środowiska
umwerfen* *vt* **1.** przewracać **2.** narzucać (**sich** *D* **etw** coś na siebie)
umziehen* I. *vi s* przeprowadzać się **II.** *vr* **sich ~** przeb(ie)rać się

Umzug *m* **-(e)s, Umzüge 1.** przeprowadzka *f* **2.** (*Festzug*) pochód *m*
unabhängig *adj* niezależny (**von j-m, einer Sache** od kogoś, czegoś)
Unabhängigkeit *f* **-** niezawisłość *f*, niepodległość *f*
unablässig *adj* nieustanny, ustawiczny
unabsehbar *adj* nie do przewidzenia
unabsichtlich *adj* niezamierzony
unabwendbar *adj ugs.* nieunikniony (**ein Schicksal** los)
unachtsam *adj* nieuważny
unähnlich *adj* niepodobny
unangebracht *adj* nieodpowiedni
unangemeldet *adj* niezapowiedziany
unangenehm *adj* niemiły, nieprzyjemny
Unannehmlichkeit *f* **-, -en** nieprzyjemność *f*, przykrość *f*
unansehnlich *adj* niepokaźny
unanständig *adj* nieprzyzwoity
unappetitlich *adj* nieapetyczny
unartig *adj* niegrzeczny
unauffällig *adj* subtelny
unaufhörlich *adj* nieustanny
unaufmerksam *adj* **1.** nieuważny (słuchacz) **2.** nieuprzejmy (gospodarz)
Unaufmerksamkeit *f* **-, -en** nieuwaga *f*
unausführbar *adj* niewykonalny
unausstehlich *adj* nieznośny
unbarmherzig *adj* niemiłosierny
unbeachtet *adj* niezauważony
unbedeutend *adj* nieznaczny
unbedingt I. *adj* bezgraniczny **II.** *adv* koniecznie
unbefahrbar *adj* nie nadający się do ruchu kołowego
unbefangen *adj* **1.** nieuprzedzony, bezstronny **2.** nieskrępowany
unbefriedigend *adj* niezadowalający
unbefristet *adj* bezterminowy
unbefugt *adj* nieuprawniony, niepowołany
unbegabt *adj* niezdolny
unbegreiflich *adj* niepojęty, niezrozumiały
unbegrenzt *adj* nieograniczony
unbegründet *adj* nieuzasadniony
Unbehagen *n* **-s** niemiłe uczucie
unbeherrscht *adj* nieopanowany
unbeholfen *adj* niezgrabny, niezdarny
unbekannt *adj* nieznany (**ein Künstler** artysta); nieznajomy
unbekümmert *adj* beztroski
unbeliebt *adj* nielubiany, niepopularny
unbemannt *adj* bezzałogowy (lot w kosmos)
unbemerkbar *adj* niedostrzegalny
unbemerkt *adj* nie zauważony
unbequem *adj* niewygodny
unberechenbar *adj* nieobliczalny
unberechtigt *adj* nieuzasadniony
unbeschränkt *adj* nieograniczony
unbeschreiblich *adj* nie dający się opisać
unbesonnen *adj* nierozważny
unbesorgt *adj* beztroski; **seien Sie ~!** niech pan będzie spokojny!
unbeständig *adj* niestały
unbestimmt *adj* nieokreślony; (*ungenau*) niewyraźny, niepewny
unbestritten *adj* niepodważalny
unbewacht *adj* niestrzeżony
unbeweglich *adj* nieruchomy
unbewohnt *adj* nie zamieszkany; pusty, bezludny
unbewusst *adj* nieświadomy
unbrauchbar *adj* nieużyteczny, bezużyteczny, **~ machen** z|psuć
und *kj* i, a; **~ so weiter** i tak dalej; **~ ob!** jeszcze jak!
Undank *m* **-(e)s** niewdzięczność *f*
undankbar *adj* niewdzięczny
undemokratisch *adj* niedemokratyczny
undeutlich *adj* niewyraźny
undicht *adj* nieszczelny (**ein Ventil** wentyl)
undurchdringlich *adj* nieprzenikniony
unecht *adj* sztuczny
unehelich *adj* nieślubny
uneigennützig *adj* bezinteresowny (pomoc)
uneingeschränkt *adj* nieograniczony (pełnomocnictwo)
unempfindlich *adj* niewrażliwy, nieczuły (**gegen etw** na coś)
unendlich *adj* nieskończony
unentbehrlich *adj* niezbędny, nieodzowny
unentgeltlich *adj* bezpłatny
unentschieden *adj* nierozstrzygnięty; *sport.* remisowy
Unentschieden *n* **-s, -** remis *m*
unentschlossen *adj* niezdecydowany
unentwickelt *adj fot.* nie wywołany
unerbittlich *adj* nieubłagany
unerfahren *adj* niedoświadczony (**in einer Sache** w czymś)
unerfreulich *adj* niewesoły
unerheblich *adj* nieznaczny
unerhört *adj* niesłychany
unerkannt *adj* nie zidentyfikowany
unerklärlich *adj* niezbadany

unerlässlich *adj* niezbędny
unerlaubt *adj* niedozwolony
unermesslich *adj* niezmierzony, ogromny
unermüdlich *adj* niestrudzony
unerreichbar *adj* nieosiągalny
unersättlich *adj* nienasycony
unerschöpflich *adj* niewyczerpany, nieprzebrany
unerschrocken *adj* nieustraszony
unerschütterlich *adj* niewzruszony, niezłomny
unerschwinglich *adj* niedostępny (**für j-n** dla kogoś)
unersetzlich *adj* niezastąpiony
unerträglich *adj* nieznośny
unerwartet *adj* niespodziewany, nieoczekiwany
unerwünscht *adj* niepożądany
unfähig *adj* **1.** niezdolny (**zu einer Sache, Beruf** do czegoś) **2.** nieprzydatny (współpracownik)
unfair ['unfɛːr] *adj* nie fair, nieuczciwy (*o. sport.*)
Unfall *m* **-(e)s, Unfälle** (nieszczęśliwy) wypadek *m*
Unfallstation *f* **-, -en** punkt pierwszej pomocy
Unfallverhütung *f* **-** zapobieganie *n* (nieszczęśliwym) wypadkom
Unfallversicherung *f* **-, -en** ubezpieczenie od (nieszczęśliwych) wypadków
Unfallwagen *m* **-s, -** karetka pogotowia
unfehlbar *adj* nieomylny
unfrankiert *adj* nie opłacony (**ein Brief** list)
unfreundlich *adj* **1.** nieuprzejmy (**zu j-m** wobec kogoś) **2.** nieprzyjemny
Unfug *m* **-(e)s** wybryk *m*
Ungar *m* **-n, -n** Węgier *m*
ungarisch *adj* węgierski
ungeachtet *praep mit G* mimo
ungeahnt *adj* nieprzewidziany
ungebräuchlich *adj* nie <rzadko> stosowany
ungebraucht *adj* nie używany, nowy
ungedeckt *adj* bez pokrycia (czek)
Ungeduld *f* **-** niecierpliwość *f*; **mit ~** z niecierpliwością
ungeduldig *adj* niecierpliwy
ungeeignet *adj* nie nadający się, nieodpowiedni (**für etw, zu einer Sache** do czegoś)
ungefähr *adv* około
ungefährlich *adj* bezpieczny
ungeheizt *adj* nie ogrzewany
ungeheuer *adj* ogromny; niesamowity
Ungeheuer *n* **-s, -** potwór *m*
ungehörig *adj* niestosowny
ungehorsam *adj* nieposłuszny
Ungehorsam *m* **-s** nieposłuszeństwo *n*
ungelegen *adj* niedogodny; **zu ~er Zeit** nie w porę
ungelernt *adj*: **ein ~er Arbeiter** robotnik niewykwalifikowany
ungelogen *adv* bez przesady
ungemein I. *adj* niesamowity (**Freude** radość) **II.** *adv* niezwykle, nadzwyczaj
ungemütlich *adj* nieprzytulny
ungenannt *adj* anonimowy
ungeniert ['unʒeniːrt] **I.** *adj* nieskrępowany **II.** *adv* bez żenady <skrępowania>
ungenießbar *adj* niejadalny
ungenügend *adj* niedostateczny (*a. schul.*)
ungerade *adj* nieparzysty; **eine ~ Zahl** liczba nieparzysta
ungerecht *adj* niesprawiedliwy
ungerechtfertigt *adj* nieusprawiedliwiony, nieuzasadniony
Ungerechtigkeit *f* **-** niesprawiedliwość *f*
ungern *adv* niechętnie
ungeschickt *adj* niezręczny, niezdarny
ungeschult *adj* nie wyszkolony (personel)
ungesetzlich *adj* bezprawny, nielegalny
ungestört *adj* niezakłócony
ungestraft *adj* niekarany
ungesund *adj* niezdrowy
ungetrübt *adj* niezmącony; niezakłócony
ungewiss *adj* niepewny; (*zweifelhaft*) wątpliwy
ungewöhnlich *adj* niezwykły, osobliwy; nadzwyczajny
Ungeziefer *n* **-s** robactwo *n*
ungezogen *adj* niegrzeczny
ungezwungen *adj* naturalny, swobodny
ungläubig *adj ugs.* niedowierzający
unglaublich *adj* niewiarygodny, nieprawdopodobny; **das ist ja ~!** nie do wiary!
unglaubwürdig *adj* niewiarygodny
ungleichmäßig *adj* nierównomierny
Unglück *n* **-(e)s, -e 1.** nieszczęście *n* **2.** nieszczęśliwy wypadek
unglücklich *adj* nieszczęśliwy
unglücklicherweise *adv* na nieszczęście, niestety
ungültig *adj* nieważny (bilet)
ungünstig *adj* niekorzystny (**für j-n, etw** dla kogoś, czegoś)

unhaltbar *adj* **1.** nie do wytrzymania **2.** nie do utrzymania (teza)
Unheil *n* **-(e)s** *geho.* nieszczęście *n*
unheilbar *adj* nieuleczalny
unheimlich *adj* niesamowity
unhöflich *adj* nieuprzejmy
uni *adj* w jednym kolorze
Uni *f* **-, -s** *ugs.* uniwerek *m*
Uniform *f* **-, -en** mundur *m*; uniform *m*
uniformiert *adj* umundurowany
uninteressant *adj* nieinteresujący
Union *f* **-, -en** unia *f*, związek *m*
universal, universell *adj* uniwersalny
Universität *f* **-, -en** uniwersytet *m*
Universum *n* **-s** wszechświat *m*
Unkenntnis *f* **-** nieznajomość *f*, ignorancja *f* (**über etw** w jakiejś dziedzinie)
Unkosten *pl* koszty *mpl*, wydatki *mpl*
Unkraut *n* **-(e)s** chwasty *mpl*
unkritisch *adj* bezkrytyczny
unlängst *adv* niedawno
unleserlich *adj* nieczytelny
unliebsam *adj* niemiły
unlösbar *adj* nie do rozwiązania
Unlust *f* **-** niechęć *f*
Unmenge *f* **-, -n** ogromna ilość, mnóstwo (**von einer Sache** cze-goś)
Unmensch *m* **-en, -en** okrutny człowiek *m*
unmenschlich *adj* nieludzki
unmerklich *adj* nieznaczny
unmissverständlich *adj* jasny, wyraźny
unmittelbar *adj* bezpośredni
unmodern *adj* niemodny; **eine ~e Wohnung** nienowoczesne mieszkanie
unmöglich *adj* niemożliwy; *figur.* **sich <j-n> ~ machen** skompromitować się <kogoś>
unmündig *adj* małoletni
unnötig, unnütz *adj* niepotrzebny
unordentlich *adj* nieporządny
Unordnung *f* **-** nieporządek *m*; **in ~** w nieładzie
unparteiisch *adj* bezstronny, obiektywny
unpässlich *adj* niezdrów
unpersönlich *adj* oficjalny
unpünktlich *adj* niepunktualny
unrasiert *adj* nie ogolony
Unrat *m* **-(e)s** *geho.* śmieci *mpl*
unrecht *adj* błędny, niewłaściwy; **zu ~er Zeit kommen** przyjść
nie w porę
Unrecht *n* **-(e)s** niesprawiedliwość *f*, krzywda *f*; **zu ~** niesłusznie
unrechtmäßig *adj* niezgodny z prawem
unregelmäßig *adj* nieregularny
unreif *adj* niedojrzały
unrichtig *adj* mylny, błędny
Unruhe *f* **-, -n 1.** *sing* niepokój *m* **2.** *pl* rozruchy *mpl*
unruhig *adj* niespokojny
uns *pron pers D, A* → **wir**
unschädlich *adj* nieszkodliwy; **j-n ~ machen** unieszkodliwi(a)ć kogoś
unscharf *adj* **1.** nieostry **2.** (*ungenau*) nieprecyzyjny
unschätzbar *adj* nieoceniony
unscheinbar *adj* niepozorny
unschlüssig *adj* niezdecydowany
unschön *adj* nieładny; niewłaściwy
Unschuld *f* **-** niewinność *f*
unschuldig *adj* niewinny
unselbstständig, unselbständig *adj* niesamodzielny
unser, unsere, unser, *pl* **unsere** *pron poss* nasz, nasza, nasze, *pl* nasi, nasze; **das ist ~** to nasze
unser(er)seits *adv* z naszej strony
unsicher *adj* niepewny; (*zweifelhaft*) wątpliwy
unsichtbar *adj* niewidoczny, niewidzialny
Unsinn *m* **-(e)s** nonsens *m*; bzdury *fpl*
unsinnig *adj* niedorzeczny
Unsitte *f* **-, -n** zły obyczaj
unsrige *pron poss* nasz
unsterblich *adj* nieśmiertelny
unsympathisch ['unzympa:tɪʃ] *adj* niesympatyczny
untauglich *adj* niezdatny
unteilbar *adj* niepodzielny
unten *adv* na dole; **nach ~** na dół, w dół; **von ~** z dołu; **weiter ~** poniżej
unter I. *praep mit D, A* **1.** *mit D* (*wo?*) pod; **~ dem Stuhl** pod krzesłem; **~ der Bedingung** pod warunkiem; **~ dem Vorbehalt** z zastrzeżeniem **2.** *mit A* (*wohin?*) pod; **sich ~ die Dusche stellen** wejść pod prysznic **3.** *mit D* (*weniger als*) poniżej; **~ dem Preis** poniżej ceny **4.** (*zwischen*) wśród; **~ anderen <anderem>** między innymi; **~ vier Augen** w cztery oczy **II.** *adv* (*weniger als*) mniej niż; **Kinder ~ zehn Jahren** dzieci poniżej dziesiątego roku życia, **~ Null** poniżej zera
unter- *adj* dolny, niższy
Unterarm *m* **-(e)s, -e** przedramię *n*
unterbleiben* *vi s* nie dochodzić do skutku (rezerwacja)

Unterboden *m* **-s, ...böden** *mot.* podwozie *n*
unterbrechen* *vt* przer(y)wać
Unterbrechung *f* **-, -en** przerwa *f*
unterbreiten *vt* przedkładać (propozycję)
unterbringen* *vt* umieszczać, u|lokować
unterdessen *adv* tymczasem
Unterdruck *m* **-(e)s** podciśnienie *n*
unterdrücken *vt* uciskać; s|tłumić (**den Aufstand** powstanie)
untereinander *adv* między sobą
Unterernährung *f* **-** niedożywienie *n*
Unterführung *f* **-, -en** tunel *m*; przejście podziemne
Untergang *m* **-(e)s, ...gänge 1.** upadek *m*; zagłada *f* **2.** zachód *m* (**der Sonne** słońca)
untergeben *adj* podwładny
untergehen* *vi s* **1.** (*versinken*) za|tonąć **2.** ginąć **3.** *astr.*zachodzić
untergeordnet *adj* **1.** podporządkowany (**j-m** komuś) **2.** podrzędny
Untergeschoss *n* **-es, -e** suterena *f*
Untergewicht *n* **-(e)s** niedowaga *f*
Untergrund *m* **-(e)s, ...gründe** podłoże *n*; tło *n*; podziemie *n* (*polit.*)
Untergrundbahn *f* **-, -en** metro *n*
unterhalb *praep mit G* poniżej, pod
Unterhalt *m* **-(e)s** utrzymanie *n* (**einer Familie** rodziny)
unterhalten* **I.** *vt* **1.** utrzymywać, żywić **2.** (*belustigen*) bawić **II.** *vr* **sich ~** bawić się; **sich mit j-m über etw ~** rozmawiać z kimś o czymś
unterhaltend *adj* rozrywkowy
Unterhaltskosten *pl* koszty utrzymania
Unterhaltung *f* **-, -en 1.** (*Gespräch*) rozmowa *f* **2.** *sing* (*Belustigung*) zabawa *f*, rozrywka *f* **3.** *sing* (*das Instandhalten*) utrzymanie (w jakimś stanie)
Unterhaltungsmusik *f* **-** muzyka rozrywkowa
unterhandeln *vi* prowadzić rokowania (**mit j-m über etw** z kimś na jakiś temat)
Unterhemd *n* **-(e)s, -en** podkoszulek *m*
Unterhose *f* **-, -n** kalesony *pl*; spodenki *pl*
unterirdisch *adj* podziemny
Unterkiefer *m* **-s, -** dolna szczęka
unterkommen* *vi s* zakwaterować się (w hotelu)
Unterkunft *f* **-, Unterkünfte** kwatera *f* (na krótko)
Unterlage *f* **-, -n 1.** podkład *m*, podkładka *f* **2.** *pl* dokumenty *mpl*; dowody na piśmie
unterlassen* *vt* zaniechać (*czegoś*)
unterlegen *adj* nie dorównujący (**j-m** komuś); pokonany
Unterleib *m* **-(e)s, -er** podbrzusze *n*
unterliegen* *vi s* ulegać (**j-m** komuś)
Unterlippe *f* **-, -n** dolna warga
Untermieter *m* **-s, -** sublokator *m*
unternehmen* *vt* przedsiębrać
Unternehmen *n* **-s, - 1.** przedsięwzięcie *n* **2.** przedsiębiorstwo *n*
Unternehmer *m* **-s, -** przedsiębiorca *m*
unternehmungslustig *adj* przedsiębiorczy
Unteroffizier *m* **-s, -e** podoficer *m*
unterordnen *vt* podporządkow(yw)ać
Unterredung *f* **-, -en** formalna rozmowa
Unterricht *m* **-(e)s** nauka *n*, lekcje *fpl*; **~ in Chemie erteilen** udzielać lekcji chemii
unterrichten *vt* **1.** uczyć, nauczać; wykładać **2.** po|informować (**j-n über etw** kogoś o czymś)
Unterrock *m* **-(e)s, ...röcke** halka *f*
untersagen *vt* zakaz(yw)ać (**j-m etw** komuś czegoś)
unterschätzen *vt* nie doceni(a)ć (czegoś)
unterscheiden* **I.** *vt* rozróżni(a)ć, odróżni(a)ć **II.** *vr* **sich ~** różnić się
Unterschenkel *m* **-s, -** goleń *m*
Unterschied *m* **-(e)s, -e** różnica *f*
unterschiedlich *adj* różny
Unterschlupf *m* **-(e)s, -e** kryjówka *f*, schronienie *n*
unterschreiben* *vt* podpis(yw)ać
Unterschrift *f* **-, -en** podpis *m*
Unterseeboot *n* **-(e)s, -e** łódź podwodna
Untersetzer *m* **-s, -** podstawka *f*
unterstehen* **I.** *vi* podlegać (**j-m** komuś) **II.** *vr* **sich ~** ośmielać się, ważyć się
unterstellen I. *vt* odstawiać (na przechowanie) **II.** *vr* **sich ~** s|chować się (**unter ein Dach** pod dachem)
unterstreichen* *vt* podkreślać (*a. figur.*)
unterstützen *vt* (*helfen*) wspierać, wspomagać, subwencjonować
Unterstützung *f* **-, -en** poparcie *n*; (*Hilfe*) pomoc *f*; (*Geld*) zapomoga *f*, zasiłek *m*
untersuchen *vt* z|badać, przebadać (*o. med.*); przeprowadzać śledztwo
Untersuchung *f* **-, -en** badanie *n*; analiza *f*; śledztwo *n*
Untertasse *f* **-, -n** spodek *m*
Unterteil *n*, *m* **-(e)s, -e** dolna część
Unterwäsche *f* **-** bielizna *f* (osobista)
unterwegs *adv* po drodze, w drodze

unterweisen* *vt* pouczać (**j-n in einer Sache** kogoś o czymś), poinstruować
unterwerfen *vt* podbi(ja)ć, ujarzmi(a)ć
unterzeichnen *vt* podpis(yw)ać
untrennbar *adj* nierozdzielny
untreu *adj* niewierny
untröstlich *adj* niepocieszony
untrüglich *adj* niezawodny
untypisch ['unty:pɪʃ] *adj* nietypowy
unüberlegt I. *adj* nierozważny **II.** *adv* pochopnie
unumgänglich *adj* nieodzowny, niezbędny
ununterbrochen *adj* nieprzerwany
unveränderlich *adj* niezmienny
unverantwortlich *adj* nieodpowiedzialny
unverbesserlich *adj* niepoprawny
unverbindlich *adj* niezobowiązujący
unverbleit *adj* bezołowiowy
unverblümt *adj* bez ogródek
unverdaulich *adj* niestrawny
unverdient *adj* niezasłużony
unverfroren *adj* bezczelny
unvergessen *adj* niezapomniany
unvergesslich *adj* niezapomniany
unvergleichlich *adj* nieporównywalny
unverheiratet *adj* nieżonaty (**Mann** mężczyzna); niezamężna (**Frau** kobieta)
unverhofft *adj* niespodziany
unverkennbar *adj* niezaprzeczalny
unvermeidlich *adj* nieunikniony (**ein Fehler** błąd); nieuchronny (**ein Unglück** nieszczęście)
unvermutet *adj* niespodzi(ew)any, nieoczekiwany
unvernünftig *adj* nierozsądny
unverschämt *adj* bezczelny, bezwstydny
unversehens *adv* znienacka, nagle
unversehrt *adj* nie uszkodzony
unverständlich *adj* niezrozumiały
Unverständnis *n* **-es** brak zrozumienia
unverträglich *adj* **1.** (*unverdaulich*) niestrawny **2.** (*streitsüchtig*) niezgodny
unverzüglich *adv* bezzwłocznie
unvollkommen *adj* niedoskonały
unvollständig *adj* niepełny, niekompletny
unvorhergesehen *adj* nieprzewidziany
unvorsichtig *adj* nieostrożny
unvorteilhaft *adj* niekorzystny
Unwahrheit *f* **-** nieprawda *f*
unwahrscheinlich *adj* nieprawdopodobny
unweit *praep mit G* niedaleko; **~ des Flusses** nieopodal rzeki
unwesentlich *adj* nieistotny, bez znaczenia
Unwetter *n* **-s, -** zawierucha *f*
unwiderlegbar *adj* niezaprzeczalny, niezbity, nieodparty
unwiderruflich *adj* nieodwołalny
unwillig *adj* zniecierpliwiony
unwillkürlich I. *adj* mimowolny **II.** *adv* mimo woli
unwirklich *adj* nierealny
unwirksam *adj* nieskuteczny
unwirtschaftlich *adj* nieekonomiczny
Unwissenheit *f* **-** niewiedza *f*
unwissentlich *adj* niechcący
unwohl *adj* niedysponowany; **mir ist ~** czuję się niedobrze
Unwohlsein *n* **-s** niedyspozycja *f*
unzählig *adj* niezliczony
unzertrennlich *adj* nierozłączny
unzufrieden *adj* niezadowolony (**mit j-m** z kogoś)
unzugänglich *adj* niedostępny
unzulässig *adj* niedopuszczalny
unzusammenhängend *adj* bezładny
unzuverlässig *adj* niepewny
üppig *adj* bujny (kształty); obfity (jedzenie)
uralt *adj* prastary
Uraufführung *f* **-, -en** premiera *f*
Ureinwohner *m* **-s, -** tubylec *m*
Urenkel *m* **-s, -** prawnuk *m*
Urenkelin *f* **-, -nen** prawnuczka *f*
Urgroßeltern *pl* pradziadkowie *mpl*
Urheber *m* **-s, - 1. der ~** sprawca *m* **2.** (*Verfasser*) autor *m*, twórca *m*
Urin *m* **-s** mocz *n*
Urkunde *f* **-, -n** dokument *n*, akt *m*
Urlaub *m* **-(e)s, -e** urlop *m*; **ich bin im** <**in**> **~** jestem na urlopie
Urlauber *m* **-s, -** urlopowicz *m*
Urne *f* **-, -n** urna *f*
Ursache *f* **-, -n** przyczyna *f*
Ursprung *m* **-(e)s, Ursprünge** początek *m*, źródło *n*
ursprünglich *adj* początkowy
Urteil *n* **-s, -e 1.** *juris.* wyrok *m* **2.** zdanie *n* (**über etw** o czymś)
urteilen *vi* osądzać (**über j-n, etw** kogoś, coś); oceniać (**nach einer Sache** według czegoś)
Urwahl *f* **-, -en** *polit.* prawybory *mpl*
Urwald *m* **-(e)s, ...wälder** puszcza *f*
Utensilien [utɛn'zi:ljən] *pl* przybory *pl*
utopisch *adj* utopijny

V

vage *adj* niejasny, niewyraźny (przypuszczenie)

Valentinstag *m* **-(e)s, -e** walentynki *pl*

Valuta *f* **-, ...ten** waluta *f*

Vanille [va'niljɛ] *f* **-** wanilia *f*

Vase *f* **-, -n** wazon *m*

Vaseline *f* **-** wazelina *f*

Vater *m* **-s, Väter** ojciec *m*; **leiblicher ~** rodzony ojciec; **Heiliger ~** Ojciec Święty

Vaterland *n* **-(e)s, ...länder** ojczyzna *f*

väterlich *adj* ojcowski; **von ~er Seite** ze strony ojca

Vati *m* **-s, -s** *ugs.* tatuś *m*

Vegetarier *m* **-s, -** wegetarianin *m*

vegetarisch *adj* jarski, wegetariański

Veilchen *n* **-s, -** fiołek *m*

Veloursleder *n* **-s** zamsz *m*

Vene *f* **-, -n** żyła *f*

Ventil *n* **-s, -e** wentyl *m*, zawór *m*

Ventilator *m* **-s, -en** wentylator *m*

verabreden I. *vt* uzgadniać (**etw mit j-m** coś z kimś) **II.** *vr* **sich ~** umawiać się (**mit j-m** z kimś)

Verabredung *f* **-, -en** umówienie się *n*, umowa *f*; spotkanie *n*

verabreichen *vt* poda(wa)ć, da(wa)ć (*np.* lek)

verabscheuen *vt* czuć wstręt <odrazę> (**j-n** do kogoś); brzydzić się (**etw** czymś)

verabschieden, sich *vr* po|żegnać się (**von j-m** z kimś)

verachten *vt* pogardzać, gardzić (**j-n** kimś, **etw** czymś)

verächtlich *adj* pogardliwy; **~e Blicke** pogardliwe spojrzenia

Verachtung *f* **-** pogarda *f*

verallgemeinern *vt* uogólniać

veraltet *adj* przestarzały

Veranda *f* **-, ...den** weranda *f*

veränderlich *adj* zmienny

verändern *vt* (*umgestalten*) zmieni(a)ć (**sich** się)

Veränderung *f* **-, -en** zmiana *f*, odmiana *f*

Veranlagung *f* **-, -en** (*Befähigung*) uzdolnienie *n*; (*Neigung*) skłonność *f*

veranlassen *vt* **1.** s|powodować; **das Nötige ~** zarządzić co trzeba **2.** skłaniać (**j-n zu einer Sache** kogoś do czegoś)

Veranlassung *f* **-, -en** powód *m*; polecenie *n*, zarządzenie *n*

veranschaulichen *vt* zobrazować, z|ilustrować, unaoczniać

veranstalten *vt* urządzać (*np.* koncert)

Veranstaltung *f* **-, -en** impreza *f*; **kulturelle ~en** imprezy kulturalne

verantwortlich *adj* odpowiedzialny (**für etw** za coś)

Verantwortung *f* **-, -en** odpowiedzialność *f*

verarbeiten *vt* przetwarzać, przerabiać; **die ~de Industrie** przemysł przetwórczy

verärgern *vt* rozgniewać, zdenerwować

verarzten *vt* opatrzyć, udzielić pomocy lekarskiej

veräußern *vt* sprzed(aw)ać

Verb *n* **-s, -en** czasownik *m*

Verband *m* **-(e)s, Verbände** związek *m*, zrzeszenie *n*; *mil.* formacja *f*; *med.* opatrunek *m*

Verband(s)kasten *m* **-s, ...kästen** apteczka pierwszej pomocy

Verband(s)mull *m* **-(e)s** gaza opatrunkowa

Verband(s)zeug *n* **-(e)s** materiał opatrunkowy

verbergen* *vt* (*verstecken*) ukry(wa)ć; chować; (*verheimlichen*) zatajać (**seinen Kummer** swoje troski)

verbessern *vt* ulepszać; poprawi(a)ć; **einen Rekord ~** poprawić rekord; korygować (**einen Fehler** błąd)

Verbesserung *f* **-, -en** ulepszenie *n*, udoskonalenie *n*; poprawa *f*

verbeugen, sich *vr* skłonić się (**vor j-m** przed kimś)

verbiegen* *vt* wyginać, skrzywi(a)ć

verbieten* *vt* zakaz(yw)ać, zabraniać; **Zutritt verboten!** wstęp wzbroniony!

verbinden* *vt* **1.** po|łączyć, po|wiązać; *tel.* **falsch verbunden** pomyłka **2.** *med.* opatrywać (ranę) **3. j-m verbunden sein** być zobowiązanym komuś

verbindlich *adj* obowiązujący, wiążący; (*höflich*) uprzejmy

Verbindung *f* **-, -en 1.** łączenie *n*, łączenie się *n*, powiązanie *n*; **eine direkte ~** bezpośrednie połączenie; **eine telefonische ~** połączenie telefoniczne **2.** łączność *f*, kontakt *m*; **in ständiger ~ mit j-m stehen** być z kimś w stałym kontakcie **3.** *chem.* związek *m*

Verbindungsstelle *f* **-, -n** styk *m*, spojenie *n*

verbissen *adj* zawzięty, zaciekły
verbitten* *vt* wypraszać (**sich etw** sobie coś)
verblassen *vi s* blaknąć, płowieć (*o kolorze*); *figur.* blednąć
verbleiben* *vi s* po|zostawać
verblüffen *vt* zadziwi(a)ć, zaskoczyć; wprawić w osłupienie
verborgen → **verbergen**; *adj* ukryty, skryty, utajony
verbot → **verbieten**
Verbot *n* **-(e)s, -e** zakaz *m*; **ein ~ erlassen** wydać zakaz
verboten → **verbieten**; *adj* zakazany, wzbroniony; zabroniony; **Rauchen ~!** palenie wzbronione!
Verbotszeichen *n* **-s, -** *mot.* znak zakazu
Verbrauch *m* **-(e)s** zużycie *n*; spożycie *n*; konsumpcja *f*
verbrauchen *vt* zuży(wa)ć; spożywać, pochłaniać
Verbraucher *m* **-s, -** użytkownik *m*, konsument *m*
Verbrechen *n* **-s, -** zbrodnia *f*, przestępstwo *n*
Verbrecher *m* **-s, -** zbrodniarz *m*, przestępca *m*
verbrecherisch *adj* zbrodniczy, przestępczy
verbreiten I. *vt* szerzyć, rozpowszechni(a)ć **II.** *vr* **sich ~** szerzyć się, rozchodzić się
verbrennen* **I.** *vt* **1.** spalać; palić; **Müll ~** spalić śmiecie **2.** przypalać (**Speisen** potrawy) **II.** *vi s* palić się, płonąć **III.** *vr* **sich ~** poparzyć się (**an einer Sache** czymś)
Verbrennung *f* **-, -en** spalanie *n*; *med.* oparzenie *n*
Verbrennungsmotor *m* **-s, -en** silnik spalinowy
verbringen* *vt* spędzić (**die Zeit** czas)
verbrühen, sich *vr* sparzyć się
Verbündete(r) *f, m* **-n, -n** sprzymierzeniec *m*, sojusznik *m*, sojuszniczka *m*
Verdacht *m* **-(e)s, -e** *o.* **Verdächte** podejrzenie *n*; **im ~ stehen** być podejrzanym
verdächtig *adj* podejrzany (**des Mordes** o morderstwo)
Verdächtige(r) *f, m* **-n, -n** podejrzany *m*, podejrzana *f*
verdächtigen *vt* podejrzewać
verdammen *vt* potępi(a)ć; *figur.* skazywać
verdammt *adj ugs.* cholerny; **es war ~ kalt** było cholernie zimno
verdanken *vt* zawdzięczać (**j-m etw** komuś coś)
verdarb → **verderben**
verdauen *vt* s|trawić; *figur.* przetrawić
Verdauung *f* **-** trawienie *n*; **an schlechter ~ leiden** mieć kło-poty z trawieniem
Verdauungsapparat *m* **-(e)s, -e** *anat.* system trawienny
Verdauungsstörungen *pl* zaburzenia trawienia
Verdeck *n* **-(e)s, -e** *naut.* górny pokład; buda *f*, dach *m* (pojazdu)
verdecken *vt* zakry(wa)ć, zasłaniać
verderben* **I.** *vi s* ze|psuć się **II.** *vt* po|psuć; **j-m die gute Laune ~** zepsuć komuś humor; **es mit j-m ~** narazić się
verderblich *adj* **1.** zgubny **2. leicht ~** szybko psujący się
verdienen *vt* **1.** zasługiwać (na coś) **2.** zarabiać; **wenig ~** mało zarabiać
Verdienst[1] *m* **-(e)s, -e** zarobek *m*; wynagrodzenie *n*
Verdienst[2] *n* **-(e)s, -e** zasługa *f*
verdient → **verdienen**; *adj* zasłużony
verdirbt → **verderben**
verdoppeln *vt* podwajać
verdorben → **verderben**; *adj* zepsuty; **~es Fleisch** popsute mięso
verdrängen *vt* wypierać, spychać; *figur.* tłumić
verdrehen *vt* **1.** wykręcać; **j-m den Arm ~** wykręcić komuś rękę **2.** *figur.* (*entstellen*) przekręcać
verdrießen* *vt* gniewać, irytować, złościć
verdross → **verdrießen**
Verdruss *m* **-es, -e** niezadowolenie *n*, zły humor
verduften *vi s ugs.* zwiać; **verdufte!** zjeżdżaj!
verdunkeln *vt* zaciemni(a)ć (pomieszczenie); zasłonić, zakryć
verdunsten *vi s* wyparować
verdursten *vi s* z|ginąć z pragnienia
veredeln *vt* uszlachetniać
verehren *vt* czcić, szanować
Verehrer *m* **-s, -** wielbiciel *m*
verehrt → **verehren**; *adj* czcigodny, szanowny; **Sehr ~er Herr!** Szanowny Panie!
Verehrung *f* **-** cześć *f*, uwielbienie *n*
Vereidigung *f* **-, -en** zaprzysiężenie *n*
Verein *m* **-(e)s, -e** związek *m*, stowarzyszenie *n*; **einem ~ beitreten** wstąpić do związku; **lustiger ~** wesoła kompania

vereinbar *adj* dający się pogodzić (**mit einer Sache** z czymś)
vereinbaren *vt* uzgadniać (**etw mit j-m** coś z kimś)
Vereinbarung *f* **-, -en** układ *m*, umowa *f*
vereinen *vt* łączyć, jednoczyć; **ein vereintes Europa** zjednoczona Europa
vereinfachen *vt* upraszczać
vereinigen I. *vt* po|łączyć, z|jednoczyć, zrzeszać **II.** *vr* **sich ~** po|łączyć się, zrzeszyć się
Vereinigung *f* **-, -en** zrzeszenie *n*
vereinzelt *adj* odosobniony, sporadyczny
vereist *adj* oblodzony
vereiteln *vt* udaremni(a)ć
vereitert *adj* zropiały
verfahren* **I.** *vi s* postępować, obchodzić się; **rücksichtslos ~** postępować bezwzględnie **II.** *vr* **sich ~** zmylić drogę; **ich habe mich ~** źle pojechałem (*niewłaściwą drogą*)
Verfahren *n* **-s, - 1.** *juris.* postępowanie *n*; **ein gerichtliches ~** postępowanie sądowe **2.** procedura *f*; metoda *f*
Verfall *m* **-(e)s** upadek *m*, chylenie się ku upadkowi
verfallen* *vi s* **1.** upadać; podupadać, tracić zdrowie **2.** (*von Gebäuden*) rozpadać się **3.** popadać (**einem Laster** w nałóg)
verfänglich *adj* podstępny (*np.* pytanie)
verfassen *vt* z|redagować, na|pisać
Verfasser *m* **-s, -** autor *m*
Verfassung *f* **-, -en 1.** (*Grundgesetz*) konstytucja *f* **2.** *sing* stan *m*, kondycja *f*, forma *f*
Verfassungsgericht *n* **-(e)s** Trybunał Konstytucyjny
verfassungswidrig *adj* niezgodny z konstytucją
verfaulen *vi s* z|gnić
verfehlen *vt* chybi(a)ć (**das Ziel** celu); roz|mijać się (**j-n** z kimś); **den Weg ~** zabłądzić
verfilmen *vt* sfilmować, zekranizować
verflossen *adj* ubiegły, zeszły
verfluchen *vt* przekląć (**j-n** kogoś); przeklinać (**etw** coś); **verflucht (noch mal)!** do diabła!
verfolgen *vt* **1.** ścigać (przestępcę); (*bedrängen*) prześladować **2.** śledzić (*np.* wydarzenia); **ein Ziel ~** zmierzać do celu
Verfolger *m* **-s, -** prześladowca *m*
Verfolgung *f* **-, -en** pościg *m*; **die ~ aufnehmen** podjąć pościg
verfrüht *adj* przedwczesny
verfügbar *adj* będący do dyspozycji
verfügen I. *vt* zarządzać, nakaz(yw)ać **II.** *vi* rozporządzać, za|dysponować (**über etw** czymś)
Verfügung *f* **-, -en 1.** zarządzenie *n*, rozkaz *m* **2.** *sing* dysponowanie *n*; **ich stehe Ihnen zur ~** jestem do pana dyspozycji
verführen *vt* **1.** (*verlocken*) namawiać, nakłaniać, kusić **2.** uwodzić
verführerisch *adj* ponętny, uwodzicielski
vergammeln *vi s ugs.* popsuć się, spleśnieć
Vergangenheit *f* **-** przeszłość *f*; *gram.* czas przeszły
Vergaser *m* **-s, -** *mot.* gaźnik *m*
vergaß → **vergessen**
vergeben* *vt* **1.** (*verzeihen*) przebaczać (**j-m** komuś) **2.** roz|da(wa)ć (**Stipendien** stypendia)
vergeblich *adj* daremny, bezskuteczny
vergehen* *vi s* przechodzić, prze|mijać; **die Tage ~** dni mijają
Vergehen *n* **-s, -** przewinienie *n*, wykroczenie *n*, występek *m*
vergelten* *vt* odpłacać; **Gleiches mit Gleichem ~** odpłacać tym samym
Vergeltung *f* **-** odwet *m*, rewanż *m*
vergessen* *vt* zapominać (**etw** o czymś); **ich habe deine Adresse vergessen** zapomniałem twojego adresu
Vergessenheit *f* **-** zapomnienie *n*
vergesslich *adj* łatwo zapominający
vergeuden *vt* roz|trwonić, marnować
vergewissern, sich *vr* upewni(a)ć się (**eines Dinges** o czymś, co do czegoś)
vergießen* *vt* rozl(ew)ać; wylewać (łzy); przelewać (krew)
vergiften *vt* (*giftig machen*) zatruć; zatruć się; (*töten*) otruć
Vergiftung *f* **-, -en** zatrucie *n*; otrucie *n*
vergilben *vi s* pożółknąć, zżółknąć
Vergissmeinnicht *n* **-(e)s, -(e)** *bot.* niezapominajka *f*
vergisst → **vergessen**
Vergleich *m* **-(e)s, -e 1.** porównanie *n*; **im ~ zu j-m** w porównaniu z kimś **2.** *juris.* (*Vertrag*) ugoda *f*
vergleichbar *adj* porównywalny
vergleichen* *vt* porówn(yw)ać (**mit einer Sache** z czymś); **Preise ~** porównywać ceny; **einen Streit ~** załagodzić spór
Vergnügen *n* **-s, - 1.** *sing* przyjemność *f*; **mit wem habe ich das ~?** z kim mam przyjemność? **2.** (*Spaß*) rozrywka *f*, zabawa *f*; **viel ~!** wesołej zabawy!

vergnügen, sich *vr* bawić się, zabawiać się
vergnügt *adj* wesoły, pogodny
Vergnügungslokal *n* **-s, -e** lokal rozrywkowy
vergoldet *adj* pozłacany
vergraben* *vt* zakop(yw)ać
vergriffen *adj* wyczerpany (*o nakładzie książki*); wykupiony (*o towarze*)
vergrößern I. *vt* powiększać **II.** *vr* **sich ~** zwiększać się
Vergrößerung *f* **-, -en** powiększenie *n*, zwiększenie *n*
Vergrößerungsglas *n* **-es, ...gläser** szkło powiększające, lupa *f*
vergöttern *vt* ubóstwiać
vergreifen*, sich *vr* **1.** (*danebengreifen*) pomylić się, popełnić błąd **2.** (*sich etw aneignen*) przywłaszczyć sobie coś **3.** (*tätlich werden*) **sich an j-m ~** dopuścić się rękoczynów, uderzyć (kogoś)
Vergünstigung *f* **-, -en** przywilej *m*, ulga *f*
Vergütung *f* **-, -en** zapłata *f*; (*Entschädigung*) odszkodowanie *n*
verhaften *vt* za|aresztować
Verhaftung *f* **-, -en** aresztowanie *n*
verhageln *vi s* zniszczyć, wybić (*o gradzie*)
Verhalten *n* **-s** zachowanie się *n*, postawa *f*
verhalten*, sich *vr* zachow(yw)ać się; **die Sache verhält sich so** rzecz tak się przedstawia
Verhältnis *n* **-ses, -se 1.** stosunek *m*, proporcja *f*; **im ~ zu ...** w stosunku do ... **2.** (*persönliche Beziehung*) stosunek **3.** (*Liebesverhältnis*) romans *m*, przygoda miłosna **4.** *pl* (*Umstände*) warunki *mpl*, okoliczności *fpl*
verhältnismäßig *adv* stosunkowo, względnie, proporcjonalnie
verhandeln *vi* rokować, pertraktować (**mit j-m über etw** z kimś o coś)
Verhandlung *f* **-, -en 1.** *pl* rokowania *pl*, pertraktacje *pl* **2.** (*Gerichtssitzung*) rozprawa sądowa
verhängnisvoll *adj* fatalny; zgubny
verhasst *adj* znienawidzony
verheeren *vt* s|pustoszyć
verheimlichen *vt* zatajać, skrywać
verheiratet *adj* (*Mann*) żonaty; (*Frau*) zamężna, mężatka
verheißungsvoll *adj* obiecujący
verhelfen* *vi* dopomagać (**j-m zu einer Sache** komuś w czymś)
verhetzen *vt* podburzać, podżegać
verhexen *vt* zaczarować
verhindern *vt* przeszkodzić, uniemożliwić; zapobiec (**etw** czemuś)
verhöhnen *vt* wyszydzać
Verhör *n* **-(e)s, -e** przesłuchanie *n*
verhören I. *vt* przesłuch(iw)ać (*np.* świadka) **II.** *vr* **sich ~** przesłyszeć się
verhüllen *vt* zasłaniać, przesłaniać; *figur.* **eine verhüllte Drohung** ukryta groźba
verhungern *vi s* z|ginąć <umrzeć> z głodu
verhüten *vt* zapobiegać (czemuś); **ein Unglück ~** zapobiec nieszczęściu
Verhütungsmittel *n* **-s** *med.* środek antykoncepcyjny
verirren, sich *vr* zabłąkać się
verjagen *vt* przepędzać (*np.* ptaki)
verjähren *vi s* ulec przedawnieniu
verjubeln *vt ugs.* przepuścić, przeputać
verkappt *adj* zamaskowany, zawoalowany
verkatert *adj ugs.* skacowany
Verkauf *m* **-(e)s, Verkäufe** sprzedaż *f*; **zum ~** na sprzedaż
verkaufen *vt* sprzeda(wa)ć; **etw unter seinem Wert ~** sprzedać coś poniżej wartości
Verkäufer *m* **-s, -** sprzedawca *m*
Verkäuferin *f* **-, -nen** ekspedientka *f*, sprzedawczyni *f*
Verkehr *m* **-s 1.** ruch *m*, komunikacja *f*; **2.** (*Umgang*) obcowanie *n*, stosunki *mpl*; **den ~ mit j-m abbrechen** zerwać z kimś stosunki **3.** (*Geschlechtsverkehr*) stosunek *m*; **vorehelicher ~** stosunki przedmałżeńskie
verkehren *vi* **1.** kursować (*o środkach lokomocji*) **2.** bywać; **mit j-m ~** utrzymywać stosunki z kimś
Verkehrsampel *f* **-, -n** światło sygnalizacyjne
Verkehrsflugzeug *n* **-(e)s, -e** samolot komunikacyjny
Verkehrsmeldung *f* **-, -en** (radiowy) komunikat o sytuacji na drogach
Verkehrsmittel *n* **-s, -** środek lokomocji
Verkehrsordnung *f* **-** przepisy ruchu drogowego, regulamin ruchu
Verkehrspolizei *f* **-** policja drogowa
Verkehrsstau *m* **-s, -s** *ugs.* korek *m*
Verkehrsunfall *m* **-(e)s, ...unfälle** wypadek drogowy
Verkehrswesen *n* **-s** komunikacja *f*
Verkehrszeichen *n* **-s, -** znak drogowy
verkehrt *adj* **1.** odwrócony, odwrotny **2.** (*falsch*) zły; niewłaściwy

verklagen *vt* zaskarżyć
verkleiden *vt* przeb(ie)rać (**als** za kogoś)
verkleinern *vt* zmniejszać (**sich** się)
verknallen, sich *vr ugs.* zakochać się
verknüpfen *vt* z|wiązać; połączyć (**mit einer Sache** z czymś)
verkommen[*1] *vi s* marnieć, podupadać; staczać się; niszczeć
verkommen[2] *adj* podupadły
verkorken *vt* zakorkować
verkörpern *vt* uosabiać, personifikować
Verkörperung *f* **-, -en** uosobienie *n*, wcielenie *n*
verkriechen[*]**, sich** *vr* schować się, zaszyć się, ukrywać się
verkürzen *vt* skracać; **verkürzte Arbeitszeit** skrócony czas pracy
verladen[*] *vt* załadow(yw)ać (towa-ry)
Verlag *m* **-(e)s, -e** wydawnictwo *n*
verlangen *vt* za|żądać, wymagać (czegoś)
Verlangen *n* **-s, -** pragnienie *n*, życzenie *n*, pożądanie *n*
verlängern *vt* przedłużać; **den Pass ~ lassen** przedłużyć paszport
Verlängerung *f* **-, -en** przedłużenie *n*
Verlängerungsschnur *f* **-, ...schnüre** *el.* przedłużacz *m*
verlangsamen *vt* zwolnić (tempo)
Verlass *m*: **auf j-n ist (kein) ~** na kimś (nie) można polegać
verlassen[*] **I.** *vt* opuszczać; zostawić **II.** *vr* **sich ~** polegać (**auf j-n** na kimś), zda(wa)ć się (na kogoś)
verlässlich *adj* pewny, godny zaufania
Verlauf *m* **-(e)s, Verläufe** przebieg *m*; **nach ~ von ...** po upływie ...
verlaufen[*] **I.** *vi s* **1.** (*ablaufen*) upływać, mijać, przebiegać **2.** (*in eine Richtung führen*) przechodzić, przebiegać, prowadzić **II.** *vr* **sich ~** zabłądzić
verlaust *adj* zawsony
verlauten *vi s*: **es verlautet, dass ...** mówi się, że ...
verlegen[1] *vt* **1.** zarzucać, zapodzi(ew)ać (*np.* klucz) **2.** (*verschieben*) przesunąć, przełożyć **3.** przenosić (**in eine andere Stadt** do innego miasta) **4.** (*versperren*) zagradzać, blokować; **den Weg ~** zagradzać drogę **5.** (*veröffentlichen*) wyda(wa)ć, publikować
verlegen[2] *adj* zakłopotany; **~ werden** zmieszać się
Verlegenheit *f* **-, -en 1.** kłopot *m* **2.** *sing* zakłopotanie *n*, zmieszanie *n*
Verleger *m* **-s, -** wydawca *m*
Verleih *m* **-(e)s, -e** wypożyczalnia *f*
verleihen[*] *vt* **1.** wy|pożyczać (*np.* samochody) **2.** (*überreichen*) nada(wa)ć (*np.* odznaczenie)
verleiten *vt* namawiać (**zu einer Sache** do czegoś)
verlernen *vt* zapominać (coś); s|tracić wprawę (w czymś)
verletzen I. *vt* z|ranić, s|kaleczyć; naruszać (**Vorschriften** przepisy); *figur.* ranić, obrażać **II.** *vr* **sich ~** zranić się, skaleczyć się
Verletzte(r) *f, m* **-n, -n** ranny *m*, ranna *f*
Verletzung *f* **-, -en** skaleczenie *n*, rana *f*; (*einer Vorschrift*) naruszenie *n*; *figur.* zranienie *n*
verleugnen *vt* wypierać się, wyprzeć się (**j-n** kogoś, **etw** czegoś); zaprzeczać (**etw** czemuś)
verleumden *vt* oczerni(a)ć, obmawiać, szkalować
verlieben, sich *vr* zakochać się (**in j-n** w kimś)
Verliebte(r) *f, m* **-n, -n** zakochany *m*, zakochana *f*
verlieren[*] *vi, vt* **1.** zgubić; stracić; **seine Stellung ~** utracić stanowisko; **die Geduld ~** stracić cierpliwość **2. an Wert ~** tracić na wartości; **an Gewicht ~** tracić na wadze **3.** (*besiegt werden*) przegrać (*np.* wojnę); **eine Wette ~** przegrać zakład
verloben, sich *vr* zaręczyć się
Verlobte(r) *f, m* **-n, -n** narzeczony *m*, narzeczona *f*
Verlobung *f* **-, -en** zaręczyny *n*
verlocken *vt* nęcić
verlogen *adj* zakłamany; kłamliwy
Verlogenheit *f* **-, -en** zakłamanie *n*
verlor → **verlieren**
verloren *adj* **1.** stracony, utracony **2.** zgubiony; **~ gehen** zginąć, zgubić się
verlosen *vt* rozlosować
Verlust *m* **-(e)s, -e** strata *f*, utrata *f*; (*im Spiel*) przegrana *f*
vermachen *vt* zapisać w testamencie; *figur.* podarować
Vermächtnis *n* **-ses, -se** zapis *m*, testament *m*
vermählen, sich *vr* poślubić (**mit j-m** kogoś)
vermehren I. *vt* mnożyć, pomnażać, powiększać **II.** *vr* **sich ~ 1.** mnożyć się, wzrastać **2.** rozmnażać się

Vermehrung *f* **-, -en** rozmnażanie (się) *n*, pomnażanie *n*
vermeiden* *vt* unikać (**etw** czegoś)
vermeintlich *adj* rzekomy
Vermerk *m* **-(e)s, -e** zapisek urzędowy
vermieten *vt* wynajmować; **j-m** <**an j-n**> **etw ~** wynająć coś komuś; **Zimmer zu ~** pokój do wynajęcia
Vermieter *m* **-s, -** wynajmujący *m*
vermindern I. *vt* zmniejszać **II.** *vr* **sich ~** zmniejszać się
vermischen *vt* z|mieszać, wymieszać (**etw mit einer Sache** coś z czymś)
vermissen *vt* odczuwać brak <nieobecność> (**j-n** kogoś, **etw** czegoś); zauważyć brak czegoś
Vermisste(r) *f*, *m* **-n, -n** zaginiony *m*, zaginiona *f*
vermitteln I. *vt* pośredniczyć (w czymś); **j-m etw ~** wystarać się komuś o coś; **j-m Arbeit ~** pomóc komuś w znalezieniu pracy **II.** *vi* pośredniczyć (**in einer Sache** w czymś), interweniować
Vermittler *m* **-s, -** pośrednik *m*
Vermittlung *f* **-, -en 1.** pośrednictwo *n* **2.** centrala telefoniczna
vermögen* *vt* **1.** móc, umieć, potrafić (*mit Infinitiv mit* **zu**) **2.** (*erreichen*) osiągnąć, zdziałać
Vermögen *n* **-s, -** majątek *m*; **sein ganzes ~ verlieren** stracić cały majątek
vermögend *adj* majętny
vermuten *vt* domyślać się (czegoś), przypuszczać
vermutlich *adv* przypuszczalnie
Vermutung *f* **-, -en** domysł *m*, przypuszczenie *n*
vernachlässigen *vt* zaniedb(yw)ać; **die Schule ~** zaniedbywać naukę (szkolną)
vernageln *vt* zabić gwoździami
vernarben *vi s* zabliźnić się (*o ranie*)
vernehmen* *vt* **1.** u|słyszeć (**Hilferufe** wołania o pomoc) **2.** (*erfahren*) dowiedzieć się (o czymś) **3.** (*verhören*) przesłuch(iw)ać
verneigen, sich *vr* ukłonić się, skłonić się (**vor j-m** komuś)
verneinen *vt* przeczyć, zaprzeczać (**etw** czemuś)
Verneinung *f* **-, -en** zaprzeczenie *n*
vernichten *vt* z|niszczyć
Vernunft *f* **-** rozsądek *m*, rozum *m*
vernünftig *adj* rozsądny, rozumny; **sei doch ~!** bądź rozsądny!
verödet *adj* opustoszały
veröffentlichen *vt* o|publikować, wydać drukiem; ogłaszać
Veröffentlichung *f* **-, -en** opublikowanie *n*, podanie do wiadomości; publikacja *f*, wydawnictwo *n*
verordnen *vt med.* przepis(yw)ać, zalecać; zarządzać
Verordnung *f* **-, -en** *med.* zalecenie *n*; zarządzenie *n*, rozporządzenie *n*
verpachten *vt* wydzierżawi(a)ć
verpacken *vt* za|pakować
Verpackung *f* **-, -en 1.** *sing* pakowanie *n* **2.** opakowanie *n*
verpassen *vt* **1.** spóźnić się, nie zdążyć; **den Zug ~** spóźnić się na pociąg **2.** przegapić, nie wykorzystać
verpesten *vt* zatruwać, zanieczyszczać; **die Luft ~** zanieczyszczać powietrze
verpflanzen *vt* przesadzić (*np.* krzew); *med.* przeszczepić
Verpflegung *f* **-** zaopatrzenie *n* (w żywność); (*Ernährung*) wyżywienie *n*, jedzenie *n*
verpflichten I. *vt* **1.** zobowiąz(yw)ać (**j-n zu einer Sache** kogoś do czegoś) **2.** angażować; **j-n als Trainer ~** zaangażować kogoś jako trenera **II.** *vr* **sich ~ 1.** zobowiązać się **2.** zaangażować się, zatrudnić się
Verpflichtung *f* **-, -en** zobowiązanie *n*, obowiązek *m*
verpfuschen *vt* s|partaczyć (pracę)
verplappern, sich *vr* wygadać się, wypaplać
Verputz *m* **-es** tynk *m*
Verrat *m* **-(e)s** zdrada *f*
verraten* *vt* zdradzać (tajemnicę); **j-n ~** zdradzić kogoś, sprzeniewierzyć się komuś
Verräter *m* **-s, -** zdrajca *m*
verräterisch *adj* zdradziecki
verrechnen I. *vt* rozliczać **II.** *vr* **sich ~ 1.** (*falsch rechnen*) pomylić się w liczeniu **2.** (*sich täuschen*) przeliczyć się
Verrechnung *f* **-, -en** zarachowanie *n*, rozliczenie *n*
verregnet *adj* zamoknięty
verreisen *vi s* wyjeżdżać (w podróż)
verrenken *vt* zwichnąć; **sich den Arm ~** zwichnąć sobie ramię
Verrenkung *f* **-, -en** zwichnięcie *n*
verrichten *vt* wykon(yw)ać (swój obowiązek); załatwi(a)ć
verriegeln *vt* zaryglować (drzwi)
verringern *vt* zmniejszać (prędkość)

verrohen *vi s* stać się brutalnym, zdziczeć
verrosten *vi s* za|rdzewieć
verrückt *adj* zwariowany; **~ werden** zwariować
Verrückte(r) *f, m* **-n, -n** szaleniec *m*, wariat *m*, wariatka *f*
Verrücktheit *f* **-, -en 1.** *sing* szaleństwo *n*, obłęd *m* **2.** wariactwo *n*, bzik *m*
verrußt *adj* zanieczyszczony sadzą
Vers [fɛrs] *m* **-es, -e 1.** wiersz *m*, wers *m* **2.** strofa *f*
versagen I. *vt* odmawiać **II.** *vi* (*an etw scheitern*) zawodzić; (*aufhören zu funktionieren*) odmawiać posłuszeństwa (*np.* hamulce)
versalzen* **I.** *vt* przesolić; **sie hat die Kartoffeln ~** przesoliła kartofle **II.** *vi s* (**versalzt**) ulegać zasoleniu
versammeln I. *vt* z|gromadzić, zbierać **II.** *vr* **sich ~** zebrać się, zgromadzić się
Versammlung *f* **-, -en** zebranie *n*, zgromadzenie *n*
Versand *m* **-(e)s 1.** wysyłka *f* **2.** spedycja *f* (*dział*)
versaufen* *vt ugs.* przepić (**sein Geld** pieniądze)
versäumen *vt* opuszczać (**den Unterricht** lekcje); przegapić, przepuścić (**eine Gelegenheit** okazję); **den Zug ~** spóźnić się na pociąg
verschaffen *vt* wy|starać się (o coś), załatwić; zapewnić (**sich etw** sobie coś)
verschärfen *vt* zaostrzyć (**sich** się)
verschenken *vt* rozdawać
verscheuchen *vt* przepędzić, przepłoszyć; *figur.* odpędzić
verschicken *vt* wys(y)łać, rozsyłać
verschieben* **I.** *vt* **1.** przesuwać (*np.* meble) **2.** (*zeitlich*) przesuwać, przekładać; **bis auf …** odraczać (aż) do … **II.** *vr* **sich ~** przesuwać się
verschieden *adj* **1.** (*unterschiedlich*) różny; odmienny **2.** (*mehrere, manche*) różny, rozmaity; **es gibt ~e Gründe für …** są różne przyczyny …
verschiedenartig *adj* różnorodny
Verschiedenheit *f* **-, -en** różnorodność *f*
verschimmeln *vi s* za|pleśnieć
verschlafen[1*] *vi, vt* zaspać; przespać
verschlafen[2] *adj* zaspany
Verschlag *m* **-(e)s, Verschläge** przepierzenie *n*
verschlechtern I. *vt* pogarszać **II.** *vr* **sich ~** pogarszać się (*np.* zdrowie)
Verschlechterung *f* **-, -en** pogorszenie *n*
verschleißen *vi, vt* zużywać (się), niszczyć (się)
verschleppen *vt* **1.** deportować, wywozić **2.** (*verzögern*) przewlekać, przeciągać
Verschleppung *f* **-, -en** deportacja *f*
verschließen* *vt* **1.** (*abschließen*) zamykać; **das Haus ~** zamknąć dom **2.** (*wegschließen*) zamknąć, schować
verschlimmern, sich *vr* pogarszać się
verschlingen* *vt* pożerać, pożreć; pochłaniać (**das Buch** książkę)
verschlossen → **verschließen**; *adj figur.* zamknięty, skryty
verschlucken I. *vt* połykać (**eine Tablette** tabletkę) **II.** *vr* **sich ~** zakrztusić się
Verschluss *m* **-es, Verschlüsse** zamek *m*; zapięcie *n*; zamknięcie *n*; **unter ~** pod kluczem
verschmelzen *vt* **1.** stapiać **2.** (*vereinigen*) połączyć
verschmutzen *vt* zanieczyszczać
verschnaufen *vi* odsapnąć, odetchnąć
verschneit *adj* zaśnieżony
verschnupft *adj* zakatarzony
verschollen *adj* zaginiony
verschonen *vt* oszczędzić
verschönern *vt* upiększać
verschreiben* *vt*: **ein Medikament ~** zapis(yw)ać lekarstwo
verschreibungspflichtig *adj* tylko na receptę
verschrotten *vt* złomować
verschüchtert *adj* onieśmielony, zastraszony
verschulden I. *vt* zawinić, spowodować (**einen Unfall** wypadek) **II.** *vr* **sich ~** zadłużyć się
verschütten *vt* rozsyp(yw)ać; (*vergießen*) rozl(ew)ać (*np.* mleko); zasyp(yw)ać (**einen Graben** rów)
verschweigen* *vt* zatajać (**j-m etw** coś przed kimś); przemilczeć
verschwenden *vt* trwonić, marnować
Verschwendung *f* **-, -en** marnotrawstwo *n*, rozrzutność *f*
verschwiegen → **verschweigen**; *adj* dyskretny
verschwinden* *vi s* znikać, ginąć; **mein Geld war verschwunden** zginęły mi pieniądze; *ugs.* **verschwinde!** zjeżdżaj!
Verschwörung *f* **-, -en** spisek *m*
versehen* *vt* zaopatrywać (**mit einer Sache** w coś)

Versehen *n* **-s, -** przeoczenie *n*, pomyłka *f*; **aus ~** przez pomyłkę
versehentlich *adv* omyłkowo
versenden* *vt* rozsyłać; wys(y)łać
versenken I. *vt* zatapiać (**ein Schiff** okręt) **II.** *vr* **sich ~** pogrążać się, zatopić się
versetzen I. *vt* **1.** przenosić; przsadzać (**Pflanzen** rośliny) **2.** przenosić służbowo; promować (**Schüler** uczniów) **3. j-m einen Schlag ~** uderzyć kogoś **II.** *vr* **sich ~** wejść, wczuć się
versichern *vt* **1.** zapewni(a)ć (**j-m** kogoś) **2.** ubezpieczać (**gegen etw** od czegoś)
Versicherung *f* **-, -en 1.** zapewnienie *n* **2.** ubezpieczenie *n* (**gegen etw** od czegoś); towarzystwo ubezpieczeniowe
Versicherungsbeitrag *m* **-(e)s, ...beiträge** składka ubezpieczeniowa
Versicherungsgesellschaft *f* **-, -en** zakład ubezpieczeń, towarzystwo ubezpieczeniowe
versiegeln *vt* za|pieczętować, opieczętować
versinken* *vi s* za|tonąć (**im Meer** w morzu); pogrążać się (**in einer Sache** w czymś)
versöhnen, sich *vr* po|godzić się (**mit j-m** z kimś), pojednać się
versorgen *vt* **1.** zaopatrywać (**mit einer Sache** w coś), dostarczać **2.** zajmować się, opiekować się (**j-n** kimś)
Versorgung *f* **-** zaopatrywanie *n*, zaopatrzenie *n*
verspäten, sich *vr* spóźni(a)ć się
Verspätung *f* **-, -en** opóźnienie *n*, spóźnienie *n*
versperren *vt* zagradzać, tarasować (*np.* wjazd)
verspielen *vt*, *vi* (*verlieren*) przegr(yw)ać
verspotten *vt* wyśmi(ew)ać (**j-n** kogoś, **etw** coś); drwić (z kogoś, czegoś)
versprechen* **I.** *vt* obiec(yw)ać; zapowiadać **II.** *vr* **sich ~** przejęzyczyć się
Versprechen *n* **-s, -** obietnica *f*; **ein ~ erfüllen** spełnić obietnicę
verspüren *vt* odczu(wa)ć
verstaatlichen *vt* upaństwowić
Verstand *m* **-(e)s** rozum *m*; (*Vernunft*) rozsądek *m*; **wenig ~ haben** mieć mało rozumu; **bei ~** przy zdrowych zmysłach; **mit ~** ze zrozumieniem
verständig *adj* rozsądny, rozumny
verständigen I. *vt* zawiadamiać **II.** *vr* **sich ~ 1.** porozumie(wa)ć się (**auf Englisch** po angielsku) **2.** dojść do porozumienia, porozumieć się (**mit j-m über etw** z kimś w jakiejś sprawie)
Verständigung *f* **- 1.** powiadomienie *n*, zawiadomienie *n* **2.** porozumienie (się) *n*
verständlich *adj* zrozumiały; **sich ~ ausdrücken** wyrażać się zrozumiale
Verständnis *n* **-ses, -se** zrozumienie *n* (**für etw** dla czegoś)
verständnisvoll *adj* wyrozumiały, rozumiejący
verstärken *vt* wzmacniać; spotęgować, zwiększyć
Verstärker *m* **-s, -** *techn.* wzmacniacz *m*
verstauchen *vt* zwichnąć (**sich etw** sobie coś)
Versteck *n* **-(e)s, -e** kryjówka *f*
verstecken I. *vt* s|chować, s|kryć (**vor j-m** przed kimś); **das Geld ~** schować pieniądze **II.** *vr* **sich ~** s|chować się, s|kryć się
Verstecken *n* **-s** zabawa w chowanego
verstehen* **I.** *vt* **1.** z|rozumieć; pojąć; **kein Wort ~** nie rozumieć ani słowa; **verstanden?** zrozumiano? **2.** (*können*) umieć, potrafić; **sein Handwerk ~** znać się na swoim fachu **II.** *vr* **sich ~ 1.** znać się (**auf etw** na czymś) **2.** rozumieć się (**mit j-m** z kimś)
versteigern *vt* sprzeda(wa)ć na licytacji
Versteigerung *f* **-, -en** licytacja *f*
verstellbar *adj* ruchomy, przestawialny
verstellen I. *vt* **1.** przestawić, inaczej ustawić **2.** zastawiać; tarasować; **den Weg ~** zatarasować drogę **II.** *vr* **sich ~** udawać, maskować się
verstimmen *vt* **1.** rozstroić (**ein Instrument** instrument) **2.** rozdrażnić, wprawić w zły humor; **über etw verstimmt sein** być w złym humorze z jakiegoś powodu
verstohlen *adj* ukradkowy
verstopfen *vt* zat(y)kać (**eine Öffnung** otwór)
Verstopfung *f* **-, -en 1.** zatkanie *n* **2.** *med.* obstrukcja *f*, zaparcie *n*
Verstorbene(r) *f*, *m* **-n, -n** zmarły *m*, zmarła *f*
verstoßen* **I.** *vi* wykraczać (**gegen etw** przeciw czemuś), naruszać (coś) **II.** *vt* odrzucić (**ein Kind** dziecko), wyrzec się
verstreichen* **I.** *vt* rozsmarować, rozprowadzić (**die Farbe** farbę) **II.** *vi s* mijać, upływać
verstümmeln *vt* okaleczać; *figur.* zniekształcać

verstummen *vi s* oniemieć; *figur.* zamilknąć
Versuch *m* **-(e)s, -e** próba *f*; (*Experiment*) doświadczenie *n*
versuchen *vt* **1.** próbować **2.** próbować, s|kosztować; **versuch mal den Wein!** spróbuj tego wina **3.** *geho.* (*verführen*) wodzić na pokuszenie
Versuchung *f* **-, -en** pokusa *f*
vertagen *vt* odraczać (konferencję)
vertauschen *vt* zamieni(a)ć, wziąć omyłkowo
verteidigen *vt* o|bronić; *sport.* **seinen Titel ~** bronić tytułu
Verteidiger *m* **-s, -** obrońca *m* (*o. juris.*, *sport.*)
Verteidigung *f* **-, -en** obrona *f*; *sport.* **in der ~ spielen** grać na obronie
Verteidigungsminister *m* **-s, -** minister obrony
verteilen *vt* rozda(wa)ć (**an j-n** komuś); rozkładać, rozdzielać
Verteilung *f* **-, -en** rozdawanie *n*, podział *m*; dystrybucja *f*
vertiefen I. *vt* pogłębiać **II.** *vr* **sich ~ 1.** (*stärker werden*) pogłębiać się **2.** zagłębiać się, pogrążać się (**ins Gespräch** w rozmowie)
vertikal *adj* pionowy, prostopadły
vertilgen *vt* wy|tępić, z|niszczyć (**Ungeziefer** robactwo)
Vertrag *m* **-(e)s, Verträge** układ *m*, umowa *f*; **einen ~ schließen** zawrzeć układ
vertragen* **I.** *vt* znosić; tolerować **II.** *vr* **sich ~** żyć w zgodzie; zgadzać się (**mit j-m** z kimś)
vertraglich *adj* zgodny z umową, umowny
verträglich *adj* **1.** dobrze przyswajalny **2.** zgodny (**ein Mensch** człowiek)
vertrauen *vi* za|ufać, dowierzać (**j-m** komuś)
Vertrauen *n* **-s** zaufanie *n* (**zu j-m** do kogoś)
vertraulich *adj* poufny
vertraut *adj* **1.** zaufany, bliski (przyjaciel) **2.** znany, bliski; **die ~e Umgebung** znajome otocze-nie **3.** obeznany (**mit einer Sache** z czymś)
vertreiben* *vt* **1.** wypędzać; rozpędzać, przepędzać **2.** (*im Großen verkaufen*) prowadzić sprzedaż, handlować (hurtowo) **3.** **sich die Zeit mit einer Sache ~** spędzać czas na czymś
vertreten* *vt* zastępować (**j-n** kogoś); reprezentować (**j-s Interessen** czyjeś interesy)
Vertreter *m* **-s, - 1.** zastępca *m* **2.** przedstawiciel *m*, reprezentant *m* **3.** (*Handelsvertreter*) przedstawiciel handlowy
Vertretung *f* **-, -en 1.** zastępstwo *n* **2.** przedstawicielstwo *n*
Vertrieb *m* **-(e)s, -e** sprzedaż *f*, handel *m* (hurtowy); dystrybucja *f*
Vertriebene(r) *f*, *m* **-n, -n** wygnaniec *m*, wygnanka *f*, wypędzony *m*, wypędzona *f*
vertrocknen *vi s* uschnąć, wyschnąć
verüben *vt* popełni(a)ć (*np.* przestępstwo)
verunglücken *vi s* ulec (nieszczęśliwemu) wypadkowi; **tödlich ~** zginąć w wypadku
Verunglückte(r) *f*, *m* **-n, -n** ofiara wypadku
verunreinigen *vt* za|brudzić; zanieczyszczać
verunsichern *vt* zaniepokoić
verunstalten *vt* oszpecić, szpecić
veruntreuen *vt* sprzeniewierzać, z|defraudować
verursachen *vt* s|powodować
verurteilen *vt* skaz(yw)ać (**j-n zu einer Haftstrafe** kogoś na karę więzienia); (*verdammen*) potępi(a)ć
Verurteilung *f* **-, -en** skazanie *n*, osądzenie *n*; potępienie *n*
vervielfachen *vt* zwielokrotnić, powiększyć, pomnożyć
vervielfältigen *vt* powielać, kopiować
vervollkommnen *vt* udoskonalać, doskonalić, wydoskonalić
vervollständigen *vt* uzupełni(a)ć (*np.* zbiór)
verwackelt *adj fot.* poruszony
verwahrlosen *vi s* **1.** ulec zaniedbaniu **2.** (*herunterkommen*) stoczyć się
verwaist *adj* osierocony
verwalten *vt* zarządzać, administrować (czymś)
Verwalter *m* **-s, -** zarządca *m*, administrator *m*
Verwaltung *f* **-, -en** administracja *f*, zarządzanie *n*
verwandeln *vt* **1.** (*völlig verändern*) zmienić, odmienić **2.** przemieni(a)ć (**in etw** w coś)
verwandt *adj* spokrewniony, krewny; **mit j-m nahe ~ sein** być z kimś blisko spokrewnionym
Verwandte(r) *f*, *m* **-n, -n** krewny *m*, krewna *f*

Verwandtschaft *f* **-, -en** pokrewieństwo *n*; krewni *mpl*
verwarnen *vt* upomnieć, udzielić upomnienia
Verwarnung *f* **-, -en** upomnienie *n*; **j-m eine ~ erteilen** udzielić komuś upomnienia
verwechseln *vt* zamieni(a)ć, pomylić (**j-n mit j-m** kogoś z kimś)
verwegen *adj* śmiały, zuchwały
verwehen *vt* zawiać, zasyp(yw)ać
verweigern *vt* odmawiać (**j-m etw** komuś czegoś)
verweint *adj* zapłakany
Verweis *m* **-es, -e 1.** nagana *f* **2.** (*Hinweis*) odsyłacz *m*
verwelken *vi s* z|więdnąć
verwenden* *vt* uży(wa)ć (**zu einer Sache** do czegoś)
Verwendung *f* **-, -en** użycie *n*; **~ finden** mieć zastosowanie
verwerten *vt* z|użytkować, wykorzystać
verwickeln I. *vt* za|plątać, poplątać **II.** *vr* **sich ~** poplątać się, zaplątać się
verwildern *vi s* zdziczeć (*np.* rośliny)
verwirklichen *vt* urzeczywistni(a)ć, z|realizować
verwirren *vt* **1.** po|plątać; z|wichrzyć (**Haare** włosy) **2.** zbić z tropu, zmieszać (**j-n** kogoś)
verwischen *vt* **1.** zamaz(yw)ać **2.** (*beseitigen*) zacierać; **alle Spuren ~** zatrzeć wszystkie ślady
verwitwet *adj* owdowiały
verwöhnen *vt* rozpieszczać; spełniać każde życzenie
verwöhnt *adj* rozpieszczony; wybredny
verworren *adj* zawiły, zagmatwany
verwunden *vt* ranić; **j-n schwer ~** ciężko kogoś ranić
verwundern *vt* zadziwi(a)ć
verwüsten *vt* s|pustoszyć
verzaubern *vt* zaczarować; oczarować
verzehren *vt* **1.** spoż(yw)ać, z|jeść **2.** zniszczyć, *figur.* s|trawić
Verzeichnis *n* **-ses, -se** spis *m*, wykaz *n*
verzeihen* *vt* przebaczać, wybaczać; **~ Sie bitte!** przepraszam!
Verzeihung *f* **-** przebaczenie *n*, wybaczenie *n*; **~!** przepraszam!
Verzicht *m* **-(e)s, -e** zrzeczenie się *n* (**auf etw** czegoś); rezygnacja *f*
verzichten *vi* zrzekać się (**auf etw** czegoś); z|rezygnować (z czegoś)
verzieh → **verzeihen**
verziehen* **I.** *vt* wykrzywi(a)ć (*np.* twarz) **II.** *vi s* przeprowadzać się (*używane tylko w perfekcie*); **er ist nach Hamburg verzogen** przeprowadził się do Hamburga **III.** *vr* **sich ~ 1.** paczyć się (ramy okienne) **2.** rozchodzić się (*o burzy, mgle*)
Verzierung *f* **-, -en** ozdoba *f*
verzinsen *vt* oprocentować
Verzinsung *f* **-, -en** oprocentowanie *n*
verzögern *vt* opóźni(a)ć, odwlekać
verzollen *vt* o|clić; **haben Sie etwas zu ~?** czy ma pan(i) coś do oclenia?
Verzug *m* **-(e)s** zwłoka *f*, opóźnienie *n*; **ohne ~** bez zwłoki
verzweifeln *vi h, s* **1.** rozpaczać **2.** z|wątpić (**an einer Sache** w coś)
verzweifelt *adj* (*aussichtslos*) beznadziejny, rozpaczliwy
Verzweiflung *f* **-, -en** zwątpienie *n*; rozpacz *f*; **in ~ geraten** wpaść w rozpacz
Vetter *m* **-s, -n** kuzyn *m*
Viadukt *m, n* **-(e)s, -e** wiadukt *m*
Video *n* **-s, -s** *ugs.* wideo *n*
Videoaufzeichnung *f* **-, -en** nagranie wideo
Videoband *n* **-(e)s, ...bänder** taśma wideo
Videoclip *m* **-s, -s** wideoklip *m*
Videokamera *f* **-, -s** kamera wideo
Videokassette *f* **-, -n** wideokaseta *f*
Videorekorder *m* **-s, -** magnetowid *m*
Videothek *f* **-, -en 1.** wideoteka *f* **2.** wypożyczalnia kaset wideo
Videotext *m* **-(e)s, -e** teletekst *m*, telegazeta *f*
Vieh *n* **-(e)s** bydło *pl*; **~ züchten** hodować bydło
Viehzucht *f* **-** hodowla bydła
viel I. *adj* dużo, wiele; **~e Leute** wiele ludzi; **wie ~e?** ilu?; **so ~e** tylu; **mit ~er Mühe** z wielkim trudem; **die ~en Sorgen** liczne troski; **~en Dank!** bardzo dziękuję!; **~ Vergnügen!** dobrej zabawy! **II.** *adv* **1.** (*immer wieder*) dużo, często; **~ verreisen** dużo podróżować **2.** dużo, bardzo; **so ~** tyle; **wie ~** ile?; **zu ~** za wiele, za dużo
vielerlei *adj* wieloraki
vielfach *adj* wielokrotny; (*häufig*) częsty
vielfältig *adj* różnorodny
vielleicht *adv* może; **~ kommst du heute Abend?** może przyjdziesz dziś wieczorem?
vielmehr *adv* raczej, właściwie
vielseitig *adj* wielostronny

vier *num* cztery; **halb ~** wpół do czwartej; *ugs.* **auf allen ~en** na czworakach
Viereck *n* **-(e)s, -e** czworobok *m*
viereckig *adj* czworokątny
vierfach *adj* czworaki, poczwórny
vierhändig *adj mus.* na cztery ręce; **~ spielen** grać na cztery ręce
vierhundert *num* czterysta
viermal *adv* cztery razy
vierspurig *adj* czteropasmowy
viert: **zu ~** w czwórkę
Viertaktmotor *m* **-s, -en** silnik czterosuwowy
vierte *num* czwarty
Viertel *n* **-s, - 1.** jedna czwarta; ćwierć *f*; **ein ~ Wein** ćwierć litra wina **2.** kwadrans *m*; **es ist ein ~ nach drei** jest kwadrans po trzeciej; **ein ~ vor vier** za kwadrans czwarta **3.** (*Mond*) kwadra *f* **4.** (*Stadtteil*) dzielnica *f* (*miasta*)
Viertelfinale *n* **-s, -** *o.* **-s** *sport.* ćwierćfinał *m*
Vierteljahr *n* **-(e)s, -e** kwartał *m*
Viertelliter *m*, *n* **-s, -** ćwierć litra
Viertelstunde *f* **-, -n** kwadrans *m*
viertens *adv* po czwarte
viertürig *adj* czterodrzwiowy; **ein ~es Auto** czterodrzwiowy samochód
vierzehn *num* czternaście; **in ~ Tagen** za dwa tygodnie
vierzehnte *num* czternasty
vierzigste *num* czterdziesty
vierzig *num* czterdzieści
Villa *f* **-, Villen** willa *f*
violett *adj* fioletowy
Violine *f* **-, -n** skrzypce *n*
Viper *f* **-, -n** żmija *f*
virtuell *adj* wirtualny
Virus *n*, *m* **-, Viren** wirus *m*
Visitenkarte *f* **-, -n** wizytówka *f*
Visum *n* **-s, Visen** *o.* **Visa** wiza *f*
Vitrine *f* **-, -n** gablotka *f*
Vizepräsident ['fiːtsəprɛzɪdɛnt] *m* **-en, -en** wiceprezydent *m*, wiceprezes *m*
Vogel *m* **-s, Vögel** ptak *m*; *ugs.* **einen ~ haben** mieć fioła
Vogelbeerbaum *m* **-(e)s, ...bäume** jarzębina *f* (*drzewo*)
Vogelscheuche *f* **-, -n** strach na wróble
Vokabel *f* **-, -n** słówko *n*; **~n lernen** uczyć się słówek
Vokal *m* **-s, -e** samogłoska *f*
Volk *n* **-(e)s, Völker 1.** (*Nation*) naród *m* **2.** *sing* (*Volksmasse*) lud **3.** *sing ugs.* (*Menschen, Menge*) ludzie *pl*, tłum *m*
Völkerkunde *f* **-** etnografia *f*
Völkerrecht *n* **-(e)s** prawo międzynarodowe
Volksabstimmung *f* **-, -en** referendum *n*
Volkskunst *f* **-** sztuka ludowa
Volkstracht *f* **-, -en** strój ludowy
volkstümlich *adj* **1.** ludowy, rodzimy; **ein ~er Brauch** zwyczaj ludowy **2.** (*beliebt*) popularny
Volkswirtschaft *f* **-** gospodarka narodowa
Volkszählung *f* **-, -en** spis ludności
voll *adj* pełny, pełen; (*ganz*) cały, całkowity; **~e drei Stunden** bite trzy godziny; **~ gestopft** zatłoczony, przepełniony; **~ machen** napełniać; **~ tanken** zatankować do pełna
vollbringen* *vt* dokon(yw)ać (czegoś)
vollenden *vt* do|kończyć
vollendet *adj* skończony; (*vortrefflich*) doskonały; mistrzowski; **~e Tatsachen** fakty dokonane
vollends *adv* zupełnie, całkiem
Volleyball ['vɔlibɔːl] *m* **-(e)s** siatkówka *f*
völlig *adj* zupełny, całkowity
volljährig *adj* pełnoletni; **~ werden** stać się pełnoletnim
vollkommen *adj* skończony, doskonały; (*ganz*) zupełny, całkowity; **ein ~er Sieg** całkowite zwycięstwo
Vollkornbrot *n* **-(e)s, -e** chleb pełnoziarnisty
Vollmacht *f* **-, -en** pełnomocnictwo *n*, upoważnienie *n*
Vollmond *m* **-(e)s** pełnia *f* (Księżyca) *f*
Vollpension *f* **-** mieszkanie <zakwaterowanie> z pełnym utrzymaniem
vollständig *adj* kompletny; zupełny, całkowity
vollstrecken *vt* wykon(yw)ać (**ein Urteil** wyrok); *sport.* **einen Strafstoß ~** wykonać rzut karny
Vollversammlung *f* **-, -en** zebranie <zgromadzenie> plenarne
vollwertig *adj* pełnowartościowy
vollzählig *adj* kompletny; **wir sind schon ~** jesteśmy już w komplecie
vollziehen* **I.** *vt* wykon(yw)ać (rozkaz); dokon(yw)ać, przeprowadzać **II.** *vr* **sich ~** dokon(yw)ać się, zachodzić
Volontär *m* **-s, -e** wolontariusz *m*
vom = **von dem**; **~ Lande sein** pochodzić

ze wsi; **müde ~ Laufen** zmęczony bieganiem

von *praep mit D* **1.** (*von wo?*) od, z (czegoś); **~ hier** stąd; **~ außen** z zewnątrz; **~ links** z lewej strony; **~ weitem** z daleka; **~ Frankfurt** z Frankfurtu **2.** (*von wann?*) od (czegoś); **~ Zeit zu Zeit** od czasu do czasu; **~ vornherein** od początku; **~ nun an** odtąd; **~ klein auf** od dzieciństwa **3.** (*von wem?*) od, przez (kogoś); **~ mir** ode mnie; **~ mir aus** jeśli o mnie chodzi **4.** (*über*) o (czymś, kimś); **ich spreche ~ ihm** mówię o nim **5.** (*wessen?*) **ein Buch ~ mir** moja książka; **die Umgebung ~ Berlin** okolice Berlina **6.** (*Eigenschaft*) **eine Frage ~ Wichtigkeit** doniosły problem; **ein Kind ~ fünf Jahren** pięcioletnie dziecko; **~ Rechts wegen** prawnie

vor *praep* **1.** *mit D, A* (*örtlich*) przed (czymś); **~ dem Haus** przed domem; **~ etw** przed coś; **~ das Haus fahren** zajechać przed dom **2.** *mit D* (*zeitlich*) przed (czymś); **~ über hundert Jahren** przed ponad stu laty; **zehn Minuten ~ zwei** za dziesięć (minut) druga **3.** *mit D* (*wegen*) **~ Freude** z radości **4.** (*in festen Verbindungen*) **sich ~ j-m fürchten** bać się kogoś; **j-n ~ etw war-nen** ostrzegać kogoś przed czymś

Vorabend *m* **-s, -e** przeddzień *m*, wigilia *f*

Vorahnung *f* **-, -en** przeczucie *n* (czegoś złego)

voran *adv* **1.** (*vorwärts*) naprzód **2.** (*vorn*) na czele

Voranschlag *m* **-(e)s, ...schläge** preliminarz *m*, kosztorys *m*

Vorarbeiter *m* **-s, -** brygadzista *m*

voraus *adv* na przodzie, przodem; **im Voraus bezahlen** zapłacić z góry

Voraussage *f* **-, -n** przepowiednia *f*; prognoza *f*

voraussehen *vt* przewidzieć

voraussetzen *vt* zakładać; **vorausgesetzt, dass ...** pod warunkiem, że ...

Voraussetzung *f* **-, -en** warunek *m*; założenie *n*

voraussichtlich *adj* przypuszczalny

Vorauszahlung *f* **-, -en** przedpłata *f*

Vorbedacht *m*: **mit ~** rozmyślnie; **ohne ~** bez namysłu

Vorbehalt *m* **-(e)s, -e** zastrzeżenie *n*

vorbehalten* *vt* zastrzec; **sich etw ~** zastrzec sobie coś; **alle Rechte ~** wszystkie prawa zastrzeżone

vorbei *adv*: **es ist sechs Uhr ~** minęła szósta; **~ ist ~** co było, minęło

vorbeibenehmen*, sich *vr* zachować się niewłaściwie <nietaktownie>

vorbeifahren* *vi s* przejeżdżać (**an einer Sache** koło czegoś)

vorbeigehen* *vi s* **1.** przechodzić; **an j-m ~** przejść obok kogoś **2.** *ugs.* wpaść gdzieś na chwilę **3.** (*zeitlich*) prze|mijać; **der Winter ging schnell vorbei** zima szybko minęła

vorbeikommen* *vi s* **1.** przechodzić (**an j-m** obok kogoś, **an einer Sache** obok czegoś); mijać (kogoś, coś) **2.** *ugs.* wstąpić, wpaść (**bei j-m** do kogoś)

vorbeiziehen* *vi s* przechodzić (**an einer Sache** obok czegoś), przemaszerować, defilować

vorbelastet *adj* obciążony (*np.* dziedzicznie)

vorbereiten *vt* przygoto(wy)wać; **sich auf etw ~** przygotowywać się do czegoś

Vorbereitung *f* **-, -en** przygotowanie *n*; **~en für eine Reise treffen** przygoto(wy)wać się do podróży

vorbestraft *adj* uprzednio karany

vorbeugen *vi* **1.** skłonić, pochylić (głowę); **sich ~** schylić się **2.** zapobiegać (**einer Sache** czemuś)

Vorbild *n* **-(e)s, -er** wzór *m*; przykład *m*; **sich j-n zum ~ nehmen** brać z kogoś wzór

Vorbote *m* **-n, -n** zwiastun *m*

vorder- *adj* przedni; **die ~en Reihen** pierwsze rzędy

Vordergrund *m* **-(e)s** pierwszy plan

Vorderrad *n* **-(e)s, ...räder** przednie koło

Vorderradantrieb *m* **-s** przedni napęd

Vorderseite *f* **-, -n** przednia strona

Vordersitz *m* **-es, -e** przednie siedzenie (w samochodzie)

Vorderteil *m, n* **-(e)s, -e** przód *m*, przednia część

vordrängen, sich *vr* przepychać się do przodu

vordringen* *vi s* przedzierać się, docierać

vordringlich *adj* bardzo pilny, niecierpiący zwłoki

Vordruck *m* **-(e)s, -e** blankiet *m*, formularz *m*

vorehelich *adj* przedmałżeński

voreilig *adj* zbyt prędki, przedwczesny

vorerst *adv* (*zunächst*) najpierw; na razie

Vorfahr *m* **-en, -en** przodek *m*

vorfahren* *vi s* podjechać, zajechać; podjechać do przodu

Vorfahrt *f* **-, Vorfahrtsrecht** *n* **-(e)s** pierwszeństwo przejazdu; **(die) Vorfahrt haben** mieć pierwszeństwo
Vorfall *m* **-(e)s, Vorfälle** zajście *n*; zdarzenie *n*
vorfinden* *vt* znajdować, zastać
vorfristig *adj* przedterminowy
Vorfrühling *m* **-s, -e** przedwiośnie *n*
vorführen *vt* **1.** przyprowadzić, doprowadzić **2.** (*zeigen*) pokaz(yw)ać, za|prezentować
Vorführung *f* **-, -en** pokaz *m*; przedstawienie *n*, prezentacja *f*
Vorgang *m* **-(e)s, Vorgänge** (*Vorfall*) zdarzenie *n*; (*Ablauf*) proces *m*; **geschichtliche Vorgänge** procesy historyczne
Vorgänger *m* **-s, -** poprzednik *m*
vorgeben* *vt* (*zum Vorwand geben*) utrzymywać, podawać jako powód
Vorgebirge *n* **-s, -** przedgórze *n*
vorgefertigt *adj* prefabrykowany
Vorgefühl *n* **-s, -e** przeczucie *n*
vorgehen* *vi s* **1.** iść naprzód; **j-n ~ lassen** puścić kogoś przodem; **die Uhr geht vor** zegar(ek) się spieszy **2.** (*verfahren*) postępować; **gegen j-n ~** występować przeciwko komuś **3.** (*geschehen*) dziać się; **was geht da vor?** co tu się dzieje?
Vorgeschichte *f* **-** prehistoria *f*
Vorgeschmack *m* **-(e)s** przedsmak *m*
vorgesehen *adj* przewidywany, planowany
Vorgesetzte(r) *f, m* **-n, -n** przełożony *m*, przełożona *f*, zwierzchnik *m*
vorgestern *adv* przedwczoraj
vorhaben* *vt* zamierzać, planować; **was hast du jetzt vor?** co teraz zamierzasz?
Vorhaben *n* **-s, -** zamiar *m*, plan *m*
Vorhalle *f* **-, -n** przedsionek *m*, westybul *m*
Vorhaltungen *pl* zarzuty *mpl*, wymówki *fpl*; **j-m ~ machen** robić komuś wymówki
Vorhand *f* **-** *sport.* forhend *m*
vorhanden *adj*: **~ sein** istnieć, być (do dyspozycji)
Vorhang *m* **-(e)s, Vorhänge** zasłona *f*; firanka *f*; *teatr.* kurtyna *f*; **der ~ hebt sich** kurtyna podnosi się
Vorhängeschloss *n* **-es, ...schlösser** kłódka *f*
vorher *adv* przedtem
vorherig *adj* poprzedni
vorherrschen *vi* przeważać; dominować
Vorhersage *f* **-, -n** przepowiednia *f*; prognoza *f*, zapowiedź *f*
vorhersagen *vt* przepowiadać; zapowiadać; **das Wetter ~** zapowiadać pogodę
vorhersehen *vt* przewidzieć
vorhin *adv* niedawno, przed chwilą
vorig *adj* poprzedni; zeszły, ubiegły; **~en Jahres** zeszłego roku
Vorjahr *n* **-(e)s** zeszły rok, rok poprzedni
Vorkehrungen *pl*: **~ treffen** przedsiębrać środki
vorkommen* *vi s* **1.** (*sich ereignen*) zdarzać się; przytrafić się **2.** (*sich finden*) występować, znajdować się **3.** (*erscheinen*) wyda(wa)ć się; **das kommt mir verdächtig vor** to wydaje mi się podejrzane
Vorladung *f* **-, -en** wezwanie *n*, pozew *m*
vorlassen* *vt* puszczać do przodu, przepuszczać
Vorläufer *m* **-s, -** prekursor *m*
vorläufig *adj* tymczasowy, prowizoryczny
vorlaut *adj* wścibski, przemądrzały (*o dziecku*)
vorlegen *vt* **1.** (*zur Ansicht hinlegen*) przedkładać, pokaz(yw)ać **2.** podawać; nakładać na talerz (potrawy) **3.** zakładać; podkładać; **ein Schloss ~** założyć zamek
Vorleger *m* **-s, -** dywanik *m* (przed łóżko)
vorlesen* *vt* czytać na głos (**j-m** komuś)
Vorlesung *f* **-, -en** odczyt *m*, prelekcja *f*, wykład *m*
vorletzt- *adj* przedostatni; **im ~en Monat** dwa miesiące temu
vorlieb: **mit einer Sache ~ nehmen** zadowolić się czymś
Vorliebe *f* **-, -n** zamiłowanie *n* (**für etw** do czegoś)
vorliegen* *vi* **1.** (*vorgelegt sein*) znajdować się, być (w czyichś rękach, w urzędzie) **2.** *impers* istnieć, być; **es liegt nichts gegen ihn vor** nie ma żadnych zastrzeżeń wobec niego
vorliegend *adj* niniejszy, dany
vorm = **vor dem**
vormachen *vt* **1.** pokazać komuś, jak się coś robi **2.** (*vortäuschen*) mamić, łudzić, wmawiać
vormalig *adj* dawny, były
vormals *adv* dawniej
vormerken *vt* za|notować; zapisać (*np.* termin)
Vormittag *m* **-s, -e** przedpołudnie *n*; **am ~** przed południem
vormittags *adv* przed południem
Vormund *m* **-(e)s, -e** *o.* **Vormünder** opiekun prawny

vorn *adv* z przodu, na przodzie; **etw von ~ betrachten** oglądać coś z przodu <od frontu>; *figur.* **von ~** od początku, od nowa
Vorname *m* **-ns, -n** imię *n*
vorne → **vorn**
vornehm *adj* wytworny, elegancki; dystyngowany; (*edel*) szlachetny
vornehmen* *vt* **1.** (*beabsichtigen, etw zu tun*) **sich etw ~** zamierzać, postanowić (coś zrobić) **2.** (*durchführen*) dokon(yw)ać; **Änderungen ~** dokonać zmian
vornherein *adv*: **von ~** z góry, od razu
vornüber *adv* głowa naprzód
Vorort *m* **-(e)s, -e** przedmieście *n*
Vorort(s)verkehr *m* **-s** komunikacja podmiejska
Vorort(s)zug *m* **-(e)s, ...züge** pociąg podmiejski
Vorposten *m* **-s, -** posterunek *m*, placówka *f*
Vorrang *m* **-(e)s** pierwszeństwo *n*; priorytet *m*; **j-m den ~ geben** dać komuś pierwszeństwo
Vorrangstraße *f* **-, -n** *austr.* droga z prawem pierwszeństwa
Vorrat *m* **-(e)s, Vorräte** zapas *m* (**an einer Sache** czegoś); **Vorräte anlegen** gromadzić zapasy
Vorratsraum *m* **-(e)s, ...räume** spiżarnia *f*
Vorraum *m* **-(e)s, Vorräume** przedpokój *m*
Vorrecht *n* **-(e)s, -e** prerogatywa *f*, przywilej *m*
Vorrichtung *f* **-, -en** urządzenie *n*, przyrząd *m*
vorrücken I. *vi s* **1.** posuwać się naprzód **2.** mijać, upływać (*o czasie*) **II.** *vt* przesuwać do przodu (*np.* szafę)
vors = **vor das**
vorsagen *vt* podpowiadać
Vorsatz *m* **-es, Vorsätze 1.** postanowienie *n*, zamiar *m*; **einen ~ fassen** powziąć zamiar **2.** *druk.* wyklejka
vorsätzlich *adj* umyślny, rozmyślny; z premedytacją
Vorschein *m*: **zum ~ bringen** ujawnić, pokazać
Vorschlag *m* **-(e)s, Vorschläge** propozycja *f*
vorschlagen* *vt* za|proponować; **j-n als Kandidaten ~** zaproponować kogoś jako kandydata
vorschreiben* *vt* nakaz(yw)ać, rozkazywać; zalecać, zaordynować
Vorschrift *f* **-, -en** przepis *m*; zarządzenie *n*
vorschriftsmäßig *adj* przepisowy
Vorschuss *m* **-es, Vorschüsse** zaliczka *f* (pensji, wynagrodzenia)
vorsehen* **I.** *vi* wystawać (spod czegoś) **II.** *vt* przewidywać; planować **III.** *vr* **sich ~** mieć się na baczności; wystrzegać się (**vor einer Sache** czegoś)
Vorsehung *f* **-** opatrzność *f*
Vorsicht *f* **-** ostrożność *f*; **~!** uwaga *f* (ostrożnie)!; **~, bissiger Hund!** uwaga, zły pies!
vorsichtig *adj* ostrożny
vorsichtshalber *adv* dla ostrożności
Vorsitz *m* **-es, -e** przewodniczenie *n*, prowadzenie zebrania
Vorsitzende(r) *f, m* **-n, -n** przewodniczący *m*, przewodnicząca *f*; prezes; **der ~ des Aufsichtsrates** przewodniczący rady nadzorczej
Vorsorge *f* **-** przezorność *f*, zapobiegliwość *f*
Vorspeise *f* **-, -n** przekąska *f*
Vorspiel *n* **-(e)s, -e** *mus.* przygrywka *f*; *teatr.* prolog *m*
vorspringen* *vi s* **1.** wyskakiwać **2.** (*herausragen*) wystawać, sterczeć
Vorsprung *m* **-(e)s, Vorsprünge 1.** występ *m* (*np.* skały) **2.** przewaga *f*; *sport.* wyprzedzenie *n*; **einen ~ von 100 Metern haben** wyprzedzać (kogoś) o 100 metrów
Vorstadt *f* **-, Vorstädte** przedmieście *n*
Vorstand *m* **-(e)s, Vorstände 1.** zarząd *m* **2.** członek zarządu
Vorstandsmitglied *n* **-(e)s, -er** *zob.* **Vorstand 2.**
Vorsteher *m* **-s, -** przełożony *m*, zwierzchnik *m*
vorstellen *vt* **1.** posuwać, przesuwać do przodu; **die Uhr ~** posunąć wskazówki zegara **2.** (*bekannt machen*) przedstawi(a)ć; **darf ich Ihnen Frau ... ~?** pozwoli pan(i), że przestawię panią...? **3. sich ~** przedstawi(a)ć się (komuś) **4.** *teatr.* grać **5. sich ~** wyobrażać sobie; **was stellst du dir eigentlich vor?** co ty sobie właściwie wyobrażasz?
Vorstellung *f* **-, -en 1.** przedstawienie *n*; spektakl *m*; seans *m*; **eine ~ besuchen** iść na przedstawienie **2.** wyobrażenie *n*; wyobraźnia *f*, fantazja *f*
Vorstellungsvermögen *n* **-s** wyobraźnia *f*, fantazja *f*
Vorteil *m* **-(e)s, -e 1.** korzyść *f*; pożytek *m* **2.** (*Vorzug*) zaleta *f*

vorteilhaft *adj* korzystny
Vortrag *m* **-(e)s, ...träge 1.** wykład *m*, referat *m*; odczyt *m*; **einen ~ halten** mieć wykład, wygłosić referat **2.** (*Darbietung*) wykonanie *n*, gra *f*, recytacja *f*, występ *m*
vortragen* *vt* **1.** przedstawić, z|referować **2.** wykonać (*np.* pieśń); za|deklamować (**ein Gedicht** wiersz); **eine Bitte ~** przedłożyć prośbę
vortrefflich *adj* wyborny, znakomity
vortreten* *vi s* występować z szeregu
Vortritt *m* **-(e)s** pierwszeństwo *n*; **j-m den ~ lassen** dać komuś pierwszeństwo
vorüber *adv*: **die Zeit ist ~** czas minął
vorübergehen* *vi s* **1.** przechodzić (**an j-m** obok kogoś) **2.** mijać, upływać
vorübergehend *adj* przejściowy, chwilowy
Vorurteil *n* **-s, -e** przesąd *m*; uprzedzenie *n* (**gegen j-n** do kogoś); **~e hegen** żywić uprzedzenia
Vorverkauf *m* **-(e)s** przedsprzedaż *f* (biletów)
Vorwahl *f* **-, -en 1.** wybory wstępne **2.** *tel.* numer kierunkowy
Vorwahlnummer, Vorwählnummer *f* **-, -n** *tel.* numer kierunkowy
Vorwand *m* **-(e)s, ...wände** pozór *m*, pretekst *m*
vorwärts *adv* naprzód; **~ kommen** posuwać się naprzód
Vorwärtsgang *m* **-(e)s, ...gänge** *mot.* bieg do jazdy w przód
vorweisen* *vt* **1.** okaz(yw)ać (*np.* paszport) **2.** wykazywać (*np.* znajomość czegoś)
vorwerfen* *vt* zarzucać (**j-m etw** komuś coś)
vorwiegend *adv* przeważnie, głównie
vorwitzig *adj* przemądrzały (*o dziecku*)
Vorwort *n* **-(e)s, -e** przedmowa *f*
Vorwurf *m* **-(e)s, ...würfe** zarzut *m* (**wegen eines Dinges** z powodu czegoś); **die Vorwürfe zurückweisen** odeprzeć zarzuty
Vorzeichen *n* **-s, - 1.** znak *m*, omen *m* **2.** *mot.* znak *m*
vorzeigen *vt* (p)okaz(yw)ać, przedkładać
vorzeitig *adj* przedterminowy, przedwczesny
vorzeitlich *adj* prehistoryczny
vorziehen* *vt* **1.** zasunąć (*np.* firanki) **2.** *ugs.* (*hervorziehen*) wyciągnąć **3.** woleć, przedkładać
Vorzimmer *n* **-s, - 1.** (*Büroraum*) sekretariat *m* **2.** *austr.* (*Diele*) przedpokój *m*
Vorzug *m* **-(e)s, ...züge 1.** *sing* pierwszeństwo *n*; **j-m den ~ geben** dać komuś pierwszeństwo **2.** (*gute Eigenschaft*) zaleta *f*
vorzüglich *adj* wyborny, znakomity
vulgär *adj* wulgarny
Vulkan *m* **-s, -e** wulkan *m*; **erloschener ~** wygasły wulkan
Vulkanausbruch *m* **-(e)s, ...ausbrüche** wybuch wulkanu
vulkanisieren *vt* wulkanizować

W

Waage *f* **-, -n 1.** waga *f*; **etw auf die ~ legen** położyć coś na wadze **2.** *astr.* Waga *f*
waagerecht, waagrecht *adj* poziomy
wach *adj* **1.** rozbudzony; **~ sein <bleiben>** nie spać, czuwać; **~ werden** obudzić się **2.** (*lebhaft*) rześki, żwawy, żywy
Wache *f* **-, -n 1.** służba wartownicza; warta *f*; wartownicy *mpl* **2.** (*Wachlokal*) posterunek *m*
wachen *vi* **1.** nie spać **2.** czuwać (**über j-n** nad kimś)
Wachmann *m* **-(e)s, ...männer** *o.* **...leute** strażnik *m*; wartownik *m*
Wachs [vaks] *n* **-es, -e** wosk *m*
wachsam *adj* czujny
Wachsamkeit *f* **-** czujność *f*
wachsen* *vi s* rosnąć; (*sich ausbreiten*) rozrastać się
Wachstube *f* **-, -n** wartownia *f*
Wachstuch *n* **-(e)s, ...tücher** cerata *f*
Wachstum *n* **-s** rośnięcie *n*, wzrost *m*; rozwój *m*
Wachtel *f* **-, -n** przepiórka *f*
Wächter *m* **-s, -** strażnik *m*
wackelig *adj* **1.** chwiejny, chybotliwy (krzesło); ruszający się (ząb) **2.** *ugs.* słaby, niepewny
wackeln *vi* **1.** chwiać się; chybotać się **2.** *s ugs.* iść chwiejnym krokiem
Wade *f* **-, -n** łydka *f*
Waffe *f* **-, -n** broń *f*, oręż *m*; **konventionelle ~n** broń konwencjonalna
Waffel *f* **-, -n** wafel *m*, andrut *m*
Waffenschein *m* **-(e)s, -e** pozwolenie na broń
Waffenstillstand *m* **-(e)s** zawieszenie broni, rozejm *m*
wagen *vt* ryzykować; ośmielać się; odważyć się
Wagen *m* **-s, - 1.** wóz *m*; powóz *m*; *astr.* **der Große ~** Wielki Wóz **2.** (*Waggon*) wagon *m* **3.** (*Auto*) samochód *m*; **ein gebrauchter ~** używany samochód
Wagenheber *m* **-s, -** lewar *m*, podnośnik samochodowy
Waggon, Waggon [va'gõ] *m* **-s, -s** wagon *m*
waghalsig *adj* śmiały
Wagnis *n* **-ses, -se** ryzyko *n*; ryzykowny czyn
Wahl *f* **-, -en 1.** wybór *m*; **vor der ~ stehen** stać przed wyborem **2.** *polit.* wybory *pl*; **freie ~en** wolne wybory
wahlberechtigt *adj* uprawniony do głosowania
wählen *vt* **1.** wyb(ie)rać (*o.* numer telefoniczny) **2.** głosować, wybierać
Wähler *m* **-s, -** wyborca *m*
Wahlergebnis *n* **-ses, -se** wynik wyborów
wählerisch *adj* wybredny
Wahlkampf *m* **-(e)s** walka wyborcza
Wahlkreis *m* **-es, -e** okręg wyborczy
Wahlrecht *n* **-(e)s** prawo wyborcze
Wahlspruch *m* **-(e)s, ...sprüche** hasło, dewiza
Wahlversammlung *f* **-, -en** zgromadzenie przedwyborcze
Wahnsinn *m* **-(e)s** obłęd *m*, obłąkanie *n*; *ugs.* szaleństwo *n*
wahnsinnig *adj* obłąkany; *ugs.* szalony
wahnwitzig *adj* szalony
wahr *adj* prawdziwy; **das ist ~** to prawda; **nicht ~?** nieprawdaż?
wahren *vt* **1.** zachowywać, strzec; **den Schein ~** zachow(yw)ać pozory **2.** (*verteidigen*) bronić (*np.* swoich praw)
während I. *praep mit G* w czasie, podczas czegoś; **~ der Vorstellung** w czasie przedstawienia **II.** *kj* podczas gdy
währenddem, währenddessen *adv* tymczasem
wahrhaftig I. *adj* prawdziwy **II.** *adv* faktycznie, rzeczywiście
Wahrheit *f* **-** prawdziwość *f*; prawda *f*; **j-m die ~ sagen** powiedzieć komuś prawdę
wahrnehmen* *vt* **1.** (*mit den Sinnen erfassen*) zauważać, spostrzegać; wyczu(wa)ć; usłyszeć **2.** (*nutzen*) wykorzystać (*np.* możliwość)
wahrsagen *vt, vi* przepowiadać; wróżyć (**aus den Karten** z kart)
wahrscheinlich I. *adj* prawdopodobny, przypuszczalny **II.** *adv* prawdopodobnie
Wahrscheinlichkeit *f* **-** prawdopodobieństwo *m*
Währung *f* **-, -en** waluta *f*; **eine stabile ~** stabilna waluta
Währungsunion *f* **-, -en** unia walutowa
Wahrzeichen *n* **-s, -** godło *n*, symbol *m*
Waise *f* **-, -n** sierota *f*

Wal *m* **-(e)s, -e** wieloryb *m*
Wald *m* **-(e)s, Wälder** las *m*
waldig *adj* lesisty
Waldhorn *n* **-(e)s, ...hörner** *mus.* waltornia *f*
Waldlichtung *f* **-, -en** polana leśna
Waldrand *m* **-(e)s, ...ränder** skraj lasu
Waldsterben *n* **-s** umieranie lasu
Waldweg *m* **-(e)s, -e** droga leśna
Walfang *m* **-(e)s** wielorybnictwo *n*
Walfisch *m* **-(e)s, -e** → **Wal**
Wall *m* **-(e)s, Wälle** wał *m*; **einen ~ aufschütten** usypać wał
Wallfahrt *f* **-, -en** pielgrzymka *f*
Walnuss *f* **-, ...nüsse** orzech włoski (*a. drzewo*)
walten *vi* rządzić, panować (**über etw** nad czymś)
Walze *f* **-, -n 1.** *geom.* walec *m* **2.** wał *m* (*np.* drogowy)
walzen *vt* **1.** walcować **2.** wałować (**eine Straße** drogę)
wälzen I. *vt* toczyć (kamień) **II.** *vr* **sich ~** tarzać się, przewracać się
Walzer *m* **-s, -** walc *m*; **Wiener ~** walc wiedeński
Wälzer *m* **-s, -** *ugs.* tomisko *n*
Walzwerk *n* **-(e)s, -e** walcownia *f*
wand → **winden**
Wand *f* **-, Wände** ściana *f*; **die Wände tapezieren** tapetować ściany
wandeln I. *vt* zmieni(a)ć, odmieni(a)ć; **sich ~** zmienić się **II.** *vi s* przechadzać się
Wanderer *m* **-s, -** wędrowiec *m*
Wanderkarte *f* **-, -n** mapa turystyczna
wandern *vi s* wędrować
Wanderpreis *m* **-es, -e** nagroda przechodnia
Wanderung *f* **-, -en** wędrówka *f*
Wandkalender *m* **-s, -** kalendarz ścienny
Wandkarte *f* **-, -n** mapa ścienna
Wandlung *f* **-, -en** zmiana *f*, przemiana *f*
Wandschrank *m* **-(e)s, ...schränke** szafa ścienna <wbudowana>
wandte → **wenden**
Wanduhr *f* **-, -en** zegar ścienny
Wange *f* **-, -n** policzek *m*
wankelmütig *adj* chwiejny, niezdecydowany, zmienny
wanken *vi* **1.** chwiać się; **unter der Last ~** zachwiać się pod ciężarem **2.** *s* iść chwiejnym krokiem **3.** *figur.* chwiać się; wahać się
wann *adv* kiedy; **~ kommst du?** kiedy przyjdziesz?; **seit ~ bist du hier?** od kiedy tu jesteś?
Wanne *f* **-, -n** wanna *f*
Wanze *f* **-, -n 1.** *zool.* pluskwa *f* **2.** *ugs.* urządzenie podsłuchowe
Wappen *n* **-s, -** herb *m*
war → **sein**
warb → **werben**
Ware *f* **-, -n** towar *m*; **eine ~ anbieten** oferować towar
Warenangebot *n* **-(e)s** oferta *f*, podaż *f* (towarów)
Warenausgabe *f* **-** wydawanie towaru, ekspedycja *f*
Warenhaus *n* **-es, ...häuser** dom towarowy
Warenkunde *f* **-** towaroznawstwo *n*
Warenzeichen *n* **-s, -** znak towarowy
warf → **werfen**
warm *adj* ciepły; **sich ~ anziehen** ubrać się ciepło; *figur.* ciepły, serdeczny
Wärme *f* **-** ciepło *n*; (*a. figur.*) serdeczność *f*
wärmen I. *vt* za|grzać, ogrz(ew)ać **II.** *vi* grzać; **der Ofen wärmt gut** piec dobrze grzeje
Wärmflasche *f* **-, -n** termofor *m*
warmherzig *adj* serdeczny, ciepły
Warnblinkanlage *f* **-, -n** *mot.* światła awaryjne
Warndreieck *n* **-(e)s, -e** *mot.* trójkąt ostrzegawczy
warnen *vt* przestrzegać, ostrzegać (**vor j-m ~** przed kimś)
Warnleuchte *f* **-, -n** światło ostrzegawcze
Warnschild *n* **-(e)s, -er** *mot.* znak ostrzegawczy
Warnsignal *n* **-s, -e** sygnał ostrzegawczy
Warnung *f* **-, -en** ostrzeżenie *n*
Warnzeichen *n* **-s, -** znak ostrzegawczy
Warteliste *f* **-, -n** lista oczekujących
warten I. *vi* czekać (**auf j-n** na kogoś); **~ Sie bitte einen Augenblick!** proszę chwilkę poczekać!; **j-n ~ lassen** kazać komuś cze-kać **II.** *vt tech.* dokonywać przeglądu; **den Wagen ~ lassen** oddać samochód do przeglądu
Wärter *m* **-s, -** dozorca *m*; strażnik *m*
Wartesaal *m* **-(e)s, ...säle** poczekalnia *f* (kolejowa)
Wartezimmer *n* **-s, -** poczekalnia *f* (*np.* u lekarza)
Wartung *f* **-, -en** obsługa techniczna, przegląd *m*, konserwacja *f*

warum *adv* dlaczego; ~ **bist du nicht gekommen?** dlaczego nie przyszedłeś?
Warze *f* **-, -n** brodawka *f*
was *pron* **1.** co; ~ **ist das?** co to jest?; ~ **ist hier los?** co tu się dzieje?; ~ **für ein?** co za?, jaki?; ~ **kostet es?** ile to kosztuje? **2.** *ugs.* coś; **taugt das ~?** czy to się do czegoś nadaje?
Waschanlage *f* **-, -n** automatyczna myjnia samochodowa
waschbar *adj* dający się prać <myć>
Waschbecken *n* **-s, -** umywalka *f*
Wäsche *f* **-, -n 1.** bielizna *f* (osobista, pościelowa); **die ~ wechseln** zmienić bieliznę **2.** (*Waschen*) pranie *n*; **kleine ~** przepierka *f* **3.** mycie *n*; mycie się *n*
waschecht *adj* **1.** trwały (*o kolorze*) **2.** *ugs.* prawdziwy, autentyczny
Wäscheklammer *f* **-, -n** klamerka do bielizny
waschen* *vt* **1.** u|myć; zmyć; **die Haare ~** umyć włosy; **Geschirr ~** zmywać naczynia **2.** prać, wyprać
Wäscheschleuder *f* **-, -n** wirówka do bielizny
Wäscheschrank *m* **-(e)s, ...schränke** bieliźniarka *f*
Wäschetrockner *m* **-s, -** suszarka do bielizny
Waschküche *f* **-, -n** pralnia *f* (*pomieszczenie*)
Waschlappen *m* **-s, -** myjka *f*
Waschmaschine *f* **-, -n** pralka *f*
Waschmittel *n* **-s, -** środek piorący
Waschpulver *n* **-s, -** proszek do prania
Waschschüssel *f* **-, -n** miednica *f*
Waschstraße *f* **-, -n** myjnia samochodowa (automatyczna)
Waschzeug *n* **-(e)s** przybory do mycia
Wasser *n* **-s** woda; **fließendes ~** woda bieżąca; **ein stehendes ~** woda stojąca
wasserabweisend *adj* hydrofobowy
Wasserball *m* **-(e)s** piłka wodna, waterpolo *n*
wasserdicht *adj* nieprzemakalny (**ein Mantel** płaszcz); wodoszczelny (**die Uhr** zegarek)
Wasserfall *m* **-(e)s, ...fälle** wodospad *m*
Wasserfarbe *f* **-, -n** akwarela *f* (*farba*)
Wasserflugzeug *n* **-(e)s, -e** wodnosamolot *m*, wodnopłat *m*
Wasserhahn *m* **-(e)s, ...hähne** kran *m*, kurek *m* (wodociągowy)
wässerig *adj* → **wässrig**
Wasserjungfer *f* **-, -n** *zool.* ważka *f*
Wasserkessel *m* **-s, -** czajnik *m*
Wasserleitung *f* **-, -en** wodociąg *m*
Wassermann *m* **-** *astr.* Wodnik *m*
Wassersport *m* **-(e)s** sport wodny
Wasserstoff *m* **-(e)s** *chem.* wodór *m*
Wasserstrahl *m* **-(e)s, -en** strumień wody
Wasserstraße *f* **-, -n** droga wodna
Wasserversorgung *f* **-** zaopatrzenie w wodę
Wasserwerk *n* **-(e)s, -e** wodociągi miejskie
Wasserzeichen *n* **-s, -** znak wodny
wässrig *adj* wodnisty; **~e Kartoffeln** wodniste ziemniaki
waten *vi s* brodzić; **durch den Fluss ~** brodzić w rzece
Watte *f* **-** wata *f*; **mit ~ füttern** wy|watować
weben* *vt* (*o.* **webte, gewebt**) u|tkać; **Leinen ~** tkać len
Weberei *f* **-, -en 1.** *sing* tkactwo *n* **2.** (*Fabrik*) tkalnia *f*
Webstuhl *m* **-(e)s, ...stühle** krosno *n*
Wechsel *m* **-s, - 1.** zmiana *f*; **ein grundsätzlicher ~** zasadnicza zmiana **2.** weksel *m*
Wechselgeld *n* **-(e)s 1.** reszta *f* **2.** (*Kleingeld*) drobne *pl*
Wechseljahre *pl* klimakterium *n*
Wechselkurs *m* **-es, -e** kurs dewizowy
wechseln *vt* **1.** zmieni(a)ć (**die Wohnung** mieszkanie) **2.** wymieni(a)ć (**Blicke** spojrzenia) **3.** rozmieniać (**Geld** pieniądze); wymieniać (**Mark gegen Euro** marki na euro)
wechselseitig *adj* obopólny, wzajemny
Wechselstrom *m* **-(e)s, ...ströme** prąd zmienny
Wechselstube *f* **-, -n** kantor wymiany
wecken *vt* z|budzić, obudzić; *figur.* **j-s Interesse ~** wzbudzić czyjeś zainteresowanie
Wecker *m* **-s, -** budzik *m*
wedeln *vi*: **mit dem Schwanz ~** merdać ogonem
weder *kj*: **~ ... noch ...** ani ..., ani ...; **für etw ~ Zeit noch Lust haben** nie mieć na coś ani czasu, ani ochoty
weg *adv*: **er ist ~** nie ma go, poszedł; **ist der Zug schon ~?** czy pociąg już odszedł?; **ich muss schon ~** muszę już iść; **weit ~ von hier** daleko stąd
Weg *m* **-(e)s, -e 1.** droga; ścieżka; **nach dem ~ fragen** pytać o drogę **2.** *figur.* **j-m im ~e stehen** stać komuś na przeszkodzie, zawadzać komuś

wegbringen* *vt* **1.** zab(ie)rać, wynosić; (*mit Wagen*) wywozić **2.** (*beseitigen*) usuwać; wywabi(a)ć (**Flecken** plamy)
wegen *praep mit G* z powodu czegoś, ze względu na coś; **von Amts ~** z urzędu; **von Rechts ~** prawnie
wegfahren* *vi s* odjeżdżać
wegfallen* *vi s* odpadać, wypadać; nie odbywać się
wegfliegen* *vi s* odlatywać
weggehen* *vi s* **1.** odchodzić, iść **2.** (*sich entfernen lassen*) zejść, schodzić (*np.* farba)
wegjagen *vt* odpędzać, przepędzić
wegkommen* *vi s* **1.** wydostać się, wyjść **2.** zginąć, zniknąć; **hier kommt nichts weg** tu nic nie ginie
weglassen* *vt* **1.** pozwolić odejść, puścić **2.** opuszczać, pomijać
weglaufen* *vi s* uciekać; **von zu Hause ~** uciec z domu
weglegen *vt* odkładać (na bok)
wegnehmen* *vt* zab(ie)rać, odbierać; **den Teller vom Tisch ~** zabrać talerz ze stołu
wegräumen *vt* uprzątnąć, usunąć
wegschaffen *vt* uprzątać, usuwać; (*wegtragen*) wynosić; (*mit Wagen*) wywozić
wegschicken *vt* wys(y)łać, odsyłać
wegschmeißen* *vt ugs.* wyrzucić
wegstellen *vt* odstawi(a)ć (*np.* garnek)
wegtreten* *vi s* odchodzić, odstępować (na bok); *mil.* **weg(ge)treten!** rozejść się!
Wegüberführung *f* **-, -en** wiadukt *m*; przejazd <przejście> górą
Wegweiser *m* **-s, -** drogowskaz *m*
wegwerfen* *vt* wyrzucać
Wegwerfflasche *f* **-, -n** butelka jednokrotnego użytku <jednorazowa>
wegziehen* **I.** *vt* odciągnąć, odsunąć **II.** *vi s* wyprowadzić się
weh *adj* **1.** *ugs.* bolący **2.** bolesny, przykry
wehen *vi* **1.** wiać **2.** powiewać
wehmütig *adj* smutny, rzewny
Wehr[1] *f* **-** obrona *f*; **sich zur ~ setzen** bronić się
Wehr[2] *n* **-(e)s, -e** tama *f*, jaz *m*
Wehrdienst *m* **-(e)s** służba wojskowa
wehrdiensttauglich *adj* zdolny do służby wojskowej
Wehrdienstverweigerer *m* **-s, -** odmawiający służby wojskowej
wehren, sich *vr* bronić się (**gegen etw** przed czymś); **sich seiner Haut ~** bronić własnej skóry
wehrlos *adj* bezbronny
Wehrpass *m* **-es, ...pässe** książeczka wojskowa
Wehrpflicht *f* **-** obowiązek służby wojskowej
wehtun* *vi* boleć; **der Kopf tut mir weh** boli mnie głowa
Weib *n* **-(e)s, -er** kobieta *f*; *pog.* baba *f*
Weibchen *n* **-s, -** (*von Tieren*) samica *f*, samiczka *f*
weiblich *adj* żeński, kobiecy
weich *adj* **1.** miękki; **ein ~es Ei** jajko na miękko **2.** *figur.* miękki, łagodny; **ein ~es Herz** miękkie serce
Weiche *f* **-, -n** zwrotnica *f*
weichen[1] **I.** *vi s* moczyć się, mięknąć **II.** *vt* moczyć, namoczyć (bieliznę)
weichen*[2] *vi s* **1.** ustępować; schodzić z drogi (**vor j-m** przed kimś) **2.** ustępować, ulegać (**einer Sache** czemuś) **3.** ustępować, zanikać
Weichling *m* **-s, -e** *pog.* mięczak *m*
Weichsel *f* **-, -n** wiśnia *f*
Weichtiere *pl zool.* mięczaki *pl*
Weide[1] *f* **-, -n** pastwisko *n*
Weide[2] *f* **-, -n** *bot.* wierzba *f*
weiden I. *vt* paść; **Kühe ~** paść krowy **II.** *vi* paść się
Weidmann *m* **-(e)s, ...männer** myśliwy *m*
weigern, sich *vr* wzbraniać się, nie chcieć
Weigerung *f* **-, -en** odmowa *f*
weihen *vt* **1.** po|święcić, konsekrować **2.** wyświęcić (**zum Priester** na kapłana) **3.** (*widmen*) poświęcać, dedykować
Weihnachten *n* **-, -** Boże Narodzenie *n*; **Frohe <Fröhliche> ~!** Wesołych Świąt (Bożego Narodzenia)!
Weihnachtsabend *m* **-s, -e** Wigilia *f* (Bożego Narodzenia)
Weihnachtsbaum *m* **-(e)s, ...bäume** choinka *f*
Weihnachtsgeld *n* **-(e)s** trzynastka *f* (*dodatkowe wynagrodzenie wypłacane pod koniec roku*)
Weihnachtsgeschenk *n* **-(e)s, -e** prezent gwiazdkowy
Weihnachtslied *n* **-(e)s, -er** kolęda *f*
Weihnachtsmann *m* **-(e)s, ...männer** święty Mikołaj
weil *kj* gdyż, ponieważ
Weile *f* **-** chwila *f*
weilen *vi* przebywać; **auf dem Lande ~** przebywać na wsi

Weiler *m* **-s, -** wioska *f*, przysiółek *m*
Wein *m* **-(e)s, -e 1.** *sing bot.* winorośl *f*, *ugs.* wino *n*; **~ anbauen** uprawiać winorośl **2.** (*Trauben*) winogrona *pl* **3.** wino *n*; **weißer <roter> ~** białe <czerwone> wino
Weinberg *m* **-(e)s, -e** winnica *f*
Weinbrand *m* **-(e)s, ...brände** winiak *m*
weinen *vi* płakać; opłakiwać (**um j-n** kogoś)
weinerlich *adj* płaczliwy
Weinernte *f* **-** winobranie *n*
Weinglas *n* **-es, ...gläser** kieliszek do wina
Weinhandlung *f* **-, -en** sklep z winami
Weinkarte *f* **-, -n** karta win
Weinkeller *m* **-s, -** winiarnia *f*
Weinrebe *f* **-, -n** winorośl *f*
weinrot *adj* bordo, koloru wina
Weintraube *f* **-, -n** winogrono *n*
weise *adj* mądry; **~ Ratschläge** mądre rady
Weise *f* **-, -n 1.** sposób *m*; **auf diese ~** tym sposobem **2.** (*Melodie*) melodia *f*
weisen* **I.** *vt* wskazywać, pokazywać (kierunek) **II.** *vi* wskaz(yw)ać (**auf etw** na coś)
Weisheit *f* **-, -en 1.** *sing* mądrość *f*, wiedza *f* **2.** *pl* mądrości *pl*, rzeczy mądre
Weisheitszahn *m* **-(e)s, ...zähne** ząb mądrości
weiß[1] *adj* biały; **~e Haare** siwe włosy; **~e Blutkörperchen** białe krwinki
weiß[2] → **wissen**
weissagen *vt* przepowiadać, prorokować
Weißbrot *n* **-(e)s** chleb pszenny
weißhaarig *adj* siwowłosy
Weißkohl *m* **-(e)s, Weißkraut** *n* **-(e)s** kapusta *f*
Weißwein *m* **-(e)s, -e** białe wino
Weisung *f* **-, -en 1.** zalecenie *n*, instrukcja *f* **2.** nakaz *m*, polecenie *n*
weit *adj* **1.** daleki, oddalony; **sie wohnt nicht ~ von uns** ona mieszka niedaleko nas; **wie ~ ist es nach Wien?** jak daleko do Wiednia? **2.** (*breit*) szeroki, rozległy; **die ~e Welt** szeroki świat; **~ und breit** wszędzie; **~ verbreitet** szeroko rozpowszechniony **3.** obszerny; szeroki; **ein ~er Rock** szeroka spódnica
Weite *f* **-, -n** szerokość *f*; przestronność *f*; *sport.* odległość *f*
weiter → **weit I.** *adj* dalszy, szerszy; **~ machen** poszerzać; **bis auf ~es** na razie; **ohne ~es** wprost, bez ogródek **II.** *adv* dalej, nadal; **~ bestehen** trwać nadal; **und so ~** i tak dalej; **~ oben** (po)wyżej; **~ unten** (po)niżej
weiterfahren* *vi s* po|jechać dalej
Weiterfahrt *f* **-** kontynuowanie jazdy
weiterfliegen* *vi s* po|lecieć dalej; kontynuować lot
weitergehen* *vi s* iść dalej; mieć ciąg dalszy; **wie geht es weiter?** i co dalej?
weiterhin *adv* nadal, dalej
weiterkommen* *vi s* posuwać się, iść do przodu
weiterleiten *vt* s|kierować dalej (*np.* zapytanie)
weitgehend *adj* daleko sięgający <idący>, znaczny
weither *adv* z daleka
weithin *adv* daleko; w dużym stopniu
weitläufig *adj* **1.** obszerny, szeroki **2.** dokładny, szczegółowy
weitschweifig *adj* rozwlekły
Weitsicht *f* **-** *figur.* zdolność przewidywania, dalekowzroczność *f*
weitsichtig *adj* **1.** dalekowzroczny, przewidujący **2.** *med.* dalekowzroczny
Weitsichtigkeit *f* **-** *med.* dalekowzroczność *f*
Weitsprung *m* **-(e)s** *sport.* skok w dal
weittragend *adj figur.* doniosły
Weitwinkelobjektiv *n* **-s, -e** *fot.* obiektyw szerokokątny
Weizen *m* **-s** pszenica *f*
Weizenmehl *n* **-(e)s** mąka pszenna
welcher, welche, welches, *pl* **welche** *pron* **1.** który, która, które, *pl* którzy, które; jaki, jaka, jakie, *pl* jacy, jakie; **derjenige ~** ten, który, ten, co; **~ von ihnen?** który z nich?; **~ auch immer** którykolwiek, jakikolwiek **2.** *ugs.* (*einiges*) kilka, nieco; **Hast du Geld? Ich habe welches.** Masz pieniądze? Mam trochę. **3. welch ein** jaki, co za ...; **welch ein Unglück!** co za nieszczęście!
welk *adj* zwiędły; **~es Laub** zwiędłe liście
welken *vi s* więdnąć
Welle *f* **-, -n 1.** fala *f* (*o. phys.*) **2.** *techn.* wał *m*
Wellenbrecher *m* **-s, -** falochron *m*
Wellenlänge *f* **-, -n** długość fali
Wellenreiten *n* **-s** *sport.* surfing *m*
Welpe *m* **-n, -n** szczenię *n*
Wels *m* **-es, -e** sum *m*
Welt *f* **-** świat; **um nichts in der ~** za nic w świecie
Weltall *n* **-s** wszechświat *m*

Weltanschauung *f* **-, -en** światopogląd *m*
Weltausstellung *f* **-, -en** wystawa światowa
weltbekannt *adj* znany w całym świecie
weltberühmt *adj* światowej sławy
Weltkrieg *m* **-(e)s, -e** wojna światowa
weltlich *adj* ziemski; doczesny; (*nicht geistlich*) świecki
Weltmacht *f* **-, ...mächte** mocarstwo *n*
Weltmeister *m* **-s, -** mistrz świata
Weltmeisterschaft *f* **-, -en** mistrzostwo świata
Weltraum *m* **-(e)s** przestrzeń kosmiczna
Weltraumflug *m* **-(e)s, ...flüge** podróż kosmiczna
Weltraumforschung *f* **-** badania kosmiczne
Weltraumschiff *n* **-(e)s, -e** statek kosmiczny
Weltreise *f* **-, -n** podróż dookoła świata
Weltrekord *m* **-(e)s, -e** rekord światowy <świata>
Weltruf *m*: **von ~** światowej sławy
Weltteil *m* **-(e)s, -e** część świata
weltweit *adj* o zasięgu światowym
wem *pron* → **wer**; **bei ~?** u kogo?; **von ~?** od kogo?; **zu ~?** do kogo?; **mit ~?** z kim?
wen *pron* → **wer**; **über ~ sprecht ihr?** o kim mówicie?; **für ~?** dla kogo?
Wende *f* **-, -n 1.** przełom *m*, zasadnicza zmiana **2.** zwrot *m*
Wendekreis *m* **-es, -e** *geogr.* zwrotnik *m*
Wendeltreppe *f* **-, -n** schody kręcone
wenden* **I.** *vt* obracać **II.** *vr* **sich ~** obracać się; odwracać się (**von j-m** od kogoś); zwracać się (**an j-n** do kogoś)
Wendepunkt *m* **-(e)s, -e** punkt zwrotny
Wendung *f* **-, -en 1.** obrót *m*, zwrot *m*; **eine ~ nach rechts** zwrot na prawo **2.** (*Veränderung*) zmiana *f*
wenig *num*, *adv* mało, niewiele, kilka; **~ essen** jeść mało; **ein ~** trochę; **so ~ als möglich** jak najmniej; **nur ~e Schritte** tylko kilka kroków; **~er** mniej; **mehr oder ~er** mniej więcej; **zu ~** za mało
weniger *kj mat.* minus, odjąć
wenigstens *adv* przynajmniej, co najmniej; chociaż
wenn *kj* **1.** jeżeli, jeśli, gdyby; **~ du willst** jeżeli chcesz; **selbst ~ ich wüsste, ...** nawet gdybym wiedział, ...; **~ auch** chociaż **2.** (*wann*) gdy, skoro
wer *pron* kto; **~ auch immer** ktokolwiek
Werbeagentur *f* **-, -en** agencja reklamowa
werben* **I.** *vi* **1.** reklamować (**für etw** coś) **2.** zabiegać (**um j-n** o kogoś) **II.** *vt* werbować, pozyskać (nowych klientów)
Werbespot ['vɛrbəspɔt] *m* **-s, -s** spot reklamowy
Werbung *f* **-, -en 1.** *sing* reklama *f*; dział reklamy <promocji> **2.** werbunek *m*; pozyskiwanie *n*
werden* *s* **I.** *vi* sta(wa)ć się, zostać; **gesund ~** wyzdrowieć; **was wird daraus?** co z tego wyniknie?; **mir wird schlecht** robi mi się słabo; **es wird Nacht** noc zapada **II.** *vaux* **ich werde loben** będę chwalił, pochwalę; **gelobt ~** być chwalonym
werfen* **I.** *vt* rzucać; odrzucać; **über der Haufen ~** przewracać, obalać **II.** *vr* **sich ~** rzucać się (**auf etw** na coś)
Werft *f* **-, -en** stocznia *f*
Werg *n* **-(e)s** pakuły *pl*
Werk *n* **-(e)s, -e 1.** *sing* praca *f*; działalność *f* **2.** (*Tat*) czyn *m* **3.** (*Geschaffenes*) dzieło *n*; utwór *m* **4.** *techn.* mechanizm *n* **5.** (*Anlage*) fabryka *f*, zakład *m*
Werkstatt *f* **-, ...stätten** warsztat *m*
Werktag *m* **-(e)s, -e** dzień powszedni, dzień roboczy
Werkzeug *n* **-(e)s, -e** narzędzie *n*
Wermut *m* **-(e)s, -s 1.** *bot.* piołun *m* **2.** wermut *m*
wert *adj* **1.** wart; (*würdig*) godny (**j-s** kogoś; **eines Dinges** czegoś) **2. etw ~ sein** być coś wartym, mieć wartość (materialną); **das ist nicht der Mühe ~** na to szkoda wysiłku; **das ist nicht der Rede ~** nie warto o tym mówić **3.** (*lieb*) drogi; (*geschätzt*) szanowny
Wert *m* **-(e)s, -e 1.** (*Preis*) cena, wartość rynkowa **2.** (*Wichtigkeit*) wartość; **das ist ohne jeden ~** to nie ma żadnej wartości **3.** *phys.*, *mat.* wartość, wynik
werten *vt* oceniać; **etw kritisch ~** oceniać coś krytycznie
Wertgegenstand *m* **-(e)s, ...stände** przedmiot wartościowy
wertlos *adj* bezwartościowy
Wertpapier *n* **-s, -e** papier wartościowy
Wertsachen *pl* przedmioty wartościowe
Wertschätzung *f* **-** poważanie, szacunek
Wertsendung *f* **-, -en** przesyłka wartościowa
wertvoll *adj* wartościowy; **ein ~es Kunstwerk** wartościowe dzieło sztuki; **~e Sammlungen** cenne zbiory

Wertzeichen *n* **-s, -** znaczek *m* (pocztowy)

Wesen *n* **-s, - 1.** *sing* (*das Wesentliche*) istota *f*, sedno *n* **2.** (*Art, Charakter*) charakter *m*, usposobienie *n* **3.** (*Geschöpf*) stworzenie *n*; **armes ~** biedactwo

wesentlich *adj* istotny, zasadniczy; **ein ~er Unterschied** zasadnicza różnica

weshalb *adv* dlaczego

Wespe *f* **-, -n** osa *f*

wessen *pron* czyj, czego; → **wer**

Wessi *m* **-s, -s** *ugs.* Niemiec z dawnych landów zachodnich

West *m* **-(e)s** *naut.* zachód *m*; wiatr zachodni

westdeutsch *adj* zachodnioniemiecki

Weste *f* **-, -n** kamizelka *f*; sweterek *m* (zapinany)

Westen *m* **-s 1.** *geogr.* zachód *m*; **im ~ Polens** na zachodzie Polski **2.** zachód, Zachód (Europa Zachodnia i USA)

westlich *adj* zachodni; **~ von …** na zachód od …

Westmächte *pl* mocarstwa zachodnie

westwärts *adv* na zachód

Wettbewerb *m* **-(e)s, -e 1.** konkurs *m* **2.** *sing* współzawodnictwo *n*, konkurencja *f*

Wette *f* **-, -n** zakład *m*; **was gilt die ~?** o ile się zakładamy?; **um die ~ essen** jeść na wyścigi

wetteifern *vi* współzawodniczyć

wetten *vi* **1.** zakładać się (**mit j-m um etw** z kimś o coś) **2.** stawiać (**100 Euro** sto euro)

Wetter *n* **-s, - 1.** *sing* pogoda *f*; **schlechtes ~** niepogoda **2.** burza *f*, nawałnica *f*

Wetterbericht *m* **-(e)s, -e** komunikat o stanie pogody

Wetterkarte *f* **-, -n** mapa pogody

Wetterleuchten *n* **-s** błyskanie się na horyzoncie

Wettermantel *m* **-s, …mäntel** płaszcz nieprzemakalny

Wetterumschlag *m* **-(e)s** nagła zmiana <załamanie się> pogody

Wettervorhersage *f* **-, -n** prognoza pogody

Wetterwarte *f* **-, -n** stacja meteorologiczna

Wettkampf *m* **-(e)s, …kämpfe** zawody *pl*, mecz *m*

Wettlauf *m* **-(e)s, …läufe** *sport.* bieg *m*, wyścig *m*; *figur.* **der ~ mit der Zeit** wyścig z czasem

Wettrennen *n* **-s** wyścigi *pl* (konne, samochodowe)

Wettrüsten *n* **-s** wyścig zbrojeń

Wettschwimmen *n* **-s** zawody pływackie

wetzen *vt* na|ostrzyć (nóż)

Wetzstein *m* **-(e)s, -e** osełka *f*

wich → **weichen**

wichtig *adj* ważny; **eine ~e Mitteilung** ważna informacja

Wichtigkeit *f* **-** doniosłość *f*, waga *f*, znaczenie *n*

Wichtigtuer *m* **-s, -** *ugs.* ważniak *m*

Widder *m* **-s, - 1.** *zool.* baran *m* **2.** *astr.* Baran *m*

wider *praep mit A* przeciw, wbrew (czemuś); **~ Erwarten** wbrew oczekiwaniom

widerfahren* *vi s* wydarzyć się, przytrafić się (**j-m** komuś)

Widerhall *m* **-(e)s, -e** odgłos *m*, echo *n*

widerlegen *vt* zbi(ja)ć (coś), zaprzeczać (czemuś); odpierać; **j-s Einwände ~** odeprzeć czyjeś zarzuty

widerlich *adj* odrażający, obrzydliwy; **ein ~er Typ** odrażający facet

widerrechtlich *adj* bezprawny

Widerruf *m* **-(e)s, -e** odwołanie *n* (wypowiedzi); **bis auf ~** aż do odwołania

widerrufen* *vt* odwoł(yw)ać (*np.* zeznania)

Widersacher *m* **-s, -** przeciwnik *m*, antagonista *m*

widersetzen, sich *vr* sprzeciwi(a)ć się, opierać się (**j-m** komuś, **einer Sache** czemuś)

widersinnig *adj* niedorzeczny, absurdalny

widerspenstig *adj* uparty, krnąbrny, niesforny

widerspiegeln *vt* odzwierciedlać

widersprechen* *vi* **1.** za|przeczyć (**j-m** komuś); sprzeciwić się **2.** pozostawać w sprzeczności

Widerspruch *m* **-(e)s, …sprüche 1.** sprzeczność *f*, niezgodność *f* **2.** (*Widerrede*) sprzeciw (**gegen etw** przeciwko czemuś)

Widerstand *m* **-(e)s, …stände 1.** opór *m*; **passiver ~** bierny opór **2.** *sing* ruch oporu

Widerstandsbewegung *f* **-, -en** ruch oporu

widerstandsfähig *adj* odporny, wytrzymały

widerstehen* *vi* opierać się, nie ulegać

widerstrebend *adv* z niechęcią, z oporem

Widerstreit *m* **-(e)s, -e** konflikt *m*; sprzeczność *f*

widerwärtig *adj* wstrętny; obrzydliwy

Widerwille *m* **-ns, Widerwillen** *m* **-s** niechęć *f*, odraza *f* (**gegen etw** do czegoś)

widerwillig *adj* niechętnie; ze wstrętem
widmen I. *vt* za|dedykować; poświęcać **II.** *vr* **sich ~** poświęcać się; **sich der Kunst ~** poświęcić się sztuce
Widmung *f* **-, -en** dedykacja *f*
wie I. *adv* jak; **~ hast du das gemacht?** jak to zrobiłeś?; **~ alt ist er?** ile on ma lat?; **~ (bitte)**? co pan powiedział?, słucham?; **~ viel** ile **II.** *kj* jak; **weiß ~ Schnee** biały jak śnieg; **~ wenn** jak gdyby
wieder *adv* znowu, z powrotem; **etw nie ~ tun** nie uczynić czegoś nigdy więcej; **hin und ~** nie-kiedy; **~ erkennen** poznać (**an einer Sache** po czymś); **~ finden** odnajdywać; **~ gutmachen** naprawić, wynagrodzić (*szkody*); **~ sehen** zobaczyć ponownie
Wiederaufbau *m* **-(e)s** odbudowa *f*
wiederbekommen* *vt* odzysk(iw)ać, otrzym(yw)ać z powrotem
wiedergeben* *vt* **1.** odda(wa)ć **2.** (*nachbilden*) odtwarzać
Wiedergutmachung *f* **-, -en** wynagrodzenie *n* (szkody), odszkodowanie *n*
wiederholen *vt* powtarzać; **eine Frage ~** powtórzyć pytanie
Wiederholung *f* **-, -en** powtórka *f*, powtarzanie *n*
Wiederhören *n*: **(auf) ~ !** do usłyszenia!
wiederkommen* *vi s* przyjść ponownie, powrócić; powtarzać się
Wiederschauen *n*: *reg.* **(auf) ~ !** do widzenia!
Wiedersehen *n* **-s** ponowne spotkanie (się); **(auf) ~ !** do widze-nia!
wiederum *adv* znowu, na nowo
Wiedervereinigung *f* **-** (ponowne) zjednoczenie
Wiege *f* **-, -n** kołyska *f*, kolebka *f*; *figur.* **die ~ der Menschheit** kolebka ludzkości
wiegen*[1] **I.** *vt* z|ważyć; **ein Paket ~** zważyć paczkę **II.** *vi* ważyć; **wie viel wiegst du?** ile ważysz?
wiegen[2] *vt* kołysać; **das Baby in den Armen ~** kołysać niemowlę w ramionach
wiehern *vi* rżeć; *ugs.* ryczeć ze śmiechu
Wiener[1] *m* **-s, -** wiedeńczyk *m*
Wiener[2] *adj* wiedeński; **~ Würstchen** parówki
Wiener[3] *f* **-, -** parówka *f*
wies → weisen
Wiese *f* **-, -n** łąka *f*; **eine ~ mähen** kosić łąkę; **auf der grünen ~** poza miastem
Wiesel *n* **-s, -** *zool.* łasica
wieso *adv* dlaczego, czemu, z jakiego powodu
wievielt- *adj* który (z rzędu)?; **den Wievielten haben wir heute?**, **der Wievielte ist heute?** którego dziś mamy?
wieweit *adv* jak dalece, w jakiej mierze
wild *adj* **1.** dziki; **~e Tiere** dzikie zwierzęta; **~er Wein** dzikie wino **2.** (*zornig*) rozwścieczony, wściekły **3.** *ugs.* **ganz ~ auf etw sein** być napalonym na coś
Wild *n* **-(e)s 1.** zwierzyna łowna **2.** dziczyzna *f*
Wilde(r) *f*, *m*, **-n, -n** dzikus *m* dzikuska *f*
Wildente *f* **-, -n** dzika kaczka
Wilderer *m* **-s, -** kłusownik *m*
wildern *vi*, *vt* kłusować
Wildleder *n* **-s** zamsz *m*
Wildnis *f* **-, -se** pustkowie *n*
Wildschwein *n* **-(e)s, -e** dzik *m*
Wildwestfilm *m* **-(e)s, -e** western *m*
will → wollen
Wille *m* **-ns** wola *f*; **aus freiem ~n** dobrowolnie; **beim besten ~n** mimo najlepszych chęci; **wider ~n** mimo woli, nieumyślnie
willen *praep mit G*: **um des lieben Friedens ~** dla świętego spokoju; **um Gottes ~!** na miłość boską!
willig *adj* chętny
willkommen *adj*: **(herzlich) ~!** (serdecznie) witam(y)!; **~ sein** być mile widzianym; **j-n ~ heißen** powitać kogoś
willkürlich *adj* **1.** samowolny; **~e Änderungen** samowolne zmiany <przeróbki> **2.** (*nach Belieben*) dowolny
wimmeln *vi* roić się
wimmern *vi* kwilić, jęczeć
Wimpel *m* **-s, -** proporczyk *m*
Wimper *f* **-, -n** rzęsa *f*
Wimperntusche *f* **-, -n** tusz do rzęs
Wind *m* **-(e)s, -e** wiatr *m*; **der ~ weht** wiatr wieje
Windbeutel *m* **-s, -** *kulin.* ptyś *m*
Winde *f* **-, -n** *techn.* podnośnik *m*
Windel *f* **-, -n** pieluszka *f*, pielucha *f*
winden* **I.** *vt* wić (wianki); owijać (**um etw** dookoła czegoś) **II.** *vr* **sich ~** wić się, skręcać się
Windhose *f* **-, -n** trąba powietrzna
Windhund *m* **-(e)s, -e** chart *m*
windig *adj* wietrzny; **ein ~er Tag** wietrzny dzień
Windjacke *f* **-, -n** wiatrówka *f* (*bluza*)
Windmühle *f* **-, -n** wiatrak *m*

Windpocken *pl med.* ospa wietrzna
Windschutzscheibe *f* **-, -n** *mot.* przednia szyba
Windstärke *f* **-** siła wiatru
Windstille *f* **-** bezwietrzna pogoda; *naut.* flauta *f*
Windstoß *m* **-es, ...stöße** poryw wiatru
Windsurfing ['vɪntsœrfɪŋ] *n* **-s** surfing *m*
Wink *m* **-(e)s, -e** znak *m*, skinienie *n*; (*Hinweis*) wskazówka *f*
Winkel *m* **-s, -** kąt *m* (*a. mat.*); **ein spitzer ~** kąt ostry; zakątek *m*
Winkelmesser *m* **-s, -** kątomierz *m*
winken *vi* kiwać (**mit der Hand** ręką); dawać znak (ruchem ręki)
winseln *vi* za|skowyczeć
Winter ['vɪntər] *m* **-s, -** zima *f*; **ein strenger ~** surowa zima
Wintermantel *m* **-s, ...mäntel** palto *n*, płaszcz zimowy
Winterolympiade ['vɪntərolym'pja:də] *f* **-, -n** olimpiada zimowa
Winterreifen *m* **-s, -** opona zimowa
Wintersaat *f* **-, -en** ozimina *f*
Wintersport *m* **-(e)s** sport zimowy
Winzer *m* **-s, - 1.** hodowca winorośli **2.** winiarz *m*
winzig *adj* malutki
Wipfel *m* **-s, -** wierzchołek drzewa
wir *pron pers* my
Wirbel *m* **-s, - 1.** wir *m*; wirowanie *n* **2.** *anat.* kręg **3.** *figur.* zamęt *m*, zamieszanie *n*
Wirbelsäule *f* **-, -n** kręgosłup *m*
Wirbeltier *n* **-(e)s, -e** *zool.* kręgowiec *m*
Wirbelwind *m* **-(e)s, -e** wichura *f*
wirbt → **werben**
wird → **werden**
wirft → **werfen**
wirken I. *vi* **1.** (*tätig sein*) pracować **2.** po|działać; po|skutkować; **auf j-n ~** oddział(y-w)ać na kogoś **3.** robić <wywoływać> wrażenie **II.** *vt* **1.** (*machen*) z|robić, z|działać; **Wunder ~** dokaz(yw)ać cudów **2.** (*weben*) dziać, tkać
wirklich *adj* rzeczywisty, prawdziwy
Wirklichkeit *f* **-, -en** rzeczywistość *f*
wirksam *adj* skuteczny; **ein ~er Schutz** skuteczna ochrona
Wirksamkeit *f* **-** skuteczność *f*
Wirkung *f* **-, -en** skutek *m*; działanie *n*; **mit ~ vom ...** z ważnością od ...
wirkungslos *adj* nieskuteczny, bezskuteczny
wirkungsvoll *adj* skuteczny, efektywny; efektowny
Wirkwaren *pl* dzianina *f*
wirr *adj* **1.** chaotyczny **2.** bezładny; rozczochrany (**Haare** włosy)
Wirren *pl* zamieszki *pl*, niepokój *m*
Wirrwarr *m* **-s** zamęt *m*, bałagan *m*
Wirsing *m* **-s** włoska kapusta
Wirt *m* **-(e)s, -e 1.** (*Gastwirt*) właściciel gospody, restauracji **2.** gospodarz *m* (*właściciel domu*)
Wirtin *f* **-, -nen** gospodyni *f*
Wirtschaft *f* **-, -en 1.** gospodarka *f*; **die ~ eines Landes** gospodarka kraju **2.** (*Wirtshaus*) gospoda *f* **3.** gospodarstwo *n*
wirtschaften *vi* gospodarować
wirtschaftlich *adj* gospodarczy, ekonomiczny; gospodarny
Wirtschaftsaufschwung *m* **-(e)s** rozwój gospodarki
Wirtschaftsberater *m* **-s, -** doradca ekonomiczny
Wirtschaftslage *f* **-** sytuacja gospodarcza <ekonomiczna>
Wirtschaftspolitik *f* **-** polityka gospodarcza <ekonomiczna>
Wirtshaus *n* **-es, ...häuser** gospoda *f*
wischen *vt* wycierać; ścierać, zetrzeć
Wischer *m* **-s, -** wycieraczka samochodowa
Wisent *m* **-s, -e** *zool.* żubr *m*
wispern *vi* szeptać
wissen* *vt* **1.** wiedzieć; **Bescheid ~** wiedzieć, orientować się; (**sich**) **keinen Rat ~** być bezradnym; **j-n ~ lassen** da(wa)ć znać ko-muś; **das weiß ich nicht mehr** tego już nie pamiętam **2.** (*können*) umieć; **sich nicht zu helfen ~** nie umieć sobie poradzić
Wissen *n* **-s** wiedza; **mit meinem ~** z moją wiedzą; **meines ~s** o ile mi wiadomo
Wissenschaft *f* **-, -en** wiedza *f*, nauka *f*; **exakte ~en** nauki ścisłe; **Akademie der ~en** Akademia Nauk
Wissenschaftler *m* **-s, -** uczony *m*, naukowiec *m*
wissenschaftlich *adj* naukowy; **ein ~er Beirat** komitet naukowy
wittern *vi*, *vt* z|węszyć, z|wietrzyć; *figur.* zwąchać
Witterung *f* **-, -en** pogoda *f*, aura *f*
Witterungsumschlag *m* **-(e)s** zmiana pogody
Witterungsverhältnisse *pl* warunki atmosferyczne, pogoda *f*

Witwe *f* **-, -n** wdowa; **~ werden** owdowieć *f*
Witwer *m* **-s, -** wdowiec *m*
Witz *m* **-es, -e** dowcip *m*, kawał *m*
Witzbold *m* **-(e)s, -e** dowcipniś *m*, żartowniś *m*
witzig *adj* dowcipny; *ugs.* dziwny
wo *adv* gdzie; **wo wohnt sie?** gdzie ona mieszka?; **von wo?** skąd?
woanders *adv* gdzie indziej
woandershin *adv* gdzie indziej (*kierunek*)
wob → **weben**
wobei *adv* przy czym
Woche *f* **-, -n** tydzień *m*; **nächste ~** na przyszły tydzień; **vorige** <**in der vorigen**> **~** w ubiegłym ty-godniu
Wochenbett *n* **-(e)s** połóg *m*
Wochenende *n* **-s, -n** weekend *m*
Wochenendhaus *n* **-es, ...häuser** domek weekendowy
Wochenschau *f* **-, -en** kronika filmowa
Wochentag *m* **-(e)s, -e** dzień powszedni
wochentags *adv* w dni powszednie
wöchentlich *adv* tygodniowo
Wochenzeitung *f* **-, -en** tygodnik *m*
wodurch *adv* przez co, czym
wofür *adv* za co, na co; **~ interessierst du dich?** czym się interesujesz?
wog → **wägen, wiegen**
Woge *f* **-, -n** (wysoka) fala *f*
wogegen *adv* przeciw czemu, (w zamian) za co
woher *adv* skąd, z czego; **~ kommst du?** skąd pochodzisz <jesteś>?
wohin *adv* dokąd; **~ gehst du?** dokąd idziesz?
wohl I. *adv* **1.** zdrów; zdrowo, dobrze; **mir ist nicht ~** niedobrze mi; **~ bekomm's!** smacznego!; **leb(e) ~ !** bądź zdrów! **2.** (*gut*) dobrze; **~ bekannt** (dobrze) znany; **~ tun** dobrze czynić (**j-m** komuś) **II.** *part* (*vermutlich*) zapewne, chyba; **was werden wir ~ sehen?** co też zobaczymy? **das kann man ~ sagen** tak jest!
Wohl *n* **-(e)s** dobro *n*; **auf Ihr ~ !, zum ~ !** na zdrowie!
Wohlbefinden *n* **-s** zdrowie *n*; dobre samopoczucie
wohlbehalten *adj* zdrów; cały; w dobrym stanie
Wohlergehen *n* **-s** powodzenie *n*, pomyślność *f*
Wohlgefallen *n* **-s** upodobanie *n* (**an einer Sache** w czymś)
wohlhabend *adj* zamożny
wohlschmeckend *adj* smaczny
Wohlstand *m* **-(e)s** dobrobyt *m*; **im ~ leben** żyć w dobrobycie
Wohltat *f* **-, -en** dobrodziejstwo *n*
Wohltätigkeit *f* **-** dobroczynność *f*
wohltuend *adj* przynoszący ulgę
wohlverdient *adj* zasłużony
wohlwollend *adj* życzliwy
wohnen *vi* mieszkać; **auf dem Lande ~** mieszkać na wsi
Wohngeld *n* **-(e)s** dodatek mieszkaniowy
wohnhaft *adj* zamieszkały
Wohnhaus *n* **-es, ...häuser** dom mieszkalny
Wohnort *m* **-(e)s, -e** miejsce zamieszkania
Wohnsiedlung *f* **-, -en** osiedle mieszkaniowe
Wohnsitz *m* **-es** miejsce zamieszkania, siedziba
Wohnung *f* **-, -en** mieszkanie *n*
Wohnungsbaugenossenschaft *f* **-, -en** spółdzielnia mieszkaniowa
Wohnviertel *n* **-s, -** dzielnica mieszkaniowa
Wohnwagen *m* **-s, -** wóz mieszkalny, przyczepa mieszkalna
Wohnzimmer *n* **-s, -** pokój dzienny
Woiwodschaft *f* **-, -en** województwo *n*
wölben, sich *vr* uwypuklać się; tworzyć łuk
Wölbung *f* **-** wypukłość *f*; (*Gewölbe*) sklepienie *n*
Wolf *m* **-(e)s, Wölfe 1.** wilk *m*; **ein Rudel Wölfe** wataha wilków **2.** *ugs.* maszynka do mięsa
Wolke *f* **-, -n** chmura *f*, obłok *m*; **~n ziehen auf** chmury nadciągają
Wolkenbruch *m* **-(e)s, ...brüche** oberwanie chmury
Wolkenkratzer *m* **-s, -** drapacz chmur
wolkenlos *adj* bezchmurny
wolkig *adj* zachmurzony, pochmurny
Wolldecke *f* **-, -n** koc wełniany
Wolle *f* **-** wełna; **reine ~** czysta wełna; **ein Mantel aus ~** wełniany płaszcz
wollen[1] *adj* wełniany
wollen[*2] *vt, vi* **1.** chcieć; życzyć sobie; **ich will nur dein Bestes** chcę tylko twojego dobra **2.** (*mit Infinitiv*) chcieć, zamierzać; **~ Sie Platz nehmen!** zechce pan(i) usiąść!; **wir ~ sehen** zobaczymy
womit *adv* czym, z czym; **~ schreibst du?** czym piszesz?
womöglich *adv* jeśli możliwe, może

wonach *adv*: **~ fragt er?** o co on pyta?; **~ riecht es hier?** czym tu pachnie?
Wonne *f* **-, -n** rozkosz *f*, przyjemność *f*
woran *adv*: **~ denkst du?** o czym myślisz?
worauf *adv*: **~ wartet sie?** na co ona czeka?
woraus *adv* z czego
worin *adv* w czym, gdzie; **~ liegt der Unterschied?** na czym polega różnica?
Wort *n* **-(e)s 1.** *pl* **-e** słowo *n*; **das gedruckte ~** słowo drukowane; **mit einem ~(e)** jednym słowem **2.** *pl* **Wörter** słowo *n*, wyraz *m*, słówko *n*
Wörterbuch *n* **-(e)s, ...bücher** słownik *m*
wortkarg *adj* małomówny; lakoniczny
Wortlaut *m* **-(e)s** (dosłowne) brzmienie, tekst *m*
wörtlich *adj* dosłowny
wortlos *adj* milczący, bez słów
Wortschatz *m* **-es** słownictwo *n*
Wortspiel *n* **-(e)s, -e** gra słów
Wortwechsel *m* **-s, -** sprzeczka *f*, spór *m*
worüber *adv*: o czym?; **~ wunderst du dich?** co cię tak dziwi?
worum *adv* o co; **ich möchte wissen, ~ es hier geht** chciałbym wiedzieć, o co tu chodzi
worunter *adv* pod czym, między czym
wovon *adv* o czym, od czego; **~ redet ihr?** o czym mówicie?
wovor *adv* przed czym; **~ fürchtest du dich?** czego się boisz?
wozu *adv* po co, na co; **~ braucht er so viel Geld?** po co mu tyle pieniędzy?
wrang → **wringen**
wringen* *vt* wyżymać (**die Wäsche** bieliznę)
wuchs → **wachsen**
Wuchs *m* **-es 1.** rośnięcie *n*, wzrastanie *n* **2.** wzrost *m*; postawa *n*
Wucht *f* **-** siła *f*, impet *m*; **mit voller ~** z całej siły
wühlen *vi*, *vt* ryć, grzebać; szperać
wund *adj* zraniony, poraniony, ranny; (*schmerzhaft*) obolały
Wunde *f* **-, -n** rana *f*; **eine offene ~** otwarta rana
Wunder *n* **-s, -** cud *m*; **~ tun** czynić cuda; **kein ~, dass ...** nic dziwnego, że ...
wunderbar *adj* cudowny; wspaniały, przepiękny
wunderlich *adj* dziwaczny, dziwny
wundern I. *vt* dziwić **II.** *vr* **sich ~** dziwić się (**über etw** czemuś)
wunderschön *adj* cudny, przepiękny
wundervoll *adj* cudowny; wspaniały
Wunsch *m* **-(e)s, Wünsche 1.** życzenie *n*; **einen ~ äußern** wyrazić życzenie **2.** *pl* życzenia; **herzliche Wünsche** serdeczne życzenia
wünschen *vt* życzyć (**sich etw** sobie czegoś); **was ~ Sie?** czego pan(i) sobie życzy?; **die gewünschte Nummer** żądany numer
wurde → **werden**
Würde *f* **-, -n 1.** *sing* godność *f* **es ist unter meiner ~** to jest poniżej mojej godności **2.** godność *f*, tytuł *m*
würdig *adj* **1.** dostojny **2.** godny, godzien (**eines Dinges** czegoś)
würdigen *vt* doceniać; uznawać za słuszne; **j-n keines Blickes ~** nie raczyć spojrzeć na kogoś
Wurf *m* **-(e)s, Würfe 1.** rzut *m* (oszczepem) **2.** *zool.* miot *m*
Würfel *m* **-s, - 1.** *mat.* sześcian *m* **2.** kość *f*, kostka *f* (do gry); **~ spielen** grać w kości
Würfelzucker *m* **-s** cukier w kostkach
würgen I. *vt* dusić **II.** *vi* **1.** dławić się (**an einer Sache** czymś) **2.** wymiotować
Wurm *m* **-(e)s, Würmer** robak *m*
wurmig *adj* robaczywy
Wurst *f* **-, Würste** kiełbasa *f*; **geräucherte ~** wędzona kiełbasa; **eine Scheibe ~** plasterek kiełbasy; *ugs.* **das ist mir ~** to jest mi obojętne
Würstchen *n* **-s, -** kiełbaska *f*
Würze *f* **-, -n** przyprawa *f*
Wurzel *f* **-, -n 1.** korzeń *m* **2.** *mat.* pierwiastek *m*
würzen *vt* przyprawi(a)ć (*np.* sos)
würzig *adj* aromatyczny
wusch → **waschen**
wusste → **wissen**
wüst *adj* **1.** (*öde*) opustoszały, bezludny; pustynny **2.** (*wirr*) bezładny **3.** (*ausschweifend*) rozwiązły, wyuzdany
Wüste *f* **-, -n** pustynia *f*; **eine ~ bewässern** nawadniać pustynię
Wut *f* **-** złość *f*, wściekłość *f*; *ugs.* **eine ~ auf j-n bekommen** wściec się na kogoś
Wutanfall *m* **-(e)s, ...anfälle** napad złości <wściekłości>
wüten *vi* szaleć; wściekać się
wütend *adj* wściekły (**auf <über> j-n** na kogoś)

X

X-Beine *pl ugs.* nogi w iks
x-beliebig *adj* dowolny, jakiś
xerographieren *vt* kserować
Xerokopie *f* **-, -n** kserokopia *f*
x-fach *adv* wielokrotny
x-mal *adv* wielokrotnie, iks razy
Xylophon [ksylo'fo:n]*n* **-s, -e** *mus.* ksylofon *m*

Y

Yacht *f* → **Jacht**
Yankee ['jɛŋki] *m* **-s, -s** jankes *m*
Yard *n* **-s, -s** jard *m*
Yoga *m, n* **-(s)** joga *f*
Yoghurt *m, n* → **Joghurt**
Yucca ['juka] *f* **-, -s** *bot.* juka *f*

Z

Zacke *f* **-, -n, Zacken** *m* **-s, -** (*Spitze*) ostry koniec; ząb *m* (*np. widelca*)
zaghaft *adj* nieśmiały; bojaźliwy
zäh, zähe *adj* **1.** łykowaty, twardy (**Fleisch** mięso) **2.** gęsty, lepki **3.** *figur.* uporczywy, wytrwały
Zahl *f* **-, -en 1.** liczba *f*; **gerade** <**ungerade**> **~en** liczby parzyste <nieparzyste> **2.** (*Ziffer*) cyfra *f* **3.** *sing* (*Menge*) ilość *f*
zahlbar *adj* płatny; **~ binnen 14 Tagen** płatny w ciągu czternastu dni
zahlen *vt, vi* za|płacić (**für etw** za coś); **was habe ich zu ~?** ile się należy?; **~ , bitte!** (chcę) płacić!, proszę o rachunek!
zählen I. *vt* po|liczyć, obliczać; **er zählt 20 Jahre** ma dwadzieścia lat; **zu einer Sache ~** zaliczać do czegoś **II.** *vi* liczyć; **das zählt nicht** to się nie liczy; **auf j-n ~** liczyć na kogoś
Zahlenlotto *n* **-s, -s** gra liczbowa
Zähler *m* **-s, - 1.** licznik *m* (*a. mat.*); **den ~ ablesen** odczytać stan licznika **2.** rachmistrz *m*
zahllos *adj* niezliczony
zahlreich *adj* liczny
Zahlung *f* **-, -en** płacenie *n*, płatność *f*; opłata *f*; **gegen ~ von drei Euro** za opłatą trzech euro
Zahlungsbedingungen *pl* warunki płatności
zahlungsfähig *adj* wypłacalny
Zahlungsmittel *n* **-s, -** środek płatniczy
zahlungsunfähig *adj* niewypłacalny
Zahlwort *n* **-(e)s, ...wörter** liczebnik *m*
zahm *adj* oswojony; *ugs.* (*fügsam*) potulny, łagodny
zähmen *vt* oswajać; *figur.* poskramiać, opanować
Zahn *m* **-(e)s, Zähne** ząb *m*; **künstliche** <**falsche**> **Zähne** sztuczne zęby; **sich die Zähne putzen** myć <czyścić> zęby
Zahnarzt *m* **-es, ...ärzte** dentysta *m*
Zahnärztin *f* **-, -nen** dentystka *f*
Zahnbürste *f* **-, -n** szczoteczka do zębów
Zahnersatz *m* **-es** sztuczny ząb, proteza zębowa
Zahnfleisch *n* **-(e)s** dziąsło *n*
zahnlos *adj* bezzębny
Zahnpasta, Zahnpaste *f* **-, ...pasten** pasta do zębów
Zahnradbahn *f* **-, -en** kolejka zębata (*górska*)
Zahnschmelz *m* **-es** szkliwo *n* (nazębne)
Zahnschmerz *m* **-es, -en** ból zęba <zębów>
Zahnstocher *m* **-s, -** wykałaczka *f*
Zahnweh *n* **-(e)s** ból zęba <zębów>
Zahnwurzel *f* **-, -n** korzeń zęba
Zander *m* **-s, -** sandacz *m*
Zange *f* **-, -n** obcęgi *pl*; kleszcze *pl*; **kleine ~** obcążki *pl*
Zank *m* **-(e)s** kłótnia *f*, sprzeczka *f*
zanken *vi*, **sich ~** *vr* kłócić się (**mit j-m** z kimś)
Zäpfchen *n* **-s, -** czopek *m*
zapfen *vt* toczyć, lać, nalewać (**Bier** piwo);

Benzin ~ nalać benzyny, zatankować benzynę
Zapfen *m* **-s, -** czop *m*; sopel *m* (*lodu*); *bot.* szyszka *f*
Zapfenstreich *m* **-(e)s, -e** capstrzyk *m*
Zapfsäule *f* **-, -n** dystrybutor (paliwa)
Zapfstelle *f* **-, -n** stacja benzynowa
zappeln *vi* wiercić się, kręcić się; trzepotać się (*ryba*)
zappen [zɛpn] *vi* zmieniać kanały telewizyjne
zart *adj* delikatny; wrażliwy, subtelny; (*schwach*) wątły
zärtlich *adj* tkliwy, czuły; **~e Worte** czułe słowa
Zauber *m* **-s** czary *pl*; (*Reiz*) czar *m*; urok *m*
Zauberer *m* **-s, -** czarodziej *m*, czarnoksiężnik *m*; magik *m*, sztukmistrz *m*
zauberhaft *adj* cudny, uroczy, zachwycający, czarowny
Zauberkünstler *m* **-s, -** iluzjonista *m*, magik *m*
zaubern *vi*, *vt* czarować, uprawiać czary; wyczarować
zaudern *vi* wahać się; **mit einer Sache ~** zwlekać z czymś; **ohne zu ~** bez wahania
Zaum *m* **-(e)s, Zäume** uzda *f*; *figur.* **sich im ~ halten** panować nad sobą
Zaun *m* **-(e)s, Zäune** płot *m*, parkan *m*
Zebra *n* **-s, -s** *zool.* zebra
Zebrastreifen *m* **-s, -** pasy *mpl* (*na jezdni*), *ugs.* zebra *f*
Zeche *f* **-, -n 1.** rachunek *m* (*w restauracji*) **2.** (*Bergwerk*) kopalnia *f*
zechen *vi scherz.* ucztować, balować
Zecke *f* **-, -n** *zool.* kleszcz *m*
Zehe *f* **-, -n 1.** *o.* **Zeh** *m* **-s, -en** palec *m* (*u nogi*); **sich auf die ~n stellen** stanąć na palcach **2.** ząbek czosnku
zehn *num* dziesięć; **halb ~** wpół do dziesiątej
Zehn *f* **-, -en** dziesiątka *f*
Zehner *m* **-s, -** dziesiątka *f* (*banknot, moneta*), dziesięć (złozych, groszy)
zehnfach *adj* dziesięciokrotny
zehnjährig *adj* dziesięcioletni
Zehnkampf *m* **-(e)s** *sport.* dziesięciobój *m*
zehnmal *adv* dziesięć razy
zehntausend *num* dziesięć tysięcy
zehnte *num* dziesiąty
Zehntel *n* **-s, -** dziesiąta część
Zeichen *n* **-s, - 1.** znak *m*; symbol *m*; sygnał *m*; **das ~ zum Angriff** sygnał do ataku; **zum ~** na znak **2.** oznaka *f*; symptom *m*; **die ~ einer Krankheit** symptomy choroby **3. die ~ des Tierkreises** znaki zodiaku
Zeichenblock *m* **-s, -s** blok rysunkowy, szkicownik *m*
Zeichensprache *f* **-** język migowy
Zeichentrickfilm *m* **-(e)s, -e** film rysunkowy
zeichnen *vt* **1.** na|rysować, na|kreślić; **mit Kohle ~** rysować węglem **2.** (*unterschreiben*) podpis(yw)ać **3.** znaczyć, znakować (**Wäsche** bieliznę; **Bäume** drzewa)
Zeichner *m* **-s, -** rysownik *m*; **technischer ~** kreślarz
Zeichnung *f* **-, -en** rysunek *m*
Zeigefinger *m* **-s, -** palec wskazujący
zeigen *vt*, *vi* pokaz(yw)ać; wskazywać; (*merken lassen*) okaz(yw)ać; **Verständnis für etw ~** okazać zrozumienie dla czegoś
Zeiger *m* **-s, -** wskazówka *f* (zegarka)
Zeile *f* **-, -n** wiersz (*linijka*) *m*
zeit *praep mit G*: **~ meines Lebens** do końca (mojego) życia
Zeit *f* **-, -en** czas *m*; pora *f*; **mit der ~** z czasem; *f* **um diese ~** w tym czasie, o tej porze; **von ~ zu ~** od czasu do czasu; **vor kurzer ~** niedawno; **vor langer ~** dawno; **zu gleicher ~** równocześnie; **zur rechten ~** w porę; **keine ~ haben** nie mieć czasu; **eine ~ lang** przez pewien czas
Zeitabschnitt *m* **-(e)s, -e** okres *m*
Zeitalter *n* **-s, -** wiek *m*, epoka *f*
Zeitangabe *f* **-, -n** data *f*, podawanie czasu
Zeitansage *f* **-, -n** *rad.* sygnał czasu; (*telefonisch*) zegarynka *f*
zeitgemäß *adj* na czasie, aktualny
Zeitgeschichte *f* **-** historia współczesna
zeitig *adj* wczesny; **~ zu Bett gehen** iść wcześnie spać
Zeitkarte *f* **-, -n** bilet okresowy
zeitlos *adj* ponadczasowy
Zeitlupe *f* **-** *film.* zwolnione tempo
Zeitmangel *m* **-s** brak czasu; **aus ~** z braku czasu
Zeitpunkt *m* **-(e)s, -e** chwila *f*, moment *m*
Zeitraffer *m* **-s** *film.* przyspieszone tempo
zeitraubend *adj* czasochłonny
Zeitrechnung *f*: **unserer ~** naszej ery
Zeitschrift *f* **-, -en** czasopismo *n*
Zeitspanne *f* **-** okres *m*
Zeitung *f* **-, -en** gazeta *f*, dziennik *m*
Zeitungsbericht *m* **-(e)s, -e** sprawozdanie prasowe

Zeitungskiosk *m* **-(e)s, -e** kiosk z gazetami
Zeitverlust *m* **-(e)s** strata czasu
Zeitvertreib *m* **-(e)s, -e** spędzanie czasu, rozrywka
zeitweilig *adj* chwilowy, tymczasowy; przejściowy
zeitweise *adv* przejściowo, dorywczo
Zeitwort *n* **-(e)s, ...wörter** czasownik *m*
Zeitzeichen *n* **-s, -** *rad.* sygnał czasu
Zelle *f* **-, -n 1.** cela *f* **2.** (*Telefonzelle*) budka *f*, kabina telefoniczna **3.** *anat.* komórka
Zellstoff *m* **-(e)s** celuloza *f*; lignina *f*
Zellteilung *f* **-, -en** podział komórki
zellular, zellulär *adj biol.* komórkowy
Zelt *n* **-(e)s, -e** namiot *m*
zelten *vi* obozować, nocować w namiocie
Zeltplatz *m* **-es, ...plätze** pole namiotowe
Zement *m* **-(e)s** cement *m*
Zensur *f* **-, -en 1.** stopień *m*, ocena *f* **2.** *sing* cenzura *f*
Zentimeter *m*, *n* **-s, -** centymetr *m*
Zentner *m* **-s, -** cetnar *m* (50 kg, *austr.*, *schweiz.* 100 kg)
zentral *adj* centralny, środkowy; **~ gelegen** centralnie położony
Zentrale *f* **-, -n** centrala *f*
Zentralheizung *f* **-** centralne ogrzewanie
Zentralstelle *f* **-, -n** centrala *f*, ośrodek *m*
Zentrum *n* **-s, ...ren** centrum *n*, (o)środek *m*; **~ der Stadt** śródmieście
zerbeißen* *vt* rozgryzać (**Bonbons** cukierki)
zerbrechen* **I.** *vt* (*zerschlagen*) s|tłuc; *figur.* **sich den Kopf ~** łamać sobie głowę **II.** *vi s* rozbi(ja)ć się, stłuc się
zerbrechlich *adj* łatwo się tłukący; kruchy, delikatny
zerbröckeln *vi*, *vt* kruszyć się, po|kruszyć
zerdrücken *vt* **1.** rozgniatać; z|miażdżyć **2.** *ugs.* z|miąć (**das Kleid** sukienkę)
Zeremonie *f* **-, -n** ceremonia *f*
zerfahren *adj* wyboisty, wyjeżdżony
Zerfall *m* **-(e)s** rozpad *m*; upadek *m*, rozkład *m*
zerfallen* *vi s* rozpadać się; upadać
zerfetzen *vt* podrzeć, porwać, poszarpać
zerfleischen *vt* rozszarpać, rozerwać zębami (*np.* zdobycz)
zerfließen* *vi s* rozpływać się, roztapiać się
zergehen* *vi* rozpuszczać się, roztapiać się
zerkleinern *vt* rozdrabniać; po|rąbać (**Holz** drzewo)
Zerkleinerung *f* **-** rozdrobnienie *n*
zerknirscht *adj* skruszony, pełen skruchy
zerknittern *vt* z|miąć, zgnieść (*np.* ubranie)
zerkratzen *vt* zadrapać; rozdrap(yw)ać; **den Lack ~** zadrapać lakier
zerlassen* *vt kulin.* rozpuścić, roztopić
zerlegen *vt* rozkładać, rozbierać (na części); podzielić, pokrajać (*np.* pieczeń)
zerlumpt *adj* obszarpany; obdarty
zermalmen *vt* z|miażdżyć
zerplatzen *vi s* pękać; *figur.* **vor Wut ~** pękać z wściekłości
zerquetschen *vt* rozgniatać
zerreiben* *vt* rozcierać, rozetrzeć
zerreißen* **I.** *vt* rozdzierać rozedrzeć; podrzeć, rozszarp(yw)ać **II.** *vi s* rozerwać się, rozedrzeć się
zerren *vt* ciągnąć (siłą); szarpać, targać; *figur.* **an den Nerven ~** szarpać nerwy
zerrinnen* *vi s* rozpływać się; *figur.* rozwiewać się
zerrissen → **zerreißen**; *adj figur.* rozdarty
zerrütten *vt* z|rujnować; podkop(yw)ać (**Gesundheit** zdrowie)
zerschellen *vi s* rozbić się, roztrzaskać się
zerschlagen*[1] *vt* rozbi(ja)ć, zbić, potłuc (*np.* szyby)
zerschlagen[2] *adj figur.* rozbity, wykończony
zerschmettern *vt* z|druzgotać
zerschneiden* *vt* rozcinać, rozkrajać, rozkroić
zersetzen I. *vt* rozkładać, poddawać rozkładowi **II.** *vr* **sich ~** rozkładać się, ulegać rozkładowi
zersplittern I. *vi s* rozlecieć się <rozbić się> na drobne kawałki **II.** *vt* roztrzaskać, rozłup(yw)ać
zerspringen* *vi s* pękać (*o szkle*)
zerstäuben *vt* rozpylić
Zerstäuber *m* **-s, -** rozpylacz *m*
zerstören *vt* z|burzyć (**ein Gebäude** budynek); z|niszczyć; *figur.* zniweczyć; zrujnować
Zerstörer *m* **-s, -** niszczyciel *m* (*okręt*)
Zerstörung *f* **-, -en** zniszczenie, zburzenie; zrujnowanie
zerstreuen I. *vt* **1.** rozsyp(yw)ać, rozrzucać **2.** rozpraszać (*np.* demonstrantów) **3.** (*unterhalten*) zabawi(a)ć **II.** *vr* **sich ~ 1.** rozpraszać się **2.** (*sich unterhalten*) rozerwać się
zerstreut *adj* roztargniony
Zerstreuung *f* **-, -en 1.** rozproszenie *f*

2. *sing* roztargnienie *n* **3.** (*Unterhaltung*) rozrywka *f*

zerstückeln *vt* pokroić <porąbać> na kawałki

zerteilen *vt* podzielić na części <kawałki>

Zertifikat *n* **-(e)s, -e** świadectwo *n*, certyfikat *m*

zertrampeln *vt* podeptać, stratować

zertreten* *vt* rozdept(yw)ać

zertrümmern *vt* rozbić, rozwalić

Zerwürfnis *n* **-ses, -se** niesnaski *fpl*

zerzaust *adj* rozczochrany

Zettel *m* **-s, -** kartka *f*; kawałek papieru

Zeug *n* **-(e)s** rzeczy *pl*; graty *pl*; manatki *pl*; **dummes ~ reden** mówić bzdury

Zeuge *m* **-n, -n** świadek *m*; **~n vernehmen** przesłuchać świadków

zeugen[1] *vi* świadczyć (**für j-n** za kimś; **gegen j-n** przeciw komuś); **von einer Sache ~** świadczyć o czymś

zeugen[2] *vt* spłodzić

Zeugnis *n* **-ses, -se** świadectwo *n*; opinia *f*; **ein tierärztliches ~** świadectwo weterynaryjne; **j-m ein ~ ausstellen** wystawić komuś opinię

Zickzack *m* **-(e)s, -e** zygzak *m*; **im ~ laufen** biec zygzakami

Ziege *f* **-, -n** koza *f*

Ziegel *m* **-s, -** cegła *f*; (*Dachziegel*) dachówka *f*; **~ brennen** wypalać cegły

ziegelrot *adj* ceglasty

Ziegelstein *m* **-(e)s, -e** cegła *f*

Ziegenbock *m* **-(e)s, ...böcke** kozioł *m*

Ziegenpeter *m* **-s, -** *ugs. med.* świnka *f*

ziehen* **I.** *vt* **1.** ciągnąć; pociągnąć; wyciągnąć; **einen Zahn ~** usunąć <wyrwać> ząb; **den Korken aus der Flasche ~** wyciągnąć korek z butelki; **das Boot ans Land ~** wyciągnąć łódź na brzeg; **j-n auf die Seite ~** odciągnąć kogoś na bok **2.** hodować; **Blumen ~** hodować kwiaty **3. aus dem Verkehr ~** wycofać z obiegu; **in Betracht ~** uwzględni(a)ć; **in Erwägung ~** rozważać; **in die Länge ~** przeciągać; **in Zweifel ~** poda(wa)ć w wątpliwość; **zur Verantwortung ~** pociągać do odpowiedzialności **II.** *vr* **sich ~** ciągnąć się; przeciągać się **III.** *vi* **1.** ciągnąć (**an einer Leine** za linę) **2.** naciągać (*o herbacie*) **3.** ciągnąć, wiać; **es zieht hier** tu ciągnie **4.** *s* ciągnąć, posuwać się; przenieść się; **aufs Land ~** przenosić się na wieś; **lass ihn ~!** zostaw go, niech idzie!

Ziehung *f* **-, -en** ciągnienie (loterii)

Ziel *n* **-(e)s, -e 1.** cel; **ans ~ kommen** dotrzeć do celu; **die politischen ~e** cele polityczne **2.** *sport.* meta *f* **3.** *sport.*, *mil.* cel; **bewegliche ~e** ruchome cele

Zielbahnhof *m* **-(e)s, ...bahnhöfe** stacja docelowa

zielbewusst *adj* świadomy celu

zielen *vi* wy|celować, wy|mierzyć; **nach j-m ~** celować do kogoś; *figur.* zmierzać do czegoś

Ziellinie *f* **-, -n** linia mety

ziellos *adj* bezcelowy, bez celu

Zielscheibe *f* **-, -n** tarcza strzelnicza

Zielvorrichtung *f* **-, -en** *mil.* urządzenie celownicze

ziemen *vi*: **es ziemt dir nicht ...** nie wypada ci ...

ziemlich I. *adj* spory, pokaźny **II.** *adv* **1.** dosyć; **es kamen ~ viele Leute** przyszło dość dużo ludzi **2.** prawie; **so ~** mniej więcej

Zierde *f* **-, -n** ozdoba *f*

zieren I. *vt* ozdabiać, zdobić **II.** *vr* **sich ~** certować się, krygować się

zierlich *adj* delikatny; drobny; pełen wdzięku, zgrabny

Zierpflanze *f* **-, -n** roślina ozdobna

Ziffer *f* **-, -n** cyfra; **arabische <römische> ~n** cyfry arabskie <rzymskie>

Zifferblatt *n* **-(e)s, ...blätter** tarcza zegara <zegarka>

Zigarette *f* **-, -n** papieros *m*; **eine Schachtel ~n** paczka papierosów; **~n rauchen** palić papierosy

Zigarettenkippe *f* **-, -n** niedopałek *m*

Zigarre *f* **-, -n** cygaro *n*

Zigeuner *m* **-s, -** Cygan *m*

Zimmer *n* **-s, -** pokój *m*; **~ zu vermieten** pokój <pokoje> do wynajęcia

Zimmermädchen *n* **-s, -** pokojówka *f* (*w hotelu u.ä.*)

Zimmermann *m* **-(e)s, ...leute** cieśla *m*

Zimmerpflanze *f* **-, -n** roślina pokojowa

Zimmerschlüssel *m* **-s, -** klucz od pokoju

Zimmervermittlung *f* **-, -en** biuro kwater prywatnych

Zimt *m* **-(e)s, -e** cynamon *m*; *figur.* głupoty *pl*, bzdury *pl*

zimtfarben *adj* cynamonowy, w kolorze cynamonu

Zink *n* **-(e)s** cynk *m*

Zinkblech *n* **-(e)s** blacha cynkowa

Zinke *f* **-, -n** kolec *m* ząb widelca <grzebienia, grabi>

zinken *adj* cynkowy
Zinn *n* **-(e)s** cyna *f*
zinnoberrot *adj* cynobrowy
Zinnsoldat *m* **-en, -en** ołowiany żołnierzyk
Zins *m* **-es, -e** czynsz *m*
Zinsen *pl* odsetki *pl*
Zinsfuß *m* **-es, ...füße** stopa procentowa
Zipfel *m* **-s, -** róg *m*, rożek *m*; (spiczasty) koniec
Zirbe, Zirbel *f* **-, -n** *bot.* limba *f*
Zirbeldrüse *f* **-, -n** *anat.* szyszynka *f*
zirka *adv* około
Zirkel *m* **-s, - 1.** cyrkiel *m* **2.** (*Kreis*) koło *n* **3.** *figur.* (*Personenzirkel*) kółko *n*, grono *n*
Zirkus *m* **-, -se** cyrk *m*; *figur.* **mach nicht so einen ~!** nie rób scen!
zischeln *vi* szeptać, poszeptywać
zischen *vi* syczeć; syknąć
zitieren *vt* **1.** za|cytować, przytaczać **2.** wezwać (**j-n zu sich ~** kogoś do siebie)
Zitrone *f* **-, -n** cytryna *f*
zitronengelb*adj* cyctrynowy
Zitronensaft *m* **-(e)s** sok cytrynowy
Zitronensäure *f* **-** kwas cytrynowy
Zitrusfrucht *f* **-, ...früchte** owoc cytrusowy
zittern *vi* **1.** drżeć, dygotać (**vor Kälte** z zimna) **2.** trząść się ze strachu, bać się
zivil *adj* cywilny; *figur.* (*mäßig*) godziwy
Zivilcourage [tsi'vi:lkura:ʒə] *f* **-** odwaga cywilna
Zivildienst *m* **-(e)s** zastępcza służba wojskowa
Zivilisation *f* **-, -en** cywilizacja *f*
Zivilisationskrankheiten *pl* choroby cywilizacyjne
Zivilist *m* **-en, -en** cywil *m*
zog → **ziehen**
zögern *vi* wahać się; zwlekać (**mit einer Sache** z czymś); **ohne zu ~** nie zwlekając
Zögling *m* **-s, -e** wychowanek *m* (internatu)
Zoll[1] *m* **-(e)s, -** cal *m*
Zoll[2] *m* **-(e)s, Zölle** cło *n*; **~ erheben** pobierać cło
Zollabfertigung *f* **-, -en** odprawa celna
Zollamt *n* **-(e)s, ...ämter** urząd celny
Zollbeamte *m* **-n, -n** urzędnik celny, celnik *m*
Zollbehörde *f* **-, -n** władze celne
Zollerklärung *f* **-, -en** deklaracja celna
zollfrei *adj* wolny od cła
Zollfreigebiet *n* **-(e)s, -e** strefa bezcłowa
Zollgrenze *f* **-, -n** granica celna
Zollkontrolle *f* **-, -n** kontrola celna
zollpflichtig *adj* podlegający ocleniu
Zolltarif *m* **-s, -e** taryfa celna
Zollunion *f* **-, -en** unia celna
Zone *f* **-, -n** strefa *f*; **die neutrale ~** strefa neutralna
Zoo [tso:] *m* **-s, -s, Zoologischer Garten** ogród zoologiczny; **in den Zoo gehen** iść do zoo
Zoologie [tsoolo'gi:] *f* **-** zoologia *f*
Zopf *m* **-(e)s, Zöpfe** warkocz *m*; **einen ~ flechten** pleść warkocz
Zorn *m* **-(e)s** gniew *m*, złość *f*; **in ~ geraten** rozgniewać się
Zornausbruch *m* **-(e)s, ...ausbrüche** wybuch <napad> złości
zu I. *praep mit D* **1.** (*wo?*) w (czymś), na (czymś), przy (czymś), u (czegoś); **zu Hause** w domu; **zu meiner Linken** na lewo ode mnie **2.** (*wohin?*) do (czegoś), na (coś), ku (czemuś); **zu mir** do mnie; **zum Bahnhof** na dworzec; **zu Ende gehen** kończyć się; **zum Fenster hinaus** przez okno **3.** (*wann?*) **zu Mittag** w południe; **zu Beginn** na początku **4.** (*Zweck*) dla (czegoś), do (czegoś), na (coś); **zu diesem Zweck** do tego celu; **zum Frühstück** na śniadanie **5.** (*Umstand*) **zum Glück** na szczęście; **zum Teil** w części; **zu diesem Preis** za tę cenę; **zu Fuß** piechotą; **zu Ehren des Gastes** na cześć gościa; **Gasthaus „Zum Löwen"** gospoda „Pod Lwem" **6.** (*bei Zahlenangaben*) **zwei zu vier** dwa do czterech; **das Stück zu zwei Euro** po dwa euro sztuka; **zu zweit** we dwóch **II.** *kj* **1.** do (czegoś), aby; **das ist zu verkaufen** to jest na sprzedaż; **es ist zu erwarten** należy oczekiwać **2.** (*beim Infinitiv*): **ich erlaube ihm zu lesen** pozwalam mu czytać; **ich habe viel zu tun** mam dużo roboty; **versprich mich zu verständigen** obiecaj, że mnie zawiadomisz; **ohne zu warten** nie czekając, bez czekania **III.** *adv* **1.** zbyt, za; **zu sehr** za bardzo **2.** (*verschlossen*) zamknięty; **Tür zu!** zamykać drzwi!
zuallererst *adv* najpierw
zuallerletzt *adv* na samym końcu
Zubehör *n* **-(e)s, -e** wyposażenie *n*; dodatki *npl*, przybory *pl*; *techn.* osprzęt *m*
zubereiten *vt* przygotow(yw)ać, przyrządzać (**Speisen** potrawy)
Zubettgehen *n* **-s** pójście spać, udanie się na spoczynek

zubilligen *vt* przyznać, uznać (**j-m etw** komuś coś)
zubinden* *vt* zawiąz(yw)ać (sznurowadła)
zubringen* *vt* spędzić; **die Zeit mit einer Sache ~** spędzać czas na czymś
Zubringer *m* **-s, - 1.** (*Bus*) autobus dowożący (*np.* na lotnisko) **2.** (*Straße*) droga dojazdowa
Zucchini [tsu'ki:ni] *f* **-, -** cukinia *f*
Zucht *f* **-, -en 1.** hodowanie *n*, hodowla *f* **2.** rygor *m*, dyscyplina *f*
züchten *vt* wy|hodować; (*np.* pszczoły)
Züchter *m* **-s, -** hodowca *m*
Zuchthaus *n* **-es, ...häuser** (ciężkie) więzienie
Zuchtperle *f* **-, -n** perła hodowlana
zucken *vi* drgnąć, poruszyć się; **mit den Achseln ~** wzruszać ramionami
Zucker *m* **-s** cukier *m*
Zuckerbäcker *m* **-s, -** cukiernik *m*
Zuckerdose *f* **-, -n** cukiernica *f*
Zuckerguss *m* **-es** lukier *m*
zuckerkrank *adj* chory na cukrzycę
Zuckerkrankheit *f* **-** cukrzyca *f*
Zuckerl *n* **-s, -(n)** *austr.* cukierek *m*
Zuckerrohr *n* **-(e)s** trzcina cukrowa
Zuckerrübe *f* **-, -n** burak cukrowy
zudecken *vt* przykry(wa)ć, nakrywać
zudem *adv* ponadto
zudrehen *vt* zakręcać; **den Wasserhahn ~** zakręcić kran
zudringlich *adj* natarczywy
zudrücken *vt* przymknąć, zamknąć; *figur.* **ein Auge ~** przymknąć (na coś) oko
zueinander *adv*: **~ passen** pasować do siebie; **~ stehen** trzymać ze sobą
zuerkennen* *vt* przyzna(wa)ć (**j-m etw** komuś coś)
zuerst *adv* najpierw
Zufahrtsstraße *f* **-, -n** droga dojazdowa
Zufall *m* **-(e)s, Zufälle** przypadek *m*, traf *m*; **durch ~** przypadkowo
zufallen* *vi s* przypadać (**j-m** ko-muś)
zufällig *adj* przypadkowy
Zuflucht *f* **-, -en** schronienie *n*; **(seine) ~ nehmen zu einer Sache** uciekać się do czegoś, szukać ucieczki w…
Zufluchtsort *m* **-(e)s, -e** miejsce schronienia, azyl
Zufluss *m* **-es, -e** dopływ *m* (*o. geogr.*)
zufolge *praep mit G, D* według, stosownie (do czegoś); **dem Befehl ~ , ~ des Befehls** według rozkazu, zgodnie z rozkazem
zufrieden *adj* zadowolony (**mit einer Sache** z czegoś); **~ stellen** zadowalać
Zufriedenheit *f* **-** zadowolenie; **mit tiefer ~** z głębokim zadowoleniem
zufrieren* *vi s* zamarzać
Zufuhr *f* **-, -en** dowóz *m*; dostarczenie *n*, zaopatrzenie *n*
zuführen *vt* doprowadzić; dostarczyć, zasilić
Zug *m* **-(e)s, Züge 1.** pociąg *m*; **der ~ setzt sich in Bewegung** pociąg rusza; **der ~ läuft ein** pociąg wjeżdża; **j-n zum ~ bringen** odprowadzić kogoś do pociągu **2.** pochód *m*; marsz *m*; procesja *f*; orszak *m*; kolumna *f* **3. ein ~ der Kraniche** klucz żurawi **4.** (*Brettspiele*) ruch *m*, posunięcie *n*; **am ~e sein** mieć ruch **5.** (*Schluck*) łyk *m*; **einen ~ aus der Flasche tun** pociągnąć z butelki **6.** (*Luftzug*) przeciąg *m*, przewiew *m* **7.** (*Gesichtszug*) rys (*twarzy*); **regelmäßige Züge** regularne rysy **8.** (*Wesenszug*) rys *m*, cecha *f* **9.** (*Schriftzug*) pociągnięcie *n*; **in großen Zügen** w ogólnych zarysach **10.** *mil.* pluton *m*
Zugabe *f* **-, -n 1.** dodatek *m*, naddatek *m* **2.** bis *m*
Zugang *m* **-(e)s, Zugänge** dostęp *m*; wejście *f*; **~ verboten!** wejście <wstęp> wzbroniony!
zugänglich *adj* dostępny
Zugbegleiter *m* **-s, -** członek personelu pociągu
zugeben* *vt* **1.** doda(wa)ć, dołączyć **2.** (*zugestehen*) przyzna(wa)ć (się)
zugegen *adj*: **~ sein** być obecnym
zugehen* *vi s* **1.** podchodzić, zbliżać się (**auf j-n** do kogoś) **2.** (*geschehen*) dziać się; **es geht hier lustig zu** tu jest wesoło **3.** *ugs.* (*sich schließen*) zamykać się
Zugehörigkeit *f* **-** przynależność *f* (**zu einer Sache** do czegoś)
Zügel *m* **-s, -** lejce *pl*, cugle *pl*
zügeln *vt* okiełznać; powściągnąć, pohamować (*np.* wściekłość)
Zugeständnis *n* **-ses, -se** ustępstwo *n*
zugestehen* *vt* przyznać (**j-m etw** komuś coś)
zugetan *adj* oddany, życzliwy (**j-m** komuś)
Zugführer *m* **-s, -** kierownik pociągu
zugießen* *vt* dolewać, dolać
zugleich *adv* równocześnie
Zugluft *f* **-** przeciąg *m*
Zugpersonal *n* **-s** obsługa pociągu

zugreifen* *vi* brać, chwytać (okazję, proponowane rzeczy); **bitte greifen Sie zu!** proszę się poczęstować!

zugrunde, zu Grunde *adv*: ~ **gehen** z|ginąć, upadać, rozpadać się; ~ **richten** z|niszczyć, zrujnować

Zugtier *n* **-(e)s, -e** zwierzę pociągowe

zugucken *vi ugs.* przyglądać się

zugunsten, zu Gunsten *praep mit G, D* na (czyjąś) korzyść

Zugverbindung *f* **-, -en** połączenie kolejowe

Zugvogel *m* **-s, ...vögel** ptak wędrowny

Zuhälter *m* **-s, -** sutener *m*

Zuhause *n* **-s** dom *m*, mieszkanie, własny kąt, ognisko domowe

zuhören *vi* przysłuch(iw)ać się; **hör mal zu, ...** posłuchaj ...

Zuhörer *m* **-s, -** słuchacz *m*

Zuhörerschaft *f* **-** audytorium *n*, słuchacze *mpl*

zujubeln *vi* wiwatować (**j-m** na czyjąś cześć)

zukleben *vt* zalepi(a)ć, zaklejać (*np.* kopertę)

zuknöpfen *vt* zapinać (**die Bluse** bluzkę)

zukommen* *vi s* **1.** zbliżać się, przychodzić, podchodzić (**auf j-n** do kogoś) **2. j-m etw ~ lassen** a) przes(y)łać komuś coś b) dawać <podawać> komuś coś; **j-m ~** przypadać w udziale komuś

Zukunft *f* **-** przyszłość *f*

zukünftig *adj* przyszły

zulächeln *vi* uśmiechać się (**j-m** do kogoś)

Zulage *f* **-, -n** dodatek *m*

zulänglich *adj* wystarczający, dostateczny

zulassen* *vt* **1.** tolerować, dopuścić **2.** dopuszczać (**zu einer Sache** do czegoś); **für Jugendliche nicht zugelassen** niedozwolony dla młodzieży **3.** zezwalać (na coś)

zulässig *adj* dopuszczalny; dozwolony; **die ~e Höchstgeschwindigkeit** dopuszczalna prędkość maksymalna

Zulassung *f* **- 1.** dopuszczenie *n* (*np.* do studiów) **2.** *mot.* dowód rejestracyjny pojazdu

Zuleitung *f* **-, -en 1.** doprowadzenie *n*, dopływ *m* **2.** przewód *m*

zuletzt *adv* **1.** w końcu, na końcu; **er kam ~** przyszedł ostatni **2.** *ugs.* ostatnio, ostatnim razem

zuliebe *preap mit D*: **tue es mir ~** zrób to dla mnie

zum = **zu dem**; ~ **Beispiel** na przykład; ~ **Mindesten** przynajmniej; ~ **ersten Mal** po raz pierwszy

zumachen *vt ugs.* zamykać (**den Koffer** walizkę); zaklejać (**einen Brief** list)

zumal I. *adv* zwłaszcza **II.** *kj* szczególnie, że; ponieważ

zumindest *adv* przynajmniej

zumute *adv*: **mir ist seltsam ~** dziwnie się czuję

zumuten *vt* spodziewać się (**j-m etw** czegoś po kimś); (*verlangen*) wymagać, żądać (od kogoś)

zunächst *adv* najpierw, na początku; na razie, naprzód

zunähen *vt* zaszy(wa)ć, zszywać

Zunahme *f* **-, -n** przyrost *m*; ~ **des Gewichts** przyrost wagi

Zuname *m* **-ns, -n** nazwisko *n*

zünden *vt* zapalać

Zünder *m* **-s, -** *mil.* zapalnik *m*

Zündholz *n* **-es, ...hölzer** zapałka *f*

Zündkerze *f* **-, -n** świeca zapłonowa

Zündschloss *n* **-es, ...schlösser** włącznik zapłonu, *ugs.* stacyjka *f*

Zündschlüssel *m* **-s, -** kluczyk zapłonowy

Zündung *f* **-, -en** *mot.* zapłon *m*

Zündverteiler *m* **-s, -** rozdzielacz zapłonu

zunehmen* *vi* **1.** przyb(ie)rać; wzmagać się **2.** (*dicker werden*) przytyć

Zuneigung *f* **-, -en** sympatia *f* (**zu j-m** do kogoś)

Zunft *f* **-, Zünfte** cech *m*

Zunge *f* **-, -n 1.** język *m*; **sich die ~ verbrennen** poparzyć sobie język **2.** *kulin.* ozór *m* **3.** język buta

zunichte *adv*: ~ **machen** z|niweczyć

zuoberst *adv* na (samym) wierzchu, na samej górze

zupacken *vi* **1.** (*zugreifen*) chwycić, złapać **2.** zabrać się energicznie do pracy

zupfen *vi, vt* **1.** skubać; wyskubać **2.** (*an etw ziehen*) po|ciągnąć (za coś)

Zupfinstrument *n* **-(e)s, -e** instrument szarpany

zur = **zu der**; **zur rechten Zeit** w porę

zurechnungsfähig *adj* poczytalny

Zurechnungsfähigkeit *f* **-** poczytalność *f*

zurechtfinden*, **sich** *vr* z|orientować się, wyzna(wa)ć się (**in einer Sache** w czymś)

zurechtkommen* *vi* **1.** radzić sobie (**mit einer Sache, j-m** z czymś, kimś) **2.** przyjść w porę <na czas>

zurechtmachen I. *vt* przygoto(wy)wać; słać (**das Bett** łóżko); u|porządkować (**Haare** włosy) **II.** *vr* **sich ~** doprowadzić się do porządku; umalować się i uczesać

zurechtweisen* *vt* upominać (kogoś)

zureden *vi* namawiać, perswadować (**j-m** komuś)

zurichten *vt* **1.** przyrządzać (**Speisen** potrawy) **2.** (*verletzen*) zranić, pobić, poturbować, **j-n übel ~** zbić

zurück *adv* **1.** z powrotem; **~!** wróć!; **hin und ~** tam i z powrotem **2.** wstecz, w tył; **ich kann nicht ~** nie mogę się cofnąć

zurückbekommen* *vt* dostać <otrzymać> z powrotem

zurückbleiben* *vi s* **1.** zostać, pozostać (gdzieś) **2.** pozost(aw)ać w tyle (**hinter j-m** za kimś); **meine Uhr bleibt zurück** mój zegar(ek) spóźnia się **3.** nie rozwijać się prawidłowo; **wirtschaftlich zurückgeblieben** gospodarczo zacofany

zurückblicken *vi* obejrzeć się; *figur.* spoglądać w tył

zurückbringen* *vt* **1.** (*zurücktragen*) odnosić, odwozić **2.** (*zurückführen*) odprowadzać

zurückerstatten *vt* zwracać (*np.* koszty podróży)

zurückfahren* *vi s* **1.** po|wracać, jechać z powrotem **2.** (*vor Schreck*) wzdrygnąć się, cofnąć się gwałtownie

zurückfliegen* **I.** *vi s* lecieć (z powrotem), wracać (samolotem) **II.** *vt* transportować drogą lotniczą (z powrotem)

zurückfordern *vt* żądać zwrotu

zurückführen *vi, vt* **1.** odprowadzać (z powrotem); prowadzić (do punktu wyjścia) **2.** **auf etw ~** tłumaczyć czymś

zurückgeben* *vt* odda(wa)ć, zwracać; **Geld ~** oddać pieniądze

zurückgehen* *vi s* **1.** wracać **2.** cofać się; spadać; zmniejszać się

zurückgezogen → **zurückziehen**; *adj* z dala od świata, samotny

zurückhalten* **I.** *vi, vt* **1.** zatrzymywać, powstrzymywać; *figur.* pohamować, powstrzymać **2.** nie wyjawiać, nie okazywać (**mit seiner Enttäuschung** rozczarowania) **II.** *vr* **sich ~** *figur.* trzymać się z dala <na uboczu>

zurückhaltend *adj* powściągliwy; chłodny

Zurückhaltung *f* **-** powściągliwość *f*, dystans *m*

zurückkehren *vi s* po|wracać, powrócić (**von einer Reise** z podróży)

zurückkommen* *vi s* **1.** wrócić (**aus dem Urlaub** z urlopu) **2.** wracać, powracać (*np.* do tematu)

zurücklassen* *vt* po|zostawiać

zurücklegen *vt* **1.** kłaść z powrotem <na miejsce>; odkładać (na bok) **2.** przejechać, przejść (**eine Wegstrecke** odcinek drogi)

zurücklehnen, sich *vr* odchylić się, przechylić się (do tyłu)

zurücknehmen* *vt* **1.** odbierać, przyjmować (z powrotem) **2.** (*widerrufen*) odwoł(yw)ać (*np.* obietnicę)

zurückschicken *vt* odsyłać

zurückstellen *vt* **1.** odstawi(a)ć (na swoje miejsce) **2.** cofać (**die Uhr** zegarek)

zurücktreten* *vi s* **1.** odstępować, odsuwać się; cofać się; **vom Amt ~** ustępować z urzędu **2.** odstąpić (**von einem Kauf** od kupna)

zurückweisen* *vt* odrzucać (*np.* zażalenie); **j-n ~** odprawi(a)ć kogoś

zurückwerfen* *vt* **1.** odrzucać; **den Ball ~** odrzucić piłkę **2.** odbijać (*np.* promienie, fale)

zurückzahlen *vt* spłacić, zwrócić (długi)

zurückziehen* **I.** *vt* **1.** po|ciągnąć w tył, cofać **2.** odwołać, wycofać (kandydaturę) **II.** *vr* **sich ~** wycof(yw)ać się (z towarzystwa); cofać się; usuwać się

zurzeit *adv* obecnie, chwilowo

Zusage *f* **-, -n** obietnica *f*; (*Zustimmung*) zgoda *f*

zusagen *vi, vt* obiecać, przyrzekać; **j-m Hilfe ~** obiecać komuś pomoc

zusammen *adv* razem; wspólnie; **den ganzen Tag ~ verbringen** spędzić razem cały dzień

Zusammenarbeit *f* **-** współpraca *f*; **wirtschaftliche ~** współpraca gospodarcza

zusammenarbeiten *vi* współpracować, pracować razem

zusammenbinden* *vt* związ(yw)ać

zusammenbrechen* *vi s* (*einstürzen*) załamać się, zawalić się, rozpaść się; załamać się nerwowo; upaść

Zusammenbruch *m* **-(e)s, ...brüche** (*Zusammenbrechen*) upadek *m*, załamanie się *n* (*a.* nerwowe)

zusammenfallen* *vi s* **1.** (*einstürzen*) rozlecieć się, rozpaść się, zawalić się **2.** (*zu gleicher Zeit geschehen*) zbiegać się (*o datach, terminach*)

zusammenfassen *vt* **1.** zbierać, skupiać **2.** (*in Worten*) streszczać, reasumować
zusammenführen *vt* łączyć (**getrennte Familien** rozdzielone rodziny)
zusammengehören *vi* należeć do siebie, tworzyć całość
zusammenhalten* *vi, vt* trzymać się, nie rozpadać się
Zusammenhang *m* **-(e)s, ...hänge** związek *m*; **im** <**in**> **~ stehen** mieć związek, wiązać się; **in ~ bringen mit einer Sache** łączyć z czymś
zusammenhängen* *vi* wiązać się (z czymś)
zusammenknüllen *vt* zmiąć (chusteczkę)
zusammenkommen* *vi s* **1.** (*sich versammeln*) zbierać się **2.** spot(y)kać się (**mit j-m** z kimś); **wir kommen selten zusammen** rzadko się spotykamy
Zusammenkunft *f* **-, ...künfte** zebranie *n*, zjazd *m*; spotkanie *n*
zusammenlaufen* *vi s* **1.** (*herbeiströmen*) zbiegać <zbiec> się **2.** zlewać się, łączyć się (*o rzekach u.ä.*)
Zusammenleben *n* **-s** wspólne życie; współżycie *n*
zusammenlegen *vt* **1.** składać, złożyć (**die Wäsche** bieliznę) **2.** złożyć się (**für ein Geschenk** na prezent)
zusammenpacken *vt* s|pakować (razem)
zusammenprallen *vi s* zderzyć się
zusammenrechnen *vt* zliczać (razem), dodać
zusammenreißen*, sich *vr ugs.* wziąć się w garść, zebrać się
zusammenrollen *vt* zwijać, zwinąć
zusammenrufen* *vt* zwoł(yw)ać (parlament)
Zusammenschluss *m* **-es, ...schlüsse** zjednoczenie *n*, połączenie *n*
zusammenschreiben* *vt* pisać łącznie
zusammenschrumpfen *vi s* s|kurczyć się
zusammensetzen I. *vt* (*zusammenfügen*) składać, zestawi(a)ć **II.** *vr* **sich ~** składać się (**aus drei Teilen** z trzech części)
Zusammensetzung *f* **-, -en** złożenie *n*; skład *m* (*a. chem.*)
zusammenstellen *vt* **1.** zestawi(a)ć; **Tische ~** zestawić stoły **2.** ułożyć (program)
Zusammenstellung *f* **-, -en** zestawienie *n*, spis *m*
Zusammenstoß *m* **-es, ...stöße** zderzenie *n*, kolizja *f*; *figur.* starcie *n*, sprzeczka *f*
zusammenstoßen* *vi s* zderzyć się
zusammenstürzen *vi s* za|walić się, runąć
zusammentreffen* *vi s* spot(y)kać się (**mit j-m** z kimś)
zusammenzählen *vt* zliczyć, podliczyć, dodawać
zusammenziehen* I. *vt* zacisnąć, zaciągnąć (**eine Schlinge** pętlę) **II.** *vr* **sich ~** kurczyć się; ściągać się
Zusatz *m* **-es, Zusätze** dodatek *m*
zusätzlich *adj* dodatkowy; **~e Kosten** dodatkowe koszty
Zuschauer *m* **-s, -** widz *m*
Zuschauerraum *m* **-(e)s, ...räume** widownia *f*
zuschicken *vt* pos(y)łać, przes(y)łać
Zuschlag *m* **-(e)s, Zuschläge 1.** dopłata *f*, dodatek *m* **2.** *ebw.* dopłata *f* (*dodatkowy bilet np. w pociągu IC*)
zuschlagfrei *adj* bez dopłaty
Zuschlagkarte *f* **-, -n** → **Zuschlag 2.**
zuschlagpflichtig *adj* podlegający dodatkowej opłacie
zuschließen* *vt* zamykać (na klucz)
zuschneiden* *vt* przykrawać; przycinać; skroić
zuschreiben* *vt* przypis(yw)ać (**j-m etw** komuś coś)
Zuschrift *f* **-, -en** pismo *n*, list *m* (*np. w odpowiedzi na ogłoszenie*)
Zuschuss *m* **-es, Zuschüsse** dopłata *f*, subwencja *f*, dotacja *f*
zusehen* *vi* przypatrywać się; przyglądać się
zusehends *adv* widocznie, w widoczny sposób
Zusicherung *f* **-, -en** obietnica *f* (oficjalna)
zuspielen *vt* **1.** *sport.* podawać piłkę **2.** *ugs.* podrzucić, przekazać (**Informationen** informacje)
zuspitzen *vt* zaostrzać (się)
zusprechen* *vt* **1.** dodawać (**j-m Mut** komuś odwagi) **2.** (*zuerkennen*) przyzna(wa)ć; przypisywać
Zustand *m* **-(e)s, Zustände** stan *m*; **der ~ des Patienten** stan pacjenta; *ugs.* **Zustände bekommen** <**kriegen**> wściec się, dostać szału
zustande, zu Stande *adv*: **etw ~ bringen** dokonać czegoś; doprowadzić do czegoś; **~ kommen** dochodzić do skutku
zuständig *adj* kompetentny
Zuständigkeit *f* **-, -en** kompetencja *f*, zakres kompetencji

zustehen* vi przysługiwać

zusteigen* vi s ebw.: ist noch jemand zugestiegen? czy ktoś jeszcze wsiadł? (pytanie konduktora)

zustellen vt 1. zastawić (np. wejście) 2. doręczać, dostarczać

Zustellgebühr f -, -en opłata za doręczenie

Zustellung f -, -en doręczenie n

zustimmen vi zgadzać się (j-m z kimś); akceptować (einer Sache coś)

Zustimmung f -, -en zgoda f, potwierdzenie n, pozwolenie n

zustopfen vi zatykać; sich die Ohren ~ zatkać sobie uszy

zustoßen* vi s przytrafi(a)ć się, przydarzyć się (j-m komu)

zutage, zu Tage adv: figur. ~ treten <kommen> wyjść na jaw <na światło dzienne>

Zutat f -, -en dodatek m; kulin. pl składniki mpl, dodatki mpl

zuteil adv: ~ werden przypadaćw udziale

zuteilen vt przydzielać (Arbeit pracę); wydzielać; racjonować

Zuteilung f -, -en przydział m

zutragen*, sich vr wydarzać się, stać się

zutreffend adj trafny

Zutritt m -(e)s wstęp m, dostęp m; kein ~! wstęp wzbroniony!

zuunterst adv na samym spodzie

zuverlässig adj godny zaufania, pewny; wiarygodny

Zuversicht f - ufność f, wiara f, przekonanie n

zuvor adv przedtem, wprzód

zuvorkommen* vi s ubiegać, uprzedzić (j-m kogoś)

zuvorkommend adj uprzejmy

Zuwachs m -es przyrost m; ugs. auf ~ kaufen kupić na wyrost

zuweilen adv niekiedy

zuweisen* vt przydzielać (j-m etw komuś coś)

Zuweisung f -, -en przydział m, skierowanie n

zuwenden* (sich) vt 1. odwracać się; zwracać się; j-m den Rücken ~ odwracać się do kogoś plecami 2. (sich beschäftigen) zająć się czymś; poświęcić się czemuś

zuwider adv: das ist mir ~ czuję wstręt do tego

zuwiderhandeln vi działać wbrew czemuś; przekroczyć, naruszyć (coś)

zuziehen* vt 1. zaciągać (den Vorhang zasłonę) 2. zawezwać (einen Sachverständigen rzeczoznawcę) 3. sich eine Krankheit ~ nabawić się choroby

zwang → zwingen

Zwang m -(e)s, Zwänge przymus m; presja f

zwanglos adj nieprzymuszony, swobodny

Zwangsarbeit f - praca przymusowa; ciężkie roboty (kara pozbawienia wolności)

Zwangsjacke f -, -en kaftan bezpieczeństwa

Zwangslage f -, -n sytuacja przymusowa

zwangsläufig adj nieuchronny

zwangsweise adv przymusowo

zwanzig num dwadzieścia

zwangzigste num dwudziesty

zwar adv wprawdzie; und ~ a mianowicie, a to; und ~ nur i tylko

Zweck m -(e)s, -e 1. cel m; zu diesem ~ w tym celu; zu welchem ~ ? w jakim celu?, po co? 2. sens; es hat wenig ~ , dorthin zu gehen nie ma sensu iść tam

Zwecke f -, -n 1. ćwiek m 2. pinezka f

zwecklos adj bezcelowy

zweckmäßig adj 1. celowy, sensowny 2. odpowiedni

zwecks praep mit G w celu, dla (czegoś)

zwei num dwa; ~ Männer dwaj mężczyźni, halb ~ (w)pół do drugiej

Zwei f -, -en dwójka f

Zweibettzimmer n -s, - pokój dwuosobowy

zweideutig adj dwuznaczny

zweierlei adj dwojaki; różny

zweifach adj podwójny

Zweifel m -s, - wątpliwość f; ~ hegen żywić wątpliwości

zweifelhaft adj wątpliwy

zweifellos adj niewątpliwie

zweifeln vi wątpić (an einer Sache o czymś, w coś)

Zweig m -(e)s, -e 1. gałąź f; ein ~ der Familie gałąź rodziny 2. dział m, gałąź f (der Technik techniki)

Zweigstelle f -, -n filia f, oddział m

zweihundert num dwieście

Zweikampf m -(e)s, ...kämpfe pojedynek m

zweimal adv dwa razy, dwukrotnie

zweimotorig adj dwusilnikowy

Zweirad n -(e)s, ...räder pojazd dwukołowy

Zweireiher *m* **-s, -** marynarka dwurzędowa
zweireihig *adv* dwurzędowy
zweischneidig *adj* obosieczny
zweiseitig *adj* dwustronny
zweispaltig *adj* dwuszpaltowy
zweisprachig *adj* dwujęzyczny
zweispurig *adj* **1.** dwupasmowy (*o drodze*) **2.** dwuśladowy (*o pojazdach*)
zweistöckig *adj* dwupiętrowy
zweit *adv*: **zu ~** we dwóch, we dwie, we dwoje
zweitausend *num* dwa tysiące
zweite *num* drugi; **~r Klasse fahren** jechać drugą klasą; **der Zweite von rechts** drugi z prawej
zweiteilig *adj* dwuczęściowy
zweitens *adv* po drugie
Zweite(r)-Klasse-Wagen *m* **-s, -** wagon drugiej klasy
zweitrangig *adj* drugoplanowy, drugorzędny
Zwerchfell *n* **-(e)s, -e** *anat.* przepona *f*
Zwerg *m* **-(e)s, -e 1.** (*Gnom*) krasnal *m* **2.** karzeł *m*
Zwetsche, Zwetschge *f* **-, -n** śliwka węgierka (*drzewo i owoc*)
zwicken *vt* szczypać
Zwieback *m* **-(e)s, -e** *o.* **...bäcke** suchar(ek) *m*
Zwiebel *f* **-, -n** cebula *f*; cebulka *f*
Zwielicht *n* **-(e)s** półmrok *m*
Zwiespalt *m* **-(e)s, -e** *o.* **...spälte 1.** (wewnętrzne) rozdwojenie *n*; rozterka *f* **2.** niezgoda *f*
Zwietracht *f* **-** niezgoda *f*; **~ stiften** siać niezgodę
Zwilch *m* **-(e)s, Zwillich** *m* **-s** drelich *m*
Zwilling *m* **-s, -e 1.** bliźniak *m* **2. Zwillinge** *pl astr.* Bliźnięta *pl*
zwingen* *vt* zmuszać (**zu einer Sache** do czegoś); **ich bin gezwungen** jestem zmuszony
Zwirn *m* **-(e)s** nici *fpl*
zwischen *praep* **1.** *mit D* (*wo?*) między, pomiędzy, wśród **2.** *mit D* (*wann?*) między; **~ 9 und 10 Uhr bin ich zu erreichen** między dziewiątą a dziesiątą można mnie zastać **3.** *mit A* (*wohin?*) między; **~ zwei Bäume** między dwa drzewa **4.** *mit D* **~ ihm und seinem Bruder herrscht Feindschaft** między nim a jego bratem panuje wrogość
Zwischendeck *n* **-(e)s, -s** międzypokład *m*
Zwischenfall *m* **-(e)s, ...fälle** incydent *m*, zajście *n*
Zwischengeschoss *n* **-es, -e** półpiętro *n*
Zwischenlandung *f* **-, -en** międzylądowanie *n*
Zwischenraum *m* **-(e)s, ...räume** odstęp *m*, przerwa *f*
Zwischenzeit *f*: **in der ~** w tym czasie, tymczasem
zwitschern *vi, vt* świergotać, ćwierkać
Zwist *m* **-(e)s, -e** zatarg *m*, spór *m*
zwo *num pot.* → **zwei**
zwölf *num* dwanaście; **es ist ~ (Uhr)** jest dwunasta
Zwölffingerdarm *m* **-(e)s, ...därme** dwunastnica *f*
zwölfte *num* dwunasty; **am ~n März** dwunastego marca
Zylinder [tsy'lındər] *m* **-s, -** cylinder *m*
Zypresse [tsy'prɛsə] *f* **-, -n** cyprys *m*

Verzeichnis der unregelmäßigen Verben
Spis czasowników nieregularnych

Infinitiv *Bezokolicznik*	*Präsens* *3. osoba lp*	*Präteritum* *1. i 3. osoba lp*	*Partizip II* *Imiesłów bierny*
backen	bäckt, backt	backte, buk	gebacken
befehlen	befiehlt	befahl	befohlen
beginnen	beginnt	begann	begonnen
beißen	beißt	biss	gebissen
bersten	birst	barst	geborsten
besitzen	besitzt	besaß	besessen
betrügen	betrügt	betrog	betrogen
bewegen	bewegt	bewog	bewogen
biegen	biegt	bog	gebogen
bieten	bietet	bot	geboten
binden	bindet	band	gebunden
bitten	bittet	bat	gebeten
blasen	bläst	blies	geblasen
bleiben	bleibt	blieb	geblieben
braten	brät	briet	gebraten
brechen	bricht	brach	gebrochen
brennen	brennt	brannte	gebrannt
bringen	bringt	brachte	gebracht
denken	denkt	dachte	gedacht
dreschen	drischt	drosch	gedroschen
dringen	dringt	drang	gedrungen
dürfen	darf	durfte	gedurft
empfangen	empfängt	empfing	empfangen
empfehlen	empfiehlt	empfahl	empfohlen
empfinden	empfindet	empfand	empfunden
erlöschen	erlischt	erlosch	erloschen
erschrecken	erschrickt	erschrak	erschrocken
essen	isst	aß	gegessen
fahren	fährt	fuhr	gefahren
fallen	fällt	fiel	gefallen
fangen	fängt	fing	gefangen
fechten	ficht	focht	gefochten
finden	findet	fand	gefunden
flechten	flicht	flocht	geflochten
fliegen	fliegt	flog	geflogen
fliehen	flieht	floh	geflohen
fließen	fließt	floss	geflossen
fressen	frisst	fraß	gefressen
frieren	friert	fror	gefroren
gären	gärt	gor, gärte	gegoren, gegärt

gebären	gebiert	gebar	geboren
geben	gibt	gab	gegeben
gedeihen	gedeiht	gedieh	gediehen
gehen	geht	ging	gegangen
gelingen	es gelingt	es gelang	gelungen
gelten	gilt	galt	gegolten
genesen	genest	genas	genesen
genießen	genießt	genoss	genossen
geschehen	es geschieht	es geschah	geschehen
gewinnen	gewinnt	gewann	gewonnen
gießen	gießt	goss	gegossen
gleichen	gleicht	glich	geglichen
gleiten	gleitet	glitt	geglitten
glimmen	glimmt	glomm, glimmte	geglommen, geglimmt
graben	gräbt	grub	gegraben
greifen	greift	griff	gegriffen
haben	hat	hatte	gehabt
halten	hält	hielt	gehalten
hängen	hängt	hing	gehangen
hauen	haut	hieb, haute	gehauen
heben	hebt	hob	gehoben
heißen	heißt	hieß	geheißen
helfen	hilft	half	geholfen
kennen	kennt	kannte	gekannt
klingen	klingt	klang	geklungen
kneifen	kneift	kniff	gekniffen
kommen	kommt	kam	gekommen
können	kann	konnte	gekonnt
kriechen	kriecht	kroch	gekrochen
laden	lädt	lud	geladen
lassen	lässt	ließ	gelassen
laufen	läuft	lief	gelaufen
leiden	leidet	litt	gelitten
leihen	leiht	lieh	geliehen
lesen	liest	las	gelesen
liegen	liegt	lag	gelegen
lügen	lügt	log	gelogen
mahlen	mahlt	mahlte	gemahlen
meiden	meidet	mied	gemieden
melken	melkt	melkte, molk	gemolken, gemelkt
messen	misst	maß	gemessen
misslingen	es misslingt	es misslang	misslungen
mögen	mag	mochte	gemocht
müssen	muss	musste	gemusst
nehmen	nimmt	nahm	genommen
nennen	nennt	nannte	genannt
pfeifen	pfeift	pfiff	gepfiffen
preisen	preist	pries	gepriesen
raten	rät	riet	geraten
reiben	reibt	rieb	gerieben
reißen	reißt	riss	gerissen

reiten	reitet	ritt	geritten
rennen	rennt	rannte	gerannt
riechen	riecht	roch	gerochen
ringen	ringt	rang	gerungen
rinnen	rinnt	rann	geronnen
rufen	ruft	rief	gerufen
salzen	salzt	salzte	gesalzt, gesalzen
saufen	säuft	soff	gesoffen
saugen	saugt	sog, saugte	gesogen, gesaugt
schaffen	schafft	schuf	geschaffen
schallen	schallt	schallte, scholl	geschallt
scheiden	scheidet	schied	geschieden
scheinen	scheint	schien	geschienen
scheißen	scheißt	schiss	geschissen
schelten	schilt	schalt	gescholten
scheren	schert	schor	geschoren
schieben	schiebt	schob	geschoben
schießen	schießt	schoss	geschossen
schinden	schindet	schindete, schund	geschunden
schlafen	schläft	schlief	geschlafen
schlagen	schlägt	schlug	geschlagen
schleichen	schleicht	schlich	geschlichen
schleifen	schleift	schliff	geschliffen
schließen	schließt	schloss	geschlossen
schlingen	schlingt	schlang	geschlungen
schmeißen	schmeißt	schmiss	geschmissen
schmelzen	schmilzt	schmolz	geschmolzen
schneiden	schneidet	schnitt	geschnitten
schreiben	schreibt	schrieb	geschrieben
schreien	schreit	schrie	geschrien
schreiten	schreitet	schritt	geschritten
schweigen	schweigt	schwieg	geschwiegen
schwellen	schwillt	schwoll	geschwollen
schwimmen	schwimmt	schwamm	geschwommen
schwinden	schwindet	schwand	geschwunden
schwingen	schwingt	schwang	geschwungen
schwören	schwört	schwor	geschworen
sehen	sieht	sah	gesehen
sein	ist	war	gewesen
senden	sendet	sandte, sendete	gesandt, gesendet
sieden	siedet	sott, siedete	gesotten, gesiedet
singen	singt	sang	gesungen
sinken	sinkt	sank	gesunken
sinnen	sinnt	sann	gesonnen
sitzen	sitzt	saß	gesessen
sollen	soll	sollte	gesollt
spalten	spaltet	spaltete	gespalten, gespaltet
speien	speit	spie	gespien

spinnen	spinnt	spann	gesponnen
sprechen	spricht	sprach	gesprochen
springen	springt	sprang	gesprungen
stechen	sticht	stach	gestochen
stecken	steckt	stak, steckte	gesteckt
stehen	steht	stand	gestanden
stehlen	stiehlt	stahl	gestohlen
steigen	steigt	stieg	gestiegen
sterben	stirbt	starb	gestorben
stinken	stinkt	stank	gestunken
stoßen	stößt	stieß	gestoßen
streichen	streicht	strich	gestrichen
streiten	streitet	stritt	gestritten
tragen	trägt	trug	getragen
treffen	trifft	traf	getroffen
treiben	treibt	trieb	getrieben
treten	tritt	trat	getreten
trinken	trinkt	trank	getrunken
trügen	trügt	trog	getrogen
tun	tut	tat	getan
verderben	verdirbt	verdarb	verdorben
verdrießen	verdießt	verdross	verdrossen
vergessen	vergisst	vergaß	vergessen
verlieren	verliert	verlor	verloren
verzeihen	verzeiht	verzieh	verziehen
wachsen	wächst	wuchs	gewachsen
wägen	wägt	wog	gewogen
waschen	wäscht	wusch	gewaschen
weben	webt	webte, wob	gewebt, gewoben
weichen	weicht	wich	gewichen
weisen	weist	wies	gewiesen
wenden	wendet	wandte, wendete	gewandt, gewendet
werben	wirbt	warb	geworben
werden	wird	wurde	geworden
werfen	wirft	warf	geworfen
wiegen	wiegt	wog	gewogen
winden	windet	wand	gewunden
wissen	weiß	wusste	gewußt
wollen	will	wollte	gewollt
wringen	wringt	wrang	gewrungen
ziehen	zieht	zog	gezogen
zwingen	zwingt	zwang	gezwungen

Geographische Namen
Nazwy geograficzne

Adriatyk *m* Adria *f*
Afganistan *m* Afghanistan *n*
Afryka *f* Afrika *n*
Alaska *f* Alaska *n*
Albania *f* Albanien *n*
Algieria *f* Algerien *n*
Alpy *pl* Alpen *pl*
Alzacja *f* Elsass *n*
Amazonka *f* Amazonas *m*
Ameryka *f* Amerika *n*
Ameryka Łacińska Lateinamerika *n*
Ameryka Południowa Südamerika *n*
Ameryka Północna Nordamerika *n*
Amsterdam *m* Amsterdam *n*
Andora *f* Andorra *n*
Andy *pl* Anden *pl*
Anglia *f* England *n*
Angola *f* Angola *n*
Ankara *f* Ankara *n*
Antarktyda *f* Antarktis *f*
Antyle *pl* Antillen *pl*
Apeniny *pl* Apennin *m*, Apenninen *pl*
Arabia Saudyjska Saudi-Arabien *n*
Ardeny *pl* Ardennen *pl*
Argentyna *f* Argentinien *n*
Arktyka *f* Arktis *f*
Armenia *f* Armenien *n*
Ateny *pl* Athen *n*
Atlantyk *m* Atlantik *m*
Australia *f* Australien *n*
Austria *f* Österreich *n*
Azerbejdżan *m* Aserbaidschan *n*
Azja *f* Asien *n*
Badenia *f* Baden *n*
Bagdad *m* Bagdad *n*
Bahamy *pl* Bahamas *pl*
Balaton *m* Plattensee, Balaton *m*
Bałkany *pl* Balkan *m*
Bałtyk *m* Ostsee *f*
Bangladesz *m* Bangladesch *n*
Bawaria *f* Bayern *n*
Bazylea *f* Basel *n*
Belgia *f* Belgien *n*
Berlin *m* Berlin *n*
Berno *n* Bern *n*
Białoruś *f* Weißrussland *n*
Bliski Wschód der Nahe Osten, Nahost *m*
Boliwia *f* Bolivien *n*
Bośnia *f* Bosnien *n*
Brandenburgia *f* Brandenburg *n*
Bratysława *f* Bratislava *n*
Bruksela *f* Brüssel *n*
Budapeszt *m* Budapest *n*
Bukareszt *m* Bukarest *n*
Bułgaria *f* Bulgarien *n*
Chile *n* Chile *n*
Chiny *pl* China *n*
Chorwacja *f* Kroatien *n*
Cypr *m* Zypern *n*
Czarnogóra *f* Montenegro *n*
Czechy *pl* Tschechien *n*; (*kraina*) Böhmen *n*
Częstochowa *f* Tschenstochau *n*
Daleki Wschód der Ferne Osten
Damaszek *m* Damaskus *n*
Dania *f* Dänemark *n*
Dolna Saksonia Niedersachsen *n*
Dolny Śląsk Niederschlesien *n*
Drezno *n* Dresden *n*
Dublin *m* Dublin *n*
Dunaj *m* Donau *f*
Dżakarta *f* Jakarta *n*
Egipt *m* Ägypten *n*
Ekwador *m* Ecuador, Ekuador *n*
Elstera *f* Elster *f*
Estonia *f* Estland *n*
Etiopia *f* Äthiopien *n*
Europa *f* Europa *n*
Filipiny *pl* Philippinen *pl*
Finlandia *f* Finnland *n*
Francja *f* Frankreich *n*
Frankfurt nad Menem Frankfurt (*n*) am Main
Frankonia *f* Franken *n*
Gdańsk *m* Danzig *n*
Genewa *f* Genf *n*
Ghana *f* Ghana *n*
Górny Śląsk Oberschlesien *n*
Grecja *f* Griechenland *n*
Grenlandia *f* Grönland *n*
Gruzja *f* Georgien *n*
Gwatemala *f* Guatemala *n*
Gwinea *f* Guinea *n*
Hamburg *m* Hamburg *n*
Hanoi *n* Hanoi *n*
Hanower *m* Hannover *n*
Hawana *f* Havanna *n*

Helsinki *pl* Helsinki *n*
Hercegowina *f* Herzegowina *f*
Hesja *f* Hessen *n*
Himalaje *pl* Himalaja *m*
Hiszpania *f* Spanien *n*
Holandia *f* Holland *n*
Honduras *m* Honduras *n*
Indie *pl* Indien *n*
Indonezja *f* Indonesien *n*
Irak *m* Irak *m*
Iran *m* Iran *m*
Irlandia *f* Irland *n*
Irlandia Północna Nordirland *n*
Islandia *f* Island *n*
Izrael *m* Israel *n*
Japonia *f* Japan *n*
Jawa *f* Java *n*
Jemen *m* Jemen *m*
Jerozolima *f* Jerusalem *n*
Jezioro Bodeńskie Bodensee *m*
Jordania *f* Jordanien *n*
Jugosławia *f* Jugoslawien *n*
Kair *m* Kairo *n*
Kambodża *f* Kambodscha *n*
Kamerun *m* Kamerun *n*
Kanada *f* Kanada *n*
Karkonosze *pl* Riesengebirge *n*
Karyntia *f* Kärnten *n*
Kaukaz *m* Kaukasus *m*
Kazachstan *m* Kasachstan *n*
Kenia *f* Kenia *n*
Kijów *m* Kiev *n*
Kilonia *f* Kiel *n*
Kirgistan *m* Kirgisistan, Kirgistan, Kirgisien *n*
Kolonia *f* Köln *n*
Kolumbia *f* Kolumbien *n*
Kopenhaga *f* Kopenhagen *n*
Korea *f* Korea *n*
Korea Południowa Südkorea *n*
Korea Północna Nordkorea *n*
Kostaryka *f* Costa Rica
Kraków *m* Krakau *n*
Kuba *f* Kuba *n*
Kuwejt *m* Kuwait *n*
Laos *m* Laos *n*
Liban *m* Libanon *m*, *n*
Libia *f* Libyen *n*
Liechtenstein *m* Liechtenstein *n*
Lipsk *m* Leipzig *n*
Litwa *f* Litauen *n*
Lizbona *f* Lissabon *n*
Londyn *m* London *n*
Lotaryngia *f* Lothringen *n*
Lozanna *f* Lausanne *n*
Lubeka *f* Lübeck *n*
Lublana *f* Ljubljana *n*
Luksemburg *m* Luxemburg *n*
Łaba *f* Elbe *f*
Łotwa *f* Lettland *n*
Macedonia *f* Mazedonien *n*
Madryt *m* Madrid *n*
Malezja *f* Malaysia *n*
Malta *f* Malta *n*
Małopolska *f* Kleinpolen *n*
Maroko *n* Marokko *n*
Mazowsze *n* Masowien *n*
Mauretania *f* Mauretanien *n*
Mazury *pl* Masuren *n*
Mediolan *m* Mailand *n*
Meklemburgia *f* Mecklenburg *n*
Meksyk *m* Mexiko *n*
Mianmar *m* Myanmar *n*
Mińsk *m* Minsk *n*
Missisipi *f* Mississippi *m* (*rzeka*)
Miśnia *f* Meißen *n*
Moguncja *f* Mainz *n*
Mołdawia, Mołdowa *f* Moldau, Moldawien *n*
Monachium *n* München *n*
Monako *n* Monaco, Monako *n*
Mongolia *f* Mongolei *f*
Morawy *pl* Mähren *n*
Morze Adriatyckie das Adriatische Meer
Morze Arktyczne Nordpolarmeer *n*
Morze Bałtyckie Ostsee *f*
Morze Czarne das Schwarze Meer
Morze Kaspijskie das Kaspische Meer, Kaspisee *m*
Morze Północne Nordsee *f*
Morze Śródziemne Mittelmeer *n*, das Mittelländische Meer
Moskwa *f* Moskau *n*
Mozambik *m* Mosambik *n*
Nadrenia *f* Rheinland *n*
Neapol *m* Neapel *n*
Nepal *m* Nepal *n*
Niderlandy *pl* Niederlande *pl*
Niemcy *pl* Deutschland *n*
Niger *m* Niger *n*, *m*; (*rzeka*) Niger *m*
Nigeria *f* Nigeria *n*
Nil *m* Nil *m*
Norwegia *f* Norwegen *n*
Norymberga *f* Nürnberg *n*
Nowa Zelandia Neuseeland *n*
Nowy Jork New York *n*

Ocean Atlantycki der Atlantische Ozean
Ocean Indyjski der Indische Ozean, Indik *m*
Odra *f* Oder *f*
Oslo *n* Oslo *n*
Pacyfik *m* Pazifik *m*
Pakistan *m* Pakistan *n*
Palestyna *f* Palästina *n*
Panama *f* Panama *n*
Paragwaj *m* Paraguay *n*
Paryż *m* Paris *n*
Pekin *m* Peking *n*
Peru *n* Peru *n*
Pireneje *pl* Pyrenäen *pl*
Poczdam *m* Potsdam *n*
Pojezierze Mazurskie Masurische Seenplatte
Polska *f* Polen *n*
Pomorze *n* Pommern *n*
Portugalia *f* Portugal *n*
Poznań *m* Posen *n*
Półwysep Iberyjski die Iberische Halbinsel
Praga *f* Prag *n*
Puerto Rico *n* Puerto Rico *n*
Ratyzbona *f* Regensburg *n*
Rejkiawik *m* Reykjavík *n*
Ren *m* Rhein *m*
Republika Czeska Tschechische Republik
Republika Południowej Afryki Republik Südafrika
Rio de Janeiro *n* Rio de Janeiro *n*
Rosja *f* Russland *n*
Rudawy *pl* Erzgebirge *n*
Rumunia *f* Rumänien *n*
Ryga *f* Riga *n*
Rzym *m* Rom *n*
Saksonia *f* Sachsen *n*
Sarajewo *n* Sarajevo *n*
Sekwana *f* Seine *f*
Senegal *m* Senegal *m*, *n*
Serbia *f* Serbien *n*
Seul *m* Seoul *n*
Skandynawia *f* Skandinavien *n*
Słowacja *f* Slowakei *f*
Słowenia *f* Slowenien *n*
Sofia *f* Sofia *n*
Somalia *f* Somalia *n*
Sri Lanka *f* Sri Lanka *n*
Stany Zjednoczone (Ameryki) die Vereinigten Staaten (von Amerika)
Sudan *m* Sudan *m*, *n*
Sudety *pl* Sudeten *pl*
Syberia *f* Sibirien *n*
Syria *f* Syrien *n*
Szczecin *m* Stettin *n*
Szkocja *f* Schottland *n*
Szlezwik-Holsztyn *m* Schleswig-Holstein *n*
Sztokholm *m* Stockholm *n*
Szwabia *f* Schwaben *n*
Szwajcaria *f* Schweiz *f*
Szwecja *f* Schweden *n*
Śląsk *m* Schlesien *n*
Tadżykistan *m* Tadschikistan *n*
Tajlandia *f* Thailand *n*
Tamiza *f* Themse *f*
Tanzania *f* Tansania *n*
Tatry *pl* Tatra *f*
Tokio *n* Tokio *n*
Tunezja *f* Tunesien *n*
Turcja *f* Türkei *f*
Turyngia *f* Thüringen *n*
Tybet *m* Tibet *n*
Uganda *f* Uganda *n*
Ukraina *f* Ukraine *f*
Ural *m* Ural *m*
Urugwaj *m* Uruguay *n*
Uzbekistan *m* Usbekistan *n*
Uznam *m* Usedom *n*
Warszawa *f* Warschau *n*
Warta *f* Warthe *f*
Waszyngton *m* Washington *n*
Watykan *m* Vatikanstadt *f*
Wenecja *f* Venedig *n*
Wenezuela *f* Venezuela *n*
Westfalia *f* Westfalen *n*
Wezera *f* Weser *f*
Węgry *pl* Ungarn *n*
Wiedeń *m* Wien *n*
Wielka Brytania Großbritannien *n*
Wielkopolska *f* Großpolen *n*
Wietnam *m* Vietnam *n*
Wirtembergia *f* Württemberg *n*
Wisła *f* Weichsel *f*
Włochy *pl* Italien *n*
Wołga *f* Wolga *f*
Wrocław *m* Breslau *n*
Wyspy Kanaryjskie Kanarische Inseln
Zagłębie Ruhry Ruhrgebiet *n*
Zagłębie Saary Saarland *n*
Zagrzeb *m* Zagreb *n*
Zimbabwe *n* Simbabwe *n*
Zjednoczone Emiraty Arabskie Vereinigte Arabische Emirate
Zjednoczone Królestwo Wielkiej Brytanii i Irlandii Północnej Vereinigtes Königreich Großbritannien und Nordirland
Zurych *m* Zürich *n*

Geographische Namen
Nazwy geograficzne

Adria *f* Adriatyk *m*; **das Adriatische Meer** Morze Adriatyckie

Afghanistan *n* Afganistan *m*

Afrika *n* Afryka *f*

Ägypten *n* Egipt *m*

Alaska *n* Alaska *f*

Albanien *n* Albania *f*

Algerien *n* Algieria *f*

Alpen *pl* Alpy *pl*

Amazonas *m* Amazonka *f*

Amerika *n* Ameryka *f*

Amsterdam *n* Amsterdam *m*

Anden *pl* Andy *pl*

Andorra *n* Andora *f*

Angola *n* Angola *f*

Ankara *n* Ankara *f*

Antarktis *f* Antarktyda *f*

Antillen *pl* Antyle *pl*

Argentinien *n* Argentyna *f*

Arktis *f* Arktyka *f*

Ärmelkanal *m* La Manche *ndm*

Armenien *n* Armenia *f*

Aserbaidschan *n* Azerbejdżan *m*

Asien *n* Azja *f*

Athen *n* Ateny *pl*

Äthiopien *n* Etiopia *f*

Atlantik *m* Atlantyk *m*; **der Atlantische Ozean** Ocean Atlantycki

Australien *n* Australia *f*

Baden *n* Badenia *f*

Baden-Württemberg *n* Badenia-Wirtembergia *f*

Bagdad *n* Bagdad *m*

Bahamas *pl* Bahamy *pl*

Balaton *m* Balaton *m*

Balkan *m* Bałkany *pl*; Półwysep Bałkański

Bangladesch *n* Bangladesz *m*

Basel *n* Bazylea *f*

Bayern *n* Bawaria *f*

Belgien *n* Belgia *f*

Belgrad *n* Belgrad *m*

Berlin *n* Berlin *m*

Bermudas, Bermudainseln *pl* Bermudy *pl*

Bern *n* Berno *n*

Bodensee *m* Jezioro Bodeńskie

Böhmen *n* Czechy *pl* (*kraina*)

Bolivien *n* Boliwia *f*

Bosnien *n* Bośnia *f*

Brandenburg *n* Brandenburgia *f*

Brasilien *n* Brazylia *f*

Bratislava *n* Bratysława *f*

Breslau *n* Wrocław *m*

Brüssel *n* Bruksela *f*

Budapest *n* Budapeszt *m*

Buenos Aires *n* Buenos Aires *n*

Bukarest *n* Bukareszt *m*

Bulgarien *n* Bułgaria *f*

Chile *n* Chile *n*

China *n* Chiny *pl*

Costa Rica *n* Kostaryka *f*

Cottbus *n* Chociebuż *m*

Damaskus *n* Damaszek *m*

Dänemark *n* Dania *f*

Danzig *n* Gdańsk *m*

Den Haag *n* Haga *f*

Deutschland *n* Niemcy *pl*

Donau *f* Dunaj *m*

Dresden *n* Drezno *n*

Ecuador, Ekuador *n* Ekwador *m*

Elbe *f* Łaba *f*

Elsass *n* Alzacja *f*

England *n* Anglia *f*

Erzgebirge *n* Rudawy *pl*, Góry Kruszcowe

Estland *n* Estonia *f*

Europa *n* Europa *f*

Ferne Osten, der Daleki Wschód

Finnland *n* Finlandia *f*

Franken *n* Frankonia *f*

Frankfurt am Main Frankfurt nad Menem

Frankreich *n* Francja *f*

Genf *n* Genewa *f*

Georgien *n* Gruzja *f*

Ghana *n* Ghana *f*

Griechenland *n* Grecja *f*

Grönland *n* Grenlandia *f*

Großbritannien *n* Wielka Brytania

Guatemala *n* Gwatemala *f*

Guinea *n* Gwinea *f*

Haiti *n* Haiti *n*

Hamburg *n* Hamburg *m*

Hannover *n* Hanower *m*

Havanna *n* Hawana *f*

Helsinki *n* Helsinki *pl*

Herzegowina *f* Hercegowina *f*

Hessen *n* Hesja *f*

Himalaja *m* Himalaje *pl*

Holland *n* Holandia *f*
Honduras *n* Honduras *m*
Iberische Halbinsel, die Półwysep Iberyjski
Indien *n* Indie *pl*
Indonesien *n* Indonezja *f*
Irak *m* Irak *m*
Iran *m* Iran *m*
Irland *n* Irlandia *f*
Island *n* Islandia *f*
Israel *n* Izrael *m*
Italien *n* Włochy *pl*
Jakarta *n* Dżakarta *f*
Japan *n* Japonia *f*
Jemen *m* Jemen *m*
Jerusalem *n* Jerozolima *f*
Jordanien *n* Jordania *f*
Jugoslawien *n* Jugosławia *f*
Kairo *n* Kair *m*
Kambodscha *n* Kambodża *f*
Kamerun *n* Kamerun *m*
Kanada *n* Kanada *f*
Kanarische Inseln Wyspy Kanaryjskie
Kärnten *n* Karyntia *f*
Kasachstan *n* Kazachstan *m*
Kaspische Meer, das, Kaspisee *m* Morze Kaspijskie
Kaukasus *m* Kaukaz *m*
Kenia *n* Kenia *f*
Kiel *n* Kilonia *f*
Kiew *n* Kijów *m*
Kirgisistan, Kirgistan, Kirgisien *n* Kirgistan *m*
Köln *n* Kolonia *f*
Kolumbien *n* Kolumbia *f*
Kopenhagen *n* Kopenhaga *f*
Korea *n* Korea *f*
Krakau *n* Kraków *m*
Kroatien *n* Chorwacja *f*
Kuba *n* Kuba *f*
Kuwait *n* Kuwejt *m*
Laos *n* Laos *m*
Lateinamerika *n* Ameryka Łaciń-ska
Lausanne *n* Lozanna *f*
Leipzig *n* Lipsk *m*
Lettland *n* Łotwa *f*
Libanon *m*, *n* Liban *m*
Libyen *n* Libia *f*
Liechtenstein *n* Liechtenstein *m*
Lissabon *n* Lizbona *f*
Litauen *n* Litwa *f*
Ljubljana *n* Lublana *f*
London *n* Londyn *m*
Lothringen *n* Lotaryngia *f*
Lübeck *n* Lubeka *f*
Luxemburg *n* Luksemburg *m*
Luzern *n* Lucerna *f*
Madrid *n* Madryt *m*
Magdeburg *n* Magdeburg *m*
Mähren *n* Morawy *pl*
Mailand *n* Mediolan *m*
Main *m* Men *m*
Mainz *n* Moguncja *f*
Malaysia *n* Malezja *f*
Marokko *n* Maroko *n*
Masuren *n* Mazury *pl*
Mauretanien *n* Mauretania *f*
Mazedonien *n* Macedonia *f*
Mecklenburg *n* Meklemburgia *f*
Mexiko *n* Meksyk *m*
Minsk *n* Mińsk *m*
Mississippi *m* (*rzeka*) Missisipi *f*
Mittelmeer *n*, Morze Śródziemne
Moldau, Moldawien *n* Mołdawia, Mołdowa *f*
Monaco, Monako *n* Monako *n*
Mongolei *f* Mongolia *f*
Montenegro *n* Czarnogóra *f*
Mosambik *n* Mozambik *m*
Moskau *n* Moskwa *f*
München *n* Monachium *n*
Nahost *m*, **der Nahe Osten** Bliski Wschód
Namibia *n* Namibia *f*
Neapel *n* Neapol *m*
Neiße *f* Nysa *f*
Nepal *n* Nepal *m*
Neuseeland *n* Nowa Zelandia
New York *n* Nowy Jork
Nicaragua *n* Nikaragua *f*
Niederlande *pl* Niderlandy *pl*
Niedersachsen *n* Dolna Saksonia
Niederschlesien *n* Dolny Śląsk
Niger *n*, *m* Niger *m*
Nigeria *n* Nigeria *f*
Nil *m* Nil *m*
Nordamerika *n* Ameryka Północ-na
Nordirland *n* Irlandia Północna
Nordkorea *n* Korea Północna
Nordsee *f* Morze Północne
Norwegen *n* Norwegia *f*
Nürnberg *n* Norymberga *f*
Oberschlesien *n* Górny Śląsk
Oder *f* Odra *f*
Oslo *n* Oslo *n*
Österreich *n* Austria *f*
Ostsee *f* Morze Bałtyckie, Bałtyk *m*

Pakistan *n* Pakistan *m*
Palästina *n* Palestyna *f*
Panama *n* Panama *f*
Panamakanal *m* Kanał Panamski
Paraguay *n* Paragwaj *m*
Paris *n* Paryż *m*
Pazifische Ozean, der, Pazifik *m* Ocean Spokojny, Pacyfik *m*
Peking *n* Pekin *m*
Peru *n* Peru *n*
Philippinen *pl* Filipiny *pl*
Polen *n* Polska *f*
Pommern *n* Pomorze *n*
Portugal *n* Portugalia *f*
Posen *n* Poznań *m*
Potsdam *n* Poczdam *m*
Prag *n* Praga *f*
Puerto Rico *n* Puerto Rico *n*
Pyrenäen *pl* Pireneje *pl*
Republik Südafrika Republika Południowej Afryki
Reykjavík *n* Rejkiawik, Reykjavik *m*
Rhein *m* Ren *m*
Rheinland *n* Nadrenia *f*
Riesengebirge *n* Karkonosze *pl*
Riga *n* Ryga *f*
Rio de Janeiro *n* Rio de Janeiro *n*
Rom *n* Rzym *m*
Rostock *n* Rostock *m*
Ruhrgebiet *n* Zagłębie Ruhry
Rumänien *n* Rumunia *f*
Russland *n* Rosja *f*
Saarland *n* Zagłębie Saary
Sachsen *n* Saksonia *f*
Salzburg *n* Salzburg *m*
Sarajevo *n* Sarajewo *n*
Saudi-Arabien *n* Arabia Saudyjska
Schlesien *n* Śląsk *m*
Schleswig-Holstein *n* Szlezwik-Holsztyn *m*
Schottland *n* Szkocja *f*
Schwaben *n* Szwabia *f*
Schwarze Meer, das Morze Czarne
Schwarzwald *m* Czarny Las
Schweden *n* Szwecja *f*
Schweiz *f* Szwajcaria *f*
Seine *f* Sekwana *f*
Senegal *m*, *n* Senegal *m*
Seoul *n* Seul *m*
Serbien *n* Serbia *f*
Simbabwe *n* Zimbabwe *n*
Singapur *n* Singapur *m*
Skandinavien *n* Skandynawia *f*
Slowakei *f* Słowacja *f*
Slowenien *n* Słowenia *f*
Sofia *n* Sofia *f*
Somalia *n* Somalia *f*
Spanien *n* Hiszpania *f*
Sri Lanka *n* Sri Lanka *f*
Stettin *n* Szczecin *m*
Stille Ozean, der Ocean Spokojny
Stockholm *n* Sztokholm *m*
Südafrika *n* Republika Południowej Afryki
Südamerika *n* Ameryka Południowa
Sudan *m*, *n* Sudan *m*
Sudeten *pl* Sudety *pl*
Südkorea *n* Korea Południowa
Syrien *n* Syria *f*
Tansania *n* Tanzania *f*
Teheran *n* Teheran *m*
Thailand *n* Tajlandia *f*
Themse *f* Tamiza *f*
Thüringen *n* Turyngia *f*
Tibet *n* Tybet *m*
Tokio *n* Tokio *n*
Tschechische Republik, Tschechien *n* Republika Czeska, Czechy *pl*
Tunesien *n* Tunezja *f*
Türkei *f* Turcja *f*
Uganda *n* Uganda *f*
Ukraine *f* Ukraina *f*
Ungarn *n* Węgry *pl*
Ural *m* Ural *m*
Uruguay *n* Urugwaj *m*
Usbekistan *n* Uzbekistan *m*
Usedom *n* Uznam *m*
Vatikanstadt *f* Watykan *m*
Venedig *n* Wenecja *f*
Venezuela *n* Wenezuela *f*
Vereinigte Arabische Emirate Zjednoczone Emiraty Arabskie
Vereinigten Staaten (von Amerika), die Stany Zjednoczone (Ameryki)
Vereinigtes Königreich Großbritannien und Nordirland Zjednoczone Królestwo Wielkiej Brytanii i Irlandii Północnej
Vietnam *n* Wietnam *m*
Warschau *n* Warszawa *f*
Washington *n* Waszyngton *m*
Weißrussland *n* Białoruś *f*
Weser *f* Wezera *f*
Westfalen *n* Westfalia *f*
Wien *n* Wiedeń *m*
Württemberg *n* Wirtembergia *f*
Zagreb *n* Zagrzeb *m*
Zürich *n* Zurych *m*
Zypern *n* Cypr *m*

Die gebräuchlichsten polnischen Abkürzungen
Najczęściej używane skróty polskie

a.	= **albo** oder
adr.	= **adres** Adresse, Anschrift
al.	= **aleja** Allee
AM	= **Akademia Medyczna** Medizinische Akademie
BBN	= **Biuro Bezpieczeństwa Narodowego** Nationales Sicherheitsamt
bdb., bdb, bd., bd	= **bardzo dobry, bardzo dobrze** sehr gut
bież.	= **bieżący, na bieżąco** laufend
BP	= **Bank Polski** Polnische Bank
b.z.	= **bez zmian** *med.* ohne Befund
c., ca	= **(circa) około** zirka, ungefähr
CD	= **1. (corps diplomatique) korpus dyplomatyczny** das diplomatische Korps **2. (compact disc) płyta kompaktowa, CD** CD(-Platte)
cdn., c.d.n.	= **ciąg dalszy nastąpi** Fortsetzung folgt
chrz.	= **chrześcijański** christlich
cm	= **centymetr** Zentimeter
cz.	= **1. część** Teil **2. czyli** das ist
db., db	= **dobry, dobrze** gut
dcn., d.c.n.	= **dalszy ciąg nastąpi** Fortsetzung folgt
dł.	= **długość** Länge
dł. geogr.	= **długość geograficzna** geographische Länge
dn.	= **dnia** am, den, *np.* **dn. 7 maja** am <den> 7. Mai
dot.	= **dotyczy** betrifft
dr	= **doktor** Doktor
dr med.	= **doktor medycyny** Doktor der Medizin
ds.	= **do spraw ...** für ...
dw.	= **dworzec** Bahnhof
egz.	= **egzemplarz** Exemplar
ew.	= **ewentualnie** eventuell
fot.	= **fotografia** Fotografie
g	= **gram** Gramm
g.	→ **godz.**
gł.	= **główny** Haupt-
godz.	= **godzina** Uhr; Stunde
GPW	= **Giełda Papierów Wartościowych** Wertpapierbörse
ha	= **hektar** Hektar
hist.	= **1. historia** Geschichte **2. historyczny** historisch, geschichtlich
i in.	= **i inni** und andere
inż.	= **inżynier** Ingenieur
IQ	= **(intelligence quotient) iloraz inteligencji** Intelligenzquotient
itd.	= **i tak dalej** und so weiter, und so fort
itp.	= **i tym podobne** und Ähnliche(s)
jedn.	= **jednostka** Einheit

jn.	= **jak niżej** wie unten
jw.	= **jak wyżej** wie oben
k.	= **koło** (*w pobliżu*) bei
kat.	= **katolicki** katholisch
k.c., kc	= **kodeks cywilny** Bürgerliches Gesetzbuch
kg	= **kilogram** Kilogramm
kl.	= **klasa** Klasse
km	= **kilometr** Kilometer
KM	= **koń mechaniczny** Pferdestärke
kol.	= **1. kolega** Kollege **2. koleżanka** Kollegin
kw.	= **kwadratowy** quadratisch
l	= **litr** Liter
lek.	= **lekarz** Arzt
l.mn., lm, lm.	= **liczba mnoga** Plural
LO	= **Liceum Ogólnokształcące** Allgemeinbildende Oberschule
lp, l.p.	= **liczba porządkowa** laufende Nummer
l.poj., lp, lp.	= **liczba pojedyncza** Singular
m	= **metr** Meter
M	= **metro** Untergrundbahn
m.	= **1. mieszkańcy** Einwohner **2. miasto** Stadt **3. mieszkanie** Wohnung **4. miesiąc** Monat
mca, m-ca	= **miesiąca** des Monats
MFW	= **Międzynarodowy Fundusz Walutowy** Internationaler Währungsfonds
min.	= **minuta** Minute
Min.	= **ministerstwo** Ministerium
m.in.	= **między innymi** unter anderen <anderem>
mm	= **milimetr** Millimeter
m.st.	= **miasto stołeczne** Hauptstadt
MTS	= **Międzynarodowy Trybunał Sprawiedliwości** Internationaler Gerichtshof
nad.	= **nadawca** Absender
NATO	= **(North Atlantic Treaty Organization) Organizacja Paktu Północnego Atlantyku** Nordatlantikpakt, Atlantikpakt
NBP	= **Narodowy Bank Polski** Polnische Nationalbank
NIP	= **Numer Identyfikacji Podatkowej** Steuernummer
nm.	= **niemiecki** deutsch
np.	= **na przykład** zum Beispiel
nr	= **numer** Nummer
NRD	= **Niemiecka Republika Demokratyczna** *hist.* Deutsche Demokratische Republik
NSA	= **Naczelny Sąd Administracyjny** Oberster Verwaltungsgerichtshof
NZ	= **Narody Zjednoczone** Vereinte Nationen
o	= **odjazd** Abfahrt
ob.	= **1. obywatel** Bürger **2. obywatelka** Bürgerin
OC	= **odpowiedzialność cywilna** (*ubezpieczenie*) Zivile Haftpflicht, Kraftfahrzeug-Haftpflichtversicherung
oddz.	= **oddział** Abteilung
OK	= **(okay) wszystko w porządku, dobrze, zgoda** okay
ok.	= **około** gegen; ungefähr
ONZ	= **Organizacja Narodów Zjednoczonych** Organisation der Vereinten Nationen
os.	= **osoba** Person
p	= **przyjazd** Ankunft

p. = **1. piętro** Stockwerk **2. patrz!** sieh(e)! **3. porównaj!** vergleich(e)!
p., P. = **1. pan** Herr **2. pani** Frau **3. panna** Fräulein
PAI = **Polska Agencja Informacyjna** Polnische Nachrichtenagentur
PAP = **Polska Agencja Prasowa** Polnische Presseagentur
PC = **(personal computer) komputer osobisty** Personalcomputer
pd. → **płd.**
PESEL = **(Powszechny Elektroniczny System Ewidencji Ludności) personalny numer ewidencyjny** Personen-Kennzeichen
PIN = **(personal indentification number) osobisty numer identyfikacyjny** persönliche Geheimnummer, PIN
PKB = **Produkt Krajowy Brutto** Bruttoinlandsprodukt
PKN = **1. Produkt Krajowy Netto** Nettoinlandsprodukt **2. Polski Koncern Naftowy** Polnischer Erdölkonzern
PKO = **Powszechna Kasa Oszczędności** Allgemeine Sparkasse
PKP = **Polskie Koleje Państwowe** Polnische Staatsbahnen
pkt = **punkt** Punkt
pl. = **plac** Platz
PLN = **waluta polska – złoty** polnische Währung Zloty
płd. = **1. południe** Süd(en) **2. południowy** südlich
płn., pn. = **1. północ** Nord(en) **2. północny** nördlich
p.niż. = **patrz niżej!** sieh(e) weiter unten!
p.o. = **pełniący obowiązki** in Vertretung
por. = **1. porównaj!** vergleich(e)! **2. porucznik** Oberleutnant
pos. = **poseł** Abgeordnete
pp. = **1. panowie** Herren **2. panie** Damen **3. państwo** Herrschaften
PR = **Polskie Radio** Polnischer Rundfunk
prez. = **1. prezydent** Präsident **2. prezes** Vorsitzender
prof. = **profesor** Professor
przew. = **przewodniczący** Vorsitzender
PS = **postscriptum** Nachschrift, Postskript
pt. = **pod tytułem** unter <mit> dem Titel
p-ta = **poczta** Post
p.w., p.wyż. = **patrz wyżej!** sieh(e) weiter oben!
PZPR = **Polska Zjednoczona Partia Robotnicza** *hist.* Polnische Vereinigte Arbeiterpartei
r. = **rok** Jahr
RE = **Rada Europy** Europarat
red. = **1. redakcja** Redaktion **2. redaktor** Redakteur
reż. = **reżyser** Regisseur
RFN = **Republika Federalna Niemiec** Bundesrepublik Deutschland
RP = **Rzeczpospolita Polska** Republik Polen
rys. = **rysunek** Zeichnung
rzym.-kat. = **rzymskokatolicki** römisch-katholisch
s. = **strona**, **stronica** Seite
SA, S.A. = **Spółka Akcyjna** Aktiengesellschaft
SdRP = **Socjaldemokracja Rzeczypospolitej Polskiej** Sozialdemokratie der Republik Polen
sek. = **sekunda** Sekunde
skr. = **skrót** Abkürzung
SLD = **Sojusz Lewicy Demokratycznej** Bündnis der Demokratischen Linken
SMS = **(Short Message System) krótka wiadomość tekstowa** SMS(-Nachricht)
sp. z o. o. = **spółka z ograniczoną odpowiedzialnością** Gesellschaft mit be-

schränkter Haftung

st. = **1. starszy** (*przy nazwiskach*) der Ältere **2. stacja** Bahnhof
stol. = **stolica** Hauptstadt
str. → **s.**
szt. = **sztuka** Stück
św. = **święty** Sankt (*przy miejscowościach*); heilig
t = **tona** Tonne
t. = **tom** Band
tab. = **tabela** Tabelle
tel., telef. = **telefon** Telefon
tj. = **to jest** das ist
TVP = **Telewizja Polska** Polnisches Fernsehen
tzn. = **to znaczy** das heißt
tzw. = **tak zwany** so genannt
UC = **Urząd Celny** Zollamt
ucz. = **1. uczeń** Schüler **2. uczennica** Schülerin
UE = **Unia Europejska** Europäische Union
ul. = **ulica** Straße
ur. = **urodzony** geboren
URM = **Urząd Rady Ministrów** Amt des Ministerrates
USA = **(United States of America) Stany Zjednoczone Ameryki** die Vereinigten Staaten von Amerika
v. = **(vide!) zobacz!** sieh(e)!
VAT = **(value added tax) podatek od wartości dodanej** Mehrwertsteuer
VIP = **(very important person) bardzo ważna osoba** wichtige Persönlichkeit
w. = **wiek** Jahrhundert
WE = **Wspólnota Europejska** *hist.* Europäische Gemeinschaft
wewn. = **wewnętrzny** inner-, Innen-
wg = **według** laut
WIG = **Warszawski Indeks Giełdowy** Kursindex an der Wertpapierbörse in Warschau
w m. = **w miejscu** hier; im Hause
WNP = **Wspólnota Niepodległych Państw** Gemeinschaft Unabhängiger Staaten
woj., wojew. = **wojewódzki** Woiwodschaft
WOP = **Wojska Ochrony Pogranicza** Grenzschutz
WP = **Wojsko Polskie** Polnische Armee
w r. = **w roku** im Jahre
wsch. = **1. wschód** Ost(en) **2. wschodni** östlich
ww. = **wyżej wymieniony** obengenannt; der Obige
W-wa, Wwa = **Warszawa** Warschau
www = **(World Wide Web) międzynarodowa sieć internetowa** WWW
wzgl. = **względnie** beziehungsweise
zach. = **1. zachód** West(en) **2. zachodni** westlich
zam. = **zamieszkały** wohnhaft, ansässig
z-ca, zca = **zastępca** Vertreter
ZChN = **Zjednoczenie Chrześcijańsko-Narodowe** Christlich-Nationale Vereinigung
zewn. = **zewnętrzny** äußerlich, äußer-
zł = **złoty** Zloty
zob. = **zobacz!** sieh(e)!
ZSRR = **Związek Socjalistycznych Republik Radzieckich** *hist.* Union der Sozialistischen Sowjetrepubliken

Die gebräuchlichsten deutschen Abkürzungen
Najczęściej używane skróty niemieckie

AA = **1. Auswärtiges Amt** (*w RFN*) Ministerstwo Spraw Za-granicznych **2. Anonyme Alkoholiker** Anonimowi Alko-holicy
Abb. = **Abbildung** ilustracja, rycina
Abg. = **Abgeordnete** poseł, posłanka
Abk. = **Abkürzung** skrót
Abs. = **1. Absatz** ustęp, akapit **2. Absender** nadawca
Abt. = **Abteilung** dział, oddział
a. D. = **außer Dienst** emerytowany
Adr. = **Adresse** adres
AG = **1. Aktiengesellschaft** Spółka Akcyjna **2. Amtsgericht** sąd rejonowy
AGB = **Arbeitsgesetzbuch** kodeks pracy
allg. = **allgemein** ogólny
Anh. = **Anhang** dodatek; suplement
Anm. = **Anmerkung** uwaga, przypis
Art. = **Artikel** artykuł, rozdział
Aufl. = **Auflage** nakład, wydanie
Bd. = **Band** tom
Bem. = **Bemerkung** uwaga
bes. = **besonders** szczególnie, zwłaszcza
betr. = **1. betreffend** dotyczący; odnośny; dany **2. betreffs** odnośnie do
Bf., Bhf. = **Bahnhof** dworzec, stacja
BGB = **Bürgerliches Gesetzbuch** kodeks cywilny
BLZ = **Bankleitzahl** numer rozliczeniowy oddziału banku, numer kodu banko-wego
BRD = **Bundesrepublik Deutschland** Republika Federalna Niemiec
b. w. = **bitte wenden** proszę odwrócić
bzw. = **beziehungsweise** względnie, albo
ca. = **cirka, zirka** około
CD = **1. (corps diplomatique) das diplomatische Korps** korpus dyploma-tyczny **2. (compact disc) CD(-Platte)** płyta kompaktowa, CD
CDU = **Christlich-Demokratische Union** Unia Chrześcijańsko-Demokratyczna
Co, Co. = **Compagnie, Kompanie** spółka
CSU = **Christlich-Soziale Union** Unia Chrześcijańsko-Społeczna
DB = **Deutsche Bahn** Kolej Niemiecka
DDR = **Deutsche Demokratische Republik** *hist.* Niemiecka Republika De-mokratyczna
dgl. = **dergleichen** tym podobne
d. i. = **das ist** to jest
DIN = **Deutsche Industrie-Norm** Niemiecka Norma Przemysłowa
Dipl. = **Diplom-** dyplomowany
DP = **Deutsche Post** Poczta Niemiecka
dpa = **Deutsche Presse-Agentur** Niemiecka Agencja Prasowa
Dr. = **Doktor** doktor

ebd. = **ebenda** tamże
EDV = **elektronische Datenverarbeitung** elektroniczne przetwarzanie danych
EG = **Europäische Gemeinschaft** *hist.* Wspólnota Europejska
ehem. = **ehemalig** były
EU = **Europäische Union** Unia Europejska
ev. = **evangelisch** ewangelicki
evtl. = **eventuell** ewentualnie
Fa. = **Firma** firma
FDP = **Freie Demokratische Partei** Wolna Partia Demokratyczna
ff. = **(und) folgende (Seiten)** (i) następne (strony)
FH = **Fachhochschule** wyższa szkoła zawodowa
geb. = **geboren** urodzony, urodzona
gegr. = **gegründet** założony
Ges. = **Gesellschaft** spółka
gez. = **gezeichnet** podpisano
GG = **Grundgesetz** ustawa zasadnicza
GmbH = **Gesellschaft mit beschränkter Haftung** spółka z ograniczoną odpowiedzialnością
GUS = **Gemeinschaft Unabhängiger Staaten** Wspólnota Niepodległych Państw
Hbf. = **Hauptbahnhof** dworzec główny
hg. = **herausgegeben** wydany
hl. = **heilig** święty
Hr. = **Herr** pan
Hrsg. = **Herausgeber** wydawca
i. Allg. = **im Allgemeinen** ogólnie
IC = **Intercity(zug)** (pociąg) InterCity
IG = **Industriegewerkschaft** związek zawodowy (*w zakładach przemysłowych*)
Ing. = **Ingenieur** inżynier
Inh. = **Inhaber** właściciel
i. R. = **im Ruhestand** w stanie spoczynku, emerytowany
IWF = **Internationaler Währungsfonds** Międzynarodowy Fundusz Walutowy
Jb. = **Jahrbuch** rocznik (*księga*)
Jg. = **Jahrgang** rocznik
Jh. = **Jahrhundert** wiek; stulecie
jr., jun. = **junior** junior, młodszy
Kap. = **Kapitel** rozdział (książki)
kath. = **katholisch** katolicki
Kfz = **Kraftfahrzeug** pojazd mechaniczny
Kto. = **Konto** konto
KZ = **Konzentrationslager** obóz koncentracyjny
lfd. = **laufend** bieżący
lfd. Nr. = **laufende Nummer** numer bieżący
Lkw, LKW = **Lastkraftwagen** samochód ciężarowy
lt. = **laut** według
MEZ = **mitteleuropäische Zeit** czas środkowoeuropejski
MwSt. = **Mehrwertsteuer** podatek od wartości dodanej, VAT
n. Ch. = **nach Christus, nach Christo** po narodzeniu Chrystusa
Nr. = **Nummer** numer
N. T. = **Neues Testament** Nowy Testament
n. V. = **nach Verlängerung** *sport.* po dogrywce
o. = **oder** albo

o. Ä. = **oder Ähnliche(s)** lub temu podobne
o. B. = **ohne Befund** *med.* bez zmian
OB = **Oberbürgermeister** nadburmistrz
OEZ = **osteuropäische Zeit** czas wschodnioeuropejski
o. g. = **oben genannt** wyżej wymieniony
o. J. = **ohne Jahr** bez roku (wydania)
o. O. = **ohne Ort** bez miejsca (wydania)
PC = **Personalcomputer** komputer osobisty, pecet
PDS = **Partei des Demokratischen Sozialismus** Partia Demokratycznego Socjalizmu
Pkw, PKW = **Personenkraftwagen** samochód osobowy
PLZ = **Postleitzahl** numer kodu pocztowego
Prof. = **Professor** profesor
PS = **1. Pferdestärke** koń mechaniczny **2. Postskript** postscriptum
RK = **Rotes Kreuz** Czerwony Krzyż
röm.-kath. = **römisch-katholisch** rzymskokatolicki
SED = **Sozialistische Einheitspartei Deutschlands** *hist.* Niemiecka Socjalistyczna Partia Jedności
sfr, sFr. = **Schweizer Franken** frank szwajcarski
s. o. = **sieh(e) oben!** patrz <zobacz> powyżej!
sog. = **so genannt** tak zwany
SPD = **Sozialdemokratische Partei Deutschlands** Socjaldemokratyczna Partia Niemiec
s. S. = **sieh(e) Seite ...** zobacz stronę ...
St. = **1. Stück** sztuka **2. Sankt** święty; Sankt (*przy nazwach miejscowości*)
Std., Stde. = **Stunde** godzina
Str. = **Straße** ulica
StVO = **Straßenverkehrsordnung** kodeks drogowy
s. u. = **sieh(e) unten!** patrz <zobacz> poniżej!
SV = **1. Sozialversicherung** ubezpieczenie społeczne **2. Sportverein** klub <związek> sportowy
TU = **technische Universität** uniwersytet techniczny
TÜV = **Technischer Überwachungs-Verein** Nadzór Techniczny Pojazdów Samochodowych
u. a. = **1. und and(e)re(s)** i inne **2. unter and(e)ren, unter and(e)rem** między innymi
u. Ä. = **und Ähnliche(s)** i tym podobne
UdSSR = **Union der Sozialistischen Sowjetrepubliken** *hist.* Związek Socjalistycznych Republik Radzieckich
usf., usw. = **und so fort, und so weiter** i tak dalej
u. U. = **unter Umständen** ewentualnie
u. v. a. = **und viele(s) andere** i wiele innych
v. a. = **vor allem** przede wszystkim
v. Chr. = **vor Christus, vor Christo** przed narodzeniem Chrystusa
vgl. = **vergleich(e)!** porównaj!
VHS = **Volkshochschule** ośrodek oświaty pozaszkolnej
VN = **Vereinte Nationen** Narody Zjednoczone
Vors. = **Vorsitzender** przewodniczący; prezes
WEZ = **westeuropäische Zeit** czas zachodnioeuropejski
w. o. = **wie oben** jak wyżej
z. B. = **zum Beispiel** na przykład
z. H. = **zu Händen** do rąk, na ręce
z. T. = **zum Teil** częściowo